Arzneimittel pocket plus 2019

Notfall	1
Kardiologie	2
Pneumologie	3
Gastroenterologie	4
Nephrologie	5
Endokrinologie	6
Hämatologie, Onkologie	7
Rheumatologie	8
Infektiologie	9
Immunologie	10
Anästhesie	11
Neurologie	12
Psyc...	
Derm...	
Opht...	
HNO	
Urol...	
Gynäkologie	18
Pädiatrie	19
Toxikologie	20
Geriatrie	21

Herausgeber:
Dr. med. Andreas Ruß
Prof. Dr. med. Stefan Endres

Autoren:
P. Baumann, D. Brodmann, H. Bruckbauer, T. Bschor, D. Clasing, M. Drey, S. Endres, F. Eyer, M. Helbig, S. Helbig, M. Humpich, M. Jakob, S. Karl, V. Klauss, B. Kloos-Drobner, A. Macke, A. Meurer, N. Reisch, A. Ruß, R. Schmidmaier, S. von Stuckrad-Barre, H. Veldink

Lektorat:
Andrea Rauneker, Dr. Carla Knobloch, Dr. Katja Neundörfer, Dr. Anja Schäfer

Herstellung:
Tobias Angermann

Umschlaggestaltung:
Mariona Dieguez

Wichtiger Hinweis

Der Stand der medizinischen Wissenschaft ist durch Forschung und klinische Erfahrung ständig im Wandel. Autor und Verlag haben größte Mühe darauf verwandt, dass die Angaben in diesem Werk korrekt sind und dem derzeitigen Wissensstand entsprechen.
Für die Angaben kann von Autor und Verlag jedoch keine Gewähr übernommen werden. Jeder Benutzer ist dazu aufgefordert, Angaben dieses Werkes gegebenenfalls zu überprüfen und in eigener Verantwortung am Patienten zu handeln.
Geschützte Warennamen (Warenzeichen) werden nicht besonders kenntlich gemacht. Aus dem Fehlen eines solchen Hinweises kann also nicht geschlossen werden, dass es sich um einen freien Handelsnamen handelt.
Alle Rechte vorbehalten. Das Werk ist einschließlich aller seiner Teile urheberrechtlich geschützt. Ohne ausdrückliche, schriftliche Genehmigung des Verlags ist es nicht gestattet, das Buch oder Teile dieses Buches in irgendeiner Form durch Fotokopie, Mikroverfilmung, Übertragung auf elektronische Datenträger, Übersetzung oder sonstige Weise zu vervielfältigen, zu verbreiten oder anderweitig zu verwerten.

Die Deutsche Bibliothek verzeichnet diese Publikation in der Deutschen Nationalbibliografie; detaillierte bibliografische Daten sind im Internet über <http://dnb.ddb.de> abrufbar.

© 1995–2018 Börm Bruckmeier Verlag GmbH

Emil-Geis-Str. 4, 82031 Grünwald, www.media4u.com

15. Auflage, August 2018
ISBN 978-3-89862-796-2
Druck: Kösel GmbH & Co. KG

Vorwort zur 15. Auflage

Im Jahr 2017 wurden in Deutschland 31 neue Medikamente zugelassen, ein Drittel davon für Patienten mit seltenen Erkrankungen. Dies zeigt erneut die schnelle Entwicklung der Pharmakotherapie und ihren hohen Stellenwert in der modernen Medizin.

In der aktuellen Auflage des **Arzneimittel pocket plus 2019** finden Sie wieder mit höchstmöglicher Aktualität auch die erst kürzlich neu zugelassenen Medikamente. Die Informationen über Wirkmechanismen, unerwünschte Wirkungen und Kontraindikationen wurden erneut aktualisiert und erweitert.

Die 15. Auflage präsentiert sich in der bewährten Aufteilung mit dem Arzneimittel-Teil vorne, in dem alle wichtigen Wirkstoffe, Handelsnamen und Dosierungen aufgeführt sind, und dem Therapie-Teil hinten, in dem die wichtigsten Krankheitsbilder mit den entsprechenden medikamentösen Therapien dargestellt werden. Hierbei wurde besonderer Wert auf leitliniengerechte Therapieempfehlungen gelegt. Im Therapieteil haben wir uns auf häufige Krankheitsbilder und auf häufig oder gelegentlich eingesetzte Wirkstoffe beschränkt. Auf die Aufnahme sehr selten eingesetzter Wirkstoffe und Reservemedikamente (Drittlinien-Therapien) haben wir bewusst verzichtet.

Nach dem großen Erfolg der i-pocket-Applikation wird das **Arzneimittel pocket plus 2019** weiter als **iPhone-** bzw. als **Android App** verfügbar sein.
Für zusätzliche Informationen erkundigen Sie sich einfach auf der Website des Börm Bruckmeier Verlags: **www.media4u.com**.
Wir wünschen Ihnen Freude und Bestätigung bei der ärztlichen Arbeit und insbesondere bei der bestmöglichen Wahl von Medikamenten, die Sie zum Wohl Ihrer Patientinnen und Patienten einsetzen.

Auch in diesem Jahr möchten wir Ihnen für Ihre Treue, Ihre Kommentare und Verbesserungsvorschläge danken.

Andreas Ruß und Stefan Endres August 2018
für die Autorinnen und Autoren

Autorenverzeichnis

Dr. Andreas Ruß
(Hrsg., Arzneimittel)
Fachärztliche Internistische Praxis, Kirchplatz 1;
83734 Hausham

Prof. Dr. Stefan Endres
(Hrsg. Therapien),
Gastroenterologie – Therapie
Leiter der Abteilung für klinische Pharmakologie;
Medizinische Klinik und Poliklinik IV;
Klinikum der Universität München

Dr. Philipp Baumann
(Hämatologie, Onkologie – Therapie)
Oberarzt am Zentrum für Innere Medizin;
Klinikum Garmisch-Partenkirchen

Dr. Doreen Brodmann
(Nephrologie, Urologie – Therapie)
Leitende Ärztin, Innere Medizin/Nephrologie,
Spitalzentrum Oberwallis, Pflanzetastr. 8, CH-3930 Visp

Dr. Harald Bruckbauer
(Dermatologie – Therapien)
Facharztpraxis für Haut- und Geschlechtskrankheiten,
Allergologie, Neufahrn

Prof. Dr. Tom Bschor
(Psychiatrie – Therapie)
Chefarzt der Abteilung für Psychiatrie, Schlosspark-Kinik,
Heubnerweg 2, 14059 Berlin

Prof. Dr. Dirk Clasing (Doping)
Lohöfenerweg 31, 48153 Münster

PD Dr. Michael Drey
(Geriatrie – Arzneimittel)
Akutgeriatrie, Medizinische Klinik und Poliklinik IV,
Klinikum der Universität München

Prof. Dr. Florian Eyer
(Toxikologie – Arzneimittel)
Leiter der Abteilung für Klinische Toxikologie,
Klinikum rechts der Isar, Technische Universität München

PD Dr. Dr. Matthias Helbig
(HNO – Therapie)
Facharztpraxis für Hals-Nasen-Ohrenheilkunde,
Breslauer Str. 44, 65779 Kelkheim/Taunus

PD Dr. Silke Helbig
(HNO – Therapie)
Oberärztin am Zentrum für HNO-Heilkunde,
Klinikum der J.-W.-Goethe-Universität Frankfurt

Dr. Marek Humpich
(Anästhesie – Therapie)
Facharzt für Anästhesiologie und Neurologie, Notfallmedizin,
HELIOS Dr. Horst Schmidt Kliniken Wiesbaden

Dr. Michael Jakob
(Pneumologie – Therapie)
Leitender Oberarzt der II. Medizinischen Abteilung,
Krankenhaus Dritter Orden, München

Dr. Sonja Karl
(Dermatologie – Therapie)
Facharztpraxis für Haut- und Geschlechtskrankheiten,
Allergologie, Neufahrn

Prof. Dr. Volker Klauss
(Kardiologie – Therapie)
Facharztpraxis Innere Medizin und Kardiologie,
Sonnenstr. 17, 80331 München

Dr. Beate Kloos-Drobner
(Ophthalmologie – Therapie)
ARGUS Augenzentrum Mittelhessen,
Überörtliche Berufsausübungsgemeinschaft, Giessen

Dr. Alfons Macke
(Pädiatrie – Therapie)
Kinder- und Jugendarzt, Neuropädiatrie,
83052 Bruckmühl

Dr. Anja Meurer
(Rheumatologie, Infektiologie – Ther.)
Facharztpraxis für Innere Medizin und Infektiologie,
Ainmillerstraße 26, 80801 München

PD Dr. Nicole Reisch
(Endokrinologie – Therapie)
Abteilung Endokrinologie,
Medizinische Klinik und Poliklinik IV, Universität München

Prof. Dr. Ralf Schmidmaier
(Hämatologie, Onkologie – Therapie)
Oberarzt, Abteilung Hämatologie/Onkologie,
Medizinische Klinik und Poliklinik IV, Universität München

Dr. Sebastian v. Stuckrad-Barre
(Neurologie – Therapie)
Facharztpraxis für Neurologie,
Bahnhofstr. 26a, 55218 Ingelheim am Rhein

Dr. Hendrik Veldink
(Gynäkologie – Therapie)
Gynäkologie, Mathias-Spital Rheine,
Frankenburgstraße 31, 48431 Rheine

A 1 Notfall — 17

A 1.1	Notfallmedikamente	17

A 2 Kardiologie, Angiologie — 21

A 2.1	Antihypertensiva	21
A 2.2	Diuretika	42
A 2.3	Antianginosa	46
A 2.4	Antiarrhythmika	48
A 2.5	Digitalisglykoside	53
A 2.6	Sympathomimetika	54
A 2.7	Parasympatholytika	56
A 2.8	Kardiostimulanzien	56
A 2.9	Gerinnung	57

A 3 Pneumologie — 73

A 3.1	Inhalative Beta-2-Sympathomimetika	73
A 3.2	Systemische Beta-2-Sympathomimetika	74
A 3.3	Inhalative Alpha- und Beta-Sympathomimetika	76
A 3.4	Inhalative Anticholinergika	76
A 3.5	Inhalative Glukokortikoide	78
A 3.6	Methylxanthine	80
A 3.7	Leukotrienrezeptorantagonisten	81
A 3.8	Phosphodiesterase-4-Inhibitor	81
A 3.9	Sekreto- und Mukolytika	82
A 3.10	Antitussiva	83
A 3.11	Antihistaminika	84
A 3.12	Mastzellstabilisatoren und Kombinationen	87
A 3.13	Monoklonale Antikörper	87
A 3.14	Immunsuppressiva	88
A 3.15	Proteinkinaseinhibitoren	88
A 3.16	Mittel zur Therapie der pulmonalen Hypertonie	89

A 4 Gastroenterologie — 92

A 4.1	Ulkustherapeutika	92
A 4.2	Motilitätssteigernde Mittel	96
A 4.3	Spasmolytika	98
A 4.4	Laxantien	98
A 4.5	Darmlavage-Lösungen	100
A 4.6	Karminativa	100
A 4.7	Antidiarrhoika	101
A 4.8	Lebertherapeutika	101
A 4.9	Gallensäuren, -regulatoren	102
A 4.10	Verdauungsenzyme	102
A 4.11	Aminosalicylate	103
A 4.12	Glukokortikoide	104
A 4.13	Antikörper bei CED	104
A 4.14	Antiemetika, Antivertiginosa	105
A 4.15	Regulatorische Peptide	108
A 4.16	Serotoninsyntheseinhibitoren	109
A 4.17	Hämorrhoidalmittel	110
A 4.18	Glyceroltrinitrat	110

A 5 Nephrologie — 111

A 5.1	Phosphatbinder	111

A 6 Endokrinologie — 112

A 6.1	Antidiabetika	112
A 6.2	Antihypoglykämika	119
A 6.3	Lipidsenker	120
A 6.4	Schilddrüse, Nebenschilddrüse	126
A 6.5	Gichtmittel	129
A 6.6	Kalziumstoffwechselregulatoren	131
A 6.7	Abmagerungsmittel	134
A 6.8	Orphan Drugs	134
A 6.9	Steroidgenesehemmer	139
A 6.10	Hypothalamushormone	140
A 6.11	Hypophysenhinterlappenhormone	140
A 6.12	Wachstumshormonrezeptorantagonisten	142
A 6.13	Endokrinologische Diagnostik	142

Inhalt

A 7 Hämatologie, Onkologie 143

A 7.1	Antianämika	143
A 7.2	Eisenchelatbildner	146
A 7.3	Vitamine	146
A 7.4	Wachstumsfaktoren	149
A 7.5	Benutzerhinweise Chemotherapeutika	151
A 7.6	Allgemeine unerwünschte Wirkungen von Zytostatika	151
A 7.7	Alkylierende Mittel	152
A 7.8	Antimetabolite	156
A 7.9	Alkaloide und andere natürliche Mittel	160
A 7.10	Zytotoxische Antibiotika	163
A 7.11	Topoisomerase-I-Hemmer	166
A 7.12	Proteinkinase-Inhibitoren	167
A 7.13	mTOR-Inhibitoren	177
A 7.14	Antikörper	177
A 7.15	Weitere antineoplastische Mittel	186
A 7.16	Entgiftungsmittel bei Zytostatikatherapie	195

A 8 Rheumatologie 196

A 8.1	Non-steroidale Antirheumatika	196
A 8.2	Pyrazolonderivate	201
A 8.3	Analgetika-Kombinationen	202
A 8.4	Analgetika + Schleimhautprotektiva	203
A 8.5	Rheuma-Basistherapeutika	203
A 8.6	Glukokortikoide	206
A 8.7	Selektive Immunsuppressiva	209

A 9 Infektiologie 214

A 9.1	Keimempfindlichkeit	214
A 9.2	Penicilline	215
A 9.3	Beta-Lactamase-Inhibitoren	218
A 9.4	Cephalosporine	220
A 9.5	Monobactame	227
A 9.6	Cycline	227
A 9.7	Makrolide, Ketolide	229
A 9.8	Lincosamide	230
A 9.9	Aminoglykoside	231
A 9.10	Chinolone	232
A 9.11	Folsäureantagonisten	234
A 9.12	Nitroimidazole	236
A 9.13	Nitrofurane/Harnwegantibiotika	236
A 9.14	Carbapeneme	237
A 9.15	Glykopeptide	238
A 9.16	Lipopeptide	240
A 9.17	Oxazolidinone	240
A 9.18	Intestinale Antibiotika	241
A 9.19	Inhalative Antibiotika	242
A 9.20	Antiprotozoenmittel	243
A 9.21	Weitere Antibiotika	244
A 9.22	Antimikrobielle Spüllösung	244
A 9.23	Tuberkulostatika	244
A 9.24	Virustatika	248
A 9.25	Antimykotika zur systemischen Anwendung	263
A 9.26	Antimykotika zur topischen Anwendung	267
A 9.27	Anthelminthika	267
A 9.28	Antimalariamittel	269

A 10 Immunologie 271

A 10.1	Immunsuppressiva	271
A 10.2	Interferone	274
A 10.3	Immunglobuline	275
A 10.4	Spezifische Immunglobuline	275
A 10.5	Immunstimulanzien	275
A 10.6	Impfstoffe	276
A 10.7	Impfkalender	280

A 11 Anästhesie 281

A 11.1	Opioid-Analgetika	281
A 11.2	Opioidrezeptor-Agonist	289
A 11.3	Weitere zentral wirksame Analgetika	289
A 11.4	Anilinderivate	290
A 11.5	Narkotika	290
A 11.6	Muskelrelaxantien	293

A 11.7 Xanthinderivate	294
A 11.8 Lokalanästhetika	294
A 11.9 Synthetische Anticholinergika	296
A 11.10 Mineralstoffe	296
A 11.11 Parenterale Ernährung	298
A 11.12 Plasmaersatzmittel	301
A 11.13 Azidose, Alkalose	302

A 12 Neurologie 303

A 12.1 Antiepileptika	303
A 12.2 Antiparkinsonmittel	312
A 12.3 Migränemittel	320
A 12.4 Muskelrelaxantien	323
A 12.5 Cholinergika	326
A 12.6 Antidementiva	327
A 12.7 Kaliumkanalblocker	329
A 12.8 Cannabinoide	330
A 12.9 Selektive Immunsuppressiva	330
A 12.10 Interferone	332
A 12.11 Kalziumantagonisten	333
A 12.12 Neuropathiepräparate	333
A 12.13 VMAT2-Inhibitoren	333
A 12.14 Dopaminantagonisten	334
A 12.15 Antisense-Oligonukleotide	334

A 13 Psychiatrie 335

A 13.1 Antidepressiva	335
A 13.2 Stimmungsstabilisierer/Antimanika	345
A 13.3 Anxiolytika	346
A 13.4 Neuroleptika	346
A 13.5 Sedativa, Hypnotika	356
A 13.6 Psychoanaleptika	363
A 13.7 Zentral wirksame Alpha-Sympathomimetika	365
A 13.8 Alkoholentwöhnungsmittel	366
A 13.9 Rauchentwöhnungsmittel	367

A 14 Dermatologie 368

A 14.1 Antipruriginosa, Antiphlogistika	368
A 14.2 Glukokortikoide	368
A 14.3 Dermatitistherapeutika	371
A 14.4 Antipsoriatika	372
A 14.5 Aknemittel	375
A 14.6 Antiinfektiva	377
A 14.7 Keratolytika	382
A 14.8 Haarwuchsmittel	382
A 14.9 Photosensitizer	383
A 14.10 Protektiva gegen UV-Strahlen	383
A 14.11 Topische Antihistaminika	384
A 14.12 Weitere Externa	384

A 15 Ophthalmologie 386

A 15.1 Oberflächenanästhetika	386
A 15.2 Antiinfektiva	386
A 15.3 Antiphlogistika	388
A 15.4 Glaukommittel	390
A 15.5 Mydriatika und Zykloplegika	393
A 15.6 Antiallergika	394
A 15.7 Vasokonstriktiva	394
A 15.8 Hornhautpflegemittel	395
A 15.9 Antineovaskuläre Mittel, Enzyme	396
A 15.10 Neutralisierungslösungen bei Verätzungen	397

A 16 HNO 398

A 16.1 Rhinologika	398
A 16.2 Nasale Dekongestiva + Antihistaminikum	400
A 16.3 Otologika	400
A 16.4 Weitere Hals-Rachen-Therapeutika	401

Inhalt

A 17 Urologie — 403

A 17.1	Urospasmolytika	403
A 17.2	Prostatamittel	404
A 17.3	Erektile Dysfunktion	406
A 17.4	Sexualhormone	407
A 17.5	Urolithiasismittel	411
A 17.6	Phosphatbinder	411
A 17.7	Kationenaustauscher	411
A 17.8	Weitere Urologika	412

A 18 Gynäkologie — 413

A 18.1	Hormonpräparate	413
A 18.2	Hormonelle Kontraceptiva	422
A 18.3	Weheninduktion, Geburtseinleitung	426
A 18.4	Prolaktinhemmer	428
A 18.5	Wehenhemmer	428
A 18.6	Schwangerschaft, Stillzeit	429

A 19 Pädiatrie — 430

A 20 Toxikologie — 431

A 20.1	Allgemeines	431
A 20.2	Ärztliche Behandlung	431
A 20.3	Antidota	432
A 20.4	Transport	436
A 20.5	Asservierung	436

A 21 Geriatrie — 437

A 21.1	Potenziell inadäquate Medikation	437

T 1 Notfall — 441

T 1.1	Notfälle – Therapiemaßnahmen	441
T 1.2	Adult Advanced Life Support	442

T 2 Kardiologie — 443

T 2.1	Hypertonie	443
T 2.2	Hypertensive Krise	447
T 2.3	Hypotonie	449
T 2.4	Koronare Herzkrankheit	449
T 2.5	Herzinsuffizienz	465
T 2.6	Herzrhythmusstörungen	471
T 2.7	Infektiöse Endokarditis	476
T 2.8	Endokarditisprophylaxe	477
T 2.9	Perikarditis	478
T 2.10	Periphere arterielle Verschlusskrankheit	479
T 2.11	Akute Extremitätenischämie	479
T 2.12	Thrombophlebitis	479
T 2.13	Tiefe Venenthrombose	480

T 3 Pneumologie — 483

T 3.1	Asthma bronchiale	483
T 3.2	COPD und Lungenemphysem	490
T 3.3	Alpha-1-Antitrypsinmangel	496
T 3.4	Exogen allergische Alveolitis (chronisch)	496
T 3.5	Idiopathische Lungenfibrose	497
T 3.6	Pneumonie	498
T 3.7	Lungenabszess	504
T 3.8	Pleuraempyem	504
T 3.9	Schwere respiratorische Infektionen	504
T 3.10	Lungenembolie	507
T 3.11	Pulmonale Hypertonie	510
T 3.12	Bronchiektasen	513
T 3.13	Mukoviszidose	514
T 3.14	Sarkoidose	516

T 4 Gastroenterologie — 517

T 4.1	Ösophagitis	517
T 4.2	Achalasie	518
T 4.3	Gastritis	518
T 4.4	Ulkuskrankheit	519
T 4.5	Gastroenteritis	521
T 4.6	Divertikulitis	521
T 4.7	Morbus Crohn	522
T 4.8	Colitis ulcerosa	523
T 4.9	Kollagene Kolitis	524
T 4.10	Reizdarmsyndrom	524
T 4.11	Pankreatitis	525
T 4.12	Hepatitis	526
T 4.13	Leberzirrhose	529
T 4.14	Leberabszess	531
T 4.15	Cholelithiasis	531
T 4.16	Akute Cholezystitis oder akut eitrige Cholangitis	531
T 4.17	Darmlavage	532
T 4.18	Sedierung in der gastrointestinalen Endoskopie	532

T 5 Nephrologie — 533

T 5.1	Akutes Nierenversagen	533
T 5.2	Chronische Niereninsuffizienz	534
T 5.3	Glomerulonephritis	538
T 5.4	Gefäßerkrankungen	549

T 6 Endokrinologie — 550

T 6.1	Dehydratation	550
T 6.2	Hyperhydratation	551
T 6.3	Ödeme	552
T 6.4	Hypokaliämie	552
T 6.5	Hyperkaliämie	552
T 6.6	Hypokalzämie	553
T 6.7	Hyperkalzämie	553
T 6.8	Hypomagnesiämie	554
T 6.9	Hypermagnesiämie	554
T 6.10	Metabolische Azidose	555
T 6.11	Metabolische Alkalose	555

Inhalt

T 6.12	Respiratorische Azidose	555
T 6.13	Respiratorische Alkalose	555
T 6.14	Diabetes mellitus	556
T 6.15	Hyperlipoproteinämien	563
T 6.16	Hyperurikämie, Gicht	565
T 6.17	Porphyrien	566
T 6.18	Osteoporose	567
T 6.19	Osteomalazie	569
T 6.20	Ostitis deformans Paget	570
T 6.21	Morbus Wilson	570
T 6.22	Hämochromatose	571
T 6.23	Struma	571
T 6.24	Hyperthyreose	572
T 6.25	Hypothyreose	574
T 6.26	Thyreoiditiden	574
T 6.27	Cushing-Syndrom	575
T 6.28	Conn-Syndrom, Hyperaldosteronismus	576
T 6.29	Hypokortisolismus	577
T 6.30	Phäochromozytom	578
T 6.31	Hyperparathyreoidismus	578
T 6.32	Hypoparathyreoidismus	580
T 6.33	Hypopituitarismus	580
T 6.34	HVL-Überfunktion, HVL-Tumoren	582
T 6.35	Diabetes insipidus	583
T 6.36	Insulinom	583
T 6.37	Verner-Morrison-Syndrom	584
T 6.38	Karzinoid-Syndrom bei GEP-NET	584
T 6.39	Gastrinom	584
T 6.40	Gynäkomastie	584

T 7 Hämatologie, Onkologie 585

T 7.1	Hämophilie	585
T 7.2	Von-Willebrand-Jürgens-Syndrom	586
T 7.3	Kongenitaler Mangel an Faktor-XIII-A-Untereinheiten	586
T 7.4	Anämie	587
T 7.5	Zytostatika induzierte Neutropenie	589
T 7.6	Idiopathische thrombozytopenische Purpura	589
T 7.7	Polyzythaemia vera	590
T 7.8	Essenzielle Thrombozythämie	591
T 7.9	Primäre Myelofibrose	591
T 7.10	Chronisch-myeloische Leukämie	591
T 7.11	Myelodysplasie	592
T 7.12	Non-Hodgkin-Lymphom	592
T 7.13	Akute Leukämie	598
T 7.14	M. Hodgkin	599
T 7.15	Multiples Myelom	600
T 7.16	Supportive Therapie nach Symptom	604
T 7.17	Analkarzinom	604
T 7.18	Harnblasenkarzinom	605
T 7.19	Bronchialkarzinom	607
T 7.20	Gallenblasenkarzinom	614
T 7.21	Pleuramesotheliom	614
T 7.22	Kopf-Hals-Tumoren	615
T 7.23	Hodentumoren	616
T 7.24	Kolorektales Karzinom	616
T 7.25	Leberzellkarzinom	620
T 7.26	Neuroendokrine Tumoren	620
T 7.27	Magenkarzinom	622
T 7.28	Malignes Melanom	624
T 7.29	Mammakarzinom	625
T 7.30	Medulläres Schilddrüsenkarzinom	630
T 7.31	Nierenkarzinom	630
T 7.32	Ösophaguskarzinom	632
T 7.33	Ovarialkarzinom	632
T 7.34	Pankreaskarzinom	634
T 7.35	Prostatakarzinom	635
T 7.36	ZNS-Malignome	636

T 8 Rheumatologie 637

T 8.1	Raynaud-Syndrom	637
T 8.2	Fibromyalgie-Syndrom	637
T 8.3	Arthrosis deformans	637
T 8.4	Rheumatoide Arthritis	638
T 8.5	M. Bechterew	640
T 8.6	Reaktive Arthritis, M. Reiter	640
T 8.7	Psoriasisarthritis	641
T 8.8	Systemischer Lupus erythematodes	642
T 8.9	Progressiv systemische Sklerodermie	643
T 8.10	Arteriitis temporalis Horton	644
T 8.11	Panarteriitis nodosa	644
T 8.12	ANCA-assoziierte Vaskulitis	644
T 8.13	Sjögren-Syndrom	645

T 9 Infektiologie — 646

T 9.1	Amöbiasis	646
T 9.2	Borreliose	646
T 9.3	Candidose	647
T 9.4	Cholera	649
T 9.5	Giardiasis	649
T 9.6	Herpes-simplex-Virus	649
T 9.7	Primäre Osteomyelitis	649
T 9.8	Oxyuriasis	650
T 9.9	Scharlach	650
T 9.10	Sexuell übertragbare Erkrankungen	650
T 9.11	Shigellose	657
T 9.12	Taeniasis	657
T 9.13	Tuberkulose	658

T 10 Immunologie — 660

T 11 Anästhesie — 661

T 11.1	Prämedikation	661
T 11.2	Narkosezwischenfälle	662
T 11.3	Narkoseführung	663
T 11.4	Perioperative Probleme	664
T 11.5	Schock	666
T 11.6	Akutes Lungenödem	668

T 12 Neurologie — 669

T 12.1	Glasgow Coma Scale	669
T 12.2	Chorea	670
T 12.3	Demenz vom Alzheimer-Typ, vaskuläre Demenz	670
T 12.4	Epilepsie	670
T 12.5	Fazialisparese, peripher	673
T 12.6	Kopfschmerzen	673
T 12.7	Lumbago	676
T 12.8	Meningitis/Enzephalitis	677
T 12.9	Multiple Sklerose	678
T 12.10	Myasthenia gravis	681
T 12.11	Myoklonien	681
T 12.12	Parkinson-Syndrom	681
T 12.13	Neuroborreliose	684
T 12.14	Restless-Legs-Syndrom	684
T 12.15	Schwindel	684
T 12.16	Spastik	685
T 12.17	Tremor	686
T 12.18	Zerebrale Ischämie	686

T 13 Psychiatrie — 688

T 13.1	Psychiatrischer Notfall	688
T 13.2	Demenz	690
T 13.3	Alkoholabhängigkeit	691
T 13.4	Depression	692
T 13.5	Manie	694
T 13.6	Schizophrenie	695
T 13.7	Wahnerkrankung	696
T 13.8	Angsterkrankung	696
T 13.9	Zwangserkrankung	698
T 13.10	Aufmerksamkeitsdefizit-/Hyperaktivitätsstörung	698

T 14 Dermatologie — 699

T 14.1	Hinweis zur Therapie	699
T 14.2	Staph.-aur.-bedingte Infektionen	699
T 14.3	Weitere bakterielle Infektionen	703
T 14.4	Akne und akneiforme Dermatosen	707
T 14.5	Alopezie	710
T 14.6	Ekzemerkrankungen	712
T 14.7	Epizoonosen	716
T 14.8	Ichthyosen	716
T 14.9	Lichen ruber	717
T 14.10	Mykosen	718
T 14.11	Pemphigus vulgaris	720
T 14.12	Psoriasis	721
T 14.13	Urtikaria	724
T 14.14	Virale Infektionen	726
T 14.15	Aktinische Präkanzerosen	727
T 14.16	Malignes Melanom	729
T 14.17	Basaliom	730

12 Inhalt

T 15 Ophthalmologie 731

T 15.1	Hordeolum	731
T 15.2	Blepharitis	731
T 15.3	Lidabszess, -furunkel, -phlegmone	731
T 15.4	Virusinfektionen der Lider	732
T 15.5	Dakryoadenitis	732
T 15.6	Dakryozystitis	733
T 15.7	Konjunktivitis	733
T 15.8	Keratitis	735
T 15.9	Verätzung, Verbrennung	736
T 15.10	Episkleritis	736
T 15.11	Skleritis	737
T 15.12	Uveitis anterior	737
T 15.13	Intermediäre und hintere Uveitis	738
T 15.14	Toxoplasmose-Retinochorioiditis	739
T 15.15	Endophthalmitis	740
T 15.16	Neuritis nervi optici	740
T 15.17	Ischämische Optikusneuropathie	740
T 15.18	Zentralarterienembolie	741
T 15.19	Zentralvenenverschluss	742
T 15.20	Primäres Offenwinkelglaukom	743
T 15.21	Akutes Winkelblockglaukom	744
T 15.22	Endokrine Orbitopathie	745
T 15.23	Exsudative altersabhängige Makuladegeneration	745
T 15.24	Diabetisches Makulaödem	746
T 15.25	Zystoides Makulaödem	746
T 15.26	Chorioretinopathia centralis serosa	746

T 16 HNO 747

T 16.1	Rhinitis	747
T 16.2	Nasenfurunkel	748
T 16.3	MRSI der Nasenschleimhäute	749
T 16.4	Sinusitis	749
T 16.5	Tonsillitis	750
T 16.6	Pharyngitis	751
T 16.7	Laryngitis	751
T 16.8	Perichondritis	753
T 16.9	Otitis externa	753
T 16.10	Zoster oticus	754
T 16.11	Otitis media	755
T 16.12	Mastoiditis	756
T 16.13	M. Menière	756
T 16.14	Hörsturz	757
T 16.15	Tinnitus aurium	757
T 16.16	Neuropathia vestibularis	757
T 16.17	Ideopathische Fazialisparese	758
T 16.18	Sialadenitis	758

T 17 Urologie 759

T 17.1	Infektionen	759
T 17.2	Nierensteine	765
T 17.3	Benigne noduläre Prostatahyperplasie	768
T 17.4	Inkontinenz	769
T 17.5	Erektile Dysfunktion	770

T 18 Gynäkologie 771

T 18.1	Mastopathie	771
T 18.2	Mastodynie	771
T 18.3	Prämenstruelles Syndrom	771
T 18.4	Endometriose	771
T 18.5	Vulvadystrophie	772
T 18.6	Vulvovaginitis	772
T 18.7	Zervizitis	772
T 18.8	Salpingitis, Endometritis	772
T 18.9	Pelvic inflammatory disease	773
T 18.10	EPH-Gestose	773
T 18.11	Hyperemesis gravidarum	775
T 18.12	Puerperalfieber	775
T 18.13	Mastitis	776
T 18.14	Hormonelle Kontrazeption	776
T 18.15	Hormonsubstitution	777
T 18.16	Inkontinenz	778

T 19 Pädiatrie 779

T 19.1	Pädiatrische Notfälle	779
T 19.2	Kinderkardiologie	788
T 19.3	Kinderpneumologie	791
T 19.4	Pädiatrische Gastroenterologie	795
T 19.5	Pädiatrische Endokrinologie	798
T 19.6	Pädiatrische Hämatologie	799

T 19.7	Pädiatrische Infektiologie	801
T 19.8	Päd. Allergologie und Immunologie	808
T 19.9	Schmerztherapie im Kindesalter	810
T 19.10	Sedierung im Kindesalter	812
T 19.11	Neuropädiatrie	812
T 19.12	Kinder- und Jugendpsychiatrie	818
T 19.13	Kinderdermatologie	819
T 19.14	Kinder-HNO	823
T 19.15	Pädiatrische Nephrologie, Urologie	824

T 20 Toxikologie 827

T 20.1	Wichtige Hinweise zur Therapie	827
T 20.2	Allgemeinmaßnahmen	828
T 20.3	Acetylsalizylsäure-Intoxikation	829
T 20.4	Ajmalin-, Prajmalin-Intoxikation	829
T 20.5	Amanitin-Intoxikation	830
T 20.6	Amantadin-Intoxikation	830
T 20.7	Amphetamin-Intoxikation	831
T 20.8	Antidepressiva-Intoxikation	831
T 20.9	Antihistaminika-Intoxikation	832
T 20.10	Arsen-Intoxikation	833
T 20.11	Atropin-Intoxikation	833
T 20.12	Barbiturat-Intoxikation	833
T 20.13	Benzodiazepin-Intoxikation	833
T 20.14	Betablocker-Intoxikation	834
T 20.15	Biguanide-Intoxikation	834
T 20.16	Biperiden-Intoxikation	835
T 20.17	Blei-Intoxikation	835
T 20.18	Botulismus-Intoxikation	835
T 20.19	Carbamat-Intoxikation	835
T 20.20	Chinin-Intoxikation	835
T 20.21	Chloroquin-Intoxikation	836
T 20.22	Chrom-Intoxikation	836
T 20.23	Clenbuterol-Intoxikation	836
T 20.24	Clonidin-Intoxikation	836
T 20.25	Cumarin-Intoxikation	837
T 20.26	Cyanid-Intoxikation	837
T 20.27	Dihydroergotamin-Intoxikation	837
T 20.28	Eisen-III-/-II-sulfat-Intoxikation	837
T 20.29	Ethylenglykol-Intoxikation	838
T 20.30	Gammahydroxybuttersäure	838
T 20.31	Heparin-Intoxikation	839
T 20.32	Herzglykosid-Intoxikation	839
T 20.33	Kalziumantagonist-Intoxikation	839
T 20.34	Koffein-Intoxikation	840
T 20.35	Kokain-Intoxikation	840
T 20.36	Kupfer-Intoxikation	841
T 20.37	Lithium-Intoxikation	841
T 20.38	MAO-Hemmer-Intoxikation	841
T 20.39	Methanol-Intoxikation	841
T 20.40	Met-Hb-Bildner-Intoxikation	841
T 20.41	Methotrexat-Intoxikation	842
T 20.42	Mutterkornalkaloid-Intoxikation	842
T 20.43	Neuroleptika-Intoxikation	842
T 20.44	Opiat-Intoxikation	843
T 20.45	Organophosphat-Intoxikation	843
T 20.46	Paracetamol-Intoxikation	843
T 20.47	Penicillin- u. Derivate-Intoxikation	843
T 20.48	Pyrazolon-Verbindungs-Intoxikation	843
T 20.49	Quecksilber-Intoxikation	844
T 20.50	Reizgas-Intoxikation	844
T 20.51	Reserpin-Intoxikation	844
T 20.52	Säuren-Intoxikation	845
T 20.53	Schaumbildner-Intoxikation	845
T 20.54	Schilddrüsenhormon-Intoxikation	845
T 20.55	Spice-Intoxikation	845
T 20.56	Sulfonamid-Intoxikation	845
T 20.57	Thallium-Intoxikation	845
T 20.58	Theophyllin-Intoxikation	845
T 20.59	Zink-Intoxikation	845
T 20.60	Giftinformationszentralen	846

T 21 Geriatrie 846

T 22 Zusatzinfos 847

T 22.1	Pharmakologische Grundbegriffe	847
T 22.2	Dosisanpassung Niereninsuffizienz	850
T 22.3	Zytochrom-P450-System	852
T 22.4	Bestimmung der Körperoberfläche	854
T 22.5	Doping	857
T 22.6	Betäubungsmittelverordnung	861
T 22.7	Unerwünschte Arzneimittelwirkungen	863
T 22.8	Internetlinks	864

Index 865

Neuzulassungen 2017/2018

Neuzulassungen 2017

Kapitel	Wirkstoff	Handelsname	Klasse; Indikation	Seite
Kardiologie, Angiologie	Landiolol	Rapibloc	Betablocker; supraventr. Tachykardie, nicht kompensator. Sinustachykardie	→ 28
	Lonoctocog alfa (Fakt. VIII)	Afstyla	Gerinnungsfaktor; Hämophilie A	→ 70
	Nonacog beta pegol (Fakt. IX)	Refixia	Gerinnungsfaktor; Hämophilie B	→ 70
Pneumologie	Formoterol + Beclometason + Glycopyrronium	Trimbow	Moderate bis schwere COPD	→ 80
	Vilanterol + Fluticasonfuroat + Umeclidinium	Elebrato, Trelegy Ellipta	Moderate bis schwere COPD	→ 80
	Reslizumab	Cinqaero	Interleukin-5 AK; eosinophil. Asthma	→ 88
Gastroenterologie	Nabilon	Canemes	Synth. Cannabinoid; Übelkeit, Erbrechen bei Chemother.	→ 108
	Obeticholsäure	Ocaliva	Agonist am Farnesoid-X-Rezeptor; Primär biliäre Cholangitis	→ 102
	Rolapitant	Varuby	Neurokinin-1-Antagonist; Übelkeit, Erbrechen bei Chemotherapie	→ 108
	Telotristatethyl	Xermelo	Serotoninsyntheseinhibitor; Karzinoid-Syndrom-bed. Diarrhoe	→ 109
Endokrinologie	ASS + Atorvastatin + Ramipril	Iltria	Sekundär-PRO kardiovaskulärer Ereignisse	→ 124
	Cerliponase alfa	Brineura	Neuronale Ceroid-Lipofuszinose Typ 2	→ 137
	Etelcalcetid	Parsabiv	Kalzimimetikum; sek. HPT bei dialysepflichtiger term. Niereninsuff.	→ 129
	Parathyroidhormon	Natpar	Chronischer Hypoparathyreoidismus	→ 128
Hämatologie, Onkologie	Alectinib	Alecensa	ALK-/RET-Tyrosinkinaseinhib.; NSCLC	→ 172
	Atezolizumab	Tecentriq	Antikörper; Urothel-Ca, NSCLC	→ 181
	Avelumab	Bavencio	Antikörper; Merkelzellkarzinom	→ 182
	Inotuzumab Ozogamicin	Besponsa	Antikörper; rezidivierte oder refraktäre CD22-pos. Vorläufer-ALL	→ 183
	Ixazomib	Ninlaro	Multiples Myelom	→ 193
	Midostaurin	Rydapt	Proteinkinase-Inhib.; AML, Mastozytose, Mastzell-Leukämie	→ 174

Neuzulassungen 2017 (Fortsetzung)

Kapitel	Wirkstoff	Handelsname	Klasse; Indikation	Seite
Hämatologie, Onkologie (Fortsetzung)	Niraparib	Zejula	Ovarial-Ca, Eileiter-Ca, primäre Peritonealkarzinose	→ 194
	Ribociclib	Kisqali	Proteinkinase-Inhib.; Mamma-Ca	→ 175
	Rituximab	Truxima	AK; follik. Lymph., B-Zell-Lymph., CLL	→ 185
	Tivozanib	Fotivda	Proteinkinase-Inhib.; Nierenzell-Ca	→ 176
	Venetoclax	Venclyxto	BCL-2 Inhibitor; CLL	→ 195
Rheumatologie	Baricitinib	Olumiant	Spez. Immunsuppr.; chron. Polyarth.	→ 211
	Rituximab	Truxima	Chron. Polyarthr., rheumat. Arthr.	→ 213
	Sarilumab	Kevzara	Spez. Immunsuppr.; chron. Polyarth.	→ 213
	Tofacitinib	Xeljanz	Spez. Immunsuppr.; chron. Polyarth.	→ 213
Infektiologie	Cobicistat + Darunavir + Emtricitabin + Tenofovir-Diso.	Symtuza	HIV-Infektion	→ 261
	Ceftazidim + Avibactam	Zavicefta	Kompliz. intraabd., Harnweg-, nosokom. Inf., Pneumonie	→ 224
	Glecaprevir + Pibrentasvir	Maviret	Chronische Hepatitis C, Genotyp 1-6	→ 259
	Sofosbuvir + Velpatasvir + Voxilaprevir	Vosevi	Chronische Hepatitis C, Genotyp 1-6	→ 260
	Tenofovir-Alafenamid	Vemlidy	NRTI; chron. Hepatitis B	→ 253
Neurologie	Cladribin	Mavenclad	Purin-Analogon; Haarzell-Leukämie	→ 157
	Nusinersen	Spinraza	5q-assoz. spinale Muskelatrophie	→ 334
Dermatologie	Brodalumab	Kyntheum	Mittelschwere bis schwere Psoriasis	→ 373
	Dupilumab	Dupixent	Atopische Dermatitis	→ 371
	Guselkumab	Tremfya	Mittelschwere bis schwere Psoriasis	→ 374
	Ixekizumab	Taltz	Mittelschwere bis schwere Psoriasis	→ 374
Urologie	Pentosanpoly-sulfat-Natrium	Elmiron	Chron. Blasenschmerzen durch Glomerulationen oder Hunner-Läs.	→ 412
Gynäkologie	Follitropin delta	Rekovelle	FSH-Agonist; kontroll. ovarielle Stimulation	→ 422

Neuzulassungen 2017/2018

Neuzulassungen 2018

Kapitel	Wirkstoff	Handelsname	Klasse; Indikation	Seite
Kardiologie, Angiologie	Emicizumab	Helimbra	PRO Blutungen bei Hämophilie A und Faktor-VIII-Hemmkörpern	→ 72
	Rurioctocog alpha (Fakt. VIII)	Adynovi	Gerinnungsfaktor; Hämophilie A	→ 70
Pneumologie	Benralizumab	Fasenra	Monklon. AK; schweres refrakt. eosinophiles Asthma	→ 87
Gastroenterologie	Budesonid	Jorveza	Glukokortikoid; eosinophile Ösophagitis	→ 104
Endokrinologie	Ertuglifozin + Sitagliptin	Steglujan	Diabetes mellitus Typ 2	→ 117
Hämatologie, Onkologie	Sonidegib	Odomzo	Basalzellkarzinom	→ 194
	T-Zellen, genet. modifiziert	Zalmoxis	Stammzelltransplantation	→ 195
Immunologie	Bezlotoxumab	Zinplava	Spez. Immunglob.; PRO Rekurrenz Clostridium-difficile-Infektion	→ 275
	Meningokokk.-B-Adsorbat	Trumenba	Meningokokken-B-Immunisierung	→ 276
	Varicella-Zost.-Impfstoff	Shingrix	Pro. Herpes zoster und postherpetische Neuralgie	→ 279
Infektiologie	Letermovir	Prevymis	Pro. CMV-Reaktivierung bei hämatopoetischer Stammzell-Tx	→ 249
Neurologie	Ocrelizumab	Ocrevus	Selektive Immunsuppressiva; schubförmige, remitt. MS	→ 332
Psychiatrie	Cariprazin	Reagila	Atyp. Neurolept.; Schizophrenie	→ 354
Urologie	Desfesoterodin	Tovedeso	Urospasmolyt.; Dranginkontinenz, Pollakisurie, imperativer Harndrang	→ 403
	Patiromer	Veltassa	Kationenaustauscher; Hyperkaliämie	→ 411

Notfallmedikamente 17

A 1 Notfall – Arzneimittel

A 1.1 Notfallmedikamente

Acetylsalicylsäure	HWZ 15min (3-22h), dosisabhängig → 196
Aspirin i.v. *Inj.Lsg. 0.5g/5ml*	Akutes Koronarsyndrom: 500mg i.v.; **akuter Migräneanfall:** 1g i.v.; **akute Schmerzen:** 0.5-1g i.v., max. 5g/d
Adenosin	HWZ < 10s → 52
Adrekar *Inj.Lsg. 6mg/2ml*	Paroxysmale AV-junktionale Tachykardien: 3-6-9-12mg jeweils als Bolus je nach Wi
Adrenalin (Epinephrin)	HWZ 1-3min → 55
Suprarenin *Amp. 1mg/1ml; Inj.Fl. 25mg/25ml*	Kardiopulmonale Reanimation: alle 3-5min 1mg i.v. (ggf. intraossär); **schwere Anaphylaxie** 1 : 10 verdünnen, 0.1mg langsam i.v., je nach Wi. initial alle 1-2min, später alle 5min wiederholen
Ajmalin	HWZ 1,6h → 49
Gilurytmal *Amp. 50mg/10ml*	Supraventrikuläre Tachykardie bei WPW-Syndrom: 50mg über 5min i.v.; ggf. Wdh. n. 30min; ggf. Dauerinfusion 20-50mg/h; Perf. (250mg) = 5mg/ml ⇒ 4–10ml/h; max. 1200mg/24h
Amiodaron	HWZ 20h-100d → 51
Cordarex *Amp. 150mg/3ml*	Reanimation mit rezidiv. Kammerflimmern oder pulsloser **VT:** 300mg i.v
Atropin	HWZ 2h → 56
Atropinsulfat *Amp. 0.5mg/1ml, 100mg/10ml*	Bradykardie: 0.5-1.5mg i.v. alle 4-6h; **Alkylphosphatintoxikation:** 2-5mg alle 10-15min i.v. bis zum Rückgang der Bronchialsekretion, bis 50mg
Biperiden	HWZ 11-36h → 318
Akineton *Amp. 5mg/1ml*	Dyskinesien durch Neuroleptika: 2.5-5mg i.m./ i.v.
Butylscopolamin	HWZ 5h → 98
Buscopan *Amp. 20mg/1ml*	Koliken: 20-40mg i.v./i.m./s.c., max. 100mg/d
Clemastin	HWZ 8h → 85
Tavegil *Amp. 2mg/5ml*	Allergische Reaktion, Anaphylaxie: 2mg langsam i.v.
Diazepam	HWZ 24-48h → 359
Diazepam Desitin rectal tube *Rektallsg. 5, 10mg* Valium *Amp. 10mg/2ml* Stesolid *Amp. 10mg/2ml;* *Rectiole 5, 10mg*	Erregungszustände: 2-10mg i.v./rekt.; **Status epilepticus:** 5-10mg i.v./rekt.

A 1 Notfall – Arzneimittel

Digoxin — HWZ 30-50h → 53
Lanicor *Amp. 0.25mg/1ml* | **Tachyarrhythmie bei Vorhofflimmern:** ini 0.25mg i.v., bis 0.75mg an d1 in 3ED

Dopamin — HWZ 5-10min → 55
Dopamin *Amp. 50mg/5ml; Amp. 250mg/50ml* | **Schockzustände, schwere Hypotension:** 2-20µg/kg/min i.v., max. 50µg/kg/min; Perf. (250mg) = 5mg/ml ⇒ 1.7-17ml/h

Esketamin — HWZ 2-4h → 291
Ketanest S *Amp.25mg/5ml, 50mg/2ml; Inj.Lsg. 100mg/20ml, 250mg/10ml* | **Narkoseeinleitung, Narkoseerhaltung:** 0.5-1mg/kg i.v.; 2-4mg/kg i.m., dann 50% der Initialdosis alle 10-15min; **Analgesie:** 0.125-0.25mg/kg i.v.; 0.25-0.5mg/kg i.m.

Esmolol — HWZ 9min → 28
Brevibloc *Amp. 100mg/10ml, 2.5g/250ml* | **Supraventrikuläre Tachykardie:** ini 0.5mg/kg über 1min i.v., dann 50µg/kg/min, max. 200µg/kg/min

Etomidat — HWZ 3-5h → 291
Hypnomidate *Amp. 20mg/10ml* | **Kurznarkose, Narkoseeinleitung:** 0.15-0.30mg/kg i.v.

Fenoterol — HWZ 3.2h → 73
Berotec N *DA 0.1mg/Hub* **Partusisten** *Amp. 0.5mg/10ml* | **Asthma bronchiale:** 1 Hub, ggf. Wdh. nach 5min; **vorzeitige Wehentätigkeit:** 0.5-3µg/min i.v., Perf. (0.5mg) = 10µg/ml ⇒ 3-18ml/h

Fentanyl — HWZ 3-12h → 283
Fentanyl-Janssen *Amp. 0.1mg/2ml, 0.5mg/10ml* | **Analgesie:** 1.5-3µg/kg i.v.; **Narkose:** 2-50µg/kg i.v.

Flumazenil — HWZ 53min → 435
Anexate *Amp. 0.5mg/5ml, 1mg/10ml* | **Benzodiazepinintoxikation:** ini 0.2mg i.v., ggf. minütlich Nachinjektion von 0.1mg bis max. 1mg Gesamtdosis

Furosemid — HWZ 1h → 42
Lasix *Amp. 20mg/2ml, 40mg/4ml* | **Lungenödem:** 20-40mg i.v.

Glucose 40% — HWZ 15 min → 300
Glucose 40 Braun *Amp. 10ml* | **Hypoglykämie:** 20-100ml i.v.

Haloperidol — HWZ 13-30h → 351
Haldol *Amp. 5mg/1ml* | **Akute Psychose:** ini 5mg i.m., bei Bedarf stündlich 5mg i.m. bis ausreichende Symptomkontrolle erreicht ist, max. 20mg/d

Notfallmedikamente 19

Heparin	HWZ 1.5-2h → 58
Heparin-Natrium-ratioph. *Amp. 25.000IE/5ml*	**Akutes Koronarsyndrom, Lungenembolie, Gefäßverschluss:** 5000IE i.v.
Ketamin	HWZ 2-4h → 291
Ketamin-ratioph. *Amp. 50mg/5ml, 100mg/2ml, 500mg/10ml*	**Narkoseeinleitung, Narkoseerhaltung:** 1-2mg/kg i.v.; 4-8mg/kg i.m., dann 50% der Initialdosis alle 10-15min; **Analgesie:** 0.25-0.5mg/kg i.v., 0.5-1mg/kg i.m.
Mepivacain	HWZ 3h → 295
Scandicain 1% *Amp. 50mg/5ml*	**Lokalanästhesie:** max. 30ml infiltrieren
Metamizol	HWZ 1.8-4.6h → 201
Novalgin *Amp. 1g/2ml, 2.5g/5ml*	**Starke Schmerzen:** 1-2.5g i.v., max. 5g/d
Metoclopramid	HWZ 2.6-4.6h → 97
Paspertin *Amp. 10mg/2ml*	**Übelkeit:** 10mg i.v., bis 3x/d
Metoprololtartrat	HWZ 3-5h → 28
Beloc, Lopresor *Amp. 5mg/5ml*	**Tachykarde Herzrhythmusstörungen:** 5mg langsam i.v., ggf. Wdh. alle 5-10min bis max 15mg; **akuter MI:** 5mg langsam i.v., ggf. Wdh. in Abständen v. 2min bis max 15mg
Morphin	HWZ 2.5h → 284
Morphin, MSI *Amp. 10mg/1ml, 20mg/1ml*	**Stärkste Schmerzen, Lungenödem:** 2.5-10mg i.v.; 5-30 mg s.c./i.m.
Naloxon	HWZ 3-4h → 287
Naloxon-ratioph. *Amp. 0.4mg/1ml*	**Opiatintoxikation:** 0.4-2mg i.v./i.m./s.c., ggf. Wdh.; **Opiatüberhang nach Narkose:** 0.1-0.2mg i.v., Wdh. alle 2-3min bis Spontanatmung einsetzt
Natriumhydrogencarbonat 8.4%	→ 302
Natriumhydrogencarbonat **8.4%** *Inf.Lsg. 100ml (100ml = 100mmol HCO_3^-)*	**Metabolische Azidose:** Base excess (-) x 0.3 x kgKG=mmol; max. 1.5mmol/kgKG/h i.v.
Nifedipin	HWZ 2.5-5h → 31
Adalat *Kps. 5, 10, 20mg*	**Hypertensiver Notfall:** 10-mg-Kapsel zerbeißen und schlucken, ggf. Wdh. nach 30 min
Nitroglycerin (Glyceroltrinitrat)	HWZ 2-4.4min → 47
Nitrolingual *Spray 0.4mg/Hub; Amp. 5mg/5ml, 25mg/25ml, 50mg/50ml*	**AP, Linksherzinsuffizienz, hypertensiver Notfall, akuter Herzinfarkt:** 0.4-1.2mg s.l., ggf. nach 10min wiederholen; ini 0.5-1mg/h i.v., je nach Wi und RR 2-8mg/h, Perfusor 50mg/50ml (1mg/ml): 0.5-8ml/h

A 1 Notfall – Arzneimittel

Oxytocin
HWZ 1–12min → 427

| **Oxytocin HEXAL** Amp. 3IE/1ml, 5IE/1ml, 10IE/1ml | **Postpartale Nachblutung:** 5-6IE langsam i.v.; 5-10IE i.m. |

Phenytoin
HWZ 20–60h → 305

| **Phenhydan** Amp. 250mg/5ml, 750mg/50ml | **Status epilepticus:** 750mg über 20-30min i.v. (bis 50mg/min), ggf. Wdh., max. 17mg/kg/d bzw. 1500mg/d |

Prednisolon
HWZ 1.7–2.7h → 208

| **Infectocortikrupp** Supp. 100mg
Klismacort Rektalkps. 100mg
Solu-Decortin H Amp. 50mg/1ml, 250mg/5ml, 1000mg/10ml | **Anaphylaktischer Schock:** 1g i.v.;
toxisches Lungenödem: 1g i.v., evtl. Wdh. nach 6, 12 u. 24h;
Status asthmaticus: 100-500mg i.v.;
Pseudokrupp: 100mg rekt., bei Bedarf nach 1h (Infectocortikrupp) bzw. 2-4h (Klismacort) erneut 100mg; 3-5mg/kg i.v., evtl. Wdh. nach 2-3h;
Addison-Krise: 25-50mg i.v. |

Promethazin
HWZ 8–15h → 348

| **Atosil N** Amp. 50mg/2ml | **Unruhezustände:** 25mg i.v., ggf. Wdh. nach 2h, max. 100mg/d, schw. Fälle 200mg/d; **Ki.: 2-18J:** 12.5-25mg i.v., max. 0.5mg/kg/d |

Propofol 1%
HWZ 40–200min → 292

| **Disoprivan** Amp. 200mg/20ml, 500mg/50ml; Fertigspritze 500mg/50ml
Propofol lipuro Amp. 200mg/20ml, 500mg/50ml, 1g/100ml | **Narkoseeinleitung:** 1.5-2.5mg/kg langsam i.v.; Patient > 55J oder Risikopatient 1mg/kg;
Narkoseaufrechterhaltung: 4-12mg/kg/h i.v.;
Sedierung bei chirurgischen oder diagnost. Eingriffen: ini 0.5-1mg/kg über 1-5min i.v., dann 1.5-4.5mg/kg/h |

Terbutalin
HWZ 16h → 73

| **Bricanyl** Amp. 0.5mg/1ml | **Status asthmaticus:** 0.25-0.5mg s.c., ggf. Wdh. nach 15-20min, max. 4x/d |

Theophyllin
HWZ 7–9h (Erw.); 3–5h (Ki.) → 81

| **Bronchoparat, Euphylong** Amp. 200mg/10ml | **Asthma-Anfall:** 4-5mg/kg über 20min i.v. (2-2.5mg/kg bei Theophyllin-Vorbehandlung), dann 9.5mg/kg/d; Perfusor 800mg/50ml (16mg/ml): 2ml/h |

Urapidil
HWZ 2–3h → 34

| **Ebrantil** Amp. 25mg/5ml, 50mg/10ml | **Hypertensiver Notfall:** 10-50mg langsam i.v., ggf. Wdh. nach 5min; Dauerinfusion: ini 2mg/min, mittlere Erh.Dos. 9mg/h; Perfusor 100mg/50ml (2mg/ml): 4.5-60ml/h |

Verapamil
HWZ 3–7(12)h → 30

| **Isoptin** Amp. 5mg/2ml
VeraHEXAL Amp. 5mg/2ml | **Supraventrikuläre Tachykardie, absolute Arrhythmie mit schneller Überleitung:** 5mg langsam i.v., ggf. Wdh. nach 5-10min; Perf. (100mg) = 2mg/ml ⇒ 2-5ml/h |

A 2 Kardiologie, Angiologie – Arzneimittel

A 2.1 Antihypertensiva

A 2.1.1 ACE-Hemmer

Wm: kompet. Hemmung des Angiotensin-Konversions-Enzyms ⇒ Angiotensin II ↓, Bradykinin ↑;
Wi: Vasodilatation ⇒ RR ↓, Nierendurchblutung ↑, Aldosteronfreisetzung ↓, Katecholaminfreisetzung ↓, Rückbildung von Herz- u. Gefäßwandhypertrophie, protektive Wi bei diabetischer Nephropathie;
UW (Benazepril): Hb/Hkt/Leukozyten/Thrombozyten ↓, Kopfschmerzen, Gleichgewichtsstrg., Müdigkeit, Apathie, Schläfrigkeit, Hypotonie, Orthostase, Schwindel, Ohnmacht, Sehvermögen ↓, Palpitationen, Husten, Bronchitis, Übelkeit, Bauchschmerzen, gastrointestinale Beschwerden, Verdauungsstrg., Nierenfktstrg., Pollakisurie; **UW (Captopril):** Schlafstrg., Geschmacksstrg., Schwindel, Reizhusten, Dyspnoe, Übelkeit, Erbrechen, Obstipation, Diarrhoe, Bauchschmerzen, Mundtrockenheit, Magenverstimmung, Pruritus, Ausschlag, Alopezie;
UW (Cilazapril): Kopfschmerz, Schwindel, Husten, Übelkeit, Müdigkeit;
UW (Enalapril): Husten, Verschwommensehen, Schwindel, Übelkeit, Asthenie, Kopfschmerzen, Depression, Hypotonie, orthostatische Hypotonie, Synkope, Brustschmerzen, Herzrhythmusstrg., Angina pectoris, Tachykardie, Dyspnoe, Diarrhö, Bauchschmerzen, Geschmacksveränderungen, Hautausschlag, Überempfindlichkeit, angioneurotisches Ödem, Müdigkeit;
UW (Fosinopril): Schwindel, Kopfschmerzen, Tachykardie, Hypotonie, Orthostase, Husten, Übelkeit, Erbrechen, Diarrhoe, Hautausschlag, Angioödem, Dermatitis, Brustschmerz, Schwächegefühl, aP/LDH/Bili/Transaminasen ↑; **UW (Lisinopril):** Benommenheit, Kopfschmerz, orthostatische Wirkungen, Husten, Durchfall, Erbrechen, Nierenfktsstrg.;
UW (Moexipril): übermäßige initiale RR-Senkung, Schwindel, Schwäche, Sehstrg., Synkope, Nierenfktstrg., Bronchitis, trockener Reizhusten, dyspeptische Beschwerden, Kopfschmerzen, Müdigkeit, Hb-Abfall, Leuko-/Thrombozytopenie;
UW (Perindopril): Kopfschmerzen, Schwindel, Parästhesie, Benommenheit, Sehstrg., Tinnitus, Hypotonie und Folgeerscheinungen, Husten, Dyspnoe, Übelkeit, Erbrechen, Bauchschmerzen, Geschmacksstrg., Dyspepsie, Diarrhoe, Obstipation, Ausschlag, Pruritus, Muskelkrämpfe, Asthenie;
UW (Quinapril): Nervosität, Benommenheit, Müdigkeit, Schlaflosigkeit, Niedergeschlagenheit, Schwindel, Gleichgewichtsstrg., Schlafstrg., Somnolenz, Hypotonie, Husten, Übelkeit, Erbrechen, Diarrhoe, Exanthem, Kopfschmerz, Thoraxschmerz;
UW (Ramipril): Kopfschmerzen, Schwindel, Reizhusten, Bronchitis, Sinusitis, Dyspnoe, Entzündungen des Magen-Darm-Trakts, Verdauungsstrg., abdominelle Schmerzen, Dyspepsie, Übelkeit, Erbrechen, Diarrhoe, Exanthem, Muskelkrämpfe, Myalgie, Kalium ↑, Hypotonie, Orthostase, Synkope, Brustschmerz, Müdigkeit;
UW (Trandolapril): Kopfschmerzen, Schwindel, Husten, Abgeschlagenheit, Asthenie, Hypotonie;
UW (Zofenopril): Schwindel, Kopfschmerzen, Übelkeit, Erbrechen, Husten, Müdigkeit;
KI (Benazepril): bek. Überempfindlichkeit, anamnestisch bekanntes, durch vorhergehende Therapie mit einem ACE-Hemmer ausgelöstes angioneurotisches Ödem, hereditäres oder idiopathisches Angioödem, bds. Nierenarterienstenose, Nierentransplantation, hämodynamisch relevante Aorten-/Mitralklappenstenose, HCMP, primärer Hyperaldosteronismus, Grav. (2. u. 3. Trimenon);

A 2 Kardiologie, Angiologie – Arzneimittel

KI (Captopril, Cilazapril, Enalapril, Fosinopril, Lisinopril, Perindopril, Quinapril): bekannte Überempfindlichkeit, anamnestisch bekanntes, durch vorhergehende Therapie mit einem ACE-Hemmer ausgelöstes angioneurotisches Ödem, hereditäres oder idiopathisches Angioödem, Grav. (2. u. 3. Trimenon); **KI** (Moexipril): bekannte Überempfindlichkeit, anamnestisch bekanntes, durch vorhergehende Therapie mit einem ACE-Hemmer ausgelöstes angioneurotisches Ödem, hereditäres oder idiopathisches Angioödem, Grav. (2. und 3. Trimenon), CrCl < 40, keine ausreichende Therapieerfahrung, Dialyse, primäre Lebererkrankung/Leberfunktionsstrg., unbehandelte, dekompensierte Herzinsuffizienz, Kinder;
KI (Ramipril): bekannte Überempfindlichkeit, anamnestisch bekanntes, durch vorhergehende Therapie mit einem ACE-Hemmer ausgelöstes angioneurotisches Ödem, hereditäres oder idiopathisches Angioödem, Grav. (2. und 3. Trimenon), bds. Nierenarterienstenose oder Nierenarterienstenose bei Einzelniere, extrakorporale Behandlungen mit Kontakt zwischen Blut und negativ geladenen Oberflächen, hypotensive/hämodynamisch instabile Patienten;
KI (Trandolapril): bek. Überempfindlichkeit, anamnestisch bekanntes, durch vorhergehende Therapie mit einem ACE-Hemmer ausgelöstes angioneurotisches Ödem, hereditäres oder idiopathisches Angioödem, Grav./Lakt., Nierenarterienstenose (bds. oder bei Einzelniere), Z.n. Nierentransplantation, hämodynamisch relevante Mitral-/Aortenklappenstenose, HCM, Hypotonie systolisch < 100mmHg, Schock, primärer Hyperaldosteronismus;
KI (Zofenopril): bek. Überempfindlichkeit gegen Z. bzw. andere ACE-Hemmer; angioneurotisches Ödem durch ACE-Hemmern in der Vorgeschichte; angeborenes/idiopathisches angioneurotisches Ödem; schwere Leberfunktionsstörung; Frauen im gebärfähigen Alter ohne ausreichenden Konzeptionsschutz; Nierenarterienstenose (beidseitig oder einseitig bei Einzelniere), Grav. (2. und 3. Trimenon)

Benazepril Rp	HWZ 6h, Qo 0.05, PPB 95%, PRC C (1.), D (2., 3. Trim.), Lact +
Benazepril AL *Tbl.* 5, 10, 20mg Benazepril HEXAL *Tbl.* 10mg Cibacen *Tbl.* 5, 10, 20mg	**Art. Hypertonie** → 443: 1 x 10-20mg p.o.; max. 40mg/d; **Herzinsuffizienz** → 465: ini 1 x 2.5mg p.o., Erh.Dos. 1 x 5-10mg p.o., max. 20mg/d p.o.; **DANI** CrCl < 30: max. 10mg/d; **DALI** KI

Captopril Rp	HWZ 2(12) h, Qo 0.15, PPB 30%, PRC C (1.), D (2., 3.Trim.), Lact +
ACE-Hemmer-ratioph. *Tbl.* 12.5, 25, 50mg Captogamma *Tbl.* 6.25, 12.5, 25, 50, 100mg CaptoHEXAL *Tbl.* 25, 50, 100mg	**Art. Hypertonie** → 443: ini 2 x 12.5-25mg p.o., nach Wi steigern bis 2 x 50-75mg, max. 150mg/d; **Ki.** 0.3mg/kg, s. FachInfo; **Herzinsuff.** → 465: ini 2-3 x 6.25-12.5mg p.o., langsam steigern auf 75-150mg/d p.o., max. 150mg/d; **post Herzinfarkt** → 456: ini 1 x 6.25mg p.o., nach 2h 1 x 12.5mg, nach 12h 1 x 25mg, ab d2 2 x 50mg; **diabet. Nephropathie bei D.m. Typ 1:** 75-100mg/d; **DANI (Ki.)** 0.15mg/kg; **DANI** CrCl > 40: ini 25-50mg, max. 150mg/d; 21-40: ini 25mg, max. 100mg/d; 10-20: ini 12.5, max. 75mg/d; < 10: ini 6.25mg, max. 37.5mg/d

Antihypertensiva 23

Cilazapril Rp	HWZ (9)h, Q0 0.2, PPB 25-30%
Dynorm Tbl. 0.5, 1, 2.5, 5mg	**Art. Hypertonie** → 443: ini 1 x 1.25mg p.o., je nach Wi steigern auf 1 x 2.5mg, max. 5mg/d; **Herzinsuffizienz** → 465: ini 0.5mg, wöchentl. setigern auf 1-2.5mg, max. 5mg/d; **DANI** CrCl 40-60: 1 x 0.5-1mg, max. 2.5mg/d; < 40: KI; **DALI** KI

Enalapril Rp	HWZ (11)h, Q0 0.1, PPB < 50%, PRC C (1.), D (2., 3. Trim.), Lact +
Benalapril Tbl. 5, 10, 20mg *Corvo* Tbl. 2.5, 5, 10, 20mg *EnaHEXAL* Tbl. 2.5, 5, 10, 20, 30, 40mg *Enalapril-ratioph.* Tbl. 2.5, 5, 10, 20mg *Jutaxan* Tbl. 5, 10, 20mg *Xanef* Tbl. 5, 10, 20mg	**Art. Hypertonie** → 443: ini 1 x 20mg p.o., Erh.Dos. 20mg/d, max. 2 x 20mg/d; **Herzinsuff., asympt. linksventr. Dysfunktion** → 465: d1-3: 2.5mg, d4-7: 2 x 2.5mg, d8-14: 10mg, d15-28: 20mg/d, max. 40mg/d; **DANI** CrCl 30-80: 5-10mg/d; 10-30: 2.5mg/d p.o.; HD: 2.5mg/d

Fosinopril Rp	HWZ 11.5 h, Q0 0.5, PPB > 95%, PRC C (1.), D (2., 3. Trim.), Lact +
Fosinorm Tbl. 10, 20mg *Fosino Teva* Tbl. 10, 20mg	**Art. Hypertonie** → 443, **Herzinsuff.** → 465: ini 1 x 10mg p.o.; je nach Wi steigern auf 1 x 20mg, max. 40mg/d; **DANI, DALI** nicht erforderlich

Lisinopril Rp	HWZ 12h, Q0 0.3, PPB 3-10%, PRC C (1.), D (2., 3. Trim.), Lact +
Lisinopril 1A Tbl. 5, 10, 20, 30mg *Lisinopril AL* Tbl. 2.5, 5, 10, 20mg *LisiHEXAL* Tbl. 2.5, 5, 10, 20mg *Lisi Lich* Tbl. 5, 10, 20mg	**Art. Hypertonie** → 443: ini 1 x 10mg p.o., Erh.Dos. 1 x 20mg, max. 80mg/d; **Herzinsuffizienz** → 465: ini 1 x 2.5mg p.o., langs. steigern bis 1 x 10mg, max. 35mg/d; **post Herzinfarkt** → 456: ini 1 x 5mg p.o., nach 24h 1 x 5mg, nach 48h 1 x 10mg, Dosisanp. je nach RR; **diab. Nephropathie bei D.m. Typ 2**: 1 x 10-20mg; **DANI** CrCl 30-80: ini 5-10mg/d; 10-30: ini 2.5-5mg/d; < 10: ini 2.5mg/d, jew. langsam steigern bis max. 40mg/d

Perindopril-Arginin Rp	HWZ (17)h, Q0 (0.56), PPB 20%, PRC C (1.), D (2., 3. Trim.), Lact +
Coversum Arginin Tbl. 2.5, 5, 10mg	**Art. Hypertonie** → 443: ini 1 x 2.5-5mg p.o., ggf. nach 4W 1 x 10mg; **Herzinsuff.** → 465: ini 1 x 2.5mg, ggf. n. 2 W. 1 x 5mg; **stab. KHK** → 449: ini 1 x 5mg, n. 2W. 1 x 10mg; **DANI** CrCl > 60: 5mg/d; 30-60: 2.5mg/d; 15-< 30: 2.5mg alle 2d; HD: 2.5mg jeweils nach HD; **DALI** nicht erforderlich

A 2 Kardiologie, Angiologie – Arzneimittel

Quinapril Rp	HWZ (3)h, Qo 0.2, PPB ca. 97%, PRC C (1.), D (2., 3. Trim.), Lact +
Accupro *Tbl. 5, 10, 20mg*	**Art. Hypertonie** → 443: ini 1 x 10mg p.o., je nach Wi steigern bis 1-2 x 10mg, max. 40mg/d; **Herzinsuffizienz** → 465: ini 2 x 2.5mg p.o., langs. steigern bis 10-20mg/d, max. 2 x 20mg/d; **DANI** CrCl 30-60: ini 1 x 5mg p.o., dann 5-10mg/d, max. 20mg/d; 10-29: 1 x 2.5mg/d, max. 5mg/d; < 10: KI; **DALI** KI
Ramipril Rp	HWZ 3 (13-17)h, Qo 0.15, PPB 73%, PRC C (1.), D (2., 3. Trim.), Lact +
Delix *Tbl. 2.5, 5, 10mg* Ramilich *Tbl. 2.5, 5, 10mg* Ramipril–CT *Tbl. 2.5, 5, 10mg* Ramipril HEXAL *Tbl. 1.25, 2.5, 5, 7.5, 10mg* Ramipril-ratioph. *Tbl. 2.5, 5, 10mg*	**Art. Hypertonie** → 443: ini 1 x 2.5mg p.o., je nach Wi steigern bis 1 x 5mg, max. 10mg/d; **Herzinsuff.**→ 465, post Herzinfarkt → 456: ini 2 x 1.25-2.5mg p.o., langsam steigern bis max. 2 x 5mg; **kardiovask. Prävention:** ini 1 x 2.5mg, alle 1-2W. Dosisverdopplung auf Erh.Dos. 1 x 10mg; **diabet. Nephropathie:** ini 1 x 1.25mg, n. 2W. 2.5mg, n. 4W. 5mg; **DANI** CrCl 30-60: ini 1 x 2.5mg/d, max. 5mg/d; 10-30, HD: ini 1.25mg/d, max. 5mg/d; **DALI** KI
Trandolapril Rp	HWZ 1 (16-24)h, Qo 0.44, PPB > 80%, PRC C (1.), D (2., 3. Trim.), Lact +
Udrik *Kps. 0.5, 1, 2mg*	**Art. Hypertonie** → 443: ini 1 x 1mg p.o., je nach Wi steigern bis 1 x 2mg, max. 4mg/d; **post Herzinfarkt** → 456: ini 1 x 0.5mg p.o., nach 24h 1 x 1mg, dann langsam steigern bis 1 x 4mg; **DANI** CrCl 30-60: 100%; < 30: KI; **DALI** ini 0.5mg/d, max. 2mg/d; KI bei schwerer LI
Zofenopril Rp	HWZ 5h, PPB 88%, PRC C (1.), D (2., 3. Trim.), Lact ?
Zofenil *Tbl. 7.5, 15, 30, 60mg*	**Art. Hypertonie** → 443: ini 1 x 15mg p.o., je nach Wi steigern auf 30mg/d, max. 60mg/d; **akuter Myokardinfarkt** → 452: d1-2: 2 x 7.5mg; d3-4: 2 x 15mg; ab d5: 2 x 30mg; Dosis ggf. an RR anpassen, s. FachInfo; **DANI** CrCl < 45: 50% 1-x-Gabe; HD: 25% **DALI** leichte bis mittelschwere LI: 50%; schwere LI: KI

Antihypertensiva

A 2.1.2 Angiotensin-II-Blocker (Sartane)

Wm: Blockade des Angiotensin-II-Typ-1-Rezeptors;
Wi: spezifische Hemmung der Angiotensin-II-Wi, ohne Wi auf Bradykinin;
UW (Azilsartan): Schwindel, Diarrhoe, Kreatinphosphokinasespiegel ↑; **UW** (Candesartan): Atemwegsinfektionen, Kopfschmerzen, (Dreh-)Schwindel, Hyperkaliämie, Hypotonie, Einschränkung der Nierenfkt.; **UW** (Eprosartan): Kopfschmerzen, Schwindel, Rhinitis, allergische Hautreaktionen, unspezifische gastrointestinale Beschwerden, Asthenie;
UW (Irbesartan): (orthostatischer) Schwindel, orthostatische Hypotonie, Übelkeit, Erbrechen, muskuloskelettale Schmerzen, Erschöpfung, Hyperkaliämie, Kreatinkinase ↑, Hb ↓;
UW (Losartan): Schwindel, Asthenie, Müdigkeit, Hypotonie, Hyperkaliämie, Hypoglykämie;
UW (Olmesartan): Schwindel, Bronchitis, Husten, Pharyngitis, Rhinitis, Diarrhoe, Übelkeit, Dyspepsie, Gastroenteritis, Arthritis, Abdominal-/Rücken-/Knochenschmerzen, Hämaturie, Infektion der Harnwege, Brustschmerz, Müdigkeit, periphere Ödeme, grippeähnliche Symptome, Kreatinphosphokinase/Harnsäure/Triglyceride/Leberenzyme ↑; **UW** (Telmisartan): keine sehr häufigen/häufigen UW; **UW** (Valsartan): Schwindel, Hypotonie, Nierenfktstörung;
KI (Azilsartan, Irbesartan): bek. Überempf., Grav. (2., 3. Trim.); **KI** (Candesartan): bek. Überempf., schwere LI, Cholestase, Grav. (2., 3. Trim.); **KI** (Eprosartan): bek. Überempf., schwere LI, Grav. (2., 3. Trim.), Nierenarterienstenose (bds. o. bei Einzelniere); **KI** (Losartan): bek. Überempf., schwere LI, Grav. (2., 3. Trim.); **KI** (Olmesartan): bek. Überempf., Grav. (2., 3. Trim.), Gallenwegobstruktion; **KI** (Telmisartan): bek. Überempf., Grav. (2., 3. Trim.), obstruktive Gallenfunktionstörung, stark eingeschränkte Leberfunktion;
KI (Valsartan): bek. Überempf., schwere LI, Cholestase, biliäre Zirrhose, Grav. (2., 3. Trim.)

Azilsartanmedoxomil Rp   HWZ 11 h, PPB >99%, PRC D (1.), X (2., 3. Trim.), Lact -

  Edarbi Tbl. 20, 40, 80mg

Art. Hypertonie: ini 1 x 40mg p.o., je nach Wi steigern bis max. 1 x 80mg/d; **DANI** bei schwerer Nierenfktstrg. keine Erfahrungen; **DALI** bei schwerer Funktionsstörung Anw. nicht empfohlen, bei leichter bis mäßiger Funktionsstrg. ini 1 x 20mg/d

---

Candesartan Rp   HWZ 9 h, Qo 0.4, PPB 99%, PRC C (1.), D (2., 3. Trim.), Lact ?

  Atacand Tbl. 4, 8, 16, 32mg
  Blopress Tbl. 4, 8, 16, 32mg
  Candecor Tbl. 4, 8, 16, 32mg
  Candesartan HEXAL Tbl. 4, 8, 16, 32mg
  Candesartan Stada Tbl. 4, 8, 16, 32mg
  Candesartan Q-Pharm Tbl. 8, 16, 32mg

Art. Hypertonie → 443: ini 1 x 8mg p.o., je nach Wi steigern bis 1 x 16mg, max. 32mg/d; **Ki. ab 6J:** ini 1 x 4mg, ggf. steigern; < 50kg: max. 8mg/d; > 50kg: 8-16mg;
Herzinsuffizienz → 465: ini 1 x 4mg, alle 2W Dosis verdoppeln je nach Verträgl. bis 32mg/d; **DANI** ini 4mg; CrCl < 15: Anw. nicht empf.; **DALI** leichte-mittelgradige LI: ini 4mg; schwere LI: KI

Eprosartan Rp   HWZ 5-9 h, Qo 0.9, PPB 98%, PRC C (1.), D (2., 3. Trim.), Lact -

  Eprosartan-ratioph. Tbl. 600mg
  Teveten Mono Tbl. 600mg

Art. Hypertonie → 443: 1 x 600mg p.o.; **DANI** CrCl > 30: 100%; < 30: sorgfältige Dosiseinstellung; **DALI** KI bei schwerer LI

A 2 Kardiologie, Angiologie – Arzneimittel

Irbesartan Rp — HWZ 11-15h, Qo 1.0, PPB 96%, PRC C (1.), D (2., 3. Trim.), Lact ?

Aprovel Tbl. 75, 150, 300mg
Ifirmasta Tbl. 75, 150, 300mg
Irbesartan 1A Tbl. 75, 150, 300mg
Irbesartan Tbl. 75, 150, 300mg
Irbesartan AL Tbl. 75, 150, 300mg
Karvea Tbl. 75, 150, 300mg

Art. Hypertonie → 443, **diabet. Nephropathie bei D.m. Typ 2:** ini 1 × 150mg p.o., je nach Wi steigern bis max. 300mg/d; **DANI** Dialyse: ini 75mg; **DALI** leichte-mittelgradige LI: nicht erforderlich; schwere LI: keine Daten

Losartan Rp — HWZ 2 (6-9)h, Qo 0.95, PPB 99%, PRC C (1.), D (2., 3. Trim.), Lact ?

Cozaar Protect Tbl. 50mg
Lorzaar Tbl. 12.5, 50, 100mg
Losar-Q Tbl. 50, 100mg
Losartan HEXAL Tbl. 12.5, 25, 50, 75, 100mg
Losar Teva Tbl. 25, 50, 100mg

Art. Hypertonie → 443: 1 × 50mg p.o., je nach Wi steigern bis max. 100mg/d; **Herzinsuffizienz** → 465: ini 1 × 12.5mg p.o., langsam steigern bis 1 × 25-50mg; **Hypertonie + D.m. + Proteinurie:** (> 0.5g/d): ini 1 × 50mg, ggf. nach 1 Monat 1 × 100mg; **Hypertonie + LVH zur Risikoreduktion zerebr. Insult:** 1 × 50mg; ggf. 1 × 100mg; **DANI** nicht erforderlich; **DALI** Dosisreduktion., KI bei schwerer LI

Olmesartan Rp — HWZ 10-15h, PPB 99%, PRC C (1.), D (2., 3. Trim.), Lact ?

Belsar Tbl. 40mg
Olmecor Tbl. 10, 20, 40mg
Olmesartan AbZ Tbl. 10, 20, 40mg
Olmetec Tbl. 10, 20, 40mg
Votum Tbl. 10, 20, 40mg

Art. Hypertonie → 443: 1 × 10mg p.o., je nach Wi steigern bis max. 40mg/d; **DANI** CrCl > 20: max. 20mg; < 20: nicht empf.; **DALI** leichte Funktionsstrg.: 100%; mäßige: ini 10mg, max. 20mg/d; schwere LI: Anw. nicht empfohlen

Telmisartan Rp — HWZ > 20h, Q0 1.0, PPB 99%, PRC C (1.), D (2., 3. Trim.), Lact ?

Kinzal mono Tbl. 20, 40, 80mg
Micardis Tbl. 20, 40, 80mg
Telmisartan HEXAL 20, 40, 80mg
Tolura 20, 40, 80mg

Art. Hypertonie → 443: 1 × 20-40mg p.o., max. 80mg/d; **kardiovask. Präv.:** 1 × 80mg p.o.; **DANI** leichtc-mäßige NI: 100%; schwere NI, HD: ini 20mg/d; **DALI** max. 40mg/d, KI bei schwerer Leberfktstrg.

Valsartan Rp — HWZ 6h, Qo 0.7, PPB 94-97%, PRC C (1.), D (2., 3. Trim.), Lact ?

Diovan Tbl. 40, 80, 160, 320mg; Lsg. 3mg/ml
Provas Tbl. 40, 80, 160, 320mg
Valsacor Tbl. 40, 80, 160, 320mg
Valsartan Puren Tbl. 40, 80, 160, 320mg
Valsartan HEXAL Tbl. 40, 80, 160, 320mg
Valsartan Stada Tbl. 40, 80, 160, 320mg

Art. Hypertonie → 443: 1 × 80mg p.o.; ggf. ↑ auf max. 320mg/d; **Ki. 6-18J.:** < 35kg: ini 1 × 40mg p.o., max. 80mg/d; > 35kg: ini 1 × 80mg, 35-80kg: max. 160mg/d; 80-160kg: max. 320mg/d; **Herzinsuff.** → 465: ini 2 × 40mg p.o., steigern auf max. 2 × 160mg; **post Herzinfarkt** → 456: ini 2 × 20mg p.o., steigern auf max. 2 × 160mg; **DANI** CrCl > 10: 100%; < 10, HD: nicht empfohlen; **DALI** leichte bis mittelschwere LI: max. 80mg/d, KI bei schwerer LI

Antihypertensiva

A 2.1.3 Betablocker

Wm/Wi: kompet. Betarez.-Hemmung ⇒ neg. ino-/chronotrop ⇒ HZV ↓, kard. O₂-Verbrauch ↓, Reninsekretion ↓; hochdosiert: unspez., membranstabilisierende, chinidinartige Wi; **UW** (Atenolol): Bradykardie, Kältegefühl an Extremitäten, Schwindel, Schwitzen, Magen-Darm-Beschwerden, Müdigkeit; **UW** (Betaxolol): Schlaflosigkeit, Schwindel, Müdigkeit, Kopfschmerz, Schwitzen, Bradykardie, Kältegefühl an Extremitäten, Magen-Darm-Beschwerden, allerg. Hautreaktionen, Haarausfall, Schwäche; **UW** (Bisoprolol): Bradykardie (bei chron. Herzinsuff.), Verschlechterung der Herzinsuff., Schwindel, Kopfschmerzen, Übelkeit, Erbrechen, Diarrhö, Obstipation, Kälte- oder Taubheitsgefühl in den Extremitäten, Hypotonie, Asthenie, Müdigkeit; **UW** (Esmolol): Hypotonie, Diaphorese, Anorexie, Depression, Angstzustände, Schwindelgefühl, Somnolenz, Kopfschmerzen, Parästhesie, Aufmerksamkeitsstrg., Verwirrtheitszustand, Unruhe, Übelkeit, Erbrechen, Asthenie, Reakt. a. Injektionsstelle; **UW** (Landiolol): Hypotonie, Bradykardie; **KI** (Atenolol): Überempf., manifeste Herzinsuffizienz, Schock, AV-Block II–III°, Sick-Sinus-Syndrom, sinuatrialer Block, Bradykardie, Hypotonie, Azidose, bronchiale Hyperreagibilität, Spätstadium pAVK, gleichzeitige MAO-Hemmer-Therapie; **KI** (Betaxolol): manif. Herzinsuff., kardiogener Schock, anamn. anaphylakt. Reakt., AV-Block II–III°, Sick-Sinus-Syndrom, sinuatrialer Block, Bradykardie, Hypotonie, Prinzmetal-Angina, Raynaud-Syndrom, Spätstadium pAVK, gleichzeit. MAO-Hemmer-Ther., schwere Formen von Asthma/COPD, unbeh. Phäochromozytom, Komb. mit Floctafenin, Sultoprid; **KI** (Bisoprolol): akute Herzinsuff., dekomp. Herzinsuff. mit erford. inotroper i.v.-Ther., kardiogener Schock, AV-Block II°/III°, Sinusknotensyndrom, SA-Block, Bradykardie < 60/min, schwere Hypotonie, schwere Formen von Asthma bronchiale, schwere COPD, Spätstadium pAVK, Raynaud-Syndrom, unbehand. Phäochromozytom, metabol. Azidose; **KI** (Esmolol): bek. Überempf. gegen E. oder and. Betablocker, schwere Sinusbradykardie (< 50/min); Sinusknotensyndrom, schw. Strg. der AV-Knotenleitung (ohne Herzschrittmacher), AV-Block II–III°, kardiogener Schock, schwe. Hypotonie, dekompensierte Herzinsuff., gleichzeitige oder kürzlich (bis 48h) erfolgte i.v. Verapamil-Verabreichung; unbehand. Phäochromozytom, pulmonale Hypertonie, akuter Asthmaanfall, metabolische Azidose; **KI** (Landiolol): Bradykardie < 50/Min, Sinusknotensyndrom, AV-Block II-III (ohne Schrittmacher), kardiogener Schock, schwere Hypotonie, dekompensierte Herzinsuffizienz, pulmonale Hypertonie, unbehandeltes Phäochromozytom, akuter Asthmaanfall, schwere, nicht korrigierbare metabol. Azidose

Atenolol Rp	HWZ 6h, Qo 0.12, PPB 3%, PRC D, Lact ° 🖐		$β_1$	ISA
Atenolol-ratioph. *Tbl.* 25, 50, 100mg AteHEXAL *Tbl.* 25, 50, 100mg Juvental *Tbl.* 25, 50mg Tenormin *Tbl.* 50mg	Hyperkin. Herzsyndrom: 1 x 25mg p.o.; **art. Hypertonie** → 443, **KHK** → 449, **supraventrik. und ventrik. HRST** → 474: 1 x 50-100mg p.o.; **DANI** CrCl 10-30: 50%; < 10: 25%		+	0

Betaxolol Rp	HWZ 18h, Qo 0.8, PPB 50%, PRC C, Lact ° 🖐		+	0
Kerlone *Tbl.* 20mg	**Art. Hypertonie** → 443: 1 x 10-20mg p.o., **DANI** CrCl > 30: 100%; < 30, HD: max. 10mg/d			

Bisoprolol Rp	HWZ 11h, Qo 0.48, PPB 30%, PRC C, Lact ° 🖐		+	0
Bisobeta *Tbl.* 5, 10mg BisoHEXAL *Tbl.* 1.25, 2.5, 3.75, 5, 7.5, 10mg Bisoprolol-ratioph. *Tbl.* 1.25, 2.5, 3.75, 5, 10mg Concor, Jutabis *Tbl.* 5, 10mg Concor Cor *Tbl.* 1.25, 2.5, 3.75, 5, 7.5, 10mg	**Art. Hypertonie** → 443, **KHK** → 449: 1 x 2.5-10mg p.o.; **Herzinsuff.** → 465: ini 1 x 1.25mg p.o., je nach Verträgl. steigern um 1.25-2.5mg/W bis 10mg/d; **DANI** CrCl < 20: max. 10mg/d **DALI** max. 10mg/d			

A 2 Kardiologie, Angiologie – Arzneimittel

Carvedilol Rp	HWZ 6-10h, Qo 1.0, PPB 99%, PRC C, Lact ?	β_1	ISA
Carvedilol HEXAL *Tbl. 3.125, 6.25, 12.5, 25, 50mg* Carvedilol-ratioph. *Tbl. 6.25, 12.5, 25mg* Dilatrend *Tbl. 3.125, 6.25, 12.5, 25mg* Querto *Tbl. 6.25, 12.5, 25mg*	**Art. Hypertonie** → 443: ini 1 x 12.5mg, n. 2d 1 x 25mg, ggf. n. 14d 2 x 25mg p.o.; **chron. stab. AP** → 458: ini 2 x 12.5mg, n. 2d 2 x 25mg, ggf. nach 14d 2 x 50mg; **Herzinsuff.** → 465: ini 2 x 3.125mg, je nach Verträglichkeit alle 2W steigern um 3.125-12.5mg; bis 85kg: max. 2 x 25mg; > 85kg: max. 2 x 50mg; **DANI** nicht erforderlich	0	0
Celiprolol Rp	HWZ 5-7h, Qo 0.6	+	+
Celipro Lich *Tbl. 200mg* Celitin *Tbl. 200, 400mg*	**Art. Hypertonie** → 443, **KHK** → 449: 1 x 200-400mg p.o.; **DANI** CrCl < 10: 1 x 100mg		
Esmolol Rp	HWZ 9min, Qo 1.0, PPB 55%, PRC C, Lact ?	+	0
Brevibloc *Amp. 100mg/10ml, 2500mg/250ml* Esmocard *Amp. 100mg/10ml, 2500mg/10ml*	**Supraventrik. Tachykardie** → 474: ini 500µg/kg i.v. über 1min, dann 50µg/kg/min, max. 200µg/kg/min; **DANI** CrCl 30-60: Anw. max. 4h; < 30: KI; **DALI** KI bei schw. Leberfktsstrg.		
Landiolol Rp	HWZ 3-4min	+	0
Rapibloc *Inf.Lsg. 300mg*	**Supraventr. Tachykardie** → 474, **nicht kompensator. Sinustachykardie:** ini 100µg/kg i.v. über 1min, dann 10-40µg/kg/min, max. 80µg/kg/min; **DANI** nicht erf.; **DALI** vorsicht. Anw.		
Metoprololsuccinat Rp	HWZ 3-4h, PPB 10%	+	0
Beloc-Zok *Tbl. 23.75(ret.), 47.5(ret.), 95(ret.), 190(ret.)mg* MetoHEXAL-Succ *Tbl. 23.75(ret.), 47.5(ret.), 95(ret.), 142.5(ret.), 190(ret.)mg* Meto-Succinat Sandoz *Tbl. 23.75(ret.), 47.5(ret.), 95(ret.), 142.5(ret.), 190(ret.)mg*	**Art. Hypertonie** → 443, **KHK** → 449, **tachyk. HRST** → 471, **hyperkin. Herzsyndr.:** 1 x 47.5-190mg p.o.; **Herzinsuff.** → 465: ini 1 x 23.75mg, nach Verträglichkeit Dosis alle 2W verdoppeln bis max. 1 x 190mg; **Migräne-Pro.** → 676: 1 x 95mg p.o.		
Metoprololtartrat Rp	HWZ 3-5(8)h, Qo > 0.8, PPB 12%	+	0
Beloc *Amp. 5mg/5ml* Jutabloc *Tbl. 100, 200(ret.)mg* MetoHEXAL *Tbl. 50, 100, 100(ret.), 200(ret.)mg* Metoprolol AL *Tbl. 50, 100, 200(ret.)mg* Metoprolol-ratioph. *Tbl. 50, 50(ret.), 100, 100(ret.), 200(ret.)mg*	**Art. Hypertonie** → 443, **KHK** → 449, **tachykarde HRST** → 471, **hyperkinet. Herzsyndrom:** 1-2 x 50-100mg p.o.; 1 x 100-200mg (ret.); 5-10mg langs. i.v., max. 20mg i.v.; **Migräne-Pro.** → 676: 1-2 x 50-100mg p.o.; 1 x 100-200mg (ret.); **DANI** nicht erforderlich		

Antihypertensiva

		$β_1$	ISA
Nebivolol Rp HWZ 10-50h, Qo 0.95, PPB 98% 🖐		+	0
Nebilet *Tbl. 5mg* Nebivolol Actavis *Tbl. 5mg* Nebivolol Stada *Tbl. 5mg*	**Art. Hypertonie** → 443: 1 x 5mg p.o.; **chron. Herzinsuffizienz bei > 70J:** ini 1.25mg, max. 10mg/d; **DANI** ini 2.5mg; **DALI** KI		
Pindolol Rp HWZ 3-4h, Qo 0.5, PPB 40%, PRC B, Lact ?		0	+
Visken *Tbl. 5mg*	**Art. Hypertonie** → 443: 3 x 5-10mg p.o.; **KHK** → 449: 3 x 5mg p.o.; 1 x 15mg; **tachyk. HRST** → 471: 3 x 5-10mg p.o.; **hyperkinet. Herzsyndrom:** 2-3 x 2.5mg; **DALI** Dosisreduktion		
Propranolol Rp HWZ 3-4h, Qo 1.0, PPB 90%, PRC C, Lact ? 🖐		0	0
Dociton *Tbl. 10, 40, 80mg; Kps. 80(ret.), 160(ret.)mg; Amp. 1mg/1ml* Hemangiol *Lsg. (1ml = 3.75mg)* Inderal *Tbl. 40mg* Obsidan *Tbl. 25, 40, 100mg* Propra-ratioph. *Tbl. 10, 40, 80mg* Propranolol Stada *Tbl. 40, 80mg*	**Art. Hypertonie** → 443: 2-3 x 40-80mg p.o.; 2 x 160mg; 1 x 160-320mg (ret.); **KHK** → 449, **tachykarde HRST** → 471: 2-3 x 40-80mg p.o.; 1 x 1mg langsam i.v., max. 100mg i.v.; **Arrhythmien Ki.:** 3-4 x 0.25-0.5mg/kg, max. 4 x 1mg/kg bzw. 160mg/d; **hyperkin. Herzsyndrom:** 3 x 10-40mg; **primäres Angstsyndrom** → 696, **essentieller Tremor** → 686, **Migräne-Pro.** → 674: 2-3 x 40mg; **Hyperthyreose** → 572: 3-4 x 10-40mg; **proliferative infantile Hämangiome:** (Hemangiol) Ki. 5W-5M: ini 1mg/kg/d p.o. in 2ED, nach 1W 2mg/kg/d, nach 2W 3mg/kg/d; Ther.-Dauer 6M; **DANI** nicht erforderlich		
Sotalol Rp HWZ 15h, Qo 0.15, keine PPB, PRC B, Lact ? 🖐		0	0
Darob *Tbl. 160mg* Rentibloc *Tbl. 40, 160mg* SotaHEXAL *Tbl. 40, 80, 160mg* Sotalex *Tbl. 80, 160mg* Sotalol-ratioph. *Tbl. 40, 80, 160mg*	**Ventrikuläre HRST:** ini 2 x 80mg p.o., ggf. steigern bis 3 x 80 od. 2 x 160mg; max. 640mg/d in 2-3 ED; **PRO chron. Vorhofflimmern nach DC-Kardioversion:** 2-3 x 80mg p.o., max. 2 x 160mg/d; **PRO paroxysmales Vorhofflimmern:** 2-3 x 80mg p.o.; **DANI** CrCl 30-60: 50%; 10-30: 25%; <10: keine oder vorsichtige Anw.		

$β_1$: selektive Hemmung von Beta-1-Rezeptoren; **ISA**: intrinsische sympathomimetische Aktivität = partieller Agonismus und partieller Antagonismus

A 2 Kardiologie, Angiologie – Arzneimittel

A 2.1.4 Direkte Reniniohibitoren

Wm/Wi: selektive direkte Hemmung des humanen Renins ⇒ Blockade der Umwandlung von Angiotensinogen zu Angiotensin I ⇒ Plasmareninaktivität ↓; AT-I- und II-Spiegel ↓ ⇒ RR ↓;
UW: Schwindel, Diarrhoe, Arthralgie, Hyperkaliämie, Hautausschlag, Hypotonie, Einschränkung der Nierenfunktion, periphere Ödeme;
KI: angeborenes/idiopathisches Angioödem, Angioödem unter Aliskiren in Vorgeschichte, gleichzeitige Anwendung mit Ciclosporin, Itraconazol u. anderen potenter P-gp-Inhibitoren (z. B. Chinidin), gleichzeitige Anwendung mit Angiotensin-II-Rezeptor-Blockern oder ACE-Hemmern bei Patienten mit Diabetes mellitus oder eingeschränkter Nierenfkt. (CrCl < 60), Grav. (2./3. Trim.), bek. Überempfindlichkeit gegen Wirkstoff oder sonstige Bestandteile

Aliskiren Rp HWZ 40h, PPB 49%, PRC C (1.), D (2., 3. Trim.), Lact ?

Rasilez Tbl. 150, 300mg	**Art. Hypertonie** → 443: ini 1 × 150mg p.o., ggf. nach 2W steigern auf 1 × 300mg; **DANI** CrCl < 30: vorsichtige Anw.; < 60: KI bei gleichzeitiger Einnahme v. ACE-Hemmern oder AT-II-Blockern; **DALI** nicht erforderlich

A 2.1.5 Kalziumantagonisten (Non-Dihydropyridine)

Wm: Hemmung des Ca^{2+}-Einstroms; **Wi:** negativ inotrop, kardialer O_2-Verbrauch ↓, Vasodilatation (v.a. Arteriolen ⇒ Nachlast ↓, Vorlast unbeeinflusst!), negativ chronotrop, AV-Überleitungszeit ↑, AV-Refraktärzeit ↑;
UW (Verapamil): Übelkeit, Brechreiz, Völlegefühl, Obstipation, Müdigkeit, Nervosität, Schwindel, Benommenheit, Schläfrigkeit, Parästhesie, Neuropathie, Tremor, Entwicklung/Verschlechterung einer Herzinsuffizienz, Hypotonie, Orthostase, Sinusbradykardie, AV-Block I°, Knöchelödeme, Flush, Hautrötung, Wärmegefühl, allergische Reaktionen, Erythem, Pruritus, Urtikaria, makulopapulöses Exanthem, Erythromelalgie, Schwitzen, Kopfschmerzen;
KI (Verapamil): Herz-Kreislauf-Schock, akuter MI mit Komplik., ausgeprägte Reizleitungsstrg. (z.B. SA- bzw. AV-Block II° u. III°), Sinusknotensyndr., manifeste Herzinsuff., Vorhofflimmern/-flattern u. gleichzeit. WPW-Syndrom, i.v.-Appl. von Betablockern (Ausnahme Intensivmedizin)

Diltiazem Rp HWZ 6h, $Q_0 > 0.9$, PPB 70-85%, PRC C, Lact -

DiltaHEXAL Tbl. 60, 90(ret.)mg **Diltiazem-ratioph.** Tbl. 60mg; Kps. 90(ret.), 120(ret.), 180(ret.)mg **Dilzem** Tbl. 90(ret.), 120(ret.), 180(ret.)mg	**Art. Hypertonie** → 443, **KHK** → 449: 3 × 60mg; 2 × 90-180mg (ret.); **DANI, DALI** vorsichtige Anw.

Verapamil Rp HWZ 3-7h, $Q_0 > 0.8$, PPB 90%, PRC C, Lact + ⌒

Isoptin Tbl. 40, 80, 120, 120(ret.), 240(ret.)mg; Inj.Lsg. 5mg/2ml **VeraHEXAL** Tbl. 40, 80, 120, 120(ret.), 240(ret.)mg; Kps. 120(ret.), 120(ret.)mg; Inj.Lsg. 5mg/2ml **Veramex** Tbl. 40, 80, 120, 240(ret.)mg **Verapamil-ratioph.** Tbl. 40, 80, 120, 120(ret.), 240(ret.)mg; Inj.Lsg. 5mg/2ml	**Art. Hypertonie** → 443, **KHK** → 449, **supraventr. Tachyk.** → 474: 3 × 80-120mg; 2 × 120-240mg (ret.) p.o.; 5mg langs. i.v., dann 5-10mg/h, max. 100mg/d; Perf. (100mg) = 2mg/ml ⇒ 2-5ml/h; **Ki. 6-14J:** 80-360mg/d, 2,5-5mg i.v.; **< 6J:** 80-120mg/d, 2-3mg i.v.; **Sgl.:** 0,75-2mg i.v.; **NG:** 0,75-1mg i.v.; **DANI** nicht erforderlich; **DALI** 2-3 × 40mg

Antihypertensiva

A 2.1.6 Kalziumantagonisten (Dihydropyridine)

Wm/Wi: Hemmung des Ca^{2+}-Einstroms ⇒ negativ inotrop, kardialer O_2-Verbrauch ↓, Vasodilatation v.a. der Arteriolen ⇒ Nachlast ↓, Vorlast unbeeinflusst!;
UW (Amlodipin): Knöchelschwellung, Kopfschmerzen, Schläfrigkeit, Schwindel, Schwäche, Palpitationen, Übelkeit, Dyspepsie, Bauchschmerzen, Gesichtsrötung mit Hitzeempfindung;
KI (Amlodipin): Überempfindlichkeit gegen Amlodipin oder andere Dihydropyridine, schwere Hypotonie, Schock, kardiogener Schock, Herzinsuffizienz nach akutem Herzinfarkt (erste 4W), hochgradige Aortenstenose, instabile Angina pectoris

---

Amlodipin Rp — HWZ 40h, Q0 0.85, PPB 93%, PRC C, Lact ?

Amlobesilat Sandoz Tbl. 5mg
Amlodipin besilat Dexcel Tbl. 5, 10mg
Amlodipin HEXAL Tbl. 5, 7.5, 10mg
Amlodipin-ratioph. Tbl. 5, 10mg
Norvasc Tbl. 5mg

Art. Hypertonie → 443, **chron. stabile AP** → 449: 1 × 5-10mg p.o.;
DANI nicht erforderlich;
DALI KI b. schwerer LI

Felodipin Rp — HWZ 10-16h, Q0 1.0, PPB 99%, PRC C, Lact ?

Felocor Tbl. 2.5(ret.), 5(ret.), 10(ret.)mg
Felodipin-CT Tbl. 5(ret.), 10(ret.)mg
Felodipin Stada Tbl. 2.5(ret.), 5(ret.), 10(ret.)mg
Modip Tbl. 5(ret.), 10(ret.)mg

Art. Hypertonie → 443: ini 1 × 2.5-5mg; Erh.Dos. 1 × 5-10mg (ret.) p.o.;
DANI CrCl < 30: KI;
DALI sorgf. Dosiseinstellg., KI bei Child C

Isradipin Rp — HWZ 8.4h, Q0 1.0, PPB 95%, PRC C, Lact ?

Lomir Sro Kps. 5(ret.)mg
Vascal uno Kps. 2.5(ret.), 5(ret.)mg

Art. Hypertonie → 443: 2 × 2.5-5mg; 1 × 5-10mg (ret.) p.o.; **DANI** CrCl > 30: ini 50%; < 30: nicht empfohlen; **DALI** KI

Lercanidipin Rp — HWZ 8-10h, PPB > 98%

Carmen, Corifeo Tbl. 10, 20mg
Lercanidipin Heumann Tbl. 10, 20mg
Lercanidipin Stada Tbl. 10, 20mg

Art. Hypertonie → 443: 1 × 10-20mg p.o.;
DANI CrCl > 30: 100%; < 30: nicht empf.;
DALI KI bei schwerer Leberfktstrg.

Manidipin Rp — PPB 99%

Manyper Tbl. 10, 20mg

Art. Hypertonie → 443: ini 1 × 10mg p.o., nach 4W je nach Wi 1 × 20mg;
DANI CrCl < 10: KI; **DALI** max. 10mg/d

Nifedipin Rp — HWZ 2.5-5h, Q0 1.0, PPB 98%, PRC C, Lact + 🍼

Adalat Kps. 10mg; Tbl. 20(ret.), 30(ret.), 60(ret.)mg; Inf.Lsg. 5mg/50ml
Aprical Tbl. Tbl. 60(ret.)mg
NifeHEXAL Tbl. 10(ret.), 20(ret.), 30(ret.), 60(ret.)mg; Gtt. (1ml = 20mg)
Nifical Tbl. 10(ret.), 20(ret.)mg;
Gtt. (1ml = 20mg)

Art. Hypertonie → 443, **KHK** → 449: 3 × 10-20mg p.o.; 1 × 30-60mg (ret.), 2 × 20mg (ret.); max. 60mg/d p.o.; 0.63-1.25mg/h i.v.; Perf. (5mg) = 0.1mg/ml ⇒ ini 1-5: 60-120ml/h, dann 6-12ml/h;
hypertensive Krise → 447: 10mg p.o. (Kps. zerbeißen), evtl. Wdh. nach 30min;
Raynaud-Syndrom → 637: 3 × 10-20mg p.o.;
DANI nicht erforderlich;
DALI sorgfältige Dosiseinstellung

A 2 Kardiologie, Angiologie – Arzneimittel

Nilvadipin Rp	HWZ 15-20h, Q0 1.0, PPB 99%
Escor Kps. 8(ret.), 16(ret.)mg **Nivadil** Kps. 8(ret.), 16(ret.)mg	**Art. Hypertonie** → 443: ini 1 x 8mg p.o., je nach Wi steigern bis 1 x 16mg; **DANI** CrCl < 30: nicht empfohlen; **DALI** max. 8mg/d

Nisoldipin Rp	HWZ 7-12h, Q0 1.0, PPB 99%, PRC C, Lact ?
Baymycard Tbl. 5, 10mg **Baymycard RR** Tbl. 10(ret.), 20(ret.), 30(ret.)mg	**Art. Hypertonie** → 443: 2 x 5-10mg, max. 2 x 20mg p.o.; **chronisch stabile AP** → 449: 2 x 5-10mg, max. 2 x 20mg p.o.; **DANI** nicht erforderlich; **DALI** KI bei schwerer Leberfktstrg.

Nitrendipin Rp	HWZ 8-12h, Q0 1.0, PPB 99%, PRC C
Bayotensin Tbl. 10, 20mg; Phiole 5mg **Jutapress** Tbl. 10mg **Nitrendipin-ratioph.** Tbl. 10, 20mg **Nitrepress** Tbl. 10, 20mg	**Art. Hypertonie** → 443: 1-2 x 10-20mg p.o.; **hypertensive Krise** → 447: 5mg s.l., evtl. Wdh. nach 30 min; **DANI** nicht erforderlich; **DALI** ini 10mg/d, häufige RR-Kontrolle

A 2.1.7   Zentral angreifende Alpha-2-Rezeptoragonisten

Wm: Stimulation zentraler Alpha-2-Rez. ⇒ präsynaptisch ⇒ Noradrenalinfreisetzung ↓ ⇒ postsynaptisch ⇒ peripherer Sympathikotonus ↓, Reninfreisetzung ↓ ⇒ Hemmung des RAAS;
Wm (Alpha-Methyldopa): bildet zusätzl. „falschen" Transmitter Alpha-Methylnoradrenalin;
Wm (Moxonidin): Stimulation von zentralen Imidazolinrezeptoren; relativ schwache Stimulation zentraler Alpha-2-Rez.; **Wi:** peripherer Widerstand ↓, HF ↓, HZV ↓ ⇒ RR ↓;
UW (Alpha-Methyldopa): Sedierung, Schwindel, orthostatische Strg., Benommenheit, Kopfschmerzen, HF ↓, Mundtrockenheit, Ödeme, Schlafstrg., Depression, Halluzinationen, Libidostrg., Gynäkomastie, Amenorrhoe;
UW (Clonidin): Schlafstrg., Depression, Kopfschmerzen, AV-Block, HF ↓, Sedierung, Mundtrockenheit, Potenz- u. Libidostrg.;
UW (Moxonidin): Benommenheit, Mundtrockenheit, Schläfrigkeit, Schwäche, Schwindel, Kopfschmerzen, gestörte Denkprozesse, Schlafstrg., Übelkeit, Obstipation, Vasodilatation;
KI (Alpha-Methyldopa): akute u. chronische Lebererkrankungen, schwere Nierenfktstrg., Phäochromozytom, Depression, schwere Herzinsuffizienz, hämolytische Anämie;
KI (Clonidin): Depressionen, HF ↓ < 50/min, AV-Block II°-III°, Sick Sinus; Grav./Lact.
KI (Moxonidin): Sick Sinus, sinuatrialer Block, AV-Block II°-III°, HF ↓ < 50, maligne Arrhythmien, Herzinsuffizienz, schwere Koronarinsuffizienz, instabile AP, schwere Nierenfunktionsstörung, Angioödem, schwere Lebererkrankung

Alpha-Methyldopa Rp	HWZ 2h, Q0 0.4, PPB 10-15%, PRC B, Lact +
Dopegyt Tbl. 250mg **Methyldopa Stada** Tbl. 250mg **Presinol** Tbl. 125, 250, 500mg	**Art. Hypertonie** → 443: ini 1-3 x 125mg p.o., je nach Wi steigern bis 2-3 x 250mg; **Schwangerschaftshypertonie** → 774: 250-2000mg/d; **DANI** sorgf. Dosiseinst., Erh.Dos. max. 50%

Antihypertensiva 33

Clonidin Rp	HWZ 10-20h, Q₀ 0.4, PPB 30-40%, PRC C, Lact ?
Catapresan Tbl. 0.075, 0.15, 0.3mg **Clonidin-ratioph.** Tbl. 0.075, 0.15, 0.3mg; Kps. 0.25mg; Amp. 0.15mg/1ml **Clonistada** Tbl. 0.15, 0.3, 0.25 (ret.)mg	**Art. Hypertonie** → 443: 2 x 0.075-0.3mg; 1-2 x 0.25mg (ret.), max. 0.9mg/d p.o.; **hypertensive Krise** → 447: 1-4 x 0.075-0.15mg i.m./s.c./i.v.; Perf. (0.45mg) = 9μg/ml ⇒ 1-5ml/h; s. a. Alkoholentwöhnungsmittel → 366; **DANI** max. 0.3mg/d p.o./i.v.

Moxonidin Rp	HWZ 2-3h, Q₀ 0.4, PPB 7%
Moxobeta Tbl. 0.2, 0.3, 0.4mg **Moxonidin HEXAL** Tbl. 0.2, 0.3, 0.4mg **Physiotens** Tbl. 0.2, 0.3, 0.4mg	**Art. Hypertonie** → 443: 1-2 x 0.2-0.4mg p.o., max. 0.6mg/d; **DANI** CrCl: 30-60: max. 0.4mg/d; < 30: KI; **DALI** KI bei schwerer LI

A 2.1.8 Alphablocker

Wm: revers. Alpha-1-Rezeptorblock.; (Phenoxybenzamin) irrev. Alpha-1-/Alpha-2-Rez.-Block.;
Wi: Vasodilatation, Pre- und Afterload ↓; Urapidil: zusätzlich Agonist am 5-HT1A-Rezeptor;
UW (Doxazosin): Atemwegsinfekte, Harnwegsinfekt, Benommenheit, Kopfschmerzen, Somnolenz, Schwindel, Hypotonie, othostat. Hypotonie, Palpitationen, Tachykardie, Bronchitis, Dyspnoe, Rhinitis, Bauchschmerzen, Dyspepsie, Mundtrockenheit, Übelkeit, Pruritus, Rückenschmerzen, Myalgien, Zystitis, Harninkontinenz, Schwächegefühl, Brustschmerz, Grippesymptome, periph. Ödeme; **KI** (Doxazosin): bekannte Überempfindlichkeit, orthostatische Hypotonie, Pat. mit benigner Prostatahyperplasie, die gleichzeitig eine Stauung der oberen Harnwege, einen chronischen; Harnwegsinfekt oder Blasensteine aufweisen, Pat. mit gastrointest. Obstruktion, ösophagealer Obstruktion oder verringertem Lumendurchmesser des GI-Trakts in der Anamnese, Lakt., benigne Prostatahyperplasie mit Überlaufblase, Anurie oder progressiver Niereninsuffizienz als Monotherapie

Doxazosin Rp	HWZ 8.8-22h, Q₀ 0.95, PPB 98%, PRC C, Lact ?
Cardular PP Tbl. 4(ret.), 8(ret.)mg **Diblocin PP** Tbl. 4(ret.)mg **Doxacor** Tbl. 1, 2, 4, 8mg **Doxazosin-ratioph.** Tbl. 2, 4, 4(ret.), 8(ret.)mg **Doxazosin Stada** Tbl. 1, 2, 4, 4(ret.), 8mg **Jutalar** Tbl. 2, 4, 4(ret.), 8mg	**Art. Hypertonie** → 443: ini 1 x 1mg/d, bei Bedarf um 1mg/W steigern bis 1 x 8mg/d p.o., max. 16mg/d; **DANI** nicht erforderlich; **DALI** leichte LI: sorgfältige Dosiseinstellung; schwere LI: Anw. nicht empfohlen

Phenoxybenzamin Rp	HWZ 24h, PRC C, Lact ?
Dibenzyran Kps. 10mg	**Phäochromozytom** → 578: 1-3W präop.: ini 1 x 10mg/d, je nach Wi steigern bis 100mg/d; inop.: ini 10mg/d, Erh.Dos. 2-3 x 20-40mg; **Ki.:** ini 0.2-0.4mg/kg/d; **DANI** KI

Terazosin Rp	HWZ 8-14h, Q₀ 0.95, PPB 90-94%, PRC C, Lact ?
Heitrin Tbl. 1, 2, 5mg **Terazosin Stada** Tbl. 2, 5, 10mg	**Art. Hypertonie** → 443: ini 1 x 1mg p.o., je nach Wi steigern bis max. 20mg/d; **DANI** nicht erf.; **DALI** Dosisreduktion

A 2 Kardiologie, Angiologie – Arzneimittel

Urapidil Rp	HWZ 4.7 (10)h, Q₀ 1.0, PPB 80%
Ebrantil *Kps. 30(ret.), 60(ret.), 90(ret.)mg; Amp. 25mg/5ml, 50mg/10ml* **Urapidil Carino** *Amp. 25mg/5ml, 50mg/10ml, 100mg/20ml* **Urapidil Stragen** *Amp. 25mg/5ml, 50mg/10ml, 100mg/20ml*	**Art. Hypertonie** → 443: 2 x 30-90mg (ret.) p.o.; **hypertensiver Notfall** → 447: 10-50mg langs. i.v., ggf. Wdh. nach 5min; Dauerinfusion ini 2mg/min, mittlere Erh.Dos. 9mg/h; Perfusor 100mg/50ml (2mg/ml): 4.5-60ml/h; **DANI, DALI** sorgfältige Dosiseinstellung

A 2.1.9 Direkte Vasodilatatoren

Wm: direkter Angriff an der glatten Muskulatur kleinerer Arterien und Arteriolen ⇒ peripherer Widerstand ↓ (Afterload) ⇒ RR ↓;
UW (Dihydralazin): orthostat. Hypotonie, Schwindel, Appetit ↓, Übelkeit, Erbrechen, Durchfall, Verstopfung, paralytischer Ileus, migräneartige Kopfschmerzen, Nasenverstopfung, Hautrötung, Ödeme, periphere Neuropathie, Parästhesien, Tremor, Muskelkrämpfe; **UW** (Minoxidil): Salz- u. Wasserretention, Tachykardie, Perikarditis, Perikarderguss u. -tamponade, Magen-Darm-Unverträglichkeit, Hypertrichose, Veränderung der Haarfarbe, EKG-Veränderungen;
KI (Dihdralazin): bek. Überempf. (auch gegen Hydralazin); idiopathisch u. medikamentös induzierter Lupus erythem., Aortenaneurysmen, Herzklappenstenosen, hypertrophe Kardiomyopathie, isolierte Rechtsherzinsuff. infolge pulmonaler Hypertonie, Grav. (1. Trimenon);
KI (Minoxidil): bek. Überempf., pulm. Hypertonie wegen Mitralstenose, Phäochromozytom

Dihydralazin Rp	HWZ 4-5h, PPB 84-90%, PRC B
Nepresol *Tbl. 25, 50mg; Amp. 25mg/2ml*	**Art. Hypertonie** → 443: ini 2 x 12.5mg p.o., je nach Wi steigern bis 2 x 25mg; max. 100mg/d; **hypertensive Krise** → 447, **Eklampsie** → 774: 12.5-25mg i.m.; 6.25-12.5mg langs. i.v., evtl. Wdh. nach 20min; Perf. (75mg) = 1.5mg/ml ⇒ 1-5ml/h; max. 100mg/24h; **DANI, DALI** sorgfältige Dosiseinstellung

Minoxidil Rp	HWZ 4h, Q₀ 0.9, keine PPB, PRC C, Lact +
Loniten *Tbl. 2.5, 10mg* **Lonoten** *Tbl. 10mg* **Lonolox** *Tbl. 2.5, 10mg*	**Therapieresistente art. Hypertonie** → 443: ini 2 x 2.5mg p.o., alle 3d um 5-10mg steigern, ab 50mg um 25mg/d steigern bis max. 100mg/d; Komb. mit Diuretikum u. Betablocker; **Ki. bis 12J:** ini 0.1mg/kg, alle 3d steigern um 0.1-0.2mg/kg, max. 1mg/kg bzw. 50mg/d; **DANI** CrCl < 30, HD: sorgfältige Dosiseinst.

A 2.1.10 ACE-Hemmer + Diuretikum

Benazepril + Hydrochlorothiazid Rp	PPB (H) 64%, PRC C (1.), D (2., 3. Trim.), Lact -
Benazeplus AL *Tbl. 10+12.5, 20+25mg* **Benazeplus Stada** *Tbl. 10+12.5, 20+25mg* **Benazepril HEXAL comp.**, **Benazepril Winthrop comp.** *Tbl. 10+12.5, 20+25mg* **Cibadrex** *Tbl. 10+12.5, 20+25mg*	**Art. Hypertonie** → 443: 1 x 10-20 + 12.5-25mg p.o., max. 2 x 20+25mg; **DANI** CrCl 30-60: sorgfältige Dosiseinstellung; < 30: KI; **DALI** KI

Antihypertensiva 35

Captopril + Hydrochlorothiazid Rp	PRC C (1.), D (2., 3. Trim.), Lact - 🖐
ACE-Hemmer-ratioph. comp. *Tbl. 25+12.5, 25+25, 50+25mg* CaptoHEXAL comp. *Tbl. 25 +12.5, 25+25, 50+25mg*	**Art. Hypertonie** → 443: 1 × 25-50+12.5-25mg p.o.; **DANI** CrCl 30-80: ini 1 × 25+12.5mg; < 30: KI; **DALI** sorgfältige Dosiseinstellung, KI bei schwerer LI
Cilazapril + Hydrochlorothiazid Rp	🖐
Dynorm Plus *Tbl. 5+12.5mg*	**Art. Hypertonie** → 443: 1 × 5+12.5mg p.o.; **DANI** CrCl 30-60: sorgfältige Dosiseinstellung; < 30: KI; **DALI** KI bei schwerer LI
Enalapril + Hydrochlorothiazid Rp	PPB (E) < 50%, PRC C (1.), D (2., 3. Trim.), Lact - 🖐
Corvo HCT *Tbl. 10+25mg* EnaHEXAL comp. *Tbl. 10+25mg, 20+6mg, 20+12.5mg* Enalagamma HCT *Tbl. 10+25, 20+12.5mg* Enalapril HCT Sandoz *Tbl. 10+25, 20+6, 20+12.5mg* Enaplus AI *Tbl. 10+25mg, 20+6mg, 20+12.5mg* Renacor *Tbl. 10+25mg*	**Art. Hypertonie** → 443: 1 × 10-20+6-25mg p.o.; **DANI** CrCl 30-60: sorgfältige Dosiseinstellung; < 30: KI; **DALI** KI bei schwerer LI
Fosinopril + Hydrochlorothiazid Rp	🖐
Fosinopril Act comp. *Tbl. 20+12.5mg*	**Art. Hypertonie** → 443: 1 × 20+12.5mg p.o.; **DANI** CrCl 30-60: sorgf. Dosiseinstellung; < 30: KI; **DALI** KI
Lisinopril + Hydrochlorothiazid Rp	PRC C (1.), D (2., 3. Trim.), Lact - 🖐
Acercomp *Tbl. 10+12.5, 20+12.5mg* Lisibeta comp. *Tbl. 10+12.5, 20+12.5mg* Lisigamma HCT *Tbl. 10+12.5, 20+12.5mg* Lisinopril 1A plus *Tbl. 10+12.5, 20+12.5mg*	**Art. Hypertonie** → 443: 1 × 10-20+12.5mg p.o.; **DANI** CrCl 30-60: sorgf. Dosiseinstellung; < 30: KI; **DALI** KI bei schwerer LI
Moexipril + Hydrochlorothiazid Rp	PRC C (1.), D (2., 3. Trim.), Lact - 🖐
Fempress Plus *Tbl. 15+25mg*	**Art. Hypertonie** → 443: 1 × 15+25mg p.o.; **DANI** CrCl 40-60: 50%; < 40: KI; **DALI** KI
Perindopril + Indapamid Rp	🖐
BiPreterax N *Tbl. 5+1.25mg* Perindo In 1A *Tbl. 2+0,625mg, 4+1.25mg* Preterax N *Tbl. 2.5+0.625mg*	**Art. Hypertonie** → 443: 1 × 2.5-5+0.625-1.25mg p.o.; **DANI** CrCl 30-60: max. 1 × 2.5+0.625mg; < 30: KI; **DALI** KI
Quinapril + Hydrochlorothiazid Rp	PRC C (1.), D (2., 3. Trim.), Lact - 🖐
Accuzide *Tbl. 10+12.5, 20+12.5mg* Accuzide diuplus *Tbl. 20+25mg* Quinaplus Stada *Tbl. 10+12.5, 20+12.5, 20+25mg* Quinapril HEXAL comp. *Tbl. 10+12.5, 20+12.5, 20+25mg*	**Art. Hypertonie** → 443: 1 × 10-20+12.5-25mg p.o.; **DANI** CrCl 30-60: sorgfältige Dosiseinstellung; < 30: KI; **DALI** KI bei schwerer LI

A 2 Kardiologie, Angiologie – Arzneimittel

Ramipril + Piretanid Rp

Arelix ACE *Tbl. 5+6mg* Ramipril Piretanid Actavis *Tbl. 5+6mg* Ramitanid AL *Tbl. 5+6mg*	**Art. Hypertonie** → 443: 1 x 5-10+6-12mg p.o.; **DANI** CrCl 30-60: sorgfältige Dosiseinstellung, max. 1 x 5 + 6mg; < 30: KI; **DALI** KI bei schwerer LI

Ramipril + Hydrochlorothiazid Rp

Delix plus *Tbl. 2.5+12.5, 5+25mg* Ramiplus AL *Tbl. 2.5+12.5, 5+12.5, 5+25mg* Ramipril comp.-CT *Tbl. 2.5+12.5, 5+12.5, 5+25mg* Ramipril-ratioph. comp. *Tbl. 2.5+12.5, 5+12.5, 5+25mg*	**Art. Hypertonie** → 443: 1 x 2.5-5+12.5-25mg p.o.; **DANI** CrCl 30-60: sorgfältige Dosiseinstellung; < 30: KI; **DALI** KI bei schwerer LI

A 2.1.11 Angiotensin-II-Blocker + Diuretikum

Candesartan + Hydrochlorothiazid Rp

Atacand plus *Tbl. 8+12.5, 16+12.5, 32+12.5, 32+25mg* Blopresid plus *Tbl. 16+12.5, 32+12.5, 32+25mg* Blopress plus *Tbl. 8+12.5; 16+12.5, 32+12.5, 32+25mg* Candesartan-ratioph. comp. *Tbl. 8+12.5, 16+12.5, 32+12.5, 32+25mg*	**Art. Hypertonie** → 443: 1 x 8-16+12.5mg p.o.; **DANI** CrCl > 30: 100%; < 30: KI; **DALI** KI bei schwerer LI

Eprosartan + Hydrochlorothiazid Rp — PRC C (1.), D (2., 3. Trim.), Lact -

Eprosartan-ratioph. comp. *Tbl. 600+ 12.5mg* Teveten plus *Tbl. 600+12.5mg*	**Art. Hypertonie** → 443: 1 x 600+12.5mg p.o.; **DANI** CrCl > 30: 100%; < 30: KI; **DALI** leichte bis mittelschwere Leberfktstrg.: nicht empfohlen, schwere LI: KI

Irbesartan + Hydrochlorothiazid Rp — PRC C (1.), D (2., 3. Trim.), Lact -

CoAprovel *Tbl. 150+12.5, 300+12.5, 300+25mg* Irbecor comp. *Tbl. 150+12.5, 300+12.5, 300+25mg* Irbesartan comp. HEXAL *Tbl. 150+12.5, 300+12.5, 300+25mg* Karvezide *Tbl. 150+12.5, 300+12.5, 300+25mg*	**Art. Hypertonie** → 443: 1 x 150-300+12.5-25mg p.o.; **DANI** CrCl > 30: 100%; < 30: KI; **DALI** KI bei schwerer LI

Antihypertensiva 37

Losartan + Hydrochlorothiazid Rp	PRC C (1.), D (2., 3. Trim.), Lact - 🍼
Cozaar comp. *Tbl. 50+12.5mg* Fortzaar *Tbl. 100+25mg* Lorzaar plus *Tbl. 50+12.5, 100+12.5mg* Losar-Q comp. *Tbl. 50+12.5; 100+25mg* Losartan HEXAL comp. *Tbl. 50+12.5; 100+25mg*	**Art. Hypertonie** → 443: 1 × 50+12.5-25mg p.o.; ggf. steigern bis max. 1 × 100+25mg; **DANI** CrCl > 30: 100%; < 30: KI; **DALI** KI bei schwerer LI

Olmesartan + Hydrochlorothiazid Rp	PRC C (1.), D (2., 3. Trim.), Lact - 🍼
Belsar plus *Tbl. 20+12.5mg, 20+25mg* Mencord plus *Tbl. 40+12.5mg, 40+25mg* Olmetec plus *Tbl. 20+12.5mg, 20+25mg, 40+12.5mg, 40+25mg* Votum plus *Tbl. 20+12.5mg, 20+25mg, 40+12.5mg, 40+25mg*	**Art. Hypertonie** → 443: 1 × 20-40+12.5-25mg p.o.; **DANI** CrCl 30-60: max. 1 × 20+12.5-25 mg/d; < 30: KI; **DALI** leichte bis mäßige LI: vorsichtige Anwendung bzw. max. 20+12.5-25 mg/d; starke Leberfktstrg.: KI

Telmisartan + Hydrochlorothiazid Rp	PRC C (1.), D (2., 3. Trim.), Lact - 🍼
Actelsar *Tbl. 40+12.5, 80+12.5, 80+25mg* Kinzalkomb *Tbl. 40+12.5, 80+12.5, 80+25mg* Micardis plus *Tbl. 40+12.5, 80+12.5, 80+25mg* Tolucombi *Tbl. 40+12.5, 80+12.5, 80+25mg*	**Art. Hypertonie** → 443: 1 × 40-80+12.5-25mg p.o.; **DANI** CrCl > 30: 100%; < 30: KI; **DALI** max. 40+12.5mg, KI bei schwerer Leberfktstrg.

Valsartan + Hydrochlorothiazid Rp	PRC C (1.), D (2., 3. Trim.), Lact - 🍼
CoDiovan *Tbl. 80+12.5, 160+12.5, 160+25, 320+12.5, 320+25mg* Cotareg *Tbl. 80+12.5, 160+12.5, 160+25 320+12.5, 320+25mg* Provas comp. *Tbl. 80+12.5, 160+12.5, 320+12.5mg* Provas maxx *Tbl. 160+25mg, 320+25mg* Valsacor comp. *Tbl. 80+12.5, 160+12.5, 160+25, 320+12.5, 320+25mg* Valsartan-ratioph. comp. *Tbl. 80+12.5, 120+12.5, 160+12.5, 160+25, 320+12.5, 320+25mg*	**Art. Hypertonie** → 443: 1 × 80-320+12.5-25mg p.o.; ggf. steigern auf max. 320+25mg/d; **DANI** CrCl > 30: 100%; < 30: KI; **DALI** Anwendung nicht empfohlen

A 2.1.12 Angiotensin-II-Blocker + Kalziumantagonist

Candesartan + Amlodipin Rp	
Camlostar *Tbl. 8+5, 8+10, 16+10mg* Candeamlo HEXAL *Tbl. 8+5, 8+10, 16+10mg* Caramlo *Tbl. 8+5, 16+10mg*	**Art. Hypertonie** → 443: 1 × 8-16 + 5-10mg p.o.; max. 32+10mg; **DANI** bei mäßiger NI: K⁺ u. Krea kontrollieren; **DALI** schw. LI und/oder Cholestase: KI

A 2 Kardiologie, Angiologie – Arzneimittel

Losartan + Amlodipin Rp

Losamlo *Tbl.* 50+5, 50+10, 100+5, 100+10mg

Art. Hypertonie → 443:
1 x 50-100 + 5-10mg p.o.; max. 100+10mg; **DANI** nicht erf.; **DALI** vors. Anw.; schwere LI:KI

Olmesartan + Amlodipin Rp

Olmeamlo *Tbl.* 20+5, 40+5, 40+10mg
Olmedipin *Tbl.* 20+5, 40+5, 40+10mg
Sevikar *Tbl.* 20+5, 40+5, 40+10mg
Vocado *Tbl.* 20+5, 40+5, 40+10mg

Art. Hypertonie → 443: 1 x 20-40 + 5-10mg p.o.;
DANI CrCl 20-60: max. 20+5mg; < 20: Anw. nicht empf.; **DALI** leicht bis mäßig eingeschr. Leberfkt: vorsichtige Anw.; KI bei schwerer LI, Gallenwegsobstruktion

Telmisartan + Amlodipin Rp

Twynsta *Tbl.* 40+5, 40+10, 80+5, 80+10mg

Art. Hypertonie → 443: 1 x 40-80 + 5-10mg p.o.; **DANI** leicht bis mäßig eingeschr. Nierenfkt.: 100%, vors. Anw. bei schwerer NI; **DALI** leicht bis mäßig eingeschr. Leberfkt: vors. Anw.;
KI bei schwerer LI, Gallenwegsobstruktion

Valsartan + Amlodipin Rp

Amlodipin HEXAL Valsartan *Tbl.* 80+5, 160+5, 160+10mg
Copalia *Tbl.* 160+5, 160+10mg
Dafiro *Tbl.* 80+5, 160+5, 160+10mg
Exforge *Tbl.* 80+5, 160+5, 160+10mg

Art. Hypertonie → 443:
1 x 5-10+80-160mg p.o.;
DANI CrCl < 30, HD: KI;
DALI schwere LI, biliäre Leberzirrhose, Cholestase: KI

A 2.1.13 Angiotensin-II-Blocker + Kalziumantagonist + Diuretikum

Amlodipin + Valsartan + Hydrochlorothiazid Rp

Copalia HCT *Tbl.* 10+160+25mg
Dafiro HCT *Tbl.* 5+160+12,5, 5+160+25, 10+160+12,5, 10+160+25, 10+320+25mg
Exforge HCT *Tbl.* 5+160+12,5, 5+160+25, 10+160+12,5, 10+160+25, 10+320+25mg

Art. Hypertonie → 443:
1 x 5-10+160-320+12,5-25 mg p.o.;
DANI leichte bis mittelschwere Nierenfktstrg.: 100%; CrCl < 30, Anurie, HD: KI; **DALI** KI bei Leberfktsstrg., Cholestase, biliärer Zirrhose

Amlodipin + Olmesartan + Hydrochlorothiazid Rp

Sevikar HCT *Tbl.* 20+5+12,5, 40+5+12,5, 40+5+25, 40+10+12,5, 40+10+25mg
Vocado HCT *Tbl.* 20+5+12,5, 40+5+12,5, 40+5+25, 40+10+12,5, 40+10+25mg

Art. Hypertonie → 443:
1 x 20-40+5-10+12,5-25 mg p.o.;
DANI CrCl 30-60: max. 1 x 20+5+12.5mg, < 30: KI; **DALI** Child A: vorsichtige Anw., Child B: max. 1 x 20+5+12,5mg, Child C/Cholestase/Gallenwegsobstruktion: KI

Antihypertensiva 39

A 2.1.14 Neprilysinhemmer + Angiotensin-II-Blocker

Wm/Wi (Sacubitril): Hemmung von Neprilysin ⇒ Anreicherung natriuretischer Peptide ⇒ Diurese u. Natriurese ↑, Sympatholyse, Vasodilatation, antiproliferative Wi; **UW** (S. + V.): Anämie, Hyperkaliämie, Hypokaliämie, Hypoglykämie, Schwindel, Kopfschmerzen, Synkope, Hypotonie, Husten, Diarrhoe, Übelkeit, Gastritis, Nierenfktstrg., Nierenversagen, Asthenie, Ermüdung; **KI** (S. + V.): bek. Überempf., gleichz. Anw. von ACE-Hemmern, anamnest. bek. Angioödem im Zusammenhang mit früherer ACE-Hemmer- oder ARB-Ther.; hered. oder idiop. Angioödem; gleichz. Anw. mit aliskirenhalt. Arzneimitteln bei Pat. mit D.m. oder Nierenfktstrg. (CrCl < 60); schwere LI, biliäre Zirrhose, Cholestase, Grav. (2. u. 3 Trim.)

Sacubitril + Valsartan Rp

Entresto *Tbl. 24+26, 49+51, 97+103mg*	**Herzinsuffizienz mit reduzierter EF:** ini 2 x 49 + 51mg p.o., bei guter Verträglichkeit nach 2-4W steigern auf 2 x 97 + 103mg; **DANI** CrCl 30-60: evtl. ini 2 x 24 + 26mg; < 30: ini 2 x 24 + 26mg; chron. Nierenversagen: Anw. nicht empf.; **DALI** Child A: 100%; B: vors. Anw.; C, biliäre Zirrhose, Cholestase: KI

A 2.1.15 Betablocker + Diuretikum

Atenolol + Chlortalidon Rp   PRC D, Lact - 🖐

AteHEXAL comp. *Tbl. 50+12.5, 100+25mg* Atenogamma comp. *Tbl. 50+12.5, 100+25mg* Atenolol comp. Stada *Tbl. 50+12.5, 100+25mg* Teneretic *Tbl. 100+25mg*	**Art. Hypertonie** → 443: 1 x 50-100+12.5-25mg p.o.; **DANI** sorgfältige Dosiseinst.: CrCl < 30: KI; **DALI** KI bei schwerer LI

Bisoprolol + Hydrochlorothiazid Rp   PRC C, Lact? 🖐

Bisolich comp. *Tbl. 5+12.5, 10+25mg* Bisoplus AL *Tbl. 5+12.5, 10+25mg* Bisoplus Stada *Tbl. 5+12.5, 10+25mg* Concor plus *Tbl. 5+12.5, 10+25mg*	**Art. Hypertonie** → 443: 1 x 5-10+12.5-25mg p.o.; **DANI** sorgfältige Dosiseinstellung: CrCl < 30: KI

Metoprololtartrat + Hydrochlorothiazid Rp   🖐

MetoHEXAL comp. *Tbl. 100+12.5mg* Metoprolol-ratioph. comp. *Tbl. 100+ 12.5mg*	**Art. Hypertonie** → 443: 1 x 100+12.5mg p.o.; **DANI** sorgfältige Dosiseinst.; CrCl < 30: KI; **DALI** KI bei Coma/Praecoma hepaticum

Metoprololsuccinat + Hydrochlorothiazid Rp   🖐

Beloc-Zok comp *Tbl. 95(ret.)+12.5mg* MetoHEXAL Succ comp. *Tbl. 95(ret.)+12.5mg* Metoprololsuccinat plus 1A *Tbl. 95(ret.) +12.5mg*	**Art. Hypertonie** → 443: 1 x 95-190+12.5-25mg p.o.; **DANI** sorgfält. Dosiseinst.; CrCl < 30: KI; **DALI** KI bei Coma/Praecoma hepaticum

Penbutolol + Furosemid Rp   🖐

Betasemid *Tbl. 20+10, 40+20mg*	**Art. Hypertonie** → 443: 1 x 20-40+10-20mg p.o., max. 80+40mg/d; **DANI** KI bei termin. NI; **DALI** KI bei Coma/Praecoma hepaticum

A 2 Kardiologie, Angiologie – Arzneimittel

Propranolol + Triamteren + Hydrochlorothiazid Rp

Beta-Turfa *Tbl. 80+25+12.5mg* Dociteren *Tbl. 80+25+12.5mg* Propra comp.-ratioph. *Tbl. 80+25+12.5mg*	**Art. Hypertonie** → 443: 1-2 x 80-160+25-50+12.5-25mg p.o.; **DANI** sorgfältige Dosiseinst.; CrCl < 30: KI; **DALI** Dosisreduktion, KI bei schwerer LI

A 2.1.16 Direkte Renininhibitoren + Diuretikum

Aliskiren + Hydrochlorothiazid Rp

Rasilez HCT *Tbl. 150+12.5, 150+25, 300+12.5, 300+25mg*	**Art. Hypertonie** → 443: 1 x 150-300+12.5-25mg p.o.; **DANI** CrCl < 30: KI; < 60: KI in Komb. mit ACE-Hemmern oder AT-II-Blockern; **DALI** KI bei schw. LI

A 2.1.17 Kalziumantagonisten + Diuretikum

Verapamil + Hydrochlorothiazid Rp

Isoptin RR plus *Kps. (ret.) 240+12.5mg*	**Art. Hypertonie** → 443: 1 x 240+12.5mg p.o.; **DANI** CrCl < 30: KI; **DALI** KI bei (Prae-)Coma hepat.

Verapamil + Hydrochlorothiazid + Triamteren Rp

Veratide *Tbl. 160+25+50mg*	**Art. Hypertonie** → 443: 1-2 x 160+25+50mg p.o., **DANI** CrCl 50-75: max. 50mg Triamteren; 30-50: max. 25mg Triamteren; < 30: KI; **DALI** sorgfältige Dosiseinstellung

A 2.1.18 Kalziumantagonisten + Betablocker

Amlodipin + Bisoprolol Rp

Biramlo *Tbl. 5+5, 5+10, 10+5, 10+10mg* Bisodipin *Tbl. 5+5, 5+10, 10+5, 10+10mg*	**Art. Hypertonie** → 443: 1 x 5-10+5-10mg p.o.; **DANI** CrCl < 20: max. 10mg Bisoprolol/d; HD: vors. Anw.; **DALI** leichte bis mäßige LI: vors. Anw.; schwere LI: max.10mg Bisoprolol/d

Felodipin + Metoprololsuccinat Rp

Logimat *Tbl. (ret.) 5+47.5mg* Logimax *Tbl. (ret.) 5+47.5mg* Mobloc *Tbl. (ret.) 5+47.5mg*	**Art. Hypertonie** → 443: 1 x 5-10+47.5-95mg p.o.; **DANI** CrCl > 30: nicht erf., < 30: KI; **DALI** KI bei schwerer Leberfunktionsstörung

Nifedipin + Atenolol Rp

Bresben Sandoz *Kps. 10(ret.)+25, 20(ret.)+50mg* Nifatenol *Kps. 20(ret.)+50mg* Nif Ten *Kps. 10(ret.)+25, 20(ret.)+50mg*	**Art. Hypertonie** → 443: 1 x 10-20(ret.)+25-50mg p.o.; **DANI** CrCl > 30: 100%; < 30: nicht empf.

Nifedipin + Metoprololtartrat Rp

Belnif *Kps. (ret.) 15+50mg*	**Art. Hypertonie** → 443: 1-2 x 15+50mg p.o.; **chronisch stabile AP** → 449: 2 x 15+50mg; **DANI** CrCl < 30: nicht empf.; **DALI** schwere LI: KI

Antihypertensiva 41

A 2.1.19 Kalziumantagonisten + ACE-Hemmer

Amlodipin + Perindopril-Arginin Rp

Viacoram *Tbl. 2.5+3.5mg, 5+7mg*	Art. Hypertonie → 443: ini 1 x 2.5+3.5mg p.o., ggf. nach 4W steigern auf 1 x 5+7mg; **DANI** CrCl 30-60: ini 2.5+3.5mg alle 2d, ggf. steigern auf 2.5+3.5mg/d; < 30: KI; **DALI** schwere LI: vorsichtige Anw.

Amlodipin + Ramipril Rp

Ramidipin *Tbl. 5+5, 5+10, 10+5, 10+10mg* Ramipril HEXAL plus Amlodipin *Tbl. 5+5, 5+10, 10+5, 10+10mg* Tonotec *Tbl. 5+5, 5+10, 10+5, 10+10mg*	Art. Hypertonie → 443: 1 x 5-10+5-10mg p.o.; **DANI** CrCl < 60: max. 5mg Ramipril; HD: vorsichtige Anw.; **DALI** Anw. nicht empfohlen

Felodipin + Ramipril Rp

Delmuno *Tbl. (ret.) 2.5+2.5mg, 5+5mg*	Art. Hypertonie → 443: 1 x 2.5-5+2.5-5mg p.o.; **DANI** CrCl 20-60: s. Einzelsubstanz; < 20: KI; **DALI** s. Einzelsubstanz

Lercanidipin + Enalapril Rp

Carmen ACE *Tbl. 10+10mg, 10+20mg* Enacanpin *Tbl. 10+10mg, 10+20mg* Lercaprel *Tbl. 10+10mg, 10+20mg* Zanipress *Tbl. 10+10mg, 10+20mg*	Art. Hypertonie → 443: 1 x 10 +10-20mg p.o.; **DANI** CrCl < 30, HD: KI; **DALI** KI bei schwerer Leberfunktionsstörung

Nitrendipin + Enalapril Rp

Eneas *Tbl. 20+10mg*	Art. Hypertonie → 443: 1 x 20+10mg p.o.; **DANI** CrCl < 10, HD: KI; **DALI** KI bei schwerer LI

Verapamil + Trandolapril Rp   PRC D, Lact -

Tarka *Tbl. (ret.) 180+2, 240+2, 240+4mg*	Art. Hypertonie → 443: 1 x 180-240+2-4mg p.o.; **DANI** CrCl < 10: KI; **DALI** bei schwerer LI nicht empfohlen, KI bei Leberzirrhose mit Aszites

A 2.1.20 Statin + ACE-Hemmer + Kalziumantagonist

Atorvastatin + Perindopril + Amlodipin Rp (UW, KI → 124)

Triveram *Tbl. 10+5+5, 20+5+5, 20+10+5, 20+10+10, 40+10+10mg*	Hypertonie und/oder stabile KHK + prim. Hypercholesterinämie od. gemischte Hyperlipidämie: 1 x 10-40 + 5-10 + 5-10mg p.o.; **DANI** CrCl ≥ 60: 100%; < 60: Anw. nicht empfohlen; **DALI** KI bei aktiver Lebererkr.

A 2.2 Diuretika

A 2.2.1 Schleifendiuretika

Wm: Rückresorption ↓ von Na^+, Cl^-, K^+, H_2O, v.a. im aufsteigenden Teil der Henle-Schleife;
Wi: Exkretion von Na^+, Cl^-, K^+, H_2O, Ca^{2+}, Mg^{2+} ↑; **UW** (Furosemid): Hämokonzentration, Dehydratation, Hypotonie, Orthostasesyndrom, Hyponatriämie, Hypochlorämie, Hypokaliämie, Hyperurikämie, Hypercholesterinämie, Hypertriglyzeridämie, hepat. Enzephalopathie bei Pat. mit LI, Kreatinin ↑, Urinvolumen ↑; **KI** (Furosemid): bek. Überempf. gegen Furosemid/Sulfonamide, Nierenversagen mit Anurie (spricht auf Furosemid nicht an), hepat. Enzephalopathie mit (Prae-)Coma hepaticum, schwere Hypokaliämie, schwere Hyponatriämie, Hypovolämie, Dehydratation, Lakt.; bei Tbl. 500mg, Inf.Lsg. 250: normale Nierenfkt. bzw. CrCl > 20 wegen Gefahr des zu starken Flüssigkeits-/Elektrolyt-Verlusts

Furosemid Rp	HWZ 30-120min, Qo 0.3, PPB 95%, PRC C, Lact ? 🤱
Furanthril Tbl. 40, 500mg **Furorese** Tbl. 40, 80, 125, 250, 500mg; Kps. 30(ret.), 60(ret.), 120(ret.)mg; Amp. 20mg/2ml, 40mg/4ml **Furosemid-ratioph.** Tbl. 20, 40, 125, 250, 500mg; Kps. 30(ret.)mg; Amp. 20mg/2ml, 40mg/4ml, 250mg/25ml **Fusid** Tbl. 40mg **Lasix** Tbl. 40, 500mg; Kps. 30(ret.)mg; Gtt. (1ml = 10mg); Amp. 20mg/2ml, 40mg/4ml, 250mg/25ml	**Ödeme** → 552, **Aszites, art. Hypertonie** → 443: 1-2 x 20-40mg p.o.; 1 x 60mg (ret.) p.o.; 20-40mg i.v., Wdh. je nach Diurese; **Ki.:** 1-2mg/kg/d, max. 40mg/d p.o., 0.5mg/kg/d i.v.; **Oligurie bei terminaler NI:** 250-1000mg/d p.o.; ini 100-200mg i.v., je nach Diurese bis 1000mg/d; **akutes Nierenversagen** → 533: ini 40mg i.v., je nach Diurese 50-100mg/h, max. 1500mg/d; **DANI** nicht erforderlich, s. auch FachInfo; **DALI** KI bei Praecoma/Coma hepaticum

Piretanid Rp	HWZ 1-1.7h, Qo 0.5, PPB 90% 🤱
Arelix Tbl. 3, 6mg; Kps. 6(ret.)mg **Piretanid 1A** Tbl. 3, 6mg **Piretanid HEXAL** Tbl. 3, 6mg **Piretanid Stada** Tbl. 6mg	**Ödeme** → 552: ini 1 x 6mg p.o., Erh.Dos. 1 x 3-6mg; **arterielle Hypertonie** → 443: ini 2 x 6mg (ret.), nach 2-4W 1 x 6mg (ret.) p.o.; **DANI** Dosisred.; **DALI** KI bei Coma hepaticum

Torasemid Rp	HWZ 3-4h, Qo 0.75, PPB 99% 🤱
Toragamma Tbl. 2.5, 5, 10, 20, 200mg **Torasemid HEXAL** Tbl. 2.5, 5, 10, 20, 50, 100, 200mg **Torem** Tbl. 2.5, 5, 10, 200mg; Amp. 10mg/2ml, 20mg/4ml; Inf.Lsg. 200mg/20ml **Unat** Tbl. 5, 10mg	**Art. Hypertonie** → 443: 1 x 2.5-5mg p.o.; **kard. Ödeme** → 552: 1 x 5mg p.o., je nach Wi bis 20mg/d steigern; 10mg i.v., max. 40mg/d; **Oligurie bei termin. Niereninsuff.** → 534: ini 50mg, je nach Diurese bis 200mg/d p.o./i.v.; **DANI** nicht erf., s. auch FachInfo

Diuretika

A 2.2.2 Benzothiadiazine und Analoga

Wm: Hemmung der Rückresorpt. von Na^+, Cl^- und H_2O im dist. Tubulus, K^+-Sekretion ↑;
Wi: Ausscheidung von Na^+, Cl^-, H_2O und K^+ ↑; Exkretion von Ca^{2+} und PO_4^{3-} ↓;
UW (Chlortalidon): Hypokaliämie, Hyperurikämie, Gichtanfälle, Cholesterin-/Triglyzeridspiegel ↑, Hyponatriämie, Hypomagnesiämie, Hyperglykämie, Glukosurie, diabet. Stoffwechsellage ↓; Krea/Harnstoff ↑; Kopfschmerzen, Schwindel, Schwächegefühl, Hypotonie, Orthostase, Palpitationen, Appetit ↓, Mundtrockenheit, Übelkeit, Erbrechen, Oberbauchschmerzen, Bauchkrämpfe, Obstipation, Diarrhoe, allerg. Reakt., Pruritus, Hypotonie der Skelettmuskulatur, Muskelkrämpfe, Impotenz;
UW (Hydrochlorothiazid): Hypokaliämie, Serumlipide ↑, Hyponatriämie, Hypomagnesiämie, Hyperurikämie, Urtikaria, Exanthem, Appetitlosigkeit, Übelkeit, Erbrechen; orthostatische Hypotonie, die durch Alkohol, Anästhetika od. Sedativa verstärkt werden kann;
UW (Xipamid): Hypokaliämie, Störungen des Elektrolyt- und Flüssigkeitshaushalts, Hypermagnesiämie, Kopfschmerzen, Schwindel, Mundtrockenheit, Müdigkeit, orthostat. Hypotonie, Antriebsarmut, Lethargie, Muskelspasmen/-krämpfe, Herzklopfen, Schwitzen, Angst, Agitiertheit, Oberbauchbeschwerden, Bauchkrämpfe, Diarrhoe oder Obstipation, reversibler Anstieg von Harnstoff, Kreatinin;
KI (Chlortalidon): bek. Überempf. gegen C., andere Thiazide und Sulfonamide; Anurie, schwere Nierenfktsstrg., CrCl < 30, Serum-Krea >1,8mg/100ml, GN, schwere Leberfktsstrg., Hyperkalzämie, therapieresist. Hypokaliämie oder Zustände mit erhöhten Kaliumverlusten, schwere Hyponatriämie, symptomatische Hyperurikämie;
KI (Hydrochlorothiazid): bek. Überempf. gegen H., andere Thiazide und Sulfonamide, Weizenstärke, Anurie, schwere Nierenfktsstrg., CrCl < 30, Serum-Krea > 1,8mg/100ml, Glomerulonephritis, Coma und Praecoma hepaticum, therapieresist. Hypokaliämie oder Hyperkalzämie, therapierefrakt. Hyponatriämie, Hypovolämie, symptomatische Hyperurikämie/Gicht, Grav./Lakt.;
KI (Xipamid): bek. Überempf. gegen X., and. Thiazide u. Sulfonamide, schwere Leberfktsstrg., therapieres. Hypokaliämie, schw. Hyponatriämie, Hyperkalzämie, Hypovolämie, Gicht, Grav./Lakt.

Bemetizid nur in Komb. mit anderen Diuretika	HWZ 6h, Qo 0.8 ✋
Bendroflumethiazid nur in Komb. mit anderen Diuretika	HWZ 3.5h, Qo 0.5 ✋
Chlortalidon Rp	HWZ 50h, Qo 0.5, PPB 76% ✋

Hygroton Tbl. 25, 50mg

Ödeme → 552, **Herzinsuffizienz** → 465: ini 1 x 50-100mg, max. 200mg p.o., Erh.Dos. 1 x 25-50mg;
art. Hypertonie → 443: ini 1 x 12.5-50mg, Erh.Dos. alle 2d 25-50mg;
renaler Diabetes insipidus → 583: ini 2 x 100mg, Erh.Dos. 1 x 50mg;
DANI CrCl > 30: 100%; < 30: KI;
DALI KI bei schwerer LI

Clopamid nur in Komb. mit anderen Diuretika	HWZ 4-5h, Qo 0.6 ✋
Hydrochlorothiazid Rp	HWZ 6-8h, Qo 0.05, PPB 64%, PRC B, Lact + ✋

Disalunil Tbl. 25mg
Esidrix Tbl. 25mg
HCT Beta Tbl. 12.5, 25mg
HCT HEXAL Tbl. 12.5, 25mg
HCTad Tbl. 25mg

Ödeme → 552: ini 1 x 25-50mg p.o., Erh.Dos. 1 x 25-100mg;
art. Hypertonie → 443: 1 x 12.5-25mg;
DANI CrCl > 30: 100%; < 30: KI;
DALI KI bei Coma hepaticum

A 2 Kardiologie, Angiologie – Arzneimittel

Indapamid Rp	HWZ 15-18h, Qo 0.95, PPB 76-79%, PRC B, Lact ? 🖐
Indapamid AL *Tbl. 1.5(ret.)mg* **Indapamid Heumann** *Tbl. 1.5(ret.)mg, 2.5mg* **Natrilix** *Tbl. 1.5(ret.), 2.5mg*	**Art. Hypertonie** → 443: 1 x 2.5mg p.o.; 1 x 1.5mg(ret.); **DANI** CrCl > 30: 100%; < 30: KI; **DALI** KI bei Coma hepaticum

Mefrusid nur in Komb. mit anderen Diuretika	HWZ 3-12(10-14)h

Xipamid Rp	HWZ 7h, Qo 0.6, PPB 99% 🖐
Xipamid AL *Tbl. 10, 20, 40mg* **Xipamid HEXAL** *Tbl. 10, 20, 40mg* **Xipamid Stada** *Tbl. 10, 20, 40mg*	**Ödeme** → 552: 1 x 10-40mg p.o., max. 2 x 40mg; **art. Hypertonie** → 443: 1 x 10-20mg; **DANI** vorsichtige Anw., Wirkungsverlust bei mittlerer-schwerer NI; **DALI** Dosis anpassen, KI bei schwerer Leberfunktionsstörung

A 2.2.3 Kaliumsparende Diuretika

Wm: Hemmung der Rückresorption von Na^+, Cl^- und H_2O, Hemmung der K^+-Sekretion im distalen Tubulus; **Wi:** vermehrte Ausscheidung von Na^+, Cl^- und H_2O, K^+-Ausscheidung ↓;

Amilorid nur in Komb. mit anderen Diuretika HWZ 9.6h, Qo 0.25, PPB 40%, PRC B, Lact ? 🖐

Triamteren nur in Komb. mit and. Diuretika HWZ 1.5-2.5h, Q0 0.8, PPB 60%, PRC D, Lact- 🖐

A 2.2.4 Aldosteronantagonisten

Wm: kompetitive Blockade des Aldosteronrezeptors im spätdistalen Tubulus;
Wi: Ausscheidung von Na^+, Cl^- und H_2O ↑; K^+-Ausscheidung ↓;
UW (Eplerenon): Eosinophilie, Hyperkaliämie, Dehydrierung, Hypercholesterinämie, Hypertriglyzeridämie, Hyponatriämie, Schlaflosigkeit, Benommenheit, Kopfschmerz, Vorhofflimmern, MI, Linksherzinsuff., Hypotonie, Beinarterienthrombose, Pharyngitis, Durchfall, Übelkeit, Erbrechen, Blähungen, Juckreiz, Schwitzen ↑, Rückenschmerzen, Beinkrämpfe, Nierenfktsstrg., Kreatinin ↑, Harnsäure ↑, Kraftlosigkeit, Unwohlsein, Pyelonephritis; **UW** (Spironolacton): Hyperkaliämie, Gynäkomastie, Kopfschmerzen, Schläfrigkeit, Ataxie, Verwirrtheit, Impotenz, Amenorrhoe, Hirsutismus, Stimm-, Hautveränderungen, Harnsäure ↑; **KI** (Eplerenon): Kalium > 5 mmol/l bei Behandlungsbeginn, NI CrCl < 50, LI Child C, Kombination mit kaliumsparenden Diuretika/starken CYP3A4-Hemmern (Itraconazol, Ketoconazol, Ritonavir, Nelfinavir, Clarithromycin, Telithromycin);
KI (Spironolacton): bek. Überempf., NI CrCl < 30 oder Krea > 1,8mg/dl, Anurie, akutes Nierenversagen, Hyperkaliämie, Hyponatriämie, Hypovolämie, Dehydratation, Grav./Lakt.

Eplerenon Rp	HWZ 3-5h, PPB 50%
EplerenHEXAL *Tbl. 25, 50mg* **Eplerenon Stada** *Tbl. 25, 50mg* **Inspra** *Tbl. 25, 50mg*	**Herzinsuffizienz mit linksventrikulärer Dysfunktion nach MI** → 452: ini 1 x 25mg p.o., innerhalb von 4W auf 1 x 50mg steigern; **DANI** CrCl < 50: KI; **DALI** Child C: KI

Kaliumcanrenoat Rp	HWZ 23h, PPB > 98% 🖐
Aldactone *Amp. 200mg/10ml*	**Primärer/sekundärer Hyperaldosteronismus** → 576: 1-2 x 200mg i.v., max. 800mg/d; **Ki.:** ini 4-5mg/kg i.v., dann max. 2-3mg/kg; **Sgl.:** ini 2-3mg/kg i.v., dann max. 1.5-2mg/kg/d; **DANI** CrCl 30-60: sorgf. Dosiseinstellg.; < 30: KI

Diuretika 45

Spironolacton Rp   HWZ 1-2(13-15)h, Q0 1.0, PPB 98%, PRC D, Lact + ✋

Aldactone *Tbl.* 25, 50mg; *Kps.* 100mg
Osyrol *Tbl.* 50mg
Spiro-CT *Tbl.* 50, 100mg
Spironolacton-ratioph. *Tbl.* 50, 100mg

Primärer/sekundärer Hyperaldosteronismus
→ 576: ini 100-200mg, max. 400mg/d p.o.,
nach 3-6d 50-100mg, max. 200mg/d;
Ki.: ini 3mg/kg/d, nach 3-5d 2-3mg/kg/d;
Sgl.: ini 2-3mg/kg/d, nach 3-4d 1.5-2mg/kg/d;
DANI CrCl 30-60: sorgf. Dosiseinstellg.; < 30: KI

A 2.2.5 Osmotische Diuretika

Wm: osmotische Bindung von Wasser im Tubuluslumen der Niere;
Wi: vermehrte Wasserausscheidung bei geringer Mehrausscheidung von Elektrolyten;
UW: Exsikkose, Hypernatriämie, Volumenbelastung; **KI:** Herzinsuffizienz, Lungenödeme

Mannitol OTC   HWZ 71-100min, Q0 0.05, PRC C, Lact ? ✋

Mannit, Mannitol, Osmofundin,
Osmosteril
Inf.Lsg. 10, 15, 20%

Beginnendes akutes Nierenversagen nach Trauma, Schock → 533: bis 1.5g/kg/d,
max. 0.3g/kg/h i.v.;
Hirnödem: 1.5-2g über 30-60min i.v.;
Ki.: ini 1ml/kg über 3-5min, dann 2.5-7.5ml/kg

A 2.2.6 Diuretika-Kombinationen

Amilorid + Bendroflumethiazid Rp ✋

Tensoflux *Tbl.* 5+2.5mg

Ödeme → 552, **art. Hypertonie** → 443:
1-2 x 1Tbl. p.o.; **Aszites:** 1 x 1Tbl.;
DANI CrCl < 30: KI; **DALI** KI bei Coma hepat.

Amilorid + Hydrochlorothiazid Rp   PRC B, Lact - ✋

Amiloretik *Tbl.* 2.5+25mg; 5+50mg
Amilorid comp.-ratioph. *Tbl.* 5+50mg
Diursan *Tbl.* 5+50mg

Art. Hypertonie → 443: ini 1 x 2.5+25mg p.o.,
Erh.Dos. 1 x 1.25+12.5mg; **Ödeme** → 552:
1 x 2.5-5+25-50mg, max. 10+100mg/d;
DANI CrCl < 60: KI; **DALI** KI bei Coma hepat.

Amilorid + Furosemid Rp ✋

Diaphal *Tbl.* 5+40mg

Ödeme → 552, **Aszites, art. Hypertonie** → 443:
1-2 x 5+40mg p.o.;
DANI CrCl 30-60: max. 5+40mg/d; < 30: KI;
DALI KI bei Coma hepaticum

Triamteren + Hydrochlorothiazid Rp   PRC D, Lact - ✋

Dytide H *Tbl.* 50+25mg
Nephral *Tbl.* 50+25mg
Triampur comp. *Tbl.* 25+12.5mg
Triamteren comp.-ratioph. *Tbl.* 50+25mg
Triarese *Tbl.* 50+25mg
Tri Thiazid *Tbl.* 50+25mg
Turfa Gamma *Tbl.* 50+25mg

Art. Hypertonie → 443: ini 1-2 x 50+25mg,
Erh.Dos. 1 x 25-50+12.5-25mg p.o.;
Ödeme → 552: ini 2 x 50-100+25-50mg,
Erh.Dos. 1 x 25+12.5mg oder 50+25mg alle 2d;
Herzinsuffizienz → 465: 1-2 x 50+25mg;
DANI CrCl 75-100: max. 100mg Triamteren/d;
50-74: max. 50mg Triamteren/d;
30-49: max. 25mg Triamteren/d; < 30: KI;
DALI KI bei Praecoma/Coma hepaticum

Triamteren + Furosemid Rp	
Furesis comp. *Tbl. 50+40mg*	Ödeme → 552, art. Hypertonie → 443, Herzinsuff. → 465: 1-2 x 50+40mg p.o.; **DANI** CrCl 30-60: sorgfältige Dosiseinstellung; < 30: KI; **DALI** KI bei Coma hepaticum

Triamteren + Xipamid Rp	
Neotri *30+10mg*	**Art. Hypertonie** → 443: 1 x 30+10mg p.o.; **Ödeme** → 552: 1 x 30-60 + 10-20mg; **DANI** CrCl 30-60: sorgfältige Dosiseinstellung; < 30: KI; **DALI** KI bei Coma hepaticum

Triamteren + Bemetizid Rp	
Diucomb *Tbl. 20+10, 50+25mg* Dehydro sanol tri *Tbl. 20+10mg*	**Ödeme** → 552, **art. Hypert.** → 443: 1 x 10-50+5-25mg p.o.; **DANI** CrCl 30-60: sorgfältige Dosiseinst.; < 30: KI; **DALI** KI bei Coma hepaticum

Spironolacton + Furosemid Rp	
Osyrol-Lasix *Kps. 50+20, 100+20mg* Spiro comp. *Tbl. 50+20, 100+20mg* Spiro D *Tbl. 100+20mg*	**Hyperaldosteronismus mit Ödemen** → 576, **Aszites:** ini 1-4 x 50-100 + 20mg p.o., nach 3-6d Erh.Dos. 50-300 + 20-60mg/d, evtl. nur alle 2-3d; **DANI** CrCl 30-60: sorgfältige Dosiseinst.; < 30: KI; **DALI** KI bei Coma hepaticum

A 2.3 Antianginosa
A 2.3.1 Nitrate

Wm (Nitrate): Metabolit NO relaxiert glatte Gefäßmuskulatur;
Wi (Nitrate): Vorlast ↓ durch venöses Pooling, Koronarspasmolyse, Nachlast ↓;
Wm/Wi (Trapidil): Hemmung der Phosphodiesterase ⇒ Hemmung der intrazellulären cAMP- und cGMP-Degradation ⇒ Vasorelaxation; Thromboxan-A_2-Bildung ↓ ⇒ Thrombozytenaggregation ↓;
UW (ISDN): Tachykardie, Schwächegefühl, Kopfschmerzen, Benommenheit, Schwindelgefühl, Schläfrigkeit, Hypotonie; **UW** (Molsidomin): Kopfschmerzen, reflektorische Tachykardie, orthostat. Dysregulation; **UW** (Trapidil): keine sehr häufigen bzw. häufigen UW;
KI (Glyceroltrinitrat): bek. Überempf. ggü. Nitraten, akutes Kreislaufversagen, kardiogener Schock, ausgeprägte Hypotonie (RR < 90 mmHg), tox. Lungenödem; Erkr., die mit erhöhtem intrakraniellem Druck einhergehen; gleichz. Anw. von Sildenafil, Vardenafil, Tadalafil;
KI (ISDN): bek. Überempf. gegen ISDN bzw. andere Nitrate; akutes Kreislaufversagen, nicht ausreichend behandelter kardiogener Schock, HOCM, konstriktive Perikarditis, Hypotonie mit RR < 90 mmHg, gleichzeitige Anwendung von Sildenafil, Vardenafil, Tadalafil;
KI (Molsidomin): bek. Überempf., akutes Kreislaufversagen, schwere Hypotonie, Lakt., gleichzige Anw. von Sildenafil, Vardenafil, Tadalafil;
KI (Trapidil): bek. Überempf., Schock, Hypotonie, Grav./Lakt.

Antianginosa 47

Glyceroltrinitrat (Nitroglycerin) Rp	HWZ 2-4.4min, Q0 1.0, PPB 60%, PRC C, Lact ?
Minitrans *TTS 5, 10mg/d* **Nitro Carino** *Inf.Lsg. 50mg/50ml* **Nitroderm** *TTS 5, 10mg/d* **Nitrolingual** *Spray 0.4mg/Hub* **Nitronal** *Kps. 0.8mg*	**AP, Ther. mit Pro.** → 449: 0.4-1.2mg s.l.; TTS 1 Pfl. (5-10mg)/d; **akute Linksherzinsuff., akuter MI** (RR syst. >100): 0.4-1.2mg s.l., ggf. Wdh. n. 10min; 2-8mg/h i.v.; Perf. (50mg) = 1mg/ml ⇒ 2-8ml/h; **Pro. katheterinduzierte koron. Spasmen:** 0.4-0.8mg vor Koronarangio; **DANI** nicht erf.

Isosorbidmononitrat Rp	HWZ 4-5h, Q0 0.8, PRC C, Lact ?
IS 5 mono-ratioph. *Tbl. 20, 40, 40(ret.), 60(ret.), 100(ret.)mg; Kps. 50(ret.)mg* **ISMN Heumnn** *Tbl. 20, 40mg* **Ismo** *Tbl. 20, 40(ret.)mg* **Monoclair** *Tbl. 20, 40(ret.)mg* **Mono-Mack Depot** *Tbl. 100(ret.)mg*	**Pro., Langzeit-Therapie der AP** → 458: 2 x 20-40mg; 1 x 40-100mg (ret.) p.o.; **DANI** nicht erforderlich

Isosorbiddinitrat Rp	HWZ 0.5(5)h, Q0 1.0, PPB 16-40%, PRC C, Lact ?
ISDN HEXAL *Kps. 20(ret.), 40(ret.), 60(ret.)mg* **ISDN-ratioph.** *Tbl. 5mg; Kps. 20(ret.), 40(ret.), 60(ret.), 80(ret.)mg* **Isoket** *Subling.Tbl. 5mg; Tbl. 10, 20, 40, 20(ret.), 40(ret.), 60(ret.)mg; Kps. 80(ret.), 120(ret.)mg; Spray 1.25mg/Hub; Amp. 10mg/10ml*	**Akute AP** → 449: 5mg s.l.; 1-2 Hübe, evtl. Wdh. nach 10min; ini 1-2mg/h, max. 8-10mg/h i.v.; **Pro., Langzeit-Therapie der AP:** 2 x 10-40mg p.o.; 2 x 20mg i.v.; 1-2 x 40-60mg (ret.); 1 x 80-120mg (ret.); **DANI** nicht erforderlich

Molsidomin Rp	HWZ 0.25(1-2)h, Q0 0.9, PPB 3-11%
Corvaton *Tbl. 2, 4, 8(ret.)mg; Amp. 2mg/1ml* **Molsidomin Heumann** *Tbl. 2, 4, 8(ret.)mg* **MolsiHEXAL** *Tbl. 8(ret.)mg*	**Pro., Langzeit-Therapie der AP** → 458: 2 x 2-4mg, max. 3-4 x 4mg p.o.; 1-2 x 8mg (ret.), max. 3 x 8mg (ret.); **instabile AP** → 449: ini 2-4mg i.v., dann 4mg/h; **DANI/DALI** niedrigere Initialdosis i.v.

Pentaerithrityltetranitrat Rp	HWZ 0.1 h
Pentalong *Tbl. 50, 80mg*	**Pro., Langzeit-Therapie der AP** → 458: 2-3 x 50-80mg p.o.

Trapidil Rp	HWZ 2-4h, PPB 80%
Rocornal *Kps. 200mg*	**Chronisch stabile AP:** 2-3 x 200mg p.o.

A 2.3.2 I_f-Kanal-Hemmer

Wm/Wi: selektive Hemmung des I_f-Kanals, der die spontane Depolarisation am Sinusknoten kontrolliert ⇒ negativ chronotrop, myokardialer O_2-Verbrauch ↓, O_2-Versorgung ↑; **UW:** lichtbed. visuelle Symptome, Verschwommensehen, HF ↓, AV-Block I°, VES, SVES, Vorhofflimmern, Palpitationen, Kopfschmerzen, Schwindel, Übelkeit; **KI:** bek. Überempf. gegen I_f-Kanal-Hemmer, HF in Ruhe < 70/min, kardiogener Schock, akuter MI, schwere Hypotonie, schwere LI, Sick Sinus, SA-Block, AV-Block III°, instabile oder akute Herzinsuff., Herzschrittmacherabhängigkeit, instab.AP, gleichzeitige Anw. starker CYP 3A4-Hemmer (Ketoconazol, Itraconazol, Clarithromycin, Erythromycin, Josamycin, Telithromycin, Nelfinavir, Ritonavir, Nefazodon), Kombination mit Verapamil oder Diltiazem, Grav./Lakt.

A 2 Kardiologie, Angiologie – Arzneimittel

Ivabradin Rp HWZ 2h, PPB 70%

Ivabradine Anpharm *Tbl. 5, 7.5mg*
Procoralan *Tbl. 5, 7.5mg*

Symptomat. KHK → 449: ini 2 × 5mg p.o., je n. Ansprechen auf Ther. n. 3–4W ↑ auf 2 × 7.5mg; **chron. stabile Herzinsuff. NYHA II–IV** → 465: ini 2 × 5mg p.o., bei HF > 60 nach 2W ↑ auf 2 × 7.5mg; **DANI** CrCl > 15: 100%; CrCl < 15: vorsichtige Anw.; **DALI** KI bei schwerer LI

Metoprololtratrat + Ivabradin Rp

Implicor *Tbl. 25+5, 25+7.5, 50+5, 50+7.5mg* **Chron. stabile AP** → 458: 2 × 5-7.5+25-50mg p.o.; **DANI** CrCl > 15: 100%; CrCl < 15: vorsicht. Anw.; **DALI** KI bei schwerer LI

A 2.3.3 I_{Na}-late Inhibitor

Wm/Wi: weitestgehend unbekannt; Hemmung des späten Natriumeinstroms in die kardialen Myozyten, dadurch Reduktion der intrazellulären Kalziumüberladung ⇒ O_2- Bedarf ↓, O_2-Angebot ↑, Verbesserung der myokardialen Relaxation und Mikrozirkulation; hämodynamisch neutral, nur minimale Beeinflussung von RR und HF;
UW: Schwindel, Kopfschmerzen, Obstipation, Erbrechen, Übelkeit, Asthenie;
KI: bek. Überempf.; schwere NI und/oder mäßige bis schwere LI; gleichz. Anw. von starken CYP3A4-Inhibitoren (z.B. Itraconazol, Ketoconazol, Voriconazol, Posaconazol, HIV-Proteasehemmer, Clarithromycin, Telithromycin, Nefazodon); gleichz. Anw. von Antiarrhythmika der Klasse Ia (Chinidin) oder Klasse III (z.B. Dofetilid, Sotalol) mit Ausnahme von Amiodaron

Ranolazin Rp HWZ 7h, PPB 62% PRC C, Lact -

Ranexa *Tbl. 375(ret.), 500(ret.), 750(ret.)mg* **Stabile AP** → 458: ini 2 × 375 mg p.o., nach 2-4W 2 × 500mg, dann je nach Anspr. auf max. 2 × 750mg steigern; **DANI** CrCl < 30: KI; **DALI** KI bei mäßiger oder schwerer LI

A 2.4 Antiarrhythmika

A 2.4.1 Klasse-Ia-Antiarrhythmika

Wm/Wi: Na^+-Einstrom ↓ ⇒ Depolarisation ↓, Leitungsgeschwindigkeit ↓ (neg. dromotrop), Schwellenpot. AP ↑ (Erregbark. ↓), neg. inotrop, K^+-Ausstrom ↓ ⇒ AP-Dauer ↑, Refraktärzeit ↑;
UW (Ajmalin): Transaminasen ↑, Cholestase, BB-Veränd., Proarrhythmien, Reizleitungsstrg., Kammerfrequenz ↑ bei Vorhofflimmern, Flush-, GI-Sympt.; **UW** (Chinidin): Übelkeit, Erbrechen, Durchfall, Proarrhythmien, ventrik. Tachykardie, Torsade de pointes; **UW** (Prajmaliumbitartrat): Übelkeit, Appetitlosigkeit, Erbrechen, Durchfall, Verstopfung, intrahepatische Cholestase;
KI (Ajmalin): bek. Überempf., AV-Block II° und III°, vorbestehende intraventr. Erregungsleitungsstrg., Adam-Stokes-Anfälle, manifeste Herzinsuff., erhebliche Verbreiterung des QRS-Komplexes bzw. Verlängerung der QT-Zeit, Intox. mit herzwirksamen Glykosiden, hypertrophe Kardiomyopathie, Bradykardien < 50/min; Tachykardien aufgrund v. Herzdekompensation, Myasthenia gravis, innerhalb der ersten drei Monate nach MI oder bei Pat. mit einer linksventrikulären Auswurffraktion von < 35% (Ausnahme: Pat. mit lebensbedrohl. ventrikulären Herzrhythmusstörungen); **KI** (Chinidin): kardiale Dekompensation, Digitalisüberdosierung, AV-Block II°–III°, Myokarditis, Thrombopenie, QT-Zeit ↑, bis 90d nach MI;
KI (Prajmaliumbitartrat): s. Ajmalin, Z.n. medikamentös induzierter Cholestase

Antiarrhythmika 49

Ajmalin Rp HWZ 1.6h, Q0 0.85, PPB 75%

Gilurytmal *Amp. 50mg/10ml* | **(Supra-)ventrikuläre Tachykardie** → 474: 50mg langsam i.v., ggf. Wdh. nach 30min; ggf. Dauerinf. 20-50mg/h, max. 1200mg/24h; **DANI** sorgfältige Dosiseinst.; **DALI** 10-30mg/h

---

Chinidin nur in Komb. mit anderen Antiarrhythmika HWZ 6-7h, Q0 0.8

Chinidin + Verapamil Rp

Cordichin *Tbl. 160+80mg* | **Nach Kardioversion von Vorhofflimmern** → 472: 2 x 160+80 p.o., ab d2 3 x 160+80mg; **Vorhofflimmern, Rezidiv-Pro.** → 472: d1: 1 x 160+80mg, d2-3: 2 x 160+80mg, ab d4: 3 x 160+80mg

---

Prajmaliumbitartrat Rp HWZ 4-7h, Q0 0.95, PPB 60%

Neo-Gilurytmal *Tbl. 20mg* | **(Supra-)ventrikuläre Tachykardie** → 474: ini 3-4 x 20mg p.o., nach 2-3d 2-4 x 10mg; **DANI** CrCl 30-60: 50%; < 30: KI; **DALI** nicht erforderlich

A 2.4.2 Klasse-Ib-Antiarrhythmika

Wm: Na^+-Einstrom ↓, K^+-Ausstrom ↑, Phase-4-Depolarisation verlangsamt;
Wi: Erregbarkeit ↓, v.a. am Ventrikel (s. Kl. Ia), AP-Dauer + Refraktärzeit (Purkinje-System) ↓, an Vorhof/Ventrikel ↑; Ausfilterung hochfrequenter Erregungen (Extrasystolen), AV-Überleitung evtl. ↑, negative Inotropie geringer als Klasse Ia; in hohen Konz. negativ dromo-, inotrop;
UW (Lidocain): Benommenheit, Schwindel, Sprachstrg., Parästhesien bis hin zu generalisierten Krämpfen, kardiovaskuläre Strg., Blutdruckabfall, Bradykardie, AV-Blockierungen, Asystolie, proarrhythmische Wirkungen mit der möglichen Folge eines Herzstillstandes, Erhöhung der Defibrillationsschwelle bei Herz-Kreislauf-Stillstand, respiratorische Strg.;
KI (Lidocain): bek. Überempf. gegen Lidocain bzw. gegen Lokalanästhetika vom Säureamid-Typ; bei AV-Block II. und III. Grades ohne verfügbaren Herzschrittmacher, innerhalb der ersten drei Monate nach Myokardinfarkt oder bei eingeschränkter Herzleistung (linksventrikuläres Auswurfvolumen < 35%) außer bei Pat. mit lebensbedrohenden ventrikulären HRST

Lidocain Rp HWZ 1.5-2(3.5)h, Q0 0.9, PPB 60%, PRC B, Lact +

Xylocain 2% *Amp. 100mg/5ml, 1000mg/50ml*
Xylocitin Cor 1%, 2% *Amp. 100mg/10ml, 100mg/5ml, 200mg/10ml* | **Ventrikuläre HRST** → 475: ini 50-100mg bzw. 1-1,5mg/kg langsam über 2-3min. i.v.; ggf. Wdh. in Abständen v. 5-10min. dann Dauerinfusion: 1mg/min.; max. 4 mg/min. bzw. 200-300mg/h; alternativ: Erh.Dos. 30µg/kg/min. über 24-30h; **endotracheopulmonale Anwendung**: 2- 2,5-fache der i.v. initialen Bolusgabe; **DANI, DALI** sorgfältige Dosiseinstellung, 50% bei ausgeprägter NI, LI

A 2.4.3 Klasse-Ic-Antiarrhythmika

Wm/Wi (Flecainid): bindet an schnelle Natriumkanäle und verlangsamt die Depolarisationsgeschwindigkeit; Überleitung in Vorhof, AV-Knoten, Ventrikel und Purkinje-Fasern ↓;
Wm/Wi (Propafenon): Blockade von Natriumkanälen ⇒ neg. dromotrop; Refraktärzeiten ↑ in Vorhof, AV-Knoten, akzessorischen Bahnen (WPW-Syndrom) und Kammern;
UW (Flecainid): Schwindel, Depression, Angstzustände, Schlaflosigkeit, Kopfschmerzen, Parästhesien, Hypästhesien, Ataxien, Synkope, Hautrötung, Schwitzen ↑, Zittern, Sehstrg., Tinnitus, proarrhythm. Wi., Atemnot, Übelkeit, Erbrechen, Durchfall, Verdauungsstrg., Verstopfung, Exanthem, Schwäche, Müdigkeit, Ödeme; **UW** (Propafenon): Schwindel, Benommenheit, Überleitungsstrg. (SA-Block, AV-Block, intraventr. Block), Angst, Schlafstörungen, Kopfschmerzen, Geschmacksstrg., Sehstrg., Sinusbradykardie, Bradykardie, Tachykardie, Vorhofflattern, Dyspnoe, Bauchschmerzen, Erbrechen, Übelkeit, Durchfall, Verstopfung, Mundtrockenheit, Anomalien der Leberfkt., Brustschmerzen, Asthenie, Müdigkeit, Pyrexie;
KI (Flecainid): bek. Überempf., strukturelle Herzerkr. und/oder eingeschränkte linksventr. Fkt. (EF < 35 %); nach MI (außer bei Pat. mit lebensbedrohenden ventrik. Herzrhythmusstörungen); kardiogener Schock, schwere Bradykardie, SA-Blockierungen, AV-Block II–III u. intraventrik. Leitungsstrg. bei Pat. ohne Herzschrittmacher; Sinusknotensyndrom oder Bradykardie-Tachykardie-Syndrom bei Pat. ohne Herzschrittmacher; permanentes Vorhofflimmern, hämodynamisch wirksame Herzklappenfehler, gleichz. Anw. von Antiarrhythmika der Klasse I;
KI (Propafenon): bek. Überempf., Brugada-Syndrom, manifeste Herzinsuff., kardiogener Schock (außer wenn dieser durch eine Störung der Herzschlagfolge bedingt ist); schwere symptomatische Bradykardie, innerhalb der ersten drei Monate nach MI oder bei eingeschränkter Herzleistung (EF < 35%), außer bei Pat. mit lebensbedrohenden ventrik. Herzrhythmusstörungen; ausgeprägte Reizleitungsstrg. wie SA- bzw. AV-Block II–III°, Schenkelblock ohne Schrittmacherimplant., bei Sinusknotensyndrom (ohne Schrittmacherimplant.); ausgeprägte Hypotonie, manifeste Strg. des Elektrolythaushalts, schwere obstruktive Atemwegerkr., Myasthenia gravis, gleichz. Anw. von Ritonavir

Flecainid Rp	HWZ 20h, Qo 0.7, PPB 40%, PRC C, Lact + 🐄
Flecadura Tbl. 50, 100mg **Flecainid HEXAL** Tbl. 50, 100mg **Tambocor** Tbl. 50, 100mg; Inj.Lsg. 150mg/15ml	**(Supra-)ventrikuläre Tachykardie → 474:** 2 x 50-150mg p.o.; 1mg/kg langsam i.v., evtl. nach 15-20min 0.5mg/kg; Dauerinfusion: 200-400mg/d; **DANI, DALI** CrCl < 50: ini max. 2 x 50mg p.o., Erh.Dos. max. 2 x 150mg oder 200-300mg i.v.

Propafenon Rp	HWZ 5-8h, Qo 1.0, PPB 85-95%, PRC C, Lact ?
Propafenon-ratioph. Tbl. 150, 300mg **Rytmonorm** Tbl. 150, 300mg; Amp. 70mg/20ml **Rytmonorm SR** Kps. 225(ret.), 325(ret.), 425(ret.)mg	**(Supra-)ventrikuläre Tachykardie → 474:** 3 x 150 oder 2 x 300mg, max. 3 x 300mg p.o.; **Ki.:** 10-20mg/kg p.o. in 3-4ED; 0.5-1mg/kg i.v., ggf. 2mg/kg Kurzzeitinf. über 1-3h mit 0.5-1mg/Min; Langzeitinf. max. 560mg/d **Rezidiv-Pro. Vorhofflimmern:** ini 2 x 325mg p.o., ggf. nach 5d 2 x 325mg bzw. nach 10d 2 x 425mg; **DANI** sorgfältige Dosiseinstellung; **DALI** ggf. Dosisred.

Antiarrhythmika 51

A 2.4.4 Klasse-II-Antiarrhythmika = Betablocker → 27

A 2.4.5 Klasse-III-Antiarrhythmika

Wm/Wi: Blockade von K⁺Kanälen ⇒ AP-Dauer ↑;
UW (Amiodaron): Korneaablagerung, Lungenfibrose, Photosensibilität, Leberschäden, Sehstrg., Erythema nodosum, Hypo-, Hyperthyreose;
UW (Sotalol): AV-Block, HF yx ↓, Hypotonie, Herzinsuffizienz ↑, QT-Verlängerung, ventrikuläre Tachyarrhythmien, Torsade de pointes, Broncho-, periphere Vasokonstriktion, Insulinsekretion ↓, Glykogenolyse ↓,
Hypoglykämiesymptome maskiert, Potenzstörung;
KI (Amiodaron): bek. Überempfindlichkeit, Sinusbradykardie (< 55/min), alle Formen einer Leitungsverzögerung (sinuauirikuläre und nodale Leitungsverzögerung, einschließlich Sick-Sinus, AV-Block II and III sowie bi- und trifaszikuläre Blöcke, sofern kein Herzschrittmacher eingesetzt ist); Schilddrüsenerkrankungen, vorbestehende QT-Verlängerung, Hypokaliämie, Jodallergie, gleichzeitige Ther. mit MAO-Hemmern, gleichzeitige Ther. mit Arzneimitteln, die Torsade de pointes auslösen können; Kreislaufkollaps, Hypotonie, schwere Ateminsuffizienz, Kardiomyopathie, Herzinsuffizienz, Kinder bis 3J., Grav./Lakt.;
KI (Sotalol): Herzinsuff. NYHA IV, akuter Herzinfarkt, AV-Block II°-III°, SA-Block, Sick Sinus, HF ↓ < 50/min, vorbestehende QT-Verlängerung, COPD, schwere pAVK s. Betablocker → 27

Amiodaron Rp   HWZ 64d, Qo 1.0, PPB 95%, PRC D, Lact -

Amiodaron-ratioph. *Tbl. 100, 200mg;*
Amp. 150mg/3ml
AmioHEXAL *Tbl. 200mg*
Cordarex *Tbl. 200mg; Amp. 150mg/3ml*
Cordarone *Tbl. 200mg; Amp. 150mg/3ml*

(Supra-)ventrikuläre HRST → 474:
d1-10: 3-6 x 200mg, Erh.Dos. 1 x 200mg an 5d/W p.o.; 5mg/kg über 3min i.v.;
Dauerinfusion: 10-20mg/kg in 250-500ml Glucose 5% für max. 7d;
DANI nicht erforderlich

Sotalol (s. auch Betablocker → 29) Rp   HWZ 7-18h, Qo 0.015, keine PPB, PRC B, Lact ? 🖐

A 2.4.6 Klasse-IV-Antiarrhythmika = Ca-Antagonisten mit antiarrhythmischer Wi → 30

A 2.4.7 Mehrkanalblocker

Wm/Wi: (Dronedaron): Hemmung des Kalium-, Natrium- u. Kalziumstroms, AP und Refraktärzeit verlängert, nicht kompetitiver Antagonist adrenerger Aktivität ⇒ effektive Refraktärzeit von Vorhof, AV-Knoten und Ventrikel verlängert ⇒ Verhinderung von Vorhofflimmern oder Wiederherstellung eines Sinusrhythmus, Reduktion der Herzfrequenz;
Wm/Wi (Vernakalant): Blockade von elektrischen Strömen in allen Phasen des atrialen Aktionspotentials ⇒ antiarrhythmische Wi v.a. im Vorhof, atriale Refraktärzeit ↑, Überleitungsgeschwindigkeit ↓ ⇒ Konversion in Sinusrhythmus;
UW (Dronedaron): Kreatininanstieg, QTc-Verlängerung, Bradykardie, Diarrhoe, Erbrechen, Übelkeit, Bauchschmerzen, Dyspepsie, Exanthem, Juckreiz, Müdigkeit, Asthenie;
UW (Vernakalant): Dysgeusie, Parästhesie/Hypoästhesie, Schwindel, Kopfschmerz, Bradykardie, Vorhofflattern, Hypotonie, Niesen, Husten, nasale Beschwerden, Übelkeit, Erbrechen, Mundtrockenheit, Pruritus, Hyperhidrose, Schmerzen/Parästhesien an Inf.Stelle, Hitzegefühl;

A 2 Kardiologie, Angiologie – Arzneimittel

KI (Dronedaron): bek. Überempf., AV-Block II°/III° oder Sick-Sinus-Syndrom (außer bei gleichzeitigem Schrittmacher), Bradykardie < 50/min; Herzinsuff. NYHA IV oder instabile NHYA III, hämodyn. instabile Pat.; gleichz. Anw. starker CYP-3A4-Inhibitoren (z.B. Ketoconazol, Itraconazol, Voriconazol, Posaconazol, Telithromycin, Clarithromycin, Nefazodon, Ritonavir); gleichz. Anw. von Arzneimitteln, die Torsade de pointes verursachen können (z.B. Phenothiazine, Cisaprid, Bepridil, trizyklische Antidepressiva; Terfenadin, bestimmte orale Makrolid-Antibiotika, Klasse-I- und -III-Antiarrhythmika), QTc-Verlängerung ≥ 500 ms, schwere Leberfktsstrg., stark eingeschränkte Nierenfunktion (CrCl < 30ml/min);
KI (Vernakalant): Überempf., schwere Aortenklappenstenose, RR < 100mmHg (systolisch), NYHA III/IV, QT-Verlängerung, schwere Bradykardie, AV-Block II°/III°/Sinusknotenerkr. (ohne Schrittmacher), i.v.-Anw. von Antiarrhythmika in letzten 4h, ACS innerhalb der letzten 30d

Dronedaron Rp	HWZ 25-30h, PRC X, Lact ?
Multaq *Tbl. 400mg*	**Nichtpermanentes Vorhofflimmern** → 472: 2 x 400mg p.o.; **DANI** CrCl ≥ 30: 100%; < 30: KI; **DALI** KI bei schwerer LI

Vernakalanthydrochlorid Rp	HWZ 3-5,5h , PRC X, Lact ?
Brinavess *Inf.Lsg. 20mg/ml*	**Kürzlich aufgetret. Vorhofflimmern** → 472: (ohne herzchir. Eingriff < 7d, mit herzchir. Eingriff < 3d): ini 3mg/kg über 10min i.v. (max. 339mg), nach 15min ggf. Wdh. mit 2mg/kg über 10min. (max. 226mg); max. 5mg/kg/24h; **DANI, DALI** nicht erforderlich

A 2.4.8 Weitere Antiarrhythmika

Wm/Wi (Adenosin): über Purin-1-Rezeptoren vermittelte Verlangsamung der Überleitungszeit am AV-Knoten und Sinusknoten ⇒ Terminierung von Reentry-Tachykardien; Relaxierung von Gefäßmuskelzellen;
UW (Adenosin): Flush, thorakale Schmerzen, HF↓, Asystolie (meist transient), Sinuspause, ventrikuläre und supraventrikuläre Extrasystolen, AV-Block, ventrikuläre Tachykardien, Vorhofflimmern, Dyspnoe, Kopfschmerzen, Schwindel, innere Unruhe, Verschwommensehen, metallischer Geschmack, Bronchospasmus, RR↓;
KI (Adenosin): bek. Überempfindlichkeit, AV-Block II°-III°, Sick-Sinus-Syndrom, Vorhofflimmern/-flattern, chronisch obstruktive Lungenerkrankungen, verlängertes QT-Intervall, schwere Hypotonie, dekomp. Herzinsuffizienz, gleichzeitige Anw. v. Dipyridamol

Adenosin Rp	HWZ < 10s, Q0 1.0, PRC C, Lact ?
Adenoscan *Inj.Lsg. 30mg/10ml* Adenosin Life Medical *Inj.Lsg. 10mg/2ml, 50mg/10ml, 250mg/50ml* Adrekar *Inj.Lsg. 6mg/2ml* Rotop Adenosin *Inj.Lsg. 50mg/10ml, 75mg/15ml, 250mg/50ml*	**Paroxysmale AV-junktionale Tachykardien** → 474: 3-6-9-12mg jeweils als Bolus je nach Wi; **Ki.:** ini 100µg/kg i.v., je nach Wi steigern um 50µg/kg alle 2min bis 250µg/kg; **pharmakologische Provokation einer Myokardischämie:** 140µg/kg/min über 4-6min i.v.; **DANI** nicht erforderlich

A 2.5 Digitalisglykoside

Wm: Hemmung des aktiven Na^+-K^+-Transports an der Muskelzelle ⇒ intrazelluläres Na^+ ↑ ⇒ Na^+-Ca^{2+}-Austausch ↓ ⇒ intrazelluläres Ca^{2+} ↑; Vagusaktivität ↑, Sympathikusaktivität ↓;
Wi: positiv inotrop, Schlagvolumen ↑ ⇒ Wirkungsgrad des insuffizienten Herzens ↑, Gewebs- und Koronarperfusion ↑, negativ chrono-, dromotrop, Refraktärzeit am AV-Knoten ↑, am Myokard ↓ ⇒ Aktivierung ektoper Schrittmacher, positiv bathmotrop;
UW: AV-Block, Arrhythmie, Extrasystolie, Nausea, Erbrechen, Diarrhoe, Farbsehstörung, Verwirrtheit; **KI:** AV-Block II°-III°, WPW-Syndrom, ventrikuläre Tachykardie, Carotissinussyndrom, HOCM, Hyperkalzämie, Hypokaliämie, thorakales Aortenaneurysma

Digitoxin Rp	HWZ 7-8d, Q_0 > 0.7, PPB 90-97%, PRC C, Lact + therap. Serumspiegel (ng/ml): 10-30
Digimed Tbl. 0.07, 0.1mg **Digimerck** Tbl. 0.05, 0.07, 0.1mg; Amp. 0.1mg/1ml, 0.25mg/2.5ml **Digitoxin Philo** Amp. 0.25mg/1ml **Digitoxin AWD** Tbl. 0.07mg	Herzinsuff. → 465, **tachykardes Vorhofflimmern** → 472: d1-3: 3 x 0.07-0.1mg p.o., dann: 1 x 0.07-0.1mg; d1: 0.5mg i.v., d2, 3: 0.25mg i.v., dann 0.07-0.1mg/d p.o./i.v.; **Ki.:** bis zur Sättigung 0.03mg/kg/d, dann 0.003mg/kg/d p.o.; **DANI** CrCl < 10: Dosisreduktion
Digoxin Rp	HWZ 30-50h, Q_0 0.3, PPB 20%, PRC C, Lact + therap. Serumspiegel (ng/ml): 0.8-2.0
Digacin Tbl. 0.25mg **Lanicor** Tbl. 0.25mg; Amp. 0.25mg/1ml **Lenoxin** Tbl. 0.125, 0.25mg; Gtt. (1ml = 0.05mg)	Herzinsuff. → 465, **tachykardes Vorhofflimmern** → 472: d1-3: 1 x 0.25-0.5mg p.o.; 2-3 x 0.25mg i.v., dann 1 x 0.25-0.375mg p.o.; 1 x 0.25mg i.v.; **Ki.:** s. FachInfo; **DANI** CrCl 50-100: 50%; 20-49: 33-50%; < 20: 33%; **DALI** nicht erforderlich
Beta-Acetyldigoxin Rp	HWZ (36)h, Q_0 0.3, PPB 30%; therap. Serumspiegel (ng/ml): 0.8-2.0
Novodigal Tbl. 0.1, 0.2mg	Herzinsuff. → 465, **tachykardes Vorhofflimmern** → 472: d1-2: 3 x 0.2mg p.o., dann: 1 x 0.2-0.3mg; **Ki. 1-3J:** d1 40µg/kg in 3ED, dann 10µg/kg; **4-12J:** d1: 25-30µg/kg in 3ED, dann 5µg/kg; **DANI** CrCl 50-100: 50%; 20-49: 33-50%; < 20: 33%; **DALI** nicht erforderl.
Metildigoxin Rp	HWZ 48h, Q_0 0.35, PPB 20-30%; therap. Serumspiegel (ng/ml): 0.8-2.0
Lanitop Tbl. 0.05, 0.1, 0.15mg; Gtt. (15Gtt. = 0.2mg)	Herzinsuff. → 465, **tachykardes Vorhofflimmern** → 472: d1-2: 1 x 0.3-0.4mg p.o., dann 1 x 0.1-0.3mg; **Ki.:** s. Packungsbeilage; **DANI** CrCl 50-100: 50%; 20-49: 33-50%; < 20: 33%

A 2.6 Sympathomimetika

Wm/Wi (Dobutamin): v.a. beta-1- u. alpha-1-, geringer auch beta-2- u. alpha-2-agonistisch, Kontraktilität ↑, Schlagvolumen ↑, linksventrikulärer Füllungsdruck ↓, systemischer Gefäßwiderstand ↓; **Wm/Wi** (Dopamin): dosisabhängig dopaminerg, alpha-/beta-agonistisch, renale Vasodil., HZV ↑, Vasokonstriktion, RR ↑; **Wm/Wi** (Ephedrin): sympathomimet. Amin, das direkt an Alpha- und Betarez. wirkt; indirekte Wi über ↑ Freisetzung von Noradrenalin, Wi als MAO-Hemmer; **Wm/Wi** (Epinephrin): beta- > alphaagonistisch, pos. ino-, chrono-, bathmotrop, syst. RR ↑, diast. RR ↓, Bronchodilatation; **Wm/Wi** (Etilefrin): alpha-/betaagonistisch, RR ↑ durch Vasokonstriktion, positiv ino- und chronotrop; **Wm/Wi** (Midodrin): alpha-1-agonistisch, syst. u. diast. RR ↑; **Wm/Wi** (Norepinephrin): alpha-/beta-1-agonistisch, Vasokonstriktion, syst. und diast. RR ↑; **Wm/Wi** (Theodreanlin + Cafedrin): beta-agonistisch, Kontraktilität ↑, Schlagvolumen ↑, peripherer Gefäßwiderstand ↑;
UW (Cafedrin + Theodrenalin): Herzklopfen, pektanginöse Beschwerden, ventrikuläre Herzrhythmusstörungen, Miktionsbeschwerden, Muskeltremor, Gewöhnung, Abhängigkeit; **UW** (Dobutamin): HRST, Palpitationen, AP, RR ↑ u. RR ↓, Kopfschmerzen, Übelkeit, Exanthem, Fieber, Bronchospasmus, Hemmung d. Thrombozytenfkt.; **UW** (Dopamin): HRST, AP, Dyspnoe, Übelkeit, Erbrechen, Angstgefühl, Kopfschmerzen, RR ↑ und RR ↓; **UW** (Ephedrin): Verwirrtheit, Angstzustände, Depressionen, Nervosität, Reizbarkeit, Unruhe, Schwäche, Schlaflosigkeit, Kopfschmerz, Schwitzen, Palpitationen, Hypertonie, Tachykardie, Dyspnoe, Übelkeit, Erbrechen; **UW** (Epinephrin): tachykarde HRST, Kammerflimmern, AP, hypertone Rkt., Vasokonstriktion, Hyperglykämie, metabol. Azidose, Übelkeit, Tremor, Angst, Halluzinationen; **UW** (Etilefrin): Palpitationen, HRST, RR ↑, AP, Unruhe, Angstzustände, Schwitzen, Tremor, Kopfschmerzen, Schwindel; **UW** (Midodrin): Liegendhypertonie, Reflexbradykardie, Palpitationen, Tachykardie, Parästhesien, Pruritus, Piloarrektion, Kältegefühl, Nausea, Dyspepsie, Harnverhalt; **UW** (Norepinephrin): Herzklopfen, AP, Myokardischämie, starker RR ↑, Lungenödem, Vasokonstriktion, ischämische Nekrosen, Oligurie, Anurie;
KI (Cafedrin + Theodrenalin): bek. Überempf., Hypertonie, Mitralstenose, Hyperthyreose, Engwinkelglaukom, Phäochromozytom, Prostataadenom mit Restharnbildung, Bronchialasthmatiker mit Sulfitüberempf.; **KI** (Dobutamin): mechan. Behinderung der ventrik. Füllung u./o. des Ausflusses, Hypovolämie; **KI** (Dopamin): Thyreotoxikose, Phäochromozytom, Glaukom, Blasenentl.-Strg., hochfrequ. absol. Arrhythmie, Hypovolämie, Kammerflimmern, Grav.; **KI** (Ephedrin): bek. Überempf., Behandlung mit MAO-Hemmern, Koronarthrombose, Diabetes mellitus, ischämische Herzerkrankung, Hypotonie, Thyreotoxikose, Winkelblockglaukom, ältere Patienten, Prostathypertrophie; **KI** (Epinephrin): system. Anw.: bek. Überempf., Hypertonie, Hyperthyreose, Phäochromozytom, Engwinkelglaukom, Prostataadenom mit Restharnbildung, paroxysmale Tachykardie, hochfrequente absolute Arrhythmie, schwere Nierenfktsstrg., Koronar- und Herzmuskelerkrankungen, sklerotische Gefäßveränderungen, Cor pulmonale, Sulfitüberempfindlichkeit, intraarterielle Anwendung, lokale Anw.: bek. Überempfindlichkeit, Engwinkelglaukom, paroxysmale Tachykardie, hochfrequente absolute Arrhythmie; Anästhesien im Endstrombereich (insbes. Finger, Zehen, Penis, Nasenspitze); Sulfitüberempfindlichkeit; **KI** (Etilefrin, Midodrin): Thyreotoxikose, Phäochromozytom, Glaukom, Blasenentleerungsstrg., RR ↑, KHK, tachykarde HRST, Herzklappenstenose, HOCM; **KI** (Norepinephrin): Hypertonie, Hyperthyreose, Phäochromozytom, Engwinkelglaukom, Prostataadenom mit Restharnbildung, paroxysmale Tachykardie, hochfrequente absol. Arrhythmie, schwere Nierenfunktionsstörungen, Koronar- und Herzmuskelerkrankungen, Arteriosklerose, Cor pulmonale, bek. Überempf., Sulfit-Überempf., intraarterielle Anw.

Sympathomimetika 55

Adrenalin (Epinephrin) Rp	HWZ 1-3min, Qo > 0.7, PRC C, Lact ?
Adrenalin Infectopharm *Amp. 1mg/1ml* **Emerade** *Pen 0.15/0.15ml, 0.3/0.3ml, 0.5mg/0.5ml* **Epipen** *Autoinjektor 0.15mg/0.3ml, 0.3mg/0.3ml* **Fastjekt** *Autoinjektor 0.15, 0.3mg/ED* **Jext** *Autoinjektor 0.15mg/0.3ml, 0.3mg/0.3ml* **Suprarenin** *Amp. 1mg/1ml; Inj.Lsg. 25mg/25ml*	**Kardiopulmonale Reanimation** → 442: 1mg i.v. alle 3-5min; **Ki.:** 0.01mg/kg i.v./i.o., ggf. nach 3-5min wdh.; bei persist. Erfolglosigkeit 0.1mg/kg i.v./i.o., max. 1mg; **Anaphylaxie** → 666: 1 : 10 verdünn., 0.1mg i.v.; Wdh. nach Wi; **Ki.:** 0.01mg/kg über 1-2min i.v.; ggf. Perfus. mit 0.05-0.5µg/kg/min i.v.; Autoinj. Pen: Selbstmedikation 0.3mg i.m., 15-30kg: 0.15-0.3mg i.m., > 30kg: 0.3mg i.m.; **Septischer Schock:** 0.014-0.28µg/kg/min als Dauerinf. i.v.; **lokale Blutstillung:** 1: 10 verdünnen, davon 10 Gtt. auf Tupfer bzw. einige ml in Harnröhre instillieren; **Blasenblutung:** 1:10-50 verdünnen, davon 100-150ml zur Spülung
Dobutamin Rp	HWZ 2-3min, Qo 0.7, PRC B, Lact ?
Dobutamin Carino, Dobutamin Fresenius *Inf.Lsg. 250mg/50ml, 500mg/50ml* **Dobutamin HEXAL** *Inf.Lsg. 250mg/50ml* **Dobutamin-ratioph.** *Inf.Lsg. 250mg/10ml*	**Akute Herzinsuffizienz** → 465: 2.5-10µg/kg/min i.v.; Perf. (250mg) = 5mg/ml ⇒ 2-10ml/h; **Ki.:** 1-15µg/kg/min i.v.
Dopamin Rp	HWZ 5-10min, Q0 0.95, PRC C, Lact ?
Dopamin Carino *Amp. 50mg/5ml, 250mg/50ml* **Dopamin Fresenius** *Amp. 50mg/5ml, 200mg/5ml; Inf.Lsg. 250mg/50ml*	**Kardiale und andere Schockzustände** → 666: 2-20µg/kg/min i.v.; Perf. (250mg) = 5mg/ml ⇒ 2-18ml/h; max. 50µg/kg/min i.v.; **Ki.:** 5-10µg/kg/min i.v.
Ephedrin Rp	HWZ 3-6h
Ephedrin Carino *Inj.Lsg. 30mg/ml* **Ephedrin Meduna** *Inj.Lsg. 50mg/5ml*	**Verringerung des RR-Abfalls während Spinalanästhesie:** bis zu 30mg in Teildosen von 3-7.5mg i.v.
Etilefrin OTC	HWZ 2.5h, Qo 0.7, PPB 23%, PRC C
Bioflutin *Gtt. (1ml = 5mg)* **Effortil** *Tbl. 5mg, Gtt. (1ml = 7.5mg)*	**Hypotone Kreislaufregulationsstörung** → 449: 3 x 5-10mg p.o.; 1-2 x 25mg (ret.) p.o.; **Ki. 2-6J:** 3 x 2.5-5mg p.o.; < **2J:** 3 x 2-5Gtt. (1-2.5mg)
Midodrin OTC	HWZ 0.5h, Qo 0.4, PRC C, Lact ?
Gutron *Tbl. 2.5mg; Gtt. (1ml = 10mg)*	**Orthostat. Hypotonie** → 449: 2-3 x 2.5mg (= 7Gtt.) p.o.; ggf. ↑, max. 30mg/d
Norepinephrin (Noradrenalin) Rp	HWZ 1-3min, Qo > 0.8, PPB 50%, PRC C, Lact ?
Arterenol *Amp 1mg/1ml; Inj.Lsg. 25mg/25ml* **Sinora** *Inf.Lsg. 1mg/1ml, 10mg/10ml*	**Sept. Schock:** 0.014-0.28µg/kg/min i.v.; Perf. (5mg) = 0.1mg/ml ⇒ 0.6-12ml/h; **akute Hypotonie:** Sinora 0.4-0.8mg/h; Perf. (2mg) = 0.04mg/ml ⇒ 10-20ml/h

Theodrenalin + Cafedrin OTC	HWZ 1h (Cafedrin)
Akrinor *Amp. 10+200mg/2ml*	**Anästhesie-bedingte, klinisch relevante Blutdruckabfälle; klinisch relevante Hypotonien i.d. Notfallmedizin** → 449: 1 Amp. mit 8ml NaCL 0.9% verdünnen (1ml = 1 + 20mg); nach Wi. Einzelgaben von 1 + 20mg i.v./i.m., max 30 + 600mg/d

A 2.7 Parasympatholytika

Wm: kompetitiver Antagonismus an muscarinartigen Cholinozeptoren; **Wi:** HF ↑, Spasmolyse, Tränen-/Speichel-/Schweiß-/Bronchialsekretion ↓, Mydriasis; **UW** (Atropin) ohne Häufigkeitsangabe: Mundtrockenheit, Schweißsekretion ↓, Tachykardie, Sehstrg. infolge Mydriasis und Störung der Akkomodation, supraventrik. und ventrik.Arrhythmien, Verkürzung der AV-Überleitung, Muskelschwäche, muskuläre Koordinationsstrg., Miktionsstrg., Strg. der Darmperistaltik, Schluckstrg., gastroösophagealer Reflux, Sprachstrg., Unruhe- und Erregungszustände, Halluzinationen, Verwirrtheitszustände, Krämpfe, Delirien, komatöse Zustände, Glaukomanfall;
KI (Atropin): bek. Überempf. gegen A./andere Anticholinergika, Engwinkelglaukom, Tachykardie bei Herzinsuff. und Thyreotoxikose, tachykarde Herzrhythmusstrg., Koronarstenose, mech. Verschlüsse des Magen-Darm-Trakts, paralytischer Ileus, Megakolon, obstrukt. Harnwegerkrankungen, bestehende Prostatahypertrophie mit Restharnbildung, Myasthenia gravis, akutes Lungenödem, Schwangerschaftstoxikose

Atropin Rp	HWZ 2h, Qo 0.45, PPB 2-40%, PRC C, Lact ?
Atropinsulfat *Amp. 0.5mg/1ml; Inj.Lsg. 100mg/10ml* Atropinum sulfuricum *Amp. 0.25mg/1ml, 0.5mg/1ml, 1mg/1ml*	**Bradykarde HRST** → 476: 0.5-1.5mg i.v./i.m. alle 4-6h; **Ki.:** 0.01mg/kg i.v. (min. 0.1, max. 0.5mg); **Narkoseprämed.:** 0.01mg/kg i.v.; **Alkylphosphatintoxikation:** 2-5mg alle 10-15min i.v. bis zum Rückgang der Bronchialsekretion, max. 50mg in Einzelfällen; Erh.Dos. 0.5-1mg alle 1-4h; **Ki.:** 0.5-2mg i.v., Erh.Dos. nach Klinik; **Neostigmin-/Pyridostigminintox.:** 1-2mg i.v.

A 2.8 Kardiostimulanzien

Wm: Hemmung der Phosphodiesterase ⇒ intrazelluläre cAMP-Konzentration ↑ und Ca^{2+} ↑ ⇒ Kontraktion ↑; **Wi:** positiv chrono- und inotrop (Schlagvolumen und HZV ↑), Broncho-/Vasodilatation (Vor-/Nachlast ↓); **Wm** (Levosimendan): ↑ Kalziumsensitivität der kontraktilen Proteine durch Bindung an kardiales Troponin C; Öffnung der ATP-sensitiven Kaliumkanäle ⇒ Vasodilatation systemischer und koronarer art. Widerstandsgefäße und systemischer von Kapazitätsgefäße; **Wi** (Levosimendan): positiv ino- u. chronotrop, Vasodilatation, Vor- und Nachlast ↓, aktiviert "stunned" Myokard, myokardiale Durchblutung ↑, Endothelin-1-Spiegels ↓;
UW (Enoximon): Hb-Wert/Hämatokrit ↓ und min. 5 %, ventrik. Tachykardie, andere Arrhythmien, Hypotonie, Schlaflosigkeit, Gedächtnisstrg., Somnolenz, Angst, Unruhe, Kopfschmerzen, Übelkeit, Erbrechen, Muskelschmerzen, Thrombopenie, petechiale Blutungen, Purpura, and. Blutungskompl., GOT ↑, Bilirubin ↑, bei schwerer Herzinsuff. bedrohliche ventrik. Arrhythmien

Gerinnung 57

UW (Levosimendan): Hypokaliämie, Schlaflosigkeit, Kopfschmerzen, Schwindel, ventrik. Tachykardie, Vorhofflimmern, Tachykardie, ventrik. Extrasystolen, Herzversagen, Myokardischämie, Eytrasystolen, Hypotonie, Übelkeit, Obstipation, Diarrhoe, Erbrechen, Hämoglobinwerte ↓;
UW (Milrinon): ventrik. Ektopien, ventrik. Tachykardie, supraventrik. Arrhythmien, Hypotonie, Kopfschmerzen; **KI** (Enoximon): bek. Überempf., extravasale Injektion, Gabe der Erh.Dos. als Inf. bei Kreatinin-Clearance < 40ml/min, Grav.; **KI** (Levosimendan): bek. Überempf., schwere Hypotonie und Tachykardie; signif. mech. Behinderung, die die ventrikuläre Füllung und/oder den Ausstrom beeinflussen; CrCl < 30ml/min, schwer beeinträchtigte Leberfkt., Torsades de Pointes in der Anamnese; **KI** (Milrinon): bek. Überempfindlichkeit, schwere Hypovolämie

Enoximon Rp	HWZ 4.2-6.2h, Q0 1.0 (0), PPB ca. 85%
Perfan *Inj.Lsg. 100mg/20ml*	**Akute Herzinsuff.** → 465: ini 90µg/kg/min i.v., nach 10-30 min 2.5-10µg/kg/min; 0.5mg/kg (max. 12.5mg/min, max. 8 x/d); **DANI** CrCl 0-5: 33%, 6-15: 50%, 16-30: 67%, 31-40: 80%, > 40: 100%; **DALI** s. FachInfo

Levosimendan Rp	HWZ 1h, PPB ca. 97%
Simdax *Inf.Lsg. 12.5mg/5ml, 25mg/10ml*	**Akut dekompensierte schwere chronische Herzinsuffizienz:** ini 6-12µg/kg i.v. über 10min, dann 0.1µg/kg/min über 24h i.v., ggf. Dosisanpassung auf 0.05-0.2µg/kg/min; **DANI** CrCl < 30: KI; **DALI** KI bei schwerer LI

Milrinon Rp	HWZ 2.3h, Q0 0.2, PPB 70-91%
Milrinon Carino *Amp. 10mg/10ml* Milrinon Hikma *Amp. 10mg/10ml* Milrinon Stragen *Amp. 10mg/10ml*	**Schwere Herzinsuff.** → 465: ini 50µg/kg i.v. langsam über 10min, anschließend Erh.Dos. 0.375-0.75µg/kg/min; max. 1.13mg/kg/d; **DANI** CrCl 0-5: 0.2µg/kg/min, 6-10: 0.23µg/kg/min, 11-20: 0.28µg/kg/min, 21-30: 0.33µg/kg/min, 31-40: 0.38µg/kg/min, 41-50: 0.43µg/kg/min

A 2.9 Gerinnung

A 2.9.1 Unfraktioniertes Heparin

Wm/Wi: Komplexbildung mit AT-III ⇒ beschleunigte inhibierende Wi von AT-III um Faktor 1000 ⇒ v.a. Hemmung von Thrombin, Xa, XIa, XIIa und Kallikrein, Aktivierung der Lipoproteinlipase; **UW** (Heparin): Heparininduzierte Thrombozytopenie Typ I, Blutungen, Reakt. an Injektionsstelle, Transaminasen/gGT/Lipase/LDH ↑; **KI** (Heparin): bek. Überempf., aktive Blutungen, Heparininduzierte Thrombopenie Typ II (HIT-II), mit hämorrhagischer Diathese verbundene Erkrankungen und Organschäden wie Koagulopathien, Thrombozytopenie, schwere Erkrankungen von Leber und Pankreas; Krankheiten, bei denen der Verdacht von Gefäßschäden besteht, z.B. Blutungen im Magen-Darm-Trakt; nicht eingestellte und schwere arterielle Hypertonie mit einem diastolischen Blutdruck von mehr als 110 mmHg, intrakranielle Blutungen, Hirnarterienaneurysma, Retinopathien, Glaskörperblutungen, ophthalmologische Eingriffe oder Verletzungen, aktive Tuberkulose, infektiöse Endokarditis, Abortus imminens

A 2 Kardiologie, Angiologie – Arzneimittel

Heparin Rp
HWZ 90-120 min, Qo 0.8, PPB 90%, PRC C, Lact +

Heparin-Calcium-ratioph.
Amp. 12500IE/0.5ml
Heparin-Natrium-ratioph.
Amp. 5000IE/0.2ml, 25000IE/5ml;
Fertigspr. 5000IE/0.2ml, 7500IE/0.3mg

Thrombose-Pro. → 479: 3 x 5000IE oder 2 x 7500IE s.c.; **Ther. Thromboemb.:** 5000IE als Bolus i.v., dann 300-600IE/kg/d; Perf. (25000IE) = 500IE/ml: 1.7-3.3ml/h; Dosisanp. nach PTT (1.5-2.5 x Normwert); **Ki.:** ini 50IE/kg i.v., dann 20IE/kg/h; **DANI** nicht erforderlich

A 2.9.2 Niedermolekulare Heparine

Wm/Wi: Molekulargewicht ↓ ⇒ Thrombinhemmung ↓, während Faktor-Xa-Hemmung ↑; Wi auf Thrombozytenfkt. ↓, Thrombolyse ↑ ⇒ antithrombotische Wi ↑, Blutungsgefahr ↓; geringere Neutralisation durch Plättchenfaktor 4; bei s.c.-Anwendung deutlich höhere Bioverfügbarkeit; längere HWZ; **UW** (Enoxaparin): Blutung, Thrombozytose, Thrombopenie, Transaminasen ↑, allergische Reaktion, Urtikaria, Pruritus, Erythem, Hämatom/Schmerzen an Injektionsstelle; **KI** (Enoxaparin): bek. Überempf., < 6W zurückliegende OP an ZNS, Auge, Ohr, < 30d zurückliegende, klin. relevante Blutung, < 6M zurückliegender hämorrhagischer Schlaganfall oder andere intrakranielle Blutungen, akute oder anamnestisch bek. intrakranielle Erkrankung (Neoplasma, arteriovenöse Malformation, Aneurysma), klinisch relevante Gerinnungsstör., Magen- od. Darmulzera, Abortus imminens, schwere Leber- oder Pankreaserkr., unkontrollierbare schwere Hypertonie, Endokarditis, allergisch bed. Thrombozytopenie (HIT-Typ II) auf Heparin, V. a. vaskuläre Retinopathie, Glaskörperblutungen oder andere intraokuläre Blutungen, gleichzeitige Lumbalpunktion, Epidural- oder Periduralanaesthesie

Certoparin Rp
HWZ 4.3h

Mono-Embolex Fertigspr. 3000IE/0.3ml, 8000IE/0.8ml
Mono-Embolex multi Inj.Lsg. 90000IE/15ml (3000 IE/0.5ml)

Postop. Thromb.-Pro.: ini 3000IE s.c. 1-2h vor OP-Beginn, dann 1 x tgl. 3000IE;
Thromb.-Pro. internist. Pat. u. bei ischäm. Schlaganfall: 1 x 3000IE s.c.; **Ther. tiefe VT** → 480: 2 x 8000IE s.c.; **Antikoag. bei Dialyse:** ini 3000IE i.v., dann 600IE/h, individ. Dosisanp.; **DANI** vorsichtige Anw. bei schwerer NI (CrCl < 30); **DALI** KI bei schwerer LI

Dalteparin Rp
HWZ 2-5h, PRC B, Lact ?

Fragmin P Fertigspr. 2500IE/0.2ml
Fragmin P forte Fertigspr. 5000IE/0.2ml
Fragmin Amp. 10000IE/1ml;
Fertigspr. 10000IE/0.4ml, 12.500IE/0.5ml, 15000IE/0.6ml, 18000/0.72ml
Fragmin D Amp. 10000IE/4ml
Fragmin Multidose Inj.Lsg. 100000IE/4ml, 100000IE/10ml

Postop. Thrombose-Pro.: ini 2500IE s.c. 2h vor OP-Beginn, dann 1 x 2500IE; bei hohem Risiko: 5000IE am Abend vor OP, dann 1 x 5000IE;
Thrombose-Pro. internist. Pat.: 1 x 5000IE;
Ther. tiefe Venenthrombose → 480:
1 x 200IE/kg s.c. oder 2 x 100IE/kg s.c., max. 18000IE/d; **Rezidiv-Pro. Thromboembolie bei onkologischen Pat.:** 1 x 150IE/kg s.c., Dosisred. bei Thrombopenie (s. FachInfo)
Antikoag. bei Dialyse: Bolus 85IE/kg i.v.; **kontinuierliche Antikoagulation:**
ini 30-35IE/kg, dann 10-15IE/kg/h, bei hohem Blutungsrisiko ini 5-10IE/kg, dann 4-5IE/kg/h;
DANI, DALI vorsichtige Anwendung

Gerinnung 59

Enoxaparin Rp
HWZ 4.5h

Clexane *Fertigspr. 20mg/0.2ml, 40mg/0.4ml, 60mg/0.6ml, 80mg/0.8ml, 100mg/1ml*
Clexane multidose *Inj.lsg. 1000mg/10ml*
Lovenox *Fertigspr. 20mg/0.2ml, 40mg/0.4ml, 60mg/0.6ml, 80mg/0.8ml, 100mg/1ml*

Postop. Thrombose-Pro.: 1 x 20mg s.c., Beginn 2h präop.; hohes Risiko 1 x 40mg s.c., Beginn 12h präop.; **Thrombose-Pro. nichtchirurg. Pat.:** 1 x 40mg s.c.; **Ther. TVT → 480:** 2 x 1mg/kg s.c.; **Antikoagul. bei Dialyse:** 0.01ml/kg (Lsg. multidose) i.v. bzw. individ. Dosis; **NSTEMI, instabile AP → 449:** 2 x 1mg/kg s.c.; **STEMI → 452:** Pat. < 75J: Bolus 30mg i.v., 2 x 1mg/kg s.c.; Pat. > 75J: kein Bolus, 2 x 0.75mg/kg s.c.; **DANI** CrCl > 30: 100%; < 30: s. FachInfo; **DALI** KI bei schwerer LI

Nadroparin Rp
HWZ 3.3h

Fraxiparin *Fertigspr. 1900IE/0.2ml, 2850IE/0.3ml, 3800IE/0.4ml, 5700IE/0.6ml, 7600IE/0.8ml, 9500IE/1ml*
Fraxiparin Multi *Amp. 47.500IE/5ml, 142.500IE/15ml (1ml = 9500IE)*
Fraxodi *Fertigspr. 11400IE/0.6ml, 15200IE/0.8ml, 19000IE/1.0ml*

Postop. Thromb.-Pro.: 2850IE 2h vor OP, dann 1 x tgl. 2850IE s.c. für 7d; Hüft-OP: s. Packungsbeil.; **Antikoagul. bei Dialyse:** 2850-5700IE i.v.; **Ther. TVT → 480:** Fraxiparin: < 50kg: 2 x 0.4ml; 50-59kg: 2 x 0.5ml; 60-69kg: 2 x 0.6ml; 70-79kg: 2 x 0.7ml; 80-89kg: 2 x 0.8ml; > 90kg: 2 x 0.9ml s.c.; Fraxodi: 1 x tgl. s.c. ml/kg s.o.; **DANI** KI bei schw. NI (CrCl < 30), vorsichtige Anw. bei CrCl 30–60; **DALI** KI bei schwerer LI

Reviparin Rp
HWZ 3.3h

Clivarin 1750 *Fertigspr. 1750IE/0.25ml*
Clivarin 5726IE/ml *Fertigspr. 3436IE/0.6ml*
Clivarodi *Fertigspr. 17178IE/ml*

Thrombose-Pro. perioperativ bzw. bei Immobilisation: ini 1750IE s.c. 2h vor OP-Beginn, dann 1 x tgl. 1750IE s.c.; **Pro. bei hohem Thromboserisiko:** ini 3436IE/0.6ml s.c. 12 h vor OP-Beginn, dann 1 x tgl. 3436IE/0.6ml s.c.; **Therapie TVT → 480:** 35-45kg: 2 x 2863IE s.c.; 46-60kg: 2 x 3436IE; >60kg: 2 x 5153IE oder 1 x tgl. 10307IE/0.6ml s.c. (Clivarodi); **DANI, DALI:** KI bei schwerer NI/LI

Tinzaparin Rp
HWZ 3-4h, PRC B, Lact ?

innohep *Fertigspr. 3500IE/0.3ml*
innohep multi *20000IE/2ml, 50000IE/5ml*
innohep 20000 *Fertigspr. 8000IE/0.4ml, 10000IE/0.5ml, 12000IE/0.6ml, 14000IE/0.7ml, 16000IE/0.8ml, 18000IE/0.9ml; Amp. 40000IE/2ml*

Postop. Thrombose-Pro.: ini 3500IE s.c. 2h vor OP-Beginn, dann 1 x tgl. 3500IE s.c.; **Ther. TVT → 480:** 1 x tgl. 175IE/kg s.c.; **Thromboembolie-Ther./Rezidiv-Pro. bei aktiver Tumorerkr.:** 1 x tgl. 175IE/kg s.c. f. 3-6M; **DANI** CrCl < 30 vorsichtige Anw.; **DALI** keine Daten

A 2.9.3 Heparinoide, andere Faktor-Xa-Hemmer

Wm/Wi (Apixaban, Edoxaban, Rivaroxaban als NOAK): selektiver, direkter Inhibitor von Faktor Xa; **Wm/Wi** (Danaparoid; Fondaparinux): Faktor-Xa-Hemmung;
UW (Apixaban): Anämie, Blutungen, Übelkeit, Hämatome, Hämaturie, Kontusion;
UW (Danaparoid): Blutungskomplikationen, allergische Reaktionen, Thrombopenie;
UW (Edoxaban): Anämie, Epistaxis, GI-Blutungen, Mund/Pharynx-Blutungen, Hämaturie, vaginale Blutung, Blutung an Punktionsstelle, Übelkeit, Erhöhung von gGT, Bilirubin, anomaler Leberfunktionstest, kutane Weichteilgewebsblutung, Exanthem, Juckreiz;
UW (Fondaparinux): Blutungskomplik., Anämie, Thrombopenie, Ödeme, veränderte Leberfunktionstests; **UW** (Rivaroxaban): postop. Blutungen, Anämie, Schwindel, Kopfschmerzen, Augeneinblutungen, Hypotonie, Hämatome, Epistaxis, Hämoptyse, Zahnfleischbluten, GI-Blutungen, GI-Schmerzen, Dyspepsie, Verstopfung, Durchfall, Erbrechen, Übelkeit, Transaminasen ↑, Pruritus, Hautrötung, Ekchymose, kutane und subkutane Blutung, Extremitätenschmerzen, Blutung im Urogenitaltrakt, Nierenfunktion ↓, Fieber, Ödeme, Leistungsfähigkeit ↓;
KI (Apixaban): bek. Überempf., klinisch relevante aktive Blutung, Lebererkrankung mit Koagulopathie, Läsionen oder klinische Situationen mit hohem Blutungsrisiko;
KI (Danaparoid): hämorrhagische Diathese, kurz zuvor Schlaganfall/OP am Gehirn, bakterielle Endokarditis, diabetische Retinopathie, fortgeschrittene NI und LI, Überempfindlichkeit gegen Wirkstoff bzw. Sulfit, Grav./Lakt.;
KI (Edoxaban): bek. Überempf., klinisch relevante akute Blutung; Lebererkrankungen, die mit Koagulopathie und klinisch relevantem Blutungsrisiko einhergehen; Läsionen oder signif. Risiko für eine schwere Blutung (z.B. gastrointestinale Ulzerationen, maligne Neoplasien mit hohem Blutungsrisiko, kürzlich aufgetretene Hirn- oder Rückenmarksverletzungen, kürzlich durchgeführte chirurgische Eingriffe an Gehirn, Rückenmark oder Augen, kürzlich aufgetretene intrakranielle Blutungen, Ösophagusvarizen, arteriovenöse Fehlbildungen, vaskuläre Aneurysmen, größere intraspinale oder intrazerebrale vaskuläre Anomalien); nicht eingestellte schwere Hypertonie, gleichzeitige Anw. anderer Antikoagulanzien, Grav./Lakt.;
KI (Fondaparinux): bek. Überempf., aktive Blutung, bakterielle Endokarditis, CrCl < 20 (1.5–2.5mg); < 30 (5–10mg);
KI (Rivaroxaban): aktive Blutungen, Läsionen oder signif. Risiko einer schweren Blutung, bek. Überempf., Lebererkrankung mit Koagulopathie oder klin. relevantem Blutungsrisiko, gleichz. Anw. anderer Antikoagulanzien außer der Umstellung der antikoag. Ther., Grav./Lakt.

Apixaban Rp   HWZ 12h, PPB 87%

Eliquis Tbl. 2.5, 5mg	**Pro. ven. Thromboembolien bei Hüft-/Kniegelenkersatz:** 2 x 2.5mg p.o., Beginn 12-24h post OP, für 32-38d (Hüfte) bzw. 10-14d (Knie); **Ther. tiefer Venenthrombosen und Lungenembolien:** 2 x 10mg, nach 7d 2 x 5mg; **Pro. rezidiv. TVT/LE:** 2 x 2.5mg; **Pro. Schlaganfall/system. Embolien bei VHF:** 2 x 5mg p.o.; Pat. mit mind. 2 Kriterien (≥ 80J, ≤ 60kg oder Krea ≥ 1.5mg/dl): 2 x 2.5 mg; **DANI:** CrCl > 30: 100%, 15-29: vors. Anw., < 15: Anw. nicht empfohlen, **DALI:** Child A/B: vors. Anw., Child C: Anw. nicht empfohlen

Gerinnung 61

Danaparoid Rp	HWZ 7-14h, Q0 0.58, PRC B, Lact ?
Orgaran *Amp. 750E/0.6ml*	**Thrombose-Pro.:** 2 x 750E s.c.; **Ki.:** 2 x 10E/kg s.c.; **Thromboembolie bei HIT-2:** ini 2500E (< 55kg: 1250E; > 90kg: 3750E) i.v., dann 400E/h für 4h, dann 300E/h für 3h, Erh.Dos. 150-200E/h; **Ki.:** ini 30E/kg, dann 1.2-4E/kg/h i.v.; **DANI, DALI** KI bei schwerer NI/LI
Edoxaban Rp	HWZ 10-14h, PPB 55%, PRC C, Lact ?
Lixiana *Tbl. 15, 30, 60mg*	**Pro. Schlaganfall/system. Embolien bei VHF:** 1 x 60mg p.o.; **Ther. tiefe VT, LE, Pro. rezidiv. TVT, LE:** ini parent. Antikoagulans über 5d, dann 1 x 60mg p.o; Pat. ≤ 60kg od. gleichz. Anw. von Ciclosporin, Erythromycin, Ketoconazol, Dronedaron: 1 x 30 mg p.o.; **DANI** CrCl > 50: 100%; 15-50: 1 x 30mg; < 15: Anw. nicht empfohlen; **DALI** leichte bis mäßige LI: 100%; schwere LI: Anw. nicht empfohlen; Lebererkr. mit Koagulopathie: KI
Fondaparinux Rp	HWZ 17-21h, PRC B, Lact ?
Arixtra *Fertigspr. 1.5mg/0.3ml, 2.5mg/0.5ml, 5mg/0.4ml, 7.5mg/0.6ml, 10mg/0.8ml* **Fondaparinux-Natrium beta** *Fertigspr. 2.5mg/0.5ml, 5mg/0.4ml, 7.5mg/0.6ml, 10mg/0.8ml*	**Thrombose-Pro.:** ini 6h post-OP 2.5mg s.c., dann 1 x 2.5mg für 5-9d; **DANI** CrCl > 50: 100%; 20-50: 1.5mg/d; < 20: KI; **Ther. oberfl. VT unt. Extr.:** 1 x 2.5mg s.c. für 30-45d; **Ther. tiefe VT, LE:** < 50kg: 1 x 5mg s.c.; 50-100kg: 1 x 7.5mg; > 100kg: 1 x 10mg; **NSTEMI, instab. AP:** 1 x 2.5mg s.c. für max. 8d; **STEMI:** 1 x 2.5 mg, 1. Dosis i.v., dann s.c. max. 8d; **DANI** untersch. je nach Ind/Dos. s. FachInfo; KI s.o.; **DALI** schwere LI: vors. Anw.
Rivaroxaban Rp	HWZ 7-11h, PPB 94%
Xarelto *Tbl. 2,5, 10, 15, 20 mg*	**Pro. Thromboembolie bei elekt. Knie-/Hüftgelenkersatz:** 1 x 10mg p.o. 6-10h post-OP, dann 10mg/d für 35d (Hüfte) bzw. 14d (Knie); **Ther./Pro. rez. tiefer VT:** d1-21 2 x 15mg p.o., ab d22 1 x 20mg; **Ther./Pro. rez. LE bei hämodyn. stabilen Pat.:** d1-21 2 x 15mg p.o., ab d22 1 x 20mg; **Sek.-Pro. nach ACS mit ↑ kard. Biomarkern:** 2 x 2.5 mg in Komb. mit ASS oder mit ASS + Clopidogrel/Ticlopidin; **Pro. von Schlaganfällen/system. Embolien bei Vorhofflimmern:** 1 x 20mg p.o.; **DANI** CrCl > 50: 100%; 15-49: s. Fachinfo; < 15: Anw. nicht empf.; **DALI** KI bei Lebererkr. mit Koagulopathie und ↑ Blutungsrisiko

A 2.9.4 Direkte Thrombininhibitoren

Wm/Wi (Argatroban, Bivalirudin; Dabigatran als NOAK): direkter spezif. Thrombininhibitor;
UW (Argatroban): Blutungskomplikationen, Anämie, Leukopenie, Thrombopenie, Thrombose, Thrombophlebitis, Purpura, Übelkeit, Erbrechen, Kopfschmerzen; **UW** (Bivalirudin): Blutungskomplik., allerg. Rkt., Fieber, Anämie, Thrombopenie, Kopfschmerz, HRST, Exanthem, Rückenschmerz; **UW** (Dabigatran): Anämie, Nasenbluten, GI-Blutung, Bauchschmerzen, Diarrhoe, Übelkeit, Dyspepsie, abnorme Leberfkt. bzw. Leberfunktionstests, urogenitale Blutung;
KI (Argatroban): unkontrollierbare Blutungen, bek. Überempfindlichkeit, schwere Leberfktsstrg.;
KI (Bivalirudin): aktive Blutungen, Gerinnungsstrg., unkontrollierte Hypertonie, subakute bakt. Endokarditis, NI mit CrCl < 30, Hämodial.; **KI** (Dabigatran): bek. Überempf., schwere NI (CrCl < 30), akute klin. relev. Blutung, Läsionen od. klin. Situationen mit signif. Risiko einer schweren Blutung; Beeinträchtigung der Leberfkt. oder Lebererkr. mit evtl. Auswirkungen auf das Überleben; gleichzeit. Anw. anderer Antikoagulanzien außer bei Umstellung der Antikoagulationsther.; gleichzeit. Anw. von Ketoconazol, Ciclosporin, Itraconazol, Tacrolimus und Dronedaron; Pat. mit künstlichen Herzklappen, die eine gerinnungshemmende Therapie benötigen

Argatroban Rp — HWZ 1 h PPB 54% PRC B, Lact ?

| Argatra *Inj.Lsg.* 250mg/2.5ml; *Inf.Lsg.* 50mg/50ml | **Antikoagulation bei HIT-2:** 2µg/kg/min i.v., Dosisanp. n. PTT (Ziel: 1.5-3 x Ausgangswert), max. 10µg/kg/min, Ther.-Dauer max. 14d; **DANI** nicht erforderlich; **DALI** Child B: ini 0.5µg/kg/min; Child C: KI |

Bivalirudin Rp — HWZ 13-37 min

| Bivalirudin Accord *Inj.Lsg.* 250mg | **Instabile AP, NSTEMI** → 449: ini 0.1mg/kg i.v., dann 0.25mg/kg/h bis zu 72h; s. FachInfo für Dosierung bei nachfolgenden Interventionen; **perkutane Koronarintervention:** ini 0.75mg/kg i.v.-Bolus, dann 1.75mg/kg/h für Dauer des Eingriffs, ggf. weitere 4h; **DANI** CrCl 30-59: 1.4mg/kg/h, akt. Gerinnung (ACT) kontr.; < 30, HD: KI; **DALI** nicht erf. |

Dabigatran Rp — HWZ 12-14 h PPB 35%

| Pradaxa *Kps.* 75, 110, 150mg | **Pro. Thromboembolie bei elektivem Knie-/Hüftgelenkersatz:** 110mg p.o. 1-4h post-OP, dann 1 x 220mg für 10d (Knie) bzw. 28-35d (Hüfte); > 75J. oder Pat., die Verapamil, Amiodaron od. Chinidin einnehmen: 1 x 150mg; **Pro. von Schlaganfällen/system. Embolien bei Vorhofflimmern:** 2 x 150mg p.o., > 80J. oder Pat., die Verapamil, Amiodaron oder Chinidin einnehmen: 2 x 110mg; **Ther./Pro. rez. tiefer VT und LE:** 2 x 150mg; > 80J. oder Pat., die Verapamil, Amiodaron oder Chinidin einnehmen: 2 x 110mg; **DANI:** CrCl < 30: KI; 30-50: x. Fl; > 50: 100%; **DALI:** GPT > 2 x ob. Grenzwert: Anw. nicht empf. |

Gerinnung 63

A 2.9.5 Sonstige antithrombotische Mittel

Wm/Wi (Defibrotid): schützt Endothelzellen vor Fludarabin-induz. Apoptose, Funktion des Gewebeplasminogenaktivators (t-PA) ↑, Aktivität des Plasminogenaktivator-Inhibitors (PAI-1) ↓;
UW (Defibrotid): Koagulopathie, Blutungen, Hypotonie, Erbrechen, Hämaturie;
KI (Defibrotid): bek. Überempfindlichkeit, gleichzeitige Anw. einer thrombolytischen Ther.

Defibrotid Rp	HWZ 1h
Defitelio *Inf.Lsg. 200mg/2.5ml*	Schwere hepatische venookklusive Erkrankung bei Stammzell-Tx.: 6.25mg/kg alle 6h i.v., Anw. f. mindestens 21d; **DANI, DALI** vorsichtige Anwendung

A 2.9.6 Antidota für Antikoagulantien

Wm/Wi (Idarucizumab): monoklonales Fab-AK-Fragment ⇒ bindet an Dabigatran und neutralisiert dessen antikoagulatorische Wi.; **Wm/Wi** (Protamin): bildet salzartige Heparinverbindung ⇒ Inaktivierung von Heparin; **UW** (Idarucizumab): keine; **UW** (Protamin): Wärmegefühl, Flush, Hypotonie; **KI** (Idarucizumab): keine; **KI** (Protamin): bek. Überempf.

Idarucizumab Rp	HWZ 10h
Praxbind *Inj.Lsg. 2.5g/50ml*	Antagonisierung der Dabigatran-Wi: 5g i.v., ggf. Wh innerhalb von 24h; **DANI, DALI** nichterforderlich

Protamin OTC	HWZ (24min) PRC C, Lact ?
Protamin Me *Amp. 5000IE/5ml, 25000IE/5ml* **Protaminsulfat Leo** *Amp. 7000IE/5ml*	Antagonisierung der Heparin-Wi: 1000IE inaktivieren 1000IE Heparin, langsam i.v.; Antagonisierung von niedermolekularen Heparinen: s. FachInfo

A 2.9.7 Cumarinderivate

Wm/Wi: Hemmung der Vit.-K-vermittelten Carboxylierung Ca^{2+}-abhäng. Gerinnungsfakt. (II, VII, IX, X) in der Leber; **UW** (Phenprocoumon): Hämaturie, Epistaxis, Zahnfleischbluten, Hämatome nach Verletzungen, Hepatitis, Ikterus; **KI** (Phenprocoumon): bek. Überempf., Erkr. mit erhöhter Blutungsbereitschaft, frischer Apoplex, Endocarditis lenta, Perikarditis, Hirnarterienaneurysma, dissez. Aortenaneurysma, Magen-Darm-Ulzera, OPs am Auge, OPs od. Traumen am ZNS, Retinopathien ↑, Blutungsrisiko, fixierte u. behandlungsrefraktäre Hypertonie (> 200/105 mmHg), kavernöse Lungen-Tbc, nach Uro-OP mit Makrohämaturie, ausgedehnte offene Wunden, schwere Leberparenchymschäden, Grav. (Ausnahme: absolute Ind. zur Antikoagulation bei lebensbedrohlicher Heparinunverträglichkeit)

Phenprocoumon Rp	HWZ 150h, Qo 1.0, PPB 99%
Falithrom *Tbl. 1.5, 3mg* **Marcumar** *Tbl. 3mg* **Phenprocoumon Acis** *Tbl. 3mg* **Phenpro-ratioph.** *Tbl. 3mg* **Phenprogamma** *Tbl. 3mg*	Langzeitantikoagulation, Pro. arterieller und venöser Thrombosen und Embolien: d1: 6-9mg p.o., d2: 6mg; Erh.Dos. je nach INR-Wert 1 x 1.5-4.5mg (abends); **DANI** nicht erforderlich; **DALI** schwere Leberparenchymschäden: KI

Warfarin Rp	HWZ 35-45h, Q0 1.0, PPB 99%, PRC X, Lact +
Coumadin *Tbl. 5mg*	**Langzeitantikoagulation, Pro. arterieller und venöser Thrombosen und Embolien:** ini 2.5-10mg, Erh.Dos. je nach INR-Wert 2.5-10mg (abends); **DANI** nicht erf.

A 2.9.8 Thromboembolische Risiken und Ziel-INR bei oraler Antikoagulation

Indikation	Risiko ohne OAK	RR durch OAK	Ziel-INR
Akute venöse Thromboembolie, 1. M	40%	80%	2.0-3.0
Akute venöse Thromboembolie 2. + 3. M	10%	80%	2.0-3.0
Rezidiv venöse Thromboembolie	15%	80%	2.0-3.0
Arterielle Embolie	15%	66%	2.0-3.0
Absolute Arrhythmie + Z.n. Embolie	12%	66%	2.0-3.0
Absolute Arrhythmie ohne Klappenbeteiligung	4.5%	66%	2.0-3.0
Aortenklappenersatz*	12%	80%	2.0-3.0
Mitralklappenersatz*	22%	85%	2.5-3.5
Doppelklappenersatz*	90%	95%	2.5-3.5

* Bei Bioklappen OAK nur in den ersten 3M postop, INR 2.0-3.0; OAK: orale Antikoagulation; RR: Risikoreduktion; INR: International Normalized Ratio; Bauersachs R.: Moderne Antikoagulation; Internist 2004, 45 Heft 6: 717-726, Springer Verlag

A 2.9.9 Fibrinolytika

Wm (Urokinase, rtPA): proteolytische Umwandlung von Plasminogen in Plasmin;
Wm (Streptokinase): bildet Streptokinase-Plasminogen-Komplex ⇒ freies Plasminogen → Plasmin (Plasmin baut Fibrin ab); **Wi:** Auflösung noch nicht organisierter Thromben;
UW: Blutungskompilk., Kopf-/Rückenschmerzen, anaphylaktische Reaktionen;
KI: schwere Hypertonie, Aortenaneurysma, Endokarditis, Ulzera, Pankreatitis, fortgeschrittenes Malignom, pathol. Hämostase, OP/Punktion < 10d, i.m.-Injektion < 7d, Ösophagusvarizen, Grav.: 1. Trimenon

Alteplase (rt-PA) Rp	HWZ 26-46min, Q0 1.0, PPB 0%, PRC C, Lact ?
Actilyse *Inj.Lsg. 10mg/10ml, 20mg/20ml, 50mg/50ml* **Actilyse Cathflo** *Inj.Lsg. 2mg/2ml*	**Herzinfarkt, akut** → 452: 15mg über 2min i.v., dann 50mg über 0.5h, dann 35mg über 1h; < 65kg: 15mg über 2min i.v., dann 0.75mg/kg, dann 0.5mg/kg; **Lungenembolie** → 507: 10mg i.v. über 2min, dann 90mg über 2h; < 65kg Gesamtdosis max. 1.5mg/kg; **zerebr. Ischämie** → 686: 0.9mg/kg, max. 90mg über 1h, davon 10% als Initialbolus, kein Heparin! **DALI** KI bei schwerer Lebererkrankung; **Thrombose verschlossener ZVK, Port-Hämodialysekatheter:** ≥ 30kg: 2mg in den dysfunktionalen Venenkatheter instillieren, ggf. Wdh. nach 2h; < 30kg: s. FachInfo

Gerinnung 65

Streptokinase Rp	HWZ 18-83min, Q0 1.0, PRC C, Lact ?
Streptase *Inf.Lsg. 250000IE*	**Herzinfarkt, akut** → 452**:** 1.5 Mio IE i.v. über 1h; **periph. ven./art. Gefäßverschluss** → 479**:** 0.25 Mio IE i.v. über 30min, dann 1.5 Mio IE/h über 6h, evtl. Wdh. nach 1d oder 100000IE/h über max. 5d
Tenecteplase Rp	HWZ 17-20min, PRC C, Lact ?
Metalyse *Inj.Lsg. 10000U (50mg)/10ml*	**Herzinfarkt, akut** → 452**:** < 60kg: 30mg; 60-69kg: 35mg; 70-79kg: 40mg; 80-89kg: 45mg; > 90kg: 50mg als Bolus i.v.; **DALI** KI bei schwerer Leberfunktionsstrg.
Urokinase Rp	HWZ 20min od. weniger, PRC B, Lact ?
Urokinase medac *Inf.Lsg. 10000IE, 50000IE, 100000IE, 250000IE, 500000IE*	**Art. Thrombose:** 0.25-0.6 Mio IE über 10-20 min i.v., dann 8000-150000IE/h über 4-5d; **Lungenembolie** → 507**:** 2000-4400IE/kg über 10-20min i.v., dann 2000IE/kg/h; **ven. Thrombose** → 480**:** 0.25-0.6 Mio IE über 10-20min i.v., 40000-100000IE/h über 7-14d; **DANI, DALI** KI bei schwerer NI, LI

A 2.9.10 Protein C

Protein C Rp	
Ceprotin *Inj.Lsg. 500, 1000IE*	**Purpura fulm., cumarininduz. Hautnekrosen, schwerer angeborener Protein-C-Mangel:** ini 60-80IE/kg i.v., dann n. Protein-C-Spiegel; **DANI, DALI** engmaschige Kontrolle

A 2.9.11 Antifibrinolytika

Wm/Wi (Aminomethylbenzoesäure, Aprotinin): Hemmung der Plasminbildung/-wirkung ⇒ sofortige Fibrinolysehemmung; **Wm/Wi** (Aprotinin): Hemmung von Trypsin, Plasmin, Plasma- u. Gewebekallikrein ⇒ Fibrinolysehemmung;
Wm/Wi (Tranexamsäure): Plasminogenaktivatorhemmung ⇒ verzögerte Fibrinolysehemmung;
UW (Aminomethylbenzoes., Aprotinin): keine sehr häufigen bzw. häufigen UW;
UW (Tranexamsäure): Diarrhoe, Übelkeit, Erbrechen;
KI (Aminomethylbenzoesäure): bek. Überempf., schwere NI, Glaskörperblutungen, akute Thrombosen oder thromboembolische Erkr., außer als Antidot bei vital bedrohl. Blutungen unter fibrinolyt. Therapie;
KI (Aprotinin): bek. Überempf.; pos. Aprotinin-Antkörpertest; erneute Gabe innerhalb von 12M, wenn zuvor Aprotinin-Antkörpertest nicht durchgeführt werden kann;
KI (Tranexamsäure): bek. Überempf.; akute venöse oder arterielle Thrombosen, hyperfibrinolytische Zustände infolge Verbrauchskoagulopathie, außer vorherrschender Aktivierung des fibrinolytischen Systems mit akuten schw. Blutungen, schwere Nierenfktsstrg., Krampfanfälle in Anamnese, intrathekale und intraventrikuläre Injektion, intrazerebr. Applikation

Aminomethylbenzoesäure Rp

Pamba *Tbl. 250mg*	**Lokale und generalis. hyperfibrinolytische Blutungen:** 2-3 x 250mg p.o., max. 1000mg/d; **DANI** KI bei schwerer NI

Aprotinin Rp — HWZ 5-10h

Trasylol *Inf.Lsg. 500.000KIE/50ml*	**Pro. eines hohen Blutverlusts bei extrakorp. Zirkulation:** zunächst Testdosis mit 10.000 KIE; dann 1-2 Mio KIE über 20-30min i.v., weitere 1-2 Mio KIE in das Priming-Volumen der Herz-Lungen-Maschine, dann 250.000-500.000 KIE/h bis OP-Ende; max. 7 Mio KIE Gesamtdosis; **DANI** nicht erforderl.; **DALI** keine Daten

Tranexamsäure Rp — HWZ 1.9-3.3h, Qo 0.03

Cyklokapron *Tbl. 500mg; Inj.Lsg. 500mg/5ml* Tranexamsäure HEXAL *Inj.Lsg. 500mg/5ml*	**Pro./Ther. hyperfibrinolytische Blutung:** 6-8 x 500mg p.o.; 2-3 x 500-1000mg i.v./i.m.; **Ki.:** ini 10mg/kg i.v./i.m. in 15min, dann 1mg/kg/h; **DANI** Krea (mg/dl): 1.35-2.82: 2 x 10mg/kg i.v., 2 x 15mg/kg p.o.; 2.82-5.65: 1 x 10mg/kg i.v., 1 x 15mg/kg p.o.; > 5.65: 1 x 5mg/kg i.v., 1 x 7.5mg/kg p.o.; schwere NI: KI; **DALI** nicht erforderl.

A 2.9.12 Thrombozytenaggregationshemmer

Wm (Abciximab, Eptifibatid, Tirofiban): Antagonist des Glykoprotein-IIb/IIIa-Rezeptors; **Wm** (ASS): Hemmung der Cyclooxygenase ⇒ ↓ Synthese v. Thromboxan A2 (Aggregationsaktivator von Thrombozyten) und von Prostacyclin (Aggregationsinhibitor im Endothel); **Wm** (Clopidogrel, Prasugrel, Ticagrelor, Ticlopidin): Blockade des ADP-Rezeptors an Thrombozyten; **Wm** (Dipyridamol): Hemmg. der Phosphodiesterase ⇒ aggregationshemm. cAMP in Thromboz. ↑; **UW** (Abciximab, Tirofiban): Blutung, Thrombopenie, Übelkeit, Fieber, Kopfschmerz; **UW** (ASS): Ulkus, allerg. Hautreakt., Schwindel, Tinnitus, Sehstrg., Nausea, Bronchospasmus, Alkalose, Azidose; **UW** (Cangrelor): Blutungen, Hämatom, Ekchymose, Hb-Abfall, Ausfluss aus Punktionsstelle; **UW** (Clopidogrel): Bauchschmerzen, Dyspepsie, Durchfall, Übelkeit, Exanthem, Juckreiz, Kopfschmerzen, Schwindel, Parästhesien, Blutungen, Thrombopenie; **UW** (Prasugrel): Anämie, Hämatom, Epistaxis, GI-Blutung, Exanthem, Ekchymose, Hämaturie, Hämatom/Blutung an Punktionsstelle; **UW** (Ticagrelor): Dyspnoe, Epistaxis, GI-Blutung, subkutane/dermale Blutungen; **UW** (Ticlopidin): Agranulozytose, Panzytopenie, allerg. Hautreakt.; **KI** (Abciximab, Tirofiban): zerebrovask. Komplik. in letzten 2J, OP/Trauma in letzten 2M, Thrombopenie, Vaskulitis, Aneurysma, AV-Fehlbildungen, hypertensive/diabet. Retinopathie; **KI** (ASS): Ulzera, hämorrhag. Diathese, Anw.Beschr. Grav./Lakt., Ki.; **KI** (Cangrelor): bek. Überempf., aktive Blutungen od. ↑ Risiko von Blutungen die beeinträchtigte Hämostase u./od. irreversiblen Koagulationsstrg. oder kürzlich erfolgten großen chirurgischen Eingriffen, Traumata oder unkontrollierter schwer einstellbarer Hypertonie; Schlaganfall oder TIA i.d. Anamnese; **KI** (Clopidogrel): schwere Leberfktsstrg., akute Blutung, Grav./Lakt.; **KI** (Prasugrel): bek. Überempf., Schlaganfall u./od. TIA in Anamnese, aktive pathol. Blutung, Leberfktsstrg. Child C; **KI** (Ticagrelor): bek. Überempf., aktive pathol. Blutung, intrazerebrale Blutung in Anamnese, mäßige/schwere Leberfktsstrg.; **KI** (Ticlopidin): BB-Veränderung, Grav./Lakt.

Gerinnung 67

Abciximab Rp	HWZ 10-30min, Q0 1.0, PRC C, Lact ?
ReoPro *Inf.Lsg. 10mg/5ml*	**Koronarintervention, instab. AP** → 452: ini 0.25mg/kg i.v., dann 0.125µg/kg/min über 12h; **DANI, DALI** KI bei HD, schwerer NI, LI
Acetylsalicylsäure (ASS) OTC	HWZ 15min (3h), Q0 1.0 (0.8), PRC D, Lact ?
Aspirin *Tbl. 100, 300mg* ASS Dexcel protect *Tbl. 75, 100mg* ASS-ratioph. *Tbl. 100, 300mg* Godamed *Tbl. 50, 100, 300mg* Herz ASS-ratioph. *Tbl. 50, 100mg*	**Instabile AP, akuter Herzinfarkt** → 452: 1 x 75-300mg p.o.; **Sekundär-Pro. KHK** → 461, **AVK** → 479, **zerebrale Ischämie, TIA** → 686: 1 x 30-300mg p.o.; s. auch → 196
Cangrelor Rp	HWZ 3-6 min, PPB 98% PRC C, Lact ?
Kengrexal *Inf.Lsg. 50mg*	**Pro. thrombotisch-kardiovaskulärer Ereignisse bei PCI:** ini 30µg/kg als Bolus i.v., dann 4µg/kg/min f. die Dauer der Intervention, mindest. 2h, max 4h; Komb. mit ASS; **DANI, DALI** nicht erforderlich
Cilostazol Rp	HWZ 10h, PPB 98%
Cilostazol AL *Tbl. 50,100mg* Cilostazol HEXAL *Tbl. 100mg* Pladizol *Tbl. 100mg* Pletal *Tbl. 50, 100mg*	**AVK** → 479: 2 x 100mg p.o.; **DANI:** CrCl > 25: 100%; < 25: KI; **DALI** KI bei mittelschwerer bis schwerer LI
Clopidogrel Rp	HWZ 8h, Q0 > 0.8, PRC B, Lact ?
Clopidogrel HEXAL *Tbl. 75mg* Clopidogrel-ratioph. *Tbl. 75mg* Grepid *Tbl. 75mg* Iscover *Tbl. 75, 300mg* Plavix *Tbl. 75, 300mg*	**Sek.-Pro. KHK** → 461, **AVK** → 479, **zerebrale Ischämie, TIA** → 686: 1 x 75mg p.o.; **NSTEMI** (inkl. Pat. nach PCI mit Stenting), **STEMI** (für Thrombolyse infrage kommende Pat.) → 449: ini 300mg p.o., dann 1 x 75mg, Komb. mit ASS; **Pro. atherothrombotischer und thromboembolischer Ereignisse bei Vorhofflimmern:** 1 x 75mg. Komb. m. ASS; **DANI** vors. Anw.; **DALI** KI bei schwerer LI
Clopidogrel + ASS Rp	
Clopidogrel HEXAL plus ASS 100 *Tbl. 75+100mg* DuoPlavin *Tbl. 75+100mg*	**ACS ohne ST-Hebung** (inkl. Pat. PCI mit Stenting), **STEMI** (für Thrombolyse infrage komm. Pat.) → 449: 1 x 75 + 100mg p.o.; **DANI, DALI** KI bei schwerer NI, LI
Dipyridamol + ASS Rp	
Aggrenox *Kps. 200+25(ret.)mg* Asasantin Retard *Kps. 200+25(ret.)mg* Dipyridamol Ass beta *Kps. 200+25(ret.)mg*	**Sekundär-Pro. nach TIA, zerebraler Ischämie** → 686: 2 x 1Kps. p.o.

A 2 Kardiologie, Angiologie – Arzneimittel

Eptifibatid Rp	HWZ 1.13-2.5h, Qo 0.6, PRC B, Lact ?
Eptifibatid Accord *Inj.Lsg. 20mg/10ml; Inf.Lsg. 75mg/100ml* **Integrilin** *Inj.Lsg. 20mg/10ml; Inf.Lsg. 75mg/100ml*	**Instabile AP, Non-Q-wave-Infarkt:** ini 180µg/kg i.v., dann 2µg/kg/min bis 20-24h n. PCI, max für 72h; **DANI** CrCl 30–50: 1µg/kg/min; < 30: KI

Prasugrel Rp	HWZ 7h, PPB 98%
Efient *Tbl. 5, 10mg*	**Pro. atherothrombotischer Ereignisse bei akutem Koronarsyndrom (instabile AP, NSTEMI → 449, STEMI → 452) mit prim./ verzögerter PCI:** ini 60mg p.o., dann 1 x 10mg, Komb. mit ASS; < 60kg: 1 x 5mg; > 75J: Anw. nur nach sorgfältiger Nutzen-Risiko-Abwägung, 1 x 5mg; **DANI** nicht erforderlich; **DALI** Child C KI

Ticagrelor Rp	HWZ 7(8.5)h, PPB > 99%, PRC C, Lact ?
Brilique *Tbl. 60, 90mg*	**Akutes Koronarsyndrom:** (komb. mit ASS), ini 1 x 180mg, dann 2 x 90mg p.o. für 12M; **Z.n. MI (> 1J) und hohem atherothrombotischem Risiko → 452:** 2 x 60-90mg (Komb. mit ASS); **DANI** nicht erf., HD: Anw. nicht empfohlen; **DALI** mäßige LI: vorsicht. Anw.; schwere LI: KI

Ticlopidin Rp	HWZ 30-50h, Qo 1.0, PPB 98%, PRC B, Lact ?
Tiklyd *Tbl. 250mg* **Ticlopidin AL** *Tbl. 250mg* **Ticlopidin Neuraxph.** *Tbl. 250mg*	**Sekundär-Pro. nach TIA, PRIND, zerebraler Ischämie → 686:** 2 x 250mg p.o.

Tirofiban Rp	HWZ 1.5h, Qo 0.6, PRC B, Lact ?
Aggrastat *Inf.Lsg. 12.5mg/50ml, 12.5mg/250ml* **Tirofiban HEXAL** *Inf.Lsg. 12.5mg/50ml, 12.5mg/250ml* **Tirofiban Hikma** *Inf.Lsg. 12.5mg/50ml, 12.5mg/250ml*	**Instabile AP, Non-Q-wave-Infarkt:** ini 0.4µg/kg/min in 30min i.v., dann 0.1µg/kg/min, Ther.-Dauer mind. 48h, max. 108h bzw. mind. 12h und max. 24h nach PCI, Komb. mit unfraktioniertem Heparin und ASS; **bei vorgesehener PCI innerhalb der ersten 4h:** ini 25µg/kg als Bolus i.v. über 3min, dann 0.15 µg/kg/min über 12-24h, max. 48h, Komb. m. Heparin und oralen Thrombozytenaggregationshemmern; **DANI** CrCl < 30: 50%; **DALI** KI bei schwerer LI

Gerinnung 69

A 2.9.13 Durchblutungsfördernde Mittel

Wm/Wi (Alprostadil, Iloprost): Prostaglandine ⇒ Vasodilatation, Hemmung der Thrombozytenaggregation; **Wm/Wi** (Pentoxifyllin): Vasodilatation, Erythrozytenverformbarkeit ↑, Blutviskosität ↓; **UW** (Alprostadil): Temperatur ↑, Verwirrtheit, Krampfanfälle, RR ↓, Tachykardie, Kopfschmerz, Durchfall, Übelkeit, Erbrechen, Flush-Reaktion, Schmerz, Erytheme, Ödeme an infundierter Extremität, Rötungen der infundierten Vene;
UW (Pentoxifyllin): Hautreaktionen, Flush, Kopfschmerzen, Schwindel, GI-Störung, Tachykardie, RR ↓, Stenokardien;
KI (Alprostadil): schwere Herzinsuffizienz, HRST, KHK, Lungenödem, Lungeninfiltrationen, schwere COPD, Lebererkrankung, Magenulkus, Grav./Lakt.; **KI** (Pentoxifyllin): frischer MI, Massenblutungen, großflächige Retinablutung, Grav., Cave in Lakt.

Alprostadil Rp   HWZ 5-10 (0.5)min, PRC X, Lact -

Pridax *Amp. 20µg/1ml*
Prostavasin *Amp. 20µg*

AVK Stadium III-IV → 479:
2 x 40µg in 250ml NaCl über 2h i.v.;
1 x 10-20µg in 50ml NaCl über 60-120min i.a.;
DANI Krea (mg/dl) > 1.5: ini 2 x 20µg i.v., nach 2-3d evtl. 2 x 40µg i.v.
DALI KI bei Lebererkrankung

Iloprost Rp   HWZ 0.5h, Q0 1.0, PPB 60%

Ilomedin *Amp. 20mg/1ml*
Iloprost Ibisqus *Amp. 50µg/0.5ml*

Thrombangitis obliterans:
0.5-2ng/kg/min über 6h i.v.;
DANI CrCl > 30: 100%; HD: sorgfält. Dosiseinst., Dosisintervall mind. 3h; **DALI** Leberfunktionsstrg.

Naftidrofuryl Rp   HWZ 1 h

Dusodril *Kps. 100mg; Tbl. 100(ret.), 200mg*
Naftilong *Kps. 100(ret.), 200(ret.)mg*
Nafti-ratioph. *Kps. 100(ret.), 200(ret.)mg*

AVK Stadium II → 479: 3 x 100-200mg p.o.;
3 x 100-200mg (ret.) p.o.;
DALI KI bei Leberfunktionsstrg.

Pentoxifyllin Rp   HWZ 1.6 h, Q0 1.0, PRC C, Lact ?

PentoHEXAL *Tbl. 400(ret.), 600(ret.)mg; Amp. 100mg/5ml, 300mg/15ml*
Rentylin *Tbl. 400(ret.)mg*
Trental *Tbl. 400(ret.), 600(ret.)mg; Amp. 100mg/5ml, 300mg/15ml*

AVK Stadium IIb → 479:
2-3 x 400mg (ret.) p.o.; 2 x 600mg (ret.) p.o.;
1-2 x 100-600mg i.v., max. 100mg/h;
DANI CrCl < 30: 50-70%;
DALI Dosisreduktion

A 2.9.14 Gerinnungsfaktoren

Faktor I (Fibrinogen) Rp   HWZ 72-96h

Haemocomplettan P *Inf.Lsg. 1, 2g*

Hypo-, Dys-, Afibrinogenämie:
1-2g i.v., weiter nach Bedarf

Faktor VIIa (Eptacog alfa) Rp   HWZ 2.9h

NovoSeven *Inj.Lsg. 50, 100, 250, 400kIE*

Angeb. Hämophilie → 585, **erworb. Hemmkörper gegen Fakt. VIII u. IX:** ini 4.5kIE/kg über 2-5min i.v., dann 3-6kIE/kg pro Inj.

A 2 Kardiologie, Angiologie – Arzneimittel

Faktor VIII (antihämophiles Globulin A) Rp, Haemoctin	HWZ 8-24 h
Beriate P, Haemate HS, Immunate *Inj.Lsg. 250, 500, 1000IE* Advate, Adynovi, Helixate, Iblias, Kogenate, Kovaltry *Inj.Lsg. 250, 500, 1000, 2000IE* Afstyla, Elocta, NovoEight *Inj.Lsg. 250, 500, 1000, 1500, 2000, 3000 IE* Nuwiq *Inj.Lsg. 250, 500, 1000, 2000IE* Obizur *Inj.Lsg. 500 IE* Recombinate *Inj.Lsg. 250, 500, 1000IE*	Hämophilie A → 585: 1IE/kg erhöht den Faktor-VIII-Spiegel um 2%; **erworbene Hämophilie mit Faktor-VIII-Ak:** Obizur: ini 200 IE/kg i.v., weitere Gaben nach Faktor-VIII-Aktivität

Faktor IX (Christmasfaktor, antihämophiles Globulin B) Rp	
Alphanine *Inj.Lsg. 500, 1000IE* Alprolix *Inj.Lsg. 250, 500, 1000, 2000, 3000IE* Benefix *(rekombinant) Inj.Lsg. 250, 500, 1000, 2000, 3000IE* Berinin P *Inj.Lsg. 300, 600, 1200IE* Idelvion *Inj.Lsg. 250, 500, 1000, 2000IE* Immunine *Inj.Lsg. 600, 1200IE* Mononine, Octanine *Inj.Lsg. 500, 1000IE* Refixia *Inj.Lsg. 500, 1000, 2000IE* Rixubis *Inj.Lsg. 250, 500, 1000, 2000, 3000IE*	Hämophilie B → 585: 1IE/kg erhöht den Faktor-X-Spiegel um 0.5-1.5%

Faktor XIII (fibrinstabilisierender Faktor) Rp	HWZ 96-168 h
Fibrogammin *Inj.Lsg. 250, 1250IE*	Angeborener und erworbener Faktor-XIII-Mangel: 10-35 E/kg i.v.

Prothrombinkomplex (Faktor II, VII, IX, X) Rp	
Beriplex *Inj.Lsg. 250, 500, 1000IE* Octaplex *Inj.Lsg. 500IE*	Angeborener und erworbener Mangel an Faktor II, VII, IX, X, Cumarinüberdosierung: 1IE/kg hebt Quick-Wert um ca. 1%

Prothrombinkomplex (Faktor II, VII, VIII, IX, X) Rp	
FEIBA *Inj.Lsg. 500E, 1000IE*	Hämophilie-A und B und erworbener Mangel an Faktor VIII, IX, XI; in Kombination mit Faktor-VIII-Konzentrat für LZ-Therapie mit F VIII: 50–100 E/kg KG (max. 100 E/kg, max. 200 E/kg/d)

A 2.9.15 Thrombininhibitoren

Antithrombin III Rp	HWZ 36-72 h
Anbinex *Inj.Lsg. 500, 1000IE* AT III Nf *Inj.Lsg. 500, 1000IE* Atenativ, Kybernin Hs *Inj.Lsg. 500, 1000IE*	Angeborener und erworbener AT-III-Mangel: 1IE/kg erhöht den AT-III-Spiegel um ca. 1-1.5%

Gerinnung

A 2.9.16 Enzyminhibitoren

Wm/Wi (Alpha-1-Proteinase-Inhibitor): Hemmung der Neutrophilen-Elastase ⇒ Hemmung der Proteolyse des Lungengewebes;
Wm/Wi (C1-Esterase-Inhibitor): Hemmung des Komplementsystems;
Wm/Wi (Conestat alfa): rekombin. Analogon des humanen C1-Esterase-Inhibitors;
Wm/Wi (Icatibant): selektiver kompetitiver Antagonist des Bradykininrezeptors Typ 2;
UW (Alpha-1-Proteinase-Inhibitor): Schwindel, Kopfschmerzen;
UW (C1-Esterase-Inhibitor): Hautausschlag;
UW (Conestat alfa): Kopfschmerzen, allergische Reaktion;
UW (Icatibant): Erythem, Schwellung, Brennen, Jucken, Hautschmerzen, Wärmegefühl, Übelkeit, Bauchschmerzen, Schwächegefühl, Schwindel, Kopfschmerzen, verstopfte Nase, Exanthem, CK-Erhöhung, abnorme Leberfunktionswerte;
KI (Alpha-1-Proteinase-Inhibitor): bek. Überempf., IgA-Mangel und bek. AK gegen IgA;
KI (Conestat alfa): Allergie gegen Kaninchen, bekannte Überempfindlichkeit;
KI (C1-Esterase-Inhibitor, Icatibant): bekannte Überempfindlichkeit

Alpha-1-Proteinase-Inhibitor Rp	HWZ 5d
Prolastin *Inf.Lsg. 1g* Respreeza *Inf.Lsg. 1g*	**Schw. Alpha-1-Proteinase-Inhib.-Mangel:** 60mg/kg 1x/W i.v.; **DANI, DALI** keine Daten

C1-Esterase-Inhibitor Rp	HWZ 4.5d
Berinert *Inj.Lsg. 500E*	**Erbliches Angioödem** → 725: 500-1000E i.v., ggf. Wdh. je nach Wi; **Ki.:** s. Erw.
Cinryze *Inj.Lsg. 500E*	**Erbliches Angioödem** → 725: 1000E i.v., ggf. Wdh. nach 60 min od. früher; **Pro:** alle 3-4 d 1000E i.v. bzw. 24h vor Eingriff; **Ki.:** s. Erw.; **DANI/DALI** nicht erforderlich

Conestat alfa Rp	HWZ 2h, PRC C, Lact ?
Ruconest *Inj.Lsg. 2100IE (150IE/ml)*	**Attacke eines hereditären Angioödems** → 725: Erw. < 84kg: 50IE/kg i.v. über 5min; >84kg: 4200IE i.v.; max. 2 Dosen/24h; <18J: KI; **DANI** nicht erforderlich; **DALI** keine Daten

Icatibant Rp	HWZ 1-2h PPB 44%
Firazyr *Fertigspr. 30mg/3ml*	**Attacke eines hereditären Angioödems** → 725: 30mg s.c., max 3 x 30mg/24h; **DANI, DALI** nicht erforderlich

A 2.9.17 Fusionsproteine

Wm/Wi (Eltrombopag): Aktivierung der Thrombozytenproduktion über Interaktion mit der Transmembrandomäne des Thrombopoetin-Rez.;
Wm/Wi (Romiplostim): Fusionsprotein, aktiviert über den Thrombopoetin-Rezeptor die Thrombozytenproduktion;
UW (Eltrombopag): Schlaflosigkeit, Kopfschmerzen, Katarakt, Augentrockenheit, Übelkeit, Diarrhoe, Obstipation, Bauchschmerzen, Transaminasen- u. Bilirubinerhöhung, Exanthem, Juckreiz, Haarausfall, Arthralgie, Myalgie, Knochenschmerzen, Fatigue, peripheres Ödem;
UW (Romiplostim): Kopfschmerzen, Knochenmarkstrg., Thrombopenie, Schlaflosigkeit, Schwindel, Parästhesie, Migräne, Übelkeit, Dyspepsie, Bauchschmerzen, Diarrhoe, Obstipation, Pruritus, Ekchymose, Exanthem, Arthralgie, Myalgie, Knochenschmerzen, Müdigkeit, Ödeme, grippeähnl. Sympt., Schmerzen, Fieber, Asthenie, Reaktion an Injektionsstelle, Kontusion;
KI (Eltrombopag): bek. Überempf.;
KI (Romiplostim): Überempf. gg. Romiplostim, E.-coli-Proteine

Eltrombopag Rp	HWZ 21-32h; PPB 99%
Revolade *Tbl. 25, 50, 75mg*	**Immunthrombozytopenische Purpura mit Splenektomie; Thrombopenie b. chron. Hepatitis C; schwere aplastische Anämie:** ini 1 x 50mg p.o. (Ostasiaten 25mg), dann Dosisanpassung an Thrombozytenzahl (s. FI), max. 75mg/d; **DANI** vorsichtige Anw.; **DALI** mäßige bis schwere LI: Anw. nicht empf.

Romiplostim Rp	HWZ 3.5d
Nplate *Inj.Lsg. 250, 500µg*	**Immunthrombozytopenische Purpura:** ini 1x/W 1µg/kg s.c., weitere Dosis je nach Thrombozytenzahl (s. FachInfo), max. 10µg/kg/W; **DANI, DALI** keine Daten

A 2.9.18 Sonstige Hämostatika

Wm/Wi (Emicizumab): verbindet aktivierten Faktor IX und Faktor X, um die Funktion des fehlenden aktivierten Faktor VIII wiederherzustellen, die für eine effektive Hämostase notwendig ist; **UW** (Emicizumab): thrombot. Mikroangiopathie, Kopfschmerzen, Diarrhoe, Arthralgie, Myalgie, Fieber, Reaktion an der Injektionsstelle;
KI (Emicizumab): bekannte Überempfindlichkeit

Emicizumab Rp	HWZ 4-5W
Hemlibra *Inj.Lsg. 30mg/1ml, 60mg/0.4ml, 105mg/0.7ml, 150mg/1ml*	**PRO von Blutungsereignissen bei Hämophilie A und Faktor-VIII-Hemmkörpern:** 3mg/kg s.c. 1 x/W f. 4W, dann 1.5mg/kg 1 x/W; **DANI, DALI** leichte bis mäßige NI, LI: 100%; schwere NI, LI: keine Daten

Inhalative Beta-2-Sympathomimetika

A 3 Pneumologie – Arzneimittel

A 3.1 Inhalative Beta-2-Sympathomimetika
A 3.1.1 SABA (short acting beta-agonist)

Wm/Wi (alle): Stimulation der Beta-2-Rezeptoren ⇒ Erschlaffung der Bronchialmuskulatur, Anregung der mukoziliären Clearance;
Wi (Fenoterol): pos. ino-/chronotrop, Relaxation der Uterusmuskulatur;
UW (Fenoterol): Tremor, Schwindel, Husten, Übelkeit, Schwitzen;
UW (Salbutamol): Tremor, Übelkeit, Kopfschmerzen, Schwindel, Palpitationen, Tachykardie, Arrhythmie, Urtikaria, Myalgien, Schlafstrg., K$^+$↓;
KI (alle): bekannte Überempfindlichkeit;
KI (Fenoterol): HOCM, tachykarde Arrhythmien;
KI (Terbutalin): Hyperthyreose, Thyreotoxikose, Tachykardie, idiopathische hypertrophe subvalvuläre Aortenstenose, Phäochromozytom

---

Fenoterol Rp HWZ 3.2h, Qo 0.85

Berotec N *DA 100µg/Hub*	**Asthma bronchiale** → 483, **COPD (akute Atemnot)** → 490: **Erw., Ki. ab 6J:** 100µg, evtl. Wdh. nach 5min; **Ki. 4–6J:** 100µg ED; **Dauerther.:** 3–4 × 100–200µg, max. 800µg/d; **4–6J:** 4 × 100µg; **Pro. Anstrengungsasthma:** 100–200µg 10min zuvor; **4–6J:** 100µg

---

Salbutamol Rp HWZ 2.7–5h, Qo 0.7, PPB 10%

Apsomol N *DA 0.1mg/Hub* Bronchospray *DA u. Autohaler 0.1mg/Hub* Pentamol *Fert.Inh.Lsg. 1.25mg/2.5ml* SalbuHEXAL *DA 0.1mg/Hub; Fert.Inh.Lsg. 1.25mg/2.5ml; Inh.Lsg. (1ml = 5mg)* Salbulair N *Easi-Breathe 0.1mg/Hub* Salbutamol-ratioph. *DA 0.1mg/Hub; Fert. Inh.Lsg.1.25mg/2.5ml; Inh.Lsg. (1ml = 5mg)* Sultanol *DA 0.12mg/Hub; Fert.Inh.Lsg. 1.25mg/2.5ml; 2.5mg/2.5ml; Inh.Lsg. (1ml = 5mg)* Ventilastin Novolizer *DA 0.1mg/Hub*	**Asthma bronchiale** → 483, **COPD (akute Atemnot)** → 490: 0.1–0.2mg; **Ki. < 12J:** 0.1mg; **Dauerther.:** 3–4 × 0.1–0.2mg, max. 1.0mg/d; **Ki. < 12J:** 3–4 × 0.1mg, max. 0.4mg/d; **Akute Atemnot: Erw., Ki. 4–18J:** 1.25mg über Vernebler inhalieren lassen, ggf. nach 5–10min wiederholen, max. 7.5mg/d; **Pro. Anstrengungsasthma:** 0.1–0.2mg 10min zuvor; **4–11J:** 0.1mg

---

Terbutalin Rp HWZ 3–4h, Qo 0.4, PPB 25%, PRC B, Lact +

Aerodur *Turbohaler 0.5mg/Hub* Bricanyl *Turbohaler 0.5mg/Hub*	**Asthma bronchiale** → 483, **COPD (akute Atemnot)** → 490: Erw., Ki. ab 5J: 0.5mg, evtl. Wdh. nach 5min; **Dauerther.:** 3 × 0.5mg, max. 6mg/d; **< 12J:** max. 4mg/d; **Pro. Anstrengungsasthma:** 0.5mg 10min zuvor

A 3 Pneumologie – Arzneimittel

A 3.1.2 LABA (long acting beta-agonist)

Wm/Wi (alle): Stimulation der Beta-2-Rezeptoren ⇒ Erschlaffung der Bronchialmuskulatur, Anregung der mukoziliären Clearance; **Wm/Wi** (Formoterol, Salmeterol): lang wirksame Beta-2-Sympathomimetika, nicht zur Therapie des akuten Asthma-Anfalls geeignet;
UW (Formoterol): Kopfschmerzen, Tremor, Palpitationen; **UW** (Indacaterol): Nasopharyngitis, Infektion der oberen Atemwege, Sinusitis, Diabetes mellitus, Hyperglykämie, Kopfschmerzen, Schwindel, ischämische Herzerkrankung, Palpitationen, Husten, pharyngolaryngealer Schmerz, Rhinorrhoe, Atemwegsobstruktion, Muskelspasmus, periphere Ödeme;
UW (Olodaterol): keine häufigen bzw. sehr häufigen UW;
UW (Salmeterol): Tremor, Kopfschmerzen, Palpitationen, Muskelkrämpfe;
KI (alle): bekannte Überempfindlichkeit

Formoterol Rp	HWZ 2-3h, Qo 0.9
Atimos DA 12µg/Hub **Foradil P** Inh.Kps. 12µg/Hub; DA 12µg/Hub **Forair** DA 12µg/Hub **Formoterol-ratioph.** Inh.Kps. 12µg **Formatris** Novolizer 6, 12µg/Hub **Formotop** Novolizer 6, 12µg/Hub **Oxis** Turbohaler 6, 12µg/Hub	**Asthma bronchiale** → 483, **COPD** → 490: 1-2 x 6-12µg, max. 48µg/d; Ki. > 6J: 1-2 x 12µg/d, max. 24µg/d

Indacaterol	HWZ 40-52h, PPB 95%
Onbrez Breezhaler 150, 300µg	**COPD** → 490: 1 x 150-300µg, max. 300µg/d; **DANI** nicht erf.; **DALI** leichte bis mittelschwere LI: nicht erf.; schwere LI: keine Daten

Olodaterol Rp	HWZ 45h, PPB 60%
Striverdi Respimat DA 2.5µg/Hub	**COPD** → 490: 1 x 5µg; **DANI** nicht erf.; **DALI** leichte bis mittelschwere LI: nicht erf.; schwere LI: keine Daten

Salmeterol Rp	HWZ 5.5h, PRC C, Lact ?
Salmeterol HEXAL DA 0.025mg/Hub **Serevent** DA 0.025mg; Diskus 0.05mg/Hub	**Asthma bronchiale** → 483, **COPD Dauerther.**: 2 x 0.025-0.1mg, max. 0.2mg/d; Ki. ab 4J: 2 x 0.05mg

A 3.2 Systemische Beta-2-Sympathomimetika

Wm: Stimulation der Beta-2-Rezeptoren; **Wi**: Erschlaffung der Bronchialmuskulatur, Anregung der mukoziliären Clearance, antiallergisch;
UW (Bambuterol): Urtikaria, Exanthem, Palpitationen, Überempfindlichkeitsreakt., Verhaltensstrg., Schlafstrg., Tremor, Kopfschmerzen, Muskelkrämpfe; **UW** (Clenbuterol): Tremor, Kopfschmerzen, Unruhegefühl, Übelkeit, Palpitationen; **UW** (Orciprenalin): Nervosität, Kopfschmerzen, Schwindel, Tachykardie, Arrhythmie, Palpitationen, Husten, lokale Irritationen, Hautreaktionen, Muskelkrämpfe, Myalgie; **UW** (Reproterol): Kopfschmerzen, Unruhe, Tremor, Palpitationen, Muskelkrämpfe; **UW** (Terbutalin): Tremor, Palpitationen, Kopfschmerzen, Muskelkrämpfe, Tachykardie, Hypokaliämie, Urtikaria, Exantheme;

Systemische Beta-2-Sympathomimetika 75

KI (Bambuterol): bek. Überempf., frischer MI, Tachykardie, subvalvuläre Aortenstenose;
KI (Clenbuterol): bek. Überempf., schwere Hyperthyreose, tachykarde Arrhythmien, HOCM;
KI (Orciprenalin): bek. Überempf., HOCM, Tachyarrhythmien, schwere Hyperthyreose, Phäochromozytom; **KI** (Reproterol): bek. Überempfindlichkeit, schwere Hyperthyreose, HOCM, Phäochromozytom; **KI** (Terbutalin): bekannte Überempfindlichkeit, Tachykardie, Hyperthyreose, Phäochromozytom, idiopathische subvalvuläre Aortenstenose

Bambuterol Rp	HWZ 13(22)h, Qo 0.45
Bambec *Tbl. 10mg*	**Asthma bronchiale** → 483, **COPD** → 490: ini 1x 10mg p.o. z.N., nach 1-2W evtl. 1 x 20mg; **Ki. 2-6J:** 1 x 10mg p.o.; **6-12J:** s. Erw.; **DANI** CrCl < 60: 50%

Clenbuterol Rp	HWZ 34h, Qo 0.4
Spiropent *Tbl. 0.02mg;*	**Asthma bronchiale** → 483, **COPD** → 490: 2 x 0.01-0.02mg p.o.; **Ki. 0-8M:** 2 x 2.5µg; **8-24M:** 2 x 5µg; **2-4J:** 2 x 7.5µg; **4-6J:** 2 x 10µg; **6-12J:** 2 x 15µg

Reproterol Rp	HWZ 1.5h
Bronchospasmin *Amp. 0.09mg/1ml*	**Bronchospastischer Anfall, Status asthmaticus** → 487: 0.09mg langsam i.v.; Dauerinfusion: 18-90µg/h i.v.; **Ki.:** 1.2µg/kg langsam i.v.; Dauerinfusion: 0.2µg/kg über 36-48h

Orciprenalin Rp	HWZ 2.6h, PRC C, Lact ?
Alupent *Inj.Lsg. 0.5mg/1ml; Inf.Lsg. 5mg/10ml*	**Akute Zustände bei Asthma bronchiale oder bronchopulmonale Erkr. mit asthmat. Komponente:** 0.5-1mg i.m./s.c.; 0.25mg unter Monitoring langsam i.v.; 5-10µg/min i.v.; **DANI, DALI** keine Daten

Salbutamol Rp	HWZ 2.7-5h, PPB 10%
Salbubronch Elixier *Gtt. (1ml enth. 1mg)* Salbubronch Forte *Gtt. (1ml enth. 5mg)* Volmac *Tbl. 8mg (ret.)*	**Asthma bronchiale, chron. Bronchitis, Emphysem: Ki. 2-23M:** ini 0.15mg/kg/d p.o. in 3ED, max. 0.6mg/kg/d; **2-13J:** 2-4 x 1-2mg p.o., max. 8mg/d; **ab 14J.,** Erw.: 3-4 x 2-4mg p.o., max. 16mg/d; **DANI, DALI** keine Daten

Terbutalin Rp	HWZ 11-26h, PPB 25% PRC B, Lact +
Bricanyl *Amp. 0.5mg/1ml* Terbutalin AL *Tbl. 2.5mg; Kps. 7.5(ret.)mg*	**Asthma bronchiale** → 483, **COPD** → 490: 2-3 x 2.5-5mg p.o.; 2 x 7.5mg (ret.) p.o., max. 15mg/d p.o.; bis 4 x 0.25mg s.c.; **Ki.** < 3J: 2-3 x 0.75mg p.o.; **3-6J:** 2-3 x 0.75-1.5mg p.o.; **7-14J:** 2-3 x 1.5-3mg p.o.

A 3 Pneumologie – Arzneimittel

A 3.3 Inhalative Alpha- und Beta-Sympathomimetika

Wm: Stimulation von Alpha-/Beta-Rezeptoren;
Wi: Bronchodilatation, Abschwellung der Schleimhäute im Bereich der Luftwege;
UW (Epinephrin inhalativ): Herzklopfen, Rhythmusstörung, Blutzuckeranstieg;
KI (Epinephrin inhalativ): bekannte Überempfindlichkeit, paroxysmale Tachykardie, Engwinkelglaukom, hochfrequente absolute Arrhythmie

Epinephrin (Adrenalin) Rp — HWZ 1–3 min ☝

| InfectoKrupp Inhal *Inh.Lsg.* (4mg/ml = 0.56mg/Hub) | **Akute stenosierende Laryngotracheitis:** 7–14 Hübe über Vernebler applizieren |

A 3.4 Inhalative Anticholinergika

A 3.4.1 SAMA (short acting muscarinergic-antagonist)

Wm/Wi: Hemmung der vagusinduzierten Reflexbronchokonstriktion, Freisetzung bronchospastisch wirksamer Mediatoren ↓;
UW (Ipratropium): Kopfschmerzen, Schwindel, Husten, Rachenreizung, trockener Mund, Übelkeit, Geschmacksstörung, gastrointestinale Mobilitätsstörungen;
KI: bek. Überempfindlichkeit, auch gegen Atropinderivate

Ipratropiumbromid Rp — HWZ 4h, PRC B, Lact ?

| **Atrovent** *DA 20µg/Hub; Fert.Inh.Lsg. 0.25mg/2ml; 0.5mg/2ml*
Atrovent Ls *Inh.Lsg. (1ml = 0.25mg)*
Iprabronch *Inh.Lsg. 0.25mg/1ml; 0.5mg/2ml*
Ipratropium Teva *Inh.Lsg. 0.25mg/1ml; 0.5mg/2ml*
Ipratropiumbromid HEXAL *DA 20mg/Hub* | **Asthma bronchiale** → 483, **COPD** → 490:
DA: 3-6 x 20-40µg, max. 240µg/d;
Ki.: s. Erw.; Inh.Lsg.: 3-4 x 0.5mg;
Ki. 6–12J: 3-4 x 0.25mg;
< 6J: 3-4 x 0.1-0.25mg |

A 3.4.2 LAMA (long acting muscarinergic-antagonist)

Wm/Wi: Hemmung der vagusinduzierten Reflexbronchokonstriktion, Freisetzung bronchospastisch wirksamer Mediatoren ↓;
UW (Aclidinium): Sinusitis, Nasopharyngitis, Kopfschmerz, Husten, Diarrhoe;
UW (Glycopyrronium): trockener Mund, Insomnie, Kopfschmerzen, Gastroenteritis, Harnweginfekt; **UW** (Tiotropium): trockener Mund; **UW** (Umeclidinium): Nasopharyngitis, Infektion der oberen Atemwege, Infektion der Harnwege, Sinusitis, Kopfschmerzen, Tachykardie, Husten; **KI** (alle): bek. Überempfindlichkeit, auch geg. Atropinderivate

Aclidiniumbromid Rp — HWZ 2–3h

| **Eklira Genuair** *Inh.Pulver 322µg/Hub*
Bretaris Genuair *Inh.Pulver 322µg/Hub* | **COPD** → 490: 2 x 322µg/d; **DANI** nicht erforderlich; **DALI** nicht erforderlich |

Glycopyrroniumbromid Rp — HWZ 33–57h

| **Seebri Breezhaler** *Inh.Kps. 44µg*
Tovanor Breezhaler *Inh.Kps. 44µg* | **COPD** → 490: 1 x 44µg/d; **DANI** CrCl > 30: 100%; < 30: vorsichtige Anw.; **DALI** nicht erforderl. |

Inhalative Anticholinergika 77

Tiotropiumbromid Rp	HWZ 5-6d, PRC C, Lact ?
Braltus Zonda *Inh.Kps. 10µg* Spiriva HandiHaler *Inh.Kps. 18µg* Spiriva Respimat *inh.Lsg. 2.5µg/Hub*	**COPD** → 490: Spiriva Handihaler: 1 x 18µg, max. 18µg/d; Spiriva Respimat: 1 x 5µg, max. 5µg/d; Braltus Zonda: 1 x 10µg, max. 10µg/d; **Asthma bronchiale** zusätzlich zu ICS + LABA; Spiriva Respimat: 1 x 5µg; **DANI** CrCl > 50: 100%; < 50: vorsichtige Anw., **DALI** nicht erf.

Umeclidiniumbromid Rp	HWZ 19h
Incruse Ellipta *55µg* Rolufta Ellipta *55µg*	**COPD**: 1 x 55µg/d, max. 55µg/d **DANI** nicht erf.; **DALI** schwere LI: vors. Anw.

A 3.4.3 Kombinationen

Wm/Wi (Vilanterol): selektiver, langwirksamer beta-2-adrenerger Agonist ⇒ zyklisches AMP ↑ ⇒ Relaxation der glatten Bronchialmuskulatur, Hemmung der Freisetzung von Mediatoren d. allerg. Sofortreaktion; **UW** (Aclidinium + Formoterol): Nasopharyngitis, Sinusitis, Harnwegsinf., Zahnabszesse, Schlafstg., Angstzustände, Kopfschmerzen, Schwindel, Tremor, Husten, Diarrhoe, Übelkeit, Mundtrockenheit, Myalgie, Muskelkrämpfe, Ödeme, CK ↑; **UW** (Umeclidinium + Vilanterol): Harnwegsinf., Sinusitis, Nasopharyngitis, Pharyngitis, Inf. der oberen Atemwege, Kopfschmerzen, Husten, Schmerzen im Oropharynx, Obstipation, trockener Mund

Aclidiniumbromid + Formoterol Rp	
Brimica Genuair *Inh.Pulver 340+12µg/Hub* Duaklir Genuair *Inh.Pulver 340+12µg/Hub*	**COPD**: 2 x 340 + 12µg/d; **DANI, DALI**: nicht erforderl.

Glycopyrroniumbromid + Indacaterol Rp	
Ultibro Breezhaler *Inh.Kps. 43+85µg* Ulunar Breezhaler *Inh.Kps. 43+85µg* Xoterna Breezhaler *Inh.Kps. 43+85µg*	**COPD** → 490: 1 x 43 + 85µg/d; **DANI**: CrCl > 30: 100%; < 30: vorsichtige Anw.; **DALI**: schwere LI: vorsichtige Anw.

Ipratropiumbromid + Fenoterol Rp	
Berodual N *DA 0.02mg+0.05mg/Hub* Berodual Ls *Inh.Lsg., Pumpspender (1ml = 0.25+0.5mg; 1Hub = 0.1ml)* Duovent *DA 0.02mg+0.05mg/Hub*	**Asthma bronchiale, COPD** → 490: DA: **Erw., Ki. ab 6J:** 3-4 x 0.02-0.04+0.05-0.1mg; **Akut-Ther. plötzlicher Bronchialkrämpfe:** Berodual Ls: **Erw., Ki. ab 12J:** 1-2.5, max. 4ml inhalieren; **Ki. 6-12J.:** 0.5-2ml inhalieren; **Pro. Anstrengungsasthma, allerg. Asthma:** Berodual LS: **Erw., Ki. ab 6J:** 0.1-0.2ml inhal.

Ipratropiumbromid + Salbutamol Rp	
Combiprasal, Ipramol, SalbuHEXAL plus Ipratropiumbromid *Inh.Lsg. (2.5ml = 0.5+2.5mg)*	**COPD: Erw., Ki. ab 12J:** 3-4 x 0.5 +2.5mg inhalieren; **DANI, DALI** keine Daten

Umeclidiniumbromid + Vilanterol Rp	PRC C, Lact ?
Anoro Ellipta *Inh.Pulver 55+22µg*	**COPD** → 490: 1 x 55+22µg p.i.; **DANI** nicht erf.; **DALI** vorsichtige Anw. bei schwerer LI

Tiotropiumbromid + Olodaterol Rp	
Spiolto Respimat *DA 2.5+2.5µg/Hub*	**COPD**: 1 x 5+5µg p.i.; **DANI, DALI** nicht erf.

A 3 Pneumologie – Arzneimittel

A 3.5 Inhalative Glukokortikoide

Wi: Entzündungsreakt. ↓, Empfindlichkeit v. Beta-Rezeptoren ↑, antiallergisch, antiödematös, antiexsudativ;
UW (Beclometason): Laryngitis, Pharyngitis, Übelkeit, Dyspepsie, Husten;
UW (Budesonid): oropharyngeale Candida-Inf., Reizungen im Rachenraum, Husten, Heiserkeit;
UW (Ciclesonid): keine sehr häufigen bzw. häufigen UW;
UW (Fluticasonpropionat): Heiserkeit, Blutergüsse, Pneumonie bei COPD-Patienten, Candidose der Mund- u. Rachenschleimhaut;
UW (Mometason): Candidose, Pharyngitis, Dysphonie, Kopfschmerzen;
KI (alle): bekannte Überempfindlichkeit

Beclometason Rp

BecloHEXAL *DA 0.1mg/Hub* **Beclomet** *Easyhaler 0.1, 0.2, 0.4mg/Hub* **Beclometason-ratioph.** *DA 0.05, 0.1, 0.2, 0.25mg/Hub* **Junik** *DA 0.05, 0.1mg/Hub; Autohaler 0.05, 0.1mg/Hub* **Sanasthmax** *DA 0.05, 0.25mg/Hub; Jetspacer 0.05, 0.25mg; Inh.Susp. 0.4mg/1ml* **Ventolair** *DA 0.05, 0.1, 0.25mg/Hub*	**Asthma bronchiale** → 483, **COPD** → 490: 2 x 0.2-0.5mg, max. 1.5-2mg/d; **Ki. 6-12J:** 2 x 0.25mg, max. 0.5mg/d; **Rauchgasinhalation:** unmittelbar nach Exposition 0.4mg, nach ambulanter Aufnahme erneut 0.4mg, nach weiteren 2h 0.4mg; bei persistierenden Symptomen alle 2h 0.4mg bis zum Abklingen

Budesonid Rp   HWZ 2-3h, PRC C, Lact ?

Budes N *DA 0.2mg/Hub* **Budiair** *DA 0.2mg/Hub* **Cyclocaps Budesonid** *Inh.Kps. 0.1, 0.2, 0.4, 0.8mg* **Larbex** *Inh.Lsg. 0.5mg/2ml* **Miflonide** *Inh.Kps. 0.2, 0.4mg* **Novopulmon** *Novolizer 0.2, 0.4mg/Hub* **Pulmicort** *Turbohaler 0.2, 0.4mg/Hub; Inh.Lsg. 0.5mg/2ml, 1mg/2ml*	**Asthma bronchiale** → 483, **COPD** → 490: 2 x 0.2-0.4mg, max. 1.6mg/d; **Ki. < 12J:** 1-2 x 0.1-0.2mg, max. 0.8mg/d; Inh.Lsg.: 2 x 0.5-1mg über Vernebler

Ciclesonid Rp

Alvesco *DA 80, 160µg/Hub*	**Asthma bronchiale** → 483: ini 1 x 160µg, ggf. reduz. auf 1 x 80µg; **DANI** nicht erforderl.

Fluticasonpropionat Rp   HWZ 7.8h, PRC C, Lact ?

Fluticason Cipla *DA 0.125, 0.25mg/Hub* **Flutide** *DA 0.05, 0.125, 0.25mg/Hub; Diskus 0.05, 0.1, 0.25, 0.5mg/Hub* **FlutiHEXAL** *DA 0.125, 0.25mg/Hub*	**Asthma bronchiale** → 483, **COPD** → 490: 2 x 0.25-0.5mg; **Ki. > 4J:** 2 x 0.05-0.1mg

Mometason Rp   HWZ 4.5h

Asmanex *Twisthaler 200, 400µg/Hub*	**Asthma bronchiale** → 483: 1-2 x 200µg, 1 x 400µg, max. 2 x 400µg

Inhalative Glukokortikoide 79

A 3.5.1 Kombinationen

Wm/Wi: Stimulation der Beta-2-Rezeptoren ⇒ Erschlaffung der Bronchialmuskulatur ⇒ Bronchodilatation, Anregung der mukoziliären Clearance, Entzündungsreaktion ↓, Empfindlichkeit von Beta-Rezeptoren ↑; **Wm/Wi** (Vilanterol): selektiver, langwirksamer beta-2-adrenerger Agonist ⇒ zyklisches AMP ↑ ⇒ Relaxation der glatten Bronchialmuskulatur, Hemmung der Freisetzung von Mediatoren der allergischen Sofortreaktion;
UW (Formoterol + Beclometason): Pharyngitis, Kopfschmerzen, Dysphonie;
UW (Formoterol + Budesonid): Candidiasis Mund/Rachenraum, Kopfschmerzen, Tremor, Palpitationen, leichte Reizung des Rachens, Husten, Heiserkeit; **UW** (Salmeterol + Fluticasonpropionat): Kopfschmerzen, Nasopharyngitis, Candidiasis Mund/Rachenraum, Pneumonie, Bronchitis, Hypokaliämie, Heiserkeit, Dysphonie, Sinusitis, Blutergüsse, traumatische Frakturen, Arthralgien, Myalgien; **UW** (Vilanterol + Fluticasonfuroat): Pneumonie, Inf. der oberen Atemwege, Bronchitis, Influenza, Candidiasis im Mund- und Rachenraum, Kopfschmerzen, Nasopharyngitis, Schmerzen im Oropharynx, Sinusitis, Pharyngitis, Rhinitis, Husten, Dysphonie, Bauchschmerzen, Arthralgie, Rückenschmerzen, Frakturen, Fieber;
UW (Vilanterol + Fluticasonfuroat + Umeclidinium): Pneumonie, Infektion d. oberen Atemwege, Pharyngitis, Rhinitis, Influenza, Nasopharyngitis, Kopfschmerzen, Husten, Arthralgie, Rückenschmerzen;
UW (Formoterol + Beclometason + Glycopyrronium): Pneumonie, Pharyngitis, orale Candidose, Harnwegsinfektion, Nasopharyngitis, Kopfschmerzen, Dysphonie;
KI: bek. Überempfindlichkeit

Formoterol + Beclometason Rp

Inuvair DA 6+100µg/Hub
Formodual DA 6+100µg/Hub
Foster DA 6+100, 6+200µg/Hub; Nexthaler 6+100, 6+200µg/Hub
Kantos DA 6+100, 6+200µg/Hub; Nexthaler 6+100, 6+200µg/Hub

Asthma bronchiale → 483: Erhaltungsther.: 2 x 6-12 + 100-400µg; Erhaltungs- und Bedarfstherapie: 2 x 6 + 100µg, ggf. 6 zusätzliche Gaben bis max. 48 + 800µg/d;
COPD → 490: 2 x 12 + 200µg; Pat. < 18J: nicht empf.; **DANI, DALI** keine Daten

Formoterol + Budesonid Rp

DuoResp Spiromax 4.5+160, 9+320µg/Hub
Gibiter Easyhaler 4.5+160, 9+320µg/Hub
Pulmeia Elpenhaler 5.5+97, 5.5+194, 11+380µg/Hub
Symbicort Turbohaler 4.5+80, 4.5+160, 9+320µg/Hub

Asthma bronchiale → 483: Erhaltungsther.: 2 x 4.5+80-160mg - 9+320µg; zusätzliche Bedarfsth. möglich mit 4.5+160µg, max. 12 Inh./d mit 4.5+160µg f. begrenzten Zeitraum; DuoResp: nur Erw. ab18J; Symbicort: **Ki. 6-12J:** 2 x 2 Inh.; Erhaltungs- u. Bedarfsther.: 2 x 1 Inh., max. 12 Inh./d; 4.5+160µg: Erhaltungsther.: 2 x 1-2 Inh., max. 8 Inh./d; **12-17J:** 2 x 1-2 Inh.; Erhaltungs- u. Bedarfsther.: 2 x 1-2 Inh., max. 12 Inh./d;
9+320µg: 2 x 1 Inh., max. 4 Inh./d;
COPD → 490: 4.5+160µg: 2 x 2 Inh.; 9+320µg: 2 x 1 Inh.

A 3 Pneumologie – Arzneimittel

Formoterol + Fluticasonpropionat Rp	
Flutiform DA 5+50, 5+125, 10+250µg/Hub	**Asthma bronchiale** → 483: Erw.: 2 x 5-10 + 50-250µg; **Ki ab 12J.:** 2 x 5-10 + 50-125µg; **DANI, DALI** keine Daten

Salmeterol + Fluticasonpropionat Rp	
Aerivio Spiromax 50+500µg **Airflusal** DA 25+125, 25+250µg/Hub; Inh.Pulver 50+500µg **Atmadisc** DA 25+50, 25+125, 25+250µg/Hub; Diskus 50+100, 50+250, 50+500µg **Flusarion Easyhaler** 50+250, 50+500µg **Rolenium** Inh.Pulver 50+250µg, 50+500µg **Seretide** DA 25+125, 25+250µg/Hub; Diskus 50+250, 50+500µg **Serroflo** DA 25+125, 25+250µg/Hub **Viani** DA 25+50, 25+125, 25+250µg/Hub; Diskus 50+100, 50+250, 50+500µg	**Asthma bronchiale** → 483: 2 x 50+100-500µg; **Ki. 4-12J:** 2 x 50+100µg; **COPD** → 490: 2 x 50+500µg; **DANI** nicht erforderlich; **DALI** keine Daten

Vilanterol + Fluticasonfuroat Rp	
Relvar Ellipta Inh.Pulver 22+92, 22+184µg	**Asthma bronchiale** → 483: Erw., **Ki. ab 12J:** 1 x 22+92-184µg; **COPD** → 490: Erw. ab 18J: 1 x 22+92µg; **DANI** nicht erf.; **DALI** vorsichtige Anw.; Child B, C: max. 22+92µg/d

Formoterol + Beclometason + Glycopyrronium Rp	
Trimbow DA 5+87+9µg/Hub	**Moderate bis schwere COPD**: Erw. ab 18J: Erhaltungstherapie 2 x 10+174+18µg; **DANI, DALI:** schwere NI, LI: vorsichtige Anw.

Vilanterol + Fluticasonfuroat + Umeclidinium Rp	
Elebrato Inh.Pulver 22+92+55µg **Trelegy Ellipta** Inh.Pulver 22+92+55µg	**Moderate bis schwere COPD** → 490: Erw. ab 18J: Erhaltungsther. 1 x 22+92+55µg; **DANI:** nicht erf.; **DALI:** leichte LI: 100%; mittelschwere bis schwere LI: vors. Anw.

A 3.6 Methylxanthine

Wm: Hemmung der intrazell. Phosphodiesterase ⇒ cAMP ↑; **Wi:** Bronchospasmolyse, zentr. Atemstimulation, positiv ino-, chronotrop, Vasodilatation (Ausnahme Hirngefäße), Diurese ↑;
UW (Aminophyllin, Theophyllin): Tachykardie, Arrhythmie, Palpitationen, RR ↓, Magen-Darm-Beschwerden, Übelkeit, Erbrechen, Diarrhoe, Hypokaliämie, Hyperkalziämie, Hyperglykämie, Hyperurikämie, Kopfschmerzen, Erregungszustände, Tremor, Unruhe, Schlaflosigkeit, Schwindel, Krampfanfälle, verstärkte Diurese, Krea ↑;
KI (Aminophyllin, Theophyllin): bek. Überempf., frischer MI, akute tachykarde Arrhythmien

Aminophyllin Rp	HWZ 6h, Q0 0.8, PRC C, Lact ?
Aminophyllin 125 Tbl. 125mg	Asthma bronchiale → 483, COPD → 490: 11-13mg/kg p.o. in 3-4 ED; Ki. 6-8J: 24mg/kg/d; 8-12J: 20mg/kg/d; 12-16J: 18mg/kg/d; Dosisanpas. an Serumspiegel

Theophyllin Rp	HWZ (5-10)h, Q0 0.8, ther. Serumspiegel: 8-20mg/l
Bronchoretard Kps. 100(ret.), 200(ret.), 350(ret.), 500(ret.)mg Contiphyllin Tbl. 300(ret.)mg Euphylong Kps. 125(ret.), 200(ret.), 250(ret.), 300(ret.), 375(ret.) mg, Amp. 200mg/10ml Solosin Tbl. 135(ret.), 270(ret.)mg; Gtt. (24Gtt. = 104mg); Amp. 624mg/15ml Theophyllin-ratioph. Kps. 125(ret.), 250(ret.), 375(ret.), 500(ret.)mg Uniphyllin 300(ret.), 400(ret.), 600(ret.)mg	Asthma bronchiale, COPD: 11-13mg/kg/d p.o. in 2ED; Ki. 1-8J: 24mg/kg/d p.o.; 8-12J: 20mg/kg/d p.o.; 12-16J: 18mg/kg/d p.o.; Dosisanpassung an Theophyllinserumspiegel; akute Bronchokonstr.: ohne Theophyllinvorbehandlung: 4-5mg/kg über 20min i.v.; mit Theophyllinvorbeh.: 2-2.5mg/kg in 20min i.v.; Erh.Dos. 9.5mg/kg/d i.v.; Raucher: 15mg/kg/d i.v.; > 60J: 5.5mg/kg/d i.v.; Ki. 6M-9J: 19mg/kg/d i.v.; 9-16J: 15mg/kg/d i.v.; Dosisanpassung an Theophyllinserumspiegel; DANI nicht erforderlich

A 3.7 Leukotrienrezeptorantagonisten

Wm: Blockade der Leukotrienrezeptoren; **Wi:** Bronchodilatation, bronchiale Hyperreagibilität ↓; **UW:** Infektion der oberen Atemwege, Fieber, Diarrhoe, Nausea, Erbrechen, Erhöhung von GOT/GPT, Ausschlag, Pyrexie; **KI:** bekannte Überempfindlichkeit

Montelukast Rp	HWZ 2.7-5h, PRC B, Lact -
Monkasta Tbl. 10mg Montelair HEXAL, Montelubronch Tbl. 10mg; Kautbl. 4, 5mg; Gran. 4mg Montelukast AL Tbl. 10mg; Kautbl. 4, 5mg Singulair Tbl. 10mg; Kautbl. 4, 5mg; Gran. 4mg	Asthma bronchiale → 483: 1 x 10mg p.o. z.N.; Ki. 6-14J: 1 x 5mg p.o. z.N.; 6M-5J: 1 x 4mg; Pro. Anstrengungsasthma Ki. 2-5J: 1 x 4mg p.o.; DANI nicht erforderlich; DALI Child-Pugh < 9: 100%; > 9: keine Daten

A 3.8 Phosphodiesterase-4-Inhibitor

Wm/Wi: Phosphodiesterase-4-Inhibitor, nicht-steroidale antiinflammatorische Substanz ⇒ cAMP-Spiegel intrazellulär ↑ ⇒ systemische u. pulmonale Entzündung ↓;
UW: Gewicht ↓, Appetit ↓, Schlafstrg., Kopf-/Bauchschmerzen, Diarrhoe, Übelkeit;
KI: Überempfindlichkeit, Child-Pugh B/C

Roflumilast Rp	HWZ 17 (30)h, PPB 99%, PRC C, Lact -
Daxas Tbl. 500µg	Begleitther. bei schw. COPD → 490/häufiger Exazerbation: 1 x 1 Tbl.; DANI nicht erforderl.; DALI Child A: vorsichtige Anw., Child B/C: KI

A 3 Pneumologie – Arzneimittel

A 3.9 Sekreto- und Mukolytika

Wm/Wi (ACC): Spaltung von Disulfidbrücken der Schleimproteine ⇒ Sputumviskosität ↓;
Wm/Wi (Ambroxol, Bromhexin): Schleimproduktion ↑ ⇒ Sputumviskosität ↓;
Wm/Wi (Carbocistein): Hemmung der Becherzellhyperplasie und der Neuraminidaseaktivität ⇒ Hemmung des Bradykininsystems über Sialoglykoproteine ⇒ Sputumviskosität ↓;
Wm/Wi (Mannitol): verändert viskoelastische Eigenschaften des Schleims, steigert Hydration der periziliären Solschicht und hat mukoziliäre Aktivität ⇒ verstärkte Sputumclearance;
Wm (Tyloxapol): Oberflächenspannung u. Mucusviskosität ↓;
UW (ACC): keine sehr häufigen bzw. häufigen UW; **UW** (Ambroxol): i.v.: Tachykardie, Palpitationen, Übelkeit, Erbrechen; p.o.: Übelkeit; **UW** (Bromhexin): keine sehr häufigen bzw. häufigen UW;
UW (Carbocistein): Sodbrennen, Übelkeit, Erbrechen, Diarrhoe, Kopfschmerzen;
UW (Mannitol): Kopfschmerzen, Husten, Hämoptysen, Rachen-/Kehlkopfschmerzen, Thoraxbeschwerden, Giemen, Rachenreizung, (posttussive) Erbrechen, Asthma;
UW (Tyloxapol): Überempfindlichkeitsreaktion, Übelkeit, initialer Hustenreiz;
KI (ACC, Bromhexin): bek. Überempfindlichkeit; **KI** (Carbocistein): bek. Überempfindlichkeit, akute Magen-Darm-Ulzera; **KI** (Mannitol): bek. Überempfindlichkeit, bronchiale Hyperreaktivität gegen inh. Mannitol; **KI** (Tyloxapol): Lungenödem, Flüssigkeitsansammlung in der Lunge, Sekretstau durch Strg. des Abtransportes des Schleims aus der Lunge, Grav./Lakt.

Acetylcystein (ACC) *OTC*/Rp   HWZ 2h, Qo 0.7, PRC B, Lact ?

ACC HEXAL *Tbl. 100*, 200, 600mg; *Brausetbl. 100*, 200, 600mg; *Saft* (5ml = 100mg); *Amp.* 300mg/3ml **Fluimucil** Brausetbl. 200, 600mg; *Gran.* 200mg; *Saft* (5ml = 100mg); *Amp.* 300mg/3ml, 5g/25ml **NAC-ratioph.** Trinktbl. 200, 600mg; *Brausetbl.* 200, 600mg; *Gran.* 200, 600mg; *Amp.* 300mg/3ml **NAC Stada akut** Brausetbl. 600mg	**Erkältungsbedingte Bronchitis:** 600mg/d in 1-3FD; **Ki. 6-14J:** 3-4 x 100mg p.o.; **Akute/chron. bronchopulm. Erkrankung:** 2-3 x 200-300mg p.o.; 1 x 600mg p.o.; 1-2 x 300mg i.v.; **Ki. < 2J:** 2-3 x 50mg p.o., **2-5J:** 2-3 x 100mg p.o., **6-14J:** 3-4 x 100mg p.o.; **Mukoviszidose: Ki. < 2J:** 3 x 50mg p.o.; **2-6J:** 4 x 100mg p.o.; **> 6XJ:** 3 x 200mg p.o.; **Paracetamol-Intoxikation** → 843; **DANI** nicht erforderlich

Ambroxol *OTC*/Rp   HWZ 9h, Qo 0.9, PPB 85%

AmbroHEXAL *Tbl. 30mg; Brausetbl. 60mg; Gtt.* (1ml = 7.5mg); *Saft* (5ml = 15, 30mg); **Mucosolvan** *Tbl. 60mg; Brausetbl.* 60mg; Lutschtbl. 15mg; **Kps. 75**(ret.)mg; *Gtt.* (20Gtt. = 15mg); *Saft* (5ml = 30mg); *Inh.Lsg.* (1ml = 7.5mg); *Amp.* 15mg/2ml; *Inf.Lsg.* 1g/50ml **Paediamuc** *Saft* (5ml = 30mg)	**Akute/chron. bronchopulm. Erkrankung:** ini 2-3 x 30mg p.o., nach 3d 2 x 30mg od. 3 x 15mg; 1 x 75mg (ret.) p.o.; 2-3 x 15-30mg i.v.; 1-2 x 2-3ml inhalieren; **Ki. < 2J:** 2 x 7.5mg p.o./i.v.; **2-5J:** 3 x 7.5mg p.o./i.v.; **6-12J:** 3 x 15mg p.o./i.v.; **Atelektasenpro. Intensivpat.:** 1 x 1g über 3-4h i.v.; **Atemnotsyndrom FG- u. NG:** 30mg/kg/d in 4ED i.v.

Bromhexin OTC   HWZ 1h

Bisolvon *Tbl. 8mg; Saft* (5ml = 8mg) **Bromhexin Berlin Chemie** *Tbl. 8mg; Gtt.* (1ml = 12mg) **Bromhexin KM** *Tbl. 12mg; Gtt.* (1ml = 8, 12mg); *Saft* (10ml = 8mg)	**Akute/chronische bronchopulmonale Erkrankung:** 3 x 8-16mg p.o.; **Ki. 3-6J:** 3 x 4mg p.o.; **6-14J:** 3 x 8mg p.o.

Carbocistein Rp	HWZ 23 min
Transbronchin Kps. 375mg	**Akute/chronische bronchopulmonale Erkr.:** Erw./Ki. ab 13J.: 3 x 750mg p.o.; DANI, DALI keine Angaben

Mannitol Rp	HWZ 4-5h, PRC B, Lact ?
Bronchitol Inh.Kps. 40mg	**Mukoviszidose** → 514: 2 x 400mg p.i.; nach Initialdosis-Test (s. Fachinfo); DANI, DALI nicht erforderlich

Tyloxapol OTC	
Tacholiquin Inh.Lsg. 1%	**Entzündungen/akute/chron. Reizzustände d. Atemwege:** 3-5 x 5ml d. 1%-Lsg. inhalieren; bei Dauerinh. 0.1%- od. 1%-Lsg. verwenden

A 3.10 Antitussiva

Wm/Wi (Codein): Bindung an supraspinale Opiatrezeptoren (µ) ⇒ zentral analgetisch und antitussiv (dosisabhängig); **Wm/Wi** (Dextromethorphan, Pentoxyverin): Derivat d. Levorphanols ⇒ antitussiv, nur schwaches Abhängigkeitspotenzial;
Wm/Wi (Dihydrocodein): opioid-agonistische Wirkung ⇒ antitussiv, zentral analgetisch;
Wm/Wi (Dropropizin): vagale Afferenzen in der Lunge ↓ ⇒ Unterbrechung d. Hustenreflexes;
Wm/Wi (Noscapin): Hemmung des Hustenzentrums im Gehirn ⇒ Häufigkeit, Intensität von Hustenstößen ↓; **UW** (Codein): Kopfschmerzen, Schläfrigkeit, Übelkeit, Erbrechen, Obstipation;
UW (Dextromethorphan, Pentoxyverin): Müdigkeit, Schwindel, Übelkeit/Erbrechen, Magen-Darm-Beschwerden; **UW** (Dihydrocodein): Sedierung, Kopfschmerzen, Schwindel, Obstipation, Übelkeit, Erbrechen, Abdominalschmerz, Mundtrockenheit; **UW** (Dropropizin): keine sehr häufigen bzw. häufigen UW; **UW** (Noscapin): Kopfschmerzen, Benommenheit;
KI (Codein): bek. Überempfindlichkeit, Ateminsuffizienz, Atemdepression, Pneumonie, akuter Asthmaanfall, Koma, Ki. < 12J., nahende Geburt, drohende Frühgeburt, tiefe Bewusstlosigkeit; **KI** (Dextromethorphan, Pentoxyverin): bek. Überempfindlichkeit, Ateminsuffizienz, -depression, Pneumonie, Asthma bronchiale, COPD, Lakt.;
KI (Dihydrocodein): bek. Überempfindlichkeit, Ateminsuffizienz, Asthmaanfall, akute/chron. Pankreatitis; **KI** (Dropropizin): bek. Überempf., eingeschränkte Leber-/Nierenfkt., Ki. < 12J, schwere Herz-/Kreislaufbeschwerden, Grav./Lakt., Asthma bronchiale;
KI (Noscapin): bek. Überempfindlichkeit, produktiver Husten;
KI (Pentoxyverin): bek. Überempfindlichkeit gegen P., Methyl(4-hydroxybenzoat), Propyl(4-hydroxybenzoat); Grav./Lakt., Ki. < 2J.

Codein Rp	HWZ 3-5h, PRC C, Lact +
Bronchicum Mono Codein Gtt. (30Gtt= 24mg) Codeintropfen-CT Gtt. (20Gtt. = 20mg) Codicaps Mono Kps. 30mg Codicompren Tbl. 50(ret.)mg Tryasol Codein Gtt. (30Gtt. = 30mg); Lsg. (10ml = 25mg)	**Reizhusten:** 2-4 x 30-50mg p.o.; 2 x 30-50mg (ret.), max. 200mg/d;

84 A 3 Pneumologie – Arzneimittel

Dextromethorphan OTC	HWZ 1.2–2.2h
Dextro Bolder *Pastillen 7.7mg* **Hustenstiller-ratioph. Dmp.** *Kps. 30mg* **Wick Husten** *Pastillen 7.3mg;* *Saft (15ml = 15mg)*	**Reizhusten:** Kps.: 30mg alle 6h p.o., max. 120mg/d; **Ki. 1–6J:** Saft: 3 x 5ml; **7–12J:** 3 x 7.5ml; **>13J:** 3 x 15ml

Dihydrocodein Rp	HWZ 3.3–5.8h
DHC *Tbl. 60(ret.), 90(ret.), 120(ret.)mg* **Paracodin** *Tbl. 6.7mg; Saft (1ml = 2.43mg);* *Gtt. (20Gtt. = 10mg)* **Tiamon** *Kps. 23.4(ret.)mg*	**Reizhusten:** 1–3 x 10–30mg p.o.; 1–2 x 40–80mg (ret.); **mäßig starke bis starke Schmerzen:** 2 x 60–120mg (ret.) p.o.

Dropropizin OTC	HWZ 2h
Larylin Hustenstiller *Pastillen 20mg;* *Saft (10ml = 30mg)*	**Reizhusten:** 1–3 x 20–60mg p.o., max. 180mg/d; **DANI, DALI** KI

Noscapin Rp	HWZ 4.5h
Capval *Tbl. 25mg; Gtt. (30Gtt. = 25mg);* *Saft (5ml = 25mg)*	**Reizhusten: Tbl.:** 1–3 x 50mg p.o.; **Ki. > 6M:** 2 x 12.5mg p.o.; **3–12J:** 3 x 25mg; **Saft:** 3 x 10ml; **Ki. > 6M:** 2 x 2.5ml; **3–12J:** 3 x 5ml; **Gtt.:** 6 x 30Gtt.; **Ki. > 6M:** 6 x 8Gtt.; **3–12J:** 6 x 15Gtt.

Pentoxyverin OTC	HWZ 2–6h
Sedotussin *Saft (5ml = 6.76mg);* *Gtt. (1ml = 19mg);* **Silomat Pentoxyverin** *Saft (10ml = 13.5mg);* *Gtt. (30Gtt. = 30mg)*	**Reizhusten:** 4–6 x 20–30mg, max. 120mg/d p.o.; 2 x 50mg p.o.; **Ki. 2–5J:** 0.5–1mg/kg/d p.o. in 3ED; **6–14J:** 1–2mg/kg/d p.o. in 3ED

A 3.11 Antihistaminika

Wm/Wi (alle): kompetitive Blockade von H1-Rezeptoren ⇒ antiallergisch;
UW (Azelastin): Müdigkeit, Schläfrigkeit, Mundtrockenheit; **UW** (Cetirizin): Müdigkeit, Schläfrigkeit, Bauchschmerzen, Kopfschmerzen, Schwindel, Agitiertheit, Mundtrockenheit, Übelkeit, Pharyngitis, Rhinitis; **UW** (Clemastin): Sedierung, Erregungszustände des ZNS, Somnolenz; **UW** (Desloratadin): Diarrhoe, Fieber, Schlaflosigkeit, Kopfschmerzen, Müdigkeit; **UW** (Dimetinden): Erschöpfung, Schläfrigkeit, Nervosität; **UW** (Ebastin, Hydoxyzin): Somnolenz, Kopfschmerzen, Mundtrockenheit; **UW** (Fexofenadin): Kopfschmerzen, Schläfrigkeit, Schwindel, Übelkeit; **UW** (Levocetirizin): Somnolenz, Kopfschmerzen, Schwindel, Pharyngitis, Rhinitis, Bauchschmerzen, Mundtrockenheit, Übelkeit, Müdigkeit; **UW** (Loratadin): Kopfschmerzen, Nervosität, Müdigkeit; **UW** (Mizolastin): Diarrhoe, Übelkeit, Abdominalschmerzen, Mundtrockenheit; **UW** (Rupatadin): Somnolenz, Kopfschmerzen, Schwindel, Müdigkeit, Schwäche, Mundtrockenheit;
KI (Cetirizin): bek. Überempf., Porphyrie; **KI** (Clemastin): bek. Überempf., Porphyrie, LI, NI; **KI** (Dimetinden): bek. Überempf., Ki. < 3J.; **KI** (Ebastin): bek. Überempf., schwere LI; **KI** (Hydroxyzin): bek. Überempf., Porphyrie, QT-Zeit-Verlängerung, Engwinkelglaukom, Prostataadenom mit Restharnbildung, Ther. mit MAO-Hemmern, Intox. mit Alkohol/zentral dämpfenden Med., Ki. < 6 J., Grav./Lakt.; **KI** (Levocetirizin): bek. Überempf., schwere NI;

Antihistaminika 85

KI (Mizolastin): bek. Überempf. gleichzeitige Ther. mit Makroliden/Imidazol-Antimykotika/QT-Zeit-verlängernden Medikamenten, schwere Leberfkt.strg., manifeste Herzerkr./Arrythmien, QT-Zeit-Verlängerung, Strg. d. Elektrolythaushaltes, relevante Bradykardie;
KI (Terfenadin): bek. Überempf., schwere Leberfkt.strg., gleichz. Ther. mit Azolabkömmlingen/Makroliden/Mibefradildihydrochlorid, QT-Verlängerung, QT-verlängernde Umstände

Azelastin Rp	HWZ 20h, PRC C, Lact -
Allergodil *Tbl. 2mg*	**Allerg. Rhinitis** → 747: Erw., Ki. ab 6J: 2 x 2mg p.o.

Cetirizin OTC	HWZ 7.4h, Qo 0.3, PRC B, Lact ?
Cetidex *Tbl. 10mg* Cetirizin 1A *Tbl. 10mg* Cetirizin HEXAL *Tbl. 10mg;* *Gtt. (20Gtt. = 10mg); Saft (10ml = 10mg)* Reactine *Tbl. 10mg* Zyrtec *Tbl. 10mg; Gtt. (20Gtt. = 10mg)*	**Allergische Rhinokonjunktivitis** → 747, **Urtikaria** → 725: 1 x 10mg p.o.; **Ki. 2-6J:** 2 x 2.5mg p.o., **6-12J:** 2 x 5mg p.o. **DANI** CrCl >50: 100%; 30-49: 1 x 5mg; 10-29: 5mg alle 2d; < 10: KI; **DALI** nicht erforderlich

Clemastin OTC	HWZ 8h, Qo 1.0, PRC B, Lact -
Tavegil *Tbl. 1mg; Amp. 2mg/5ml*	**Chron. idiopathische Urticaria, allergische Rhinitis:** 2 x 1mg, max. 6mg/d p.o.; **Ki. 6-12J:** 2 x 0.5mg p.o., max. 2 x 1mg; **akute allergische Zustände, anaphylaktischer Schock:** 2mg langsam i.v.; **Prophylaxe von Kontrastmittel-Allergien:** 2mg i.v./i.m.; **Ki. ≥ 1J:** 0.03mg/kg langs. i.v.; **DANI** KI; **DALI** KI

Desloratadin Rp	HWZ 27h, PRC C, Lact -
Aerius *Tbl. 5mg; Schmelztbl. 2.5mg, 5mg;* *Gtt. (1ml = 0.5mg)* Dasselta *Tbl. 5mg* Desloraderm *Tbl. 5mg; Gtt. (1ml = 0.5mg)* Desloratadine-ratioph. *Tbl. 5mg*	**Allergische Rhinitis** → 747, **chronische Urtikaria** → 725: 1 x 5mg p.o.; **Ki. 1-5J:** 1 x 1.25mg; **6-11J:** 1 x 2.5mg; **> 12J:** s. Erw.

Dimetinden OTC	HWZ 5-7h, Qo 0.9, PRC B
Fenistil *Tbl. 1mg; Kps. 4(ret.)mg;* *Gtt. (20Gtt. = 1mg); Amp. 4mg/4ml*	**Allergische Haut-, Schleimhautprozesse** → 724; 3 x 1-2mg p.o.; 1 x 4mg (ret.) p.o.; 1-2 x 4mg i.v.; **Ki. > 3J:** Tbl. 3 x 1mg p.o.; **Ki. 1-8J:** Gtt. 3 x 0.5-0.75mg p.o.; **> 9J:** Gtt. 3 x 1mg p.o.

Ebastin Rp	HWZ (15-19h)
Ebastel *Tbl. 10, 20mg* Ebastin Aristo *Schmelztbl. 10mg;* *Tbl. 10, 20mg* Ebastin Lindopharm *Tbl. 10, 20mg*	**Allergische Rhinitis** → 747, **Urtikaria** → 725: 1 x 10-20mg p.o.; **Ki. ab 12J:** s. Erw.; **DANI** bei Therapie < 6d nicht erforderlich; **DALI** bei Therapie < 8d nicht erforderlich

A 3 Pneumologie – Arzneimittel

Fexofenadin Rp — HWZ 11-15h, PRC C, Lact -

Fexofenaderm Tbl. 120, 180mg
Fexofenadin Winthrop Tbl. 120, 180mg
Telfast Tbl. 30, 120, 180mg

Allergische Rhinitis → 747:
1 x 120-180mg p.o.;
Ki. 6-11J: 2 x 30mg; **Ki. ab 12J:** s. Erw.;
DANI, DALI nicht erforderlich

Hydroxyzin Rp — HWZ 5-24h, PRC C, Lact -

AH 3 N Tbl. 25mg
Atarax Tbl. 25mg
Hydroxyzin Bluefish Tbl. 25mg

Allergische Haut-, Schleimhautprozesse
→ 724, Angst-, Spannungszustände → 696:
2-3 x 12.5-25mg p.o.;
Ki. 6-10J: 25-50mg/d;
Schlafstrg.: 37.5-75mg z.N.

Levocetirizin Rp — HWZ 6-10h, Q0 0.15

Levocetirizin HEXAL Tbl. 5mg
Levocetirizin Stada Tbl. 5mg
Xusal Tbl. 5mg, Gtt. (20Gtt. = 1mg), Saft (10ml=5mg)
Xyzall Tbl. 5mg; Gtt. (20Gtt. = 1mg)

Allergische Haut-, Schleimhautprozesse
→ 724: 1 x 5mg p.o.;
Ki. 2-6J: 2 x 1.25mg; **6-12J:** 1 x 5mg;
DANI CrCl 30-49: 5mg alle 2d; < 30: 5mg alle 3d;< 10, Dialyse: KI

Loratadin OTC — HWZ 12-15h, Q0 1.0 (0.5), PRC B, Lact ?

Loraderm Tbl. 10mg
Lorano Tbl. 10mg
Loratadin Stada Tbl. 10mg

Allergische Haut-, Schleimhautprozesse
→ 724: 1 x 10mg p.o., **Ki. 2-12J:** < 30kg:
1 x 5mg p.o.; > 30kg: 1 x 10mg;
DALI Erw., Ki. > 30kg: ini 10mg alle 2d;
Ki. < 30kg: ini 5mg alle 2d

Mizolastin Rp — HWZ 13h, Q0 1.0

Mizollen Tbl. 10mg
Zolim Tbl. 10mg

Allergische Haut-, Schleimhautprozesse
→ 724: 1 x 10mg p.o.; **Ki. ab 12J:** s. Erw.

Rupatadin Rp — HWZ 6-9h

Rupafin Tbl. 10mg
Rupatadin AL Tbl. 10mg
Urtimed Tbl. 10mg; Saft (10ml = 10mg)

Allergische Rhinitis → 747, chron. idiopathische Urtikaria → 725:
Erw. u. Ki. > 12J: 1 x 10mg p.o.;
Ki. < 12J: nicht empfohlen;
DANI, DALI nicht empfohlen

Terfenadin Rp — HWZ (20h), Q0 0.6, PRC C

Terfenadin AL Tbl. 60mg

Allergische Haut-, Schleimhautprozesse
→ 724: **Erw. u. Ki. > 12J:** 1-2 x 60mg p.o.;
1 x 120mg;
DANI CrCl < 40: 50%

S. auch Rhinologika, Antiallergika → 398

Mastzellstabilisatoren und Kombinationen 87

A 3.12 Mastzellstabilisatoren und Kombinationen

Wm/Wi (Cromoglicinsäure): Stabilisierung der Mastzellmembran ⇒ Mediatorfreisetzung ↓; Permeabilität der Darmmukosa ↓ ⇒ Durchtritt von Allergenen, Mediatoren ↓;
Wm/Wi (Ketotifen): Stabilisierung der Mastzellmembran, H1-Rezeptor-Antagonist;
UW (Cromoglicinsäure): oral/inhalativ: Überempfindlichkeitsreaktionen, Irritation Rachenraum, Husten, Heiserkeit, unangenehmer Geschmack, Übelkeit, Myalgien, Arthralgien, Dermatitis, Myositis, Gastroenteritis; **UW** (Ketotifen): Müdigkeit, initial Verschlechterung d. Asthma bronchiale, Kopfschmerzen, Schwindel, Mundtrockenheit, Übelkeit; **KI** (Cromoglicinsäure): oral: bek. Überempf., Sgl. im 1. u. 2. M; inhalativ: bek.Überempf., **KI** (Cromoglicinsäure + Reproterol): bek. Überempf, eosinophile Pneumonie, Ki. < 2J.; **KI** (Ketotifen): bek. Überempf.

Cromoglicinsäure OTC	HWZ 1.4h, Qo 0.6
Allergoval *Kps. 100mg* Colimune *Gran. 200mg* DNCG Oral paedia *Kps. 100mg* Intal *DA 1mg/Hub* Pentatop *Kps. 100mg; Gran. 200mg*	**Asthma bronchiale → 483:** Erw., Ki. ab 5J: DA: 4 x 2mg; Nahrungsmittelallergien: 4 x 200mg p.o. vor den Mahlzeiten, max. 2g/d; Ki. 2-14J: 4 x 100mg p.o., max. 40mg/kg/d; Sgl., Ki. bis 2J: 20-40mg/kg/d in 4 ED

Cromoglicinsäure + Reproterol Rp	
Aarane N *DA 1mg+0.5mg/Hub* Allergospasmin N *DA 1mg+0.5mg/Hub*	**Asthma bronchiale → 483:** 4 x 2 Hub, max. 16 Hub/d

Ketotifen Rp	HWZ 21h, Qo 1.0
Ketof *Kps. 1mg* Ketotifen Stada *Kps. 1mg*	**Allergische Haut-, Schleimhautprozesse → 724; Asthma-Pro. → 483:** Erw., Ki. ab 3J: d1-4: 1mg p.o. z.N., dann 2 x 1mg; Ki. 6M-3J: 2 x 0.5mg p.o.

A 3.13 Monoklonale Antikörper

Wm/Wi (Benralizumab): humanisierter monoklonaler AK, der an den Interleukin-5-Rez. auf Eosinophilen bindet ⇒ Apoptose von Eosinophilen ⇒ Hemmung der eosinophilen Entzündung;
Wm/Wi (Mepolizumab, Reslizumab): humanisierter monoklonaler Antikörper, der an den Interleukin-5 bindet ⇒ Hemmung von Produktion bzw. Überleben der Eosinophilen;
Wm/Wi (Omalizumab): rekombinanter monoklon. AK, der an IgE bindet ⇒ freies IgE ↓, Hemmung der allerg. Kaskade; **UW** (Benralizumab): Pharyngitis, Überempfindlichkeitsreaktionen, Kopfschmerzen, Pyrexie, Reaktion an Einstichstelle; **UW** (Mepolizumab): Kopfschmerzen, Infektion d. unt. Atemwege, Pharyngitis, Harnwegsinfektion, Überempfindlichkeitsreaktionen, nasale Kongestion, Oberbauchschmerzen, Rückenschmerzen, Ekzem, Fieber, Reaktionen an der Injektionsstelle; **UW** (Omalizumab): Kopfschmerzen, Reakt. an der Injektionsstelle, Fieber, Oberbauchschmerzen; **UW** (Reslizumab): CK-Anstieg; **KI** (Benralizumab): bek. Überempf.; **KI** (Mepolizumab): bek. Überempf.; **KI** (Omalizumab): bek. Überempf.

Benralizumab Rp	HWZ 16-22d
Fasenra *Fertigspr. 30mg*	**Schweres refrakt. eosinophiles Asthma → 487:** 30mg W0, 4, 8, dann alle 8W s.c.; DANI, DALI nicht erf.

A 3 Pneumologie – Arzneimittel

Mepolizumab Rp	HWZ 16-22d
Nucala *Inj.Lsg. 100mg*	**Schweres refrakt. eosinoph. Asthma:** 100mg alle 4W s.c.; **DANI, DALI** nicht erf.

Omalizumab Rp	HWZ 26d
Xolair *Fertigspr. 75, 150mg; Inj.Lsg. 75, 150mg*	**Schweres persistierendes allergisches Asthma bronchiale** → 483: je nach Gewicht und IgE-Serumspiegel 75-600mg s.c., s. FachInfo; **Ki.** > **6J:** s. Erw.

Reslizumab Rp	HWZ 24d
Cinqaero *Inf.Lsg. 100mg/10ml*	**Schweres refrakt. eosinoph. Asthma:** 3mg/kg alle 4W i.v.; **DANI, DALI** nicht erf.

A 3.14 Immunsuppressiva

Wm/Wi (Pirfenidon): reduziert Akkumulation von Entzündungszellen, dämpft die Fibroblastenproliferation ⇒ antifibrotisch, antiinflammatorisch; **UW** (Pirfenidon): Infektion der oberen Atemwege, Harnwegsinfektion, Gewicht ↓, Appetit ↓, Anorexie, Insomnie, Kopfschmerzen, Schwindel, Somnolenz, Dysgeusie, Hitzewallung, Dyspnoe, Husten, Auswurf, Dyspepsie, Übelkeit, Durchfall, Reflux, Erbrechen, abdominelle Beschwerden, Gastritis, Obstipation, Flatulenz, AST/ALT/GGT ↑, Photosensibilitätsreaktion, Hautausschlag, Juckreiz, Erythem, Myalgie, Arthralgie, Müdigkeit, Asthenie, nichtkard. Thoraxschmerz, Sonnenbrand; **KI** (Pirfenidon): Überempf., gleichzeitige Anw. von Fluvoxamin, schwere NI/LI

Pirfenidon Rp	HWZ 2.4h, PPB 50-58%, PRC C, Lact ?
Esbriet *Kps. 267mg, Tbl. 267, 534, 801mg*	**Idiopathische Lungenfibrose** → 497: d1-7: 3 x 267mg p.o., d8-14: 3 x 534mg, ab d15: 3 x 801mg; **DANI** CrCl > 30: nicht erforderlich, < 30: KI; **DALI** Child A, B: nicht erford., Child C: KI

A 3.15 Proteinkinaseinhibitoren

Wm/Wi (Nintedanib): Tyrosinkinaseinhibitor ⇒ Hemmung des von Blutplättchen abgeleiteten Wachstumsfaktor-Rezeptors α und β, des Fibroblasten-Wachstumsfaktor-Rezeptors 1-3 und VEGFR 1-3 ⇒ Hemmung der Proliferation, Migration und Differenzierung von Lungenfibroblasten/Myofibroblasten ⇒ antifibrotisch, antiinflammatorisch; **UW** (Nintedanib): Gewicht ↓, Appetit ↓, Diarrhoe, Übelkeit, Bauchschmerzen, Erbrechen, GPT/GOT/γGT ↑; **KI** (Nintedanib): bekannte Überempfindlichkeit, Erdnuss-, Sojaallergie

Nintedanib Rp	HWZ 10-15h, PPB 98%, PRC C, Lact ?
Ofev *Kps. 100, 150mg*	**Idiopathische Lungenfibrose** → 497: 2 x 150mg p.o., bei schlechter Verträglichkeit ggf. 2 x 100mg p.o.; **DANI** CrCl > 30: nicht erf., CrCl < 30: keine Daten; **DALI** Child A: nicht erforderlich; Child B, C: Anwendung nicht empfohlen

Mittel zur Therapie der pulmonalen Hypertonie

A 3.16 Mittel zur Therapie der pulmonalen Hypertonie

Wm/Wi (Ambrisentan): selektiver Antagonist am Endothelinrezeptor Typ ET_A ⇒ Hemmung der Vasokonstriktion und Proliferation glatter Muskelzellen;
Wm/Wi (Bosentan, Macitentan): spezifischer und kompetitiver Antagonist am Endothelinrezeptor Typ ET_A und ET_B ⇒ Inh. von Endothelin-1-Wi ⇒ pulmonal arterieller Druck ↓;
Wm/Wi (Iloprost): Prostaglandin ⇒ Vasodilatation; **Wm/Wi** (Riociguat): Stimulator der löslichen Guanylatcyclase, nach Bindung an NO wird die cGMP-Synthese gesteigert ⇒ Verminderung von Tonus, Proliferation, Fibrose und Entzündung in pulmonalarteriellen Gefäßen;
Wm/Wi (Selexipag): Stimulation des IP-Rezeptors ⇒ Vasodilatation, Hemmung von Zellproliferation und Fibrose; **Wm/Wi** (Sildenafil, Tadalafil): Hemmung der Phosphodiesterase Typ 5 ⇒ cGMP-Abbau ↓ ⇒ pulmonal arterieller Druck ↓ (Phosphodiesterase-5-Inhibitor);
UW (Ambrisentan): Kopfschmerzen, periphere Ödeme, Flüssigkeitsretention, Palpitationen, Anämie, Schleimhautschwellungen in oberen Atemwegen, Sinusitis, Rhinitis, abdominale Schmerzen, Obstipation, Hautrötungen; **UW** (Bosentan): Kopfschmerzen, Nasopharyngitis, Hypotension, Flush, Ödeme, Anämie, Transaminasen ↑, Leberschaden;
UW (Macitentan): Nasopharyngitis, Bronchitis, Influenza, Harnwegsinfekt, Anämie, Kopfschmerzen, Hypotonie; **UW** (Riociguat): Schwindel, Kopfschmerz, Diarrhoe, Übelkeit, Erbrechen, Dyspepsie, Ödeme, Gastroenteritis, Anämie, Palpitationen, Hypotonie, Hämoptoe, Epistaxis, verstopfte Nase, Gastritis, Reflux, Bauchschmerzen, Dysphagie, Obstipation, Meteorismus; **UW** (Selexipag): Kopfschmerzen, Flush, Nasopharyngitis, Diarrhoe, Übelkeit, Erbrechen, Kieferschmerzen, Myalgie, Arthralgie, Extremitätenschmerz, Anämie, Hyperthyreose, reduzierter Appetit, Gewichtsverlust, Hypotonie, Bauchschmerzen, Exanthem, Urtikaria, Erythem, Schmerzen; **UW** (Sildenafil): Kopfschmerzen, Flush, Gliederschmerzen, Myalgie, Dyspepsie, Diarrhoe, Husten, Epistaxis, Schlaflosigkeit, Fieber, Grippe, Sehstörung;
UW (Tadalafil): Kopfschmerzen, Verschwommensehen, Hautrötung, Hypotonie, Epipharyngitis, Epistaxis, Übelkeit, Erbrechen, Muskelschmerzen, vermehrte uterine Blutung;
UW (Treprostinil): Kopfschmerzen, Vasodilatation, Diarrhoe, Übelkeit, Hautausschlag, Kieferschmerzen, Schmerzen an der Infusionsstelle, Reaktionen an der Infusionsstelle, Blutung oder Hämatom, Benommenheit, Hypotonie, Pruritus, Ödem, Blutungen;
KI (Ambrisentan): bekannte Überempfindlichkeit, stark eingeschränkte Leberfunktion, keine Kontrazeption, Grav./Lakt.; **KI** (Bosentan): Grav./Lakt., **KI** (Macitentan): bek. Überempfindlichkeit, Grav./Lakt., Frauen im gebärfähigen Alter, die keine zuverlässigen Verhütungsmethoden anwenden; schwere Leberfunktionsstörung, vor Behandlungbeginn bestehende Transaminasenerhöhung (>3 ONW); **KI** (Riociguat): bek. Überempfindlichkeit, gleichzeitige Anwendung von PDE-5-Hemmern (wie z.B. Avanafil, Sildenafil, Tadalafil, Vardenafil); schwere Leberfunktionsstörung (Child C); gleichzeitige Anwendung von Nitraten oder Stickstoffmonoxid-Donatoren (wie z.B. Amylnitrit) in jeglicher Form; RR syst. < 95 mmHg bei Behandlungsbeginn; Grav.; **KI** (Selexipag): bek. Überempfindlichkeit, schwere KHK oder instabile Angina pectoris, Myokardinfarkt innerhalb der letzten 6M, dekomp. Herzinsuffizienz, sofern nicht engmaschig überwacht, schwere Arrhythmien, zerebrovaskuläre Ereignisse innerhalb der letzten 3M, angeborene oder erworbene Klappendefekte mit klinisch relevanten myokardialen Funktionsstörungen, die nicht mit einer pulmonalen Hypertonie in Verbindung stehen;
KI (Tadalafil): bek. Überempfindlichkeit, schw. Hypotonie, Herzinfarkt < 90d, gleichzeitige Anwendung von Nitraten, nichtarteriitische anteriore ischämische Optikusatrophie (NAION);

A 3 Pneumologie – Arzneimittel

KI (Treprostinil): Bekannte Überempfindlichkeit, pulmonale arterielle Hypertonie in Verbindung mit einer Venenverschlusserkrankung; kongestive Herzinsuffizienz infolge einer schweren LV-Dysfunktion; schwere Leberinsuffizienz (Child C); aktives Magen-Darm-Geschwür, intrakranielle Blutung, Verletzung oder andere Blutungen; kongenitale oder erworbene Herzklappenfehler mit klinisch relevanter myokardialer Funktionsstörung, die nicht mit pulmonaler Hypertonie zusammenhängt; schwere koronare Herzkrankheit oder instabile Angina; Herzinfarkt innerhalb der letzten sechs Monate; dekompensierte Herzinsuffizienz, wenn diese nicht unter genauer ärztlicher Aufsicht steht; schwere Arrhythmien; zerebrovask. Ereignisse (z. B. transitorischer ischämischer Schlaganfall, Schlaganfall) innerhalb der letzen drei Monate

Ambrisentan Rp	HWZ 14–17 h, PPB 99%, PRC X Lact ?
Volibris Tbl. 5, 10mg	**Pulmonale Hypertonie** (WHO II-III) → 510: 1 x 5mg p.o.; **PAH + Bindegewebserkrankung:** ini 1 x 5mg, evtl. auf 10mg/d steigern; **Ki. < 18J:** Anwendung nicht empfohlen; **DANI** CrCl > 30: 100%; < 30: vorsichtige Anwendung; **DALI** Transaminasenerhöhung > 3 x ULN: KI

Bosentan Rp	HWZ 5 h, PPB 98%, PRC X, Lact -
Tracleer Tbl. 32, 62.5, 125mg	**Pulmonale Hypertonie** (WHO III-IV) → 510: ini 2 x 62.5mg p.o., nach 4W 2 x 125mg; max. 2 x 250mg; **Ki. > 3J: 10–20kg:** ini 1 x 31.25mg, Erh.Dos. 2 x 31.25mg; **20–40kg:** ini 2 x 31.25mg, Erh.Dos. 2 x 62.5mg; **> 40kg:** ini 2 x 62.5mg, Erh.Dos. 2 x 125mg; **DANI** nicht erforderlich; **DALI** Child B-C: KI

Iloprost Rp	HWZ 0.5h, Qo 1.0, PPB 60%
Ventavis Amp. 10µg/1ml, 20µg/2ml	**Primäre pulmonale Hypertonie NYHA III** → 510: 6-9 x 2.5-5µg inhalieren; **DANI** CrCl > 30: 100%; HD: sorgfältige Dosiseinstellung, Dosisintervall mind. 3h; **DALI** Dosisreduktion

Macitentan Rp	HWZ 16 (48)h, PPB 99%
Opsumit Tbl. 10mg	**Pulmonale Hypertonie NYHA II–III** → 510: 1 x 10mg p.o.; **DANI** nicht erford.; HD: Anw. nicht empfohlen; **DALI** schwere LI: KI

Mittel zur Therapie der pulmonalen Hypertonie 91

Riociguat Rp
HWZ 7-12h, PPB 95%

Adempas Tbl. 0.5, 1, 1.5, 2, 2.5mg

Pulmonale Hypertonie, chronisch thromboembolische pulm. Hypertonie NYHA II-III → 510: ini 3 x 1mg p.o. f. 3W, dann alle 2W um 3 x 0.5mg steigern sofern syst. RR ≥ 95mmHg, bis max. 3 x 2.5mg;
DANI CrCl 30-50: vorsichtige Dosistitration; < 30: Anw. nicht empfohlen;
DALI Child B: vorsichtige Dosistitration; C: KI

Selexipag Rp
HWZ 0.8-2.5 (6.2-13.5)h, PPB 99%

Uptravi Tbl. 200, 400, 600, 800, 1000, 1200, 1400, 1600mg

Pulmonale Hypertonie WHO II-III: ini 2 x 200mg p.o., wöchentl. um 2 x 200mg steigern bis zur höchsten individuell verträglichen Dosis, max. 2 x 1600mg;
DANI CrCl < 30: vorsichtige Dosistitration;
DALI Child A: 100%; B: ini 1 x 200mg, um 1 x 200mg steigern; C: Anw. nicht empf.

Sildenafil Rp
HWZ 3-5h, PPB 96%, PRC B, Lact ?

Granpidam Tbl. 20mg
SildeHEXAL PAH Tbl. 20mg
Revatio Tbl. 20mg; Trockensaft (1ml = 10mg); Inj.Lsg. 10mg/12.5ml

Pulmonale Hypertonie (WHO III) → 510: 3 x 20mg p.o.; 3 x 10mg i.v.;
Ki. 1-17J: < 20kg: 3 x 10mg p.o; > 20kg: 3 x 20mg;
DANI CrCl < 30: bei schlechter Verträglichkeit 2 x 20mg;
DALI Child-Pugh A, B: evtl. 2 x 20mg; C: KI

Tadalafil Rp
HWZ 16h, PPB 94%, PRC B, Lact ?

Adcirca Tbl. 20mg

Pulmonale Hypertonie (WHO II-III) → 510: 1 x 40mg p.o.;
DANI leichte bis mäßige NI: ini 20mg, ggf. steigern auf 40mg/d; schwere NI: Anwendung nicht empfohlen;
DALI Child-Pugh A, B: evtl. ini 20mg; C: Anwendung nicht empfohlen

Treprostinil Rp

Remodulin Inf.Lsg. 20mg/20ml, 50mg/20ml, 100mg/20ml, 200mg/20ml

Idiopathische oder familiäre pulmonalarterielle Hypertonie (NYHA III): ini 1.25ng/kg/min i.v.; in den ersten 4W um 1.25ng/kg/min/W steigern, dann 2.5ng/kg/min; s.a. FachInfo; **DANI, DALI** vorsichtige Anw.

A 4 Gastroenterologie – Arzneimittel

A 4.1 Ulkustherapeutika
A 4.1.1 H$_2$-Blocker

Wm: kompetetiver Antagonismus am H$_2$-Rezeptor der Belegzellen;
Wi: basale und Histamin-stimulierte Säuresekretion ↓;
UW (Cimetidin): keine sehr häufigen bzw. häufigen UW;
UW (Famotidin): Kopfschmerzen, Schwindel, Verstopfung, Durchfall;
UW (Ranitidin): Diarrhoe, Hepatitis, Obstipation, Exantheme;
KI (Cimetidin): bek. Überempfindl., Kinder u. Jugendliche im Wachstumsalter, Grav., Lakt.;
KI (Famotidin): bekannte Überempfindlichkeit, Kinder;
KI (Ranitidin): bek. Überempf., Ki. < 10J, akute Porphyrie, schwere Niereninsuffizienz

Cimetidin Rp	HWZ 2h, Qo 0.3, PPB 20%, PRC B, Lact +
Cimetidin Acis Tbl. 200, 400, 800mg **Cim Lich** Tbl. 800mg **H$_2$-Blocker-ratioph.** Amp. 200mg/2ml **Tagamet** Amp. 200mg/2ml	**Gastroduodenale Ulzera** → 519: 800–1000mg/d p.o. in 1–2ED; **Stressulkus-Pro.** → 518: 1–2g/d i.v. in 3–5ED oder Dauerinfusion, max. 80mg/h; **Prämed. zur Vermeidung anaphylaktoider Reaktionen:** 5mg/kgKG i.v.; **Refluxösophagitis** → 517: 2 x 400–800mg p.o.; **Zollinger-Ellison-Syndrom** → 584: 1–2g/d p.o. in 2–3ED; **Ki.:** 15–30mg/kg/d p.o., max. 1600mg/d in 4ED; **DANI** CrCl 0–15: 400mg/d; 15–30: 600mg/d; 30–50: 800mg/d

Famotidin Rp	HWZ 2.6–4h, Qo 0.2, PPB 20% PRC B, Lact ?
Famotidin-ratioph. Tbl. 20, 40mg **Famotidin STADA** Tbl. 20mg **Pepdul** Tbl. 20, 40mg	**Gastroduod. Ulzera** → 519: 1 x 40mg p.o. z.N., Rezidiv-Pro.: 1 x 20mg; **Zollinger-Ellison-Syndrom** → 584: 4 x 20mg p.o., je nach Wi steigern bis 800mg/d; **DANI** CrCl < 30, HD:50%

Ranitidin Rp/*OTC*	HWZ 2.5h, Qo 0.25, PPB 15%, PRC B, Lact +
Ranibeta Tbl.150, 300mg **Ranitic** Tbl. <u>75</u>, 150, 300mg; Amp. 50mg/5ml **Ranitidin-ratioph.** Tbl. 150, 300mg; Brausetbl. 150, 300mg; Amp. 50mg/5ml **Zantic** Tbl. <u>75mg</u>	**Gastroduod. Ulzera** → 519, **Refluxösophagitis** → 517: 1 x 300mg oder 2 x 150mg p.o.; **Stressulkus-Pro.** → 519: 3–4 x 50mg i.v.; **Zollinger-Ellison-Syndrom** → 584: 3 x 150mg, je nach Wi steigern bis 900mg/d; **Ki. > 10J:** 2 x 2mg/kg p.o.; **Sodbrennen:** 1–2 x 75mg p.o., max. 300mg/d; **DANI** CrCl < 10: KI; < 30: 150mg/d p.o.; 3–4 x 25mg i.v.; > 30: 300mg/d; 3–4 x 50mg i.v.

Ulkustherapeutika 93

A 4.1.2 Protonenpumpenblocker

Wm/Wi: Blockade der H^+/K^+-ATPase $\Rightarrow$ stärkste Suppression der Säurebildung;
UW (Dexlansoprazol): Kopfschmerzen, Diarrhoe, Bauchschmerzen, Übelkeit, Flatulenz, Obstipation; **UW** (Esomeprazol): Bauchschmerzen, Verstopfung, Diarrhoe, Blähungen, Übelkeit/Erbrechen, Kopfschmerzen; **UW** (Lansoprazol): Kopfschmerzen, Schwindel, Übelkeit, Diarrhoe, Magenschmerzen, Obstipation, Erbrechen, Flatulenz, trockener Mund/Hals, Anstieg der Leberenzyme ↑, Urtikaria, Juckreiz, Hautausschlag, Müdigkeit; **UW** (Omeprazol): Diarrhoe, Verstopfung, Flatulenz, Bauchschmerzen, Übelkeit, Erbrechen, Müdigkeit, Schläfrigkeit, Schlafstörungen, Schwindel, Kopfschmerzen; **UW** (Pantoprazol): Diarrhoe, Kopfschmerzen; **UW** (Rabeprazol): Infekte, Kopfschmerzen, Schwindel, Schlaflosigkeit, Pharyngitis, Rhinitis, Husten, Diarrhoe, Erbrechen, Übelkeit, Bauchschmerzen, Obstipation, Flatulenz, unspezifische Schmerzen, Rückenschmerzen, Asthenie, Influenza-ähnliche Symptome;
KI (Dexlansoprazol): bek. Überempf., Kombination mit Atazanavir; **KI** (Esomeprazol): bek. Überempf., Kombination mit Atazanavir, Nelfinavir; **KI** (Lansoprazol): bek. Überempf., Kombination mit Atazanavir; **KI** (Omeprazol): bek. Überempf., Kombination mit Atazanavir; **KI** (Pantoprazol): bek. Überempf., gegen P., Soja, Erdnuss; Kombination mit Atazanavir; **KI** (Rabeprazol): bek. Überempf., Kombination mit Atazanavir, Grav./Lakt.

Dexlansoprazol Rp	HWZ 1-2h, PPB 98%
Dexilant Kps 30, 60mg	**Erosive Refluxösophagitis:** 1 x 60mg p.o. für 4W, ggf. f. 8W, dann 1 x 30mg f. bis zu 6M; **nichterosive Refluxkrankheit:** 1 x 30mg für bis zu 4W.; **DANI** nicht erforderlich; **DALI** schwere LI Anw. nicht empfohlen

Esomeprazol Rp/OTC*	HWZ 1.5h, Q_0 > 0.9, PPB 97%, PRC B, Lact ?
Esomep Tbl. 20, 40mg Esomeprazol-CT Tbl. 20, 40mg Esomeprazol Normon Inf.Lsg. 40mg Esomeprazol-ratioph. Tbl. 20, 40mg Nexium Mups Tbl. 20, 40mg Nexium Tbl. 20, 40mg; Gran. 10mg; Inf.Lsg. 40mg * 20mg Tbl. teils als OTC in kleinen Packungsgrößen verfügbar	**Refluxösophagitis** → 517: Erw. u. **Ki.** ab 12J: ini 1 x 40mg p.o. für 4-8W, dann 1 x 20mg; 1 x 20-40mg i.v.; **Ki 1-11J:** 10-20kg: 1 x 10mg p.o.; ≥ 20kg: 1 x 10-20mg bis zu 8W; **H.P.-Erad.** → 519: 2 x 20mg p.o. + Antibiose; **Pro. gastroduodenale Ulzera bei NSAR-Ther.** → 519: 1 x 20mg; **Zollinger-Ellison-Syndrom** → 584: 2 x 40mg p.o., ggf. bis 2 x 80mg; **DANI** nicht erforderlich; **DALI** bei schwerer LI max. 20mg/d

Lansoprazol Rp	HWZ 0.9-1.5h, Q_0 1.0 (0.7), PPB 97%, PRC B, Lact ?
Agopton Kps. 15, 30mg Lansoprazol AL Kps. 15, 30mg Lansoprazol HEXAL Kps. 15, 30mg Lansoprazol-ratioph. Kps. 15, 30mg	**Gastroduod. Ulzera** → 519, **Refluxösophagitis** → 517: 1 x 30mg p.o.; Rezidiv-Pro.: 1 x 15mg; **H.P.-Erad.** → 519: 2 x 30mg + Antibiose; **Pro. gastroduodenale Ulzera bei NSAR-Ther.** → 519: 1 x 15mg; **Zollinger-Ellison-Syndrom** → 584: ini 1 x 60mg, je nach Wi bis 180mg/d; **DANI** max. 30mg/d; **DALI** leichte bis mäßige LI: 30 bzw. 15mg/d; schwere LI: Anwendung nicht empfohlen

94 A 4 Gastroenterologie – Arzneimittel

Omeprazol Rp/*OTC**	HWZ 0.5–1.5h, Qo 1.0, PPB > 90%, PRC C, Lact ?
Antra Mups *Tbl. 10, 20mg* **Omebeta** *Kps. 20, 40mg* **Omep** *Kps. 10, 20, 40mg; Inf.Lsg. 40mg* **Omeprazol-ratioph. NT** *Kps. 10, 20, 40mg* **Omeprazol Dexcel** *Kps. 10, 20, 40mg* **Ome Tad** *Kps. 20mg* * *20mg Tbl. teils als OTC in kleinen Packungsgrößen verfügbar*	**Gastroduodenale Ulzera** → 519: 1 × 20–40mg p.o.; 1 × 10–20mg i.v.; **Refluxösophagitis** → 517: 1 × 20–40mg p.o.; **Ki. ≥ 2J:** < 20kg: 1 × 10mg; > 20kg: 1 × 20mg; **H.P.-Eradikation** → 519: 2 × 20mg; **Pro. gastroduoden. Ulzera bei NSAR-Ther.** → 519: 1 × 20mg; **Zoll.-Ellison-Syndr.** → 584: ini 1 × 60mg p.o., je nach Wi steigern bis 2 × 40–60mg, max. 200mg/d i.v.; **DANI** nicht erforderlich; **DALI** max. 20mg/d
Pantoprazol Rp/*OTC**	HWZ 1h, Qo 0.7, PPB 98%, PRC B, Lact ?
Gastrozol *Tbl. 20* **Pantoprazol HEXAL** *Tbl. 20, 40mg;* *Inj.Lsg. 40mg* **Pantoprazol NYC** *Tbl. 20, 40 mg* **Pantoprazol Stada** *Tbl. 20, 40mg* **Pantorc** *Tbl. 20, 40mg* **Pantozol** *Tbl. 20, 40mg; Inj.Lsg. 40mg* **Pantozol control** *Tbl. 20mg* **Rifun** *Tbl. 20, 40mg* * *20mg Tbl. teils als OTC in kleinen Packungsgrößen verfügbar*	**Gastroduodenale Ulzera** → 519, **Refluxösophagitis** → 517: 1 × 40mg p.o.; 1 × 40mg i.v.; **Langzeittherapie u. Rezidiv-Pro. Reflux- ösophagitis** → 517, **Pro. gastroduod. Ulzera bei NSAR-Therapie** → 519: 1 × 20mg; **Zollinger-Ellison-Syndrom** → 584: 1 × 80mg p.o./i.v., ggf. zeitweilig 2 × 80mg; **H.P.-Eradik.** → 519: 2 × 40mg p.o. + Antib.; **DANI** nicht erforderlich, **DALI** schwere LI max. 40mg alle 2d
Rabeprazol Rp	HWZ 1–2h, Qo 0.8, PPB 97%, PRC B, Lact ?
Pariet *Tbl. 10, 20mg* **Rabeprazol Puren** *Tbl. 10, 20mg* **Rabeprazol-ratioph.** *Tbl. 10, 20mg*	**Gastroduod. Ulzera** → 519, **Refluxösophagitis** → 519: 1 × 20mg p.o.; Rezidiv-Pro. 1 × 10mg; **H.P.-Eradikation** → 519: 2 × 20mg p.o. + Antibiose; **Zollinger-Ellison-Syndrom** → 584: 1 × 60mg, ggf. bis 2 × 60mg; **DANI**, **DALI** nicht erforderlich

A 4.1.3 Kombinationen zur Helicobacter-pylori-Therapie

Wm/Wi (Bismut): genauer Wm nicht bekannt, scheint mit direkter Toxizität für die Membranfunktion, Hemmung der Protein- und Zellwandsynthese, Hemmung der Urease-Enzymaktivität, Verhinderung von Zytoadhärenz, der ATP-Synthese und einer unspez. kompetitiven Beeinträchtigung des Eisentransportes zusammenzuhängen;
UW (Pylera): metallischer Geschmack, Übelkeit, Diarrhoe, Schwarzfärbung des Stuhls, Vaginalinfektion, Anorexie, verminderter Appetit, Kopfschmerzen, Schwindel, Somnolenz, Erbrechen, Bauchschmerzen, Dyspepsie, Obstipation, Mundtrockenheit, Flatulenz, Transaminasenerhöhung, Exanthem, Chromurie, Schwächezustände;
KI (Pylera): bek. Überempf., Ki. bis 12J., Nieren- oder Leberfunktionsstrg., Grav./Lakt.

Pantoprazol + Amoxicillin + Clarithromycin Rp	
ZacPac *Packung enth. 14 Tbl. Pantozol 40mg, 14 Tbl. Amoxicillin 1g, 14 Tbl. Clarithromycin 500mg*	**H.P.-Eradikation** → 519: 2 × 1Tbl. p.o. für 7d; **DANI** CrCl < 30: KI; **DALI** KI bei mittelschwerer bis schwerer LI

Ulkustherapeutika

Omeprazol + Amoxicillin + Clarithromycin Rp

Omep plus *Packung enth. 14 Tbl. Omeprazol 20mg, 14 Tbl. Amoxicillin 1g, 14 Tbl. Clarithromycin 500mg*	**H.P.-Eradikation** → 519: Erw. u. **Ki. ab 12J**: 2 x 1Tbl. p.o. für 7d; **DANI, DALI** Anw. nicht empf.

Bismut-III-Oxid-Citrat + Metronidazol + Tetracyclin Rp

Pylera *Kps. 140+125+125mg*	**H.P.-Eradikation, PRO rezidivierender peptischer H.P.-induzierter Ulzera:** 4 x 3 Kps. n. d. Essen p.o. + 2 x 20mg Omeprazol für 10d; **DANI, DALI** KI

A 4.1.4 Antazida

Wm/Wi: Neutralisierung der Magensäure; **UW** (Hydrotalcit): weiche Stühle, Diarrhoe; bei NI: Hypermagnesiämie, Aluminiumeinlagerung v.a. in Knochen und Nervengewebe, Phosphatverarmung, **KI** (Hydrotalcit): Niereninsuffizienz (CrCl < 30) nur unter Kontrolle des Magnesium- u. Aluminiumspiegels, Hypophosphatämie, Ki. < 12J

Almasilat OTC

Megalac Almasilat *Btl. 1g* **Simagel** *Tbl. 430mg*	**Säurebedingte Magenbeschwerden:** bis zu 6 x 430–860mg p.o.; **DANI** CrCl < 30: Al- und Mg-Spiegel-Kontrolle erforderlich

Hydrotalcit OTC

Ancid *Kautbl. 500, 1000mg* **Hydrotalcit-ratioph.** *Kautbl. 500mg* **Talcid** *Kautbl. 500mg; Btl. 1000mg; Saft 1g/Messl.* **Talidat** *Kautbl. 500mg*	**Säurebedingte Magenbeschwerden:** 3-4 x 500-1000mg p.o., max. 6g/d; **DANI** CrCl < 30: Al- und Mg-Spiegel kontrollieren

Magaldrat OTC — PRC B, Lact ?

Magaldrat-ratioph. *Tbl. 800mg* **Marax** *Tbl. 800mg* **Riopan** *Tbl. 800mg; Btl. 1600mg*	**Säurebedingte Magenbeschwerden:** 3-4 x 400-1600mg p.o.; max. 6400mg/d; **DANI** CrCl < 30: Al- und Mg-Spiegel kontrollieren

Al-Na-carbonat-Dihydroxid OTC

Kompensan *Tbl. 300mg; Btl. 300mg*	**Säurebedingte Magenbeschwerden:** 3-4 x 300-600mg p.o.; **DANI** CrCl < 30: KI

Al-Mg-Silicat OTC

Gelusil Lac *Kautbl. 500mg*	**Säurebedingte Magenbeschwerden:** bis 3 Kautbl. mehrmals/d p.o.; **DANI** Kontrolle von Al- und Mg-Spiegel erf.; CrCl < 30: KI

Mg-hydroxid + Al-oxid OTC — PRC B, Lact ?

Maalox *Kautbl. 400+200mg* **Maaloxan** *Kautbl. 400+200mg; Btl. 400+230mg; Susp. (10ml = 400+230mg)*	**Säurebedingte Magenbeschwerden:** 3-4 x 400-800 + 200-900mg p.o.; **DANI** CrCl < 30: Al-/Mg-Spiegel kontrollieren

A 4 Gastroenterologie – Arzneimittel

A 4.1.5 Anticholinergika, Schleimhautprotektiva

Wm/Wi (Misoprostol): prostaglandinvermittelte Hemmung der Säuresekretion, Aktivierung der Bikarbonat- und Schleimsekretion; **Wm/Wi** (Pirenzepin): Parasympathikolyse durch kompetitive Blockade der Muscarinrezeptoren ⇒ Säure- und Pepsinogensekretion ↓;
UW (Misoprostol): Diarrhoe, Schwindel, Übelkeit, Erbrechen, Metrorrhagien, Übelkeit, Erbrechen;
UW (Pirenzepin): Kopfschmerzen, Akkommodationsstörung, Mundtrockenheit, Diarrhoe, Obstipation, Exanthem; **UW** (Sucralfat): Obstipation, Aluminiumspiegel ↑ bei NI;
KI (Misoprostol): entzündliche Darmerkrankungen, Grav./Lakt.;
KI (Pirenzepin): bek. Überempf., in Grav./Lakt. zu vermeiden; **KI** (Sucralfat): bek. Überempf.; relative KI bei schwerer Einschränkung der Nierenfunktion, Ki. < 14 J, Grav./Lakt.

Misoprostol Rp	HWZ 0.5 h, Qo 1.0, PPB 85%, PRC X, Lact –
Cytotec *Tbl. 200µg*	Ulkus-Pro. bei NSAR-Ther. → 519: 2-4 x 200µg p.o.; **Gastroduod. Ulzera** → 519: 4 x 200µg/d

Pirenzepin Rp	HWZ 10–14h, Qo 0.6, PPB 12%
Gastrozepin *Tbl. 50mg*	Ulcus ventrikuli/duodeni → 519: 2 x 50mg p.o.; max. 3 x 50mg; **DANI** nicht erforderlich

Sucralfat Rp	PRC B, Lact +
Sucrabest *Tbl. 1g; Gran. 1g*	Gastroduodenale Ulzera → 519, Refluxösophagitis → 517: 4 x 1g p.o.; Rezidiv-Pro.: 2 x 1g; **DANI** KI bei dialysepflichtiger NI

A 4.2 Motilitätssteigernde Mittel

Wm/Wi (Domperidon, MCP): Antagonismus an zentr. u. periph. Dopaminrezeptoren ⇒ Acetylcholinfreisetzung ↑; **Wm/Wi** (Linaclotid): Agonist am Guanylatcyklase-C-Rezeptor des Darmepithels ⇒ prokinetische Wi, Verringerung viszeraler Schmerzen, Sekretion von Chlorid und Bikarbonat ins Darmlumen; **Wm/Wi** (Methylnaltrexon): selektiver Opioid-Antagonist am µ-Rezeptor; **Wm/Wi** (Naloxegol): peripher wirkender µ-Opioidrezeptor-Antagonist im GI-Trakt, wobei es die obstipierenden Wirkungen der Opioide reduziert; **Wm/Wi** (Prucaloprid): selektiver Serotonin-(5HT4)-Agonist ⇒ enterokinet. Aktivität ↑;
UW (Domperidon): Mundtrockenheit; **UW** (Linaclotid): Diarrhoe, Bauchschmerzen, Flatulenz, abdominelle Distension, Schwindel, virale Gastroenteritis; **UW** (MCP): Durchfall, Müdigkeit, akute Dyskinesien, Dystonien, Parkinsonismus, Kopfschmerzen, Schwindel, Angst, Ruhelosigkeit, Exanthem, HRST, Prolaktin ↑; **UW** (Methylnaltrexon): abdom. Schmerzen, Übelkeit, Diarrhoe, Flatulenz, Schwindel, allg. Injektionsbeschwerden; **UW** (Naloxegol): Bauchschmerzen, Diarrhoe, Nasopharyngitis, Kopfschmerzen, Flatulenz, Übelkeit, Erbrechen, Hyperhidrose;
UW (Prucaloprid): Kopfschmerzen, Schwindel, Übelkeit, Bauchschmerzen, Diarrhoe, Erbrechen, Dyspepsie, Rektalblutung, Flatulenz, anormale Darmgeräusche, Pollakisurie, Müdigkeit;
KI (Domperidon): bek. Überempf., Prolaktinom, mäßige oder schwere Leberfunktionsstrg., best. Verlängerung des kard. Reizleitungsintervalls, insbes. der QTc-Zeit, signif. Elyt.Strg., kongestive HI; gleichzeitige Anw. von Disopyramid, Chinidin, Amiodaron, Dofetilid, Dronedaron, Ibutilid, Sotalol, Haloperidol, Pimozid, Sertindol, Citalopram, Escitalopram, Erythromycin, Clarithromycin, Telithromycin Levofloxacin, Moxifloxacin, Spiramycin, Pentamidin, Halofantrin, Lumefantrin, Cisaprid, Dolasetron, Prucaloprid, Mequitazin, Mizolastin, Toremifen, Vandetanib, Vincamin, Bepridil, Diphemanil, Methadon, Proteasehemmer, systemische Azol-Antimykotika;
KI (Linaclotid): bek. Überempf., bek. oder vermutete mechanische gastrointestinale Obstruktion;

Motilitätssteigernde Mittel

KI (MCP): bek. Überempfindlichkeit, Phäochromozytom, prolaktinabhängige Tumoren, mechan. Darmverschluss, Darmdurchbruch, Epilepsie, M. Parkinson, extrapyramidalmotor. Störung, Vorgeschichte neurolept. od. durch Metoclopramid verursachter Spätdyskinesie, Komb. mit Levodopa oder dopaminergen Agonisten, bekannte Vorgeschichte von Methämoglobinämie mit Metoclopramid oder eines NADH-Cytochrom-b5-Reduktase-Mangels, Ki. < 1J;
KI (Methylnaltrexon): bek. Überempfindlichkeit, Darmverschluss, akutes chirurg. Abdomen;
KI (Naloxegol): bek. Überempfindlichkeit, bek. oder vermuteter gastrointestinaler Verschluss, Krebserkrankung mit erhöhtem Risiko f. GI-Perforation (Malignome des GI-Trakts bzw. des Peritoneums, rezidiv. oder fortgeschr. Ovarial-Ca, Ther. mit VGEF-Inhibitoren), gleichzeitige Anw. von starken CYP3A4-Inhibitoren (z. B. Clarithromycin, Ketoconazol, Itraconazol, Telithromycin, Ritonavir, Indinavir, Saquinavir; Grapefruitsaft in großen Mengen);
KI (Prucaloprid): bek. Überempfindlichkeit, Dialysepflicht, Darmperforation od. Verstopfung infolge einer strukturellen od. funkt. Erkrankung der Darmwand, obstruktiver Ileus, schwere chron. entzündl. Darmerkrankungen, toxisches Megakolon

Domperidon Rp	HWZ 7h, Q0 1.0, PPB 80–90%
Domperidon HEXAL *Tbl. 10mg* Domperidon Teva *Tbl. 10mg* Motilium *Tbl. 10mg; Gtt. (1ml = 10mg)*	Übelkeit, Erbrechen: Erw., Ki. ab 12J u. > 35kg: 1–3 x 10mg p.o.; max. 30mg/d für max. 1W; **DANI** schwere NI: 1–2 x 10mg; **DALI** mäßige bis schwere LI: KI

Linaclotid Rp	(keine Resorption)
Constella *Kps. 290mg*	Mittelschweres bis schweres Reizdarmsyndrom mit Obstipation: 1 x 290mg p.o.; **DANI, DALI** nicht erforderlich

Metoclopramid Rp	HWZ 2.5–5h, Q0 0.7, PPB 40%, PRC B, Lact ?
Gastronerton *Tbl. 10 mg* Gastrosil *Tbl. 10mg* MCP HEXAL *Tbl. 10mg; Amp. 10mg/2ml* MCP-ratioph. *Tbl. 10mg; Kps. 30(ret.)mg; Lsg. (10ml = 10mg); Supp. 10mg; Amp. 10mg/2ml* MCP Stada *Tbl. 10mg; Lsg. (10ml = 10mg)* Paspertin *Tbl. 10mg; Amp. 10mg/2ml*	Prävent. von verzögerter chemo-/strahlentherapieinduzierter/postop. Übelkeit u. Erbrechen, symptomat. Beh. von Übelkeit und Erbrechen: 1–3 x 10mg p.o.; max. 2 x 15mg (ret.) p.o.; 3 x 10mg rekt.; 1–3 x 10mg i.v.; Behandlungsdauer max. 5d; **Ki./Jug. 1–18J:** 0,1–0.15mg/kg/ED, max. 0.5mg/kg/d; Übelkeit, Erbrechen bei Chemotherapie: 30min vor Chemother. 2mg/kg über 15min i.v., Wdh. nach 2, 4, 6 und 9h, max. 10mg/kg/d; 2h vor Chemother. 1mg/kg/h i.v., während Chemother. 0.5mg/kg/h über 24h i.v.; **DANI** CrCl < 15: 25%, CrCl 15–60: 50%; **DALI** schwere LI mit Aszites: 50%

Methylnaltrexon Rp	HWZ 8h , PPB 13%, PRC B, Lact ?
Relistor *Inj.Lsg. 12mg/0.6ml*	Opioid-induzierte Obstipation: Erw. 38–61kg: 1 x 8mg (0.4ml) alle 2d s.c.; 62–114kg: 1 x 12mg (0.6ml) alle 2d s.c., < 38kg, > 114kg: 0.15mg/kg alle 2d s.c.; **DANI** CrCl < 30: 38–61kg: 1 x 8mg s.c., < 62kg:1 x 0.075mg/kg s.c.; terminale NI: Anw. nicht empf.; **DALI** Child C: Anw. nicht empf.

A 4 Gastroenterologie – Arzneimittel

Naloxegol Rp	HWZ 6-11h, PPB 0-20%
Moventig *Tbl. 12.5, 25mg*	**Opiod-induzierte Obstipation:** 1 x 25mg p.o.; **DANI** mittelschwere bis schwere NI: ini 1 x 12.5mg, bei guter Verträglichkeit 1 x 25mg; **DALI** schwere LI: Anw. nicht empfohlen

Prucaloprid Rp	HWZ 24h, PPB 30%
Resolor *Tbl. 1, 2mg*	**Chron. Obstipation:** 1 x 2mg p.o.; > 65J: ini 1 x 1mg, ggf. steigern auf 2mg/d; **DANI** CrCl < 30: 1mg/d; **DALI** Child C: 1mg/d

A 4.3 Spasmolytika

Wm/Wi: Antagonismus am Muscarinrezeptor (Parasympatholyse);
Wm/Wi (Mebeverin): zusätzlich papaverinartige Wi (direkte Wi auf glatte Muskulatur);
UW (Butylscopolamin): keine sehr häufigen bzw. häufigen UW;
UW (Mebeverin): keine sehr häufigen bzw. häufigen UW;
KI (Butylscopolamin): bek. Überempf., mechanische Stenosen des MD-Trakts, Megakolon, Harnverhaltung bei subvesikaler Obstruktion, Engwinkelglaukom, Tachykardie, Tachyarrhythmie, Myasthenia gravis; **KI** (Mebeverin): bek. Überempf., paralytischer Ileus

Atropin Rp	HWZ 2-3h, Qo 0.45, PPB 2-40%, PRC C, Lact?
Dysurgal *Tbl. 0.5mg*	**Magen-Darm-/Harnwegspasmen:** 1-3 x 0.5-1mg p.o.; **Ki. 2-5J:** 1-3 x 0.25mg; **6-14J:** 1-3 x 0.5mg

Butylscopolamin *OTC*/Rp	HWZ 5h, Qo 0.55, PPB 3-11%, PRC C
BS Inj. Carino *Amp. 20mg/1ml* BS-ratioph. *Amp. 20mg/1ml* Buscopan *Tbl. 10mg; Amp. 20mg/1ml* Butylscopolamin Rotexmed *Amp. 20mg/1ml*	**Magen-Darm-Spasmen:** 3-5 x 10-20mg p.o.; 20-40mg i.v./i.m./s.c., max. 100mg/d; **Ki. ab 6J, Jug.:** 0.3-0.6mg/kg i.v./i.m./s.c., max. 1.5mg/kg/d

Mebeverin Rp	HWZ 2h, PPB 76%
Duspatal *Tbl. 135mg; Kps. 200(ret.)mg* Duspatalin *Tbl. 135mg* Mebeverin Puren *Tbl. 135mg*	**Reizdarmsyndrom:** 2 x 200mg (ret.) p.o.; 3 x 135mg, evtl. Dosisreduktion nach einigen W

A 4.4 Laxantien

Wm/Wi (Bisacodyl, Natriumpicosulfat): nach Resorption und Metabolisierung in der Leber biliäre Exkretion, im Darm als freies Diphenol wirksam ⇒ antiresorptiv, hydragog;
Wm/Wi (Lactulose): osmotische Wirkung, Vergärung durch Bakterien zu Säuren ⇒ Anregung der Peristaltik; **Wm/Wi** (Macrogol) = Polyethylenglycol: nicht resorbierbar, keine Metabolisierung, Wasserbindung ⇒ Auslösung von Diarrhoe; **Wm/Wi** (Plantago ovata): Stuhlvolumen ↑ ⇒ Darmpassage ↑ (Gleit- u. Füllmittel); **Wm/Wi** (Senna): Spaltung der enthaltenen Anthraglykoside durch Colibakt. zu Anthronen bzw. Anthranolen ⇒ antiresorptive u. hydragoge Wi;
ÜW (Laxantien): Elektrolytverlust (v.a. K⁺), Melanosis coli, Albuminurie, Hämaturie;
UW (Plantago ovata): Blähungen, Völlegefühl, allerg. Reakt.; **KI** (Laxantien): Ileus, Grav./Lakt.

Laxantien 99

Bisacodyl OTC
PRC B, Lact ?

Dulcolax *Tbl. 5mg; Supp. 10mg*
Hemolax *Tbl. 5mg*
Laxans-ratioph. *Tbl. 5mg; Supp. 10mg*
Pyrilax *Supp. 10mg*
Tirgon *Tbl. 5mg*

Obstipation: 5–10mg p.o.; 10mg rekt.;
Ki. > **2J:** 5mg p.o./rekt.

Lactulose OTC
PRC B, Lact ?

Bifiteral *Saft (10ml = 6.67g); Btl. 10g*
Lactuflor *Saft (10ml = 6.5g)*
Lactulose-ratioph. *Saft (10ml = 6.67g)*

Obstipation: 1–2 x 5–10g p.o.;
Ki.: 1–2 x 3–6g p.o.;
hepatische Enzephalopathie: ini 3–4 x 5–10g p.o., langsam steigern bis 3–4 x 20–30g bis 2–3 weiche Stühle/d entleert werden

Macrogol OTC

Bellymed Abführpulver *(1 Messl. = 14g)*
Dulcolax M Balance *Lsg. (1ml = 500mg)*
Kinderlax *Btl. 6g*
Laxofalk *Btl. 10g*

Obstipation: 1–2 x 10–14g p.o.;
Ki. 6M–1J: 4g/d; **1–4J:** 4–8g/d;
4–8J: 8–16g/d; > **8J:** 10–20g/d

Macrogol + NaCl + NaHCO$_3$ + KCl Rp/OTC

Isomol *Btl. 13,1g+351mg+179mg+47mg*
Macrogol Stada *Btl. 13,1g+350mg+179mg+46mg*
Movicol *Btl. 13,1g+351mg+179mg+47mg*
Movicol Junior *Btl. 6.56g+175mg+89mg+23mg*

Obstipation: 1–3 x 1Btl. p.o.;
Koprostase: 8Btl./d p.o.;
Ki. 5–11J: Movicol Junior: 4–12Btl./d

Natriumpicosulfat OTC

Agiolax Pico *Tbl. 5mg*
Guttalax *Gtt. (1ml = 7.5mg)*
Laxoberal *Tbl. 5mg; Perlen 2.5mg; Gtt. (14Gtt. = 7.5mg)*
Regulax picosulfat *Würfel 10mg; Gtt. (14Gtt. = 5mg)*

Obstipation: 1 x 5–10mg p.o.;
Ki. > **4J:** 1 x 2.5–5mg p.o.

Paraffin OTC

Obstinol M *Emulsion (1ml = 332mg)*

Obstipation: 10–45ml/d;
Ki. 2–6J: 10–20ml/d; **6–12J:** 10–30ml

Plantago ovata (Flohsamenschalen) OTC

Agiocur *Gran. (5g enth. 3.25g)*
Mucofalk *Gran. (5g enth. 3.25g)*
Flosine Balance *Gran. (5g enth. 3g)*
Metamucil *Pulver (10g enth. 5.3g)*

Obstipation: Granulat: 1–3 x 5–10g;
Pulver: 1–3 x 7.5g (1TL)

Plantago ovata (Flohsamen) + Sennoside OTC

Agiolax *Gran. (5g enth. 2.6g+15mg)*

Obstipation: 1–2 x 1TL Granulat

A 4 Gastroenterologie – Arzneimittel

A 4.5 Darmlavage-Lösungen

Wm/Wi (Macrogol): Polyethylenglycol, nicht resorbierbar, keine Metabolisierung, Wasserbindung ⇒ Diarrhoe; **Wm/Wi** (Na_2SO_4 = Natriumsulfat): verhindert Resorption von Na-Ionen ⇒ osmotische Diarrhoe; **UW:** Übelkeit, Völlegefühl, Erbrechen, Magenkrämpfe, Reizung des Darmausgangs; **KI:** Ileus, V.a. Ileus, GI-Obstruktion oder Perforation, hochfloride Kolitis, tox. Megacolon, Entleerungsstrg. des Magens, Bewusstseinsstrg. mit Aspirationsneigung

Citronensäure + Magnesiumoxid + Natriumpicosulfat OTC

Citrafleet Btl. 12g+3.5g+10mg **Picoprep** Btl. 12g+3.5g+10mg	Koloskopie-Vorbereitung → 532: 1Btl. in 150ml Wasser lösen; am Vortag um 8 Uhr und 6–8h später je 1 Btl. trinken; Picoprep: **Ki. 1–2J:** 2 x 1/4 Btl.; **2–4J:** 2 x 1/2 Btl.; **4–9J:** 1Btl. morgens, 1/2Btl. nachmittags; > 9J: s. Erw.

Kaliumsulfat + Magnesiumsulfat + Natriumsulfat OTC

Eziclen 2 x Konzentrat 3.13+3.28+17.51g/176ml	Koloskopie-Vorbereitg.: Konzentrat mit Wasser auf 0.5l auffüllen; am Vortag um 18 u. 20Uhr 0.5l Lösung + jeweils 1l klare Flüssigkeit trinken; auch 2-d-Schema möglich, s. FachInfo

Macrogol + Na_2SO_4 + $NaHCO_3$ + NaCl + KCl OTC

Delcoprep Lsg. (1l = 59+12.88+1.68+1.46+0.75g) **Klean Prep** Btl. 59+5.68+1.68+1.46+0.74g	Koloskopie-Vorbereitung → 532: 1Btl. in 1l Wasser lösen; 3–4l über 4–6h trinken

Macrogol + Na_2SO_4 + NaCl + KCl + Ascorbinsäure + Natriumascorbat OTC

Moviprep Lsg. (1l = 100+7.5+2.69+1.01+4.7+5.9g) **Plenvu** (Dosis 1: 100g Macrogol + 9g Na_2SO_4 + 2gNaCl + 1g KCl; Dosis 2: Btl. A: 40g Macrogol + 3.2g NaCl + 1.2g KCl; Btl. B: 7.54g Ascorbins. + 4.11g Na-Ascorbat)	Koloskopie-Vorbereitung → 532: Moviprep: Btl. A u. B in 1l Wasser lösen; 2l über 2–4h trinken, zusätzlich 1l klare Flüssigkeit trinken; Plenvu: Dosis 1 + 2 je in 500ml Wasser lösen und innerhalb 30min trinken, dann jeweils 500ml klare Flüssigkeit innerhalb 30min trinken

Macrogol + $NaHCO_3$ + NaCl + KCl OTC

Endofalk Classic Btl. 52.5+0.71+1.4+0.18g **Isomol** Btl. 13+0.18+0.35+0.05g	Koloskopie-Vorbereitung → 532: 2Btl. in 1l Wasser lösen; 3–4l über 4–6h trinken

A 4.6 Karminativa

Wm/Wi: Oberflächenspannung ↓ ⇒ entschäumend, antimeteoristisch; **UW/KI:** keine

Simeticon OTC

Elugan Kautbl. 40mg; **Endo-Paractol** Susp. (1ml = 5mg) **Espumisan** Kautbl. 40mg; Kps. 40mg; Emulsion (1ml = 40mg) **Imogas** Kps. 120, 240mg **Lefax** Kautbl. 41, 100mg; Kps. 250mg; Granul. 250mg; Gtt. (1ml = 40mg); Susp. (5ml = 40mg) **sab simplex** Kautbl. 80mg; Gtt. (25Gtt. = 69mg) **Simethicon-ratioph.** Kautbl. 80mg	Meteorismus: 3–4 x 40–240mg p.o.; **Sgl.:** 15Gtt. zu jeder Flaschennahrung; **Kleinki.:** 3–4 x 15 Gtt. p.o.; **Schulki.:** 4–6 x 20–30 Gtt; Spülmittelintoxikation: 5–20ml Suspension p.o.; **Ki.:** 2.5–10ml Suspension; Vorbereitung vor Gastroskopie: Endo-Paractol: 10ml p.o. DANI nicht erforderlich

Antidiarrhoika 101

A 4.7 Antidiarrhoika

Wm/Wi (Loperamid): Stimulation peripherer Opiatrezeptoren ⇒ Hemmung der Peristaltik;
Wm/Wi (Carbo medicinalis): Adsorption von Bakterientoxinen;
Wm/Wi (Racecadotril): Hemmung der Enkephalinase ⇒ Enkephalinabbau ↓ ⇒ antisekretorisch;
UW (Loperamid): Kopfschmerzen, Müdigkeit, Schwindel, Mundtrockenheit, Nausea;
UW (Racecadotril): Kopfschmerzen, Übelkeit, Erbrechen, Fieber, K$^+$ ↓, Ileus, Bronchospasmus;
KI (Loperamid): Ileus, Ki. < 2J, Grav./Lakt.; **KI** (Racecadotril): Sgl. < 3M, Nieren-/Leberfkt. ↓,
Fruktoseintoleranz, Glukose-Galaktose-Malabsorption, Saccharase-Isomaltase-Mangel;
KI (Saccharomyces boulardii): Überempf. gegen Hefe, lebensbedrohliche Erkrankung,
Pat. mit eingeschränkter Immunabwehr, Pat. mit liegendem ZVK, Säuglinge und Ki. < 2J

Carbo medicinalis OTC

Kohle-Compretten Tbl. 250mg **Kohle Hevert** Tbl. 250mg **Kohle Pulvis** Pulver 10g **Ultracarbon** Granulat 50g	**Diarrhoe:** 3–4 × 500–1000mg p.o.; **Ki.:** 3–4 × 250–500mg p.o.; **Vergiftungen** → 828: 50g in 400ml H$_2$O suspendieren ⇒ p.o. oder über Magensonde

Loperamid Rp/*OTC*   HWZ 7–15h, Qo 1.0, PRC B, Lact +

Imodium Lingualtbl. 2mg; Kps. 2mg; Lsg. (1ml = 0.2mg) **Lopedium** *Tbl. 2mg*; *Brausetbl. 2mg*; Kps. 2mg **Loperamid-ratiopharm** Tbl. 2mg **Loperhoe** Tbl. 2mg	**Akute Diarrhoe:** ini 4mg p.o., nach jedem Durchfall 2mg, max. 16mg/d; **Ki. 2–8J:** 0.04mg/kg/d p.o.; > **8J:** ini 2mg p.o.; max. 8mg/d; **chronische Diarrhoe:** 4mg/d p.o.; **DANI** nicht erf./ **DALI** vorsichtige Anw.

Racecadotril Rp/OTC   HWZ 3h, PPB 90%

Tiorfan Kps. 100mg; Granulat 10, 30mg **Vaprino** Kps. 100mg	**Akute Diarrhoe:** 3 × 100mg p.o. für max. 7d; **Ki. > 3M:** 3 × 1.5mg/kg p.o. (5–7d)

Saccharomyces boulardii OTC

Eubiol Kps. 375mg **Perenterol** Kps. 50, 250mg; Btl. 250mg **Perocur forte, Yomogi** Kps. 250mg	**Akute Diarrhoe, Reisediarrhoe-Pro.:** 3 × 100–200mg p.o.; 1–2 × 250mg p.o.; 1 × 375mg p.o.; **Ki. > 2J:** s. Erw.; **chronische Akne:** 2 × 375mg p.o.

Smektit OTC

Colina Btl. 3g	**Diarrhoe, funkt. Magen-Darm-Störg.:** 3 × 3–6g p.o.; **Ki. < 2J:** 1–2 × 3g; **Ki. > 2J:** 2–3 × 3–6g

A 4.8 Lebertherapeutika

Wm/Wi: (Ornithinaspartat): Ammoniakentgiftung ↑ über günstige Beeinflussung der Harnstoff-
und Glutaminsynthese; **UW:** (Ornithinaspartat): keine sehr häufigen bzw. häufigen UW;
KI: (Ornithinaspartat): bek. Überempf., schwere Nierenfunktionsstörung

Ornithinaspartat OTC   HWZ 0.3–0.4h

Hepa Merz Granulat 3000, 6000mg; Inf.Lsg. 5g/10ml **Hepa-Vibolex** Btl. 5000mg	**Latente/manifeste hep. Enzephalopathie:** 3 × 3000–6000mg p.o.; 20g/d i.v., max.5g/h; bei beginn. **Bewusstseinsstrg./Koma:** 40g/d; **DANI:** Krea > 3mg/dl KI; **DALI** nicht erforderl.

A 4 Gastroenterologie – Arzneimittel

A 4.9 Gallensäuren, Gallensäureregulatoren

Wm/Wi (Obeticholsäure): Agonist am Farnesoid-X-Rezeptor ⇒ ↓ der de-novo-Gallensäuresynthese, Förderung der Cholerese ⇒ Verminderung des zirkulierenden Gallensäurepools;
Wm/Wi (Ursodeoxycholsäure/UDC): Hemmung der biliären Cholesterinsekretion und intestinalen Cholesterinresorption, Hemmung der HMG-CoA-Reduktase ⇒ Cholesterinsynthese ↓, Auflösung von Cholesterinsteinen; relativer Austausch lipophiler, detergentienartig wirkender, toxischer Gallensäuren gegen die hydrophile, zytoprotektive, untoxische Ursodesoxycholsäure ⇒ Verbesserung der sekretor. Leistung der Leberzelle, Einfluss auf immunregulat. Prozesse;
UW (Obeticholsäure): Pruritus, Bauchschmerzen, Müdigkeit, Schilddrüsenfktsstrg. Schwindel, Herzklopfen, Schmerzen im Mund- und Rachenraum, Obstipation, Ekzem, Hautausschlag, Gelenkschmerz, periph. Ödem, Fieber; **UW** (UDC): Durchfall, schw. rechtsseitige Oberbauchschmerzen, Verkalkung von Gallensteinen, Dekompensation einer Leberzirrhose, Urtikaria;
KI (Obeticholsäure): bek. Überempf., totaler Gallengangsverschluss;
KI (UDC): Entzünd. der Gallenblase/-wege, Choledochus- oder Zystikusverschluss, gestörte Kontraktionsfähigkeit der Gallenblase, kalzifizierte Gallensteine, bek. Überempf., Grav./Lakt.

Obeticholsäure Rp	Q0 1.0, PPB 99%
Ocaliva *Tbl. 5, 10mg*	**Primär biliäre Cholangitis: Monother. oder Komb. mit UDC:** ini 1 x 5mg p.o., nach 6M 1 x 10mg; **DANI** nicht erforderl.; **DALI** Child A: 100%; B, C: ini 1x/W 5mg für 3M, dann je nach Ansprechen 2 x 5mg/W, ggf. 2 x 10mg/W

Ursodeoxycholsäure (UDC) Rp	HWZ 3.5–5.8d
UDC *Tbl. 250, 400mg* **Urso** *Tbl. 250, 400mg* **Uroschol** *Tbl. 150, 300mg* **Ursofalk** *Tbl. 500mg; Kps. 250mg; Susp. (5ml = 250mg)*	**Auflösung von Cholesteringallensteinen** (bis 15mm) → 531: 10mg/kg p.o.; **Gallenrefluxgastritis:** 1 x 250mg p.o.; **prim. bil. Cholangitis** → 529: 10–15mg/kg p.o.; **hepatobiliäre Erkr. bei zystischer Fibrose;** **Ki. 6–18J:** 20mg/kg/d p.o. in 2-3 ED, ggf. 30mg/kg/d

A 4.10 Verdauungsenzyme

Pankreatin OTC	PRC C, Lact ?
Cotazym *Kps. 20000, 30000, 40000E** **Kreon** *Kps. 10000, 25000, 40000E*; Btl. 20800E** **Kreon f. Kinder** *Granulat (1 Messl. = 5000E*)* **Ozym** *Kps. 10000, 20000, 40000E** **Pangrol** *Kps. 10000, 25000, 40000E*; Tbl. 20000E** **Pankreatin Mikro-ratioph.** *Kps. 20000E** **Panzytrat** *Kps. 10000, 25000, 40000E*; Pellets (1 Messl. = 20000E*)*	**Bei exokriner Pankreasinsuffizienz:** mind. 25000–40000E zu den Hauptmahlzeiten, mind. 10000–25000E zu den Nebenmahlzeiten; Faustregel: pro Gramm Nahrungsfett ca. 2000E Lipase; **Störung der Pankreasfunktion bei Mukoviszidose: Sgl.:** 5000E zu jeder Mahlzeit, nach Bedarf steigern, max. 20.000E/kg

Aminosalicylate 103

Pankreatin + Simeticon (Dimeticon) OTC

Enzym Lefax *Kautbl. 2100E*+41.2mg; Kps. 10500E*+40mg*	**Verdauungsstörung, Meteorismus bei exokriner Pankreasinsuffizienz:** 3 x 1–2 Kautbl. p.o.; 2–4 Kps. zu jeder Mahlzeit
Meteozym *Tbl. 15000E* + 100mg*	**Verdauungsstörung, Meteorismus bei exokriner Pankreasinsuffizienz:** 1–2 Tbl. zu jeder Mahlzeit p.o.

* *Gehalt an Triacylglycerollipase*

A 4.11 Aminosalicylate

Wm/Wi (Mesalazin): Beeinflussung der Prostaglandinbiosynthese, Hemmung der Leukotrien-Bildung ⇒ lokal antiphlogistisch;
Wi (Sulfasalazin): antiinflammatorisch, immunsuppressiv, bakteriostatisch;
UW (Mesalazin): Flatulenz, Kopfschmerzen, Nausea;
UW (Sulfasalazin): Folsäuremangelanämie, Leukopenie, Kopfschmerzen, Schwindel, Geschmacksstörung, Husten, Nausea, Bauchschmerzen, Appetitlosigkeit, Dyspepsie, Magenbeschwerden, Proteinurie, Arthralgie, Exantheme, Pruritus, Müdigkeit, Fieber, Schlaflosigkeit, Konzentrationsstörung, Leberenzyme ↑, reversible Oligospermie;
KI (Mesalazin): bek. Überempf., schwere Leber-/Nierenfunktionsstörung, bestehendes Ulcus ventriculi/duodeni, hämorrhagische Diathese, Cave in Grav./Lakt. (absolute KI in letzten 2W!);
KI (Sulfasalazin): bek. Überempfindlichkeit, Erkrankung der blutbildenden Organe, akute intermittierende Porphyrie, schwere NI/LI, Glucose-6-Phosphat-Dehydrogenase-Mangel, Leuko-/Thrombozytopenie, Ileus, Erythema exsudativum multiforme (auch in der Anamnese)

Mesalazin (= 5-ASA) Rp	HWZ 0.5–2.4(6–9)h, Qo 0.75, PPB 43%
Asacol *Tbl. 400, 800mg* **Claversal** *Tbl. 500mg; Pellets 1.5g; Supp. 250, 500mg; Klysma 4g; Rektalschaum (5g enth. 1g)* **Mesalazin Kohlpharma** *Tbl. 500mg; Supp. 500mg; Rektalschaum (5g enth. 1g)* **Mesavancol** *Tbl. 1.2g* **Mezavant** *Tbl. (ret.) 1.2g* **Pentasa** *Tbl. 500(ret.), 1000(ret)mg; Granulat 1(ret.), 2(ret.), 4(ret.)g; Supp. 1g; Klysma 1g* **Salofalk** *Tbl. 250, 500mg, 1g; Gran. 500(ret.), 1000(ret.), 1500(ret.), 3000(ret.)mg; Supp. 250, 500, 1000mg; Klysma 2, 4g; Rektalschaum (5g enth. 1g)*	**Chron. entzündl. Darmerkr.** → 522: akuter Schub: 3 x 400–1000mg p.o.; 1–2 x 2g p.o.; 1 x 1.5–4.8g(ret.) p.o.; 3 x 250–500mg rekt.; 1 x 1g rekt.; Klysma: 1 x 1–4g rekt. z.N.; Rektalschaum: 1 x 2g rekt.; Rezidivpro. 1500mg/d p.o.; 0.75–1g rekt. **Ki.:** akuter Schub 30–50mg/kg/d p.o., max. 75mg/kg/d; > 6J.: 1–1,5g/d rekt.; Rezidivpro. 15–30mg/kg/d p.o.; > 6J. 0.75–1g rekt. **DANI/DALI** KI bei schwerer Nieren- bzw. Leberinsuffizienz

Olsalazin Rp	HWZ 0.9h, PRC C, Lact ?
Dipentum *Kps. 250mg; Tbl. 500mg*	**Colitis ulcerosa** → 523: Akuttherapie: 3 x 500–1000mg p.o.; Rezidiv-Pro.: 2 x 500mg; **DANI/DALI** KI bei schwerer NI/LI

A 4 Gastroenterologie – Arzneimittel

Sulfasalazin Rp — HWZ 7.6h, PPB > 95%, PRC B, Lact ?

Azulfidine *Tbl. 500mg* Colo-Pleon *Tbl. 500mg* Salazopyrine *Tbl. 500mg* Sulfasalazin HEXAL *Tbl. 500mg* Sulfasalazin Heyl *Tbl. 500mg*	**Chron. entzündl. Darmerkr.** → 522, **Strahlen-, kollagene Kolitis:** Akut: 3–4 x 1g p.o.; Rezidiv-Pro.: 2 x 1–1.5g p.o.; 2 x 500–1000mg rekt.; **Ki.:** ini 40–60mg/kg, Erh.Dos. 30–40mg/kgKG p.o. in 3–4ED; **DANI/DALI** KI bei schwerer NI/LI

A 4.12 Glukokortikoide

Wm/Wi (Budesonid): Induktion spezifischer Proteine ⇒ Hemmung der Phospholipase A2 ⇒ verhindert Bildung entzündungsauslösender Mediatoren ⇒ antientzündlich, antiallergisch, antiexsudativ, antiödematös; **UW** (Budesonid): cushingoid, Dyspepsie, Mukelkrämpfe, Palpitationen, Nervosität, Schlaflosigkeit, Verschwommensehen, Exantheme, Urtikaria, Menstruationsstrg., K⁺ ↓; **UW** (rektal): Brennen im Enddarm, Schmerzen; **KI** (Budesonid): bek. Überempf., lokale Infekt. des Darms, Leberzirrhose, portale Hypertension

Betamethason Rp — Q₀ 0.95

Betnesol *Lsg. (100ml = 5mg)*	**Colitis ulcerosa** → 523: 1 x 5mg rekt. für 2–4 W

Budesonid Rp — HWZ 2–3h, Q₀ 1.0, PPB 90%, PRC C, Lact ?

Budenofalk *Kps. 3mg; Granulat 9mg; Rektalschaum 2mg/Hub* Cortiment MMX *Tbl. 9(ret.)mg* Entocort Kapseln *Kps. 3(ret.)mg* Entocort rektal *Klysma 2.3mg* Intestifalk *Kps. 3mg; Granulat 9mg; Rektalschaum 2mg/Hub* Jorveza *Schmelztbl. 1mg*	**M. Crohn** → 522, **kollagene Kolitis** → 524: 1 x 9mg oder 3 x 3mg p.o.; **Autoimmunhepatitis:** 3 x 3mg p.o., nach Erreichen einer Remission 2 x 3mg; **Colitis ulcerosa** → 523: Cortiment zur Remissionsinduktion, wenn Mesalazin nicht ausreicht: 1 x 9mg p.o. f. max. 8W; Entokort rektal: 1 x 2.3mg rekt. f. 4–8W; **eosinophile Ösophagitis:** Jorveza 2 x 1 mg p.o. für 6 W, ggf. 12W

Hydrocortison Rp — HWZ 1–2h, Q₀ 1.0, PRC C, Lact –

Colifoam *Schaum (1g enth. 90mg)*	**Proktosigmoiditis bei M. Crohn, Colitis ulcerosa** → 523: 1–2 x 90mg rekt., nach 2W 1 x 90mg

A 4.13 Antikörper bei CED

Adalimumab → 211
Golimumab → 212
Infliximab → 213
Ustekinumab → 375
Vedolizumab → 213

Antiemetika, Antivertiginosa

A 4.14 Antiemetika, Antivertiginosa

A 4.14.1 H$_1$-Antihistaminika

Wm/Wi: kompetitive Hemmung zentraler Histaminrezeptoren ⇒ antiemetisch;
UW: Somnolenz, Benommenheit, Schwindel, Muskelschwäche, Mundtrockenheit, Tachykardie, Sehstrg., Miktionsstörungen, Glaukom, Magen-Darm-Beschwerden, Stimmungsschwankungen;
KI: bekannte Überempfindlichkeit, akuter Asthma-Anfall, Engwinkelglaukom, Phäochromozytom, Porphyrie, Prostatahyperplasie mit Restharn, Epilepsie, Eklampsie

Dimenhydrinat Rp/*OTC*	HWZ 5–10h, Qo > 0,7, PPB 99%, PRC B, Lact +
Dimenhydrinat AL *Tbl. 50mg* Reisegold, Reisetabletten-ratioph., Rodavan S, Rubiemen *Tbl. 50mg;* Superpep *Tbl. 50mg; Kautbl. 20mg;* Vertigo-Vomex *Kps. 120(ret.)mg; Supp. 80mg* Vomacur *Tbl. 50mg; Supp. 40, 70mg* Vomex A *Tbl. 50, 200(ret.)mg; Kps. 150(ret.)mg; Supp. 40, 70, 150mg; Saft (10ml = 33mg);* *Amp. (i.v.) 62mg/10ml, (i.m.) 100mg/2ml*	**Reisekrankheit:** Pro.: 3 x 20–50mg p.o.; 2 x 200mg (ret.) p.o.; Ther.: 50–100mg p.o. alle 4h, max. 300mg/d; Ki. 6–12J: 5mg/kg p.o. in 4ED, max. 150mg/d; **Übelkeit, Erbrechen, zentrales vestibuläres Reizsyndrom:** 3–4 x 50–100mg p.o.; 2 x 120–200mg (ret.) p.o.; 3–4 x 80–150mg rekt.; 100–200mg i.m.; 62–124mg i.v.; **Ki.:** 1–2mg/kg i.v./i.m.; 6–15kg: 1–2 x 40mg rekt.; 15–25kg: 2–3 x 40mg rekt.; > 25kg: 2–4 x 40mg rekt.; 6–14J: 3 x 50mg p.o.

A 4.14.2 Partielle Histaminagonisten

UW: Magen-Darm-Unverträglichkeit, Übelkeit, Augenbrennen, Herzklopfen, Brustbeklemmungen, Kopfdruck, Hitzegefühl, Benommenheit, Nervosität, flüchtiger Hautausschlag;
KI: Asthma bronchiale, Phäochromozytom, Grav.

Betahistin Rp	PPB 1–5%
Aequamen *Tbl. 6, 12mg* Betahistin-ratioph. *Tbl. 6, 12mg* Betavert *Tbl. 6, 12mg* Vasomotal *Tbl. 16, 24mg; Gtt. (1ml = 8mg)*	**Schwindelanfälle, M. Menière:** 3 x 6–16mg p.o.; 1–2 x 24mg

A 4.14.3 Prokinetika

Wm/Wi: Antagonismus an zentralen + peripheren Dopaminrezeptoren ⇒ stark antiemetisch und gastroprokinetisch; **UW/KI:** s. motilitätssteigernde Mittel → 96

Alizaprid Rp	HWZ 3h, PPB 75%
Vergentan *Tbl. 50mg; Amp. 50mg/2ml*	**Übelkeit, Erbrechen bei Chemotherapie, Bestrahlung:** 30min vor + nach Chemotherapie jeweils 150mg p.o., dann 3 x 50mg; jeweils 100mg vor + 4h nach Chemotherapie i.v./i.m.; **DANI** CrCl < 10: 25%; < 50: 50%

Domperidon → 97
Metoclopramid → 97

A 4.14.4 Serotoninantagonisten

Wm/Wi (Granisetron, Ondansetron, Palonosetron): selektive Blockade zentraler 5-HT3-Rezeptoren ⇒ antiemetisch; **Wm/Wi** (Netupitant): selektiver Antagonist an hum. Substanz P/Neurokinin 1-Rezeptoren ⇒ antiemetisch, insbes. bei verzögert einsetzender Nausea;
UW (Ondansetron): Kopfschmerzen, Wärmegefühl, Flush, Obstipation, lokale Irritation an Applikationsstelle; **UW** (Palonosetron + Netupitant): Kopfschmerzen, Obstipation, Ermüdung;
KI (Ondansetron): bek. Überempfindlichkeit, gleichzeitige Anw. v. Apomorphin;
KI (Palonosetron + Netupitant): bek. Überempfindlichkeit, Grav.

Granisetron Rp	HWZ 10–11h, Q0 0.85, PPB 65%, PRC B, Lact ?
Axigran Amp. 1mg/1ml; Tbl. 2mg; **Granisetron HEXAL** Tbl. 1, 2mg; Amp. 1mg/1ml, 3mg/3ml **Granisetron-ratioph.** Tbl. 1, 2mg; Amp. 1mg/1ml, 3mg/3ml **Granisetron Stada** Tbl. 2mg **Kevatril** Tbl. 2mg; Amp. 1mg/1ml, 3mg/3ml **Kytril** Amp. 3mg/3ml **Sancuso** TTS 3.1mg/24h	**Übelkeit, Erbrechen bei Chemother.** → 604: 1h vor Chemother. 2mg p.o.; vor Chemother. 1–3mg i.v., max. 3 x 3mg/d i.v.; **TTS:** 24–48h vor bis 24h nach Chemother. applizieren, max. 7d; **Ki.** > **1J:** 20µg/kg p.o. 1h vor Chemother., bis 2 x 20µg/kg p.o. für 5d; > **2J:** 40µg/kg i.v. vor Chemother., ggf. zus. 2 x 20µg/kg i.v.; **DANI/DALI** nicht erforderlich

Ondansetron Rp	HWZ 3h, Q0 > 0.8, PPB 70–76%, PRC B, Lact ?
Axisetron Tbl. 4, 8mg; Lingualtbl. 4, 8mg; Amp. 4, 8mg **Cellondan** Tbl. 8mg; Amp. 4, 8mg **Ondansetron HEXAL** Tbl. 4, 8mg; Lingualtbl. 4, 8mg; Amp. 4, 8mg **Ondansetron-ratioph.** Tbl. 4, 8mg; Lingualtbl. 4, 8mg; Amp. 4, 8mg **Zofran** Tbl. 4, 8mg; Lingualtbl. 4, 8mg; Saft (5ml = 4mg); Amp. 4mg/2ml, 8mg/4ml	**Übelkeit, Erbrechen bei Chemother.** → 604: 1–2h vor Chemother. 8mg p.o., dann 2 x 8mg bis max. 5d; bei hochemetogener Chemother. ggf. bis 24mg p.o. + 12mg Dexamethason p.o.; 8mg i.v. vor Chemother. i.v., ggf. zusätzlich 2 x 8mg i.v.; bei hochemetogener Chemother. ggf. 16mg in 50-100ml NaCl 0.9% über 15min i.v + 20mg Dexamethason i.v.; **Ki. 6M–17J:** ≤10kg: d1 bis 3 x 0.15mg/kg i.v., d2-6 2 x 2mg i.v.; >10kg: d1 bis 3 x 0.15mg/kg i.v., d2-6_2 x 4mg i.v./p.o.; **postop. Übelkeit, Erbrechen:** 16mg p.o. 1h präop. oder 4mg i.v. bei Narkosebeginn; **Ki. 1M–17J:** 0.1mg/kgKG, max. 4mg i.v.; **DANI** nicht erf.; **DALI** max. 8mg/d p.o.

Palonosetron Rp	HWZ 40h, PPB 62%
Aloxi Kps. 500µg; Inj.Lsg. 250µg/5ml **Palonosetron HEXAL** Inj.Lsg. 250µg/5ml **Palonosetron Riboseph.** Inj.Lsg. 250µg/5ml	**Übelkeit, Erbrechen bei Chemother.** → 604: einmalig 1h vor Chemotherapie 500µg p.o. oder 30min vor Chemotherapie 250µg i.v.; **DANI/DALI** nicht erforderlich

Netupitant + Palonosetron Rp	
Akynzeo Kps. 300mg + 0.5mg	**Pro. akut u. verzögert auftretender Übelkeit, Erbrechen bei mäßig/stark emetogener Chemother.:** 1h vor Chemother. 300mg+500µg p.o., **DANI** HD: Anw. nicht empf.; **DALI** Child-Pugh ≥ 9: vorsichtige Anw.

Antiemetika, Antivertiginosa 107

Tropisetron Rp HWZ 8h, Q0 0.9, PPB 71%

Navoban Kps. 5mg;
Amp. 2mg/2ml, 5mg/5ml
Übelkeit, Erbrechen bei Chemother. → 604: vor Chemother. 5mg i.v., dann 1 × 5mg p.o.; **Ki.:** 0.2mg/kg i.v.; **DANI/DALI** nicht erf.

A 4.14.5 Anticholinergika

Wm/Wi: Antagonist am Muscarinrezeptor ⇒ Parasympatholyse, zentrale antiemetische Wi durch Hemmung der cholinergen Reizübertragung; **UW:** Mundtrockenheit, Mydriasis, Verschwommensehen, Glaukom; **KI:** Ki. bis 10J, Engwinkelglaukom

Scopolamin Rp HWZ 1(4,5)h, Q0 0.9

Scopoderm TTS TTS 1mg/72h
Reisekrankheit: 1 Pflaster 5-6h oder am Abend vor Reiseantritt auf unbehaarte Haut hinter dem Ohr aufkleben; Wi-Dauer: bis 72h

A 4.14.6 Neuroleptika

Wm/Wi: Neuroleptikum, wirkt hemmend auf dopaminerge Rez. in der Area postrema, keine antihistaminerge, keine anticholinerge Wi ⇒ antiemetisch; **UW:** Benommenheit, Hypotonie, Halluzinationen, Epilepsie, Parkinson-S., Koma, QT-Verläng., Bronchospasmus, Laryngospasmus; **KI:** Überempf. gg. Droperidol bzw. Butyrophenone, bek./vermutetes verlängertes QT-Intervall, Hypokaliämie od. Hypomagnesiämie, Bradykardie (< 55/min); Begleitmed., die evtl. zu Bradykardie führt; Phäochromozytom, komatöse Zustände, M. Parkinson, schwere Depression

Droperidol Rp HWZ 2h; PPB 85-90%

Droperidol Rotexmedica Inj.Lsg. 2.5mg/1ml
Ponveridol Inj.Lsg. 1.25mg/1ml
Xomolix Inj.Lsg. 2.5mg/1ml
Postoperative Übelkeit/Erbrechen: Pro. u. Ther.: 0.625-1.25mg i.v.; **Ki.: > 2J:** 20-50µg/kg, max. 1.25mg; **DANI, DALI** max. 0.625mg; **morphininduzierte Übelkeit/Erbrechen:** Pro.: 15-50µg/mg Morphin, max. 5 mg/d

A 4.14.7 Neurokinin-1-Antagonisten

Wm/Wi: selektiver Antagonismus am Human-Substanz-P-Neurokinin-Rez. ⇒ antiemetisch; **UW** (Aprepitant), Fosaprepitant): Kopfschmerzen, Schluckauf, Appetitlosigkeit, Obstipation, Diarrhoe, Müdigkeit, Abgeschlagenheit Transaminasen ↑; **UW** (Rolapitant): Kopfschmerzen, Obstipation, Ermüdung; **KI** (Aprepitant, Fosaprepitant): bek. Überempf., Komb. mit Pimozid, Terfenadin, Astemizol, Cisaprid; **KI** (Rolapitant): bek. Überempf., Komb. mit Johanniskraut

Aprepitant Rp HWZ 9-13h; PPB 97%

Emend Kps. 80, 125mg; Btl. 125mg
Übelkeit, Erbrechen bei Chemotherapie: 1h vor Chemother. 125mg p.o., d2+3 jeweils 1 × 80mg p.o.; Kombin. mit Dexamethason und 5-HT3-Antagonisten; **DANI** nicht erf.

Fosaprepitant Rp HWZ 9-13h; PPB 97%

Ivemend Inj.Lsg. 150mg
Übelkeit, Erbrechen bei Chemotherapie: 150mg über 15min i.v. 30min vor Chemother. an d1; Kombination mit Dexamethason und 5-HT3-Antagonist; **DANI** nicht erf.; **DALI** vors. Anw.

Rolapitant Rp	HWZ 7d; PPB 99%
Varuby *Tbl. 90mg*	**Übelkeit, Erbrechen bei mäßig bis hoch emetogener Chemotherapie:** 180mg p.o. 2h vor Chemother. an d1; Kombination mit Dexamethason und 5-HT3-Antagonist; **DANI, DALI** vors. Anw. bei schwerer NI, LI

A 4.14.8 Cannabinoide

Wm/Wi: synthetische Variante von Tetrahydrocannabinol ⇒ antiemetisch;
UW: Somnolenz, Vertigo, Euphorie, Ataxie, Sehstrg., Konzentrationsschwierigkeiten, Schlafstrg., Dysphorie, Kopfschmerzen, Hypotonie, Mundtrockenheit, Nausea;
KI (Nabilon): bekannte Überempfindlichkeit

Nabilon Rp (Btm)	HWZ 2(5-10)h
Canemes *Kps. 1mg*	**Übelkeit, Erbrechen bei Chemotherapie:** 2 x 1-2mg p.o., max 6mg/d in 3 ED; **DANI** keine Daten, vorsichtige Anw.; **DALI** schwere LI: Anw. nicht empfohlen

A 4.14.9 Kombination

Dimenhydrinat + Cinnarizin Rp	PPB (Cinnarizin) 80%
Arlevert *Tbl. 40+20mg* Cinna/Dimen-neuraxpharm *Tbl. 40+20mg*	**Schwindel verschiedener Genese:** 3 x 1Tbl. p.o., max. 5Tbl./d

A 4.15 Regulatorische Peptide

Wm/Wi (Lanreotid): Octapeptidanalogon des natürlichen Somatostatins, Hemmung der Wachstumshormonsekretion durch Bindung an Somatostatinrezeptoren, v.a. SSTR 2 und 5;
Wm/Wi (Octreotid, Somatostatin): Hemmung d. Freisetzung von Wachstumshormon, Gastrin, Insulin u. Glucagon, Vasokonstr. im Splanchnikusbereich;
Wm/Wi (Teduglutid): GLP-2-Analogon, Hemmung der Magensäuresekretion u. Darmaktivität, Darmzottenhöhe/Darmkryptentiefe ↑;
UW (Lanreotid): Diarrhoe, Bauchschmerzen, Nausea, Erbrechen, Dyspepsie, Flatulenz, Cholelithiasis, Kopfschmerzen, Müdigkeit, Sinusbradykardie, Hypo- und Hyperglykämie;
UW (Octreotid): Übelkeit, Erbrechen, Diarrhoe, Bauchschmerzen, Hepatitis;
UW (Somatostatin): ini Blutzucker ↓, Brechreiz, Hitzegefühl;
UW (Teduglutid): Atemweginf., Kopfschmerzen, Bauchschmerzen, Blähungen, Übelkeit, Erbrechen, gastrointestinale Stomakomplikationen, periph. Ödem, Reaktionen an Injektionsstelle, Grippe, Appetit ↓, Angstzustände, Schlafstrg., Parästhesie, kongestive Herzinsuffizienz, Hitzegefühl, Dyspnoe, Husten, Pankreatitis, Darmverschluss, Cholestase, Cholezystitis, allergische Dermatitis, Gelenkschmerzen, Nierenkolik, Empfindl. im Nierenlager, Brustschmerzen, nächtl. Schwitzen, CRP ↑;
KI (Lanreotid): bekannte Überempfindlichkeit, Anwendung in Grav./Lakt. nicht empfohlen;
KI (Octreotid): Cave in Grav./Lakt.; **KI** (Somatostatin): peri- u. postnatal, Grav./Lakt.;
KI (Teduglutid): bek. Überempfindlichkeit gegen T. bzw. Tetracyclin, aktives oder vermutetes Malignom, Vorgeschichte eines Malignoms im GI-Trakt in den vergangenen 5J

Serotoninsyntheseinhibitoren 109

Lanreotid Rp

Somatuline Autogel *Fertigspr. 60, 90, 120mg*

HWZ 23–33d (s.c.)

Akromegalie → 582, **karzinoide Tumoren:** ini 60mg s.c., Wdh. alle 4W; nach 3M Dosisanp. je nach Wi bzw. GH- und IGF-1-Spiegel; **gastropankreatische neuroendokr. Tumore:** 120mg s.c., Wdh. alle 4W; **DANI, DALI** nicht erforderlich

Octreotid Rp

Sandostatin *Inj.Lsg. 0.05mg/1ml, 0.1mg/1ml, 0.5mg/1ml, 1mg/5ml; Pen 1500µg/3ml*
Sandostatin LAR Monatsdepot *Inj.Lsg. 10(ret.)mg/2ml, 20(ret.)mg/2ml, 30(ret.)mg/2ml*
Octreotid HEXAL *Inj.Lsg 0.05mg/1ml, 0.1mg/1ml, 0.5mg/1ml*

HWZ 1.5h, Q0 0.8, PPB 65%, PRC B, Lact ?

Hormonaktive Tumoren des GI-Trakts: ini 1–2 x 0.05mg s.c., dann ↑ bis 3 x 0.1–0.2mg, max. 3 x 0.5mg; 10–30mg (ret.) alle 4W i.m.; **Akromegalie** → 582: ini 2–3 x 0.05–0.1mg s.c., Erh.Dos. 0.3mg/d, max. 1.5mg/d; **Pro. postoperative pankreatische Komplik.:** 3 x 0.1mg s.c. für 7d; **DANI, DALI** nicht erf.

Somatostatin Rp

Somatostatin HEXAL *Inj.Lsg. 3mg*
Somatostatin Inresa *Inj.Lsg. 3mg*

HWZ 1.1–3min

Schwere gastrointestinale Blutung, stark sezernierende postop. Pankreasfisteln: ini 3.5µg/kg in 1min. i.v., dann 3.5µg/kg/h i.v

Teduglutid Rp

Revestive *Inj.Lsg. 1.25/0.5ml; 5mg/0.5ml*

HWZ 2h

Kurzdarmsyndrom: 1 x 0.05mg/kg s.c.; **DANI** CrCl < 50: 50%; **DALI** Child A, B: 100%; C: keine Daten

A 4.16 Serotoninsyntheseinhibitoren

Wm/Wi (Telotristatethyl): Hemmung der Tryptophan-Hydroxylasen ⇒ Hemmung der Serotoninsynthese;
UW (Telotristatethyl): Bauchschmerzen, gGT/aP/Transaminasen ↑, Müdigkeit, Appetit ↓, Kopfschmerzen, aufgeblähtes Abdomen, Obstipation, Flatulenz, per. Ödeme, Pyrexie;
KI (Telotristatethyl): bekannte Überempf.

Telotristatethyl Rp

Xermelo *Tbl. 250mg*

HWZ 11h, PPB 99%

Karzinoid-Syndrom-bedingte Diarrhoe: 3 x 250mg p.o.; **DANI** leichte-mäßige NI: vorsichtige Anw.; schwere NI, HD: Anw. nicht empfohlen; **DALI** Child A: evtl. 2 x 250mg; B: evtl. 1 x 250mg; C: Anw. nicht empfohlen

A 4 Gastroenterologie – Arzneimittel

A 4.17 Hämorrhoidalmittel

Wm/Wi (Cinchocain, Lidocain): Lokalanästhetika ⇒ schmerzstillend;
Wm/Wi (Bismut): Adstringentium ⇒ blutstillend, austrocknend, antiphlogistisch;
Wm/Wi (Glukokortikoide): antiphlogistisch, antiinflammatorisch;
UW (Glukokortikoide): Hautatrophie, Sekundärinfektionen;
KI (Glukokortikoide): vorhandene lokale Infektionen

Cinchocain Rp

Dolo Posterine N Creme 25, 50, 100g (1g enth. 5mg); Supp. 6mg; **Dolo Posterine Haemotamp** Supp. mit Mulleinlage 6mg	**Hämorrhoiden, Pruritus, Fissuren:** 2 x tgl. auftragen bzw. 2 x 1 Supp. rekt.

Hydrocortison Rp

Postericort Salbe (1g enth. 2.96mg); Supp. 2.96mg	**Analekzem:** 2 x tgl. auftragen bzw. 2 x 1 Supp. rekt.; Ther.-Dauer max. 10d

Lidocain OTC

Posterisan Akut Salbe (1g enth. 50mg); Supp. 60mg	**Hämorrhoiden, Fissuren, Proktitis:** 2-3 x tgl. auftragen bzw. 2 x 1 Supp. rekt.; max. 4g Salbe/Einzelanwendung

Fluocinonid + Lidocain Rp

Jelliproct Salbe (1g enth. 0.25+50mg); Supp. 0.25+60mg; Kombipackung (Supp. + Salbe)	**Hämorrhoiden, Analekzem:** 2 x/d auftragen bzw. 2 x 1 Supp. rekt.; Ther.-Dauer max. 14d

Fluocortolon + Lidocain Rp

Doloproct Creme (1g enth. 1+20mg); Supp. 1+40mg	**Hämorrhoiden, Proktitis:** ini bis 3 x/d auftragen bzw. 2-3 x 1 Supp. rekt., dann 1-2 x/d; Ther.-Dauer max. 14d

Prednisolon + Bismut + Zinkoxid Rp

Bismolan H Corti Salbe (1g enth. 1+22+33mg)	**Hämorrhoiden I-II° mit Brennen, Juckreiz:** Salbe ein- oder mehrmals tgl. auftragen; Ther.-Dauer max. 14d

A 4.18 Glyceroltrinitrat zur topischen Anwendung

Wm/Wi (Glyceroltrinitrat): Gefäßerweiterung ⇒ Durchblutung ↑ ⇒ bessere Abheilung;
UW (Glyceroltrinitrat): Kopfschmerzen, Schwindelgefühl, Übelkeit, anales Brennen/Jucken;
KI (Glyceroltrinitrat): bek. Überempf.; gleichzeitige Anw. anderer Nitraten, Sildenafil, Vardenafil, Tadalafil, orthostatischer Hypotonus, unbeh. Hypovolämie, erhöhter Schädelinnendruck, zerebrale Durchblutungsstrg., Migräne, Aorten- oder Mitralstenose, HOCM, konstriktive Perikarditis, Perikardtamponade, ausgeprägte Anämie, Engwinkelglaukom

Glyceroltrinitrat Rp

Rectogesic Salbe (1g enth. 4mg)	**Chronische Analfissuren:** 2 x tgl. 2.5cm langen Salbenstrang auftragen

Phosphatbinder 111

A 5 Nephrologie – Arzneimittel

A 5.1 Phosphatbinder

Wm (Sevelamer): Ca- u. Al-freies Polymer; **Wi** (alle): Hemmung d. enteralen Phosphatresorption;
UW (Aluminiumchlorid-OH-Komplex): Obstipation, Ileus, Al-Einlagerung in Nerven/Knochen;
UW (Lanthancarbonat): Bauchschmerzen, Obstipation, Diarrhoe, Dyspepsie, Blähungen, Übelkeit, Erbrechen, Hypokalzämie; **UW** (Calciumacetat): Hyperkalziämie, Aufstoßen, Blähungen, Übelkeit, Erbrechen, Obstipation, Diarrhoe; **UW** (Sevelamer): Schmerz, Übelkeit, Erbrechen, Diarrhoe, Obstipation, Dyspnoe; **UW** (Sucroferric-Oxyhydroxid): Diarrhoe, Stuhlverfärbung, Obstipation, Übelkeit, Erbrechen, Dyspepsie, Bauchschmerzen, Flatulenz, Zahnverfärbung;
KI (Aluminiumchlorid-OH-Komplex): manifeste Al-Intox.;
KI (Calciumacetat): bek. Überempf., Hyperkalziämie; **KI** (Lanthancarbonat): Hypophosphatämie, bek. Überempf.; **KI** (Sevelamer): Hypophosphatämie, Ileus, Cave in Grav./Lakt.;
KI (Sucroferric-Oxyhydroxid): bek. Überempfindlichkeit, Hämochromatose

Aluminiumchloridhydroxid-Komplex OTC	
Phosphonorm Kps. 300mg	Hyperphosphatämie bei NI: 3–6 x 300mg p.o.

Calciumdiacetat OTC	
Calcet Tbl. 475, 900mg **Calciumacetat** Tbl. 475, 900mg **Calciumacetat-Nefro** Tbl. 500, 700, 950mg **Calciumacetat Prorenal** Tbl. 500mg **Renacet** Tbl. 475, 900mg	Hyperphosphatämie bei NI: 2500–7000mg/d p.o. in mehreren ED zu den Mahlzeiten

Calciumdiacetat + Mg²⁺ OTC	
OsvaRen Tbl. 435 + 60mg **RenaMag** Tbl. 435 + 55mg	Hyperphosphatämie bei NI: 3–10 Tbl./d p.o. in mehreren ED zu den Mahlzeiten; max. 12 Tbl./d

Lanthancarbonat Rp	PRC C, Lact ?
Fosrenol Kautbl. 500, 750, 1000mg, Btl. 750, 1000mg	Hyperphosphatämie bei NI: nach Serumphosphat (mmol/l): 1.8–2.4: 750mg/d p.o., > 2.4–2.9: 1500mg/d, > 2.9: 2250mg/d

Sevelamer Rp	PRC C, Lact ?
Renagel Tbl. 800mg **Renvela** Tbl. 800mg; Btl. 2.4g **Sevelamer HEXAL** Tbl. 800mg	Hyperphosphatämie bei NI: nach Serumphosphat (mmol/l): 1.76–2.42: 3 x 800mg p.o., > 2.42: 3 x 1600mg

Sucroferric Oxyhydroxide Rp	
Velphoro Tbl. 500mg	Hyperphosphatämie bei NI: ini 3 x 1 Tbl. p.o. zu den Mahlz., je n. P-Sp. ↑, max. 6 Tbl./d

A 5.2	Kationenaustauscher → 411	A 5.5	Vitamin D → 147
A 5.3	Eisen → 143	A 5.6	Vitamin-D-Analoga → 147
A 5.4	Erythropoetin → 144	A 5.7	Azidosetherapeutika → 302

A 6 Endokrinologie – Arzneimittel

A 6.1 Antidiabetika

A 6.1.1 Sulfonylharnstoffe

Wm: Blockade ATP-abhängiger K⁺-Kanäle; **Wi:** Insulinfreisetzung aus Pankreas-Beta-Zellen ↑;
UW (Glibenclamid): Hypoglykämie, Gewichtszunahme; **UW** (Gliclazid): ohne Häufigkeitsangabe: Hypoglykämie, GI-Störungen, Anstieg der Leberenzyme, Rash, Pruritus, Urtikaria, Erythem, makulopapulöses Exanthem, bullöse Reaktionen, Blutbildveränderungen;
UW (Glimepirid): keine sehr häufigen oder häufigen UW;
UW (Gliquidon): Hypoglykämie, Gewichtszunahme;
KI (Glibenclamid): bekannte Überempfindlichkeit gegen Glibenclamid oder andere Sulfonylharnstoffe/Sulfonamide, Typ-1-D.m., diabetisches Koma, Ketoazidose, schwere Nieren- und Leberfunktionsstörung; gleichzeitige Anw. von Bosentan; Grav./Lakt.;
KI (Gliclazid): bekannte Überempfindlichkeit gegen Gliclazid oder andere Sulfonylharnstoffe/Sulfonamide, Typ-1-D.m., diabetisches Koma, Ketoazidose, schwere Nieren- und Leberfunktionsstörung; gleichzeitige Anwendung von Miconazol, Stillzeit;
KI (Glimepirid): bek. Überempf. gegen Glimepirid oder andere Sulfonylharnstoffe/Sulfonamide, insulinpflichtiger D.m., diabetisches Koma und Präkoma, Ketoazidose, schwere Nieren- und Leberfunktionsstörung; **KI** (Gliquidon): bekannte Überempf. gegen Gliquidon oder andere Sulfonylharnstoffe/Sulfonamide, komplettes Sekundärversagen einer Sulfonylharnstofftherapie bei D.m. Typ 2; Typ-1-D.m., diabetisches Koma, Ketoazidose, schwere Nieren- und Leberfunktionsstörung

Glibenclamid Rp	HWZ 2-5h, Q0 1.0, PPB 99%
Glib-ratioph. *Tbl. 1.75, 3.5mg* Gliben-CT *Tbl. 3.5mg* GlibenHEXAL *Tbl. 3.5mg* Maninil *Tbl. 1, 1.75, 3.5, 5mg*	**D.m. Typ 2** → 558: ini 1.75-3.5mg/d p.o., Steigerung bis max. 10.5mg/d; **DANI** CrCl < 30: KI; **DALI** KI bei schwerer Leberinsuffizienz

Gliclazid Rp	HWZ 12h, Q0 0.8, PPB 95%
Diamicron Uno *Tbl. 60mg* Gliclazid Axcount *Tbl. 30mg*	**D.m. Typ 2**→ 558: ini 1 × 30mg p.o., ggf. steigern auf 1 × 60-120mg; **DANI** CrCl < 30: KI; **DALI** KI bei schwerer LI

Glimepirid Rp	HWZ 5-8h, Q0 1.0, PPB 99%, PRC C, Lact -
Amaryl *Tbl. 1, 2, 3, 4, 6mg* Glimepirid-CT *Tbl. 1, 2, 3mg* GlimepiridHEXAL *Tbl. 1, 2, 3, 4, 6mg* Glimepirid Stada *1, 2, 3, 4mg*	**D.m. Typ 2**→ 558: ini 1 × 1mg p.o. morgens, ggf. schrittweise steigern bis max. 6mg/d; **DANI** CrCl < 30: KI; **DALI** KI bei schwerer Leberinsuffizienz

Gliquidon Rp	HWZ 1.5h
Glurenorm *Tbl. 30mg*	**D.m. Typ 2** → 558: ini 1 × 15, ggf. schrittweise steigern bis max. 120mg/d p.o.; **DANI** CrCl < 30: KI; **DALI** KI

Antidiabetika

A 6.1.2 Glinide

Wm: Blockade von ATP-abhängigen K⁺-Kanälen;
Wi: Insulinfreisetzung aus Pankreas-Beta-Zellen ↑;
UW (Nateglinid): Hypoglykämie, Nausea, Dyspepsie, abdominelle Schmerzen;
UW (Repaglinid): Hypoglykämie, grippeähnliche Symptome, Rücken-/Kopfschmerzen, Rhinitis, Bronchitis, abdominelle Schmerzen, Diarrhoe, Arthralgien;
KI (Nateglinid): bekannte Überempfindlichkeit, Typ-1-D.m., Ketoazidose, Grav./Lakt., schwere Lebererkrankung;
KI (Repaglinid): bekannte Überempfindlichkeit, Typ-1-D.m., Ketoazidose, Grav./Lakt., schwere Lebererkrankung, gleichzeitige Einnahme von Gemfibrozil

Nateglinid Rp	HWZ 1,5h, Q0 > 0.8, PPB 98%
Starlix *Tbl. 60, 120mg*	**D.m. Typ 2** → 558, **Komb. m. Metformin:** 3 x 60-120mg vor den Hauptmahlzeiten p.o., max. 3 x 180mg; **DANI** nicht erforderlich; **DALI** KI bei schwerer Leberinsuffizienz

Repaglinid Rp	HWZ < 1h, PPB 98%, PRC C, Lact ?
Enyglid *Tbl. 0.5, 1, 2mg* **Novonorm** *Tbl. 0.5, 1, 2mg* **Prandin** *Tbl. 0.5, 1, 2mg* **Repaglinid HEXAL** *Tbl. 0.5, 1, 2, 4mg* **Repaglinid Stada** *Tbl. 0.5, 1, 2mg*	**D.m. Typ 2**→ 558: ini 0.5mg vor den Hauptmahlzeiten p.o., je nach BZ-Verlauf steigern bis 4mg, max. 16mg/d; **DANI** sorgfältige Dosiseinstellung; **DALI** KI bei schwerer Leberinsuffizienz

A 6.1.3 Biguanide

Wm (Metformin): Glukoseaufnahme in die Zelle ↑, nichtoxidativer Glukosemetabolismus ↑;
UW (Metformin): Nausea, Erbrechen, Diarrhoe, Bauchschmerzen, Appetitverlust, Geschmacksveränderung, Laktatazidose (sehr selten);
KI (Metformin): bek. Überempf., diabetische Ketoazidose, diabetisches Präkoma; Niereninsuffizienz (CrCl < 45); akute Zustände, die zu einer Beeinträchtigung der Nierenfunktion führen können, z.B.: Dehydration, schwere Infektionen, Schock; Erkrankungen, die zu einer Gewebshypoxie führen können, wie dekompensierte Herzinsuffizienz, respiratorische Insuffizienz, frischer Myokardinfarkt, Schock; Leberinsuffizienz, akute Alkoholintoxikation, Alkoholismus

Metformin Rp	HWZ 1.5-6.2h, Q0 < 0.1, PPB 0%, PRC B, Lact ?
Diabesin *Tbl. 500, 850, 1000mg* **Glucophage** *Tbl. 500, 850, 1000mg* **Juformin** *Tbl. 500, 850, 1000mg* **Metfoliquid Geriasan** *Lsg. (5ml = 500mg)* **Metformin-ratioph.** *Tbl. 500, 850, 1000mg* **Metformin Dura** *Tbl. 500, 850, 1000mg* **Metsop** *Tbl. 500, 850, 1000mg* **Siofor** *Tbl. 500, 850, 1000mg*	**D.m. Typ 2** → 558: 2-3 x 500-850mg p.o., max. 3 x 1g; **Ki. ab 10J.:** ini 1 x 500-850mg p.o., max. 2g/d in 2-3ED; **DANI** CrCl 45-59: ini 1 x 500-850mg, max. 2 x 500mg; < 45: KI; **DALI** KI

A 6.1.4 Alpha-Glukosidase-Inhibitoren

Wm/Wi: Glukosidasehemmung ⇒ intestinale Glukosefreisetzung ↓;
UW: Meteorismus, Bauchschmerzen, Diarrhoe;
KI: bek. Überempfindlichkeit, chronisch entzündliche Darmerkrankungen mit deutlichen Verdauungs- und Resorptionsstörungen, Kolon-Ulzerationen: bei teilweisem Darmverschluss oder bei Pat. mit prädisponiertem Darmverschluss: Zustände, die sich durch eine vermehrte Gasbildung im Darm verschlechtern können (z. B. Roemheldscher Symptomenkomplex, größere Hernien, Verengungen und Geschwüre des Darms); schwere Niereninsuff. (CrCl < 25); schwere Leberfunktionsstrg.

Acarbose Rp	HWZ 2h, PRC B, Lact ?
Acarbose AL *Tbl. 50,100mg* Acarbose Stada *Tbl. 50, 100mg* Glucobay *Tbl. 50, 100mg*	**Zusatzther. bei D.m.** → 556: ini 3 x 50mg p.o. vor den Hauptmahlzeiten, ggf. steigern bis 3 x 100mg p.o., max. 3 x 200mg/d; **DANI** CrCl < 25: KI

Miglitol Rp	HWZ 2h, PPB < 4%, PRC B, Lact -
Diastabol *Tbl. 50, 100mg*	**Zusatzther. bei D.m.** → 556: ini 3 x 50mg p.o., nach 4 W ggf. 3 x 100mg; **DANI** CrCl > 25: 100%; < 25: KI; **DALI** nicht erforderlich

A 6.1.5 GLP1-Agonisten

Wm/Wi (Albiglutid, Exenatid, Liraglutid): Inkretin-Mimetikum mit verschiedenen antihyperglykämischen Wirkungen des Glucagon-like-Peptide (GLP-1);
UW (Albiglutid): Hypoglykämie, Diarrhoe, Übelkeit, Reaktionen an Inj.Stelle, Pneumonie, Erbrechen, Obstipation, Dyspepsie, gastroösophageale Refluxerkrankung, Vorhofflimmern, Vorhofflattern; **UW** (Dulaglutid): Hypoglykämie, Übelkeit, Diarrhoe, Erbrechen, Bauchschmerzen, Appetit ↓, Obstipation, Meteorismus, Dyspepsie, abdominale Distension, gastroösophageale Refluxerkrankung, Aufstoßen, Fatigue, Sinustachykardie, AV-Block I°;
UW (Exenatid): Übelkeit, Erbrechen, Diarrhoe, Hypoglykämie, Appetit ↓, Kopfschmerzen, Schwindel, Bauchschmerzen, Reflux, vermehrtes Schwitzen, innere Unruhe;
UW (Liraglutid): Übelkeit, Erbrechen, Diarrhoe, Obstipation, Bauchschmerzen, Dyspepsie, Kopfschmerzen, Nasopharyngitis, Hypoglykämie, Schwindel, Schlaflosigkeit, Geschmacksstörung, Cholelithiasis, Refluxerkrankheit, Asthenie, Erschöpfung;
KI (Albiglutid, Exenatid, Liraglutid): bek. Überempfindlichkeit

Albiglutid Rp	HWZ 5d PRC C Lact ?
Eperzan *Pen 30, 50mg/Dosis*	**D.m. Typ 2** → 558 als Monother. oder in Komb. mit anderen Antidiabetika inkl. Basalinsulin: 1x/W 30mg s.c., ggf. steigern auf 1x/W 50mg; **DANI** CrCl ≥ 30: nicht erfordl.; CrCl < 30: Anw. nicht empfohlen; **DALI** nicht erforderlich

Antidiabetika

Dulaglutid	HWZ 4.6d PRC C Lact ? ✋
Trulicity *Pen 0.75, 1.5mg*	**D.m. Typ 2 als Monotherapie oder in Komb. mit anderen Antidiabetika inkl. Insulin:** Monoth. 1 x/W 0.75mg s.c.; Komb. Ther. 1x/W 1.75mg; **DANI** CrCl ≥ 15: nicht erforderlich; CrCl < 15: Anwendung nicht empfohlen; **DALI** nicht erforderlich

Exenatid Rp	HWZ 2.4h PRC C Lact ?
Bydureon *Inj.Lsg. 2mg, Pen 2mg* Byetta *Pen 5µg/Dosis, 10µg/Dosis*	**D.m. Typ 2 → 558 in Komb. mit Metformin, Sulfonylharnstoff, Thiazolidindion oder Metformin und Sulfonylharnstoff oder Metformin und Thiazolidindion:** 2 x 5µg s.c. für 1M, dann ggf. 2 x 10µg, jeweils < 1h vor Mahlzeit; 1 x 2mg/W. s.c.; **DANI** CrCl > 50: nicht erforderl.; CrCl 30-50: konservative Dosiseskalation von 5 auf 10µg; **DALI** nicht erforderlich

Liraglutid <u>Rp-L</u>/Rp	HWZ 13h, PPB 98%
Saxenda *Pen 18mg/3ml* Victoza *Pen 18mg/3ml*	**D.m. Typ 2 → 558 in Komb. mit Basalinsulin oder Metformin u./o. Sulfonylharnstoff oder Thiazolidindion:** ini 1 x 0.6mg s.c., nach 1W 1.2mg, ggf. nach 2W 1.8mg; **Gewichtsregulierung bei BMI ≥ 30 oder BMI 27-29 + mindestens 1 Erkrankung (Prädiabetes, D.m., Hypertonie, Dyslipidämie, obstr. Schlafapnoe):** Saxenda: W1: 1 x tgl. 0.6mg s.c., wöchentl. um 0.6mg steigern, ab W5: 1 x tgl. 3mg; **DANI** CrCl ≥ 30: nicht erforderl.; < 30: Anw. nicht empf.; **DALI** schwere LI: Anw. nicht empf.

A 6.1.6 DPP-4-Inhibitoren

Wm/Wi (Saxagliptin, Sitagliptin): Dipetidylpeptidase-4-Inhibitor ⇒ Spiegel aktiver Inkretin-Hormone (GLP-1, GIP) ↑ ⇒ glukoseabhängige Insulinfreisetzung aus Pankreas-Beta-Zellen ↑, Glukagonfreisetzung aus Pankreas-Alpha-Zellen ↓;
UW (Saxagliptin): Infektion der oberen Atemwege/Harnwege, Gastroenteritis, Sinusitis, Nasopharyngitis, Hypoglykämie, Kopfschmerzen, Erbrechen, periphere Ödeme;
UW (Sitagliptin): Kopfschmerzen, Obstipation, Schwindel, Hypoglykämie;
KI (Saxagliptin): bekannte Überempfindlichkeit gegen S. bzw. andere DDP-4-Inhibitoren;
KI (Sitagliptin): bekannte Überempfindlichkeit, Grav./Lakt.

A 6 Endokrinologie – Arzneimittel

Saxagliptin Rp	HWZ 2.5-3.1h, PRC B, Lact?
Onglyza *Tbl. 2.5, 5mg*	**D.m. Typ 2** als Monother. oder in Komb. mit Metformin, Sulfonylharnstoff, Thiazolidindion oder Insulin (mit/ohne Metformin): 1 x 5mg p.o.; **DANI** CrCl > 50: 100%, 30-50: 1 x 2,5mg, < 30: vorsicht. Anw.; HD: Anw. nicht empf.; **DALI** leichte bis mäßige LI: vorsicht. Anw.; schwere LI: Anwendung nicht empfohlen

Sitagliptin Rp	HWZ 12.4h, PPB 38% PRC B Lact ?
Januvia *Tbl. 25, 50, 100mg* Xelevia *Tbl. 25, 50, 100mg*	**D.m. Typ 2** als Monotherapie (bei Gegenanzeigen/Unverträgl. von Metformin) oder in Komb. mit Metformin, Pioglitazone (mit/ohne Metformin), Sulfonylharnstoffen (mit/ohne Metformin) oder Insulin (mit/ohne Metformin): 1 x 100mg p.o.; **DANI** CrCl ≥ 50: 100mg, 30-49: 50mg, < 30: 25mg; **DALI** leichte bis mäßige LI: 100%; schwere LI: keine Daten

A 6.1.7 DPP-4-Inhibitor-Kombinationen

Saxagliptin + Metformin Rp	
Komboglyze *Tbl. 2.5 + 850mg, 2.5 + 1000mg*	**D.m. Typ 2** → 558: 2 x 2.5+850-1000mg p.o., Komb. mit Insulin oder Sulfonylharnstoff möglich; **DANI** CrCl <60: KI; **DALI** KI

Sitagliptin + Metformin Rp	
Janumet *Tbl. 50+850mg, 50+1000mg* Velmetia *Tbl. 50+850mg, 50+1000mg*	**D.m. Typ 2** → 558: 2 x 50+850-1000mg p.o., Komb. mit Sulfonylharnstoff, Thiazolidindion o. Insulin mögl.; **DANI** CrCl < 60: KI; **DALI** KI

A 6.1.8 Glitazone und Kombinationen

Wm/Wi (Glitazone) = Thiazolidindione = Insulinsensitizer: spezifische Bindung an Peroxisome Proliferator Activated(PPA)-Rezeptor in Insulinzielgeweben ⇒ verbesserte Insulinwirkung ⇒ zelluläre Glukoseaufnahme ↑, hepatische Glukoneogenese ↓;
UW: Kombination mit Metformin: Anämie, Hypo-/Hyperglykämie, Kopf-/Bauchschmerzen, Durchfall, Übelkeit, Müdigkeit, Ödeme, Kombination mit Sulfonylharnstoff, Anämie, Thrombozytose, Hypo-/Hyperglykämie, Gewicht ↑, Ödeme; **KI** (Pioglitazon): bek. Überempf., Herzinsuff. (auch i.d. Anamnese), eingeschränkte Leberfkt., diabetische Ketoazidose

Pioglitazon Rp	HWZ 3-7h, Q0 > 0.8, PPB 99%, PRC C, Lact ?
Actos *Tbl. 15, 30, 45mg* Pioglitazon Aurobindo *Tbl. 15, 30, 45mg*	**D.m. Typ 2**→ 558: 1 x 15-30mg p.o., max. 45mg/d; Monother. oder Komb. m. Metformin und/oder Sulfonylharnstoff oder Insulin; **DANI** CrCl > 4: 100%; HD: KI; **DALI** KI

Pioglitazon + Metformin Rp	
Competact *Tbl. 15+850mg*	**D.m. Typ 2** → 558: 2 x 15+850mg p.o.; **DANI** CrCl < 60: KI; **DALI** KI

Antidiabetika 117

A 6.1.9 SGLT-2-Inhibitoren

Wm/Wi (Dapagliflozin, Empagliflozin): selektiver reversibler Inhibitor des renalen Natrium-Glucose-Cotransporters 2 ⇒ renale Glucose-Reabsorption ↓ ⇒ Glucose-Ausscheidung mit Harn ↑ ⇒ Nüchtern- und postprandialer Plasma-Glucosespiegel ↓;
UW (Dapagliflozin): Infektion des Genitalbereichs, Harnwegsinfekte, Hypoglykämie, Rückenschmerzen, Dysurie, Polyurie, Dyslipidämie, Hämatokrit ↑;
UW (Empagliflozin): Hypoglykämie (bei Komb.-Ther.), vaginale Moniliasis, Vulvovaginitis, Balanitis, genitale Infektionen, Harnwegsinfekt, Pruritus, verstärkte Harnausscheidung;
KI (Dapagliflozin, Empagliflozin): bekannte Überempfindlichkeit

Dapagliflozin Rp   HWZ 13 h, PPB 91%

Forxiga *Tbl. 5, 10mg* — **D.m. Typ 2** → 558: 1 x 10mg p.o. Monother. oder Komb. mit anderen Antidiabetika; **DANI** CrCl > 60: 100%, < 60: Anw. nicht empf.; **DALI** Child-Pugh A, B: 100%; C: ini 1 x 5mg/d

Empagliflozin Rp   HWZ 12 h, PPB 86%

Jardiance *Tbl. 10, 25mg* — **D.m. Typ 2** → 558: 1 x 10mg p.o. Monother. oder Kombination mit anderen Antidiabetika; ggf. steigern auf 1 x 25mg p.o.; **DANI** CrCl > 60: 100%, 45-60: 1 x 10mg; < 45: Anw. nicht empf.; **DALI** Child-Pugh A, B: 100%; C: Anw. nicht empf.

A 6.1.10 SGLT-2-Inhibitor-Kombinationen

UW (Dapagliflozin + Metformin): Vulvovaginitis, Balanitis, Infektion des Genitalbereichs, Harnwegsinfektion, Hypoglykämie, Geschmackstrg., gastrointest. Symptome, Rückenschmerzen, Dysurie, Polyurie, Dyslipidämie, Hämatokrit ↑; **UW** (Ertugliflozin + Sitagliptin): vulvovaginale/genitale Pilzinfektionen bei Frauen, vulvovaginaler Pruritus; Balanitis, andere genitale Pilzinfektionen beim Mann; Hypoglykämie, Kopfschmerzen, Hypovolämie, erhöhter Harndrang, Durst, veränderte Serumlipide, Erhöhung von Hb, BUN;
KI (Dapagliflozin+Metformin): bek. Überempf., diabetische Ketoazidose, diabetisches Präkoma, moderate/schwere Nierenfunktionsstörung, akute Erkrankung, die potenziell die Nierenfkt. beeinflussen kann (Dehydratation, schwere Infektion, Schock), akute/chronische Erkrankung, die zur Gewebehypoxie führen kann (Herz-/Lungeninsuff., Myokardinfarkt, Schock), Leberfunktionsstörung, akute Alkoholvergiftung, Alkoholismus;
KI (Ertugliflozin + Sitagliptin): bek. Überempf.

Dapaglifozin + Metformin Rp   PRC C, Lact ?

Xigduo *Tbl. 5+850, 5+1000mg* — **D.m. Typ 2** → 558: 2 x 5 + 850-1000mg p.o. **DANI** CrCl > 60: 100%; < 60: KI; **DALI** KI

Ertugliflozin + Sitagliptin Rp

Steglujan *Tbl. 5+100, 15+100mg* — **D.m. Typ 2** → 558: 1 x 5 + 100mg p.o., ggf. steigern auf 1 x 15 + 100mg; **DANI** CrCl ≥ 60: 100%; < 60: Anw. nicht empfohlen; **DALI** leichte bis mäßige LI: 100%; schwere LI: Anw. nicht empfohlen

A 6 Endokrinologie – Arzneimittel

A 6.1.11 Insuline – Übersicht

Wm/Wi (Insuline): Glukoseaufnahme in Muskel- und Fettzellen ↑, anaboler Stoffwechsel ↑ (Glykogen-/Lipid-/Proteinsynthese ↑), katabol. Stoffwechsel ↓ (Glykogeno-, Lipo-, Proteolyse ↓)

Insuline/Insulin-Analoga (IA)	Wirkstoff (Handelsname)	Wirk-beginn	Wirk-max.	Wirk-dauer
Sehr kurz wirksame IA	**Insulin glulisin** (Apidra®); **Insulin lispro** (Humalog®, Liprolog®); **Insulin aspart** (NovoRapid®, Fiasp®)	0.25h	0.5–3h	2–5h
Kurz wirksame Insuline (humane Insuline)	**Normalinsulin = Altinsulin** (Berlinsulin H Normal®, Huminsulin Normal®, Insuman Rapid®, Actrapid HM®, Humulin Normal®)	0.25–0.5h	1–4h	6–9h
Mittellang wirksame Insuline (Verzögerungs-insuline)	**NPH-Insulin** (Berlinsulin H Basal®, Huminsulin Basal®, Insuman Basal®, Protaphane HM®, Humulin Basal®, Insulatard®)	0.75–1.5h	3–12h	11–20h
Lang wirksame IA	**Insulin detemir** (Levemir®)	3–4h	10–14h	16–20h
Sehr lang wirksame IA	**Insulin glargin** (Abasaglar®, Lantus®, Toujeo®)	3–4h	10–16h	20–30h

A 6.1.12 Sehr kurz wirksame Insulin-Analoga

Wm/Wi (Insulinaspart, Insulinglulisin, Insulin lispro): schnellere Resorption durch Veränderung der Aminosäuresequenz ⇒ Verkürzung des Spritz-Ess-Abstands

Insulin aspart Rp	HWZ 81min, PRC ?, Lact ?	
NovoRapid, Fiasp	D.m. Typ 1/2	→ 556: nach Bedarf
Insulin glulisin Rp	HWZ 42min, PRC C, Lact ?	
Apidra	D.m. Typ 1/2	→ 556: nach Bedarf
Insulin lispro Rp	HWZ 26–52min, PRC B, Lact ?	
Humalog, Insulin Lispro Sanofi, Liprolog	D.m. Typ 1/2	→ 556: nach Bedarf

A 6.1.13 Kurz wirksame Insuline (Normalinsulin)

Insulin normal (Altinsulin) human Rp HWZ wenige min (i.v.), 2–5h (s.c.), PPB gering, PRC B

Actrapid, Berlinsulin H Normal, Huminsulin Normal, Humulin Normal, Insuman Infusat, Insuman Rapid	D.m. Typ 1/2 → 556: nach Bedarf

A 6.1.14 Mittellang wirksame Insuline (Verzögerungsinsuline)

Wm/Wi: plus Protamin als Depotstoff ⇒ Wi-Dauer ↑; NPH = Neutrales Protamin Hagedorn

Verzögerungsinsulin (NPH-Insulin), human Rp

Berlinsulin H Basal, Huminsulin Basal, Humulin Basal, Protaphane, Insuman Basal, Insulatard	D.m. Typ 1/2 → 556: nach Bedarf

Antihypoglykämika

A 6.1.15 Insulin-Kombinationen

Insulin normal (Altinsulin) + Verzögerungsinsulin Rp

Actraphane 30, 50 *30/70, 50/50%* Berlinsulin H 30/70 *30/70%* Huminsulin Profil III *30/70%* Insuman Comb 15, 25, 50 *15/85, 25/75, 50/50%* Mixtard 30 *30/70%*	D.m. Typ 1/2 → 556: nach Bedarf

Insulin lispro + Verzögerungsinsulin (NPL-Insulin) Rp

Humalog Mix 25, 50 *25/75, 50/50%* Liprolog Mix 25, 50 *25/75, 50/50%*	D.m. Typ 1/2 → 556: nach Bedarf

Insulinaspart + Verzögerungsinsulin (NPA-Insulin) Rp

Novomix 30 *30/70%*	D.m. Typ 1/2 → 556: nach Bedarf

A 6.1.16 Lang und sehr lang wirksame Insulin-Analoga

Wm/Wi (Insulindetemir): gentechnisch verändertes Insulinmolekül, starke Selbstassoziation an der Injektionsstelle, Bindung an Albumin ⇒ langsamere Abgabe in peripheres Zielgewebe; **Wm/Wi** (Insulin glargin): gentechnisch verändertes Insulinmolekül, im physiologischen pH-Bereich schwer löslich ⇒ langsame Resorption ⇒ Wirkdauer ↑

Insulin detemir Rp	HWZ 5-7h, PRC C, Lact ?
Levemir	D.m. Typ 1/2 → 556: nach Bedarf

Insulin glargin Rp	PRC C, Lact ?
Abasaglar, Lantus, Toujeo	D.m. Typ 1/2 → 556: nach Bedarf

A 6.2 Antihypoglykämika

Wm/Wi (Diazoxid): reversible Hemmung der Insulinausschüttung an Pankreas-Beta-Zellen; **Wm/Wi** (Glucagon): cAMP-vermittelte Glykogenolyse in der Leber ⇒ Glukoneogenese ↑ ⇒ Blutglukose ↑; **UW** (Diazoxid): Übelkeit, Erbrechen, Ödeme, Kaliumverlust, Tachykardie, Hypotonie, Hautausschlag, Hypertrichose, BB-Veränd., IgG ↓; **UW** (Glucagon): Übelkeit, Erbrechen, Bauchschmerzen, Hypotonie, Tachykardie, sekundäre Hypoglykämie; **KI** (Diazoxid): bek. Überempf., MI, Herzinsuff., idiop. postprandiale Hypoglykämie, Lakt.; **KI** (Glucagon): bek. Überempf., Phäochromozytom; **KI** (Glucose 40%): Hyperglykämie, Hypokaliämie, Azidose

Diazoxid Rp	HWZ 24-36h, Q0 0.8, PPB 90%, PRC C, Lact ?
Proglicem *Kps. 25, 100mg*	**Hypoglykämie verschiedener Genese:** ini 5mg/kg p.o. in 2-3ED, ggf. steigern; **Ki.:** u.U. 15-20mg/kg; **DANI** Dosisreduktion

Glucagon Rp	HWZ 8-18min, PRC B, Lact ?
GlucaGen *Inj.Lsg. 1mg/1ml*	**Hypoglykämie:** Erw., Ki. > 25kg oder > 6-8J: 1mg s.c./i.m./i.v.; Ki. < 25kg oder < 6-8J: 0.5mg; **Relaxation Magen-Darm-Trakt:** 0.2-0.5mg i.v.; 1-2mg i.m.

A 6 Endokrinologie – Arzneimittel

Glucose 40% Rp/OTC	
Glucose 40 Miniplasco *Amp. 4g/10ml* Glucosteril 40% *Amp. 4g/10ml*	Hypoglykämie: 20-100ml i.v.

A 6.3 Lipidsenker

Therapieziele abhängig von Begleiterkrankung[1]

Diabetes mellitus	D.m. plus makro- u./od. mikrovaskuläre Komplikationen oder weitere RF wie arterielle Hypertonie oder Albuminurie

• Hypercholesterinämie
  LDL-Zielwert < 100 mg/dl
• Kombinierte Hyperlipidämie
  LDL-Zielwert < 100 mg/dl
  TG-Zielwert < 150 mg/dl
	• Hypercholesterinämie
	  LDL-Zielwert < 70 mg/dl
	• Kombinierte Hyperlipidämie
	  LDL-Zielwert < 70 mg/dl
	  TG-Zielwert < 150 mg/dl

[1] Vereinfachte schematische Darstellung nach aktuellen DDG/DEGIM-und DGK-Empfehlungen 2012; ESC/EAS Guidelines for the management of dyslipidaemias, European Society of Cardiology. European Heart Journal (2011) 32, 1769–1818.

A 6.3.1 Fibrate

Wm: Lipoproteinlipase-Aktivität ↑ ⇒ Triglyzeride ↓, LDL ↓, HDL ↑;
UW (Bezafibrat): Krea/CPK/AP ↑, Appetitlosigkeit;
UW (Fenofibrat): Bauchschmerzen, Übelkeit, Diarrhoe, Erbrechen, Flatulenz, Transaminasen ↑;
UW (Gemfibrozil): Dyspepsie, Diarrhoe, Übelkeit, Bauchschmerzen, Erbrechen, Meteorismus, Obstipation, Ekzem, Exanthem, Müdigkeit;
KI (Bezafibrat): bek. Überempf., Gallenblasen-/Lebererkrankungen (Ausnahme: Fettleber), bek. photoallergische/-toxische Reaktion auf Fibrate, schwere NI (Krea > 6mg/dl bzw. CrCl < 15), Dialyse, Grav./Lakt., Ki.;
KI (Fenofibrat): bek. Überempf., LI, primär biliäre Zirrhose, unerklärbar persistierende Leberfunktionsabnormität, Gallenblasenerkrankungen, schwere chronische Nierenerkrankung, chron. oder akute Pankreatitis mit Ausnahme einer akuten Pankreatitis aufgrund schwerer Hypertriglyzeridämie, bek. photoallergische oder phototoxische Reaktionen unter Behandlung mit Fibraten oder Ketoprofen;
KI (Gemfibrozil): bek. Überempf., eingeschränkte Leberfunktion, schwere NI, bek. Gallenblasen- oder Gallenwegserkrankung mit Cholelithiasis, auch in der Anamnese, gleichzeitige Anw. von Repaglinid oder Simvastatin; photoallergische oder phototoxischen Reaktionen unter Behandlung mit Fibraten in der Anamnese

Bezafibrat Rp	HWZ 2.5h, Q0 0.15, PPB 95%
Befibrat *Tbl. 200, 400(ret.)mg* Bezafibrat AL *Tbl. 400(ret.)mg* Bezafibrat-ratioph. *Tbl. 200, 400(ret.)mg* Cedur *Tbl. 200, 400(ret.)mg*	Schwere Hypertriglyzeridämie, gemischte Hyperlipidämie (bei Statin-KI/-Unverträgl.): 3 x 200mg p.o.; 1 x 400mg (ret.); **DANI** CrCl: > 60: 100%; 40-60: 2 x 200mg; 15-40: 200mg alle 1-2d; < 15: KI; HD: KI; **DALI** KI

Lipidsenker 121

Fenofibrat Rp	HWZ 21h, Q0 0.2, PPB 99%, PRC C, Lact -
Cil Kps. 160, 200mg **Durafenat** Kps. 200mg **Fenofibrat-ratioph.** Kps. 100, 250(ret.)mg **Lipidil** Kps. 200mg **Lipidil 145 ONE** Tbl. 145mg (Nanopartikel) **Lipidil Ter** Tbl. 160mg	**Schwere Hypertriglyzeridämie**, **gemischte Hyperlipidämie** (bei Statin-KI/-Unverträgl.), **gemischte Hyperlipidämie** (bei hohem kardiovask. Risiko zusätzl. zu Statin, wenn Triglyzerid- u. HDL-Cholest. nicht ausreich. kontrolliert werden können): 3 x 100mg p.o.; 1 x 160-200mg; 1 x 145mg; 1 x 250mg (ret.); **DANI** Krea (mg/dl) > 2: 1 x 100mg/d; HD: 100mg alle 2d; Krea (mg/dl) > 6: KI; **DALI** KI
Gemfibrozil Rp	HWZ 1.5h, Q0 1.0, PPB > 97%, PRC C, Lact -
Gevilon Tbl. 600, 900mg	**Schwere Hypertriglyzeridämie**; **gemischte Hyperlipidämie** od. **prim. Hypercholesterinämie** (bei Statin-KI/-Unverträglichkeit), **Pro. kardiovask. Morbidität** (Männer mit nicht-HDL-Hypercholest. u. Statin-KI/-Unverträglk.): 1 x 900mg p.o.; 2 x 600mg; **DANI** CrCl 50-80: ini 900mg/d; KI bei schw. NI; **DALI** KI

A 6.3.2 Statine (CSE-Hemmer)

Wm: kompetitive Hemmung der HMG-CoA-Reduktase (= Cholesterin-Synthese-Enzym = CSE);
Wi: intrazelluläre Cholesterinsynthese ↓, LDL ↓, HDL ↑; **UW** (Atorvastatin): Nasopharyngitis, allerg. Reakt., Hyperglykämie, Kopfschmerzen, Epistaxis, pharyngolaryngeale Schmerzen, Obstipation, Diarrhoe, Dyspesie, Übelkeit, Meteorismus, Myalgie, Arthralgie, Extremitätenschmerzen, Muskelspasmen, Gelenkschwellungen, Rückenschmerzen, veränderte Leberfunktionstests, CK ↑; **UW** (Rosuvastatin): D.m., Kopfschmerzen, Schwindel, Verstopfung Übelkeit, Bauchschmerzen, Myalgie, Asthenie; **UW** (Simvastatin): Transaminasen ↑, Myopathie, Myalgie, CK ↑, Rhabdomyolyse, Exanthem, Anämie, periph. Neuropathie, Kopfschmerzen, Hypersensitivitätssyndrom; **KI** (Atorvastatin): bek. Überempf., aktive Lebererkr., Transaminasen ↑ > 3 x oberer Normwert, Grav./Lakt., Frauen im gebärfähigen Alter ohne geeignete Empfängnisverhütung;
KI (Rosuvastatin): bek. Überempf., aktive Lebererkr., unklare Transaminasen ↑, schwere Niereninsuff., Myopathie, gleichzeitige Anw. von Ciclosporin, Grav./Lakt.; 40mg-Dosis bei Pat. mit prädisponierenden Faktoren für eine Myopathie/Rhabdomyolse wie mittelschwere Niereninsuff., Hypothyreose, erbliche Muskelerkr. in der pers. oder fam. Anamnese, Alkoholmissbrauch, asiatische Abstammung, gleichzeitige Anw. von Fibraten, muskelschädigende Wi. durch frühere Einnahme eines Fibrats oder and. Statins; **KI** (Simvastatin): bek. Überempf., aktive Lebererkr., unklare Transaminasen ↑, Grav./Lakt., gleichz. Anw. potenter CYP3A4-Inhibit. (z.B. Itraconazol, Ketoconazol, Proteaseinhibitoren, Erythromycin, Clarithromycin, Telithromycin, Nefazodon)

Atorvastatin Rp	HWZ 14h, Q0 > 0.7, PPB 98%, PRC X, Lact -
Atoris Tbl. 10, 20, 30, 40, 60, 80mg **Atorvastatin-CT** Tbl. 10, 20, 30, 40mg **Atorvastatin HEXAL** Tbl. 10, 20, 30, 40, 60, 80mg **Lipitor** Tbl. 20mg **Sortis** Tbl. 10, 20, 40, 80mg	**Hypercholesterin-**, **komb. Hyperlipidämie** → 563, **Primärpräv. kardiovask. Erkr.:** ini 1 x 10mg p.o., je nach Wi steigern auf 1 x 20-40mg, max. 80mg/d; **DANI** nicht erf.; **DALI** regelmäßige Transaminasenkontrolle, KI bei aktiver Lebererkrankung

A 6 Endokrinologie – Arzneimittel

Fluvastatin Rp	HWZ 1-3h, Q0 1.0, PPB 98%, PRC X, Lact -
Fluvastatin PUREN Kps. 20, 40mg; Tbl. 80(ret.)mg **Fluvastatin HEXAL** Kps. 20, 40mg; Tbl. 80(ret.)mg **Locol** Tbl. 80(ret.)mg	**Hypercholesterin-, kombinierte Hyperlipidämie** → 563, **KHK nach Herzkatheter:** 1 x 20-40mg p.o., max. 2 x 40mg oder 1 x 80mg (ret.); **Ki. < 18J:** KI; **DANI** nicht erford.; **DALI** KI bei aktiver Lebererkrankung/unklarer Transaminasenerhöhung

Lovastatin Rp	HWZ 1.4h, Q0 1.0, PPB 95%, PRC X, Lact -
Lovabeta Tbl. 10, 20, 40mg **LovaHEXAL** Tbl. 10, 20, 40mg **Lovastatin-ratioph.** Tbl. 20, 40mg	**Hypercholesterin-, komb. Hyperlipidämie** → 563: 1 x 20-40mg p.o., max. 80mg/d; **DANI** CrCl: > 30: 100%; < 30: 20mg/d; **DALI** KI

Pravastatin Rp	HWZ 1.5-2h, Q0 0.55, PPB 45%, PRC X, Lact -
Prava Basics Tbl. 10, 20, 40mg **Pravalich** Tbl. 10, 20, 40mg **Pravasin protect** Tbl. 10, 20, 40mg **Pravastatin-CT** Tbl. 10, 20, 40mg **Pravastatin HEXAL** Tbl. 10, 20, 30, 40mg	**Hypercholesterin-, kombin. Hyperlipidämie** → 563: 1 x 10-40mg p.o.; **Primär-/Sekundärpräv. kardiovask. Erkr.:** 1 x 40mg/d; **Post-Transplantations-Hyperlipidämie:** ini 1 x 20mg, ggf. steigern auf 1 x 40mg; **Ki. 8-13J:** max. 1 x 20mg; **DANI, DALI** ini 1 x 10mg/d, Anpassung unter med. Kontrolle; KI bei aktiver Lebererkrankung/unklarer Transaminasenerhöhung

Rosuvastatin Rp	HWZ 19h, PPB 90%, PRC X, Lact -
Crestor Tbl. 5, 10, 20mg **Rosuhexal** Tbl. 5, 10, 20mg **Rosuvador** Tbl. 5, 10, 20mg **Rosuvastatin Heumann** Tbl. 5, 10, 20mg	**Hypercholesterin-, kombinierte Hyperlipidämie** → 563, **homozygote, familiäre Hypercholesterinämie:** ini 1 x 5-10mg/d, max. 40mg/d; > 70J: ini 1 x 5mg; **Ki. 6-9J:** 1 x 5-10mg; **10-17J:** 1 x 5-20mg; **Pro. kardiovaskulärer Ereignisse:** 1 x 20mg; **DANI** CrCl > 60: 100%, 30-60: ini 1 x 5mg, max. 20mg/d; < 30: KI; **DALI** Child-Pugh < 7: 100%, 8-9: Bestimmung Nierenfunktion, > 9: keine Daten, KI bei aktiver Lebererkrankung

Simvastatin Rp	HWZ 1.9h, Q0 1.0, PPB 95%, PRC X, Lact -
Simva Aristo Tbl. 10, 20, 30, 40, 60, 80mg **Simvabeta** Tbl. 5, 10, 20, 30, 40, 80mg **SimvaHEXAL** Tbl. 5, 10, 20, 30, 40, 60, 80mg **Simvastatin-ratioph.** Tbl. 5, 10, 20, 30, 40, 60, 80mg **Zocor** Tbl. 10, 20, 40mg	**Hypercholesterin-, komb. Hyperlipidämie** → 563, **KHK:** ini 1 x 10-20mg, je nach Wi alle 4W steigern bis max. 80mg/d; **homozygote, famil. Hypercholesterinämie:** 1 x 40mg/d oder 80mg/d in 3ED (20-20-40mg); **DANI** CrCl > 30: 100% < 30: 10mg/d; **DALI** KI bei aktiver Lebererkrankung/unklarer Transaminasenerhöhung

A 6.3.3 Statin-Kombinationen

UW (Fenofibrat + Pravastatin): Abdominelles Spannungsgefühl, Bauchschmerzen, Oberbauchschmerzen, Obstipation, Diarrhoe, Mundtrockenheit, Dyspepsie, Aufstoßen, Flatulenz, Übelkeit, abdominelle Beschwerden, Erbrechen, Transaminasen ↑;
UW (ASS + Atorvastatin + Ramipril): Sodbrennen, Übelkeit, Erbrechen, Magenschmerzen, Diarrhoe, Obstipation, Dyspepsie, geringfügige Blutverluste aus GI-Trakt, paroxysmaler Bronchospasmus, schwerwiegende Dyspnoe, Rhinitis, Nasophryngitis, allergische Reaktionen, Hyperglykämie, Kopfschmerzen, Schwindel, pharyngolaryngeale Schmerzen, Epistaxis, Myalgie, Arthralgie, Schmerzen in den Extremitäten, Muskelkrämpfe, Gelenkschwellungen, Rückenschmerzen, Leberenzymerhöhungen, CK ↑, Reizhusten, Bronchitis, Sinusitis, Exanthem, Muskelkrämpfe, Myalgie, Hyperkaliämie, Hypotonie, orthostat. RR-Abfall, Synkope, Thoraxschmerz, Erschöpfung;
UW (Atorvastatin + Perindopril + Amlodipin): Nasopharyngitis, allerg. Reakt., Hyperglykämie, Schläfrigkeit, Schwindel, Kopfschmerzen, Geschmacksstörungen, Parästhesie, Sehstörungen, Tinnitus, Palpitationen, Hypotonie, Flush, pharyngolaryngeale Schmerzen, Nasenbluten, Husten, Dyspnoe, Übelkeit, Erbrechen, Bauchschmerzen, Diarrhoe, Obstipation, Blähungen, Exanthem, Pruritus, Gelenkschwellungen, Knöchelschwellungen, Extremitätenschmerzen, Arthralgie, Myalgie, Muskelkrämpfe, Rückenschmerzen, Asthenie, Ödeme, CK ↑, veränderte Leberfunktionstests;
KI (Fenofibrat + Pravastatin): Überempfindlichkeit gegen Pravastatin oder Fenofibrat; schwere Leberfunktionsstörung inkl. biliärer Zirrhose oder aktive Lebererkrankung einschließl. nicht abgeklärter, persistierend erhöhter Werte bei Leberenzymen (> 3 x ULN); Ki. (< 18J.), mittelschwere bis schwere NI, bek. Lichtallergie oder phototoxische Reaktion während Therapie mit Fibraten oder Ketoprofen, Gallenblasenerkr., chronische oder akute Pankreatitis mit Ausnahme einer akuten Pankreatitis infolge schw. Hypertriglyceridämie, Myopathie u./od. Rhabdomyolyse unter Statinen u.od/oder Fibraten in der Anamnese oder gesicherte Erhöhung der Creatinphosphokinase (CK) > 5 x ULN unter einer früheren Behandlung mit Statinen, Grav./Lakt.; **KI (ASS + Atorvastatin + Ramipril):** Überempfindlichkeit gegen Wirkstoffe, Soja, Erdnuss, andere Salicylate, NSAR, andere ACE-Hemmer, bei anamnest. Asthmaanfällen oder anderen allergischen Reaktionen auf Salicylsäure oder andere NSAR, akute Magen-Darm-Ulzera, Hämophilie und andere Blutungsstörungen, stark eingeschränkte Nieren- und Leberfunktion, Hämodialyse-Patienten, schwere Herzinsuff., gleichzeitige Behandlung mit Methotrexat (in einer Dosierung von 15mg oder mehr pro Woche), Patienten mit Nasenpolypen im Zusammenhang mit Asthma, das durch ASS ausgelöst oder verschlimmert wird; aktive Lebererkrankung oder unerklärte anhaltende Transaminasenerhöhung (> 3 x ULN), Grav./Lakt.;
KI (ASS + Atorvastatin + Ramipril) Fortsetzung: Frauen im gebärfähigen Alter, die keine geeigneten Empfängnisverhütungsmethoden anwenden; gleichzeitige Behandlung mit Tipranavir, Ritonavir, Ciclosporin; Angioödem in der Vorgeschichte (hereditär, idiopathisch oder früheres Angioödem bei Einnahme von ACE-Hemmern od. AT-II-Rezeptorantagonisten); extrakorporale Behandlungen, bei denen es zu einem Kontakt zwischen Blut und negativ geladenen Oberflächen kommt; signifikante beidseitige Nierenarterienstenose oder Nierenarterienstenose bei nur einer funktionsfähigen Niere, hypotensive oder hämodynamisch instabile Zustände, Ki. < 18J., gleichzeitige Anwendung von Aliskiren bei Patienten mit Diabetes mellitus oder eingeschränkter Nierenfunktion mit CrCl < 60;

A 6 Endokrinologie – Arzneimittel

KI (Atorvastatin + Perindopril + Amlodipin): bek. Überempf. gegen die Wirkstoffe; aktive Lebererkr. oder unklare dauerhafte ↑ der Serumtransaminasen (> 3 x ULN); Grav./Lakt.; Frauen im gebärfähigen Alter, die keine geeigneten Empfängnisverhütungsmethoden anwenden; schwere Hypotonie, Schock, Obstruktion des linksventrikulären Ausflusstrakts, hämodynamisch instabile Herzinsuff. nach einem akuten Myokardinfarkt, Angioödem (Quincke-Ödem) in Anamnese im Zusammenhang mit vorausgegangener ACE-Hemmer-Ther., hereditäres oder idiopathisches Angioödem; gleichzeit. Anw. mit Aliskiren-haltigen Arzneimitteln bei Patienten mit D.m. oder Nierenfunktionstrg. (CrCl < 60)

Fenofibrat + Pravastatin Rp

Pravafenix Tbl. 160+40mg	**Komb. Hyperlipidämie und hohes KHK-Risiko:** 1 x 160 + 40 mg p.o.; **DANI** CrCl < 60: KI; **DALI** mittelschwere LI: Anw. nicht empfohlen; schwere LI: KI

ASS + Atorvastatin + Ramipril Rp

Iltria Kps. 100+20+2.5mg, 100+20+5mg, 100+20+10mg, 100+40+2.5mg, 100+40+5mg, 100+40+10mg	**Sekundär-Pro. kardiovask. Ereignisse:** 1 x 100+20(–40)+2.5(–10)mg p.o.; **DANI** CrCl 30-60: max. 5mg Ramipril; < 30, HD: KI; **DALI** vors. Anw. unter Transaminasenkontrolle, max. 2.5mg Ramipril; schwere LI: KI

Atorvastatin + Perindopril + Amlodipin Rp

Triveram Tbl. 10+5+5, 20+5+5, 20+10+5, 20+10+10, 40+10+10mg	**Hypertonie und/oder stabile KHK + prim. Hypercholesterinämie od. gemischte Hyperlipidämie:** 1 x 10-40 + 5-10 + 5-10mg p.o.; **DANI** CrCl ≥60: 100%; <60: Anw. nicht empf.; **DALI** KI bei aktiver Lebererkrankung

A 6.3.4 Gallensäurenkomplexbildner

Wm/Wi: Bindung von Gallensäuren im Darm ⇒ Unterbrechung des enterohepat. Kreislaufs der Gallensäuren ⇒ Gallensäureprod. aus Cholesterin ↑ ⇒ Cholesterin i.S. ↓; LDL-Rezeptoraktivität ↑ ⇒ LDL-Aufnahme der Leber ↑ ⇒ Cholesterin i.S. ↓;
UW (Cholestyramin): Obstipation, Völlegefühl, Nausea, Diarrhoe, Resorptionsstörung (Medikamente, lipophile Vit.); **UW** (Colesevelam): Dyspepsie, Obstipation, Myalgie;
KI (Cholestyramin): Gallengangverschluss;
KI (Colesevelam): bek. Überempf., Darmverschluss, Gallengangobstruktion

Colestyramin Rp

Colestyramin HEXAL, Colestyramin-ratioph., Quantalan, Questran Btl. 4g **Lipocol** Kautbl. 2g **Vasosan** Btl. 4g; Gran. (2 Messl. enth. 4g)	**Hypercholesterinämie** → 563: 3 x 4-8g p.o.; **Pruritus/Ikterus bei partiellem Gallengangverschluss:** 1-2 x 4g p.o.; **chologene Diarrhoe:** 3 x 4g p.o.; **Ki.:** kg x Erw.-Dosis/70kg

Colesevelam Rp

Cholestagel Tbl. 625mg	**Hypercholesterinämie** → 563: 4-6 Tbl./d; max. 3 x 2Tbl.

Lipidsenker 125

A 6.3.5 Cholesterinresorptionshemmstoffe, Omega-3-Fettsäuren

Wm/Wi (Ezetimib): selektive Hemmung der intestinalen Cholesterinresorption;
UW (Ezetimib): Kopfschmerzen, Bauchschmerzen, Diarrhoe, bei Komb. mit CSE-Hemmer auch Transaminasen ↑, Myalgie; **UW** (Omega-3-S.): Oberbauchschmerzen, Meteorismus, Obstipation, Diarrhoe, Dyspepsie, Flatulenz, Aufstoßen, Refluxösophagitis, Übelkeit, Erbrechen;
KI (Ezetimib): Grav./Lakt.; **KI** (Omega-3-S.): bek. Überempfindlichkeit

Ezetimib Rp	HWZ 22h, PPB 99%
Ezetrol *Tbl. 10mg* Zetia *Tbl. 10mg*	**Primäre Hypercholesterinämie, homozygote familiäre Hypercholesterinämie** → 563, **homozygote Sitosterinämie:** 1 x 10mg p.o. allein oder in Kombination mit CSE-Hemmer; Ki. < 10J: KI; **DANI** nicht erforderlich; **DALI** Child-Pugh 5-6: nicht erf.; > 7: KI

Ezetimib + Atorvastatin Rp	
Atozet *Tbl. 10+10mg, 10+20mg, 10+40mg, 10+80mg* Tioblis *Tbl. 10+10mg, 10+20mg, 10+40mg, 10+80mg*	**Primäre Hypercholesterinämie:** 1 x 10+10 bis 10+80mg p.o.; **homozygote fam. Hypercholesterinämie:** 1 x 10+40 bis 10+80mg; **DANI** nicht erforderl.; **DALI** KI bei aktiver Lebererkr./unklarer Transaminasenerhöhung

Ezetimib + Simvastatin Rp	
Goltor *Tbl. 10+10mg, 10+20mg, 10+40mg, 10+80mg* Inegy *Tbl. 10+10mg, 10+20mg, 10+40mg, 10+80mg* Vytorin *Tbl. 10+40mg*	**Primäre Hypercholesterinämie** → 563: 1 x 10+10 bis 10+80mg p.o.; **homozygote fam. Hypercholesterinämie:** 1 x 10+40 bis 10+80mg; **DANI** CrCl < 30: sorgf. Dosisanp.; **DALI** Child-Pugh 5-6: nicht erf.; > 7: KI ; KI bei aktiver Lebererkr./unklarer Transaminasenerh.

Omega-3-Säurenethylester Rp	
Omacor *Kps. 1g* Zodin *Kps. 1g*	**Pro. nach Herzinfarkt:** 1g/d; **Hypertriglyzeridämie** → 564: 2g/d p.o., ggf. steigern bis 4g/d; **DANI, DALI** keine Daten

A 6.3.6 Sonstige Mittel, den Lipidstoffwechsel beeinflussend

Wm/Wi (Alirocumab, Evolocumab): Proproteinkonvertase Subtilisin/Kexin Typ 9 (PCSK9) bindet an und zerstört LDL-Rez. an der Leberzelle ⇒ LDL-Chol.-Aufnahme und Abbau in Leberzelle ↓ ⇒ LDL-Cholesterin im Blut ↑; PCSK9-Inhibitoren binden PCSK9 ⇒ LDL-Cholesterin-Aufnahme und -Abbau in Leberzelle ↑ ⇒ LDL-Chol. im Blut ↓;
UW (Alirocumab): lokale Reaktionen an Injektionsstelle, klinische Zeichen und Symptome im Bereich der oberen Atemwege, Pruritus;
UW (Evolocumab): Influenza, Nasopharyngitis, Inf. d. oberen Atemwege, Hautausschlag, Urtikaria, Übelkeit, Rückenschmerzen, Arthralgie, Reaktionen an Injektionsstelle;
KI (Alirocumab): bek. Überempfindlichkeit; **KI** (Evolocumab): bek. Überempfindlichkeit

A 6 Endokrinologie – Arzneimittel

Alirocumab Rp	HWZ 17-20d
Praluent *Pen 75, 150mg*	**Primäre Hypercholesterinämie, gemischte Dyslipidämie:** ini 75mg s.c. alle 2W; ggf. 150mg alle 2W je nach Ansprechen/Ther.-Ziel; **DANI** leichte-mittelschw.NI: 100%; schw. NI: vorsichtige Anw.; **DALI** leichte-mittelschw. LI: 100%; schw. LI: vorsichtige Anw.

Evolocumab Rp	HWZ 11-17d
Repatha *Pen 140mg/1ml*	**Primäre Hypercholesterinämie, gemischte Dyslipidämie:** 140mg alle 2W oder 420mg 1 x /M s.c.; **homozygote familiäre Hypercholesterinämie:** ini 420mg 1x/M s.c., nach 12W ggf.420mg s.c. alle 2W; **DANI** CrCl < 30: vorsichtige Anw.; **DALI** geringe LI: 100%; mäßige LI: engmaschige Überwachung; schw. LI.: vorsichtige Anw.

A 6.4 Schilddrüse, Nebenschilddrüse

A 6.4.1 Schilddrüsenhormone

Wm/Wi: Stimulierung von Wachstum, körperlicher/geistiger Entwicklung, Proteinsynthese ↑, oxidativer Abbau von Fetten/Kohlenhydraten ↑ (Grundumsatz ↑);
UW: Herzrhythmusstörungen (z. B. Vorhofflimmern und Extrasystolen), Tachykardie, Herzklopfen, pektanginöse Zustände, Kopfschmerzen, Muskelschwäche und Krämpfe, Flush, Fieber, Erbrechen, Menstruationsstörungen, Pseudotumor cerebri, Tremor, innere Unruhe, Schlaflosigkeit, Hyperhidrosis, Gewichtsabnahme, Diarrhoe; **KI:** bek. Überempf., unbehandelte Nebennierenrindeninsuff., unbehandelte Hypophyseninsuff., unbehandelte Hyperthyreose; Ther.-Beginn bei akutem Myokardinfarkt, akuter Myokarditis und akuter Pankarditis; Komb. Ther. mit T4 und Thyreostatika bei Hyperthyreose während der Schwangerschaft

Levothyroxin (T4) Rp	HWZ 7d (22h), Q0 1.0 (1.0), PPB 99%, PRC A, Lact ?
Berlthyrox *Tbl. 50, 75, 100, 125, 150µg* **Eferox** *Tbl. 25, 50, 75, 100, 125, 150, 175, 200µg* **Euthyrox** *Tbl. 25, 50, 75, 88, 100, 112, 125, 137, 150, 175, 200µg* **L-Thyrox HEXAL** *Tbl. 25, 50, 75, 88, 100, 112, 125, 150, 175, 200µg* **L-Thyroxin inject Henning** *Inj.Lsg. 500µg/5ml* **L-Thyroxin-Na ratioph.** *Tbl. 25, 50, 75, 100, 125, 150, 175, 200µg* **Thevier** *Tbl. 100, 150µg*	**Hormonsubstitution bei Hypothyreose** → 574: ini 1 x 25-50µg p.o., alle 2-4W um 25-50µg steigern bis 100-200µg/d; **Ki.:** ini 12.5-50µg/m² KOF, dann 100-150µg/m² KOF; **euthyreote Struma, Pro. Rezidivstruma** → 571: 75-200µg/d; **hypothyreotes Koma:** ini 0.3-0.5mg i.v.; ab d2: 100µg/d; **Suppressionstherapie bei SD-Malignom:** 150-300µg/d

Liothyronin (T3) Rp	HWZ 22h, Q0 1.0, PPB 99%, PRC A, Lact ?
Thybon *Tbl. 20, 100µg* **Thyrotardin-inject** *Inf.Lsg. 100µg*	**Hormonsubstitution bei Hypothyreose** → 574: ini 20µg/d p.o., Erh.Dos. 50-75µg/d in 3 ED; **hypothyreotes Koma:** 0.1mg i.v.; **SD-Suppressionstest:** 60-100µg/d für 6-10d

Schilddrüse, Nebenschilddrüse

T4 + T3 Rp — PRC A, Lact ?

Novothyral *Tbl. 75+15, 100+20µg*
Prothyrid *Tbl. 100+10µg*

Hormonsubst. bei **Hypothyreose** → 574, **euthyr. Struma, Pro. Rezidivstruma** → 571: ini 50µg T4/d, nach 2W evtl. 75µg T4/d, Erh.Dos. 50-100µg T4/d;
SD-Malignom postop.: 100-200µg T4/d

T4 + Kaliumiodid Rp — PRC A

Eferox-Jod *Tbl. 50+150, 75+150, 88+150, 100+150, 100+150, 100+150, 112+150, 125+150, 150+150µg*
Jodthyrox *Tbl. 100+131µg*
L-Thyrox Jod HEXAL *Tbl. 50+150, 75+150, 88+150, 100+150, 100+150, 112+150, 125+150, 150+150µg*
Thyronajod *Tbl. 50+196, 75+196, 100+196, 125+196, 150+196µg*

Euthyreote Struma, Pro. Rezidivstruma → 571: 1 x 50-150µg T4 p.o.

A 6.4.2 Thyreostatika

Wm/Wi (Carbimazol, Propylthiouracil, Thiamazol): Hemmung thyreoidaler Peroxidase (J⁻ → J) und Hormonsynthese, Inkretion bereits fertiger Hormone wird nicht gehemmt, Propylthiouracil: zusätzl. part. Hemmung d. Konversion T4 → T3; **Wm/Wi** (Natriumperchlorat): kompet. Hemmung thyreoidaler Iodidaufnahme; **UW:** (Carbimazol, Thiamazol): Agranulozytose, Leukos ↓, allerg. Hautreaktion, Strumaentwicklung, GI-Beschwerden, Hepatitis, transiente Cholestase; **UW:** (Natriumperchlorat): flüchtiges Exanthem, Übelkeit, Brechreiz, Mundtrockenheit, pharyngitische Reizungen, Lymphadenopathie, Leukopenie, Purpura, fieberhafte Arthralgie; **KI** (Carbimazol, Thiamazol): bek. Überempf., Granulozytopenie, frühere Knochenmarkschädigung durch Thyreostatika, Cholestase, bei zusätzl. Therapie mit SD-Hormonen in der Grav.; **KI** (Natriumperchlorat): retrosternale Struma, bek. Überempf.; zuvor unter Perchlorat-Gabe aufgetretene BB-Veränd., v. a. Agranulozytose; während Plummerung zur OP-Vorbereitung

Carbimazol Rp — HWZ 0.5(4)h, Q0 1.0 (0.9), PPB 0%, PRC C

Carbimazol Aristo *Tbl. 5, 10mg*
Carbimazol Henning *Tbl. 5, 10mg*
Carbimazol HEXAL *Tbl. 5, 10mg*

Hyperthyreose → 572: ini 40-60mg p.o., Erh.Dos. 1 x 5-20mg; **Ki.:** ini 0.5-0.7 mg/kg/d, Erh.Dos. 0.3-0.5 mg/kg/d;
DALI möglichst niedrige Dosis

Propylthiouracil Rp — HWZ 0.9-4.3h, Q0 0.9, PPB 80%, PRC D, Lact ?

Propycil *Tbl. 50mg*

Hyperthyreose: ini 3 x 75-100mg/d p.o., in schweren Fällen: 300-600mg/d in 4-6ED, Erh.Dos. 25-150mg/d;
Ki. 6-10J: ini 50-150mg/d, Erh.Dos. 25-50mg/d;
neonatal: ini 5-10mg/d in 3ED, Erh.Dos. 3-4mg/kg/d;
DANI milde bis mäßige NI: 75%, schwere NI: 50%; **DALI** ggf. Dosisreduktion

Thiamazol Rp	HWZ 3h, Q0 0.9, PPB 0%, PRC C
Methizol *Tbl. 5, 20mg* **Thiamazol Henning** *Tbl. 5, 20mg;* *Amp. 40mg/1ml* **Thiamazol HEXAL** *Tbl. 5, 10, 20mg* **Thyrozol** *Tbl. 5, 10, 20mg*	**Hyperthyreose** → 572: ini 20-40mg/d p.o. in 2-4ED, Erh.Dos. 1 x 5-20mg; **Ki.:** ini 0.3-0.5mg/kg/d, Erh.Dos. 0.2-0.3mg/kg/d; **thyreotoxische Krise:** ini 80mg i.v., dann Dauerinfusion 120-240mg/d; **DALI** möglichst niedrige Dosis

Natriumperchlorat Rp	
Irenat *Gtt. (15Gtt. = 300mg)*	**Hyperthyreose** → 572: ini 4-5 x 10Gtt., nach 1-2W 4 x 5Gtt.; **Ki. 6-14J:** 3-6 x 1Gtt. oder 4-6 x 2Gtt.; **Schilddrüsenblockade vor szintigraphischer Untersuchung:** 10-20Gtt.; **Perchlorat-Discharge-Test:** 30-50 Gtt. nach Radiojodtracerdosis; **Ki.:** 300-600mg/m² KOF

6.4.3 Nebenschilddrüsenhormone u. Analoga

Wm/Wi (Parathyroidhormon, Teriparatid): rekombinantes Parathormon ⇒ Knochenbildung ↑ durch Osteoblastenstimulation, intest. Kalziumresorption ↑, tubuläre Kalziumreabsorption ↑, renale Phosphatausscheidung ↑;
UW (Parathyroidhormon): Hyperkalzämie, Hypokalzämie, Kopfschmerzen, Hypoästhesie, Parästhesie, Diarrhoe, Übelkeit, Erbrechen, Arthralgie, Muskelspasmen, Hypomagnesiämie, Tetanie, Angst, Schlaflosigkeit, Somnolenz, Palpitationen, Hypertonie, Husten, Oberbauchschmerzen, Muskelzucken, Schmerzen des Muskel- und Skelettsystems, Myalgie, Nackenschmerzen, Extremitätenschmerzen, Hyperkalzurie, Pollakisurie, Asthenie, Thoraxschmerz, Ermüdung, Durst, Reaktionen an Inj.Stelle, pos. PTH-AK, erniedrigtes Vitamin D;
UW (Teriparatid): Gliederschmerzen, Kopfschmerzen, Schwindel, Nausea, Emesis, Depression, Anämie, Hypercholesterinämie, Müdigkeit, Thoraxschmerzen, Schwitzen;
KI (Parathyroidhormon): bek. Überempf., maligne Skeletterkrankungen oder Konchenmetastasen, erhöhtes Risiko für Osteosarkome (M. Paget, Erbkrankheiten), laufende oder Z.n. Strahlentherapie des Skeletts, unklare Erhöhung der knochenspezifischen aP, Pseudohypoparathyreoidismus;
KI (Teriparatid): bek. Überempf., Ca++m, schwere NI, M. Paget, Hyperparathyreoidismus, ungeklärte aP m, Z.n. Strahlentherapie des Skeletts

Parathyroidhormon Rp	HWZ 3h
Natpar *Inj.Lsg 25, 50, 75, 100µg*	**Chronischer Hypoparathyreoidismus**: ini 1 x 50µg s.c., Dosisanpassung n. Serumkalzium s. FachInfo; **DANI** CrCl 30-80: 100%; < 30: keine Daten; **DALI** Child A, B: 100%; C: keine Daten

Teriparatid Rp	HWZ 1h, PRC C, Lact -
Forsteo *Injector 750µg/3ml (20µg/Dosis),* *600µg/2.4ml (20µgDosis)*	**Manif. Osteoporose:** 1 x 20µg s.c. für max. 18M; **DANI** KI bei schw. NI; **DALI** keine Daten

Gichtmittel 129

A 6.4.4 Kalzimimetikum

Wm/Wi: erhöht Empfindlichkeit des kalziumsensitiven Rez. der Nebenschilddrüse auf extrazelluläres Kalzium ⇒ Parathormonspiegel ↓ ⇒ Serumkalziumspiegel ↓;
UW (Cinacalcet): Übelkeit, Erbrechen, Anorexie, Schwindel, Parästhesien, Rash, Myalgien, Asthenie, Hypokalzämie, Testosteronspiegel ↓, allergische Reakt., Krampfanfälle, Hypotonie, Verschlechterung einer Herzinsuff., Dyspepsie, Diarrhoe; **UW** (Etelcalcetid): Hypokalzämie, Hyperkaliämie, Hypophosphatämie, Kopfschmerzen, Parästhesien, Verschlecht. d. Herzinsuff., QT-Verlängerung, Hypotonie, Übelkeit, Erbrechen, Diarrhoe, Muskelkrämpfe, Myalgie;
KI (Cinacalcet): bek. Überempf., Galaktoseintol., Laktasemangel, Glukose-Galaktose-Malabsorption, Ki./Jug.; **KI** (Etelcalcetid): bek. Überempf., korrig. Serumkalzium unter Normbereich

Cinacalcet Rp	HWZ 30-40h, Q0 0.2, PPB 97%, PRC B, Lact?
Mimpara *Tbl. 30, 60, 90mg*	**Sek. HPT bei dialysepflichtiger, termin. NI** → 579: ini 1 x 30mg p.o., Dosistitration alle 2-4W nach PTH-Spiegel, max. 180mg/d; regelmäßige Ca- u. PTH-Kontr.; **Hyperkalzämie bei Nebenschilddrüsen-Ca** → 553, **prim. HPT** → 578: ini 2 x 30mg p.o., alle 2-4W ED um 30mg steigern bis 2 x 90mg, max. 3-4 x 90mg; regelmäßige Ca-Kontrollen; **DALI** sorgfältige Dosiseinstellung
Etelcalcetid Rp	HWZ 3-5d
Parsabiv *Inj.Lsg. 2.5, 5, 10mg*	**Sek. HPT bei dialysepflichtiger, termin. NI** → 579: ini 5mg 3x/W i.v., dann Dosistitration nach PTH-Spiegel 2.5-15mg 3x/W i.v., max. 3 x 15mg/W; **DALI** keine Daten

A 6.5 Gichtmittel

A 6.5.1 Urikosurika

Wm/Wi (Benzbromaron, Probenecid): Hemmung der tubulären Harnsäurerückresorption;
UW (Benzbromaron): Nausea, Brechreiz, Völlegefühl, Diarrhoe, Gichtanfall, Uratsteine;
UW (Probenecid): Anorexie, Nausea, Brechreiz, Völlegefühl, Hautreakt., Zahnfleischentzündung, Haarausfall, Hautjucken, Kopfschmerzen, Benommenheit, Gichtanfall, Uratsteine;
KI (Benzbromaron): bek. Überempf., Nierensteindiathese, NI, akuter Gichtanfall, Leberkrkr., Grav.;
KI (Probenecid): bek. Überempf., akuter Gichtanfall, Ki. < 2J, Nierensteindiathese, NI, Grav./Lakt.

Benzbromaron Rp	HWZ 3(17-20)h, Q0 1.0 (1.0), PPB 99%
Benzbromaron AL *Tbl. 100mg* Narcaricin mite *Tbl. 50mg*	**Hyperurikämie** → 565: ini 1 x 20-25mg p.o., Erh.Dos. 1 x 100mg; **DANI, DALI** KI
Probenecid Rp	HWZ 3-17h, Q0 0.9, PPB 90%, PRC B, Lact?
Probenecid *Tbl. 500mg*	**Hyperurikämie** → 565: W1: 2 x 250mg p.o., dann 2 x 500mg; **Ki. > 2J:** ini 25mg/kg, dann 40mg/kg; **DANI** KI

A 6 Endokrinologie – Arzneimittel

A 6.5.2 Xanthin-Oxidase-Inhibitoren

Wm/Wi: Hemmung der Xanthinoxidase ⇒ Harnsäureproduktion ↓ (Urikostatikum);
UW (Allopurinol): Nausea, Erbrechen, Hautreakt., Diarrhoe, Leukopenie, reakt. Gichtanfall;
UW (Febuxostat): Leberfkt. Strg., Durchfall, Übelkeit, Hautausschlag, Kopfschmerzen;
KI (Allopurinol): bek. Überempf., Cave in Grav./Lakt.; **KI** (Febuxostat): bek. Überempf.

Allopurinol Rp HWZ 1.5(19)h, Q0 0.8 (0.1), PPB < 1%, PRC C, Lact ?

Allo-CT Tbl. 100, 300mg **Allopurinol-ratioph.** Tbl. 100, 300mg **Epidropal** Tbl. 300mg **Jenapurinol** Tbl. 100mg **Zyloric** Tbl. 100, 300mg	**Hyperurikämie** → 565, **Uratnephropathie** → 768, **Pro. von Ca-Oxalatsteinen** → 766, **Lesch-Nyhan-Syndrom:** 1 × 100-300mg p.o., max. 800mg/d; **Ki. < 15J:** 10mg/kg/d in 3ED; max. 400mg/d; **DANI** CrCl 10-20: 100-200mg/d; < 10: 100mg/d; HD: 2-3 ×/W 300-400mg; **DALI** s. DANI

Febuxostat Rp HWZ 5-8h, PPB 99%, PRC C, Lact ?

Adenuric Tbl. 80, 120mg	**Chron. Hyperurikämie mit Uratablagerungen:** 1 × 80mg p.o.; ggf. 1 × 120mg, wenn Harnsäurespiegel nach 2-4W > 6mg/dl; **DANI** leichte-mittelschw. NI: 100%; schwere NI: keine Daten; **DALI** leichte LI: 80mg/d; mittelschwere bis schwere LI: keine Daten

A 6.5.3 Allopurinol-Kombinationen

Allopurinol + Benzbromaron Rp

Allopurinol-ratioph. comp. Tbl. 100+20mg	**Hyperurikämie** → 565: 1 × 100+20mg p.o., evtl. vorübergehend 300+60mg/d; **DANI** KI; **DALI** KI

A 6.5.4 Weitere Gichtmittel

Wm/Wi (Colchicin): verhindert Phagozytose abgelagerter Uratkristalle durch Leukozyten, die Entzündungsmediatoren freisetzen = Mitosehemmstoff; **Wm/Wi** (Rasburicase): Katalyse der enzymat. Oxidation von Harnsäure in Allantoin, das leichter über die Niere ausgeschieden wird;
UW (Colchicin): Durchfälle, Nausea, Erbrechen, Leukopenie, Alopezie;
UW (Rasburicase): Fieber, Erbrechen, Übelkeit, Diarrhoe, Kopfschmerzen, allerg. Reaktionen;
KI (Colchicin): Grav./Lakt.; **KI** (Rasburicase): G-6-PDH-Mangel, Grav./Lakt.

Colchicin Rp HWZ 4.4h, Q0 1.0, PRC D, Lact +

Colchicum-Dispert Tbl. 0.5mg **Colchysat** Gtt. (25Gtt. = 0.5mg)	**Akuter Gichtanfall** → 565: ini 1mg p.o., dann alle 1-2h 0.5-1.5mg bis Besserung, max. 8mg/d bzw. 12mg/Anfall; **DANI, DALI** KI

Rasburicase Rp HWZ 19h, keine PPB

Fasturtec Inj.Lsg. 1.5mg/1ml, 7.5mg/5ml	**Akute Hyperurikämie** → 565, **Tumorlyse bei Therapie hämatologischer Malignome:** 1 × 0.2mg/kg über 30min i.v. über 5-7d; **DANI, DALI** nicht erforderlich

Kalziumstoffwechselregulatoren 131

A 6.6 Kalziumstoffwechselregulatoren

A 6.6.1 Bisphosphonate

Wm/Wi: Osteoklastentätigkeit ↓ ⇒ ossäre Kalziumfreisetzung ↓, Knochenabbau ↓;
UW (Alendronsäure): Kopfschmerzen, Bauchschmerzen, Dyspepsie, Obstipation, Diarrhoe, Flatulenz, Ösophagusulzera, Dysphagie, aufgetrieb. Abdomen, saures Aufstoßen, muskuloskelettaler Schmerz; **UW** (Zolendronsäure): Anämie, Kopfschmerzen, Konjunktivitis, Übelkeit, Erbrechen, Appetit ↓, Knochenschmerzen, Myalgie, Arthralgie, generalis. Schmerzen, Nierenfktsstrg., Fieber, grippeähnliche Symptome, Hypophosphatämie, Hypokalzämie, Serum-Krea/-Harnstoff ↑;
KI (Alendronsäure): bek. Überempf.; Ösophagusanomalien und and. Faktoren, die die Ösophagusentleerung verzögern wie Striktur oder Achalasie; Unfähigkeit, für mind. 30 Min zu stehen oder aufrecht zu sitzen; Hypokalzämie;
KI (Zoledronsäure): bek. Überempfindlichkeit, Lakt.

Alendronsäure Rp	HWZ bis zu 10a (im Knochen), Q0 0, PPB 78%, PRC C, Lact ?
Alendron Beta *Tbl. 70mg* Alendron HEXAL *Tbl. 10, 70mg* Alendronsäure Basics *Tbl. 10, 70mg* Alendronsäure-ratioph. *Tbl. 70mg* Binosto *Brausetbl. 70mg* Fosamax *Tbl. 10, 70mg* Tevanate *Tbl. 10, 70mg*	Postmenopausale Osteoporose, Osteoporose bei Männern, Ther./Pro. der glukokortikoid-induzierten Osteoporose: 1 x 10mg p.o.; postmenopausale Osteoporose: 1 x 70mg/W; **DANI** CrCl 35-60: 100%; < 35: Anw. nicht empfohlen; **DALI** nicht erforderlich

Alendronsäure + Colecalciferol Rp	
Alendronsäure/Colecalciferol AbZ *Tbl. 70mg+5600IE* Alendronsäure-ratioph. + Colecalciferol *Tbl. 70mg+2800IE, 70mg+5600IE* Fosavance *Tbl. 70mg+2800IE, 70mg+5600IE*	Postmenopausale Osteoporose bei Risiko für Vit.-D-Mangel: 1 x/W 70mg + 2800IE p.o.; bei fehlender zusätzlicher Vitamin-D-Supplementierung 1 x/W 70mg+5600IE; **DANI** CrCl 35-60: 100%; < 35: Anw. nicht empf.

Alendronsäure + Colecalciferol + Calcium Rp	
Alendron HEXAL plus Calcium D *Kombipck. mit Tbl. Alendronsäure 70mg u. Brausetbl. Calcium 1000mg + Colecalciferol 880 IE* Alendrokit Dura *Kombipck. mit Tbl. Alendronsäure 70mg u. Tbl. Calcium 600mg + Colecalciferol 400 IE*	Postmenopausale Osteoporose → 567 bei Risiko für Vit.-D- u. Calcium-Mangel: 1 x/W 70mg Alendrons. p.o.+1 x tgl. 600-1000mg Ca + 400-880IE Colecalciferol p.o.; **DANI** CrCl 35-60: 100%; < 35: Anw. nicht empfohlen

Alendronsäure + Alfacalcidol Rp	
Alendronsäure-ratioph. plus *Kombipack. mit Alendrons. Tbl. 70mg u. Alfacalcidol Kps.1µg* Tevabone *Kombipck. mit Alendronsäure Tbl. 70mg und Alfacalcidol Kps.1µg*	Postmenopausale Osteoporose → 567: 1 x/W 70mg Alendronsäure + 1 x tgl. 1µg Alfacalcidol p.o.; **DANI** CrCl 35-60: 100%; < 35: Anw. nicht empfohlen

A 6 Endokrinologie – Arzneimittel

Clodronsäure Rp	HWZ 2h, geringe PPB
Bonefos *Amp. 300mg/5ml, 1,5g/25ml* **Clodron HEXAL** *Tbl. 400, 800mg* **Ostac** *Tbl. 520mg*	**Tumorinduz. Hyperkalzämie, Osteolyse:** ini 2400–3200mg/d p.o., langs. auf 1600mg/d reduzieren; 1500mg i.v. einmalig oder 300mg/d i.v. für 10d; **DANI** CrCl 50-80: 75% i.v. bzw. 1600mg/d p.o.; 12–50: 50-75% i.v. bzw. 1200mg/d p.o.; < 12: 50% i.v. bzw. 800mg/d p.o.

Etidronsäure Rp	HWZ 1-6h, PRC C, Lact -
Etidronat Jenapharm *Tbl. 200mg*	**Postmenopausale Osteoporose** → 567, **Pro. der glukokortikoid-induzierten Osteoporose:** 400mg p.o. für 14d, dann 500mg Ca für 76d; **M. Paget** → 570: 5mg/kg für max. 6M, Steigerung auf max. 20mg/kg/d; Wdh. evtl. nach 3M; **DANI** KI bei schw. NI

Ibandronsäure Rp	HWZ 10-16h, PRC C, Lact ?
Ascendra *Fertigspr. 3mg/3ml* **Bondronat** *Tbl. 50mg; Amp. 2mg/2ml, 6mg/6ml* **Bonviva** *Tbl. 150mg; Fertigspr. 3mg/3ml* **Ibandronsäure HEXAL** *Tbl. 150mg; Inf.Lsg. 2mg/2ml, 3mg/3ml, 4mg/4ml, 6mg/6ml* **Ibandronsäure-ratioph.** *Tbl. 50, 150mg; Fertigspr. 3mg/3ml* **Ibandronsäure Stada** *Tbl. 150mg; Inf.Lsg. 2mg/2ml, 3mg/6ml, 6mg/6ml* **Ribodronan** *Inf.Lsg. 2mg/2ml, 6mg/6ml*	**Tumorinduzierte Hyperkalzämie**→ 553: 2-4mg, max. 6mg i.v. als ED; **Pro. skelettbezogener Komplikationen bei Knochenmetastasen** → 567: 1 x 50mg p.o.; 6mg i.v. alle 3-4W; **postmenopausale Osteoporose** → 567: 150mg p.o. 1 x/M; 3mg i.v. alle 3M; **DANI** CrCl > 30: 100%; < 30: 2mg i.v. alle 3-4W bzw. 50mg p.o. 1 x/W; **DALI** nicht erforderlich

Pamidronsäure Rp	HWZ 1.6-27h, Q0 0.5, PPB 54%, PRC C, Lact ?
Aredia *Inj.Lsg. 15mg/5ml, 30mg/10ml, 60mg/10ml, 90mg/10ml* **Axidronat** *Inj.Lsg. 15mg/5ml, 30mg/10ml, 60mg/10ml, 90mg/10ml* **Pamidron HEXAL** *Inj.Lsg. 15mg/1ml, 30mg/2ml, 60mg/4ml, 90mg/6ml* **Pamifos** *Inj.Lsg. 15mg/5ml, 30mg/10ml, 60mg/10ml, 90mg/30ml* **Ribodronat** *Inj.Lsg. 60mg/20ml, 90mg/30ml*	**Tumorinduzierte Hyperkalzämie** → 553, **osteolytische Metastasen, Multiples Myelom** → 600: 90mg i.v. alle 4W; **M. Paget** → 570: 1 x 30mg/W über 6W i.v.; **DANI** CrCl > 30: 100%, max. 90mg/4h; < 30: KI; **DALI** leichte bis mittlere LI: 100%, schwere LI: keine Daten

Risedronsäure Rp	HWZ 1.5(24)h, PPB 24%, PRC C, Lact ?
Acara *Tbl. 35mg* **Actonel** *Tbl. 5, 30, 35, 75mg* **Risedronat Heumann** *Tbl. 35mg* **Risedron HEXAL** *Tbl. 35, 75mg* **Risedronsäure-CT** *Tbl. 75mg*	**Osteoporose** → 567: 1 x 5mg p.o.; 1 x/W 35mg; **postmenopausale Osteoporose mit erhöhtem Frakturrisiko:** 75mg p.o. d1+2, Wh d29; **M. Paget:** 1 x 30mg p.o. für 2M, evtl. Wdh. nach 2M; **DANI** CrCl < 30: KI

Kalziumstoffwechselregulatoren 133

Zoledronsäure Rp	HWZ 167h, Q0 0.1, PPB 56%, PRC D, Lact ?
Aclasta *Inf.Lsg. 5mg/100ml* **Ribometa** *Inf.Lsg. 4mg/5ml* **Steozol** *Inf.Lsg. 4mg/5ml* **Zerlinda** *Inf.Lsg. 4mg/100ml* **Zoledron HEXAL** *Inf.Lsg. 4mg/5ml, 4mg/100ml* **Zoledronsäure Actavis** *Inf.Lsg. 4mg/5ml* **Zoledronzentiva** *Inf.Lsg. 4mg/5ml, 4mg/100ml* **Zometa** *Inf.Lsg. 4mg/5ml, 4mg/100ml*	**Tumorinduzierte Hyperkalzämie** → 553, **Pro. skelettbezogener Komplikationen bei Knochenmetastasen:** Zometa: 4mg in 100ml NaCl 0.9% über 15min i.v., alle 3-4W; **DANI** CrCl 50-60: 3.5mg; 40-49: 3.3mg; 30-39: 3mg; < 30: Anw. nicht empfohlen; **M. Paget** → 570: Aclasta: einmalig 5mg i.v.; erhöhtes Frakturrisiko bei postmenopaus./cortisoninduz. Osteoporose, Osteoporose bei Männern → 567: Aclasta: 1 x/J 5mg i.v.; **DANI** CrCl > 35: 100%; < 35: KI; **DALI** nicht erf.

A 6.6.2 Calcitonin

Wm/Wi: ossärer Kalzium- und Phosphateinbau ↑, renale Kalzium- und Phosphatausscheidung ↑;
UW: Flush, Übelkeit, Erbrechen, Malignombildg.; **KI:** bek. Überempf., Hypokalzämie, Pat. < 18J

Calcitonin (vom Lachs) Rp	HWZ 5h, PPB 30-40%, Q0 0.95, PRC C, Lact ?
CalciHEXAL *Amp. 100IE/1ml* **Calcitonin Rotexmedica** *Amp. 50IE/1ml, 100IE/1ml*	**Pro. von akutem Knochenabbau nach plötzlicher Immobilisation:** 100IE s.c./i.m. in 1-2ED für 2-4W; **Hyperkalzämie durch Malignome:** ini 100IE i.m./s.c. alle 6-8h, Steigerung bis max. 400IE alle 6-8h; in schweren Fällen 5-10IE/kg über 6h i.v.; **M. Paget** → 570: ini 1 × 100IE s.c./i.m., Erh.Dos. 100IE alle 2d; **DANI, DALI** nicht erforderlich

A 6.6.3 RANKL-Inhibitoren

Wm/Wi: humaner monokln. AK, inhibiert RANKL, hemmt Bildung, Funktion und Überleben der Osteoklasten u. Vorläuferzellen ⇒ Knochenresorption im kortikalen u. trabekulären Knochen ↓;
UW: Hypokalzämie (v.a. bei renaler Funktionsstörung), Hypophosphatämie, Dyspnoe, Diarrhoe, Hyperhidrose, Kieferosteonekrose, Zahnextraktion, Katarakt, Harnwegsinfektion, Infekte der oberen Atemwege, Ischiassyndrom, Obstipation, Exanthem, Gliederschmerzen;
KI: Hypokalzämie, bekannte Überempfindlichkeit, Anwendung in Grav./Lakt. nicht empf.

Denosumab Rp	HWZ 26d, PRC C Lact-
Prolia *Fertigspr. 60mg/1ml*	**Postmenop. Osteoporose, O. bei Männern u. bei Z.n. Androgenentzug bei Prostata-Ca:** 60mg s.c. alle 6M; **DANI** nicht erf.; **DALI** k. Dat.
Xgeva *Inj.Lsg. 120mg*	**Pro. skelettbz. Komplik. bei Knochenmetast. solider Tumore:** 120mg alle 4W. s.c., Komb. mit mind. 500mg Kalzium und 400IE Vit. D, außer bei Hyperkalzämie; **Riesenzelltumore des Knochens:** 120mg s.c d1, 8, 15, Wdh. d29; **DANI** nicht erforderlich; **DALI** keine Daten

A 6.6.4 Knochenmorphogene Proteine

Wm/Wi: osteoinduktives Protein, bindet an Oberflächenrezeptoren von Mesenchymzellen ⇒ Bildung von trabekulärem Knochen; **UW:** Amylase ↑, Kopfschmerzen, Tachykardie, Hypomagnesiämie; **KI:** bek. Überempf. gegen Dibotermin alfa bzw. Rinderkollagen Typ I, noch nicht ausgewachsener Knochenbau, akute Infektion an der Frakturstelle, Kompartmentsyndrom, pathologische Frakturen, M. Paget, Malignome, Grav.

Dibotermin alfa Rp

InductOs *Implantationskit 12mg/8ml*	Zur anterioren Lendenwirbelfusion, Tibiafraktur: Lsg. auf Matrix auftragen und Frakturoberfläche damit bedecken

A 6.7 Abmagerungsmittel

A 6.7.1 Zentral wirksame Mittel

Wm/Wi (Amfepramon): indirektes Sympathomimetikum durch präsynaptische Freisetzung adrenerger Amine ⇒ Appetithemmung durch Erregung der Neuronen im Hypothalamus; **UW** (Amfepramon): Psychosen, Depression, Nervosität, Schwindel, Tachykardie, Herzklopfen, präkardiale Schmerzen, Mundtrockenheit, Abhängigkeit, pulmonale Hypertonie; **KI** (Amfepramon): tachyk. Arrhythmien, Phäochromozytom, Hyperthyreose, schwere AP, Engwinkelglaukom, pulm. Hypertonie, schwere art. Hypertonie, Psychosen, Anorexia nerv., Grav./Lakt.

Amfepramon Rp-L!   HWZ 4-6h, PRC B, Lact ?

Regenon *Kps. 25, 60(ret.)mg* Tenuate *Tbl. 75(ret.)mg*	**Adipositas** (BMI > 30kg/m^2): bis 3 x 25mg p.o.; 1 x 60-75mg (ret.); Therapiedauer max. 12W

A 6.7.2 Lipasehemmer

Wm: hemmt gastrische und der pankreatische Lipase; **Wi:** Triglyzeride können nicht mehr in freie Fettsäuren und Monoglyzeride hydrolysiert und somit nicht resorbiert werden; **UW:** Bauchschmerzen, Fettstuhl, Flatulenz mit Stuhlabgang, Stuhldrang, Kopfschmerzen, Abgeschlagenheit, Resorption fettl. Vit. ↓; **KI:** chron. Malabsorptionssyndrom, Cholestase, Grav./Lakt.

Orlistat Rp-L!/*OTC*   HWZ 1-2h, PPB 99%, PRC B, Lact ?

Orlistat HEXAL *Kps. 60, 120mg* Orlistat-ratioph. *Kps. 60, 120mg* Xenical *Kps. 120mg*	**Adipositas**: BMI > 30kg/m^2 oder > 28kg/m^2 + Risikofakt.: 3 x 120mg; BMI > 28kg/m^2: 3 x 60mg; jeweils zur oder bis 1h nach der Hauptmahlzeit; **DANI, DALI** nicht erf.

A 6.8 Orphan Drugs

Orphan Drugs: Medikamente zur Therapie seltener Erkrankungen; **Wm** (Agalsidase, Cerliponase alfa, Galsulfase, Imiglucerase, Laronidase, Sebelipase alfa, Velaglucerase alfa): Enzymsubstitution der entsprechenden Mangelerkrankung; **Wm/Wi** (Amifampridin): Blockade spannungsabhängiger Kaliumkanäle ⇒ Verlängerung der Depolarisation ⇒ Erhöhung der intrazellulären Kalziumkonzentration ⇒ Steigerung der Exozytose acetylcholinhaltiger Vesikel; **Wm/Wi** (Asfotase alfa): humanes rekombinantes Fusionsprotein ⇒ Förderung der Sklettmineralisierung;

Orphan Drugs 135

Wm/Wi (Ataluren): verhindert die durch ein Stopcodon bedingten vorzeitige Beendigung des Translationsprozess am Ribosom ⇒ Proteine können in voller Länge erzeugt werden; **Wm/Wi** (Betain): Methylgruppendonator ⇒ Remethylierung von Homocystein zu Methionin; **Wm/Wi** (Canakinumab): bindet an Interleukin-1-beta ⇒ Bildung von Entzündungsmediatoren; **Wm/Wi** (Carglumsäure): Aktivierung der Carbamoylphosphatsynthetase (erstes Enzym des Harnstoffzyklus) ⇒ Normalisierung des Ammoniakspiegels; **Wm/Wi** (Cholsäure): Substitution der vorherrschenden primären Gallensäure; **Wm/Wi** (Eliglustat): Inhibitor der Glukocerebrosid-Synthase ⇒ Hemmung der pathologischen Glucocerebrosid-Anreicherung; **Wm/Wi** (Elosulfas alfa): liefert exogenes Enzym N-Acetylgalactosamin-6-Sulfatase ⇒ wird in Lysosomen aufgenommen ⇒ steigert Katabolismus der Glukosaminglykane; **Wm/Wi** (Hemin): Ausgleich des bei Porphyrien auftretenden Häminmangels, Verhinderung einer erhöhten Delta-Amino-Laevulinsäure-Synthase-Aktivität, Reduktion der Porphyrinsynthese bzw. Bildung toxischer Zwischenprodukte; **Wm/Wi** (Ivacaftor): selek. Potentiator des CFTR-Proteins, ↑ CFTR-Kanal-Gating-Aktivität und Chloridtransport; **Wm/Wi** (Lumacaftor): CFTR-Korrektor, der die Menge an funktionellem CFTR an der Zelloberfläche erhöht; **Wm/Wi** (Migalastat): bindet mutierte, fehlgefaltete alpha-Gal-A-Formen => fördert den Abtransport in Lysosomen; **Wm** (Miglustat): Hemmung der Glucosylceramidsynthase; **Wm/Wi** (Natriumphenylbutyrat): Prodrug, Umwandlung zu Phenylacetat u. Phenylacetatglutamin ⇒ alternativer Träger zur Stickstoffausscheidung; **Wm/Wi** (Tafamidis): Stabilisator von Transthyretin ⇒ Verlangsamung des Krankheitsverlaufs; **Wm/Wi** (Sapropterin): synthetische Form des 6R-Tetrahydrobiopterins ⇒ Aktivität der Phenylalaninhydroxylase ↑;
UW, KI (alle): s. Packungsbeilage; **UW** (Afsotase alfa): Zellulitis an der Injektionsstelle, Hämatomneigung ↑, Kopfschmerzen, Hitzewallung, orale Hypästhesie, Übelkeit, Erythem, Lipohypertrophie, Cutis laxa, Hautverfärbung mit Hypopigmentierung, gespannte Haut, Extremitätenschmerzen, Myalgie, Fieber, Reizbarkeit, Schüttelfrost, Kontusion, Narbe; **UW** (Ataluren): Kopfschmerzen, Übelkeit, Erbrechen, Appetit ↓, Schwindel, Hypertonie, Epistaxis, Husten, Oberbauchschmerzen, Flatulenz, Diarrhoe, Magenbeschw., Bauchschmerzen, Obstipation, Regurgitation, Erythem, Schmerzen in Extremitäten, Einnässen, Nierenzyste, Pollakisurie, anomale Urinfarbe, Pyrexie, Müdigkeit, Gewicht ↓; **UW** (Cerliponase alfa): Infekt. der oberen Atemwege, Konjunktivitis, vorrichtungsbedingte Infektionen, Überempfindlichkeitsreaktionen, Reizbarkeit, Bradykardie, Krampfanfälle, Kopfschmerzen, CSF-Pleozytose, Dropped-head-Syndrom, Erbrechen, Bauchschmerzen, Blasenbildung der Mundschleimhaut/Zunge, Urtikaria, Beschwerden am Verabreichungsort, Fieber, Nervosität, Schmerzen, CSF-Protein ↑/↓; EKG-Abweichungen; **UW** (Cholsäure): ohne Häufigkeitsangabe: Diarrhoe, Pruritus, Gallensteine, Transaminasen ↑; **UW** (Eliglustat): Kopfschmerzen, Übelkeit, Diarrhoe, Bauchschmerzen, Blähungen, Arthralgie, Ermüdung; **UW** (Elosulfase alfa): Überempf., Kopfschmerzen, Schwindel, Dyspnoe, Diarrhoe, Erbrechen, Schmerzen im Mundrachenbereich, Oberbauchschmerzen, Übelkeit, Myalgie, Schüttelfrost, Pyrexie; **UW** (Ivacaftor): Nasopharyngitis, Inf. ob. Atemwege, Rhinitis, Kopfschmerzen, Schwindel, Ohrbeschwerden, Tinnitus, Trommelfellhyperämie, verstopfte Nase/NNH, oropharyngeale Schmerzen, Rachenrötung, Bauchschmerzen, Diarrhoe, Hautausschlag, Bakt. im Sputum; **UW** (Ivacaftor + Lumacaftor): Nasopharyngitis, Inf. ob. Atemwege, Rhinitis, Kopfschmerzen, Schwindel, Ohrbeschwerden, Tinnitus, Trommelfellhyperämie, vestibuläre Störung, verstopfte Nase/NNH, Dyspnoe, oropharyng. Schmerzen, Rachenrötung, Bauchschmerzen, Diarrhoe, Übelkeit, Erbrechen, Flatulenz, Transaminasenerhöhung, Hautausschlag, Dysmennorhoe, Metorrhagie, gutartige Knoten i.d. Brust, Bakt. im Sputum; **UW** (Migalastat): Kopfschmerzen, Depression, Parästhesie, Hypästhesie, Benommenheit, Schwindel, Herzklopfen, Dyspnoe, Epistaxis, Diarrhoe, Übelkeit, Bauchschmerzen, Obstipation, Mundtrockenheit, Stuhldrang, Dyspepsie, Exanthem, Juckreiz, Muskelspasmen, Myalgie, Schiefhals, Proteinurie, Müdigkeit, Gewicht ↑, CK ↑;

A 6 Endokrinologie – Arzneimittel

UW (Natriumphenylbutyrat): Anämie, Thrombozytopenie, Leukopenie, Leukozytose, Thrombozytose, metabolische Azidose, Alkalose, Appetit ↓, Depression, Reizbarkeit, Synkope, Kopfschmerzen, Ödem, abdom. Schmerzen, Erbrechen, Übelkeit, Verstopfung, Dysgeusie, Hautausschlag, abnormaler Hautgeruch, renaltubuläre Azidose, Amenorrhoe, unregelmäßige Menstr., Hypokaliämie, Hypalbuminämie, Hypoproteinämie, Hypophosphatämie, aP/GOT/GPT/Bilirubin/Harnsäure/Chlorid/Phosphat/Natrium ↑; Gewicht ↑;
UW (Sebelipase alfa): Augenlidödem, Agitiertheit, Reizbarkeit, Hypotonus, Herzerkr., Tachykardie, Gefäßerkrankungen, Hypertonie, Blässe, Atemnot, Giemen, Husten, Rhinitis, Nasenverstopfung, Niesen, Diarrhoe, gastroösophageale Refluxkrankheit, Brechreiz, Erbrechen, Urtikaria, Ausschlag, Ekzem, Pruritus, makulopapulöser Ausschlag, Schüttelfrost, Hyperthermie, Pyrexie, Ödem, Körpertemperatur ↑, Sauerstoffsättigung ↓, RR ↑, Herzfrequenz ↑, Atemfrequenz ↑, Harnwegsinf., anaphylaktische Reaktion, Hypercholesterinämie, Hypertriglyzeridämie, Angst, Schlaflosigkeit, Schwindelgefühl, Hyperämie, Kehlkopfödem, Abdominalschmerz, aufgetriebener Bauch, Übelkeit, Menorrhagie, thorakale Beschwerden, Ödem, Ermüdung, Induration an Infusionsstelle, Pyrexie; **UW (Tafamidis):** Harnwegsinfekte, Scheideninfektionen, Diarrhoe, Oberbauchschmerzen;
KI (Asfotase alfa): bek. Überempf.; **KI (Ataluren):** bek. Überempf., gleichzeitige i.v.-Anw. von Aminoglykosiden; **KI (Cerliponase alfa):** bek. lebensbedrohliche anaphylaktische Reaktion auf C., ventrikulo-peritonealer Shunt, Anzeichen für Defekt/Undichtigkeit/Infektion an der Zugangsvorrichtung; **KI (Cholsäure):** bek. Überempf., gleichzeitige Anw. von Phenobarbital; **KI (Eliglustat):** bek. Überempf.; **KI (Elosulfase alfa):** bek. Überempf.; **KI (Ivacaftor, Lumacaftor):** bek. Überempf.; **KI (Migalastat):** bek. Überempf.; **KI (Natriumphenylbutyrat):** bek. Überempf., Grav., Lakt.; **KI (Sebelipase alfa):** lebensbedrohl. Überempf.; **KI (Tafamidis):** bek. Überempf.

Agalsidase alfa Rp	Keine PPB zu erwarten
Replagal *Inf.Lsg. 3.5mg/3.5ml*	**M. Fabry (Alpha-Galactosidase-A-Mangel):** alle 2W 0.2mg/kg über 40min i.v.; **DANI** nicht erforderlich; **DALI** keine Daten

Agalsidase beta Rp	HWZ 45-102min, PRC B, Lact ?
Fabrazyme *Inf.Lsg. 35mg*	**M. Fabry (Alpha-Galactosidase-A-Mangel):** alle 2W 1mg/kg über 2h i.v.; **DANI** nicht erf.

Alglucosidase alfa Rp	HWZ 2-3h, PRC B, Lact ?
Myozyme *Inf.Lsg. 50mg*	**M. Pompe (Alpha-Glukosidase-Mangel):** alle 2W 20mg/kg i.v.; **DANI, DALI** keine Daten

Amifampridin Rp	HWZ 2h
Firdapse *Tbl. 10mg*	**Lambert-Eaton-Myasthenisches-Syndrom:** ini 15mg/d p.o., alle 4-5d um 5mg steigern bis max. 60mg in 3-4ED, max. 20mg/ED; **DANI, DALI** leichte NI/LI ini 10mg; mäßige bis schwere NI/LI ini 5mg

Asfotase alfa Rp	
Strensiq *Inj.Lsg. 12, 18, 28, 40, 80mg*	**Hypophosphatasie bei Ki. und Jug.:** 3x/W 2mg/kg s.c. oder 6x/W 1mg/kg; **DANI, DALI** keine Daten

Orphan Drugs 137

Ataluren Rp	HWZ 2-6h, PPB 99%
Translarna *Granulat 125, 250, 1000mg*	**Duchenne-Muskeldystrophie mit Nonsense-Mutation im Dystrophin-Gen: Erw., Ki. ab 5J:** 3 x tgl. Einnahme mit 10-10-20mg/kg p.o.; **DANI, DALI** vorsichtige Anw.
Betain Rp	HWZ 14h
Cystadane *Pulver (1g enth. 1g)*	**Homocystinurie: Erw., Ki >10J:** 2 x 3g p.o.; Ki <10J: 100mg/kg/d in 2 Einzeldosen; **DANI, DALI** nicht erforderlich
Canakinumab Rp	HWZ 26d
Ilaris *Inj.Lsg. 150mg*	**Cryopyrin-assoziierte periodische Syndrome ab 4J: ≥ 15-40kg:** 2mg/kg alle 8W s.c.; > 40kg: 150mg alle 8W s.c.; **DANI** nicht erforderlich; **DALI** keine Daten
Carglumsäure Rp	HWZ 28h
Carbaglu *Tbl. 200mg*	**Hypermammonämie bei N-Acetylglutamatsynthasemangel:** ini 100-250mg/kg in 2-4 ED p.o., Erh.Dos. 10-100mg/kg; **DANI, DALI** keine Daten
Cerliponase alfa Rp	
Brineura *Inf.Lsg. 150mg*	**Neuronale Ceroid-Lipofuszinose Typ 2 (Tripetidyl-Peptidase-1-Mangel):** 300mg intrazerebroventrikulär alle 2W; **Ki. < 6M:** 100mg; **6M bis < 1J:** 150mg; **1J bis < 2J:** 200mg die ersten 4 Dosen, dann 300mg; ≥ 2J: 300mg jeweils alle 2W.; ini 100-250mg/kg in 2-4 ED p.o., Erh.Dos. 10-100mg/kg; **DANI, DALI** keine Daten
Cholsäure Rp	
Orphacol *Kps. 50, 250mg*	**Angeb. Störung d. primären Gallensäuresynthese: Erw., Ki. ab 1M:** 5-15mg/kg p.o., Mindestdosis 50mg, Erw. max. 500mg, Dosiseinst. n. Gallensäurespiegel in Blut/Urin; **DANI** keine Daten, **DALI** vorsichtige Anw.
Eliglustat Rp	HWZ 4-9h PPB 76-83%
Cerdelga *Kps. 84mg*	**M. Gaucher Typ 1:** 2 x 84mg p.o. (intermed. u. schnelle CYP2D6-Metabolisierer); 1 x 84mg (langs. CYP2D6-Met.); **DANI, DALI** keine Daten
Elosulfase alfa Rp	HWZ 7-36min, PRC B, Lact ?
Vimizim *Inf.Lsg. 5mg/5ml*	**Mucopolysaccharidose Typ IVa:** 1 x 2mg/kg KG/W über 4h i.v.; **DANI, DALI** keine Daten

A 6 Endokrinologie – Arzneimittel

Galsulfase Rp	PRC B, Lact ?
Naglazyme *Inj.Lsg. 5mg/5ml*	Mukopolysacch. VI: 1 x/W 1mg/kg über 4h i.v.

Hemin Rp	HWZ 11h
Normosang *Amp. 250mg/10ml*	Akute Schübe d. akuten intermitt. Porphyrie, Porphyria variegata, hered. Koproporphyrie: 1 x 3mg/kg i.v. für 4-7d; **DANI, DALI** KI

Idursulfase Rp	HWZ 45min
Elaprase *Inj.Lsg. 6mg/3ml*	Hunter-Syndrom (Mukopolysacch. II): 1 x/W 0.5mg/kg über 3h i.v.; **DANI, DALI** keine Daten

Imiglucerase Rp	
Cerezyme *Inf.Lsg. 400U*	M. Gaucher Typ I/III: alle 2W 60U/kg über 3h i.v.; **DANI** nicht erforderlich

Ivacaftor Rp	HWZ 12h, PPB 99%, PRC B, Lact ?
Kalydeco *Tbl. 150mg*	Mukoviszidose mit G551D-Mutation: 2 x 150mg/d p.o.; **DANI** CrCl > 30: 100%, < 30: vors. Anw.; **DALI** Child-Pugh A: 100%; B: 1 x 150mg/d; C: keine Dat., ini 1 x 150mg alle 24h

Laronidase Rp	HWZ 1.5-3.6h PRC B, Lact ?
Aldurazyme *Inf.Lsg. 500U/5ml*	Mukopolysaccharidose I: 1 x/W 100U/kg i.v.

Lumacaftor + Ivacaftor Rp	
Orkambi *Tbl. 200 + 125mg*	Mukoviszidose mit homozyg. F508del-Mut.: Erw., Ki. ab 12J: 2 x 400+250mg p.o.; **DANI** CrCl > 30: 100%, < 30: vors. Anw.; **DALI** Child-Pugh A: 100%; B: 600+375mg/d; C: keine Daten, 400+250mg/d

Migalastat Rp	HWZ 3-5h, keine PPB
Galafold *Kps. 123mg*	M. Fabry: Erw., Ki. ab 16J: 1 x 123mg alle 2d p.o.; **DANI** CrCl < 30: Anw. nicht empf.; **DALI** nicht erf.

Miglustat Rp	HWZ 6-7h, keine PPB
Zavesca *Kps. 100mg*	M. Gaucher Typ I: 3 x 100mg p.o.; **DANI** CrCl 50-70: 2 x 100mg; 30-50: 1 x 100mg; < 30: KI; **DALI** keine Daten

Natriumphenylbutyrat Rp	HWZ 1.3-2.4h
Pheburane *Granulat 483mg/g* Ammonaps *Granulat 940mg/g; Tbl. 500mg*	Zusatztherapie bei Stoffwechselstörungen des Harnstoffzyklus: < 20kg: 450-600mg/kg/d p.o. in mehreren ED zu den Mahlzeiten; > 20kg: 9.9-13 g/m2/d, max. 20g/d; **DANI, DALI** vorsichtige Anwendung

Nitisinon Rp	
Orfadin *Kps. 2, 5, 10mg*	Tyrosinämie Typ I: ini 1mg/kg/d p.o. in 2 ED, ggf. 1.5-2mg/kg/d
Sapropterin Rp	
Kuvan *Tbl. 100mg*	Hyperphenylalaninämie bei Phenylketonurie: ini 1 x 10mg/kg/d p.o. morgens, ggf. 5-20mg/kg/d; **bei Tetrahydrobiopterin-Mangel:** ini 1 x 2-5mg/kg/d p.o., ggf. bis 20mg/kg/d steigern, evtl. in 2-3 ED; **DANI, DALI** keine Daten
Sebelipase alfa Rp	HWZ 0.1h
Kanuma *Inf.Lsg 20mg/10ml*	Lysosomale saure Lipase-Mangel: Ki. < 6M ini 1 x/W 1mg/kg i.v., ggf. 1 x/W 3mg/kg; **Ki > 6M, Erw.** 1mg/kg alle 2W i.v.; **DANI, DALI** nicht erf.
Tafamidis Rp	HWZ 59h, PPB 99,9%
Vyndaqel *Kps. 20mg*	Transthyretin-Amyloidose bei symptomatischer PNP (Stadium I): 1 x 20mg/d p.o.; **DANI** nicht erf.; **DALI** schwere LI: vors. Anw.
Velaglucerase alfa Rp	PRC B, Lact ?
Vpriv *Inf.Lsg. 400IE (100IE/1ml)*	M. Gaucher Typ I: 60 IE/kg i.v. alle 2 W.; **DANI, DALI** nicht erforderlich

A 6.9 Steroidgenesehemmer

Wm/Wi (Ketoconazol): Hemmung der 17-alpha-Hydroxylase und der 11-Hydroxylierung ⇒ Hemmung der Cortison- u. Aldosteronsynthese, Hemmung kortikotroper Tumorzellen bei Cushing-Syndrom; **UW (Ketoconazol):** Nebennierenrindeninsuff., Übelkeit, Erbrechen, Bauchschmerzen, Diarrhoe, erhöhte Leberenzyme, Pruritus, Exanthem;
KI (Ketoconazol): bek. Überempf. gegen K. bzw. Imidazol enthalt. Antimykotika; Grav./Lakt., akute oder chron. Lebererkr. und/oder Leberenzymerhöhung (> 2 x ULN), gleichz. Anw. von Simvastatin, Atorvastatin, Lovastatin, Eplerenon, Methadon, Disopyramid, Chinidin, Dronedaron, Pimozid, Sertindol, Saquinavir, Saquinavir/Ritonavir, Ranolazin, Mizolastin, Halofantrin, Dabigatran, Triazolam, orales Midazolam u. Alprazolam, Ergotalkaloide, Lurasidon, Quetiapin, Felodipin, Nisoldipin, Colchicin, Irinotecan, Everolimus, Sirolimus, Vardenafil bei Männern > 75J; bei Pat. mit eingeschr. Nierenfunktion: Telithromycin, Clarithromycin, Fesoterodin, Solifenacin

Ketoconazol Rp	HWZ 2h, PPB 99%
Ketoconazole HRA *Tbl. 200mg*	Endogenes Cushing-Syndrom: Erw., **Ki ab12J:** ini 400-600mg/d in 2-3ED, rasche Steigerung auf 800-1200mg/d mögl.; Dosisanpassung an Plasmacortisolspiegel; Erh. Dos. 400-1200mg/d; s. FachInfo; **DANI:** nicht erforderlich; **DALI:** KI

A 6 Endokrinologie – Arzneimittel

A 6.10 Hypothalamushormone

A 6.10.1 Somatostatin-Analogon

Wm/Wi (Pasireotid): Bindung an Somatostatin-Rezeptoren (Subtypen hsst 1-5) mit starker Affinität zu hsst5 der kortikotropen Zellen von ACTH-produzierenden Adenomen ⇒ Hemmung der ACTH-Sekretion; **UW** (Pasireotid): Anämie, Nebenniereninsuffizienz, Hyperglykämie, Diabetes mellitus, Appetit ↓, Kopfschmerzen, Sinusbradykardie, QT-Verlängerung, Hypotonie, Durchfall, Bauchschmerzen, Übelkeit, Erbrechen, Cholelithiasis, Haarausfall, Pruritus, Myalgie, Arthralgie, Reaktion an Injektionsstelle, Erschöpfung, glykosyliertes Hb/yGT/ALAT/BZ/Lipase/Amylase, Prothrombinzeit ↑;
KI (Pasireotid): Überempfindlichkeit gegen Wirkstoff oder Bestandteile, Child-Pugh C

Pasireotid Rp   HWZ 12h , PPB 88% PRC C , Lact -

Signifor *Inj.Lsg. 0.3, 0.6, 0.9mg/ml; 10, 20, 30, 40, 60mg*	**M. Cushing** → 575: 2 x 0.6mg/d s.c., ggf. steigern auf 2 x 0.9mg/d s.c.; ini 10mg alle 4W i.m., ggf. alle 2-4M steigern, max. 40mg alle 4W; **DANI** nicht erf.; **DALI** Child-Pugh A: 100%; B: 2 x 0.3mg/d, max. 2 x 0.6mg/d; C: KI **Akromegalie** : 40mg i.v. alle 4W; ggf. n. 3M steigern auf max. 60mg; ggf. Dosisred. um 20mg bei UW bzw. Überreaktion. **DANI** nicht erf.; **DALI** Child-Pugh A: 100%; B: ini 20mg alle 4W, max. 40mg alle 4W; C: KI

A 6.11 Hypophysenhinterlappenhormone

A 6.11.1 Agonisten

Wm/Wi (Argipressin): = Vasopressin, renale H_2O-Rückresorption ↑; vasokonstriktiv;
Wm/Wi (Desmopressin): renale H_2O-Rückresorption ↑; vasokonstriktiv;
Wm/Wi (Oxytocin): Kontraktion der Uterusmuskulatur, Förderung der Milchejektion durch Kontraktion der glatten Muskulatur der Milchdrüse;
Wm/Wi (Terlipressin): Durchblutung im Portalgefäßgebiet ↓ + Kontraktion der glatten Ösophagusmuskulatur ⇒ Kontraktion der Ösophagusvarizen ⇒ portale Hypertension ↓;
UW (Argipressin): ohne Häufigkeitsangabe: Herzstillstand, Anaphylaxie, Bronchokonstriktion, Hautnekrose, digitale Ischämie, Arrhythmien, Myokardinfarkt, Übelkeit, Erbrechen, intestinale Ischämie; **UW** (Terlipressin): Bronchospasmus, RR-Schwankungen, Kopfschmerzen, Diarrhoe;
KI (Argipressin): bek. Überempf.; **KI** (Terlipressin): schwere Hypertonie, Arteriosklerose, AP, Epilepsie, Grav.; Anw. Beschr. bei Asthma bronchiale, Herzinsuffizienz

Argipressin Rp   HWZ 10-20min

Empressin *Inj.Lsg. 40 IE/2ml*	**Katecholaminrefraktäre Hypotonie bei septischen Schockzuständen:** ini 0.01IE/min i.v., ggf. alle 15-20min steigern bis 0.03IE/min; Perfusor 40IE/50ml (0.8IE/ml) 0.75-2.25 ml/h; **DANI, DALI** keine Daten

Hypophysenhinterlappenhormone 141

Desmopressin Rp	HWZ 75min i.v./90-150 min p.o., Q0 1.0, PRC B, Lact ?
Desmogalen *Spray (10µg/Hub)* **Desmopressin** *Tbl. 0.1, 0.2mg* **Desmotabs** *Tbl. 0.1, 0.2mg* **Minirin** *Schmelztbl. 60, 120, 240µg;* *Tbl. 0.1, 0.2mg; Spray (10µg/Hub);* *Rhinyle (0.1ml = 10µg); Amp. 4µg/1ml* **Nocturin** *Tbl. 0.1mg* **Nocutil** *Tbl. 0.1, 0.2mg; Spray (10µg/Hub)* **Octostim** *Spray (150µg/Hub)*	**Zentr. Diabetes insipidus:** 3 x 60-200µg p.o.; 1 x 10-20µg nasal; 1-2 x 0.5-2µg i.v./i.m./s.c.; **Ki.:** 2-3 x 10-40µg p.o.; 1 x 10µg nasal; 1-2 x 0.2-0.5µg i.v./i.m./s.c.; **diagnostisch:** 1 x 40µg nasal; 4µg i.m./s.c.; **Ki.** < 1J: 1 x 10µg nasal; 1-2µg i.m./s.c.; > 1J: 1 x 20µg nasal; 1-2µg i.m./s.c.; **Nykturie bei nächtl. Polyurie:** ini 60µg p.o. z.N., ggfs. steigern auf 120-240µg; **Enuresis noct. Ki. ab 5J:** ini 120-200µg p.o. z.N., evtl. 240-400µg; **Steigerung der F-VIII-Gerinnungsaktivität, Thrombozytendysfkt:** 0.3-0.4µg/kg über 30min i.v. präop.; 300µg nasal 1-2h präop.
Oxytocin → 20, → 427	HWZ 15min, PRC X, Lact -, Nasenspray +
Terlipressin Rp	HWZ 24min
Glycylpressin *Inj.Lsg. 0.1mg/ml* **Haemopressin** *Inj.Lsg. 1mg/5ml* **Variquel** *Inj.Lsg. 0.2mg/ml*	**Ösophagusvarizenblutung:** ini 1-2mg i.v., Erh.Dos. 1mg alle 4-6h für 2-3d; max. 6 x 20µg/kg/d

A 6.11.2 Vasopressinantagonisten

Wm/Wi: selektiver Vasopressin-V2-Rezeptorantagonist ⇒ Harnausscheidung ↑ ⇒ Aquaresis ↑, Osmolarität des Urins ↓, Serumnatriumkonzentration ↑;
UW: Polydipsie, Hyperkaliämie, Dehydration, Hyperglykämie, Appetit ↓, orthostatische Hypotonie, Obstipation, Mundtrockenheit, Ecchymosis, Pruritus, Polyurie, Pollakisurie, Durst, Asthenie, Pyrexie, Blukreatininwerte ↑;
KI: bek Überempf., Anurie, Volumendepletion, hypovolämische Hyponatriämie, Hypernatriämie, Patient ohne Durstgefühl, Grav./Lakt.

Tolvaptan Rp	HWZ 12h, PPB 98%, Q0 1.0, PRC C, Lact ?
Jinarc *Tbl. 15, 30mg* **Samsca** *Tbl. 15, 30mg*	**Hyponatriämie bei SIADH:** ini 1 x 15mg/d p.o., max. 60mg/d; **Verlangsamung der Progression von Zystenentwicklung und NI bei autosomal-dominanter polyzystischer Nierenerkr.:** Jinarc: ini 60mg/d, nach 1W 90mg/d, nach 2W 120mg/d; **DANI** CrCl > 10: nicht erf.; < 10: keine Daten; Anurie: KI; **DALI** Ch. A-B: nicht erf.; C: vors. Anw.

A 6 Endokrinologie – Arzneimittel

A 6.12 Wachstumshormonrezeptorantagonisten

Wm/Wi: selektive Bindung an Wachstumshormonrezeptoren ⇒ Hemmung d. Wachstumshormonwirkung ⇒ IGF-1 ↓, IGF-Bindungsproteine ↓; **UW:** Diarrhoe, Übelkeit, Erbrechen, grippeähnliche Symptome, Müdigkeit, Arthralgie, Myalgie, Kopfschmerzen, Schwindel, Somnolenz, Tremor, Schwitzen, Pruritus, Exanthem; **KI:** bekannte Überempfindlichkeit

Pegvisomant Rp — 6d, PRC B, Lact ?

Somavert *Inj.Lsg.* 10mg/1ml, 15mg/1ml, 20mg/1ml	**Akromegalie:** ini 80mg s.c., dann 10-20mg/d s.c., Dosisanp. alle 4-6W in 5-mg-Schritten nach IGF-1-Serumsp., max. 30mg/d; **DANI, DALI** keine Daten

A 6.13 Endokrinologische Diagnostik

Corticorelin (CRH) Rp

Cortirel *Inj.Lsg.* 0.1mg/1ml CRH Ferring *Inj.Lsg.* 0.1mg/1ml	Test der kortikotropen Partialfunktion des HVL: 0.1mg i.v., bei übergewichtigen Pat. 2µg/kg; ACTH- und Cortisolbestimmung zuvor und nach 15, 30, 60, 90min

Gonadorelin (LHRH) Rp — PPB < 15%

LhRh Ferring *Amp.* 0.1mg/1ml Relefact LHRH *Amp.* 0.1mg/1ml	Diagnostik hypothalamischer, hypophys. u. gonadaler Funktionsstörung: 0.1mg i.v.; **Ki.:** 60µg/m² KOF, mindestens 25µg i.v.; LH-/FSH-Bestimmung zuvor und nach 30min

Metyrapon Rp — HWZ 2h

Metopiron *Kps.* 250mg	**ACTH-Insuffizienz-Kurztest:** 30mg/kg, max. 3g um 0 Uhr p.o., nach 7.5-8h Bestimmung von 11-Desoxycortisol und/oder ACTH; **Mehrfachddosistest:** s. FachInfo; **Ther. Cushing-Syndrom:** ini 250-1000mg p.o., Erh.Dos. 500-6000mg/d in 3-4 ED

Protirelin (TRH) Rp

Antepan *Spray* 1mg/Hub, *Amp.* 0.2mg/1ml TRH Ferring *Amp.* 0.2mg/1ml	Diagnostik v. Hypophysen- u. Schilddrüsenfunktionsstörung: 2mg nasal; 0.2-0.4mg i.v.; **Ki.:** 1mg nasal; 1µg/kg oder 50-100µg i.v.; erneute Diagnostik nach 30-45min (Spray) bzw. nach 30min (Amp.)

Somatorelin (GHRH) Rp

GHRH Ferring *Inj.Lsg.* 0.05mg/1ml	Test der somatotropen Partialfkt. des HVL: 0.05mg i.v.; **Ki.:** 1µg/kg i.v.; Wachstumshormonbest. zuvor und nach 30, 60, 90, 120min

Tetracosactid (ACTH) Rp

Synacthen *Amp.* 0.25mg/1ml (= 25IE)	Test d. Nebennierenrindenfkt.: 0.25mg i.v./i.m.; Cortisolbestimmung zuvor und nach 30min

A 7 Hämatologie, Onkologie – Arzneimittel

A 7.1 Antianämika

A 7.1.1 Eisen

UW (Eisen-II-Ion): Übelkeit, Erbrechen, Diarrhoe, Obstipation, epigastrische Beschwerden, Dunkelfärbung d. Stuhls;
UW (Eisen-III-Ion): Geschmacksstrg.;
UW (Eisen-III-Maltol): Bauchschmerzen, Flatulenz, Obstipation, Diarrhoe, Übelkeit, aufgetriebener Bauch;
KI (Eisen-II-Ion): bek. Überempf., Hämochromatose, chron. Hämolysen mit Zeichen der Eisenüberladung, Bleianämie, Thalassämie, sideroachrestische Anämie;
KI (Eisen-III-Ion): bek. Überempf.; Anämien, die nicht durch Eisenmangel verursacht sind; Hämochromatose, Hämosiderose, Thalassämie, sideroachrestische Anämie, gleichzeitige Anw. oraler Eisenpräparate;
KI (Eisen-III-Maltol): bek. Überempfindlichkeit, Hämochromatose und sonstige Eisenüberladungssyndrome; Pat., die wiederholt Bluttransfusionen erhalten

Eisen-II-Ion OTC	
Eisentabletten-ratioph. *Tbl. 50, 100mg* **Eryfer** *Kps. 100mg* **ferro sanol** *Tbl. 40mg; Gtt. (20Gtt. = 30mg)* **ferro sanol duodenal** *Kps. 50, 100mg* **Ferrum Hausmann** *Kps. (ret.) 100mg* **Lösferron** *Brausetbl. 80.5mg* **Tardyferon** *Tbl. (ret.) 80mg* **Vitaferro** *Brausetbl. 80.5mg*	**Eisenmangelanämie → 587:** 1-2 x 50-100mg p.o. für mind. 8 W; nach Normalisierung des Hb-Werts Weiterbehandlung für 6-8W

Eisen-III-Ion Rp	
Ferrlecit *Amp. 40mg/3.2ml, 62.5mg/5ml* **Venofer** *Amp. 100mg/5ml*	**Ausgeprägte Eisenmangelzustände → 587:** 1 x 40-62.5mg langsam i.v.; Venofer: 2-3x/W 100-200mg i.v.; **Ki.:** 2-3x/W 0.15ml/kg i.v.

Eisen-III-Hydroxid-Dextran-Komplex Rp	
CosmoFer *Amp. 625mg (= 100mg Fe^{3+})/2ml*	**Ausgeprägte Eisenmangelzustände → 587:** 2-3x/W 100-200mg Fe^{3+} i.v., max. 20mg Fe^{3+}/kg/Infusion

Eisen-III-Hydroxid-Oxidcitrat-Isomaltooligosaccharidalkohol-Hydrat-Komplexe Rp	
MonoFer *Amp. 100mg Fe^{3+}/1ml,* *500mg Fe^{3+}/5ml, 1000mg Fe^{3+}/10ml*	**Eisenmangelanämie:** bis 3x/W 100-200mg Fe^{3+} i.v.; Ges. Dosis max. 20mg Fe^{3+}/kg/Inf. in 500ml NaCl über 60min i.v.; s.a. FachInfo

Eisen-III-Hydroxid-Polymaltose-Komplex Rp

Ferinject Amp. 370mg (=100mg Fe^{3+})/2ml, 1850mg (= 500mg Fe^{3+})/10ml
Ferrum Hausmann Gtt. 186mg (= 50mg Fe^{3+})/1ml; Saft 186mg (= 50mg Fe^{3+})/5ml

Ausgeprägte Eisenmangelzustände → 587: max. 2-3x/W 200mg Fe^{3+} i.v.-Inj. oder max. 15mg Fe^{3+}/kg bzw. max. 1x/W 1g Fe^{3+} als Inf.; Gesamtdosis indiv. berechnen, s. Fl;
Erw.: 1 x 100-200mg Fe^{3+}/d p.o.;
Ki.: 1 x 50-100mg Fe^{3+}/d p.o.;
< 2J: 1 x 25-50mg Fe^{3+}/d p.o.;
FG: 2.5-5mg Fe^{3+}/kg/d p.o.;
DANI, DALI KI b. schwerer NI, LI

Eisen-III-Maltol Rp

Feraccru Kps. 30mg

Eisenmangelanämie bei CED:
2 x 30mg p.o.;
DANI, DALI keine Daten

A 7.1.2 Erythropoetin

Wm/Wi (Erythropoetin): spez. Interaktion mit dem Erythropoetinrezeptor auf erythroiden Vorläuferzellen im Knochenmark ⇒ Erythropoese ↑;
Wm/Wi (Darbepoetin): s. Erythropoetin, längere HWZ durch veränderte Molekülstruktur;
UW (Darbepoetin): Kopfschmerz, Hypertonie, Shuntthrombose, Schmerz an der Einstichstelle;
UW (Erythropoetin): Hypertonie, Hautreaktion, Schwindel, Kopfschmerz, grippeähnliche Symptome, epileptische Anfälle;
UW (Epoetin theta): Kopfschmerzen, Hypertonie, hypertensive Krise, Hautreaktionen, Arthralgie, grippeähnliche Erkrankung, Shuntthrombose;
UW (Epoetin zeta): Kopfschmerzen, Benommenheit, Thrombosen, Lungenembolie, Exanthem, Gelenkschmerzen, Blutdruckanstieg, Schwächegefühl, grippeähnliche Symptome, Müdigkeit, Blutgerinnsel in künstlichen Nieren;
KI (alle): bek. Überempf. gegen Inhaltsstoffe;
KI (Darbepoetin): schwer kontrollierbare Hypertonie, Lakt., keine Daten bezüglich Grav.;
KI (Erythropoetin): schwer kontrollierbare Hypertonie, Ki. < 2J;
KI (Epoetin theta): bek. Überempf., unkontrollierte Hypertonie;
KI (Epoetin zeta): bek. Überempf., unkontrollierte Hypertonie, bek. Erythroblastopenie nach Epoetin-Therapie, Pat. ohne adäquat durchführbare Thromboseprophylaxe; bei Ind. autologe Blutspende: MI, Schlaganfall innerhalb 1M vor Ther., instabile AP, Risiko für Thromboembolien ↑; bei Ind. vor großen orthopädischen OPs: schwere Koronar-, periphere Gefäß-, Karotiden- oder Hirngefäßkrankheit, inkl. Pat. mit kürzlichem MI oder zerebrovaskulärem Ereignis

Darbepoetin alfa Rp

HWZ 49h (s.c.); 21h (i.v.), $Q_0 > 0.7$

Aranesp Fertigspr. 10, 15, 20, 30, 40, 50, 60, 80, 100, 130, 150, 300, 500µg

Anämie bei chron. Nereninsuff. → 587,
Anämie nach Chemotherapie → 587:
ini 0.45µg/kg 1x/W i.v./s.c.; Dosisanpassung nach Hb (s. Packungsbeilage)

Antianämika 145

Epoetin alfa Rp HWZ 16h

Abseamed/Binocrit/Epoetin Alfa HEXAL
Fertigamed. 1000IE/0.5ml, 2000IE/1ml,
3000IE/0.3ml, 4000IE/0.4ml, 5000IE/0.5ml,
6000IE/0.6ml, 8000IE/0.8ml, 10000IE/1ml
Erypo Fertigspr. 1000IE/0.5ml, 2000IE/1ml,
3000IE/0.3ml, 4000IE/0.4ml, 5000IE/0.5ml,
6000IE/0.6ml, 8000IE/0.8ml, 10000IE/1ml,
20000IE/0.5ml, 30000IE/0.75ml, 40000 IE/1ml

Anämie bei chron. Niereninsuff.:
ini 50IE/kg 3x/W s.c./i.v., Dosisanpassung
+/- 25IE/kg je nach Hb (Ziel: 10-12g/dl);
Tumoränamie bei Chemotherapie → 587:
150IE/kg 3x/W s.c., alternativ: 450IE/kg
1x/W s.c., bei Hb↑ < 1g/dl: 300IE/kg;
autologe Blutspende:
600IE/kg 2x/W s.c. für 3W prä-OP

Epoetin beta Rp HWZ 4-12h, Qo 0.9

NeoRecormon Inj.Lsg. 10000IE/1ml,
20000IE/1ml, 50000IE/10ml, 100000IE/5ml;
Fertigspr. 500IE/0.3ml, 1000IE/0.3ml,
2000IE/0.3ml, 3000IE/0.3ml, 4000IE/0.3ml,
5000IE/0.3ml, 6000IE/0.3ml, 10000IE/0.6ml,
20000IE/0.6ml, 30000IE/0.6ml

Anämie bei chron. Niereninsuff.:
ini 20IE/kg 3x/W s.c., evtl. Dosis ↑ um 20IE/kg;
Erh.Dos. 50% der Initialdosis; **Anämie bei
Chemotherapie** → 587: 150IE/kg 3x/W s.c.,
max. 900IE/kg/W; **Pro. der Frühgeborenen-
anämie:** 250IE/kg 3x/W s.c. für 6W

Epoetin theta Rp HWZ 22-41h, Qo 0.9

Biopoin Fertigspr. 1000IE/0,5ml,
2000IE/0,5ml, 3000IE/0,5ml, 4000IE/0,5ml,
5000IE/0,5ml, 10.000IE/1ml
Eporatio Fertigspr. 1000IE/0,5ml,
2000IE/0,5ml, 3000IE/0,5ml, 4000IE/0,5ml,
5000IE/0,5ml, 10.000IE/1ml, 20.000IE/1ml,
30.000IE/1ml

Anämie bei chron. Niereninsuff. → 587:
ini 20IE/kg 3x/W s.c., evtl. nach 4W 40IE/kg
falls Hb-Anstieg < 1g/dl; ini 40IE/kg 3x/W s.c.,
evtl. nach 4W 80IE/kg; max 700 IE/kg/W;
Erh.Dos. je nach Hb; **Anämie bei Chemother.**
→ 587: ini 20.000IE 1x/W s.c., evtl. nach 4W
40.000IE falls Hb-Anstieg < 1g/dl; Ther. bis
4W nach Chemotherapie); s.a. FachInfo

Epoetin zeta Rp HWZ 4-12h, Qo 0.9

Retacrit Fertigspr. 1000IE/0.3ml,
2000IE/0.6ml, 3000IE/0.9ml, 4000IE/0.4ml,
5000IE/0.5ml, 6000IE/0.6ml, 8000IE/0.8ml,
10.000IE/1.0ml, 20.000IE/0.5ml,
30.000IE/0.75ml, 40.000IE/1.0ml
Silapo. Fertigspr. 1000IE/0.3ml,
2000IE/0.6ml, 3000IE/0.9ml, 4000IE/0.4ml,
5000IE/0.5ml, 6000IE/0.6ml, 8000IE/0.8ml,
10.000IE/1.0ml, 20.000IE/0.5ml,
30.000IE/0.75ml, 40.000IE/1.0ml

Anämie bei chron. Niereninsuff. → 587:
ini 50IE/kg 2-3 x/W s.c./i.v., evtl. nach 4W
steigern um 25IE/kg je nach Hb-Verlauf,
Erh. Dos. 17-300IE/kg/W;
Ki. + HD: ini 3 x 50 IE/kg i.v., evtl. nach 4W
steigern um 25IE/kg je nach Hb-Verlauf,
Erh.Dos. 30-150IE/kg;
Anämie bei Chemother.→ 587: ini 150IE/kg
3 x/W oder 450IE 1 x/W s.c., ggf. nach 4W
300IE/g 3x/W. falls Hb-Anstieg < 1g/dl;
autologe Blutspende: 600IE/kg 2 x/W s.c. für
3W; **vor großem orthopädischem Eingriff:**
600IE/kg 1x/W s.c. 3W vor OP und am
OP-Tag; s.a. FachInfo

PEG-Epoetin beta Rp HWZ 140h

Mircera Fertigspr. 30, 50, 75, 100, 120, 150,
200, 250, 360μg

Anämie bei chron. Niereninsuff. → 587:
ini 0.6μg/kg alle 2W s.c./i.v.; Dosisanp. nach Hb,
z.B. 25% steigern, wenn Hb < 1g/dl in 1M
ansteigt; bei EPO-Vorbehandlung: s. FachInfo

A 7 Hämatologie, Onkologie – Arzneimittel

A 7.2 Eisenchelatbildner

Wm/Wi (Deferasirox, Deferipron, Deferoxamin): Komplexbildung mit 3-wertigen Eisenionen und Aluminiumionen ⇒ Ausscheidung des chelatgebundenen Eisens über Urin bzw. Stuhl;
UW (Deferasirox): Diarrhoe, Obstipation, Erbrechen, Übelkeit, Bauchschmerzen, Blähungen, Dyspepsie, Transaminasenerhöhung, Exanthem, Juckreiz, Kreatininerhöhung, Proteinurie;
UW (Deferipron): Übelkeit, Erbrechen, Bauchschmerzen, Chromaturie, Neutropenie, Agranulozytose, Appetitzunahme, Kopfschmerz, Diarrhoe, Arthralgie, Mattigkeit, erhöhte Leberwerte;
UW (Deferoxamin): Kopfschmerzen, Übelkeit, Urtikaria, Arthralgie, Myalgie, Fieber; Schmerzen, Rötung, Schwellung a.d. Inj.Stelle; **KI** (Deferasirox): bek. Überempf., Komb. mit anderen Eisenchelattherapien, CrCl < 60ml/min; **KI** (Deferipron): bek. Überempf., anamnest. belegte rezidivierende; Neutropenie-Schübe bzw. Agranulozytose, Grav./Lakt., gleichzeitige Anw. von Arzneimitteln, die zu Neutropenie oder Agranulozytose führen können;
KI (Deferoxamin): bek. Überempfindlichkeit

Deferasirox Rp	HWZ 8-16h, PPB 90%, PRC C, Lact ?
Exjade Tbl. 125, 250, 500mg	**Eisenüberladung durch Transfusionen bei Thalassaemia, Eisenüberladung bei anderen Anämien:** Erw., Ki. ab 2J: ini 10-30mg/kg p.o., Dosisanpassung an Ferritinspiegel, max 40mg/d; s.a. FachInfo; **DANI** CrCl < 60: KI; **DALI** Child B: Dosisreduktion; C: Anw. nicht empfohlen

Deferipron Rp	HWZ 2-3h, PRC D, Lact ?
Ferriprox Tbl. 500, 1000mg; Lsg. (1ml enth. 100mg)	**Eisenüberladung bei Thalassaemia major:** Erw., Ki. ab 10J: 3 x 25mg/kg p.o.; **DANI, DALI** vorsichtige Anw.

Deferoxamin Rp	HWZ 3-6h, PRC C, Lact ?
Desferal Inj.Lsg. 0.5, 2g	**Chron. Eisenüberladung:** 20-60mg/kg/d als s.c.-Infusion über 8-12h, 5-7 x/W; **DANI** vorsichtige Anw.; **DALI** keine Daten

A 7.3 Vitamine
A 7.3.1 Vitamin B

B_1 (Thiamin) OTC	PRC A, Lact +
B1 Asmedic Tbl. 100mg **Novirell B_1** Amp. 50mg/1ml **Vitamin B1 Hevert** Amp. 200mg/2ml **Vitamin-B_1-ratioph.** Tbl. 200; Amp.100mg/2ml	**Thiaminmangelzustände:** 1-3 x 100mg p.o.; 1 x 100mg i.v.; i.m.

B_2 (Riboflavin) OTC	PRC A, Lact +
B_2-Asmedic Tbl. 10mg **Vitamin B_2 Jenapharm** Tbl. 10mg	**Riboflavinmangelzustände:** 1-2 x 100mg p.o.; Ki.: 1-2 x 5mg p.o.

Vitamine 147

B_6 (Pyridoxin) OTC	HWZ 15-20d, PRC A, Lact +
B6 Asmedic *Tbl. 40mg* **B_6-Vicotrat** *Tbl. 300mg* **Vitamin B6 Hevert** *Tbl. 100mg; Amp. 25mg/2ml* **Vitamin B_6-ratioph.** *Tbl. 40mg*	**Pro. Vit.-B_6-Mangel-Neuropathie:** 1 x 25-50mg p.o.; **Therapie von Vit.-B_6-Mangelzuständen:** 50-300mg/d p.o.; ini 100-250mg/d i.v./i.m.

B_{12} (Cyanocobalamin) OTC	HWZ 6d PRC A, Lact +
B_{12}-Ankermann *Tbl. 1000µg; Gtt. (1ml = 50µg); Amp. 100µg/1ml, 1000µg/1ml* **Lophakomp B_{12}** *Amp. 3mg/2ml* **Novirell B_{12}** *Amp. 1mg/1ml* **Vitamin B_{12}-ratioph.** *Tbl. 10µg; Amp. 100µg/1ml*	**Perniziöse Anämie, funikuläre Myelose:** ini 100µg tgl. oder 1000-2000µg/W i.m. für 14d, dann 1 x 100µg/M. i.m.; 1 x 300-1000µg p.o.

B_1 + B_6 OTC	
Medivitan N Neuro *Tbl. 100+100mg* **Neuro-ratioph. 100/100 N** *Tbl. 100+100mg* **Neurotrat S forte** *Tbl. 100+100mg*	**Neurol. Systemerkrankung durch B1- und B6-Mangel:** 1 x 1Tbl. p.o., bei manifestem nachgewiesenem Mangel max. 3 x 1 Tbl. p.o.

B_6 + B_{12} + Folsäure (+ Lidocain) OTC	
Medivitan IM mit Lidocain *Amp. 5+1+1.1mg*	**B_6-, B_{12}-, Folsäure-Mangelzustände:** 2 x 1 Amp./W i.m. über 4 W

A 7.3.2 Vitamin C

UW: z.T. osmotische Diarrhoe;
KI: Anw. Beschr. bei Oxalaturolithiasis, Thalassämie, Hämochromatose

Ascorbinsäure OTC	HWZ 3h, Qo 0.3, PRC C, Lact ?
Ascorvit *Tbl. 200, 500mg* **Cetebe** *Kps. 500(ret.)mg* **Pascorbin** *Inj.Lsg. 7.5g/50ml; Amp. 750mg/5ml* **Vitamin C Loges** *Amp. 500mg/5ml*	**Vitamin-C-Mangel:** 200-1000mg/d p.o.; 100-500mg i.v.; **Ki.:** 5-7mg/kg/d i.v.; **Methämoglobinämie:** 500-1000mg i.v.

A 7.3.3 Vitamin D

UW: Hyperkalzämie, Nausea, Erbrechen, Kalzifizierung verschiedener Organe, Nierensteine;
KI: Hyperkalzämie, Cave in Grav./Lakt.

Alfacalcidol Rp	HWZ (35)h
Alfacalcidol HEXAL *Kps. 0.25, 0.5, 1µg* **Bondiol** *Kps. 0.25, 0.5, 1µg* **Doss** *Kps. 0.25, 0.5, 1µg* **EinsAlpha** *Kps. 0.25, 0.5, 1µg; Gtt. (20Gtt. = 2µg); Amp. 1µg/0.5ml, 2µg/1ml* **One-Alpha** *Kps. 0.25, 0.5, 1µg; Gtt. (20Gtt. = 2µg); Amp. 1µg/0.5ml, 2µg/1ml*	**Renale Osteodystrophie, postmenopausale Osteoporose** → 567, **Osteomalazie** → 569: 1 x 1µg p.o.; **Ki.** < **20kg:** 0.05µg/kg/d; 1µg/Dialyse i.v., max. 12µg/W i.v.; **Doss: zur Sturzprophylaxe bei Älteren:** 1 x 1µg p.o.

A 7 Hämatologie, Onkologie – Arzneimittel

Calcitriol Rp	HWZ 5-8h, PRC C, Lact ?
Calcitriol Kyramed *Tbl. 0,25, 0,5µg* **Decostriol** *Tbl. 0,25, 0,5µg; Amp. 1µg/1ml, 2µg/1ml* **Osteotriol** *Kps. 0,25, 0,5µg* **Renatriol** *Tbl. 0,25, 0,5µg* **Rocaltrol** *Tbl. 0,25, 0,5µg*	**Renale Osteodystrophie:** 0,25µg alle 2d p.o.; ini 0,5µg i.v. 3 x/W nach Dialyse, Erh.Dos. 0,5-3µg 3 x/W nach Dialyse; **Hypoparathyreoidismus** → 580, **hypophosphatämische Rachitis:** 0,25µg/d; Dosissteigerung nach Serum-Ca

Colecalciferol <u>OTC</u>/Rp	HWZ 12 h
D 3 Vicotrat *Amp. 100.000IE/1ml* **Dekristol** *Tbl. <u>400</u>, 500, 1000IE; Kps. 20000IE* **Heliodrel** *Lsg. 25.000,100.000/1ml* **Vigantol** *Gtt. (30Gtt. = 20000IE)* **Vigantoletten** *Tbl. 500, 1000IE* **Vitamin D₃-Hevert** *Tbl. 1000IE*	**Osteoporose** → 567: 1000-3000IE/d p.o.; **Malabsorption:** 3000-5000IE/d p.o.; 50000-100000IE i.m. alle 3 M; **Vitamin-D-Mangelzustände:** ini 1x/W 100.000 IE p.o.; Erh.Dos. im Verlauf niedriger; **Rachitis, Osteomalazie** → 569: 1000-5000IE/d für 1J; **Rachitis-Pro. Sgl.:** 500IE/d

Colecalciferol + Calciumcarbonat OTC	
Calci Aps D₃ *Brausetbl. 880IE+2,5g* **Calcicare D₃** *Kautbl. 400IE+1,5g; Brausetbl. 880IE+2,5g* **Calcimagon D₃** *Kautbl. 400IE+1,25g* **Calcivit D** *Kautbl. 400IE+1,5g; Brausetbl. 400IE+1,5g; 880IE+2,5g* **DEOS** *Kautbl. 400IE+1,25g* **Ossofortin D** *Brausetbl. 800IE+3g* **Ossofortin forte** *Brausetbl. 400IE+1,5g; Kautbl. 400IE+1,5g* **Sandocal-D** *Gran. 440/880IE+1,25/2,5g*	**Osteoporose** → 567, **Vitamin-D-, Kalziummangel bei älteren Patienten:** 800-880IE/d Colecalciferol p.o. in 1-2 ED; **DANI** KI bei schwerer NI; **DALI** nicht erforderlich

Colecalciferol + Fluorid OTC	
D-Fluoretten *Tbl. 500IE+0,25mg* **Fluor-Vigantoletten** *Tbl. 500IE+0,25mg, 1000IE+0,25mg* **Zymafluor D** *Tbl. 500IE+0,25mg, 1000IE+0,25mg*	**Rachitis- und Karies-Pro.:** **FG:** 1 x 1000IE p.o.; **Sgl., Ki. bis 2J:** 1 x 500IE p.o.

Dihydrotachysterol Rp	HWZ 16-18h PRC C, Lact ?
A.T. 10 *Tbl. 0,5mg; Gtt. (26Gtt. = 1mg)* **Atiten** *Gtt. (26Gtt. = 1mg)*	**Hypoparathyreoidismus** → 580: 0,5-1,5mg/d p.o., je nach Serum-Ca-Spiegel

Paricalcitol Rp	HWZ 15h PPB 99%
Paricalcitol HEXAL *Amp. 4µg/2ml, 5µg/1ml, 10µg/2ml* **Pasonican** *Kps. 1, 2µg* **Zemplar** *Kps. 1, 2µg; Amp. 5µg/1ml, 10µg/2ml*	**Pro. Hyperparathyreoidismus bei chron. Niereninsuff.** → 578: nach PTH-Serumspiegel [pg/ml]: Dosis in µg = PTH/80, alle 2d i.v. während Dialyse; Dosisanpassung nach PTH s. FachInfo; **DALI** nicht erforderlich

A 7.3.4 Vitamin K

UW: bei i.v.-Anwendung anaphylaktische Reaktionen mit Atemstillstand

K1 (Phytomenadion) OTC HWZ 1.5-3h, Q_0 0.95

Ka Vit *Gtt. (20Gtt. = 20mg)* Konakion *Amp. 2mg/0.2ml, 10mg/1ml*	**Blutung bei Cumarinüberdosierung:** 5-10mg p.o.; 1-10mg langsam i.v.; **Pro. M. haemorrhagicus: NG:** 2mg p.o. oder 2mg i.m./s.c. bei U1, U2, U3

A 7.3.5 Carotinoide

Wm/Wi (Betacaroten): Antioxidans, Fänger von Singulett-Sauerstoff und freien Radikalen; protektive Wi bei phototoxischen Prozessen;
UW (Betacaroten): keine häufigen oder sehr häufigen UW;
KI (Betacaroten): bek. Überempfindlichkeit, Leberschäden, starke Raucher ($\geq$ 20 Zigaretten)

Betacaroten OTC

Carotaben *Kps. 25mg*	**Erythropoetische Protoporphyrie, polymorphe Lichtdermatosen:** ini 150-200mg p.o.; Dosisabw. nach Schweregrad bzw. Stärke der Sonneneinstrahlung; **Ki., Vorschulki.:** 50-75mg; **Schulki.:** 50-125mg; **Pigmentstörungen:** ini 75-125mg, nach 3-5W 25-50mg; **DANI** vorsichtige Anwendung

A 7.3.6 Folsäure

UW (Folsäure): selten ZNS-Strg., GI-Strg.;
KI (Folsäure): megaloblastäre Anämie infolge Vitamin-B_{12}-Mangels

Folsäure OTC HWZ 1.5-2h PRC A, Lact +

Folarell *Tbl. 5mg; Amp. 5mg/1ml* Folsan *Tbl. 0.4, 5mg* Folsäure Hevert *Tbl. 5mg; Amp. 5mg/2ml, 20mg/2ml* Rubiefol *Tbl. 5mg*	**Folsäuremangel: Pro.:** 0.4-0.8mg/d; 1-5mg i.v./i.m.; **Therapie:** ini 1-20mg i.v./i.m., dann 5-20mg 1-3x/W i.v./i.m.; ini 5-15mg/d p.o., dann 1-3x/W; **Ki.:** 2.5-7.5mg p.o.

Folsäure + Fe^{2+} OTC

Plastulen Duo *Kps. 0.5+102mg* Tardyferon-FOL *Tbl. 0.35+80mg*	**Eisen- und Folsäuremangelzustände:** 1-3 x 1Tbl. p.o.

A 7.4 Wachstumsfaktoren

Wm/Wi (Filgrastim, Lenograstim): humaner Granulozytenkolonie-stimul. Faktor (G-CSF) reguliert Entstehung und Freisetzung funktionsfähiger neutrophiler Granulozyten aus dem Knochenmark; **Wm/Wi (Lipegfilgrastim):** kovalentes Konjugat von Filgrastim mit verlängerter Verweildauer; **Wm/Wi (Plerixafor):** selektiver, reaktiver Antagonist des CXCR4-Chemokin-Rezeptors $\Rightarrow$ Leukozytose u. Spiegel zirkulierender, hämatopoetischer Progenitorzellen $\uparrow$; Mobilisierung von $CD34^+$-Zellen (funktional und transplantionsfähig);

A 7 Hämatologie, Onkologie – Arzneimittel

UW (Filgrastim): Knochenschmerzen, Miktionsbeschwerden, LDH/aP/gGT/Harnsäure ↑, Übelkeit, Erbrechen, Kopfschmerzen;
UW (Lipefilgrastim): Thrombozytopenie, Hypokaliämie, Kopfschmerzen, Hautreaktionen, Schmerzen des Muskel- und Skelettsystems/ im Brustraum;
UW (Plerixafor): Schlaflosigkeit, Benommenheit, Kopfschmerzen, Durchfall, Übelkeit, Erbrechen, Bauchschmerzen, Obstipation, Flatulenz, Mundtrockenheit, orale Hypästhesie, Hyperhidrose, Erytheme, Arthralgie, Reaktion am Injektionsort, Müdigkeit, Unwohlsein;
KI (Filgrastim): Überempf. gegen Filgrastim, Kostmann-Syndrom (kongenitale Neutropenie);
KI (Lipegfilgrastim): bekannte Überempfindlichkeit;
KI (Plerixafor): bekannte Überempfindlichkeit

Filgrastim (G-CSF) Rp	HWZ 2-7h, PRC C, Lact ?
Accofil *Fertigspr. 300, 480µg* Filgrastim HEXAL *Fertigspr. 300, 480µg* Grastofil *Fertigspr. 300, 480µg* Neupogen 30, 48 *Inj.Lsg. 300, 480µg;* *Fertigspr. 300, 480µg* Nivestim *Inj.Lsg. 120, 300, 480µg* Ratiograstim *Fertigspr. 300, 480µg* Zarzio *Fertigspr. 300, 480µg*	**Neutropenie nach Chemotherapie:** 5µg/kg/d s.c.; **Mobilisierung peripherer Blutstammzellen:** 10µg/kg/d als s.c.-Dauerinfusion über 24h für 5-7d; **schwere kongenitale Neutropenie:** 12µg/kg/d, max. 24µ/kg/d; **Neutropenie bei HIV:** 1µg/kg/d, max. 4µg/kg/d; **Spender von allogener Stammzellspende:** 10µg/kg/d für 4-5d

Lenograstim (G-CSF) Rp	HWZ 3-4h
Granocyte 13 *Inj.Lsg. 105µg (13.4 Mio IE)* Granocyte 34 *Inj.Lsg. 263µg (33.6 Mio IE)*	**Neutropenie nach Chemotherapie, Mobilisierung peripherer Blutstammzellen:** 150µg/m² KOF/d s.c.

Lipegfilgrastim (G-CSF) Rp	HWZ 32-62h, PRC C, Lact -
Lonquex *Fertigspr. 6mg/0.6ml (13.4 Mio IE)*	**Neutropenie nach Chemotherapie:** 1 x 6mg s.c. je Zyklus, 24h nach CTX

Pegfilgrastim (G-CSF) Rp	
Neulasta *Fertigspr. 6mg/0.6ml*	**Neutropenie nach Chemotherapie:** 6mg s.c. einmalig pro Chemo-Zyklus

Plerixafor Rp	HWZ 3-5h, PPB 58%, PRC D, Lact ?
Mozobil *Inj.Lsg 24mg/1.2ml*	**Mobilisierung peripherer Blutstammzellen zur autologen Tx bei Lymphom/Multiplem Myelom → 600:** 0.24mg/kg/d s.c. 6-11h vor Apherese nach 4-tägiger G-CSF-Vorbehandlung, Anwendung für 2-7d; **DANI** CrCl > 50: 100%, 20-50: 0.16mg/kg/d, < 20: keine Daten

A 7.5 Benutzerhinweise für Chemotherapeutika

Die Angaben zu Indikation und Dosierung sind den aktuellen Fachinformationen der entsprechenden Handelspräparate entnommen. Hierbei ist zu beachten, dass Chemotherapeutika bei einigen angegebenen Indikationen heute kaum mehr eingesetzt werden. Andererseits erfolgt der Einsatz zahlreicher Substanzen bei hier nicht aufgeführten Indikationen nach aktuellen Therapiestandards.
Bei den Dosierungsangaben unterscheiden sich die hier abgebildeten Angaben aus den FachInfos teils erheblich von der in Klinik und Praxis etablierten Vorgehensweise. Auch kann nicht immer auf die in der Onkologie häufig durchgeführten Kombinationstherapien mit mehreren Substanzen eingegangen werden. Hier sei auf aktuelle Therapieleitlinien von Fachgesellschaften und Tumorzentren verwiesen.
Am Anfang dieses Kapitels sind die unerwünschten Wirkungen (UW) angegeben, die bei nahezu allen Zytostatika auftreten können. Weitere substanzspezifische UW sind in den Tabellen der jeweiligen Wirkstoffgruppe aufgeführt.

A 7.6 Allgemeine unerwünschte Wirkungen von Zytostatika

Sofortreaktionen

Übelkeit, Erbrechen, Fieber, allergische Reaktionen, RR ↓, HRST, Venenentzündungen

Verzögert einsetzende, reversible Nebenwirkungen

Knochenmarkdepression (Leuko- und Thrombopenie, weniger häufig Anämie), Mukositis, Stomatitis, aregenerative Enteropathie mit Appetitlosigkeit und Diarrhoe, Haarausfall, Hautveränderungen (Pigmentierungen, Hyperkeratosen), Hautausschläge, Lungen-, Nieren-, Leberfunktionsstörung, Gerinnungsstörung, Amenorrhoe, Azoospermie, Wachstumshemmung bei Kindern

Bleibende chronische Toxizität

Kardiotoxizität, Nieren- und Leberschädigung, Neurotoxizität (Lähmungen, Sensibilitätsstörung, Polyneuropathie), Mutagenität, Teratogenität, Karzinogenität (Zweittumor)

Indirekte Wirkungen, Paravasat

Immunsuppressive Wirkung als Folge der Leukopenie, Infektanfälligkeit, Hyperurikämie, akute Nephropathie und akutes Nierenversagen;
Zytostatika-Paravasat: initial Ödem, Rötung, Schmerzen, Überwärmung, im weiteren Verlauf Gewebsnekrose, Superinfektion möglich

A 7.7 Alkylierende Mittel

A 7.7.1 Stickstofflost-Analoga

Wm/Wi (alkylierende Mittel): Quervernetzung von DNA-Einzel und -Doppelsträngen durch Alkylierung, Strg. von Matrixfunktion und Synthese der DNA;
UW (alle) s. allgemeine UW von Zytostatika → 151;
UW (Bendamustin): Infektion, Leukopenie, Thrombopenie, Übelkeit, Erbrechen, Mukositis, Erschöpfung, Fieber, Hb-Abfall, Krea/Harnstoff-Anstieg, Tumorlysesyndrom, Schlaflosigkeit, Palpitationen, Angina pectoris, Arrhythmie, Hypotension, Hypertonie, Lungenfunktionsstörung, Diarrhoe, Obstipation, Stomatitis, Hautveränderungen, Alopezie, Schmerzen, Schüttelfrost, Dehydrierung, Appetitlosigkeit, Transaminasen/aP/Bili-Anstieg, Hypokaliämie;
UW (Cyclophosphamid): transiente Transaminasen ↑, Cholestase, hämorrhagische Zystitis, Blasenfibrose, bei Hochdosistherapie akute Myo-/Perikarditis, Herzinsuffizienz, hämorrhagische Myokardnekrosen, akute Enzephalopathie, Lungenfibrose, Pneumonitis;
UW (Chloroambucil): Lungenfibrose v.a. bei kumulativer Dosis > 2000mg, transiente Transaminasen ↑, Lebertoxizität, periphere/zentrale Neurotoxizität, Zystitis;
UW (Melphalan): pulmonale Fibrose;
UW (Ifosfamid): transiente Transaminasen ↑, Cholestase, hämorrhagische Zystitis, akute Enzephalopathie und zerebelläre Neurotoxizität, Verwirrtheit, Psychose, Ataxie, Krampfanfälle, Somnolenz, Koma;
UW (Trofosfamid): transiente Transaminasen ↑, hämorrhagische Zystitis bei hochdosierter oder Langzeittherapie

Bendamustin Rp	HWZ 30min, PPB 95%
Bendamustin HEXAL *Inf.Lsg.* 25, 100mg Bendamustin Ribosepharm *Inf.Lsg.* 25, 100mg Levact *Inf.Lsg.* 25, 100mg	**Non–Hodgkin-Lymphome**→ 592: 120mg/m² d1-2, Wdh. d22; **Multiples Myelom** → 600: 120-150mg/m² d1-2, Wdh. d29 + Prednison; **CLL:** 70-100mg/m² d1-2, Wdh. d29; **DANI** CrCl ≥ 10: 100%; **DALI** Serumbili 1.2-3mg/dl: 70%; > 3mg/dl: keine Daten; s.a. FachInfo

Cyclophosphamid Rp	HWZ (4-8h), Q0 0.5, PPB 15%
Cyclophosphamid Baxter *Inf. Lsg,* 1000, 2000mg Endoxan *Tbl.* 50mg; *Inf.Lsg.* 200, 500, 1000mg	**ALL, AML, maligne Lymphome, Hoden**- → 616, **Mamma-** → 625, **Ovarial-Ca** → 632, **Ewing-Sarkom, Neuroblastom, kleinzell. Bronchial-Ca** → 607, **Rhabdomyosarkom, Autoimmunerkrankung, immunsuppressive Therapie nach Organ-Tx:** Dauertherapie 120-240mg/m² i.v. tgl. oder 1 × 50-200mg p.o.; Intervalltherapie 400-600mg/m² i.v. in Abständen von 2-5d; 800-1600mg/m² i.v. alle 21-28d; **DANI** CrCl < 10: 50%; **DALI** Serumbili 3.1-5mg/dl: 75%

Alkylierende Mittel 153

Chlorambucil Rp	HWZ 1-1.5(2.4)h, Q0 1.0, PPB 98%
Leukeran *Tbl. 2mg*	**CLL, niedrig maligne Non-Hodgkin-Lymphome** → 592: 1 x 0.4mg/kg p.o. d1, Wdh. d15, ggf. um 0.1mg/Zyklus steigern; bei Komb. mit Prednison 5mg/m² d1-3, Wdh. d15, ggf. um 1.3mg/m² steigern; **M. Waldenström:** 0.1mg/kg tgl. oder 0.3mg/kg für 7d, Wdh. alle 6W; **DANI** nicht erforderlich; **DALI** Dosisreduktion empfohlen

Melphalan Rp	HWZ (1.5-2h), Q0 0.9, PPB 90%
Alkeran *Tbl. 2mg; Inf.Lsg. 50mg*	**Multiples Myelom** → 600: 0.25mg/kg p.o. d1-4, Wdh. nach 4-6W, Kombination mit Prednison; 15mg/m² i.v. d1, Wdh. nach 4W; Hochdosistherapie: 100-200mg/m²; **fortgeschrittenes Ovarial-Ca:** 0.2mg/kg p.o. d1-5, Wdh. nach 4-8W; **DANI** CrCl 30-50: 50%

Ifosfamid Rp	HWZ 6-8(4-7)h, Q0 0.5, PPB gering
Holoxan *Inf.Lsg. 1, 2, 3g* IFO-cell *Inf.Lsg. 1, 2, 5g*	**Hoden-** → 616, **Zervix-, Mamma-** → 625, **nichtkleinzelliges Bronchial-Ca** → 609, **kleinzelliges Bronchial-Ca** → 607, **Weichteil-, Ewing-Sarkome, Non-Hodgkin-Lymphome** → 592, **M. Hodgkin** → 599: 1200-2400mg/m² i.v. d1-5 oder 5-8g/m² über 24h d1; **DANI** KI bei schwerer Niereninsuffizienz

Trofosfamid Rp	HWZ 1-1.5(4-8)h
Ixoten *Tbl. 50mg*	**Non-Hodgkin-Lymphome:** 3 x 50mg p.o.; **DANI** k.A.

A 7.7.2 Alkylsulfonate

Wm/Wi (alkylierende Mittel): Quervernetzung von DNA-Einzel- und -Doppelsträngen durch Alkylierung, Strg. von Matrixfunktion und Synthese der DNA;
UW (alle): s. allgemeine UW von Zytostatika → 151;
UW (Busulfan): Lungenfibrose, insbesondere bei kumulativer Dosis > 300mg, bei Hochdosistherapie Lebervenenverschlusssyndrom, Katarakt, Gynäkomastie, retroperitoneale Fibrose, Endokardfibrose, hämorrhagische Zystitis;
UW (Treosulfan): Lungenfibrose, allergische Alveolitis, Pneumonie, Cholestase, Sklerodermie, Psoriasis, Parästhesien, hämorrhagische Zystitis

A 7 Hämatologie, Onkologie – Arzneimittel

Busulfan Rp
HWZ 2.5h, Qo 1.0, PPB 32%

Busilvex Inf.Lsg. 60mg/10ml
Myleran Tbl. 2mg

Konditionierung vor konventioneller Stammzell-Tx: 0.8mg/kg i.v. alle 6h über 4d;
CML → 591: Remissionseinleitung 0.06mg/kg p.o., Erhaltungstherapie 0.5-2mg/d;
Polycythaemia vera → 590: 4-6mg/d;
DANI nicht erforderlich

Treosulfan Rp
HWZ 1.5-1.8h

Ovastat Kps. 250mg; Inf.Lsg. 1, 5g

Ovarial-Ca → 632: 4 x 100-150mg/m² p.o. für 28d, Wdh. d56; 5-8g/m² i.v. d1, Wdh. d21-28; **DANI** k.A.

A 7.7.3 Nitrosoharnstoffe

Wm/Wi (alkylierende Mittel): Quervernetzung von DNA-Einzel- und -Doppelsträngen durch Alkylierung, Strg. von Matrixfunktion und DNA-Synthese;
UW: s. allgemeine UW von Zytostatika → 151; **UW** (Lomustin): pulmonale Infiltrate, Lungenfibrose, transiente Transaminasen ↑, periphere und zentrale Neurotoxizität

Lomustin Rp
HWZ (72h), PPB 60%

Cecenu Kps. 40mg

M. Hodgkin → 599, **Hirntumoren** → 636, **Hirnmetastasen, malignes Melanom** → 729, **kleinzell. Bronchial-Ca** → 607: 70-100mg/m² p.o. d1, Wdh. nach 6W;
DANI Dosisreduktion, KI bei stark eingeschränkter Nierenfunktion

A 7.7.4 Platinhaltige Verbindungen

Wm/Wi (alkylierende Mittel): Quervernetzung von DNA-Einzel- und -Doppelsträngen durch Alkylierung, Störung von Matrixfunktion und Synthese der DNA;
UW: s. allg. UW von Zytostatika → 151; **UW** (Carboplatin): transiente Transaminasen ↑, Nephrotoxizität, periphere Neurotoxizität, Hörstörung, Optikusneuritis;
UW (Cisplatin): Herzinsuff., Enteritis, transiente Transaminasen ↑, Elektrolytveränderungen (Ca^{2+}↓, Mg^{2+}↓, K^+↓, Na^+↓), kumulative Nephrotoxizität mit Tubulusschädigung, Otoxizität, periphere Neurotoxizität, Geschmacksstörung, fokale Enzephalopathie, Sehstörung, Optikusneuritis, Schwindel; **UW** (Oxaliplatin): meist transiente periphere Neuropathie mit Dysästhesien, Parästhesien der Extremitäten (ausgelöst/verstärkt durch Kälteexposition), akute laryngeale/pharyngeale Dysästhesie mit Erstickungsgefühl

Carboplatin Rp
HWZ 2(24)h, Qo 0.25, PPB < 25%

Axicarb Inf.Lsg. 10mg/ml
Carboplatin-GRY Inf.Lsg. 10mg/ml
CARBO-cell Inf.Lsg. 10mg/ml
Carboplatin HEXAL Inf.Lsg. 50, 150, 450, 600, 1000mg
Ribocarbo-L Inf.Lsg. 50, 150, 450, 600mg

Ovarial- → 632, **Zervix-Ca, kleinzelliges Bronchial-Ca** → 607, **Plattenepithel-Ca des Kopf-/Halsbereichs:** 300-400mg/m² i.v., Wdh. nach 4W; alternativ Dosierung nach AUC;
DANI CrCl 40-60: 250mg/m²; 20-40: 200mg/m²; < 20: KI

Alkylierende Mittel 155

Cisplatin Rp	HWZ 58-90h, Q0 0.6, PPB > 90%
Cisplatin-Lsg.-Ribosepharm *Inj.Lsg. 10, 25, 50mg* **Cisplatin medac** *Inf.Lsg. 10, 25, 50, 100mg* **Cisplatin HEXAL PI** *Inf.Lsg. 10, 50mg* **Cisplatin Neocorp** *Inf.Lsg. 10, 50, 100mg*	Hoden-→ 616, Prostata-→ 635, Ovarial-Ca → 632, kleinzelliges → 607 und nicht-kleinzelliges Bronchial-Ca → 609, Oesophagus-→ 632, Zervix-, Blasen-, Endometrium-Ca, Kopf-Hals-Ca, Osteosarkom: 50-120mg/m² i.v. d1 oder 15-20mg/m² d1-5, Wdh. nach 3-4W; **DANI** KI bei Niereninsuffizienz
Oxaliplatin Rp	HWZ biphasisch 0.4h und 38h
Croloxat *Inf. Lsg. 150mg/30ml* **Eloxatin** *Inf.Lsg. 100, 200mg* **Medoxa** *Inf.Lsg. 50mg/10ml, 100mg/20ml, 150mg/30ml* **Oxaliplatin HEXAL** *Inf.Lsg. 50, 100, 150ml* **Riboxatin** *Inf. Lsg. 50mg/10ml, 100mg/20ml*	**Kolorektales Karzinom, adjuvant und metastasiert** → 616: 85mg/m² i.v. d1, Wdh. d15, Kombination mit 5-FU; **DANI** CrCl < 30: KI

A 7.7.5 Weitere alkylierende Mittel

Wm/Wi (alkylierende Mittel): Quervernetzung von DNA-Einzel- und -Doppelsträngen durch Alkylierung, Strg. von Matrixfunktion und Synthese der DNA;
Wm/Wi (Procarbazin): hemmt die Inkorporation von kleinen DNA-Präkursoren sowie die RNA- und Protein-Synthese, direkte Schädigung der DNA durch Alkylierungsreaktion, schwacher Inhibitor der MAO im ZNS;
UW: s. allgemeine UW v. Zytostatika → 151;
UW (Dacarbazin): transiente Transaminasen ↑, Lebervenenverschlusssyndrom, Lebernekrose, Photosensitivität, ZNS-Störung (Kopfschmerzen, Sehstörung, Verwirrtheit, Lethargie, Krämpfe), Parästhesien, Thrombophlebitis, ausgeprägte Nausea;
UW (Procarbazin): KM-Suppression, Anämie, Neutropenie, Leukopenie, Thrombozytopenie mit Blutungstendenz, Panzytopenie, allergische Reaktionen mit makulopapillarem Exanthem, Hypereosinophilie, Fieber, Hautrötung, Urtikaria, Neuropathien, Parästhesien der Extremitäten, Schläfrigkeit, Verwirrtheit, interstitielle Pneumonie, Nausea, Erbrechen, Anorexie, Obstipation, Diarrhoen, Stomatitis, Leberfktsstrg., Azoospermie, Beendigung der Ovarialfunktion, Alopezie, inkurrente Infektionen, Herpes zoster; **UW** (Temozolomid): Obstipation, Kopfschmerzen, Schwindel, Geschmacksanomalien, Parästhesien;
KI (Procarbazin): bek. Überempf., Myelosuppression mit Granulozyto- und Thrombozytopenie (nicht durch maligne Grunderkrankung bedingt), Lakt., schwere Nieren- und Leberschäden

Dacarbazin Rp	HWZ 0.5-3.5h, Q0 0.3, PPB 5%
Dacarbazin Lipomed *Inf.Lsg. 100, 200mg* **Detimedac** *Inf.Lsg. 100, 200, 500, 1000mg*	**Malignes Melanom:** 200-250mg/m² i.v. d1-5 oder 850mg/m² d1, Wdh. nach 3W; **Weichteilsarkom:** 250mg/m² d1-5, Wdh. nach 3W; **M. Hodgkin:** 375mg/m² d1, Wdh. d15; **DANI** leichte bis mittlere NI: 100%, schwere NI: KI; **DALI** leichte bis mittlere LI: 100%, schwere LI: KI

A 7 Hämatologie, Onkologie – Arzneimittel

Procarbazin Rp	PRC D, Lact -
Natulan *Kps. 50mg*	M. Hodgkin: 100mg/m² KOF für 7-14 d p.o. in Kombination mit anderen Zytostatika

Temozolomid Rp	HWZ 1.8h, PPB 10-20%
Temodal *Kps. 5, 20, 100, 140, 180, 250mg* Temozo Cell *Kps. 5, 20, 100, 140, 180, 250mg* Temozolomid HEXAL *Kps. 5, 20, 100, 140, 180, 250mg*	Rezidivierende oder progrediente maligne Gliome: 200mg/m² d1-5, Wdh. nach 4W; vorbehandelte Patienten beim 1. Zyklus 150mg/m²; DANI nicht erforderlich

A 7.8 Antimetabolite

A 7.8.1 Folsäure-Analoga

Wm/Wi (Antimetabolite): Einbau als falsches Substrat in die DNA oder RNA, Hemmung der DNA- oder RNA-Polymerase;
UW: s. allgemeine UW von Zytostatika → 151;
UW (Methotrexat): GI-Blutungen, Transaminasen ↑, Tubulusschädigung, reversible akute Enzephalopathie nach i.v.-/intrathekaler Applikation, Leukenzephalopathie, Konjunktivitis;
UW (Pemetrexed): Transaminasen ↑, Fieber, motorische und sensible Neuropathie, Diarrhoe, Fatigue, Hautrötung, Appetitverlust, Stomatitis, Angina pectoris, kardiovaskuläre Ereignisse

Methotrexat → 205 Rp	HWZ 12-24h, Qo 0.06, PPB 50%
Methotrexat-Gry *Inf.Lsg. 5, 50, 500, 1000, 5000mg* Methotrexat medac *Inj.Lsg. 5, 15, 50mg; Inf.Lsg. 250, 500, 1000, 5000mg* MTX HEXAL *Tbl. 2.5, 5, 7.5, 10, 15mg; Inj.Lsg. 5, 7.5, 10, 15, 25, 50, 500, 1000mg; Fertigspritze 2.5mg/0.33ml, 7.5mg/1ml, 10mg/1ml, 10mg/1.33ml, 15mg/2ml, 20mg/2.67ml, 25mg/3.33ml*	Choriongepitheliom, Mamma-Ca → 625, Kopf-Hals-Ca, Non-Hodgkin-Lymphom → 592, ALL, kleinzelliges Bronchial-Ca → 607, Osteosarkom, Meningeosis leucaemica + carcinomatosa, maligne Lymphome im Kindesalter, ZNS-Tumoren → 636: ED i.v. je nach Therapie-Schema, niedrigdosierte Therapie: < 100mg/m²; mittelhochdosierte Therapie: 100-1000mg/m²; hochdosierte Therapie: > 1000mg/m²; intrathekal: 8-12mg/m², max. 15mg absolut, ini alle 2-3d, später alle 4W; DANI CrCl > 80: 100%; 80: 75%; 60: 63%; < 60: KI

Pemetrexed Rp	HWZ 3.5h, PPB 81%
Alimta *Inf.Lsg. 100, 500mg*	Malignes Pleuramesotheliom: 500mg/m² i.v. d1, Kombination mit Cisplatin 75mg/m² d1, Wdh. d22; NSCLC: 500mg/m² d1, Wdh. d22; DANI CrCl ≥ 45: 100%; < 45: Anwendung nicht empfohlen

Antimetabolite 157

A 7.8.2 Purin-Analoga

Wm/Wi (Antimetabolite): Einbau als falsches Substrat in die DNA oder RNA, Hemmung der DNA- oder RNA-Polymerase; **Wm/Wi** (Cladribin): DNA-Synthese und -Reparatur werden blockiert, Einfluss auf Kaskade immunologischer Ereignisse über B- und T-Lymphozyten; **Wm/Wi** (Nelarabin): wird zu ara-G metabolisiert; **UW:** s. allgemeine UW von Zytostatika → 151; **UW** (Cladribin): parenterale Anw.: schwere Neutropenien bzw. Anämien, Thrombozytopenien, Infektionen, Fieber, Müdigkeit, Übelkeit, Hautausschlag, Kopfschmerz, Appetit ↓, Schüttelfrost, Asthenie, Hyperhidrosis, Erbrechen, Obstipation, Diarrhoe, Purpura, Benommenheit, anomale Atem-/Brustkorbgeräusche, Husten, Reakt. an Injektionsstelle: Rötung, Schwellung, Schmerz, Unwohlsein, Körperschmerz, Bauchschmerzen, Flatulenz, Petechien, Schlaflosigkeit, Angstgefühl, Ödeme, Tachykardie, Herzgeräusche, Kurzatmigkeit, Juckreiz, Hautrötung, Schmerzen, Myalgie, Arthralgie, schwere Infektionen, Exitus (nicht klar von Grunderkr. abzugrenzen); orale Anw.: oraler Herpes, Herpes zoster, Lymphopenie, Neutropenie, Exanthem, Alopezie; **UW** (Clofarabin): febrile Neutropenie, Angstlichkeit, Kopfschmerzen, Nausea, Erbrechen, Diarrhoe, Dermatitis, Pruritus, Schleimhautentzündung, Pyrexie, Erschöpfung; **UW** (Fludarabin): akute Kardiotoxizität mit Arrhythmien, Hypotonie, transiente Transaminasen ↑, periphere Neuropathie mit Parästhesien, ZNS-Strg., Immunsuppression mit T-Zell-Defizienz, (CD^{4+} ↓ ↓, CD^{8+} ↓), Tumorlysesyndr., Hämolyse; **UW** (Mercaptopurin): transiente Transaminasen ↑, Cholestase, Lebervenenverschlusssyndrom; **UW** (Nelarabin): Infektionen, Tumorlysesyndrom, Hypoglykämie, Hypokalzämie, Hypomagnesiämie, Hypokaliämie, Verwirrtheit, Somnolenz, Kopfschmerzen, periphere neurologische Störung, Schwindel; **UW** (Tioguanin): transiente Transaminasen ↑, Cholestasen, Lebervenenverschlusssyndrom, Darmperforation

Cladribin Rp HWZ 3-22h (kontinuierl. Infusion an 7d), 11h (s.c.-Bolus an 5d), PPB 20%	
Leustatin Inf.Lsg. 10mg/10ml **LITAK** Inj.Lsg. 10mg/5ml **Mavenclad** Tbl. 10mg	**Haarzell-Leukämie:** 0.14kg/kg s.c. d1-5 oder 0.09mg/kg i.v. über 24h d1-7; DANI, DALI vors. Anw.; Mavenclad: **Multiple Sklerose:** 2 Behandlungsphasen in 2J mit je 1.75mg/m² p.o. über 5d; s.a. FachInfo; Child-Pugh > 6: Anw. nicht empf.
Clofarabin Rp HWZ 5.2h	
Evoltra Inf.Lsg. 20mg/20ml	**ALL: Ki > 21kg:** 52mg/m² über 2h i.v. d1-5; DANI, DALI KI bei schwerer NI, LI
Fludarabin Rp HWZ 10-30h, PPB nicht ausgeprägt	
Bendarabin Inf.Lsg. 50mg **Fludara** Inf.Lsg. 50mg **Fludarabinphosphat-GRY** Inj.Lsg. 50mg	**CLL vom B-Zell-Typ:** 25mg/m² i.v. d1-5, Wdh. d29; DANI CrCl 30-70: 50%; < 30: KI; DALI vorsichtige Anwendung
Mercaptopurin Rp HWZ 1.5h, Qo 0.8, PPB 20%	
Mercaptopurin Medice Tbl. 10mg **Puri-Nethol** Tbl. 50mg **Xaluprine** Susp. (1ml = 20mg)	**ALL:** 2.5mg/kg/d p.o., Therapiedauer je nach Schema; DANI, DALI Dosisreduktion erwägen
Nelarabin Rp HWZ 0.5(3)h, PPB 25%	
Atriance Inf.Lsg. 250mg/50ml	**T-ALL, T-LBL:** 1.5g/m² i.v. d 1, 3, 5, Wdh. d22; **Ki., Jug. < 21J:** 650mg/m² i.v. d1-5, Wdh. d22; DANI, DALI keine Daten

A 7 Hämatologie, Onkologie – Arzneimittel

Tioguanin Rp HWZ (0.5-6h)

Thioguanin Aspen *Tbl. 40mg*
Thioguanin Wellcome *Tbl. 40mg*

AML: Induktion: 100mg/m^2 alle 12h p.o.;
ALL: 60mg/m^2 p.o.; Therapiedauer je nach Schema; **DANI, DALI** Dosisreduktion erwägen

A 7.8.3 Pyrimidin-Analoga

Wm/Wi (Antimetabolite): Einbau als falsches Substrat in die DNA oder RNA, Hemmung der DNA- oder RNA-Polymerase; **Wm/Wi** (Gimeracil): Dihydropyrimidindehydrogenase-(DPD)-Hemmer ⇒ verhindert Abbau von 5-FU ⇒ 5-FU-Plasmakonzentration ↑;
Wm/Wi (Oteracil): Orotatphosphoribosyltransferase-(OPRT)-Hemmer ⇒ setzt Aktivität von 5-FU in der normalen Magen-Darm-Mukosa herab;

UW: s. allgemeine UW von Zytostatika → 151;
UW (Azacitidin): Pneumonie, Nasopharyngitis, Anorexie, Schwindel, Kopf-, Bauch-, Brustschmerzen, Diarrhoe, Obstipation, Petechien, Exanthem, Pruritus, Ekchymosen, Arthralgien, Erythem an der Injektionsstelle, Hypokaliämie, Myalgie;
UW (Capecitabin): Ödeme der unteren Extremitäten, Hand-Fuß-Syndrom, Kopfschmerzen, Parästhesien, Geschmacksstörung, Schwindel, Schlaflosigkeit, Lethargie, Dehydrierung;
UW (Cytarabin): bei hochdosierter Therapie akute Pulmotoxizität, Lungenödem, ARDS, Pankreatitis, Ulzera, Darmnekrose, Ösophagitis, transiente Transaminasen ↑, Cholestase, Konjunktivitis, Keratitis, periphere und zentrale Neurotoxizität, zerebrale und zerebelläre Störung, bei intrathekaler Gabe akute Arachnoiditis, Leukenzephalopathie, Myalgien, Arthralgien, Knochenschmerzen; **UW** (Fluorouracil): akute Kardiotoxizität mit Arrhythmien, Ischämie, Herzinfarkt, Konjunktivitis, hoher Tränenfluss, ZNS-Strg. (Somnolenz, Verwirrtheit), reversible zerebelläre Strg. (Ataxie, Müdigkeit, Sprachstrg.), Palmar- und Plantarveränderungen;
UW (Gemcitabin): Fieber, Schüttelfrost, Kopf-, Rückenschmerzen, transiente Transaminasen ↑, mäßiggradige Proteinurie/Hämaturie, Lungenödem, periph. Ödeme;
UW (Tegafur + Gimeracil + Oteracil): Neutro-/Leuko-/Lymphopenie, Anämie, Thrombopenie, febrile Neutropenie, Anorexie, Dehydratation, Hypokaliämie, Hyponatriämie, Hypokalzämie, Hypomagnesiämie, Hypalbuminämie, Hyperkaliämie, Schlaflosigkeit, periphere Neuropathie, Schwindel, Kopfschmerzen, Dysgeusie, Sehstrg., Erkr. der Tränenwege, Konjunktivitis, Augenerkr., Hörschäden, Taubheit, Hypotonie, Hypertonie, tiefe Venenthrombose, Dyspnoe, Epistaxis, Singultus, Husten, Diarrhoe, Erbrechen, Obstipation, Übelkeit, gastrointest. Blutung/Entzündung, Stomatitis, Flatulenz, abdominelle Beschwerden, Dysphagie, Dyspepsie, trockener Mund, Bilirubin/GPT/GOT ↑, Erythrodysästhesie-Syndrom der Handflächen und Fußsohlen, Ausschlag, Pruritus, Hyperpigmentation der Haut, trockene Haut, Alopezie, Schmerzen des Bewegungsapparats, Nierenversagen, Kreatinin/Harnstoff ↑, CrCl ↓, Müdigkeit, Asthenie, Gewichtsverlust, Pyrexie, Schleimhautentzündung, peripheres Ödem, Schüttelfrost;
UW (Trifluridin): Neutropenie, Leukopenie, Anämie, Thrombopenie, Appetit ↓, Diarrhoe, Übelkeit, Erbrechen, Ermüdung, Infektion d. unteren/oberen Atemwege, febrile Neutropenie, Lymphopenie, Monozytose, Hypoalbuminämie, Schlaflosigkeit, Geschmacksstrg., periph. Neuropathie, Schwindelgefühl, Kopfschmerzen, Flush, Dyspnoe, Husten, Abdominalschmerz, Obstipation, Stomatitis, Erkrank. d. Mundraums, Hyperbilirubinämie, palmarplantares Erythrodysästhesie-Syndrom, Hautausschlag, Alopezie, Pruritus, trockene Haut, Proteinurie, Fieber, Ödem, Schleimhautentzünd., Unwohlsein, Leberenzyme ↑, alkalische Phosphatase ↑, Gewicht ↓;

Antimetabolite 159

KI (Tegafur + Gimeracil + Oteracil): bek. Überempf., schwere UW bei Fluoropyrimidin-Therapie in der Vorgeschichte, bek. Mangel an DPD, Grav./Lakt., schwere Knochenmarkdepression, terminale/dialysepflichtige Niereninsuffizienz, gleichzeitige Gabe von anderen Fluoropyrimidinen, Behandlung mit DPD-Hemmern innerhalb von 4W;
KI (Trifluridin): bek. Überempf.

Azacitidin Rp — HWZ 41min

Vidaza Inj.Lsg. 100mg

Myelodysplastische Syndrome, CMML, AML: 75mg/m² s.c. d1-7, Wdh. d29;
DANI s. FachInfo;
DALI sorgf. Überwachung

Capecitabin Rp — HWZ 0.25h, Qo 1.0, PPB 54%

Capecitabin Accord Tbl. 150, 300, 500mg
Capecitabin HEXAL Tbl. 150, 300, 500mg
Capecitabin Medac Tbl. 150, 300, 500mg
Ecansya Tbl. 150, 300, 500mg
Xeloda Tbl. 150, 500mg

Kolorektales Ca → 616: 2 x 1250mg/m²/d p.o. d1-14, Wdh. d22;
Mamma-Ca → 625: 2 x 1250mg/m²/d p.o. d1-14, Wdh. d22, Komb. mit Docetaxel;
Kombinationsther. bei Kolorektal- und Magen-Ca: 2 x 800-1000mg/m² d1-14, Wdh. d22; bei fortlaufender Gabe 2 x 625mg/m²;
DANI CrCl 30-50: 75%; < 30: KI

Cytarabin Rp — HWZ (1-3h), Qo 0.9, PPB 15%

DepoCyte Inj.Susp. 50mg
ARA-cell Inj.Lsg. 40mg/2ml, 100mg/5ml; Inf.Lsg. 1g/20ml, 4g/80ml, 5g/50ml, 10g/100ml
Alexan Inj.Lsg. 100mg/5ml; Inf.Lsg. 1000mg/20ml

Akute Leukämien: Induktion 100-200mg/m² i.v. für 5-10d; Remissionserhaltung: 70-200mg/m² i.v./s.c. d1-5, Wdh. d29;
NHL → 592: 300mg/m² i.v. je nach Schema, z.B. d8;
Meningeosis lymphomatosa: DepoCyte: 50mg intrathekal W1+3, dann W5, 7, 9, 13, 17, 21, 25, 29;
DANI CrCl < 10: 50-75%

Fluorouracil (5-FU) Rp — HWZ 8-40min, Qo 1.0, PPB 0%

Fluorouracil-GRY Inf.Lsg. 1000mg/20ml, 5000mg/100ml
5-FU HEXAL Lsg. 5000mg
5-FU medac Inf.Lsg. 500, 1000, 5000, 10000mg
Benda 5 Fu Inf.Lsg. 1g/20ml, 5g/200ml
Eurofluor Inf.Lsg. 500mg/10ml, 1g/20ml, 5g/100mg
Ribofluor Inf.Lsg. 250mg/5ml, 500mg/10ml, 1000mg/20ml, 5000mg/100ml
Efudix Salbe (1g enth. 50mg)

Kolorektales Karzinom → 616: 370-600mg/m² als i.v.-Bolus; 200-750mg/m² als Dauerinfusion;
Pankreas-Ca → 634: 400-500mg/m² als i.v.-Bolus; 1000mg/m² als Dauerinfusion;
Mamma-Ca → 625, **Magen-Ca** → 622: 500-600mg/m²;
DANI CrCl < 10: 50-75%;
solare und solide Keratosen, M. Bowen, Basaliome: Efudix: 1-2 x tgl. auftragen

A 7 Hämatologie, Onkologie – Arzneimittel

Gemcitabin Rp	HWZ 42-94min (0.7-12h), Q0 > 0.9
Gemci Cell Inf.Lsg. 200, 1000, 1500, 2000mg **Gemcitabin HEXAL** Inf.Lsg. 200, 1000, 2000mg **Gemedac** Inf.Lsg. 200, 1000, 1500mg **Gemzar** Inf.Lsg. 200, 1000mg	**Blasen-Ca** → 605: $1g/m^2$ i.v. d1, 8, 15, Wdh. d29, Komb. mit Cisplatin $70mg/m^2$ d2; **nichtkleinzelliges Bronchial-Ca** → 609: $1250mg/m^2$ d1, 8, Wdh. d22 oder $1000mg/m^2$ d1, 8, 15, Wdh. d29; **Mamma-Ca** → 625: $1250mg/m^2$ d1, 8, Wdh. d22, Komb. mit Paclitaxel $175mg/m^2$ d1; **Ovarial-Ca**: $1g/m^2$ d1, 8, Wdh. d22, Komb. mit Carboplatin d1 (Ziel-AUC 4.0mg/ml × min); **Pankreas-Ca** → 634: $1g/m^2$ 1 x/W für 7W, dann d1, 8, 15, Wdh. d29; **DANI** vorsichtige Anwendung

Tegafur + Gimeracil + Oteracil Rp	Lact -
Teysuno Kps. 15+4.35+11.8mg, 20+5.8+15.8mg	**Fortgeschrittenes Magen-Ca in Komb. mit Cisplatin**: 2 x 25mg Tegafur/m^2/d p.o. d1-21, Wh. d29; **DANI** CrCl > 50: 100%, 30-50: 2 x 20mg Tegafur/m^2/d, < 30: Anwendung nicht empfohlen; **DALI** nicht erforderlich

Trifluridin + Tipiracil Rp	
Lonsurf Tbl. 15+6.14, 20+8.19mg	**Metastasierendes kolorektales Ca**: 2 x 35mg/m^2 p.o. d1-5 und d8-12, Wdh. d29; **DANI** CrCl 30-89: 100%, <30: keine Daten; **DALI** leichte LI: 100%; mäßige bis schwere LI: keine Daten

A 7.9 Alkaloide und andere natürliche Mittel

A 7.9.1 Vinca-Alkaloide und -Analoga

Wm/Wi (Vinca-Alkaloide und -Analoga): Bindung an mikrotubuläre Proteine mit Depolarisation, Verhinderung der mitotischen Spindel, Strg. der Protein-, DNA- und RNA-Synthese;
UW: s. allgem. UW von Zytostatika → 151;
UW (Vinca-Alkaloide und -Analoga): kardiovaskuläre Strg., RR ↑, RR ↓, akute interstitielle Pneumonitis/Bronchospasmus v.a. bei Gabe mit Mitomycin C, Obstipation, Ileus, Polyurie (ADH-Sekretion ↓), Dysurie, Harnverhalten (Blasenatonie), dosisabhängige periphere Neurotoxizität, autonome Neurotoxizität, Hirnnervenausfälle und ZNS-Strg.: Hypästhesie, Parästhesien, motorische Strg., Areflexie, Paralyse, Ataxie, paralytischer Ileus, Optikusatrophie, Erblindung, Krampfanfälle, Muskelkrämpfe/Schmerzen in Unterkiefer/Hals/Rücken/Extremitäten nach Injektion, Pankreatitis, schwere Gewebsnekrose bei Paravasat;
UW (Vinflunin): Panzytopenie, Infektionen, Anorexie, Dehydratation, Überempf., Insomnie, periph. sensorische Neuropathie, Synkope, Kopf-, Ohrenschmerzen, Neuralgie, Tachykardie, Hypo-, Hypertension, Venenthrombose, gastrointestinale Strg., Husten, Dyspnoe, Alopezie, Myalgie, Hautreaktionen, muskuloskeletale Schmerzen, Asthenie, Reaktion an der Applikationsstelle, Schüttelfrost

Alkaloide und andere natürliche Mittel 161

Vinblastin Rp	HWZ 25h, Q0 0.95, PPB 44–75%
Vinblastinsulfat Teva *Inf.Lsg. 10mg*	Hoden-Ca → 616, Mamma-Ca → 625, M. Hodgkin → 599, Non-Hodgkin-Lymphom → 592, Histiocytosis X: ini 3.7mg/m² /W, dann steigern um 1.8-1.9mg/m² /W bis 6mg/m² i.v. 1 x/W; **Ki.:** ini 2.5mg/m² 1 x/W, steigern auf max. 7.5mg/m² /W; **DANI** nicht erf.; **DALI** Bilirubin i.S. (µmol/l) < 25: 100%; 20-50: 50%; > 50: KI
Vincristin Rp	HWZ 85h, Q0 0.95, PPB 44%
Cellcristin *Inj.Lsg. 1mg/1ml, 2mg/2ml* Vincristinsulfat HEXAL *Inj.Lsg. 1mg, 2mg* Vincristin Liquid L *Inj.Lsg. 1mg/1ml* Vincristinsulfat Teva *Inj.Lsg. 1mg/1ml, 2mg/2ml, 5mg/5ml*	ALL, M. Hodgkin → 599, Non-Hodgkin-Lymphom → 592, Mamma-Ca → 625, kleinzelliges Bronchial-Ca → 607, Sarkome, Wilms-Tumor, Neuroblastom, M. Werlhof: 1.4mg/m² i.v. 1 x/W, max. 2mg/W; **Ki.:** < 10kg: 0.05mg/kg 1 x/W; > 10kg: 2mg/m² 1 x/W; **DANI** k.A.; **DALI** Bili > 3mg/dl: 50%
Vindesin Rp	HWZ 25h
Eldisine *Inj.Lsg. 5mg*	Akute Leukämien, Blastenschub der CML → 591, maligne Lymphome, malignes Melanom → 729, NSCLC und SCLC, Mamma- → 625, Ösophagus- → 632, Kopf-Hals-, Hoden-Ca: 3mg/m² i.v.; **Ki.:** 4mg/m²; **DANI** k.A.; **DALI** Bili > 3mg/dl: 50%
Vinflunin Rp	HWZ 40h, PPB 67%
Javlor *Inf.Lsg. 25mg/ml*	Fortgeschrittenes/metastasiertes Urothel-Übergangszell-Ca: 320mg/m² über 20min. i.v. d1, Wdh. d22; **DANI** CrCl > 60: 100%; 40-60: 280mg/m²; 20-39: 250mg/m² alle 3W; **DALI** s. FachInfo
Vinorelbin Rp	HWZ 38-40h, Q0 > 0.7, PPB 14%
Bendarelbin *Inf.Lsg. 10mg/1ml, 50mg/5ml* Navelbine *Inf.Lsg. 10mg/1ml, 50mg/5ml; Kps. 20, 30, 80mg* Navirel *Inf.Lsg. 10mg/1ml, 50mg/5ml* Vinorelbin Actavis *Inf.Lsg. 10mg/1ml, 50mg/5ml* Vinorelbin Nc *Inf.Lsg. 10mg/1ml*	Fortgeschrittenes nichtkleinzelliges Bronchial-Ca → 609, anthrazyklinresistentes Mamma-Ca → 625: 25-30mg/m² i.v. d1, Wdh. d29; 60mg/m² p.o. 1 x/W, nach 3 Gaben 80mg/m²; **DANI** nicht erforderlich; **DALI** massive Lebermetasen/schwere LI: 66%

A 7 Hämatologie, Onkologie – Arzneimittel

A 7.9.2 Podophyllotoxin-Derivate

Wm/Wi (Podophyllotoxin-Derivate): Interaktion mit Topoisomerase II, DNA-Einzel- und -Doppelstrangbrüche; **UW**: s. allgemeine UW von Zytostatika → 151;
UW (Etoposid): Hypotonie bei i.v.-Gabe, Ischämie, Dysphagie, Obstipation, transiente Transaminasen ↑, allerg. Reaktionen bis zur Anaphylaxie, periphere Neuropathie/ZNS-Störung;
UW (Teniposid): transiente Transaminasen ↑, Lebervenenverschlusssyndrom, allergische Reaktionen bis zur Anaphylaxie, periphere Neuropathie/ZNS-Störung

Etoposid Rp — HWZ 6–8h, Q0 0.65, PPB 98%

Eto Cell Inf.Lsg. 100, 500mg **Eto-GRY** Inf.Lsg. 20mg/ml **Etomedac** Inf.Lsg. 100mg/5ml, 500mg/25ml **Etopophos** Inf.Lsg. 100, 1000mg **Etoposid HEXAL** Inf.Lsg. 50, 100, 200, 400, 1000mg **Lastet** Kps. 25, 50, 100mg **Riboposid** Inf.Lsg. 100mg/5ml, 200mg/10ml, 400mg/20ml **Vepesid** Kps. 50, 100mg	Kleinzelliges Bronchial-Ca → 607, nichtkleinzelliges Bronchial-Ca → 609, M. Hodgkin → 599, NHL → 592, AML, Hoden-→ 616, Chorion-, Ovarial-Ca → 632: 50–100mg/m² i.v. d1-5 oder 120–150mg/m² d1, 3, 5; 100–200mg/m² p.o. d1-5, Wdh. nach 3–4W; **DANI, DALI** KI bei schwerer Nieren-/Leberinsuffizienz

A 7.9.3 Taxane

Wm/Wi (Taxane): pathol. Bildung und Stabilisierung von Mikrotubuli ⇒ Störung der Mitose; **UW**: s. allgemeine UW von Zytostatika → 151; **UW** (Cabazitaxel): Hyperglykämie, Hypokaliämie, Dehydratation, Angst, Verwirrtheitszustände, Geschmacksstörungen, Schwindel, Kopfschmerzen, Lethargie, Ischialgie, Konjunktivitis, Tränenfluss ↑, Tinnitus, TVT, Dyspnoe, Husten, Schmerzen im Oropharynx, Abdominalschmerz, Hämorrhoiden, Reflux, Mundtrockenheit, Rückenschmerzen, Arthralgie, Myalgie, Hämaturie, Dysurie; **UW** (Docetaxel): Ischämiesymptomatik, Obstipation, transient Transaminasen ↑, Dermatoxizität, Dysästhesien, Epidermiolyse, periphere Neurotoxizität mit Parästhesien und motor. Störungen, paralytischer Ileus, ZNS-Störung, Hypersensitivitätsreaktion, Flüssigkeitsretention (Kapillarpermeabilität ↑) mit Gewichtszunahme u. Ödemen, Hypotonie, Pleuraerguss, Aszites; **UW** (Paclitaxel): Erregungsleitungsstrg. (Herz), Ischämie, Obstipation, transiente Transaminasenerhöhung, periphere Neurotoxizität mit Parästhesien, paralytischer Illeus, ZNS-Strg., Hypersensitivitätsreaktion

Cabazitaxel Rp — HWZ 95h, Q0 > 0.95, PPB 89–92%

Jevtana Inf.Lsg. 60mg	Hormonrefraktäres, metast. Prostata-Ca (nach Vorbehandlung mit Docetaxel): 25mg/m² über 1h i.v. d1, Wdh. d22; **DANI** CrCl > 50: 100%, <50: vorsichtige Anwendung; **DALI** KI bei schw. LI

Docetaxel Rp — HWZ 11h, Q0 > 0.9, PPB 95%

Bendadocel Inf.Lsg. 20, 80, 140mg **Docetaxel Nc** Inf.Lsg. 20, 80, 160mg **Ribodocel** Inf.Lsg. 20, 80, 160mg **Taxceus** Inf.Lsg. 20, 80, 140mg **Taxotere** Inf.Lsg. 20, 80, 160mg	Mamma-Ca → 625: 75–100mg/m² i.v. d1, Wdh. d22; nichtkleinzell. Bronchial-Ca → 609, Prostata-→ 635, Magen-Ca → 622, Plattenepithel-Ca des Kopf-/Halsbereichs: 75mg/m² i.v. d1, Wdh. d22; **DANI** k.A.; **DALI** KI bei schwerer LI

Zytotoxische Antibiotika

Paclitaxel Rp HWZ 6.4-12.7h, $Q_0 > 0.8$, PPB 89-98%

Abraxane *Inf.Lsg. 5mg/ml*
Celltaxel *Inf.Lsg. 300mg*
Neotaxan *Inf.Lsg. 30, 100, 150, 300, 600mg*
Paclitaxel HEXAL *Inf.Lsg. 30, 100, 150, 300mg*
Ribotax *Inf.Lsg. 30, 100, 300mg*
Taxomedac *Inf.Lsg. 30, 100, 300mg*

Ovarial-Ca → 632: 175mg/m² über 3h i.v. d1; 135mg/m² über 24h i.v. d1, Wdh. d22; **Mamma-Ca** → 625, **fortgeschr. nichtkleinzell. Bronchial-Ca** → 609: 175mg/m² über 3h i.v. d1, Wdh. d22; **Kaposi-Sarkom bei AIDS:** 100mg/m² über 3h i.v. d1, Wdh. d15; **DANI** k.A.; **DALI** auf verstärkte Myelosuppression achten; KI bei schwerer LI

A 7.10 Zytotoxische Antibiotika

A 7.10.1 Anthracycline

Wm/Wi (Anthracycline): Interkalation in die Doppelhelix der DNA, Hemmung der Topoisomerase I und II; **Wm/Wi** (Pixantron): schwacher Inhibitor der Topoisomerase II, alkyliert direkt DNA ⇒ bildet stabile DNA-Addukte und Doppelstrangbrüche;
UW: s. allg. UW von Zytostatika → 151; **UW** (Daunorubicin): akute Kardiotoxizität (EKG-Veränd., Arrhythmien, Ischämie, Infarkt) u. chron. Kardiotoxizität (dilatative Kardiomyopathie, LVEF ↓), Tubulusschädigung, Rezidiv früherer Strahlendermatitis; **UW** (Doxorubicin): akute Kardiotoxizität (EKG-Veränd., Arrhythmien, Ischämie, Infarkt) u. chron. Kardiotoxizität (dilatative Kardiomyopathie, LVEF ↓), Rezidiv früherer Strahlendermatitis;
UW (Doxorubicin liposomal): im Vergleich zu Doxorubicin geringere chron. Kardiotoxizität;
UW (Epirubicin): Kardiotoxizität geringer als bei Dauno-/Doxorubicin: akute Kardiotoxizität (EKG-Veränd., Arrhythmien, Ischämie, Infarkt) u. chron. Kardiotoxizität (dilatative Kardiomyopathie mit LVEF ↓), Rezidiv früherer Strahlendermatitis; **UW** (Idarubicin): Kardiotoxizität ist geringer als bei anderen Anthrazyklinen: akute Kardiotoxizität (EKG-Veränd., Arrhythmien, Ischämie, Infarkt) u. chron. Kardiotoxizität (dilatative Kardiomyopathie);
UW (Mitoxantron): chron. Kardiotoxizität: Kardiomyopathie, Herzinsuff. (im Vergl. zu Doxorubicin weniger ausgeprägt), GI-Blutungen, Transaminasen ↑ (transient), Cholestase, Pruritus, bläuliche Verfärbung von Skleren/Fingernägeln/Injektionsstelle u. Urin;
UW (Pixantron): neutropenische Infektion, Inf. der Atemwege, Neutro-, Leuko-, Lymphopenie, Anämie, Thrombozytopenie, febrile Neutropenie, Bluterkrankung, Anorexie, Hypophosphatämie, Geschmacksstrg., Kopfschmerzen, Somnolenz, Parästhesie, Konjunktivitis, linksventr. Dysfunktion, Herzerkrankung, kongestive Herzinsuff., Tachykardie, Schenkelblock, Blässe, Venenverfärbung, Hypotonie, Dyspnoe, Husten, Übelkeit, Erbrechen, Stomatitis, Diarrhoe, Obstipation, Abdominalschmerz, Dyspepsie, Mundtrockenheit, Hautverfärbung, Haarausfall, Erythem, Pruritus, Nagelstörungen, Knochenschmerzen, Chromaturie, Proteinurie, Hämaturie, Asthenie, Müdigkeit, Entzündung der Schleimhaut, Fieber, Schmerzen in der Brust, Ödeme, GOT/GPT/aP/Kreatinin ↑; **KI** (Pixantron): Überempfindlichkeit, Immunisierung mit Lebendvirusimpfstoff, starke Knochenmarkdepression, schwere Leberfunktionsstörung

Daunorubicin Rp HWZ 11-27h, Q_0 0.9

Daunoblastin *Inf.Lsg. 20mg*

AML, ALL: 24-60mg/m² i.v.; Kumulativdosis max. 550mg/m². **Ki.** > 2J max. 300mg/m²; **DANI** Krea (mg/dl) > 3: 50%;
DALI Bili 1.2-3: 50%; 3.1-5: 25%

A 7 Hämatologie, Onkologie – Arzneimittel

Daunorubicin liposomal Rp

Daunoxome *Inf. Lsg. 50mg/25ml*

AIDS-assoziiertes Kaposi-Sarkom: 40mg/m² d1, Wdh. d15;
DANI, DALI Anw. nicht empfohlen;
AML, ALL: 20-120mg/m² alle 7-14d i.v.;
Kumulativdosis max. 550mg/m²

Doxorubicin Rp   HWZ 30-50h, Q0 0.95, PPB 75%

Adrimedac *Inf.Lsg. 10, 20, 50, 200mg*
DOXO-cell *Inj.Lsg. 10, 50, 150mg, 50mg+BIS*
Doxorubicin HEXAL *Inj.Lsg. 10, 50, 100, 200mg*
Doxorubicin NC *Inf.Lsg. 10, 50, 100mg*
Ribodoxo *Inf.Lsg. 10, 50mg*
UROKIT Doxo-cell *Instillationsset 50 mg*

Kleinzell. Bronchial-Ca → 607, Mamma-Ca → 625, Ovarial-Ca → 632, Harnblasen-Ca → 605, Osteosarkom, Weichteilsarkom, Ewing-Sarkom, Hodgkin-Lymphom → 599, Non-Hodgkin-Lymphom → 592, ALL, AML, Multiples Myelom → 600, Endometrium-Ca, Wilms-Tu., Schilddrüsen-Ca, Neuroblastom, Magen-Ca → 622, AIDS-ass. Kaposi-Sarkom:
Monotherapie: 50-80mg/m² i.v. d1, Wdh. d22; Polychemotherapie: 30-60mg/m² d1; Wdh. d22/29; Kumulativdosis max. 450-550mg/m²;
Rezidiv-Pro. Harnblasen-Ca nach TUR: 50mg 1x/W intravesikale Instillation f. 1-2h;
DANI CrCl < 10: 75%;
DALI Bili 1.2-3: 50%; 3.1-5: 25%; > 5: KI

Doxorubicin liposomal Rp

Myocet *Inf.Lsg. 50mg*

Metastasiertes Mamma-Ca: 60-75mg/m² i.v. d1 in Kombination mit Cyclophosphamid, Wdh. d22; **DANI** nicht erforderlich

Doxorubicin liposomal, polyethylenglykolisiert Rp   HWZ 74h

Caelyx *Inf.Lsg. 20mg/10ml, 50mg/25ml*

Mamma-Ca, Ovarial-Ca: 50mg/m² i.v. d1, Wdh. d29; **AIDS-ass. Kaposi-Sarkom:** 20mg/m² i.v. d1, Wdh. nach 2-3W;
Multiples Myelom: 30mg/m² i.v. d4 in Komb. mit Bortezomib; **DANI** nicht erforderlich

Epirubicin Rp   HWZ 30-40h, Q0 1.0

Axirubicin *Inj.Lsg. 50, 200mg*
Bendaepi *Inj.Lsg. 50, 100, 200mg*
EPI-cell *Inj.Lsg. 10, 50, 200mg*
Epirubicin HEXAL *Inj.Lsg. 10, 50, 200mg*
Farmorubicin *Inf.Lsg. 50mg*
Riboepi *Inf.Lsg. 10, 50, 100, 200mg*

Mamma-Ca → 625, Ovarial-Ca → 632, kleinzell. Bronchial-Ca → 607, Magen-Ca → 622, Weichteilsarkom: konventionelle Dos.: 75-90mg/m² i.v. d1, Wdh. d22; intensivierte Dosierung: bis 135mg/m² d1, Wdh. d22/29; Kumulativdosis max. 1g/m²;
Harnblasen-Ca, Rezidiv-Pro. → 605: 50mg intravesical 1 x/W, Wdh. s. FachInfo;
DANI CrCl < 10: 75%;
DALI Bili 2.1-3: 75%, > 3: 50%

Zytotoxische Antibiotika 165

Idarubicin Rp — HWZ 11-35(41-69)h

Zavedos *Inj.Lsg.* 5mg/5ml, 10mg/10ml, 20mg/20ml
Zavedos Oral *Kps.* 5, 10, 25mg

AML, ALL: 15-30mg/m² p.o. d1-3; 12mg/m² i.v. d1-3 od. 8mg/m² d1-5; Kumulativdosis max. 120mg/m² i.v.; **DANI** Krea (mg/dl) > 2.5: KI; **DALI** Bili > 2: KI

Mitoxantron Rp — HWZ 5-18d, Q0 0.95, PPB 90%

Mitoxantron HEXAL *Inj.Lsg.* 10mg, 20mg
Novantron *Inj.Lsg.* 10mg/5ml, 20mg/10ml
Onkotrone *Inf.Lsg.* 10mg /5ml, 20mg/10ml, 25mg/12.5ml, 30mg/15ml
Ralenova *Inj.Lsg.* 10mg/5ml; 20mg/10ml

Mamma-Ca → 625, **Non-Hodgkin-Lymphom** → 592: 12-14mg/m² i.v. d1, Wdh. d22; intrapleural: 20-30mg; **AML:** 10-12mg/m² d1-5; **Prostata-Ca** → 635: 12mg/m² d1, Wdh. d22; **Multiple Sklerose** → 678: Ralenova: 12mg/m² i.v. alle 3M; **DANI** k.A.

Pixantron Rp — HWZ 14.5-44.8h, PPB 50%, PRC C, Lact –

Pixuvri *Inj.Lsg.* 29mg

Mehrfach rezidiv. oder therapierefrakt. Non-Hodgkin-B-Zell-Lymphom: 50mg/m² i.v. d1, 8 und 15, Wh. d29, bis zu 6 Zyklen; **DANI** keine Daten/vors. Anw.; **DALI** leichte-mittelschwere LI: vors. Anw.; KI bei schwerer LI

A 7.10.2 Weitere zytotoxische Antibiotika

Wm/Wi (Bleomycin): Einzel- und Doppelstrangbrüche der DNA infolge einer Redoxreaktion; **Wm/Wi** (Mitomycin): Alkylierung der DNA ⇒ Hemmung der DNA-Synthese, DNA-Brüche; **UW:** s. allgemeine UW von Zytostatika → 151; **UW** (Bleomycin): interstitielle Pneumonitis und Lungenfibrose, Nagelveränderungen, Pruritus, Striae, Ödeme, idiosynkratische Reaktionen bis zur Anaphylaxie; **UW** (Mitomycin): Herzinsuffizienz, Ischämie, Pulmotoxizität (Pneumonitis, Fibrose), transiente Transaminasen ↑, hämolytisch-urämisches Syndrom, Photosensitivität, Neurotoxizität: Sehstörungen, Parästhesien

Bleomycin Rp — HWZ 3h, Q0 0.45

BLEO-cell *Inj.Lsg.* 15mg
Bleomedac *Inj.Lsg.* 15, 30mg
Bleomycin HEXAL *Inj.Lsg.* 15mg

Hoden-Ca → 616: 30mg i.v. d1, 8, 15; **M. Hodgkin** → 599: 10mg/m² i.v.; **NHL** → 592: 5mg/m² i.v.; **maligne Pleuraergüsse:** 60mg intrapleural; **DANI** k.A.

Mitomycin Rp — HWZ 30-70min

Ametycine *Inj.Lsg.* 20mg
Mitem *Inj.Lsg.* 10, 20mg
Mito-extra *Inj.Lsg.* 40mg (zur Baseninstillation)
Mito-medac *Inj.Lsg.* 20mg (zur Baseninstillation)
Mitomycin medac *Inj.Lsg.* 2, 10, 15mg
Mitomycin HEXAL *Inj.Lsg.* 10, 20mg

Blasentumoren → 605: 20-40mg intravesikal 1 x/W; **Magen-** → 622, **Bronchial-** → 607, **Pankreas-** → 634, **Kolon-** → 616, **Rektum-** → 616, **Mamma-** → 625, **Leberzell-, Zervix-, Ösophagus-Ca** → 632, **CML** → 591, **Osteosarkom, Karzinome im Kopf-Hals-Bereich:** 10-20mg/m² i.v. d1, Wdh. nach 6-8W oder 8-12mg/m², Wdh. nach 3-4W; **DANI** k.A.

A 7.11 Topoisomerase-I-Hemmer

Wm/Wi (Topoisomerase-I-Hemmer): Hemmung der Topoisomerase I;
UW: s. allgemeine UW von Zytostatika → 151;
UW (Irinotecan): cholinerges Frühsyndrom (u.a. Diarrhoe, Bauchkrämpfe, Konjunktivitis, HF ↓, Miosis, Flush), verzögert einsetzende Diarrhoe, Fieber, Dyspnoe, Bauchschmerzen, Transaminasen ↑;
UW (Irinotecan liposomal): septischer Schock, Sepsis, Pneumonie, febrile Neutropenie, Gastroenteritis, orale Candidose, Neutropenie, Leukopenie, Anämie, Thrombopenie, Hypokaliämie, Hypomagnesiämie, Dehydratation, Appetitmangel, Hypoglykämie, Hyponatriämie, Hypophosphatämie, Schlaflosigkeit, Schwindel, cholinerges Syndrom, Geschmackstörung, Hypotonie, Lungenembolie, Embolie, tiefe Beinvenenthrombose, Dyspnoe, Dysphonie, Diarrhoe, Erbrechen, Übelkeit, Abdominalschmerz, Stomatitis, Kolitis, Hämorrhoiden, Hypalbuminämie, Alopezie, akutes Nierenversagen, Fieber, peripheres Ödem, Schleimhautentzündung, Ermüdung, Asthenie, Reaktion im Zusammenhang mit der Infusion, Ödem, Gewichtsverlust, Transaminasenerhöhung, INR-Erhöhung;
UW (Topotecan): schwere Zytopenie, Hautausschläge, Dyspnoe;
KI (Irinotecan): bek. Überempf., CED und/oder Darmverschluss, Lact., Bilirubin > 3fach ULN, schwere Knochenmarkdepression, WHO Performance Status > 2, gleichzeitige Anw. von Johanniskrautpräparaten; **KI** (Irinotecan liposomal): bek. Überempfindlichkeit, Lact.;
KI (Topotecan): bek. Überempfindlichkeit, Lact., schwere Knochenmarkdepression

Irinotecan Rp	HWZ 14.2h, Qo 0.8, PPB 65%
Irinotecan HEXAL Inf.Lsg. 40mg/2ml, 100mg/5ml, 150mg/7.5ml, 300mg/15ml, 500mg/25ml **Riboirino** Inf.Lsg. 40mg/2ml, 100mg/5ml, 300mg/15ml, 500mg/25ml	**Kolorektales Karzinom** → 616: Monotherapie: 350mg/m² i.v. d1, Wdh. d22; Kombinationstherapie mit 5-FU: 180mg/m² d1, Wdh. d15; weitere Komb. mgl. mit Cetuximab, Bevacizumab, Capecitabin s. FachInfo; **DANI** Anwendung nicht empfohlen; **DALI** s. FachInfo

Irinotecan liposomal Rp	Qo 0.8, PPB < 1%
Onivyde Inf.Lsg. 50mg/10ml	**Vorbehandeltes (Gemcitabin) metast. Pankreas-Ca** → 634: 80mg/m² über 90min i.v. d1, Komb. mit 5-FU, Folins. Wdh. d15; **DANI** CrCl < 30: Anw. nicht empfohlen; **DALI** Bili > 2.0mg/dl oder GOT/GPT > 2,5-fach ULN bei Leberfiliae: Anw. nicht empfohlen

Topotecan Rp	HWZ 2-3h, Qo 0.6, PPB 35%
Hycamtin Kps. 0.25, 1mg; Inf.Lsg. 1mg, 4mg **Potactsol** Inf. Lsg. 1, 4mg **Topotecan Medac** Inf.Lsg. 1, 2, 4mg	**Ovarial-Ca** → 632, **kleinzelliges Bronchial-Ca** (sec. line): 1.5mg/m² i.v. d1-5, Wdh. d22; **DANI** CrCl 20-40: 50%; < 20: Anw. nicht empf.

A 7.12 Proteinkinase-Inhibitoren

Wm/Wi (Afatinib): selektiver irreversibler Blocker der ErbB-Familie (u.a. EGFR, HER2);
Wm/Wi (Alectinib): ALK- und RET-Tyrosinkinaseinhibitor ⇒ Tumorzell-Apoptose;
Wm/Wi (Axitinib): selektiver Tyrosinkinase-Inhibitor des vaskulären, endothelialen Wachstumsfaktor-Rez. (VEGFR-1 bis 3) ⇒ Verzögerung des Tumorwachstums, Tumorregression, Hemmung von Metastasen; **Wm/Wi** (Bosutinib): hemmt die pathologisch veränderte BCR-ABL-Kinase und die Aktivität von Kinasen der Src-Familie, minimale Hemmung von PDGF-Rezeptoren und c-Kit; **Wm/Wi** (Cabozantinib): Hemmung mehrerer Tyrosinkinasen, die an Tumorwachstum, Angiogenese und pathologischem Knochenumbau beteiligt sind;
Wm/Wi (Crizotinib): selekt. Inhibitor der ALK-Rezeptor-Tyrosinkinase (RTK) + Inhibitor der Hepatozyten-Wachstumsfaktor-Rezeptor-RTK; **Wm/Wi** (Cobimetinib): Inhibitor der Kinasen MEK1 und 2 ⇒ antiproliferativ; **Wm/Wi** (Dabrafenib): Inhibitor der RAF-Kinasen;
Wm/Wi (Dasatinib): Hemmung der BCR-ABL-Kinase und anderer onkogener Kinasen;
Wm/Wi (Erlotinib): Hemmung der Tyrosinkinase und dadurch Hemmung der Aktivierung des Wachstumsfaktors HER1/EGFR; **Wm/Wi** (Geftinib): Hemmung der Tyrosinkinase des epidermalen Wachstumsfaktors (EGF); **Wm/Wi** (Ibrutinib): Bruton-Tyrosinkinase-Inhibitor ⇒ wichtiges Signalmolekül im Signalweg des B-Zell-Antigen-Rezeptors und des Zytokin-Rezeptors ⇒ effektive Hemmung der Proliferation und des Überlebens maligner B-Zellen;
Wm/Wi (Imatinib): Protein-Tyrosinkinase-Inhibitor, starke Hemmung der Tyrosinkinase-Aktivität von BCR-ABL, Inhibition der Proliferation und Induktion von Apoptose;
Wm/Wi (Lapatinib): Inhibitor der intrazell. Tyrosinkinase-Domänen, des EGFR- und ErbB2-Rez.;
Wm/Wi (Lenvatinib): Hemmung von Kinasen, u.a. VEGFR (Vascular Endothelial Growth Factor Receptor) ⇒ antitumoral, antiangiogenet.; **Wm/Wi** (Midostaurin): Hemmung multipler Tyrosinkinasen, einschl. der Kinasen FLT3 und KIT ⇒ Zellzyklusstillstand und Apoptose bei Leukämiezellen; **Wm/Wi** (Nilotinib): Hemmung der BCR-ABL-Kinase;
Wm/Wi (Nintedanib): Angiokinaseinhibitor ⇒ blockiert vaskulär endotheliale, von Blutplättchen abgeleitete Wachstumsfaktorrezeptoren und die Kinaseaktivität von Fibroblasten-Wachstumsfaktorrezeptoren; **Wm/Wi** (Osimertinib): irreversible Hemmung des EGF-Rezeptors;
Wm/Wi (Palbociclib): hochselektiver und reversibler Inhibitor der cyclinabhängigen Kinase 4 und 6 ⇒ Hemmung der Zellproliferation;
Wm/Wi (Pazopanib): Multi-Tyrosinkinase-Inhibitor ⇒ antiproliferativ, antiangiogen;
Wm/Wi (Ponatinib): starker pan-BCR-ABL-Inhibitor ⇒ Hemmung von Tyrosinkinaseaktivitäten;
Wm/Wi (Ribociclib): selektive Hemmung der der Cyclin-abhängigen Kinasen CDK 4 und 6;
Wm/Wi (Ruxolitinib): selektive Hemmung der JAK1- und JAK2-Kinasen ⇒ Hemmung des Signalwegs und der Zellproliferation von Zytokin-abh. Zellmodellen hämatologisch Maligname; **Wm/Wi** (Sorafenib): Multi-Kinase-Inhibitor ⇒ antiproliferativ, antiangiogen;
Wm/Wi (Tivozanib): Inhibitor von VEGFR 1, 2, 3 ⇒ antiangiogen, antiproliferativ;
Wm/Wi (Trametinib): Inhibitor der Kinasen MEK1 und 2 ⇒ antiproliferativ;
Wm/Wi (Vandetanib): Inhibitor von VEGFR-2, EGFR, der RET-Tyrosinkinase und der vaskulären endothelialen Rezeptor-3-Tyrosinkinase ⇒ antiangiogen, antiproliferativ;
Wm/Wi (Vemurafenib): Inhibitor der BRAF-Serin-Threonin-Kinase.
UW (Afatinib): Paronychie, Zystitis, Appetit ↓, Dehydratation Hypokaliämie, Geschmacksstrg., Konjunktivitis, trockenes Auge, Epistaxis, Rhinorrhoe, Diarrhoe, Stomatitis, Dyspepsie, Cheilitis, GPT/GOT ↑, Ausschlag, akneiforme Dermatitis, Pruritus, palmar-plantares Erythrodysästhesie-Syndrom, Muskelspasmen, eingeschränkte Nierenfunktion/Nierenversagen, Fieber, Gewicht ↓;
UW (Alectinib): Anämie, Sehstrg., Bradykardie, Übelkeit, Erbrechen, Diarrhoe, Obstipation, Exanthem, Lichtempf., Myalgie, Ödeme, CK-, Krea-, Transaminasen-, Bilirubin-Erhöhung;

A 7 Hämatologie, Onkologie – Arzneimittel

UW (Axitinib): Anämie, Thrombozytopenie, Hypothyreose, Appetit ↓, Dehydrierung, Kopfschmerzen, Dysgeusie, Schwindel, Tinnitus, Hypertonie, Hämorrhagie, arterielle/venöse thrombot./embol. Ereignisse, Dysphonie, Dyspnoe, Husten, oropharyngealer Schmerz, Diarrhoe, Erbrechen, Nausea, Stomatitis, Obstipation, (Ober-)Bauchschmerzen, Dyspepsie, Blähungen, Hämorrhoiden, Hand-Fuß-Syndrom, Ausschlag, trockene Haut, Pruritus, Erytheme, Alopezie, Myalgie, Arthralgie, Schmerz in Extremitäten, Proteinurie, Nierenversagen, Müdigkeit, Asthenie, Mukositis, Gewicht ↓, TSH/GOT/GPT/aP/Amylase/Lipase ↑; **UW** (Bosutinib): Atemwegsinfekt., Pneumonie, Grippe, Bronchitis, Nasopharyngitis, Thrombozytopenie, (febrile) Neutropenie, Anämie, Leukopenie, Arzneimittelüberempf., Appetit ↓, Dehydratation, Hyperkaliämie, Hypophosphatämie, Kopfschmerzen, Schwindel, Geschmacksstörung, Perikarderguss, QT-Verlängerung, Husten, Dyspnoe, Pleuraerguss, Diarrhoe, Erbrechen, Übelkeit, Oberbauchschmerz, Gastritis, GOT/GPT/Bilirubin/yGT/Lipase/Amylase/Kreatinin/Kreatinphosphokinase ↑, Hepatotoxizität, anormale Leberfunktion, Hautauschlag, Urtikaria, Akne, Pruritus, Arthralgie, Myalgie, Rückenschmerzen, Nierenversagen, Fieber, Ödem, Fatigue, Thoraxschmerz, Asthenie; **UW** (Cabozantinib): Appetit ↓, Hypokalzämie, Hypophosphatämie, Hyperbilirubinämie, Hypokaliämie, Hypomagnesämie, Dysgeusie, Kopfschmerzen, Schwindel, Hypertonie, Dysphonie, orophar. Schmerzen, Diarrhoe, Übelkeit, Stomatitis, Obstipation, Erbrechen, abdominale Schmerzen, Dyspepsie, Dysphagie, Glossodynie, palmoplantares Erythrodysästhesie-Syndrom, farbliche Veränderung der Haare; Exanthem, Erythem, trockene Haut, Alopezie, Arthralgie, Muskelkrämpfe, Erschöpfung, Schleimhautentzündung, Asthenie, Gewichts ↓, Leberenzyme/LDH/TSH ↑, Lymphopenie, Thrombopenie, Neutropenie, Abszess, Pneumonie, Follikulitis, Pilzinfektion, Hypothyreose, Dehydratation, Angst, Depression, Verwirrtheit, periph. Neuropathie, Parästhesien, Ageusie, Tremor, Verschwommensehen, Ohrschmerz, Tinnitus, Vorhofflimmern, Hypotonie, Thrombose, periph. Durchblutungsstrg., tracheale Fistelbildung, Lungenembolie, Blutung d. Atemwege, Aspirationspneumonie, GI-Perforation, GI-Blutung, Pankreatitis;
UW (Cabozantinib, Fortsetzung): Hämorrhoiden, Analfissur, Cholelithiasis, Hyperkeratose, Akne, Blasen, unnatürliches Haarwachstum, Hautabschälung, Hypopigmentierung, muskuloskelettaler Brustschmerz, Kieferosteonekrose, Proteinurie, Dysurie, Hämaturie, gestörte Wundheilung, Schüttelfrost, Gesichtsödem, Kreatinin/CPK ↑;
UW (Cobimetinib): Anämie, seröse Retinopathie, Hypertonie, Blutungen, Übelkeit, Erbrechen, Diarrhoe, Lichtempfindlichkeit, Exanthem (makulopapulös, akneiform), Hyperkeratose, Pyrexie, CPK/GOT/GPT/yGT/aP/Bili ↑; Basalzell-Ca, kutanes Plattenepithel-Ca, Keratoakanthom, Dehydration, Hypophosphatämie, Hyponatriämie, Hyperglykämie, verschwommenes Sehen, Sehschwäche, Pneumonitis, Schüttelfrost, verminderte Auswurffraktion;
UW (Crizotinib): Neutro-, Leuko-, Lymphopenie, Anämie, Appetit ↓, Hypophosphatämie, Neuropathie, Schwindel, Dysgeusie, Sehstörungen, Bradykardie, Pneumonitis, Übelkeit, Erbrechen, Diarrhoe, Obstipation, ösophageale Störungen, Dyspepsie, Ausschlag, Müdigkeit, Ödeme, GPT/GOT/aP ↑, QT-Zeit-Verlängerung; **UW** (Dabrafenib): Papillom, Plattenepithelkarzinom der Haut, seborrhoische Keratose, Akrochordon, Basalzellkarzinom, verminderter Appetit, Hypophosphatämie, Hyperglykämie, Kopfschmerzen, Husten, Übelkeit, Erbrechen, Durchfall, Obstipation, Hyperkeratose, Haarausfall, Hautausschlag, palmar-plantares Erythrodysästhesiesyndrom, trockene Haut, Pruritus, aktinische Keratose, Hautläsion, Erythem, Arthralgie, Myalgie, Schmerzen in Extremitäten, Pyrexie, Fatigue, Schüttelfrost, Asthenie, grippeartige Erkrankung, Verringerung der LVEF; **UW** (Dasatinib): Flüssigkeitsretention, Diarrhoe, Hautausschlag, Kopfschmerzen, Blutungen, Erschöpfung, Übelkeit, Dyspnoe, febrile Neutropenie; **UW** (Erlotinib): Exanthem, Pruritus, Diarrhoe, Übelkeit, Erbrechen, Husten, Konjunktivitis, Stomatitis, Bauchschmerzen, Ermüdung, Anorexie;

Proteinkinase-Inhibitoren 169

UW (Geftinib): Anorexie, Konjunktivitis, Blepharitis, trockene Augen, Hämorrhagie, Epistaxis, Hämaturie, interstitielle Lungenerkrankung, Diarrhoe, Übelkeit, Erbrechen, Stomatitis, Dehydratation, Transaminasen- und Bilirubin ↑, Hautreaktionen, Alopezie, Nagelstörung, Krea ↑, Proteinurie, Asthenie, Pyrexie; **UW** (Ibrutinib): Pneumonie, Inf. der oberen Atemwege, Sinusitis, Sepsis, Harnweginfektion, Infektion der Haut, Neutropenie, Thrombozytopenie, Anämie, Leukozytose, Lymphozytose, Dehydratation, Hyperurikämie, Schwindel, Kopfschmerz, Verschwommensehen, Vorhofflimmern, Blutung, Bluterguss, Petechien, subdurales Hämatom, Epistaxis, Diarrhoe, Erbrechen, Stomatitis, Übelkeit, Obstipation, trockener Mund, Hautausschlag, Arthralgie, muskuloskelettale Schmerzen, Fieber, periphere Ödeme;
UW (Imatinib): Hepatotoxizität mit reversibler Enzymerhöhung, Flüssigkeitsretention, Ödeme, Muskelkrämpfe, Arthralgie; **UW** (Lapatinib): linksventrikuläre Ejektionsfraktion ↓, Diarrhoe, Erbrechen, Hautausschlag, Nagelveränderungen, Anorexie, Müdigkeit, Hyperbilirubinämie, Hepatotoxizität, Dyspepsie, trockene Haut, Kopfschmerzen, Stomatitis, Obstipation, palmar-plantare Erythrodysästhesie, Schmerzen in Extremitäten/Rücken, Schlaflosigkeit;
UW (Lenvatinib): (sehr) häufig: Harnweginfektion, Thrombozytopenie, Lymphopenie, Hypothyreose, Thyreoidea-stimulierendes Hormon im Blut ↑, Hypokalzämie, Hypokaliämie, Gewichtsverlust, Appetit ↓, Dehydrierung, Hypomagnesiämie, Hypercholesterinämie, Insomnie, Schwindel, Kopfschmerz, Dysgeusie, Schlaganfall, MI, Herzinsuff., verlängerte QT-Zeit im EKG, red. Ejektionsfraktion, Blutung, Hypertonie, Hypotonie, Dysphonie, Lungenembolie, Diarrhoe, gastrointest. u. abd. Schmerzen, Erbrechen, Übelkeit, orale Entzündung, Schmerzen im Mundbereich, Verstopfung, Dyspepsie, Mundtrockenheit, Analfistel, Flatulenz, AST ↑, Hypalbuminämie, ALT ↑, aP ↑, Leberfunktionsstrg.; **UW** (Lenvatinib): γGT ↑, Bili ↑, palmar-plantares Erythrodysästhesie-Syndrom, Hautausschlag, Alopezie, Hyperkeratose, Rückenschmerzen, Arthralgie, Myalgie, Schmerzen der Extremitäten, Muskel- und Knochenschmerzen, Proteinurie, Fälle von NI, Nierenfunktionsstörungen, Kreatinin ↑, Harnstoff ↑, Ermüdung, Asthenie, peripheres Ödem, Unwohlsein;
UW (Midostaurin): Infektion durch med. Gerät, Infektion der Atemwege, febrile Neutropenie, Petechien, Lymphopenie, Überempfindlichkeit, Hyperurikämie, Schlaflosigkeit, Kopfschmerzen, Synkope, Tremor, Lidödem, Hypotonie, Sinustachykardie, Hypertonie, Perikarderguss, Epistaxis, Kehlkopfschmerzen, Dyspnoe, Pleuraerguss, Nasopharyngitis, akutes Atemnotsyndrom, Übelkeit, Erbrechen, Stomatitis, Schmerzen im Oberbauch, Hämorrhoiden, anorektale Beschwerden, Bauchbeschwerden, Dermatitis exfoliativa, Hyperhidrose, trockene Haut, Keratitis, Rückenschmerzen, Arthralgie, Knochenschmerzen, Extremitätenschmerz, Nackenschmerzen, Pyrexie, Katheter-bedingte Thrombose, Anämie, verringerte ANC, Transaminasen ↑, Hypokalzämie, Hyperglykämie, Hypernatriämie, verlängerte PTT, Hyperkalzämie, Gewichtszunahme;
UW (Nilotinib): Exanthem, Pruritus, Diarrhoe, Übelkeit, Obstipation, Ödeme, Knochenschmerzen, Arthralgien, Muskelspasmen;
UW (Nintedanib): Neutropenie, Abszesse, Sepsis, Appetit ↓, Elektrolytverschiebung, Dehydratation, periph. Neuropathie, Blutung, venöse Thromboembolie, Hypertonie, Diarrhoe, Erbrechen, Übelkeit, Abdominalschmerz, GOT/GPT/Bilirubin ↑, Mukositis;
UW (Osimertinib): interstit. Lungenerkr., Diarrhoe, Stomatitis, Exanthem, trockene Haut, Paronychie, Pruritus, Thrombo-, Leuko-, Neutropenie;
UW (Palbociclib): Infektionen, Neutropenie, Leukopenie, Anämie, Thrombopenie, febrile Neutropenie, Appetit ↓, Dysgeusie, verschwommenes Sehen, verstärkte Tränensekretion, trockenes Auge, Epistaxis, Stomatitis, Übelkeit, Erbrechen, Diarrhö, Exanthem, Alopezie, trockene Haut, Fatigue, Asthenie, Pyrexie, Transaminasenerhöhung;

A 7 Hämatologie, Onkologie – Arzneimittel

UW (Pazopanib): Hypothyreose, Appetit ↓, Thrombo-, Leuko-, Neutropenie, Geschmacksstrg., Kopfschmerzen, Lethargie, Parästhesie, Schwindel, Hypertonie, Hitzewallungen, Nasenbluten, Dysphonie, Diarrhoe, Übelkeit, Erbrechen, Bauchschmerzen, Dyspepsie, Flatulenz, Stomatitis, Leberfunktionsstrg., Hyperbilirubinämie, Haarausfall, Verfärbung der Haare, Hautausschlag, palmar-plantares Erythrodysästhesiesyndrom, Hypopigmetierung der Haut, Erythem, Pruritus, trockene Haut, Hyperhidrose, Myalgie, Muskelkrämpfe, Proteinurie, Fatigue, Asthenie, Mukositis, Ödeme, Brustschmerzen, GPT/GOT/Krea/Lipase/γGT ↑, Gewicht ↓; Zahnfleischinfektion, Tumorschmerzen, Hyperalbuminämie, Dehydratation, Schlaflosigkeit, periphere sensorische Neuropathie, verschwommenes Sehen, kardiale Dysfunktion, Bradykardie, venöses thromboembolisches Ereignis, Dyspnoe, Pneumothorax, Singultus, orale/anale Blutungen;
UW (Ponatinib): Pneumonie, Sepsis, Infekt. der oberen Atemwege, Follikulitis, Anämie, Thrombopenie, Neutropenie, Panzytopenie, Appetit ↓, Dehydratation, Flüssigkeitsretention, Hypokalzämie, -kaliämie, -phosphatämie Hyperglykämie/-urikämie/-triglyzeridämie, Gewicht ↓, Schlaflosigkeit, Kopfschmerzen, periphere Neuropathie, Müdigkeit, Benommenheit, Migräne, Hyper-/Hypo-/Parästhesie, Verschwommensehen, trockene Augen, Herzinsuff., MI, KHK, Vorhofflimmern, Perikarderguss, Angina pectoris, LVEF ↓, Hypertonie, TVT, Hitzewallungen, Flush, Dyspnoe, Husten, Pleuraerguss, Epistaxis, Dysphonie, Bauchschmerzen, Diarrhoe, Erbrechen, Obstipation, Übelkeit, Lipase/Amylase/GOT/GPT/Bilirubin/aP/γGT ↑, Pankreatitis, GERD, Stomatitis, Dyspepsie, Meteorismus, Mundtrockenheit, Hautausschlag, Hauttrockenheit, Erythem, Alopezie, Pruritus, Hyperhidrosis, Petechien, Ekchymose, periorbitales/peripheres/Gesichts-Ödem, Knochenschmerzen, Arthralgie, Myalgie, Gliederschmerzen, Rückenschmerzen, erektile Dysfunktion, Asthenie, Pyrexie, Schüttelfrost, grippaler Infekt, nicht-kardialer Thoraxschmerz, tastbare Knoten; **UW (Ribociclib):** Harnwegsinfektion, (febrile) Neutropenie, Leukopenie, Anämie, Thrombopenie, Lymphopenie, Hypokalzämie, Hypokaliämie, Hypophosphatämie, Kopfschmerzen, Schlaflosigkeit, Tränenfluss ↑, trockenes Auge, Synkope, Dyspnoe, Epitaxis, Übelkeit, Diarrhoe, Erbrechen, Obstipation, Stomatitis, Abdominalschmerzen, Dysgeusie, Dyspepsie, Hepatotoxizität, Alopezie, Exanthem, Pruritus, Erythem, Rückenschmerzen, Fatigue, periph. Ödem, Asthenie, Fieber, Leberenzyme ↑, Krea ↑, QT-Verlängerung; **UW (Ruxolitinib):** Harnweginfektionen, Herpes zoster, Anämie, Thrombozytopenie, Neutropenie, Blutungen, Gewicht ↑, Hypercholesterinämie, Schwindel, Kopfschmerzen, Flatulenz, Obstipation, GOT/GPT ↑, Hypertonie; **UW (Sorafenib):** Lymphopenie, Hypophosphatämie, Blutungen, Hypertonie, Durchfall, Übelkeit, Erbrechen, Exanthem, Hand-Fuß-Syndrom, Müdigkeit, Pruritus, Schmerzen, Leukopenie, Anämie, Thrombopenie, Depression;
UW (Sunitinib): Anämie, Kopfschmerzen, Geschmacksstrg., Verfärbung der Haut, Übelkeit, Erbrechen, Diarrhoe, Bauchschmerzen, palmoplantare Erythrodysästhesie;
UW (Tivozanib): Anämie, Hypothyreose, Appetit ↓, Anorexie, Schlaflosigkeit, Kopfschmerz, periphere Neuropathie, Schwindelgefühl, Dysgeusie, Sehbehinderung, Vertigo, Tinnitus, Myokardinfarkt, Angina pectoris, Tachykardie, Hypertonie, Hämorrhagie, art. und venöse Thromboembolie, venöse thromboembolische Ereignisse, Hitzegefühl, Dyspnoe, Dysphonie, Husten, Epistaxis, Rhinorrhoe, Nasenverstopfung, Bauchschmerzen, Übelkeit, Diarrhoe, Stomatitis, Pankreatitis, Dysphagie, Erbrechen, gastroösophag. Refluxerkrankung, aufgetriebener Bauch, Glossitis, Gingivitis, Dyspepsie, Obstipation, Mundtrockenheit, Flatulenz, palmar-plantares Erythrodysästhesie-Syndrom/Hand-Fuß-Syndrom, Exfoliation der Haut, Erythem, Pruritus, Alopezie, Ausschlag, Akne, trockene Haut, Rückenschmerzen, Arthralgie, Myalgie, Brustkorbschmerzen, Proteinurie, Schmerzen, Asthenie, Ermüdung, Brustkorbschmerz, Schüttelfrost, Fieber, peripheres Ödem, Gewicht ↓; Transaminasen, γGT, AP, Amylase, Lipase, TSH, Krea ↑

Proteinkinase-Inhibitoren 171

UW (Trametinib): Anämie, Überempf., Dehydratation, verschwommenes Sehen, periorbitales Ödem, Sehstörung, linksventrikuläre Dysfunktion, Auswurffraktion ↓, Hypertonie, Hämorrhagie, Lymphödem, Husten, Atemnot, Pneumonitis, Diarrhoe, Übelkeit, Erbrechen, Obstipation, Mundtrockenheit, Exanthem, Stomatitis, akneiforme Dermatitis, trockene Haut, Juckreiz, Haarausfall, Erythem, palmoplantares Erythrodysästhesie-Syndrom, Hautfissuren, Fatigue, periph. Ödem, Pyrexie, Gesichtsödem, Schleimhautentzündung, Asthenie, Follikulitis, Nagelbettentzündung, Zellulitis, pustulärer Hautausschlag, Transaminasen/gGT/aP/CK ↑, Harnwegsinfekt, Nasopharyngitis, kutanes Plattenepithel-Ca, Papillom, seborrhoische Keratose, Akrochordon, Anämie, Leukopenie, Thrombopenie, Kopfschmerz, Schwindel, Arthralgie, Myalgie;
UW (Vandetanib): Nasopharyngitis, Bronchitis, Infektion der oberen Atemwege, Harnweginfektionen, Pneumonie, Sepsis, Influenza, Zystitis, Sinusitis, Laryngitis, Follikulitis, Furunkel, Pilzinfektion, Pyelonephritis, Hypothyreose, Appetit ↓, Hypo-/Hyperkalzämie, Hypokaliämie, Hyperglykämie, Dehydratation, Hyponatriämie, Insomnia, Depression, Angst, Kopfschmerzen, Parästhesie, Dysästhesie, Schwindel, Tremor, Lethargie, Bewusstseinsverlust, Gleichgewichtsstrg., Dysgeusie, verschwommenes Sehen, Strukturveränderungen der Hornhaut, Sehstörung, Dyspepsie, Kolitis, Mundtrockenheit, Stomatitis, Halos, Photopsie, Glaukome; Konjunktivitis, Augentrockenheit, Keratopathie, QT-Zeit-Verlängerung, Hypertonie, hypertensive Krisen, ischämische zerebrovaskuläre Störungen, Epistaxis, Hämoptyse, Pneumonitis, Abdominalschmerz, Diarrhoe, Übelkeit, Erbrechen, Dyspepsie, Colitis, Mundtrockenheit, Stomatitis, Dysphagie, Obstipation, Gastritis, gastrointest. Hämorrhagie, Cholelithiasis, Ausschlag und andere Hautreaktionen, palmar-plantares Erythrodysästhesie-Syndrom, Alopezie, Proteinurie, Nephrolithiasis, Dysurie, Hämaturie, Nierenversagen, Pollakisurie, Harndrang, Asthenie, Erschöpfung, Schmerzen, Ödeme, Pyrexie, GOT/GPT/Kreatinin ↑, Gewicht ↓;
UW (Vemurafenib): Follikulitis, Plattenepithelkarzinom der Haut, seborrhoische Keratose, Hautpapillom, Basalzellkarzinom, neue primäre Melanome, Kopfschmerzen, Dysgeusie, Lähmung des N. facialis, Schwindelgefühl, Uveitis, Husten, Diarrhoe, Erbrechen, Übelkeit, Obstipation, Lichtempfindlichkeitsreaktionen, aktinische Keratose, Ausschlag, Pruritus, Hyperkeratose, Erythem, Alopezie, trockene Haut, Sonnenbrand, palmar-plantares Erythrodysästhesie-Syndrom, Pannikulitis, Keratosis pilaris, Arthralgie, Myalgie, Schmerzen in den Extremitäten, Schmerzen des Bewegungsapparats, Rückenschmerzen, Arthritis, Abgeschlagenheit, Pyrexie, periphere Ödeme, Asthenie, γGT/GPT/aP/Bilirubin ↑, Gewicht ↓, QT-Verlängerung; **KI** (Afatinib): bek. Überempf.; **KI** (Alectinib): bek. Überempf.;
KI (Axitinib): bek. Überempf.; **KI** (Bosutinib): bek. Überempf., Leberinsuff.; **KI** (Cabozantinib): bek. Überempf.; **KI** (Cobimetinib): bek. Überempf.; **KI** (Crizotinib): bek. Überempf., schwere Leberfkt. Strg.; **KI** (Dabrafenib): bek. Überempf.; **KI** (Ibrutinib): bek. Überempf., gleichzeitige Anw. mit Johanniskraut-Präparaten; **KI** (Lenvatinib): bek. Überempf.; **KI** (Midostaurin): bek. Überempf.; gleichzeitige Einnahme von Rifampicin, Johanniskraut, Carbamazepin, Enzalutamid, Phenytoin; **KI** (Nintedanib): bek. Überempf., Soja-, Erdnussallergie;
KI (Osimertinib): bek. Überempf., gleichzeitige Anw. von Johanniskraut-Präparaten;
KI (Palbociclib): bek. Überempf., gleichzeitige Anw. von Johanniskraut-Präparaten;
KI (Pazopanib): bek. Überempf.; **KI** (Ponatinib): bek. Überempf.; **KI** (Ribociclib): bek. Überempf. gegen R., Erdnuss, Soja; **KI** (Ruxolitinib): bek. Überempf., Grav./Lakt.;
KI (Tivozanib): bek. Überempf., gleichzeitige Anw. von Johanniskraut;
KI (Vandetanib): bek. Überempf., kongenitales Long-QT-Syndrom, QT-Intervall > 480ms, gleichzeitige Anw. von arsenhaltiger Arzneimittel, Cisaprid, Erythromycin (i.v.), Toremifen, Mizolastin, Moxifloxacin, Antiarrhythmika der Klasse IA und III;
KI (Vemurafenib): bek. Überempf.

A 7 Hämatologie, Onkologie – Arzneimittel

Afatinib Rp	HWZ 37h, PPB 95%, PRC B, Lact -
Giotrif *Tbl. 20, 30, 40, 50mg*	**Lokal fortgeschrittenes u./od. metastasiertes NSCLC mit aktivierenden EGFR-Mutationen:** 1 x 40mg/d p.o., ggf. steigern auf 1 x 50mg/d; **DANI** CrCl > 30: 100%, < 30: Anw. nicht empf.; **DALI** Child-Pugh A, B: 100%; C: Anw. nicht empf.
Alectinib Rp	HWZ 32h, PPB 99%
Alecensa *Kps. 150mg*	**Fortgeschrittenes, ALK-pos. NSCLC Crizotinib-vorbehandelt:** 2 x 600mg p.o., Dosisanpassung n. Toxizität, s. FachInfo; **DANI** nicht erforderl.; **DALI** leichte LI: 100%; mittlere-schwere LI: Anw. nicht empf.
Axitinib Rp	HWZ 2.5-6h, PPB 99%, PRC C, Lact -
Inlyta *Tbl. 1, 5mg*	**Fortgeschrittenes Nierenzell-Ca:** 2 x 5mg/d p.o., ggf. steigern auf max. 2 x 10mg/d; **DANI** CrCl > 15: 100%, < 15: keine Daten; **DALI** vorsichtige Dosiseinstellung
Bosutinib Rp	HWZ 34h, PPB 95%, PRC C, Lact -
Bosulif *Tbl. 100, 500mg*	**Ph-positive CML in chron./akzelerierter Phase und Blastenkrise mit mind. einer Vorbeh.:** 1 x 500mg/d p.o., ggf. steigern auf max. 1 x 600mg/d; **DANI, DALI** keine Daten
Cabozantinib Rp	HWZ 120h, PPB 99%
Cometriq *Kps. 20, 80mg*	**Fortgeschrittenes medulläres Schilddrüsen-Ca.:** 1 x 140mg p.o.; ggf. Dosisanpassung bei Toxizität s. FachInfo.; **DANI** leichte-mittelschwere NI: vorsichtige Anw.; schwere NI: Anw. nicht empfohlen; **DALI** leichte-mittelschwere LI: 1 x 60mg; schwere LI: Anw. nicht empfohlen
Ceritinib Rp	HWZ 31-41h, PPB 97%, PRC D, Lact ?
Zykadia *Kps. 150mg*	**ALK-posit. NSCLC, Crizotinib-vorbehandelt:** 1 x 750mg p.o.; **DANI** leichte-mäßige NI: 100%; schwere NI: vorsichtige Anw.; **DALI** mäßig-starke LI: Anw. nicht empfohlen
Cobimetinib Rp	HWZ 44h, PPB 95%, Lact -
Cotellic *Tbl. 20mg*	**Nicht-resezierbares oder metastasiertes Melanom (BRAF-V600-Mutation-positiv):** 1 x 60mg p.o. d1-21, Wdh. d29; Komb. mit Vemurafenib; **DANI** schw. NI: vorsicht. Anw.; **DALI:** mäßige bis schwere LI: vorsicht. Anw.

Proteinkinase-Inhibitoren 173

Crizotinib Rp	HWZ 42h, PPB 91%, PRC C, Lact -
Xalkori *Kps. 200, 250mg*	**Vorbehandeltes ALK-positives NSCLC:** 2 x 250mg/d p.o.; **DANI** CrCl > 30: 100%, < 30: keine Daten; **DALI** leichte bis mäßige Funktionsstörung: vors. Anw., KI bei schwerer Funktionsstörung
Dabrafenib Rp	HWZ 10h, PPB 99%, PRC C, Lact ?
Tafinlar *Kps. 50, 75mg*	**Nicht-resezierbares oder metastasiertes Melanom (BRAF-V600-Mutation-positiv):** 2 x 150mg/d p.o.; Monother. oder Kombination mit Trametinib; **DANI** leichte bis mäßige Funktionsstörung: 100%, schwere Funktionsstrg.: vors. Anw.; **DALI** mäßige bis schwere Funktionsstörung: vorsichtige Anwendung
Dasatinib Rp	HWZ 5–6h, Q0 0.99, PPB 96%
Sprycel *Tbl. 20, 50, 70, 80, 100, 140mg*	**Chron. Phase neu diagnost. Ph+CML, chron./ akzelerierte Phase der CML oder Blastenkrise mit Resistenz/Intoleranz gegen vorherige Behandlung (einschl. Imatinibmesilat), Ph+ALL oder lymphat. Blastenkrise der CML:** chron. Phase: 1 x 100mg/d p.o; akzelerierte Phase, myeloische oder lymphatische Blastenkrise: 1 x 140mg/d p.o; **DANI** nicht erf.; **DALI** vors. Dosiseinstellung
Erlotinib Rp	HWZ 36h, Q0 0.97
Tarceva *Tbl. 25, 100, 150mg*	**Nichkleinzell. Bronchial-Ca:** 1 x 150mg p.o.; **Pankreas-Ca** → 634: 1 x 100mg p.o., Kombination mit Gemcitabin; **DANI, DALI:** Anw. bei schwerer Nieren-/ Leberinsuff. nicht empf.
Gefitinib Rp	HWZ 41h, Q0 0.9, PPB 90%
Iressa *Tbl. 250mg*	**Nichtkleinzelliges Bronchial-Ca** → 609: 1 x 250mg/d; **DANI** CrCl > 20: 100%; < 20: vorsichtige Anwendung; **DALI**: Child B, C: engmaschige Überwachung hinsichtlich UW
Ibrutinib Rp	HWZ 4–13h, PPB 97% PRC D, Lact ?
Imbruvica *Kps. 140mg*	**Rezidiv. oder refrakt. Mantelzell-Lymphom:** 1 x 560mg/d p.o.; **CLL:** 1 x 420mg/d p.o.; **DANI** CrCl > 30: nicht erf.; < 30: vors. Anw.; **DALI** Child A: 1 x 280mg/d p.o.; B: 1 x 140mg/d p.o.; C: Anw. nicht empfohlen

A 7 Hämatologie, Onkologie – Arzneimittel

Imatinib Rp
HWZ 18h, Q0 0.95, PPB 95%

Glivec Tbl. 100, 400mg
Imanivec Tbl. 100, 400mg
Imatinib Heumann Tbl. 100, 400mg
Imatinib Onkovis Kps. 100, 200, 400mg

Ph+CML: chronische Phase: 1 x 400mg p.o.; akzelerierte Phase, Blastenkrise: 600mg p.o.; **Ki. > 2J:** 340mg/m², max. 570mg/m² bzw. 800mg/d; **Ph+ALL:** 1 x 600mg;
MDS: 1 x 400mg; **hypereosinophiles Syndr., chron. eosinophile Leukämie:** 1 x 100mg, ggf. bis 400mg/d steigern;
CD117+GIST: 1 x 400mg; **Dermatofibrosarcoma protuberans:** 1 x 800mg;
DANI vors. Anw. bei schwerer NI; **DALI** 400mg/d

Lapatinib Rp
HWZ 24h PPB 99%

Tyverb Tbl. 250mg

Fortgeschritt./metastasiertes Mamma-Ca → 625 mit Her2-Überexpression: 1 x 1250mg/d p.o. in Komb. mit Capecitabin;
DANI CrCl > 30: 100%; < 30: keine Daten;
DALI Child A, B: keine Daten, Child C: KI

Lenvatinib Rp
HWZ 17h, Q0 0.9, PPB 98%

Kisplix Kps. 4, 10mg
Lenvima Kps. 4, 10mg

Fortgeschrittenes Nierenzell-Ca, VGEF-vorbehandelt: Kisplyx: 1 x 18mg p.o., Dosisanpassung n. Toxizität s. FachInfo; Komb. m. Everolimus;
DANI, DALI schwere NI/LI: ini 10mg;
Progr., lokal fortgeschritt. od. metastasiertes differenziertes (papilläres/follikuläres/Hürthle-Zell-)Schilddrüsen-Ca (DTC), das nicht auf Radiojodtherapie (RAI) angesprochen hat: Lenvima: 24mg p.o.;
DANI nicht erford.; **DALI** nicht erford.

Midostaurin Rp
HWZ 20 (482)h, PPB 98%

Rydapt Kps. 25mg

AML mit FLT3-Mutation: 2 x 50mg p.o. d8–21 der Induktions- u. Konsolidierungschemother., weitere Gaben s. FachInfo;
aggressive system. Mastozytose, system. Mastozytose mit assoziierter hämatolog. Neoplasie, Mastzell-Leukämie: 2 x 100mg p.o.;
DANI leichte bis mäßige NI: 100%; schwere NI: keine Daten;
DALI Child A, B: 100%; C: keine Daten

Nilotinib Rp
HWZ 17h, Q0 0.9, PPB 98%

Tasigna Kps. 150, 200mg

Ph+CML: 2 x 400mg p.o., ggf. Dosisanpass. nach Blutbild, s. FachInfo; **DANI** nicht erf.

Proteinkinase-Inhibitoren 175

Nintedanib Rp	HWZ 10-15h, PPB 98%
Vargatef *Kps. 100, 150mg*	**Lokal fortgeschrittenes, metastasiertes oder lokal rezidiviertes NSCLC:** 2 x 200mg p.o. d2-21 in Komb. mit Docetaxel; **DANI** CrCl > 30: 100%, < 30: keine Daten; **DALI** Child A: 100%, Child B, C: Anw. nicht empf.
Osimertinib Rp	HWZ 48h
Tagrisso *Kps. 40, 80mg*	**Lokal fortgeschrittenes oder metastasiertes NSCLC mit T790M-Mutation:** 1 x 80mg p.o.; **DANI** schwere NI, HD: vorsichtige Anw.; **DALI** mittlere bis schw. LI: Anw. nicht empf.
Palbociclib Rp	HWZ 29h, PPB 85%
Ibrance *Kps. 75, 100, 125mg*	**Lokal fortgeschrittenes oder metastasiertes Mamma-Ca, HR-pos., HER-2-neg.:** 1 x 125mg p.o. d1-21, dann 7d Pause; je n. UW Dosisreduktion auf 100-75mg.; **DANI** CrCl < 30, HD: keine Daten, vorsichtige Anw.; **DALI** mittlere bis schw. LI: vors. Anw.;
Pazopanib Rp	HWZ 31h, PPB 99%, PRC C, Lact ?
Votrient *Tbl. 200, 400mg*	**Fortgeschrittenes Nierenzell-Ca, Weichteilsarkom (WTS, STS):** 1 x 800mg/d p.o.; **DANI** CrCl > 30: 100%, < 30: keine Daten; **DALI** Child A: keine Daten, B: max. 20mg/d, C: KI
Ponatinib Rp	HWZ 22h, PPB >99%, PRC C, Lact -
Iclusig *Tbl. 15, 30, 45mg*	**CML in chron. oder akzelerierter Phase oder Blastenkrise und Ph+ALL:** 1 x 45mg/d p.o.; **DANI** CrCl > 50: 100%, < 50: vorsichtige Anwendung; **DALI** vors. Anwendung
Ribociclib Rp	HWZ 30-55h, PPB 70%
Kisqali *Tbl. 200mg*	**Fortgeschr. oder metast. Mamma-Ca, HR-pos, HER2-neg.:** 1 x 600mg p.o. d1-21, Wdh. d28, Komb. mit Aromatasehemmer; **DANI** leichte bis mittelschwere NI: 100%, schwere NI: auf Toxizität achten; **DALI** Child A: 100%; B, C: ini 400mg/d
Ruxolitinib Rp	HWZ 3h, PPB 97%
Jakavi *Tbl. 5, 10, 15, 20mg*	**Myelofibrose (MF):** ini 2 x 15-20mg p.o., max. 2 x 25mg/d; **Polycythaemia vera (PV):** ini 2 x 10mg p.o., max. 2 x 25mg/d; **DANI** CrCl > 30: 100%, < 30: MF: 50%, PV: ini 2 x 5mg/d; HD: MF: 1 x 15-20mg oder 2 x 10mg am Dialysetag; PV: 1 x 10mg oder 2 x 5mg am Dialysetag; **DALI** 50%

A 7 Hämatologie, Onkologie – Arzneimittel

Tivozanib Rp	HWZ 4.5-5d, PPB 99%
Fotivda *Kps. 890, 1340µg*	**Fortgeschrittenes Nierenzell-Ca → 630:** 1 x 1340µg p.o. d1-21, Wdh. d 29; je nach UW Dosisreduktion auf 890µg, s. FachInfo; **DANI** schwere NI, HD: vorsichtige Anw.; **DALI** leichte LI: 100%; mittelschw. LI: 1340µg alle 2d; schwere LI: Anw. nicht empfohlen

Sorafenib Rp	HWZ 25-48h, Q0 >0.9
Nexavar *Tbl. 200mg*	**Leberzell-Ca → 620, fortgeschr. Nierenzell-Ca → 630, Schilddrüsen-Ca:** 2 x 400mg p.o.; **DANI** CrCl > 30: 100%, < 30: keine Daten; **DALI** Child A, B: 100%, C: keine Daten

Sunitinib Rp	HWZ 40-60(80-110)h, Q0 >0.7, PPB 95%
Sutent *Kps. 12.5, 25, 50mg*	**GIST, fortgeschr. Nierenzell-Ca → 630:** 1 x 50mg p.o., ggf. Dos. in 12.5mg-Schritten anpassen; mind. 25mg/d, max. 75mg/d; über 4W, dann 2W Pause; **pankreat. neuroendokrine Tumore:** 1 x 37.5mg ohne Therapie-Pause; **DANI** nicht erf.; **DALI** Child A, B: 100%; C: keine Daten, Anw. nicht empfohlen

Vandetanib Rp	HWZ 19d, PPB 93%, PRC C, Lact -
Caprelsa *Tbl. 100, 300mg*	**Medull. SD-Ca mit nicht resektabler, lokal fortgeschritt. od. metast. Erkr.:** 1 x 300mg p.o.; **DANI:** CrCl 30-50: ggf. ini 200mg/d, < 30: Anw. nicht empf.; **DALI** keine Daten

Trametinib Rp	HWZ 5d, PPB 97%, PRC D, Lact ?
Mekinist *Tbl. 0.5, 2mg*	**BRAF-V600-Mutation-positives, nicht resezierbares oder metastasiertes Melanom:** 1 x 2mg p.o. Monother. oder Komb. mit Dabrafenib; **DANI** leichte bis mäßige NI: 100%; schwere NI: keine Daten; **DALI** leichte LI: 100%; mäßige bis schwere LI: vors. Anw.

Vemurafenib Rp	HWZ 51.6h, PPB > 99%, PRC B, Lact ?
Zelboraf *Tbl. 240mg*	**BRAF-V600-Mutation-pos., nicht resezierbares od. metastas. Melanom:** 2 x 960mg p.o.; **DANI, DALI** engmaschige Überwachung bei schw. Nierenfunktionsstrg. bzw. mittlerer bis schw. Leberfunktionsstrg.

A 7.13 mTOR-Inhibitoren

Wm/Wi (Everolimus, Temsirolimus): Hemmung des mTOR (mammalian target of rapamycin) = Enzymkomplex, der u.a. das Zellwachstum reguliert ⇒ antitumorale und antiangiogene Wi;
UW (Everolimus): Stomatitis, Hautausschlag, Hauttrockenheit, Nagelveränd., Hand-Fuß-Syndrom, Erythem, Exfoliation, akneförmige Dermatitis, Hautläsionen, Alopezie, Erschöpfung, Asthenie, Diarrhoe, Übelkeit, Appetitlosigkeit, Mukositis, Infektionen, Erbrechen, Husten, Pruritus, Epistaxis, Pneumonitis, Dyspnoe, Anämie, Cholesterin/Triglyceride/GOT/GPT/Krea/Blutzucker ↑, Thrombopenie, Leukopenie, Neutropenie, Lymphopenie, D.m., Hypophosphatämie, Hypokaliämie, Hypokalzämie, Dehydratation, Hyperlipidämie, Schlaflosigkeit, Dysgeusie, Kopfschmerzen, Konjunktivitis, Ödeme der Augenlider, Hypertonie, Blutungen, Lungenembolie, Bluthusten, Mundtrockenheit, Abdominalschmerzen, Schmerzen im Mund, Dysphagie, Dyspepsie, Arthralgie, Nierenversagen, Proteinurie, peripheres Ödem, Pyrexie, Brustschmerzen, Gewichtsverlust;
UW (Temsirolimus): Kreatinin ↑, Thrombopenie, Anämie, Dysgeusie, Atemnot, Nasenbluten, Husten, Bauchschmerzen, Erbrechen, Stomatitis, Diarrhoe, Übelkeit, Exanthem, Hautjucken, Akne, Nagelveränderungen, Rückenschmerzen, Arthralgie, Hypokaliämie, bakterielle und virale Infektionen, Pharyngitis, Rhinitis, Mukositis, Schmerzen, Schmerzen im Brustkorb, Ödeme, Pyrexie, Asthenie; **KI** (Everolimus): bekannte Überempfindlichkeit

Everolimus Rp	HWZ 30h, PPB 74%, PRC D, Lact ?
Afinitor Tbl. 2.5, 5, 10mg	**Nierenzell-Ca** → 630, **Hormonrezeptor-pos. Mamma-Ca, neuroendokrine Tumore pankreatischen Ursprungs:** 1 x 10mg p.o., ggf. 5mg bei intolerablen UW; **DANI** nicht erf.; **DALI** Child A: 1 x 7.5mg/d; Child B: 5mg/d; Child C: nach Nutzen-Risiko-Abwägung, max. 1 x 2.5mg/d

Temsirolimus Rp	HWZ 17(55)h, PRC D, Lact ?
Torisel Inf.Lsg. 30mg	**Nierenzell-Ca** → 630: 1 x/W 25mg über 30-60min i.v., zuvor Antihistaminikum; **DANI** vorsichtige Anw. bei schwerer NI; **DALI** Anw. bei schwerer LI nicht empfohlen

A 7.14 Antikörper

Wm/Wi (Antikörper): Bindung an spezifisches Antigen, durch Komplementfixierung entsteht antikörperabhängige, zellvermittelte Zytotoxizität; **Wm/Wi** (Atezolizumab, Avelumab): monoklonaler IgG1-AK, der an PD-L1 bindet, Wiederherstellung der antitumorösen T-Zell-Antwort bzw. direkte Tumorzelllyse über natürliche Killerzellen; **Wm/Wi** (Bevacizumab): bindet an Gefäßwachstumsfaktor VEGF, Hemmung der Tumorvaskularisierung;
Wm/Wi (Blinatumomab): bindet an CD19 und CD3 ⇒ Bildung einer zytolytischen Synapse zwischen T-Zelle und Tumorzelle mit Freisetzung proteolytischer Enzyme;
Wm/Wi (Brentuximab Vedotin): AK-Wirkstoff-Konjugat ⇒ setzt Zytostatikum frei ⇒ bindet an CD30-tragende Tumorzellen ⇒ Unterbrechung des Zellzyklus und programmierter Zelltod;
Wm/Wi (Cetuximab): Blockierung von EGFR, dadurch Reduktion der Invasion von Tumorzellen ins Normalgewebe und Reduktion von Metastasenbildung;

A 7 Hämatologie, Onkologie – Arzneimittel

Wm/Wi (Daratumumab): humaner monoklonaler IgG-AK, der an CD38-Protein bindet, welches in hoher Konz. auf Tumorzellen des mult. Myeloms exprimiert wird ⇒ Apoptose;
Wm/Wi (Eculizumab): rekombinanter humanisierter IgG-AK, der an das Komplementprotein C5 bindet, Hemmung der komplementvermittelten intravaskulären Hämolyse;
Wm/Wi (Elotuzumab): Monoklonaler IgG1-Antikörper, der an SLAMF bindet, welches stark auf Myelomzellen exprimiert wird ⇒ erleichtert die Interaktion mit natürlichen Killerzellen;
Wm/Wi (Inotuzumab): IgG4-Antikörper, der an CD22 exprimierende Zellen bindet ⇒ Induktion von Apoptose; **Wm/Wi** (Ipilimumab): monoklonaler Ak, der die vom CTLA-4-Signalweg induzierten inhibitorischen Signale auf die T-Zellen blockiert ⇒ Anzahl der Tumor-reaktiven T-Effektorzellen m **Wm/Wi** (Necitumumab): humaner, monoklonaler IgG1-Antikörper, der an EGFR bindet ⇒ Hemmung der Angiogenese, Induktion von Apoptose bzw. Zelltod;
Wm/Wi (Nivolumab, Pembrolizumab): PD-1-Inhibitor (Programmed-Cell-Death-Protein-1-Inhibitor) blockiert Bindung von PD-L1 u. PD-L2 an PD-1-Rezeptoren auf T-Zellen ⇒ T-Zell-Proliferation ↑, Zytokinbildung ↑, Immunantwort gegen Krebszellen ↑;
Wm/Wi (Obinutuzumab): monoklon., humanisierter AK ⇒ bindet an CD-20-Transmembranantigen auf der Oberfläche nicht-maligner und maligner prä-B- und reifer B-Lymphozyten ⇒ direkter Zelltod, antikörperabhängige zelluläre Zytotoxizität und Phagozytose;
Wm/Wi (Ofatumumab): humaner monoklonaler Antikörper ⇒ bindet an CD20-Epitope, Lyse von Tumorzellen, Zelltodinduktion durch antikörperabhängige, zellvermittelte Zytotoxizität;
Wm/Wi (Olaratumab): humaner monoklonaler IgG1-Antikörper bindet an PDGFR-alpha ⇒ Hemmung des Tumorzellwachstums;
Wm/Wi (Panitumumab): humaner monoklonaler IgG2-Antikörper gegen EGF-Rezeptor, dadurch Hemmung des Zellwachstums, Induktion der Apoptose und Verminderung der Produktion von Interleukin 8 und vaskulärem, endothelialem Wachstumsfaktor;
Wm/Wi (Pertuzumab): humanisierter monoklonaler Antikörper ⇒ bindet an HER2 und hemmt Heterodimerisierung von HER2 mit anderen Rezeptoren der HER-Rezeptorfamilie ⇒ zellulärer Wachstumsstopp bzw. Apoptose;
Wm/Wi (Ramucirumab): humaner Antikörper ⇒ bindet sepzifisch an VEGF Rezeptor-2 ⇒ verhindert die Liganden-stimulierte Aktivierung des VEGF Rezeptor-2 und der nachfolgenden Signalkaskaden ⇒ Proliferation und Migration der humanen Endothelzellen wird neutralisiert;
Wm/Wi (Rituximab): bindet spezifisch an das Transmembran-Antigen CD20, das auf > 95 % aller Zellen von Non-Hodgkin-Lymphomen des B-Zell-Typs exprimiert wird;
Wm/Wi (Trastuzumab): monoklonaler AK gg. menschl. epidermalen Wachstumsfaktor 2 (HER2);
Wm/Wi (Trastuzumab Emtansin): gegen HER2 gerichtetes Antikörper-Wirkstoff-Konjugat; Emtansin verleiht Zytostatikum Selektivität für Tumorzellen mit Überexpression von HER2;
UW: s. allgemeine UW von Zytostatika → 151;
UW (Atezolizumab): Thrombopenie, Hypersensitivität, Hypo-/Hyperthyreose, Appetit ↓, Hypokaliämie, Hyponatriämie, Hypotonie, Dyspnoe, Pneumonitis, Hypoxie, verstopfte Nase, Übelkeit, Erbrechen, Diarrhoe, Bauchschmerzen, Kolitis, Dysphagie, Transaminasenerhöhung, Exanthem, Pruritus, Arthralgie, Schmerzen d. Bewegungsapparats, Fieber, Fatigue, Asthenie, infusionsbedingte Reaktionen, grippeähnliche Erkrankungen, Schüttelfrost;
UW (Avelumab): Anämie, Lymphopenie, Hypothyreose, verminderter Appetit, Kopfschmerzen, Schwindel, periphere Neuropathie, Hypertonie, Hypotonie, Husten, Dyspnoe, Pneumonitis, Übelkeit, Erbrechen, Bauchschmerzen, Diarrhoe, Obstipation, Mundtrockenheit, Ausschlag, trockene Haut, Rückenschmerzen, Arthralgie, Myalgie, Ermüdung, Fieber, per. Ödem, Asthenie, Schüttelfrost, influenza-ähnliche Erkr., Gewicht ↓; γGT/aP/Amylase/Lipase/Krea ↑; infusionsbedingte Reaktion;

Antikörper 179

UW (Bevacizumab): Sepsis, Abszess, Infektion, (febrile) Neutropenie, Leuko-, Thrombozytopenie, Anämie, Ovarialinsuff., Dehydrierung, Anorexie, periphere sensorische Neuropathie, Schlaganfall, Synkope, Somnolenz, Kopfschmerzen, Dysgeusie, Dysarthrie, Augenerkrankungen, Tränenfluss ↑, kongestive Herzinsuff., supraventrikuläre Tachykardie, Hypertonie, arterielle/venöse Thromboembolie, Asthenie, Fatigue, Lethargie, Schleimhautentzündung, Pyrexie, Diarrhoe, Übelkeit, Erbrechen, Obstipation, Schmerzen, Magen-Darm-Perforation, Ileus, Bauchschmerzen, Erkrankung des GI-Trakts, Blutungen, Lungenembolie, Dyspnoe, Hypoxie, Epistaxis, Rhinitis, Stomatitis, palmoplantares Erythrodysäthesiesyndrom, exfoliative Dermatitis, trockene Haut, Hautverfärbung, Muskelschwäche, Myalgie, Arthralgie, Proteinurie, Harnwegsinfektion; **UW (Blinatumomab):** Infektionen, (febrile) Neutropenie, Anämie, Thrombopenie, Leukopenie, Zytokinfreisetzungssyndrom, Hypokaliämie, Hypomagnesiämie, Hyperglykämie, Appetit ↓, Schlaflosigkeit, Kopfschmerzen, Tremor, Schwindel, Hypotonie, Husten, Übelkeit, Verstopfung, Diarrhoe, Bauchschmerzen, Erbrechen, Exanthem, Rückenschmerzen, Gliederschmerzen, Arthralgie, Knochenschmerzen, Fieber, periph. Ödeme, Schüttelfrost, Fatigue, Brustschmerzen, Transaminasen und yGT ↑, Infusionsreaktionen, Sepsis, Pneumonie, Leukozytose, Lymphopenie, Überempfindlichkeit, Hypophosphatämie, Hypalbuminämie, Tumorlysesyndrom, Verwirrtheit, Desorientiertheit, Enzephalopathie, Aphasie, Parästhesie, Krämpfe, kognitive Störungen, Gedächtnisstörungen, Tachykardie, Ödem, Immunglobuline ↓, Bilirubinerhöhung; **UW (Brentuximab Vedotin):** Infektion, Infektion d.oberen Atemwege, Herpes zoster, Pneumonie, Neutropenie, Anämie, Thrombozytopenie, Hyperglykämie, periphere sensorische/motorische Neuropathie, Schwindel, demyelinisierende Polyneuropathie, Husten, Dyspnoe, Diarrhoe, Übelkeit, Erbrechen, Obstipation, Haarausfall, Juckreiz, Hautausschlag, Myalgie, Arthralgie, Rückenschmerzen, Fatigue, Fieber, infusionsbedingte Reaktionen, Schüttelfrost; **UW (Catumaxomab):** Lymphopenie, Leukozytose, Anämie, Neutrophilie, Thrombozythämie, Tachykardie, Vertigo, Bauchschmerzen, Übelkeit, Erbrechen, Diarrhoe, Ileus, Obstipation, Flatulenz, Reflux, Stomatitis, Fieber, Schüttelfrost, Fatigue, Asthenie, Ödeme, Durst, Hyperbilirubinämie, Hepatitis, Infektionen, Anorexie, Elektrolytstrg., Arthralgie, Rückenschmerzen, Myalgie, Angst, Oligurie, Proteinurie, Hämaturie, Dyspnoe, Hautausschlag, Hypo-/Hypertonie, Hitzewallungen; **UW (Cetuximab):** Atemnot, Paronychie, Konjunktivitis, akneartiges Exanthem; **UW (Daratumumab):** Pneumonie, Nasopharyngitis, Infektion der oberen Atemwege, Anämie, Thrombopenie, Leukopenie, Lymphopenie, Appetit ↓, Kopfschmerzen, Hypertonie, Husten, verstopfte Nase, Dyspnoe, Übelkeit, Diarrhoe, Obstipation, Erbrechen, Rückenschmerzen, Arthralgie, Gliederschmerzen, muskuloskelettale Brustschmerzen, Fatigue, Pyrexie, Schüttelfrost, infusionsbed. Reaktion; **UW (Eculizumab):** Schwindel, Dysgeusie, Parästhesie, Vertigo, progressive Hypertonie, Husten, verstopfte Nase, Pharynx-/Larynxschmerzen, Bauchschmerzen, Obstipation, Diarrhoe, Dyspepsie, Übelkeit, Erbrechen, Alopezie, trockene Haut, Pruritus, Exanthem, Arthralgie, Rückenschmerzen, Myalgie, Nackenschmerzen, Extremitätenschmerzen, Dysurie, Spontanerektion, Thoraxbeschwerden, Schüttelfrost, Fatigue, Asthenie, infusionsbed. Reaktion, Ödeme, Fieber, pos. Coombs-Test; **UW (Elotuzumab):** Herpes zoster, Nasopharyngitis, Pneumonie, Infekt d. oberen Atemwege, Lymphopenie, Hypersensitivität, Stimmungsschwankungen, Kopfschmerzen, Hypalgesie, Husten, tiefe Venenthrombose, oropharyngeale Schmerzen, Diarrhoe, Nachtschweiß, Brustschmerzen, Fatigue, Fieber, Gewicht ↓, infusionsbed. Reaktionen; **UW (Inotuzumab):** Infektionen, febrile Neutropenie, Thrombopenie, Leukopenie, Lymphopenie, Anämie, Panzytopenie, Appetit ↓, Kopfschmerzen, Blutungen (ZNS, GI-Trakt), Epistaxis, Bauchschmerzen, Erbrechen, Übelkeit, Diarrhoe, Stomatitis, Obstipation, Bilirubin/Transaminasen/yGT/aP ↑; Pyrexie, Schüttelfrost, Fatigue, infusionsbed. Reaktion, Überempfindlichkeit, Tumorlysesyndrom, Hyperurikämie, Aszites, Bauchdeckenspannung, venookklusive Lebererkrankung, QT-Verlängerung;

A 7 Hämatologie, Onkologie – Arzneimittel

UW (Ipilimumab): Tumorschmerzen, Anämie, Lymphopenie, Hypopituitarismus, Hypothyreose, Appetit ↓, Dehydratation, Hypokaliämie, Verwirrtheit, periphere sensor. Neuropathie, Schwindel, Kopfschmerzen, Lethargie, verschwommenes Sehen, Augenschmerzen, Hypotonie, Hautrötungen, Hitzewallungen, Dyspnoe, Husten, Übelkeit, Erbrechen, Diarrhoe, GI-Hämorrhagie, Kolitis, Obstipation, Refluxkrankheit, Bauchschmerzen, Schleimhautentzündung, Leberfunktionsstörung, Exanthem, Pruritus, Dermatitis, Urtikaria, Vitiligo, Ekzem, Alopezie, Nachtschweiß, trockene Haut, Arthralgie, Myalgie, Skelettschmerzen, Muskelspasmus, Müdigkeit, Pyrexie, Reaktion a.d. Injektionsstelle, Schüttelfrost, Asthenie, Ödeme, grippeähnliche Erkrankung; Erhöhung von Transaminasen, aP, Bilirubin; Gewicht ↓;
UW (Necitumumab): Harnwegsinekt, Kopfschmerzen, Dysgeusie, Konjunktivitis, venöse/arterielle thromboembolische Ereignisse; Phlebitis, Hämoptysen, Epistaxis, oropharyngeale Schmerzen, Erbrechen, Stomatitis, Dysphagie, Mundulzerationen, Hautreaktionen, Überempfindlichkeitsreaktionen, Muskelkrämpfe, Dysurie, Pyrexie, Hypomagnesiämie, Hypokalzämie, Hypophosphatämie, Hypokaliämie, Gewicht ↓;
UW (Nivolumab): häufig: Infekt. der oberen Atemwege, infusionsbedingte Reaktion, Hypothyreose, Hyperthyreose, Hyperglykämie, Hyponatriämie, Appetit ↓, periphere Neuropathie, Kopfschmerzen, Schwindelgefühl, Hypertonie, Pneumonitis, Dyspnoe, Husten, Diarrhö, Übelkeit, Kolitis, Stomatitis, Erbrechen, Bauchschmerzen, Obstipation, Hautausschlag, Juckreiz, Vitiligo, trockene Haut, Erythem, Alopezie, Muskel- und Skelettschmerzen, Arthralgie, Müdigkeit, Pyrexie, Ödeme (einschließl. peripheres Ödem), AST/ALT/Gesamtbilirubin/aP/Kreatinin ↑, Lymphozytopenie, Thrombozytopenie, Anämie, Lipase/Amylase ↑, Neutropenie;
UW (Obinutuzumab): Harnweginfektion, Nasopharyngitis, Lippenherpes, Rhinitis, Pharyngitis, Plattenepithelkarzinom der Haut, Neutropenie, Thrombozytopenie, Anämie, Leukopenie, Tumorlysesyndrom, Hyperurikämie, Vorhofflimmern, Hypertonie, Husten, Diarrhoe, Obstipation, Alopezie, Arthralgie, Rückenschmerzen, muskuloskelettale Thoraxschmerzen, Fieber, Gewichtszunahme, infusionsbedingte Reaktionen; **UW (Ofatumumab):** Infektionen, Sepsis, Neutropenie, Anämie, Thombopenie, allerg. Reaktion, Tachykardie, Hypo-/Hypertonie, Bronchospasmus, Husten, Hypoxie, Dyspnoe, Brustbeschwerden, Exanthem, Fatigue, Hyperhidrose, Dünndarmobstruktion, Diarrhoe, Übelkeit, Pruritus, Rückenschmerzen, Fieber, Schüttelfrost; **UW (Olaratumab):** Neutropenie, Lymphopenie, Kopfschmerzen, Diarrhoe, Übelkeit, Erbrechen, Mukositis, muskuloskelettale Schmerzen, infusionsbedingte Reaktionen;
UW (Panitumomab): Exanthem, akneiforme Dermatitis, Exfoliation, Paronychie, Pruritus, Fissuren, Diarrhoe, Fatigue, Infusionsreaktionen, Elektrolytverschiebungen, Nausea, Emesis, Dyspnoe, Husten, Kopfschmerzen, Konjunktivitis, Wimpernwachstum, Stomatitis, Onycholyse, Hypertrichose, Alopezie, trockene Haut/Nase/Mund, Lungenembolie;
UW (Pembrolizumab): häufig: Anämie, Thrombozytopenie, Hypophysitis, Hyper-/Hypothyreose, Appetit ↓, Dehydrierung, Kopfschmerzen, Dysgeusie, periphere Neuropathie, Schwindel, Parästhesie, trockene Haut, Vertigo, Hitzewallungen, Pneumonitis, Dyspnoe, Husten, Diarrhö, Übelkeit, Komitees, Erbrechen, Abdominalschmerzen, Obstipation, Mundtrockenheit, aufgeblähtes Abdomen, Hautausschlag, Pruritus, Schwere Hautreaktionen, Vitiligo, Hauttrockenheit, Erythem, Ekzem, Hyperhidrose, Hypopigmentierung der Haut, Alopezie, Athralgie, Myalgie, Muskelschwäche, muskuloskelettale Schmerzen, Schmerzen in den Extremitäten, Rückenschmerzen, Arthritis, Muskelkrämpfe, muskuloskelettale Steifheit, Müdigkeit, Erschöpfung, Asthenie, Fieber, Schleimhautentzündungen, periphere Ödeme, grippeähnliche Erkr., Schüttelfrost, Aspartataminotransferase (AST) ↑, Alaninaminotransferase (ALT) ↑, Gewicht ↓, alkalischer Phosphatase im Blut ↑, infusionsbed. Reaktionen;

Antikörper

UW (Pertuzumab): Infektion der oberen Atemwege, Nasopharyngitis, (febrile) Neutropenie, Leukopenie, Anämie, Überempfindlichkeit, anaphylakt. Reaktion, infusionsbedingte Reaktion/Zytokin-Freisetzungs-Syndrom, Appetit ↓, Schlaflosigkeit, periphere (sensorische) Neuropathie, Kopfschmerzen, Schwindel, Dysgeusie, Tränensekretion ↑, linksventrikuläre Dysfunktion, Dyspnoe, Husten, Pleuraerguss, Diarrhoe, Erbrechen, Stomatitis, Übelkeit, Obstipation, Dyspepsie, Alopezie, Exanthem, Nagelveränderungen, Pruritus, trockene Haut, Myalgie, Arthralgie, Mukositis, Ödem, Schmerzen, Pyrexie, Fatigue, Asthenie, Schüttelfrost;
UW (Ramucirumab): Neutro-/Leukopenie, Thrombozytopenie, Hypoalbuminämie, Hypertonie, Epistaxis, gastrointestinale Blutungsereignisse, Stomatitis, Diarrhoe, Proteinurie, Fatigue/Asthenie, periph. Ödeme, Hypokaliämie, Hyponatriämie, Kopfschmerzen, abd. Schmerzen;
UW (Rituximab): Hypertonie, Angina pectoris od. Herzinsuff. bei bek. Herzerkrankung, Husten, Sinusitis, Bronchitis (obliterans), Dyspepsie, Transaminasen ↑, Kopfschmerzen, Tumorschmerz, Parästhesien, Schwindel, Angstgefühl, allerg. Reaktionen (u.a. Dyspnoe, Bronchospasmus, Angioödem), Nachtschweiß, periphere Ödeme, Arthralgien, Myalgien, Knochenschmerz, Konjunktivitis, Hyperkalzämie, LDH ↑, Lymphadenopathie, Geschmacksveränderungen; **UW** (Trastuzumab): Vasodilatation, Tachykardie, Herzinsuffizienz, Kardiomyopathie, Ischämie, Perikarderguss, Herzstillstand, Kopfschmerzen, Schwindel, Parästhesien, Neuropathie, Tremor, Depression, allerg. Reaktionen (u.a. Dyspnoe, Bronchospasmus, Urtikaria, Angioödem, Anaphylaxie), Arthralgie, Myalgie, Mastitis, transienter Tumorschmerz, Ödeme, AK-Bildung; **UW** (Trastuzumab Emtansin): Harnwegsinfektion, Neutro-, Leukozytopenie, Arzneimittelüberempfindlichkeit, Hypokaliämie, Insomnie, periph. Neuropathie, Kopfschmerzen, Schwindel, Dysgeusie, Gedächtnisstrg., trockenes Auge, Konjunktivitis, verschwommenes Sehen, Tränensekretion ↑, LV-Dysfkt., Blutung, Hypertonie, Epistaxis, Husten, Dyspnoe, Stomatitis, Diarrhoe, Erbrechen, Übelkeit, Obstipation, Mundtrockenheit, Abdominalschmerz, Dyspepsie, Zahnfleischbluten, Ausschlag, Pruritus, Alopezie, Nagelstörungen, Hand-Fuß-Syndrom, Urtikaria, Myalgie, Arthralgie, Fatigue, Fieber, Asthenie, Schüttelfrost, peripheres Ödem, Transaminasen/aP ↑, infusionsbed. Reaktionen;
KI (Atezolizumab, Avelumab): bek. Überempf.;
KI (Bevacizumab): Überempf. gegen Wirkstoff, CHO-Zellprodukte o. a. rekomb. humane/humanisierte AK, Grav.; **KI** (Blinatomomab): bek. Überempfindlichkeit, Lact.;
KI (Brentuximab Vedotin): bek. Überempfindlichkeit, kombin. Anw. mit Bleomycin;
KI (Daratumumab): bek. Überempf.; **KI** (Elotuzumab): bek. Überempf.;
KI (Inotuzumab): bek. Überempf., vorbestehende venookklusive Lebererkrankung, schwere Lebererkrankung; **KI** (Ipilimumab): bek. Überempf.; **KI** (Necitumumab): bek. schwere oder lebensbedrohliche Überempf.; **KI** (Nivolumab): siehe FI; **KI** (Obinutuzumab, Olaratumab): bek. Überempf.; **KI** (Pembrolizumab): siehe FachInfo; **KI** (Pertuzumab): bek. Überempf.;
KI (Ramucirumab): bek. Überempf.; **KI** (Rituximab): bek. Überempf., aktive/schw. Infektionen, stark geschwächte Immunabwehr; **KI** (Trastuzumab Emtansin): bek. Überempf.

Atezolizumab Rp		HWZ 27d
Tecentriq *Inf.Lsg.* 1200mg/20ml		Fortgeschr. oder metas. Urothel-Ca, fortgeschr. oder metast. NSCLC: 1200mg i.v. d1, Wdh. d22; **DANI** leichte bis mäßige NI: 100%; schwere NI: keine Daten; **DALI** leichte LI: 100%; mäßige bis schwere LI: keine Daten

A 7 Hämatologie, Onkologie – Arzneimittel

Avelumab Rp	HWZ 6d
Bavencio *Inf.Lsg. 200mg/10ml*	**Merkelzellkarz.:** 10mg/kg i.v. d1, Wdh. d15; **DANI** leichte bis mäßige NI: 100%; schwere NI: keine Daten; **DALI** leichte LI: 100%; mäßige bis schwere LI: keine Daten

Bevacizumab Rp	HWZ 20d, Lact ?
Avastin *Inf.Lsg. 100mg/4ml, 400mg/16ml*	**Kolorektales Karzinom** → 616: 5-10mg/kg i.v. d1, Wdh. d15 oder 7.5-15mg/kg d1, Wdh. d22; Kombination mit 5-FU/Folinsäure/Irinotecan; **Mamma-Ca** → 625: 10mg/kg i.v. d1, Wdh. d15 oder 15mg/kg d1, Wdh. d22; **nichtkleinzelliges Bronchial–Ca** → 609: 7.5 bzw. 15mg/kg d1, Wdh. d22, Komb. mit platinhaltiger Chemoth.; **Nierenzell–Ca** → 630: 10mg/kg d1, Wdh. d15, Komb. mit Interferon; **epitheliales Ovarial-Ca, Eileiter-Ca, prim. Peritoneal-Ca:** Primärbeh.: 15mg/kg i.v. d1, Wdh. d22, in Komb. mit Carboplatin und Paclitaxel; Rezidiv: 15mg/kg d1, Wdh. d22, in Komb. mit Carboplatin und Gemcitabin; **DANI, DALI** keine Daten

Blinatumomab Rp	HWZ 2h, PRC C, Lact ?
Blincyto *Inf.Lsg. 38.5µg*	**Philadelphia-Chrom.-neg., rezidiv. oder refr. B-Vorläufer ALL:** 9µg/d Dauerinf. i.v. d1-7, 28µg/d d8-28, dann 2W Pause, danach 28µg/d d1-28; **DANI** leichte-mäßige NI: 100%; schw. NI: keine Daten; **DALI** keine Daten

Brentuximab vedotin Rp	HWZ 4-6d, PPB 68-82% PRC C, Lact ?
Adcetris *Inf.Lsg. 50mg/10ml*	**Rezidiviertes/refraktäres CD30+Hodgkin-Lymphom, rezidiv. refraktäres großzelliges anaplastisches Lymphom:** 1.8mg/kg i.v. über 30min alle 21d, 8-16 Zyklen; **DANI, DALI** k.A.

Catumaxomab Rp	HWZ 0.7-17
Removab *Inf.Lsg. 10µg/0.1ml, 50µg/0.5ml*	**Maligner Aszites bei EpCAM-pos. Ca:** 10µg intraperitoneal an d1, 20µg d3, 50µg d7, 150µg d10; **DANI, DALI** k.A.

Cetuximab Rp	HWZ 70-100h
Erbitux *Inf.Lsg. 100mg/20ml, 500mg/100ml*	**Kolorektales Karzinom** → 616, **fortgeschrittenes Plattenepithel-Ca im Kopf-/Halsbereich:** ini 400mg/m² i.v. d1, dann 1 x/W 250mg/m²; **DANI, DALI** k.A.

Antikörper 183

Daratumumab Rp	HWZ 18d
Darzalex *Inf.Lsg. 100mg/5ml*	**Rezidiviertes und refraktäres multiples Myelom:** 16mg/kg i.v. W1-8: 1x/W; W9-24: alle 2W; W25 bis Progress: alle 4W; Begleit-Medikation beachten, s. FachInfo; **DANI** nicht erforderl.; **DALI** leichte LI: 100%; mäßige bis schwere LI: keine Daten
Eculizumab Rp	HWZ 11d
Soliris *Inf.Lsg. 300mg/30ml*	**Par. nächt. Hämoglobinurie:** ini 600mg i.v. 1x/W f. 4W, dann 900mg alle 14d; **atyp. häm.-uräm. Synd.:** ini 900mg i.v. 1 x/W für 4W, dann 1200mg alle 14d; **DANI** nicht erforderlich; **DALI** keine Daten
Elotuzumab Rp	
Empliciti *Inf.Lsg. 300, 400mg*	**Multiples Myelom mit mindestens einer Vorbehandlung:** 10mg/kg i.v. d1, 8, 15, 22 Wdh. d29, nach 2 Zyklen: d1, 15, Wdh. d29; Kombination mit Lenalidomid; **DANI** nicht erford.; **DALI** leichte LI: 100%; mäßige bis schwere Li: keine Daten
Inotuzumab Ozogamicin Rp	HWZ 12d
Besponsa *Inf.Lsg. 1mg*	**Rezidivierte oder refraktäre CD22-pos. Vorläufer-ALL:** Zyklus 1: 0.8mg/m2 i.v. d1; 0.5 mg/m2 d8, 15; weitere Zyklen je n. Th-Ansprechen s. FachInfo; DANI leichte - mittelschwere NI: 100%; schwere NI: keine Daten; **DALI** schwere LI: KI
Ipilimumab Rp	HWZ 15d
Yervoy *Inf.Lsg. 50, 200mg*	**Fortgeschrittenes oder metast. Melanom:** Erw., Ki. ab 12J: 3mg/kg über 90 min i.v. alle 3W, Induktion mit 4 Zyklen; s.a. FachInfo; **DANI** leichte bis mittelschwere NI: 100%; schwere NI: keine Daten; **DALI** leichte LI: 100%; mittelschwere bisschwere LI: s. FachInfo
Necitumumab Rp	HWZ 14d
Portrazza *Inf.Lsg. 800mg/50ml*	**Fortgeschrittenes EGFR-exprimierendes NSCLC** → 609: 800mg i.v. d1, 8, Wdh. d22, Kombination mit Gemcitabin, Cisplatin; **DANI** (leicht-moderat) nicht erforderlich; schwer: keine Daten; **DANI** (moderat-schwer) keine Daten

A 7 Hämatologie, Onkologie – Arzneimittel

Nivolumab Rp — HWZ 11d
Opdivo *Inf.Lsg. 40mg/4ml, 100mg/10ml*
Fortgeschr. (nicht-resezierbares od. metastasierendes) Melanom: 3mg/kg alle 2W über 60min i.v.; bei Komb. mit Ipilimumab: 1mg/kg alle 3W f. 4 Gaben, dann 3mg/kg alle 2W; NSCLC → 609, Nierenzell-Ca → 630, Hodgkin-Lymphom → 599, Kopf-Hals-Plattenepithel-Ca, Urothel-Ca: 3mg/kg alle 2W über 60min i.v.; DANI (leicht, moderat) nicht erford., (schwer) keine Daten; DALI (leicht, mäßig) nicht erford., (schwer) keine Daten

Obinutuzumab Rp — HWZ 30d, PRC C, Lact ?
Gazyvaro *Inf.Lsg. 1000mg/40ml*
CLL Komb. mit Chlorambucil: Zyklus 1: 100mg i.v. d1, 900mg d2, 1000mg d8 und 15, Wh. d29, Zyklus 2-6: 1000mg an d1; DANI CrCl > 30: nicht erforderlich, < 30: keine Daten; DALI keine Daten

Ofatumumab Rp — HWZ 1.3d (1.), 11.5d (4.), 15.8d (8.Inf.), PRC C, Lact ?
Arzerra *Inf.Lsg. 100mg/5ml, 1000mg/50ml*
CLL (refraktär auf Fludarabin u. Alemtuzumab): ini 300mg i.v (12ml/h, steigern bis max. 200ml/h), dann 2000mg (25ml/h, steigern bis max. 400ml/h) 1 x/W für 8 W, dann 2000mg 1 x alle 4W; DANI CrCl > 30: 100%, < 30: keine Daten; DALI keine Daten

Olaratumab Rp — HWZ 11d
Lartruvo *Inf.Lsg. 500mg/50ml*
Fortgeschrittenes Weichgewebesarkom: 15mg/kg i.v. d1, 8, Wdh. d22, Komb. mit Doxorubicin; DANI, DALI leichte-moderate NI, LI: 100%; schwere NI, LI: keine Daten

Panitumumab Rp — HWZ 7.5d
Vectibix *Inf.Lsg. 100mg/5ml, 400mg/20ml*
Metastasiertes EGFR-exprimierendes kolorektales Karzinom → 616: 6mg/kg alle 14d über 60min. i.v., Verdünnung mit NaCl auf < 10mg/ml; DANI, DALI k.A.

Pembrolizumab Rp — HWZ 26d
Keytruda *Inf.Lsg. 50mg/2ml*
Fortgeschrittenes (nicht-resezierbares oder metastasierendes) Melanom: 2mg/kg alle 3W über 30min i.v.; DANI (leicht, moderat) nicht erf., (schwer) keine Daten; DALI (leicht) nicht erf., (moderat, schwer) keine Daten; Grav.: keine Daten

Antikörper 185

Pertuzumab Rp	HWZ 18d, PRC C, Lact ?
Perjeta *Inf.Lsg. 420mg/14ml (30mg/ml)*	**HER2-positives metastasiertes oder lokal rezidivierendes, inoperables Mamma-Ca:** ini 840mg über 60 min. i.v., Erhaltungsdosis 420mg alle 3 Wochen über 30-60 min. i.v.; **DANI** CrCl > 30: 100%, < 30: k.A.; **DALI** k.A.
Ramucirumab Rp	HWZ 15d, PRC C, Lact ?
Cyramza *Inf.Lsg. 100mg/10ml, 500mg/50ml*	**Fortgeschrittenes Adeno-Ca des Magens oder gastroösophagealen Übergangs mit Tumorprogress nach Platin- und Fluoropyrimidin-haltiger Chemotherapie:** Monotherapie: 8mg/kg über 60min i.v. alle 2W; Kombination mit Paclitaxel: 8mg/kg KG i.v. d1, 15, Wdh. d29; **DANI/DALI** keine Daten
Rituximab Rp	HWZ 76-206h
MabThera *Inf.Lsg. 100, 500mg* MabThera SC *Inj.Lsg. 1400mg/11.7ml* Truxima *Inf.Lsg. 500mg*	**Follikuläres Lymphom:** Monotherapie: 375mg/m² i.v. d1, Wdh. d8, 15, 22; Komb. mit CVP-Schema: 375mg/m² d1; Induktionstherapie: 1 x 1400mg s.c. pro Zyklus; Erhaltungstherapie: 1 x 1400mg s.c. alle 2M bzw. alle 3M beim rezidivierenden/refraktärem follilulärem Lymphom; **CD20+ großzellig diffuses B-Zell-Lymphom:** 375mg/m² i.v. d1 bzw. 1 x 1400mg s.c. pro Zyklus, Komb. mit CHOP-Schema; **CLL:** 375mg/m² d1 + Chemotherapie, ab 2. Zyklus 500mg/m², insgesamt 6 Zyklen; **rheumatoide Arthritis:** 1g i.v. d1, Wdh. d15; **DANI, DALI** k.A.
Siltuximab Rp	HWZ 12-18d
Sylvant *Inf.Lsg. 100, 400mg*	**Multizentrische Castlemann-Krankheit, HIV- u. HHV-8 neg.:** 11mg/kg über 1h i.v. d1, Wdh. d22 bis zum Therapieversagen; **DANI, DALI** keine Daten
Trastuzumab Rp	HWZ 28.5d
Herceptin *Inf.Lsg. 150mg* Herceptin s.c. *Inj.Lsg. 600mg/5ml*	**Mamma-Ca mit HER2-Überexpression:** metastasiert: ini 4mg/kg i.v. d1, dann 2mg/kg 1 x/W; Frühstadium: ini 8mg/kg i.v., dann 6mg/kg alle 3W; 600mg s.c. alle 3W; **metastasiertes Magen-Ca mit HER2-Überexpression:** ini 8mg/kg i.v. d1, dann 6mg/kg alle 3W; 600mg s.c. alle 3W, Komb. mit Capecitabin oder 5-FU u. Cisplatin; **DANI** k.A.

Trastuzumab Emtansin Rp HWZ 4d
Kadcyla Inf.Lsg. 100, 160mg

Inoperables o. metastasiertes Mamma-Ca (HER2-positiv): 3.6mg/kg i.v. d1, Wdh. d22; **DANI** leicht bis mäßig eingeschränkte Fkt.: nicht erf.; schwere Funktionseinschränkung: engmaschige Überwachung; **DALI** keine Daten

A 7.15 Weitere antineoplastische Mittel

Wm/Wi (Aflibercept): agiert als löslicher Rezeptor und bindet an VEGF-A, -B und PlGF ⇒ blockiert rezeptorvermittelte Signalübertragung ⇒ hemmt Wachstum von neuen Gefäßen;
Wm/Wi (Aldesleukin): vergleichbar mit nativem humanen IL-2 ⇒ vielfältige immunologische Effekte ⇒ inhibiert Wachstum und Ausbreitung von Tumoren.
Wm/Wi (Alitretinoin): Vitamin A verwandtes Hormon, steuert Prozess der Zelldifferenzierung und -proliferation; **Wm/Wi** (Amsacrin): Interkalation in die DNA, dadurch Hemmung der DNA-Synthese, DNA-Brüche, Chromosomenaberrationen und falsche Chromosomenteilungen;
Wm/Wi (Anagrelid): Hemmung der zyklischen AMP-Phosphodiesterase III, Verzögerung der Megakaryozytenreifung; **Wm/Wi** (Asparaginase): Senkung des Asparaginspiegels ⇒ Stillstand der Proteinsynthese; **Wm/Wi** (Bexaroten): selektive Bindung und Aktivierung der drei RXR;
Wm/Wi (Bortezomib, Carfilzomib): Proteasom-Inhibitor;
Wm/Wi (Eribulin): hemmt die Wachstumsphase der Mikrotubuli und kapselt Tubulin in nicht produktive Aggregate ab ⇒ Mitoseblockade und apoptotische Zelltod;
Wm/Wi (Estramustin): antimitotische und antimikrotubuläre Effekte durch Interaktion mit mikrotubuliassoziierten und Tau-Proteinen; estragene Komponente ⇒ LH ↓, FSH ↓ ⇒ Androgenproduktion ↓; **Wm/Wi** (Folinsäure): Blockade der Thymidilatsynthase, Hemmung der DNA-Synthese; **Wm/Wi** (Histaminhydrochlorid): Hemmung der NAPDH-Oxidase ⇒ Schutz der von IL-2 aktivierten NK- und T-Zellen vor sauerstofffreier Radikal-induzierter Inhibition u. Apoptose; **Wm/Wi** (Hydroxycarbamid): Blockade des Ribonukleotidreduktase-Systems ⇒ Hemmung der DNA-Synthese; **Wm/Wi** (Idelalisib): Hemmung der Phosphatidylinositol-3-Kinase p110δ ⇒ induziert Apoptose und hemmt die Proliferation in Zelllinien aus malignen B-Lymphozyten und Primärtumorzellen;
Wm/Wi (Ixazomib): Proteasom-Inhibitor ⇒ bindet und hemmt die Chymotrypsin-ähnliche Aktivität der Beta-5-Untereinheit des 20S-Proteasoms ⇒ Apoptose-Induktion;
Wm/Wi (Lenalidomid): Proliferationshemmung bestehender hämatopoetischer Tumorzellen, Hemmung der Angiogenese, Produktionshemmung von TNF-alpha und IL-6;
Wm/Wi (Mifamurtid): Analogon von Muramyldipeptid (Bestandteil der Zellwand von Mycobacterium sp.) ⇒ bindet an NOD2, ein starker Monozyten-/Makrophagenaktivator;
Wm/Wi (Miltefosin): Hemmung membranständiger Enzymsysteme; **Wm/Wi** (Mitotan): bindet kovalent an die Makromoleküle der Mitochondrien ⇒ Zerstörung der Mitochondrien, Zelltod und Nekrose, wirkt selektiv zytotoxisch auf die Zonae fasciculata und retikularis, hemmt die Produktion von Kortikosteroiden und beeinflusst den transadrenalen Metabolismus von endogenen und exogenen Steroiden; **Wm/Wi** (Niraparib, Olaparib): Inhibitor der humanen Poly(ADP-ribose)-Polymerase-Enzyme (PARP), die zur effizienten Reparatur von DNA-Einzelstrangbrüchen benötigt werden ⇒ genomische Instabilität ⇒ Absterben der Tumorzelle; **Wm/Wi** (Panobinostat): Hemmung der Histon-Deacetylase ⇒ Akkumulation acetylierter Histone ⇒ Stillstand des Zellzyklus und/oder Apoptose transformierter Zellen;
Wm/Wi (Pentostatin): Hemmung der Adenosin-Deaminase, direkte Hemmung der RNA-Synthese und erhöhte Schädigung der DNA;

Weitere antineoplastische Mittel   187

Wm/Wi (Pomalidomid): direkt gegen das Myelom gerichtete, tumorizide Wirkung, immunmodulierende Wirkungen, hemmt das Tumorzellwachstum beim multiplen Myelom, hemmt die Proliferation und induziert die Apoptose hämatopoetischer Tumorzellen, hemmt die Proliferation von Lenalidomid-resistenten Zelllinien, hemmt die Angiogenese, verstärkt die durch T-Zellen und Killerzellen vermittelte Immunität, hemmt die Bildung von proinflammatorischen Zytokinen; **Wm/Wi** (Sonidegib): Hemmung des Hedgehog-Signalwegs ⇒ antiproliferativ durch Hemmung der Signalübertragung;
Wm/Wi (Talimogen laherparepvec): modifiziertes HSV-Virus, das sich in Melanomzellen vermehrt ⇒ Produktion von GM-CSF ⇒ systemische Anti-Tumor-Immunantwort;
Wm/Wi (Thalidomid): Suppression der TNF-alpha-Produktion, Hemmung bestimmter Adhäsionsmoleküle und der antiangiogenetischen Aktivität ⇒ immunmodulatorisch, antiinflammatorisch, antineoplastisch; **Wm/Wi** (T-Zellen, genet. modifiz.): genetisch veränderte T-Lymphozyten zur Expression eines Suizid-Gens ⇒ Apoptose von T-Lymphozyten, die die GvHD-Reaktion initiieren; **Wm/Wi** (Venetoclax): selektiver Inhibitor des antiapoptotischen B-Zell-Lymphom(BCL)-2-Proteins ⇒ Einleitung des programmierten Zelltods;
UW (Aflibercept): (neutropenische) Infektion, Sepsis, HWI, Nasopharyngitis, Leuko-, Neutro-, Thrombopenie, Überempf., Appetit ↓, Gewicht ↓, Dehydratation, Kopfschmerzen, Hypertonie, Blutung, arterielle/venöse Thromboembolie, Dyspnoe, Epistaxis, Dysphonie, Schmerzen im Oropharynx, Rhinorrhoe, Diarrhoe, Stomatitis aphtosa, Abdominalschmerzen, Rektalblutung, Fistel, Hämorrhoiden, Zahnschmerzen, Proktalgie, GOT/GPT ↑, palmoplantares Erythrodysästhesiesyndrom, Hauthyperpigmentierung, Proteinurie, Kreatinin ↑, Schwächezustände;
UW (Aldesleukin): Infektion des Respirationstrakts, Sepsis, Anämie, Thrombozytopenie, Leukopenie, Koagulopathie (u.a. DIC), Eosinophilie, Hypothyreose, Hyperthyreose, Anorexie, Azidose, Hyperglykämie, Hypo-/Hyperkalziämie ⇒, Hyperkaliämie, Dehydratation, Angstgefühl, Verwirrtheit, Depression, Schlaflosigkeit, Reizbarkeit, Agitiertheit, Halluzinationen, Schwindel, Kopfschmerzen, Parästhesie, Somnolenz, Neuropathie, Synkopen, Sprachstrg., Verlust des Geschmackssinns, Lethargie, Konjunktivitis, Tachykardie, Arrhythmie, Brustschmerzen, Zyanose, vorübergehende EKG-Veränderungen, Myokardischämie, Palpitationen, kardiovask. Erkrankungen (u.a. Herzversagen), Hypotonie, Hypertonie, Phlebitis, Dyspnoe, Husten, Lungenödem, Pleuraergüsse, Hypoxie, Hämoptyse, Epistaxis, nasale Kongestion, Rhinitis, Übelkeit, Erbrechen, Diarrhoe, Stomatitis, Dysphagie, Dyspepsie, Obstipation, gastrointest. Blutungen, Hämatemesis, Aszites, Cheilitis, Gastritis, GOT/GPT/aP/LDH/Bilirubin/Harnstoff/Kreatinin ↑, Hepatomegalie, Hepatosplenomegalie, Erythem, Ausschlag, exfoliative Dermatitis, Pruritus, Schwitzen, Alopezie, Urtikaria, Myalgie, Arthralgie, Oligurie, Hämaturie, Nierenversagen, Anurie, Reaktion/Schmerzen/Entzündung/Knötchen an der Injektionsstelle, Fieber, Schüttelfrost, Unwohlsein, Asthenie, Müdigkeit, Schmerzen, Ödeme, Gewicht ↑/↓, Hypothermie; **UW** (Alitretinoin, lokal): Erythem, Ödem, Pruritus, Krustenbildung, Nässen, exfoliative Dermatitis, Schmerzen; **UW** (Amsacrin): Herzinsuffizienz, Herzstillstand, transient Transaminasen ↑, Gelbfärbung, periphere und zentrale Neurotoxizität mit Kopfschmerzen, Verwirrtheit, Krampfanfällen; **UW** (Anagrelid): Anämie, Flüssigkeitsretention, Kopfschmerzen, Schwindel, Palpitationen, Tachykardie, Müdigkeit, Exanthem, Übelkeit, Erbrechen, Diarrhoe, Bauchschmerzen; **UW** (Asparaginase): Transaminasen ↑, Hepatitis, Pankreatitis, Hyperglykämie, Strg. der Gerinnungsfaktorsynthese, thromboembolische Ereignisse, Blutungen, akutes Nierenversagen, reversible Enzephalopathie: Antriebslosigkeit, Somnolenz, Verwirrtheit, hirnorganisches Psychosyndrom (chronisch), allergische Reaktionen bis zum anaphylaktischen Schock;
UW (Bexaroten): Hyperlipämie, Hyperthyroidismus, Hypercholesterinämie, Kopfschmerzen, Schmerzen; **UW** (Bortezomib): Dehydratation, periph. Neuropathie, Kopfschmerzen, orthostatische Hypotonie, Dyspnoe, Myalgie, Anorexie, Obstipation; **UW** (Carfilzomib): s. FachInfo;

A 7 Hämatologie, Onkologie – Arzneimittel

UW (Eribulin): HWI, orale Candidiasis, Infektion der oberen Atemwege, Nasopharyngitis, Rhinitis, Neutropenie, Leukopenie, Anämie, Thrombozytopenie, Lymphopenie, Appetit ↓, Hypokaliämie, Hypomagnesiämie, Dehydratation, Hyperglykämie, Hypophosphatämie, Insomnie, Depression, periphere Neuropathie, Kopfschmerzen, Dysgeusie, Schwindel, Hypoästhesie, Lethargie, Neurotoxizität, Tränenfluss ↑, Konjunktivitis, Vertigo, Tachykardie, Hitzewallungen, Dyspnoe, Husten, oropharyngeale Schmerzen, Epistaxis, Rhinorrhoe, Übelkeit, Obstipation, Diarrhoe, Erbrechen, Bauchschmerzen, Stomatitis, Mundtrockenheit, Dyspepsie, gastroösophageale Refluxkrankheit, Mundschleimhautgeschwüre, aufgetriebenes Abdomen, GOT/GPT ↑, Alopezie, Hautausschlag, Pruritus, Nagelerkrankungen, nächtl. Schweißausbrüche, palmarplantare Erythrodysästhesie, trockene Haut, Erythem, Hyperhidrose, Arthralgie, Myalgie, Schmerzen in Extremitäten, Muskelspasmen, muskuloskelettale Schmerzen, Muskelschwäche, Knochenschmerzen, Rückenschmerzen, Müdigkeit, Asthenie, Pyrexie, periphere Ödem, Schüttelfrost, grippeähnl. Zustand, Gewicht ↓;
UW (Estramustin): Ischämie, Herzinsuff., Ödeme, transient Transaminasen ↑, Gynäkomastie, Missempfindungen im Perineum bzw. Prostatabereich; **UW (Folinsäure):** hochdosiert GI-Strg.;
UW (Histamindihydrochlorid + IL-2): Eosinophilie, Thrombozytopenie, Anorexie, Schlaflosigkeit, Kopfschmerzen, Benommenheit, Geschmacksstörungen, Tachykardie, Palpitationen, Flush, Hypotonie, Husten, Dyspnoe, verstopfte Nase, Übelkeit, Dyspepsie, Durchfall, Erbrechen, Oberbauchbeschwerden, trockener Mund, Hautausschlag, Erytheme, vermehrtes Schwitzen, Nachtschweiß, Pruritus, Arthralgie, Myalgie, Gliederschmerzen, Rückenschmerzen, influenzaartige Erkrankung, Schüttelfrost, Entzündung/Schmerzen/Urtikaria/Pruritus/Exanthem/ blaue Flecke/Granulome an der Injektionsstelle, Schwächegefühl, Schmerzen in der Brust;
UW (Hydroxycarbamid): akute Pulmotoxizität mit diffuser pulmonaler Infiltration/Lungenödem, Obstipation, transiente Transaminasenerhöhung, Proteinurie, Hyperurikämie, periphere/zentrale Neurotoxizität; **UW (Idelalisib):** Infektionen, Neutropenie, Pneumonitis, Diarrhoe, Kolitis, Transaminasen/Triglyceride ↑, Exanthem, Pyrexie; **UW (Ixazomib):** Infektion d. oberen Atemwege, Herpes zoster, Thrombopenie, Neutropenie, periph. Neuropathie, Übelkeit, Erbrechen, Diarrhoe, Obstipation, Exanthem, Rückenschmerzen, per. Ödem;
UW (Lenalidomid): Neutropenie, Müdigkeit, Asthenie, Obstipation, Muskelkrämpfe, Thrombopenie, Anämie, Diarrhoe, Exanthem, venöse Thromboembolie;
UW (Mifamurtid): Infektionen und parasitäre Erkrankungen, Tumorschmerzen, Anämie, Leukopenie, Thrombopenie, Anorexie, Dehydratation, Verwirrtheit, Depression, Angstzustände, Verschwommensehen, Hörstörungen, Tachykardie, Hypo-/Hypertonie, Dyspnoe, Pleuraerguss, Husten, Diarrhoe, Emesis, Hyperhidrosis, Exanthem, Arthralgien, Myalgien, Dysurie, Dysmenorrhoe, Fieber, Schüttelfrost, Schmerzen, Ödeme;
UW (Mitotan): subjektive und objektive Symptome einer Hypervitaminose A, Retinoic-Acid-Syndrome, Lethargie, Ataxie, Schwäche, Schwindel, Anorexie, Hypertonie, Hämaturie, hämorrhagische Zystitis, Albuminurie, Leberveränderungen, bei hoher Dosierung M. Addison;
UW (Niraparib): Harnweginfektion, Bronchitis, Konjunktivitis, Thrombozytopenie, Anämie, Neutropenie, Leukopenie, Panzytopenie, Appetit ↓, Hypokaliämie, Schlaflosigkeit, Angst, Depression, Kopfschmerz, Schwindelgefühl, Geschmacksstörung, Palpitationen, Tachykardie, Hypertonie, Dyspnoe, Husten, Nasopharyngitis, Epistaxis, Übelkeit, Obstipation, Erbrechen, Abdominalschmerz, Diarrhoe, Dyspepsie, Mundtrockenheit, Aufblähung des Abdomens, Schleimhautentzündung, Stomatitis, Photosensitivität, Exanthem, Rückenschmerzen, Arthralgie, Myalgie, Ermüdung, Asthenie, Ödem peripher, γGT/Transaminasen/Krea/aP ↑, Gewicht ↓;

Weitere antineoplastische Mittel 189

UW (Olaparib): Appetit ↓, Kopfschmerzen, Schwindel, Dysgeusie, Übelkeit, Erbrechen, Diarrhoe, Dyspepsie, Oberbauchschmerzen, Stomatitis, Erschöpfung, Anämie, Neutropenie, Lymphopenie, Thrombozytopenie, Anstieg des Kreatinin-Wertes/MCV;
UW (Olaparib): Appetit ↓, Kopfschmerzen, Schwindel, Dysgeusie, Übelkeit, Erbrechen, Diarrhoe, Dyspepsie, Oberbauchschmerzen, Stomatitis, Erschöpfung, Anämie, Neutropenie, Lymphopenie, Thrombozytopenie, Kreatinin-Wert/MCV ↑;
UW (Panobinostat): Infektion d. oberen u. unteren Atemwege, Pneumonie, septischer Schock, Harnwegsinf., Virusinf., orale Herpesinf., Clostridium-difficile-Kolitis, Otitis media, Zellulitis, Sepsis, Gastroenteritis, Candidiasis, Panzytopenie, Thrombopenie, Anämie, Leukopenie, Neutropenie, Lymphopenie, Hypothyreose, Appetit ↓, Hypophosphatämie, Hyponatriämie, Hypokaliämie, Hyperglykämie, Dehydration, Hypalbuminämie, Flüssigkeitsretention, Hyperurikämie, Hypokalzämie, Hypomagnesiämie, Schlaflosigkeit, Schwindel, Kopfschmerz, intrakranielle Blutung, Synkope, Tremor, Geschmacksstrg., Bindehautblutung, Bradykardie, Vorhofflimmern, Sinustachykardie, Tachykardie, Palpitation, QT-Verlängerung, Hypotonie, Hypertonie, Hämatom, orthostatische Hypotonie, Husten, Dyspnoe, respiratorische Insuff., Lungenrasseln, Giemen, Epistaxis, Diarrhoe, Übelkeit, Erbrechen, Abdominalschmerz, Dyspepsie, GI-Blutung, Hämatochezie, Gastritis, Cheilitis, aufgeblähter Bauch, Mundtrockenheit, Flatulenz, anomale Leberfkt., Bilirubin/Transaminasen/aP/Kreatinin/Harnstoff ↑; GFR ↓, Hautläsionen, Ausschlag, Erythem, Gelenkschwellung, Nierenversagen, Hämaturie, Harninkontinenz, Fatigue, peripheres Ödem, Fieber, Asthenie, Schüttelfrost, Unwohlsein, Gewicht ↓;
UW (Pentostatin): EKG-Veränderungen, Herzinsuffizienz, transiente Transaminasenerhöhung, Photosensibilität, Pruritus, Keratokonjunktivitis, periorbitales Ödem;
UW (Pomalidomid): (Broncho-)Pneumonie, neutropenische Sepsis, Bronchitis, Atemweginfektion, Nasopharyngitis, (febrile) Neutropenie, Thrombozytopenie, Anämie, Leukopenie, Appetit ↓, Hyperkaliämie, Hyponatriämie, Verwirrtheit, Bewusstseinstrübung, periphere sensorische Neuropathie, Schwindel, Tremor, Vertigo, tiefe Venenthrombose, Dyspnoe, Husten, Lungenembolie, Diarrhoe, Nausea, Obstipation, Erbrechen, Hautausschlag, Pruritus, Knochenschmerzen, Muskelkrämpfe, Nierenversagen, Harnverhalt, Unterleibsschmerzen, Fatigue, Pyrexie, periphere Ödeme; GPT/Bilirubin/aP/γGT/Transaminasen ↑;
UW (Sonidegib): Appetit ↓, Dehydratation, Dysgeusie, Kopfschmerzen, Übelkeit, Diarrhoe, Bauchschmerzen, Erbrechen, Dyspepsie, Obstipation, gastroösophageale Refluxkrankheit, Alopezie, Pruritus, Hautausschlag, unnormales Haarwachstum, Skelettmuskulatur-, Bindegewebs- und Knochenerkrankungen, Muskelkrämpfe, muskuloskeletale Schmerzen, Myalgie, Myopathie, Amenorrhoe, Fatigue, Schmerzen, Gewichtsabnahme, Anämie, Lymphopenie, Krea/CK/Amylase/Lipase/Blutzucker/Transaminasen ↑; **UW (Talimogen laherparepvec):** Zellulitis, oraler Herpes, Tumorschmerzen, infizierte Neoplasien, periph. Ödem, Anämie, immunvermittelte Ereignisse, Dehydratation, Kopfschmerzen, Verwirrtheit, Angst, Depression, Schwindel, Schlaflosigkeit, Ohrenschmerzen, Tachykardie, tiefe Venenthrombose, Hypertonie, Erröten, Husten, Belastungsdyspnoe, oropharyngeale Schmerzen, Infektion der oberen Atemwege, Erbrechen Diarrhoe, Obstipation, Übelkeit, Bauchschmerzen, abdomin. Unwohlsein, Vitiligo, Exanthem, Dermatitis, Myalgie, Arthralgie, Schmerzen in Extremitäten, Rückenschmerzen, Schmerzen in d. Leiste, grippeähnl. Erkr., Pyrexie, Schüttelfrost, Fatigue, Schmerzen, Reaktion a.d. Inj.Stelle, Unwohlsein, Schmerzen i.d. Achselhöhle, Gewicht ↓, Wundkomplik., Wundsekretion, Quetschung, Schmerzen durch Eingriff;
UW (Thalidomid): Neutro-, Leuko-, Thrombozytopenie, Anämie, periphere Neuropathie, Tremor, Schwindel, Somnolenz, Obstipation, periphere Ödeme, Herzinsuffizienz, Bradykardie, Koordinationsstrg., thromboembolische Ereignisse, Bronchopneumonie, Erbrechen, toxische Hautausschläge, Fieber, Verwirrtheit, Teratogenität;

A 7 Hämatologie, Onkologie – Arzneimittel

UW (Trabectedin): CK-Erhöhung, Obstipation, Anorexie, Asthenie, Abgeschlagenheit;
UW (Tretinoin): Cheilitis, Konjunktivitis, Kopfschmerzen, intrakranieller Druck ↑, Pseudotumor-cerebri-Syndrom, Schwindelgefühl, Verwirrtheit, Depression, Parästhesien, Seh-/Hörstrg., Pankreatitis, Kreatinin/Transaminasen/Triglyceriden/Cholesterol/VLDL/LDL ↑, Hyperkalzämie, Dyspnoe, Ateminsuffizienz, Knochen-, Brust-, Muskelschmerzen;
UW (T-Zellen, genetisch modifiz.): akute GvHD, chronische GvHD, lymphoproliferative Erkrankung nach Tx., intestinale Blutung, Leberinsuffizienz, febrile Neutropenie, Hb ↓, Thrombozyten ↓, Bronchitis, Pyrexie;
UW (Venetoclax): Infektion d. oberen Atemwege, Harnwegsinfekt, Pneumonie, febrile Neutropenie, Lymphopenie, Hyperphosphatämie, Tumorlysesyndrom, Hyperkaliämie, Hyperurikämie, Hypokalzämie, Diarrhoe, Übelkeit, Erbrechen, Obstipation, Fatigue, Krea ↑;
UW (Vismodegib): Leberenzyme ↑, Appetit ↓, Dehydratation, Hyponatriämie, Dys-/Hypo-/Ageusie, Übelkeit, Diarrhoe, Obstipation, Erbrechen, Dyspepsie, Oberbauchschmerzen, Alopezie, Pruritus, Ausschlag, Madarosis, unnorm. Haarwachstum, Muskelspasmen, Myalgie, Arthralgie, Glieder-/Rücken-/Brustmuskel-/Leistenschmerzen, Amenorrhoe, Gewicht ↓, Müdigkeit, Asthenie;
KI (Aflibercept): bek. Überempf., Anw. am Auge/intravitreale Anw.; Autoimmunkrankheit;
KI (Aldesleukin): bek. Überempfindlichkeit, ECOG ≥ 2, ECOG ≥ 1 plus metastatischer Befall in > 1 Organ bei Intervall < 24 M zwischen Erstdiagnose und Indikationsstellung zur Aldesleukin-Therapie, bek. schwere Herzkrankheit, akute schwere Infektion mit Ind. zur Antibiose, PaO_2 < 60mmHg in Ruhe, bestehende schwere organische Erkr., ZNS-Metastasierung, Anfallsleiden, Leukozyten < 4.000/mm³, Thrombozyten < 100.000/mm³, Hkt <30%, Serumbilirubin-/Kreatininwerte außerhalb der Norm, Pat. mit allogener Organtransplantation, potenzielle Notwendigkeit zur Kortikosteroidgabe, bestehende Autoimmunkrankheit;
KI (Carfilzomib): bek. Überempf., Lakt.; **KI** (Eribulin): bek. Überempfindlichkeit, Lakt.;
KI (Histaminhydrochlorid): bek. Überempf.; **KI** (Idelalisib): bek. Überempf.;
KI (Ixazomib): bek. Überempf.;
KI (Niraparib, Olaparib): bek. Überempf., Lakt. (während u. 1M nach letzter Dosis);
KI (Pomalidomid): bek. Überempf., Grav., gebärfähige Frauen (ohne Grav.-Verhütungsprogramm), männliche Patienten ohne Einhalt der erford. Verhütungsmaßnahmen;
KI (Sonidegib): bek. Überempf. Grav., Lact.; Frauen im gebärfähigen Alter, die sich nicht an das Odomzo-Schwangerschaftsverhütungsprogramm halten;
KI (Talimogen laherparepvec): bek. Überempf., schwere Immunschwäche;
KI (Thalidomid): bek. Überempf., Grav., gebärfähiges Alter;
KI (T-Zellen, genet. modif.): bek. Überempf., Immunrekonstitution, definiert als ≥ 100/µl zirkulierende T-Lymphozyten am Tag der geplanten Infusion nach haploidentischer HSCT, GvHD, die eine systemische immunsuppressive Therapie erfordert;
KI (Venetoclax): bek. Überempf., gleichzeitige Anw. von Johanniskraut, Ketoconazol, Ritonavir, Clarithromycin, Itraconazol, Voriconazol, Posaconazol;
KI (Vismodegib): bek. Überempf., Grav./Lakt., gebärfähiges Alter, gleichzeitige Anwendung von Johanniskraut

Aflibercept Rp	HWZ 6d, PRC D, Lact ?
Zaltrap Inf.Lsg. 100mg/4ml, 200mg/8ml	Metastasiertes kolorektales Ca in Komb. mit FOLFIRI: 4mg/kg i.v. über 1h, gefolgt von FOLFIRI, Wdh. nach 14d

Weitere antineoplastische Mittel 191

Aldesleukin Rp	PRC C, Lact ?
Proleukin S *Inj./Inf.Lsg 1.1mg/ml (18 x 10^6 IE/ml)*	**Metastasiertes Nierenzellkarzinom:** 18 x 106 IE/m² KÖ i.v. d1-5, nach 2-6d weit. 5d Therapie, Wdh. nach weiteren 3W Pause; Erhaltung: bis zu 4 Zyklen (18 x 106 IE/m² d1-5) alle 4W; 18 x 106 IE s.c. d1-5, Pause an d6+7, dann 18 x 106 IE s.c. an d1+2 und 9 x 106IE s.c. an d3-5 der folgenden 3W, Zyklus an d8 wdh.; **DANI, DALI** keine Daten
Alitretinoin Rp	
Panretin *Gel 0.1% (1g enth. 1mg)*	**Kaposi-Sarkom bei AIDS:** ini 2 x tgl. auf die Hautläsionen auftragen, nach 14d je nach Wi und Verträglichkeit ggf. auf 3-4 x tgl. steigern
Amsacrin Rp	HWZ 6.3h, PPB 95%
Amsidyl *Inf.Lsg. 75mg*	**AML, ALL:** Induktion, Monotherapie: 90mg/m² i.v. d1-5; Erhaltungstherapie: 50mg/m² d1-3, Wdh. nach 3-4W; **DANI, DALI** 60-75mg/m² i.v. d1-5; Kontrolle der Nieren-/Leberwerte bei NI/LI
Anagrelid Rp	HWZ 1.3h
Xagrid *Kps. 0.5mg*	**Essentielle Thrombozythämie** → 591: ini 2 x 0.5mg p.o., nach 1W je nach Thrombo-Zahl (Ziel: 150-400/nl) steigern um max. 0.5mg/W; Erh.Dos. 1-3mg/d; **DANI** CrCl < 30: KI; **DALI** Child-Pugh C: KI
Asparaginase Rp	HWZ 14-22h
Asparaginase Medac *Inf.Lsg. 5000, 10.000 IE* Oncaspar *Inf.Lsg. 3750IE*	**Non-Hodgkin-Lymphom** → 592: 200E/kg oder 6000E/m² i.v. tgl.; 45000E/m² und mehr 2 x/W; 100-400E/kg/d oder 3000-12000E/m² /d i.m.; **Oncaspar: ALL:** 2500IE/m² alle 14d; **Ki. mit KOF < 0.6m²:** 82.5 IE/kg; **DANI** k.A.
Bexaroten Rp	HWZ 1-3h, PPB 99%
Targretin *Kps. 75mg*	**Kutanes T-Zell-Lymphom:** 300mg/m²/d p.o.; **DANI** sorgfältige Überwachung; **DALI** KI
Bortezomib Rp	HWZ 5-15h PPB 83%
Velcade *Inf.Lsg. 3.5mg*	**Multiples Myelom** → 600: 1.3mg/m² i.v. d1, 4, 8, 11, Wdh. d22; **DANI, DALI** sorgfältige Überwachung, evtl. Dosisreduktion

A 7 Hämatologie, Onkologie – Arzneimittel

Carfilzomib Rp	HWZ 1h PPB 97%
Kyprolis *Inf.Lsg. 60mg*	**Multiples Myelom:** 20mg/m², max. 44mg i.v. d1, 2, 8, 9, 15, 16, Wdh. d29; bei guter Verträglichkeit im 1. Zyklus ab d8 27mg/m², max. 60mg; Komb. m. Lenalidomid u. Dexamethason; **DANI** nicht erforderlich; **DALI** sorgfältige Überwachung

Eribulin Rp	HWZ 40h, PPB 49-65% , PRC C, Lact -
Halaven *Inj.Lsg. 0.44mg/ml*	**Lokal fortgeschr. oder metast. Mamma-Ca:** 1.23mg/m² über 2-5min i.v. d1, 8, Wdh. d22; **DANI** CrCl < 40: ggfs. Dosisreduktion; **DALI** Child A: 0.97mg/m² d1, 8, Wdh. d22; Child B: 0.62mg/m²; Child C: keine Daten;

Estramustin Rp	HWZ 20-24h, Qo 1.0, PPB 99%
Cellmustin *Kps. 140, 280mg* **Estracyt** *Kps. 140mg* **Estramustin HEXAL** *Kps. 140, 280mg*	**Prostata-Ca** → 635: 300-450mg i.v. für 5-10d; ini 3 x 280mg p.o., nach 4W 2 x 280mg; **DANI** k.A.

Folinsäure Rp	HWZ 0.5-2(2.25-6)h
Calciumfolinat HEXAL *Kps. 15mg;* *Amp. 30mg; Inf.Lsg. 100, 200, 300, 400, 500, 800, 1000mg;* **Foli Cell** *Inf.Lsg. 200, 500, 1000mg* **Leukovorin** *Tbl. 15mg; Amp. 10, 30, 50mg* **Oncofolic** *Inf.Lsg. 100, 200, 300, 400, 500, 900mg* **Vorina** *Inf.Lsg. 100, 350, 500, 1000mg*	**Kolorektales Karzinom** → 616: 20-500mg/m² i.v. + 5-FU; **Pro. von Intoxikationserscheinungen bei Methotrexat-Therapie:** nach MTX-Serumspiegel, s. FachInfo; **DANI** k.A.

Histamindihydrochlorid Rp	HWZ 0.75-1.5h
Ceplene *Inj.Lsg. 0.5mg/0.5ml*	**AML in erster Remission mit gleichzeitiger IL-2-Th.:** 0.5mg über 5-15min i.v., jeweils 1-3 Minuten vor jeder IL-2-Injektion; **DANI, DALI** vorsichtige Anwendung

Hydroxycarbamid Rp	HWZ 2-4.5h, Qo 0.5
Hydrea *Kps. 500mg* **Hydroxycarbamid 1A** *Kps. 500mg* **Litalir** *Kps. 500mg* **Syrea** *Kps. 500mg* **Siklos** *Tbl. 1000mg*	**CML** → 591: ini 40mg/kg p.o., wenn Leukozyten < 20/nl 20mg/kg, Leukozytenziel: 5-10/nl; **essentielle Thrombozythämie** → 591: ini 15mg/kg p.o., Dosisanpassung n. Thrombozyten (Ziel < 600/nl); **Polycythaemia vera** → 590: ini 15-20mg/kg p.o., Dosisanpassung je nach Hkt, Leukozyten; **DANI** k.A.

Weitere antineoplastische Mittel 193

Idelalisib Rp	HWZ 8.2h, PPB 93-94%, Lact ?
Zydelig *Tbl. 100, 150mg* Zydlig *Tbl. 100, 150mg*	**CLL in Komb. mit Rituximab** (als Zweitlinientherapie oder bei Vorliegen einer 17p-Deletion oder TP53-Mutation); **Follikuläres Lymphom** (Drittlinientherapie): 2 x 150mg p.o.; **DANI** nicht erforderlich; **DALI** schwere LI: vorsichtige Anw.
Ixazomib Rp	HWZ 9.5d, PPB 99%
Ninlaro *Kps. 2.3, 3, 4mg*	**Multiples Myelom** → 600: 4mg p.o. d1, 8, 15, Wdh. d29; Komb. mit Lenalidomid und Dexamethason; Dosisanpassung n. Toxizität; **DANI** CrCl < 30: 3mg; **DALI** mäßige bis schwere LI: 3mg
Lenalidomid Rp	HWZ 3h, PPB 22-29%, PRC X, Lact -
Revlimid *Kps. 2.5, 5, 7.5, 10, 15, 20, 25mg*	**Multiples Myelom** → 600: 1 x 25mg p.o. d1-2, Wdh. d29, Komb. mit Dexamethason, ggf. Dosisanpassung nach Blutbild, s. FachInfo; **myelodysplastische Syndrome**: ini 1 x 10mg p.o. d1-21, Wdh. d29; Dosisanpassung nach Blutbild, s. FachInfo; **DANI** CrCl 30-50: 1 x 10mg; < 30: 15mg alle 2d; HD: 15mg 3 x/W
Mifamurtid Rp	HWZ 18h
Mepact *Inf.Lsg. (4mg/50ml)*	**High-grade Osteosarkom**: 2-30J als postop. Kombinationstherapie: W1-12: 2mg/m² i.v. 2 x/W, W13-24: 2mg/m² 1 x/W, jeweils als Inf. über 60min; **DANI, DALI** keine Daten
Miltefosin Rp	HWZ 150-200h
Impavido *Kps. 10, 50mg*	**Hautmetastasen bei Mamma-Ca**: 1 x tgl. auftragen (1-2Gtt./10cm²), nach 1W 2 x tgl.; **viszerale Leishmaniasis**: 1.5-2.5mg/kg/d p.o. in 2-3ED für 28d; **kutane Leishmaniasis**: 30-45kg: 2 x 50mg; > 45kg: 3 x 50mg für 28d; **DANI, DALI** KI bei schwerer NI, LI
Mitotan Rp	HWZ 0.14h
Lysodren *Tbl. 500mg*	**Nebennierenrinden-Ca**: ini 2-3g/d p.o., nach 8W 1-2g/d; **< 18J**: ini 1.5-3.5g/m²/d; **DANI, DALI** Anwendung bei schwerer NI, LI nicht empfohlen

A 7 Hämatologie, Onkologie – Arzneimittel

Niraparib Rp	HWZ 48-51h, PPB 83%
Zejula *Kps. 100mg*	**Platin-sensitives Rezidiv eines serösen Ovarial-Ca oder Eileiter-Ca, primäre Peritonealkarzinose:** 1 x 300mg/d p.o.; **DANI, DALI** leichte bis mäßige NI/LI: 100%; schwere NI/LI: vorsichtige Anw.

Olaparib Rp	HWZ 11.9h, PPB 82%, PRC D, Lact ?
Lynparza *Kps. 50mg*	**Platin-sensitives Rezidiv eines epithelialen Ovarial-Ca, Eileiter-Ca, primären Peritoneal-Ca:** 2 x 400mg/d p.o.; **DANI** CrCl ≥ 50: 100%; < 50: Anw. nicht empfohlen; **DALI** Anw. nicht empfohlen

Panobinostat Rp	HWZ 37h, PPB 90%
Farydak *Kps. 10, 15, 20mg*	**Multiples Myelom, rezidiviert und/oder refraktär:** 1 x 20mg p.o. d 1, 3, 5, 8, 10, 12 eines 21-tägigen Zyklus, Komb. mit Bortezomib, Dexamethason; **DANI** leichte–schwere NI: 100%; HD: keine Daten; **DALI** leichte LI: ini 15mg, bei guter Verträglichkeit 20mg; mittelschwere LI: ini 10mg, bei guter Verträglichkeit 15mg; schwere LI: Anw. nicht empfohlen

Pentostatin Rp	HWZ 5.7h, PPB 4%
Nipent *Inf.Lsg. 10mg*	**Haarzell-Leukämie:** 4mg/m² i.v. d1, Wdh. d15; **DANI** CrCl < 60: KI; **DALI** vorsichtige Anw.

Pomalidomid Rp	HWZ 7.5h, PPB 12-44%, PRC X, Lact ?
Imnovid *Kps. 3, 4mg*	**Rezidiviertes oder refraktäres Multiples Myelom:** 1 x 4mg p.o. d1-21, Wh. d29 in Kombination mit Dexamethason; **DANI, DALI** vorsichtige Dosiseinstellung

Sonidegib Rp	HWZ 28d, PPB 97%
Odomzo *Kps. 200mg*	**Lokal fortgeschrittenes Basalzellkarzinom:** 1 x 200mg p.o.; **DANI** leichte bis mittelschwere NI: 100%, schwere NI: keine Daten; **DALI** nicht erf.

Talimogen laherparepvec Rp	
Imlygic *Inj.Lsg. 10^6, 10^8 Plaque-bildende Eineiten (PFU)/ml*	**Mal. Melanom, lokal od. entfernt metastasiert (Stadien IIIB, IIIC, IVM1a)** → 729: je n. Läsionsgröße bis zu 4ml intraläsional, Wdh. n. 3 u. 5W; s. FachInfo; **DANI, DALI** nicht erf.

Entgiftungsmittel bei Zytostatikatherapie

Thalidomid Rp	HWZ 5.5-7.3h, PPB 55-65%, PRC X, Lact -
Thalidomide Celgene *Kps. 50mg*	**Multiples Myelom** → 600 bei Pat. > 65J oder bei KI für hochdosierte Chemother.: 1 x 200mg abends, max. 12 x 6W; in Kombination mit Melphalan und Prednison; **DANI, DALI** vorsichtige Dosiseinstellung
Trabectedin Rp	HWZ 180h, PPB 96%
Yondelis *Inf.Lsg. 0.25, 1mg*	**Fortgeschrittene Weichteilsarkome:** 1.5mg/m² i.v. (ZVK) d1, Wdh. d22; **DANI** CrCl < 30: KI; **DALI** KI bei ↑ Bilirubin
Tretinoin Rp	HWZ 0.7h
Vesanoid *Kps. 10mg*	**Akute Promyelozytenleukämie:** 45mg/m² p.o. in 2ED bis Vollremission erreicht, max. 90d; **DANI, DALI** 25mg/m²
T-Zellen, genetisch modifiziert Rp	
Zalmoxis *Infusionsdispersion 5–20 x 10⁶ Zellen/ml*	**Begleitth. bei haploidentischer hämatopoetischer Stammzell-Tx:** 1 ± 0.2 x 10⁷ Zellen/kg i.v.; s.a. FachInfo; **DANI, DALI** keine Angaben
Venetoclax Rp	HWZ 26h PPB99%
Venclyxto *Tbl. 10, 50, 100mg*	**CLL nach Ther.-Versagen bzw. bei 17p-Deletion oder TP53-Mutation:** W1 20mg/d, W2 50mg/d, W3 100mg/d, W4 200mg/d; W5 u. danach 400mg/d p.o.; **DANI** CrCl 30-90: 100%; < 30, HD: keine Daten; **DALI** leichte-mittelschwere LI: vorsichtige Anw.; schw. LI: Anw. nicht empf.
Vismodegib Rp	HWZ 12d, PPB > 99%, PRC X, Lact -
Erivedge *Kps. 150mg*	**Symptomatisches metast. oder lokal fortgeschrittenes Basalzellkarzinom:** 1 x 150mg/d p.o.; **DANI, DALI** keine Daten

A 7.16 Entgiftungsmittel bei Zytostatikatherapie

Wm/Wi (Mesna): Stabilisierung urotoxischer Hydroxymetaboliten, Bildung atoxischer Additionsverbindungen mit Acrolein; **UW** (Mesna): Überempfindlichkeitsreaktionen, Übelkeit, Erbrechen, Juckreiz, Exantheme, Enantheme, Fieber; **KI** (Mesna): bek. Überempf., Ki. < 3J

Mesna Rp	
Mesna Cell *Inj.Lsg. 400, 1000, 5000mg* Uromitexan *Tbl. 400, 600mg; Inj.Lsg. 400, 1000, 5000mg*	**Verhütung der Harnwegstoxizität von Oxazaphosphorinen (Ifosfamid, Cyclophosphamid, Trofosfamid):** ini 20% der Oxazaphosphorindosis i.v., n. 2 u. 6h 40% p.o.

A 8 Rheumatologie – Arzneimittel

A 8.1 Non-steroidale Antirheumatika (NSAR)

A 8.1.1 Salicylsäurederivate (Salizylate)

Wm: Hemmung der Cyclooxygenase ⇒ Prostaglandinsynthese ↓;
Wi: analgetisch, antiphlogistisch, antipyretisch, (ASS): thrombozytenaggregationshemmend;
UW (NSAR-Säuren): allergische Hautreaktion, Schwindel, Nausea, Tinnitus, Magen-Darm-Ulzera, Bronchospasmus, Blutbildungsstörung, Nierenfunktionsstörung, Abszesse bei i.m.-Anwendung; **UW** (ASS): zusätzlich Panzytopenie, Störung des Säure-Basen-Haushalts, Blutungszeit ↑; **KI** (NSAR-Säuren): Magen-Darm-Ulzera, Blutbildungsstörung, Grav./Lakt. (nicht alle Wirkstoffe); **KI** (ASS): Grav. (nach 36. SSW, vorher strenge Ind.Stell.); Anw.Beschr. bei Ki. und Jugendlichen mit fieberhaften Erkrankungen (Cave: Reye-Syndrom)

Acetylsalicylsäure (ASS) OTC/Rp	HWZ (2-4) h, Q0 1.0, PPB 70-90%, PRC D, Lact ?
Acesal *Tbl. 500mg* Aspirin *Tbl. 100, 300, 500mg; Kautbl. 500mg; Brausetbl. 500mg; Gran. 500mg* Aspirin i.v. *Inj.Lsg. 500mg/5ml* ASS HEXAL *Tbl. 100, 500mg* ASS-ratioph. *Tbl. 100, 300, 500mg* Delgesic *Pulver 100, 500, 1000mg* Godamed *Tbl. 50, 100, 300mg*	Leichte, mäßig starke Schmerzen → 665, Fieber: 2-3 x 0.5-1g p.o., max. 3g/d; 1-2 x 0.5-1g i.v., max. 5g/d; Thrombozytenaggregationshemmung → 66: Ki. 6-14J: 1-3 x 250-500mg p.o.; max. 13mg/kg/ED; 10-25mg/kg/d i.v.; **DANI, DALI** Dosisreduktion

A 8.1.2 Propionsäurederivate

Wm/Wi (Ibuprofen): Hemmung der Cyclooxygenase ⇒ Prostaglandinsynthese ↓ ⇒ analgetisch, antiphlogistisch, antipyretisch, gering thrombozytenaggregationshemmend;
Wm/Wi (Naproxen): Hemmung der Cyclooxygenase ⇒ Prostaglandinsynthese ↓ ⇒ analgetisch, antiphlogistisch, antipyretisch;
UW (Ibuprofen): Sodbrennen, Bauchschmerzen, Obstipation, Übelkeit, Erbrechen, GI-Blutungen/Ulzera, Diarrhoe, Stomatitis, Verschlechterung von Colitis ulcerosa bzw. M. Crohn, Kopfschmerzen, Schwindel, Schlaflosigkeit, Erregung, Reizbarkeit, Müdigkeit; **UW** (Naproxen): Kopfschmerzen, Schwindel, Schlaflosigkeit, Erregung, Reizbarkeit, Müdigkeit, Sehstrg., Hörststrg., Tinnitus, Übelkeit, Erbrechen, Sodbrennen, Magenschmerzen, Völlegefühl, Obstipation, Diarrhoe; geringfügige Blutverluste im Magen-Darm-Trakt, die in Ausnahmefällen eine Anämie verursachen können; GI-Ulzera, GI-Blutung, periph. Ödeme, Exanthem, Pruritus, Purpura, Ekchymosen;
KI (Ibuprofen): bek. Überempf., bek. bronchospastische Reaktion, Asthma, Rhinitis oder Urtikaria nach ASS-/NSAR-Einnahme in der Anamnese, ungeklärte Blutbildungsstrg., akute oder in der Anamnese wiederholt aufgetretene peptische Ulzera oder Blutungen, zerebrovaskuläre oder andere aktive Blutungen, schwere Leber- oder Nierenfktsstrg., schwere Herzinsuffizienz, Grav. (3. Trimenon); **KI** (Naproxen): bek. Überempf., bek. Reaktionen von Bronchospasmus, Asthma, Rhinitis, Urtikaria nach Einnahme von ASS oder anderen NSAR; ungeklärte Blutbildungsstrg., bestehende oder Z.n. peptischen Ulzera oder Hämorrhagien (mind. 2 unterschiedliche Episoden nachgewiesener Ulzeration od. Blutung), NSAR-induzierte GI-Blutungen oder Perforation i.d. Vorgeschichte, zerebrovaskuläre oder andere aktive Blutungen, schwere Leber- oder Nierenfktsstrg., schwere Herzinsuffizienz, Grav. (3. Trimenon), Ki. < 5J.

Non-steroidale Antirheumatika 197

Dexibuprofen Rp	HWZ 1.8-3.5h, Q0 1.0, PPB 99%
Deltaran Tbl. 200, 300, 400mg Dolomagon Tbl. 400mg	**Schmerzen bei degen. Gelenkerkrankung, Dysmenorrhoe:** 2-3 x 200-300mg p.o., max. 1200mg/d; **DANI** CrCl < 30: KI; **DALI** KI bei schwerer Leberfktsstrg.

Dexketoprofen Rp	HWZ 0.35-1.65h, PPB 99%
Sympal Tbl. 12.5, 25mg; Granulat 25mg; Inj.Lsg. 50mg/2ml	**Leichte, mäßig starke Schmerzen → 665:** 4-6 x 12.5mg p.o.; 3 x 25mg p.o., max. 75mg/d; **DANI** CrCl 50-80: max. 50mg/d; < 50: KI; **DALI** Child A-B: max. 50mg/d, C: KI

Ibuprofen OTC/Rp	HWZ 1.8-3.5h, Q0 1.0, PPB 99%, PRC D, Lact +
<u>Aktren</u> Tbl. 200, 400mg; Kps. 400mg Dolgit Tbl. 200, 400, 600, 800mg; <u>Gel (1g enth. 50mg)</u> Dolormin Tbl. 200, 400mg; Saft (5ml = 100, 200mg); Gran. 200mg; Supp. 542mg; <u>Gel (1g enth. 50mg)</u> IbuHEXAL Tbl. <u>200</u>, 400, 600, 800, 800(ret.)mg; Supp. 600mg; Gel (1g enth. 50mg); <u>Saft (5ml = 100, 200mg)</u> Ibu-ratioph. Tbl. <u>200</u>, 400, 600, 800, 800(ret.)mg; Saft (5ml = 100, 200mg) ib-u-ron <u>Supp. 75, 150mg</u> Imbun IBU-Lysinat Tbl. 500, 1000mg; Supp. 500mg Nurofen Schmelztbl. 200mg; Supp. 60, 125mg; Saft (1ml = 100, 200mg) Pedea Inj.Lsg. 10mg/2ml	**Leichte, mäßig starke Schmerzen** → 665, **Dysmenorrhoe, Fieber, rheumatische Erkrankungen** → 638: 2-3 x 200-600mg p.o.; 1-2 x 800mg p.o.; 2-3 x 500mg rekt.; max. 2400mg/d; **Ki. ≥ 6M:** 7-10mg/kg p.o./rekt. Einzeldosis, max. 30mg/kg/d; **Schwellung, Entzündung gelenknaher Weichteile, Prellungen, Verstauchungen, Zerrungen:** Gel mit 4-10 cm langem Strang 3 x tgl. auftragen, max. 15g Gel (=750mg)/d; **Offener Ductus arteriosus Botalli, Frühgeborene vor 34. SSW:** Pedea: ini 10mg/kg i.v., n. 6 und 12h jeweils 5mg/kg; **DANI, DALI** leichte-mäßige NI, LI: 100%; schwere NI, LI: KI

Ketoprofen Rp	HWZ 1.5-2.5h, Q0 0.9, PPB 99%, PRC B, Lact ?
Alrheumun Kps. 50, 100mg Gabrilen N Kps. 50, 100, 200(ret.)mg; Amp. 100mg/2ml Phardol Ketoprofen Gel (1g enth. 25mg)	**Arthritiden → 638, rheumat. Erkr. → 638, schmerzhafte Schwellung, Dysmenorrhoe:** 1-2 x 50-150mg p.o.; 1 x 200mg (ret.) p.o.; 1 x100mg i.m.; **Zerrungen, Prellungen:** 3-4 x 2-4g Gel lokal, max. 16g Gel/d; **DANI** sorgfältige Dosiseinstellung

A 8 Rheumatologie – Arzneimittel

Naproxen OTC/Rp	HWZ 12-15h, Qo 0.9, PPB 100%
Aleve *Tbl. 200mg* Naproxen AL *Tbl. 250, 500mg* Naproxen HEXAL *250, 500mg* Naproxen Infectoph. *Susp. (1=50mg)* Naproxen Stada *Tbl. 250, 500, 750mg*	**Arthritiden** → 638, **rheumat. Erkr.** → 638, **schmerzhafte Schwellung, Dysmenorrhoe:** 500-1250mg/d p.o. in 2-3ED, max. 1000mg ED; **leichte bis mäßig starke Schmerzen, Fieber:** ini 200-500mg p.o., max. 750mg/d; **akuter Gichtanfall:** ini 750mg p.o., dann 250mg alle 8h bis Anfall vorüber ist; **Juvenile rheumatoide Arthritis, Ki. ab 2J:** 10mg/kg/d p.o. in 2ED; **DANI** CrCl < 30: KI; **DALI** KI bei schwerer LI
Tiaprofensäure Rp	HWZ 1.5-3h, Qo 0.55, PPB 98-99%
Surgam *Tbl. 300mg*	**Arthritiden** → 638, **rheumat. Erkr.** → 638, **schmerzhafte Schwellung:** 2 x 300mg p.o., max. 600mg/d; **DANI, DALI** KI bei schwerer NI, LI

A 8.1.3 Essigsäurederivate

Wm/Wi (Diclofenac, Indometacin): Hemmung der Cyclooxygenase ⇒ Prostaglandinsynthese ↓ ⇒ analgetisch, antiphlogistisch, antipyretisch, gering thrombozytenaggregationshemmend;
UW (Diclofenac): Erbrechen, Diarrhoe, Nausea, GI-Blutung, Überempfindlichkeit, anaphylaktische Reaktionen, Gesichtsödem, Zungenschwellung, Kehlkopfschwellung mit Einengung der Luftwege, Luftnot, Asthmaanfall, Herzjagen, RR ↓, Schock, Reizbarkeit, Schlaflosigkeit, Kopfschmerzen, Erregung, Müdigkeit, Schwindel, Benommenheit, Dyspepsie, Bauchschmerzen, Blähungen, Anorexie, GI-Ulzera, Transaminasen ↑, Exanthem, Juckreiz, Verschlechterung chronisch entzündlicher Darmerkrankungen;
UW (Indometacin): Exanthem, Juckreiz, Depression, Kopfschmerzen, Benommenheit, Schwindel, Schläfrigkeit, leichte Ermüdbarkeit, Erschöpfung, Tinnitus, Übelkeit, Erbrechen Diarrhoe, geringfügige Magen-Darm-Blutverluste (evtl. mit Anämie), Dyspepsie, Flatulenz, Bauchkrämpfe, Bauchschmerzen, Inappetenz, GI-Ulzera, Transaminasenerhöhung;
KI (Diclofenac): bek. Überempfindlichkeit, bek. Reaktionen von Bronchospasmus, Asthma, Rhinitis oder Urtikaria nach der Einnahme von ASS oder anderen NSAR in der Vergangenheit, ungeklärte Blutbildungsstrg., bestehende oder in der Vergangenheit wiederholt aufgetretene peptische Ulzera od. Hämorrhagien, GI-Blutungen od. Perforationen in der Anamnese im Zusammenhang mit einer vorherigen Therapie mit NSAR; zerebrovaskuläre oder andere aktive Blutungen, schwere Leber-/Nierenfunktionsstrg., Herzinsuff. (NYHA II-IV), ischämische Herzkrankheit, pAVK, zerebrovask. Erkrankung, Grav. (3. Trim.), Ki. <15J;
KI (Indometacin): bek. Überempfindlichkeit, bek. Reaktionen von Bronchospasmus, Asthma, Rhinitis od. Urtikaria nach Einnahme von ASS oder anderen NSAR i. d. Vorgeschichte; bestehende oder Z.n. peptischen Ulzera oder Hämorrhagien (mindestens 2 unterschiedliche Episoden nachgewiesener Ulzeration oder Blutung); NSAR-induzierte GI-Blutungen oder Perforation i.d. Vorgeschichte; ungeklärte Blutbildungs- und Blutgerinnungsstörungen, zerebrovaskuläre oder andere aktive Blutungen, schw. Herzinsuffizienz, Grav. (3. Trimenon)

Non-steroidale Antirheumatika 199

Aceclofenac Rp
HWZ 4-4.3h, PPB 99%

Beofenac *Tbl. 100mg*

Aktivierte Arthrose → 637, chron. Polyarthritis → 638, M. Bechterew → 640: 1-2 x 100mg p.o.;
DANI KI bei schwerer Nierenfktsstrg.;
DALI ini 100mg/d, KI bei schw. Leberfktsstrg.

Acemetacin Rp
HWZ 4.5(6)h, Q₀ 0.6 (0.85), hohe PPB

Acemetacin Stada *Kps. 30, 60mg*
Azeat *Kps. 60mg*
Rantudil *Kps. 60, 90(ret.)mg*
Ziloxicum *Kps. 60mg*

Arthrose → 637, chron. Polyarthritis → 638, M. Bechterew → 640:
1-3 x 30-60mg p.o.;
1-2 x 90mg (ret.) p.o.

Diclofenac OTC/Rp
HWZ 1-2(1-3)h, Q₀ 1.0, PPB 99%, PRC B, Lact ?

Arthrex Schmerzgel *Gel (1g enth. 9.3mg)*
Diclac Dolo *Tbl. 12.5, 25mg*
Diclac *Tbl. 25, 50, 75(ret.), 100(ret.), 150(ret.)mg; Supp. 50, 100mg; Amp. 75mg/3ml*
Diclofenac-ratiopharm *Tbl. 25, 50mg; Supp. 50, 100mg; Pflaster 130mg; Amp. 75mg/2ml; Gel (1g enth. 10mg); Gtt. (20Gtt. = 50mg)*
Effekton *Tbl. 50mg; Amp. 75mg/3ml*
Voltaren *Tbl. 12.5, 25, 50, 100(ret.)mg; Kps. 50, 75mg; Supp. 50, 100mg; Pflaster 130mg; Gel (1g enth. 9.3mg)*

Arthritiden → 638, rheumat. Erkr. → 638, schmerzh. Schwellungen:
1-3 x 25-50mg p.o./rekt.; 2 x 75mg p.o.;
1 x 100mg rekt.; 2 x 1 Pfl.; 1 x 100mg (ret.) p.o.;
1 x 75mg i.m.; max. 150mg/d (ret.) p.o./rekt./i.m.; **Ki. >16J.**: 1-3 x 25mg p.o.;
DANI, DALI leichte bis mäßige NI, LI: 100%;
schwere NI, LI: KI; **äußerl. Therapie von Schmerzen, Entzündungen, Schwellungen bei rheumat.** → 638 und degenerativen Erkr., Sportverletzungen: 3-4 x tgl. auftragen

Indometacin Rp
HWZ 4-11h, Q₀ 0.85, PPB > 90%, PRC D

Indo-CT *Kps. 50, 75(ret.)mg; Supp. 50, 100mg*
Indometacin AL *Tbl. 50mg*
Indomet-ratiopharm *Kps. 25, 50, 75(ret.)mg; Supp. 50, 100mg; Gel (1g enth. 10mg)*
Indo-paed *Susp. (1ml = 5mg)*

Arthritiden → 638, rheumat. Erkr. → 638, schmerzh. Schwellungen: 2-3 x 25-50mg p.o.;
1-2 x 75mg (ret.) p.o.; 1-3 x 50mg oder 1 x 100mg rekt.; max. 200mg/d kurzfristig;
Gel: 2-4 x lokal;
Ki. 6-14J: 1-3mg/kg/d p.o. in 2-3ED;
DANI sorgfältige Dosiseinstellung

A 8.1.4 Oxicame

Wm/Wi (Meloxicam): Hemmung der Cyclooxygenase ⇒ Prostaglandinsynthese ↓ ⇒ analgetisch, antiphlogistisch, antipyretisch; **Wm/Wi** (Piroxicam): Hemmung der Cyclooxygenase ⇒ Prostaglandinsynthese ↓ ⇒ analgetisch, antiphlogistisch, thrombozytenaggregationshemmend;
ÜW (Meloxicam): Dyspepsie, Übelkeit, Erbrechen, Bauchschmerzen, Diarrhoe, Obstipation, Blähungen, Kopfschmerzen; **UW** (Piroxicam): Kopfschmerzen, Schwindel, Übelkeit, Tinnitus, Sodbrennen, Bauchschmerzen, Übelkeit, Erbrechen, Blähungen, Diarrhoe, Obstipation, GI-Ulzera/-Blutung, GI-Perforation, ulzerative Stomatitis, Verstärkung Colitis/M. Crohn, Harnstoff ↑, Transaminasen ↑, aP ↑; Exanthem; **KI** (Meloxicam): bek. Überempf. gegen Meloxicam/andere NSAR, Ki. und Jugendliche < 16J, NSAR-induzierte GI-Blutungen oder Perforation in der Anamnese, peptische Ulzera/Hämorrhagien (mind. 2 unterschiedliche Episoden), schw. Leberinsuff., schw. nichtdialysiertes Nierenversagen, GI-Blutung, zerebrovaskuläre Blutung/andere erhöhte Blutungsneigung in der Anamnese, Grav. (letztes Trim.);

200 A 8 Rheumatologie – Arzneimittel

KI (Piroxicam): bek. Überempf. gegen Piroxicam/andere NSAR, GI-Ulzera/-Blutungen oder -Perforationen aktuell oder anamnestisch, andere gastrointestinale Erkrankungen, die für Blutungen prädisponieren, z.B. Colitis ulcerosa, M. Crohn, gastrointestinale Malignome, Divertikulitis, entzündliche GI-Erkrankungen, Komb. mit anderen NSAR incl. COX-2-selektiven NSAR und ASS in analgetisch wirksamen Dosen, Komb. mit Antikoagulanzien, schwere (allergische) Arzneimittelreaktionen in der Anamnese, v.a. Hautreaktionen (z.B. Erythema multiforme, Stevens-Johnson-Syndrom, toxische epidermale Nekrolyse), ungeklärte Blutbildungs-/Blutgerinnungsstörung, zerebrovaskuläre/andere aktive Blutungen, schwere Leber-/Nierenfktsstrg., mäßige/schwere Herzinsuffizienz, Grav. (letztes Trim.)

Meloxicam Rp	HWZ 15-20h, Qo 1.0, PPB 99%, PRC N, Lact ?
Meloxicam AL *Tbl. 7.5, 15mg* Meloxicam-ratioph. *Tbl. 7.5, 15mg* Mobec *Tbl. 7.5, 15 mg*	Arthrose → 637, chron. Polyarthritis → 638, M. Bechterew → 640: 1 x 7.5-15mg p.o., max. 15mg/d; **DANI** CrCl > 25: 100%; Dialyse max. 7.5mg/d

Piroxicam OTC/Rp	HWZ 50h, Qo 0.9, PPB 98%, PRC C, Lact +
Piroxicam AL *Tbl. 10, 20mg;* *Gel (1g enth. 5mg)* Piroxicam HEXAL *Tbl. 10, 20mg;* *Amp. 20mg/1ml* Piroxicam-ratioph. *Amp. 20mg/1ml*	Arthritiden → 638, rheumat. Erkr. → 638, schmerzhafte Schwellungen: 10-20mg p.o./i.m., max. 20mg/d; **Entzündungen von Sehnen/Sehnenscheiden, schmerzhafte Schultersteife, Prellung, Zerrung, Verstauchung:** Creme, Gel: 3-4 x lokal; **DANI, DALI** leichte/mittlere Fktsstrg.: 100%, schwere Fktsstrg.: KI

A 8.1.5 Coxibe

Wm: selektive Hemmung der Cyclooxygenase-2 ⇒ Prostaglandinsynthese ↓;
Wi: analgetisch, antiphlogistisch;
UW (Celecoxib): Sinusitis, Infektionen der oberen Atemwege, Harnwegsinfektionen, Verschlechterung einer Allergie, Schlaflosigkeit, Schwindel, Muskeltonus ↑, Herzinfarkt, Hypertonie, Pharyngitis, Rhinitis, Husten, Dyspnoe, Bauchschmerzen, Diarrhoe, Dyspepsie, Flatulenz, Erbrechen, Dysphagie, Exanthem, Pruritus, grippeähnliche Symptome, periphere Ödeme, Flüssigkeitsretention; **UW** (Etoricoxib): alveoläre Osteitis, Ödeme, Schwindel, Kopfschmerzen, Palpitationen, Hypertonie, Bauchschmerzen, Dyspepsie, Meteorismus, Sodbrennen, Übelkeit, Diarrhoe, Transaminasen ↑, Ekchymose, Asthenie, Müdigkeit, grippeartige Erkrankung;
KI (Celecoxib): bek. Überempf. gegen C. bzw. Sulfonamide; aktive peptische Ulzera oder GI-Blutungen, allergische Reaktionen auf ASS, NSAR, COX-2-Hemmer i. d. Vorgeschichte, Grav., Lakt., gebärfähige Frauen (Ausnahme: sichere Methode zur Schwangerschaftsverhütung); schwere Leberfunktionsstrg. (Serumalbumin <25 g/l oder Child-Pugh >10), Niereninsuff. CrCl < 30; entzündliche Darmerkrankungen, Herzinsuff. (NYHA II-IV), klinisch gesicherte KHK, pAVK, zerebrovaskuläre Erkrankungen;
KI (Etoricoxib): bek. Überempf, aktives peptisches Ulkus, aktive GI-Blutung; allergische Reaktion auf ASS, NSAR, COX-2-Hemmer in der Anamnese, Grav., Lakt.; schw. Leberfunktionsstörungen (Serum-Albumin < 25 g/l oder Child-Pugh-Score > 10), Niereninsuffizienz mit CrCl < 30 ml/min., Ki. < 16J.; entzündliche Darmerkrankungen, Herzinsuff. (NYHA II-IV), Hypertonie mit RR > 140/90 mmHg; gesicherte KHK, AVK, zerebrovaskuäre Erkrankungen

Pyrazolonderivate 201

Celecoxib Rp	HWZ 8-12h, Q0 > 0.7, PPB 97%, PRC C, Lact ?
Celebrex *Tbl. 100, 200mg* Celecox HEXAL *Tbl. 100, 200mg* Celecoxib Actavis *Tbl. 100, 200mg* Celecoxib ratioph. *Tbl. 100, 200mg* Celecoxib Stada *Tbl. 100, 200mg*	**Aktivierte Arthrose** → 637, **chronische Polyarthritis** → 638, **M. Bechterew:** 1-2 x 100-200mg p.o., max. 400mg/d **DANI** vorsichtige Dosiseinstellung, CrCl < 30: KI **DALI** Child-Pugh A, B: 50%, C: KI

Etoricoxib Rp	HWZ 22h, PPB 92%
Algix *Tbl. 90mg* Arcoxia *Tbl. 30, 60, 90, 120mg* Etoriax *Tbl. 30, 60, 90, 120mg* Etoricoxib Libra *Tbl. 30, 60, 90, 120mg* Etoricoxib Puren *Tbl. 30, 60, 90, 120mg* Exxiv *Tbl. 90mg* Tauxib *Tbl. 90mg*	**Arthrose** → 637: 1 x 30mg p.o., ggf. steigern auf 1 x 60mg; **rheumatoide Arthritis** → 638, **M. Bechterew** → 640: 1 x 60mg p.o., ggf. steigern auf 1 x 90mg; **akute Gichtarthritis:** 1 x 120mg; **postop. Schmerzen nach Zahn-OP:** 1 x 90mg für 3d; **DANI** CrCl > 30: 100%; < 30: KI; **DALI** Child-Pugh A: max. 60mg/d; B: max. 30mg/d; C: KI

Parecoxib Rp	HWZ (8h) Q0 0.95 (> 0.7), PRC C, Lact ?
Dynastat *Inj.Lsg. 40mg/2ml*	**Postop. Schmerzen, Kurzzeittherapie:** 40mg i.v./i.m., nach 6-12h evtl. 20-40mg für 2d, max. 80mg/d; < 50kg: max. 40mg/d; **DANI** nicht erforderlich; **DALI** Child-Pugh A: 100%; B: 50%, max. 40mg/d; C: KI

A 8.2 Pyrazolonderivate

Wm/Wi: Hemmung der Cyclooxygenase ⇒ Prostaglandine ↓; analgetisch, antipyretisch;
Wi (Phenylbutazon): zusätzlich antiphlogistisch;
UW (Metamizol): allerg. Reaktionen, Bronchospasmus, RR ↓, Stevens-Johnson-/Lyell-Syndrom, Leukopenie, Agranulozytose, Nierenfunktion ↓, akute interstitielle Nephritis;
KI (Metamizol): bek. Allergie gegen Metamizol oder Pyrazolone/Pyrazolidine, bek. Analgetika-Asthma-Syndrom, bek. Analgetika-Intoleranz (Urtikaria-Angioödem-Typ), akute intermittierende hepatische Porphyrie, G-6-PDH-Mangel, Knochenmarksinsuff., Sgl. < 3M oder < 5 kg; letztes Grav.-Trimenon, keine i.v.-Gabe bei Hypotonie und instabilem Kreislauf oder bei Sgl. (3-11M)

Metamizol Rp	HWZ 2.5(4)h, Q0 > 0.8 (0.6), PRC D
Analgin *Tbl. 500mg; Amp. 1g/2ml* Berlosin *Tbl. 500mg; Supp. 1000mg; Amp. 1g/2ml* Metamizol HEXAL *Tbl. 500mg;* *Gtt. (20Gtt. = 500mg); Supp. 1000mg; Amp. 2.5g/5ml* Novalgin *Tbl. 500mg; Gtt. (20Gtt. = 500mg); Supp. 300, 1000mg; Amp. 1g/2ml, 2.5g/5ml* Novaminsulfon-ratioph. *Tbl. 500mg;* *Gtt. (20Gtt. = 500mg); Amp. 1g/2ml, 2.5g/5ml*	**Starke Schmerzen** → 665, **Tumorschmerz, Koliken, Fieber:** 1-4 x 8-16mg/kg p.o./rekt./i.v. **Erw., Ki. ab 15J:** max. 4 x 1g/d p.o./rekt.; max 2.5g ED bzw. 5g/d i.v.; **Sgl. > 3M bzw. > 5kg:** 1-4 x 8-16mg/kg p.o./i.m.; **Ki.:** s. Erw.; **DANI, DALI** mehrfache höhere Dosen vermeiden

A 8 Rheumatologie – Arzneimittel

Phenazon OTC	HWZ 11-12h, Qo 0.95, geringe PPB
Eu-Med *Tbl. 500mg* Migräne-Kranit *Tbl. 500mg; Supp. 500mg*	Leichte, mäßig starke Schmerzen → 665, Fieber, Migräneanfall → 674: 1-4 x 0.5-1g p.o./rekt., max. 4g/d; Ki. 7-15J: 3-4 x 250mg p.o., max. 1250mg/d; DANI max. 500mg/ED, max. 2g/d
Phenylbutazon Rp	HWZ 70(48)h, Qo 1.0 (1.0), PPB 99%
Ambene *Tbl. 200mg*	M. Bechterew → 640, chron. Polyarthritis → 638: d1-2: 2-3 x 200mg p.o., dann: 1-2 x 200mg; Dauer max. 7d; akuter Gichtanfall → 565: ini 400mg p.o., dann 2 x 200mg p.o.; DANI, DALI KI
Propyphenazon OTC	HWZ 1.5h, Qo 0.9
Demex *Tbl. 500mg*	Leichte bis mäßig starke Schmerzen → 665, Fieber: 1-4 x 0.5-1g p.o., max. 4g/d; Ki. 7-15J: 1-4 x 250mg p.o.; max. 1200mg/d

A 8.3 Analgetika-Kombinationen

ASS + Codein Rp	
Dolviran N *Tbl. 500+30mg*	Mäßig starke/starke Schmerzen → 665: 1-3 x 500-1000+30-60mg p.o.; DANI, DALI Dosisreduktion
ASS + Paracetamol + Coffein OTC	
Dolopyrin AL, Neuralgin, Neuranidal N, Temagin Pac, Thomapyrin Classic Schmerz, Thomapyrin Intensiv, Titralgan *Tbl. 250+250+50mg*	Leichte, mäßig starke Schmerzen → 665: 1-3 x 250-500+200-400+50-100mg p.o.; DANI KI bei schwerer Nierenfunktionsstrg.
ASS + Paracetamol + Codein/Coffein Rp	
Dolomo TN *Kombipackung* *Tbl.-T: 250+250+50mg Coffein;* *Tbl.-N: 250+250+50mg Codein*	Mäßig starke Schmerzen → 665: tagsüber: 1-3 x 1-2Tbl.-T p.o.; nachts: 1 x 1-2Tbl.-N p.o.; DANI CrCl < 10: Dosisintervall mindestens 8h; DALI Dosisreduktion, Child-Pugh > 9: KI
Diclofenac + Codein Rp	
Voltaren plus *Tbl. 50+50mg*	Starke/sehr starke Schmerzen → 665: 1-3 x 50+50mg p.o.; DANI sorgf. Dosiseinstell.
Paracetamol + Codein Rp	PRC C, Lact ?
Gelonida Schmerztbl. *Tbl. 500+30mg* Paracetamol comp. Stada *Tbl. 500+30mg* Talvosilen *Tbl. 500+20, 500+30mg;* *Kps. 500+30mg; Supp. 1000+60mg* Titretta *Tbl. 500+30mg; Supp. 1g+60mg*	Mäßig starke und starke Schmerzen → 665: Erw., Ki. ab 12j: 1-4 x 500-1000+20-60mg p.o./rekt.; DANI Dosisreduktion; DALI Dosisreduktion, Child-Pugh > 9: KI

Analgetika + Schleimhautprotektiva

Paracetamol + Coffein + Codein Rp	
Azur compositum *Tbl.* 350+50+30mg; *Supp.* 600+50+40mg	**Starke Schmerzen** → 665: 1-4 x 350-700+50-100 +30-60mg p.o.; 1-4 x 600+50+40mg rekt.; **DANI** Dosisred.; **DALI** Dosisred., Child-Pugh > 9: KI
Paracetamol + Metoclopramid Rp	
Migraeflux Mcp *Tbl.* 500+5mg **Migränerton** *Kps.* 500+5mg	**Migräneanfall** → 674: ini 1000+10mg p.o., ggf. alle 4h 500+5mg, max. 3000+30mg/d; **DANI** Dosisred.; **DALI** LI mit Aszites: 50%
Paracetamol + N-Butylscopolamin OTC	
Buscopan plus *Tbl.* 500+10mg; *Supp.* 800+10mg	**Krampfartige Magen-Darm-Schmerzen, Dysmenorrhoe:** 3 x 500-1000+10-20mg p.o.; 3-4 x 800+10mg rekt.; **DALI** KI bei schwerer LI
Paracetamol + Tramadol Rp	
Zaldiar *Tbl.* 325+37.5mg	**Mäßig starke und starke Schmerzen** → 665: Erw. u. **Ki.** > 12J: ini 2Tbl., dann nach Bedarf bis max. 4 x 2Tbl.; **DANI** CrCl 10-30: Dosisintervall 12h; < 10: Anw. nicht empfohlen; **DALI** schwere LI Anw. nicht empfohlen

S. auch Migränemittel → 320

A 8.4 Analgetika + Schleimhautprotektiva

Diclofenac + Misoprostol Rp

Arthotec forte, Arthrotec forte, Artrotec forte *Tbl.* 75+0.2mg	**Aktivierte Arthrose** → 637: 2 x 75+0.2mg p.o.; **DANI, DALI** sorgfältige Dosiseinstellung

A 8.5 Rheuma-Basistherapeutika DMARD (disease modifying antirheumatic drugs)

Wm (Chloroquin): Stabilisierung der Lysosomenmembran, Beeinflussung des Bindegewebsstoffwechsels; **Wm** (Cyclophosphamid): Alkylans ⇒ Strangbrüche und Vernetzungen der DNS; **Wm** (Gold: Auranofin): Hemmung der Leukozytenauswanderung in die Synovia; **Wm** (Leflunomid): Hemmung der Dihydroorotatdehydrogenase ⇒ ↓ Pyrimidinsynthese ⇒ Lymphozytenproliferation ↓; **Wm** (Methotrexat): immunsuppressiv, Zytokinsynthese ↓; **Wm** (Penicillamin): Spaltung von Rheumafaktoren, mesenchymsuppressiv; **Wm** (Sulfasalazin): Beeinflussung der Prostaglandinsynthese; **Wi:** Beeinflussung des rheumatischen Grundprozesses;
UW (Chloroquin): Hornhauttrübung, Retinopathia pigmentosa, Exantheme;
UW (Cyclophosphamid): Myelosuppression, Übelkeit, Erbrechen, hämorrhagische Zystitis, Haarausfall, Leberfktsstrg., Mukositis, venoocclusive disease;
UW (Gold): Haarausfall, Dermatitis, Stomatitis, Panzytopenie, Nierenschäden;

UW (Penicillamin): Nierenschäden, BB-Veränderungen, Geschmackstrg., Muskellähmungen;
UW (Leflunomid): Leukopenie, allerg. Reaktionen, CK ↑, Parästhesie, Kopfschmerzen, Schwindel, RR ↑, Durchfall, Übelkeit, Erbrechen, Erkr. der Mundschleimhaut, Bauchschmerzen, Anstieg der Leberenzyme, Haarausfall, Ekzem, Exanthem, Pruritus, trockene Haut, Sehnenscheidenentzündung, Appetitlosigkeit, Gewichtsverlust, Asthenie;
UW (Methotrexat): Leukopenie, Anämie, Thrombopenie, Kopfschmerzen, Müdigkeit, Benommenheit, Pneumonie, interstitielle Alveolitis/Pneumonitis (oft verbunden mit Eosinophilie), Stomatitis, Dyspepsie, Übelkeit, Appetitlosigkeit, Ulzerationen der Mundschleimhaut, Diarrhoe, Transaminasenanstieg, Exanthem, Erythem, Pruritus;
KI (Chloroquin): Retinopathie, G-6-PDH-Mangel, Grav./Lakt.;
KI (Cyclophosphamid): floride Infektionen, schwere Knochenmarksuppression, Harnabflussstrg.;
KI (Gold und Penicillamin): Niereninsuff., Blutbildungsstörg., Leberschäden, Grav./Lakt.;
KI (Leflunomid): bek. Überempf., schw. Immundefekte, eingeschränkte Knochenmarkfunktion, schw. Infektion, eingeschränkte Leberfunktion, mittlere bis schwere Niereninsuff., schwere Hypoproteinämie, Grav./Lakt., Kinder und Jugendliche <18J;
KI (Methotrexat): bek. Überempf., stark eingeschränkte Leberfkt., Alkoholabusus, stark eingeschränkte Nierenfkt., vorbestehende Blutbildveränderungen wie Knochenmarkhypoplasie, Leukopenie, Thrombozytopenie oder signifikante Anämie, schwere akute oder chronische Infektionen wie Tuberkulose, HIV oder andere Immundefizienzsyndrome, Ulzera der Mundhöhle und Ulzera des GI-Traktes, Grav./Lakt., gleichzeitige Impfung mit Lebendimpfstoffen

Auranofin Rp	HWZ 15–31d, Qo 0,9, PPB 60%, PRC C, Lact ?
Ridaura *Tbl. 3mg*	**Chronische Polyarthritis** → 638: 1 x 6mg oder 2 x 3mg p.o.; nach 4–6M evtl. 3 x 3mg; **DANI** nicht erforderlich

Chloroquin Rp	HWZ 30–60d, Qo 0,3, PPB 50–60%, PRC C, Lact +
Resochin *Tbl. 50, 155mg; Amp. 155mg/5ml*	**Chron. Polyarthritis** → 638, **Lupus erythematodes** → 642: Erw. + **Ki.:** 2.5mg/kg/d; max. Kumulativdos. 100g

Cyclophosphamid → 152 Rp	HWZ 7(9)h, Qo 0,5, PPB 13%
Cyclophosphamid HEXAL *Inf.Lsg. 500, 2000mg* Endoxan *Tbl. 50mg; Inf.Lsg. 200, 500, 1000, 2000mg*	**Schwere Formen von Lupus-Nephritis, Wegener-Granulomatose:** ini 500–1000mg/m² i.v./p.o., dann 1–2mg/kg p.o.; **DANI** CrCl < 10: 50%; **DALI** Bilirubin 3.1–5mg/dl: 75%

Hydroxychloroquinsulfat Rp	HWZ 30–60d, PRC C, Lact ?
Plaquenil *Tbl. 200mg* Quensyl *Tbl. 200mg*	**Chron. Polyarthritis** → 638, **juven. idiopath. Arthritis, Lupus erythematodes** → 642: ini 2–3 x 200mg p.o., Erh.Dos. 1–2 x 200mg; **Ki.:** 5–6.5mg/kg/d; **DANI, DALI** Dosis anpassen

Rheuma-Basistherapeutika 205

Leflunomid Rp	HWZ 4-28d, PPB 99%, PRC X, Lact -
Arava *Tbl. 10, 20, 100mg* Leflunomid HEXAL *Tbl. 10, 20mg* Leflunomid medac *Tbl. 10, 15, 20mg* Leflunomid Stada *Tbl. 10, 20, 100mg* Leflunomid Winthrop *Tbl. 10, 20, 100mg*	**Chron. Polyarthritis** → 638, **Psoriasisarthritis** → 641: d1-3: 1 x 100mg p.o., dann: 1 x 10-20mg p.o.; **DANI** KI bei mittlerer bis schwerer NI; **DALI** KI bei eingeschränkter Fkt.
Methotrexat → 156 Rp	HWZ 5.1-9.3h, Qo 0.06, PPB 60%, PRC X, Lact -
Lantarel *Tbl. 2.5, 7.5, 10mg; Fertigspr. 7.5mg/1ml, 10mg/1.34ml, 15mg/2ml, 20mg/2.67ml, 25mg/1ml* Metex *Tbl.2.5, 7.5, 10mg; Inj.Lsg., Fertigspr. 7.5mg/0.15ml, 10mg/0.20ml, 12.5mg/0.25ml, 15mg/0.30ml, 17.5mg/0.35ml, 20mg/0.40ml, 22.5mg/0.45 ml; 25mg/0.50ml, 27.5mg/0.55ml, 30mg/0.60ml* MTX HEXAL *Tbl. 2.5, 5, 7.5 10, 15mg; Inj.Lsg. 5mg/2ml, 7.5mg/1ml, 10mg/4ml, 15mg/2ml, 25mg/1ml, 50mg/2ml, 500mg/20ml, 1g/40ml* Trexject *Fertigspr. 7.5mg/0.75ml, 10mg/1ml, 15mg/1.5ml, 20mg/2ml, 25mg/2.5ml*	**Chronische Polyarthritis** → 638, **Psoriasisarthritis** → 641: ini 1 x/W 7.5mg p.o./i.v., bei guter Verträglichkeit evtl. 1 x/W 10-15mg, max. 20mg/W p.o./i.v.; **Juvenile idiopathische Arthritis: Ki. <16J:** 10-15mg/m²/W s.c./i.m.; bei therapierefraktären Fällen bis 20mg/m²/W; **M. Crohn:** ini 25mg/W s.c./i.v./i.m., Wi-Eintritt nach 8-12 W, Erh.Dos. 15mg/W s.c./i.v./i.m.; **DANI** CrCl > 50: 100%; 20-50: 50%, < 20: KI; **DALI** Anw. nur mit großer Vorsicht; Bili > 5 mg/dl: KI
Penicillamin Rp	HWZ 1-7.5h, Q0 0.85, PPB 90%, PRC D, Lact -
Metalcaptase *Tbl. 150, 300mg*	**Chronische Polyarthritis** → 638: W1-2 150mg/d p.o., dann alle 2W um 150mg steigern, max. 1200mg, nach Wi-Eintritt reduzieren auf Erh.Dos. 300-600mg/d; **Ki.:** ini 3-5mg/kg, max. 15-20mg/kg, nach Wi-Eintritt auf Erh.Dos. 5-10mg/kg/d reduzieren; **M. Wilson:** 1 x 10-20mg/kg p.o.; **DANI, DALI** KI
Sulfasalazin Rp	HWZ 7.6h, PPB > 95%, PRC B, Lact ?
Azulfidine RA *Tbl. 500mg* Pleon RA *Tbl. 500mg* Salazopyrine RA *Tbl. 500mg* Sulfasalazin HEXAL *Tbl. 500mg*	**Chronische Polyarthritis** → 638: W1: 1 x 500mg/d p.o.; W2: 2 x 500mg/d; W3: 1500mg/d; W4: 2 x 1g/d; **DANI, DALI** KI bei schwerer NI, LI

A 8.6 Glukokortikoide

Wi: Gluconeogenese ↑, Proteinkatabolismus ↑, Lipolyse, Hemmung mesenchymaler Reaktionen (Entzündung, Exsudation, Proliferation), immunsuppressiv, antiallergisch (Lympho-/Eosinopenie, lymphatisches Gewebe ↓, B-/T-Zellaktivität ↓);
UW diabetogen: Glucose ↑, Glukosurie, Steroiddiabetes;
katabol: negative Stickstoffbilanz, Wachstum ↓, Osteoporose;
Fettstoffwechsel: Stammfettsucht, Vollmondgesicht, Fettsäurespiegel ↑;
BB: Thrombos ↑, Erys ↑, Neutrophile ↑, Eosinophile ↓, Basophile ↓, Lymphos ↓;
ulzerogen: Produktion von Magensäure ↑, Magenschleim ↓;
Augen: Hornhautulkus, Glaukom, Katarakt;
Haut: Atrophie, Striae rubrae, Akne;
Kapillarbrüchigkeit ↑ : Petechien, Ekchymosen, Purpura;
mineralokortikoide Wi: H_2O-, Na-Retention, K^+ ↓, RR ↑, Alkalose;
Immunschwäche: Infektgefährdung, Tbc-Aktivierung;
endokrines Psychosyndrom: Euphorie, Depression, Verwirrung, Halluzination;
Muskeln: Schwäche, Atrophie;
NNR-Atrophie: Kortison-Entzugssyndrom (Schwäche, Schwindel, Schock);
KI (bei chronischer Anwendung): GI-Ulzera, schwere Osteoporose, akute virale/bakterielle Infektionen, Systemmykosen, Glaukom, psychiatrische Anamnese;
Glu: relative glukokortikoide Potenz; **Min:** relative mineralokortikoide Potenz

Die Dosierung richtet sich nach der Schwere der jeweiligen Erkrankung.

Betamethason Rp	HWZ 6h, Qo 0.95, PPB 58-70%, PRC C, Lact– ☝		Glu	Min
Celestamine N Tbl. 0.5mg; Gtt. (1ml = 0.5mg) Celestan Depot Amp. 5.7mg Celestan solubile Amp. 4mg/1ml Celestone Tbl. 0.5mg; Gtt. (1ml = 0.5mg); Amp. 4mg/1ml	**Entzündliche/degenerative Gelenkerkr.:** 1.4-11.4mg (je nach Gelenkgröße) intraartikulär; **entzündl./degen. Bindegewebserkr.:** 1.4-5.7mg intraläsional; **Hauterkr.** (s. FachInfo): max. 1.1mg/cm², max. 5.7mg/Behandlung intradermal; **akuter Asthmaanfall** → 487: 11.4mg i.m.; 8-20mg p.o.; **Induktion der Lungenreife bei drohender Frühgeburt:** 2 x 5.7mg im Abstand von 24h, ggf. Wdh. nach 7d; **Panarteriitis nodosa** → 644, **aktive Phasen rheumat. Systemerkr.** → 638, **SLE** → 642, **aktive rheumat. Arthritis** → 638: 6-15mg/d p.o.; **juvenile idiopath. Arthritis (Still-Syndrom)** → 638, **rheum. Fieber mit Karditis** → 476: 12-15mg/d p.o.; **interstit. Aspirationspneumonie:** ini 2-4mg/d, dann 0.25-1mg/d p.o.		25	0
Cloprednol Rp	HWZ 2h, Qo 1.0, PPB 67-84% ☝		8	0
Syntestan Tbl. 2.5, 5mg	**Asthma bronchiale** → 483, **chronische Polyarthritis** → 638: 1 x 1.25-12.5mg/d p.o., langsame Dosisreduktion anstreben			

Glukokortikoide 207

			Glu	Min
Deflazacort Rp		HWZ 1.5h, Qo 0.8	3	3
Calcort *Tbl. 6mg*	Rheumatoide Arthritis → 638: 1 x 6-18mg p.o., Reduktion bis zur niedrigsten noch wirksamen Dosis			
Dexamethason Rp		HWZ 2-5h, Qo 0.9, PPB gering, PRC C, Lact -	30	0
Dexa-Allvoran *Amp. 4mg/1ml* Dexaflam Inject *Amp. 4mg/1ml* DexaHEXAL *Amp. 4mg/1ml,* *8mg/2ml* Dexamethason-ratioph. *Tbl. 4, 8mg* Fortecortin *Tbl. 0.5, 2, 4, 8mg;* *Amp. 4mg/1ml, 8mg/2ml, 40mg/5ml,* *100mg/10ml* Lipotalon *Amp. 4mg/1ml*	Hirnödem: ini 8-80mg i.v., dann 16-48mg/d p.o. in 3-6 ED; Hirnödem bei bakt. Meningitis → 677: 0.15mg/kg alle 6h für 4d p.o./i.v.; Ki: 0.4mg/kg alle 12h für 2d; schwerer, akuter Asthmaanfall → 487: 8-20mg p.o./i.v., bei Bedarf 8mg alle 4h; Ki: 0.15-0.4mg/kg p.o.; akute Hauterkr.: 8-40mg p.o./i.v.; aktive Phasen rheumat. Systemerkran- kung, rheumatische Arthritis → 638: 6-16mg/d p.o./i.v.; schwere Infektionserkrankung: 4-20mg/d p.o./i.v.; Palliativtherapie maligner Tumore: 8-16mg/d p.o./i.v.; kongenitales AGS: 1 x 0.25-0.75mg/d p.o.; Pro./Therapie postoperatives → 664/ Chemotherapie-induziertes Erbrechen → 604: 8-20mg vor Chemo/OP p.o./i.v., dann s. FachInfo; posttraumatischer/ anaphylakt. Schock → 666: 40-100mg i.v.; lokale Infiltrations-/Injektionstherapie: 2-8mg lokal			
Fludrocortison Rp		HWZ 3.5-4.8h, PRC C, Lact ?	10	125
Astonin H *Tbl. 0.1mg*	Substitution bei M. Addison → 577, Salzverlustsyndrom: 0.05-0.2mg/d p.o.; hypoadrenerge orthostatische Hypotension: ini 0.1-0.2mg/d p.o., ggf. steigern, Therapie für max. 2M			
Hydrocortison (=Cortisol) Rp		HWZ 1-2h, Qo 1.0, PPB 75-95%, PRC C, Lact -	1	2
Alkindi *Granulat 0.5, 1, 2, 5mg* Hydrocortison Acis *Tbl. 10mg* Hydrocortison Hoechst *Tbl. 10mg* Hydrocortison *Amp. 100mg/2ml,* *250mg/2ml, 500mg/4ml, 1g/8ml*	Substitution bei primärer/sekundärer NNR-Insuff.: 10-20mg/d, max. 30mg/d; Ki: 10-15mg/m^2/d in 2-3 ED p.o.; Hemmtherapie bei AGS: 15-20mg/m^2/d in 3 ED p.o.; Schwere akute Schockzustände → 666, akute NNR-Insuff.: 10-50mg/h i.v., Wdh. nach Bedarf			

A 8 Rheumatologie – Arzneimittel

Medikament	Info	Glu	Min
Methylprednisolon Rp	HWZ 2–3 h, Q0 0.9, PPB 77%, PRC C, Lact ?	5	0
Methylprednisolon Acis *Tbl.* 4, 8, 16, 32mg Metypred *Tbl.* 4, 8, 16, 40mg; *Amp.* 125mg/2ml, 250mg/4ml, 1g/16ml M PredniHEXAL *Tbl.* 4, 8, 16mg Urbason *Tbl.* 4, 8, 16, 40mg; *Amp.* 16mg/1ml, 32mg/1ml, 250mg/5ml, 1g/10ml	Zahlreiche Ind (s. FachInfo); **Anfangsdosen:** 12-160mg/d p.o.; **Erhaltungsdosen:** 4-12mg/d p.o.; **Ki: Anfangsdosen:** 0.8-1.5mg/kg/d, max. 80mg/d; **Erhaltungsdosen:** 2-4mg/d; **Akut lebensbedrohliche Zustände** (s. FachInfo): 250-1000mg i.v.; **Ki:** 4-20mg/kg i.v.		
Prednisolon Rp	HWZ 2.6–3 h, Q0 0.75, PPB 95%, PRC C, Lact -	4	1
Decortin H *Tbl.* 1, 5, 10, 20, 50mg Infectocortikrupp *Supp.* 100mg Klismacort *Rektalkps.* 100mg PredniHEXAL *Tbl.* 5, 10, 20, 50mg Prednisolon Jenaph. *Tbl.* 1, 5, 10, 20, 50mg Prednisolon-ratioph. *Tbl.* 5, 50mg Prednisolut *Amp.* 10mg/2ml, 25mg/5ml, 50mg/2ml, 100mg/5ml, 250mg/5ml, 500mg/5ml, 1g/10ml Solu-Decortin H *Amp.* 10mg/1ml, 25mg/1ml, 50mg/1ml, 250mg/5ml, 500mg/5ml, 1g/10ml	Zahlreiche Ind. (s. FachInfo); **hohe Dosis:** 80-100(250)mg/d; **mittl. Dosis:** 40-80mg/d; **niedrige Dosis:** 10-40mg/d; **sehr niedrige Dosis:** 1.5-7.5 (10) mg/d; **Ki: hohe Dosis:** 2-3mg/kg/d; **mittlere Dosis:** 1-2mg/kg/d; **Erhaltungsdosis:** 0.25mg/kg/d; **Anaphyl. Schock:** 1g i.v; **toxisches Lungenödem:** 1g i.v., **Ki. 10-15mg/kgKG**, evtl. nach 6, 12 u. 24h weiderholen; **Status asthmaticus:** 100–500mg i.v., **Ki. 2mg/kgKG**; Weiterbehandl. alle 6h mit gleicher oder niedrigerer Dosis, dann Dosisred.; **Pseudokrupp:** 100mg rekt., bei Bedarf nach 1h erneut 100mg; 3-5mg/kgKG i.v., evtl. nach 2-3h wdh.; **Addison-Krise:** 25–50mg i.v., dann orale Weiterbehandlung + Mineralokortikoid		
Prednison Rp	HWZ 1.7–3 h, Q0 1.0, PPB 75%, PRC C, Lact +	3.5	1
Cutason *Tbl.* 20mg Decortin *Tbl.* 5, 20, 50mg Lodotra *Tbl. (ret.)* 1, 2, 5mg Prednison HEXAL *Tbl.* 5, 20, 50mg Rectodelt *Supp.* 100mg	Zahlreiche Ind. (s.FachInfo); **hohe Dosis:** 80-100 (250) mg/d; **mittlere Dosis:** 40-80mg/d; **niedrige Dosis:** 10-40mg/d; **sehr niedrige Dosis:** 1.5-7.5 (10) mg/d; **Ki: hohe Dosis:** 2-3mg/kg/d; **mittlere Dosis:** 1-2mg/kg/d; **Erhaltungsdosis:** 0.25mg/kg/d; **(Pseudo-)Krupp, spastische Bronchitis bei Ki.:** 1 x 100mg rekt., max. 200mg/d		
Triamcinolon Rp	HWZ 2–3 h, Q0 1.0, PPB 80%, PRC C, Lact ?	5	0
TriamHEXAL 10/40(KS)mg/1ml Volon *Tbl.* 4, 8, 16mg Volon A *Amp.* 10(KS)mg/1ml, 40(KS)mg/1ml; *Inj.Lsg.* 50mg/5ml, 200mg/5ml; *Fertigspr.* 40(KS)mg/1ml	**Anw. in Rheumatologie, Dermatologie, Nephrologie, Pulmologie:** 1-100mg/d p.o.; **intraartikuläre, intrafokale, intramuskuläre, subläsionale Anwendung:** 10-80mg		

A 8.7 Selektive Immunsuppressiva

Wm/Wi (Abatacept): Inhibierung der Aktivierung von T-Lymphozyten;
Wm/Wi (Adalimumab): spezifische Bindung an Tumornekrosefaktor-alpha (TNF-alpha);
Wm/Wi (Anakinra): kompetitiver Antagonist an Interleukin-1-Typ-I-Rez. ⇒ Neutralisierung der proinflammatorischen Interleukin-1-Aktivität; **Wm/Wi** (Apremilast): Phosphodiesterase-4-Inhibitor ⇒ Modulation eines Netzwerks pro- und antiinflammatorischer Mediatoren ⇒ Downregulation der Entzündungsreaktion; **Wm/Wi** (Baricitinib): selektiver und reversibler Inhibitor der JAK 1 u. 2 ⇒ Modulation der immunologischen und inflammatorischen Antwort;
Wm/Wi (Belimumab): humaner monoklonaler IgG1Kappa-AK ⇒ Bindung an B-Lymphozyten-Stimulator-Protein ⇒ hemmt Überleben von B-Zellen und reduziert deren Ausdifferenzierung;
Wm/Wi (Canakinumab): humaner monoklonaler IL-1-beta-Antikörper ⇒ hemmt Bildung von Entzündungsmediatoren; **Wm/Wi** (Certolizumab): Fab-Fragment eines humanisierten AK ⇒ neutralisierende Wi auf TNF-Alpha ⇒ Hemmung der Entzündungsaktivität;
Wm/Wi (Etanercept): rekombin., dimeres Protein: bindet TNF und hemmt kompetitiv;
Wm/Wi (Golimumab): humaner, monoklonaler AK ⇒ Komplexbildung mit TNF-Alpha ⇒ Hemmung der Entzündungsaktivität; **Wm/Wi** (Infliximab): chimäre, monoklon., human-muriner AK von TNF-alpha ⇒ hemmt Entzündungsaktivität bei M. Crohn und rheumatoider Arthritis; **Wm/Wi** (Sarilumab): humaner, monoklonaler AK, der an IL-6 bindet ⇒ hemmt proinflammtorische IL-6-Wi;
Wm/Wi (Tocilizumab): bindet an IL-6-Rez. ⇒ hemmt proinflammtorische IL-6-Wi;
Wm/Wi (Tofacitinib): selektiver Inhibitor der JAK 1 u. 3 ⇒ ↓ Signalübertragung von Interleukinen ⇒ Modulation der immunologischen und inflammatorischen Antwort;
Wm/Wi (Vedolizumab): humanisierter monoklonaler Antikörper, der an das α4-β7-Integrin von T-Helfer-Lymphozyten bindet ⇒ Hemmung der Migration in den GI-Trakt;
UW (Abatacept): Kopfschmerzen, Übelkeit, Leberwerte ↑, Benommenheit, Husten, Bauchschmerzen, Übelkeit, Exanthem, Atemwegsinfekte, Hypertonie, Flush, Fatigue;
UW (Adalimumab): BB-Veränd., Kopfschmerzen, Atemwegs- und Harnwegsinf., Übelkeit, Diarrhoe, Hautausschlag, Herpes simplex, Grippesyndrom; **UW** (Anakinra): Kopfschmerzen, Reaktion an Einstichstelle, Infekte, Neutrophile ↓; **UW** (Apremilast): Bronchitis, Infekt. der oberen Atemwege, Nasopharyngitis, Appetit ↓, Schlaflosigkeit, Migräne, (Spannungs-)Kopfschmerz, Husten, Diarrhoe, Übelkeit, Erbrechen, Dyspepsie, häufiger Stuhlgang, Oberbauchschmerzen, gastroösoph. Refluxkrankheit, Rückenschmerzen, Fatigue; **UW** (Baricitinib): Infektion d. oberen Atemwege, Hypercholesterinämie, Herpes zoster, Herpes simplex, Gastroenteritis, Harnwegsinfektionen, Übelkeit, Thrombozytose, Übelkeit, ALT-Erhöhung;
UW (Belimumab): Bronchitis, virale Gastroenteritis, (Naso-)Pharyngitis, Zystitis, Leukopenie, Überempfindlichkeitsreaktion, Depression, Schlaflosigkeit, Migräne, Diarrhoe, Übelkeit, Schmerzen an den Extremitäten, Infusionsreaktionen, Fieber; **UW** (Canakinumab): Nasopharyngitis, Harnwegsinfektionen, Infektion der oberen Atemwege, Virusinfektion, Influenza, Pneumonie, Gastroenteritis, Sinusitis, Tonsillitis, Otitis media, Nasopharyngitis, Schwindel, Vertigo, Reaktion a. d. Inj.Stelle, Oberbauchbeschwerden, Gelenkschmerzen, Schmerzen der Skelettmuskulatur, Rükkenschmerzen, Verminderte renale CrCl, Proteinurie, Leukopenie, Neutropenie, Erschöpfung, Asthenie; **UW** (Certolizumab): Infektionen der Harnwege/oberen Atemwege, Kopfschmerzen, Schwindel, Erbrechen, Hautausschlag, Pruritus, Erschöpfung, Reaktion an der Einstichstelle; **UW** (Etanercept): Kopfschmerzen, Reaktion an der Einstichstelle, Infektionen, Rhinitis;

A 8 Rheumatologie – Arzneimittel

UW (Golimumab): Infekt. d. oberen Atemwege, virale Inf., oberfl. Pilzinfektionen, Anämie, allerg. Reaktionen, Depression, Schlaflosigkeit, Schwindel, Parästhesien, Kopfschmerzen, Hypertonie, GI-Strg., Alopezie, Dermatitis, Juckreiz, Hautausschlag, Transaminasen ↑, verzögerte Wundheilung, Fieber, Asthenie, Reaktion an der Einstichstelle; **UW** (Infliximab): virale Infektionen, Bronchitis, Pneumonie, Sinusitis, Kopfschmerzen, Schwindel, Benommenheit, RR ↑, Nausea, Diarrhoe, Hautausschlag, Harnwegsinfekt., Brustschmerz, Ermüdung; **UW** (Sarilumab): Infektionen der oberen Respirationstrakts, Harnwegsinfektionen, Nasopharyngitis, oraler Herpes, Neutropenie, Thrombopenie, Hypercholesterinämie, Hypertriglyzeridämie, Transaminasenerhöhung, Rötung/Juckreiz an Inj.Stelle; **UW** (Tocilizumab): Infektionen des oberen Respirationstrakts, Leukopenie, Hypertonie, Kopfschmerzen, Konjunktivitis, Hypercholesterinämie, Schwindel, Transaminasen ↑, Exanthem, Pruritus, Mundulzera, Gastritis, Pneumonie, Herpes zoster/simplex; **UW** (Tofacitinib): Nasopharyngitis, Pneumonie, Influenza, Herpes Zoster, Harnwegsinfekt, Sinusitis, Bronchitis, Leukopenie, Anämie, Dyslipidämie, Hyperlipidämie, Insomnie, Kopfschmerzen, Hypertonie, Dyspnoe, Husten, Bauchschmerzen, Erbrechen, Diarrhoe, Übelkeit, Gastritis, Dyspepsie, Exanthem, Muskelschmerzen, Arthralgie, per. Ödem, Pyrexie, Fatigue, Leberenzymerhöhung, Gewichtszunahme, Erhöhung von Transaminasen, Cholesterin, CK; **UW** (Vedolizumab): Nasopharyngitis, Bronchitis, Gastroenteritis, Infektionen der oberen Atemwege, Grippe, Sinusitis, Pharyngitis, Kopfschmerzen, Parästhesie, Hypertonie, oropharyngeale Schmerzen, verstopfte Nase, Husten, anale Abszesse, Analfissur, Übelkeit, Verdauungsstrg., Verstopfung, Meteorismus, Hämorrhoiden, Exanthem, Juckreiz, Erythem, Ekzem, Nachtschweiß, Akne, Arthralgie, Muskelkrämpfe, Rückenschmerzen, Muskelschwäche, Müdigkeit, Fieber; **KI** (Abatacept): bek. Überempf., schwere/opportunistische Infekte; **KI** (Adalimumab): aktive Tbc, schwere/opportunistische Infekte, Herzinsuff. NYHA III-IV; **KI** (Anakinra): bek. Überempf., schwere Nierenfunktionsstrg.; **KI** (Apremilast): bek. Überempf., Grav.; **KI** (Baricitinib): bek. Überempf., Grav.; **KI** (Belimumab): bek. Überempf.; **KI** (Canakinumab): bek. Überempf., aktive schwere Infektionen; **KI** (Certolizumab, Golimumab): bek. Überempf., aktive Tbc, schwere/opportunistische Infekte, Herzinsuff., NYHA III-IV; **KI** (Etanercept): bek. Überempf., akute Infektionen; **KI** (Infliximab): Sepsis, manifeste Infektionen, Abszesse, Tbc, Grav./Lakt., Ki. < 17J, wiederholte Verabreichung nach arzneimittelfreiem Intervall von 15W bis 2J; **KI** (Sarilumab): bekannte Überempfindlichkeit, aktive schwere Infektionen; **KI** (Tocilizumab): bekannte Überempfindlichkeit, aktive schw. Infektionen; **KI** (Tofacitinib): bek. Überempfindlichkeit, aktive Tuberkulose, schw. Infektionen, opportunistische Infektionen, schwere Leberfunktionsstörung, Grav./Lakt.; **KI** (Vedolizumab): bekannte Überempfindlichkeit, aktive schw. Infektionen wie Tuberkulose, Sepsis, CMV-Infektion, Listeriose, opportunistische Infektionen, wie z.B. PML

Siehe auch Immunsuppressiva → 271

Abatacept Rp	HWZ 13d, PRC C, Lact ?
Orencia *Inj.Lsg.* 125; *Inf.Lsg.* 250mg	**Chron. Polyarthritis, Psoriasisarthritis** → 638: Komb. mit MTX, W 0, 2, 4, dann alle 4W: < 60kg: 500mg i.v.; 60-100kg: 750mg i.v.; > 100kg: 1g i.v.; 1 x 125mg s.c. wöchentlich, ggf. mit Aufsättigungsdosis i.v. an d0; **Juvenile idiopath. Arthritis** → 638: **Ki. 6-17J:** 10mg/kg i.v., max. 1g W 0, 2, 4, dann alle 4W; **DANI, DALI** keine Daten

Selektive Immunsuppressiva

Adalimumab Rp	HWZ 10-20d, PRC B, Lact ?
Humira *Fertigspr./Pen/Inj.Lsg. 40mg/0.8ml*	**Chron. Polyarthritis:** 40mg alle 2W s.c. bei Komb. mit MTX; bei Monother. bis 40mg 1x/W; **Ankylosierende Spondylitis, axiale Spondylarthritis, Psoriasisarthritis:** 40mg s.c. alle 2W; **Hidradenitis suppurativa:** W0 160mg, W2 80mg, ab W4 40mg 1x/W; **juvenile idiopathische Arthritis: Ki. 2-12J:** 24mg/m² s.c. alle 2W; **13-17J:** 40mg s.c. alle 2W; **Enthesitis-assoziierte Arthritis:** 24mg/m² s.c. alle 2 W, max. ED 40mg; **M. Crohn:** W0: 80 (ggf. 160)mg; W2: 40 (ggf. 80)mg; dann 40mg s.c. alle 2W (ggf. 1x/W); **Ki. < 40kg:** W0: 40 (ggf. 80)mg; W2: 20 (ggf. 40)mg, dann 20mg s.c. alle 2W (ggf. 1x/W); **> 40kg:** W0 80 (ggf. 160)mg; W2: 40 (ggf. 80)mg, dann 40mg s.c. alle 2W (ggf. 1x/W); **Colitis ulcerosa:** W0: 160mg s.c.; W2: 80mg, dann 40mg alle 2W; **Psoriasis:** ini 80mg s.c., dann 40mg alle 2W; **Plaque-Psoriasis: Ki.** 0.8mg/kg, max. 40mg W0 und 1, dann 0.8mg/kg alle 2W; **Uveitis:** W0: 80mg s.c., W1: 40mg, dann 40mg alle 2W; **Ki. < 30kg:** 20mg alle 2W, Komb. m. MTX; **≥ 30kg:** 40mg alle 2W, Komb. m. MTX; **DANI, DALI** keine Daten
Anakinra Rp	HWZ 4-6h, PRC B, Lact ?
Kineret *Fertigspr. 100mg/0.67ml*	**Chron. Polyarthritis** → 638: 1 x 100mg s.c.; Kombination mit Methotrexat → 205; **Cryopyrin-assoz. periodische Syndrome: Ki. ab 8M, 10kg:** ini 1-2mg/kg tgl. s.c., bei schwerem Verlauf ggf. ↑ auf 3-4mg/kg, max. 8mg/kg; **DANI** CrCl < 30: KI; **DALI** nicht erf.
Apremilast Rp	HWZ 9h, PPB 68%, PRC C, Lact ?
Otezla *Tbl. 10, 20, 30mg*	**Aktive Psoriasisarthritis, chron. Plaque-Psoriasis:** d1: 1 x 10mg p.o.; d2: 2 x 10mg; d3: 10mg morgens, 20mg abends; d4: 2 x 20mg; d5: 20mg morgens, 30mg abends; ab d6: 2 x 30mg p.o.; **DANI** CrCl ≥ 30: 100%; < 30: 1 x 30mg; **DALI** nicht erf.
Baricitinib Rp	HWZ 12.5h, PPB 50%
Olumiant *Tbl. 2, 4mg*	**Chron. Polyarthritis** → 638: 1 x 4mg p.o.; Kombination mit Methotrexat → 205; **DANI** CrCl 30-60: 1 x 2mg; < 30: Anw. nicht empfohlen; **DALI** leichte-mittelschwere LI: 100%; schwere LI: Anw. nicht empfohlen;

A 8 Rheumatologie – Arzneimittel

Belimumab Rp	HWZ 19.4d, PRC C, Lact ?
Benlysta *Inf.Lsg. 120, 400mg; Fertigspr., Pen 200mg*	Zusatztherapie bei aktivem systemischen Lupus erythematodes → 642: 10mg/kg i.v. an d0, 14, 28, dann alle 4W; 200mg s.c. 1x/W; **DANI, DALI** nicht erf.

Canakinumab Rp	HWZ 26d
Ilaris *Inj.Lsg. 150mg*	**Cryopyrin-assoziierte periodische Syndrome:** Ki 2–<4J, ≥7.5kg: 4mg/kg alle 8W s.c.; Erw., Ki ≥4J, 7.5–<15kg: 4mg/kg; ≥15–≤40kg: 2mg/kg; >40kg: 150mg jeweils alle 8W s.c.; ggf. bis 8mg/kg od. 600mg alle 8W.; **Still-Syndrom, adultes Still-Syndrom, systemische juvenile idiopath. Arthritis** → 638: ≥7.5kg: 4mg/kg, max. 300mg alle 4W s.c.; **Gichtarthritis:** 150mg s.c. als ED; **DANI** nicht erforderl.; **DALI** keine Daten

Certolizumab Pegol Rp	HWZ 14d, PRC B, Lact ?
Cimzia *Fertigspr. 200mg/ml*	**Alle Ind:** ini 400mg s.c. in W 0, 2 und 4; **Erh.Dos.: Chron. Polyarthritis, Psoriasisarthritis:** Komb. mit MTX, 200mg s.c. alle 2W oder 400mg alle 4W; **axiale Spondylarthritis:** 200mg alle 2W oder 400mg alle 4W; **DANI, DALI** keine Datends

Etanercept Rp	HWZ 90–300h, PRC B, Lact ?
Benepali *Fertigspr., Pen 25, 50mg* Enbrel *Fertigspr. 25, 50mg;* *Inj.Lsg. 10mg/1ml, 25mg/1ml, 50mg/1ml* Erelzi *Fertigspr., Pen 25, 50mg*	**Chron. Polyarthritis** → 638: 2 x 25mg/W oder 1 x 50mg/W s.c.; **Juv. idiopath. Arthritis** → 638: Ki. > 2J: 2 x 0.4mg/kg/W s.c.; max. 25mg oder 1 x 0.8mg/kg/W, max. 50mg s.c.; **Psoriasisarthritis** → 641, **M. Bechterew** → 640: 2 x 25mg/W oder 1 x 50mg/W s.c.; **Plaque-Psoriasis:** 2 x 25mg/W od. 1 x 50mg/W, ggf. 2 x 50mg/W bis zu 12W, dann 2 x 25mg/W, max. für 24W; Ki. > 6J: 1 x 0.8mg/kg/W s.c., max. 50mg bis zu 24W; **Ki. ab 6J:** 1 x 0.8mg/kg, max. 50mg für max. 24W; **DANI, DALI** nicht erforderlich

Golimumab Rp	HWZ 9–15d, PRC B, Lact ?
Simponi *Fertigspr. 50mg/0.5ml, 100mg/1ml;* *Inj.Lsg. 50mg/0.5ml*	**Chron. Polyarthr.** → 638, **Psoriasisarthr.** → 641, **M. Bechterew** → 640: 1x50mg/M s.c.; > 100kg: bei fehl. Ansprechen evtl. ↑ auf 1 x 100mg/M; **Colitis ulcerosa** → 523: < 80kg: ini 200mg s.c., nach 2W 100mg, dann 50mg alle 4W; ≥ 80kg: ini 200mg s.c., n. 2W 100mg, dann 100mg alle 4W; **DANI, DALI** keine Daten

Selektive Immunsuppressiva 213

Infliximab Rp HWZ 9.5d, PRC C, Lact ?

Flixabi *Inf. Lsg. 100mg*
Inflectra *Inf. Lsg. 100mg*
Remicade *Inf. Lsg. 100mg*
Remsima *Inf. Lsg. 100mg*

Chron. Polyarthritis → 638: 3mg/kg über 2h i.v., Wdh. nach 2 u. 6W, dann alle 8W; ggf. steigern bis max. 7.5mg/kg alle 8W od. 3mg/kg alle 4W; Kombination mit MTX → 205;
M. Crohn → 522, **Colitis ulcerosa** → 523: **Erw., Ki 6-17J:** 5mg/kg über 2h i.v., Wdh. nach 2 und 6W, dann alle 8W;
M. Bechterew → 640, **Psoriasis** → 721, **Psoriasisarthritis** → 641: 5mg/kg über 2h i.v., in W2 und 6 wdh., bei gutem Ansprechen alle 6-8W wdh. (s. FI); **DANI, DALI** keine Daten

Rituximab Rp HWZ 76-206h

MabThera *Inf.Lsg. 100, 500mg;*
Inj.Lsg. 1400mg/11.7ml (120mg/ml)
Rixathon *Inf.Lsg. 100mg/10ml; 500mg/50ml*
Truxima *Inf.Lsg. 500mg*

Chron. Polyarthritis → 638: 1g i.v. d1, Wdh. d15;
Non-Hodgkin-Lymphom, CLL → 185;
Granulomatose mit Polyangiitis/mikroskop. Polyangiitis: 1 x 375mg/m²/W i.v. für 4W;
DANI, DALI keine Angaben

Sarilumab Rp HWZ 21d

Kevzara *Fertigspr., Pen 150, 200mg*

Chron. Polyarthritis → 638: 200mg alle 2W s.c., Komb. mit MTX od. Monoth.; bei Neutropenie, Leukopenie, erhöht. Leberenz.: 150mg alle 2W s.c.;
DANI leichte bis mittelschwere NI: 100%, schwere NI: keine Daten; **DALI** keine Daten

Tocilizumab Rp HWZ 8-14d

RoActemra *Inf.Lsg. 80mg/4ml,*
200mg/10ml, 400mg/20ml;
Inj.Lsg. 162mg/0.9ml

Chron. Polyarthritis → 638: alle 4W 8mg/kg über 1h i.v., max. 800mg/Inf.; 1 x 162mg s.c. alle 7d; Monoth. u./o. Komb. mit MTX → 205;
system. juvenile idiopath. Arthritis:
≥ 30kg: 8mg/kg alle 2W i.v.;
< 30kg: 12mg/kg alle 2W i.v.;
polyartikuläre juvenile idiopath. Arthritis:
≥ 30kg: 8mg/kg alle 4W i.v.;
< 30kg: 10mg/kg alle 4W i.v.;
DANI nicht erforderlich; **DALI** keine Daten

Tofacitinib Rp HWZ 3h, Qo 0.7, PPB 40%

Xeljanz *Tbl. 5mg*

Chron. Polyarthritis → 638: 2 x 5mg p.o., Komb. m. MTX; Dosisanpass. n. Toxizität s. FI;
DANI CrCl < 30: 1x5mg;
DALI Child-Pugh A: 100%; B: 1x5mg; C: KI

Vedolizumab Rp HWZ 25d

Entyvio *Inf.Lsg. 300mg/5ml*

Colitis ulcerosa, M. Crohn: 300mg über 30min i.v. W0, 2 und 6, dann alle 8W;
DANI keine Daten; **DALI** keine Daten

A 9 Infektiologie – Arzneimittel

9.1 Keimempfindlichkeit: Keime – Antibiotika

Keim \ Antibiotikum	Penicillin G	Penicillin V	Flucloxacillin	Ampicillin	Ampic.+Sulbact.	Piperac.+Tazobact.	Cefadroxil	Cefotaxim	Imipenem	Doxycyclin	Clarithromycin	Gentamicin	Moxifloxacin	Levofloxacin	Ciprofloxacin	Cotrimoxazol	Metronidazol	Vancomycin	Linezolid
Streptokokken A, B, C, G (grampositiv)	■	■						■			■		■	■				■	■
Streptococcus viridans (grampositiv)	■							■			■		■					■	■
Pneumokokken (grampositiv)	■			■				■			■		■	■				■	■
Enterococcus faecalis (grampositiv)				■														■	■
VRE[1] (grampositiv)																			■
Staph. aureus (MSSA[2]) (grampositiv)			■		■			■	■			■	■	■	■	■		■	■
Staph. aureus (MRSA[3]) (grampositiv)																■		■	■
Corynebact. diphtheriae (grampositiv)	■										■							■	
Neisseria meningitidis	■							■					■		■				
Haemophilus influenzae					■			■		■	■		■	■	■	■			
Escherichia coli					■	■		■	■			■			■	■			
Klebsiella spp.						■		■	■			■			■	■			
Proteus mirabilis				■	■	■		■	■			■			■	■			
Proteus vulgaris						■		■	■			■			■	■			
Enterobacter spp.						■			■			■			■	■			
Serratia spp.						■			■			■			■	■			
Salmonella enterica				■				■							■	■			
Pseudomonas aeruginosa						■			■			■			■				
Stenotrophomonas													■	■		■			
Borrelia (systemisch)	■							■		■	■								
Treponema	■																		
Legionella pneumophila											■		■	■	■				
Actinomyces spp.	■	■		■					■	■									
Clostridien (ohne Cl. difficile)	■			■		■			■								■	■	■
Bacteroides fragilis					■	■			■				■				■		
Chlamydien										■	■		■	■					
Mykoplasmen										■	■		■	■					
Rickettsien										■	■								

Legende:
- ■ Therapie 1. Wahl
- ■ Alternativtherapie
- Gut wirksam
- Mäßig wirksam
- Nicht anzuraten

Quelle: Antibiotika pc Set 2018; Hof, Börm Bruckmeier Verlag; 1 = Vancomycinresistente Enterokokken; 2 = Methicillinsensitiver Staph. aureus; 3 = Methicillinresistenter Staph. aureus

A 9.2 Penicilline
A 9.2.1 Beta-Lactamase-sensitive Penicilline

Empf.: Pneumo-, Strepto-, Meningo-, Staphylokokken (nur noch wenige Stämme), Aktinomyceten, Leptospiren, C. diphtheriae, Treponemen, Borrelien, Pasteurella multocida, Fusobakterien, Peptokokken, Clostridien;
resist.: Enterobakterien, Pseudomonas, B. fragilis, E. faecium, Nocardia, Mykoplasmen, Chlamydien, Beta-Lactamase-Bildner;
UW (Penicillin G, Benzylpenicillin-Benzathin): dosisabhängige Neutropenie, allergische Hautreaktionen, angioneurotisches Ödem, Laryngödem, allergische Vaskulitis, Erythema nodosum, allergische Purpura, arterielle Gefäßverschlüsse, eosinophile pulmonale Infiltrate, Arzneimittelfieber, Bronchospasmen, Serumkrankheit, anaphylaktische Reaktionen, Benommenheit, Halluzinationen, Hyperreflexie, Myoklonien (Übergang in fokale, später generalisierte Krampfanfälle und komatöse Zustände möglich);
UW (Phenoxymethylpenicillin): Übelkeit, Erbrechen, Appetitlosigkeit, Magendrücken, Bauchschmerzen, Flatulenz, weiche Stühle, Diarrhoe, Exanthem, Urtikaria, Juckreiz, Schleimhautentzündungen (besonders Glossitis, Stomatitis);
KI: bekannte Überempfindlichkeit gegen Penicilline und Betalactam-Antibiotika

Penicillin G (Benzylpenicillin) Rp						HWZ 20-50min, Qo 0.4, PPB 45-65%, PRC B, Lact +		
Gewebe-gängigkeit	ZNS	entzünd. Lunge	ELF	Galle	Leber	Prostata	Niere	Knochen
	+	++ ++	++	++	++	++	++	+

Infectocillin Parent
Inf. Lsg. 1, 5, 10 Mio IE
Penicillin G infectoph. Inf. Lsg. 1, 5, 10 Mio IE

Normal empfindliche Keime:
1-5 Mio IE/d i.v./i.m. in 4-6ED;
Meningitis → 677, Endokarditis → 476: 20-60 Mio IE/d i.v.;
NG: 0.05-0.1 Mio IE/kg/d i.v. in 2ED;
Ki. 1-12M: 0.05-1 Mio IE/kg/d i.v. in 3-4ED;
1-12J: 0.05-0.5 Mio IE/kg/d i.v. in 4-6ED;
DANI CrCl 46-120: 5 Mio IE in 3ED;
19-45: 4 Mio IE in 3ED;
9-18: 5 Mio IE in 2ED;
3-8: 3 Mio IE in 2ED;
< 2: 2 Mio IE in 2ED

Benzylpenicillin-Benzathin Rp							HWZ Tage bis Wochen	
Gewebe-gängigkeit	ZNS	entzünd. Lunge	ELF	Galle	Leber	Prostata	Niere	Knochen
	+	++ ++	k.A.	++	++	++	++	+

Pendysin Inj.Lsg. 1.2 Mio IE
Tardocillin Inj.Lsg. 1.2 Mio IE

Rezidiv-Pro. rheumatisches Fieber:
1-2 x/M 1.2 Mio IE i.m.;
Lues I/II: 2.4 Mio IE i.m. (verteilt auf 2 Injektionsstellen);
Ki. > 1M: 50000 IE/kg/W, max. 2.4 Mio. IE, für 3 W

A 9 Infektiologie – Arzneimittel

PenicillinV (Phenoxymethylpenicillin) Rp   HWZ 35min Qo 0.6 PPB 71–89% PRC B Lact+

Gewebe-gängigkeit	ZNS	entzünd.	Lunge	ELF	Galle	Leber	Prostata	Niere	Knochen
	–	–	++	++	++	++	++	++	k.A.

Infectocillin *Trockensaft (5ml = 0.25, 0.3, 0.4, 0.5 Mio IE)* **Isocillin** *Tbl. 1.2 Mio IE;* *Trockensaft (5ml = 0.3 Mio IE)* **Pen Mega** *Tbl. 0.4, 1, 1.5 Mio IE* **PenHEXAL** *Tbl. 1, 1.5 Mio IE;* *Trockensaft (4ml = 0.32 Mio IE)* **Penicillin V-CT** *Tbl. 1.5 Mio IE* **Penicillin V-ratioph.** *Tbl. 1, 1.5 Mio IE;* *Trockensaft (5ml = 0.4 Mio IE)*	HNO-, Atemweg-, Haut-, Mund-Kiefer-Zahn-Infektionen, Endokarditispro. → 476, Rezidiv-Pro. rheumatisches Fieber, Scharlach → 650, Erysipel → 705, Lymphadenitis: 3 x 0.6–1.5 Mio IE p.o.; **Ki.** < 1M: 45000–60000IE/kg/d; **2.-3.M:** 40000–64000IE/kg/d; **4.M-1J:** 400000–600000IE/d p.o. in 3-4ED; **1–2J:** 600000–900000IE/d; **2–4J:** 900000–1.4 Mio IE/d; **4–8J:** 1.2–1.8 Mio IE/d; **8–12J:** 1.2–2.4 Mio IE/d; **DANI** CrCl > 15: 100%; < 15: 2 x 0.6–1.5 Mio IE

A 9.2.2 Beta-Lactamase-resistente Penicilline (Isoxazolylpenicilline)

Empf. und resist.: gute Aktivität gegen Beta-Lactamase-bildende Staphylokokken; bei den übrigen grampositiven Bakterien jedoch schwächere Aktivität als Penicillin G;
UW (Flucloxacillin): Übelkeit, Erbrechen, Diarrhoe, Thrombophlebitis (bei i.v.-Gabe).
KI (Flucloxacillin): bekannte Überempfindlichkeit gegen Penicilline und Betalactam-Antibiotika, Ikterus/Leberenzymanstieg unter Flucloxacillin-Therapie in der Vorgeschichte; intraarterielle, intrathekale oder subkonjunktivale Anwendung

Flucloxacillin Rp   HWZ 0.7–1h, Qo 0.3, PPB 92–96%

Gewebe-gängigkeit	ZNS	entzünd.	Lunge	ELF	Galle	Leber	Prostata	Niere	Knochen
	–	–	k.A.	++	k.A.	k.A.	k.A.	k.A.	++

Fluclox *Inf.Lsg. 1, 2g* **Flucloxacillin Altamedics** *Kps. 500mg* **Staphylex** *Kps. 250, 500mg;* *Inf.Lsg. 0.25, 0.5, 1, 2g*	Staphylokokken-Infektion: 3 x 1g p.o.; 3 x 1–2g i.v./i.m., max. 12g/d p.o./i.v., max. i.m.-ED: 2g; **Ki.** < **6J:** 40–50mg/kg/d p.o./i.v. in 3ED; **6–10J:** 3 x 250–500mg p.o./i.v.; **10–14J:** 3-4 x 500mg p.o./i.v.; **DANI** CrCl 18: 1.5g in 4ED; 8: 1.5g in 3ED; 2: 1g in 3ED; 0.5: 2g 1x/d; **DALI** nicht erforderlich

Methicillin   Wegen Toxizität nicht mehr im Handel

Verwendung nur noch zur Resistenzprüfung bei Staphylokokken; **MRSA** = Methicillin-resistant Staphylococcus aureus; **MSSA** = Methicillin-sensitive Staphylococcus aureus

A 9.2.3 Penicilline mit erweitertem Spektrum

Empf. (Amoxicillin, Ampicillin): im Vergleich zu Penicillin G zusätzlich Enterokokken, H. influenzae, E. coli, Listerien, Proteus mirabilis, Salmonellen, Shigellen;
resist. (Amoxicillin, Ampicillin): Bacteroides fragilis, Pseudomonas, E. faecium, Nocardia, Mykoplasmen, Chlamydien, Beta-Lactamase-Bildner, Klebsiellen, Yersinien;
empf. (Pivmecillinam): Enterobacter spp., E. coli, Klebsiellaspp., Proteus mirabilis;
resist. (Pivmecillinam): Ent. faecalis, E. faecium, Pseudomonas spp.
UW (Amoxicillin): dosisabhängig Magenschmerzen, Übelkeit, Erbrechen, Meteorismus, weiche Stühle, Diarrhoe, Exanthem, Juckreiz, Enanthem;
UW (Ampicillin): Magenschmerzen, Übelkeit, Erbrechen, Meteorismus, weiche Stühle, Diarrhoe, Pruritus, Rash, Exanthem (masernartig);
UW (Pivmecillinam): Diarrhoe, Übelkeit, vulvovaginale Pilzinfektion
KI (Amoxicillin): bek. Überempfindlichkeit gegen Penicilline und Betalactam-Antibiotika;
KI (Ampicillin): bek. Überempfindlichkeit gegen Ampicillin bzw. Penicilline;
KI (Pivmecillinam): bek. Überempfindlichkeit gegen P., Penicilline und Cephalosporine, alle Bedingungen, die den Durchgang durch die Speiseröhre beeinträchtigen; genetische Stoffwechselstörungen, die zu einem schweren Carnitinmangel führen, z.B. Carnitin-Transporter-Defekte, Methylmalonazidurie und Propionazidämie

Amoxicillin Rp HWZ 1-2h, Q0 0.12, PPB 17-20%, PRC B, Lact +

Gewebe-gängigkeit	ZNS	entzünd. Lunge	ELF	Galle	Leber	Prostata	Niere	Knochen
	–	+	–	++	++	++	k.A.	k.A.	k.A.

Amoxicillin-ratioph. *Tbl. 500, 750, 1000mg*
Trockensaft (1 Messl. = 250, 500mg)
AmoxiHEXAL *Tbl. 500, 750, 1000mg,*
Saft (1 Messl. = 250, 500mg)
Amoxi-Saar *Tbl. 500, 100mg*
Infectomox *Tbl. 1g; Trockensaft*
(1 Messl. = 250, 500, 750mg)

HNO-, Atemweg-, Harnweg-, MD-Trakt-, Haut-, Weichteilinfektionen, Listeriose:
3 x 750-1000mg p.o.;
Ki. < 6J: 50mg/kg/d in 3-4ED;
6-12J: 900-2000mg/d in 3-4ED;
Endokarditis-Pro.: 3g p.o. 3h vor Eingriff;
Ki.: 50mg/kg;
H.P.-Eradikation: 2 x 1g p.o. + 2 x 500mg Clarithromycin + 2 x 20mg Omeprazol;
DANI CrCl: 20-30: 66%; < 20: 33%

Ampicillin Rp HWZ 0.9h, Q0 0.06, PPB 20%, PRC B, Lact +

Gewebe-gängigkeit	ZNS	entzünd. Lunge	ELF	Galle	Leber	Prostata	Niere	Knochen
	–	+	k.A.	++	++	k.A.	k.A.	k.A.	k.A.

Ampicillin-ratioph. *Tbl. 1g;*
Inf.Lsg. 0.5, 1, 2, 5g

HNO-, Atemweg-, Harnweg-, MD-Trakt-, Haut-, Weichteilinf., Listeriose, Osteomyelitis, Typhus, Meningitis → 677,
Endokarditis → 476: 2-6g/d p.o. in 3-4ED; 1.5-6g/d i.v. in 2-4ED, max. 15g/d;
Ki. < 6J: 100(-150-200)mg/kg/d p.o./i.v. in 3-4ED; > 6J: s. Erw.;
Meningitis < 6J: 200-400mg/kg/d i.v.;
DANI CrCl: 20-30: 66%; < 20: 33%

A 9 Infektiologie – Arzneimittel

Pivmecillinam Rp								HWZ 1h	
Gewebe-gängigkeit	ZNS	entzünd.	Lunge	ELF	Galle	Leber	Prostata	Niere	Knochen
	k.A.	k.A.	k.A.	k.A.	k.A.	k.A.	k.A.	++	k.A.

X-Systo *Tbl. 400mg*	**Akute, unkomplizierte Zystitis:** 3 x 400mg p.o. für 3d; **DANI, DALI:** nicht erforderl.

A 9.2.4 Penicilline mit Pseudomonaswirkung (Acylaminopenicilline)

Empf. und resist.: weitgehend identisch mit Breitbandpenicillinen; Piperacillin: zusätzlich gute Aktivität bei Pseudomonas aeruginosa;
UW (Piperacillin): allergische Hautreaktionen, Juckreiz, Exanthem, Kopfschmerzen, Purpura, zentralnervöse Erregungszustände, Krampfanfälle (Myoklonien), tonisch/klonische Krämpfe, Tremor, Schwindel, Schleimhautentzündungen, Schleimhautblutungen, Anstieg von Serumkreatinin und Harnstoff; **KI** (Piperacillin): bek. Überempfindlichkeit gegen Penicilline und Betalactam-Antibiotika

Piperacillin Rp								HWZ 1h, Qo 0.3, PPB 16-21%, PRC B, Lact +	
Gewebe-gängigkeit	ZNS	entzünd.	Lunge	ELF	Galle	Leber	Prostata	Niere	Knochen
	0	+	++	++	++	k.A	k.A.	k.A.	+

Piperacillin Eberth *Inf.Lsg. 1, 2, 4g* Piperacillin Fresenius *Inf.Lsg. 1, 2, 4g* Piperacillin Ibisqus *Inf.Lsg. 1, 2, 3, 4g* Piperacillin Hikma *Inf.Lsg. 2, 4g*	**Sepsis, Endokarditis** → 476, **Meningitis** → 677, **Peritonitis, Pneumonie** → 498, **abdominelle, gynäkologische, Knochen-, Weichteilinfektionen:** 6-12g/d i.v. in 2-4ED max. 24g/d; **Ki. < 2kg:** 150mg/kg/d i.v. in 3ED; **> 2kg:** 300mg/kg/d in 3-4ED; **1M-12J:** 100-200mg/kg/d in 2-4ED; **DANI** CrCl 40-80: max. 4 x 4g; 20-40: 3 x 4g; < 20: 2 x 4g; HD: 3 x 2g

A 9.3 Beta-Lactamase-Inhibitoren

Empf.: Erweiterung des Spektrums von Penicillinen um Beta-Lactamase-bildende Stämme von Staphylokokken, Moraxella catarrhalis, E. coli, Haemophilus influenzae, Klebsiellen, Proteus, Gonokokken, Bacteroides fragilis; nur zusammen mit Beta-Lactam-Antibiotika wirksam!

Clavulansäure Nur in Kombination → 219	HWZ 60-75min

Sulbactam Rp								HWZ 1-2h, Qo 0.13, PPB 38%	
Gewebe-gängigkeit	ZNS	entzünd.	Lunge	ELF	Galle	Leber	Prostata	Niere	Knochen
	k.A.	k.A.	k.A.	k.A.	k.A.	k.A.	k.A.	k.A.	k.A.

Sulbactam Eberth *Inf.Lsg. 1g*	**Kombination mit Beta-Lactam-Antibiotika:** 3-4 x 0.5-1g i.v.; **Sgl., Ki.:** 50mg/kg/d in 3-4ED, max. 80mg/kg/d; **DANI** CrCl 15-30: max. 2g/d; < 15: max. 1g/d; HD: 1g alle 48h

Tazobactam Nur in Kombination → 220	

Beta-Lactamase-Inhibitoren 219

A 9.3.1 Penicilline + Beta-Lactamase-Inhibitoren

Empf. (Amoxicillin + Clavulansäure): Enterococcus faecalis, Gardnerella vaginalis, Staph. aureus (Methicillin-empfindlich), Staph. agalactiae, Strept. pneumoniae, Strept. pyogenes und andere betahämolysierende Streptokokken, Strept.-viridans-Gruppe, Capnocytophaga spp., Eikenella corrodens, Haemophilus influenzae, Moraxella catarrhalis, Pasteurella multocida, Bacteroides fragilis, Fusobacterium nucleatum, Prevotella spp.;
resist. (Amoxicillin + Clavulansäure): Acinetobacter sp., Citrobacter freundii, Enterobacter sp., Legionella pneumophila, Morganella morganii, Providencia spp., Pseudomonas sp., Serratia sp., Stenotrophomonas maltophilia, Chlamydophila pneumoniae, Chlamydophila psittaci, Coxiella burnetti, Mycoplasma pneumoniae;
UW (Amoxicillin + Clavulansäure): Diarrhoe, mukocutane Candidose, Übelkeit, Erbrechen;
KI (Amoxicillin + Clavulansäure): bekannte Überempfindlichkeit gegen Amoxicillin + Clavulansäure, gegen Penicilline, schwere allergische Sofortreaktion gegen ein anderes Betalaktam-Antibiotikum in der Vorgeschichte, Gelbsucht/Leberfunktionsstrg. in der Vorgeschichte, die durch Amoxicillin/Clavulansäure hervorgerufen wurde; Trockensaft: Überempfindlichkeit gegen Schwefeldioxid

Amoxicillin + Clavulansäure Rp   PRC B, Lact +

Gewebe-gängigkeit	ZNS	entzünd.	Lunge	ELF	Galle	Leber	Prostata	Niere	Knochen
	-	+	k.A.	++	++	k.A.	k.A.	k.A.	++

Amoclav plus *Tbl. 500+125, 875+125mg; Trockensaft (5ml = 125+31.25, 250+62.5, 400+57mg)*
Amoxidura plus *Tbl. 500+125, 875+125mg; Trockensaft (10ml = 250+62.5)*
Augmentan *Tbl. 500+125, 875+125mg; Trockensaft (10ml = 500+125, 800+114mg)*
Augmentin *Inf.Lsg. 1000+200mg*
Infectosupramox *Trockensaft (5ml = 400+57mg)*

Atemweg-, Harnweg-, Haut-, Weichteil-, abdominelle Infektionen, amb. erworbene Pneumonie, Knochen- u. Gelenkinfektionen:
3 x 500+125mg p.o.; 2 x 875+125mg p.o.; 3 x 1000-2000+200mg i.v.;
Ki. < 2J: max. 40+10mg/kg/d p.o. in 3ED;
2-12J: max. 60+15mg/kg/d p.o. in 3ED;
DANI CrCl 10-30: 2 x 500+125mg p.o.; ini 1000+200mg, dann 2 x 500+100mg i.v.; < 10: 1 x 500+125mg p.o.; ini 1000+200mg, dann 1 x 500+100mg; **DALI** vorsichtige Anw.

Ampicillin + Sulbactam Rp   PRC B, Lact +

Gewebe-gängigkeit	ZNS	entzünd.	Lunge	ELF	Galle	Leber	Prostata	Niere	Knochen
	k.A.	+	k.A.	++	++	k.A.	k.A.	k.A.	++

Ampicillin/Sul Kabi *Inf.Lsg. 1+0.5g, 2+1g*
Ampicillin + Sulbactam Aurobindo *Inf.Lsg. 1+0.5g, 2+1g*
Ampicillin + Sulbactam-ratioph. *Inf.Lsg. 1+0.5g, 2+1g*

Atemweg-, Harnweg-, Haut-, Weichteil-, abdominelle Infektionen, Gonorrhoe:
3-4 x 1.5-3g i.v.;
Ki. < 1W: 75mg/kg/d i.v. in 2ED;
> 1W: 150mg/kg/d in 3-4ED;
DANI 30: 100%; 15-30: Dosierungsintervall 12h; 5-14: 24h; < 5: 48h

A 9 Infektiologie – Arzneimittel

Piperacillin + Tazobactam Rp PRC B, Lact +

Gewebe-gängigkeit	ZNS	entzünd.	Lunge	ELF	Galle	Leber	Prostata	Niere	Knochen
	-	+	++	++	++	k.A.	k.A.	k.A.	++

Piperacillin/Tazobactam Aurobindo *Inf.Lsg. 2 + 0.25g; 4+0.5g* **Piperacillin/Tazobactam HEXAL** *Inf.Lsg. 4+0.5g* **Piperacillin/Tazobactam Kabi** *Inf.Lsg. 2 + 0.25g; 4+0.5g*	**Schwere (inkl. nosokomiale) Pneumonien:** 4 x 4+0.5g i.v.; **kompliz. Harnweg-, Haut-, Weichteilinfektionen inkl. diabet. Fuß:** 3 x 4+0.5g i.v.; **Ki. 2-12J:** 3 x 100+12.5mg/kg i.v.; **abdominelle Inf.:** 3 x 100+12.5mg/kg i.v.; **DANI** CrCl 40: 100%; 20-40: max 3 x 4+0.5g; < 20: max. 2 x 4+0.5g; nach HD Zusatzdosis mit 2+0.25g; **DALI** nicht erforderl.

Sultamicillin (Ampicillin + Sulbactam) Rp

Gewebe-gängigkeit	ZNS	entzünd.	Lunge	ELF	Galle	Leber	Prostata	Niere	Knochen
	-	+	k.A.	++	++	k.A.	k.A.	k.A.	++

Sultamicillin-ratioph. *Tbl. 375mg* **Unacid PD** *Tbl. 375mg;* *Trockensaft (1 Messl. = 375mg)* **Unasyn PD oral** *Tbl. 375mg*	**Atemweg-, Harnweg-, Haut-, Weichteilinfektionen:** 2 x 375-750mg p.o.; **Ki.:** 50mg/kg/d p.o. in 2ED; **DANI** CrCl 5-14: 1 x 375-750mg; < 5: 375-750mg alle 2d

A 9.4 Cephalosporine

A 9.4.1 Parenterale Cephalosporine Gruppe 1 (Cefazolin-Gruppe)

Empf.: Staphylo-, Strepto-, Meningo-, Pneumokokken, Escherichia coli, Klebsiella, Proteus mirabilis, Haemophilus influenzae; **resist.:** Enterokokken, Pseudomonas, Acinetobacter, Listerien, Chlamydien, Mykoplasmen, gramnegative Beta-Laktamase-Bildner;
UW (Cefazolin): Diarrhoe, Übelkeit, Erbrechen, Appetitmangel, Meteorismus, Bauchschmerzen, Exanthem, Urtikaria, Pruritus; **KI** (Cefazolin): bek. Überempf. gegen Cephalosporine, Frühgeborene/Säuglinge im 1. Lebensmonat

Cefazolin Rp HWZ 2h, Qo 0.06, PPB 65-92%, PRC B, Lact +

Gewebe-gängigkeit	ZNS	entzünd.	Lunge	ELF	Galle	Leber	Prostata	Niere	Knochen
	-	-	++	++	++	++	k.A.	++	++

Cefazolin HEXAL *Inf.Lsg. 2g* **Cefazolin Hikma** *Inf.Lsg. 1, 2g* **Cefazolin Saar** *Inf.Lsg. 2g* **Cephazolin Fresenius** *Inf.Lsg. 1, 2g*	**Atem-, Harn-, Gallenweg-, Haut-, Weichteil-, Knocheninfektionen, Sepsis, Endokarditis:** grampositive Erreger: 1.5-2g/d; gramnegative Erreger: 3-4g/d i.v. in 2-3ED, max. 12g/d; **Ki. > 2M:** 25-50mg/kg in 3-4ED, max. 100mg/kg/d; **Ki. < 2M:** KI; **DANI** CrCl > 35: 100%; 10-34: 50% alle 12h; < 10: 50% alle 18-24h

A 9.4.2 Parenterale Cephalosporine Gruppe 2 (Cefuroxim-Gruppe)

Empf.: vgl. Cefazolin-Gruppe → 220; deutlich besser bei E. coli, Klebsiella, Proteus mirabilis, Haemophilus influenzae, Beta-Lactamase-Bildnern;
resist.: Enterokokken, Pseudomonas, Acinetobacter, Listerien, Chlamydien, Mykoplasmen;
UW: Serumkreatinin- u. Harnstoffkonzentration ↑, v.a. bei Pat. mit bereits bestehender Nierenfktstrg.; leichte, vorübergehende Erhöhung von Bilirubin, GOT, GPT, aP; Exanthem, Juckreiz, Urtikaria, Schwellungen, Thrombophlebitis;
KI: bekannte Überempfindlichkeit gegen Cephalosporine, intraarterielle Anwendung

Cefuroxim Rp				HWZ 80min, Qo 0.1, PPB 30%, PRC B, Lact +				
Gewebe-gängigkeit	ZNS	entzünd. Lunge	ELF	Galle	Leber	Prostata	Niere	Knochen
	-	+	++	++	++	++	+	k.A.	++

Cefuroxim Fresenius *Inf.Lsg. 0.25, 0.75, 1.5g*
Cefuroxim-ratioph. *Inf.Lsg. 0.25, 0.75, 1.5g*
Zinacef *Inf.Lsg. 0.25, 0.75, 1.5g*

Atemweg-, Harnweg-, Haut-, HNO-, Knochen-, abdom. Infektionen, Sepsis:
unkompliziert: 1.5-2.25g/d i.v.;
schwer: 3-4.5g/d i.v. in 2-3ED, max. 6g/d;
Ki. 1M-12J: 30-100mg/kg/d in 3ED;
DANI CrCl > 20: 100%; 10-20: 2 x 750mg; < 10: 1 x 750mg; nach HD Zusatzdosis von 750mg; **DALI** nicht erforderl.

Orales Cefuroxim s. Oralcephalosporine Gruppe 2 → 226

A 9.4.3 Parenterale Cephalosporine Gruppe 3a (Cefotaxim-Gruppe)

Empf.: Staphylokokken, Haemophilus influenzae, Proteus mirabilis, Streptokokken, Escherichia coli, Klebsiella pneumoniae, Gonokokken, Meningokokken, Salmonellen, Shigellen, Anaerobier, Morganella, Serratia; gegenüber der Cefuroximgruppe bessere Aktivität im gramnegativen Bereich;
resist.: Enterokokken, Listerien, Pseudomonas, Clostridien, Legionellen, Mykoplasmen, Chlamydien, Treponema, MRSA, Bacteroides fragilis;
UW (Ceftriaxon): Dermatitis, Exanthem, Urtikaria, Pruritus, Ödeme, Transaminasen u. aP ↑, Arzneimittelfieber, Schüttelfrost, Herxheimer-artige Reaktionen, Thrombophlebitis;
KI (Ceftriaxon): bek. Überempf. gegen Cephalosporine, schwere Überempfindlichkeitsreaktionen auf Penicilline oder anderes Betalactam-Arzneimittel in der Vorgeschichte, Frühgeborene bis zu einem korrigierten Alter von 41W (SSW + Lebenswoche), Hyperbilirubinämie, Hypoalbuminämie oder Azidose bei reifen Neugeborenen (bis zu einem Alter von 28d) bzw. die eine intravenöse Kalziumbehandlung oder Kalzium-haltige Infusionen erhalten haben oder erhalten werden (wegen des Risikos von Ceftriaxon-Kalzium-Präzipitationen)

A 9 Infektiologie – Arzneimittel

Cefotaxim Rp
HWZ 1h, Q0 0.35, PPB 25-40%, PRC B, Lact +

Gewebe-gängigkeit	ZNS	entzünd.	Lunge	ELF	Galle	Leber	Prostata	Niere	Knochen
	+	++	++	++	++	++	k.A.	k.A.	++

Cefotaxim Eberth *Inf.Lsg. 0.5, 1, 2g*
Cefotaxim Fresenius *Inf.Lsg. 0.5, 1, 2g*
Cefotaxim HEXAL *Inf.Lsg. 1g*
Claforan *Inf.Lsg. 1, 2g*

Atemweg-, Harnweg-, Haut-, Weichteil-, Knochen-, abdomin. Infektionen, Sepsis, Endokarditis→ 476, **Meningitis** → 677: 2 x 1-2g i.v.; schwere Infektion: 3-4 x 2-3g;
Gonorrhoe: 1 x 0.5g i.v.;
Borreliose: 6g/d i.v. in 2-3ED f. 14-21d;
Ki. bis 12J: 50-100mg/kg/d i.v. in 2ED;
FG: max. 50mg/kg/d;
DANI CrCl < 10: 50%; < 5: 1g in 2ED; nach HD Zusatzdosis erforderl.

Ceftriaxon Rp
HWZ 8h, Q0 0.5, PPB 85-95%, PRC B, Lact +

Gewebe-gängigkeit	ZNS	entzünd.	Lunge	ELF	Galle	Leber	Prostata	Niere	Knochen
	++	++	+	+	++	++	k.A.	k.A.	++

Cefotrix *Inf.Lsg. 1, 2g*
Ceftriaxon HEXAL *Inf.Lsg. 0.5, 1, 2g*
Ceftriaxon Kabi *Inf.Lsg. 0.5, 1, 2g*
Ceftriaxon-ratioph. *Inf.Lsg. 1, 2g*
Rocephin *Inf.Lsg. 1, 2g*

Atemweg-, Harnweg-, Haut-, Weichteil-, Knochen-, abdominelle Infektionen, **Meningitis** → 677, **Borreliose II-III** → 646: 1 x 1-2g i.v.; schwere Infektion: 1 x 4g;
Gonorrhoe: 1 x 250mg i.m.;
Ki. < 2W: 1 x 20-50mg/kg;
2W-12J: 1 x 20-80mg/kg;
Meningitis: 1 x 100mg/kg i.v., max. 4g/d;
DANI CrCl: < 10: max. 2g/d; **DALI** nicht erforderl. bei normaler Nierenfunktion

A 9.4.4 Parenterale Cephalosporine Gruppe 3b (Ceftazidim-Gruppe)

Empf. und resist.: weitgehend identisch mit Cefotaxim-Gruppe → 221, jedoch erheblich stärkere Pseudomonas-Aktivität; **UW:** Diarrhoe, Thrombophlebitis, vorübergehende Erhöhung v. GOT, GPT, LDH, GGT, aP; makulopapulöse oder urtikarielle Ausschläge, pos. Coombs-Test; **KI:** bekannte Überempfindlichkeit gegen Cephalosporine

Ceftazidim Rp
HWZ 1.7h, Q0 0.05, PPB 10%, PRC B, Lact +

Gewebe-gängigkeit	ZNS	entzünd.	Lunge	ELF	Galle	Leber	Prostata	Niere	Knochen
	-	++	+	++	++	k.A.	k.A.	k.A.	++

Ceftazidim Eberth *Inf.Lsg. 0.5, 1, 2g*
Ceftazidim HEXAL *Inf.Lsg. 0.5, 1, 2g*
Ceftazidim Kabi *Inf.Lsg. 0.5, 1, 2g*

Atemweg-, Harnweg-, Haut-, Weichteil-, Knochen-, abdominelle Infektionen, Sepsis, **Meningitis** → 677: 2-3 x 1-2g i.v.;
Ki. 0-8W: 2 x 12.5-30mg/kg i.v.;
2M-1J: 2 x 25-50mg/kg;
1-14J: 2 x 15-50mg/kg od. 3 x 10-33mg/kg; max. 3 x 50mg/kg bzw. 6g/d;
DANI CrCl 31-50: 2 x 1g; 16-30: 1 x 1g; 6-15: 1 x 0.5g; < 5: 0.5g alle 48h

Cephalosporine 223

A 9.4.5 Parenterale Cephalosporine Gruppe 4 (Cefepim-Gruppe)

Empf. und resist.: weitgehend identisch mit Cefotaxim-Gruppe → 221, jedoch erheblich stärkere Pseudomonas-Aktivität; **UW:** Verlängerung von Prothrombin- u. partieller Thromboplastinzeit, pos. Coombs-Test, Anämie, Eosinophilie, Gefäßwandentzündung, Reaktionen/Schmerzen an d. Inf.Stelle, Exanthem, Diarrhoe,↑ GOT, GPT, aP, Bilrubin

Cefepim Rp   HWZ 2h, Qo 0.07, PPB < 19%, PRC B, Lact ?

Gewebe-gängigkeit	ZNS	entzünd. Lunge	ELF	Galle	Leber	Prostata	Niere	Knochen
	−	+	++	++	++	k.A.	k.A.	k.A.	++

Cefepim Rotexmedica Inf.Lsg. 1, 2g
Maxipime Inf.Lsg. 1, 2g

Sepsis, schwere Pneumonie → 498, **Harnweg-, Gallenwegsinfektionen:** 2-3 × 2g i.v.; **Ki. 1-2M:** 2-3 × 30mg/kg/d; **2M bis 40kg:** 2-3 × 50mg/kg/d; **DANI** CrCl > 50: 100%; 30-50: 1-2 × 2g; 11-30: 1 × 1-2g; < 10: 1 × 0.5-1g; HD 1g an d1, dann 0.5g/d, bei febriler Neutropenie 1g/d; **DALI** nicht erforderl.

A 9.4.6 Parenterale Cephalosporine Gruppe 5 (Ceftarolin-Gruppe)

Empf. (Ceftarolin): Staph. aureus (inkl. MRSA), Streptococcus pyogenes/agalactiae/anginosus-Gruppe/dysgalactiae/pneumoniae, E. coli, Klebsiella pneumoniae/oxytoca, Morganella morganii, Haemophilus influenzae/parainfluenzae;
empf. (Ceftobiprol): Staph. aureus (inkl. MRSA), Streptococcus pneumoniae (inkl. MDRSP), E. coli, Klebsiella pneumoniae, Acinetobacter spp., Citrobacter spp., Enterobacter spp., Haemophilus influenzae, Klebsiella oxytoc, Moraxella catarrhalis, Morganella morganii, Proteus mirabilis, Providencia spp., Pseudomonas spp., Serratia spp.;
resist. (Ceftobiprol): Chlamydia pneumoniae, Burkholderia cepacia complex, Mycoplasma pneumoniae, Mykobakterien, Nocardia spp., Stenotrophomonas maltophilia;
Wm/Wi (Ceftarolin): bakterizid und Hemmung der Bakterienzellwand-Synthese;
Wm/Wi Ceftobiprol): bakterizid durch Bindung an wichtige penicillinbindende Proteine;
UW (Ceftarolin): Ausschlag, Pruritus, Kopfschmerzen, Schwindel, Phlebitis, Diarrhoe, Übelkeit, Erbrechen, Abdominalschmerzen, ↑ Transaminasen, Pyrexie, Reaktion an Inj.-Stelle, positiver direkter Coombs-Test; **UW** (Ceftobiprol): Pilzinfektionen, Überempf., Hyponatriämie, Geschmackstörung, Kopfschmerzen, Schwindel, Schläfrigkeit, Übelkeit, Erbrechen, Diarrhoe, Bauchschmerzen, Dyspepsie, Anstieg der Leberenzyme, Hautausschlag, Pruritus, Reaktionen am Infusionsort; **KI** (Ceftarolin): bekannte Überempf., schwere Überempf. gegen Betalactam-Antibiotika; **KI** (Ceftobiprol): bek. Überempf. gegen C. oder Antibiotika der Cephalosporin-Gruppe oder gegen Betalaktam-Antibiotika (z.B. Penicilline, Carbapeneme)

Ceftarolinfosamil Rp   HWZ 2.5h, PPB 20%, PRC B, Lact ?

Gewebe-gängigkeit	ZNS	entzünd. Lunge	ELF	Galle	Leber	Prostata	Niere	Knochen
	k.A.	k.A.	k.A.	++	k.A.	k.A.	k.A.	k.A.	++

Zinforo Inf.Lsg. 600mg

Komplizierte Haut-/Weichteilinfektionen, ambulant erworbene Pneumonie → 498: 2 × 600mg über 60min i.v.; **DANI** CrCl > 50: 100%, 31-50: 2 × 400mg, < 30: keine Daten; **DALI** nicht erforderlich

Ceftobiprol Rp HWZ 3h, PPB 16%, PRC B, Lact ?

Gewebe-gängigkeit	ZNS	entzünd.	Lunge	ELF	Galle	Leber	Prostata	Niere	Knochen
	-	+	++	++	k.A.	k.A.	k.A.	++	++

Zevtera *Inf.Lsg. 500mg* — **Nosokomiale Pneumonie** (nicht beatmungsassoziiert), **ambulant erworbene Pneumonie** → 498: 3 x 500mg über 2h i.v.; **DANI** CrCl > 50: 100%; 30–50: 2 x 500mg; < 30: 2 x 250mg i.v.; HD: 1 x 250mg/d i.v.; **DALI** nicht erforderlich

A 9.4.7 Parenterale Cephalosporine + Beta-Lactamase-Inhibitoren

Empf. (Ceftazidim/Avib.): Citrobact. freundii, Ent. cloacae, E. coli, Klebsiella oxytoca, Klebsiella pneumoniae, P. aeruginosa, Proteus mirabilis; **resist.** (Ceftazidim/Avib.): S. aureus, Anaerobier, Enterococcus spp., Stenotrophomonas maltophilia, Acinetobacter spp.; **empf.** (Ceftolozan/Tazob.): Ent. cloacae, E. coli, Klebsiella oxytoca, Klebsiella pneumoniae, Proteus mirabilis, P. aeruginosa, Streptococcus anginosus, Streptococcus constellatus, Streptococcus salivarius; **resist.**: S. aureus, Ent. faecalis, Ent. faecium; **UW** (Ceftazidim/Avib.): pos. dir. Coombs Test, Candidose, Eosinophilie, Thrombozytose, Kopfschmerzen, Schwindel, Diarrhoe, Abdominalschmerz, Übelkeit, Erbrechen, Erhöhung v. GOT, GPT, gGT, aP, LDH, makulopapulöses Exanthem, Urtikaria, Phlebitis/Thrombose am Infusionsort, Pyrexie; **UW** (Ceftolozan/Tazob.): Thrombozytose, Hypokaliämie, Schlaflosigkeit, Angst, Kopfschmerzen, Schwindel, Hypotonie, Übelkeit, Erbrechen, Bauchschmerzen, Diarrhoe, Obstipation, Exanthem, ↑ Transaminasen; **KI** (Ceftazidim/Avib.; Ceftolozan/Tazob.): bek. Überempf. gegen Cephalosporine, schwerwiegende Überempfindlichkeitsreaktionen auf Penicilline oder anderes Betalactam-Arzneimittel in der Vorgeschichte

Ceftazidim + Avibactam Rp

Gewebe-gängigkeit	ZNS	entzünd.	Lunge	ELF	Galle	Leber	Prostata	Niere	Knochen
	-	+	k.A.	++	k.A.	k.A.	k.A.	++	k.A.

Zavicefta *Inf.Lsg. 2+0.5g* — **Komplizierte intraabdominelle Infektionen, komplizierte Harnwegsinfektionen, nosokomiale Pneumonie, beatmungsassoziierte Pneumonie:** 3 x 2 + 0.5g über 2h i.v.; **DANI** CrCl ≥ 51: 100%; 31–50: 3 x 1+0.25g; 16–30: 2 x 0.75+0.1875g; 6–15: 1 x 0.75+ 0.1875g; terminale NI, HD: 1 x 0.75+0.1875g alle 48h; **DALI** nicht erforderl.

Ceftolozan + Tazobactam Rp PRC B, Lact ?

Gewebe-gängigkeit	ZNS	entzünd.	Lunge	ELF	Galle	Leber	Prostata	Niere	Knochen
	k.A.	k.A.	k.A.	k.A.	k.A.	k.A.	k.A.	++	k.A.

Zerbaxa *Inf.Lsg. 1+0.5g* — **Komplizierte intraabdominelle Infektionen, akute Pyelonephritis, komplizierte Harnwegsinfektionen:** 3 x 1 + 0.5g über 1h i.v.; **DANI** CrCl 30–50: 3 x 500 + 250mg; 15–29: 3 x 250 + 125mg; HD: ini 500 + 250mg, dann 3 x 100 + 50mg; **DALI** nicht erforderl.

Cephalosporine 225

A 9.4.8 Oralcephalosporine Gruppe 1

Empf.: ähnliches Spektrum wie Cefazolin-Gruppe → 220; gute Aktivität gegen grampositive, geringe gegen gramnegative Keime; **resist.:** Pseudomonas, Enterokokken, Proteus vulgaris, Morganella, Citrobacter, Serratia, Enterobacter, Acinetobacter, Bacteroides fragilis, Listerien, Mykoplasmen, Chlamydien;
UW (Cefaclor): Übelkeit, Erbrechen, Appetitlosigkeit, Bauchschmerzen, weiche Stühle, Diarrhoe, Juckreiz, urtikarielles Exanthem, makulopapulöse u. morbilliforme Exantheme;
KI (Cefaclor): bek. Überempf gegen Cephalosporine, schwerwiegende Überempfindlichkeitsreaktionen auf Penicilline oder anderes Betalactam-Arzneimittel in der Vorgeschichte

Cefaclor Rp — HWZ 30-60min, Q0 0.25, PPB 25%, PRC B, Lact +

Gewebegängigkeit	ZNS	entzünd. Lunge	ELF	Galle	Leber	Prostata	Niere	Knochen
	k.A.	k.A.	+	++	++	k.A.	+	k.A.	+

CEC Tbl. 250, 500mg; Brausetbl. 250, 500, 1000mg; Trockensaft (5ml = 125, 250mg)
Cefaclor-ratioph. Kps. 500mg; Saft/Trockensaft (5ml = 125, 250mg)
Infectocef Trockens. (5ml = 125, 250, 500mg)
Panoral Kps. 500mg; Trockensaft (5ml = 125, 250mg)

Atemweg-, HNO-, Harnweg-, Haut-, Weichteilinfektionen: 3 x 500mg p.o., max. 4g/d; unkomplizierte Infektion: 3 x 250mg; **Gonorrhoe:** 1 x 3g + 1g Probenecid p.o.; **Ki. < 6J:** 3 x 10mg/kg p.o., max. 1g/d; **6-10J:** 3 x 250mg p.o.; > **10J:** s. Erw.; **DANI** nicht erforderlich

Cefadroxil Rp — HWZ 1.2-1.7h, Q0 0.1, PPB 20%, PRC B, Lact +

Gewebegängigkeit	ZNS	entzünd. Lunge	ELF	Galle	Leber	Prostata	Niere	Knochen
	k.A.	k.A.	++	++	++	++	++	++	++

Cefadroxil 1A Tbl. 1000mg; Trockensaft (5ml = 250, 500mg)
Cefadroxil HEXAL Tbl. 1000mg; Trockensaft (5ml = 250, 500mg)
Grüncef Tbl. 1g; Trockensaft (5ml = 500mg)

Atemweg-, HNO-, Harnweg-, Haut-, Weichteil-, Knochen-, gynäkologische Infektionen: 2 x 1g p.o., max. 4g/d; **Ki. bis 40kg:** 25-100mg/kg/d p.o. in 2-4ED; **Streptokokken-Tonsillopharyngitis:** Erw., Ki. > 40kg: 1 x 1g p.o. für 10d; **Ki. bis 40kg:** 1 x 30mg/kg; **DANI** CrCl 25-50: ini 1g, dann 2 x 500mg; 10-24: ini 1g, dann 1 x 500mg; < 10: ini 1g, dann 500mg alle 36h; nach HD Zusatzdosis 500-100mg erforderl.; **DALI** nicht erforderl.

Cefalexin Rp — HWZ 1h, Q0 0.04, PPB 6-15%, PRC B, Lact +

Gewebegängigkeit	ZNS	entzünd. Lunge	ELF	Galle	Leber	Prostata	Niere	Knochen
	-	-	+	++	+	+	k.A.	+	+

Cephalex-CT Tbl. 500, 1000mg
Cephalexin-ratioph. Tbl. 500, 1000mg

Atemweg-, HNO-, Harnweg-, Haut-, Weichteil-, Knocheninfektionen: 3-4 x 0.5-1g p.o.; unkomplizierte Infektion: 2 x 500mg; **Ki. bis 12J:** 25-100mg/kg/d in 2-4ED; **DANI** CrCl 15-30: Dosisintervall 8-12h; 5-14: 24h; < 5: 48h; CrCl 20-50: max. 3g/d; 5-19: max. 1.5g/d; < 5: max. 0.5g/d

A 9.4.9 Oralcephalosporine Gruppe 2

Empf. u. resist.: weitgehend identisch mit Cefuroxim-Gruppe → 221;
UW: Candidose, Anstieg der Leberenzyme, Eosinophilie, Kopfschmerzen, Schwindel, Diarrhoe, Übelkeit, Bauchschmerzen; **KI:** bek. Überempf. gegen Cephalosporine, schwerwiegende Überempf.Reaktionen auf P. oder anderes Betalactam-Arzneimittel in der Vorgeschichte

Cefuroxim-Axetil Rp — HWZ 1.1-1.3h, Q0 0.1, PPB 20-50%, PRC B, Lact +

Gewebe-gängigkeit	ZNS	entzünd.	Lunge	ELF	Galle	Leber	Prostata	Niere	Knochen
	−	+	++	++	++	++	k.A.	k.A.	++

Cefurax Tbl. 250, 500mg;
Trockensaft (5ml = 125mg)
CefuHEXAL Tbl. 250, 500mg;
Trockensaft (5ml = 125mg)
Cefuroxim-ratioph. Tbl. 250, 500mg;
Trockensaft (5ml = 125mg)
Elobact Tbl. 125, 250, 500mg;
Trockensaft (5ml = 125mg)

Atemweg-, HNO-, Haut-, Weichteilinfektionen: 2 × 250-500mg p.o.;
Harnweginfektion: 2 × 125-250mg;
Erythema migrans: 2 × 500mg p.o. für 20d;
Ki. 3M-5J: 2 × 10mg/kg p.o.;
> 5J: 2 × 125-250mg;
DANI CrCl ≥ 30: 100%; 10-29: Standard-ED 1 × tgl; < 10: Standard-ED alle 2d; nach HD zusätzl. Standard-ED erforderl.

A 9.4.10 Oralcephalosporine Gruppe 3

Empf. u. resist.: höhere Aktivität und breiteres Spektrum als Gruppe 2 gegen gramnegative Keime; etwas geringere Aktivität gegen grampositive Keime;
UW (Cefpodoxim): Magendrücken, Übelkeit, Erbrechen, Appetitlosigkeit, Blähungen, Diarrhoe, Erythem, Exanthem, Urtikaria, Purpura
KI (Cefpodoxim): bek. Überempf. gegen Cephalosporine, schwerwiegende Überempfindlichkeitsreaktionen auf Penicilline oder anderes Betalactam-Arzneimittel in der Vorgeschichte

Cefixim Rp — HWZ 3-4h, Q0 0.5, PPB 65%, PRC B, Lact ?

Gewebe-gängigkeit	ZNS	entzünd.	Lunge	ELF	Galle	Leber	Prostata	Niere	Knochen
	k.A.	k.A.	++	++	++	k.A.	k.A.	k.A.	k.A.

Cefixdura Tbl. 200, 400mg
Cefixim AL Tbl. 400mg;
Trockensaft (5ml = 100mg)
Cefixim-ratioph. Tbl. 200, 400mg;
Trockensaft (5ml = 100mg)

Atemweg-, HNO-, Harnweg-, Gallenweginfektionen:
2 × 200mg p.o.; 1 × 400mg p.o.
Ki. bis 12J: 8mg/kg/d p.o.;
DANI CrCl < 20: 50%

Cefpodoxim-Proxetil Rp — HWZ 2.4h, Q0 0.2, PPB 40%

Gewebe-gängigkeit	ZNS	entzünd.	Lunge	ELF	Galle	Leber	Prostata	Niere	Knochen
	k.A.	k.A.	++	++	k.A.	k.A.	++	++	k.A.

Cefpo Basics Tbl. 100, 200mg
Cefpodoxim-ratioph. Tbl. 100, 200mg;
Trockensaft (5ml = 40mg)
Orelox Tbl. 100, 200mg;
Trockensaft (5ml = 40mg)
Podomexef Tbl. 100, 200mg;
Trockensaft (5ml = 40mg)

Atemweg-, HNO-, Harnweg-, Haut-, Weichteilinfektionen: 2 × 200mg p.o.;
Gonorrhoe: 1 × 200mg p.o.;
Ki. 4W-12J: 5-12mg/kg/d in 2ED;
DANI CrCl > 40: 100%; 10-40: Dosisintervall 24h; < 10: 48h; HD: 40-200mg nach Dialyse;
DALI nicht erforderl.

A 9.5 Monobactame

Empf.: gramnegative aerobe Bakterien; **resist.:** grampositive und anaerobe Bakterien;
UW: Husten, verstopfte Nase, pfeifendes Atemgeräusch, pharyngolaryngeale Schmerzen, Dyspnoe, Bronchospasmus, Brustbeschwerden, Rhinorrhoe, Hämoptysen, Exanthem, Arthralgie, Fieber, verminderte Werte bei Lungenfunktionstests; **KI:** bekannte Überempf.

Aztreonam Rp   HWZ 1.6h, Q0 0.2, PPB 56%, PRC B, Lact +

Gewebe-gängigkeit	ZNS	entzünd.	Lunge	ELF	Galle	Leber	Prostata	Niere	Knochen
	-	-	++	-	-	-	-	-	-

Cayston *Inh.Lsg. 75mg*	**Chronische Pseudomonas-aeruginosa-Lungeninfektion bei Mukoviszidose:** 3 x 75mg über 28d inhalieren; **Ki. ab 6J:** s. Erw.; **DANI, DALI** nicht erforderlich

A 9.6 Cycline

A 9.6.1 Tetracycline

Empf.: zahlreiche grampositive u. gramnegative Bakterien, u.a. Chlamydien, Mykoplasmen, Rickettsien, Yersinien, Borrelien, Leptospiren, Treponemen, Aktinomyceten;
resist.: Pseudomonas aeruginosa, Providencia, Serratia, Proteus, Morganella;
UW: allergische Hautreaktionen, phototoxische Reaktionen, reversible Knochenwachstumsverzögerung (Ki. < 8J), irreversible Zahnverfärbung und Zahnschmelzschädigung (Ki. < 8J), intrakranieller Druck↑, BB-Veränderungen, Superinfektion durch Bakterien bzw. Sprosspilze;
KI: bekannte Überempfindlichkeit, schwere Leberfktsstrg., Niereninsuff., Ki. < 8J, Grav./Lakt.

Doxycyclin Rp   HWZ 12-24h, Q0 0.7, PPB 80-90%, PRC D, Lact ?

Gewebe-gängigkeit	ZNS	entzünd.	Lunge	ELF	Galle	Leber	Prostata	Niere	Knochen
	-	-	++	+	++	++	++	++	++

Doxycyclin-ratioph. *Kps. 100mg;* *Amp. 100mg/5ml* **DoxyHEXAL** *Tbl. 100, 200mg;* *Amp. 100mg/5ml*	**HNO-, Atemweg-, Harnweginfektionen, diverse Infektionen mit o.g. Erregern:** d1: 1 x 200mg p.o./i.v.; dann 1 x 100mg p.o./i.v.; **Ki. > 8J:** d1: 1 x 4mg/kg, dann 1 x 2mg/kg; **Borreliose** → 646: 1 x 200mg für 14-21d; **Lues bei Penicillinallergie** → 656: 1 x 300mg f. 15d; **Akne vulgaris** → 707, **Rosacea** → 709: ini 100mg/d für 7-21d, dann 50mg/d; **DANI** nicht erforderlich; **DALI** KI bei schwerer Leberfunktionsstörung

228 A 9 Infektiologie – Arzneimittel

Minocyclin Rp — HWZ 11–22h, Q_0 0.85, PPB 70–75%, PRC D, Lact +

Gewebe-gängigkeit	ZNS	entzünd.	Lunge	ELF	Galle	Leber	Prostata	Niere	Knochen
	–	+	++	+	++	++	++	++	++

Aknosan *Tbl. 50mg* Minocyclin-ratioph. *Kps. 50, 100mg* Skid *Tbl. 50, 100mg* Udima *Kps. 50, 100mg*	HNO-, Atemweg-, Harnweginfektionen, diverse Infektionen mit o.g. Erregern: ini 200mg, dann 2 × 100mg p.o.; **Akne vulg.** → 707: 100mg/d in 2ED; **Ki.** > **8J**: ini 4mg/kg, dann 2 × 2mg/kg; **DANI** nicht erforderlich; **DALI** KI bei schwerer Leberfunktionsstörung

Tetracyclin Rp — HWZ 8–10h, Q_0 0.12, PPB 36–64%, PRC D, Lact +

Gewebe-gängigkeit	ZNS	entzünd.	Lunge	ELF	Galle	Leber	Prostata	Niere	Knochen
	–	–	+	+	++	++	++	++	++

Tetracyclin Wolff *Kps. 250, 500mg*	HNO-, Atemweg-, Urogenitaltrakt-, gastrointestinale Infektionen, diverse Infektionen mit o.g. Erregern: 4 × 250–500mg p.o., max. 2g/d; **Ki.** > **8J**: 25–35mg/kg/d p.o. in 2–4ED; **DANI, DALI** KI

A 9.6.2 Glycylcycline

Empf.: gegen zahlreiche grampositive und gramnegative Bakterien inkl. Anaerobier und speziell gegen problematische Keime wie MRSA, VRE (E. faecalis und E. faecium), ESBL, Chinolon-resistente Escherichia coli, multiresistente Enterobacter und Acinetobacter;
resist.: Pseudomonas aeruginosa;
UW: Übelkeit, Erbrechen, Diarrhoe, Abszess, Infektionen, verlängerte aPTT u. Prothrombinzeit, Schwindel, Phlebitis, Bauchschmerzen, Dyspepsie, Anorexie, Transaminasen ↑, Bilirubinämie, Pruritus, Exanthem, Kopfschmerzen, Amylase und Harnstoff ↑;
KI: bekannte Überempfindlichkeit gegen Tigecyclin bzw. gegen Tetracycline, Grav.;

Tigecyclin Rp — HWZ 42h, Q_0 0.78, PPB 71–89%, PRC D, Lact ?

Gewebe-gängigkeit	ZNS	entzünd.	Lunge	ELF	Galle	Leber	Prostata	Niere	Knochen
	++	++	k.A.	+	++	++	k.A.	++	k.A.

Tygacil *Inf.Lsg. 50mg*	**Komplizierte Haut-, Weichteil-** (außer diabetische Fußinfektion) und **abdominelle Infektionen**: ini 100mg i.v., dann 2 × 50mg i.v. für 5–14d; **DALI** Child-Pugh C: ini 100mg, dann 2 × 25mg; **DANI** nicht erforderlich

A 9.7 Makrolide, Ketolide

Empf.: Strepto-, Pneumokokken, Chlamydien, Legionellen, Mycoplasma pneumoniae, Listerien, Aktinomyceten, Campylobacter, Helicobacter, Mycobacterium avium intracellulare (MAC);
resist.: Brucellen, Enterobakterien, Nocardia, Mycoplasma hominis, Bacteroides fragilis, Fusobakterien, Pseudomonas;
UW (Azithromycin): Diarrhoe, Übelkeit, Blähungen, Erbrechen, Dyspepsie, Arthralgie, Pruritus, Exanthem, Taubheit, Sehstrg., Benommenheit, Kopfschmerzen, Parästhesien, Strg. des Geruchs- u. Geschmackssinnes, Lymphopenie, Eosinophilie, erniedrigtes Bicarbonat;
UW (Clarithromycin): Übelkeit, Erbrechen, epigastrisches Druckgefühl, Bauchschmerzen, Diarrhoe, Beeinträchtigung des Geruchssinnes, Dyspepsie, Stomatitis, Glossitis, Zahn- und Zungenverfärbungen, orale Candidose, Kopfschmerzen, erhöhte Blut-Harnstoffwerte;
KI (Azithromycin): bekannte Überempfindlichkeit gegen Makrolide bzw. Ketolide;
KI (Clarithromycin): bek. Überempf. gegen Makrolide; gleichzeitige Anwendung von Cisapride, Pimozid, Terfenadin, Astemizol, Dihydroergotamin, Ergotamin

Azithromycin Rp					HWZ 40h, Qo 0.8, PPB 12–52%, PRC B, Lact ?				
Gewebe- gängigkeit	ZNS	entzünd.	Lunge	ELF	Galle	Leber	Prostata	Niere	Knochen
	-	-	++	+	++	++	++	k.A.	k.A.

Azi Teva Tbl. 250, 500mg; Trockensaft (5ml = 200mg) **Azithrobeta** Tbl. 250, 500mg **Azithromycin HEXAL** Tbl. 250, 500mg; Trockensaft (5ml = 200mg) **Ultreon** Tbl. 600mg **Zithromax** Tbl. 250, 500mg; Trockensaft (5ml = 200mg)	HNO-, Atemweg-, Haut-, Weichteilinfekt., atyp. Pneumonie → 498: 1 × 500mg für 3d p.o. oder 500mg an d1, dann 250mg d2-4; Ki.: 1 × 10mg/kg für 3d oder 10mg/kg an d1, dann 5mg/kg d2-4; Gonorrhoe → 652, Genitalinfektion mit Chlamydia trachomatis → 651: 1 × 1g p.o.; MAC-Pro. bei HIV-Infektionen: 1 ×/W 1200mg p.o.; DANI CrCl > 40: 100%

Clarithromycin Rp					HWZ 3–7h, Qo 0.6, PPB 72%, PRC C, Lact ?				
Gewebe- gängigkeit	ZNS	entzünd.	Lunge	ELF	Galle	Leber	Prostata	Niere	Knochen
	-	-	++	+	++	++	++	k.A.	k.A.

Clarilind Tbl. 250, 500mg **Clarithromycin 1A** Tbl. 250, 500mg; Trockensaft (5ml = 125, 250mg) **Clarithromycin-ratiopharm.** Tbl. 250, 500mg; Trockensaft (5ml = 125, 250mg) **Klacid** Tbl. 250, 500(ret.)mg; Trockensaft (5ml = 125, 250mg); Inf.Lsg. 500mg	HNO-, Atemweg-, Haut-, Weichteilinfektionen, atypische Pneumonie → 498: 2 × 250-500mg p.o.; 2 × 500mg i.v.; Ki. 6M-12J: 15mg/kg/d p.o. in 2ED; H.P.-Eradikation → 519: 2 × 500mg p.o. + 2 × 1g Amoxycillin + 2 × 20mg Omeprazol; DANI CrCl < 30: p.o.: 50%; i.v. d1: 100%, ab d2: 50%

A 9 Infektiologie – Arzneimittel

Erythromycin Rp						HWZ 2-3h, $Q_0 > 0.8$, PPB 60-70%, PRC B, Lact +			
Gewebe-gängigkeit	ZNS	entzünd. Lunge		ELF	Galle	Leber	Prostata	Niere	Knochen
	-	-	++	k.A.	++	++	++	++	k.A.

EryHEXAL *Trockensaft (5ml = 200, 400mg)* Erythrocin *Tbl. 500mg; Inf.Lsg. 500, 1000mg* Erythromycin-ratioph. *Tbl. 500mg;* *Gran. 1000mg* Infectomycin *Trockensaft* *(5ml = 100, 200, 400, 600mg)* Paediathrocin *Trockensaft (5ml = 200mg)*	HNO-, Haut-, Atemweginfektionen, atypische Pneumonie → 498: 3-4 x 500mg p.o., 4 x 0.5-1g i.v., max. 4g/d; Ki. < 8J: 30-50mg/kg/d p.o. in 3-4ED; 8-14J: 1-2g/d p.o. in 3-4ED; Gonorrhoe → 652: 3 x 1g p.o. für 7d; Lues Primärstadium: 3 x 1g p.o. für 15d; Urethritis durch Chlamydia trachomatis, Ureaplasma urealyticum: 3 x 1g p.o. für 7d; DANI Krea (mg/dl) > 2: max. 2g/d

Roxithromycin Rp						HWZ 12h, Q_0 0.7, PPB 95%			
Gewebe-gängigkeit	ZNS	entzünd. Lunge		ELF	Galle	Leber	Prostata	Niere	Knochen
	-	-	++	k.A.	+	k.A.	++	k.A.	k.A.

Roxi Aristo *Tbl. 150, 300mg* RoxiHEXAL *Tbl. 50, 150, 300mg* Roxithromycin Heumann *Tbl. 150, 300mg* Rulid *Tbl.150, 300mg*	HNO-, Atemweg-, Haut-, Urogenitaltrakt-infektionen: 2 x 150mg, 1 x 300mg p.o.; Ki. bis 40kg: 5-7.5mg/kg/d p.o. in 2ED; > 40kg: s. Erw.; DANI nicht erforderlich; DALI 50%

Telithromycin Rp						HWZ 10h, PPB 60-70%			
Gewebe-gängigkeit	ZNS	entzünd. Lunge		ELF	Galle	Leber	Prostata	Niere	Knochen
	-	-	++	+	++	++	k.A.	k.A.	k.A.

Ketek *Tbl. 400mg*	Amb. erworbene Pneumonie → 498, Sinusitis, Exazerbation einer chron. Bronchitis: 1 x 800mg p.o.; Tonsilitis, Pharyngitis durch Strept. pyogenes: Ki. 12-18J: 1 x 800mg; DANI CrCl < 30: 50%; DALI nicht erforderlich

A 9.8 Lincosamide

Empf.: Pneumo-, Staphylo-, Streptokokken, Corynebacterium diphtheriae, Anaerobier, Bacteroides fragilis, Clostridium perfringens;
resist.: Enterobakterien, Pseudom. aeruginosa, Entero-, Gono-, Meningokokken, Haemophilus influenzae, Mykoplasmen, Listerien;
UW: Übelkeit, Erbrechen, Diarrhoe, pseudomembranöse Kolitis, allergische Hautreaktionen, Erythema exsudativum, Thrombophlebitis (i.v.-Anwendung);
KI: Grav./Lakt.; Anw.Beschr. bei Myasthenia gravis

Aminoglykoside 231

Clindamycin Rp					HWZ 1.5-5h, Q0 > 0.8, PPB 90%, PRC B, Lact ?				
Gewebe- gängigkeit	ZNS	entzünd. Lunge		ELF	Galle	Leber	Prostata	Niere	Knochen
	-	+	+	+	++	++	k.A.	++	++

ClindaHEXAL *Kps. 150, 300mg;*
Tbl. 450, 600mg; Amp. 600mg
Clindamycin-ratioph. *Kps. 150, 300mg;*
Tbl. 600mg; Amp. 300mg/2ml, 600mg/4ml,
900mg/6ml
Clindasol *Tbl. 150, 300, 600mg;*
Amp. 300mg/2ml, 600mg/4ml, 900mg/6ml;
Clindastad *Kps. 300mg*
Sobelin *Kps. 75, 150, 300mg; Gran.*
(5ml = 75mg); Amp. 300/2ml, 600mg/4ml;
Vaginalcreme (5g enth. 100mg)

HNO-, Zahn-, Kiefer-, Atemweg-, abdominelle, Haut-, Knochen-, Weichteil- infektionen: 4 x 150-450mg p.o.; 2-4 x 200-600mg i.v./i.m., max. 4.8g/d i.v.; **Ki. 4W-14J:** 8-25mg/kg/d p.o in 3-4ED; 20-40mg/kg/d i.v./i.m. in 3-4ED); bakt. Vaginose: 1 x 5g Creme vaginal f. 3-7d; **DANI** leichte bis mäßige NI: 100%; schwere NI: Plasmaspiegel-Kontrolle, ggf. Dosisanpassg.; **DALI** schwere LI: Plasmaspiegel-Kontrolle, ggf. Dosisanpassung

A 9.9 Aminoglykoside

Empf.: Enterobakterien, Pseudomonas, Staphylokokken, Serratia, Yersinien, Pasteurellen, Brucellen; **resist.:** Streptokokken, Pneumokokken, Enterokokken, Anaerobier;
UW: Schädigung des N. vestibulocochlearis, neuromusk. Blockade, Parästhesien, Nierenschäden, BB-Veränd., allerg. Reakt.; **KI:** Vorschädigung des N. vestibulocochlearis, terminale NI, Grav./Lakt.

Amikacin Rp					HWZ 2.3h, Q0 0.02, PPB 10%, ther. Serumspiegel (mg/l): min. < 10, max. 25				
Gewebe- gängigkeit	ZNS	entzünd. Lunge		ELF	Galle	Leber	Prostata	Niere	Knochen
	-	+	++	++	++	k.A.	-	++	+

Amikacin B. Braun *Inf.Lsg. 250mg/100ml,*
500mg/100ml
Amikacin Fresenius *Inf.Lsg. 250mg/50ml,*
500mg/100ml

Atemweg-, abdominelle, Urogenital- infektionen, Sepsis, Endokarditis → 476, Meningitis → 677, Verbrennungen: 10-15mg/kg i.v./i.m.; max. 1.5g/d, max. Gesamtdosis: 15g; **Ki. < 6J:** ini 10mg/kg, dann 2 x 7.5mg/kg i.v./i.m.; > 6J: s. Erw.; **DANI** CrCl < 70: ini 7.5mg/kg, dann Krea (mg/dl) x 9 = Dosisintervall (h); Kontrolle Serumspiegel!

Gentamicin Rp					HWZ 2h, Q0 0.02, PPB < 10%, ther. Serumspiegel (mg/l): min. < 2, max. 10-12				
Gewebe- gängigkeit	ZNS	entzünd. Lunge		ELF	Galle	Leber	Prostata	Niere	Knochen
	-	-	++	++	+	-	-	++	-

Gentamicin HEXAL *Amp. 40mg/1ml,*
80mg/2ml, 160mg/2ml
Gentamicin-ratioph. *Amp. 40mg/1ml,*
80mg/2ml, 160mg/2ml
Refobacin *Amp. 10mg/1ml, 40mg/1ml,*
80mg/2ml, 120mg/2ml

Abdominelle, Urogenital-, Knocheninf., nosokomiale Pneumonie → 502, **Sepsis, Endokarditis → 476, gramneg. Meningitis** → 677; ini 1.5-2mg/kg, Erhaltungsdosis 1 x 3- 6mg/kg i.v./i.m. über 60min) (als Kurzinfus. über 60min); **Ki. bis 3W:** 4-7mg/kg/d i.v./i.m. in 1-2 ED; **> 4W:** 3 x 1.5-2.5mg/kg; **DANI** s. Fl

A 9 Infektiologie – Arzneimittel

Tobramycin Rp		HWZ 2h, Qo 0.02, keine PPB, ther. Serumspiegel (mg/l): min. < 2, max. 12						
Gewebe-gängigkeit	ZNS	entzünd. Lunge	ELF	Galle	Leber	Prostata	Niere	Knochen
	-	-	+	++	+	+	-	++	-

Bramitob Inh.Amp. 300mg/4ml Gernebcin Inj.Lsg. 40mg/1ml, 80mg/2ml, 160mg/2ml Tobi Inh.Amp. 300mg/5ml Tobi Podhaler Inh.Kps. 28mg Tobramycin B. Braun Inj. Lsg. 80, 240, 360mg Tobrazid Inj.Lsg. 40mg/1ml, 80mg/2ml Vantobra Inh.Amp. 170mg/1.7ml	Atemweg-, Harnweg-, abdom., Knochen-, Haut-, Weichteilinf., Sepsis, Endokarditis, gramneg. Meningitis → 677: ini 1.5-2mg/kg/d über 30-60min i.v., dann 3 x 1-2mg/kg i.v./i.m.; NG: 2 x 2.5mg/kg i.v./i.m.; Sgl.: 3 x 1.5-2.5mg/kg i.v./i.m.; Ki.: 3 x 2-2.5mg/kg i.v./i.m.; chron. Lungeninfektion mit Pseudomonas aeruginosa bei Mukoviszidose: Ki. > 6J: 2 x 300mg (Amp.) bzw. 2 x 112mg (Kps.) inhalieren für 28d, dann 28d Pause; DANI s. FachInfo

A 9.10 Chinolone (Gyrasehemmer)

A 9.10.1 Fluorierte Chinolone Gruppe I

Empf.: Enterobakterien, Salmonellen, Shigellen, Gonokokken;
resist.: Anaerobier, Chlamydien, Mykoplasmen, E. faecium, Ureaplasmen;
UW: Leukopenie, Neutropenie, Eosinophilie, Erhöhung von GOT, GPT, aP; Kopfschmerzen, Benommenheit, Schwindel, Magenbeschwerden, Bauchschmerzen, Übelkeit, Exanthem;
KI: bekannte Überempfindlichkeit gegen Chinolone; Tendinitis oder Sehnenruptur durch Chinolone in der Vorgeschichte

Norfloxacin Rp				HWZ 2-4h, Qo 0.7, PPB < 15%, PRC C, Lact ?				
Gewebe-gängigkeit	ZNS	entzünd. Lunge	ELF	Galle	Leber	Prostata	Niere	Knochen
	-	-	k.A.	++	++	++	++	++	k.A.

Barazan Tbl. 400mg NorfloHEXAL Tbl. 400mg Norflosal Tbl. 400mg Norfloxacin Stada Tbl. 400mg Norfluxx Tbl. 400mg	Harnweginf. → 759, Prostatitis → 764, bakt. Enteritis: 2 x 400mg p.o.; Gonorrhoe → 652: 1 x 800mg p.o.; Pro. gramnegative Infektion bei Neutropenie: 2-3 x 400mg; DANI CrCl < 30: 1 x 400mg

A 9.10.2 Fluorierte Chinolone Gruppe II

Empf.: hohe Aktivität gegen Enterobakterien, Haemophilus influenzae, Legionella, unterschiedliche Aktivität gegen Pseudomonas aeruginosa, schwache Aktivität gegen Staphylo-, Pneumo-, Enterokokken, Mykoplasmen, Chlamydien;
UW (Ciprofloxacin): Übelkeit, Diarrhoe;
KI (Ciprofloxacin): bekannte Überempfindlichkeit gegen Chinolone; gleichzeitige Anwendung von Tizanidin

Chinolone 233

Ciprofloxacin Rp					HWZ 3-6h, Q0 0.5, PPB 20-30%, PRC C, Lact -				
Gewebe-gängigkeit	ZNS	entzünd.	Lunge	ELF	Galle	Leber	Prostata	Niere	Knochen
	+	+	++	++	++	++	++	++	++

Ciprobay *Tbl. 250, 500, 750mg;*
Trockensaft (5ml = 250, 500mg);
Inf.Lsg. 200mg/100ml, 400mg/200ml
Ciprobeta *Tbl. 250, 500mg*
Cipro HEXAL *Tbl. 100, 250, 500, 750mg;*
Inf.Lsg. 200mg/100ml, 400mg/200ml
Ciprofloxacin-ratioph. *Tbl. 100, 250, 500, 750mg*
Keciflox *Tbl. 250, 500mg*

HNO-, Atemweg-, Urogenital-, abdom., Haut-, Weichteil-, Knocheninfektionen, Sepsis, Neutropenie: 2 x 250-750mg p.o.; 2 x 200-400mg i.v.; **unkomplizierte Harnweginfektion**: 2 x 100mg p.o./i.v.; **DANI** CrCl > 60: 100%; 30-60: 2 x 200-400mg i.v., 2 x 250-500mg p.o.; < 30, HD: 1 x 200-400mg i.v., 1 x 1 x 250-500mg p.o., nach HD geben; **DALI** nicht erforderl.

Ofloxacin Rp					HWZ 5-7.5h, Q0 0.1, PPB 25%, PRC C, Lact -				
Gewebe-gängigkeit	ZNS	entzünd.	Lunge	ELF	Galle	Leber	Prostata	Niere	Knochen
	k.A.	k.A.	++	++	k.A.	k.A.	++	++	++

OfloHEXAL *Tbl. 100, 200, 400mg*
Oflox Basics *Tbl. 100, 200, 400mg*
Ofloxacin-ratioph. *Tbl. 100, 200, 400mg*
Ofloxacin Stada *Tbl. 200, 400mg*
Tarivid *Tbl. 200mg; Inf.Lsg. 200mg/100ml*

HNO-, Atemweg-, Urogenital-, abdom., Weichteil-, Haut-, Knocheninf., Enteritis, Neutropenie: 2 x 200mg p.o./i.v.; **unkompl. Harnweginf.**: 2 x 100mg p.o./i.v. f. 3d; **Gonorrhoe**: 1 x 400mg p.o. als Einmalgabe; **DANI** CrCl 20-50: 100-200mg/d; < 20, HD: 100mg/d; **DALI** max. 400mg/d

A 9.10.3 Fluorierte Chinolone Gruppe III

Empf.: zusätzlich Aktivität gegen Staphylokokken, Pneumokokken, Streptokokken, Chlamydien, Mykoplasmen; **UW:** Schlaflosigkeit, Diarrhoe, Erbrechen, Übelkeit, Kopfschmerzen, Benommenheit, Phlebitis (bei i.v.-Gabe); **KI:** bek. Überempf. gg. Chinolone, Epilepsie, anamnestisch bek. Sehnenbeschwerden nach früherer Anw. von Fluorchinolonen, Ki./Jug. im Wachstum, Grav./Lakt.

Levofloxacin Rp					HWZ 7h, Q0 0.23, PPB 30-40%, PRC C, Lact -				
Gewebe-gängigkeit	ZNS	entzünd.	Lunge	ELF	Galle	Leber	Prostata	Niere	Knochen
	+	k.A.	++	++	++	++	++	++	++

Levitis *Tbl. 250, 500mg*
Levofloxacin-CT *Tbl. 500mg*
Levofloxacin Actavis *Tbl. 250, 500mg; Inf.Lsg. 250mg/50ml, 500mg/100ml*
Levofloxacin HEXAL *Tbl. 250, 500mg*
Levofloxacin Kabi *Inf.Lsg. 250mg/50ml, 500mg/100ml*
Quinsair *Lsg. f. Vernebler 240mg*
Tavanic *Tbl. 250, 500mg; Inf.Lsg. 250mg/50ml, 500mg/100ml*

Exazerbierte chron. Bronchitis, Sinusitis, kompl. Harnweginf. → 759, Prostatitis → 764, Lungenmilzbrand: 1 x 500mg p.o./i.v.; ambulant erworbene Pneumonie → 498, komplizierte Haut- u. Weichteilinfektionen: 1-2 x 500mg p.o./i.v.; **unkompl. Zystitis** → 759: 1 x 250mg p.o. f. 3d; chron. Lungeninfektion mit P. aeruginosa bei Mukoviszidose, Erw.: 2 x 240mg inhalieren f. 28d, dann 28d Pause; **DANI** CrCl 20-50: max. 2 x 250mg; 10-19: max. 2 x 125mg; < 10, HD: max. 1 x 125mg; **DALI** nicht erforderlich

A 9.10.4 Fluorierte Chinolone Gruppe IV

Empf.: zusätzlich verbesserte Aktivität gegen Anaerobier;
UW: Superinfektionen durch resistente Bakterien oder Pilze; Übelkeit, Benommenheit, QT-Verlängerung bei Hypokaliämie, Übelkeit, Erbrechen, Bauchschmerzen, Diarrhoe;
KI: bekannte Überempfindlichkeit gegen Chinolone; anamnestisch bekannte Sehnenbeschwerden nach früherer Anwendung von Fluorchinolonen, Pat. < 18J; angeborene oder dokumentierte erworbene QT-Verlängerungen, unkorrigierte Hypokaliämie, klinisch relevante Bradykardie, klinisch relevante Herzinsuffizienz mit reduzierter LV-Auswurffraktion, symptomatische Herzrhythmusstrg. in der Vorgeschichte; gleichzeitige Anwendung von Arzneimitteln, die das QT-Intervall verlängern; eingeschränkte Leberfunktion (Child C bzw. Transaminasen > 5 x oberer Normwert), Grav./Lakt.

Moxifloxacin Rp HWZ 12h, Qo 0.8, PPB 41%, PRC C

Gewebegängigkeit	ZNS	entzünd.	Lunge	ELF	Galle	Leber	Prostata	Niere	Knochen
	+	k.A.	++	+	++	++	++	++	++

Actira Tbl. 400mg **Avalox** Tbl. 400mg; Inf.Lsg. 400mg/250ml **Avelox** Tbl. 400mg **Moxifloxacin Actavis** Tbl. 400mg **Moxifloxacin HEXAL** Tbl. 400mg **Moxifloxacin Kabi** Inf.Lsg. 400mg	Exazerbierte chronische Bronchitis, ambulant erworbene Pneumonie → 498, Sinusitis, komplizierte Haut- und Weichteilinfektionen, Infektionen der weiblichen Beckenorgane → 773: 1 x 400mg p.o./i.v.; **DANI** nicht erforderlich; **DALI** Child-Pugh C: KI

A 9.11 Folsäureantagonisten
A 9.11.1 Sulfonamide

Empf.: Toxoplasmen in Kombination mit Pyrimethamin;
UW: Übelkeit, Erbrechen, allergische Reaktionen, Erythema exsudativum multiforme, Photosensibilisierung, Nierenschädigung, Blutbildveränderungen;
KI: Sulfonamidüberempfindlichkeit, Erythema exsudativum in der Anamnese, schwere Leber- und Nierenfktsstrg., Grav. (1. + 3. Trim.), strenge Ind.Stell. in der Lakt.

Sulfadiazin Rp HWZ 7-16h, Qo 0.45, PPB 55%, PRC C, Lact -

Gewebegängigkeit	ZNS	entzünd.	Lunge	ELF	Galle	Leber	Prostata	Niere	Knochen
	++	k.A.	k.A.	++	k.A.	k.A.	k.A.	k.A.	k.A.

Sulfadiazin-Heyl Tbl. 500mg	**Toxoplasmose:** 2-4g/d p.o. in 3-6ED; **Ki.** > 2M: 65-150mg/kg/d in 3-6ED; max. 1.5g/d; Komb. mit Pyrimethamin → 243; **DANI** CrCl < 25: KI; **DALI** KI bei schwerer Funktionsstrg.

Folsäureantagonisten 235

A 9.11.2 Trimethoprim und Sulfonamid-Kombinationen

Empf. (Cotrimoxazol): fast alle aeroben Bakterien; Pneumocystis jirovecii (carinii);
resist. (Cotrimoxazol): Pseudomonas aeruginosa, Treponema, Clostridien, Leptospiren, Rickettsien, Chlamydia psittaci, Mykoplasmen;
UW (Cotrimoxazol): allergische Reaktionen (z.B. Exantheme), Pruritus, Purpura, Photodermatose, Erythema nodosum, Glossitis, Gingivitis, Stomatitis, abnormer Geschmack, epigastrische Schmerzen, Appetitlosigkeit, Übelkeit, Erbrechen, Diarrhoe;
KI (Cotrimoxazol): bekannte Überempfindlichkeit, Erythema exsudativum multiforme (auch in der Anamnese), Thrombozytopenie, Granulozytopenie, megaloblastische Anämie, angeborener Glukose-6-Phosphat-Dehydrogenase-Mangel der Erythrozyten, Hämoglobinanomalien wie Hb Köln u. Hb Zürich, Nierenschäden oder hochgradige Niereninsuffizienz (CrCl < 15 ml/min), schwere Leberschäden oder Leberfktsstrg., akute Hepatitis, akute Porphyrie, Frühgeborene, Neugeborene mit Hyperbilirubinämie, Osteomyelitis

Trimethoprim Rp   HWZ 5-17h, Q0 0,5, PRC C, Lact +

Gewebe-gängigkeit	ZNS	entzünd.	Lunge	ELF	Galle	Leber	Prostata	Niere	Knochen
	+	k.A.	k.A.	++	k.A.	k.A.	k.A.	k.A.	k.A.

Infectotrimet Tbl. 50, 100, 150, 200mg; Saft (5ml = 50, 100mg)	**Unkomplizierte Harnweginfektion:** 2 x 150-200mg p.o.; **Ki.** < 12J: 2 x 3mg/kg; **Pro. rezidivierende Harnweginfektion:** 1 x 100mg; **Ki.** < 12J: 1 x 2mg/kg **DANI** CrCl: 15-25: 2 x 200mg für 3d, dann 1 x 100mg; 10-15: 2 x 100mg; < 10: KI

Trimethoprim + Sulfamethoxazol Rp   Q0 (T/S) 0,5/0,8, PPB 65%/40%, PRC C, Lact ?
(Cotrimoxazol)

Gewebe-gängigkeit	ZNS	entzünd.	Lunge	ELF	Galle	Leber	Prostata	Niere	Knochen
	++	++	++	++	++	++	++	++	++

CotrimHEXAL Tbl. 160+800mg Cotrim-ratioph. Tbl. 80+400, 160+800mg; Saft (5ml = 40+200, 80+400mg); Amp. 80+400mg/5ml Cotrim 960 1A Pharma Tbl. 160+800mg Eusaprim Tbl. 160+800mg; Saft (5ml = 40+200, 80+400mg) Kepinol Tbl. 20+100mg, 80+400, 160+800mg	**Atemweg-, HNO-, Harnweg-, Genitaltraktinfektionen, bakterielle Enteritis, Salmonellose, Shigellose, Nocardiose:** 2 x 160+800mg p.o./i.v.; **Ki. 6W-5M:** 2 x 20+100mg; **6M-5J:** 2 x 40+200mg; **6-12J:** 2 x 80+400mg; **Pneumocystis-jirovecii-Pneumonie: Ther.:** 20+100mg/kg/d p.o./i.v. in 4ED für 21d; **Pro.:** 160+800mg p.o. 3x/W; **DANI** CrCl > 30: 100%; 15-30: 50%; < 15: KI; **DALI** KI bei schwerer Funktionsstörung

A 9.12 Nitroimidazole

Empf.: obligat anaerobe Bakterien (u.a. Bacteroides, Clostridium), Campylobacter, Helicobacter, Gardnerella vaginalis; Protozoen: Trichomonas vaginalis, Giardia lamblia, Entamoeba histolytica;
resist.: alle aeroben u. fakultativ anaeroben Bakterien, Aktinomyceten, Propionibakterien;
UW: metallischer Geschmack, bitteres Aufstoßen, Zungenbelag, Glossitis, Stomatitis, Magendrücken, Übelkeit, Erbrechen, Appetitlosigkeit, Diarrhoe, Dunkelfärbung des Urins, allergische Hautreaktionen, Photodermatose, Erythema nodosum;
KI: bek. Überempfindlichkeit gegen M. bzw. andere 5-Nitroimidazole

Metronidazol Rp				HWZ 7 (10)h, Q0 0.85 (0.3), PPB < 20%, PRC B, Lact ?				
Gewebe-gängigkeit	ZNS	entzünd. Lunge	ELF	Galle	Leber	Prostata	Niere	Knochen
	++	++	k.A.	++	++	k.A.	k.A.	k.A.

Arilin Tbl. 250, 500mg; Vaginalsupp. 100, 1000mg **Metronidazol Fresenius** Inf.Lsg. 500mg **Metronidazol-ratioph.** Tbl. 400mg **Metronidazol Serag** Inf.Lsg. 500mg **Vagimid** Tbl. 500mg; Vaginaltbl. 100mg	**Abdominelle-, Genital-, Atemweg-, Knochen-, Zahn-Mund-Kieferinfektionen, Sepsis, Endokarditis** → 476, **Hirnabszess, Amöbiasis** → 646, **Lambliasis** → 649: 0.8-1g/d p.o., max. 2g/d in 2-3ED; 2-3 x 500mg i.v., Ther.dauer max. 10d; **Ki.:** 20-30mg/kg/d p.o./i.v.; **Trichomoniasis** → 657: 1 x 100mg vaginal für 6d, 1 x 1g für 1-2d; Mitbehandlung des Partners: 1 x 2g p.o.; **DANI** CrCl < 10: max. 1g/d

A 9.13 Nitrofurane/Harnwegantibiotika

Empf. (Nitrofurantoin): Enterococcus faecalis, Staph. saprophyticus, E. coli;
resist. (Nitrofurantoin): Proteus mirabilis, Proteus vulgaris, Pseudomonas aeruginosa;
Empf. (Nitroxolin): Staph. aureus, Staph. epidermidis, ß-hämol. Streptokokken, Citrobacter, Enterobacter, E. coli, Klebsiella oxytoca, Morganella morganii, Proteus mirabilis/vulgaris, Providencia, Mycoplasma hominis, Ureaplasma urealyticum, Candida;
resist. (Nitroxolin): Burkholderia cepacia, Pseudomonas, Stenotrophomonas maltophilia, evtl. auch Enterococcus, koagulasenegative Staphylokokken, Acinetobacter, Klebsiella pneumoniae, Serratia;
UW (Nitrofurantoin): Schwindel, Ataxie, Nystagmus, Arzneimittelfieber, Pruritus, Urtikaria, angioneurotisches Ödem, Kopfschmerzen, allergisches Lungenödem, interstitielle Pneumonie, Pleuritis, Atemnot, Husten, Thoraxschmerz, Appetitlosigkeit, Übelkeit, Erbrechen;
UW (Nitroxolin): Übelkeit, Erbrechen, Diarrhoe;
KI (Nitrofurantoin): bek. Überempf., NI jeden Grades, Oligurie, Anurie, pathologische Leberenzymwerte, Glukose-6-Phosphat-Dehydrogenase-Mangel, Polyneuropathien, Grav. im letzten Trimenon, FG u. Sgl. < 3M;
KI (Nitroxolin): bek. Überempfindlichkeit, schwere Nieren- und/oder Leberinsuffizienz

Carbapeneme 237

Nitrofurantoin Rp				HWZ 20min–1h, Q0 0.7, PPB 50–60%, PRC B, Lact, ☞				
Gewebe-gängigkeit	ZNS	entzünd. Lunge	ELF	Galle	Leber	Prostata	Niere	Knochen
	-	-	-	++	-	-	-	-

Furadantin *Kps. 50, 100(ret.)mg*
Nifurantin *Tbl. 50, 100mg*
Nifuretten *Tbl. 20mg*
Nitrofurantoin-ratioph. *Kps. 100(ret.)mg*
Uro-Tablinen *Tbl. 50mg*

Harnweginfektion: 3-4 x 100mg p.o.;
2-3 x 100mg ret.; **Ki.:** 5mg/kg/d;
Langzeittherapie: 2-3 x 50mg;
1-2 x 100mg ret.; **Ki.:** 2-3mg/kg/d;
DANI KI

Nitroxolin Rp				HWZ 2.6h, Q0 0.99, PPB 10%				
Gewebe-gängigkeit	ZNS	entzünd. Lunge	ELF	Galle	Leber	Prostata	Niere	Knochen
	-	-	-	+	-	-	+	+	-

Nilox mini *Kps. 80mg*
Nilox midi *Kps. 80mg*
Nitroxolin forte *Kps. 250mg*

Akute Harnweginfektion:
3 x 150–250mg p.o.;
Ki. ab 3J: 5mg/kg/d; 10-20mg/kg/d in 3 ED;
Chron. Harnweginfekte: 150-500mg/d;
DANI, DALI KI bei schwerer NI/LI

A 9.14 Carbapeneme

Empf.: fast alle grampositiven u. gramnegativen Bakterien;
resist. (Ertapenem, Imipenem, Meropenem): MRSA, Burkholderia cepacia, Xanthomonas maltophilia, E. faecium;
UW (Ertapenem, Imipenem, Meropenem): Erbrechen, Diarrhoe, Transaminasen↑, allergische Reaktion, BB-Veränderungen, ZNS-Strg.;
KI (Ertapenem, Imipenem, Meropenem): Grav./Lakt., Ki. < 3M

Ertapenem Rp				HWZ 4h, Q0 0.6, PPB 92-95% , PRC B, Lact ?				
Gewebe-gängigkeit	ZNS	entzünd. Lunge	ELF	Galle	Leber	Prostata	Niere	Knochen
	k.A.	k.A.	++	++	k.A.	k.A.	k.A.	++	k.A.

Invanz *Inf.Lsg. 1g*

Abdominelle, akute gynäkol. Infektionen, ambulant erworbene Pneumonie → 498, Haut- und Weichteilinfektionen bei diabetischem Fuß; Pro. abdomineller Infektionen bei elektiven kolorektalen Eingriffen 1 x 1g i.v.;
Ki. 3M-12J: 2 x 15mg/kg/d i.v.;
DANI CrCl > 30: 100%; < 30, HD: KI;
DALI nicht erforderlich

238 A 9 Infektiologie – Arzneimittel

Imipenem + Cilastatin Rp					HWZ 0.9/1h, Q0 0.3/0.1, PPB 20/35%, PRC C, Lact ?				
Gewebe-gängigkeit	ZNS	entzünd. Lunge		ELF	Galle	Leber	Prostata	Niere	Knochen
	–	+	++	++	++	++	k.A.	k.A.	++

Imipenem/Cilastatin Actavis *Inf.Lsg.* 500+500mg/100ml **Imipenem/Cilastatin Basics** *Inf.Lsg.* 500+500mg/100ml **Zienam** *Inf.Lsg.* 500+500mg/100ml	**Atemweg-, Harnweg-, abdominelle, Genital-, Haut-, Knochen-, Weichteilinfektionen, Sepsis, neutropenisches Fieber:** 3-4 x 500+500-1000+1000mg i.v., max. 50+50mg/kg/d bzw. max. 4+4g/d; **Ki.** < 3M: 50+50mg/kg/d in 2-3ED; > 3M: 60+60mg/kg/d i.v. in 4ED, max. 2+2g/d; **DANI** CrCl 41-70: max. 3 x 750+750mg; 21-40: max. 4 x 500+500mg; 6-20: max. 2 x 500+500mg; **DALI** nicht erforderl.

Meropenem Rp					HWZ 1h, Q0 0.12, PPB 2%, PRC B, Lact ?				
Gewebe-gängigkeit	ZNS	entzünd. Lunge		ELF	Galle	Leber	Prostata	Niere	Knochen
	+	+	++	++	++	++	k.A.	k.A.	++

Meronem *Inf.Lsg.* 500, 1000mg **Meropenem HEXAL** *Inf.Lsg.* 500, 1000mg **Meropenem Kabi** *Inf.Lsg.* 500, 1000mg	**Atemweg-, Harnweg-, abdominelle, intra- und postpartale Infektionen Haut-, Weichteilinf., Sepsis, neutropen. Fieber:** 3 x 0.5-1g i.v.; **Ki.** > 3M: 3 x 10-20mg/kg i.v.; **Meningitis:** 3 x 2g i.v.; **Ki.:** 3 x 40mg/kg i.v.; **DANI** CrCl > 50: 100%; 26-50: 2 x 0.5-1g; 10-25: 2 x 250-500mg; < 10: 1 x 250-500mg; **DALI** nicht erforderl.

A 9.15 Glykopeptide

Empf.: an-/aerobe grampositive Bakterien, MRSA; Telavancin: MRSA, MSSA; Dalbavancin: Staph. aureus, Strept. pyogenes, Strept. agalactiae, Strept. dysgalactiae, Strept. anginosus, Strept. intermedius und Strept. constellatus;
resist.: alle gramnegativen Bakterien, Mykoplasmen, Chlamydien, Enterobakterien;
UW (Dalbavancin): Kopfschmerzen, Übelkeit, Diarrhoe
UW (Teicoplanin): Exanthem, Erythem, Juckreiz, Schmerzen, Fieber;
UW (Telavancin): Pilzinfektion, Schlaflosigkeit, Geschmackstörung, Kopfschmerzen, Schwindel, Übelkeit, Obstipation, Diarrhoe, Erbrechen, Transaminasenerhöhung, Juckreiz, Exanthem, akutes Nierenversagen, Kreatininerhöhung, schaumiger Urin, Müdigkeit, Schüttelfrost;
UW (Vancomycin i.v.): Venenentzündung, Rötung von Körper/Gesicht, Blutdruck ↓, Dyspnoe, Stridor, Exanthem, Schleimhautentzündung, Juckreiz, Nesselfieber, Nierenschädigung;
UW (Vancomycin oral): keine;
KI (Dalbavancin, Teicoplanin): bek. Überempfindlichkeit;
KI (Telavancin): bek. Überempfindlichkeit, schwere NI, akutes Nierenversagen, Grav.;
KI (Vancomycin i.v./oral): bek. Überempfindlichkeit

Glykopeptide 239

Dalbavancin Rp								HWZ 333-405h, PPB 93%	
Gewebe-gängigkeit	ZNS	entzünd. Lunge		ELF	Galle	Leber	Prostata	Niere	Knochen
	-	-	+	-	k.A.	k.A.	k.A.	k.A.	+

Xydalba Inf.Lsg. 500mg	**Haut- u. Weichteilinfektionen** → 498: einmalig 1500mg i.v. oder 1000mg d1 und 500mg d8; **DANI** CrCl 30-79, HD: 100%; < 30 ohne HD: einmalig 1g oder 750mg d1 und 375mg d8; **DALI** Child A: 100%; B, C: vorsichtige Anw.

Teicoplanin Rp								HWZ 70-100h, Q0 0.3, PPB 90%	
Gewebe-gängigkeit	ZNS	entzünd. Lunge		ELF	Galle	Leber	Prostata	Niere	Knochen
	-	+	++	++	++	+	k.A.	k.A.	++

Targocid Amp. 100/1.8ml, 200mg/3.2ml, 400mg/3.2ml	**Kompliz. Haut- u. Weichteilinf., Knochen- u. Gelenkinf., nosokomiale Pneumonien, amb. erw. Pneumonien** → 498, **kompliz. Harnweginf., infektiöse Endokarditis** → 476, **Peritonitis, assoziiert mit kontin. amb. Peritonealdialyse (CAPD):** d1: 1 × 400mg, max. 800mg, dann 1 × 200-400mg i.v./i.m.; **Ki. < 2M:** d1: 16mg/kg i.v./i.m., dann 1 × 8mg/kg; **2M-12J:** d1: 10mg/kg alle 12h, dann 1 × 6-10mg/kg i.v./i.m.; **Cl. difficile Enterokolitis:** 2 × 100-200mg p.o. f. 7-14d; **DANI** CrCl 40-60: ab d4 50%; < 40: CrCl/100 × norm. Dos.; HD: ini 800mg, dann 1 × 400mg/W

Telavancin Rp								HWZ 8h, PPB 90%	
Gewebe-gängigkeit	ZNS	entzünd. Lunge		ELF	Galle	Leber	Prostata	Niere	Knochen
	k.A.	k.A.	k.A.	k.A.	k.A.	k.A.	k.A.	k.A.	k.A.

Vibativ Inf.Lsg. 250, 750mg	**Nosokomiale inkl. beatmungsassoziierte Pneumonie mit gesicherter od. vermuteter MRSA-Genese:** 1 × 10mg/kg i.v. f. 7-10d; **DANI** CrCl >50: 100%; 30-50: 7.5mg/kg; <30, HD: KI; **DALI** Child A, B: 100%; C: keine Daten, vorsichtige Anw.

Vancomycin Rp HWZ 4-6(15)h, Q0 0.05, PPB 55%, ther. Serumsp. (mg/l) min. 5-10, max. 30-40									
Gewebe-gängigkeit	ZNS	entzünd. Lunge		ELF	Galle	Leber	Prostata	Niere	Knochen
	-	+	+	++	+	+	k.A.	k.A.	+

Vanco Cell *Inf.Lsg. 0.5, 1g*
Vancomycin Enterocaps *Kps. 250mg*
Vancomycin Hikma *Inf.Lsg. 0.5, 1g*
Vancomycin-ratioph. *Inf.Lsg. 0.5, 1g*

Knochen-→ 498, **Weichteilinf., Pneumonie, Sepsis, Endokarditis** → 476: 4 x 500mg oder 2 x 1g i.v.;
NG/Sgl.: ini 15mg/kg/d, Erhaltungsdosis: 2-3 x 10mg/kg/d; **Ki. < 12J:** 4 x 10mg/kg i.v.; Spiegelkontrollen bei längerer Anwendung, v.a. bei NI, gleichzeitiger Anwendung oto-/nephrotoxischer Substanzen;
DANI CrCl: 100: 100%; 70: 70%; 30: 30%; 10: 10%; HD: ini 1g, dann 1g alle 7-10d;
DALI nicht erforderl.;
C.-difficile- oder Staph.-Enterokolitis: 0.5-2g/d p.o. in 3-4ED; **Ki.:** 40mg/kg/d

A 9.16 Lipopeptide

Empf.: Staph. aureus, alle anderen grampositiven Keime inkl. multiresistente Keime; **resist.:** alle gramnegativen Keime; **ÜW:** Pilzinfektionen, Kopfschmerzen, Übelkeit, Erbrechen, Durchfall, Exanthem, Reaktion an Infusionsstelle, Leberenzyme ↑ (GOT, GPT, aP), CK ↑, Geschmacksstrg., supraventr. Tachykardie, Extrasystolie, Flush, RR ↑/RR ↓, Obstipation, Bauchschmerzen, Dyspepsie, Glossitis, Ikterus, Pruritis, Urtikaria, Myositis, Muskelschwäche, Muskelschmerzen, Arthralgie, Vaginitis, Pyrexie, Schwäche, Erschöpfung, Schmerzen, Elektrolytstrg., Kreatinin ↑, Myoglobin ↑, LDH ↑; **KI:** bek. Überempfindlichkeit, Grav./Lakt.

Daptomycin Rp				HWZ 8-9h, Q0 0.5, PPB 90% PRC B, Lact ?				
Gewebe- gängigkeit	ZNS	entzünd. Lunge	ELF	Galle	Leber	Prostata	Niere	Knochen
	k.A.	k.A.	++	k.A.	k.A.	k.A.	k.A.	++

Cubicin *Inf.Lsg. 350, 500mg*

Komplizierte Haut-/Weichteilinfektionen: 1 x 4mg/kg i.v. für 10-14d; **Staph.-aureus-Bakteriämie, rechtsseitige Endokarditis mit Staph. aureus:** 1 x 6mg/kg i.v.;
DANI CrCl > 30: 100%; < 30, HD: 4mg/kg alle 48h; **DALI** Child-P. A, B: 100%; C: keine Daten

A 9.17 Oxazolidinone

Empf. (Linezolid): alle grampositiven Keime; **resist. (Linezolid):** alle gramnegativen Keime; **empf. (Tedizolid):** St. aureus, S. pyogenes, S. agalactiae, S. anginosus-Gruppe; **resist. (Tedizolid):** St. lugdunensis; gramneg. Keime;
UW (Linezolid): Kopfschmerzen, Juckreiz, Übelkeit, Erbrechen, Diarrhoe, Candidiasis, Mykosen, metallischer Geschmack, Blutbildveränderungen, Transaminasen ↑, aP ↑, LDH ↑, Harnstoff ↑, Lipase ↑, Amylase ↑, CK ↑, Glukose ↑, Gesamteiweiß ↓, Albumin ↓, Na ↓, Ca ↓, Kalium ↑↓, Bicarbonat ↑↓;
UW (Tedizolid): Kopfschmerzen, Schwindel, Übelkeit, Erbrechen, Diarrhoe, Pruritus, Ermüdung;

Intestinale Antibiotika 241

KI (Linezolid): bek. Überempf., unkontrollierbare Hypertonie, Phäochromozytom, Karzinoid, Thyreotoxikose, bipolare Depression, schizoaffektive Psychose, akute Verwirrtheitszustände, gleichzeitige Anw. von Serotonin-Wiederaufnahmehemmer, trizyklische Antidepressiva, Serotonin-5HT1-Rezeptor-Agonisten (Triptane), direkt oder indirekt wirkende Sympathomimetika inkl. adrenerger Bronchodilatatoren, Pseudoephedrin, Phenylpropanolamin, Adrenalin, Noradrenalin, Dopamin, Dobutamin; **KI** (Tedizolid): bek. Überempfindlichkeit

Linezolid Rp					HWZ 5h, Q0 0.65, PPB 31%, PRC C, Lact ?				
Gewebe-	ZNS	entzünd.	Lunge	ELF	Galle	Leber	Prostata	Niere	Knochen
gängigkeit	++	++	++	+	k.A.	k.A.	k.A.	k.A.	++

Linezolid 1A Tbl. 600mg **Linezolid HEXAL** Tbl. 600mg; Inf.Lsg. 600mg/300ml **Zyvoxid** Tbl. 600mg; Gran. (5ml = 100mg); Inf.Lsg. 600mg/300ml	**Nosokomiale, ambulant erw. Pneumonie** → 498, **schw. Haut-, Weichteilinfektionen:** 2 x 600mg p.o./i.v. für 10-14d, max. 28d, nach 14d Blutbildkontrolle; **DANI, DALI** nicht erforderlich

Tedizolid Rp					HWZ 12h, Q0 0.9 PPB 70-90%, PRC C, Lact ?				
Gewebe-	ZNS	entzünd.	Lunge	ELF	Galle	Leber	Prostata	Niere	Knochen
gängigkeit	+	k.A.	++	++	k.A.	++	k.A.	++	+

Sivextro Tbl. 200mg; Inf.Lsg. 200mg	**Haut- und Weichteilinf.:** 1 x 200mg p.o./i.v. für 6d; **DANI, DALI** nicht erforderlich

A 9.18 Intestinale Antibiotika

Empf. (Colistin): gramnegative Bakterien (außer Proteus spp.) inkl. Pseudomonas; **empf.** (Fidaxomicin): Clostridium difficile; **empf.** (Rifaximin): E. coli (ETEC, EAEC), Salmonella spp., Shigella spp., Non-V Vibrio cholerae, Plesiomonas spp., Aeromonas spp., Campylobacter spp.; **Wm/Wi** (Fidaxomicin): lokal wirksames Antibiotikum aus der Klasse der Makrozykline, bakterizid und Hemmung der RNA-Polymerase; **UW** (Colistin): Übelkeit, Erbrechen, Magenschmerzen, Diarrhoe; **UW** (Fidaxomicin): Erbrechen, Übelkeit, Obstipation; **UW** (Paromomycin): Diarrhoe, Appetitlosigkeit, Übelkeit, Erbrechen, Bauchschmerzen; **UW** (Rifaximin): Benommenheit, Kopfschmerz, Blähungen, Bauchschmerzen, Stuhldrang, Übelkeit, Erbrechen, Tenesmus ani, Erschöpfung, Pyrexie; **KI** (Colistin): bek. Überempf., geschädigte Darmmukosa, FG- und NG; **KI** (Fidaxomicin): bek. Überempf.; **KI** (Paromomycin): bek. Überempf., Myasthenia gravis, Obstipation, Ileus, Vorschädigung des Vestibular- oder Cochleaorgans, Grav.; **KI** (Rifaximin): Überempf. gegen R. bzw. andere Rifamycinderivate

Colistin Rp									
Gewebe-	ZNS	entzünd.	Lunge	ELF	Galle	Leber	Prostata	Niere	Knochen
gängigkeit	-	-	-	-	-	-	-	-	-

Diaroent Mono Tbl. 95mg; Trockensaft (1ml = 5.95mg)	**Selektive Darmdekontamination:** 3-4 x 95mg p.o.; Ki 6–11J: 3-4 x 47,5mg; >12J: 3-4 x 47,5-95mg

A 9 Infektiologie – Arzneimittel

Fidaxomicin Rp HWZ 8-10h, PRC B, Lact ?

Gewebe-gängigkeit	ZNS	entzünd. Lunge	ELF	Galle	Leber	Prostata	Niere	Knochen
	-	-	-	-	-	-	-	-

Dificlir *Tbl. 200mg*	**Clostridium-difficile-Infektion:** 2 × 200mg p.o. für 10d; **DANI, DALI** nicht erforderl.

Paromomycin Rp

Gewebe-gängigkeit	ZNS	entzünd. Lunge	ELF	Galle	Leber	Prostata	Niere	Knochen
	-	-	-	-	-	-	-	-

Humatin *Kps. 250mg; Pulver (1Fl. = 1g)*	**Präcoma/Coma hepat.** → 563: 35-75mg/kg/d p.o.; **Pro. portosystem. Enzephalopathie** → 530: 1-2g/d; **Darmdekontam. präop.:** 4g/d p.o. für 2d; **nichtinvas. Amöbenenteritis** → 646: 15-100mg/kg/d p.o. für 5d; **DANI** vorsichtig dosieren

Rifaximin Rp

Gewebe-gängigkeit	ZNS	entzünd. Lunge	ELF	Galle	Leber	Prostata	Niere	Knochen
	-	-	-	-	-	-	-	-

Tixteller *Tbl. 550mg* Rifaxan *Tbl. 200mg* Xifaxan *Tbl. 200, 550mg*	**Reisediarrhoe:** 3 × 200mg p.o. für 3d, max. 2 × 400mg/d; **Hepatische Enzephalopathie** → 530: 2 × 550mg p.o.

A 9.19 Inhalative Antibiotika

Wm/Wi (Colistimethatnatrium): zyklischer antibakterieller Polypeptid-Wirkstoff ⇒ Schädigung der Zellmembran von gramnegativen Bakterien;
UW (Colistimethatnatrium): Gleichgewichtsstrg., Kopfschmerzen, Tinnitus, Dyspnoe, Husten, Dysphonie, Rachenreizung, Hämoptysen, Bronchospasmus, Asthma, Keuchen, thorakale Beschwerden, Infektion der unteren Atemwege, produktiver Husten, Lungenknistern, Dysgeusie, Übelkeit, Erbrechen, Arthralgie, Pyrexie, Asthenie, Müdigkeit, FEV ↓;
KI (Colistimethatnatrium): bekannte Überempfindlichkeit

Colistimethatnatrium Rp PRC C, Lact ?

Gewebe-gängigkeit	ZNS	entzünd. Lunge	ELF	Galle	Leber	Prostata	Niere	Knochen
	-	-	++	-	-	-	-	-

Colistin CF *Inh.Lsg. 80mg = 1Mio IE* Colobreathe *Inh.Kps. 125mg* Promixin *Inh.Lsg. 80mg = 1Mio IE*	**Mukoviszidose** → 514, **chron. pulmonale Infekte durch Pseudom. aeruginosa** → 504: **Erw., Ki ab 6J:** 2 × 1 Kps. bzw. 2 × 1 Mio IE p.i., bei Erregerpersistenz bis 3 × 2 Mio IE; **DANI, DALI** nicht erforderlich

A 9.20 Antiprotozoenmittel

Empf. (Atovaquon): Pneumocystis jirovecii;
empf. (Pentamidin): Pneumocystis jirovecii, Leishmania, Trypanosoma;
empf. (Pyrimethamin): Malariaplasmodien, Toxoplasma gondii;
UW (Atovaquon): Übelkeit, Exanthem, Juckreiz, Durchfall, Erbrechen, Kopfschmerzen, Schlaflosigkeit, erhöhte Leberenzyme, Anämie, Neutropenie, Hyponatriämie, Überempfindlichkeitsreaktionen inkl. Angioödem, Bronchospasmus, Enge im Rachen, Urtikaria, Fieber;
UW (Pentamidin): i.v: Azotämie, akutes Nierenversagen, Hämaturie, lokale Reaktionen am Verabreichungsort wie Schwellung, Entzündung, Schmerz, Induration, Abszeß, Muskelnekrose, Anämie, Leukopenie, Thrombopenie, Hypoglykämie, Hyperglykämie, Diabetes mellitus, Hypermagnesiämie, Hyperkaliämie, Hypokalzämie, Hypertonie, Hypotonie, Kollaps, Hitzegefühl, Nausea, Erbrechen, Geschmackssstrg., Leberenzymem, Exanthem; inhalativ: Husten, Dyspnoe, Bronchospasmus, Giemen, Geschmackssstrg., Übelkeit;
UW (Pyrimethamin): Übelkeit, Erbrechen, Diarrhoe, Exanthem, Kopfschmerzen, Schwindel, Anämie, Leukopenie, Thrombopenie;
KI (Atovaquon, Pentamidin): bekannte Überempfindlichkeit;
KI (Pyrimethamin): bekannte Überempfindlichkeit, Lakt.

Atovaquon Rp					HWZ 50-84h, PPB 99%, PRC C, Lact ?				
Gewebe-gängigkeit	ZNS	entzünd. Lunge		ELF	Galle	Leber	Prostata	Niere	Knochen
	k.A.	k.A.	++	k.A.	k.A.	k.A.	k.A.	k.A.	k.A.
Wellvone *Susp. (5ml = 750mg)*					**P.-jirovecii-Pneumonie:** 2 x 750mg p.o.				

Pentamidin Rp					HWZ 6-9h, Q0 0.95, PPB 70%, PRC C, Lact -				
Gewebe-gängigkeit	ZNS	entzünd. Lunge		ELF	Galle	Leber	Prostata	Niere	Knochen
	k.A.	k.A.	++	k.A.	k.A.	k.A.	k.A.	k.A.	k.A.
Pentacarinat *Inf.Lsg. 300mg*					**Pneumocystis-jirovecii-Pneum.: Ther.:** für 14d 4mg/kg i.v. oder 300-600mg/d inhalieren; **Pro.:** 200mg für 4d, dann 300mg alle 4W inhalieren; **Leishmaniasis:** 3-4mg/kg alle 2d i.m., 10 x; **Trypanosomiasis:** 4mg/kg alle 2d i.v./i.m., 7-10 x; **DANI** s. FachInfo; **DALI** nicht erf.				

Pyrimethamin Rp					HWZ 80-96h, Q0 1.0, PPB 80%, PRC C, Lact +				
Gewebe-gängigkeit	ZNS	entzünd. Lunge		ELF	Galle	Leber	Prostata	Niere	Knochen
	+	+	k.A.	k.A.	k.A.	k.A.	k.A.	k.A.	k.A.
Daraprim *Tbl. 25mg*					**Toxoplasmose:** d1 100mg p.o., dann 1 x 25-50mg; **Ki.** < **3M:** 6.25mg alle 2d; **3-9M:** 1 x 6.25mg; **10M-2J:** 1 x 1mg/kg/d, max. 25mg; **3-6J:** d1 2mg/kg, dann 1mg/kg; Kombination mit Sulfadiazin! → 234				

A 9 Infektiologie – Arzneimittel

A 9.21 Weitere Antibiotika

Empf. (Fosfomycin): Staphylokokken, Streptokokken, Escherichia coli, Enterobacter, Proteus, Pseudomonas aeruginosa, Neisseria, Haemophilus influenzae, Citrobacter, Serratia; **resist.** (Fosfomycin): Morganella, Bacteroides; **UW** (Fosfomycin i.v.): Brechreiz, Magendrücken, Phlebitis; **UW** (Fosfomycin, oral): Kopfschmerzen, Schwindel, Asthenie; **KI** (Fosfomycin i.v.): bek. Überempf. gegen F. bzw. gegen Bernsteinsäure; **KI** (Fosfonycin oral): bek. Überempf. gegen F.; schwere Niereninsuffizienz

Fosfomycin Rp					HWZ 2 h, Qo 0.1, keine PPB, PRC B, Lact ?			
Gewebe-gängigkeit	ZNS	entzünd.	Lunge	ELF	Galle	Leber	Prostata	Niere	Knochen
	++	++	+	++	++	++	k.A.	k.A.	++

Fosfouro *Granulat 3g*
Fosfomycin Aristo *Granulat 3g*
Infectofos *Inf.Lsg. 2, 3, 5, 8g*
Monuril *Granulat 3g*

Unkompl. Harnweginf. bei Frauen: Erw., Ki. ab 12J: 1 × 3g p.o.; **DANI** CrCl < 20: KI; **Atemweg-, HNO-, Harn-/Gallenweg-, Haut-/ Weichteil-, Knocheninf., Meningitis, Sepsis, Endokarditis** → 476: 2-3 × 3-5g i.v., max. 20g/d; **Ki < 4W:** 100mg/kg/d in 2ED i.v.; **5W-1J:** 200-250mg/kg/d in 3ED; **1-12J:** 100-200mg/kg/d in 3ED, max. 300mg/kg/d; **DANI** s. FachInfo

A 9.22 Antimikrobielle Spüllösung

Wm/Wi (Taurolidin): Methylolgruppen-Übertragung, Denaturierung von Oligosaccharid-Peptid-Komplexen der Bakterien, Entgiftung von Lipopolysacchariden; **UW** (Taurolidin): keine häufigen bzw. sehr häufigen UW; **KI** (Taurolidin): bek. Überempf., terminale NI, Ki. < 6J

Taurolidin Rp HWZ (3-6h), PPB 40%

Taurolodin Nova 2%
Instillationslsg. 2g/100ml, 5g/250ml

Lokale oder diffuse Peritonitis:
300-500ml 0.5% oder 100-250ml 2%;
Ki. 6-15J.: bis max. 300ml 0.5% oder 50-100ml 2%; **DANI** KI bei terminaler NI

A 9.23 Tuberkulostatika

A 9.23.1 Monopräparate

Empf. (Bedaquilin): M. tuberculosis; **empf.** (Delamanid): M. tuberculosis; **empf.** (EMB): M. tuberculosis, M. kansasii, M. avium-intracellulare; **empf.** (INH): M. tuberculosis, M. kansasii; **empf.** (PTH): M. tuberculosis, M. kansasii, M. leprae; **empf.** (PZA): M. tuberculosis; **empf.** (RMP): M. tuberculosis, grampositive Kokken, Legionellen, Chlamydien, M. leprae, Meningokokken, Gonokokken, Haemophilus influenzae, Bacteroides; **empf.** (SM): M. tuberculosis, Brucellen, Yersinia pestis, Francisella tularensis; **Wm/Wi** (Bedaquilin): spezif. Hemmung der mykobakteriellen ATP-Synthase ⇒ bakterizide Wi in sich teilenden und sich nicht teilenden Tuberkulosebakterien; **Wm/Wi** (Delamanid): Hemmung der Synthese der Zellwandkomponenten Methoxy- und Keto-Mykolsäure; **UW** (Bedaquilin): Kopfschmerzen, Schwindel, verlängerte QT-Zeit, Nausea, Erbrechen, Diarrhoe, Transaminasen ↑, Arthralgie, Myalgie;

Tuberkulostatika

UW (Delamanid): Anämie, Eosinophilie, Retikulozytose, Hypertriglyceridämie, Hypokaliämie, Hyperurikämie, Appetitlosigkeit, Schlaflosigkeit, Psychose, Erregung, Angststörung, Unruhe, Depression, Schwindel, Kopfschmerzen, Parästhesie, Tremor, Tinnitus, Herzklopfen, periphere Neuropathie, Somnolenz, Hypästhesie, trockenes Auge, Photophobie, Ohrenschmerzen, Hypertonie, Hypotonie, Hämatome, Hitzewallungen, Dyspnoe, Husten, Oropharyngeale Schmerzen, Rachenreizung, trockener Rachen, Rhinorrhoe, Hämoptyse, Erbrechen, Diarrhoe, Dyspepsie, Gastritis, Obstipation, Bauchschmerzen, Dermatitis, Urtikaria, juckender Hautausschlag, Juckreiz, Exanthem, Akne, Hyperhidrose, Osteochondrose, Muskelschwäche, Muskel- und Skelettschmerzen, Flankenschmerz, Gliederschmerzen, Arthralgie, Myalgie, Hämaturie, Asthenie, Pyrexie, Brustschmerzen, Unwohlsein, thorakale Beschwerden, periph. Ödeme, Asthenie, QT-Verlängerung, Kortisolspiegel ↑;
UW (EMB): N.-opticus-Schädigung, Transaminasen ↑, allerg. Reaktionen;
UW (INH): periphere Neuropathie, Transaminasen ↑, Akne, Leukopenie, Mikrohämaturie;
UW (PTH): gastrointestinale Störung, Transaminasen ↑, allergische Reaktionen;
UW (PZA): Hyperurikämie, Transaminasen ↑, Erbrechen, Strg. der Hämatopoese;
UW (RMP): Transamin. ↑, Cholestase, Rotfärbung des Urins, Neutro- und Thrombopenie, Nierenversagen; **UW** (SM): Schädigung des N. vestibularis, Nephrotoxizität;
KI (Bedaquilin): bek. Überempfindlichkeit;
KI (EMB): Vorschädigung des N. opticus;
KI (INH): akute Lebererkr., periphere Neuropathien;
KI (PTH): schwere Leberfktsstrg., Grav.;
KI (PZA): schwere Leberfunktionsstrg.;
KI (RMP): schwere Leberfktsstrg., Lakt.; Cave in Grav.;
KI (SM): schwere Niereninsuffizienz, Innenohrschädigung, Grav./Lakt.

Bedaquilin Rp						HWZ 5.5 Monate, PPB >99%, PRC B, Lact ?			
Gewebe-	ZNS	entzünd.	Lunge	ELF	Galle	Leber	Prostata	Niere	Knochen
gängigkeit	k.A.	k.A.	k.A.	k.A.	k.A.	k.A.	k.A.	k.A.	k.A.
Sirturo *Tbl. 100mg*					Multiresistente pulmonale TBC → 658: W 1-2: 1 x 400mg/d p.o.; W 3-24: 200mg 3 x/W; Komb. mit anderen Tuberkulostatika; **DANI** CrCl > 30: nicht erf.; <30, HD: vors. Anw.; **DALI** Child A, B: nicht erf.; C: Anw. nicht empf.					

Delamanid Rp							HWZ 30-38h PPB >99%		
Gewebe-	ZNS	entzünd.	Lunge	ELF	Galle	Leber	Prostata	Niere	Knochen
gängigkeit	k.A.	k.A.	k.A.	k.A.	k.A.	k.A.	k.A.	k.A.	k.A.
Deltyba *Tbl. 50mg*					Multiresistente pulm. TBC: 2 x 100mg p.o. f. 24W, Komb. mit anderen Tuberkulostatika; **DANI** leichte-mäßige NI: 100%; schwere NI: Anw. nicht empf.; **DALI** mäßige bis schwere LI: Anw. nicht empfohlen					

A 9 Infektiologie – Arzneimittel

Ethambutol (EMB) Rp
HWZ 2.5-4h, Q0 0.8, PPB 10-20%, PRC B, Lact +

Gewebe-gängigkeit	ZNS	entzünd. Lunge		ELF	Galle	Leber	Prostata	Niere	Knochen
	–	+	++	++	k.A.	k.A.	k.A.	k.A.	k.A.

EMB-Fatol Tbl. 100, 400, 500mg; Inf.Lsg. 1000mg/10ml	TBC → 658: 1 x 25mg/kg p.o./i.v./i.m., n. 2-3M 1 x 20mg/kg; **DANI** CrCl 40-75: 1 x 15mg/kg; 30-39: 15mg/kg alle 2d; < 30: nach Serumsp.

Isoniazid (INH) Rp
HWZ 0.7-4h, Q0 0.6, PPB 30%, PRC C, Lact +

Gewebe-gängigkeit	ZNS	entzünd. Lunge		ELF	Galle	Leber	Prostata	Niere	Knochen
	+	++	++	k.A.	k.A.	k.A.	k.A.	k.A.	k.A.

Isozid Tbl. 50, 100, 200mg; Inf.Lsg. 0.5g	**TBC: Therapie** → 658: 1 x 5mg/kg p.o./i.v.; 15mg 2-3 x/W; **Ki.:** 1 x 200mg/m² KOF; **Pro.:** 500mg p.o./i.v. für mindestens 6-9M; **Ki.:** 15mg/kg 3 x/W p.o., 5mg/kg/d i.v.; **DANI** nicht erf., evtl. 1-2d/W Pause; **DALI** max. 100-200mg/d

Protionamid (PTH) Rp
HWZ 1-2h, keine PPB

Gewebe-gängigkeit	ZNS	entzünd. Lunge		ELF	Galle	Leber	Prostata	Niere	Knochen
	++	++	++	++	k.A.	k.A.	k.A.	k.A.	k.A.

Peteha Tbl. 250mg	**TBC** → 658: 10-15mg/kg p.o. in 1-3ED; **Ki. < 4J:** 25mg/kg p.o.; **5-8J:** 20mg/kg; **> 9J:** 15mg/kg; **DANI** 2-3 x/W 1g p.o.; **DALI** KI

Pyrazinamid (PZA) Rp
HWZ 9-23h, Q0 1.0, PPB 50%, PRC C, Lact ?

Gewebe-gängigkeit	ZNS	entzünd. Lunge		ELF	Galle	Leber	Prostata	Niere	Knochen
	++	++	++	++	k.A.	++	k.A.	++	k.A.

Pyrafat Tbl. 500mg Pyrazinamid Tbl. 500mg	**TBC** → 658: 1 x 20-30mg/kg p.o., max. 2.5g/d für 2-3M; **Ki.** 1 x 30mg/kg p.o., max. 1.5g/d; **DANI** 2 x/W 3g; **DALI** KI bei schwerer Fkt.Strg.

Rifampicin (RMP) Rp
HWZ 2-3h, Q0 0.85, PPB 90%, PRC C, Lact –

Gewebe-gängigkeit	ZNS	entzünd. Lunge		ELF	Galle	Leber	Prostata	Niere	Knochen
	++	++	++	–	k.A.	++	k.A.	++	+

Eremfat Tbl. 150, 300, 450, 600mg; Saft (5ml = 100mg); Inf.Lsg. 300, 600mg	**TBC** → 658: 1 x 10mg/kg p.o./i.v., max. 600mg/d; minimal 450mg/d; **Ki. < 2M:** 10mg/kg; **2M-6J:** 15mg/kg; **> 6J:** 10-20mg/kg, max. 450mg/d; **andere Infektionen:** 600-1200mg/d p.o./i.v. in 2-3ED; **Meningokokken-Pro.:** 2 x 600mg p.o. für 2d; **Ki. 3-11M:** 2 x 5mg/kg für 2d; **1-12J:** 2 x 10mg/kg für 2d; **DANI** nicht erf.; **DALI** KI bei schwerer Fktsstrg.

Tuberkulostatika 247

Streptomycin (SM) Rp					HWZ 2.5h, Qo 0.04, PPB 32-35%, PRC D, Lact +				
Gewebe- gängigkeit	ZNS -	entzünd. -	Lunge ++	ELF ++	Galle k.A.	Leber k.A.	Prostata k.A.	Niere k.A.	Knochen k.A.

Strepto-Fatol *Inj.Lsg. 1g*

TBC → 658, **Brucellose, Tularämie:**
1 x 15mg/kg i.m.; > **50J:** 1 x 0.5g/d;
Ki. < **3M:** 1 x 10mg/kg, max. 50mg/d;
3-6 M: 1 x 15-25mg/kg;
0.5-12J: 1 x 20-30mg/kg, max. 1g/d;
Enterokokkenendokarditis: 1 x 2g für 10-14d;
DANI CrCl 50-60: 1g alle 40h; 40-50: 1g alle 60h; 30-40: 1g alle 72h; < 30: KI;
HD: zusätzlich 3.5-5mg

A 9.23.2 Kombinationspräparate

Rifampicin + Isoniazid Rp

Iso-Eremfat *Tbl. 150+100mg* — **TBC:** 1 x 10+5mg/kg p.o.

Isoniazid + Pyridoxin Rp

Isozid compositum *Tbl. 100+20mg, 200+40mg, 300+60mg* — **TBC:** 1 x 5mg/kg INH p.o.

A 9.23.3 Tuberkulostatika – Reservemittel

Empf. (Capreomycin): M. tuberculosis, auch streptomycinresistente Stämme;
empf. (Dapson): M. tuberculosis, M. leprae, Pneumocystis jirovecii (carinii);
empf. (Rifabutin): M. tuberculosis, M. marinum, M. kansasii, M. leprae, M. avium intracellulare, grampositive Kokken, Legionellen, Chlamydien;
UW (Rifabutin): rotorange Färbung des Urins, Übelkeit, Erbrechen, Leberenzyme ↑, Gelbsucht, Leukopenie, Eosinophilie, Thrombopenie, Anämie, Fieber, Hautrötung, Bronchospasmen, Schock, reversible Uveitis, Wirkung hormoneller Kontrazeptiva u.a. ↓;
KI (Rifabutin): Überempf. gegen andere Rifamycine, Verschlussikterus, Leberzirrhose, akute Hepatitis, Cave in Grav./Lakt.

Capreomycin

Gewebe- gängigkeit	ZNS k.A.	entzünd. k.A.	Lunge k.A.	ELF k.A.	Galle k.A.	Leber k.A.	Prostata k.A.	Niere k.A.	Knochen k.A.

Ogostal *(Int. Apotheke) Inj.Lsg. 1g* — **TBC** → 658: 1 x 1g i.m. für 1-2M, dann: 1g 2-3 x/W

Dapson Rp — HWZ 10-50h, PPB 70-90%, PRC C, Lact -

Gewebe- gängigkeit	ZNS k.A.	entzünd. k.A.	Lunge ++	ELF +	Galle k.A.	Leber k.A.	Prostata k.A.	Niere k.A.	Knochen k.A.

Dapson-Fatol *Tbl. 50mg*

TBC → 658: 50-200mg p.o.;
Lepra: 1 x 50-100mg p.o.

4-Aminosalicylsäure Rp

HWZ 26min, PPB 50-70%

Gewebe-gängigkeit	ZNS	entzünd. Lunge	ELF	Galle	Leber	Prostata	Niere	Knochen
	-	+	+	+	k.A.	k.A.	k.A.	k.A.	k.A.

Granupas *Granulat 4g* PAS-Fatol N *Inf.Lsg. 13.5g*	TBC → 658: 3 x 4g p.o.; **Ki.** > 1M: 150mg/kg/d in 2 ED p.o.; 1 x 10–15g i.v., max. 40g/d; **Ki.** < 6J: 200–300mg/kg/d; > 6J: 200mg/kg/d; **Jug.** > 14J: s. Erw.

Rifabutin Rp

HWZ 45h, Qo 0.9, PPB 91-94%, PRC B, Lact ?

Gewebe-gängigkeit	ZNS	entzünd. Lunge	ELF	Galle	Leber	Prostata	Niere	Knochen
	+	+	++	++	k.A.	k.A.	k.A.	k.A.	k.A.

Mycobutin *Kps. 150mg*	TBC → 658: 1 x 150mg für 6–9M; vorbehand. u. immunsuppr. Patienten: 1 x 300–450mg p.o.; **Mycobacterium-avium-Infektion:** **Ther.:** 1 x 450–600mg p.o.; **Pro.:** 1 x 300mg; **DANI** CrCl < 30: 50%; **DALI** Dosisreduktion, KI bei schwerer Leberfktsstrg.

A 9.24 Virustatika

A 9.24.1 Herpes-Präparate

Wm (Aciclovir): Hemmung der viralen DNA-Polymerase; **Wm** (Brivudin): Nukleosidanalogon, Replikationshemmung des Varizella-Zoster-Virus; **Wm** (Famciclovir): Hemmung der viralen DNA-Polymerase; **Wm** (Valaciclovir): bessere Resorption als Aciclovir; **UW** (Aciclovir): Nierenfktsstrg., Exanthem, Blutbildveränderungen; **UW** (Brivudin): Übelkeit, Kopfschmerzen, Erbrechen, Diarrhoe, Schwindel, Pruritus; **KI** (Aciclovir): Grav./Lakt.; **KI** (Brivudin): bereits voll ausgeprägte Hautmanifestation, Immundefizienz, Kinder, Grav./Lakt., Einnahme von 5-FU oder anderen 5-Fluoropyrimidinen (Abstand zur Brivudineinnahme muss > 4W sein)

Aciclovir Rp

HWZ 3h, Qo 0.25, PPB 9-33%, PRC B, Lact ?

Acic *Tbl. 200, 400, 800mg;* *Inf.Lsg. 250, 500mg* Aciclostad *Tbl. 200, 400, 800mg* Aciclovir-ratioph. *Tbl. 200, 400, 800mg;* *Inf.Lsg. 250, 500mg* Virzin *Tbl. 200, 400, 800mg* Zovirax *Susp. (5ml = 200mg)*	**Herpes zoster** → 727: 5 x 800mg p.o.; 3 x 5mg/kg i.v. (5-7d); immunsupprimierte Patienten: 3 x 10mg/kg i.v.; **Herpes genitalis** → 653: 5 x 200mg p.o.; 3 x 5mg/kg i.v. (5d); **Herpes-Enzephalitis** → 678: 3 x 10mg/kg i.v. für 10d; **Ki.** < 3M > 12J: s. Erw. (mg/kg); 3M-12J: 3 x 250-500mg/m² KOF i.v.; **DANI** CrCl: > 50: 100%; 25-50: Dosisintervall 2 x i.v.; 10-25: Dosisintervall 1 x i.v.; < 10, HD: 50% 1 x i.v., nach Dialyse

Brivudin Rp

HWZ 16h, PPB > 95%

Zostex *Tbl. 125mg*	**Herpes zoster** (immunkompetente Patienten): 1 x 125mg p.o. für 7d; **DANI**, **DALI** nicht erforderlich

Virustatika 249

Famciclovir Rp Famvir *Tbl. 125, 250, 500mg*	HWZ 2.2h, Q0 0.14, PPB < 20%, PRC B, Lact ? **Herpes genitalis** → 653: Ersterkrankung: 3 x 250mg p.o. für 5d, immunsupprimierte Pat.: 2 x 500mg; Frührezidiv: 2 x 125mg; **Herpes zoster** → 727: 3 x 250mg für 7-10d; bei immunsupprimierten Patienten oder **Zoster ophthalmicus**: 3 x 500mg; **DANI** CrCl > 40: 100%; 30-39: 2 x 250mg; 10-29: 1 x 250mg; **DALI** nicht erforderlich
Valaciclovir Rp Valaciclovir 1A Pharma *Tbl. 500, 1000mg* Valaciclovir HEXAL *Tbl. 500, 1000mg* Valtrex *Tbl. 500mg*	HWZ 3h, Q0 0.25 **Herpes zoster** → 727: 3 x 1g p.o. für 7d; **DANI** CrCl 15-30: max. 2 x 1g; < 15, HD: max. 1 x 1g nach Dialyse; **Herpes genitalis**: 2 x 500mg p.o. für 10d; **DANI** CrCl < 15: 1 x 500mg

A 9.24.2 CMV-Präparate

Wm (Foscarnet): Hemmung viraler Polymerasen; **Wm** (Ganciclovir): Nukleosidanalogon, Hemmung der DNA-Synthese; **Wm** (Letermovir): hemmt den CMV-DNA-Terminase-Komplex, der für die Spaltung u. Verpackung viraler Nachkommen-DNA erf. ist **Wm** (Valganciclovir): Prodrug von Ganciclovir; **UW** (Ganciclovir): Neutropenie, Thrombopenie, Fieber, Kopfschmerzen, Nausea; **UW** (Letermovir): Übelkeit, Diarrhoe, Erbrechen; **KI** (Ganciclovir): schwere Leuko- bzw. Thrombopenie, Grav./Lakt., Kinder < 18J; **KI** (Letermovir): bek. Überempf.; Komb. mit Pimozid, Mutterkornalkaloiden; bei Komb. von L. mit Ciclosporin: die Komb. mit Dabigatran, Atorvastatin, Simvastatin, Rosuvastatin oder Pitavastatin ist KI

Foscarnet Rp Foscavir *Inf.Lsg. 6g*	HWZ 3-6h, Q0 0.1, PPB < 20%, PRC C, Lact ? **CMV-Infektion:** W1-3: 3 x 60mg/kg i.v., dann: 1 x 90-120mg/kg; **Herpesinfektion (Aciclovir-resistent):** 3 x 40mg/kg i.v.; **DANI** s. FachInfo
Ganciclovir Rp Cymeven *Inf.Lsg. 500mg* Ganciclovir HEXAL *Inf.Lsg. 500mg*	HWZ 2.5-5h, Q0 0.05, PPB 2%, PRC C, Lact ? **CMV-Retinitis:** W1-2: 2 x 5mg/kg i.v., dann 1 x 5mg/kg i.v.; **DANI** CrCl 50-69: 2 x 2.5mg/kg i.v.; 25-49: 1 x 2.5mg/kg; 10-24: 1 x 1.25mg/kg; < 10: 1.25mg 3 x/W
Letermovir Rp Prevymis *Inf.Lsg. 5240, 480mg;* *Tbl. 240, 480mg*	HWZ 12h, Q0 1.0, PPB 98% **PRO CMV-Reaktivierung bei hämato- poetischer Stammzell-Tx:** 1 x 480mg p.o./i.v. für 100d; Komb. mit Ciclosporin A: 1 x 240mg p.o./i.v.; **DANI** nicht erf.; **DALI** Child A, B: 100%; C: Anw. nicht empf.; bei gleichzeitiger mäßiger-schwerer NI und mäßiger LI: Anw. nicht empfohlen

Valganciclovir Rp	HWZ 3h
Valcyte Tbl. 450mg, Trockensaft (1ml = 50mg); Valganciclovir HEXAL Tbl. 450mg Valganciclovir Mylan Tbl. 450mg	CMV-Retinitis: 2 x 900mg p.o. für 21d, dann 1 x 900mg/d; DANI CrCl > 60: 100%; 40-59: ini 2 x 450mg, dann 1 x 450mg; 25-39: ini 1 x 450mg, dann 450mg alle 2d; 10-24: ini 450mg alle 2d, dann 450mg 2 x/W; < 10, HD: KI

A 9.24.3 Influenza-Präparate

Wm (Amantadin): verhindert Uncoating und Reifung von Influenza-Viren;
Wm (Oseltamivir, Zanamivir): Hemmung der viralen Neuraminidase, Hemmung der Freisetzung neu gebildeter Influenza-A- und -B-Viren;
UW (Amantadin): Schlafstrg., motorische und psychische Unruhe, Ataxie, Angstzustände, Livedo reticularis, Gedächtnis- und Konzentrationsstrg.;
UW (Oseltamivir): Kopfschmerzen, Übelkeit, Erbrechen, Bronchitis, Herpes simplex, Nasopharyngitis, Infektionen der oberen Atemwege, Sinusitis, Schlaflosigkeit, Husten, Halsentzündung, Rhinorrhoe, Schmerzen, Bauchschmerzen, Dyspepsie, Benommenheit, Abgeschlagenheit, Fieber, Gliederschmerzen, Otitis media, Konjunktivitis, Ohrenschmerzen;
KI (Amantadin): HF ↓, Hypokaliämie, Hypomagnesiämie, Long-QT-Syndrom;
KI (Oseltamivir): bekannte Überempfindlichkeit

Amantadin Rp	HWZ 10-14h, Qo 0.1, keine PPB, PRC C, Lact -
Amantadin HEXAL Tbl. 100, 200mg Amantadin-ratioph. Tbl. 100mg	Influenza-A-Virusgrippe: 2 x 100mg p.o. für 10d, > 65J: 1 x 100mg; Ki. 5-9J: 1 x 100mg; > 10J: 2 x 100mg; DANI CrCl 50-60: 1 x 150mg; 30-49: 1 x 100mg; 20-29: 200mg 2 x/W; 10-19: 100mg 3 x/W; < 10, HD: 100mg 1 x/W

Oseltamivir Rp	HWZ 6-10h, Qo 0.01, PPB 3%
Tamiflu Trockensaft (1ml = 6mg); Kps. 30, 45, 75mg	Influenza: Ther.: 2 x 75mg p.o. (5d); Pro.: 1 x 75mg (7d); Ki. > 1J: Ther.: < 15kg: 2 x 30mg; 15-23kg: 2 x 45mg; 23-40kg: 2 x 60mg; > 40kg: 2 x 75mg; DANI CrCl > 30: Ther./Pro.: 2 x 75mg/1 x 75mg; 10-30: 1 x 75mg/75mg alle 2d oder tgl. 30mg; < 10, HD: nicht empf.; DALI nicht erforderl.

Zanamivir Rp	HWZ 1.6-5.1h, PRC B, Lact ?
Relenza Diskhaler (ED = 5mg)	Influenza A, B: Erw. u. Ki ab 5J: 2 x 10mg inhalieren für 5d; Postexpositions-Pro.: 1 x 10mg für 10d, saisonale Pro.: 1 x 10mg für bis zu 28d; DANI, DALI nicht erforderlich

A 9.24.4 Nukleosidische u. nukleotidische Reverse-Transkriptase-Inhibitoren (NRTI)

Wm/Ind: Blockade der Umwandlung von RNA in DNA durch ein chemisch verändertes Nukleosid; **UW** (Abacavir): Übelkeit, Müdigkeit, Fieber, Kopfschmerzen, Diarrhoe, Anorexie;
UW (Adefovir): Asthenie, Bauchschmerzen, Kopfschmerzen, Diarrhoe, Krea ↑;
UW (Didanosin, Stavudin): Polyneuropathie, Pankreatitis, Diarrhoe, Exanthem;
UW (Emtricitabin): Kopfschmerzen, Übelkeit, Diarrhoe, CK ↑, Exanthem;
UW (Lamivudin): Kopfschmerzen, Übelkeit, Diarrhoe;
UW (Tenofovir-Alafenamid): Diarrhoe, Übelkeit, Erbrechen, Bauchschmerzen, Völlegefühl, Flatulenz, Erschöpfung, Kopfschmerzen, Schwindel, Exanthem, Pruritus, ALT ↑, Arthralgie;
UW (Tenofovir-Disoproxil): Diarrhoe, Übelkeit, Erbrechen, Hypophosphatämie, Flatulenz;
UW (Zidovudin): Anämie, Leuko ↓, Myopathie, Übelkeit, Kopfschmerzen;
KI (Abacavir): schwere Leberfunktionsstrg., Grav./Lakt.;
KI (Adefovir): bek. Überempf.;
KI (Didanosin): akute Pankreatitis, Grav./Lakt.;
KI (Emtricitabin): bek. Überempf.;
KI (Lamivudin, Stavudin): Grav./Lakt.;
KI (Tenofovir-Alafenamid/Disoproxil): bek. Überempf.;
KI (Zidovudin): Leukozytenabnahme < 750/µl, Hb < 7.5g/dl, Grav./Lakt.

Abacavir (ABC) Rp	HWZ 1-2h, Q0 0.95, PPB 50%, PRC C, Lact -
Abacavir HEXAL *Tbl. 300mg* Ziagen *Tbl. 300mg; Saft (1ml = 20mg)*	**HIV-Infektion:** 2 x 300mg p.o.; **Ki.** 3M-12J: 2 x 8mg/kg, max. 600mg/d; **DANI** nicht erforderl.; **DALI** Anw. nicht empf.

Abacavir + Lamivudin Rp	PRC C, Lact -
Abacavir/Lamivudin beta *Tbl. 300+600mg* Abacavir/Lamivudin HEXAL *Tbl. 300+600mg* Kivexa *Tbl. 600+300mg*	**HIV-Infektion:** Erw., Ki. ab 25kg: 1 x 600+300mg p.o.; **DANI** CrCl < 50: Anw. nicht empfohlen; **DALI** Anwendung nicht empfohlen

Adefovir Rp	HWZ 1-2h, PPB < 4%, PRC C, Lact -
Hepsera *Tbl. 10mg*	**Chron. Hepatitis B** → 526: 1 x 10mg p.o.; **DANI** CrCl > 50: 100%; 20-49: 10mg alle 48h; 10-19: 10mg alle 72h; HD: 10mg alle 7d

Didanosin (DDI) Rp	HWZ 1.3-1.5h, Q0 0.5, PPB < 5%, PRC B, Lact ?
Videx *Kps. 125, 200, 250, 400mg;* *Trockensaft (10ml = 200mg)*	**HIV-Infektion:** < 60kg: 250mg/d p.o.; > 60kg: 400mg/d in 1-2ED; **Ki.** > 3M: 240mg/m² KOF p.o. in 1-2ED, 180mg/m² bei Kombination mit Zidovudin; **DANI** CrCl > 60: 100%; 30-59: ≥ 60kg: 200mg/d, < 60kg: 150mg/d; 10-29: ≥ 60kg: 150mg/d, < 60kg: 100mg/d; < 10: ≥ 60kg: 100mg/d, < 60kg: 75mg/d; **DALI** nicht erf.

A 9 Infektiologie – Arzneimittel

Emtricitabin (FTC) Rp	HWZ 10h, PPB < 4%, PRC B, Lact -
Emtriva *Kps. 200mg; Saft (1ml = 10mg)*	**HIV-Infektion:** 1 x 200-240mg p.o.; **Ki. < 33kg:** 6mg/kg/d, max. 240mg/d; **Ki. > 33kg:** s. Erw.; **DANI** CrCl > 50: 100%; 30-49: 200mg alle 48h; 15-29: 200mg alle 72h; < 15, HD: 200mg alle 96h (gilt für Tbl., Saft s. FachInfo)

Emtricitabin + Tenofovir Rp	PRC B, Lact -
Descovy *Tbl. 200+10, 200+25mg* Truvada *Kps. 200+245mg*	**HIV-Infektion:** Descovy: Erw., **Ki. ab 12J ≥ 35kg:** je n. Komb. mit anderen Virustatika (s. FachInfo) 1 x 200+10-25mg p.o.; **DANI** CrCl ≥30: 100%; <30: Anw. nicht empf.; **DALI** Child A, B: 100%; C: Anw. nicht empf.; Truvada: Erw. ≥18J: 1 x 200+245mg p.o.; **DANI** CrCl > 50: 100%; 30-49: 1Kps. alle 48h; < 30, HD: Anw. nicht empf.; **DALI:** nicht erf.

Emtricitabin + Rilpivirin → 254 + Tenofovir-Alafenamid Rp	PRC B, Lact -
Eviplera *Tbl. 200+25+245mg* Odefsey *Tbl. 200+25+245mg*	**HIV-Infektion:** Eviplera: Erw.: 1 x 200+25+245mg p.o. mit einer Mahlzeit; Odefsey: Erw., **Ki. ab 12J.:** 1 200+25+25mg; **DANI** Eviplera: CrCl < 50, Odefsey: < 30: Anwendung nicht empf.; **DALI** Child A, B: 100%; C: Anw. nicht empf.

Entecavir Rp	HWZ 128-149h, PPB 13%, PRC C, Lact -
Baraclude *Tbl. 0.5, 1mg;* *Saft (1ml = 0.05mg)* Entecavir HEXAL *Tbl. 0.5, 1mg*	**Chron. Hepatitis B** → 526: nukleosid-naive Patienten, kompensierte Lebererkrankung: 1 x 0.5mg p.o.; Lamivudin-refraktäre Pat. und/oder dekompensierte Lebererkrankung: 1 x1mg p.o.; Ki. 2-18J: ab 10kg s. FachInfo; **DANI** CrCl 30-49: 0.25/0.5mg/d; 10-29: 0.15-0.3mg/d; < 10, HD: 0.05-0.1mg/d; **DALI** nicht erforderlich

Lamivudin (3TC) Rp	HWZ 3-7h, Qo 0.03, PPB 16-36%, PRC C, Lact ?
Epivir *Tbl. 150, 300mg; Saft (1ml = 10mg)* Zeffix *Tbl. 100mg; Saft (1ml = 5mg)* Lamivudin HEXAL *Tbl. 100, 150, 300mg* Lamivudin Teva *Tbl. 100, 150, 300mg*	**HIV-Infektion:** 300mg/d p.o. in 1-2ED; **Ki. > 3M:** 2 x 4mg/kg; **DANI** CrCl > 50: 100%; 30-50: 1 x 150mg; 15-29: 1 x 100mg; 5-14: 1 x 50mg; < 5: 1 x 25mg; **chron. Hepatitis B** → 526: 1 x 100mg p.o.; **DANI** CrCl 30-49: ini 100mg, dann 50mg/d; 15-29: ini 100mg, dann 25mg/d; 5-14: ini 35mg, dann 15mg/d; < 5: ini 35mg, dann 10mg/d

Virustatika

Lamivudin + Zidovudin (CBV) Rp	PRC C, Lact ?
Combivir *Tbl. 150+300mg* Lamivudin/Zidovudin HEXAL *Tbl. 150+300mg* Lamizido *Tbl. 150+300mg*	**HIV-Infektion:** 2 x 1Tbl. p.o.; **Ki. 14-21kg:** 2 x 1/2Tbl.; **21-30kg:** 1 x 1/2Tbl. morgens + 1 x 1Tbl. abends; **DANI** CrCl < 50: Monopräparate empfohlen

Lamivudin + Zidovudin + Abacavir Rp	PRC C, Lact -
Trizivir *Tbl. 150+300+300mg*	**HIV-Infektion:** 2 x 1Tbl. p.o.; **DANI** CrCl < 50: Monopräp. empf.; **DALI** KI

Stavudin (D4T) Rp	HWZ 1-1.5h, Qo 0.6, PPB unerheblich, PRC C, Lact ?
Zerit *Kps. 20, 30, 40mg;* *Trockensaft (1ml = 1mg)*	**HIV-Infektion:** < 60kg: 2 x 30mg p.o.; > 60kg: 2 x 40mg; **Ki.** > 3M < 30kg: 2 x 1mg/kg; > **30kg:** s. Erw.; **DANI** CrCl 26-50: 2 x 15-20mg; < 26, HD: 1 x 15-20mg; **DALI** nicht erforderlich

Telbivudin Rp	HWZ 42h, PPB 3%, PRC B, Lact -
Sebivo *Tbl. 600mg*	**Chron. Hepatitis B** → 526: 1 x 600mg p.o.; **DANI** CrCl 30-49: 400mg/d oder 600mg alle 48h, < 30: 200mg/d oder 600mg alle 72h, terminale NI: 120mg/d oder 600mg alle 96h; **DALI** nicht erforderlich

Tenofovir-Alafenamid Rp	HWZ 0.5h, PPB 80%
Vemlidy *Tbl. 25mg*	**Chron. Hepatitis B** → 526: Erw., Ki. ab 12J, > 35kg: 1x25mg p.o.; **DANI** CrCl ≥ 15: 100%; HD: 100% (Gabe nach HD); < 15 ohne HD: keine Daten; **DALI** nicht erforderlich

Tenofovir-Disoproxil (TDF) Rp	HWZ 12-18h, PPB < 0,7%
Viread *Tbl. 123, 163, 204, 245mg,* *Granulat (1g enth. 33mg)*	**HIV-Infektion:** 1 x 245mg p.o.; **Ki. 6-12J,** 17-21kg: 1 x 123mg; 22-27kg: 1 x 163mg; 28-34kg: 1 x 204mg; **chron. Hepatitis B** → 526: Erw., Ki. ab 12J, > 35kg: 1 x 245mg p.o.; **DANI** CrCl 30-49: 245mg alle 48h; 10-29: 245mg alle 72-96h; HD: 1 x 245mg/W; **DALI** nicht erforderlich

Zidovudin (AZT) Rp	HWZ 1h, Qo 0.85, PPB 35%, PRC C, Lact ?
Retrovir *Kps. 100, 250mg;* *Saft (5ml = 50mg); Inf.Lsg. 200mg* Zidovudin Aurobindo *Kps. 100, 250mg*	**HIV-Infektion:** 500-600mg/d p.o. in 2-3ED; 6 x 1-2mg/kg i.v.; **Ki. 3M-12J:** 360-480mg/m² KOF p.o. in 3-4ED; 4 x 80-160mg/m² KOF i.v.; **DANI** CrCl < 10: 300-400mg/d p.o.; 3-4 x 1mg/kg i.v.

A 9.24.5 Non-nukleosidische Reverse-Transkriptase-Inhibitoren (NNRTI)

Wm/Ind: Blockade der reversen Transkriptase von HIV-1;
UW (Efavirenz): Schwindel, Benommenheit, Konzentrationsstörung, Schlaflosigkeit, Exanthem, Leberenzyme↑; **UW** (Etravirin): Hautausschlag, Diarrhoe, Übelkeit;
UW (Nevirapin): Hautausschlag, Übelkeit, Fieber, Kopfschmerzen, Leberwerte↑;
UW (Rilpivirin): Leukopenie, Anämie, Thrombopenie, erhöhtes Gesamt-/LDL-Cholesterin, erhöhte Triglyzeride, verminderter Appetit, Schlafstrg., abnorme Träume, Depression, Kopfschmerzen, Schwindel, Übelkeit, Somnolenz, Amylase↑, Lipase↑, Bauchschmerzen, Erbrechen, Mundtrockenheit, Transaminasen↑, Bilirubin↑, Exanthem, Fatigue;
KI (Efavirenz): Grav./Lakt., Ki. < 3J; bek. Überempf.; schw. Leberschädigung, gleichz. Anw. von Johanniskrautpräparaten und verschiedenen anderen Präparaten (s. FachInfo);
KI (Etravirin): bek. Überempfi., Lakt., strenge Ind.Stell. in der Grav.;
KI (Nevirapin): bek. Überempf., schw. Leberfunktionsstrg., gleichzeitige Anw. von Johanniskrautpräparaten, Lakt., strenge Ind.Stell. in der Grav.;
KI (Rilpivirin): bek. Überempf., gleichzeitige Anw. von Carbamazepin, Oxcarbazin, Phenobarbital, Phenytoin, Rifabutin, Rifampicin, Rifapentin, Omeprazol, Esomeprazol, Pantoprazol, Rabeprazol, Lansoprazol, Dexamethason (auch Einzeldosis), Johanniskraut

Efavirenz (EFV) Rp	HWZ 40-55h, Q₀ > 0,9, PPB 99%, PRC C, Lact −
Efavirenz Teva Tbl. 600mg **Stocrin** Tbl. 600mg **Sustiva** Kps. 50, 100, 200mg; Tbl. 600mg; Saft (1ml = 30mg)	**HIV-Infektion:** 1 × 600mg p.o.; 1 × 720mg p.o.; **Ki. 3−17J:** <15kg: 200mg; 15−19kg: 250mg; 20−24kg: 300mg; 25−32kg: 350mg; 32.5−39kg: 400mg; > 40kg: 600mg; **DANI** nicht erforderlich; **DALI** Child C: KI

Efavirenz + Emtricitabin → 252 + Tenofovir-Disoproxil → 253	
Atripla Tbl. 600+200+245mg	**HIV-1-Infektion:** 1 × 1 Tbl. p.o.; **DANI** CrCl <50: Anw. nicht empfohlen; **DALI** Child C: KI

Etravirin Rp	HWZ 30-40h, PPB 99.9%, PRC B, Lact −
Intelence Tbl. 25, 100, 200mg	**HIV-Inf.:** 2 × 200mg p.o.; **Ki. 16 bis < 20kg:** 2 × 100mg; **20 bis < 25kg:** 2 × 125mg; **25−30kg:** 2 × 150mg; **≥ 30kg:** 2 × 200mg; nur komb. mit geboosterten PI/antiretrovir. Substanzen; **DANI** nicht erf.; **DALI** Child C: Anw. nicht empf.

Nevirapin (NVP) Rp	HWZ 22-84h, Q₀ 0.95, PPB 60%, PRC C, Lact ?
Nevirapin Aurobindo Tbl. 200mg **Nevirapin HEXAL** Tbl. 200mg **Nevirapin-ratioph.** Tbl. 200mg **Viramune** Tbl. 100(ret.)mg, 200, 400(ret.)mg; Saft (5ml = 50mg)	**HIV-Infektion:** 1 × 200mg p.o., nach 14d 2 × 200mg oder 1 × 400mg (ret.). **Ki. 2M−8J:** 1 × 4mg/kg p.o., nach 14d 2 × 7mg/kg; **8−16J:** 1 × 4mg/kg, nach 14d 2 × 4mg/kg; **DANI** HD: weitere 200mg n. jeder Dialyse; **DALI** Child C: KI

Rilpivirin Rp	HWZ 45h, PPB 99%, PRC B, Lact −
Edurant Tbl. 25mg	**HIV-Infektion:** 1 × 25mg p.o. mit einer Mahlzeit; **DANI** leichte bis mäßige NI: 100%; schwere NI: vorsichtige Anw.; **DALI** Child A, B: 100%; Child C: Anw. nicht empf.

Virustatika 255

A 9.24.6 Protease-Inhibitoren (PI)

Wm/Ind: spezifische Hemmung der viralen Protease ⇒ Produktion wichtiger Virusproteine ↓ (z.B. reverse Transkriptase); **UW** (Atazanavir): Ikterus, Lipodystrophie, Kopfschmerzen, Schlaflosigkeit, Sklerenikterus, Bauchschmerzen, Diarrhoe, Dyspepsie, Übelkeit, Erbrechen, Ausschlag, Asthenie; **UW** (Boceprevir): Bronchitis, Entzündung von Haut/Bindegewebe, Herpes simplex, Influenza, orale Pilzinfektion, Sinusitis, Anämie, Neutropenie, Leukopenie, Thrombopenie, Struma, Hypothyreose, Appetit ↓, Dehydratation, Hyperglykämie, Hypertriglyzeridämie, Hyperurikämie, Angst, Depression, Schlaflosigkeit, Reizbarkeit, Affektlabilität, Agitiertheit, Libidostörung, Stimmungsänderung, Schlafstrg., Schwindel, Kopfschmerzen, Hypästhesie, Parästhesie, Synkope, Amnesie, Aufmersamkeitsstrg., Gedächtnisstrg., Migräne, Parosmie, Tremor, Drehschwindel, trockenes Auge, Retinaexsudate, verschwommenes Sehen, Sehstrg., Tinnitus, Palpitation, Hypotonie, Hypertonie, Husten, Dyspnoe, Epistaxis, verstopfte Nase, oropharyngeale Schmerzen, Atemwegblockade, Diarrhoe, Übelkeit, Erbrechen, Mundtrockenheit, Dysgeusie, Bauchschmerzen, Obstipation, Reflux, Hämorrhoiden, aphtöse Stomatitis, Glossodynie, Alopezie, Hauttrockenheit, Pruritus, Ekzem, Exanthem, Erythem, Dermatitis, Lichtreaktion, Urtikaria, Arthralgie, Myalgie, Rücken-/Gliederschmerzen, Muskelkrämpfe, Muskelschwäche, Nackenschmerzen, Pollakisurie, erektile Dysfkt., Asthenie, Schüttelfrost, Erschöpfung, Pyrexie, Beschwerden im Brustbereich, Unwohlsein, Schleimhauttrockenheit, Gewicht ↓;
UW (Fosamprenavir): Diarrhoe, Triglyzeride ↑, Kopfschmerzen, Schwindel, weiche Stühle, Übelkeit, Erbrechen, Unterleibschmerzen, Müdigkeit, erythematöse/makulopapuläre Hauteruptionen, Transaminasen ↑, Lipase ↑;
UW (Indinavir, Ritonavir): Übelkeit, Diarrhoe, Kopfschmerzen, Müdigkeit, Exanthem;
UW (Saquinavir): Diarrhoe, Übelkeit, Exanthem; **UW** (Tipranavir): Hautausschlag, Pruritus, Photosensibilität, Lebertoxizität, Hypertriglyzeridämie, Anorexie, Kopfschmerzen, Diarrhoe, Übelkeit, Erbrechen, Flatulenz, Bauchschmerzen, Dyspepsie; Erschöpfung;
KI (Atazanavir): bek. Überempf., mäßige/schwere Leberinsuff.;
KI (Boceprevir): bek. Überempf., Autoimmunhepatitis, Grav., gleichzeitige Anwendung v. Midazolam, Triatolam, Bepridil, Pimozid, Lumefantrin, Halofantrin, Tyrosinkinaseinhibitoren, Ergotaminderivate;
KI (Fosamprenavir): bek. Überempf., schwere LI; **KI** (Indinavir): Grav./Lakt.;
KI (Ritonavir): schwere LI, Cave in Grav./Lakt.; **KI** (Saquinavir): Grav./Lakt.;
KI (Tipranavir): bek. Überempf., Leberinsuff. (Child B-C)

Atazanavir (AZV) Rp	HWZ 8.6 h, PPB 86%, RCB, Lact -
Reyataz Kps. 150, 200, 300mg	**HIV-Infektion:** 1 x 300mg p.o., Kombination mit 1 x 100mg Ritonavir; **DANI** nicht erforderlich; **DALI** Child B, C: KI

Darunavir Rp	HWZ 15h, PPB 95%, PRC B, Lact -
Prezista Tbl. 75, 150, 400, 600, 800mg; Susp. (1ml = 100mg)	**HIV-Infektion:** Behandlungsnaive 1 x 800mg p.o. mit 1 x 100mg Ritonavir, Vorbehandelte 2 x 600mg p.o. mit 2 x 100mg Ritonavir. **Ki. 3-17J, vorbehandelt: 15 bis < 30kg:** 2 x 375mg mit 2 x 50mg Ritonavir. **30 bis < 40kg:** 2 x 450mg mit 2 x 60mg Ritonavir. **≥ 40kg:** 2 x 600mg mit 2 x 100mg Ritonavir; **DANI** nicht erforderlich; **DALI** Child C: KI

A 9 Infektiologie – Arzneimittel

Fosamprenavir (FPV) Rp	HWZ 15-23h, PPB 90%, PRC C, Lact -
Telzir Tbl. 700mg; Susp. (5ml = 250mg)	**HIV-Infektion:** 2 x 700mg p.o., Kombination mit 2 x 100mg Ritonavir; **Ki. 25-39kg:** 2 x 18mg/kg + 2 x 3mg/kg Ritonavir; **DANI** nicht erf.; **DALI** Child-Pugh < 7: 100%; 7-9: 2 x 450mg + 2 x 100mg Ritonavir; > 9: KI
Indinavir (IDV) Rp	HWZ 1.5-2h, Qo 0.8, PPB 40%, PRC C, Lact -
Crixivan Kps. 200, 400mg	**HIV-Infektion:** 3 x 800mg p.o.; **Ki. 4-17J:** 3 x 500mg/m²; **DALI** leichte bis mittelschwere Leberfunktionsstörung: 3 x 600mg
Lopinavir + Ritonavir Rp	
Kaletra Tbl. 100+25, 200+50mg; Saft (5ml = 400+100mg)	**HIV-Inf.:** 2 x 400+100mg p.o.; 2 x 5ml p.o.; **Ki. > 2J:** 2 x 230 (max. 400) +57.5 (max. 100)mg/m²; s. auch FachInfo; **DANI** nicht erforderl.; **DALI** KI bei schwerer LI
Paritaprevir Rp nur in Kombation mit anderen Virustatika → 258	
Ritonavir (RTV) Rp	HWZ 3-3.5h, Qo 0.7, PPB 99%, PRC B, Lact ?
Norvir Tbl. 100mg; Saft (7.5ml = 600mg)	**Verbesserung der Pharmakokinetik von Proteaseinhibitoren:** 1-2 x 100-200mg p.o.; s. a. FachInfo d. jeweiligen Proteaseinhibitors; **HIV-Inf.:** ini 2 x 300mg p.o., steigern bis 2 x 600mg; **Ki. > 2J:** ini 2 x 250mg/m², alle 2-3d um 50mg/m² steigern bis 2 x 350mg/m²; **DANI** nicht erforderl.; **DALI** KI bei schw. LI
Saquinavir (SQV) Rp	HWZ 13h, Qo > 0.95, PPB 97%, PRC B Lact ?
Invirase Tbl. 500mg	**HIV-Infektion:** 2 x 1g p.o., Kombination mit 2 x 100mg Ritonavir; **DANI** nicht erforderl.; **DALI** KI bei schw. LI
Simeprevir Rp	HWZ 10-13h, PPB 99%, PRC C Lact ?
Olysio Kps. 150mg	**Chronische Hepatitis C:** 1 x 150mg p.o., Komb. mit Ribavirin bzw. PEG-IFN-alfa bzw. Sofosbuvir f. 12W je nach Genotyp, s. FachInfo; **DANI** CrCl <30: vors. Anw.; **DALI** Child A, B: 100%; C: keine Daten, vors. Anw.
Tipranavir (TPV) Rp	HWZ 5-6h, PPB 99%, PRC C Lact -
Aptivus Kps. 250mg; Saft (1ml = 100mg)	**HIV-Infektion:** 2 x 500mg p.o., Kombination mit Ritonavir 2 x 200mg; **Ki. 2-12J:** 2 x 375mg/m² mit Ritonavir 2 x 150mg/m²; **DANI** nicht erforderlich; **DALI** Child B, C: KI
Voxilaprevir Rp nur in Kombation mit anderen Virustatika → 258	

Virustatika 257

A 9.24.7 NS5A-Inhibitoren

Wm/Wi (Daclatasvir): Inhibitor des Nichtstrukturproteins 5A ⇒ Hemmung der RNA-Replikation und der Virus-Assembly;
UW (Daclatasvir, Komb. mit Sofosbuvir + Ribavirin): Anämie, Appetit ↓, Depression, Angst, Schlaflosigkeit, Kopfschmerz, Schwindel, Migräne, Hitzewallung, Husten, Dyspnoe, Belastungsdyspnoe, Nasenverstopfung, Übelkeit, Diarrhoe, Oberbauchschmerzen, Obstipation, Flatulenz, gastroösophageale Refluxerkrankung, trockener Mund, Erbrechen, Pruritus, trockene Haut, Alopezie, Ausschlag, Arthralgie, Myalgie, Ermüdung, Reizbarkeit;
KI (Daclatasvir): bek. Überempf.; Komb. mit Phenytoin, Carbamazepin, Oxcarbazepin, Phenobarbital, Rifampicin, Rifabutin, Rifapentin, systemisch angewendetes Dexamethason, Johanniskraut

Daclatasvir (DCV) Rp	HWZ 12-15h, PPB 99%
Daklinza *Tbl. 30, 60, 90mg*	**Chronische Hepatitis C, Genotyp 1-4:** 1 × 60mg p.o., Komb. m. anderen Virustatika; s. FachInfo bei gleichzeitiger Anw. von CYP3A4-Inhibitoren/Induktoren; **DANI, DALI** nicht erforderlich

Ledipasvir (LDV) Rp nur in Komb. mit anderen Virustatika → 259

Ombitasvir (OMV) Rp nur in Komb. mit anderen Virustatika → 259

Pibrentasvir Rp nur in Komb. mit anderen Virustatika → 259

A 9.24.8 NS5B-Inhibitoren, nukleos(t)idisch

Wm/Wi (Sofosbuvir): Hemmung der NS5B-RNA-Polymerase ⇒ Hemmung der Virusreplikation;
UW (Sofosbuvir, Komb. mit Ribavirin und PEG-IFN): Anämie, Lymphopenie, Thrombopenie, Neuropenie, ↓ Appetit, Gewichtsabnahme, Schlaflosigkeit, Depresseion, Angst, Unruhe, Schwindel, Kopfschmerzen, Migräne, Gedächtnisstrg., Aufmerksamkeitsstrg., Sehstrg., Dyspnoe, Husten, Belastungsdyspnoe, Diarrhoe, Übelkeit, Erbrechen, Obstipation, Mundtrockenheit, Reflux, Bilirubinanstieg, Exanthem, Pruritus, Alopezie, trockene Haut, Arthralgie, Myalgie, Rückenschmerzen, Muskelkrämpfe, Schüttelfrost, Erschöpfung, grippeähnliche Symptome, Reizbarkeit, Schmerzen, Fieber, Brustschmerzen, Asthenie;
KI (Sofosbuvir): bek. Überempf.

Sofosbuvir Rp	HWZ 0.4 (27)h, PPB 85%
Sovaldi *Tbl. 400mg*	**Chronische Hepatitis C:** 1 × 400mg p.o., Komb. mit Ribavirin bzw. PEG-IFN-alfa für 12-24W je nach Genotyp, s. FachInfo; **DANI** CrCl > 30: 100%; ≤ 30: keine Daten; **DALI** nicht erforderlich

A 9.24.9 NS5B-Inhibitoren, nicht-nukleosidisch

Wm/Wi (Dasabuvir): nicht-nukleosidischer Inhibitor der RNA-abhängigen HCV-RNA-Polymerase, die durch das NS5B-Gen kodiert wird und von entscheidender Bedeutung für die Replikation des Virusgenoms ist;
UW (Dasabuvir in Komb. mit Ombitasvir, Paritaprevir, Ritonavir, Ribavirin): Anämie, Schlaflosigkeit, Übelkeit, Pruritus, Asthenie, Erschöpfung; Transaminasen ↑, Bilirubin;
KI (Dasabuvir): bek. Überempf., gleichzeitige Anw. von Ethinylestradiol, Carbamazepin, Phenytoin, Phenobarbital, Efavirenz, Nevirapin, Etraviren, Enzalutamid, Johanniskraut, Mitotan, Rifampicin, Gemfibrozil

Dasabuvir (DSV) Rp		HWZ 6h PPB 99% PRC B Lact ?
Exviera *Tbl. 250mg*		**Chron. Hepatitis C Genotyp 1:** 2 x 250mg p.o. nur in Komb. mit anderen Virustatika; **DANI** nicht erforderlich; **DALI** Child A: 100%; B: keine Daten; C: Anw. nicht empfohlen

A 9.24.10 Hepatitis-C-Virustatika-Kombinationen

UW (Elbasvir + Grazoprevir): Appetit ↓, Schlaflosigkeit, Kopfschmerzen, Angst, Depression, Schwindel, Übelkeit, Diarrhoe, Bauchschmerzen, Erbrechen, Mundtrockenheit, Pruritus, Alopezie, Arthralgie, Myalgie, Ermüdung, Asthenie, Reizbarkeit;
UW (Glecaprevir + Pibrentasvir): Kopfschmerzen, Diarrhoe, Übelkeit, Fatigue, Asthenie;
UW (Ledipasvir + Sofosbuvir): Kopfschmerzen, Erschöpfung;
UW (Ombitasvir + Paritaprevir + Ritonavir + Dasabuvir + Riavirin): Anämie, Schlaflosigkeit, Übelkeit, Pruritus, Asthenie, Erschöpfgung;
UW (Sofosbuvir + Velpatasvir): Kopfschmerzen, Erschöpfung, Übelkeit;
UW (Sofosbuvir + Velpatasvir + Voxilaprevir): Kopfschmerzen, Diarrhoe, Übelkeit, Erbrechen, Bauchschmerzen, Appetit ↓, Myalgie, Bilirubinerhöhung;
KI (Elbasvir + Grazoprevir): bek. Überempf., LI Child B, C; gleichz. Anw. von Rifampicin, Atazanavir, Darunavir, Lopinavir, Saquinavir, Tipranavir, Cobicistat, Ciclosporin, Efavirenz, Phenytoin, Carbamazepin, Bosentan, Etravirin, Modafinil, Johanniskraut;
KI (Glecaprevir + Pibrentasvir): bek. Überempf., schwere Leberfunktionsstörung Child C, gleichzeitige Anw. von Atazanavir, Atorvastatin, Simvastatin, Dabigatranetexilat, ethinylestradiolhaltigen Arzneimitteln, Rifampicin, Carbamazepin, Johanniskraut, Phenobarbital, Phenytoin, Primidon;
KI (Ledipasvir + Sofosbuvir): bek. Überempf.; gleichzeitige Anw. von Johanniskraut, Rosuvastatin;
KI (Ombitasvir + Paritaprevir + Ritonavir): bek. Überempf., schwere Leberfktsstrg. Child C, gleichz. Anw. von ethinylestradiolhaltigen Arzneimitteln, Alfuzosinhydrochlorid, Amiodaron, Astemizol, Terfenadin, Chinidin, Cisaprid, Colchicin bei Patienten mit Nieren- oder Leberfunktionsstörung, Ergotamin, Dihydroergotamin, Ergometrin, Methylergometrin, Fusidinsäure, Lovastatin, Simvastatin, Atorvastatin, oral angew. Midazolam, Triazolam, Pimozid, Quetiapin, Salmeterol, Sildenafil (bei Behandlung einer pulmonalen arteriellen Hypertonie), Ticagrelor, Carbamazepin, Phenytoin, Phenobarbital, Efavirenz, Nevirapin, Etravirin, Enzalutamid, Johanniskraut, Mitotan, Rifampicin, Clarithromycin, Telithromycin, Cobicistat, Conivaptan, Indinavir, Lopinavir/Ritonavir, Saquinavir, Tipranavir, Itraconazol, Ketoconazol, Posaconazol, Voriconazol;

Virustatika

KI (Sofosbuvir + Velpatasvir): bek. Überempf., Komb. mit Rifampicin, Rifabutin, Johanniskraut, Carbamazepin, Phenobarbital, Phenytoin;
KI (Sofosbuvir + Velpatasvir + Voxilaprevir): bek. Überempf., gleichzeitige Anw. von Rosuvastatin, Dabigatranetexilat, ethinylestradiolhaltigen Arzneimitteln, Rifampicin, Carbamazepin, Johanniskraut, Phenobarbital, Phenytoin

Elbasvir + Grazoprevir

| Zepatier *Tbl. 50+100mg* | **Chronische Hepatitis C, Genotyp 1b:** 1 x 50 + 100mg p.o. f. 12W; **Genotyp 1a, 4:** 1 x 50 + 100mg p.o. f. 12W; bei initialer Viruslast > 800.000 IE/ml Ther.-Dauer 16W u. Komb. mit Ribavirin zu erwägen; **DANI** nicht erforderlich; **DALI** Child B, C: KI |

Glecaprevir + Pibrentasvir

| Maviret *Tbl. 100+40mg* | **Chronische Hepatitis C, Genotyp 1–6:** therapienaiv, ohne Zirrhose: 1 x 300 + 120mg f. 8W; mit Zirrhose f. 12W; mit Vorbehandlung: s. FachInfo; **DANI** nicht erforderlich; **DALI** Child A: 100%; B: Anw. nicht empfohlen; C: KI |

Ledipasvir + Sofosbuvir

| Harvoni *Tbl. 90+400mg* | **Chronische Hepatitis C, Genotyp 1, 3, 4:** 1 x 90 + 400mg, Ther.-Dauer, Kombination mit Ribavirin s. FachInfo; **DANI** CrCl ≥ 30: 100%; < 30: keine Daten; **DALI** nicht erforderlich |

Ombitasvir + Paritaprevir + Ritonavir

| Viekirax *Tbl. 12.5+75+50mg* | **Chronische Hepatitis C, Genotyp 1, 4:** 1 x 25 + 150 +100mg, Ther.-Dauer, Komb. mit Ribavirin und/oder Dasabuvir s. FachInfo; **DANI** nicht erforderlich; **DALI** Child A: 100%; B: keine Daten; C: KI |

Sofosbuvir + Velpatasvir

| Epclusa *Tbl. 400+100mg* | **Chronische Hepatitis C, alle Genotypen:** ohne Zirrhose 1 x 400+400mg p.o. f. 12W, bei Genotyp 3 u. komp. Zirrhose Komb. mit Ribavirin zu erwägen; bei dekomp. Zirrhose Komb. mit Ribavirin; s.a. FachInfo; **DANI** CrCl ≥ 30: 100%; < 30: keine Daten; **DALI** nicht erforderlich |

A 9 Infektiologie – Arzneimittel

Sofosbuvir + Velpatasvir + Voxilaprevir

Vosevi *Tbl. 400+100+100mg*

Chronische Hepatitis C, Genotyp 1-6:
ther.-naiv, ohne Zirrhose: 1 x 400 +100 + 100mg f. 8W; mit Zirrhose f. 12W (evtl. 8W bei Genotyp 3); mit Vorbehandlung, ohne Zirrhose oder komp. Zirrhose: f. 12W
DANI leichte-mittelgradige NI: 100%; schwere NI: keine Daten; **DALI** Child A: 100%; B, C: Anw. nicht empfohlen

A 9.24.11 Weitere antivirale Mittel und Kombinationen

Wm/Wi (Cobicistat): selektiver Inhibitor der CYP3A-Unterfamilie der Cytochrome P450 ⇒ Steigerung der systemischen Exposition von CYP3A-Substraten wie Elvitegravir;
Wm/Wi (Dolutegravir): HIV-Integrase-Strangtransfer-Inhibitor (INSTI) ⇒ verhindert Einbau der HIV-1-DNA in genomische Wirts-DNA; **Wm/Wi** (Elvitegravir): HIV-Integrase-Strangtransfer-Inhibitor (INSTI) ⇒ verhindert Einbau der HIV-1-DNA in genomische Wirts-DNA;
Wm/Wi (Enfuvirtid): hemmt virale und zelluläre Membranenfusion ⇒ Hemmung des Eintritts von HIV-1 in menschl. Zellen; **Wm/Wi** (Maraviroc): bindet selektiv an den Chemokin-Rez. CCR5 beim Menschen ⇒ Hemmung des HIV-Eindringens in die Zielzellen;
Wm/Wi (Raltegravir): hemmt virale Integrase ⇒ Hemmung der Integration des HIV-Genoms in das Wirtszellgenom; **Wm** (Ribavirin): Guanosinanalogon, Hemmung der RNA-Polymerase;
UW (Cobicistat + Elvitegravir + Emtricitabin + Tenofovir): Neutropenie, allerg. Reaktion, Hypophosphatämie, Hyperglykämie, Hypertriglyceridämie, Appetit ↓, Schlaflosigk., abnorme Träume, Kopfschmerzen, Schwindelgefühl, Diarrhoe, Erbrechen, Übelkeit, Amylase/Lipase/Transaminasen/Bilirubin/CK/Kreatinin ↑, Abdominalschmerzen, Dyspepsie, Obstipation, Völlegefühl, Flatulenz, Hautausschlag, Pruritus, Urtikaria, Verfärbung der Haut, Asthenie, Schmerzen, Müdigkeit;
UW (Cobicistat + Darunavir + Emtricitabin + Tenofovir): Arzneimittelüberempfindlichkeit, Anorexie, Diabetes mellitus, Hypercholesterinämie, Hypertriglyceridämie, Hyperlipidämie, anormale Träume, Kopfschmerzen, Schwindel, Diarrhoe, Übelkeit, Erbrechen, Bauchschmerzen, Meteorismus, Dyspepsie, Flatulenz, Pankreatitis, erhöhte Pankreasenzyme, Hepatitis, erhöhte Leberenzyme, Exanthem, Angioödem, Pruritus, Urticaria, Arthralgie, Myalgie, Ermüdung, Asthenie, Kreatininerhöhung;
UW (Dolutegravir): Kopfschmerzen, Übelkeit, Diarrhoe, Schlafstrg., anormale Träume, Schwindel, Erbrechen, Meteorismus, Bauchschmerzen, Exanthem, Pruritus, Abgeschlagenheit, Transam./CK ↑;
UW (Dolutegravir + Abacavir + Lamivudin): Überempfindlichkeitsreaktion, Anorexie, Schlaflosigkeit, anormale Träume, Depression, Albträume, Schlafstrg., Kopfschmerzen, Schwindel, Schläfrigkeit, Lethargie, Husten, nasale Symptome, Übelkeit, Diarrhoe, Erbrechen, Blähungen, abdominale Schmerzen, gastroösophageale Refluxkrankheit, Dyspepsie, Hautausschlag, Pruritus, Haarausfall, Arthralgie, Muskelbeschwerden, Fatigue, Asthenie, Fieber, allgemeines Unwohlsein, ↑ CK/GOT/GPT; **UW** (Enfuvirtid): Diarrhoe, Übelkeit, Müdigkeit, Pneumonie, Pankreatitis, Hautreaktion an der Einstichstelle;
UW (Maraviroc): Leberenzyme ↑, Gewicht ↓, Schwindel, Parästhesien, Geschmacksstrg., Schläfrigkeit, Übelkeit, Husten, Erbrechen, Bauch-schmerzen, Dyspepsie, Exanthem, Juckreiz, Muskelkrämpfe, Rückenschmerzen, Myokard-ischämie, Panzytopenie;
UW (Raltegravir): Schwindel, Bauchschmerzen, Obstipation, Flatulenz, Pruritus, Lipodystrophie, Hyperhidrose, Arthralgie, Müdigkeit, Schwächegefühl;

Virustatika 261

UW (Ribavirin oral; Komb. mit Peg-Interferon alfa-2a): Anämie, Anorexie, Depression, Schlaflosigkeit, Kopfschmerzen, Benommenheit, Konzentrationsschwäche, Dyspnoe, Husten, Diarrhoe, Übelkeit, Abdominalschmerzen, Haarausfall, Dermatitis, Pruritus, trockene Haut, Myalgie, Arthralgie, Fieber, Rigor, Schmerzen, Schwäche, Müdigkeit, Reakt. an Applikationsstelle, Reizbarkeit, Inf. der oberen Atemwege, Bronchitis, orale Candidamykose, Herpes simplex, Thrombopenie, Lymphadenopathie, Hypo-/Hyperthyreose, Stimmungsschwankungen, emotionale Verstimmung, Angstgefühl, Aggressivität, Nervosität, Libido ↑, Gedächtnisstrg., Synkopen, Schwäche, Migräne, Hypo-/Hyperästhesie, Parästhesie, Tremor, Geschmacksstrg., Albträume, Somnolenz, Verschwommensehen, Augenschmerzen, Augenentzündung, Xerophthalmie, Vertigo, Ohrenschmerzen, Tachykardie, Palpitationen, periphere Ödeme, Erröten, Belastungsdyspnoe, Epistaxis, Nasopharyngitis, Sinus-/Nasen-Sekretstauungen, Rhinitis, rauer Hals, Erbrechen, Dyspepsie, Dysphagie, Mundgeschwüre, Zahnfleischbluten, Glossitis, Stomatitis, Flatulenz, Verstopfung, Mundtrockenheit, Exanthem, Schwitzen ↑, Psoriasis, Urtikaria, Ekzem, Hauterkr., Lichtempfindlichkeitsreaktionen, Nachtschweiß, Rückenschmerzen, Arthritis, Muskelschwäche, Knochenschmerzen, Nackenschmerzen, Schmerzen der Skelettmuskulatur, Muskelkrämpfe, Impotenz, Schmerzen im Brustkorb, grippeähnliche Erkr., Unwohlsein, Lethargie, Hitzewallungen, Durst, Gewicht ↓;
KI (Cobicistat + Elvitegravir + Emtricitabin + Tenofovir): bek. Überempf., abgebrochene Vorbehandlung mit Tenofovir wegen Nierentoxizität, gleichz. Anw. mit zahlreichen anderen Med. (s. Fachinfo);
KI (Cobicistat + Darunavir + Emtricitabin + Tenofovir): bek. Überempf., gleichz. Anw. mit zahlreichen anderen Med. (s. Fachinfo);
KI (Dolutegravir): bek. Überempf., gleichzeitige Anw. von Dofetilid;
KI (Dolutegravir + Abacavir+Lamivudin): bekannte Überempfindlichkeit, gleichzeitige Anw. von Dofetilid; **KI** (Enfuvirtid, Maraviroc, Raltegravir): bekannte Überempfindlichkeit;
KI (Ribavirin oral): bek. Überempf., schwere Herzkrankheit, schwere Leberfktsstrg. oder dekomp. Leberzirrhose, Hämoglobinopathien (z.B. Thalassämie, Sichelzellanämie), Grav./Lakt.

Cobicistat + Darunavir + Emtricitabin + Tenofovir-Disoproxil Rp	
Symtuza *Tbl. 150+800+200+10mg*	**HIV-1-Inf.:** Erw., Ki. ab 12J und ≥ 40kg: 1 x 1Tbl. p.o.; **DANI** CrCl ≥ 30: 100%; < 30: Anw. nicht empf.; **DALI** Child A, B: 100%; C: Anw. nicht empf.

Cobicistat + Elvitegravir + Emtricitabin + Tenofovir-Disoproxil Rp	PRC C, Lact -
Genvoya *Tbl. 150+150+200+10mg* Stribild *Tbl. 150+150+200+136mg*	**HIV-1-Inf.:** Stribild: Erw. ab 18J: 1 x 1Tbl. p.o.; **DANI** vor Therapiebeginn: CrCl < 70: KI, 70-90: Anw. nicht empf., nur falls keine Alternat. verfügbar; während Ther.: CrCl < 70: Therapieabbruch empfohlen, < 50: KI; **DALI** Child-Pugh A, B: 100%; C: keine Daten; Genvoya; Erw., Ki. > 12J ≥ 35kg: 1 x 1Tbl. p.o.; **DANI** CrCl ≥ 30: 100%; < 30: Anw. nicht empfohlen; **DALI** Child-P. A, B: 100%; C: Anw. nicht empfindlich

A 9 Infektiologie – Arzneimittel

Dolutegravir + Abacavir + Lamivudin Rp	PRC C, Lact -
Triumeq *Tbl. 50+600+300mg*	**HIV-1-Infektion:** 1 x 1Tbl. p.o.; **DANI** CrCl < 50: Anw. nicht empfohlen; **DALI** Child A: ggf. Dosisreduktion; B, C: Anw. nicht empfohlen

Dolutegravir Rp	HWZ 14h, PPB 99%, PRC B, Lact -
Tivicay *Tbl. 10, 25, 50mg*	**HIV-1-Infektion:** 1 x 50mg p.o., 2 x 50mg b. Komb. mit Efavirenz, Nevirapin, Tipranavir, Ritonavir, Rifampicin bzw. bei Integrase-Inhibitor-Resistenz; **Ki. 12-17J:** 1 x 50mg; **DANI** nicht erforderlich; **DALI** Child C vorsicht. Anw.

Enfuvirtid (T20) Rp	HWZ 3.8h, PPB 92%, PRC B, Lact -
Fuzeon *Inj.Lsg. 90mg/1ml*	**HIV-1-Infektion:** 2 x 90mg s.c.; **Ki. 6-16J:** 2 x 2mg/kg s.c., max. 2 x 90mg; **DANI** nicht erforderlich

Maraviroc (MVC) Rp	HWZ 13h, PPB 76%, PRC B, Lact -
Celsentri *Tbl. 150, 300mg;* *Saft (5ml = 100mg)*	**HIV-1-Infektion:** 2 x 150-600mg p.o.; Dosis u. **DANI** abhängig von Komedikation (CYP3A4-Hemmer/-Induktor) s. FachInfo; **Ki. ≥ 2J** u. **≥ 10kg:** s. FachInfo; **DALI** vorsichtige Anwendung

Raltegravir Rp	HWZ 9h; PPB 83%; PRC C Lact -
Isentress *Kautbl. 25, 100mg; Tbl. 400mg;* *Granulat 100 mg*	**HIV-1-Inf.:** 2 x 400mg p.o.; **Ki. 2-11J:** 12bis < 14kg: 2 x 75mg; 14 bis < 20kg: 2 x 100mg; 20 bis < 28kg: 2 x 150mg; 28 bis < 40kg: 2 x 200mg; ≥ 40kg: 2 x 300mg; **DANI** nicht erforderlich; **DALI** vorsichtige Anwendung bei schwerer LI

Ribavirin Rp	HWZ 9.5h (Inhal.), 79h (p.o.), Qo 0.6, PRC X, Lact ?
Copegus *Tbl. 200, 400mg* **Rebetol** *Kps. 200mg; Saft (5ml = 200mg)* **Ribavirin-CT** *Tbl. 200, 400mg* **Ribavirin-ratioph.** *Tbl. 200, 400mg*	**Chronische Hepatitis C** (in Kombination mit Interferon → 274): 800-1200mg/d je nach Gewicht bzw. Virus-Genotyp, s. FachInfo; **DANI** CrCl < 50: KI; **DALI** KI bei schwerer LI bzw. dekompensierter Zirrhose

A 9.25 Antimykotika zur systemischen Anwendung

A 9.25.1 Azole

Empf. (Fluconazol): Candida-Arten (außer C. krusei, C. glabrata), Cryptococcus, Histoplasma, Blastomyces, Trichosporon, Dermatophyten, keine Aktivität gegen Schimmelpilze;
empf. (Isavuconazol): Aspergillus, Mucorales;
empf. (Itraconazol): Candida, Cryptococcus, Coccidioides, Histoplasma, Aspergillus, Dermatophyten; **empf.** (Posaconazol): Candida-Arten, Cryptococcus, Coccidioides, Histoplasma, alle Aspergillus-Spezies, Cladosporium, Zygomyceten, Fusarium-Spezies;
empf. (Voriconazol): Candida-Arten, Trichosporon, Cryptococcus, Coccidioides, Histoplasma, einige Aspergillus-Spezies, eingeschränkt bei Scedosporium, Fusarium;
UW (Fluconazol): Nausea, Kopf-/Bauchschmerzen, Diarrhoe, Exantheme, periph. Neuropathie, Veränderung von Leberfunktionswerten;
UW (Isavuconazol): Hypokaliämie, Appetit ↓, Delirium, Kopfschmerzen, Somnolenz, Thrombophlebitis, Dyspnoe, akute resp. Insuffizienz, Übelkeit, Erbrechen, Diarrhoe, Bauchschmerzen, erhöhte Leberwerte, Exanthem, Pruritus, NI, thorakale Schmerzen, Müdigkeit;
UW (Itraconazol): Bauchschmerzen, Übelkeit, Dyspepsie, schlechter Geschmack;
UW (Posaconazol): Neutropenie, Anorexie, Schlaflosigkeit, Schwindel, Kopfschmerzen, Parästhesien, Somnolenz, Hitzewallungen, Bauchschmerzen, Diarrhoe, Übelkeit, Erbrechen, Exanthem, Pruritus, Rückenschmerzen, Asthenie, Müdigkeit, Fieber, Störung des Elektrolythaushalts, Geschmackstörung, Hypertonie, Leberenzymerhöhung, Müdigkeit, anorektale Beschwerden;
UW (Voriconazol): Fieber, Kopf-/Bauchschmerzen, Übelkeit, Erbrechen, Durchfall, Panzytopenie, Ödeme, Exanthem, Sehstrg., akutes Nierenversagen, Halluzinationen, Depressionen, Ängstlichkeit, Benommenheit, Verwirrtheit, Tremor, Unruhe, Paraesthesie, Leberwerte ↑, Ikterus, Kreatinin ↑, Gastroenteritis, Grippesymptome, Sinusitis, Hypoglykämie, Hypokaliämie, Phlebitis, Hypotonie, Rückenschmerzen;
KI (Fluconazol): schwere Leberfktsstrg., Grav./Lakt.; Anw.Beschr. bei Ki.;
KI (Isavuconazol): bek. Überempfindlichkeit, gleichzeitige Anw. von Ketoconazol, gleichzeitige Anw. von hochdosiertem Ritonavir (> 400mg/d), gleichzeitige Anw. von CYP3A4/5-Induktoren (z. B. Rifampicin, Rifabutin, Carbamazepin, Phenobarbital, Phenytoin, Johanniskraut, Efavirenz, Nafcillin, Etravirin); familiäres Short-QT-Syndrom;
KI (Itraconazol): NI CrCl < 30, Grav./Lakt.;
KI (Posaconazol): bek. Überempf.; gleichzeitige Anw. von Mutterkorn-Alkaloiden, Terfenadin, Astemizol, Pimozid, Halofantrin, Chinidin, Simvastatin, Lovastatin, Atorvastatin;
KI (Voriconazol): bek. Überempf., gleichzeitige Anw. von Terfenadin, Astemizol, Pimozid, Chinidin, Rifampicin, Carbamazepin, Phenobarbital, hochdosiertes Ritonavir, Mutterkorn-Alkaloide, Sirolimus, Johanniskraut

A 9 Infektiologie – Arzneimittel

Fluconazol Rp	HWZ 30h, Qo 0.2, PPB 11%, PRC C, Lact -
Diflucan Kps. 50, 100, 200mg; Saft (10ml = 50mg); Trockensaft (5ml = 50mg); Inf.Lsg. 100, 200, 400mg **FluconazolHEXAL** Kps. 50, 100, 150, 200mg; Inf.Lsg. 100mg/50ml, 200mg/100ml, 400mg/200ml **Flucobeta** Kps. 100, 150, 200mg **Fluconazol-ratioph.** Kps. 50, 150mg; Inf.Lsg. 100mg/50ml, 200mg/100ml, 400mg/200ml **Flunazul** Kps. 50, 100, 150, 200mg **Fungata** Kps. 150mg	**Oropharyngeale, ösophageale Candidose** → 751: 200-400mg an d1, dann 1 x 100-200mg p.o.; **Candidurie:** 200-400mg/d; **akute Vaginalcandidose, Candida-Balanitis:** einmalig 150mg p.o.; **Systemcandidosen** → 647, **Kryptokokkenmeningitis:** d1: 1 x 400mg, dann 1 x 200-400mg p.o./i.v., max. 800mg/d; **Ki. > 1M:** 1 x 6-12mg/kg p.o./i.v.; weitere Ind s. FachInfo; **DANI** CrCl: > 50: 100%; 11-50: 50%; HD: 100% nach jeder Dialyse; **DALI** vorsichtige Anw.

Isavuconazol Rp	HWZ 110h, Qo 1.0, PPB > 99%, PRC C, Lact -
Cresemba Kps. 100mg; Inf.Lsg. 200mg	**Invasive Aspergillose, Mukormykose,** bei der Ampho B nicht angemessen ist: d1-2 3 x 200mg i.v., dann 1 x 200mg i.v./p.o.; **DANI** nicht erforderl.; **DALI** Child A, B: 100%; C: Anw. nicht empfohlen

Itraconazol Rp	HWZ 24-36h, Qo 1.0, PPB > 95%, PRC C, Lact ?
Itraconazol-ratioph. Kps. 100mg **Sempera** Kps. 100mg; Saft (1ml = 10mg); Inf.Lsg. 250mg **Siros** Kps. 100mg	**Hautmykosen** → 718, **Systemmykosen, Aspergillose:** 1-2 x 100-200mg p.o. (Saft wird deutlich besser resorbiert); **vulvovag. Candidose:** 2 x 200mg p.o. für 1d; **invasive Mykose:** 2 x 200mg p.o. (für 2-5M); **Histoplasmose, Systemmykosen:** d1 + 2: 2 x 200mg über 1h i.v., dann 1 x 200mg; max. 14d; **DANI** CrCl < 30: KI; **DALI** Dosisanpassung

Posaconazol Rp	HWZ 35h, PPB 98%
Noxafil Inf.Lsg. 300mg; Tbl. 100mg; Susp. (5ml = 200mg)	**Systemcandidosen** → 647, **Aspergillose, Fusariose, Myzetom, Chromoblasto-, Kokzidioidomykose:** d1 2 x 300mg i.v. oder Tbl.: 2 x 300mg p.o.; Susp. 4 x 200mg p.o.; ab d2: 1 x 300mg i.v. oder Tbl.: 1 x 300mg p.o.; Susp. 4 x 200mg oder 2 x 400mg p.o. ; **Pro. invasiver Mykosen:** d1 2 x 300mg i.v. oder Tbl.: 2 x 300mg; ab d2: 1 x 300mg i.v. oder Tbl.: 1 x 300mg; Susp.: 3 x 200mg p.o.; **Oropharyngeale Candidose:** Susp.: d1: 1 x 200mg p.o., dann 1 x 200mg f. 13d; **DANI** CrCl < 50: orale Anw. empfohlen; **DALI** Child C: vorsichtige Anwendung

Antimykotika zur systemischen Anwendung 265

Voriconazol Rp	HWZ 6h, Q0 0.98, PPB ca. 58%, PRC D, Lact -
VFEND *Tbl.* 50, 200mg; *Trockensaft* (1ml = 40mg); *Inf.Lsg.* 200mg **Voriconazol Aristo** *Tbl.* 50, 100, 200mg **Voriconazol HEXAL** *Tbl.* 50, 100, 200mg **Voriconazol Mylan** *Tbl.* 200mg; *Inf.Lsg.* 200mg **Voriconazol Stada** *Tbl.* 200mg; *Inf.Lsg.* 200mg	**Invas. Aspergillose, Candidämie, schwere Candida-Infektion** (Fluconazol-resistent), **Pilzinfektion** (Scedosporium, Fusarium spp.): d1: 2 x 6mg/kg i.v.; 2 x 400mg p.o.; ab d2: 2 x 4mg/kg i.v.; 2 x 200mg p.o.; Pat. < 40kg: d1: 2 x 200mg p.o., ab d2: 2 x 100mg; **Ki. 2-12J:** 2 x 7mg/kg i.v., 2 x 200mg p.o.; **DANI** möglichst orale Anwendung; **DALI** Child A, B: d1: 100%, ab d2: 50%; Child C: nicht empfohlen

A 9.25.2 Polyene

Empf.: Candida-Arten, Aspergillus, Histoplasma, Sporothrix, Blastomyces, Cryptococcus, Coccidioides; **UW:** Fieber, Schüttelfrost, Nausea, Erbrechen, Diarrhoe, generalisierte Schmerzzustände, Anämie, Nierenfunktionsstörung, Hypokaliämie;
KI: schwere Leber-, Nierenfunktionsstörung; Cave in Grav./Lakt.

Amphotericin B Rp	HWZ 24h (15d), Q0 0.95, PPB 90-95%, PRC B Lact ?
Amphotericin B *Inf.Lsg.* 50mg **Fungizone** *Inf.Lsg.* 50mg	**Generalisierte Mykosen:** ini 0.1mg/kg i.v., dann: 1 x 0.5-0.7mg/kg i.v., max. 1mg/kg; **Ki.** 1-2mg/d, max. 0.25mg/kg/d i.v.; **DANI, DALI** KI bei schwerer NI/LI

Amphotericin B liposomal Rp	HWZ 7-153h, Q0 0.95, PRC B, Lact ?
AmBisome *Inf.Lsg.* 50mg	**Schwere systemische Mykosen:** ini 1 x 1mg/kg i.v., steigern bis 3-5mg/kg; **Ki.:** s. Erw.; **DANI, DALI** KI bei schwerer NI/LI

A 9.25.3 Echinocandine

Empf.: Candida albicans und Candida spp.: fungizid, Schimmelpilze: fungistatisch;
UW (Anidulafungin): Hautrötung, Hitzewallungen, Pruritus, Exanthem, Hypokaliämie, Übelkeit, Erbrechen, Diarrhoe, Transaminasen/aP/GGT/Bili/Kreatinin ↑, Koagulopathie, Konvulsionen, Kopfschmerzen; **UW** (Caspofungin): Fieber, Schüttelfrost, Kopfschmerzen, Hypokaliämie, lokale Phlebitis, Übelkeit, Erbrechen, Diarrhoe, Flush, Exanthem, Anämie, Thrombopenie, Leukopenie, Eosinophilie, Tachykardie, Leberenzyme ↑, Arthralgie;
UW (Micafungin): Leukopenie, Thrombopenie, Hämolyse, Anämie, Hypokaliämie, Hypokalzämie, Hypomagnesiämie, Kopfschmerzen, Phlebitis, Übelkeit, Erbrechen, Diarrhoe, Bauchschmerzen, Bilirubin/Transaminasen ↑, Exanthem, Fieber, Rigor; **KI** (Anidulafungin): bek. Überempf. gegen Echinocandine; **KI** (Caspofungin): bek. Überempf. gegen Caspofungin;
KI (Micafungin): bek. Überempf. gegen Echinocandine

Anidulafungin Rp	HWZ 40-50h, PPB 99%, PRC C, Lact ?
Ecalta *Inf.Lsg.* 100mg	**Invas. Candidose bei nichtneutropen. Pat.:** d1: 1 x 200mg i.v., dann 1 x 100mg für 14d; **DANI, DALI** nicht erforderlich

Caspofungin Rp	HWZ 9-11h, PPB 93-96%, PRC C, Lact ?
Cancidas Inf.Lsg. 50, 70mg **Caspofungin-ratioph.** Inf.Lsg. 50, 70mg **Caspofungin Zentiva** Inf.Lsg. 50, 70mg	**Invasive Aspergillose/Candidose, neutropenisches Fieber mit V.a. Pilzinfektion:** d1: 1 × 70mg i.v., dann 1 × 50mg, > 80kg: 1 × 70mg; **Ki. 12M-17J:** d1: 70mg/m^2, max. 70mg, dann 50mg/m^2, ggf. 70mg/m^2 bei inadäquatem Ansprechen; **DANI** nicht erforderlich; **DALI** Child 7-9: d1: 70mg, dann 1 × 35mg/d

Micafungin Rp	HWZ 13-17h, PPB 99%, PRC C, Lact ?
Mycamine Inf.Lsg. 50, 100mg	**Invasive Candidose:** 1 × 100mg i.v.; < 40kg: 2mg/kg/d; bei fehl. Ansprechen Dosis verdoppeln; **Ki.:** s. Erw.; **ösophageale Candidose:** 1 × 150mg i.v.; < 40kg: 3mg/kg/d; **Pro. Cand.:** 1 × 50mg/d; < 40kg: 1mg/kg/d; **Ki.:** s. Erw.; **DANI** nicht erforderlich; **DALI** leichte bis mittelschwere LI nicht erforderlich

A 9.25.4 Weitere Antimykotika

Empf. (Flucytosin): Candida, Cryptococcus, Aspergillus (nur fungistatisch);
UW (Flucytosin): Anämie, Leukopenie, Neutropenie, Granulozytopenie, Thrombozytopenie, Diarrhoe, Übelkeit, Erbrechen, Leberfunktionsstörungen, Transaminasenerhöhung;
UW (Griseofulvin): Unruhe, Depression, Schlaflosigkeit, Kopfschmerzen, Schwindel, Parästhesien, periphere Neuritiden, Nausea, Erbrechen, Diarrhoe, Bläschenschübe sowie Parästhesien an Händen/Füßen bei dyshidrosiformen Epidermophytien;
UW (Terbinafin): Appetitlosigkeit, Depression, Kopfschmerzen, Geschmackstörung, gastrointestinale Beschwerden, allergische Hautreaktionen, Myalgien, Arthralgien, Müdigkeit;
KI (Flucytosin): bek. Überempfindlichkeit, gleichzeitige Anw. von Ganciclovir und Valganciclovir, Brivudin, Sorivudin und Analoga; Grav.;
KI (Griseofulvin): bek. Überempfindlichkeit, Porphyrin-Stoffwechselstörungen, schwere Leberinsuffizienz, aktueller Kinderwunsch, Grav., Lakt.;
KI (Terbinafin): bek. Überempfindlichkeit, chronische oder akute Lebererkrankungen; Nagelmykosen infolge einer primär bakteriellen Infektion

Flucytosin Rp	HWZ 3-8h, Q0 0.03, PPB 5%, PRC C, Lact ?
Ancotil Inf.Lsg. 2.5g/250ml	**Schwere Systemcandidose → 647:** 100-150mg/kg i.v. in 4ED in Kombination mit Amphotericin B (0.5mg/kg/d); **FG/NG:** 50-100mg/kg/d in 2ED; **Kryptokokkenmeningitis:** 100mg/kg/d + 0.7-1mg/kg/d Amphotericin B; **Chromoblastomykose:** 70-100mg/kg/d i.v. in 4ED + 50mg Amphotericin B; **DANI** CrCl 20-40: Dosisintervall 12h; 10-19: Dosisintervall 24h; HD: 50mg/kg n. jed. Dialyse

Antimykotika zur topischen Anwendung 267

Griseofulvin Rp	HWZ 22h, Qo 1.0, PPB 80%, PRC C
Griseo-CT Tbl. 125, 500mg	Dermatophyteninfektion der Haut/Haare: 1-4 x 125-500mg p.o. (Wirkungseintritt erst nach W!); Ki. 2-14J: 10mg/kg/d p.o. in 1-4ED; DANI nicht erforderl., DALI KI bei schwerer LI

Terbinafin Rp	HWZ 17h, Qo 1.0, PPB 99%, PRC B, Lact -
Amiada, Dermatin, Lamisil, Myconormin Tbl. 250mg Terbinafin HEXAL Tbl. 125, 250mg Terbinafin Sandoz Tbl. 125, 250mg	Schwere Dermatophyteninfektion der Haut: 1 x 250mg p.o. DANI CrCl < 50: 50%; DALI Anw. bei schwerer LI nicht empfohlen

A 9.26 Antimykotika zur topischen Anwendung

Empf. (Amphotericin B): Candida, Aspergillus fumigatus; **empf.** (Natamycin): Candida; **empf.** (Nystatin): Candida, Blastomyces, Coccidioides, Histoplasma, Aspergillus;
UW (Amphotericin B): allergische Hautreaktionen, Glossitis, Übelkeit, Erbrechen, Diarrhoe;
UW (Nystatin): bei hoher Dosis Brechreiz;
KI (Amphotericin B): bek. Überempf.

Amphotericin B Rp

Ampho-Moronal Tbl. 100mg; Lutschtbl. 10mg; Susp. (1ml = 100mg)	Mundsoor: 4 x 1Tbl. bzw. 4 x 1ml p.o., bis 2-3d nach Verschwinden der sichtbaren Sympt.; Pro. einer gastrointest. Hefepilzüberwucherung: 4 x 1 ml p.o.; DANI nicht erf.

Natamycin Rp

Pimafucin Lutschtbl. 10mg	Mundsoor: 4-6 x 10mg p.o.

Nystatin OTC	PRC C, Lact ?
Adiclair, Biofanal Tbl. 500000IE; Susp. (1ml = 100.000IE); Mundgel (1g = 100000IE) Moronal, Mykundex Tbl. 500000IE; Susp. (1ml = 100.000IE) Nystatin Stada Tbl. 500000IE	Candida-Infektion: Mundhöhle: 4-6 x 100000IE p.o.; Magen-Darm-Trakt: 3 x 1-2Tbl.; Ki. s. Erw.; DANI nicht erforderlich

A 9.27 Anthelminthika

Wm/Wi (Ivermectin): bindet an glutamatgesteuerte Chloridkanäle in den Nerven- und Muskelzellen ⇒ Membranpermeabilität für Chloridionen ↑ ⇒ neuromuskuläre Paralyse der Parasiten durch Hyperpolarisation;
UW (Albendazol): Kopfschmerzen, Schwindel, Bauchschmerzen, Diarrhoe, Übelkeit, Erbrechen, reversibler Haarausfall, Fieber; **UW** (Ivermectin): je n. Ind unterschiedliche UW, s. FachInfo;
UW (Praziquantel): Kopfschmerzen, Benommenheit, Schwindel, Somnolenz, Unwohlsein, Bauchschmerzen, Übelkeit, Erbrechen, Diarrhoe, Urtikaria, Fieber, Anorexie, Myalgie;
KI (Albendazol): bek. Überempf., Grav./Lakt.; **KI** (Ivermectin): bek. Überempfindlichkeit;
KI (Praziquantel): bek. Überempf., intraokuläre Zystizerkose, gleichz. Anw. von Rifampicin

A 9 Infektiologie – Arzneimittel

Albendazol Rp	HWZ 8h, PRC C, Lact ?
Eskazole *Tbl. 400mg*	**Echinokokkose:** 2 x 400mg p.o. für 28d, dann 14d Pause, 2-3 Zyklen; **Trichinose:** 2 x 400mg für 6d; **Strongyloidiasis:** 400-800mg/d für 3d; Pat. < 60kg: 15mg/kg/d in 2ED; **DANI** nicht erforderl.; **DALI** vorsichtige Anw., Transaminasen-Ktr.

Ivermectin Rp	HWZ 12h, Q0 1.0
Scabioral *Tbl. 3mg*	**Strongyloidiasis:** einmalig 200µg/kg p.o.; **Mikrofilarämie durch Wuchereria bancrofti:** einmalig 150-200µg/kg p.o. alle 6M oder 300-400µg/kg alle 12M; **Skabies:** einmalig 200µg/kg p.o., ggf. 2. Dosis nach 8-15d bei schweren Formen; **DANI, DALI:** keine Daten

Mebendazol Rp	HWZ 2-8h, Qo 0.95, PRC C, Lact ?
Surfont *Tbl. 100mg* Vermox *Tbl. 100, 500mg*	**Enterobiasis:** 1 x 100mg p.o. für 3d, Wdh. nach 2 und 4W; **Ascariasis, Ancylostomiasis:** 2 x 100mg f. 3d; **Trichuriasis:** 2 x 100mg f. 4d; **Taeniasis, Strongyloidiasis:** 2 x 300mg für 3d; **Ki.:** s. Erw., max. 2 x 100mg; **Trichinose:** d1: 3 x 250mg, d2: 4 x 250mg, d3-14: 3 x 500mg; **Echinokokkose:** d1-3: 2 x 500mg, d4-6: 3 x 500mg, dann 3 x 500-1500mg; **DANI** nicht erf. **DALI** vors. Anw.; bei schwerer Hepatopathie u. hoher Dosis Anw. nicht empf.

Niclosamid OTC	
Yomesan *Tbl. 500mg*	**Taeniasis** → 657, **Fischbandwurm:** 1 x 2g p.o.; **Ki. 2-6J:** 1 x 1g; < 2J: 1 x 0.5g; **Zwergbandwurm:** d1: 1 x 2g, d2-7: 1 x 1g; **Ki. 2-6J:** d1: 1 x 1g, d2-7: 1 x 0.5g; < **2J:** d1: 1 x 0.5g, d2-7: 1 x 250mg; **DANI** nicht erforderlich

Praziquantel Rp	HWZ 1-2.5(4)h, Qo 0.8, PPB 85%, PRC B
Biltricide *Tbl. 600mg* Cysticide *Tbl. 500mg*	**Schistosomiasis:** 40-60mg/kg p.o. in 2-3ED für 1d; **Leber- u. Lungenegel:** 75mg/kg in 3ED für 2-3d; **Neurozystizerkose:** 50mg/kg in 3ED für 15d; **Taeniasis:** 1 x 5-10mg/kg; **Fischbandwurm:** 1 x 10mg/kg; **Zwergbandwurm:** 15-25mg/kg, evtl. Wdh. nach 10d; **DALI** vorsichtige Anw. bei schwerer LI

Antimalariamittel 269

Pyrantel Rp	HWZ 26h PRC C, Lact ?
Helmex *Kautbl. 250mg; Saft (5ml = 250mg)*	**Enterobiasis, Ascariasis, Ankylostomiasis:** 1 x 10mg/kg p.o., max. 1g; **Hakenwurm:** 20mg/kg für 2d; **DALI** KI bei vorbestehender Leberschädigung

Pyrviniumembonat OTC	PRC B
Molevac *Tbl. 50mg; Saft (5ml = 50mg)* Pyrcon *Saft (5ml = 50mg)*	**Enterobiasis:** 1 x 5mg/kg p.o., max. 400mg; **DANI, DALI** KI

A 9.28 Antimalariamittel

Wm/Wi (Piperaquintetraphosphat): Wm nicht genau bekannt, evtl. ähnlich wie Chloroquin;
Wm/Wi (Dihydroartemisinin): Schädigung in den parasitären Membransystemen durch freie Radikale; **UW** (Artemether + Lumefantrin): Bauch-/Kopfschmerzen, Anorexie, Diarrhoe, Übelkeit, Schwindel, Pruritus, Exanthem, Husten, Palpitationen, Arthralgie, Myalgie, Asthenie, Müdigkeit; **UW** (Chloroquin): Hornhauttrübung, Retinopathia pigmentosa, Exanthem;
UW (Mefloquin): GI-Strg., ZNS-Strg., Rhythmusstrg., Psychose, Leuko-/Thrombopenie;
UW (Piperaquintetraphosphat + Dihydroartemisinin): Anämie, Kopfschmerzen, QT-Verlängerung, Tachykardie, Asthenie, Fieber, Grippe, Plasmodium-falciparum-Infektion, Atemweg-/Ohrinfektion, Leukozytose, Leuko-, Thrombo-, Neutropenie, Anorexie, Konjunktivitis, unregelmäßige Herzfrequenz, Husten, Bauchschmerzen, Erbrechen, Durchfall, Dermatitis, Rash;
UW (Proguanil + Atovaquon): Kopfschmerzen, Übelkeit, Erbrechen, Diarrhoe, Bauchschmerzen, Anämie, Neutropenie, allergische Reakt., Hyponatriämie, Appetitlosigkeit, ungewöhnl. Träume, Depression, Schlaflosigkeit, Schwindel, Leberenzyme ↑, Pruritus, Exanthem, Fieber, Husten;
KI (Artemether + Lumefantrin): komplizierte Malaria, Herzerkrankung, QT ↑, Lakt.;
KI (Chloroquin): Retinopathie, G-6-PDH-Mangel, Grav./Lakt.;
KI (Mefloquin): bek. Überempf. gegen M., Chinin, Chinidin; aktive Depression, Depression in Anamnese, generalisierte Angsterkrankung, Psychose, Suizidversuche, suizidale Gedanken und selbstgefährdendes Verhalten, Schizophrenie, andere psychiatrische Störungen, Epilepsie, Komb. mit Halofantrin bzw. Ketoconazol gleichzeit bzw. bis 15 Wochen nach letzter Mefloquin-Einnhame, Schwarzwasserfieber i.d. Anamnese, schwere Leberfunktionsstrg.;
KI (Piperaquintetraphosphat + Dihydroartemisinin): bek. Überempf., schwere Malaria (nach WHO), plötzliche Todesfälle/angeborene QT-Verlängerung in Familienanamnese, bekannte QT-Verlängerung, symptomatische HRST, schwere Bradykardie, schwere Hypertonie, linksventrikuläre Hypertrophie, dekompensierte Herzinsuffizienz, Elektrolytstrg., Einnahme von Medikamenten, die QT-Intervall verlängern (unter Berücksichtigung der HWZ);
KI (Proguanil + Atovaquon): bekannte Überempfindlichkeit, schwere Nierenfunktionsstrg.

Artemether + Lumefantrin Rp	HWZ (A/L) 2h/2-6d
Riamet *Tbl. 20+120mg*	**Unkomplizierte Malaria-tropica-Ther.:** ini 4Tbl., Wdh. nach 8, 24, 36, 48, 60h; **Ki.:** 5-15kg: s. Erw. mit je 1Tbl.; 15-25kg: je 2Tbl.; 25-35kg: je 3Tbl.

A 9 Infektiologie – Arzneimittel

Chloroquinphosphat Rp	HWZ 30-60d, Qo 0.3, PPB 50-60%, PRC C, Lact +
Resochin *Tbl. 81, 250mg; Amp. 250mg*	**Malaria-Pro.:** 1 x/W 8mg/kg p.o., 1W vor bis 4W nach Exposition; **Malaria-Ther.:** ini 16mg/kg p.o., nach 6h 8mg/kg, dann 1 x 8mg/kg für 2-3d; ini 16mg/kg über 4h i.v., dann 8mg/kg über 4h alle 12h bis Gesamtdosis von 40-50mg/kg; **Ki.:** s. Erw.

Mefloquin Rp	HWZ 13-30d, Qo 0.9, PPB 98%, PRC C, Lact ?
Lariam *Tbl. 250mg*	**Malaria-tropica-Pro.:** 1 x/W 250mg p.o., 1W vor bis 4W nach Exposition; **Ki. > 5kg:** 1 x/W 5mg/kg; **Malaria-Ther.:** ini 750mg p.o., nach 6h 500mg, nach 12h 250mg; **Ki. > 5kg:** 20-25mg/kg, Gesamtdosis in 2-3ED; **DANI** nicht erford.; **DALI** KI bei schwerer LI

Piperaquintetraphosphat + Dihydroartemisinin Rp	HWZ 22d bzw. 1h, PPB > 99% bzw. 44-93%, PRC C, Lact ?
Eurartesim *Tbl. 320+40mg*	**Unkomplizierte Plasmodium-falciparum-Malaria:** 5-6kg: 1 x 80+10mg p.o. für 3d, 7-12kg: 1 x 160+20mg, 13-23kg: 1 x 320+40mg, 24-35kg: 1 x 640+80mg, 36-74kg: 1 x 960+120mg, 75-100kg: 1 x 1280+160mg, > 100kg: keine Daten; **DANI, DALI** vorsichtige Anwendung bei mäßiger/schwerer Nieren-/Leberfunktionsstrg.

Primaquin Int. Apotheke	HWZ 4-7h, PRC C, Lact ?
Primaquine *Tbl. 15mg*	**Malaria-tertiana-Nachbehandlung:** 1 x 15mg p.o. für 14d

Proguanil + Atovaquon Rp	
Atovaquon Proguanil AL *Tbl. 100 + 250mg* Atovaquon Proguanil Stada *Tbl. 100 + 250mg* Malarex *Tbl. 100+250mg* Malarone *Tbl. 100+250mg* Malarone junior *Tbl. 25+62.5mg*	**Malaria-Pro.:** 1-2d vor bis 7d nach Exposition: 1 x 100+250mg p.o.; **Ki. 11-20kg:** 1 x 25+62.5mg p.o.; **21-30kg:** 1 x 50+125mg; **31-40kg:** 1 x 75+187.5mg; **unkomplizierte Malaria-tropica-Ther.:** 1 x 400+1000mg p.o. für 3d; **Ki. 11-20kg:** 1 x 100+250mg für 3d; **21-30kg:** 1 x 200+500mg für 3d; **31-40kg:** 1 x 300+750mg für 3d; **DANI** CrCl > 30: 100%; < 30: KI; **DALI** nicht erforderlich

A 10 Immunologie – Arzneimittel

A 10.1 Immunsuppressiva

Wm/Wi (Azathioprin): Umwandlung in 6-Mercaptopurin = Purinantimetabolit;
Wm/Wi (Belatacept): selektiver Kostimulationsblocker ⇒ blockiert CD28-vermittelte Kostimulation von T-Zellen ⇒ Hemmung der Immunantwort gegen transplantierte Niere;
Wm/Wi (Ciclosporin): Blockade ruhender Lymphozyten in der G0- oder G1-Phase, Hemmung der Produktion und Freisetzung von Lymphokinen und T-Zell-Wachstumsfaktor;
Wm/Wi (Mycophenolat): Hemmung der Inosinmonophosphatdehydrogenase ⇒ Hemmung der Synthese v. Guanosin-Nukleotiden ⇒ zytostatischer Effekt auf Lymphozyten;
Wm/Wi (Tacrolimus): hemmt Bildung zytotoxischer T-Zellen; hemmt Lymphokin-Bildung u. Expression des Interleukin-2-Rezeptors;
UW (Azathioprin): Nausea, Erbrechen, Diarrhoe, Panzytopenie, Fieber, Infektionsrisiko ↑, Cholestase, Pankreatitis, Alopezie; **UW** (Ciclosporin): Nierenschädigung, Störung der Leberfunktion, Kardiotoxizität, Tremor, Hirsutismus, Gingivahypertrophie, Ödeme;
UW (Belatacept): Infektionen (Harnweg-, Atemweg-, CMV-, Herpes-, Pilzinfektionen, lokale und Wundinfektionen, BK-Virus-Infektion, Sepsis, Influenza, Gastroenteritis), Zellulitis, Plattenepithelkarzinom der Haut, Basaliom, Hautpapillome, Anämie, Leukopenie, Leukozytose, Thrombopenie, Lymphopenie, Polyzythämie, IgG/M ↓, Cushingoid, Hypophosphatämie, -kaliämie, -kalzämie, -proteinämie, Dyslipidämie, Hyperglykämie, -kaliämie, Gewicht ↓ ↑, Diabetes mellitus, Dehydratation, Azidose, Flüssigkeitsretention, Schlaflosigkeit, Angst, Depression, Kopfschmerzen, Tremor, Schwindel, apoplektischer Insult, Parästhesie, Synkope, Lethargie, periphere Neuropathie, Katarakt, okuläre Hyperämie, Verschwommensehen, Vertigo, Tinnitus, Ohrschmerz, Herzfrequenz ↓ ↑, Vorhofflimmern, Herzinsuff., Angina pectoris, Linksherzhypertrophie, RR ↓ ↑, Schock, Infarkt, Hämatom, Angiopathie, Lymphozele, Arterienfibrosierung, Husten, Dyspnoe, Pulmonarödeme, Keuchen, Hypokapnie, Orthopnoe, Epistaxis, oropharyngeale Schmerzen, Diarrhoe, Konstipation, Übelkeit, Erbrechen, Bauchschmerzen, Dyspepsie, Stomatitis aphtosa, Abdominalhernie, Zytolytische Hepatitis, gestörte Leberfkt., Akne, Pruritus, Alopezie, Hautläsionen, Ausschlag, Nachtschweiß, Hyperhidrose, Arthralgie, Myalgie, Rücken-, Glieder-, Knochenschmerzen, Gelenkschwellung, Muskelschwäche, Muskelspasmus, Bandscheibenerkrankung, Osteoarthrose, Gelenksperre, Protein-, Dys-, Hämaturie, Kreatinin ↑, Nierentubulusnekrose, -arterienstenose, -venenthrombose, Glykosurie, Hydronephrose, vesikoureteraler Reflux, Nykturie, Harninkontinenz, Harnretention, Hydrozele, periph. Ödeme, Pyrexie, Brustschmerz, Müdigkeit, Unwohlsein, verzögerte Heilung, CRP ↑, Parathormon ↑, Dysfunktion des Transplantats, chron. Allotransplantatnephropathie, Narbenhernie;
UW (Everolimus): Infektionen, Knochemarkdepression, Hyperlipidämie, Hypertonie, Thromboembolie, Bauchschmerzen, Diarrhoe, Erbrechen, Nausea, Akne, Ödeme, Schmerzen;
KI (Azathioprin): Überempfindlichkeit gegen 6-Mercaptopurin, schwere Leber-, Nieren- und Knochenmarksschäden, schwere Infektionen;
KI (Belatacept): EBV-Serostatus negativ/unbekannt, bekannte Überempfindlichkeit;
KI (Ciclosporin): Nierenfunktionstörung, unkontrollierte arterielle Hypertonie, unkontrollierte Infektionen, Tumoren, schwere Lebererkrankungen, Lakt.; Cave in Grav.;
KI (Everolimus): Überempfindlichkeit gegenüber Everolimus oder Sirolimus

A 10 Immunologie – Arzneimittel

Azathioprin Rp HWZ 4.5h, Q0 1.0, PPB 30%, PRC D, Lact -

Azafalk *Tbl. 50, 75, 100mg*
Azamedac *Tbl. 50mg*
Aza Q *Tbl. 50mg*
Azaimun *Tbl. 50mg*
Azathioprin HEXAL *Tbl. 25, 50, 75, 100mg*
Azathioprin-ratioph. *Tbl. 25, 50mg*
Imurek *Tbl. 25, 50mg; Inj.Lsg. 50mg*
Imurel *Tbl. 50mg*
Zytrim *Tbl. 50mg*

Nach Organtransplantation (Organ-Tx):
d1: 5mg/kg p.o./i.v., dann 1–4mg/kg/d;
Multiple Sklerose → 678, **Myasthenia gravis** → 681: 2–3mg/kg/d;
Autoimmunhepatitis → 528:
ini 1–1.5mg/kg, Erh.Dos. bis 2mg/kg;
chronische Polyarthritis → 638,
M. Crohn → 522, **Colitis ulcerosa** → 523, **systemischer Lupus erythematodes** → 642, **Dermatomyositis, Panarteriitis nodosa** → 644, **Pemphigus vulgaris** → 720, **bullöses Pemphigoid, M. Behçet, refraktäre autoimmune hämolytische Anämie durch IgG-Wärmeantikörper** → 588, **chron. refraktäre idiopath. thrombozytopenische Purpura** → 589: 1-3mg/kg/d; **Ki.**: s. Erw.;
DANI, DALI sorgfältige Dosiseinstellung

Basiliximab Rp HWZ 173h, PRC B, Lact ?

Simulect *Amp. 10, 20mg*

Pro. der akuten Transplantatabstoßung:
20mg i.v. 2h vor Tx, 20mg 4d nach Tx;
Ki. < 35kg: 10mg i.v. 2h vor Tx,
10mg 4d nach Tx;
Kombination mit Ciclosporin u. Steroiden

Belatacept Rp HWZ 8.2-9.8d, PRC C, Lact ?

Nulojix *Inf.Lsg. 250mg*

Nach Nieren-Tx: d1, 5, 14, 28 nach Tx:
je 10mg/kg i.v.; Ende W8 und 12 nach Tx:
je 10mg/kg i.v.; Erhaltungsphase ab Ende
W16 nach Tx: 5mg/kg alle 4 W;
DANI nicht erforderlich; **DALI** keine Daten

Ciclosporin Rp HWZ 7-8 (16-19)h, Q0 1.0, PPB 90%, ther. Serumspiegel (µg/l): 100-300

Cicloral *Kps. 25, 50, 100mg*
Ciclosporin 1A *Kps. 25, 50, 100mg*
Deximune *Kps. 25, 50, 100mg*
Immunosporin *Kps. 25, 50, 100mg*
Sandimmun *Kps. 10, 25, 50, 100mg; Susp. (1ml = 100mg); Amp. 50mg/1ml, 250mg/5ml*

Nach Organ-Tx:
ini 10–14mg/kg p.o. (3-5mg/kg i.v.) 4–12h
vor Tx, dann 1 x 10–14mg/kg/d für 1–2W,
dann 2-6mg/kg/d p.o. in 1-2ED;
nach KM-Tx: 12.5-15mg/kg p.o. 1d vor Tx,
dann 12.5-15mg/kg für 5d,
dann 12.5mg/kg für 3-6M;
nephrotisches Syndrom → 537:
5mg/kg p.o.; **Ki.:** 6mg/kg p.o.;
schwere Psoriasis → 721:
2.5mg/kg p.o. in 2ED, max. 5mg/kg;
DANI KI außer nephrotisches Syndrom

Immunsuppressiva

Everolimus Rp	HWZ 21-35h, PPB ca. 74%, ther. Serumspiegel (ng/ml): 3-8
Certican *Tbl. 0.25, 0.5, 0.75, 1mg;* *Susp. 0.1, 0.25mg*	**Pro. Transplantatabstoßung bei Nieren- und Herz-Tx:** 2 x 0.75mg p.o., Dosisanpas. nach Serumspiegel; Komb. mit Ciclosporin; **DANI** nicht erforderlich; **DALI** Child A, B: ini 50%; C: keine Daten
Mycophenolatmofetil Rp	HWZ 6h, Q0 > 0.7, PPB 97%, PRC D, Lact -
CellCept *Kps. 250mg; Tbl. 500mg;* *Trockensaft (5ml = 1g); Susp. (5mg =1ml);* *Inj.Lsg. 500mg* **Mowel** *Tbl. 250, 500mg* **Mycophenolatmofetil AL** *Kps. 250mg;* *Tbl. 500mg* **Myfenax** *Kps. 250mg; Tbl. 500mg*	**nach Nieren-Tx:** 2 x 1g p.o./i.v.; **nach Herz-Tx:** 2 x 1.5g p.o.; **nach Leber-Tx:** d1-4: 2 x 1g i.v., dann 2 x 1.5g p.o., Pat. > 65J: 2 x 1g p.o./i.v. **Ki. 2-18J:** 2 x 600mg/m^2 p.o., max. 2g/d; **DANI** CrCl < 25: max. 2 x 1g
Mycophenolatnatrium Rp	HWZ 12h, Q0 > 0.7
Myfortic *Tbl. 180, 360mg*	**Nach Nieren-Tx:** 2 x 720mg p.o.; **DANI** CrCl < 25: sorgfältige Überwachung, max. 1440mg/d; **DALI** nicht erforderlich
Sirolimus Rp	HWZ 57-63h, Q0 1.0, ther. Serumspiegel (ng/ml): 4-12 (12-20 nach Absetzen v. Ciclosporin)
Rapamune *Tbl. 0.5, 1, 2mg; Lsg. (1mg/ml)*	**Nach Nieren-Tx:** ini 6mg, dann 1 x 2mg p.o., bzw. nach Serumspiegel; Kombination in den ersten 2-3M mit Ciclosporin und Steroiden; **DANI** nicht erforderlich
Tacrolimus Rp	HWZ 11-15h, Q0 1.0, PPB 99%, PRC C, Lact -
Advagraf *Kps. (ret.) 0.5, 1, 3, 5mg* **Crilomus** *Kps. 0.5, 0.75, 1, 2, 5mg* **Envarsus** *Kps. (ret.) 0.75, 1, 4mg* **Modigraf** *Gran. 0.2, 1mg* **Prograf** *Kps. 0.5, 1, 5mg; Amp. 5mg/1ml* **Tacni** *Kps. 0.5, 1, 5mg* **Tacpan** *Kps. 0.5, 1, 5mg* **Tacrolimus HEXAL** *Kps. 0.5, 1, 5mg*	**Nach Nieren-Tx:** 0.2-0.3mg/kg/d p.o. in 2ED; 0.05-0.1mg/kg/d i.v. als 24h-Dauerinf.; **Ki.:** 0.3mg/kg/d p.o. in 2ED; 0.075-0.1mg/kg/d i.v. als 24h-Dauerinfusion; **nach Leber-Tx:** 0.1-0.2mg/kg/d p.o. in 2ED; 0.01-0.05mg/kg/d i.v. als 24h-Dauerinfusion; **Ki.:** 0.3mg/kg/d p.o. in 2ED; 0.05mg/kg/d i.v. als 24h-Dauerinfusion; **nach Herz-Tx:** 0.075mg/kg/d p.o. in 2ED; 0.01-0.02mg/kg/d i.v. als 24h-Dauerinf.; **Ki.:** 0.1-0.3mg/kg/d p.o. in 2ED; 0.03-0.05mg/kg/d i.v. als 24-h-Dauerinf.; Dosisreduktion bei allen Ind im Verlauf; ret. Kps. Gabe in 1 ED; **Th Tx-Abstoßung:** s. FachInfo; **DANI** nicht erforderlich; **DALI** individuelle Dosisreduktion in 20- bis 25-%-Schritten

S. auch Selektive Immunsuppressiva → 209

A 10.2 Interferone

Wm/Wi (Interferone): antiviral, wachstumshemmend und immunregulatorisch;
UW: Fieber, Schwitzen, Schüttelfrost, Müdigkeit, Gelenk- und Weichteilschmerzen, BB-Veränderungen, HRST, Depression, Tremor, Krampfanfälle, Parästhesien, GI-Störung, Haarausfall, Exantheme, Pruritus; **KI:** Herz-, ZNS-Erkrankung, schwere Leberfktsstörung, Niereninsuffizienz, schwere KM-Schäden, Cave in Grav./Lakt.

Interferon alfa-2a Rp	HWZ 3.7–8.5 h, Q0 1.0
Roferon A *Fertigspr. 3, 4.5, 6, 9 Mio IE*	**Chronische Hepatitis B** → 526: 3 x/W 2.5–5 Mio IE/m² KOF s.c.; **Ki.:** bis 10 Mio IE/m² KOF 3 x/W s.c.; **chron. Hepatitis C** → 527: 3 x/W 3–4.5 Mio IE s.c.; Komb. mit Ribavirin → 262; andere Ind. s. Pck. Beilage; **DANI, DALI** KI bei schwerer NI, LI

Interferon alfa-2b Rp	HWZ 2–3 h, Q0 1.0
Intron A *Inj.Lsg. 18, 25 Mio IE;* *Pen 18, 25, 30, 60 Mio IE*	**Chronische Hepatitis B** → 526: 3 x/W 5–10 Mio IE s.c.; **chronische Hepatitis C** → 527: 3 x/W 3 Mio IE s.c.; Komb. mit Ribavirin → 262; andere Ind. s. Pck. Beilage; **DANI, DALI** KI

Interferon beta-1a → 332
Interferon beta-1b → 332

Interferon gamma-1b Rp	HWZ 7 h, Q0 1.0
Imukin *Inj.Lsg. 2 Mio IE*	**Septische Granulomatose, maligne Osteopetrose:** Pat. < 0.5m² KOF: 3 x/W 1.5µg/kg s.c.; Pat. > 0.5m² KOF: 3 x/W 50µg/m² KOF s.c.

Peginterferon alfa-2a Rp	HWZ 50–130 h
Pegasys *Fertigspr. 90µg, 135µg, 180µg*	**Chron. Hepatitis B** → 526: 180µg s.c. 1 x/W für 48W; **chron. Hepatitis C** → 527: 180µg s.c. 1 x/W; **Ki.** ≥ 5J: s. FachInfo; Kombination mit Ribavirin → 262; **DANI** ini 135µg 1 x/W; **DALI** s. FachInfo

Peginterferon alfa-2b Rp	HWZ 27–33 h
Pegintron *Inj.Lsg. 50, 80, 100, 120, 150µg*	**Chron. Hepatitis C** → 527: 1 x/W 1.5µg/kg s.c.; Komb. mit Ribavirin → 262; **DANI** Monotherapie: CrCl 30–50: ini 75%, < 30: ini 50%; Kombinationstherapie: CrCl < 50: KI

Immunglobuline 275

A 10.3 Immunglobuline

Wm/Wi (Immunglobuline): antiviral, wachstumshemmend und immunregulatorisch;
UW: Schüttelfrost, Kopfschmerzen, Fieber, Übelkeit, Erbrechen, allergische Reaktionen, Hypotonie, Anaphylaxie, Gelenkschmerzen, Rückenschmerzen; **KI:** bek. Überempfindlichkeit

Immunoglobuline Rp HWZ ca. 20–40d

Flebogamma 5% Inf.Lsg. 0.5g/10ml, 2.5g/50ml, 5g/100ml, 10g/200ml (97% IgG; max. 0.05mg/l IgA) **Gammagard S/D** Inf.Lsg. 0.5g/10ml, 2.5g/50ml, 5g/100ml, 10g/200ml (92% IgG; max. 0.003mg/l IgA) **Gamunex 10%** Inf.Lsg. 1g/10ml, 5g/50ml, 10g/100ml, 20g/200ml (98% IgG; max. 0.084mg/l IgA) **Kiovig** Inf.Lsg. 1g/10ml, 2.5g/25ml, 5g/50ml, 10g/100ml, 20g/200ml, 30g/300ml (98% IgG; max. 140µg/ml IgA) **Octagam** Inf.Lsg. 1g/20ml, 2.5g/50ml, 5g/100ml, 10g/200ml (95% IgG; max. 0.2mg/l IgA) **Privigen** Inf.Lsg. 2.5g/25ml, 5g/50ml, 10g/100ml, 20g/200ml (98% IgG)	**Primäre Immunmangelsyndrome:** ini 0.4–0.8g/kg i.v. alle 2–4W bis IgG-Spiegel 4–6g/l, dann 0.2–0.8g/kg; **sekundäre Immunmangelsyndrome (CLL, Myelom):** 0.2–0.4g/dl alle 3–4W; **Ki. mit AIDS:** 0.2–0.4g/kg alle 3–4W; **idiopathische thrombozytopenische Purpura (ITP):** 0.8–1g/kg an d1, ggf. Wdh. innerhalb von 3d oder 0.4g/kg über 2–5d; **Guillain-Barré-Syndrom:** 0.4g/kg d1–5; **Kawasaki-Syndrom:** 1.6–2g/kg über 2–5d; **allogene KM-Tx:** 0.5g/kg/W, s. auch FachInfo; **Chronisch inflammatorische demyelinisierende Polyneuropathie (CIDP):** Gamunex: ini 2g/kg, Erh.Dos. 1g/kg alle 3W alle Ind: s. FachInfo der einzelnen Präparate

A 10.4 Spezifische Immunglobuline

Wm/Wi (Bezlotuxumab): humaner, monoklonaler Antitoxin-Antikörper, bindet an Clostridium difficile Toxin B und neutralisiert dessen Aktivität;
UW (Bezlotuxumab): Kopfschmerzen, Fieber, Übelkeit, Diarrhoe, infusionsbed. Reaktionen;
KI (Bezlotuxumab): bek. Überempfindlichkeit

Bezlotuxumab Rp HWZ 19d

Zinplava Inf.Lsg. 1000mg/40ml	**PRO Rekurrenz einer Cl.-difficile-Infektion bei hohem Risiko:** 10mg/kg über 60min einmalig i.v.; **DANI, DALI** nicht erf.

A 10.5 Immunstimulanzien

Wm/Wi (CD34$^+$ Zellen): wandern ins Knochenmark ein, Wiederbesiedelung des hämatopoetischen Systems mit Zellen, die pharmakol. wirksame Spiegel des ADA-Enzyms exprimieren;
UW: Anämie, Neutropenie, Hypothyreose, Hypertonie, Asthma, allergische Rhinitis, atopische Dermatitis, Ekzem, Fieber, pos. ANA, erhöhte Leberenzyme, autoimmun-hämolyt. Anämie, autoimmunbedingte aplastische Anämie, Autoimmunthrombozytopenie, Autoimmunthyreoiditis, Guillain-Barré-Syndrom, Autoimmunhepatitis, ANCA pos., SMA pos.;
KI: bek. Überempf., bestehende oder frühere Anamnese von Leukämie oder Myelodysplasie; pos. Test auf das hum. Immundefizienz-Virus (HIV) oder jegliches andere Agens, das in der aktuellen Zell- und Gewebrichtlinie der EU gelistet ist; Gentherapie in der Vorgeschichte

CD34⁺ Zellsuspension Rp

Strimvelis *Inf.Lsg. 1-10Mio Zellen/ml*	**Schwerer kombinierter Immundefekt durch Adenosin-Desaminase-Mangel:** einmalig 2-20Mio Zellen/kg i.v.; **DANI, DALI:** vermutlich nicht erforderlich, keine Daten

A 10.6 Impfstoffe

A 10.6.1 Bakterielle Impfstoffe

Wm/Wi: Bildung von Antikörpern durch das Immunsystem nach Applikation von attenuierten, abgetöteten oder fragmentierten Krankheitserregern oder deren Toxinen;
UW (TD-Impfstoff): Rötung, Schwellung, Schmerzen an der Injektionsstelle, Abszess, Granulombildung, Kopfschmerzen, Übelkeit, Fieber, Schweißausbruch, allergische Reaktionen;
UW (Typhusimpfstoff): Asthma-Anfall, Übelkeit, Erbrechen, Diarrhoe, Bauchschmerzen, Arthralgien, Myalgien, Serumkrankheit;
KI (TD-Impfstoff): bek. Überempf./Allergie, Infektion, fieberhafte Erkrankung;
KI (Typhusimpfstoff.): akute Erkrankung, Immundefekte, bek. Überempf.

Meningokokken-C-Oligosaccharid Rp — PRC C, Lact +

Meningitec *Fertigspr. 10µg/0.5ml* Menjugate *Amp. 10µg/0.5ml* Neisvac C *Amp. 10µg/0.5ml*	**Meningokokken-Immunisierung:** Sgl. bis 12M: 2 x 0.5ml im Abstand von 8W; Ki. > 1J, Erw.: 1 x 0.5ml

Meningokokken-A-,-C-,-W135-,-Y-Oligosaccharid Rp — PRC C Lact +

Menveo *Inj.Lsg. 25µg/0.5ml*	**Meningokokken-Immunisierung:** Erw., Ki. ab 11J: 0.5ml als ED i.m.

Meningokokken-B-Adsorbat Rp — PRC C Lact +

Bexsero *Inj.Lsg. 175µg/0.5ml* Trumenba *Inj.Lsg. 120µg/0.5ml*	**Meningokokken-B-Immunisierung:** Bexsero: Ki. 2-5M: 3 x 0.5ml im Abstand von 4W; Ki. 6M-10J: 2 x 0.5ml im Abstand von 8W; Ki. 11J, Erw.: 2 x 0.5ml im Abstand von 4W; Trumemba: Ki. 10J, Erw.: 2 x 0.5ml im Abstand von 6M oder 3 x 0.5ml M0, 1, 4

Pneumokokkenpolysaccharid Rp — PRC C, Lact +

Prevenar-13 *Fertigspr. 0.5ml* Pneumovax 23 *Amp. 0.5ml* Synflorix *Fertigspr. 0.5ml*	**Pneumokokken-Immunisierung:** Prevenar, Synflorix: 0.5ml im 2., 3. u. 4. Lebensmonat und 1 x 0.5ml im 2.Lj.; **Impfung bei erhöhtem Risiko:** Pneumovax: ab 2.Lj.: 0.5ml i.m.

Salmonella-typhi-Polysaccharid Rp

Typhim Vi *Fertigspr. 25µg/0.5ml*	**Typhus-Immunisierung:** ab 2.Lj.: 25µg i.m., Wdh. nach 3J

Impfstoffe 277

Tetanus- + Diphtherie-Toxoid Rp	PRC C, Lact +
Td-Impfstoff Mérieux *Amp. 20IE+2IE/0.5ml* **Td-pur** *Fertigspr. 20IE+2IE/0.5ml* **TD Rix** *Fertigspr. 20IE+2IE/0.5ml*	**Tetanus-/Diphtherie-Grundimmunisierung:** ab 6J: 0.5ml i.m., Wdh. nach 4-8W und nach 6-12M; **Auffrischimpfung:** routinemäßig 0.5ml ab Beginn 6.Lj.; 0.5ml 11.-15.Lj., dann alle 10J 0.5ml; **Immunisierung bei Verletzung:** 0.5ml, wenn letzte Impfung 5-10J zurückliegt

Tetanus- + Diphtherie- + Pertussis-Toxoid Rp	PRC C, Lact +
Boostrix *Fertigspr. 20IE + 2IE + 8µg/0.5ml* **Covaxis** *Amp. 20IE + 2IE + 8µg/0.5ml* **Infanrix** *Fertigspr. 40IE + 30IE + 25µg/0.5ml*	**Tetanus/Diphtherie/Pertussis-Grundimmun.:** Infanrix: je 0.5ml i.m. 2., 3. und 4. Lebensmon. u. 1 x 0.5ml im 2. Lj.; **Auffrischimpfung:** Boostrix, Covaxis: ab 4. Lj.: 0.5ml

A 10.6.2 Virale Impfstoffe

Wm/Wi: Bildung von Antikörpern durch das Immunsystem nach Applikation von attenuierten, abgetöteten oder fragmentierten Krankheitserregern oder deren Toxinen;
UW (FSME-Impfstoff): Reakt. an Injektionsstelle, Kopfschmerzen, Übelkeit, Myalgie, Arthralgie, Müdigkeit, Krankheitsgefühl; **UW** (Gelbfieberimpfstoff): Kopfschmerzen, Übelkeit, Erbrechen, Diarrhoe, Myalgien, Lokalreaktionen an Injektionsstelle, Fieber, Abgeschlagenheit;
UW (Hepatitis-A-Impfstoff): Kopfschmerzen, Unwohlsein, Fieber, Appetitverlust;
UW (Hepatitis-B-Impfstoff): Rötung, Schwellung, Schmerzen an der Injektionsstelle, Kopfschmerzen, Übelkeit, Erbrechen, Bauchschmerzen, Fieber, Schweißausbruch, allerg. Reaktionen, Leberfunktionsstrg., Arthralgie, Myalgie; **UW** (MMR-Impfstoff): Fieber, Schweißausbruch, Schüttelfrost, Abgeschlagenheit, Kreislaufreaktionen, Kopfschmerzen, Katarrh, GI-Störung;
UW (Pandemrix): Lymphadenopathie, Kopfschmerzen, Hautblutungen/Verhärtung/Schwellung/ Schmerzen an Injektionsstelle, verstärktes Schwitzen, Arthralgie, Myalgie, Schüttelfrost, Fieber;
UW (Rotavirusimpfstoff): Fieber, Durchfall, Erbrechen, Reizbarkeit, Bauchschmerzen;
UW (Tollwutimpfstoff): Schmerzen/Rötung an der Einstichstelle, Unwohlsein, Fieber, grippeähnl. Symptome, Lymphadenopathie, Kopfschmerzen, Myalgie, Exanthem;
UW (Zoster-Impfstoff): Kopfschmerzen, Erythem/Schwellung/Schmerz/Hämatom/Pruritus/ Überwärmung an der Injektionsstelle;
KI (FSME-Impfstoff): bek. Überempf., schwere Überempf. gegen Eiprotein, Hühnereiweiß, moderate oder schwere akute Erkrankungen; **KI** (Gelbfieberimpfstoff): bek. Überempf. gegen G. bzw. Eier, Hühnereiweiß; Immunsuppression, kongenital od. idiopathisch nach Behandlung mit syst. Steroiden, nach Bestrahlung od. nach Th. mit Zytostatika, Dysfunktion des Thymus i. d. Anamnese (einschließlich Thymom u. Thymektomie); symptom. HIV-Inf., asymptom. HIV-Inf. bei nachgewiesener verminderter Immunfunktion, Ki. < 6M, akute, schwere, fieberhafte Erkrankung;
KI (Hepatitis-B-Impfstoff): bek. Überempf./Allergie, fieberhafte Erkrankung;
KI (MMR-Impfstoff): bek. Überempf./Allergie, akute Erkrankung; angeborene, erworbene oder therapiebedürftige Immundefizienz, Schwangerschaft; **KI** (Pandemrix): bek. Überempf.;
KI (Rotavirusimpfstoff): bek. Überempfindlichkeit, angeborene Fehlbildungen im GI-Trakt, HIV-Infektion; **KI** (Tollwutimpfstoff): bek. Überempfindlichkeit;
KI (Zosterimpfstoff): bek. Überempfindlichkeit, angeborene/erworbene Immundefizienz, immunsuppressive Therapie, aktive/unbehandelte Tbc, Grav.

A 10 Immunologie – Arzneimittel

FSME-Impfstoff, Stamm K23 Rp	
Encepur Kinder *Fertigspr. 0.75µg* Encepur Erwachsene *Fertigspr. 1.5µg*	**FSME-Immunisierung:** 3 x M 0, 1-3 und 9-12; **Ki. 1-11J:** 0.75µg; **Ki. ab 12J,** Erw. jeweils 1.5µg i.m.; 1. Auffrischung nach 3J, danach alle 5J, Erw. > 49J. alle 3J
FSME-Impfstoff, Stamm Neudörfl Rp	
FSME Immun Junior *Fertigspr. 1.2µg* FSME Immun *Fertigspr. 2.4µg*	**FSME-Immunisierung:** 3 x M 0, 1-3 und 5-12; **Ki. 1-15J** 1.2µg; **Ki. ab 16J,** Erw. jeweils 2.4µg i.m.; 1. Auffrischung nach 3J, danach alle 5J, Erw. >60J. alle 3J
Gelbfieber-Impfstoff Rp	PRC C, Lact ?
Stamaril *Inj.Lsg. 1000 IE/0.5ml*	**Gelbfieber-Immunisierung: Erw., Ki ab 9M:** 1 x 1000 IE s.c./i.m., ggf. Wdh n. 10J
Hepatitis-A-Impfstoff Rp	PRC C, Lact ?
Havrix *Fertigspr. 720E/0.5ml, 1440E/1ml* Vaqta *Fertigspr. 25E/0.5ml, 50E/1ml*	**Hepatitis-A-Immunisierung: Erw.:** 50 bzw. 1440E i.m. M 0, Wdh. nach 6-12M; **Ki.:** 25 bzw. 720E i.m. M 0, Wdh. nach 6-12M; Auffrischung alle 10J
Hepatitis-B-Impfstoff Rp	
Engerix B Erwachsene *Fertigspr. 20µg/1ml* Engerix B Kinder *Fertigspr. 10µg/1ml* Hbvaxpro *Amp. 5µg/0.5ml, 10µg/1ml, 40µg/1ml;* *Fertigspr. 5µg/0.5ml, 10µg/1ml*	**Hepatitis-B-Immunisierung: Erw.:** 20µg i.m. M 0, 1 und 6; **NG, Ki. bis 16J:** 10µg i.m. M 0, 1, 2 und 12, alternativ M 0, 1, 6
Hepatitis-A- + -B-Impfstoff Rp	PRC C, Lact ?
Twinrix Erwachsene *Fertigspr. 720E+20µg/1ml* Twinrix Kinder *Fertigspr. 720E+10µg/0.5ml*	**Hepatitis-A- +-B-Immunisierung: Erw.:** 720E + 20µg i.m. M 0, 1 und 6; **Ki. 1-16J:** 720E + 10µg i.m. M 0, 1 und 6
Influenza-Impfstoff (epidemische Influenza) Rp	PRC C Lact +
Fluad 2016/2017 *Fertigspr. 0.5ml* Influvac 2014/2015 *Fertigspr. 0.5ml*	**Pro. epidemische Influenza: Erw., Ki ab 3J:** 0.5ml i.m./s.c.; **Ki. 6M-3J:** 0.25ml i.m/s.c.; Wdh. bei Kindern nach 4W
Japanische-Enzephalitis-Virus-Impfstoff Rp	
Ixiaro *Fertigspr. 0.5ml*	**Japanische-B-Enzephalitis-Immunisierung:** 0.5ml i.m. M 0 und 1
Masern-Mumps-Röteln-Impfstoff Rp	PRC C, Lact +
MMR Triplovax *Fertigspr. 0.5ml* MMR Vaxpro *Fertigspr. 0.5ml* Priorix MMR *Fertigspr. 0.5ml*	**Masern-Mumps-Röteln-Immunisierung: Ki. ab 12. Lebensmonat:** 0.5ml i.m. M 0 und 4 (möglichst bis Ende 2.Lj.)

Impfstoffe 279

Masern-Mumps-Röteln-Varizellen-Impfstoff Rp	PRC C, Lact +
Priorix Tetra *Fertigspr. 0.5ml* ProQuad *Fertigspr. 0.5ml*	Masern-Mumps-Röteln-Varizellen-Immun.: Ki. ab 9. M–12.Lj.: 0.5ml s.c. W0 und 6

Papillomvirusimpfstoff Rp	
Cervarix *Fertigspr. 0.5ml* Gardasil *Fertigspr. 0.5ml*	Pro. HPV-assoziiertes Zervix-Ca, Anal-Ca Dysplasien von Zervix und Vulva, Condylomata acuminata → 652: 9–13J: 0.5ml i.m. M 0 und 6; ab 14J: 0.5ml i.m. M 0, 2 und 6

Poliomyelitis-Impfstoff (Typ I, II, III) Rp	PRC C, Lact +
IPV Merieux *Fertigspr. 40+8+32E/0.5ml* Imovax Polio *Fertigspr. 40+8+32E/0.5ml*	Poliomyelitis-Immunisierung: Erw. u. Ki.: 40+8+32E i.m. M 0, 2 und 12; Auffrischung nach 10J

Rotavirusimpfstoff Rp	
Rotarix *Susp. 1ml* RotaTeq *Dosiertube 2ml*	Rotaviren-Immunisierung: 1 bzw. 2ml p.o., 1. Dosis 6.–12. Lebenswoche, Wdh. nach 4 und 8W

Tollwutimpfstoff Rp	
Rabipur *Inj.Lsg. 2.5IE/1ml* Tollwutimpfstoff (HDC) inaktiviert *Inj.Lsg. 2.5IE/1ml*	Tollwut-Immunisierung: 2.5IE i.m. d 0, 7, 21 oder 28; Auffrischung nach Titer oder alle 2–5J; Impfung nach Exposition: 2.5IE d 0, 3, 7, 14, 28

Varizellen-Impfstoff Rp	PRC C, Lact ?
Varilrix *Fertigspr. 2000E/0.5ml* Varivax *Fertigspr. 1350E/0.5ml*	Varizellen-Immunisierung: Erw., Ki. > 12M: 0.5ml i.m./s.c. W 0 und 6

Varicella-Zoster-Impfstoff Rp	PRC C Lact ?
Shingrix *Inj.Lsg. 50µg/0.5ml* Zostavax *Fertigspr. 19.400PBE/0.65ml*	Pro. Herpes zoster und postherpetische Neuralgie → 726: Patienten > 50J: Shingrix: 50µg i.m. M0 und 2; Zostavax: 1 x 0.65ml s.c.

A 10.6.3 Bakterielle und virale Impfstoffe kombiniert

UW (Infanrix Hexa): Reaktionen an der Injektionsstelle, ungewöhnliches Schreien, Ruhelosigkeit, virale Infekte, Infekte der oberen Atemwege, Bronchitis, Konjunktivitis, Husten, Schnupfen, Diarrhoe, Erbrech., Dermatitis, Bauchschmerzen, Otitis media, Ekzem, Schläfrigkeit; **KI** (Infanrix Hexa): bek. Überempfindlichkeit gegen die enthaltenen Impfstoffe bzw. gegen Neomycin, Polymyxin; führere Enzephalopathie innerhalb von 7d nach Pertussis-Impfung

Diphtherie-Tetanus-Pertussis-Poliomyelitis-Haemophilus-influenzae-Hepatitis-B-Impfstoff Rp	
Infanrix Hexa *Fertigspr. 0.5ml*	Immunisierung o.g. Erreger: 0.5ml i.m. z.B. 2. 3. 4. und 12. Lebensmonat

A 10 Immunologie – Arzneimittel

A 10.7 Impfkalender

Impfung	W 6	Monate 2	3	4	11–14	15–23	Jahre 2–4	5–6	9–14	15–17	>18	≥60
Diphtherie Tetanus Pertussis		G1	G2	G3	G4	N	N	A1	A2		A (ggf. N)	
HIB		G1	G2[c]	G3	G4	N	N					
Polio		G1	G2[c]	G3	G4	N	N		A1		ggf. N	
Hepatitis B		G1	G2[c]	G3	G4	N			N			
Pneumokokken[a]		G1		G2	G3	N						S[g]
Rotaviren	G1[b]	G2	(G3)									
Meningokokken C					G1 (ab 12 Mon)		N					
Masern, Mumps, Röteln					G1	G2	N				S[f]	
Varizellen					G1	G2	N					
Human Papilloma Virus									G1+2[d]	N[d]		
Influenza												S[h]

Zeitpunkt empfohlener Impfungen mit Impfstoff; (A) = Auffrischung
Grundimmunisierung aller noch nicht Geimpften bzw. Komplettierung eines vollständigen Impfschutzes (G)
Standardimpfungen mit allgemeiner Anwendung = Regelimpfung (S)

a Frühgeborene erhalten eine zusätzliche Impfstoffdosis im Alter von 3 Monaten, d. h. insgesamt 4 Dosen

b Die 1. Impfung sollte bereits ab dem Alter von 6 Wochen erfolgen, je nach verwendetem Impfstoff sind 2 bzw. 3 Dosen im Abstand von mindestens 4 Wochen erforderlich

c Bei monovalenter Anwendung kann diese Dosis entfallen

d Standardimpfung für Mädchen im Alter von 9–13 bzw. 9–14 Jahren (je nach verwendetem Impfstoff) mit 2 Dosen im Ab- stand von 6 Monaten, bei Nachholimpfung beginnend im Alter > 13 bzw. > 14 Jahren oder bei einem Impfabstand von < 6 Monaten zwischen 1. und 2. Dosis ist eine 3. Dosis erforderlich (Fachinformation beachten)

e Ab 5 oder 6 J wird zur Auffrischung u. Grundimmunisierung ein Impfstoff mit reduziertem Diphtherietoxoid-Gehalt (d) bzw. Pertussis-Antigen-Gehalt (ap) verwendet; Td-Auffrischung alle 10 Jahre; bei allen Erw. wird die nächste fällige Td-Impfung einmalig als Tdap (bei entsprechender Indikation als Tdap-IPV)-Kombinationsimpfung empfohlen

f Einmalig für nach 1970 geborene Personen ab 18J ohne Impfung, mit nur einer Impfung in der Kindheit oder mit unklarem Impfstatus, vorzugsweise mit einem MMR-Impfstoff

g Einmalige Impfung mit Polysaccharid-Impfstoff

h Jährlich mit dem von der WHO empfohlenen aktuellen Impfstoff

Impftabelle nach STIKO (Ständige Impfkommission am Robert Koch-Institut, Berlin), Stand 2018
http://www.rki.de/DE/Content/Kommissionen/STIKO/Empfehlungen/Aktuelles/Impfkalender.html

A 11 Anästhesie – Arzneimittel

A 11.1 Opioid-Analgetika

A 11.1.1 Äquianalgetische Dosierungen

Opioid	Parent. (mg)	Oral (mg)	Wi-dauer (h)	Btm
Alfentanil	0.5	-	0.2	X
Buprenorphin	0.3	-	6-8	X
Buprenorphin s.l.	0.4	-	6-8	X
Codein	-	120	3-5	-
Dihydrocodein	-	90	3-4	-
Fentanyl	0.1	-	0.4	X
Hydrocodon	7	-	4-8	-
Hydromorphon	2	4	4	X
Hydromorphon Oros	-	6	24	X
Levomethadon	4	7.5	6	X
Meptazinol	100	-	1-3	-
Methadon	8	15	6	X
Morphin	10	30	2-4	X
Oxycodon	7.5	15	4	X
Pethidin	75	-	2-4	X
Piritramid	15	-	4-6	X
Remifentanil	0.05	-	0.2	X
Sufentanil	0.02	-	0.5	X
Tilidin/Naloxon	-	300	3-4	-
Tramadol	100	300	3-4	-

Opioidähnliche Analgetika (MOR-NRI)

Tapentadol	-	~75		

A 11.1.2 Opioid-Umstellung auf Pflaster

Dosisbereiche gelten als Orientierung, die Dosisstärke des Pflasters muss individuell auf den Patienten abgestimmt werden.

Morphin → Fentanyl

Morphin mg/24h		Fentanyl µg/h
p.o.	Parent.	TTS
0-45	-	12
46-90	0-22	25
91-150	23-37	50
151-210	38-52	75
211-270	53-67	100
271-330	68-82	125
331-390	83-97	150
391-450	98-112	175

Morphin → Buprenorphin

Morphin mg/24h		Buprenorphin		
		mg/24h		µg/h
p.o.	Parent.	s.l.	Parent.	TTS
0-90	0-30	Bis 1.1	Bis 0.8	35
91-130	31-43	Bis 1.6	Bis 1.2	52.5
131-170	44-57	Bis 2.1	Bis 1.5	70
171-340	58-113	Bis 4.3	Bis 3.1	87.5-140

Maximale Pflastergröße: Fentanyl 100µg/h, Buprenorphin 70µg/h; bei höherer Dosierung verschiedene Pflastergrößen für die korrekte Dosis kombinieren

A 11.1.3 Opioid-Umstellung, allgemein

1. Errechnung der Tagesdosis des bisherigen Opioids
2. Errechnung der äquianalgetischen Tagesdosis des neuen Opioids (bezogen auf Applikationsart)
3. 50-%-Regel: ini 30-50% d. rechnerisch ermittelten Äquivalenzdosis; Ausnahmen: bei L-Methadon individuelle Titration; bei Umstellung auf MOR-NRI i.d.R. keine Reduktion, da 2 Wirkmechanismen
4. Aufteilung der Tages- in Einzeldosen entsprechend der Wirkdauer der Substanz
5. Titration gegen den Schmerz mittels schnell freisetzender Bedarfsmedikation
6. Festlegen der neuen Basis- ggf. auch Bedarfsmedikation

A 11.1.4 Opioidagonisten

Wm: Stimulation zentraler Opioid-Rezeptoren. **Wi:** analgetisch, sedativ, atemdepressiv, antitussiv, emetisch und antiemetisch; vgl. auch UW.
UW (Fentanyl): Übelkeit, Erbrechen, Muskelrigidität, Dyskinesie, Sedierung, Schwindel, Sehstörung, Bradykardie, Tachykardie, Arrhythmie, Hypotonie, Hypertonie, Venenschmerz, Laryngospasmus, Bronchospasmus, Apnoe, allergische Dermatitis, postoperative Verwirrtheit, neurologische, anästhesiologische Komplikationen; **UW** (Fentanyl TTS): Somnolenz, Schwindel, Kopfschmerzen, Übelkeit, Erbrechen, Obstipation, immunologische Überempf., Appetitlosigkeit, Schlaflosigkeit, Depression, Angstgefühl, Verwirrtheitszustand, Halluzinationen, Tremor, Parästhesie, Konjunktivitis, Drehschwindel, Palpitationen, Tachykardie, Hypertonie, Dyspnoe, Diarrhoe, Mundtrockenheit, abdominale Schmerzen, Oberbauchschmerzen, Dyspepsie, Schwitzen, Pruritus, Hautausschlag, Erythem, Muskelkrämpfe, Harnverhalt, Fatigue, periphere Ödeme, Asthenie, Unpässlichkeit, Malaise, Kältegefühl; **UW** (Morphin): Stimmungsänderungen, Veränd. der Aktiviertheit, Schlaflosigkeit, Denkstrg., Wahrnehmungsstrg. wie Halluzinationen, Verwirrtheitszustände, Kopfschmerzen, Schwindel, Geschmacksstrg., Obstipation, Erbrechen, Dyspepsie, Schwitzen, Urtikaria, Pruritus, Harnretention; **UW** (Pethidin): Verwirrtheit, Stimmungsveränd., Veränderungen der kognitiven u. sensorischen Leistungsfähigkeit, Erregungszustände, Wahnvorstellungen, Halluzinationen, Sedierung, Schwindel, Atemdepression; **UW** (Piritramid): Tachykardie, Hypotonie, Stupor, Schwindel, Somnolenz, Übelkeit, Erbrechen, Würgereiz, Blässe; **UW** (Oxycodon): Appetit ↓, Stimmungs- und Persönlichkeitsänderung, Aktivität ↓, Unruhe, psychomotorische Hyperaktivität, Agitiertheit, Nervosität, Schlaflosigkeit, Denkstörung, Verwirrtheitszustände, Sedierung, Schwindel, Kopfschmerz, Synkope, Parästhesien, Hypotonie, Dyspnoe, Obstipation, Erbrechen, Übelkeit, Abdominalschmerz, Diarrhoe, Mundtrockenheit, Schluckauf, Dyspepsie, Pruritus, Harnretention, Dysurie, Harndrang, Hyperhidrosis, Schüttelfrost, Asthenie; **UW** (Sufentanyl): Sedierung, Pruritus, Fieber, neonatale Tremor, Schwindel, Kopfschmerzen, Tachykardie, Hypertonie, Blässe, neonatale Zyanose, Hautverfärbung, Muskelzuckungen, Harnverhalt, Harninkontinenz;
KI (Fentanyl): bek. Überempfindlichkeit.; Patienten mit Epilepsie, bei denen eine intraoperative Herdlokalisation vorgenommen werden soll; **KI** (Fentanyl TTS): akute und postoperative Schmerzzustände, da bei einer kurzzeitigen Anwendung keine Dosistitration möglich ist; schwer beeinträchtigte ZNS-Funktion, schwere Atemdepression; **KI** (Morphin): bek. Überempf., Ileus, Atemdepression, schwere COPD, akutes Abdomen, Gerinnungsstörungen und Infektionen im Injektionsgebiet bei intrathekaler oder epiduraler Anw.; **KI** (Oxycodon): bek. Überempf., schwere Atemdepression mit Hypoxie und Hyperkapnie, schwere chronisch obstruktive Lungenerkrankung, Cor pulmonale, schweres Bronchialasthma, paralytischer Ileus, Stillzeit; **KI** (Jurnista): Ki./Jug. < 18J; **KI** (Pethidin): bek. Überempf., gleichz. Anw. von MAO-Hemmern oder binnen 14d nach der letzten Einnahme, schwere respiratorische Insuffizienz, Ki. < 1J; **KI** (Piritramid): bek. Überempfindlichkeit, Atemdepression, komatöse Zustände; **KI** (Sufentanyl): bekannte Überempfindlichkeit, während der Lakt. (24h nach der Anästhesie kann wieder mit dem Stillen begonnen werden); unter der Geburt oder während des Kaiserschnittes vor Abnabelung des Kindes; akute hepatische Porphyrien; Krankheitszustände, bei denen eine Dämpfung des Atemzentrums vermieden werden soll

Alfentanil Rp (Btm) — HWZ 1.5h, Q0 1.0, PPB 92%, PRC C, Lact? 🤱

Alfentanil-Hameln *Amp. 1mg/2ml, 5mg/10ml*
Rapifen *Amp. 1mg/2ml, 5mg/10ml*

Anästhesie: Erw. und Ki. nach OP-Dauer als Bolus: bis 10min: 15–20µg/kg i.v.; 10–30min: 20–40µg/kg; 0.5–1h: 40–80µg/kg; > 1h: 80–150µg/kg; Dauerinfusion: 0.5–3µg/kg/min

Opioid-Analgetika 283

Fentanyl Rp (Btm) — HWZ 3-12h, Q0 0.9, PPB 80-85%, PRC C, Lact ?

Fentanyl Hameln Amp. 0.1mg/2ml, 0.5mg/10ml, 2.5mg/50ml
Fentanyl HEXAL Amp. 0.1mg/2ml, 0.5mg/10ml
Fentanyl-Janssen Amp. 0.1mg/2ml, 0.5mg/10ml

Prämed.: 50-100µg i.m 30-60min. präOP;
analgetische Komponente bei Allgemeinanästhesie: mittlere Dosis 2-20µg/kg i.v.; hohe Dosis 20-50µg/kg i.v.; Ki. 12-17J. s. Erw.; 2-11J.: ini 1-3µg/kg, ergänzend 1-1.25µg/kg;
analgetische Komponente bei Regionalanästhesie: 50-100µg i.m. oder langsam i.v.;
Monoanästhetikum bei Allgemeinanästhsie: 50-100µg i.v., in Einzelfällen bis 150µg/kg;
DANI, DALI verlängerte postOP Überwachung

Fentanyl oral/nasal Rp (Btm) — HWZ 4-22h, Q0 0.9, PPB 85%, PRC C, Lact ?

Abstral Lingualtbl. 100, 200, 300, 400, 600, 800µg
Actiq Lutschtbl. 200, 400, 600, 800, 1200, 1600µg
Breakyl Buccalfilm 200, 400, 600, 800, 1200µg
Effentora Buccaltbl. 100, 200, 400, 600, 800µg
Fentanyl HEXAL Lingualtbl. 67, 133, 267, 400, 533, 800µg
Instanyl Nasenspray 50, 100, 200 µg/Stoß
PecFent Nasenspray 100, 400µg/Stoß

Durchbruchschmerz bei chron. Tumorschm.:
Actiq: ini 200µg, ggf. Wdh nach 15min; weitere Dosistitration je nach Wi bis 1600µg;
Abstral, Effentora, ini 100µg, ggf. Wdh nach 30min, weitere Dosistitr. je nach Wi bis max. 800µg; **Breakyl:** ini 200µg, ggf. nach 30min höhere Dosis, weitere Dosistitr. je nach Wi bis max. 1200µg; **Instanyl:** ini 50µg, ggf. Wdh. nach 10min, weitere Dosistitration je nach Wi; **Pecfent:** ini 100µg, ggf. nächste Dosis nach 4h, weitere Dosistitration je nach Wi bis 800µg; s.a. FachInfo der einzelnen Präparate;
DANI, DALI sorgfältige Dosiseinstellung

Fentanyl transdermal Rp (Btm) — HWZ 13-22h, Q0 0.9, PPB 85%, PRC C, Lact ?

Durogesic SMAT TTS 12, 25, 50, 75, 100µg/h
Fentadolon TTS 25, 50, 75µg/h
Fentamat TTS 12, 25, 37.5, 50, 75, 100µg/h
Fentanyl HEXAL, Fentanyl Sandoz TTS 12, 25, 37.5, 50, 75, 100, 150µg/h
Fentavera TTS 12, 25, 50, 75, 100µg/h
Matrifen TTS 12, 25, 50, 75, 100µg/h

Chronische Schmerzen:
alle 3d 1 Pflaster,
Dosis je nach Vortherapie: → 665;
DANI, DALI sorgfältige Dosiseinstellung

Hydromorphon Rp (Btm) — HWZ 2.5h, Q0 1.0, PPB 8%, PRC C, Lact ?

Hydromorphon HEXAL Tbl. 4(ret.), 8(ret.); 16(ret.), 24(ret.)mg; Kps. 2(ret.), 4(ret.), 8(ret.), 16(ret.), 24(ret.)mg; Amp. 2mg/1ml, 10mg/1ml, 100mg/10ml
Hydromorphon Stada Tbl. 4(ret.), 8(ret.), 16(ret.), 24(ret.)mg
Palladon Kps. 1.3, 2.6mg; Kps. 4(ret.), 8(ret.), 16(ret.), 24(ret.)mg; Amp. 2mg/1ml, 10mg/1ml, 100mg/10ml

(Sehr) starke Schmerzen → 665:
ini 1.3-2.6mg alle 4h p.o.; 2 × 4-24mg (ret.) p.o.; 1-2mg i.m./s.c.; 1-1.5mg i.v.;
Ki. < 6J: 0.015mg/kg i.m./i.v./s.c.;
6-12J: 0.5-1mg i.m/s.c.;
DANI, DALI sorgfältige Dosiseinstellung

A 11 Anästhesie – Arzneimittel

Hydromorphon Oros Rp (Btm) — HWZ 12.5–14.7h, Qo 1.0, PPB < 30%, PRC C, Lact ?

Jurnista Tbl. 4(ret.), 8(ret.), 16(ret.), 32(ret.), 64(ret.)mg	**Starke chron. Schmerzen** → 665: 1 x 4–64mg p.o.; **DANI, DALI** sorgf. Dosiseinst.

Levomethadon Rp (Btm) — HWZ 15–60h, Qo 0.25, PPB 85%

L-Poladdict Tbl. 5, 20, 30mg **L-Polaflux** Lsg. (1ml=5mg) **L-Polamidon** Tbl. 5, 20mg; Amp. 2.5mg/1ml, 5mg/2ml; Gtt. (1ml = 20Gtt. = 5mg) **L-Polamidon Lsg. zur Substitution** Lsg. (1ml = 5mg)	**(Sehr) starke Schmerzen** → 665: 2.5mg i.v.; bis 7.5mg i.m./s.c., evtl. Wdh. alle 4–6h; 4–6 x 2.5–7.5mg p.o., bei Tumorschmerz ggf. weitere Dosissteigerung; **Ki. 2–5J:** 0.25–0.5mg/d; **> 5J:** 0.5–1.3mg; **Substitutionsther. bei Opiatabhängigkeit:** ini morgens 15–20mg p.o., abends 10–25mg, n. 1–6d Tagesdosis 1 x/d; **DANI, DALI** Dosisred.

Morphin Rp (Btm) — HWZ 2.5h, Qo 0.9 (0.3), PPB 20–35%, PRC C, Lact ?

Capros Kps. 5, 10, 10(ret.), 20, 20(ret.), 30, 30(ret.), 60(ret.), 100(ret.)mg **M-long** Kps. 10(ret.), 30(ret.), 60(ret.), 100(ret.)mg **Morphanton** Brausetbl. 20mg; Tbl. (ret.) 10, 20, 30, 60, 100mg **Morphin Merck** Gtt. (1ml = 5, 20mg); Amp.10mg/1ml, 20mg/1ml, 100mg/10ml **MSI** Amp. 10mg/1ml, 20mg/1ml, 100mg/5ml, 200mg/10ml **MSR** Supp. 10, 20, 30mg **MST** Tbl. 10(ret.), 30(ret.), 60(ret.), 100(ret.), 200(ret.)mg; Gran. 20(ret.), 30(ret.), 60(ret.), 100(ret.), 200(ret.)mg **Painbreak** Brausetbl. 15mg **Sevredol** Tbl. 10, 20mg **Substitol** Kps. 30(ret.), 60(ret.), 100(ret.), 200(ret.)mg	**(Sehr) starke Schmerzen** → 665: 2–6 x 10–60mg p.o.; 1–2 x 30–200mg (ret.) p.o.; 4–6 x 5–10mg i.v./s.c./i.m.; **Ki. 0–1J:** 4–6 x 0.2mg/kg p.o.; **2–5J:** 4–6 x 2.5–5mg p.o.; **6–12J:** 4–6 x 5–10mg p.o.; **13–16J:** 4–6 x 10–20mg; **Ki. bis 6M:** 0.01mg/kg/h i.v. Dauerinfusion; **> 6M:** 4–6 x 0.05–0.1mg i.v.; **DANI, DALI** sorgfältige Dosiseinstellung; **Substitutionsbehandlung bei Opiodabhängigkeit (Substitol):** ohne Vorbehandlung: ini 100–200mg p.o., ggf. n. 6h zusätzl. 200mg, Erh.Dos. individuell 500–800mg/d; Umstellung von Methadon im Verhältnis 1:6–1:8 (Metadonhydrochlorid:Morphin)

Oxycodon Rp (Btm) — HWZ 3.2–8h, PPB 38–45%, PRC C, Lact ?

Oxycodon Beta Tbl. 5(ret.), 10(ret.), 20(ret.), 30(ret.), 40(ret.), 60(ret.), 80(ret.)mg **Oxycodon HEXAL** Tbl. 5(ret.), 10(ret.), 20(ret.), 40(ret.), 60(ret.), 80(ret.)mg **Oxycodon Stada** Tbl. 10(ret.), 20(ret.), 40(ret.), 80(ret.)mg **Oxycodon-ratioph.** Tbl. 5, 10(ret.), 20(ret.), 30(ret.), 40(ret.), 60(ret.), 80(ret.)mg **Oxygesic** Tbl. 5(ret.), 10(ret.), 20(ret.), 40(ret.), 80(ret.), 120(ret.)mg; Kps. 5, 10, 20mg; Lingualtbl. 5, 10, 20mg; Inj.Lsg. 10mg/1ml, 20mg/2ml, 50mg/1ml	**(Sehr) starke Schmerzen** → 665: ini 2 x 10mg p.o. (nicht opioidgewöhnte Pat.), nach Bedarf steigern; 1–10mg über 1–2min i.v. bzw. 5mg s.c. als Bolus, max. 6x/d; Infusion 2mg/h i.v.; **Nichttumorschmerz:** bis 40mg/d; **Tumorschmerz:** 80–120mg/d, max. 400mg/d; **DANI, DALI** ini 50%

Opioid-Analgetika 285

Oxycodon + Naloxon Rp (Btm)

Targin *Tbl. 5+2.5(ret.), 10+5(ret.), 20+10(ret.), 40+20(ret.)mg*

(Sehr) starke Schmerzen → 665:
ini 2 x 10+5mg p.o., max. 80+40mg/d;
DANI, DALI vorsichtige Dosiseinstellung

Pethidin Rp (Btm) — HWZ 3.5-4h, Q0 0.9, PPB 60%

Dolantin *Gtt. (21 Gtt. = 50mg); Amp. 50mg/1ml, 100mg/2ml*
Dolcontral *Supp. 100mg*
Pethidin Hameln *Amp. 50mg/1ml, 100mg/2ml*

Starke Schmerzen → 665:
1-5 x 100mg rekt.; 25-150mg p.o./s.c./i.m.;
50mg i.v. Wdh. nach Bedarf,
max. 500mg/d p.o./rekt./i.v.;
Ki.: 0.6-1.2mg/kg/ED p.o.;
DANI Dosisintervall verlängern;
DALI sorgfältige Dosiseinstellung

Piritramid Rp (Btm) — HWZ 4-10h, Q0 1.0, PRC C

Dipidolor *Amp. 15mg/2ml*
Piritramid Hameln *Amp. 7.5mg/1ml, 15mg/2ml, 45mg/6ml*

(Sehr) starke Schmerzen → 665: bis
4 x 7.5-22.5mg i.v.; bis 4 x 15-30mg i.m./s.c.;
Ki.: bis 4 x 0.05-0.2mg/kg i.m./s.c.;
bis 4 x 0.05-0.1mg/kg i.v.;
DANI nicht erforderlich;
DALI Dosisreduktion

Remifentanil Rp (Btm) — HWZ 3-10min, Q0 > 0.9, PPB 70%, PRC C, Lact ?

Remifentanyl B. Braun *Inj.Lsg. 1, 2, 5mg*
Remifentanyl Hameln *Inj.Lsg. 1, 2, 5mg*
Remifentanyl Kabi *Inj.Lsg. 1, 2, 5mg*
Ultiva *Inj.Lsg. 1mg/3ml, 2mg/5ml, 5mg/10ml*

Anästhesie bei Spontanatmung:
ini 0.04µg/kg/min i.v.,
dann nach Bedarf 0.02-0.1µg/kg/min;
Anästhesie mit Beatmung:
ini 0.5-1µg/kg/min i.v.,
dann je nach Narkoseverfahren;
Ki. 1-12J: ini 0.25µg/kg/min i.v., dann je nach Narkoseverfahren 0.05-1.3µg/kg/min;
DANI nicht erforderlich

Sufentanil Rp (Btm) — HWZ 158-164min, Q0 1.0, PPB 92%, PRC C, Lact ?

Sufentanil Hameln *Amp. 0.01mg/2ml, 0.05mg/10ml, 0.25mg/5ml, 1mg/20ml*
Sufentanil Hikma *50µg/10ml; 250µg/5ml*

Anästhesie bei Kombinationsnarkose:
ini 0.5-2µg/kg i.v., dann 0.15-0.7µg/kg;
Monoanästhesie: ini 15-20µg/kg i.v.,
dann 25-50µg nach Bedarf;
epidural: intraop. 10-15ml Bupivacain
0.25% + 1µg Sufentanil/ml;
postoperativ kontinuierlich Bupivacain
0.175% + 1µg Sufentanil/ml; 4-14ml/h;
DANI, DALI ggf. Dosisreduktion

A 11.1.5 Opioide mit gemischt-agonistisch-antagonistischer Aktivität

Wm/Wi (Buprenorphin): kappa-Antagonist und µ-Agonist ⇒ analgetisch;
Wm/Wi (Nalbuphin): kappa-Agonist und µ-Antagonist ⇒ analgetisch;
UW (Buprenorphin): Übelkeit, Erbrechen, Erythem, Juckreiz, Schwindel, Kopfschmerzen, Dyspnoe, Schwitzen, Exanthem, Obstipation, Ödeme, Müdigkeit; **UW** (Nalbuphin): Sedierung, Schweißausbrüche, Schläfrigkeit, Vertigo, Mundtrockenheit, Kopfschmerzen, Dysphorie, Übelkeit, Erbrechen; **KI** (Buprenorphin TTS): bek. Überempf., opioidabhängige Pat. bzw. zur Drogensubstitution, Strg. des Atemzentrums bzw. der Atemfunktion, Myasthenia gravis, Kombination mit MAO-Hemmern, Delirium tremens, Grav.; **KI** (Nalbuphin): bek. Überempf., schwere NI, Leberschäden, gleichzeitige Therapie mit µ-agonistischen Opioiden

Buprenorphin Rp (Btm)	HWZ 5h, TTS 30h, Qo 1.0, PPB 96%, PRC C, Lact ?
Bup 4-Tagepflaster *TTS 35, 52.5, 70µg/h* Bupensan *Lingualtbl. 2, 4, 8mg* Buprenaddict *Lingualtbl. 0.4, 2, 8mg* Buprenorphin AWD *TTS 35, 52.5, 70µg/h* Buprenorphin-ratioph. Matrixpflaster *TTS 35, 52.5, 70µg/h* Norspan *TTS 5, 10, 20, 30, 40µg/h* Subutex *Lingualtbl. 0.4, 2, 8mg* Temgesic *Lingualtbl. 0.2, 0.4mg;* *Amp. 0.3mg/1ml* Transtec PRO *TTS 35, 52.5, 70µg/h*	**(Sehr) starke Schmerzen → 665:** 3-4 x 0.2-0.4mg s.l., 3-4 x 0.15-0.3mg i.v./i.m.; max. 1.2mg/d; TTS: 35-70µg/h, Wechsel alle 4d (alle 3d bei Buprenorphin AWD und Buprenorphin-ratioph.); TTS (Norspan): 5-20µg/h, Wechsel alle 7d; **Ki.:** 3-4 x 3-6µg/kg i.v./i.m.; > 35kg: 3-4 x 0.2mg p.o.; > 45kg: 3-4 x 0.4mg p.o.; **Substitutionsther. bei Opiatabhängigkeit:** ini 1 x 2-4mg p.o., dann langsame Dosisred.; **DANI** nicht erforderl.; **DALI** Dosisreduktion, KI bei schwerer LI

Buprenorphin + Naloxon Rp (Btm)	
Suboxone *Lingualtbl. 2+0.5mg, 8+2mg, 16+4mg*	**Substitutionsther. bei Opiatabhängigkeit:** ini 2-4+0.5-1mg p.o., an d1 ggf. erneut 1-2 x 2+0.5mg, Dosisanp. nach klinischer Wi, max. 24mg Buprenorphin/d, s. a. FachInfo; **DANI** nicht erforderl., CrCl < 30: vors. Anw.; **DALI** Dosisreduktion, KI bei schwerer LI

Meptazinol Rp	HWZ 3h, Qo 0.95
Meptid *Amp. 100mg/1ml*	**Mittelstarke bis starke Schmerzen → 665:** 50-100mg i.v., 75-100mg i.m., ggf. Wdh alle 2-4h

Nalbuphin Rp	HWZ 2-3h
Nalpain *Inj.Lsg. 10mg/1ml*	**Mittelstarke bis starke Schmerzen → 665:** 0.1-0.3mg/kg i.v./i.m./s.c., dann je nach Wi nach 3-6h wdh., max. 20mg/d; **Ki.:** 0.1-0.2mg/kg i.v./i.m./s.c.; **Ki.** < 1.5J: keine Daten; **DANI** bei schweren Nierenschäden, **DALI** KI bei schweren Leberschäden

Opioid-Analgetika 287

A 11.1.6 Opioidantagonisten

Wm: kompetitiver Antagonismus am Opioidrezeptor;
UW (Naloxon): Schwindel, Kopfschmerzen, Tachykardie, Hypotonie, Hypertonie, Übelkeit, Erbrechen, postoperative Schmerzen;
UW (Naltrexon): Bauchschmerzen, Übelkeit, Erbrechen, Diarrhoe, Obstipation, Appetit ↓, Schlafstörungen, Angstzustände, Nervosität, Affektstörungen, Reizbarkeit, Kopfschmerzen, Unruhe, Schwindel, gesteigerter Tränenfluss, Tachykardie, Palpitationen, Änderungen EKG, Thoraxschmerzen, Exanthem, Gelenk- und Muskelschmerzen, verzögerte Ejakulation, erektile Dysfunktion, Asthenie, Durst, gesteigerte Energie, Schüttelfrost, Hyperhidrose,
KI (Naloxon): bek. Überempfindlichkeit;
KI (Naltrexon): bek. Überempfindlichkeit, schwere Leberinsuffizienz, akute Hepatitis, schwere Nierenfunktionsstörung; Pat., die Opioid-Analgetika erhalten; opioidabhängige Pat. ohne erfolgreichen Entzug, oder Pat., die Opiat-Agonisten erhalten (z. B. Methadon); akute Opiat-Entzugssymptome, Pat. mit einem positiven Opioid-Nachweis im Urin oder einem negativen Ergebnis im Naloxon-Provokationstest

Naloxon Rp	HWZ 3-4h, Q0 1.0, PPB 32–45%, PRC B, Lact ?
Naloxon Hameln *Amp. 0.4mg/1ml* **Naloxon-ratioph.** *Amp. 0.4mg/1ml* **Naloxon Inresa** *Amp. 0.4mg/1ml*	**Opioidintox.** → 843: ini 0.4-2mg i.v./i.m./s.c., dann je nach Wi alle 2min 0.4-2mg; **Ki.:** 0.01mg/kg i.v., je n. Wi Wdh. nach 3-5min; **postop. Atemdepression:** 0.1-0.2mg i.v., Wdh. alle 2-3min, bis Spontanatmung einsetzt; **Ki.:** 0.005-0.01mg/kg; **NG, deren Mutter Opioide erhalten hat:** 0.01mg/kg i.v./i.m., je nach Wirkung Wdh. nach 2-3min
Naltrexon Rp	HWZ 2.7(9)h, Q0 1.0, PPB 21%, PRC C, Lact ?
Nalorex *Tbl. 50mg* **Naltrexon-HCL neuraxpharm** *Tbl. 50mg* **Nemexin** *Tbl. 50mg*	**Unterstützung einer Entwöhnungstherapie nach erfolgter Opiatentgiftung:** nach neg. Naloxon-Test d1 25mg, dann 1 x 50mg p.o.; od. Montag, Mittwoch, Freitag 100, 100, 150mg; Adepend → 366 **DANI**, **DALI** KI bei schwerer NI, LI

A 11.1.7 Weitere Opioid-Analgetika

Wm/Wi (Tilidin+Naloxon): Kombination Opioagonist und -Antagonist ⇒ analgetisch, gleichzeitig Verminderung des Missbrauchspotentials durch Opiatabhängige;
Wm/Wi (Tramadol) zentral wirksamer Opioidrezeptor-Agonist, Hemmung der neuronalen Wiederaufnahme von Noradrenalin ⇒ analgetisch, antitussiv, nur gering atemdepressiv;
UW (Tilidin+Naloxon): Übelkeit, Erbrechen, Diarrhoe, Bauchschmerzen, Schwindel, Benommenheit, Müdigkeit, Kopfschmerzen, Nervosität, vermehrtes Schwitzen; **UW** (Tramadol): Schwindel, Kopfschmerzen, Benommenheit, Übelkeit, Erbrechen, Obstipation, Mundtrockenheit, Schwitzen, Erschöpfung; **KI** (Tilidin+Naloxon): bek. Überempf., Opiatabhängigkeit, andere Abhängigkeitserkrankungen, Porphyrie; **KI** (Tramadol): bek. Überempf., akute Alkohol-, Schlafmittel-, Analgetika-, Opioid- oder Psychopharmakaintox.; Pat., die MAO-Hemmer erhalten oder innerhalb der letzten 14 d angewendet haben; nicht ausreichend kontrollierte Epilepsie; Anwendung zur Drogensubstitution

Tilidin + Naloxon Rp (Btm unretardierte Formen)	HWZ 3 h, Q0 0.95
Tilicomp Beta Tbl. 50+4(ret.), 100+8(ret.), 150+12(ret.)mg; **Tilidin HEXAL comp.** Kps. 50+4mg; Tbl. 50+4(ret.), 100+8(ret.), 150+12(ret.), 200+16(ret.)mg; **Valoron N** Tbl. 50+4(ret.), 100+8(ret.), 150+12(ret.), 200+16(ret.)mg; Gtt. (20 Gtt. = 50+4mg)	**(Sehr) starke Schmerzen** → 665: bis 4 x 50-100+4-8mg p.o., max. 600+48mg/d; 2 x 50-200+4-16mg (ret.) p.o.; **Ki. 2-13J:** bis 4 x 1Gtt./Lj., minimal 3Gtt./ED; **DANI** nicht erforderlich

Tramadol Rp	HWZ 6(5-10)h, Q0 0.6, PPB 20%, PRC C, Lact -
Tramadolor Kps. 50, 50(ret.), 100(ret.), 150(ret.), 200(ret.)mg; Tbl. 50, 50(ret.), 100(ret.), 150(ret.), 200(ret.), 300(ret.)mg; Brausetbl. 100mg; Gtt. (20Gtt. = 50mg); Pumplsg. 100mg/1ml; Amp. 50mg/1ml, 100mg/2ml **Tramadol-ratioph.** Tbl. 50, 100(ret.)mg; Kps. 50, 50(ret.), 150(ret.), 200(ret.)mg; Brausetbl. 50mg; Gtt. (20Gtt. = 50mg); Pumplsg. 100mg/1ml; Amp. 50mg/1ml, 100mg/2ml **Tramal** Kps. 50mg; Supp. 100mg; Gtt. (20Gtt. = 50mg); Amp. 50mg/1ml, 100mg/2ml **Tramal long** Tbl. 50(ret.), 100(ret.), 150(ret.), 200(ret.)mg **Travex One** Tbl. 150(ret.), 200(ret.), 300(ret.), 400(ret.)mg	**Mäßige, starke Schmerzen** → 665: bis 4 x 50-100mg p.o./i.v./i.m./s.c./rekt.; 1-2 x 50-200mg ret. p.o.; max. 400mg/d; **Ki. 1-11J:** 1-2mg/kg p.o./i.v.; max. 400mg/d bzw. 8mg/kgKG/d; **DANI** bei kurzfristiger Gabe keine Dosisanpassung erforderlich; bei schwerer NI Dauertherapie nicht empfohlen; CrCl < 10: KI; **DALI** KI bei schwerer LI

A 11.2 Opioidrezeptor-Agonist mit Noradrenalin-Reuptake-Hemmung (MOR-NRI)

Wm/Wi: µ-Opioidrezeptor-Agonist mit Noradrenalin-Wiederaufnahmehemmung ⇒ starke analgetische Wi bei chronischen nozizeptiven, neuropathischen und gemischten Schmerzen;
UW: Schwindel, Somnolenz, Kopfschmerz, Übelkeit, Obstipation, Appetit↓, Angst, depressive Stimmung, Schlafstrg., Nervosität, Ruhelosigkeit, Aufmerksamkeitsstrg., Tremor, unwillkürliche Muskelkontraktionen, Erröten, Dyspnoe, Erbrechen, Diarrhoe, Dyspepsie, Pruritus, Hyperhidrose, Hautausschlag, Asthenie, Müdigkeit, Gefühl der Körpertemperaturveränderung, trockene Schleimhäute, Ödeme;
KI: bekannte Überempfindlichkeit, ausgeprägte Atemdepression, akutes/starkes Bronchialasthma, Hyperkapnie, paralytischer Ileus, akute Intoxikation mit Alkohol, Hypnotika, zentralen Analgetika, psychotropen Substanzen

Tapentadol Rp (Btm) HWZ 4h, PPB 20%

Palexia *Tbl. 25(ret.), 50, 50(ret.), 100(ret.), 150(ret.), 200(ret.), 250(ret.)mg; Lsg. (1ml = 20mg)*
Yantil *Tbl. 25(ret.), 50(ret.), 100(ret.), 150(ret.), 200(ret.), 250(ret.)mg*

Starke chronische Schmerzen → 665:
ohne Opioid-Vorbeh. ini 2 x 50mg/d p.o.,
mit Opioid-Vorbehandlung ini ggf. höhere Dosis → 665; nach Bedarf steigern;
max. 2 x 250mg/d;
DANI leichte bis mäßige NI: 100%,
schwere NI: Anwendung nicht empfohlen
DALI leichte LI: 100%;
mäßige LI: ini 1 x 50mg/d,
nach Verträglichkeit steigern;
schwere LI: Anwendung nicht empfohlen

Umdosierung:
< 80mg Morphin/d → 2 x 50mg/d Tapentadol
≥ 80- < 120mg Morph./d → 2 x 100mg/d Tapentadol
≥ 120- < 160mg Morph./d → 2 x 150mg/d Tapentadol
≥ 160- < 200mg Morph./d → 2 x 200mg/d Tapentadol

A 11.3 Weitere zentral wirksame Analgetika

Wm/Wi (Ziconotid): inhibiert spannungsabhängigen Kalziumeinstrom in die primären nozizeptiven afferenten Nerven, die im Rückenmarkshinterhorn enden;
UW (Ziconotid): Schwindel, Übelkeit, Nystagmus, Verwirrung, Gangabnormalitäten, Gedächtnisstrg., Verschwommensehen, Kopfschmerz, Asthenie, Erbrechen, Somnolenz;
KI (Ziconotid): bek. Überempfindlichkeit, Kombination mit intrathekaler Chemotherapie

Ziconotid Rp HWZ 4.5h, (intrathekal)

Prialt *Inf.Lsg. 100µg/1ml, 500µg/5ml*

Starke chron. Schmerzen → 665:
ini 2.4µg/d intrathekal, nach Bedarf um max. 2.4µg/d steigern, max. 21.6µg/d;
DANI, DALI keine Daten

A 11 Anästhesie – Arzneimittel

A 11.4 Anilinderivate

Wm: Hemmung der zerebralen Prostaglandinsynthese, Hemmung des Effekts endogener Pyrogene auf die hypothalamische Temperaturregulation; **Wi:** antipyretisch, analgetisch, nur sehr gering antiphlogistisch; **UW** (Paracetamol): keine sehr häufigen/häufigen UW; **KI** (Paracetamol): bekannte Überempfindlichkeit; schwere Leberinsuffizienz

Paracetamol (Acetaminophen) OTC/Rp*	HWZ 1-4h, Q0 > 0.9, PPB 10%, PRC B, Lact +
Ben-u-ron *Tbl.* 500, 1000mg; *Kps.* 500mg; *Brausetbl.* 1000mg; *Gran.* 250, 500, 1000mg; *Supp.* 75, 125, 250, 500, 1000mg; *Saft* (5ml = 200mg) **Enelfa** *Tbl.* 500mg; *Supp.* 125, 250, 500mg; **Paracetamol HEXAL** *Tbl.* 500mg; *Supp.* 125, 250, 500, 1000mg; *Saft* (5ml = 200mg) **Paracetamol-ratioph.** *Brausetbl.* 500mg; *Tbl.* 500mg; *Supp.* 75, 125, 250, 500, 1000mg; *Saft* (5ml = 200mg) **Perfalgan** *Inf.Lsg.* 500/50, 1000mg/100ml **Rubiemol** *Supp.* 125, 250, 500mg; *Saft* (5ml = 250mg)	Leichte bis mäßig starke Schmerzen → 665, **Fieber:** 3-4 x10-15mg/kg, max. 60mg/kg/d p.o./rekt.; 1g i.v., ggf. Wdh. nach 4h, max. 4g/d i.v.; **Ki.:** p.o./rekt.: s. Erw.; i.v.: <10kg: 7.5mg/kg i.v., ggf. Wdh. nach 4h, max. 30mg/kg/d; 10-33kg: 15mg/kg i.v., max. 60mg/kg/d bzw. max. 2g/d; > 33kgKG: 15mg/kg i.v., ggf. Wdh. nach 4h, max. 60mg/kg/d bzw. max. 3g/d i.v.; **DANI** CrCl < 30: (i.v.) Dosisintervall 6h; **DALI** Dosisinterv. verlängern, Child-Pugh > 9: KI * Verschreibungspflichtig, wenn eine Packung > 10g enthält!

A 11.5 Narkotika

A 11.5.1 Injektionsnarkotika – Barbiturate

Wm/Wi (Methohexital): kurz wirksames Barbiturat, Hypnotikum, keine Analgesie; **Wm/Wi** (Thiopental): Barbiturat, hypnotisch, antikonvulsiv, hirndrucksenkend; **UW** (Methohexital): RR-Senkung, Atemdepression, Bronchospasmus; **UW** (Thiopental): Atemdepression, euphorische Stimmungslagen, Traumerlebnisse z. T. unangenehmer Art, Übelkeit, Erbrechen, Singultus, Husten, Niesen, allergische und pseudoallergische Reaktionen, Broncho- und Laryngospasmus, Hautrötung; **KI** (Methohexital): Cave in Grav./Lakt.; **KI** (Thiopental): bek. Überempf. gegen Barbiturate; akute Vergiftungen mit Alkohol, Schlafmitteln, Schmerzmitteln und Psychopharmaka; akute hepat. Porphyrie, maligne Hypertonie, Schock, Status asthmaticus, Lakt.; Cave in Grav.

Methohexital Rp	HWZ 70-125min, Q0 1.0, PPB 73%, PRC B, Lact ?
Brevimytal *Inj.Lsg.* 500mg	Narkoseeinleitg.: 50-120mg od. 1-1.5mg/kg i.v.; **DANI** nicht erf.; **DALI** vorsichtige Anw.

Thiopental Rp	HWZ 3-18h, Q0 1.0, PPB 50-80%
Thiopental Rotexmedica, Thiopental Inresa *Inj.Lsg.* 0.5g/20ml, 1g/20ml	Narkoseeinleitung: 5mg/kg i.v.; **DANI, DALI** Dosisreduktion

A 11.5.2 Injektionsnarkotika – Benzodiazepine

S. Psychiatrie → 356

A 11.5.3 Injektionsnarkotika – Nichtbarbiturate

Wm/Wi (Etomidat): Hypnotikum zur Narkoseeinleitung, keine Analgesie;
Wm/Wi (4-Hydroxybuttersäure): hypnotisch, keine Analgesie;
Wm/Wi (Ketamin): analgetisch, hypnotisch ohne wesentliche Atemdepression;
Wm/Wi (Propofol): Hypnotikum zur Narkoseeinleitung/-aufrechterhaltung, keine Analgesie;
UW (4-Hydroxybuttersäure): Myoklonien; **UW** (Ketamin): Aufwachreaktionen wie lebhafte Träume, Albträume, motor. Unruhe, Schwindel; verschwommenes Sehen, Anstieg von Blutdruck und Herzfrequenz, Tachykardie, pulmon. Hypertonie, pulmonale Mucussekretion ↑, Sauerstoffverbrauch ↑, Laryngospasmus, Atemdepression, Übelkeit, Erbrechen, Salivation ↑, Hyperreflexie, Muskeltonus ↑, Hirndruck und intraokulärer Druck ↑;
UW (Propofol): RR ↓, Apnoe, Exzitationssymptome, Husten, Übelkeit, Erbrechen, Kopfschmerzen, Euphorie, Hypertonie, Flush, Singultus, Brady-/Tachykardie, Arrhythmien, Kältegefühl, Hyperventilation, Überempfindlichkeitsreaktionen, Fieber, sexuelle Hemmschwelle ↓;
KI (Etomidat): Ki. < 6J; Lakt.; Cave in Grav.; **KI** (4-Hydroxybuttersäure): Nephropathie, Hypertonie, Epilepsie, Alkoholismus; **KI** (Ketamin): bek. Überempf., Pat., bei denen erhöhter RR oder gesteigerter Hirndruck ein ernsthaftes Risiko darstellt; Hypertonie (> 180/100 mmHg); Präeklampsie, Eklampsie, Hyperthyreose; Situationen, die einen muskelentspannten Uterus erfordern, z.B. drohende Uterusruptur, Nabelschnurvorfall; wenn es als einziges Anästhetikum bei Pat. mit manifesten ischämischen Herzerkrankungen angewendet wird;
KI (Propofol): bek. Überempf., Überempf. gegen Soja und Erdnuss, Kinder < 1M zur Narkose, Kinder < 16J zur Sedierung; Propofol 2%: Kinder < 3J

Esketamin Rp	HWZ 2-4h, PPB 47%
Ketanest S Amp. 25mg/5ml, 50mg/2ml, 250mg/10ml; Inj.Lsg. 100mg/20ml	**Narkose:** ini 0.5-1mg/kg i.v.; 2-4mg/kg i.m., dann 50% der Initialdosis alle 10-15min oder 0.5-3mg/kg/h; **Analgesie Notfallmedizin:** 0.125-0.25mg/kg i.v.; 0.25-0.5mg/kg i.m.; **Analgesie bei Beatmung:** ini 0.25mg/kg i.v., dann 0.2-0.5mg/kg/h; **Status asthmaticus:** 0.5-1mg/kg i.v., max. 2.5mg/kg
Etomidat Rp	HWZ 3-5h, Q0 1.0, PPB 76%, PRC C, Lact ?
Etomidat lipuro Amp. 20mg/10ml **Hypnomidate** Amp. 20mg/10ml	**Narkoseeinleitg.:** 0.15-0.3mg/kg i.v, max. 60mg Gesamtdosis; **Ki. bis 15J:** 0.15-0.2mg/kg i.v
4-Hydroxybuttersäure Rp	
Somsanit Amp. 2g/10ml	**Narkose:** 60-90mg/kg i.v.; DANI KI bei schwerer NI
Ketamin Rp	HWZ 2-3h, Q0 1.0, PPB 47%, PRC D, Lact -
Ketamin Hameln Amp. 500mg/10ml **Ketamin Inresa** Amp. 100mg/2ml, 500mg/10ml **Ketamin Rotexmedica** Amp. 50mg/5ml, 100mg/2ml, 500mg/10ml	**Narkose:** ini 1-2mg/kg i.v.; 4-8mg/kg i.m., dann 50% der Initialdosis alle 10-15min; **Analgesie Notfallmedizin:** 0.25-0.5mg/kg i.v.; 0.5-1mg/kg i.m.; **Analgesie bei Beatmung:** ini 0.25mg/kg i.v., dann 0.4-1mg/kg/h; **Status asthmaticus:** 1-2mg/kg i.v., bei Bedarf bis 5mg/kg/min

A 11 Anästhesie – Arzneimittel

Propofol Rp
HWZ 40-200 min, Q0 1.0, PPB 98%, PRC B, Lact ?

Disoprivan *Amp. 200mg/20ml;* *Inj.Lsg. 500mg/50ml, 1g/50ml* **Propofol lipuro** *Amp. 200mg/20ml;* *Inj.Lsg. 500mg/50ml, 1g/50ml, 1g/100ml* **Propofol-ratioph.** *Amp. 200mg/20ml,* *500mg/50ml, 1g/50ml*	**Narkoseeinleitung** → 664: 1.5-2.5mg/kg langs. i.v.; Pat. > 55J oder Risikopat. 1mg/kg; **Narkoseaufrechterhaltung:** 4-12mg/kg/h i.v.; **Sedierung bei chirurgischen oder diagnostischen Eingriffen:** ini 0.5-1mg/kg über 1-5min i.v., dann 1.5-4.5mg/kg/h; **Sedierung bei Intensivbehandlung:** 0.3-4mg/kg/h i.v.

A 11.5.4 Injektionsnarkotika – Alpha-2-Agonisten

Wm/Wi: selektiver Alpha-2-Agonist ⇒ Noradrenalinfreisetzung ↓ sympatholytisch, sedierend, analgetisch, kardiovaskulär Wi (HF↓, RR↓ bzw. bei höheren Dosen HF↓, RR↑);
UW: Hyper-/Hypoglykämie, Unruhe, Bradykardie, myokard. Ischämie/Infarkt, Tachykardie, RR↑, RR↓, Übelkeit, Erbrechen, Mundtrockenheit, Entzugssyndrom, Hyperthermie;
KI: bek. Überempf., AV-Block II-III°, unkontrollierte Hypotonie, akute zerebrovask. Ereignisse

Dexmedetomidin Rp
HWZ 1.9-2.5 h, PPB 94%, PRC C, Lact ?

Dexdor *Inf.Lsg. 200µg/2ml, 400µg/4ml, 1000µg/10ml*	**Sedierung von intensivmed. Patienten:** ini 0,7µg/kg/h i.v., je n. Bed. 0,2-1,4µg/kg/h; **DANI** nicht erf., **DALI** vorsichtige Anw.

A 11.5.5 Inhalationsnarkotika

Wm: unbek., u.a. Hemmung spannungsabhängiger Ionenkanäle; **Wi:** narkotisch, analgetisch;
UW (Desfluran): Hypotonie, Atemdepression, Herzrhythmusstrg., Myokardischämie, Speichelfluss ↑, Laryngo- und Bronchospasmus, Husten, Übelkeit, Erbrechen;
UW (Isofluran): Hypotonie, negativ inotrope Effekte, Arrhythmien, Atemdepression, Husten, Laryngospasmus, Leberenzyme ↑, Frösteln, Übelkeit, Erbrechen, Ileus, passagere Leukozytose, maligne Hyperthermie;
UW (Sevofluran): Hypotonie, Hypertonie, Übelkeit, Erbrechen, Husten, Fieber, Frösteln, Bradykardie, Tachykardie, Laryngospasmus, Bronchospasmus, Speichelfluss ↑, Agitiertheit, Schwindel;
KI: bekannte Überempfindlichkeit, maligne Hyperthermie (Vorgeschichte bzw. genetische Disposition), Pat. mit Leberfktsstrg., Leukozytose, unklares Fieber nach Inhalationsnarkose in der Anamnese; **KI** (Isofluran): Kombination mit nichtselektiven MAO-Hemmer

Desfluran Rp
Blut-Gas-Verteilungskoeffizient 0.42

Suprane *Inh.Lsg.*	**Narkoseeinleitung** → 663: 4-11 Vol.% (nicht bei Kindern!); **Narkoseaufrechterhaltung:** 2-6 Vol.% bei Kombination mit Lachgas; 2.5-8.5% bei alleiniger Anwendung + O₂; **DANI**, **DALI** nicht erforderlich

Isofluran Rp
Blut-Gas-Verteilungskoeffizient 1.4

Forene *Inh.Lsg.* **Isofluran Baxter** *Inh.Lsg.* **Isofluran Piramal** *Inh.Lsg.*	**Narkoseeinleitung** → 663: 1.5-3.0 Vol.%; **Narkoseaufrechterhaltung:** 1.0-2.5 Vol.%, bei Kombination mit Opioiden 0.5-1.5 Vol.%; **DANI**, **DALI** nicht erforderlich

Sevofluran Rp	Blut-Gas-Verteilungskoeffizient 0.65
Sevofluran Baxter *Inh.Lsg.* Sevofluran Piramal *Inh.Lsg.* Sevorane *Inh.Lsg.*	**Narkoseeinleitung** → 663: bis zu 8 Vol.%; **Narkoseaufrechterhaltung:** 0.5-3 Vol.%; **DANI, DALI** nicht erforderlich

A 11.6 Muskelrelaxantien

A 11.6.1 Stabilisierende Muskelrelaxantien

Wm/Wi: kompetitive Verdrängung von Acetylcholin an Nikotinrezeptoren der motorischen Endplatte ⇒ Verhinderung der Depolarisation;
UW: Bronchospasmus, Tachykardie, Urtikaria, RR ↓; **KI:** Unmöglichkeit der künstlichen Beatmung; Anw.Beschr. bei Myasthenia gravis und Eaton-Lambert-Syndrom

Atracurium Rp	HWZ 20-30min, Wi 25min, Q0 1.0, PPB 82%
Atracurium Hikma, Atracurium Hameln, Atracurium HEXAL *Amp. 25mg/2.5ml, 50mg/5ml*	**Muskelrelaxierung i.R. einer Narkose:** ini 0.3-0.6mg/kg i.v., dann 0.1-0.2mg/kg alle 15-20min oder 0.3-0.6mg/kg/h Dauerinf.; **DANI, DALI** nicht erforderlich
Cisatracurium Rp	HWZ 22-29min, Wi 35min, Q0 0.85, PRC B, Lact ?
Cisatracurium Accord, Cisatracurium Hameln, Cisatracurium HEXAL, Nimbex *Amp. 5mg/2.5ml, 10mg/5ml*	**Muskelrelaxierung i.R. einer Narkose:** ini 0.15mg/kg i.v., dann 0.03mg/kg alle 20min; **DANI, DALI** nicht erforderlich
Mivacurium Rp	HWZ 1.8-2min, Wi 15min, PRC C, Lact ?
Mivacron *Amp. 10mg/5ml, 20mg/10ml*	**Muskelrelaxierung i.R. einer Narkose:** ini 0.2mg/kg i.v., dann 0.1mg/kg alle 15min oder 0.5-0.6mg/kg/h; **DANI, DALI** ini 0.15mg/kg i.v.
Pancuronium Rp	HWZ 110-160min, Wi 50min, Q0 0.33, PPB 30%, PRC C, Lact ?
Pancuronium Hikma *Amp. 4mg/2ml* Pancuronium Inresa *Amp. 4mg/2ml* Pancuronium Rotexmedica *Amp. 4mg/2ml*	**Muskelrelaxierung i.R. einer Narkose:** ini 0.08-0.1mg/kg i.v., dann 0.01-0.02mg/kg
Rocuronium Rp	HWZ 84-131min, Wi 35min, Q0 0.8, PRC B, Lact ?
Esmeron *50mg/5ml, 100mg/10ml* Rocuroniumbromid Inresa *50mg/5ml,* *100mg/10ml* Rocuroniumbromid Kabi *50mg/5ml,* *100mg/10ml*	**Muskelrelaxierung i.R. einer Narkose:** ini 0.6mg/kg i.v., dann 0.15mg/kg; **DANI, DALI** vorsichtige Anwendung
Vecuronium Rp	HWZ 65-80min, Wi 25min, Q0 0.8, PPB 30%, PRC C, Lact ?
Vecuronium Inresa *Inj.Lsg. 10mg* Vecuronium Hikma *Inj.Lsg. 10mg*	**Muskelrelaxierung i.R. einer Narkose:** ini 0.08-0.1mg/kg i.v., dann 0.02-0.03mg/kg oder 0.8-1.4µg/kg/min

A 11 Anästhesie – Arzneimittel

A 11.6.2 Depolarisierende Muskelrelaxantien

Wm/Wi: Dauerdepolarisation der mot. Endplatte, Verhinderung der sofortigen Repolarisation; **UW:** allerg.Hautreaktionen, Faszikulationen, Muskelschmerzen, HRST, maligne Hyperthermie; **KI:** bek. Überempf., Unmöglichkeit der künstlichen Beatmung, maligne Hyperthermie in der Anamnese, Pat. mit schwerwiegenden Verbrennungen/Verletzungen, schwerwiegende langandauernde Sepsis; subakute schwerwiegende Denervierung der Skelettmuskulatur oder nach Verletzungen der oberen Nervenbahnen; schwerwiegende Hyperkaliämie

Suxamethonium (Succinylcholin) Rp HWZ 2-10min, QO 1.0, PPB 30%

Lysthenon 100mg/2ml, 100mg/5ml Succinylcholin Inresa Inj.Lsg. 100mg/5ml	Muskelrelaxierung im Rahmen einer Narkose: 1-1.5mg/kg i.v.; **Ki.:** 1-1.5mg i.v.; 2-3mg/kg i.m.

A 11.6.3 Relaxans-Antagonisten

Wm/Wi: Komplexbildung mit Rocuronium bzw. Vecuronium, **UW:** metallischer/bitterer Geschmack, Narkosekomplikationen; **KI:** bekannte Überempfindlichkeit

Sugammadex Rp HWZ 1.8h, PPB 0%

Bridion Inj.Lsg. 200mg/2ml, 500mg/5ml	Aufhebung einer durch Rocuronium bzw. Vecuronium induz. neuromusk. Blockade → 665: 2-4mg/kg i.v.; 16mg/kg für sofortige Aufhebung d. Blockade; **DANI** ČrCl < 30: Anw. nicht empf.; **DALI** vors. Anw. bei schwerer LI

A 11.7 Xanthinderivate

Wm/Wi (Coffeincitrat): ZNS-Stimulans durch Antagonisierung der Adenosinrezeptoren ⇒ Stimulation des Atemzentrums, Erhöhung der Minutenventilation, Absenkung der Hyperkapnieschwelle, vermehrtes Ansprechen auf eine Hyperkapnie, Erhöhung des Skelettmuskeltonus, Verminderung der Zwerchfellerschöpfung, Erhöhung der Stoffwechselrate; **UW** (Coffeincitrat): Phlebitis/Entzündung an Infusionsstelle; **KI** (Coffeincitrat): bek. Überempf.

Coffeincitrat Rp HWZ 3-4d, PPB keine Daten

Peyona Inj.Lsg. 20mg/1ml; Lösung (oral) 20mg/1ml	Primäre Apnoe bei FG: ini 20mg/kg über 30min i.v., nach 24h Erh.Dos. von 1 x 5mg/kg über 10min i.v. oder 1 x 5mg/kg über nasogastrale Sonde; **DANI, DALI** vors. Anw.

A 11.8 Lokalanästhetika

A 11.8.1 Säureamide und Esther

Wm: Membranpermeabilität für Kationen ↓, v.a. Na⁺; **Wi:** Erregbarkeit von Nervenfasern ↓ bis aufgehoben; **UW:** Schwindel, Erbrechen, Benommenheit, Krämpfe, HF ↓, HRST, Schock; **KI:** schwere Überleitungsstrg., akut dekomp. Herzinsuff., Schock, Infekt. im Injektionsbereich, bek. Allergie; **UW** (Chloroprocain): Hypotonie, Übelkeit, Erbrechen, Angst, Unruhe, Parästhesien, Schwindel; **KI** (Chloroprocain): bek. Überempf., dekomp. Herzinsuff., hypovolämischer Schock, i.v. Regionalanästhesie, schwere kardiale Erregungsleitungsstrg., schwere Anämie

Lokalanästhetika 295

Bupivacain Rp	HWZ 3.5h, Q0 > 0.9, PPB 92-96%, PRC B
Bucain 0.25%, 0.5%, 0.5% (hyperbar), 0.75%; Amp. 2, 4, 5, 10, 20, 50ml **Carbostesin** 0.25%, 0.5%, 0.5% (hyperbar), 0.75%; Amp. 4, 5, 20ml **Dolanaest** 0.25%; Amp. 5ml	**Leitungsanästhesie:** z.B. N.-ischiadicus-Blockade: 10-20ml 0.25-0.5%; max. 2mg/kg; **Spinalanästhesie:** 0.5-4ml 0.5% hyperbar subarachnoidal

Chloroprocain Rp	HWZ 19-26sec
Ampres Amp. 50mg/5ml	**Spinalanästhesie:** 40-50mg intrathekal, max.

Lidocain Rp	HWZ 1.5-2(3.5)h, Q0 0.9, PPB 60%, PRC B, Lact +
Heweneural Amp. 1%: 2ml **Licain** Amp. 0.5%: 50, 100ml; Amp. 1%: 2, 5, 10, 50, 100ml **Xylocain** Amp. 1%: 50ml; Amp. 2%: 5, 50ml; Gel, Lösung (viskös) 2% (1g enth. 20mg); Spray (1 Sprühstoß = 10mg) **Xylocitin Loc** Amp. 0.5%: 10ml; Amp. 1%: 10ml; Amp. 2%: 2, 5, 10ml	**Infiltrationsanästhesie:** max. 300mg 0.5-2%; **Periduralanästh.:** lumbal: 1-1.5ml/Segment 0.5-1%; **Schleimhautanästhesie b. Intubation:** 100mg (5g Gel) auf unteres Tubusdrittel, max. 320mg (16g Gel); **Haut-, Schleimhautanästhesie:** 1-5 Sprühstöße, max. 20 Sprühst. bzw. 3mg/kg; bis 6 x 5-15ml viskose Lsg. im Mund verteilen; **DANI, DALI** Dosisreduktion

Mepivacain Rp	HWZ 1.9-3.2h, Q0 0.95, PPB 65-78%, PRC C, Lact ?
Meaverin Amp. 0.5%, 1%, 2%, 3%, 4% (hyperbar): 1.8, 2, 5, 50ml **MepiHEXAL** Amp. 1%: 5, 50ml **Scandicain** 1%, 2%, 4% (hyperbar); Amp. 2, 5, 50ml	**Infiltrationsanästhesie:** bis max. 300mg (30ml 1%), max. 200mg im HNO-Bereich; **Spinalanästhesie:** 0.5-2ml 4% (hyperbar); **Leitungsanästh.:** z.B. Interkostalblockade: 2-4ml 1%; **DANI, DALI** Dosisreduktion empf.

Prilocain Rp	HWZ 1.5h, PPB 55%
Takipril Amp. 2% (hyperbar) 5ml **Xylonest** Amp. 0.5%, 1%, 2%: 10, 50ml	**Spinalanästhesie:** Takipril: 40-60mg (2-3ml 2%) intrathekal; **Infiltrationsan.:** bis max. 400mg (40ml 1%); **Oberst-Leitungsanästhesie:** 2ml 2%

Procain OTC/Rp	HWZ 0.5-1h
Pasconeural Injectopas Amp. 1%, 2%: 2, 5ml **Procain Actavis** Amp. 0.5%, 1%, 2%: 2, 5, 50ml	**Schmerzen:** 4mg/kg als 1promillige Lsg. über 20min i.v.; **Neuralgie, Neuritis:** 5-30ml 1-2% perineural

Ropivacain Rp	HWZ 1.8h, Q0 1.0, PPB 94%
Naropin Amp. 20mg/10ml, 40mg/20ml, 75mg/10ml, 100mg/10ml, 150mg/20ml, 200mg/20ml; Inf.Lsg. 200mg/100ml, 400mg/200ml **Ropivacain Kabi** Amp. 20mg/10ml, 40mg/20ml, 75mg/10ml, 100mg/10ml, 200mg/20ml, 200mg/100ml, 400mg/200ml	**Postop. Analgesie:** 12-28mg/h epidural = Lsg. 2mg/ml: 6-14ml/h; **Plexusblockade:** 225-300mg = Lsg. 7.5mg/ml: 30-40ml

A 11.8.2 TRPV1-Rezeptoragonisten

Wm/Wi: TRPV1-Agonist ⇒ Aktivierung kutaner Nozizeptoren ⇒ im Verlauf dann Schmerzlinderung durch Desensibilisierung; **UW:** Schmerzen, Erythem, Pruritus, Papeln, Bläschen, Schwellung an der Anwendungsstelle; **KI:** bek. Überempfindlichkeit

Capsaicin Rp

Qutenza *Pflaster 179mg/280cm²*	**Periphere neuropathische Schmerzen:** Pflaster auf schmerzhafteste Areale für 60min aufkleben, an Füßen nur 30min; Wdh. n. 90d möglich; s.a. FachInfo; **DANI, DALI** nicht erf.

A 11.9 Synthetische Anticholinergika

Wm/Wi: synthet. Anticholinergikum ⇒ Speichelfluss ↓, Bronchialsekretion ↓, Vagushemmung; **UW:** Mundtrockenheit, Transpiration ↓, verzögerte Miktion, Akkomodationsstrg., Augendruck ↑, Tachykardie, Übelkeit, Erbrechen, Obstipation, Kopfschmerzen, Schwindel, Verwirrtheit, allerg. Reaktionen; **KI:** bek. Überempf., Stenosen der Harnwege bzw. des GI-Trakts, paralyt. Ileus, schwere C. ulcerosa, tox. Megakolon, Myasthenia gravis, kardiovask. Labilität bei akuten Blut.

Glycopyrroniumbromid Rp

Robinul *Inj.Lsg. 0.2mg/1ml*	**Periop. Sekretionshemmung** (Speichel, Bronchialsekret): 0.2-0.4mg i.m. 30-60min präop.; **Ki.:** 0.004-0.008mg i.m., max. 0.2mg; **Bradykardie bei Narkoseeinleitg.:** 0.1mg i.v.; **Schutz vor cholinergen Nebenwirkungen:** 0.2mg pro 1.0mg Neostigmin oder pro 5.0mg Pyridostigmin i.v.; **DANI, DALI** keine Angaben

A 11.10 Mineralstoffe

A 11.10.1 Kaliumpräparate

UW (Kalium oral): Nausea, Erbrechen, Aufstoßen, Sodbrennen, Blähungen, Leibschmerzen, Durchfälle; (ret.): Schleimhautulzera, GI-Blutungen;
KI: Hyperkaliämie, Hyperchlorämie, Niereninsuffizienz, M. Addison

Kalium OTC

Kalinor *Brausetbl. 40mmol K⁺* Kalinor ret. P *Kps. 8mmol K⁺* Kalitrans *Brausetbl. 25mmol K⁺* Kalium Verla *Gran. 20mmol K⁺* Rekawan *Tbl. 13.4mmol K⁺; Kps. (ret.) 8.05mmol K⁺*	**Kaliumsubstitution** → 552: 40-100mmol/d p.o., max. 150mmol/d

Kaliumchlorid OTC   PRC C, Lact ?

Kaliumchlorid 7.45% *Amp. 20mmol K⁺/20ml, 50mmol K⁺/50ml, 100mmol K⁺/100ml*	**Kaliumsubstitution** → 552: max. 20mmol K⁺/h bzw. max. 2-3mmol K⁺/kg/d i.v.; als Zusatz zu Inf.Lsg. max. 40mmol/l

Mineralstoffe

A 11.10.2 Kalziumpräparate

UW (Kalzium i.v.): starkes Wärmegefühl, Schweißausbruch, RR ↓, Übelkeit, Erbrechen, HRST;
KI (Kalzium i.v.): Hyperkalzämie, Nephrokalzinose, Digitalisintox., schwere Niereninsuffizienz;
KI (Calciumglukonat): bek. Überempf., Hyperkalziämie, Hyperkalziurie, Therapie bzw. Vergiftung mit herzwirksamen Glykosiden; gleichzeitige Gabe von Ceftriaxon und intravenösen kalziumhaltigen Produkten bei unreifen Neugeborenen und Neugeborenen (< 28d alt)

Calcium-Ion OTC

Calcitrat *Tbl. 200mg* **Calcium HEXAL** *Brausetbl. 500, 1000mg* **Calcium-Sandoz** *Brausetbl. 500, 1000mg,* *Amp. (10ml = 2.25mmol)* **Frubiase Calcium T** *Trinkamp. 109mg/10ml*	**Kalziumsubstitution** → 552: 1-3 x 500mg p.o.; **Ki.:** 500-1000mg/d; **Osteoporose** → 567: 500-1500mg/d; **Hyperphosphatämie:** 2-8g/d in 2-4 ED

Calciumgluconat Rp
PRC C, Lact ?

Calciumgluconat Braun 10% *Amp. 2.26mmol/10ml*	**Flusssäureverätzungen der peripheren Extremitäten:** 10-20ml i.a. bis Schmerz nachlässt; an anderen Stellen Unterspritzung mit 10ml oder mehr bei großen Flächen; **akute symptomat. Hypokalzämie** → 553: Erw. 10ml 10% Lsg. i.v.; **Ki.<4J:** 0.4-1ml/kg i.v.; **Ki. 4-12J:** 0.2-0.5ml/kg; **>12J:** s. Erw.

A 11.10.3 Magnesiumpräparate

UW: Müdigkeit, Diarrhoe, ZNS-Störungen, HRST, Muskelschwäche, Atemdepression;
KI: Anw.Beschr. bei eingeschränkter Nierenfunktion; i.v.: AV-Block, Myasthenia gravis

Magnesium OTC

Magium *Brausetbl. 5, 10mmol* **Magnetrans** *Kps. 6.2, 10mmol* **Magnesium Diasporal** *Kps. 6.2mmol;* *Lutschtbl. 4mmol; Gran. 12mmol;* *Amp. 2mmol/5ml, 4mmol/2ml* **Magnesium-ratioph.** *Kautbl. 5mmol* **Magnesium Verla** *Tbl. 1.65mmol;* *Kautbl. 5mmol; Brause 5mmol; Gran.* *5mmol; Amp. 3.15mmol; Inf.Lsg. 20.3mmol* **Magnesiocard** *Tbl. 2.5mmol; Brausetbl.* *7.5mmol; Gran. 5, 10mmol; Amp.* *2.5mmol/5ml, 3mmol/10ml* **Mg 5-Longoral** *Kautbl. 5mmol* **Mg 5 Sulfat** *10% Amp. 4.05mmol/10ml,* *50% Amp. 20.25mmol/10ml*	**Magnesiummangel** → 554: ini 0.37mmol/kg/d p.o., Erh.Dos. 0.185mmol/kg/d; alle 1-2d 2.5-4mmol i.v./i.m.; **Torsade-de-pointes-Tachykardie** → 475: ini 8mmol über 15min i.v., dann 3mmol/h für 10h; **Muskelrelaxierung bei Abortneigung,** **vorzeitige Wehen:** ini 8-16mmol über 15-30min i.v., dann 4-8mmol/h

A 11.10.4 Magnesium-Kombinationen

Kalium + Magnesium OTC

Tromcardin duo *Tbl. 117.3 + 36.5mg*	**Nahrungserg. mit K** → 552, **Mg** → 554: 2-4 Tbl. p.o.

A 11 Anästhesie – Arzneimittel

A 11.10.5 Spurenelemente

Selen (Natriumselenit) OTC/Rp

Cefasel Tbl. 50, 100, 300μg; Amp. 300μg/1ml **Selenase** Tbl. 50, 300μg; Lsg. 50μg/1ml, 100μg/2ml; Amp. 100μg/2ml	Selenmangel: 1 x 50-300μg p.o.; 1 x 100-300μg i.v.

Zink OTC

Cefazink Tbl. 10, 20mg **Curazink** Kps. 15mg **Unizink** Tbl. 10mg; Amp. 5.95mg/10ml **Zinkit** Brausetbl. 10mg	Zinkmangel: 1 x 10-20mg p.o.; 1 x 5-20mg i.v.; Kleinkinder: 1 x 1-2mg/kg i.v.

A 11.11 Parenterale Ernährung

A 11.11.1 Tagesbedarf bei parenteraler Ernährung

Substrat	Einheit	Bedarf	Substrat	Einheit	Bedarf
Wasser	[ml/kg]	30-50	K^+	[mmol/kg]	0.5-2
Energie	[kcal/kg]	25-35	Ca^{2+}	[mmol/kg]	0.1
Kohlenhydrate	[g/kg]	3-4	Cl^-	[mmol/kg]	2-4
Aminosäuren	[g/kg]	1	Mg^{2+}	[mmol/kg]	0.1
Fett	[g/kg]	1	PO_4^{3-}	[mmol/kg]	0.2
Na^+	[mmol/kg]	1-2			

A 11.11.2 Stufenschema zur parenteralen Ernährung

		Infusionslösungen	Beispiel
Stufe 1	**Tag 1** nach kleinen Eingriffen, guter EZ, Nahrungskarenz < 2d	30 ml/kg als Vollelektrolytlsg., evtl. mit 5%igem Glucosezusatz	2000 ml Sterofundin, 500 ml Glucose 5%, evtl. 500ml NaCl 0.9%
Stufe 2	**Tag 2–3** bei mittelfristiger Nahrungskarenz und geringgradiger Katabolie	2.5-3.5%ige Aminosäurelsg., 5-10%ige Kohlenhydratlsg., 2/3-Elektrolytlsg.	1000ml Periamin G, 1000ml Glucose 10%, 500-1000ml Thomaejonin OP
Stufe 3	Ab **Tag 4** bei längerfristiger, vollständiger parenteraler Ernährung, ZVK erforderlich	10-15%ige Aminosäurelsg., 20-50%ige Kohlenhydratlsg., 10-20%ige Fettlsg., Vitamine, Spurenelemente	1.0l Aminomel 10, 0.5l Glucose 50%, 1.25l Normofundin OP, 0.25l Lipofundin 20% + 1A Multibionta + 1A Vitintra + 1A Addel

Parenterale Ernährung

A 11.11.3 Vollelektrolytlösungen (Na⁺ 121–160 mmol/l)

Ind.: plasmaisotoner Flüssigkeitsersatz bei isotoner und hypotoner Dehydratation

	Na^+ mmol/l	Ca^{2+} mmol/l	Cl^- mmol/l	K^+ mmol/l	Mg^{2+} mmol/l	Acet. mmol/l	Lact. mmol/l	Gluc. g/l
Ringer-Lösung	147	2.3	155	4.0	-	-	-	-
Ringer-Lactat	130	2.0	112	5.0	-	-	27	-
Jonosteril	137	1.65	110	4.0	1.25	36.8	-	-
Sterofundin	140	2.5	106	4.0	1.0	-	45	-
Tutofusin	140	2.5	153	5.0	1.5	-	-	-
Tutofusin HG5	140	2.5	153	5.0	1.5	-	-	50

A 11.11.4 Zweidrittelelektrolytlösungen (Na⁺ 91–120 mmol/l)

Ind.: Flüssigkeitsersatz bei hypertoner und isotoner Deydratation, partielle Deckung des Energiebedarfs durch Kohlenhydratzusatz

	Na^+ mmol/l	Ca^{2+} mmol/l	Cl^- mmol/l	K^+ mmol/l	Mg^{2+} mmol/l	Acet. mmol/l	Gluc. g/l	Xyl. g/l	Kcal/l
Normofundin G5	100	2.0	90	18	3.0	38	50	-	200
Jonosteril Na 100	100	2.5	100	20	2.5	20	-	-	0
Tutofusin OPG	100	2.0	90	18	3.0	38	55	-	200

A 11.11.5 Halbelektrolytlösungen (Na⁺ 61–90 mmol/l)

Ind.: Flüssigkeitsersatz bei hypertoner Dehydratation, partielle Deckung des Energiebedarfs durch Kohlenhydratzusatz

	Na^+ mmol/l	Ca^{2+} mmol/l	Cl^- mmol/l	K^+ mmol/l	Mg^{2+} mmol/l	Acet. mmol/l	Gluc. g/l	Xyl. g/l	Kcal/l
Jonosteril HD 5	68.5	0.82	73.4	2.0	0.62	-	55	-	200
Normofundin OP	80	2	76	18	3	32	-	-	0
Tutofusin H G5	70	1.25	76.5	2.5	0.75	-	55	-	200

A 11.11.6 Kaliumfreie Lösungen

Ind.: kaliumfreier Flüssigkeitsersatz bei gestörter bzw. unbekannter Nierenfunktion

	Na^+ mmol/l	Ca^{2+} mmol/l	Cl^- mmol/l	K^+ mmol/l	Mg^{2+} mmol/l	Acet. mmol/l	Gluc. g/l	Xyl. mmol/l	Kcal/l
NaCl 0.9%	154	-	154	-	-	-	-	-	-

A 11.11.7 Kohlenhydratlösungen

Ind.: Glucose 5%, 10%: Zufuhr freien Wassers bei hypertoner Dehydratation, partielle Deckung des Kohlenhydratbedarfs, Glucose 20–70%: partielle bis komplette Kohlenhydratzufuhr

	Na^+ mmol/l	Ca^{2+} mmol/l	Cl^- mmol/l	K^+ mmol/l	Mg^{2+} mmol/l	Gluc. g/l	Osmo mosm/l	Kcal/l
Glucose 5%	-	-	-	-	-	50	277	200
Glucose 10%	-	-	-	-	-	100	555	400
Glucose 20%	-	-	-	-	-	200	1110	800
Glucose 40%	-	-	-	-	-	400	2200	1600
Glucose 50%	-	-	-	-	-	500	2775	2000
Glucose 70%	-	-	-	-	-	700	3885	2870

A 11.11.8 Aminosäurelösungen

Ind.: Zufuhr von essentiellen und nichtessentiellen Aminosäuren zur parenteralen Ernährung; z.T. mit Kohlenhydraten und Elektrolyten kombiniert

	Na^+ mmol/l	Ca^{2+} mmol/l	Cl^- mmol/l	K^+ mmol/l	AS g/l	Gluc. g/l	Xyl. g/l	Osmo mosm/l	Kcal/l
Aminomix 3 Novum	-	-	-	-	50	120	-	1164	680
AKE 1100 mit Xylit	50	3	40	25	30	-	60	838	360
Nutriflex combi	60	4	60	30	100	100	50	1540	800

A 11.11.9 Aminosäurelösungen bei Niereninsuffizienz

Ind.: Zufuhr v.a. von essentiellen Aminosäuren ⇒ angestauter Harnstoff wird zur Synthese nicht essentieller Aminosäuren verwendet

	Na^+ mmol/l	Ca^{2+} mmol/l	Cl^- mmol/l	K^+ mmol/l	AS g/l	Osmo mosm/l	Kcal/l
Aminomel nephro	-	-	-	-	K.A.	510	222
Nephrotect	-	-	-	-	100	935	400

A 11.11.10 Aminosäurelösungen bei Leberinsuffizienz

Ind.: Zufuhr v.a. verzweigtkettiger AS ⇒ günstige Beeinflussung einer hep. Enzephalopathie

	Na^+ mmol/l	Ca^{2+} mmol/l	Cl^- mmol/l	K^+ mmol/l	AS g/l	Osmo mosm/l	Kcal/l
Aminoplasmal Hepa 10%	-	-	10	-	100	K.A.	400
Aminosteril N Hepa 8%	-	-	-	-	80	770	320

A 11.11.11 Fettlösungen

Ind.: Zufuhr von Lipiden in Form von langkettigen Triglyzeriden (LCT), mittelkettigen Triglyzeriden (MCT), Phospholipiden (Pholip) und Glycerol (Glyc) zur parenteralen Ernährung

	LCT g/l	MCT g/l	Pholip g/l	Glyc. g/l	Osmo mosm/l	Kcal/l
Deltalipid 20%	200	-	12	25	350	2030
Lipofundin 20%	200	-	12	25		2000
Lipovenös MCT 20	100	100	12	25	273	1950

A 11.12 Plasmaersatzmittel

A 11.12.1 Stärkederivate

Wm/Wi: (Hydroxyethylstärke = HAES/HES) mit Wasserbindungsvermögen und i.v.-Verweildauer ⇒ intravasales Volumen ↑;
Ind: Hypovolämie aufgrund akuten Blutverlustes, wenn kristalloide Infusionslösungen allein nicht ausreichend sind;
UW: allergische Reaktionen, Hyperamylasämie;
KI: bek. Überempfindlichkeit, Sepsis, Verbrennungen, Nierenfunktionsstörung oder Nierenersatztherapie, intrakranielle oder cerebrale Blutung, kritisch kranke Pat. (in der Regel Pat., die auf die Intensivstation aufgenommen werden müssen), Hyperhydratation, Lungenödem, Dehydratation, schwere Hypernatriämie oder schwere Hyperchlorämie, schwere Leberfunktionsstörungen, dekompensierte Herzinsuffizienz, schwere Gerinnungsstörung, organtransplantierte Patienten

	HWZ	MW	HES g/l	Na$^+$ mmol/l	Ca^{2+} mmol/l	Cl$^-$ mmol/l	K$^+$ mmol/l	Lact. mmol/l	Gluc. g/l
Venofundin 6% Voluven 6%	2-4 h	130000	60	154	-	154	-	-	-
Voluven 10%	2-4h	130000	100	154	-	154	-	-	-

A 11.12.2 Gelatinederivate

Wm/Wi: kolloidale Substanzen mit Wasserbindungsvermögen und intravenöser Verweildauer ⇒ intravasales Volumen ↑;
UW: selten allergische Reaktionen;
KI: bek. Überempfindlichkeit, Hypervolämie, Hyperhydratation, schwere Herzinsuffizienz, schwere Blutgerinnungsstörungen, Hypernatriämie, Hyperchlorämie

	HWZ	MW	Gela g/l	Na$^+$ mmol/l	Ca^{2+} mmol/l	Cl$^-$ mmol/l	K$^+$ mmol/l	Azet. mmol/l	Gluc. g/l
Gelafusal	3-4h	30000	40	130	0.9	85	5.4	27	-
Gelafundin		30000	40	154	-	120	-	-	-

A 11.13 Azidose, Alkalose

A 11.13.1 Azidosetherapeutika

Wm/Wi (Na-Hydrogencarbonat): $H^+ + HCO_3^- \Rightarrow H_2CO_3 \Rightarrow H_2O + CO_2$; H^+-Elimination v.a. aus dem Extrazellulärraum;
Wm/Wi (Trometamol): Ausscheidung von Tris-H über den Urin; H^+-Elimination im Intra- und Extrazellulärraum;
UW (Na-Hydrogencarbonat): Alkalose, Hypernatriämie, Nekrose bei Paravasat, hypokalzämische Tetanie, CO_2-Retention bei respiratorischer Insuffizienz;
UW (Trometamol): Alkalose, Nekrose bei Paravasat, Atemdepression;
KI (Na-Hydrogencarbonat): Alkalose, Hypernatriämie;
KI (Trometamol): Alkalose, Niereninsuffizienz

Natriumhydrogencarbonat OTC

bicaNorm Tbl. 1g *(11.9mmol HCO_3^-)* **Natriumhydrogencarbonat 4.2%** *Inf.Lsg. 250ml (100ml = 50mmol HCO_3^-)* **Natriumhydrogencarbonat 8.4%** *Inf.Lsg. 20, 100, 250ml* *(100ml = 100mmol HCO_3^-)*	Metabolische Azidose → 555: Base excess (-) x 0.3 x kg = mmol; max. 1.5mmol/kg/h i.v., 3-5g/d p.o.

Trometamol OTC   HWZ 5-6h, Q_0 0.1

Tham Koehler 3M *Amp. 20ml = 60mmol*	Metabolische Azidose → 555: Base excess (-) x 0.3 x kg = mmol; max. 1mmol/kg/h i.v., max. 5mmol/kg/d; Verdünnung auf 0.3mmol/ml; **DALI** KI

A 11.13.2 Alkalosetherapeutika

Wm/Wi (Argininhydrochlorid): Bikarbonat-Neutralisation durch HCl;
UW (Salzsäure): Nekrosen bei paravenöser oder intraarterieller Infusion;
KI (Argininhydrochlorid): Azidosen

Argininhydrochlorid OTC

L-Arginin-Hydrochlorid 21% *Amp. 20ml = 20mmol H^+*	Metabolische Alkalose → 555: Base excess x 0.3 x kg = mmol; max. 1mmol/kg/h i.v., max. 1mmol/kg/d; Verdünnung erforderlich!

Salzsäure OTC

Salzsäure 7.25% *Amp. 10ml = 20mmol H^+*	Metabolische Alkalose → 555: Base excess x 0.3 x kg = mmol; max. 0.25mmol/kg/h i.v.; Verdünnung erforderlich

A 12 Neurologie – Arzneimittel

A 12.1 Antiepileptika
A 12.1.1 Natrium-Blocker

Wm/Wi (Carbamazepin): hemmt die synaptische Übertragung ⇒ reduziert Fortleitung von konvulsiver Entladungen; **Wm/Wi** (Eslicarbazepinacetat): Hemmung wiederholter neuronaler Entladungen vermutl. durch Stabilisierung des inaktiven Zustands spannungsabhängiger Na$^+$-Kanäle; **Wm/Wi** (Lacosamid): Stabilisierung hypererregbarer Neuronalmembranen; **Wm/Wi** (Lamotrigin): exakter Wm unbekannt, Hemmung spannungsabh. Na$^+$-Kanäle, Glutamatfreisetzung ↓; **Wm/Wi** (Oxcarbazepin): Membranstabilisierung durch Blockade von Na$^+$-Kanälen, Durchlässigkeit der Zellmembran für K$^+$ ↑, Modulation spannungsaktivierter Kalziumkanäle; **Wm/Wi** (Phenytoin): Ionenpermeabilität ↓, Membranstabilisierung; **Wm/Wi** (Rufinamid): Modulation der Aktivität von Na$^+$-Kanälen; **Wm/Wi** (Zonisamid): Hemmung spannungsabhängiger Na$^+$- und Ca^{2+}-Kanäle, Modulation der GABA-Inhibition;
UW (Carbamazepin): Somnolenz, Sedierung, Schläfrigkeit, Schwindel, Ataxie, cholestatische Hepatitis, Hämatopoesestrg., allergische Hautreaktionen, Appetitlosigk., Mundtrockenheit, Übelkeit, Erbrechen, Hyponatriämie; **UW** (Eslicarbazepinacetat): Schwindel, Schläfrigkeit, Kopfschmerzen, Koordinations-/Aufmerksamkeitsstrg., Tremor, Doppeltsehen, verschwommenes Sehen, Übelkeit, Erbrechen, Durchfall, Hautausschlag, Müdigkeit, Gangstörungen)
UW (Lacosamid): Schwindel, Kopfschmerzen, Diplopie, Nausea, Schläfrigkeit, Verwirrtheit, Schlaflosigkeit, Gedächtnis-, Gleichgewichts-, Konzentrations-, Aufmerksamkeits-, kognitive Störungen, Somnolenz, Tremor, Nystagmus, Hypästhesie, Dysarthrie, Verschwommensehen, Vertigo, Tinnitus, Erbrechen, Obstipation, Flatulenz, Dyspepsie, Mundtrockenheit, Pruritus, Rash, Muskelspasmen, Asthenie, Gehstörung, Müdigkeit, Reizbarkeit, Stürze, Hautwunden;
UW (Lamotrigin): Aggressivität, Reizbarkeit, Agitiertheit, Kopfschmerzen, Schläfrigkeit, Insomnie, Tremor, Ataxie, Nystagmus, Diplopie, Verschwommensehen, Müdigkeit, Schwindel, Übelkeit, Erbrechen, Diarrhoe, Hautausschlag, Arthralgie, Rückenschmerzen;
UW (Oxcarbazepin): Hyponatriämie, Verwirrtheitszustände, Depression, Apathie, Unruhe, Affektlab., Müdigkeit, Schwächegefühl, Schläfrigkeit, Schwindel, Kopfschmerz, Ataxie, Tremor, Nystagmus, Konzentrationsschwäche, Amnesie, Übelkeit, Erbrechen, Obstipation, abdom. Schmerzen, Diarrhoe, Doppelbilder, Verschwommensehen, Sehstrg., Akne, Alopezie, Exanthem;
UW (Phenytoin): zahlreiche UW ohne Häufigkeitsangabe, s. FachInfo;
UW (Rufinamid): Schläfrigkeit, Kopfschmerzen, Schwindel, Übelkeit, Erbrechen, Oberbauchschmerzen, Obstipation, Diarrhoe, Dyspepsie, Ausschlag, Akne, Rückenschmerzen, Oligomenorrhoe, Müdigkeit, Pneumonie, Influenza, Infekte der oberen Atemwege/des Ohrs, Anorexie, Appetitminderung, Essstörung, Gewicht ↓, Angst, Schlaflosigkeit, Status epilepticus, Koordinationsstörung, Nystagmus, psychomotorische Hyperaktivität, Tremor, Diplopie, Verschwommensehen, Epistaxis, Gangstrg., Kopfverletzung, Kontusion;
UW (Zonisamid): kleinflächige Hautblutungen, Überempfindlichkeit, Schläfrigkeit, Schwindel, Anorexie, Diplopie, Verwirrtheit, Depression, Agitiertheit, Reizbarkeit, Affektlabilität, Angst, Schlaflosigkeit, psychotische Störung, Ataxie, Gedächtnisstörung, abdominelle Schmerzen, Fieber, Obstipation, Dyspepsie, Diarrhoe, Übelkeit, Bradyphrenie, Aufmerksamkeitsstörung, Nystagmus, Parästhesie, Sprachstörung, Tremor, Hautausschlag, Pruritus, Alopezie, Nephrolithiasis, Müdigkeit, grippeähnliche Erkrankung, periphere Ödeme, Gewichtsabnahme, erniedrigter Bikarbonatspiegel;

KI (Carbamazepin): bek. Überempf., KM-Schädigung, KM-Depression in der Vorgeschichte, AV-Block, akute intermittierende Porphyrie, gleichzeitige Anw. mit MAO-Hemmern oder Voriconazol, schwere Leberfunktionsstörungen, Grav. (1. Trim.);
KI (Eslicarbazepinacetat): bek. Überempfindlichkeit, AV-Block II°-III°;
KI (Lacosamid): Überempfindlichkeit gegen Lacosamid/Soja/Erdnuss, AV-Block I°-III°;
KI (Lamotrigin): bek. Überempfindlichkeit; **KI** (Oxcarbazepin): bek. Überempf., Lakt.;
KI (Phenytoin): bek. Überempfindlichkeit, schwere Schädigungen der Blutzellen/des Knochenmarks, AV-Block II°-III°, Sick Sinus, in ersten 3M nach Myokardinfarkt, Herzinsuffizienz (EF $\leq$ 35%), Cave in Grav./Lakt.;
KI (Rufinamid): bek. Überempfindlichkeit gegen Rufinamid und Triazolderivate, Lakt.;
KI (Zonisamid): bek. Überempfindlichkeit

Carbamazepin Rp	HWZ 15h (mult. Dosis), 36h (1 x Dosis), Q₀ 1.0, PPB 70-80%, ther. Serumspiegel: 3-8mg/l
Carbadura Tbl. 300(ret.), 400(ret.), 600(ret.)mg **Carbamazepin-ratioph.** Tbl. 200(ret.), 400(ret.)mg **Carbamazepin HEXAL** Tbl. 200, 400mg **Tegretal** Tbl. 200, 200(ret.), 400(ret.)mg; Saft (5ml = 100mg) **Timonil** Tbl. 150(ret.), 200, 200(ret.), 300(ret.), 400(ret.) 600(ret.)mg; Saft (5ml = 100mg)	**Alle Ind:** ini 200-400mg/d p.o., in 2-4 (unret.) bzw. 1-2 (ret.) ED, langsam steigern bis Erh.Dos.; **Epilepsien** → 670: Erh.Dos. 600-1200mg p.o.; **Ki.:** Erh.Dos. 10-20mg/kg/d; **Trigeminusneuralgie** → 676: Erh.Dos. 400-800mg/d; **diabetische PNP:** Erh.Dos. 600mg/d, max. 1200mg/d; **Pro. manisch-depressive Phasen** → 693: Erh.Dos. 200-400mg/d, max. 800mg/d; **Anfalls-Pro. bei C2-Entzug** → 691: 600mg/d, in schweren Fällen 1200mg/d in den ersten d; **DANI** nicht erforderlich
Eslicarbazepinacetat Rp	HWZ 20-24h, PPB < 40%, PRC B, Lact ?
Zebinix Tbl. 800mg	**Begleittherapie bei partiell epileptischen Anfällen** → 670: ini 1 x 400mg, nach 1-2W 1 x 800mg, max. 1 x 1200mg/d; nur in Kombination mit bestehender Therapie; **DANI** CrCl > 60: 100%; 30-60: ini 400mg alle 2d, nach 2W 1 x 400mg/d; < 30: Anw. nicht empfohlen; **DALI** Anw. bei schwerer LI nicht empfohlen
Lacosamid Rp	HWZ 13h, PPB < 15%
Vimpat Tbl. 50, 100, 150, 200mg; Saft (1ml = 10mg); Inf.Lsg. 200mg/20ml	**Fokale Anfälle** → 670: ini 2 x 50mg p.o./i.v., nach 1W: 2 x 100mg p.o./i.v., Dosissteigerung um 2 x 50mg/d/W; max. 2 x 200mg/d p.o./i.v.; **Ki.** < 16J: KI; **DANI** CrCl > 30: 100%; < 30: max. 250mg/d; **DALI** leichte bis mäßige LI: nicht erf.

Antiepileptika

Lamotrigin Rp (s.a. → 345)	HWZ 29h, Q0 0.9, PPB 55%, PRC C, Lact ?
Lamictal Tbl. 2, 5, 25, 50, 100, 200mg **Lamotrigin Acis** Tbl. 25, 50, 100, 200mg **Lamotrigin HEXAL** Tbl. 25, 50, 100, 200mg **Lamotrigin-ratioph.** Tbl. 5, 25, 50, 100, 200mg	**Epilepsien** → 670: d1-14: 1 x 25mg p.o., d15-29: 1 x 50mg, dann alle 1-2W um 50-100mg m, Erh.Dos. 100-200mg/d in 1-2ED; **Ki. 4-11J:** d1-14: 0.6mg/kg, d15-29: 1.2mg/kg, dann alle 1-2W um 1.2mg/kg steigern, Erh.Dos. 5-15mg/kg/d, max. 400mg/d; bei Kombinationstherapie s. FachInfo; **DANI** vorsichtige Anwendung; **DALI** Child B: 50%, Child C: 25%

Oxcarbazepin Rp	HWZ 1-2.5(9)h, Q0 1.0(0.7), PPB 40%, PRC C, Lact ?
Apydan Extent Tbl. 150, 300, 600mg **Oxcarbazepin Dura** Tbl. 150, 300, 600mg **Timox extent** Tbl. 150, 300, 600mg; Saft (5ml = 300mg) **Trileptal** Tbl. 150, 300, 600mg; Saft (5ml = 300mg)	**Epilepsien** → 670: ini 2 x 300mg p.o., um 600mg/W steigern, Erh.Dos. 600-2400mg/d; **Ki. > 6J:** ini 8-10mg/kg/d, max. 10mg/kg/W steigern, Erh.Dos. 30mg/kg/d, max. 46mg/kg/d; **DANI** CrCl < 30: ini 1 x 300mg

Phenytoin Rp	HWZ 22h, Q0 1.0, PPB 83-94%, ther. Serumspiegel 10-20mg/l
Phenhydan Tbl. 100mg; Amp. 250mg/5ml; Inf.Lsg. 750mg/50ml **Phenytoin AWD** Tbl. 100mg **Zentropil** Tbl. 100mg	**Epilepsien** → 670: ini 3 x 100mg p.o., dann nach Wi bzw. Serumspiegel; **Ki. < 12J:** ini 2mg/kg/d, dann alle 3d um 1mg/kg steigern, dann nach Serumspiegel; **Status epilept.** → 673: 250mg über 10min i.v., ggf. Wdh. nach 20min, dann Wdh. alle 1.5-6h; 750mg über 20-30min i.v., max. 17mg/kg/d; **Ki. < 12J:** d1: 30mg/kg i.v.; d2: 20mg/kg; d3: 10mg/kg, max. 1mg/kg/min i.v.; **DANI** nicht erforderlich

Rufinamid Rp	HWZ 6-10h, PPB 34%
Inovelon Tbl. 200, 400mg, Saft (10ml = 400mg)	**Lennox-Gastaut-Syndrom: Erw., Ki. ab 4J:** ini 400mg/d, ggf. alle 2d um 400mg/d steigern, 30-50kg: max. 1800mg/d; 51-70kg: max. 2400mg/d; > 70kg: max. 3200mg/d; **Ki. ab 4J:** < 30kg: ini 200mg p.o., ggf. alle 2d um 200mg/d bis 1g steigern, bei Komb. mit Valproat max. 400mg; **DANI** nicht erforderlich; **DALI** Anw. bei schwerer LI nicht empfohlen

Zonisamid Rp	HWZ 60h, PPB 40-50%
Desizon Kps. 50, 100mg **Zonegran** Kps. 25, 50, 100mg **Zonisamid-ratioph.** Kps. 25, 50, 100mg	**Epilepsie** → 670: ini 2 x 25mg p.o., nach 1W 2 x 50mg, dann wöchentlich um 100mg steigern, Erh.Dos. 300-500mg/d; **DANI** sorgfältige Dosiseinstellung; **DALI** KI bei schwerer Leberfunktionsstrg.

A 12.1.2 Kalzium-Blocker

Wm/Wi: Verringerung der Ströme spannungsabhängiger Kalzium-Kanäle vom T-Typ;
UW: Übelkeit, Erbrechen, Singultus, Leibschmerzen, Lethargie, Kopfschmerzen, Zurückgezogenheit, Ängstlichkeit, Schlaf-/Appetitstörung, Gewicht ↓, Diarrhoe, Obstipation, Ataxie;
KI: bekannte Überempfindlichkeit, Lakt.

Ethosuximid Rp	HWZ 33-55h, Q0 0.8, keine PPB, Serumspiegel: 40-100mg/l
Ethosuximid-neuraxpharm *Gtt. (1ml = 500mg); Saft (5ml=250mg)* **Petnidan** *Kps. 250mg; Saft (5ml = 250mg)* **Suxilep** *Kps. 250mg*	**Absencen, myoklonische Anfälle → 670:** ini 5-10mg/kg p.o., alle 4-7d um 5mg/kg steigern; Erh.Dos. 15mg/kg, max. 30mg/kg; **Ki.:** Erh.Dos. 20mg/kg, max. 40mg/kg in 1-3ED; **DANI** nicht erforderlich

A 12.1.3 GABA-erge Substanzen

Wm/Wi (Phenobarbital): Verstärkung der GABA-ergen Hemmwirkung im ZNS ⇒ sedierend, schlafinduzierend, anxiolytisch, antiaggressiv, antikonvulsiv, muskelrelaxierend;
Wm/Wi (Vigabatrin): irreversible Hemmung des enzymatischen Abbaus von GABA (GABA-Transaminase);
UW (Phenobarbital): starke Beruhigung, Müdigkeit, Schwindel, Kopfschmerzen, Benommenheit, Ataxie, kognitive Störung, Verwirrtheit, Störung der Sexualfunktion, Überhangeffekte, paradoxe Erregungszustände;
UW (Vigabatrin): Gewichtszunahme, Somnolenz, Sprachstörungen, Kopfschmerzen, Schwindel, Parästhesien, Aufmerksamkeits- und Gedächtnisstörungen, psychische Beeinträchtigungen, Tremor, Gesichtsfelddefekte, Verschwommensehen, Diplopie, Nystagmus, Übelkeit, abdominale Schmerzen, Erregbarkeit, Ödeme, Müdigkeit, Agitation, Aggression, Nervosität, Depression, paranoide Reaktionen, Kinder: Erregung, Agitiertheit;
KI (Phenobarbital): bek. Überempfindlichkeit, akute Alkohol-, Schlafmittel- und Schmerzmittelvergiftung, Vergiftung durch Anregungsmittel oder dämpfende Psychopharmaka;
KI (Vigabatrin): bekannte Überempfindlichkeit

Phenobarbital Rp	HWZ 60-150h, Q0 0.7, PPB 40-60%, PRC D, Lact -
Luminal *Tbl. 100mg; Amp. 200mg/1ml* **Luminaletten** *Tbl. 15mg* **Phenobarbital-neuraxpharm** *Tbl. 15, 100mg*	**Epilepsien → 670:** 1-3mg/kg/d p.o. in 2ED; 200-400mg i.v., max. 800mg/d i.v.; **Ki.:** 3-4mg/kg p.o. in 2ED; 2-3 x 20-75mg i.v.; **DANI** CrCl < 10: Dosisreduktion
Vigabatrin Rp	HWZ 5-8h, Q0 0.01, keine PPB
Sabril *Tbl. 500mg; Granulat 500mg*	**Fokale Anfälle → 670:** ini 1g p.o., steigern um 0.5g/W, Erh.Dos. 2-3g/d; **Ki.:** ini 40mg/kg/d, Erh.Dos. 50-100mg/kg/d; **infantile Spasmen:** ini 50mg/kg/d p.o., Erh.Dos. bis 150mg/kg/d; **DANI** CrCl < 60: sorgfältige Dosiseinstellung

Antiepileptika

A 12.1.4 Benzodiazepine

Wm/Wi: Verstärkung natürlicher GABA-beteiligter Hemm-Mechanismen im ZNS ⇒ vorwiegend antikonvulsive aber auch beruhigende, schlafanstoßende, anxiolytische, muskelrelaxierende Eigenschaften; **UW:** Somnolenz, verlängerte Reaktionszeit, verminderter Muskeltonus, Muskelschwäche, Schwindel, Ataxie, Müdigkeit, Mattigkeit;
KI: bek. Überempf. gegen C. oder andere Benzodiazepine; Medikamenten-, Drogen-, Alkoholabhängigkeit; Myasthenia gravis, schwere Ateminsuff., schwere Leberinsuffizienz

Clonazepam Rp	HWZ 30-40h, Q0 1.0, PPB 83-87%

Antelepsin *Tbl. 0.5, 2mg*
Clonazepam-neuraxpharm
Gtt. (1ml = 2.5mg)
Rivotril *Tbl. 0.5, 2mg; Gtt. (25Gtt. = 2.5mg); Amp. 1mg/2ml*

Epilepsien → 670: ini 2 x 0.5mg p.o., über 2-4W steigern bis Erh.Dos. 4-8mg/d in 3-4ED;
Sgl.: ini 2 x 0.1mg/d, Erh.Dos. 0.5-1mg/d;
Kleinki.: ini 3 x 0.2mg/d, Erh.Dos. 1.5-3mg/d;
Schulki.: ini 2 x 0.25mg/d, Erh.Dos. 3-6mg/d;
Status epilepticus → 673: 1mg langsam i.v., Wdh. nach Bedarf, max. 13mg/d;
Sgl., Ki.: 0.5mg i.v.;
DANI nicht erforderlich

Diazepam → 359, **Dikaliumclorazepat** → 359, **Lorazepam** → 359

A 12.1.5 Natrium-Blocker und GABA-erge Substanzen

Wm/Wi (Topiramat): Membranstabilisierung durch Blockade von Na^+-Kanälen, Antagonisierung der exzitatorischen Glutamatwirkung, GABA-erge Hemmwirkung ↑;
Wm/Wi (Valproinsäure): exakter Wm unklar, Blockade von Na^+-Kanälen, enzymatischer Abbau von GABA ↓; **UW** (Topiramat): Nasopharyngitis, Anämie, Hypersensitivität, Anorexie, Appetit ↓, Depression, Sprachstrg., Bradyphrenie, Insomnie, Angst, Verwirrtheit, Desorientierung, Aggression, Stimmungsschwankungen, Parästhesie, Schwindel, Somnolenz, Gedächtnis-, kognitive, Aufmerksamkeits-, Koordinations-, Gleichgewichts-, Gangstörung, Tremor, Nystagmus, Dysarthrie, Dysgeusie, Sedierung, Störung, Verschwom-mensehen, Diplopie, Tinnitus, Ohrschmerzen, Dyspnoe, Epistaxis, verstopfte Nase, Rhinorr-hoe, Übelkeit, Erbrechen, Obstipation, Diarrhoe, abdominale Schmerzen, Mundtrockenheit, Parästhesien, Alopezie, Hautausschlag, Pruritus, Arthralgie, Myalgie, Nephrolithiasis, Pollakisurie, Dysurie, Fieber, Fatigue, Gewichtszu-/abnahme; **UW** (Valproinsäure): Anämie, Thrombopenie, Leukopenie, Hyperammonämie, Gewicht ↑/↓, Appetitlosigkeit, Appetit ↑, Hyponatriämie, Verwirrtheitszustände, Aggression, Agitiertheit, Aufmerksamkeitsstrg., Tremor, extrapyramidale Strg., Stupor, Schläfrigkeit, Parästhesien, Konvulsionen, eingeschränktes Erinnerungsvermögen, Kopfschmerzen, Nystagmus, Taubheit, Blutungen, Übelkeit, Diarrhoe, Oberbauchschmerzen, Haarausfall, Leberschäden, Dysmenorrhoe;
KI (Topiramat): bek. Überempf., Prophylaxe von Migräne-Kopfschmerz in Grav. oder bei Frauen ohne Verhütung; **KI** (Valproinsäure): bek. Überempf., anamnestisch/fam. Lebererkr., schwerwiegende Leber- und Pankreasfunktionsstrg., Leberfunktionsstrg. mit tödlichem Ausgang während Valproinsäurether. bei Geschwistern, hepatische Porphyrie, Blutgerinnungsstrg., mitochondriale Erkr., die durch Mutationen durch das mitochondriale Enzym POLG kodierten Genen verursacht sind (z.B. Alpers-Huttenlocher-Syndrom); Ki. < 2J, bei denen der V. a. eine POLG-verwandte Erkr. besteht; bek. Strg. des Harnstoffzyklus; s. FachInfo bei Anw. in Grav.

A 12 Neurologie – Arzneimittel

Topiramat Rp	HWZ 18-24h, Q$_0$ < 0.5, PPB 13-17%, PRC C, Lact ?
Topamax Tbl. 25, 50, 100, 200mg; Kps. 25, 50mg **Topiramat Heumann** Tbl. 25, 50, 100, 200mg **Topiramat-neuraxpharm** Tbl. 25, 50, 100, 200mg	**Epilepsie** → 670: Monother.: ini 1 x 25mg abends p.o., alle 1-2W um 25-50mg steigern, Erh.Dos. 100mg/d, max. 500mg/d; **Ki. > 6J:** ini 0.5-1mg/kg/d abends p.o., alle 1-2W um 0.5-1mg/kg steigern, initiale Zieldosis 2mg/kg/d; Komb.Therapie s. FachInfo; **Migräne:** → 674; **DANI** CrCl < 60: sorgfältige Dosiseinstellung, HD Erh.Dos. 50%
Valproinsäure Rp HWZ 6-16h, Q$_0$ 0.95, PPB 90-95%, ther. Serumspiegel: 50-100mg/l	
Convulex Kps. 300, 500mg **Depakine** Gtt. (1ml = 300mg) **Ergenyl** Tbl. 150, 300, 300(ret.), 500, 500(ret.)mg; Gtt. (1ml = 300mg); Amp. 400mg/4ml **Leptilan** Tbl. 150, 300, 600mg **Orfiril** Tbl. 150, 300, 500(ret.), 600, 1000(ret.)mg; Kps. 150(ret.), 300(ret.)mg; Saft (5ml = 300mg); Amp. 300mg/3ml, 1g/10ml **Valproat HEXAL** Tbl. 150, 300, 600mg; Lsg. (1ml = 300mg)	**Epilepsien** → 670: ini 5-10mg/kg/d p.o., alle 4-7d um 5mg/kg steigern, Erh.Dos. 20mg/kg/d; 5-10mg/kg i.v., dann 1mg/kg/h; max. 2.5g/d i.v.; **Jugendl.:** 25mg/kg/d; **Ki.:** 30mg/kg/d; **akute Manie** → 694: ini 20mg/kg/d; Erh.Dos.1-2g/d; **DANI** nicht erforderlich; **DALI** KI bei Lebererkrankung

A 12.1.6 Antiepileptika mit anderen Wirkmechanismen

Wm/Wi (Gabapentin): GABA-Analogon, bindet an Bindungsstellen, die mit alpha$_2$delta-Untereinheiten von spannungsabhängigen Ca-Kanälen assoziiert sind ⇒ Freisetzung verschiedener Monoamin-Neurotransmitter ↓;
Wm/Wi (Pitolisant): Histamin-H3-Antagonist/inverser Agonist ⇒ Verstärkung der Aktivität histaminerger Neuronen; Modulation verschiedener Neurotransmitter ⇒ erhöhte Ausschüttung von Acetylcholin, Noradreanlin, Dopamin;
Wm/Wi (Pregabalin): GABA-Analogon, bindet an Bindungsstellen, die mit alpha$_2$delta-Untereinheiten von spannungsabhängigen Ca-Kanälen assoziiert sind ⇒ Veränderung der Kalzium-Ströme, Modulation der Freisetzung verschiedener Monoamin-Neurotransmitter (u.a. Glutamat, Noradrenalin, Substanz P);
Wm/Wi (Stiripentol): GABA-Konzentration ↑ ; **Wm** (Sultiam): Hemmung der Carboanhydrase;
UW (Gabapentin): Virusinfektionen, Infektionen der Atemwege/Harnwege, sonstige Infekte, Otitis media, Pneumonie, Leukopenie, Anorexie, gesteigerter Appetit, Feindseligkeit, Verwirrtheitszustände, Affektlabilität, Depressionen, Angst, Nervosität, Denkstörungen, Somnolenz, Schwindel, Ataxie, Krämpfe, Hyperkinesie, Dysarthrie, Amnesie, Tremor, Schlaflosigkeit, Kopfschmerzen, Missempfindungen, Koordinationsstörungen, Nystagmus, verstärkte/abgeschwächte/ fehlende Reflexe, Sehstörungen, Palpitationen, Hypertonie, Vasodilatation, Dyspnoe, Bronchitis, Pharyngitis, Husten, Rhinitis, Erbrechen, Übelkeit, Zahnanomalien, Gingivitis, Diarrhoe, Bauchschmerzen, Dyspepsie, Obstipation, Mundtrockenheit, Flatulenz, Gesichtsödem, Purpura, Akne, Pruritus, Hautausschlag, Arthralgie, Myalgie, Rückenschmerzen, Muskelzucken, Inkontinenz, Impotenz, Ermüdung, Fieber, periphere oder generalisierte Ödeme, anormaler Gang, Asthenie, Schmerzen, Unwohlsein, Grippesymptome, Gewichtszunahme, unfallbedingte Verletzungen, Frakturen, Abschürfungen;

Antiepileptika

UW (Pitolisant): Schlaflosigkeit, Angst, Reizbarkeit, Depression, Schlafstörung, Kopfschmerzen, Schwindel, Tremor, Übelkeit, Erbrechen, Dyspepsie, Ermüdung;
UW (Pregabalin): gesteigerter Appetit, Benommenheit, Schläfrigkeit, Euphorie, Verwirrung, verringerte Libido, Reizbarkeit, Desorientierung, Schlaflosigkeit, Ataxie; Aufmerksamkeits-, Koordinations-, Gedächtnis- Gleichgewichtsstrg.; Tremor, Dysarthrie, Parästhesien, Sedierung, Lethargie, Kopfschmerzen Verschwommensehen, Diplopie, Schwindel, Mundtrockenheit, Obstipation, Erbrechen, Flatulenz, erektile Dysfunktion, periphere Ödeme, Trunkenheitsgefühl, Ödeme, Gangstrg., Abgeschlagenheit, Gewichtszunahme;
UW (Stiripentol): Neutropenie, Anorexie, Gewichts-, Appetitverlust, Schlaflosigkeit, Aggressivität, Reizbarkeit, Verhaltensstörungen, ablehnendes Verhalten, Übererregbarkeit, Schlafstörungen, Benommenheit, Ataxie, Hypotonie, Dystonie, Übelkeit, Erbrechen, Hyperkinesie, erhöhte γGT; **UW (Sultiam):** Magenbeschwerden, Parästhesien in den Extremitäten und im Gesicht, Tachypnoe, Hyperpnoe, Dyspnoe, Schwindel, Kopfschmerzen, Stenokardien, Tachykardien, Doppelbilder, Singultus, Gewichtsverlust, Appetitlosigkeit;
KI (Gabapentin, Pregabalin, Retigabin): bek. Überempfindlichkeit;
KI (Pitolisant): bek. Überempf., schwere Leberfunktionsstörung, Lakt.;
KI (Stiripentol): bek. Überempf., Vorgeschichte von Psychosen in Form deliranter Anfälle ;
KI (Sultiam): bek. Überempf., akute Porphyrie, Hyperthyreose, arterielle Hypertonie, Grav./Lakt.

Gabapentin Rp	HWZ 5-7h, Q0 0.08, PPB < 3%, PRC C, Lact ?
Gabaliquid Geriasan *Lsg. (1ml = 50mg)* Gabapentin HEXAL *Kps. 100, 300, 400mg; Tbl. 600, 800mg* Gabapentin-ratioph. *Kps. 100, 300, 400mg; Tbl. 600, 800mg* Gabapentin Stada *Kps. 100, 300, 400mg; Tbl. 600, 800mg* Neurontin *Kps. 100, 300, 400mg; Tbl. 600, 800mg*	**Epilepsien → 670, neuropath. Schmerzen:** d1: 300mg/d, d2: 600mg/d, d3: 900mg/d in 1-3ED p.o., dann 1800-3600mg/d in 3ED, max. 3600mg/d; **Ki. 6-12J:** d1: ini 10-15mg/kg/d, Erh.Dos. 25-35mg/kg/d, max 50mg/kg/d; **DANI** CrCl > 80: 900-3600mg/d; 50-79: 600-1800mg/d; 30-49: 300-900mg/d; 15-29: 150-600mg/d; <15: 150-300mg/d; HD: ini 400-400mg, nach 4-stündiger HD jeweils 200-300mg

Pitolisant Rp	HWZ 10-12h, PPB 90%
Wakix *Tbl. 4.5, 18mg*	**Narkolepsie mit oder ohne Kataplexie:** W1 1 x 9mg p.o., W2 4.5-18mg, W3 bis max. 36mg/d; **DANI** max. 18mg/d; **DALI** Child A: 100%; B: max 18mg/d; C: KI

Pregabalin Rp	HWZ 6.3h, keine PPB, PRC C, Lact ?
Lyrica *Kps. 25, 50, 75, 100, 150, 200, 225, 300mg* Pregabador *Kps. 25, 50, 75, 100, 150, 200, 225, 300mg* Pregaba HEXAL *Kps. 25, 50, 75, 100, 150, 200, 225, 300mg* Pregabalin Glenmark *Kps. 25, 50, 75, 100, 150, 200, 225, 300mg*	**Neuropath. Schmerzen → 670, Epilepsie:** ini 150mg p.o. in 2-3ED, nach Bedarf nach 3-7d steigern auf 300mg/d, max. 600mg/d; **generalisierte Angststrg.:** ini 150mg/d, nach Bedarf nach 1W steigern auf 300mg/d, nach 2W ggf. 450mg/d, max. 600mg/d; **DANI** CrCl 30-60: ini 75mg/d, max. 300mg/d; 15-29: ini 25-50mg/d, max. 150mg/d; < 15: ini 25mg/d, max. 75mg/d; **DALI** nicht erford.

Stiripentol Rp	HWZ 4.5–13h, PPB 99%
Diacomit *Kps. 250, 500mg;* *Pulver 250, 500mg/Beutel*	**Schwere myoklonische Epilepsie (Dravet-Syndr.):** Komb. mit Valproat und Clobazam; in 3d langsam steigern auf 50mg/kg/d p.o.; **DANI, DALI** Anwendung nicht empfohlen

Sultiam Rp	HWZ 3–30h, PPB 29%
Ospolot *Tbl. 50, 200mg*	**Rolando-Epil.** → 670: Erh.Dos. 5–10mg/kg p.o.

A 12.1.7 Antiepileptika mit unbekannten Wirkmechanismen

Wm/Wi (Brivaracetam): antikonvulsive Wi durch Bindung an synapt. Vesikelprotein 2A (SV2A); **Wm/Wi** (Felbamat, Levetiracetam): genauer Wm unbek.; **Wm/Wi** (Mesuximid): genauer Wm unklar, Krampfschwelle ↑; **Wm/Wi** (Primidon): Hyperpolarisation von Membranen, gen. Wm unklar ⇒ sedierend, schlafinduzierend, anxiolytisch, antiaggressiv, antikonvulsiv, muskelrelax.; **Wm/Wi** (4-Hydroxybuttersäure): exakter Wm unbek., dämpfend auf ZNS, antikataplektisch;
UW (Brivaracetam): Schwindel, Somnolenz, Konvulsion, Vertigo, Infektionen d. oberen Atemwege, Husten, Influenza, Übelkeit, Erbrechen, Obstipation, Fatigue, Depression, Angst, Insomnie, Reizbarkeit, Appetit ↓; **UW** (Felbamat): Gewicht ↓, Anorexie, Schlaflosigkeit, Somnolenz, Ataxie, Schwindel, Kopfschmerzen, Sehstrg., Diplopie, Übelkeit, Erbrechen, Dyspepsie, Abdominalschmerzen, Müdigkeit; **UW** (Levetiracetam): Nasopharyngitis, Anorexie, Depression, Feindseligkeit/Aggression, Angst, Insomnie, Nervosität/Reizbarkeit, Somnolenz, Kopfschmerzen, Konvulsion, Gleichgewichtsstrg., Schwindel, Lethargie, Tremor, Drehschwindel, Husten, Bauchschmerzen, Diarrhoe, Dyspepsie, Erbrechen, Nausea, Rash, Asthenie, Müdigkeit; **UW** (Mesuximid): Kopfschmerzen, Schwindel, Sedierung, Schlaflosigkeit, Gangstrg., Sehstrg., Magenbeschwerden, Singultus, Übelkeit, Erbrechen, Diarrhoe, Appetit ↓, Gewicht ↓, Euphorie, Reizbarkeit, Bewegungsdrang;
UW (Primidon): megaloblastäre Anämie, T4/fT4 ↓, Hypokalzämie, aP/γGT ↑, Teilnahmslosigkeit, Reizbarkeit, Verstimmung, Schwindel, Ataxie, Somnolenz, Akkommodationsstrg., Übelkeit, Erbrechen, makulopap. Exanthem, Müdigkeit, Gleichgewichtsstrg.;
UW (4-Hydroxybuttersäure): Anorexie, Appetit ↓, Gewicht ↓, Depression, Kataplexie, Angst, abnorme Träume, Verwirrtheitszustand, Desorientiertheit, Alpträume, Schlafwandeln, Schlafstrg., Nervosität, Schwindel, Kopfschmerzen, Schlaflähmung, Somnolenz, Tremor, Gleichgewichtsstrg., Aufmerksamkeitsstrg., Hypästhesie, Parästhesie, Sedierung, Dysgeusie, Schwindel, Palpitationen, Hypertonie, verschwomm. Sehen, Dyspnoe, Schnarchen, verstopfte Nase, Nausea, Erbrechen, Diarrhoe, Oberbauchschmerzen, Hyperhidrosis, Hautausschlag, Arthralgie, Muskelspasmen, Rückenschmerzen, Enuresis noct,, Harninkontinenz, Nasopharyngitis, Sinusitis, Asthenie, Müdigkeit, Gefühl des Betrunkenseins, periphere Ödeme, Stürze;
KI (Brivaracetam): bek. Überempf. gegen B. oder andere Pyrrolidon-Derivate;
KI (Felbamat): Bluterkrankungen, Leberfktstrg. (auch in Anamnese), bek. Überempf., Grav./Lakt.;
KI (Levetiracetam): bek. Überempf.;
KI (Mesuximid): bek. Überempf., hepatische Porphyrie, hämatol. Erkrankungen, Lakt.;
KI (Primidon): akute hepatische Porphyrie, schwere Leber- u. Nierenfktstrg., schwere Myokardschäden, akute Vergiftung mit zentral dämpfenden Pharmaka oder Alkohol;
KI (4-Hydroxybuttersäure): bek. Überempf., schwere Depression, Succinatsemialdehyd-dehydrogenase-Mangel, gleichzeitige Beh. mit Opioiden/Barbituraten

Antiepileptika 311

Brivaracetam Rp	HWZ 9h, PPB 20%, PRC C, Lact ?
Briviact *Lsg. (10mg/ml)*	**Zusatztherapie fokaler Anfälle mit/ohne sekundäre Generalisierung:** Erw., Ki. ab 16J: ini 2 x 25-50mg p.o./i.v., Erh.Dos. 50-200mg/d; **DANI** nicht erforderl.; HD: Anw. nicht empf.; **DALI** ini 50mg, max. 2 x 75mg
Felbamat Rp	HWZ 15-23h, PPB 22-25%, PRC ??, Lact ??
Taloxa *Tbl. 600mg; Lsg. 600mg/5ml*	**Lennox-Gastaut-Syndr.:** ini 600-1200mg p.o. in 2-3ED, wöchentlich steigern bis 3600mg/d in 3-4ED; **Ki., Jug. 4-14J:** ini 7.5-15mg/kg/d p.o. in 2-3ED, wöchentlich ↑ bis 45mg/kg/d (nicht > 3600mg/d) in 3-4ED; Dosisanpassung antiepileptischer Begleitmedikation (s. Fachinfo); **DANI** CrCl: > 50: Anfangsdosis 50%, vorsichtige Dosistitration
Levetiracetam Rp	HWZ 6-8h, PPB < 10%, PRC C, Lact ?
Keppra *Tbl. 250, 500, 750, 1000mg; Lsg. (1ml = 100mg); Inf.Lsg. 500mg/5ml* Levetiracetam UCB *Tbl. 250, 500, 750, 1000mg; Lsg. (1ml = 100mg); Inf.Lsg. 500mg/5ml* Levetiracetam Winthrop *Tbl. 250, 500, 750, 1000mg*	**Epilepsien** → 670: ini 2 x 500mg p.o./i.v., nach Bedarf alle 2-4W um 2 x 500mg/d steigern bis 2 x 1500mg; **Ki** (< 50kg): ini 2 x 10mg/kg, dann max. 2 x 30mg/kg; **DANI** CrCl: > 80: 100%; 50-79: max. 2 x 1g; 30-49: max. 2 x 750mg; < 30: max. 2 x 500mg; HD: 1 x 0.5-1g, nach HD zusätzl. 250-500mg
Mesuximid Rp	HWZ 2.5(40)h, Q0 1.0, PPB unerheblich
Petinutin *Kps. 150, 300mg*	**Epilepsien, Absencen** → 670: d1-7 1 x 150mg p.o., dann über 7W um 150mg/W steigern, Erh.Dos. 9.5-11mg/kg/d, max. 15mg/kg/d
Primidon Rp	HWZ 8(80)h, Q0 0.6(0.2), geringe PPB, ther. Serumspiegel 5-10mg/l
Liskantin *Tbl. 250mg; Saft (5ml = 125mg)* Mylepsinum *Tbl. 250mg* Primidon Holsten *Tbl. 250mg*	**Epilepsien, Absencen** → 670: ini 60-125mg/d p.o., alle 3d um 125mg ↑, Erh.Dos. 15mg/kg/d; **Ki.:** Erh.Dos. 20mg/kg/d; **DANI** Krea (mg/dl) > 8: max. 250mg/d
4-Hydroxybuttersäure (Natriumoxybat) Rp (Btm)	HWZ 0.5-1h, PPB < 1%
Xyrem *Saft (1ml = 500mg)*	**Kataplexie mit Narkolepsie:** ini 2 x 2.25g p.o., ggf. um 1.5g/d steigern bzw. reduz., max. 9g/d; **DANI** nicht erf.; **DALI** ini 50% Reduktion

A 12 Neurologie – Arzneimittel

A 12.2 Antiparkinsonmittel

A 12.2.1 L-Dopa (Dopaminergikum)

Wm/Wi (Levodopa): Levodopa passiert Blut-Hirn-Schranke, gelangt in dopaminerge Zellen, Decarboxylierung zu Dopamin, beeinflusst aller Parkinsonsymptome, v.a. Akinesie und psychische Störungen;
Wm/Wi (Decarboxylase-Hemmstoffe: Benserazid, Carbidopa; DDI = Dopamin-Decarboxylase-Inhibitoren): passieren Blut-Hirn-Schranke nicht, verhindern Decarboxylierung von L-Dopa in der Peripherie; **Wm/Wi** (Entacapon): spezifischer und v.a. peripher wirksamer COMT-Hemmer ⇒ klinisches Ansprechen auf L-Dopa wird verstärkt und verlängert;
UW (L-Dopa + Benserazid): fieberhafte Infektionen, Bronchitis, Schnupfen, Anorexie, Schlafstörungen, Depression, Halluzination, Ängstlichkeit, Dyskinesien, Fluktuationen im therapeutischen Ansprechen, Kopfschmerzen, Mundtrockenheit, Dysgeusie, Arrhythmie, Hypotonie, orthostatische Dysregulation, Übelkeit, Erbrechen, Diarrhoe, Erhöhung von aP/Harnstoff;
UW (L-Dopa + Carbidopa): Anorexie, Verwirrtheit, depressive Verstimmung, Alpträume, Halluzinationen, On-Off-Phänomene, Schwindel, Parästhesien, Schläfrigkeit, orthostatische Regulationsstörungen, Atemnot, Durchfall, Erbrechen, Brustschmerzen;
UW (L-Dopa + Carbidopa + Entacapon): Anämie, Gewichtsabnahme, Appetitverlust, Depression, Halluzinationen, Verwirrtheit, ungewöhnliche Träume, Angst, Schlaflosigkeit, Dyskinesie, Verstärkung der Parkinson-Symptome, On-Off-Phänomene, Tremor, Dystonie, mentale Beeinträchtigung, Somnolenz, Kopfschmerzen, Benommenheit, Verschwommensehen, Symptome der KHK, Arrhythmie, Hypertonie, orthostatische Hypotonie, Dyspnoe, Diarrhoe, Übelkeit, Erbrechen, Dyspepsie, Abdominalschmerzen, Mundtrockenheit, Hautausschlag, Hyperhidrosis, Myalgie, Arthralgie, Muskelkrämpfe, Urinverfärbung, Harnweginfektionen, Brustschmerzen, Ödeme, Stürze, Gangstörungen, Asthenie, Fatigue;
UW (L-Dopa + Carbidopa + Pramipexol): Appetitverlust, Gewichtsabnahme, Unruhe, Angst, Schlafstörungen, Halluzinationen, Wahnvorstellungen, Aggressivität, depressive Dysphorie mit oder ohne Suizidtendenzen, hypomanische Episoden, Verwirrtheit, Alpträume, Hyperkinesie choreiformer oder dystonischer Art, Myoklonie der Gesichtsmuskeln, plötzliches Off-Phänomen, Schwindel, Benommenheit, metallischer Geschmack, Parästhesie, übermäßige Tagesschläfrigkeit und Schlafattacken, Verschwommensehen, Herzrhythmusstrg., Palpitationen, Kreislaufstörungen, Hitzewallungen, Hypertonie, Übelkeit, Erbrechen, Diarrhoe, Müdigkeit, Thoraxschmerz, Schwindel, Dyskinesien, Somnolenz, Amnesie, Kopfschmerzen, Sehstrg., Obstipation, Erbrechen, Müdigkeit, periphere Ödeme, Gewichtsverlust;
KI (L-Dopa + Benserazid): bek. Überempf., Pat. < 25J., schwere Schilddrüsenüberfunktion, Tachykardien, Phäochromozytom, schw. Stoffwechsel-, Herz-, Leber-, Nieren- und Knochenmarkserkr., endogene und exogene Psychosen, Behandlung mit Reserpin oder nicht selektiven MAO-Hemmern, Engwinkelglaukom, Grav.; **KI** (L-Dopa + Carbidopa): bek. Überempf., gleichzeitige Gabe von nichtselektiven MAO-Hemmern, verdächtige nicht diagnostizierten Hautveränderungen oder anamnestisch bek. Melanom, Engwinkelglaukom, Pat. < 18J.;
KI (L-Dopa + Carbidopa + Entacapon): bek. Überempf., schwere Leberinsuff., Engwinkelglaukom, Phäochromozytom, gleichzeitige Anw. mit nicht-selektiven oder selektiven MAO-Hemmern, malignes neuroleptisches Syndrom und/oder atraumatische Rhabdomyolyse in der Anamnese; **KI** (L-Dopa + Carbidopa + Pramipexol): bek. Überempf., arzneimittelinduzierte Parkinson-Syndrome, Engwinkelglaukom, schw. Psychose, Ki. <18J, gleichzeitige Anw. von nichtselektiven MAO-Hemmern und selektiven MAO-A-Hemmern

Antiparkinsonmittel 313

L-Dopa + Benserazid Rp	HWZ (L-D) 1.5 h, Qo (L-D/B) 1.0/1.0
Levodopa comp. *Tbl. 200+50mg* **Levopar** *Kps. 50+12.5, 100+25, 200+50mg* **Madopar** *Kps. 50+12.5, 100+25, 100(ret.)+25mg; Tbl. 100+25, 200+50mg* **Restex** *Tbl. 100+25mg; Kps.100(ret.)+25mg*	**M. Parkinson, Parkinson-Syndrome** → 681: ini 100-200+25-50mg/d p.o. in 3ED, je nach Wi alle 3-7d um 50-100+12.5-25mg steigern, max. 800+200mg/d; **Restless-Legs-Syndrom** → **684:** 100+25mg p.o. z.N., evtl. zusätzlich 100(ret.)+25mg
L-Dopa + Carbidopa Rp	HWZ L/C 1.5/10h Qo L/C 1.0/> 0.7, PRC C, Lact ?
Duodopa *Gel (1ml enth. 20+5mg)* **Isicom** *Tbl. 100+25, 250+25mg; Tbl. 100(ret.)+25, 200(ret.)+50mg* **Levodopa-ratioph. comp.** *Tbl. 100+25, 100(ret.)+25mg, 200+50mg, 200(ret.)+50mg* **Nacom** *Tbl. 100+25, 100(ret.)+25, 200(ret.)+50, 250+25mg* **Sinemet** *Tbl. 100(ret.)+25, 200(ret.)+50mg*	**M. Parkinson, Parkinson-Syndrome** → 681: ini 50-150+12.5-37.5mg/d p.o., je nach Wi alle 3-7d um 50-125+12.5-25mg steigern, max. 700+175mg/d in 3-4ED; (Duodopa): Gabe über intest. Sonde u. Pumpe: Morgendosis als Bolus 5-10ml, max. 15ml, Erh.Dos. individuell 1-10ml/h über 16h; s.a. FachInfo; **DANI, DALI** nicht erforderlich
L-Dopa + Carbidopa + Entacapon Rp	
LCE 1A-Pharma *Tbl. 50+12.5+200mg, 75+18.75+200mg, 100+25+200mg, 125+31.25+200mg, 150+37.5+200mg, 200+50+200mg* **Stalevo** *Tbl. 50+12.5+200mg, 75+18.75+200mg, 100+25+200mg, 125+31.25+200mg, 150+37.5+200mg, 200+50+200mg*	**M. Parkinson** → 681: Einstellung entsprechend L-Dopa-Vormedikation; s. Pck.Beil.
L-Dopa + Carbidopa + Pramipexol Rp	
Pramidopa *Tbl. 100+25+0.18, 100+25+0.35mg, 100+25+0.7mg*	**M. Parkinson** → 681: Einstellung entsprechend L-Dopa-Vormedikation; s. Pck.Beil.; **DANI** CrCl > 50: 100%; 20-50: max 1.57mg Pramipexol/d; < 20: max 1.1mg Pramipexol/d; **DALI** keine Daten

A 12.2.2 Dopaminagonisten (Dopaminergika)

Wm/Wi: direkter dopaminerger Agonismus, Beeinflussung aller Parkinsonsymptome, v.a. Akinesie und psychische Störung;

UW (Bromocriptin): Übelkeit, Erbrechen, Magen-Darm-Beschwerden, Appetitlosigkeit, Obstipation, Kopfschmerzen, Schwindel, Müdigkeit, depressive Verstimmung, psychomotorische Unruhe, Schlafstrg., Sehstrg., visuelle Halluzinationen, Psychosen, Verwirrtheit, Benommenheit, Angst, Nervosität, Dyskinesie, Ataxien, Synkope, Miktionsbeschwerden, allergische Hautreaktionen, Ödeme, Erythromelalgie, Muskelkrämpfe, Mundtrockenheit, Haarausfall, Gefühl der verstopften Nase; **UW** (Cabergolin): Halluzinationen, Schlafstrg., Benommenheit, Schläfrigkeit, Dyskinesien, orthostatische Hypotonie, Übelkeit, Verstopfung, Dyspepsie, Gastritis, Erbrechen, periphere Ödeme, Verwirrtheit, Herzklappenveränderungen, Schwindel, Müdigkeit, Libido ↑, Kopfschmerzen, Ermüdung, Dyspnoe, Asthenie, abnormer Leberfunktionstest; bei Zusatztherapie zu Levodopa: Angina pectoris, Verringerung des Hämoglobinwerts, des Hämatokrits und/oder des roten Blutbilds;
UW (Pergolid): Schmerzen, Herzklappenveränderungen u.a. kardiale Erkrankungen, Übelkeit, Erbrechen, Dyspepsie, Dyskinesie, Halluzinationen, Schläfrigkeit, Rhinitis, Dyspnoe, Diplopie;
UW (Piribedil): Übelkeit, Erbrechen, Blähungen, Halluzinationen, Erregung, Schwindel, Zerstreutheit, Schläfrigkeit; **UW** (Pramipexol): abnorme Träume, Impulskontrollstörungen, zwanghaftes Verhalten, Verwirrtheit, Halluzinationen, Schlaflosigkeit, Schwindel, Dyskinesie, Somnolenz, Kopfschmerzen, Sehstörungen, Hypotonie, Übelkeit, Obstipation, Erbrechen, Müdigkeit, periphere Ödeme, Gewichtsabnahme, Appetit ↓; **UW** (Ropinirol): Monotherapie: Halluzinationen, Somnolenz, Schwindel, Übelkeit, Erbrechen, Obstipation, peripheres Ödem, Synkope, Sodbrennen; Kombinationstherapie: Dyskinesie, (orthostatische) Hypotonie, Verwirrtheit, Übelkeit; **UW** (Rotigotin): Überempfindlichkeit, Schlafattacken, ungewöhnliche Träume, Störung des sexuellen Verlangens, Schlaflosigkeit, Kopfschmerzen, Somnolenz, Hypertonie, Übelkeit, Erbrechen, Dyspepsie, Juckreiz, Reaktionen an Applikationsstelle, Reizbarkeit, Schwächezustände, Gewichtsabnahme, Sturzneigung, Singultus, Obstipation, Schwindel, Mundtrockenheit, Dyskinesie, Lethargie, orthostatische Hypotonie, Palpitationen, peripheres Ödem, Halluzinationen, Bewusstseinsstörungen, Hyperhidrosis, Erythem;
KI (Bromocriptin): bek. Überempf., Schwangerschaftstoxikose, unkontrollierte Hypertonie, KHK, arterielle Verschlusskrankheiten, schwere psychische Störung, echokardiographischer Nachweis einer Herzklappenerkrankung; **KI** (Cabergolin): bek. Überempf.; fibrotische Veränderungen an Lunge, Herzbeutel oder im Retroperitonealraum; Präeklampsie, Eklampsie, unkontrollierte Hypertonie, echokardiographischer Nachweis einer Herzklappenerkrankung; **KI** (Pergolid): bek. Überempf., fibrotische Erkrankungen, echokardiographischer Nachweis von Herzklappenerkrankungen; **KI** (Piribedil): bek. Überempf., kardiovaskulärer Schock, akuter Herzinfarkt, Komb. mit Neuroleptika außer Clozapin; **KI** (Pramipexol): bek. Überempf.; **KI** (Ropinirol): bek. Überempf., schwere NI (CrCl < 30) ohne regelmäßige Hämodialyse, LI; **KI** (Rotigotin): bek. Überempf., MRT, elektrische Kardioversion

Bromocriptin Rp	HWZ 1(38)h, Q0 1,0, PPB 95%, PRC B, Lact –
Bromocriptin Abz Tbl. 2.5mg **Bromocriptin-ratioph.** Tbl. 2.5mg; Kps. 5, 10mg **Kirim** Tbl. 2.5, 5mg **Pravidel** Tbl. 2.5mg; Kps. 5mg	**M. Parkinson** → 681: ini 1 × 1.25mg p.o. z.N., um 1.25mg/W steigern bis 3 × 2.5mg, max. 30mg/d; **DANI** nicht erforderlich

Antiparkinsonmittel 315

Cabergolin Rp	HWZ 63-68h, PPB 41-42%, PRC B, Lact ?
Cabaseril Tbl. 1, 2mg **Cabergolin HEXAL** Tbl. 0.5, 1mg **Cabergolin-ratioph.** Tbl. 0.5, 1, 2mg **Cabergolin Teva** Tbl. 0.5, 1, 2mg	**M. Parkinson** → 681: bei Komb. mit L-Dopa: ini 1 x 1mg p.o., alle 1-2W um 0.5-1mg steigern, Erh.Dos. 1 x 2-3mg; Monotherapie: ini 0.5mg, langsam steigern bis 2mg/d, max. 3mg/d; **DANI** nicht erforderlich; **DALI** Child C: vorsichtige Anwendung

Pergolid Rp	HWZ 7-16h, PPB 90%, PRC B, Lact ?
Pergolid HEXAL Tbl. 0.25, 1mg **Pergolid-neuraxpharm** Tbl. 0.05, 0.25, 1mg	**M. Parkinson** → 681: d1-2: 1 x 0.05mg p.o., dann alle 3d um 0.1-0.15mg steigern, ab d17 alle 3d um 0.25mg steigern, Erh.Dos.: 3 x 1mg p.o.

Piribedil Rp	HWZ 12h, PPB 70-80%
Clarium Tbl. 50(ret.)mg **Pronoran** Tbl. 50(ret.)mg **Trivastal** Tbl. 50(ret.)mg	**M. Parkinson** → 681: Monotherapie: 150-250mg/d p.o. in 3ED; Kombination mit L-Dopa: 3 x 50mg

Pramipexol Rp	HWZ 8-12h, PPB < 20%, PRC C, Lact ?
Glepark Tbl. 0.088, 0.18, 0.35, 0.7mg **Mirapexin** Tbl. 0.088, 0.18, 0.7mg; Tbl. ret. 0.26, 0.52, 1.05, 2.1, 3.15mg **Oprymea** Tbl. 0.088, 0.18, 0.35, 0.7mg; Tbl. ret. 0.26, 0.52, 1.05, 1.57, 2.1, 2.62, 3.15mg **Pramipexol HEXAL** Tbl. 0.088, 0.18, 0.35, 0.54, 0.7, 1.1 mg; Tbl. ret. 0.26, 0.52, 1.05, 1.57, 2.1, 2.62, 3.15mg **Sifrol** Tbl. 0.088, 0.18, 0.35, 0.7mg; Tbl. ret. 0.26, 0.52, 1.05, 1.57, 2.1, 2.62, 3.15mg	**M. Parkinson** → 681: W1: 3 x 0.088mg p.o., W2: 3 x 0.18mg, W3: 3 x 0.36mg, n. Bedarf weiter um 0.54mg/W steigern, max. 3.3mg/d; **Restless-Legs-Syndrom** → 684: ini 1x 0.088mg, ggf. alle 4-7d steigern: 0.18, 0.35, 0.54mg, max. 0.54mg; **DANI** CrCl > 50: 100%; 20-49: 100% in 2ED; < 20: 100% in 1ED; **DALI**: keine Daten, vermutlich nicht erford.

Ropinirol Rp	HWZ 6h, Qo 0.9, PPB 10-40%, PRC C, Lact ?
Adartrel Tbl. 0.25, 0.5, 2mg **Ralnea** Tbl. 2(ret.), 4(ret.), 8(ret.)mg **ReQuip** Tbl. 0.25, 0.5, 1, 2, 2(ret.), 4(ret.), 5, 8(ret.) mg **Ropinirol dura** Tbl. 0.25, 0.5, 1, 2, 5mg **Ropinirol HEXAL** Tbl. 0.25, 0.5, 1, 2(ret.), 3, 4, 4(ret.), 8(ret.)mg	**M. Parkinson** → 681: W1: 3 x 0.25mg p.o., W2: 3 x 0.5mg, W3: 3 x 0.75mg, W4: 3 x 1mg, dann um 0.5-1mg/W steigern, Erh.Dos. 3-9mg/d, max. 24mg/d; W1: 1 x 2mg (ret.), W2: 1 x 4mg (ret.), ggf. um 2mg/W weiter steigern, max. 24mg/d; **Restless-Legs-Syndrom** → 684: d1+2: 1 x 0.25mg p.o., d3-7: 1 x 0.5mg p.o., d8-14: bis 1mg/d, dann nach Bedarf um 0.5mg/W bis 1 x 2mg steigern, max. 4mg/d; **DANI** CrCl > 30: 100%; < 30: KI

Rotigotin Rp	HWZ 5-7h, PPB 92%
Leganto TTS 1mg/24h, 2mg/24h, 3mg/24h, 4mg/24h, 6mg/24h, 8mg/24h **Neupro** TTS 1mg/24h, 2mg/24h, 3mg/24h, 4mg/24h, 6mg/24h, 8mg/24h	**M. Parkinson** → 681: ini 1 x 2mg/24h, dann wöchentlich um 2mg/24h erhöhen auf 4-8mg/24h, max. 8mg/24h; **DANI** nicht erforderlich

A 12.2.3 MAO-B-Hemmer (Dopaminergika)

Wm: irreversible Hemmung der dopaminabbauenden Monoaminoxidase B (MAO-B) ⇒ Dopamingehalt im Striatum ↑, Verstärkung der Wi und UW von L-Dopa;
Wi: Beeinflussung aller Parkinsonsymptome, v.a. Akinesie und psychische Störungen;
UW (Rasagilin): Grippe, Leukopenie, Melanom, allerg. Reaktion, Depression, Halluzinationen, Kopfschmerzen, Konjunktivitis, Schwindel, Angina pectoris, Rhinitis, Flatulenz, Dermatitis, Myalgien, Arthritis, Harndrang, Unwohlsein, Nackenschmerzen, Fieber, Appetit ↓, Dyskinesie, Dystonie, Karpaltunnelsyndrom, Gleichgewichtsstörung, Dyspepsie, Bauchschmerzen, Obstipation, Übelkeit, Erbrechen, Mundtrockenheit, Hautausschlag, Gewichtsverlust, Stürze, Hypotonie; **UW** (Safinamid): Schlaflosigkeit, Dyskinesie, Somnolenz, Schwindel, Kopfschmerzen, Parkinson-Krankheit, Katarakt, orthostat. Hypotonie, Übelkeit, Stürze; **UW** (Selegilin): Schwindel, Bewegungsstrg., Kopfschmerzen, Bradykardie, Übelkeit, Erbrechen, Leberenzyme ↑, Blutdruckabfall, Psychosen, Schlaflosigkeit, Mundtrockenheit;
KI (Rasagilin): bek. Überempf., gleichzeit. Anw. von anderen MAO-Hemmern oder Pethidin, stark eingeschränkte Leberfunktion; **KI** (Safinamid): bek. Überempf., gleichzeitige Behandlung mit anderen MAO-Hemmern, gleichzeitige Behandlung mit Pethidin, schw. Leberinsuff., Albinismus, Netzhautdegeneration, Uveitis, erblich bedingte Retinopathie oder schwere progressive diabetische Retinopathie;
KI (Selegilin): bek. Überempf., aktive Magen-Darm-Geschwüre, Komb. mit SSRI, SNRI, trizyklischen Antidepressiva, Sympathomimetika, MAO-Hemmer, Opioiden, Serotonin-Agonisten, Grav./Lakt.

Rasagilin Rp	HWZ 0.6-2h, PPB 60-70%
Azilect *Tbl. 1mg* Rasagilin-ratioph. *Tbl. 1mg*	M. Parkinson → 681: 1 × 1mg p.o.; **DANI** nicht erforderl.; **DALI** KI bei schwerer LI

Safinamid Rp	HWZ 20-30h, PPB 88-90%
Xadago *Tbl. 50, 100mg*	M. Parkinson → ini 1 × 50mg p.o., ggf. steigern auf 1 × 100mg; **DANI** nicht erforderl.; **DALI** mittelschw. LI: max 50mg/d; schw. LI: KI

Selegilin Rp	HWZ 1.5h, Qo 2/3, PPB 94%
Selegilin-neuraxpharm *Tbl. 5, 10mg* Selegilin-ratioph. *Tbl. 5mg*	M. Parkinson → 681: 5-10mg/d p.o. in 1-2ED (morgens und mittags); max. 10mg/d; Lingualtbl.: 1 × 1.25mg; **DANI** KI; **DALI** KI

A 12.2.4 COMT-Hemmer (Dopaminergika)

Wm: Hemmung der Catechol-O-Methyltransferase ⇒ L-Dopa-Plasmaspiegel ↑ (Anw. nur komb. mit L-Dopa); **Wi:** beeinflusst alle Parkinsonsymptome, v.a Akinesie, psychische Strg.;
UW (Entacapon): Schlaflosigkeit, Halluzinationen, Verwirrtheit, unangenehme Träume, Dyskinesien, Parkinsonsymptome ↑, Benommenheit, Dystonie, Hyperkinesie, KHK-Symptome, Übelkeit, Diarrhoe, Abdominalschmerzen, Mundtrockenheit, Urinverfärbung, Müdigkeit, Hyperhidrosis, Stürze, Obstipation, Erbrechen;
UW (Opicapon): Dyskinesie, Halluzinationen, abnorme Träume, Schlaflosigkeit, Schwindel, Somnolenz, Kopfschmerzen, orthostatische Hypotonie, Obstipation, Mundtrockenheit, Erbrechen, Muskelspasmen, CK-Erhöhung,

Antiparkinsonmittel 317

UW (Tolcapon): Infekte der oberen Atemwege, Schlafstörungen, exzessives Träumen, Schläfrigkeit, Verwirrtheit, Halluzinationen, Dyskinesie, Dystonie, Kopfschmerzen, Schwindel, Hypokinesie, orthostatische Strg., Synkopen, Influenza, Übelkeit, Anorexie, Diarrhoe, Erbrechen, Verstopfung, Xerostomie, Bauchschmerzen, Dyspepsie, verstärktes Schwitzen, Urinverfärbung, Brustschmerzen; **KI** (Entacapon): bek. Überempf., Leberinsuff., Phäochromozytom, malignes neuroleptisches Syndrom bzw. atraumatische Rhabdomyolyse in der Anamnese, Behandlung mit nicht-selektiven MAO-Hemmern, Behandlung mit selektiv MAO-A und MAO-B-Hemmern zusammen, Grav./Lakt.; **KI** (Opicapon): bek. Überempf., Phäochromozytom, Paragangliom oder andere Katecholamin-sezernierende Neubildungen, malignes neuroleptisches Syndrom und/oder atraumatische Rhabdomyolyse i.d. Anamnese; gleichzeitige Anw. von MAO-Hemmern (z. B. Phenelzin, Tranylcypromin, Moclobemid) mit Ausnahme der bei M. Parkinson angewendeten; **KI** (Tolcapon): bek. Überempf., Lebererkr., erhöhte Leberenzyme, schwere Dyskinesie, Phäochromozytom, malignes neuroleptisches Syndrom bzw. atraumatische Rhabdomyolyse oder Hyperthermie in der Anamnese, Behandlung mit nichtselektiven MAO-Hemmern

Entacapon Rp	HWZ 2.4h, Qo 1.0, PPB 98%, PRC C, Lact ?
Comtess *Tbl. 200mg* Entacapon-neuraxpharm *Tbl. 200mg*	**M. Parkinson** → 681: 200mg p.o. zu jeder L-Dopa-Dosis, max. 2g/d; **DANI** nicht erforderlich; **DALI** KI

Opicapon Rp	HWZ 0.7-3.2h, Qo 1.0, PPB 99%
Ongentys *Kps. 50mg*	**M. Parkinson** → 681: 1 x 50mg p.o. beim Zubettgehen; mind. 1 h vor oder nach L-Dopa-Einnahme; **DANI** nicht erforderlich; **DALI** Child A: 100%; B: vorsichtige Anw.; C: Anw. nicht empfohlen

Tolcapon Rp	HWZ 2h, Qo 1.0, PPB 99%, PRC C, Lact ?
Tasmar *Tbl. 100mg* Tolcapon-neuraxpharm *Tbl. 100mg*	**M. Parkinson**: 100mg p.o. zu jeder L-Dopa-Dosis, in Ausnahmefällen 3 x 200mg; **DANI** CrCl < 30: vorsichtige Anw.; **DALI** KI

A 12.2.5 Zentral wirksame Anticholinergika

Wm: Hemmung zentraler cholinerger Neuronen;
Wi: Reduktion v.a. der Plus-Symptome Rigor und Tremor;
UW (Biperiden): Müdigkeit, Schwindelgefühl, Benommenheit; in höheren Dosen Unruhe, Angst, Erregung, Euphorie, Verwirrtheit; bei Hirnleistungsstrg. zentrale Erregung, Mundtrockenheit, Akkomodationsstrg., Mydriasis mit Photophobie, Schweißminderg., Obstipation, Tachykardie, Magenbeschwerden, Übelkeit, Miktionsstrg.;
UW (Bornaprin): zahlreiche UW ohne Häufigkeitsangabe (s. Fachinfo);
UW (Procyclidin): Mundtrockenheit, Obstipation, Harnverhalt, verschwomm. Sehen;
UW (Trihexyphenidyl): Akkomodationsstrg., Benommenheit, Nervosität, Übelkeit, Erbrechen, Mundtrockenheit;
KI (Biperiden): bek. Überempf., unbeh. Engwinkelglaukom, mechan. Stenosen im Magen-Darm-Trakt, Megakolon, Ileus; **KI** (Bornaprin): bek. Überempf., Engwinkelglaukom, mechan. Stenosen im Magen-Darm-Trakt, Megakolon, Ileus, Gedächtnisstrg.;

KI (Procyclidin): bek. Überempf., Demenz, unbehandeltes Engwinkelglaukom, Darmatonie, mechanische Stenosen im Magen-Darm-Trakt, Megakolon; Intox. mit Alkohol, Schlafmitteln, trizyklischen Antidepressiva, Antikonvulsiva, Antihistaminika und Tranquilizern;
KI (Trihexyphenidyl): bek. Überempf., akute Intoxikation mit zentral dämpfenden Pharmaka oder Alkohol, Prostatahypertrophie mit Restharnbildung, akute Delirien und Manien, unbehandeltes Engwinkelglaukom, Pylorusstenose, paralytischer Ileus, akutes Harnverhalten, Megakolon, Tachyarrhythmie, Ki., Jug., Grav., Lakt.

Biperiden Rp	HWZ 24h, Q0 1.0, PPB 94%, PRC C, Lact ?
Akineton *Tbl. 2, 4 (ret.)mg; Amp. 5mg/1ml* **Biperiden-neuraxpharm** *Tbl. 2, 4mg;* *Amp. 5mg/1ml*	**Parkinson-Syndrom** → 681: ini 2 x 1mg p.o., um 2mg/d steigern, Erh.Dos. 3-4 x 1-2mg, max. 16mg/d; 10-20mg i.m./langsam i.v.; **medik. bed. extrapyramidale Symptomatik:** 1-4 x 1-2mg p.o.; 2.5-5mg i.m./langsam i.v., ggf. Wdh. nach 30min, max. 10-20mg/d; **Ki. 3-15J:** 1-3 x 1-2mg p.o.; < **1J:** 1mg i.v.; **1-6J:** 2mg i.v.; < **10J:** 3mg i.v.; **Nikotinvergiftung:** 5-10mg i.m.

Bornaprin Rp	HWZ 5.2h, PPB 72%
Sormodren *Tbl. 4mg*	**Parkinson-Syndrom** → 681, **medikamentös bedingte extrapyramidale Symptomatik:** ini 1 x 2mg p.o., Erh.Dos. 6-12mg/d in 2-3ED; **Hyperhidrosis:** ini 2mg/d, Erh.Dos. 4-8mg/d

Procyclidin Rp	HWZ 12h
Osnervan *Tbl. 5mg*	**Parkinson-Syndrom** → 681, **medikamentös bedingte extrapyramidale Symptomatik:** ini 3 x 2.5mg p.o., alle 2-3d um 2.5-5mg steigern, Erh.Dos. 3 x 5-10mg

Trihexyphenidyl Rp	HWZ 8.6h
Artane *Tbl. 2, 5mg* **Parkopan** *Tbl. 2, 5mg*	**Parkinson-Syndrom** → 681: ini 1mg/d p.o., dann tgl. um 1mg ↑, Erh.Dos. 6-16mg/d p.o. in 3-4ED, max. 16mg/d; **medik. bed. extrapyramidale Symptomatik:** 2-16mg/d p.o. in 1-4ED; Pat. > 60J: 50%

A 12.2.6 Glutamatrezeptorantagonisten

Wm: indirekt agonistische Wi am striatalen Dopaminrezeptor; Hemmung der NMDA-Rezeptor vermittelten Freisetzung von Acetylcholin; **Wi:** Beeinflussung v.a. von Akinesie und Rigor (s. auch Virustatika → 250);
UW: Schwindel, Schlafstörungen, motorische und psychische Unruhe, Harnretention bei BPH, Livedo reticularis, Übelkeit, Mundtrockenheit, orthostatische Dysregulation;
KI: bek. Überempf., schwere Herzinsuff. (NYHA IV), Kardiomyopathien, Myokarditis, AV-Block II-III°, Bradykardie (< 55/min), Long-QT-Syndrom oder erkennbare U-Welle oder QT-Syndrom in Familienanamnese, anamnestisch schwerwiegende ventrikuläre Arrhythmien (inkl. Torsade de pointes), Hypokaliämie, Hypomagnesiämie, gleichzeitige Therapie mit Budipin oder anderen QT-verlängernden Medikamenten

Antiparkinsonmittel 319

Amantadin Rp	HWZ 10-30h, Qo 0.1, PPB 67%, PRC C, Lact -
Amantadin HEXAL *Tbl. 100, 200mg* **Amantadin-neuraxpharm** *Tbl. 100, 200mg* **Amantadin Serag** *Inf.Lsg. 200mg/500ml* **PK-Merz** *Tbl. 100, 150mg;* *Inf.Lsg. 200mg/500ml* **Tregor** *Tbl. 100, 200mg*	**M. Parkinson** → 681, **medikamentös bedingte extrapyramidale Symptomatik:** ini 1 x 100mg p.o., wöchentlich um 100mg steigern, Erh.Dos. 200-600mg/d in 2-3ED; 1-3 x 200mg über 3h i.v.; **DANI** CrCl 60-80: 2 x 100mg p.o.; 50-59: 100/200mg im Wechsel; 30-49: 1 x 100mg; 20-29: 200mg 2 x/W; 10-19: 100mg 3 x/W; < 10, HD: 100mg 1 x/W

A 12.2.7 Weitere Antiparkinsonmittel

Wm/Wi (Apomorphin): direkte Stimulation von Dopaminrezeptoren;
Wm/Wi (Budipin): NMDA-antagonistische Eigenschaften, indirekte dopaminerge Wi ⇒ günstige Beeinflussung des Tremors;
Wm/Wi (Dihydroergocriptin): stimuliert D2-Rezeptoren und partiell D1-Rezeptoren;
UW (Apomorphin): Verwirrtheit, optische Halluzinationen, Sedierung, Somnolenz, Schwindel, Benommenheit, Gähnen, Übelkeit, Erbrechen, Reaktionen an Injektionsstelle;
UW (Budipin): Benommenheit, Mundtrockenheit, Übelkeit; **UW** (Dihydroergocriptin): Übelkeit, Magenschmerzen, Schwächegefühl, Kopfschmerzen, Schwindel, Erbrechen, Sodbrennen, Magenkrämpfe, Blutdruckerniedrigung, orthostatische Kreislaufbeschwerden, Tachykardie, Unruhe, Ödeme, depressive Verstimmung, Schlaflosigkeit, Exantheme, Gewichtsveränderung, trockener Mund; **KI** (Apomorphin): bek. Überempfindlichkeit, Atemdepression, Demenz, Psychosen, Leberinsuffizienz, Ki. <18J; **KI** (Budipin): bekannte Überempfindlichkeit, Myasthenia gravis, fortgeschrittene neurologische Erkrankungen (außer durch Parkinson-Krankheit bedingt), Herzinsuffizienz NYHA IV, Kardiomyopathie, Myokarditis, AV-Block II°-III°, Bradykardie (< 55/min), Hypokaliämie, Hypomagnesiämie, QT-Zeitverlängerung, schwerwiegende ventrikuläre HRST, Kombination mit Amantadin o.a. QT-Zeit-verlängernden Med., Grav./Lakt.; **KI** (Dihydroergocriptin): bek. Überempfindlichkeit gegen D. bzw. andere Mutterkornalkaloide, Kinder, Grav., Lact.; gleichzeitige Einnahme anderer Mutterkornalkaloide; Herzklappenerkrankung (bei Langzeit-Anwendung)

Apomorphin Rp	HWZ 33min
Apomorphinhydrochlorid *Inf.Lsg. 100mg/20ml* **Apomorphin-Archimedes** *Amp. 50mg/5ml* **APO-go** *Amp. 50mg/5ml;* *Fertigspr. 50mg/10ml, Pen 30mg/3ml*	**M. Parkinson mit on-off-Phänomen:** ini 1mg s.c., ggf. alle 40min steigern bis Wi einsetzt, seltener i.v. Bedarf mit ermittelter Schwellendosis; Komb. mit Domperidon: 3 x 20mg, i.v.-Gabe s. FachInfo; **Abstinenzsyndrome bei Opiatabhängigen:** 3-4 x 10mg s.c., Komb. m. Etilefrin; **akute Alkoholintoxikation:** 10mg s.c./i.m., Komb. mit Etilefrin; **Auslösen von Erbrechen:** 10mg i.m., Komb. mit Etilefrin; **Schulkinder:** 0.1mg/kg s.c. + 7-10mg Etilefrin; **DANI** nicht erforderl.; **DALI:** KI

A 12 Neurologie – Arzneimittel

Budipin Rp	HWZ 31(59)h, Qo 0.3, PPB 96%
Parkinsan *Tbl. 10, 20mg*	**M. Parkinson** → 681: ini 3 x 10mg p.o., nach 1W 3 x 20 oder 2 x 30mg; **DANI, DALI** max. 30mg/d

Dihydroergocriptin Rp	HWZ 10-15h, PPB 45-64%
Almirid Cripar *Tbl. 20, 40mg*	**M. Parkinson** → 681: Monoth.: ini 2 x 5mg p.o., nach 2W 2 x 10mg, nach 4W 2 x 20mg, ggf. weiter erhöhen um 20mg alle 2W, Erh.Dos. 30-120mg/d; Komb. mit L-Dopa: ini 2 x 5mg p.o., nach 2W 2 x 10mg, nach 4W 2 x 15mg oder 3 x 10mg, ggf. weiter erhöhen um 10mg alle 2W, Erh. Dos. 60mg/d, max. 120mg/d; **DANI** keine Angaben; **DALI** KI

A 12.3 Migränemittel

A 12.3.1 Secale-Alkaloide (Ergotamine)

Wm/Wi (Ergotamin): Vasokonstriktion v.a. durch alpha-adrenergen Agonismus, serotoninerge Wirkung; **UW** (Ergotamin): Übelkeit, Erbrechen, Diarrhoe;
KI (Ergotamin): bek. Überempf., Sepsis, zentrale Durchblutungsstörungen, periph. art. Gefäßerkrankungen, Erkrankungen an Herzkranzgefäßen, arterielle Hypertonie, schwere Leber- und Nierenfunktionsstrg., Basilaris-Migräne, familiäre hemiplegische Migräne, Phäochromozytom, Thyreotoxikose, anamnestisch medikamenteninduzierte Fibrose, Komb. mit Betablockern/Makroliden/Tetracyclinen/Vasokonstriktoren, Grav./Lakt., < 16J., > 65J.

Ergotamin Rp	HWZ 20-34h, Qo 0.5, PPB > 90%
Ergo-Kranit Migräne *Tbl. 2mg*	**Migräneanfall** → 674, vask. Kopfschmerzen: 1 x 2mg p.o., ggf. erneut 2mg nach 4-6h; max. 4mg/d bzw. 6mg/W; **DANI, DALI** KI bei schwerer NI/LI

A 12.3.2 Triptane

Wm/Wi: selektive 5-HT1-Rez.-Agonisten ⇒ Vasokonstriktion; **UW** (Almotriptan): Schwindel, Somnolenz, Übelkeit, Erbrechen, Müdigkeit; **UW** (Eletriptan): Pharyngitis, Rhinitis, Schläfrigkeit, Kopfschmerz, Benommenheit, abnorme Empfindungen, Muskeltonus ↑, Hypästhesie, Myasthenie, Schwindel, Palpitationen, Tachykardie, Flush, Engegefühl im Hals, abdominelle Schmerzen, Übelkeit, Mundtrockenheit, Dyspepsie, Schwitzen, Rückenschmerzen, Myalgie, Schwächegefühl, Brustschmerzen, Frösteln; **UW** (Frovatriptan): Schwindel, Parästhesien, Kopfschmerzen, Somnolenz, Dysästhesie, Hypoästhesie, Sehstörungen, Flush, Engegefühl des Halses, Übelkeit, Mundtrockenheit, Dyspepsie, Abdominalschmerzen, Hyperhidrosis, Ermüdung, Thoraxbeschwerden; **UW** (Naratriptan): Kribbeln, Schwindel, Schläfrigkeit, Übelkeit, Erbrechen, Hitzegefühl, Unwohlsein; **UW** (Rizatriptan): Schwindel, Schläfrigkeit, Parästhesien, Kopfschmerzen, Hypästhesie, Aufmerksamkeitsstrg., Tremor, Palpitationen, Tachykardie, Hitzewallungen, Rachenbeschwerden, Atemnot, Übelkeit, Mundtrockenheit, Erbrechen, Diarrhoe, Flush, Schwitzen, Hautausschlag, Schweregefühl, Schwäche, Müdigkeit, Bauch-/Brustschmerzen;

Migränemittel 321

UW (Sumatriptan): Schwindel, Schläfrigkeit, Sensibilitätsstrg., RR ↑, Flush, Dyspnoe, Übelkeit, Erbrechen, Schweregefühl, Myalgie, Schmerzen, Hitze-/Kälte-/Druck-/Engegefühl, Schwäche, Müdigkeit; **UW** (Zolmitriptan): Sensibilitätsstrg., Schwindel, Kopfschmerzen, Schläfrigkeit, Palpitationen, abdominale Schmerzen, Übelkeit, Erbrechen, Mundtrockenheit, Muskelschwäche, Myalgien, Asthenie, Schwere-/Enge-/Druckgefühl;
KI (Almotriptan): bek. Überempfindlichkeit, ischämische Herzerkrankung, arterielle Hypertonie, anamnestisch Apoplex/TIA, periphere Gefäßkrankheit, Kombination mit Ergotamin(-derivaten)/5-HT1B1D-Agonisten, schwere Leberfunktionsstörung;
KI (Eletriptan): bek. Überempfindlichkeit, schwere Leber-/Nierenfunktionseinschränkung, arterielle Hypertonie, KHK, ischämische Herzerkrankungen (od. entsprechende Symptome), Prinzmetal-Angina, signifikante Arrhythmien oder Herzinsuffizienz, periphere Gefäßerkr., anamnestisch zerebrovaskuläre Ereignisse/TIA, Kombination mit Ergotamin(-derivaten)/anderen 5-HT1-Rezeptor-Agonisten; **KI** (Frovatriptan): bek. Überempf., anamnestisch Myokardinfarkt, ischäm. Herzerkrankung, koronarer Vasospasmus, periphere Gefäßerkr., arterielle Hypertonie, anamnestisch zerebrovask. Ereignisse/TIA, schwere Leberinsuffizienz, Kombination mit Ergotamin(-derivaten)/anderen 5-HT1-Rezeptor-Agonisten;
KI (Naratriptan): bek. Überempfindlichkeit, zur Migräne-Prophylaxe, arterielle Hypertonie, anamnestisch Myokardinfarkt, ischäm. Herzerkrankung, koronarer Vasospasmus, periphere Gefäßerkrankung, anamnestisch zerebrovaskuläre Ereignisse/TIA, Leber-/Nierenfunktionsstörungen, Kombination mit Ergotamin(-derivaten)/anderen 5-HT1-Rezeptor-Agonisten, hemiplegische/ophtalmoplegische/Basilaris-Migräne;
KI (Rizatriptan): bek. Überempf., Kombination mit MAO-Hemmern/Ergotamin(-derivaten)/anderen 5-HT1-Rezeptor-Agonisten, schwere Leber-/Nierenfunktionseinschränkung, anamnestisch zerebrovaskuläre Ereignisse/TIA, arterielle Hypertonie, anamnestisch Myokardinfarkt, ischäm. Herzerkrankung, koronarer Vasospasmus, periphere Gefäßerkrankung;
KI (Sumatriptan): bek. Überempf., Kombination mit MAO-Hemmern/Ergotamin(-derivaten)/anderen 5-HT1-Rezeptor-Agonisten, anamnestisch Myokardinfarkt, ischäm. Herzerkrankung, koronarer Vasospasmus, periphere Gefäßerkrankung, anamnestisch zerebrovaskuläre Ereignisse/TIA, schwere Leberfunktionsstrg., arterielle Hypertonie;
KI (Zolmitriptan): bek. Überempfindlichkeit, arterielle Hypertonie, anamnestisch Myokardinfarkt, ischäm. Herzerkrankung, koronarer Vasospasmus, periph. Gefäßerkrankung, anamnestisch zerebrovaskuläre Ereignisse/TIA, schwere Nierenfunktionseinschränkung (CrCl < 15), Kombination mit Ergotamin(-derivaten)/anderen 5-HT1-Rezeptor-Agonisten

Almotriptan Rp/OTC	HWZ 3.5h
Almogran *Tbl. 12.5mg* Dolortriptan *Tbl. 12.5mg*	**Migräneanfall** → 674: 12.5mg p.o., ggf. Wdh. nach 2h; **DANI** bei schwerer NI max. 12.5mg/d
Eletriptan Rp	HWZ 4h, PPB 85%
Relpax *Tbl. 20, 40mg*	**Migräneanfall** → 674: 1 x 40mg p.o., ggf. Wdh. nach 2h, max. 80mg/d; **DANI** 20mg, max. 40mg/d; KI bei schwerer NI; **DALI** KI bei schwerer LI
Frovatriptan Rp	HWZ 26h, PPB ca. 15%
Allegro *Tbl. 2.5mg* Tigreat *Tbl. 2.5mg*	**Migräneanfall** → 674: 2.5mg p.o., ggf. Wdh. nach 2h, max. 5mg/d; **DANI** nicht erf.; **DALI** Child C KI

322　A 12 Neurologie – Arzneimittel

Naratriptan Rp/<u>OTC</u>	HWZ 6h, Qo 0.5, PPB 30%, PRC C, Lact ?
Formigran *Tbl. 2.5mg* **Naratriptan Actavis** *Tbl. 2.5mg* **Naramig** *Tbl. 2.5mg* **Naratriptan-neuraxpharm** *Tbl. 2.5mg*	**Migräneanfall** → 674: 1 x 2.5mg p.o., ggf. Wdh. nach 4h, max. 5mg/d; **DANI** CrCl < 15: KI; **DALI** Child C KI
Rizatriptan Rp	HWZ 2-3h, Qo > 0.8, PPB 14%, PRC C, Lact ?
Maxalt *Tbl. 5, 10mg; Lingualtbl. 5, 10mg* **Rizatriptan-neuraxpharm** *Tbl. 5, 10mg; Lingualtbl. 5,10mg* **Rizatriptan HEXAL** *Lingualtbl. 5, 10mg*	**Migräneanfall** → 674: 1 x 10mg p.o., ggf. Wdh. n. 2h, max. 20mg/d; Komb. mit Propranolol; **DANI** 5mg, KI bei schwerer NI; **DALI** 5mg, KI bei schwerer LI
Sumatriptan Rp	HWZ 2h, Qo 14-21%, PPB 14-21%, PRC C, Lact -
Imigran *Tbl. 50, 100mg; Supp. 25mg; Pen 6mg/0.5ml; Nasenspray (1 Hub = 10, 20mg)* **Sumatriptan 1A** *Tbl. 50, 100mg* **Sumatriptan-CT** *Tbl. 50, 100mg* **Sumatriptan HEXAL** *Tbl. 50, 100mg* **Sumatriptan-ratioph.** *Tbl. 50, 100mg*	**Migräneanfall** → 674, **Horton-Syndrom:** 1 x 50–100mg p.o., ggf. Wdh. nach 2h, max. 300mg/d; 6mg s.c., ggf. Wdh. nach 2h, max. 12mg/d; 25mg rekt., ggf. Wdh. nach 2h, max. 50mg/d; 20mg nasal, ggf. Wdh. nach 2h, max. 40mg/d; **12-17J:** 10mg nasal, max. 20mg/d; s.c. Anw. nicht empfohlen; **DANI** nicht erforderlich; **DALI** 25-50mg/d, KI bei schwerer LI
Zolmitriptan Rp	HWZ 2.5-3h, Qo 0.7, PPB 25%, PRC C, Lact ?
AscoTop *Tbl. 2.5, 5mg; Lingualtbl. 2.5, 5mg; Nasenspray (5mg/ED)* **Zolmitriptan HEXAL** *Tbl. 2.5, 5mg; Lingualtbl. 2.5, 5mg* **Zolmitriptan Stada** *Tbl. 2.5, 5mg; Lingualtbl. 2.5, 5mg* **Zomig** *Tbl. 2.5mg; Lingualtbl. 2.5mg; Nasenspray (5mg/0.1ml)*	**Migräneanfall** → 674: 1 x 2.5mg p.o., 1 x 2.5mg nasal, bei erneutem Anfall 2.5-5mg p.o./nasal, max. 10mg/d; **DANI** CrCl < 15: KI; **DALI** max. 5mg/d

S. auch Analgetika → 196-201

A 12.3.3　Weitere Migränemittel

Wm/Wi (Topiramat): genauer Wm unbekannt; antiepileptisch, Migräne-prophylaktisch;
UW (Topiramat): Gewichtsabnahme, -zunahme, Anämie, Parästhesie, Somnolenz, Schwindel, Aufmerksamkeits-/Gedächtnis-/Koordinations-/Gleichgewichts-/Gangstörung, Amnesie, kognitive Störung, Konvulsion, Tremor, Lethargie, Hypästhesie, Nystagmus, Dysgeusie, Dysarthrie, Sedierung, Sehstörungen, Schwindel, Tinnitus, Ohrenschmerzen, Dyspnoe, Epistaxis, Rhinorrhoe, verstopfte Nase, Übelkeit, Erbrechen, Diarrhoe, Obstipation, Reflux, abdominale Schmerzen, Mundtrockenheit, orale Parästhesie, Nephrolithiasis, Pollakisurie, Dysurie, Alopezie, Hautausschlag, Pruritus, Arthralgie, Myalgie, Muskelspasmen, Brustschmerz, Anorexie, verminderter Appetit, Nasopharyngitis, Fatigue, Fieber, Asthenie, Hypersensitivität, Depression, Angst, psychische Störungen;
KI (Topiramat): bek. Überempfindlichkeit, Grav., Frauen ohne wirksame Verhütung

Topiramat Rp
Topamax *Tbl. 25, 50, 100, 200mg;*
Kps. 25, 50mg
Topiramat Migräne Stada
Tbl. 25, 50, 100mg

HWZ 18-24h, Q_0 < 0.5, PPB 13-17%, PRC C, Lact ?

Migräne-Pro. → 676: ini 1 x 25mg p.o., alle 1-2W um 25mg steigern, Erh.Dos. 50-100mg/d

S. auch Antiepileptika → 303

A 12.4 Muskelrelaxantien

A 12.4.1 Peripher wirksame Muskelrelaxantien

Wm/Wi (Chininsulfat): Verlängerung der Refraktärzeit , Verminderung der Erregbarkeit an motorischer Endplatte, Beeinflussung der Verteilung von Kalzium in Muskelfaser ⇒ Häufigkeit und Intensität von Muskelkrämpfen ↓;
Wm/Wi (Clostridium-Toxine): spezif. Bindung an den präsynaptischen Akzeptor cholinerger Nervenenden, Blockierung der Acetylcholinfreisetzung;
Wm/Wi (Dantrolen): Interferenz mit Kalziumfreisetzung aus sarkoplasmatischem Retikulum ⇒ entkoppelt Nervenreiz und Kontraktion des Skelettmuskels;
UW (Chininsulfat): keine häufigen/sehr häufigen UW;
UW (Clostridium-Toxin A): Oberlidptosis, Keratitis punctata, Lagophthalmus, trockenes Auge, Photophobie, Augenreizung, Zunahme Lakrimation, Ekchymose, Irritationen, Gesichtsödem, Rhinitis, Infektion der oberen Atemwege, Schwindel, Muskelhypertrophie, Hypoästhesie, Somnolenz, Kopfschmerzen, Dysphagie, Mundtrockenheit, Übelkeit, Rigor, Schmerz, Asthenie, grippeähnliche Symptome, Virusinfektion, Ohrinfektion, Somnolenz, Gangstrg., Parästhesie, Myalgie, Harninkontinenz, Stürze, Hitzewallungen, Hyperhidrosis, Pruritus, Alopezie, Harnwegsinfekt, Dysurie, Harnverhalt, Pollakisurie, Insomnie, Obstipation;
UW (Clostridium-Toxin B): Mundtrockenheit, Kopfschmerzen, Dysphagie, Torticollis, Geschmacksveränderungen, Veschwommensehen, Dysphonie, Dysphagie, Verdauungsstrg., Myasthenie, Schmerzen an Injektionsstelle, Nackenschmerzen, grippeähnl. Symptome;
UW (Dantrolen): Kopfschmerz, Sprachstörungen, Krampfanfälle, Appetitlosigkeit, Bauchkrämpfe, Übelkeit, Erbrechen, erhöhte Leberwerte, Hautausschlag, Akne, Muskelschwäche, Schüttelfrost, Fieber;
KI (Chininsulfat): bek. Überempfindlichkeit, Grav., Glucose-6-Phosphat-Dehydrogenase-Mangel, Myasthenia gravis, bekannte Ohrgeräusche, Schädigungen des Sehnervs, Hypokaliämie, Bradykardie, klinisch relevante HRST, Herzinsuffizienz NYHA IV, Long-QT-Syndrom (oder familienanamnestisch), erworbene QT-Zeit-Verlängerung, Kombination mit Medikamenten, die Torsades de pointes hervorrufen oder QT-Intervall verlängern;
KI (Clostridium-Toxin A): bekannte Überempfindlichkeit, Infektionen an Injektionsstelle, bei Behandlung von Blasenfunktionsstörung: Harnwegsinfekt, akuter Harnverhalt;
KI (Clostridium-Toxin B): bek. Überempfindlichkeit, neuromuskuläre Erkrankungen;
KI (Dantrolen): bek. Überempfindlichkeit, Lebererkrankungen, eingeschränkte Lungenfunktion, schwere Herzmuskelschäden, Grav./Lakt.

Chininsulfat Rp
Limptar N *Tbl. 200mg*

Nächtliche Wadenkrämpfe:
1-2 x 200mg p.o.;
DANI nicht erforderlich

A 12 Neurologie – Arzneimittel

Clostridium-botulinum-Toxin Typ A Rp/Rp-L

Azzalure *Inj.Lsg. 10 E*
Bocouture *Inj.Lsg. 50 E*
Botox *Inj.Lsg. 50, 100, 200E*
Dysport *Inj.Lsg. 500E*
Vistabel *Inj.Lsg. 50E*
Xeomin *Inj.Lsg. 100E*

Blepharospasmus: ini 1.25-2.5E i.m., max. 5E/Inj.Stelle bzw. max. 25E/Auge, Wdh. nach 12W, max. Gesamtdosis 100E/12W; **zervikale Dystonie:** max. 50E/Inj.Stelle bzw. max. 100E in den M. sternocleidomastoideus bzw. max. 300E/Behandlung, Wdh. nach 12W; s. auch FachInfo; **Faltenbehandlung der Glabella:** Erw. < 65J: 50E Gesamtdosis; **fokale Spastizität bei infantiler Zerebralparese bzw. n. Schlaganfall, prim. Hyperhidrosis axillaris, idiopathische überaktive Blase, Harninkontinenz bei neurogener Detrusorhyperaktivität, chronische Migräne:** s. FachInfo

Clostridium-botulinum-Toxin Typ B Rp

Wirkdauer: 4-16W

NeuroBloc *Inj.Lsg. 2500E/0.5ml, 5000E/1ml, 10000E/2ml*

Zervikale Dystonie: 10000E i.m.

Dantrolen Rp

HWZ 8.7h, Qo 0.95, PPB 90%, PRC C, Lact ?

Dantamacrin *Kps. 25, 50mg*
Dantrolen IV *Inj.Lsg. 20mg/60ml*

Spastik der Skelettmuskulatur:
W1: 2 x 25mg p.o., W2: 4 x 25mg, W3: 3 x 50mg, W4: 4 x 50mg;
Ki. > 5J: ini 1mg/kg/d, W1: 1 x 25mg p.o., W2: 2 x 25mg, W3: 3 x 25mg;
maligne Hyperthermie: 2.5mg/kg i.v., Infusion fortsetzen, so lange Hyperthermie anhält; Gesamtdosis ca. 10mg/kg/d

A 12.4.2 Zentral wirksame Muskelrelaxantien (Myotonolytika)

Wm/Wi (Baclofen): Verstärkung der präsynaptischen Hemmung ⇒ Dämpfung der Erregungsübertragung ⇒ spastischer Muskeltonus und pathologische Massenreflexe ↓;
Wm (Methocarbamol): Hemmung der polysynaptischen Reflexleitung im Rückenmark und subkortikalen Zentren; **Wm/Wi** (Orphenadrin): spezifische Blockade des Förderzentrums in Formatio reticularis ⇒ Entspannung des pathologisch erhöhten Muskeltonus;
Wm/Wi (Pridinol): Hemmung der Rezeptor-vermittelten Reizleitung in spinalen Motoneuronen ⇒ Muskeltonus in Ruhezustand ↓; **Wm/Wi** (Tizanidin): Stimulation präsynaptischer Alpha-2-Rezeptoren ⇒ Hemmung der polysynaptischen Signalübertragung ⇒ Reduktion des Muskeltonus; **Wm/Wi** (Tolperison): genauer Wm unbekannt; membranstabilisierend, Reduktion des Einstroms von Natrium durch isolierte Nervenmembranen, inhibitorisch auf spannungsabhängige Kalziumkanäle;
UW (Baclofen): Depression, Euphorie, Halluzinationen, Verwirrtheit, Alpträume, Schläfrigkeit, Sedation, Müdigkeit, Benommenheit, Tremor, Ataxie, Kopfschmerzen, Schwindel, Schlafstörungen, Atemdepression, Nystagmus, Akkommodationsstrg., Sehstrg., Palpitationen, abnehmende Herzleistung, Hypotonie, Übelkeit, Erbrechen, Mundtrockenheit, Diarrhoe, Obstipation, Magen-Darm-Störungen, Blasenentleerungsstörungen, Exantheme, Hyperhidrosis, Muskelschmerzen;

Muskelrelaxantien

UW (Methocarbamol): keine häufigen/sehr häufigen UWs; **UW** (Orphenadrin): Müdigkeit, Schwindel, Übelkeit, Brechreiz, Sehstörungen; **UW** (Pridinol): keine häufigen/sehr häufigen UWs; **UW** (Tizanidin): Benommenheit, Müdigkeit, Schwindel, Brady-/Tachykardie, Blutdruckabfall, Rebound-Hypertonie, Mundtrockenheit, Übelkeit, gastrointestinale Störungen); **UW** (Tolperison): keine häufigen/sehr häufigen UWs;
KI (Baclofen): bekannte Überempf. gegen Wirkstoff oder Weizenstärke, zerebrale Anfallsleiden, terminale Niereninsuff., Behandlung von Spastizität bei Erkrankungen des rheumathischen Formenkreises, Parkinsonismus oder aufgrund peripherer Verletzungen;
KI (Methocarbamol): bek. Überempf., Grav./Lakt., (prä-)komatöse Zustände, ZNS-Erkrankungen, Myasthenia gravis, Ki. < 12J.; **KI** (Orphenadrin): bek. Überempf., Myasthenia gravis, < 16J.;
KI (Pridinol): bek. Überempf., Glaukom, Prostatahypertrophie, Harnverhalt, Obstruktionen im Magen-Darm-Trakt, Herzrhythmusstrg., Grav. (1.Trim.);
KI (Tizanidin): bek. Überempf., stark eingeschränkte Leberfkt., Komb. mit starken CYP1A2-Hemmern (z.B. Fluvoxamin, Ciprofloxacin);
KI (Tolperison): bek. Überempf., Myasthenia gravis, Lakt.

Baclofen Rp	HWZ 3.5h, Q0 0.3, PPB 20–41%, PRC C, Lact +
Baclofen-neuraxpharm *Tbl.* 10, 25mg Baclofen-ratioph. *Tbl.* 10, 25mg Lioresal *Tbl.* 5, 10, 25mg; *Amp.* 10mg/5ml, 10mg/20ml	**Spastische Syndrome:** ini 3 x 5mg p.o., um 5mg/ED steigern je nach Wir, Erh.Dos. 30–75mg/d, max. 120mg/d; **Ki.:** ini 4 x 2.5mg p.o., langsam steigern, < **10J**: max. 0.75-2mg/kg/p.o.; > **10J**: 2.5mg/kg/d; intrathekal: Erh.Dos. 300–800μg/d; **DANI** KI bei terminaler NI

Methocarbamol Rp	HWZ 0.9–2h, PRC C, Lact +
Dolovisano Methocarbamol *Tbl.* 750mg Methocarbamol Neuraxph. *Tbl.*750mg Ortoton *Tbl.* 750mg; *Amp.* 1g/10ml	**Verspannung und Spasmen der Skelettmuskulatur:** ini 4 x 1.5g p.o., dann 3 x 1.5g; 1–3g langsam i.v

Orphenadrin Rp	HWZ 14h, Q0 0.9, PPB 90%
Norflex *Tbl.* 100(ret.)mg; *Amp.* 60mg/2ml	**Skelettmuskelspasmen unterch. Genese:** 2 x100mg (ret.) p.o., max.400mg/d p.o.; 60mg langsam i.v./i.m, ggf. Wdh. nach 8-12h

Pridinol Rp	HWZ 4h
Myopridin *Inj.Lsg.* 1.5mg/1ml; *Tbl.* 3mg	**Zentrale u. periphere Muskelspasmen, Lumbalgie, Torticollis, allgemeine Muskelschmerzen:** 1-3 x 1.5mg i.m.; 3 x 1.5-3mg p.o.; **DANI**, **DALI** vorsichtige Anw. bei schw. NI, LI

Tizanidin Rp	HWZ 2.5h, Q0 1.0, PPB 30%, PRC C, Lact ?
Sirdalud *Tbl.* 2, 4, 6mg Tizanidin Teva *Tbl.* 2, 4, 6mg	**Spasmen, schmerzhafte Muskelverspannungen:** ini 3 x 2mg p.o., alle 4-7d um 2-4mg/d steigern, Erh.Dos. 12-24mg/d in 3-4ED, max. 36mg/d; **DANI** CrCl < 25: ini 2mg/d, dann langsame Dosissteigerung; **DALI** KI bei schwerer LI

Tolperison Rp	HWZ 2.5h, Qo 1.0
Mydocalm *Tbl. 50mg* Tolperison HEXAL *Tbl. 50mg* Tolperison Stada *Tbl. 50, 150mg*	**Spastizität n. Schlaganfall:** 3 x 50-150mg p.o.; **Ki** <15J: nur in Ausnahmefällen, strenge Indikationsstellung; **DANI/DALI** schwere NI/LI Anw. nicht empf.

A 12.5 Cholinergika

Wm/Wi: Hemmung der Cholinesterase ⇒ Acetylcholinkonzentration ↑ im synaptischen Spalt ⇒ Parasympathikotonus ↑, Tonus der quergestreiften Muskulatur ↑;
UW (Bethanecholchlorid): verstärkte Speichel- u. Schweißbildung, Hypothermie, Bradykardie, Blutdruckabfall, Diarrhoe, verstärkter Harndrang, Hautrötung, Miliaria cristallina;
UW (Distigmin): Diarrhoe, Nausea, Erbrechen, verstärkte Salivation, Bradykardie, Schweißausbrüche, Miosis, Tränenfluss; **UW** (Neostigmin): Bradykardie;
UW (Pyridostigmin): zahlreiche UW ohne Häufigkeitsangabe;
KI (Bethanecholchlorid): bek. Überempf., Asthma bronchiale, Hypotonie, Hypertonie, Bradykardie, KHK, AV-Überleitungsstörungen, Epilepsie, Parkinsonismus; externe Detrusor-Sphinkter-Dyssynergie, wenn nicht zugleich eine effektive Relaxation des Sphinkter externus vorhanden ist; kürzlich erfolgte gastrointestinale Operationen, mechanischer Ileus oder andere Obstruktionen im Harn- bzw. Gastrointestinaltrakt, Hyperthyreose, ausgeprägter Vagotonus, Peritonitis, Ulkuskrankheit; **KI** (Distigmin): bek. Überempf., Obstruktionsileus, Stenosen/Spasmen des Darmtrakts, der Gallen- oder Harnwege, Myotonie, Asthma bronchiale, Iritis, Parkinsonismus, Thyreotoxikose, postoperative Schock- und Kreislaufkrisen, Lakt.; **KI** (Neostigmin): bek. Überempf., Obstruktionsileus, Stenosen oder Spasmen des Darmtraktes, der Gallen- oder Harnwege, Myotonie, Parkinsonismus, Kombination mit depolarisierenden Muskelrelaxantien, Iritis, Asthma bronchiale, Hyperthyreose, postoperative Schock- und Kreislaufkrisen; **KI** (Pyridostigmin): bek. Überempf., mechanische Verschlüsse der Verdauungs-/Harnwege, Asthma bronchiale, Iritis, Lakt.

Bethanecholchlorid Rp	
Myocholine-Glenwood *Tbl. 10, 25mg*	**Postoperative Blasenatonie:** bis 4 x 25-50mg p.o.

Distigmin Rp	HWZ 65-69h
Ubretid *Tbl. 5mg; Amp. 0.5mg/1ml*	**Postoperative Darm-/Blasenatonie:** 0.5mg i.m., ggf. steigern auf 0.01mg/kg; **neurogene Blasenstrg.:** 1 x 5mg p.o., 0.5mg i.m. alle 3-4d; Erh.Dos. 5mg p.o. alle 2-3d; **Myasthenia gravis** → 681: W1: 1 x 5mg p.o., W2: 1 x 7.5mg, ab W3: 1 x 10mg; 0.5-0.75mg i.m. alle 2d

Neostigmin Rp	HWZ 24-80min, Qo 0.45, PRC C, Lact +
Neostig Carino *Amp. 0.5mg* Neostigmin Rotexmedica *Amp. 0.5mg/1ml*	**Antagonisierung nichtdepolarisierender Muskelrelaxantien:** 0.5-2mg i.v., ggf. bis 5mg; **Ki.** < 20kg: 50µg/kg i.v.; **Myasthenia gravis** → 681: mehrmals tgl. 0.5mg s.c./i.m.

Pyridostigmin Rp HWZ 1.7h, Qo 0.2, PRC C, Lact +
Kalymin Tbl. 10, 60, 180(ret.)mg;
Amp. 5mg/1ml
Mestinon Tbl. 10, 60, 180(ret.)mg;
Amp. 25mg/5ml

Darm-/Blasenatonie: 60mg p.o. alle 4h;
1-2mg alle 4-6h i.m. für 2d;
paralytischer Ileus: Sgl.: 10mg p.o. alle 4h
für 2d; 0.5mg/4h i.m. für 2d;
Klein-/Schulki.: 20-30mg p.o. alle 4h für
2d; 1mg/4h i.m. für 2d;
Myasthenia gravis → 681:
2-4 x 60-180mg p.o.; 2 x 180-540mg (ret.)
p.o.; 1-5mg/d i.m./s.c.; **Antagonisierung
nichtdepolarisierender Muskelrelaxantien:**
5mg i.v., bei Überdosierung d. Relaxans bis
zu 10-20mg langs. i.v.

A 12.6 Antidementiva

Wm/Wi (Dihydroergotoxin): zentrale und periphere Alpha-Sympatholyse ⇒ Abnahme des Gefäßtonus; zentral dopaminerg und serotoninerg, Noradrenalin-antagonistisch ⇒ Aufrechterhaltung der Funktionalität des Neurons; Hemmung der Adrenalin-induzierten Thrombozyten-Aggregation ⇒ Verbesserung der Fließeigenschaft des Bluts;
Wm/Wi (Donepezil, Galantamin, Rivastigmin): spezifische und reversible Hemmung der zerebralen Cholinesterase ⇒ Verbesserung der kognitiven Fähigkeiten;
Wm/Wi (Memantin): spannungsabhängiger NMDA-Rezeptorantagonist ⇒ Regulierung toxisch erhöhter Glutamatkonzentrationen; **Wm/Wi** (Nicergolin): Alpha-Rezeptor-Blockade ⇒ antagonistisch auf endogene und exogene Katecholamine; **Wm/Wi** (Nimodipin): Kalziumantagonist mit guter Passage der Blut-Hirn-Schranke ⇒ Stabilität und Funktionsfähigkeit von Nervenzellen ↑; **Wm/Wi** (Piracetam): zerebrale Durchblutung ↑, der Sauerstoffumsatzrate und der Glukoseumsatzrate in primär ischämisch geschädigten Hirnarealen;
UW (Dihydroergotoxin): Übelkeit, Erbrechen, Magen-Darm-Beschwerden, Appetitlosigkeit;
UW (Donepezil): Übelkeit, Diarrhoe, Appetitlosigkeit, Muskelkrämpfe, Müdigkeit, Erbrechen, Schlaflosigkeit, Kopfschmerzen, Schmerzen, Unfälle, Erkältungen, Magen-Darm-Beschwerden, Schwindel, Halluzinationen, Erregungszustände, aggressives Verhalten, abnormale Träume, Synkope, Juckreiz, Exanthem, Harninkontinenz; **UW** (Galantamin): Appetit ↓, Anorexie, Halluzination, Depression, Schwindel, Somnolenz, Synkope, Tremor, Kopfschmerzen, Lethargie, Bradykardie, Hypertonie, Erbrechen, Übelkeit, Abdominalschmerz, Diarrhoe, Dyspepsie, Hyperhidrosis, Muskelkrämpfe, Müdigkeit, Asthenie, Malaise, Gewicht ↓; Stürze;
UW (Memantin): Schwindel, Gleichgewichtsstrg., Kopfschmerzen, Verstopfung, Dyspnoe, Schläfrigkeit, Hypertonus, Arzneimittelüberempfindlichkeitsreaktionen, Leberwerte ↑;
UW (Nicergolin): Schlaflosigkeit, Müdigkeit, Kopfdruck, Rötungen, Hitzgefühl;
UW (Nimodipin): Blutdrucksenkung, Übelkeit; **UW** (Piracetam): Nervosität, Aggressivität, Schlafstrg., Hyperkinesie, Gewicht ↑, psychomotor. Aktivität ↑, depressive Verstimmung, Angst, GI-Beschwerden; **UW** (Rivastigmin): Appetitlosigkeit, Agitiertheit, Verwirrtheit, Angst, Schwindel, Kopfschmerzen, Somnolenz, Tremor, Übelkeit, Erbrechen, Diarrhoe, abdominale Schmerzen, Dyspepsie, Hyperhidrosis, Müdigkeit, Asthenie, Unwohlsein, Gewicht ↓, Appetit ↓, Dehydratation, Schlaflosigkeit, visuelle Halluzinationen, Depression, Aggression, Dyskinesie, Hypokinesie, Verschlechterung einer Parkinson-Erkrankung, Bradykardie, Hypertonie, Hypersalivation, Stürze, Gangstrg.;

KI (Dihydroergotoxin): bek. Überempf. gegen Mutterkornalkaloide, Grav./Lakt., echokardiographischer Nachweis einer Herzklappenerkrankung;
KI (Donepezil, Memantin, Nimodipin): bek. Überempf.;
KI (Galantamin): bek. Überempf., schwere Leber-/Niereninsuff., schwere NI, Lakt.-Dysfkt./Kollapsneig., orthostatische Dysregulation, Kombination mit Alpha/Beta-Rezeptor-stimulierenden Sympathomimetika, Grav./Lakt.;
KI (Nicergolin): bek. Überempf. gegen Mutterkornalkaloide, frischer MI, akute Blutungen, Bradykardie (< 50/min), Kollapsneigung, orthostatische Dysregulation, Kombination mit Alpha/Beta-Rezeptor-stimulierenden Sympathomimetika, Grav./Lakt.;
KI (Piracetam): bek. Überempf., zerebrale Blutungen, Chorea Huntington, terminale NI;
KI (Rivastigmin): bek. Überempfindlichkeit, allerg. Kontaktdermatitis mit Rivastigmin-Pflastern

Dihydroergotoxin Rp	HWZ 13–15 h
Hydergin forte Tbl. 2mg	Hirnleistungsstrg. im Alter: 2–3 x 2mg p.o., max. 2 x 4mg; **DALI** mäßige-starke LI: vorsichtige Anw.

Donepezil Rp	HWZ 70 h, Q0 0.95, PPB 95%, PRC C, Lact ?
Aricept Tbl. 5, 10mg Doneliquid Geriasan Lsg. (1ml = 1mg) Donepezil HEXAL Tbl. 5, 10mg; Lingualtbl. 5, 10mg Yasnal Tbl. 5, 10mg; Lingualtbl. 5, 10mg	**Alzheimer-Demenz → 690:** 1 x 5mg p.o. z.N., nach 4W evtl. 1 x 10mg; **DANI** nicht erforderlich

Galantamin Rp	HWZ 7–8 h, PPB 18%
Galantamin HEXAL Kps. 8(ret.), 16(ret.), 24(ret.)mg; Lsg. (1ml = 4mg) Galnora Kps. 8(ret.), 16(ret.), 24(ret.)mg Reminyl Kps. 8(ret.), 16(ret.), 24(ret.)mg; Lsg. (1ml = 4mg)	**Alzheimer-Demenz → 690:** Kps. (ret.): ini morgens 1 x 8mg, nach 4W 1 x 16mg, evtl. nach 8W 1 x 24mg; Lsg.: 2 x 4mg p.o., nach 4W 2 x 8mg, evtl. nach 8W 2 x 12mg; **DANI** CrCl > 9: 100%; < 9: KI; **DALI** KI bei Child-Pugh > 9

Memantin Rp	HWZ (60–100) h, PPB 45%
Axura Tbl. 10, 20mg; Lsg. (5mg/Pumpenhub) Ebixa Tbl. 10, 20mg; Lsg. (5mg/Pumpenhub) Memando Tbl. 10, 20mg Memantin-neuraxpharm Tbl. 5, 10, 15, 20mg; Lingualtbl. 10, 20mg; Gtt. (20Gtt. = 10mg) Memantin Hennig Tbl. 10, 20mg	**Alzheimer-Demenz → 690:** W1: 1 x 5mg p.o., W2: 1 x 10mg p.o., W3: 1 x 15mg p.o., ab W4: 1 x 20mg p.o.; **DANI** CrCl 40–60: 10mg/d; **DALI:** Child A, B: 100%; C: Anw. nicht empf.

Nicergolin Rp	HWZ 7.3 h, PPB 82–87%
Ergobel Tbl. 30mg Nicergolin-neuraxpharm Tbl. 10, 30mg	Hirnleistungsstrg. im Alter: 20–30mg/d, max. 60mg/d

Nimodipin Rp	HWZ 8–9 h, Q0 1.0, PPB 98%, PRC C, Lact ?
Nimodipin Carino Inf.Lsg. 10mg/50ml Nimodipin HEXAL Tbl. 30mg Nimotop Tbl. 30mg; Inf.Lsg. 10mg/50ml	Hirnleistungsstrg. im Alter: 3 x 30mg p.o.; **Vasospasmen nach Subarachnoidalblutung:** ini 15µg/kg/h i.v., nach 2h 30µg/kg/h

Piracetam Rp	HWZ 4.5-5.5h, Q0 0.02, PPB 15%
Cebrotonin *Tbl. 800mg* Nootrop *Tbl. 800mg; 1200 mg;* *Amp. 3g/15ml; Inf.Lsg. 12g/60ml* Piracetam-neuraxpharm *Tbl. 800mg;* *1200 mg; Lsg. (800mg/2.4ml); Btl. 2.4g;* *Inf.Lsg. 12g/60ml* Piracetam-ratioph. *Tbl. 800, 1200mg* Piracetam Stada *Tbl. 800, 1200mg*	**Dementielles Syndrom** → 670: 2-3 x 2.4g/d, max. 3 x 4.8g/d; 3-12g i.v.; **postkommotionelles Syndrom:** 2-3 x 2.4g/d, bei Bedarf 3 x 4.8g/d; **postanoxisches Myoklonus-Syndrom:** ini 2 x 3.2g, dann alle 3d um 4.8g steigern, max. 24g/d p.o.; ini bis 12g/d i.v., nach 1-2W Dosisreduktion und auf orale Ther. umstellen; **DANI** Krea (mg/dl) bis 3: 50%; 3-8: 12.5-25%; HD: 100%

Rivastigmin Rp	HWZ 1h, Q0 1.0, PPB 40%, PRC B, Lact ?
Exelon *Kps. 1.5, 3, 4.5, 6mg; TTS 4.6, 9.5, 13.3mg/24h; Lsg. (1ml = 2mg)* Nimvastid *Kps. 1.5, 3, 4.5, 6mg* Rivastigmin HEXAL *Kps. 1.5, 3, 4.5, 6mg; TTS 4.6, 9.5, 13.3mg/24h; Lsg. (1ml = 2mg)* Rivastigmin Neuraxph. *Kps. 1.5, 3, 4.5, 6mg; TTS 4.6, 9.5,13.3mg/24h*	**Alzheimer-Demenz** → 690: ini 2 x 1.5mg/d p.o., nach 2W 2 x 3mg, je nach Verträglichkeit alle 2W um 2 x 1.5mg steigern bis 2 x 6mg; TTS: ini 4.6mg/24h, Pflaster tgl. wechseln, bei guter Verträglichkeit nach 4W steigern auf 9.5mg/24h; ggf. nach weiteren 6W steigern auf 13.3mg/24h; **DANI** nicht erforderlich

A 12.7 Kaliumkanalblocker

Wm/Wi: Blockierung der Kaliumkanäle ⇒ Verlängerung der Repolarisation und Verstärkung der Aktionspotenzialbildung in demyelinisierten Axonen.
UW: Harnwegsinfekt, Schlaflosigkeit, Angst, Schwindel, Kopfschmerzen, Gleichgewichtsstrg., Parästhesie, Tremor, Dyspnoe, pharyngolaryngeale Schmerzen, Übelkeit, Erbrechen, Obstipation, Dyspepsie, Rückenschmerzen, Asthenie;
KI: bek. Überempf., gleichzeitige Behandlung mit Arzneimitteln, die auch Fampridin enthalten, Krampfanfälle, Krampfanfälle in der Anamnese, NI (CrCl < 80), gleichz. Anw. von Cimetidin

Fampridin Rp	HWZ 6h, PPB 7%
Fampyra *Tbl. 10(ret.)mg*	**MS mit Gehbehinderung** → 678: 2 x 10mg (ret.) p.o.; **DANI** CrCl < 80: KI; **DALI** nicht erf.

A 12.8 Cannabinoide

Wm/Wi: Agonismus an Cannabinoidrezeptoren ⇒ Verbesserung der Motorik durch Linderung der Steifigkeit in Extremitäten; **UW:** Schwindel, Müdigkeit, Anorexie, reduzierter oder erhöhter Appetit, Depression, Desorientierung, Dissoziation, euphorische Stimmung, Amnesie, Gleichgewichtsstrg., Aufmerksamkeitsstrg., Dysarthrie, Dysgeusie, Lethargie, Gedächtnisstrg., Schläfrigkeit, verschwommenes Sehen, Obstipation, Diarrhoe, Mundtrockenheit, Glossodynie, Mundschleimhautaphten, Nausea, Erbrechen, Unbehagen/Schmerzen in der Mundhöhle, Trunkenheitsgefühl, Indisposition, Sturz; **KI:** bek. Überempf., Lakt., bek./vermutete Anamnese/Familienanamnese von Schizophrenie oder einer anderen psychotischen Krankheit, Anamnese einer schweren Persönlichkeitsstrg. oder einer anderen erheblichen psychiatrischen Störung mit Ausnahme einer Depression, bedingt durch die zugrunde liegende Erkrankung

Tetrahydrocannabinol + Cannabidiol Rp	HWZ 2–9h, PPB 97%
Sativex Spray 2.7+2.5mg/Hub	Multiple Sklerose mit mittelschwere bis schwerer Spastik → 678: ini 1 Hub in die Mundhöhle, bei Bedarf um 1 Hub/d steigern bis max. 12 Hub/d, aufgeteilt in 2ED; **DANI, DALI** keine Daten

A 12.9 Selektive Immunsuppressiva

Wm/Wi (Alemtuzumab): monoklonaler AK ⇒ bindet an CD52 von T- und B-Lymphozyten ⇒ antikörperabhängige, zellvermittelte Zytolyse und komplementvermittelte Lyse;
Wm/Wi (Dimethylfumarat): genauer Wm nicht vollständig bekannt; Aktivierung des Nuclear factor (erythroid-derived 2)-like 2-Transkriptionswegs ⇒ Hochregulierung antioxidativer Gene ⇒ immunmodulatorisch, entzündungshemmend; **Wm/Wi** (Fingolimod): funktioneller Antagonist an Sphingosin-1-Phosphat-Rezeptoren ⇒ blockiert Migration von Lymphozyten ⇒ Infiltration pathogener Lymphozyten im ZNS ↓ ⇒ neuronale Entzündung ↓, Zerstörung von Nervengewebe ↓; **Wm/Wi** (Glatirameracetat): Polymer aus 4 AS mit spezifischen immunmodulatorischen Eigenschaften ⇒ Erhöhung der Zahl spezifischer Supressorzellen, die antiinflammatorische Zytokine sezernieren; **Wm/Wi** (Natalizumab): bindet spezifisch an ein Integrin auf Leukozytenoberfläche ⇒ Hemmung der transendothelialen Migration von Leukozyten in entzündlichen Gewebe; **Wm/Wi** (Ocrelizumab): monoklonaler AK, der an CD-20-B-Zellen bindet; Immunmodulation durch Depletion CD-20-exprimierender Zellen; **Wm/Wi** (Teriflunomid): selekt. und reversible Hemmung der Dihydroorotat-Dehydrogenase ⇒ blockiert die Prolif. sich teilender Zellen ⇒ immunmodulatorisch, entzündungshemmend; **UW** (Alemtuzumab): Infektion der oberen/unteren Atemwege, Harnweginfektion, Herpes zoster, Gastroenteritis, oraler Herpes, orale Candidose, vulvovaginale Candidose, Grippe, Ohreninfektion, Lymphopenie, Leukopenie, Lymphadenopathie, Zytokin-Freisetzungs-Syndrom, Basedow-Krankheit, Hyperthyreose, Immunthyreoiditis, Hypothyreose, Struma, pos. Schilddrüsen-Antikörpertest, Schlaflosigkeit, Angstlichkeit, Kopfschmerz, MS-Schub, Schwindel, Hypoästhesie, Parästhesie, Tremor, Geschmacksstörung, verschwommenes Sehen, Vertigo, Tachykardie, Bradykardie, Palpitationen, Hitzegefühl, Hypotonie, Hypertonie, Dyspnoe, Husten, Epistaxis, Schmerzen im Oropharynx, Übelkeit, Abdominalschmerz, Erbrechen, Diarrhoe, Dyspepsie, Stomatitis, Urtikaria, Ausschlag, Pruritus, Erythem, Ekchymose, Alopezie, Hyperhidrose, Akne, Myalgie, Muskelschwäche, Arthralgie, Rückenschmerzen, Schmerz in der unteren Extremität, Muskelspasmen, Nackenschmerzen, Proteinurie, Hämaturie, Pyrexie, Ermüdung, Beklemmungsgefühl in der Brust, Schüttelfrost, periphere Ödeme, Asthenie, Unwohlsein, Schmerzen an der Infusionsstelle, Prellung;

Selektive Immunsuppressiva 331

UW (Dimethylfumarat): Gastroenteritis, Lymphopenie, Leukopenie, brennende Schmerzen, Hitzegefühl, Hitzewallung, Diarrhoe, Übelkeit, Abdominalschmerz, Erbrechen, Dyspepsie, Gastritis, Gastrointestinale Erkrankung, Pruritus, Ausschlag, Erythem, Proteinurie, Ketonurie, Albuminurie, Erhöhung von GOT/GPT; **UW** (Fingolimod): Influenza, Herpesinfektion, Bronchitis, Sinusitis, Gastroenteritis, Tineainfektion, Lympho-/Leukopenie, Depression, Kopfschmerzen, Schwindel, Migräne, Parästhesie, Verschwommensehen, Augenschmerzen, Bradykardie, AV-Block, Hypertonie, Dyspnoe, Husten, Diarrhoe, Ekzem, Pruritus, Alopezie, Rückenschmerzen, Asthenie, Gewicht ↑, Leberwerte ↑, Gewicht ↓; **UW** (Glatirameracetat): Infektionen, grippeähnliche Symptome, Neoplasma, Lymphadenopathie, Überempfindlichkeitsreaktionen, Anorexie, Gewicht ↑, Angst, Depression, Nervosität, Kopfschmerzen, Dysgeusie, Rigor, Sprachstrg., Synkope, Tremor, Diplopie, Funktionsstrg. der Augen/Ohren, Palpitationen, Tachykardie, Vasodilatation, Dyspnoe, Husten, Übelkeit, Obstipation, Karies, Dyspepsie, Dysphagie, Erbrechen, Darminkontinenz, Leberwerte ↑, Rash, Pruritus, Urtikaria, Arthralgie, Rückenschmerzen, Harndrang, Pollakisurie, Harnretention, Reaktionen an der Inj.Stelle, Schmerzen, Ödeme, Fieber; **UW** (Natalizumab): Harnweginfekte, Nasopharyngitis, Urtikaria, Kopfschmerzen, Schwindel, Übelkeit, Erbrechen, Arthralgien, Rigor, Fieber, Abgeschlagenheit, Überempfindlichkeitsreaktionen; **UW** (Ocrelizumab): Infektion d. oberen Atemwege, Nasopharyngitis, Sinusitis, Bronchitis, oraler Herpes, Gastroenteritis, Konjunktivitis, Zellulitis, virale Infektion, Husten, Katarrh, erniedrigtes IgG/IgM, Neutropenie, infusionsbedingte Reaktion; **UW** (Teriflunomid): Grippe, Infektion der oberen Atemwege, Harnweginfektion, Bronchitis, Sinusitis, Pharyngitis, Zystitis, virale Gastroenteritis, Herpes simplex labialis, Zahninfektion, Laryngitis, Tinea pedis, Neutropenie, Leukopenie, allergische Reaktionen, Angst, Parästhesie, Ischialgie, Karpaltunnelsyndrom, Hyperästhesie, Neuralgie, periphere Neuropathie, Hypertonie, Diarrhoe, Übelkeit, Erbrechen, Zahnschmerzen, Alopezie, Exanthem, Akne, Schmerzen im Muskel-/Skelettsystem, Pollakisurie, Menorrhagie, GOT/GPT/γGT ↑, posttraumat. Schmerzen; **KI** (Alemtuzumab): bek. Überempf. HIV-Inf.; **KI** (Dimethylfumarat): bek. Überempf.; **KI** (Fingolimod): Immundefizienzsyndrom, geschwächtes Immunsystem, schwere aktive Inf., aktive chron. Inf., aktive maligne Erkr., Überempf., Child C; **KI** (Glatirameracetat): bek. Überempf., Grav.; **KI** (Natalizumab): bek. Überempf., progressive multifok. Leukenzephalopathie, Immunschwäche, laufende immunsuppressive Ther., Komb. mit Interferon beta oder Glatirameracetat, aktive Malignome (Ausnahme: Basaliom), Ki./Jug. < 18J.; **KI** (Ocrelizumab): bek. Überempf., aktive Infektion, schwer immunsupprimierter Zustand, aktive Malignome; **KI** (Teriflunomid): bek. Überempf., Child-C-Leberzirrhose, Grav., Frauen ohne zuverlässige Verhütung, Lakt., Immunschwäche, signif. beeinträchtigte KM-Funktion, signif. Anämie/Neutropenie/Thrombopenie, schw. aktive Infektion, Dialyse, schwere Hypoproteinämie

Alemtuzumab Rp		PRC C, Lact ?
Lemtrada *Inf.Lsg. 12mg/1.2ml*		Schubförmig-remittierende MS mit aktiver Erkrankung → 678: 1. Behandlungsjahr: 12mg/d i.v. über 4h an 5 aufeinander folgenden Tagen; 2. Behandlungsjahr: 12mg/d an 3 aufeinander folgenden Tagen; **DANI, DALI** keine Daten

Dimethylfumarat Rp		HWZ 1h, PPB 27-40%, PRC C, Lact ?
Tecfidera *Kps. 120, 240mg*		Schubförmig-remittierend verlaufende MS → 678: ini 2 x 120mg/d p.o., nach 7d 2 x 240mg; **DANI, DALI** vorsicht. Anw. bei schwerer NI, LI

A 12 Neurologie – Arzneimittel

Fingolimod Rp	HWZ 6-9d, PPB >99%, PRC D, Lact -
Gilenya Kps. 0.5mg	**Hochaktive, schübförmig-remitt. verlauf. Multiple Sklerose** → 678: 1 x 0.5mg/d p.o.; **DANI** nicht erforderl.; **DALI** Child C: KI

Glatirameracetat Rp	
Clift Fertigspr. 20mg/1ml Copaxone Fertigspr. 20mg/1ml, 40mg/1ml	**Schubförmig remittierende Multiple Sklerose** → 678: 1 x 20mg s.c.; 3x/W 40mg s.c.; **DANI** vorsicht. Anw.; **DALI** keine Daten

Natalizumab Rp	HWZ 16d, PRC C, Lact ?
Tysabri Inf.Lsg. 300mg/15ml	**Hochaktive, remitt. MS** → 678: 300mg über 1h i.v. alle 4W; **DANI, DALI** keine Daten, vermutl. nicht erf.

Ocrelizumab Rp	HWZ 26d
Ocrevus Inf.Lsg. 300mg/10ml	Schubförmige, remitt. MS → 678: 300mg i.v. W0 und W2, dann 600mg alle 6M; **DANI, DALI** keine Daten, vermutl. nicht erf.

Teriflunomid Rp	HWZ 19d, PPB > 99%, PRC X, Lact -
Aubagio Tbl. 14mg	**Schubförm. remitt. MS** → 678: 1 x 14mg/d p.o.; **DANI** nicht erforderlich, KI bei Dialyse; **DALI** Child A/B: nicht erforderl., Child C: KI

A 12.10 Interferone

Wm/Wi: antiviral, wachstumshemmend und immunregulatorisch;
UW: Fieber, Schwitzen, Schüttelfrost, Müdigkeit, Gelenk- und Weichteilschmerzen, BB-Veränd., HRST, Depression, Tremor, Krampfanfälle, Parästhesien, GI-Störung, Haarausfall, Exantheme, Pruritus;
KI: Herz-, ZNS-Erkrankung, schwere Leberfunktionsstörung, Niereninsuffizienz, schwere KM-Schäden, Cave in Grav./Lakt.

Interferon beta-1a Rp	HWZ 10h, Q0 1.0
Avonex Inj.Lsg. 30µg; Fertigspr. 30µg Rebif Fertigspr. 8.8, 22, 44µg Plegridy Fertigspr. 63, 94, 125µg; Pen 63, 94, 125µg	**Multiple Sklerose** → 678: Avonex: W1 7.5µg i.m.; W2 15µg, W3 22.5µg, ab W4 1 x/W30µg; Rebif: W1-2: 3 x/W 8.8µg s.c.; W3-4: 3x/W 22µg; ab W5 3x/W 44µg; Plegridy: d1 63µg s.c., W2 94µg, W4 125µg, dann 125mg alle 2W

Interferon beta-1b Rp	HWZ 5h, Q0 1.0
Betaferon Inj.Lsg. 250µg/ml Extavia Inj.Lsg. 250µg/ml	**Multiple Sklerose** → 678: ini 62.5µg s.c. alle 2d, Dosis wchtl. um 62.5µg steigern, Erh.Dosis alle 2d 250µg; **DALI** KI bei dekompensierter LI

A 12.11 Kalziumantagonisten

Wm: Kalziumantagonist ⇒ Vasodilatation, genauer Wm unklar;
UW: Gewichtszunahme, Benommenheit, Müdigkeit;
KI: bek. Überempf., M. Parkinson, extrapyramidale Störungen, Depression

Flunarizin Rp HWZ 18d, Q0 1.0, PPB > 90%

Flunarizin CT *Kps. 5, 10mg*
Flunavert *Kps. 5, 10mg*
Natil N *Kps. 5, 10mg*

Vestibulärer Schwindel → 684, **Migräne-Intervall-Therapie** → 674: ini 10mg z.N.; Pat. > 65J: 5mg; Erh.Dos. 5-10mg alle 2d

A 12.12 Neuropathiepräparate

Wm: Koenzymfunktion bei der oxidativen Decarboxylierung von alpha-Ketosäuren ⇒ es werden weniger sog. „advanced glycosylation end products" gebildet, Verbesserung des endoneuralen Blutflusses, physiologische Antioxidantienspiegel ↑;
UW: Übelkeit, Schwindel; bei i.v.-Gabe Kopfdruck, Atembeklemmung;
KI: bekannte Überempfindlichkeit

Alpha-Liponsäure OTC HWZ 1h

Alpha-Lipogamma *Tbl. 600mg;*
Inf.Lsg. 600mg/50ml, 600mg/24ml
Neurium *Tbl. 600mg; Amp. 600mg/24ml*
Thioctacid *Tbl. 200, 600mg;*
Amp. 600mg/24ml; Inf.Lsg. 600mg/50ml

Diabetische Polyneuropathie:
600mg/d p.o. in 1-3ED; 300-600mg/d i.v.

A 12.13 VMAT2-Inhibitoren

Wm: reversible Hemmung des vesikulären Monoamintransporters 2 (VMAT2) ⇒ Entleerung der Speicher von Dopamin und anderen Monoaminen im ZNS;
UW: Depression, Erregung, Verwirrung, Angstgefühl, Schlafsigkeit, Benommenheit, Parkinson-Symptome (Gleichgewichtsstörungen, Tremor, vermehrter Speichelfluss);
KI: bekannte Überempfindlichkeit, prolaktinabhängige Tumore, Phäochromozytom, Depression, gleichzeitige Gabe von Reserpin bzw. MAO-Hemmern, Parkinson-Syndrom, hyperkinetisch-rigides Syndrom, Lakt.

Tetrabenazin Rp HWZ 5h, PPB 0%

Nitoman *Tbl. 25mg*
Tetmodis *Tbl. 25mg*
Tetrabenazin neuraxph. *Tbl. 12.5, 25mg*
Xenazine *Tbl. 25mg*

Hyperkinetische Bewegungsstrg bei **Chorea Huntington** → 670: ini 3 x 25mg p.o., nach Bedarf alle 3-4d um 25mg/d steigern, max. 200mg/d;
Spätdyskinesien: ini 12.5mg, ggf. steigern; **DANI, DALI** sorgfältige Dosiseinstellung

A 12.14 Dopaminantagonisten

Wm: Blockade von Dop.-2-Rezeptoren in Nucleus caudatus, Putamen und Corpus striatum;
UW: Agitation, Apathie, Schlaflosigkeit, Benommenheit, Schwindel, Kopfschmerzen, extrapyramidale Symptome, orthostatische Hypotonie, Schwäche, Müdigkeit, Gleichgültigkeit, erhöhter Prolaktinspiegel;
KI: bek. Überempfindlichkeit, Prolaktinom, Mammakarzinom, Phäochromozytom, Kombination mit Levodopa, malignes neuroleptisches Syndrom

Tiaprid Rp	HWZ 3h, Q0 0.25, PPB 0%
Tiaprid-neuraxpharm *Tbl. 100, 200mg* Tiaprid HEXAL *Tbl. 100, 200mg* Tiapridal *Tbl. 100mg; Gtt. (1ml = 137.9mg)* Tiapridex *Tbl. 100mg; Amp. 100mg/2ml; Gtt. (1ml = 137.9mg)*	**Dyskinesien:** 3 x 100-200mg p.o./i.m./i.v.; **Chorea** → 670: 300-1000mg/d in 3-5ED; **DANI** CrCl 50-80: 75%; 10-49: 50%; < 10: 25%

A 12.15 Antisense-Oligonukleotide

Wm (Nusinersen): Antisense-Oligonukleotid, Modulation der SMN-Gen-Expression;
UW (Nusinersen): Kopfschmerzen, Erbrechen, Rückenschmerzen;
KI (Nusinersen): bek. Überempfindlichkeit

Nusinersen Rp	HWZ 135-177d
Spinraza *Inj.Lsg 12mg/5ml*	**5q-assoziierte spinale Muskelatrophie:** 12mg intrathekal d0, 14, 28, 63, dann alle 4M; **DANI** keine Daten, vorsichtige Anw.; **DALI** vermutlich nicht erforderl., keine Daten

Antidepressiva

A 13 Psychiatrie – Arzneimittel

A 13.1 Antidepressiva
A 13.1.1 Nichtselektive Monoamin-Reuptake-Inhibitoren (NSMRI), trizyklische Antidepressiva

Wm: Wiederaufnahmehemmung der Monoamine Noradrenalin u. Serotonin in die präsynaptischen Vesikel ⇒ Stimmungsaufhellung durch Verstärkung der noradrenergen und serotoninergen Übertragung im ZNS; antagonistische Eigenschaften an M-Cholinozeptoren, Histaminrezeptoren, Alpha-Adrenozeptoren und Serotoninrezeptoren;
Wi (Amitriptylin): ausgeprägte sedierende Komponente, antinozizeptiv;
Wi (Clomipramin): gering sedierend, antinozizeptiv, leicht antriebsfördernd;
Wi (Desipramin): gering sedierend, ausgeprägt antriebsfördernd;
Wi (Nortriptylin): gering sedierend; **Wi** (Trimipramin): stark sedierend, anxiolytisch;
UW (Amitriptylin): Gewichtszunahme, Aggression, innere Unruhe, Libidoverlust, Impotenz, delirante Syndrome, Akkommodationsstrg., Schwindel, Sprachstrg., Tremor, Akkommodationsstrg., Tachykardie, Herzrhythmusstrg., Hypotonie, orthostatische Dysregulation, verstopfte Nase, Mundtrockenheit, Obstipation, Anstieg der Leberenzyme (passager), Schwitzen, Hautausschläge, Miktionsstrg., Müdigkeit, Durstgefühl, Hyponatriämie;
UW (Amitriptylinoxid): s. Amitriptylin + Übelkeit, Erbrechen;
UW (Clomipramin): Benommenheit, Müdigkeit, Schläfrigkeit, innere Unruhe, Appetit ↑, Verwirrtheitszustände, Angstzustände, Erregung, Schlafstörung, Persönlichkeitsstörung, Depressionsverstärkung, Alpträume, Tremor, Schwindel, Kopfschmerzen, Myoklonien, Parästhesien, Sprachstörung, Delir, Muskelschwäche, -hypertrophie, Mundtrockenheit, verstopfte Nase, Akkommodationsstrg., verschwommenes Sehen, Schwitzen, Obstipation, Miktionsstörung, Hitzewallungen, Mydriasis, Hypotonie, orthostatische Dysregulation, Tachykardie, EKG-Veränderungen, Übelkeit, Erbrechen, abdominale Schmerzen, Diarrhoe, Anorexie, Geschmacksstörung, Durstgefühl, Anstieg der Leberenzyme (passager), allergische Hautreaktionen, Pruritus, Photosensibilität, Gewichtszunahme, sexuelle Funktionsstörung, Galaktorrhoe, Gynäkomastie, Tinnitus;
UW (Doxepin): Mundtrockenheit, verstopfte Nase, Müdigkeit, Benommenheit, Schwitzen, Schwindel, Hypotonie, orthostatische Dysregulation, Tachykardie, Herzrhythmusstörung, Tremor, Akkommodationsstörung, Obstipation, Gewicht ↑, Leberenzyme ↑ (passager), Miktionsstörung, innere Unruhe, Durstgefühl, allergische Hautreaktionen, Pruritus, Libidoverlust, Ejakulationsstörung, Impotenz, Verwirrtheitszustände, delirante Syndrome;
UW (Imipramin): Benommenheit, Tremor, Schwindel, Mundtrockenheit, verstopfte Nase, Schwitzen, Akkommodationsstrg., verschwommenes Sehen, Hitzewallungen, Obstipation, Hypotonie, orthostatische Dysregulation, Tachykardie, EKG-Veränderungen, Obstipation, Anstieg der Leberenzyme (passager), Gewicht ↑;
UW (Nortriptylin): Gewicht ↑, EKG-Veränderungen, Verlängerung der QT-Zeit/QRS-Komplex, Palpitationen, Tachykardie, kardiale Erregungsleitungsstrg. (AV-Block, RSB, LSB), Tremor, Schwindel, Aufmerksamkeitsstörung, innere Unruhe, Dysgeusie, Parästhesie, Ataxie, Akkommodationsstrg., Mydriasis, verstopfte Nase, Mundtrockenheit, Obstipation, Übelkeit, Miktionsstrg., Schwitzen, Hautausschläge, Hypotonie, orthostatische Dysregulation, Müdigkeit, Durstgefühl, sexuelle Funktionsstörung, Verwirrtheitszustände, Libidoverlust;

UW (Trimipramin): Tachykardie, Müdigkeit, Benommenheit, Kopfschmerzen, Schwindel, Tremor, Mundtrockenheit, Akkommodationsstrg., Obstipation, Verdauungsstörung, Übelkeit, Miktionsstrg., Schwitzen, Hautausschläge, Hypotonie, orthostatische Dysregulation, Gewichtszunahme, Durstgefühl, Anstieg der Leberenzyme (passager), sexuelle Funktionsstörung, innere Unruhe, Schlafstörungen;
KI (Amitryptilin, -oxid): bek. Überempfindlichkeit, akute Alkohol-/Schlafmittel-/Schmerzmittel-/Psychopharmakavergiftungen, Harnretention, Delirien, unbehandeltes Engwinkelglaukom, Prostatahyperplasie mit Restharn, Pylorusstenose, paralytischer Ileus, Hypokaliämie, Bradykardie, Long-QT-Syndrom, klinisch relevante kardiale Störung, gleichzeitige Therapie mit MAO-Hemmern/QT-verlängernder Medikation;
KI (Clomipramin): bek. Überempfindlichkeit, akute Alkohol-/Schlafmittel-/Schmerzmittel-/Psychopharmakavergiftungen, akuter Harnverhalt, akute Delirien, unbehandeltes Engwinkelglaukom, Prostatahyperplasie mit Restharn, Pylorusstenose, paralytischer Ileus, gleichzeitige Therapie mit MAO-Hemmern, akuter Myokardinfarkt;
KI (Doxepin): bek. Überempfindlichkeit, akute Alkohol-/Schlafmittel-/Schmerzmittel-/Psychopharmakavergiftungen, akuter Harnverhalt, Prostatahyperplasie mit Restharn, paralytischer Ileus, Lakt., Ki. < 12J.;
KI (Imipramin): bek. Überempfindlichkeit, akute Alkohol-/Schlafmittel-/Schmerzmittel-/Psychopharmakavergiftungen, akuter Harnverhalt, akute Delirien, unbehandeltes Engwinkelglaukom, Prostatahyperplasie mit Restharn, Pylorusstenose, paralytischer Ileus, gleichzeitige Therapie mit MAO-Hemmern, Remissionsphase nach Myokardinfarkt;
KI (Nortryptilin): bek. Überempfindlichkeit, akute Alkohol-/Schlafmittel-/Schmerzmittel-/Psychopharmakavergiftung, akuter Harnverhalt, akutes Delir, unbehandeltes Engwinkelglaukom, Prostatahypertrophie mit Restharn, Pylorusstenose, paralytischer Ileus, gleichzeitige Therapie mit MAO-Hemmern;
KI (Trimipramin): bek. Überempfindlichkeit, akute Alkohol-/Schlafmittel-/Schmerzmittel-/Psychopharmakavergiftungen, akuter Harnverhalt, akutes Delir, unbehandeltes Engwinkelglaukom, Prostatahypertrophie mit Restharn, Pylorusstenose, paralytischer Ileus, Grav./Lakt.;

Amitriptylin Rp	HWZ 15h, Qo 1.0, PPB 95%, PRC D/C, Lact ?
Amineurin Tbl. 10, 25, 50, 100 (ret.)mg Amitriptylin-neuraxpharm Tbl. 10, 25, 50, 75, 100mg; Kps. (ret.) 25, 50, 75mg; Lsg. (1ml = 40mg) Saroten Tbl. 50, 75 (ret.)mg; Amp. 50mg/2ml Syneudon Tbl. 50mg	**Depression** → 692: ini 3 x 20-25mg p.o., je nach Wi steig. bis 3 x 50 oder 2 x 75mg, ältere Pat. 50%; bis 300mg/d bei stationärer Behandlung; ini 25mg i.v./i.m. über 3-7d auf 150mg/d steigern; **Ki./Jugendl.** < 18J: 25-150mg/d, max. 4-5mg/kg/d; **chronische Schmerzen** → 665: 50-150mg/d; **DANI** nicht erforderlich

Amitriptylinoxid Rp	HWZ 10-20(31)h, PPB 95%
Amioxid-neuraxpharm Tbl. 30, 60, 90, 120mg	**Depression** → 692: ini 60mg/d p.o., nach Bed. steigern auf 90-120mg, max. 150mg/d p.o. bzw. 300mg/d bei stationärer Behandlung

Antidepressiva 337

Clomipramin Rp	HWZ 21 (36)h, Qo 1.0, PPB 98%, PRC C, Lact +
Anafranil Tbl. 10, 25, 75(ret.)mg; **Clomipramin-neuraxpharm** Tbl. 10, 25, 75(ret.)mg	**Depression** → 692, **Zwangsstörung** → 698, **Phobien** → 696: ini 50-75mg/d p.o., über 7d steigern auf 100-150mg/d, bis 300mg/d bei stationärer Behandlung; **Ki. 5-7J:** ini 10mg/d, über 10d steigern auf 20mg/d; **8-14J:** steigern auf 20-50mg/d; **> 14J:** steigern auf 50mg/d; **Narkolepsie:** 25-75mg/d; **chronische Schmerzen** → 665: 25-150mg/d; **DANI** nicht erforderlich
Doxepin Rp	HWZ 17(51)h, Qo 1.0, PPB 80%, PRC C, Lact -
Aponal Tbl. 5, 10, 25, 50, 100mg; Gtt. (20Gtt. = 10mg); Amp. 25mg/2ml **Doneurin** Tbl. 10, 25, 50, 75, 100mg; Kps. 10, 25, 50mg **Doxepin-ratioph.** Tbl. 10, 25, 50, 100mg **Mareen** Tbl. 50, 100mg	**Depression** → 692, **Angstsyndrome** → 696: ini 1 x 50mg z.N., nach 3-4d 75mg, nach 7-8d 100-150mg/d; bis 300mg/d bei stationärer Behandlung; 25-75mg i.m./i.v.; **Entzugssyndrome** → 691: ini 3 x 50mg p.o., nach 4d langsame Dosisreduktion; **DANI** nicht erforderlich
Imipramin Rp	HWZ 12(15)h, Qo 1.0 (1.0), PPB 90%, PRC D, Lact ?
Imipramin-neuraxpharm Tbl. 10, 25, 100mg	**Depression** → 692, **Panik- und Angststörung** → 696, **chron. Schmerzen** → 665: ini 2-3 x 25mg p.o., nach 3d 3 x 50-75mg, max. 300mg/d; **Enuresis: Ki. 5-7J:** ini 10mg p.o., dann 20mg; **8-14J:** ini 10mg, dann 50mg; **DANI** nicht erfordl.
Nortriptylin Rp	HWZ 18-56h, Qo 1.0, PPB 94%, PRC D, Lact ?
Nortrilen Tbl. 10mg	**Depression** → 692: 2-3 x 10-50mg p.o.; max. 3 x 75mg bei stat. Therapie; **DANI/DALI** Dosisreduktion
Trimipramin Rp	HWZ 24h, Qo 0.9, PPB 95%, PRC C, Lact ?
Stangyl Tbl. 25, 100mg; Gtt. (40Gtt. = 40mg) **Trimineurin** Tbl. 25, 50, 100mg; Gtt. (40Gtt. = 40mg) **Trimipramin-neuraxpharm** Tbl. 25, 50, 75, 100mg; Gtt. (40Gtt. = 40mg)	**Depression** → 692, **chron. Schmerzen** → 665: ini 25-50mg p.o., langsam steigern, Erh.Dos. 100-150mg/d, max. 400mg/d bei stationärer Behandlung; **DANI** sorgfältige Dosiseinstellung

A 13.1.2 Alpha-2-Rezeptor-Antagonisten, tetrazyklische Antidepressiva

Wm (Maprotilin): v.a. Hemmung des Noradrenalin-Reuptakes, daneben antihistaminerge, Alpha-1-antagonistische und geringe anticholinerge Wirkung;
Wi (Maprotilin): stimmungsaufhellend, sedierend;
Wm (Mianserin): starke antiserotonerge und antihistaminerge Wirkung;
Wi (Mianserin): stimmungsaufhellend, sedierend, anxiolytisch;
Wm/Wi (Mirtazapin): Blockade von zentralen Alpha-2-Rezeptoren ⇒ zentrale noradrenerge/serotonerge Transmission ↑ ⇒ antidepressiv; Histamin-antagonistische Wirkung ⇒ sedierend;
UW (Maprotilin): Müdigkeit, Schläfrigkeit, Benommenheit, Mundtrockenheit, Verstopfung, Akkommodationsstrg., Miktionsstrg., Schwindel, Myoklonien, Unruhe, Erregungszustände, Kopfschmerzen, Übelkeit, Erbrechen, Schlafstörungen, Angst, Delir, Halluzinationen, Hypomanie, Manie; **UW** (Mianserin): keine sehr häufigen bzw. häufigen UW;
UW (Mirtazapin): Appetit ↑, Gewicht ↑, anormale Träume, Schlaflosigkeit, Verwirrtheit, Angst, Schläfrigkeit, Sedierung, Kopfschmerzen, Lethargie, Tremor, Schwindel, orthostatische Hypotonie, Mundtrockenheit, Übelkeit, Erbrechen, Diarrhoe, Exanthem, Arthralgie, Myalgie, Rückenschmerzen, Ödeme, Erschöpfung, Agranulozytose, Neutropenie, Müdigkeit, Benommenheit, Ikterus, Hypotonie, Tremor, HRST, epileptische Anfälle, Gewichtszunahme, erhöhte Transaminasen, Parästhesien, Verschlechterung psychotischer Symptome;
KI (Maprotilin): bek. Überempfindlichkeit, akute Alkohol-/Schlafmittel-/Opioid-/Psychopharmakavergiftung, akuter Harnverhalt, akute Delirien und Manien, unbehandeltes Engwinkelglaukom, Prostatahypertrophie mit Restharn, Pylorusstenose, paralytischer Ileus, relevante Störung der Blutdruckregulation, akuter Herzinfarkt, Erregungsleitungsstörung des Herzens, Ther. mit MAO-Hemmern in letzten 14d, Lakt.;
KI (Mianserin): bek. Überempfindlichkeit, akute Alkohol-/Schlafmittel-/Schmerzmittel-/Psychopharmakavergiftung, gleichz. Therapie mit MAO-Hemmern;
KI (Mirtazapin): bek. Überempfindlichkeit, gleichzeitige Anwendung von MAO-Hemmern

Maprotilin Rp	HWZ 27-58(43)h, Q₀ 1.0, PPB 88%, PRC B, Lact ?
Ludiomil *Tbl. 25, 50, 75mg* Maprotilin-neuraxpharm *Tbl. 25, 50, 75mg* Maprotilin-ratioph. *Tbl. 25, 50, 75mg* Maprotilin-CT *Tbl. 75mg*	**Depression** → **692**: ini 25-75mg p.o./i.v., nach 2W um 25mg/d steigern bis 150mg/d, max. 225mg/d bei stationärer Behandlung; **DANI** nicht erforderlich

Mianserin Rp	HWZ 21-61h, Q₀ 0.95, PPB 90%
Mianserin-neuraxpharm *Tbl. 10, 30, 60mg* Mianserin Holsten *Tbl. 10, 30mg*	**Depression** → **692**: ini 30mg p.o., Erh.Dos. 30-90mg/d; **DANI/DALI** ggf. Dosisanpassung

Mirtazapin Rp	HWZ 20-40h, PPB 85%, PRC C, Lact ?
Mirtazapin Stada *Tbl. 15, 30, 45mg; Lingualtbl. 15, 30, 45mg* Mirtazelon *Tbl. 15, 30, 45mg* Remergil *Lingualtbl. 15, 30, 45mg* Remeron *Lingualtbl. 15, 30, 45mg*	**Depression** → **692**: ini 15mg p.o., Erh.Dos. 1 x 15-45mg; **DANI** CrCl 11-40: 66%; < 10: 50%

Antidepressiva 339

A 13.1.3 MOI (MAO-Hemmer)

Wm/Wi (Moclobemid): selektive reversible Hemmung der MAO-A ⇒ Abbau von Noradrenalin, Dopamin, Serotonin ↓ ⇒ stimmungsaufhellend und antriebssteigernd;
Wm/Wi (Tranylcypromin): irreversible Hemmung der MAO-A und der MAO-B ⇒ Hemmung des oxidativen Abbaus, dadurch Konzentration ↑ von Adrenalin, Noradrenalin, Serotonin in der Synapse; zunächst stark antriebssteigernd und psychomotorisch aktivierend, nach ca. 3-5W stimmungsaufhellend und antidepressiv; **UW** (Moclobemid): Schlafstörungen, Schwindel, Kopfschmerzen, Mundtrockenheit, Übelkeit; **UW** (Tranylcypromin): Schlafstörungen, Hypotonie, Orthostase-Reaktionen, Hypertonie, Angstzustände, Agitiertheit, Unruhe, Schwindelgefühl, Mundtrockenheit, Müdigkeit, Herzklopfen, Gewichtszunahme, Gewichtsabnahme, Schwäche;
KI (Moclobemid): bek. Überempfindlichkeit, akute Verwirrtheitszustände, Phäochromozytom, Alter < 18J., Komb. m. Selegilin/SSRI/anderen Antidepressiva/Dextromethorphan/Pethidin/Tramadol/Triptanen; **KI** (Tranylcypromin): bek. Überempfindlichkeit, Phäochromozytom, Karzinoid, vaskuläre Erkrankungen des Gehirns, Gefäßfehlbildungen, schwere Formen von Hypertonie bzw. von Herz-Kreislauf-Erkrankungen, Leberfunktionsstörungen bzw. Lebererkrankungen, schwere Nierenfunktionsstörungen bzw. Nierenerkrankungen, Porphyrie, Diabetes insipidus, maligne Hyperthermie (auch in der Vorgeschichte), akutes Delir, akute Vergiftung mit zentral-dämpf. Pharmaka, Ki. u. Jugendliche, Kombination mit SSRI, Clomipramin, Venlafaxin, Duloxetin, Sibutramin, Milnacipran, L-Tryptophan, Serotonin-Agonisten wie Triptane, Buspiron, Imipramin, indirekte Sympathomimetika; Amphetamine, Pethidin, Tramadol, Dextromethorphan, Disulfiram, Levodopa ohne Decarboxylase-Hemmstoffe

Moclobemid Rp	HWZ 2-4h, Q0 1.0, PPB 50%
Aurorix *Tbl. 150, 300mg* Moclobemid HEXAL *Tbl. 150, 300mg* Moclobemid Stada *Tbl. 150, 300mg*	**Depression** → 692: ini 300mg p.o., Erh.Dos. 300-600mg/d; **soziale Phobie** → 697: ini 2 x 150mg, nach 4d 2 x 300mg; **DANI** nicht erforderlich

Tranylcypromin Rp	HWZ 2h, Q0 0.95, PRC C, Lact ?
Jatrosom *Tbl. 10, 20, 40mg* Tranylcypromin Aristo *Tbl. 10, 20mg* Tranylcypromin-neuraxpharm *Tbl. 10, 20mg*	**Depression** → 692: ini 1 x 10mg morgens p.o., je nach Wi um 10mg/W steigern, Erh.Dos. 20-40mg/d in 1-3 ED, max. 60mg/d; **DANI** b. schw. NI Anw. nicht empf.; **DALI** KI

A 13.1.4 Selektive Serotonin-Reuptake-Inhibitoren (SSRI)

Wm: selektive Hemmung der Serotoninwiederaufnahme ⇒ Serotoninanreicherung im synaptischen Spalt; **Wi**: antidepressiv, psychomotorisch aktivierend;
UW (Citalopram): Asthenie, Apathie, Appetit ↓, Gewicht ↓, Agitiertheit, verringerte Libido, Ängstlichkeit, Nervosität, Verwirrtheit, anormale Träume, Konzentrationsstörungen, Amnesie, Anorexie, Orgasmusstörungen (Frauen), Schläfrigkeit, Schlaflosigkeit, Kopfschmerzen, Schlafstörungen, Tremor, Geschmacksstörungen, Parästhesie, Migräne, Schwindel, Aufmerksamkeitsstörungen, Akkommodationsstörung, Tinnitus, Herzklopfen, Hypotonie, Hypertonie, Gähnen, Rhinitis, Sinusitis, Mundtrockenheit, Übelkeit, Obstipation, Diarrhoe, Erbrechen, Flatulenz, Speichelfluss ↑, Abdominalschmerzen, Dyspepsie, vermehrtes Schwitzen, Juckreiz, Myalgie, Arthralgie, Polyurie, Impotenz, Ejakulationsstörungen, Erschöpfungszustände;

A 13 Psychiatrie – Arzneimittel

UW (Escitalopram): verminderter/gesteigerter Appetit, Gewichtszunahme, Ängstlichkeit, Ruhelosigkeit, anormale Träume, verringerte Libido, Anorgasmie (Frauen), Schlaflosigkeit, Schläfrigkeit, Schwindel, Parästhesie, Tremor, Sinusitis, Gähnen, Übelkeit, Diarrhö, Obstipation, Erbrechen, Mundtrockenheit, vermehrtes Schwitzen, Arthralgie, Myalgie, Ejakulationsstörungen, Impotenz, Müdigkeit, Fieber;
UW (Fluoxetin): verminderter Appetit, Angst, Nervosität, Ruhelosigkeit, Angespanntheit, verminderte Libido, Schlafstörung, anormale Träume, Kopfschmerzen, Aufmerksamkeitsstörung, Schwindel, Geschmacksstörung, Lethargie, Somnolenz, Tremor, verschwommenes Sehen, Palpitation, Flush, Gähnen, Diarrhoe, Übelkeit, Erbrechen, Dyspepsie, Mundtrockenheit, Ausschlag, Nesselsucht, Hyperhidrose, Pruritus, Arthralgie, häufiges Wasserlassen, gynäkologische Blutung, erektile Dysfunktion, Ejakulationsstörung, Müdigkeit, Nervosität, Schüttelfrost, Gewichtsverlust;
UW (Fluvoxamin): Palpitationen, Tachykardie, Kopfschmerzen, Schwindel, Somnolenz, Tremor, Bauchschmerzen, Obstipation, Diarrhö, Mundtrockenheit, Dyspepsie, Schwitzen, Anorexie, Asthenie, Malaise, Agitiertheit, Angst, Schlafstörungen, Nervosität;
UW (Paroxetin): Erhöhung der Cholesterinwerte, verminderter Appetit, Schläfrigkeit, Schlaflosigkeit, Agitiertheit, ungewöhnliche Träume, Schwindelgefühl, Tremor, Kopfschmerzen, Konzentrationsschwierigkeiten, verschwommenes Sehen, Gähnen, Übelkeit, Obstipation, Diarrhö, Erbrechen, Mundtrockenheit, Schwitzen, sexuelle Dysfunktion, Schwächezustände, Gewichtszunahme, Schwindel, sensorische Störungen, Schlafstörungen, Angst, Kopfschmerzen;
UW (Sertralin): Schlaflosigkeit, Schläfrigkeit, Appetitlosigkeit, Gähnen, Agitiertheit, Angst, Tremor, Schwindel, Mundtrockenheit, Kopfschmerzen, Bewegungsstörungen, Parästhesie, Hypästhesie, vermehrtes Schwitzen, Sehstörung, Tinnitus, Palpitaion, Brustschmerz, Übelkeit, Diarrhoe, Dyspepsie, Verstopfung, Abdominalschmerz, Erbrechen, Hautausschlag, Menstruationsstörungen, Sexualstörungen, Asthenie, Müdigkeit, Hitzewallungen;
KI (Citalopram, Escitalopram): bekannte Überempfindlichkeit, verlängertes QT-Intervall, angeborenes Long-QT-Syndrom, gleichzeitige Anwendung von MAO-Hemmern, Linezolid, Pimozid, Arzneimittel mit bekannter QT-Intervall-Verlängerung;
KI (Fluoxetin, Fluvoxamin): bek. Überempfindlichkeit, gleichzeitige Anwendung von MAO-Hemmern;
KI (Paroxetin): bek. Überempfindlichkeit, gleichzeitige Anwendung von MAO-Hemmern, Thioridazin, Pimozid;
KI (Sertralin): bek. Überempfindlichkeit, gleichzeitige Anwendung von MAO-Hemmern, Pimozid

Citalopram Rp	HWZ 33-37h, Q_0 > 0.7, PPB 80%, PRC C, Lact ?
Cipramil Tbl. 20, 40mg; Inf.Lsg. 20mg/0.5ml **Citalich** Tbl. 20mg **Citalon** Tbl. 20, 40mg **Citalopram HEXAL** Tbl. 10, 20, 30, 40mg **Citalopram-ratioph.** Tbl. 10, 20, 30, 40mg **Citalopram Stada** Tbl. 10, 20, 30, 40mg	**Depression** → 692: 1 x 20mg p.o., max. 40mg/d; > 65J.: max. 20mg/d; 20mg/d i.v., max. 40mg/d i.v. **Panikstörung** → 696: ini 1 x 10mg p.o., nach 1W 1 x 20mg, je nach Ansprechen bis max. 40mg/d steigern; **DALI** leichte-mittelschwere LI: ini 10mg/d für 14d, dann max. 20mg/d; **DANI** CrCl > 30: 100%; < 30: Anw. nicht empf.

Antidepressiva

Escitalopram Rp	HWZ 30h, PPB 80%

Cipralex *Tbl. 10, 20mg;*
Gtt. (20Gtt. = 20mg)
Escitalex *Tbl. 5, 10, 15, 20mg*
Escitalopram HEXAL *Tbl. 5, 10, 15, 20mg;*
Lingualtbl. 10, 20mg; Gtt. (1ml = 20mg)
Escitalopram-neuraxpharm *Tbl. 5, 10, 15, 20mg; Lingualtbl. 10, 20mg*
Seroplex *Tbl. 10, 20mg*

Depression → 692, **Zwangsstörung** → 698, **generalisierte Angststörung** → 696:
1 x 10mg p.o., ggf. 1 x 20mg;
Panikstörung → 696:
ini 1 x 5mg, nach 7d 1 x 10mg, ggf. 1 x 20mg;
soziale Angststörung: ini 1 x 10mg,
nach 2-4W Dosisanpassung 5-20mg/d;
Pat. > 65J.: ini 1 x 5mg, ggf. 1 x 10mg;
DANI CrCl < 30: sorgfältige Dosisanpassung;
DALI W1+2: 5mg/d, dann max. 10mg/d

Fluoxetin Rp	HWZ 4 (7)d, Qo 0.85, PPB 95%, PRC C, Lact -

Fluoxetin 1A *Tbl. 10, 20, 40mg*
Fluoxetin HEXAL *Tbl. 10, 20, 40mg;*
Kps. 10, 20mg;
Fluoxetin-ratioph. *Tbl. 20mg; Kps. 20mg*

Depression → 692: 1 x 20mg p.o.; **Zwangsstörung** → 698: 1 x 20mg, ggf. 60mg/d;
Bulimie: 60mg/d;
Ki. > 8J: ini 10mg/d, nach 1-2W max. 20mg/d;
DANI nicht erforderlich; **DALI** 20mg alle 2d

Fluvoxamin Rp	HWZ 17-22h, Qo 1.0, PPB 80%, PRC C, Lact ?

Fevarin *Tbl. 50, 100mg*
Fluvoxamin-neuraxpharm *Tbl. 50, 100mg*

Depression → 692: ini 50mg p.o.,
Erh.Dos. 1 x 100-200mg, max. 300mg/d;
Zwangsstörung → 698: ini 50mg/d,
Erh.Dos. 200-300mg/d;
Ki. > 8J: ini 25-50mg p.o.,
um 25-50mg/W steigern, max. 200mg/d;
DANI/DALI Dosisreduktion

Paroxetin Rp	HWZ 17-24h, Qo 0.95, PPB 95%, PRC C, Lact ?

Paroxat *Tbl. 10, 20, 30, 40mg*
Paroxetin-ratioph. *Tbl. 20, 30, 40mg*
Paroxetin Stada *Tbl. 20mg*
Seroxat *Tbl. 20mg; Saft (1ml = 2mg)*

Depression → 692, **Angststrg.** → 696, **soziale Phobie** → 697, posttraumat. Belastungsstr.:
1 x 20mg p.o., ggf. steigern, max. 50mg/d;
Panik- → 696, **Zwangsstörung** → 698: ini 10mg,
um 10mg/W steig., Erh.Dos. 20mg, max. 60mg/d;
DANI CrCl < 30: red. Dosis; **DALI** red. Dosis

Sertralin Rp	HWZ 24h, Qo 1.0, PPB 98%, PRC C, Lact ?

Gladem *Tbl. 50mg*
Sertralin Aristo *Tbl. 50, 100mg*
Sertralin HEXAL *Tbl. 50, 100mg*
Sertralin-neuraxpharm *Tbl. 50, 100mg*
Zoloft *Tbl. 50, 100mg; Lsg. (1ml = 20mg)*

Depression → 692; **Zwangsstrg.** → 696:
1 x 50mg p.o., je nach W steig. auf 1 x 100mg,
max. 200mg/d; **Panikstrg.** → 696, posttraumat. Belastungsstrg., soziale Angststrg.
→ 696: ini 1 x 25mg, nach 1W 1 x 50mg,
ggf. um 50mg/W steigern bis 200mg/d;
Zwangsstrg. → 698: Ki. 6-12J.: ini 1 x 25mg,
nach 1W 1 x 50mg; **13-17J.**: ini 1 x 50mg,
ggf. um 50mg/W steigern bis 200mg/d;
DANI nicht erforderlich; **DALI** reduzierte Dosis

A 13.1.5 Serotonin-Noradrenalin-Reuptake-Inhibitoren (SNRI)

Wm/Wi (Duloxetin, Milnacipran, Venlafaxin): Hemmung der Serotonin- und der Noradrenalin-Wiederaufnahme ⇒ Erhöhung der extrazellulären Konzentration von Serotonin u. Noradrenalin in verschiedenen Gehirnarealen ⇒ schmerzhemmend und antidepressiv;
UW (Duloxetin): verminderter Appetit, Schlaflosigkeit, Agitiertheit, trockener Mund, Übelkeit, Erbrechen, Obstipation, Diarrhoe, Dyspepsie, Abdominalschmerz, Flatulenz, Müdigkeit, Angst, verminderte Libido, Anorgasmie, anomale Träume, Kopfschmerzen, Schläfrigkeit, Schwindel, Tremor, Verschwommensehen, Herzklopfen, Tinnitus, Blutdruckanstieg, Gähnen, Erröten, vermehrtes Schwitzen, Lethargie, Parästhesie, Hautausschlag, muskuloskeletale Schmerzen, Muskelkrämpfe, Dysurie, erektile Dysfunktion, Ejakulationsstörungen, Gewichtsabnahme;
UW (Milnacipran): Kopfschmerzen, Übelkeit, Agitiertheit, Ängstlichkeit, Depression, Essstörungen, Schlafstörungen, suizidales Verhalten, Migräne, Tremor, Schwindel, Empfindungsstörungen, Schläfrigkeit, Tachykardie, Palpitationen, Hitzewallungen, Hypertonie, Verstopfung, Diarrhoe, Bauchschmerzen, Dyspepsie, Erbrechen, Mundtrockenheit, Pruritus, Hautausschlag, Hyperhidrose, Muskelschmerzen, Dysurie, Pollakisurie, Ejakulationsstrg., Erektionsstrg., Hodenschmerzen, Müdigkeit;
UW (Venlafaxin): erhöhte Cholesterinwerte, Gewichtsabnahme, Mundtrockenheit, Obstipation, Übelkeit, Erbrechen, Nervosität, Schlaflosigkeit, Parästhesien, Sedierung, Tremor, Verwirrtheit, Depersonalisation, vermehrtes Schwitzen, sexuelle Störungen, Miktions-, Menstruationsstörungen, Libidoabnahme, erhöhter Muskeltonus, Kopfschmerzen, Asthenie, anomale Träume, Schwindel, Akkommodationsstörung, Mydriasis, Sehstörungen, Blutdruckanstieg, Vasodilatation, Palpitation, Gähnen, verminderter Appetit, Schüttelfrost;
KI (Duloxetin): bekannte Überempfindlichkeit, Leberfunktionsstörung, schwere Niereninsuffizienz, unkontrollierte Hypertonie, Kombination mit MAO-Hemmern, Fluvoxamin, Ciprofloxacin, Enoxacin;
KI (Milnacipran): bek. Überempfindlichkeit, Komb. mit MAO-Hemmern, unkontrollierte Hypertonie, schwere oder instabile KHK, Lact.;
KI (Venlafaxin): bekannte Überempfindlichkeit, Kombination mit MAO-Hemmern

Duloxetin Rp	HWZ 8-17h, PPB 96%
Ariclaim Kps. 30, 60mg **Cymbalta** Kps. 30, 60mg **Xeristar** Kps. 30, 60mg	**Depression** → 692, **Schmerzen bei diabetischer PNP:** 1 x 60mg p.o.; max. 2 x 60mg; **generalisierte Angststörung** → 696: ini 1 x 30mg p.o., ggf. steigern auf 1 x 60mg; **DANI:** CrCl 30-80: 100%; < 30: KI; **DALI:** KI

Milnacipran Rp	HWZ 8h, PPB 13%
Milnaneurax Kps. 25, 50mg	**Depression** → 692: 2 x 50mg p.o.; **DANI:** CrCl ≥ 60: 100%; 30-59: 2 x 25mg; < 30: 1 x 25mg; **DALI:** keine Daten

Antidepressiva 343

Venlafaxin Rp	HWZ 5(12)h, Q0 0.45 (0.5), PPB 27%, PRC C, Lact ?
Trevilor Kps. 37.5(ret.), 75(ret.), 150(ret.)mg **Venlafaxin-CT** Tbl. 75(ret.), 150(ret.), 225(ret.)mg; Kps. 37.5(ret.), 75(ret.), 150(ret.)mg **Venlafaxin-ratioph.** Tbl. 75(ret.), 150(ret.), 225(ret.)mg; Kps. 37.5(ret.), 75(ret.), 150(ret.)mg	**Depression** → 692: ini 1 x 75mg p.o., ggf. alle 2W steigern bis max. 375mg/d; **generalisierte Angststörung** → 696, **soziale Angststörung** → 696: ini 1 x 75mg, ggf. steigern bis 225mg/d; **Panikstörung** → 696: d1-7: 37.5mg/d, dann 75mg/d; ggf. steigern bis max. 225mg/d; **DANI** CrCl 30-70: vorsichtige Anwendung; < 30, HD: 50%; **DALI** 50%

A 13.1.6 Noradrenalin-Reuptake-Inhibitoren (NARI)

Wm/Wi (Reboxetin): Hemmung der Noradrenalin-Wiederaufnahme ⇒ Erhöhung der extrazellulären Konzentration von Noradrenalin in verschiedenen Gehirnarealen und Modifikation der noradrenergen Transmission;
UW (Reboxetin): verminderter Appetit, Schlaflosigkeit, Agitiertheit, Angst, Kopfschmerzen, Parästhesie, Akathisie, Geschmacksstörung, Mundtrockenheit, Übelkeit, Erbrechen, Verstopfung, Hyperhidrosis, Schwindel, Tachykardie, Palpitationen, Vasodilatation, Hypotonie, Hypertonie, Akkommodationsstörungen, Exanthem, Miktionsbeschwerden, Harnwegsinfektionen, Dysurie, Harnverhalt, Erektions-/Ejakulationsstörungen, Schüttelfrost;
KI (Reboxetin): bekannte Überempfindlichkeit

Reboxetin Rp	HWZ 13h, Q0 > 0.8, PPB 92-97%, PRC B, Lact ?
Edronax Tbl. 4mg **Solvex** Tbl. 4mg	**Depression** → 692: 2 x 4mg p.o., max. 12mg/d; **DANI/DALI** ini 2 x 2mg, dann nach Wirkung steigern

A 13.1.7 Melatonin-Rezeptoragonisten

Wm/Wi (Agomelatin): Agonist an melatonergen MT$_1$- u. MT$_2$-Rezeptoren, Antagonist an postsynaptischen 5-HT2C-Rezeptoren ⇒ antidepressiv, Resynchronisierung der zirkadianen Rhythmik, Wiederherstellung des Schlaf-Wach-Rhythmus; speziell im frontalen Kortex Freisetzung von Dopamin und Noradrenalin ↑, kein Einfluss auf den extrazellulären Serotoninspiegel;
Wm/Wi (Melatonin): Hormon der Epiphyse, Agonist an melatonergen MT1-, MT2- und MT3-Rezeptoren ⇒ schlaffördernd, Beeinflussung des zirkadianen Rhythmus;
Wm/Wi (Tasimelteon): Agonist an melatonergen MT1- u. MT2-Rezeptoren ⇒ Regulierung des zirkadianen Rhythmus;
UW (Agomelatin): Kopfschmerzen, Schwindel, Schläfrigkeit, Schlaflosigkeit, Müdigkeit, Migräne, Übelkeit, Erbrechen, Diarrhoe, Obstipation, Bauch-, Rückenschmerzen, Schwitzen, Transaminasen (GOT und/oder GPT) ↑, Angst;
UW (Melatonin): keine sehr häufigen bzw. häufigen UW;
UW (Tasimelteon): Kopfschmerzen, Schlafstörungen, Schlaflosigkeit, ungewöhnliche Träume, Schläfrigkeit, Schwindel, Dyspepsie, Übelkeit, Mundtrockenheit, GPT-Erhöhung;
KI (Agomelatin): bek. Überempf., eingeschränkte Leberfunktion, Transaminasen ↑ > 3 ULN, gleichzeitige Anw. von starken CYP1A2-Inhibitoren (z.B. Fluvoxamin, Ciprofloxacin);
KI (Melatonin): bek. Überempf.; **KI** (Tasimelteon): bek. Überempf.

Agomelatin Rp	HWZ 1-2h, PPB 95%
Valdoxan *Tbl. 25mg*	**Depression** → 692: 1 x 25mg p.o. z.N., ggf. steigern auf 1 x 50mg; **DANI** vorsichtige Anwendung; **DALI** KI

Melatonin Rp	HWZ 3.5-4h, PPB 60%
Circadin *Tbl. 2(ret.)mg*	**Insomnie ab 55J**: 1 x 2mg p.o. z.N.; **DANI** vors. Anw.; **DALI** Anw. nicht empfohlen

Tasimelteon Rp	HWZ 1.3h, PPB 90%
Hetlioz *Tbl. 20mg*	**Nicht-24h-Schlaf-Wach-Syndrom bei Blinden**: 1 x 20mg p.o. 1h vor dem Schlafengehen; **DANI** nicht erforderl.; **DALI** Child C: vorsichtige Anw.

A 13.1.8 Weitere Antidepressiva

Wm/Wi (Bupropion): neuronale Hemmung der Dopamin- und Noradrenalin-Wiederaufnahme ⇒ antidepressiv; **Wm/Wi** (Tianeptin): erhöhte elektrische Aktivität der Pyramidenzellen im Hippocampus, erhöhte Wiederaufnahme von Serotonin im Kortex und hippocampalen Neuronen, steigert den Dopamin-Stoffwechsel des Gehirns und verringert die Freisetzung von Acetylcholin ⇒ stimulierend und anxiolytisch, Auswirkungen auf somatische Störungen; **Wm/Wi** (Trazodon): präsynaptische Hemmung der Serotonin-Reuptakes, postsynaptische Blockade von 5-HT1-Rezeptoren, Blockade von Alpha-1-Rezeptoren ⇒ sedierend, antidepressiv, anxiolytisch, prosexuell;
UW (Bupropion): Urtikaria, Appetitlosigkeit, Schlaflosigkeit, Agitiertheit, Angst, Kopfschmerzen, Tremor, Schwindel, Geschmacks-/Sehstörungen, Tinnitus, Gesichtsröte, Mundtrockenheit, Übelkeit, Erbrechen, Bauch-/Brustschmerzen, Obstipation, Exanthem, Pruritus, Schwitzen, Hypertonie, Fieber, Asthenie; **UW** (Tianeptin): Anorexie, Alpträume, Schlaflosigkeit, Schläfrigkeit, Schwindel, Kopfschmerz, Zusammenbruch, Tremor, beeinträchtigtes Sehvermögen, Herzrasen, Herzklopfen, Extrasystolen, präkordiale Schmerzen, Hitzewallungen, Dyspnoe, trockener Mund, Darmträgheit, Bauchschmerzen, Übelkeit, Erbrechen, Dyspepsie, Diarrhö, Blähungen, Sodbrennen, Rückenschmerzen, Myalgie, Globusgefühl, Asthenie; **UW** (Trazodon): Hypotonie, HRST, Schwindel, Kopfschmerz, Unruhe, GI-Beschwerden, Mundtrockenheit, Schlafstörungen, Müdigkeit;
KI (Bupropion): bek. Überempf., Epilepsie, ZNS-Tumor, Alkoholentzug, schwere Leberzirrhose, Anorexia nervosa, Bulimie, gleichzeitige Anw. mit MAO-Hemmern; **KI** (Tianeptin): bek. Überempf., Kombination mit nichtselektiven MAO-Hemmern; **KI** (Trazodon): bek. Überempf., akute Intoxikation mit zentral dämpfenden Pharmaka bzw. Alkohol, Karzinoid-Syndrom

Bupropion Rp	HWZ 20h, Q0 > 0.8, PPB 84%, PRC B, Lact ?
Bupropion-neuraxpharm *Tbl. 150, 300mg* Elontril *Tbl. 150, 300mg*	**Depression** → 692: ini 1 x 150mg p.o., ggf. nach 4W auf 1 x 300mg steigern; **DANI** max. 150mg/d; **DALI** max. 150mg/d; KI bei schw. Leberzirrhose

Stimmungsstabilisierer/Antimanika 345

Tianeptin	HWZ 2.5-3(7-8)h, PPB 95%
Tianeurax *Tbl. 12.5mg*	**Depression** → 692: 3 x 12.5mg p.o., **DANI** 2 x 12.5mg; **DALI** nicht erforderlich

Trazodon Rp	HWZ 7(10-12)h, Qo 1.0 (0.7), PPB 89-95%, PRC C, Lact ?
Trazodon HEXAL *Tbl. 100mg* Trazodon-neuraxpharm *Tbl. 100mg*	**Depression** → 692: W1: 100mg/d, W2: 200mg/d, ab W3: 200-400mg/d; **DANI** nicht erforderlich

A 13.2 Stimmungsstabilisierer/Antimanika

Wm/Wi (Lamotrigin): blockiert spannungsgesteuerte Na^+-Kanälen ⇒ repetitive Entladungen der Neurone und Glutamat-Freisetzung ↓ ⇒ antikonvulsiv, Prävention von Stimmungsepisoden; **Wm/Wi** (Lithiumcarbonat, -sulfat): beeinflusst viele neurochem. Systeme (Ionenkanäle, Neurotransmitter, Second-messenger-Systeme) ⇒ Phasenverschiebung biologischer Rhythmen; **UW** (Lamotrigin): Aggressivität, Reizbarkeit, Kopfschmerzen, Somnolenz, Schwindel, Tremor, Insomnie, Ataxie, Nystagmus, Diplopie, Verschwommensehen, Übelkeit, Erbrechen, Diarrhoe, Hautausschlag, Müdigkeit, Agitiertheit, Mundtrockenheit, Arthralgie, Rückenschmerzen, Schmerzen; **UW** (Lithiumcarbonat): Durst, Polyurie, GI-Strg., Tremor, Struma, Hypothyreose, Nierenschäden; **UW** (Lithiumsulfat): feinschläg. Tremor, Polyurie, Polydipsie, Übelkeit, Gewicht ↑; **KI** (Lamotrigin): bek. Überempf., **KI** (Lithiumcarbonat): bek. Überempf., akutes Nierenversagen/schwere NI, akuter MI/Herzinsuff., ausgeprägte Hyponatriämie, Brugada-Syndrom, Grav.; **KI** (Lithiumsulfat): bek. Überempf., akutes Nierenversagen, akuter MI, ausgeprägte Hyponatriämie, Grav.

Lamotrigin Rp	HWZ 29h, Qo 0.9, PPB 55%, PRC C, Lact ?
Lamictal *Tbl, 2, 5, 25, 50, 100, 200mg* Lamotrigin-neuraxpharm *Tbl. 25, 50, 100, 200mg* Lamotrigin-ratioph. *Tbl. 5, 25, 50, 100, 200mg*	**Pro. depressiver Episoden bei bipolarer Störung** → 693: W1-2: 1 x 25mg p.o.; W3-4: 50mg in 1-2ED, ab W5: 100mg/d in 1-2ED, Zieldosis 200mg/d, max. 400mg/d; bei Kombinationstherapie s. FachInfo

Lithiumcarbonat Rp	HWZ 14-24h, Qo 0.02, keine PPB, ther. Serumspiegel 0.6-1.2mmol/l
Hypnorex ret. *Tbl. 400(ret.)mg (= 10.8mmol Li^+)* Lithium Apogepha *Tbl. 295mg (= 8mmol Li^+)* Quilonorm *Tbl. 450 (ret.)mg* Quilonum ret. *Tbl. 450(ret.)mg (= 12.2mmol Li^+)*	**Ther./Pro. manisch-depressiver Erkr.** → 692: d1-3: 12mmol/d p.o., d4-7: 24mmol/d, weitere Dosisanpassung nach Serumspiegel; **DANI** KI bei schwerer NI

Lithiumsulfat Rp	HWZ 14-24h, Qo 0.02, ther. Serumspiegel: 0.6-1.2mmol/l
Lithiofor *Tbl. 660(ret.)mg (= 12mmol Li^+)*	**Ther./Pro. manisch-depressiver Erkr.** → 692: d1-3: 12mmol/d p.o., d4-7: 24mmol/d, dann Dosisanpassung nach Serumspiegel; **DANI** KI bei schwerer NI

A 13.3 Anxiolytika

Wm/Wi (Opipramol): Antagonismus an H1-, D2-, 5-HT2A-, Alpha-1-Rezeptoren, hohe Affinität für Sigmarezeptoren ⇒ Beeinflussung von NMDA-Rezeptoren sowie Transmission/Stoffwechsel von Dopamin im ZNS ⇒ sedierend, anxiolytisch, stimmungsaufhellend; **UW** (Opipramol): Hypotonie, orthostatische Dysregulation, Müdigkeit, Mundtrockenheit, verstopfte Nase; **KI** (Opipramol): bek. Überempf., gleichzeitige Anw. mit MAO-Hemmern, akute Alkohol-, Schlafmittel-, Analgetika- und Psychopharmaka-Intox., akuter Harnverhalt, akute Delirien, unbehandeltes Engwinkelglaukom, Prostatahypertrophie mit Restharn, paralytischer Ileus, höhergrad. AV-Block, diffuse (supra-)ventrikuläre Reizleitungsstörungen

Opipramol Rp	HWZ 6-9h, PPB 91%
Insidon *Tbl. 50, 100mg; Gtt. (24Gtt. = 100mg)* Ophel *Tbl. 50, 100mg* Opipram *Tbl. 50, 100mg* Opipramol-neuraxpharm *Tbl. 50, 100, 150mg* Opipramol-ratioph. *Tbl. 50, 100mg*	Generalisierte Angststörung → 696, somatoforme Störung: 50–50–100mg p.o., ggf. Dosisanpassung auf 150mg/d, max. 300mg/d; **Ki.** > 6J: 3mg/kg/d; **DANI** sorgfältige Dosiseinstellung, evtl. Dosisreduktion erforderlich

A 13.4 Neuroleptika

A 13.4.1 Schwach potente Neuroleptika

Wm (alle): Antagonismus an Dopamin-Rezeptoren im ZNS; **Wi** (Chlorprothixen): schwach antipsychotisch, stark sedierend (je höher die antipsychotische Wi, desto geringer die sedierende und umgekehrt); sympathikolytisch, anticholinerg, antihistaminerg, antiserotoninerg; **Wi** (Levomepromazin): ausgeprägt psychomotorisch dämpfend und sedierend, analgetisch, antiemetisch, antiallergisch, depressionslösend, lokalanästhetisch, schwach antipsychotisch; **Wi** (Melperon): affektive Entspannung, sedierend, antipsychotisch; **Wi** (Pipamperon): sedativ-hypnotisch, erregungsdämpfend, gering antipsychotisch; **Wi** (Promethazin): stark sedierend, gering antipsychotisch, antiemetisch, hypnotisch; **Wi** (Prothipendyl): sedierend, antiemetisch; **Wi** (Sulpirid): antidepressiv, Beeinflussung der schizophrenen Symptomatik, antivertiginös; **Wi** (Thioridazin): ausgeprägt antipsychotisch, günstige Beeinflussung katatoner Erregung, affektiv entspannend, stark sedierend; **UW** (Chlorprothixen): Frühdyskinesien, Dystonien, malignes neurolept. Syndrom, Müdigkeit, Reaktionszeit ↑, Benommenheit, Schwindel, Verwirrtheit, Asthenie, Abgeschlagenheit, Nervosität, Agitiertheit, Kopfschmerzen, Libido ↓, Hypotonie, orthostat. Dysregulation, Tachykardie, Palpitationen, Strg. der Erregungsausbreitung und -rückbildung am Herzen, Obstipation, Verdauungsstrg., Übelkeit, Miktionsstörungen, Leberenzyme ↑, Strg. der Speichelsekretion, Speichelfluss ↑, Schwitzen ↑ oder ↓, Sprech-, Seh-, Akkommodationsstrg., Mundtrockenheit, Dermatitis, Myalgie, Gewicht ↑, Appetit ↑; **UW** (Levomepromazin): Müdigkeit, extrapyramidalmotorische Strg. (wie Frühdyskinesien, Parkinson-Syndrom, Akathisie), Blickkrämpfe, Akkommodationsstrg., Augeninnendruck ↑, orthostat. Dysregulation, Hypotonie, Tachykardie, EKG-Veränd., verstopfte Nase, Obstipation, Übelkeit, Erbrechen, Diarrhoe, Appetit ↓, Mundtrockenheit, Miktionsstrg.; **UW** (Melperon): Müdigkeit, orthostat. Dysregulation, Hypotonie, Tachykardie, extrapyramidale Strg., Parkinson-Syndrom, Akathisie;

Neuroleptika 347

UW (Pipamperon): Depression, Somnolenz, Zahnradphänomen, Hypertonie, Akathisie, okulogyrische Krise, Opisthotonus, Dyskinesie, Tachykardie, orthostat. Hypotonie, Erbrechen, Urtikaria, muskuläre Spastik, Amenorrhoe, Gangstrg., Asthenie;
UW (Promethazin): Sedierung, Mundtrockenheit, Strg. d. Speichelsekretion;
UW (Prothipendyl): orthostat. Kreislaufstrg.;
UW (Sulpirid): Übelkeit, Mundtrockenheit, Speichelsekretion ↑, Transpiration, Kopfschmerzen, Schwindel, Müdigkeit, Hypokinesie, Tachykardie, Hypotonie, Hypertonie, Strg. des Hormonhaushalts, Obstipation, gastroint. Strg. mit Übelkeit und Erbrechen;
UW (Thioridazin): Sedierung, Schläfrigkeit, Schwindel, Mundtrockenheit, Sehstörung, Akkommodationsstörung, Nasenverstopfung, orthostatische Hypotonie, Galaktorrhö;
KI (Chlorprothixen): bek. Überempf. Kreislaufkollaps, Bewusstseinstrübungen verschiedener Ursache, komatöse Zustände, klinisch sign. Herz-Kreislauf-Störungen, ventrik. Arrhythmien, Torsades de Pointes (anamn.), Hypokaliämie, Hypomagnesiämie, angeb. Long-QT-Syndrom, sek. QT-Intervall-Verlängerung, gleichz. Anw. von QT-Zeit-verlängernden Med., Ki. < 3J;
KI (Levomepromazin): bek. Überempf., akute Alkohol-, Schlafmittel-, Analgetika- und Psychopharmaka-Intox., Kreislaufschock, Koma, BB-Strg., Ki. < 16J.;
KI (Promethazin): bek. Überempf., schwere Blutzell- und Knochenmarkschädigung, akute Intoxikation mit zentral-dämpfenden Medikamenten oder Alkohol, Kreislaufschock, Koma, anamnestisch malignes neuroleptisches Syndrom, Ki. < 2J.;
KI (Prothipendyl): bek. Überempf., akute Intoxikation mit zentraldämpfenden Medikamenten oder Alkohol, komatöse Zustände;
KI (Sulpirid): bek. Überempf., akute Intox. mit zentraldämpfenden Medikamenten od. Alkohol, maniforme Psychosen, organ. Psychosyndrom, M. Parkinson, Hyperprolaktinämie, Krampfanfälle, prolaktinabhängige Tumore, Mammatumore, Tumore der Nebennieren, Grav./Lakt.;
KI (Thioridazin): bek. Überempf., schw. Herzkrankheiten, Kombination mit QT-Zeit-verlängernden Med., Cytochrom P450 2D6-Isoenzym hemmenden Med. (SSRI, trizyklische Antidepressiva, Betablocker), den Metabolismus von Thioridazon verlangsamenden (Fluvoxamin, Pindolol, Propranolol) Medikamenten, angeb. oder erw. Cytochrom-P450-2D6-Isoenzym-Mangel, komatöse Zustände, schwere ZNS-Dämpfung, hämatol. Störungen in der Anamnese, Lakt.

Chlorprothixen Rp	HWZ 8-12h, Q0 1.0, PPB 99%
Chlorprothixen-neuraxpharm Tbl. 15, 50, 100mg **Chlorprotixen Holsten** Tbl. 15, 50mg **Truxal** Saft (1ml = 20mg)	Unruhe-, Erregungszustände → 688, Schizophrenie → 695, Psychose → 688: 2-4 x 15-100mg p.o., **Ki.** > 3J: 0.5-1mg/kg/d p.o. in 2ED; **DANI** sorgfältige Dosiseinst.
Levomepromazin Rp	HWZ 17h, Q0 1.0, PPB 98%
Levium Tbl. 25, 100mg **Levomepromazin-neuraxpharm** Tbl. 10, 25, 50, 100mg; Gtt. (20Gtt. = 40mg); Amp. 25mg/1ml **Neurocil** Tbl. 25, 100mg; Gtt. (20Gtt. = 20mg); Amp. 25mg/1ml	Unruhe-, Erregungszustände, Psychose → 688: ini 15-30mg p.o., Erh.Dos. 75-150mg p.o.; bei stat. Behandl. ini 75-100mg/d p.o., auf 150-300mg/d steigern, max. 600mg/d p.o.; 25-50mg i.m., ggf. Wdh., bis 150mg/d i.m.; **Ki.:** 1mg/kg/d; **chron. Schmerzen** → 665: ini 25-75mg/d p.o., langsam steigern bis 300mg/d; **DANI/DALI** sorgfältige Dosiseinstellung

A 13 Psychiatrie – Arzneimittel

Melperon Rp — HWZ 4–8h, Q0 0.9, PPB 50%

Melneurin Tbl. 10, 25, 50mg; Saft (1ml = 5mg)
Melperon-ratioph. Tbl. 25, 50, 100mg; Saft (1ml = 5mg)

Schlafstrg., Unruhe-, Erregungs-, Verwirrtheitszustände, Psychosen → 688:
3 x 25-100mg p.o., höhere Dosis abends, max. 400mg/d;
DANI/DALI sorgf. Dosiseinstellung

Pipamperon Rp — HWZ 4h

Dipiperon Tbl. 40mg; Saft (5ml = 20mg)
Pipamperon-neuraxpharm Tbl. 40, 120mg; Saft (5ml = 20mg)
Pipamperon HEXAL Tbl. 40mg; Saft (5ml = 20mg)

Schlafstörung: 40mg/d; Dysphorie, Verwirrtheit, psychomotorische Erregung: ini 3 x 40mg p.o., ggf. steigern bis 3 x 120mg;
Ki. < 14J: ini 1mg/kg/d p.o., je nach Wi um 1mg/kg/d steigern, Erh.Dos. 2-6mg/kg/d in 3ED

Promethazin Rp — HWZ 7–15h, Q0 1.0, PPB > 90%, PRC C, Lact ?

Atosil Tbl. 25mg; Gtt. (20Gtt. = 20mg); Amp. 50mg/2ml
Closin Tbl. 25mg
Promethazin-neuraxpharm Tbl. 10, 25, 50, 75, 100mg; Gtt. (20Gtt. = 20, 100mg); Amp. 50mg/2ml
Proneurin Tbl. 25mg
Prothazin Tbl. 25mg; Gtt. (20Gtt. = 20mg)

Unruhe-, Erregungszustände → 688, allergische Reaktion, Schlafstörung:
ini 1 x 25mg p.o. z.N., ggf. steigern auf 1 x 50mg, bis 4 x 25mg, max. 200mg/d;
25-50mg i.v./i.m.; Ki. 2-18J: 12.5-25mg i.v., max. 0.5mg/kgKG/d;
DANI/DALI 50%

Prothipendyl Rp — HWZ 2.5h

Dominal Tbl. 40, 80mg; Gtt. (10Gtt. = 25mg)

Unruhe-, Erregungszustände → 688, Psychosen → 688: 2-4 x 40-80mg p.o.;
Ki. > 6J: 2-3 x 40mg p.o.;
DANI/DALI nicht erf.

Sulpirid Rp — HWZ 8h, Q0 0.3, kaum PPB

Dogmatil Kps. 50; Tbl. 200mg; Saft (1ml = 5mg); Amp. 100mg/2ml
Meresa Tbl. 200mg
Sulpirid-CT Tbl. 50, 200mg
Sulpirid-ratioph. Tbl. 50, 200mg
Sulpivert Kps. 50; Tbl. 100, 200mg
Vertigo Meresa Kps. 50; Tbl. 200mg
Vertigo Neogama Tbl. 50, 100, 200mg

Akute/chron. Psychose → 688: ini 3 x 100mg p.o., Erh.Dos. 400-800mg/d in 2-4ED, max. 1600mg/d; 200-1000mg/d i.m. in 2-4ED;
Ki. > 6J: ini 1-2mg/kg/d p.o., Erh.Dos. 5mg/kg/d in 2-3ED;
Depression → 692, Schwindel → 684:
ini 1-3 x 50mg p.o., Erh.Dos. 150-300mg/d
DANI CrCl 30-60: 50%; 10-29: 30%; < 10: 20%; DALI Dosisreduktion

Thioridazin Rp — HWZ 10h, Q0 1.0, PPB > 95%, PRC C, Lact ?

Melleril Tbl. 30(ret.), 200(ret.)mg
Thioridazin-neuraxpharm Tbl. 25, 50, 100, 200mg

Chron. Psychose, Unruhe-/Erregungszustände → 688: ini 25-50mg/d, Erh.Dos. 200-300mg/d, bei stationärer Behandlung bis 600mg/d;
Ki.: 1-2mg/kg/d p.o.;
DANI/DALI Dosisredukt.

Neuroleptika

A 13.4.2 Mittelstark potente Neuroleptika

Wm/Wi (Perazin): antagonistisch auf Dopamin-D1- und D2-Rez. sowie auf alpha-adrenerge, cholinerge, histaminerge (H1stärker als H2) und serotonerge Rez.; antipsychotisch, anxiolytisch, affektiv entspannend, psychomotorisch dämpfend, schlafanstoßend, sedierend;
Wm/Wi (Zuclopenthixol): potenter Blocker von Dopamin-D1 und -D2-Rez., starke Affinität zu Serotonin-2A und alpha-1-adrenergen Rez.; ausgeprägte antipsychotische Wi, stark wirksam bei manischer Symptomatik; **ÜW** (Perazin): Hypotonie bzw. orthostat. Dysregulation, Tachykardie, EKG-Veränderungen, Sedierung, Leberenzyme ↑, Hyperglykämie;
UW (Zuclopenthixol): extrapyramidalmot. Strg. (z.B. Frühdyskinesien, Parkinson-Syndrom), Tremor, Akathisie, Müdigkeit, Unruhe, Hypokinese, Schwindel, Erregung, Depression, Kopfschmerzen, Dystonie, Parästhesie, Aufmerksamkeitsstrg., Amnesie, Gangstrg., Insomnie, Angst, anormale Träume, Akkommodationsstrg., Augeninnendruck ↑, Ikterus, orthostatische Dysregulation, Tachykardie, EKG-Veränderungen, Palpitationen, Dyspnoe, verstopfte Nase, Obstipation, Übelkeit, Erbrechen, Diarrhoe, Dyspepsie, Miktionsstrg., Harnretention, Polyurie, Hautreaktionen, Photosensibilität, Myalgie, Hyperhidrosis, Hypotonie, Asthenie, Schmerzen, Gewichts-/Appetit ↑, Anorexie, Unwohlsein, Menstruationsstrg., sexuelle Funktionsstörungen;
KI (Perazin): bek. Überempf., schwere Blutzell-/Knochenmarkschäd.; **KI** (Zuclopenthixol): bek. Überempf., akute Alkohol-, Schlaf-/Schmerzmittel- und Psychopharmakaintox., Kreislaufschock, Koma, Phäochromozytom, BB-Veränd., Leistung des hämatopoetischen Systems ↓

Perazin Rp	HWZ 8-16h, Q0 > 0.7, PPB 94-97%
Perazin-neuraxpharm Tbl. 25, 100, 200mg Taxilan Tbl. 25, 100mg	Akute psychotische Syndrome, psychomot. Erregungszustände → 688: ini 50-150mg p.o., Erh.Dos. 300mg/d, bei stat. Behandlung 200-600mg/d, max. 1g/d; chron. Psychose → 688: 75-600mg/d p.o.; DANI nicht erf.; DALI Dosisreduktion

Zuclopenthixol Rp	HWZ 15-25h, PPB 98%
Ciatyl-Z Tbl. 2, 10, 25mg; Gtt. (20Gtt. = 20mg) Ciatyl-Z Acuphase Amp. 50mg/1ml Ciatyl-Z-Depot Amp. 200mg(Dep.)/1ml Clopixol Tbl. 2, 25mg; Amp. 200mg(Dep.)/1ml	Unruhe- → 688, Verwirrtheitszustände bei Demenz → 690: 2-6mg/d p.o. in 2-3ED; akute, chronische Psychosen → 688: ini 25-50mg/d p.o. in 2-3ED, ggf. nach 2-3d steigern auf 75mg/d, bis 150mg/d bei stat. Beh., ini 50-150mg i.m., evtl. Wdh. nach 2-3d; 200-400mg Depot i.m. alle 2-4W

A 13.4.3 Stark potente Neuroleptika

Wm (Perphenazin): postsynaptische Blockade zentraler Dopamin-Rezeptoren;
Wi: antipsychotisch, antiemetisch; **UW** (Perphenazin): zahlreiche UW ohne Häufigkeitsangabe, s. Fachinfo; **KI:** bekannte Überempfindlichkeit, akute Intoxikation mit zentral dämpfenden Medikamenten oder Alkohol, schwere Blutzell- oder Knochenmarkschädigung, schwere Depression, schwere Lebererkrankung, komatöse Zustände

Perphenazin Rp	HWZ 8-12h, Q0 1.0, PPB 90%, PRC C, Lact -
Perphenazin-neuraxpharm Tbl. 8mg	Psychosen, katatone, delirante Syndrome, psychomot. Erregungszustände → 688: 3 x 4-8mg p.o.; DANI/DALI sorgf. Dosiseinst.

A 13.4.4 Sehr stark potente Neuroleptika

Wm (alle): spezif. Dopaminantagonist (D2); **Wi** (Benperidol): antipsychotisch, sedierend; **Wi** (Bromperidol): ausgeprägt antipsychotisch, antiemetisch; **Wi** (Fluphenazin): antipsychotisch, Dämpfung psychomot. Erregung und affektiver Gespanntheit; **Wi** (Fluspirilen): antipsychotisch, schwach sedierend; **Wi** (Haloperidol): antipsychotisch, sedierend, antiemetisch; **Wi** (Pimozid): antipsychotisch, aktivierende Eigenschaften; **UW** (Benperidol): Frühdyskinesien, Parkinson-Syndrom, Akathisie, malignes Neuroleptika-Syndrom, Hypotonie, orthostatische Dysregulation, Tachykardie, Müdigkeit; **UW** (Bromperidol): Agitiertheit, Insomnie, Depression, Schlafstrg., Somnolenz, Schwindel, Akathisie, extrapyram. Strg., Tremor, Dystonie, Parkinsonismus, Akinese, Hypokinesie, Dyskinesie, Sedierung, Ataxie, verschwommenes Sehen, okulogyre Krise, Tachy-/Bradykardie, Mundtrockenheit, Obstipation, Hypersalivation, Übelkeit, Erbrechen, Muskelsteifheit, Sekretion aus Brustdrüse, Asthenie, Erschöpfung, EKG-Veränd., Gewicht ↑; **UW** (Fluphenazin): Frühdyskinesien, Parkinson-Syndr., Akathisie, malignes Neuroleptika-Syndr., Müdigkeit, Sedierung, Unruhe, Erregung, Benommenheit, Depression, Lethargie, Schwindelgefühl, Kopfschmerzen, verworrene Träume, delirante Symptome, zerebrale Krampfanfälle, Hypo-/Hyperthermie, Hypotonie, orthostat. Dysregulation, Tachykardie, ventrik. Arrhythmien; **UW** (Fluspirilen): Depression, Insomnie, Schlafstrg., Hypokinesie, extrapyramidale Strg., Akathisie, Parkinson-Syndrom, Tremor, Somnolenz, Dyskinesie, Schwindel, Sedierung, psychomot. Hyperaktivität, Frühdyskinesien, Dystonie, Bradykinesie, Übelkeit, muskuloskelettale Steifheit, Müdigkeit, Reaktion an Inj.Stelle; **UW** (Haloperidol): Agitation, Insomnie, psychotische Strg., Depression, extrapyramidale Strg., Hyperkinesie, Kopfschmerz, Tremor, Maskengesicht, Hypertonie, Dystonie, Somnolenz, Bradykinesie, Schwindel, Akathisie, Dyskinesie, Hypokinesie, tardive Dyskinesie, Sehstrg., oculogyrische Krise, orthostat. Hypotonie, Hypotonie, Obstipation, Mundtrockenheit, Hypersalivation, Erbrechen, Übelkeit, anomaler Leberfunktionstest, Exanthem, Harnretention, erektile Dysfunktion, Gewichtszu- u. abnahme; **UW** (Pimozid): Anorexie, Schlaflosigkeit, Depression, Agitation, Ruhelosigkeit, Schwindel, Somnolenz, Kopfschmerzen, Tremor, Lethargie, extrapyramidalmotorische Strg., Akathisie, verschwommenes Sehen, Obstipation, Mundtrockenheit, Erbrechen, Speichelfluss ↑, Hyperhidrose, Überfunktion der Talgdrüsen, Muskelsteifigkeit, Nykturie, Pollakisurie, erektile Dysfunktion, Erschöpfung, Gewicht ↑; **KI** (Benperidol): bek. Überempf., Parkinson-Syndrom, malignes neurolept. Syndrom nach Benperidol in der Anamnese; **KI** (Bromperidol): bek. Überempf., zentralnervöse Dämpfung, komatöse Zustände, depressive Erkr.; **KI** (Fluphenazin): bek. Überempf., akute Intox. mit zentral dämpfenden Medikamenten oder Alkohol, schwere Blutzell- oder Knochenmarkschädigung, prolaktinabhängige Tumore, Leukopenie in u. Erkr. des hämatopoet. Systems, Parkinson-Syndrom, malignes neuroleptisches Syndrom nach Fluphenazin, schwere Leberkrr., schwere Depression, Koma, Ki. < 12J; **KI** (Fluspirilen): bek. Überempf., akute Intoxikation mit zentral dämpfenden Medikamenten oder Alkohol, Parkinson-Syndrom, Ki < 18J., in Geweben mit vermind. Durchblutung; **KI** (Haloperidol): bek. Überempf., komatöser Zustand, Depression des ZNS infolge von Alkohol oder and. sedierenden Arzneimitteln, Läsion der Basalganglien, Parkinson-Krankh., anamn. bek. malignes neurolept. Syndrom nach Haloperidol, Ki. < 3J; Ki. und Jug. (parenterale Applikationsformen); **KI** (Pimozid): bek. Überempf., akute Intox. mit zentral dämpfenden Medikamenten oder Alkohol, M. Parkinson, Depression, angeb./erw. Long-QT-Syndrom (auch in Familienanamnese), anamn. HRST/Torsades de pointes, Hypokaliämie, -magnesiämie, klinisch relevante Bradykardie, gleichzeitige Anwendung von Cytochrom-P450-3A4/-2D6-inhibierenden Arzneimitteln oder Serotonin-Reuptake-Hemmern anamn. HRST/Torsades de pointes, Hypokaliämie, Hypomagnesiämie, klinisch relevante Bradykardie, gleichzeitige Anwendung von Cytochrom-P450-3A4/-2D6-inhibierenden Arzneimitteln oder Serotonin-Reuptake-Hemmern

Neuroleptika

Benperidol Rp	HWZ 7-8h
Benperidol-neuraxpharm *Tbl. 2, 4, 10mg; Gtt. (20Gtt. = 2mg); Amp. 2mg/2ml* **Glianimon** *Tbl. 2, 5, 10mg; Gtt. (20Gtt. = 2mg); Amp. 2mg/2ml*	**Akute, chron. Psychose** → 688: ini 2-6mg/d p.o./i.m./i.v. in 1-3ED, max. 40mg/d; Erh.Dos. 1-6mg/d; **psychomot. Erregungszustände** → 688: ini 1-3mg/d p.o./i.m./i.v.

Bromperidol Rp	HWZ 36h, PPB > 90%
Impromen *Tbl. 5mg; Gtt. (20Gtt. = 2mg)*	**Akute Psychosen** → 688: 1 x 10-50mg p.o.; **subakute, chronische Psychose**: 1 x 5mg

Fluphenazin Rp	HWZ 20h, Qo 1.0, PPB > 95%, PRC C, Lact ?
Fluphenazin-neuraxpharm *Amp. (Dep.) 12.5mg/0.5ml, 25mg/1ml, 50mg/0.5ml, 100mg/1ml, 250mg/10ml* **Lyogen** *Tbl. 4mg*	**Akute, chronische Psychose** → 688, **psychomot. Erregungszustände** → 688: ini 2 x 0.25mg/d p.o.; Erh.Dos. 1-20mg/d, bei stationärer Behandlung 10-20mg/d; 10-20mg i.m./i.v., ggf. Wdh. nach 30min, max. 40mg/d; 12.5-100mg Depot i.m. alle 2-4W; **DANI/DALI** 50%

Fluspirilen Rp	HWZ 7-14d, PPB 81-95%
Imap *Amp. 1.5mg/0.75ml, 12mg/6ml*	**Akute, chronische Psychose** → 688: ini 2-10mg i.m. alle 7d; Erh.Dos. 4-8mg alle 7d; **DANI, DALI** vorsichtige Anwendung

Haloperidol Rp	HWZ 24h, i.m.: ~3W; Qo 1.0, PPB 92%, PRC C, Lact ?
Haldol Janssen *Tbl. 1, 5, 10mg; Gtt. (20Gtt. = 2mg); Amp. 5mg/1ml; Amp. (Dep.) 50mg/1ml, 150mg/3ml* **Haloperidol-neuraxpharm** *Tbl. 1, 4, 5, 12, 20mg; Gtt. (20Gtt. = 2, 10mg); Amp. 5mg/1ml; Amp. (Dep.) 50mg/1ml, 100mg/1ml* **Haloperidol-ratioph.** *Tbl. 1, 2, 5, 10mg; Gtt. (20Gtt. = 2mg); Amp. 5mg/1ml*	**Schizophrenie, schizoaffekt. Störung** → 695: 2-10mg/d p.o. in 1-2 ED, max. 20mg/d; nach Stabilisierung Umstellg. mgl. auf H.-Decanoat: 25-200mg, max. 300mg alle 4W i.m.; Ki. 13-17J: 0.5-3mg/d p.o. in 2-3 ED, max. 5mg/d; **Delirium**: 1-10mg/d p.o. in 2-3 ED; 1-10mg i.m.; **manische Episoden mit bipolar. Störung I**: 2-10mg/d p.o. in 2 ED, max. 15mg/d; **akute psychomot. Erregungszust.** → 688: 5-10mg p.o., ggf. Wdh. n. 12h, max. 20mg/d; 5mg i.m., ggf. stdl. Wdh., max. 20mg/d; **Chorea Huntingt.** → 670: 2-10mg/d p.o. in 1-2 ED; 2-5mg i.m., ggf. Wdh. stdl., max. 10mg/d; **Aggress., psychot. Sympt. bei Demenz**: 0.5-5mg/d p.o. in 1-2 ED; **Tics, Tourette-Syndrom**: 0.5-5mg/d p.o. in 1-2 ED; Ki. 10-17J: 0.5-3mg/d p.o. in 2-3 ED; **schwere Aggression bei Autismus oder Entwicklungsstörungen**: Ki. 6-11J: 0.5-3mg/d p.o.; 12-17J: 0.5-5mg/d p.o. in 2-3 ED; **organisch bedingte Psychosen**: ini 1-5mg p.o., max. 20mg/d, Erh.Dos. 3-15mg/d; **PRO u. Ther. von postoperativer Übelkeit/Erbrechen**: 1-2mg i.m. **DANI** sorgf. Dosiseinst.; **DALI** ini 50%, dann sorgf. Dosiseinst.

Pimozid Rp	HWZ 5h, Qo 1.0, PPB 99%, PRC C, Lact ?
Orap Tbl. 1, 4mg	**Chronische Psychosen** → 688: ini 1 x 2-4mg p.o., je nach Wi um 2-4mg/W steigern, Erh.Dos. 2-12mg/d, max. 16mg/d

A 13.4.5 Atypische Neuroleptika

Wm/Wi (Amisulprid): hohe Affinität zu D2- und D3-Rez. ⇒ klin. Wirksamkeit auf Positiv- und Negativsymptomatik schizophrener psychotischer Strg.; **Wm/Wi** (Aripiprazol): partiell agonistisch auf D2- und Serotonin-5HT1a-Rez. und antagonistische Wi auf 5HT2a-Rez.;
Wm (Asenapin): u.a. Antagonismus an D2- und 5-HT2a-Rez.; **Wm** (Clozapin): hohe Affinität zu D4-Rez., starke anti-Alpha-adrenerge, anticholinerge und antihistaminerge Aktivität ⇒ stark sedierend, antipsychotisch; **Wm** (Cariprazin): partialagonistisch am D3-, D2- und 5HT1a-Rezeptor, antagonistisch am 5HT2b-, 5HT2a und H1-Rezeptor ⇒ antipsychotisch;
Wm/Wi (Flupentixol): Bindung an D1- und D2-Rez. ⇒ antipsychotisch, antidepressiv;
Wm/Wi (Loxapin) Antagonismus an D2- und 5HT2a-Rez. ⇒ Beruhigung, Unterdrückung aggressiven Verhaltens; **Wm/Wi** (Olanzapin): Antagonismus an D2- und 5HT2-Rez. ⇒ antimanisch, stimmungsstabilisierend; **Wm/Wi** (Paliperidon): Hemmung von 5-HT2-, D2- und gering Alpha-2-Rez.; **Wm/Wi** (Quetiapin): Blockade von D1-/D2-Rez., antiserotoninerg, antihistaminerg und anti-alpha-1-adrenergen ⇒ antipsychotisch;
Wm/Wi (Risperidon): selekt. Hemmung serotonerger 5-HT2-Rez., D2-Rez. u. Alpha-1-Rez.;
Wm/Wi (Sertindol): selekt. Hemmung mesolimbischer und dopaminerger Neuronen; inhib. Effekte auf zentr. Dopamin-D2-, Serotonin-5HT2- und Alpha-1-Rez.;
Wm (Ziprasidon): hohe Affinität zu D2- u. 5HT2a/5HT2C/5HT1D u. 5HT1A-Rez.;
UW (Amisulprid): extrapyramidale Störungen, akute Dystonien, Schläfrigkeit, Schwindel, Prolaktinkonzentration ↑ (mit z.B. Gynäkomastie, Galaktorrhö, Zyklusstörungen, erektiler Dysfunktion), Hypotension, Gewicht ↑; **UW** (Aripiprazol): Schläfrigkeit, Schwindel, Kopfschmerzen, Akathisie, Übelkeit, Erbrechen, Ruhelosigkeit, Schlaflosigkeit, Angstgefühl, extrapyramidale Störungen, Tremor, Sedierung, verschwommenes Sehen, Dyspepsie, Übelkeit, Erbrechen, Obstipation, Hypersalivation, Abgeschlagenheit; **UW** (Asenapin): Angst, Appetit ↑, Gewicht ↑, Somnolenz, Dystonie, Schwindel, Parkinsonismus, Sedierung, Schwindel, Akathisie, Geschmacksstörung, orale Hypästhesie, Muskelrigidität, GPT ↑, Ermüdung; **UW** (Cariprazin): Akathisie, Parkinsonismus, Appetit ↓/↑, Gewicht ↑, Dylipidämie, Schlafstörungen, Angst, Sedierung, Schwindel, Dystonie, Bewegungsstörungen, extrapyramidale Erkrankungen, verschwommenes Sehen, Tachyarryhthmie, Hypertonie, Übelkeit, Obstipation, Erbrechen; Leberenzyme, CK ↑; Ermüdung; **UW** (Clozapin): Leukopenie, Neutropenie, Leukozytose, Eosinophilie, Gewicht ↑, Schläfrigkeit, Sedierung, verschwommenes Sehen, Kopfschmerzen, Tremor, Rigor, Akathisie, extrapyramidale Symptome, Krampfanfälle/Konvulsionen, myoklonische Zuckungen, Tachykardie, EKG-Veränderungen, Hypertonie, orthostatische Hypotonie, Synkope, Obstipation, Hypersalivation, Übelkeit, Erbrechen, Appetitlosigkeit, trockener Mund, Leberwerte ↑, Harninkontinenz, -verhalt, Müdigkeit, Fieber, benigne Hyperthermie, Strg. der Schweiß- und Temperaturregulation;
UW (Flupentixol): Frühdyskinesien, Parkinson-Syndrom, Akathisie, Hyper-/Hypokinesie, Dystonie, Schwindel, Kopfschmerzen, orthostatische Dysregulation, Hypotonie, Tachykardie, Dyspnoe, verstopfte Nase, Mundtrockenheit, Dyspepsie, Übelkeit, Erbrechen, Diarrhoe, Obstipation, Miktionsstrg., Harnverhalt, Hyperhidrose, Myalgie, Appetit ↑/↓, Gewicht ↑, Libidoverlust, abnormales Sehen, Akkommodationsstrg., Tränenfluss ↑, Augeninnendruck ↑, Müdigkeit, Asthenie; **UW** (Loxapin): Sedierung, Somnolenz, Schwindel, Rachenreizung, Geschmacksstrg., Mundtrockenheit, Müdigkeit;

Neuroleptika 353

UW (Olanzapin): Eosinophilie, Cholesterin-/Glukose-/Triglyzeride/Transaminasen ↑, Gewicht ↑, Glukosurie, Appetit ↑, Schläfrigkeit, Schwindel, Akathisie, Parkinsonismus, Dyskinesie, orthostatische Hypotonie, Obstipation, Mundtrockenheit, Ausschlag, erektile Dysfunktion, Libidoverlust, Asthenie, Müdigkeit, Ödeme; **UW (Paliperidon):** Kopf-, Bauchschmerzen, Akathisie, Schwindel, Dystonie, extrapyramidale Störung, Hypertonie, Parkinsonismus, Sedierung, Somnolenz, Tremor, AV-Block I°, Bradykardie, Schenkelblock, Sinustachykardie, orthostatische Hypotonie, Mundtrockenheit, Speichelfluss ↑, Erbrechen, Asthenie, Erschöpfung, Gewicht ↑;
UW (Quetiapin): Blutbildveränderungen (z.B. Hb ↓, Leukopenie), Hyperprolaktinämie, T3/T4 ↓, TSH/Triglyzeride/Glucose/Gesamtcholesterin/Transaminasen/γGT ↑, Gewicht ↑, Appetit ↑, abnormale Träume, suizidale Gedanken/Verhalten, Schwindel, Somnolenz, Kopfschmerzen, Synkope, extrapyramidale Störungen, Dysarthrie, Tachykardie, Palpitationen, verschwommenes Sehen, orthostatische Hypotonie, Rhinitis, Dyspnoe, Mundtrockenheit, Dyspepsie, Obstipation, Erbrechen, Asthenie, periphere Ödeme, Gereiztheit, Pyrexie;
UW (Risperidon): Kopfschmerzen, Angstzustände, Schlaflosigkeit, Agitation, Sedierung;
UW (Sertindol): Rhinitis, Ejakulationsstrg., Schwindel, Mundtrockenheit, orthostatischer Hypotonus, Gewichtszunahme, Ödeme, Dyspnoe, Parästhesien, QT-Verlängerung;
UW (Ziprasidon): Unruhe, Dystonie, Akathisie, extrapyramidale Störungen, Parkinsonismus, Tremor, Schwindel, Sedierung, Somnolenz, Kopfschmerzen, verschwommenes Sehen, Übelkeit, Erbrechen, Verstopfung, Dyspepsie, Mundtrockenheit, Speichelfluss, muskuloskelettale Rigidität, Asthenie, Müdigkeit;
KI (Amisulprid): bek. Überempf., prolaktin-abhängige Tumore, Phäochromozytom, stark eingeschränkte Nierenfkt.; Komb. mit Levodopa o. Med., die schwerwiegende HRST auslösen können; Ki < 3J., Lakt.; **KI (Aripiprazol):** bek. Überempf.;
KI (Asenapin): bek. Überempf.; **KI (Cariprazin):** bek. Überempf.; gleichzeitige Anwendung von starken oder moderaten CYP3A4-Induktoren und -Inhibitoren (s. FachInfo);
KI (Clozapin): bek. Überempf., anamn. toxische oder allerg. Granulozytopenie/Agranulozytose, wenn keine regelmäßigen Blutuntersuchungen durchgeführt werden können, Schädigung der Knochenmarkfkt., ungenügend kontrollierte Epilepsie, alkoholische o.a. vergiftungsbedingte Psychosen, Arzneimittelintox. und Bewusstseinstrübungen, Kreislaufkollaps u./od. ZNS-Depression jeglicher Genese, schw. Erkr. der Niere/des Herzens, aktive Lebererkr., paralytischer Ileus;
KI (Flupentixol): bek. Überempf. (auch geg. Neuroleptika vom Phenothiazin- u. Thioxanthentyp), akute Alkohol-, Opiat-, Hypnotika- oder Psychopharmakaintoxikation, Kreislaufschock, Koma;
KI (Loxapin): bek. Überempf. gg. L. bzw. Amoxapin; akute respirat. Symptome, COPD, Asthma;
KI (Olanzapin): bek. Überempf., unbehandeltes Engwinkelglaukom; **KI (Paliperidon):** bek. Überempf.; **KI (Quetiapin):** bek. Überempf., gleichzeitige Anw. von Cytochrom-P 450-3A4-Hemmern (z.B. Erythromycin, Antimykotika vom Azoltyp, HIV-Protease-Hemmer);
KI (Risperidon): bek. Überempf., nichtmedikamentös bedingte Hyperprolaktinämie;
KI (Sertindol): bek. Überempf. angeb. oder erworb. Long-QT-Syndrom, unbeh. Hypokaliämie bzw. Hypomagnesiämie, dekomp. HF, Arrhythmien, Bradykardie, schwere Leberinsuff.;
KI (Ziprasidon): bek. Überempf., bek. QT-Intervall-Verlängerung, angeborenes QT-Syndrom, akuter MI, nichtkompensierte Herzinsuff., HRST (mit Antiarrhythmika der Klassen IA und III behandelt), gleichzeitige Anwendung von QT-Zeit-verlängernden Medikamenten

Amisulprid Rp HWZ 12h, Q0 0.5, PPB 16%

Amisulprid HEXAL *Tbl. 50, 100, 200, 400mg*
AmisulpridLich *Tbl. 50, 100, 200, 400mg*
Solian *Tbl.100, 200, 400mg;*
Lsg. (1ml = 100mg)

Schizophrene Psychosen → 695: produktive Zustände: 400-800mg/d p.o., max. 1200mg/d; primär negative Zustände: 50-300mg/d; ED bis 300mg; **DANI** CrCl 30-60: 50%; 10-29: 33%; < 10: KI; **DALI** nicht erforderlich

A 13 Psychiatrie – Arzneimittel

Aripiprazol Rp	HWZ 75h, PPB > 99%, PRC C, Lact -
Abilify *Tbl. 5, 10, 15, 30mg;* *Lingualtbl. 10mg, 15mg; Saft (1ml=1mg);* *Inj.Lsg. 7.5mg/1ml* **Abilify Maintena** *Inj.Lsg. 300, 400mg* **Aripipan** *Tbl. 5, 10, 15, 30mg* **Aripiprazol-ratioph.** *Tbl. 5, 10, 15, 20, 30mg*	**Schizophrenie** → 695: 1 x 15mg p.o.; ini 1 x 9.75mg i.m., dann 1 x 5.25-15mg i.m.; max. 30mg/d p.o./i.m.; **Erhaltungsther.**: 1 x 400mg/M i.m., ini für 14d gleichz. 10-20mg p.o.; bei Auftreten von UW 300mg/M; **Ki ab 15J.:** d1+2: 1 x 2mg p.o., d3+4 1 x 5mg, dann 1 x 10mg, ggf. steigern bis max. 30mg/d; **Man. Episoden** → 694: 1 x 15mg p.o., max. 30mg/d; **Prävention d. Wiederauftretens** **man. Episoden bei der Bipolar-I-Störung** → 693: Weiterbehandlung mit gleicher Dosis; **DANI** nicht erf.; **DALI** schwere LI: vors. Dosiseinst.

Asenapin Rp	HWZ 24h , PPB 95% , PRC C, Lact ?
Sycrest *Lingualtbl. 5, 10mg*	**Manische Episode einer bipolaren Störung** → 694: 2 x 5-10mg p.o.; **DANI** CrCl > 15: 100%, < 15: keine Daten; **DALI** Child A: 100%, B: vorsichtige Anw., C: Anw. nicht empfohlen

Cariprazin Rp	HWZ 2(8)d , Q0 0.8, PPB 97%
Reagila *Kps. 1.5, 3, 4.5, 6mg*	**Schizophrenie**→ 695: ini 1 x 1.5mg p.o., ggf. langsam in 1.5mg-Schritten steigern bis max. 6mg/d; **DANI** CrCl ≥ 30: 100%, < 30: Anw. nicht empf.; **DALI** Child A, B: 100%; C: Anw. nicht empf.

Clozapin Rp	HWZ 8-12h, Q0 1.0, PPB 95%, PRC B, Lact -
Clozapin-neuraxpharm *Tbl. 25, 50, 100, 200mg* **Clozapin-ratioph.** *Tbl. 25, 50, 100, 200mg* **Leponex** *Tbl. 25, 50, 100mg*	**Akute, chron. schizophr. Psychose** → 696: d1: 1-2 x 12.5mg p.o., dann um 25-50mg/d p.o. steigern, Erh.Dos. 200-450mg/d p.o., max. 900mg/d p.o.; Pck.Beil. beachten!

Flupentixol Rp	HWZ 22-36h, 70-190h (Dep.), PPB 99%
Fluanxol *Tbl. 0.5, 2, 5mg; Gtt. (1ml = 50mg);* *Amp. (Dep.) 20mg/1ml, 100mg/1ml* **Flupendura** *Amp. (Dep.) 20mg/1ml,* *100mg/1ml, 40mg/2ml* **Flupentixol-neuraxpharm** *Amp. (Dep.) 20mg/1ml, 100mg/1ml,* *40mg/2ml, 200mg/10ml*	**Akute, chronische Schizophrenie** → 695: 5-60mg/d p.o. in 2-3ED; 20-100mg i.m. alle 2-4W

Loxapin Rp	HWZ 6-8h, PPB 97%, PRC C, Lact ?
Adasuve *Einzeldosisinhalator 4.5, 9.1mg*	**Leichte-mittelschwere Agitiertheit bei** **Schizophrenie oder bipolarer Störung:** 9.1mg inhalieren, ggf. Wdh. nach 2h; ggf. 4.5mg bei schlechter Verträglichkeit; **DANI**, **DALI** keine Daten

Neuroleptika

Olanzapin Rp
HWZ 34-52h, Q0 > 0.7, PPB 93%, PRC C, Lact ?

Olanzapin HEXAL *Tbl. 2.5, 5, 7.5, 10, 15, 20mg; Lingualtbl. 5, 10, 15, 20mg;*
Zalasta *Tbl. 2.5, 5, 7.5, 10, 15, 20mg; Lingualtbl. 5, 7.5, 10, 15, 20mg*
Zypadhera *Inj. Lsg. 210, 300, 405mg*
Zyprexa *Tbl. 2.5, 5, 7.5, 10, 15, 20mg; Lingualtbl. 5, 10, 15, 20mg*

Schizophrenie → 695, **Phasenpro. bei bipolaren Störungen** → 694: ini 1 × 10mg p.o.; **manische Episoden** → 694: ini 15mg/d bei Monotherapie, 10mg bei Kombinationsther.; Erh.Dos. 5-20mg;
DANI ggf. ini 5mg/d;
DALI ini 5mg/d, dann vorsichtig steigern; Zypadhera: zur Erhaltungsther. nach Stabilisierung mit Olanzapin p.o.: z.B. bei 15mg/d ini 300mg i.m./2W, nach 2M 210mg/2W oder 405mg/4W; s.a. FachInfo

Paliperidon Rp
HWZ 7h, PPB 83%, PRC C, Lact ?

Invega *Tbl. (ret.) 3, 6, 9mg*
Trevicta *Inj. Susp. (Dep.) 175, 263, 350, 525mg*
Xeplion *Inj. Susp. (Dep.) 25, 50, 75, 100, 150mg*

Schizophrenie → 695, **Erw., Ki. ab15J:** 1 × 6mg p.o., ggf. Dosisanpass. auf 3-12mg; Depot: 150 mg d1 i.m. deltoidal, 100mg d8 i.m. deltoidal, 75mg alle 4W i.m. deltoidal/gluteal, ggf. 25-150mg alle 4W; je n. Vor-Ther. (s. FachInfo) 175-525mg alle 3M i.m.;
DANI: CrCl 50-80: 1 × 3mg, Dosissteig. mögl.; 30-50: 1 × 3mg; 10-30: 3mg alle 2d, ggf. auf 1 × 3mg/d steigern ; < 10: Anw. nicht empf.; Trevicta, Xeplion: < 50: Anw. nicht empf.;
DALI: vorsichtige Anwendung bei schwerer LI

Quetiapin Rp
HWZ 7h, PPB 83%, PRC C, Lact ?

Desiquet *Susp. (1ml = 20mg)*
Quentiax *Tbl. 25, 100, 150, 200, 300mg; Tbl. (ret.) 150, 200, 300mg*
Quetiapin HEXAL *Tbl. 25, 50, 100, 150, 200, 300, 400mg; Tbl. 50(ret.), 200(ret.), 300(ret.), 400(ret.)mg*
Quetiapin-neuraxpharm *Tbl. 25, 50, 100, 150, 200, 300, 400mg; Tbl. 50(ret.), 200(ret.), 300(ret.), 400(ret.)mg*
Seroquel *Tbl. 25, 100, 200, 300mg; Tbl. 50(ret.), 150(ret.), 200(ret.), 300(ret.), 400(ret.)mg*

Schizophrenie → 695: d1: 2 × 25mg, d2: 2 × 50mg, d3: 2 × 100mg, d4: 2 × 150mg; Erh.Dos. 150-750mg;
manische Episoden bei bipol. Strg. → 694: d1: 2 × 50mg, d2: 2 × 100mg, d3: 2 × 150mg, d4: 2 × 200mg, ggf. steigern um max. 200mg/d, Erh.Dos. 400-800mg/d;
depressive Episoden bei bipol. Strg. → 692: d1: 1 × 50mg, d2: 1 × 100mg, d3: 1 × 200mg, d4: 1 × 300mg; Erh.Dos. 300mg;
DANI nicht erforderlich;
DALI ini 25mg, um 25-50mg/d steigern

A 13 Psychiatrie – Arzneimittel

Risperidon Rp — HWZ 3 (24)h, Qo 0.95 (0.1), PPB 88%, PRC C, Lact ?

Risperdal *Tbl. 0.5, 1, 2, 3, 4mg; Lingualtbl. 1, 2, 3, 4mg; Gtt. (1ml = 1mg)*
Risperdal Consta *Inj.Susp. (ret.) 25mg/2ml, 37.5mg/2ml, 50mg/2ml*
Risperidon AL *Tbl. 0.25, 0.5, 1, 2, 3, 4, 6mg; Lsg. 1mg/1ml*
Rispolept Consta *Inj.Susp. (ret.) 25mg/2ml, 37.5mg/2ml, 50mg/2ml*

Chronische Schizophrenie → 695: d1: 2mg, d2: 4mg, dann 4-6mg p.o. in 1-2ED; 25mg alle 2W i.m., ggf. 37.5-50mg alle 2W;
Kurzzeitther. (≤ 6W) anhaltende Aggression bei mäßiger bis schwerer Alzheimer-Demenz mit Risiko für Eigen- u. Fremdgefährdung: ini 2 x 0.25mg p.o., je nach Wi alle 2d um 0.25mg steigern, Erh.Dos. 2 x 0.5-1mg;
Verhaltensstörung: Ki. 5-18J., < 50kg: ini 1 x 0.25mg p.o., nach Bedarf steigern auf 0.5-0.75mg; **≥ 50kg:** ini 1 x 0.5mg p.o., nach Bedarf steigern auf 1-1.5mg;
DANI, DALI 50%

Sertindol Rp — HWZ 3d, PPB > 99%

Serdolect *Tbl. 4, 12, 16, 20mg*

Schizophrenie → 695: ini 1 x 4mg p.o., alle 4-5d um 4mg steigern, Erh.Dos. 12-20mg, max. 24mg/d; **DANI** nicht erf.; **DALI** langs. Dosistitr., niedrigere Erh.Dos.; KI bei schwerer LI

Ziprasidon Rp — HWZ 6.6h, PPB > 99%

Zeldox *Kps. 20, 40, 60, 80mg; Susp. (2ml = 20mg); Inj.Lsg. 20mg/1ml*
Ziprasidon Actavis *Kps. 20, 40, 60, 80mg*
Ziprasidon HEXAL *Kps. 20, 40, 60, 80mg*

Schizophrenie → 695, **bipol. Störung** → 693: **Erw.** ini 2 x 40mg p.o., max. 2 x 80mg, Erh.Dos. 2 x 20mg; 10-20mg i.m., ggf. nach 2-4h erneut 10mg, max. 40mg/d; **bipol. Störungen: Ki. 10-17J.:** d1 1 x 20mg p.o., dann über 1-2W steigern, **> 45kg:** 120-160mg/d; **< 45kg:** 60-80mg/d; **DANI** nicht erf.; **DALI** sorgfältige Dosiseinst.

A 13.5 Sedativa, Hypnotika

A 13.5.1 Benzodiazepine

Wm: Öffnung von Chloridkanälen ⇒ Verstärkung der hemmenden Funktion GABA-erger Neuronen v.a. am limbischen System;
Wi: sedierend, schlafinduzierend, anxiolytisch, antiaggressiv, antikonvulsiv, muskelrelaxierend;
UW (Alprazolam): Verwirrtheit, Depression, Appetit ↓, Sedierung, Verschlafenheit, Ataxie, Koordinationsstrg., Erinnerungsvermögen ↓, schleppende Sprache, Konzentrationsstrg., Schwindel, Kopfschmerz, verschwommenes Sehen, Obstipation, Übelkeit, Asthenie, Reizbarkeit; **UW (Bromazepam):** Müdigkeit, Schläfrigkeit, Mattigkeit, Benommenheit, Reaktionszeit ↑, Konzentrationsstrg., Kopfschmerzen, Niedergeschlagenheit, anterograde Amnesie, Überhangeffekte, Tagessedierung; **UW (Brotizolam):** Benommenheit, Kopfschmerzen, Magen-Darm-Strg.; **UW (Chlordiazepoxid):** Müdigkeit, Schläfrigkeit, Mattigkeit, Schwindel, Benommenheit, Ataxie, Tagessedierung, Kopfschmerzen, Reaktionszeit ↑, Verwirrtheit, anterograde Amnesie; **UW (Clobazam):** zahlreiche UW ohne Häufigkeitsangabe, s. FachInfo; **UW (Diazepam):** Tagessedierung, Müdigkeit, Schwindel, Kopfschmerzen, Ataxie, Verwirrtheit, anterograde Amnesie, Reaktionsfähigkeit ↓, Sturzgefahr (bei älteren Pat.);

Sedativa, Hypnotika 357

UW (Dikaliumclorazepat): zahlreiche UW ohne Häufigk., s. FachInfo;
UW (Flunitrazepam): zahlreiche UW ohne Häufigkeiten, s. FachInfo; **UW** (Flurazepam): Somnolenz, Aufmerksamkeit ↓, Müdigkeit, Emotionen ↓, Verwirrtheit, Muskelschwäche, Ataxie, Bewegungsunsicherheit, Kopfschmerzen, Schwindel, Sehstrg., Überhangeffekte;
UW (Lorazepam): Muskelschwäche, Mattigkeit, Sedierung, Müdigkeit, Benommenheit, Ataxie, Verwirrtheit, Depression, Demaskierung einer Depression, Schwindel;
UW (Lormetazepam): Angioödem, Angstzustände, Libido ↓, Kopfschmerzen, Schwindel, Benommenheit, Sedierung, Schläfrigkeit, Aufmerksamkeitsstrg., Amnesie, Sehvermögen ↓, Sprachstrg., Dysgeusie, Bradyphrenie, Tachykardie, Erbrechen, Übelkeit, Oberbauchschmerzen, Konstipation, Mundtrockenheit, Pruritus, Miktionsstrg., Asthenie, Hyperhidrosis;
UW (Medazepam): Schwindel, Kopfschmerzen, Ataxie, Tagessedierung, Müdigkeit, Verwirrtheit, anterograde Amnesie, Überhangeffekte; **UW** (Midazolam): i.v.: dosisabhängige Fluktuationen lebenswichtige Funktionen, v.a.: Atemzugvolumen und Atemfrequenz ↓; Apnoe, Blutdruckschwankungen, Änderungen der Herzfrequenz; **UW** (Nitrazepam): zahlreiche UW ohne Häufigkeiten, s. FachInfo; **UW** (Oxazepam): Kopfschmerzen, Schwindel, Somnolenz, Sedierung, Übelkeit, Mundtrockenheit; **UW** (Prazepam): Verwirrtheit, lebhafte Träume, Tagesmüdigkeit, Reaktionszeit ↑, Benommenheit, Schläfrigkeit, Ausgelassenheit, Ataxie, Kopfschmerzen, Tremor, verlangsamtes oder undeutliches Sprechen, Stimulation, Schwindel, Hyperaktivität, Sehstrg., Palpitationen, Mundtrockenheit, Magen-Darm-Beschwerden, Diaphorese, transienter Hautausschlag, muskuläre Hypotonie, Gelenkschmerzen, Erschöpfung, Schwächegefühl;
UW (Temazepam): zahlreiche UW ohne Häufigkeitsangabe, s. FachInfo;
UW (Triazolam): Schläfrigkeit, Schwindel, Ataxie, Kopfschmerzen;
KI (Alprazolam): bek. Überempf., Myasthenia gravis, schwere Ateminsuff., schwere Leber-fktstrg., Schlafapnoe-Syndrom, akute Intoxikation durch Alkohol oder andere ZNS-aktive Substanzen;
KI (Bromazepam): bek. Überempf., Drogen-, Alkohol- oder Medikamentenabhängigkeit, akute Intox. mit Alkohol, Schlaf-/Schmerzmitteln oder Psychopharmaka, Myasthenia gravis;
KI (Brotizolam): bek./angeb. Überempf., Abhängigkeitsanamnese; akute Vergiftung mit Alkohol, Schlaf- oder Schmerzmitteln sowie Psychopharmaka, Myasthenia gravis, schwere respirat. Insuff., Schlafapnoe-Syndrom, schwere Leberinsuff., Grav./Lakt., Ki. < 18J.;
KI (Chlordiazepoxid): bek. Überempf., Abhängigkeitsanamnese, Ki/Jug.; **KI** (Clobazam): bek. Überempf., Abhängigkeitsanamnese, akute Intox mit Alkohol, Schlaf-/Schmitteln oder Psychopharmaka, Myasthenia gravis, schw. respirat. Insuff., Schlafapnoe-Syndrom, schw. LI, Grav. im 1. Trim., Lakt.; **KI** (Diazepam): bek. Überempf., Abhängigkeitsanamnese, Myasthenia gravis, akute Alkohol-, Schlafmittel-, Schmerzmittel- oder Psychopharmakaintoxikation (Neuroleptika, Antidepressiva, Lithium); schwere Ateminsuff., schw. LI, Schlafapnoes;
KI (Dikaliumclorazepat, Flurazepam): bek. Überempf., Abhängigkeitsanamnese, akute Vergiftung mit Alkohol, Schlaf-/Schmerzmitteln oder Psychopharmaka, Myasthenia gravis, schwere respiratorische Insuff., Schlafapnoe-Syndrom, schwere Leberschädigung, spinale/zerebelläre Ataxie; **KI** (Flunitrazepam): bek. Überempf., Abhängigkeitsanamnese, Myasthenia gravis, schwere Ateminsuff., Schlafapnoe-Syndrom, schwere Leberinsuffizienz;
KI (Lorazepam): bek. Überempfindlichkeit; p.o.: Abhängigkeitsanamnese, Ki < 6J.; i.v.: Kollapszustände, Schock, gleichzeitige Anw. mit Scopolamin, Früh-/Neugeborene;
KI (Lormetazepam): bek. Überempf., Abhängigkeitsanamnese, Myasthenia gravis, akute Intox. mit Alkohol, Schlaf- oder Schmerzmitteln sowie Psychopharmaka, i.v.-Gabe: zusätzl. FG and NG; **KI** (Medazepam): bek. Überempf., Abhängigkeitsanamnese, Myasthenia gravis;
KI (Midazolam): bek. Überempf., schwere Ateminsuff.; p.o.: Myasthenia gravis, schwere LI, Schlafapnoe-Syndrom, Abhängigkeitsanamnese, akute Intox. mit Alkohol, Schlaf-/Schmerzmitteln sowie Psychopharmaka, Kinder, gleichz. Behandlung mit Ketoconazol, Itraconazol, Voriconazol und HIV-Proteaseinhibitoren; i.v.: akute Atemdepression;

A 13 Psychiatrie – Arzneimittel

KI (Nitrazepam): bek. Überempf., Myasthenia gravis, Abhängigkeitsanamnese, schwere Ateminsuffizienz, Schlafapnoe-Syndrom, schwere LI, spinale/zerebrale Ataxien; akute Vergiftung mit Alkohol, Sedativa, Hypnotika, Analgetika oder Psychopharmaka;
KI (Oxazepam): bek./angeb. Überempf., Abhängigkeitsanamnese, akute Alkohol-, Schlafmittel-, Schmerzmittel- (Opiattyp) sowie Psychopharmakavergiftung;
KI (Prazepam): bek. Überempf., Abhängigkeitsanamnese, akute Intox. mit Alkohol, Schlaf-/Schmerzmitteln oder Psycho-pharmka, Myasthenia gravis, schw. Ateminsuff., Schlafapnoe-Syndrom, schwere LI, Engwinkelglaukom, Ki./Jug. < 18J.;
KI (Temazepam): bek. Überempf., Myasthenia gravis, schw. Ateminsuff., Schlafapnoe-Syndrom, schwere LI, Ki < 14J., spinale/zerebellare Ataxien, akute Intox. mit Alkohol, Sedativa, Hypnotika, Analgetika oder Psychopharmaka;
KI (Triazolam): bek. Überempf., Myasthenia gravis, schw. Ateminsuff., Schlafapnoe-Syndrom, schw. LI, Ki./Jug. < 18J., gleichz. Anw. von Ketoconazol, Itraconazol, Nefazodon oder Efavirenz, Grav., Lakt., spinale/zerebelläre Ataxien, akute Vergiftung mit zentraldämpfenden Mitteln, Abhängigkeitsanamnese

Alprazolam Rp	HWZ 13h, Q0 > 0.7, PPB 80%, PRC D, Lact ?
Alprazolam 1A Tbl. 0.25, 0.5, 1mg **Alprazolam-ratioph.** Tbl. 0.25, 0.5, 1mg **Tafil** Tbl. 0.5, 1mg	Spannungs-/Erregungs- → 688, **Angstzust.** → 696: 3 x 0.25-0.5mg p.o., max. 4mg/d, für max. 8-12W; **Panikstrg.:** ini 0.5-1mg z.N., bei Bedarf alle 3-4d um max. 1mg steigern, max. 10mg/d; **DANI, DALI** Dosisreduktion

Bromazepam Rp	HWZ 16h, Q0 1.0, PPB 70%
Bromazanil Tbl. 3, 6mg **Bromazepam-ratioph.** Tbl. 6mg **Lexostad** Tbl. 6mg **Normoc** Tbl. 6mg	Spannungs-, Erregungs- → 688, **Angstzustände** → 696: ini 1 x 1.5-3mg p.o. z.N., ggf. steigern bis 1 x 6mg; bis 3 x 6mg bei stationärer Behandlung; **DANI, DALI** 50%, ini 1.5mg z.N., max. 6mg/d

Brotizolam Rp	HWZ 5h, Q0 1.0, PPB 89-95%
Lendormin Tbl. 0.25mg **Lendorm** Tbl. 0.25mg	**Ein-, Durchschlafstörung:** 0.125-0.25mg p.o. z.N., max. 0.25mg/d, für max. 2W; **DALI** Dosisreduktion, KI bei schwerer LI

Chlordiazepoxid Rp	HWZ 15(10-80)h, Q0 1.0 (1.0), PPB 94-97%, PRC D, Lact ?
Librium Tbl. 25mg	Spannungs-, Erregungs- → 688, **Angstzustände** → 696: 2-3 x 5-10mg p.o., max. 60mg/d, max. 30mg ED; **DANI, DALI** 50%

Clobazam Rp	HWZ 18(50)h, Q0 1.0, PPB 85-91%
Frisium Tbl. 10, 20mg	Spannungs-, Erregungs- → 688, **Angstzustände** → 696: 20-30mg/d p.o. in 1-2ED; **Ki. 3-15J:** 5-10mg/d; **Epilepsie** → 670: ini 5-15mg/d, langs. Dosis steig., max. 80mg/d; **Ki. 3-15J:** ini 5mg, Erh.Dos. 0.3-1mg/kg; **DANI, DALI** Dosisreduktion

Sedativa, Hypnotika 359

Diazepam Rp	HWZ 24-48(100)h, Qo 1.0 (1.0), PPB 95-99%, PRC D, Lact ?
Diazepam Desitin rectal tube *Rektallsg. 5, 10mg* **Diazepam-ratioph.** *Tbl. 2, 5, 10mg; Supp. 10mg; Gtt. (20Gtt. = 10mg); Amp. 10mg/2ml* **Stesolid** *Rect. Tube 5, 10mg; Amp. 10mg/2ml* **Valocordin Diazepam** *Gtt. (28Gtt. = 10mg)*	**Spannungs-, Erregungs-** → 688, **Angstzustände** → 696: 5-20mg/d p.o./rekt. in 1-2ED, 30-60mg/d bei stat. Beh.; 0.1-0.2mg/kg i.v., ggf. wdh. n. 3-8h; **Ki.:** 1-2mg i.v/i.m., ggf. wdh. nach 3-4h; **erhöhter Muskeltonus:** ini 10-20mg/d p.o./rekt. in 2-4ED, Erh.Dos. 1-2 × 5mg; ini 1-2 × 5-10mg i.m., max. 1-2 × 10-20mg/d; **Ki.:** 2-10mg i.m.; **Prämed. vor OP:** 10-20mg p.o./rekt./i.m. am Vorabend; **Status epilepticus** → 673: 5-10mg i.v./i.m., Wdh. bei Bed. alle 10min bis 30mg; **Ki. bis 3J:** 2-5mg i.v., 5-10mg i.m.; > **3J:** 5-10mg i.v., 10-20mg i.m.; **DANI, DALI** 50%

Dikaliumclorazepat Rp	HWZ 2-2.5(25-82)h, Qo 1.0 (1.0), PPB 95%
Tranxilium *Kps. 5, 10, 20mg; Tbl. 20, 50mg; Inj.Lsg. 50mg/2.5ml*	**Spannungs-, Erregungs-** → 688, **Angstzustände** → 696: 10-20mg p.o. in 1-3ED; max. 150mg/d, bei station. Behandl. max. 300mg/d; 50-100mg i.v., evtl. Wdh. n. 2h, max. 300mg/d; **Prämed. vor OP:** 20-100mg p.o./i.v.; **Ki.:** 0.3-1.25mg/kg; **DANI, DALI** 50%

Flunitrazepam Rp (Btm)	HWZ 16-35(28)h, Qo 1.0, PPB 78%
Fluninoc *Tbl. 1mg* **Flunitrazepam 1A** *Tbl. 1mg* **Rohypnol** *Tbl. 1mg*	**Schlafstörung:** 0.5-1mg, max. 2mg p.o. z.N.; **Ki. > 6J:** 0.015-0.03mg/kg i.m./i.v.; **DANI, DALI** sorgfältige Dosiseinstellung, KI bei schwerer LI

Flurazepam Rp	HWZ 2(10-100)h, Qo 1.0 (0.7), PPB 95%, PRC X, Lact ?
Dalmadorm *Tbl. 30mg* **Flurazepam Real** *Tbl. 30mg* **Staurodorm Neu** *Tbl. 30mg*	**Schlafstörung:** 15-30mg p.o. z.N.; **DANI, DALI** Dosisreduktion, KI bei schwerer Leberinsuffizienz

Lorazepam Rp	HWZ 12-16h, Qo 1.0, PPB 80-93%, PRC D, Lact ?
Lorazepam-neuraxpharm *Tbl. 1, 2.5mg* **Tavor** *Tbl. 0.5, 1, 2, 2.5mg; Lingualtbl. 1, 2.5mg; Amp. 2mg/1ml* **Tolid** *Tbl. 1, 2.5mg*	**Spannungs-, Erregungs-** → 688, **Angstzustände** → 696: 0.5-2.5mg/d p.o. in 2-3ED, bis 7.5mg/d bei stationärer Beandlung; **akute Angstzustände** → 697: 0.05mg/kg i.v., evtl. Wdh. nach 2h; **Schlafstörung:** 0.5-2.5mg p.o. z.N.; **Prämed. vor OP:** 1-2.5mg p.o. am Vorabend und/oder 2-4mg p.o. 1-2h präop.; **Status epilepticus** → 673: 4mg langsam i.v., ggf. Wdh. nach 10-15min, max. 8mg in 12h; **Ki.:** 0.05mg/kg i.v., ggf. Wdh. nach 10-15min; **DALI** Dosisreduktion

A 13 Psychiatrie – Arzneimittel

Lormetazepam Rp	HWZ 10(15)h, Q0 0.85 (1.0), PPB 88%
Ergocalm *Tbl. 1, 2mg* Loretam *Kps. 1, 2mg* Lormetazepam-ratioph. *Tbl. 0.5, 1, 2mg* Noctamid *Tbl. 1, 2mg* Sedalam *Amp. 2mg/10ml*	Ein- und Durchschlafstörung: 1-2mg p.o. z.N.; Prämed. vor OP: 2mg p.o. am Vorabend und/oder 2mg bis 1h präoperativ; 0.4-1mg i.v.; Sedierung bei chir. Eingriffen in Allgemeinnarkose: 0.4-2mg i.v.; Sedierung bei diagn. Eingriffen: 1-2mg i.v.; akute Spannungs-, Erregungs- u. Angstzustände: 0.4-1mg, max. 2mg i.v

Medazepam Rp	HWZ 2(100)h, Q0 1.0
Rudotel *Tbl. 10mg*	Spannungs-, Erregungs- → 688, Angstzust. → 696: 10-30mg/d p.o. in 2-3ED, max. 60mg/d

Midazolam Rp (Btm: Amp > 50mg)	HWZ 1.5-2.2h, Q0 1.0, PPB 95%, PRC D, Lact ?
Buccolam *Lsg. zur Anw. i.d. Mundhöhle 2.5mg/0.5ml, 5mg/1ml, 7.5mg/1.5ml, 10mg/2ml* Dormicum *Tbl. 7.5mg; Amp. 5mg/1ml, 5mg/5ml, 15mg/3ml* Midazolam HEXAL *Amp. 5mg/1ml, 5mg/5ml, 15mg/3ml* Midazolam-ratioph. *Saft (1ml = 2mg); Amp. 5mg/1ml, 5mg/5ml, 15mg/3ml, 50mg/50ml, 100mg/50ml*	Prämed. vor OP → 661: 7.5-15mg p.o. 30-60min präop., 3.5-7mg i.m. 20-30min präop.; Sedierung → 661: ini 2-2.5mg i.v., je nach Wi in 1-mg-Schritten bis max. 7.5mg; Pat. > 60: 50%; Ki. 6M-5J: 0.05-0.1mg/kg i.v., max. 6mg; 6-12J: 0.025-0.05mg/kg i.v., max. 10mg; Narkoseeinleitung: 0.1-0.2mg/kg i.v.; Sedierung Intensivtherapie: ini 0.03-0.3mg/kg i.v., dann 0.03-0.2mg/kg/h; länger anhaltende akute Krampfanfälle: Ki. 3M – < 1J: 2.5mg buccal; 1– < 5J: 5mg; 5 – < 10J: 7.5mg; 10 – < 18J: 10mg DALI Dosisreduktion, KI bei schwerer LI.

Nitrazepam Rp	HWZ 25-30h, Q0 1.0, PPB 87%
Eatan N *Tbl. 10mg* Imeson, Mogadan *Tbl. 5mg* Nitrazepam-neuraxpharm *Tbl. 5, 10mg* Novanox *Tbl. 5, 10mg*	Schlafstörung: 2.5-5mg, max. 10mg p.o. z.N.; BNS-Krämpfe: Sgl., Kleinki.: 2.5-5mg p.o.; DANI, DALI Dosisreduktion; KI bei schwerer Leberinsuffizienz

Oxazepam Rp	HWZ 6-25h, Q0 1.0, PPB 97%, PRC D, Lact ?
Adumbran *Tbl. 10mg* Durazepam *Tbl. 50mg* Oxazepam-ratioph. *Tbl. 10, 50mg* Praxiten *Tbl. 10, 15, 50mg*	Spannungs-, Erregungs- → 688, Angstzustände → 696: 1-2 x 10-20mg p.o., max. 3 x 20mg; bei stat. Behandlung 50-150mg/d in 2-4ED; Ki.: 0.5-1mg/kg/d in 3-4ED; Durchschlafstrg.: 10-20mg, max. 30mg p.o. z.N.

Prazepam Rp	HWZ 1-3h, Q0 1.0, PPB 88%
Demetrin *Tbl. 10mg* Mono Demetrin *Tbl. 20mg*	Spannungs-, Erregungs- → 688, Angstzustände → 696: 20mg p.o. z.N.; max. 60mg/d; DANI, DALI ini 10-15mg/d, vorsichtig steigern

Sedativa, Hypnotika 361

Temazepam Rp	HWZ 3.5-18.4h, Qo 1.0, PPB 96%, PRC X, Lact ?
Planum Kps. 20mg **Remestan** Kps. 10, 20mg **Temazep-CT** Kps. 10, 20mg	**Schlafstörung:** 10-20mg p.o. z.N., max. 40mg/d; **Jugendl. 14-18J:** 10mg/d; **DANI, DALI** 10mg/d, max. 20mg/d

Triazolam Rp	HWZ 1.4-4.6h, Qo 1.0, PPB 75-90%, PRC X, Lact ?
Halcion Tbl. 0.25mg	**Schlafstörung:** 0.125-0.25mg p.o. z.N.; **DALI** Dosisreduktion, KI bei schwerer LI

A 13.5.2 Weitere Sedativa und Hypnotika

Wm/Wi (Buspiron): Agonist an 5-HT1A-Rezeptoren, alpha-2-antagonistisch, anxiolytisch, antidepressiv; **Wm/Wi** (Chloralhydrat): verstärkt die elektrophysiologische Reaktion auf die inhibitorischen Neurotransmitter GABA und Glycin ⇒ sedativ, hypnotisch und antikonvulsiv; **Wm/Wi** (Clomethiazol): hypnotisch, sedativ, antikonvulsiv; **Wm/Wi** (Diphenhydramin, Doxylamin): kompetitive Blockade von H1-Rezeptoren ⇒ sedierend, antiemetisch, lokalanästhetisch; **Wm/Wi** (L-Tryptophan): Synthese von Serotonin ↑ durch Subst. der physiol. Vorstufe; **Wm/Wi** (Zolpidem, Zopiclon): benzodiazepinähnliche Wi;
UW (Buspiron): nichtspez. Brustschmerzen, Alpträume, Zorn, Feindseligkeit, Verwirrtheit, Schläfrigkeit, Tinnitus, Halsentzündg, verstopfte Nase, Verschwommensehen, Muskelschmerzen, Taubheitsgefühl, Missempfindungen, Koordinationssstr., Tremor, Ekzeme, Schwitzen, feuchte Hände; **UW** (Chloralhydrat): zahlreiche UW ohne Häufigkeitsangabe, s. FachInfo; **UW** (Clomethiazol): starke Speichelsekretion, Bronchialsekretion ↑; **UW** (Diphenhydramin): Somnolenz, Benommenheit, Konzentrationssstr., Schwindel, Kopfschmerzen, Sehstrg., Magen-Darm-Beschwerden, Mundtrockenheit, Obstipation, Reflux, Miktionssstr., Muskelschwäche; **UW** (Doxylamin): zahlreiche UW ohne Häufigkeitsangabe, s. FachInfo; **UW** (L-Tryptophan): keine (sehr) häufigen NW; **UW** (Zolpidem): Halluzinationen, Agitiertheit, Alpträume, gedämpfte Emotionen, Verwirrtheit, Somnolenz, Kopfschmerzen, Schwindelgefühl, verstärkte Schlafstrg., anterograde Amnesie, Schläfrigkeit am Folgetag, Aufmerksamkeit ↓, Doppelbilder, Schwindel, Muskelschwäche, Ataxie; **UW** (Zopiclon): Geschmacksstörung, Benommenheit am Folgetag, Mundtrockenheit; **KI** (Buspiron): bek. Überempf., akutes Engwinkelglaukom, Myasthenia gravis, schwere Leber-/Nierenfktsstörung; **KI** (Chloralhydrat): bek. Überempf., schwere Leber-/Nierenschäden, schwere Herz-Kreislauf-Schwäche, Grav./Lakt., Beh. mit Antikoagulantien von Cumarin-Typ, Ki/Jug. < 18 J.; **KI** (Clomethiazol): bek. Überempf., Schlafapnoe-Syndrom, zentr. Atemstrg., akute Intox. durch Alkohol o.a. zentraldämpfende Mittel, Abhängigkeitsanamnese (Ausnahme: akute Beh. des Prädelirs, Delirium tremens und akuter Entzugssymptomatik), Asthma bronchiale; **KI** (Diphenhydramin): bek. Überempf., akutes Asthma bronchiale, Engwinkelglaukom, Phäochromozytom, Prostatahypertrophie mit Restharn, Epilepsie, Hypokaliämie, Hypomagnesiämie, Bradykardie, angeb. Long-QT-Syndrom oder andere klinisch signif. kard. Strg.; gleichz. Anw. von Arzneimitteln, die das QT-Intervall verlängern/zu Hypokaliämie führen/Alkohol/MAO-Hemmern, Grav./Lakt., Ki < 8kg.; **KI** (Doxylamin): bek. Überempf., Engwinkelglaukom, Prostatahypertrophie mit Restharn, akute Asthmaanfall, Phäochromozytom, gleichz. Anw. mit MAO-Hemmern, Epilepsie; akute Vergiftung durch Alkohol, Schlaf- oder Schmerzmittel sowie Psychopharmaka; **KI** (L-Tryptophan): bek. Überempf., schwere Leberinsuffizienz, hepatische Enzephalopathie, schwere Nierenerkrankungen und Niereninsuffizienz, Karzinoide, gleichzeitige Anwendung mit MAO-Hemmern/SSRI; **KI** (Zolpidem): bek. Überempf., LI, Schlafapnoe-Syndrom, Myasthenia gravis, akute und/oder schw. Ateminsuff, Ki. u. Jug. < 18J; **KI** (Zopiclon): bek. Überempf., schw. LI, schw. Schlafapnoe-Syndrom, Myasthenia gravis, schwere Ateminsuff., Ki. und Jug. < 18J, Lakt.

A 13 Psychiatrie – Arzneimittel

Buspiron Rp	HWZ 4h, Qo 1.0, PPB > 95%, PRC B, Lact ?
Anxut *Tbl. 5, 10mg* Busp *Tbl. 5, 10mg*	**Angstzustände:** ini 3 x 5-10mg p.o., max. 60mg/d; **DANI/DALI** KI bei schwerer NI/LI

Chloralhydrat Rp	HWZ 4min (7h), Qo 1.0, PPB 40%, PRC C, Lact ?
Chloraldurat *Kps. 250, 500mg*	**Schlafstörung, Erregungszustände → 688:** 250-1000mg p.o. z.N., max. 1.5g/d

Clomethiazol Rp	HWZ 2.3-5h, Qo 0.95, PPB 60-70%
Distraneurin *Kps. 192mg;* *Lsg. (1ml = 31.5mg)*	**Akute Entzugssymptomatik → 691,** **Delirium tremens (stationäre Behandlung!) → 689:** ini 384-768mg p.o., max. 1152-1536mg in den ersten 2h, dann max. 384mg alle 2h; **Verwirrtheit, Unruhe älterer Patienten:** 3 x 192-384mg p.o.; **Schlafstörung älterer Patienten → 690:** 384mg z.N., evtl. Wdh. nach 30-60min

Diphenhydramin OTC	HWZ 4-8h, Qo 0.9, PPB 85-99%, PRC B, Lact -
Betadorm D *Tbl. 50mg* Diphenhydramin Hevert *Inj.Lsg. 20mg/2ml* Dolestan *Tbl. 25, 50mg* Dormutil N *Tbl. 50mg* Emesan *Tbl. 50mg; RektalKps. 20, 50mg* Halbmond *Tbl. 50mg* Nervo Opt N *Tbl. 50mg* Schlaftabletten N *Tbl. 50mg* Sodormwell *Kps. 50mg* Vivinox Sleep *Tbl. 25, 50mg*	**Schlafstörung:** 25-50mg p.o. z.N.; 20-40mg i.v./i.m. z.N.; **vestibulärer Schwindel → 684, Übelkeit, Erbrechen, Kinetose → 685:** 1-3 x 50mg p.o./rekt.; 40mg i.m./i.v.; **Ki. ab 2J:** 1.25mg/kg i.m./i.v.; **Ki. 6-12J:** 1-2 x 25mg p.o.; > **12J:** 1-2 x 50mg p.o.; **Ki. 8-10kg:** 1 x 20mg rekt.; **10-20kg:** 1-2 x 20mg rekt., **20-39kg:** 1-3 x 20mg rect.; >**12J:** 1-2 x 50mg rekt.; **Unruhe, Angstzustände, Nervosität:** 10-40mg i.m./i.v in 2 ED; **Ki. 2-7J:** 10mg i.m./i.v.; **ab 8 J:** 10-20mg i.m./i.v.; **DANI, DALI** Dosisanpassung

Doxylamin OTC	HWZ 10h
Gittalun *Brausetbl. 25mg* Hoggar Night *Tbl. 25mg* Schlafsterne *Tbl. 30mg* SchlafTabs-ratioph. *Tbl. 25mg* Sedaplus *Saft/Lsg. 12.5ml/5mg*	**Schlafstörung:** 25-50mg p.o. z.N.; > **6M:** 6.25mg; > **1J:** 6.25-12.5mg; **5-12J:** 12.5-25mg

L-Tryptophan OTC	HWZ 2.5h, Qo 1.0, PPB 85%
Ardeydorm *Tbl. 500mg* Ardeytropin *Tbl. 500mg* Kalma *Tbl. 500mg* L-Tryptophan-ratioph. *Tbl. 500mg*	**Schlafstörung:** 1-2g p.o. z.N.; **DANI/DALI** KI

Zolpidem Rp	HWZ 2-2.6h, Qo 1.0, PPB 92%, PRC B, Lact ?
Bikalm *Tbl. 10mg* Stilnox *Tbl. 10mg* Zolpidem-ratiopharm. *Tbl. 5, 10mg* Zolpidem Stada *Tbl. 5, 10mg*	**Schlafstörung:** 10mg p.o. z.N.; Pat. > 65J, geschwächte Pat.: 5mg; **DANI** nicht erforderlich; **DALI** max. 5mg/d, KI bei schwerer LI
Zopiclon Rp	HWZ 5h, Qo 0.95, PPB 45%
Optidorm, Somnosan, Ximovan, Zopiclon HEXAL *Tbl. 7.5mg* Zopiclon-ratiopharm. *Tbl. 3,75, 7.5mg*	**Schlafstörung:** 7.5mg p.o. z.N., ältere Pat. 3.75mg; **DANI, DALI** max. 3.75mg/d, KI bei schw. LI

A 13.6 Psychoanaleptika

Wm/Wi (Atomoxetin): selektive Hemmung des präsynaptischen Noradrenalintransporters;
Wm/Wi (Dexamfetamin): zentral stimulierendes Sympathomimemtikum;
Wm/Wi (Lisdexamfetamin): Prodrug von Dexamfetamin, zentral wirk. Sympathomimetikum;
Wm/Wi (Methylphenidat): Amphetaminderivat, zentral erregend durch Katecholaminfreisetzung;
Wm/Wi (Modafinil): Potenzierung der zerebralen Alpha-1-adrenergen Aktivität ⇒ Vigilanz ↑, Zahl plötzlicher Schlafepisoden ↓;
UW (Atomoxetin): Appetit ↓, Gewicht ↓, Anorexie, Reizbarkeit, Stimmungsschw., Schlaflosigkeit, Kopfschmerzen, Schläfrigkeit, Schwindel, abdom. Schmerzen, Erbrechen, Übelkeit, Obstipat., Dyspepsie, Dermatitis, Hautausschlag, Müdigkeit, Lethargie, Reizbarkeit, Hypertonie;
UW (Dexamfetamin): Arrhythmien, Tachykardie, Palpitationen, Abdominalschmerzen, Übelkeit, Erbrechen, Mundtrockenheit, Veränderung des Blutdrucks/Herzfrequenz, Appetit ↓, verringerte Gewichts- und Größenzunahme bei längerer Anw. bei Kindern, Arthralgie, Schwindel, Dyskinesie, Kopfschmerzen, Hyperaktivität, Schlaflosigkeit, Nervosität, abnormes Verhalten, Aggressivität, Erregungs- und Angstzustände, Depression, Reizbarkeit;
UW (Lisdexamfetamin): Appetit ↓, Anorexie, Schlafstörungen, Agitiertheit, Angst, Libido ↓, Tic, Affektlabilität, psychomotorische Hyperaktivität, Aggression, Kopfschmerzen, Schwindel, Unruhe, Tremor, Somnolenz, Mydriasis, Tachykardie, Palpitationen, Dyspnoe, Mundtrockenheit, Diarrhoe, Oberbauchschmerzen, Übelkeit, Erbrechen, Hyperhidrose, Hautausschlag, erektile Dysfunktion, Reizbarkeit, Kältegefühl, Zerfahrenheit, Fieber, Blutdruck ↑, Gewicht ↓;
UW (Methylphenidat): Anorexie, Appetitverlust, mäßige Verminderung der Gewichtszunahme und des Längenwachstums bei längerer Anwendung bei Kindern, Schlaflosigkeit, Nervosität, abnormes Verhalten, Aggression, Affektlabilität, Erregung, Anorexia, Ängstlichkeit, Depression, Reizbarkeit, Konzentrationsmangel und Geräuschempfindlichkeit (bei Erwachsenen mit Narkolepsie), Kopfschmerzen, Somnolenz, Schwindelgefühl, Dyskinesie, psychomotorische Hyperaktivität, Tachykardie, Palpitationen, Arrhythmien, Hypertonie, Bauchschmerzen, Magenbeschwerden, Übelkeit, Erbrechen, Mundtrockenheit, Diarrhoe, Schwitzen, Alopezie, Pruritus, Haut, Urtikaria, Arthralgien, Husten, Rachen- und Kehlkopfschmerzen, Nasopharyngitis, Fieber, Änderung v. Blutdruck/Herzfrequenz, Gewichtsverlust;
UW (Modafinil): verminderter Appetit, Nervosität, Insomnie, Angst, Depression, Denkstörungen, Verwirrtheit, Kopfschmerzen, Schwindelgefühl, Somnolenz, Parästhesien, verschwommenes Sehen, Tachykardie, Palpitationen, Vasodilatation, Bauchschmerzen, Übelkeit, Mundtrockenheit, Diarrhoe, Dyspepsie, Verstopfung, Asthenie, Brustschmerzen, dosisabhängige Erhöhung der γGT und aP, pathologische Leberfunktionstests;

A 13 Psychiatrie – Arzneimittel

KI (Atomoxetin): bek. Überempfindlichkeit, Engwinkelglaukom, gleichzeitige Anwendung von MAO-Hemmern, schwere kardio-/zerebrovaskuläre Erkrankungen, Phäochromozytom;
KI (Dexamfetamin): bek. Überempf. oder Idiosynkrasie ggü. sympathomimetischen Aminen, Glaukom, Phäochromozytom, Hyperthyreose oder Thyreotoxikose, Diagnose oder Anamnese schwerer Depression, Anorexia nervosa/anorekt. Störungen, Suizidneigung, psychotische Symptome, schwere affektive Störungen, Manie, Schizophrenie, psychopathischen/ Borderline-Persönlichkeitsstörungen, Gilles-de-la-Tourette-Syndrom oder ähnliche Dystonien, Diagnose/Anamnese von schweren und episodischen (Typ I) bipolaren affektiven Störungen, vorbestehende Herz-Kreislauf-Erkrankungen einschließlich mittelschwerer und schwerer Hypertonie, Herzinsuff., arterieller Verschlusskrankheit, Angina pectoris, hämodynamisch signifikanter angeborener Herzfehler, Kardiomyopathien, Myokardinfarkt, potenziell lebensbedrohender Arrhythmien und Kanalopathien, zerebrale Aneurysmen;
KI (Dexamfetamin, Fortsetzung): Gefäßabnormalitäten inkl. Vaskulitis oder Schlaganfall, Porphyrie, anamnestisch Drogenabhängigkeit oder Alkoholismus, gleichzeitige Anwendung von MAO-Hemmern, Grav./Lakt.;
KI (Lisdexamfetamin): bek. Überempf., gleichzeitige Anw. von MAO-Hemmern, Hyperthyreose/Thyreotoxikose, Erregungszustände, symptomatische Herz-Kreislauf-Erkr., fortgeschrittene Arteriosklerose, mittelschw. bis schw. Hypertonie, Glaukom;
KI (Methylphenidat): bek. Überempf., Hyperthyreose oder Thyreotoxikose, Glaukom, Phäochromozytom, vorbestehende Herz-Kreislauf-/zerebrovaskuläre Erkr., gleichzeitige Anw. von MAO-Hemmern; Diagnose oder Anamnese von: schwerer Depression, Anorexia nervosa/anorektischen Störungen, Suizidneigung, psychotischen Symptomen, schweren affektiven Strg., Manie, Schizophrenie, psychopathischen/Borderline-Persönlichkeitsstr., Gilles-de-la-Tourette-Syndrom oder ähnlichen Dystonien, schweren und episodischen (Typ I) bipolaren affektiven Störungen;
KI (Modafinil): bek. Überempf., nicht kontrollierte mittelschwere-schwere Hypertonie, HRST

Atomoxetin Rp	HWZ 3.6h, PPB 98%
Strattera *Kps. 10, 18, 25, 40, 60, 80, 100mg*; *Lsg. 4mg/ml*	**Aufmerksamkeitsdefizit-Hyperaktivitätsstörung** → 698: Ki. > 6J: ini 0.5mg/kg/d p.o., nach 7d je nach Wi steigern auf 1.2mg/kg/d; >70kg: ini 1 x 40mg, dann 80mg, max. 100mg/d; **DANI** nicht erforderlich; **DALI** Child B: 50%, Child C: 25%

Dexamfetamin Rp (Btm)	HWZ 10h
Attentin *Tbl. 5, 10, 20mg*	**Aufmerksamkeitsdefizit-Hyperaktivitätsstörung mit fehlendem Ansprechen auf Atomoxetin bzw. Methylphenidat:** Ki. > 6J: ini 5-10mg p.o., ggf. um 5mg/W steigern, max. 20-40mg/d; **DANI, DALI** keine Daten

Lisdexamfetamin Rp (Btm)	HWZ 1(11)h, PRC B, Lact -
Elvanse *Kps. 30, 40, 50, 60, 70mg*	**ADHS mit fehlendem Ansprechen auf Methylphenidat** → 698: Ki. > 6J: ini 1 x 30mg p.o., ggf. um 20mg/W steigern, max. 70mg/d; **DANI, DALI** keine Daten

Zentral wirksame Alpha-Sympathomimetika 365

Methylphenidat Rp (Btm)	HWZ 2-4h, Qo 0.95, PPB 10-33%, PRC C, Lact ?
Concerta *Tbl. 18(ret.), 27 (ret.), 36(ret.), 54(ret.)mg* Equasym *Kps. 10(ret.), 20(ret.), 30(ret.)mg* Medikinet *Tbl. 5, 10, 20mg; Kps. 5(ret.), 10(ret.), 20(ret.), 30(ret.), 40(ret.), 50(ret.), 60(ret.)mg* Methylphenidat HEXAL *Tbl. 10mg* Ritalin *Tbl. 10mg; Kps. (ret.) 20, 30, 40mg* Ritalin Adult *Kps. (ret.) 10, 20, 30, 40mg*	**ADHS** → 698: **Ki. ab 6J:** ini 5mg p.o., um 5-10mg/W steigern, max. 60mg/d in 2-3ED; 1 x 18-36mg (ret.), max. 54mg/d (ret.); **Erw.:** ini 1 x 10-20mg (ret.), ggf. steigern um 10-20mg/W., max. 80mg/d; **Narkolepsie:** 10-60mg/d in 2-3ED; > 6J: ini 1-2 x 5mg/d, um 5-10mg/W steigern, max. 60mg/d; **DANI, DALI** keine Daten, vorsichtige Anw.

Modafinil Rp)	HWZ 10-12h, PPB 62%, PRC C, Lact ?
Modafinil-neuraxpharm *Tbl. 100, 200mg* Modafinil Heumann *Tbl. 100mg* Vigil *Tbl. 100, 200mg*	**Narkolepsie:** 200-400mg/d p.o. in 2ED (morgens, mittags); **DANI** keine Daten; **DALI** schwere LI: 50%

A 13.7 Zentral wirksame Alpha-Sympathomimetika

Wm/Wi (Clonidin): zentrale Stimulation Alpha-2-adrenerger Rezeptoren ⇒ Sympathikusaktivität ↓ ⇒ dämpft Überaktivität noradren. Neurone (die Alkoholentzug bewirken);
Wm/Wi (Guanfacin): zentrale Stimulation Alpha-2-adrenerger Rezeptoren ⇒ Veränderung der Signalübertragung im präfrontalen Kortex und in den Basalganglien;
UW (Clonidin): Depression, Schlafstrg., Schwindel, Sedierung, Kopfschmerzen, orthostatische Hypotonie, Mundtrockenheit, Obstipation, Übelkeit, Erbrechen, Schmerzen in Speicheldrüsen, erektile Dysfunktion, Müdigkeit;
UW (Guanfacin): Depression, Angst, Affektlabilität, Insomnie, Durchschlafstrg., Alpträume, Somnolenz, Kopfschmerzen, Sedierung, Schwindel, Lethargie, Bradykardie, Hypotonie, orthostat. Hypotonie, Bauchschmerzen, Erbrechen, Übelkeit, Diarrhoe, Obstipation, Mundtrockenheit, Exanthem, Enuresis, Ermüdung, Reizbarkeit, Gewicht ↑;
KI (Clonidin): bek. Überempf., ausgeprägte Hypotonie, Major Depression, bestimmte Erregungsbildungs- und Erregungsleitungsstrg. des Herzens, Bradykardie, Grav./Lakt.;
KI (Guanfacin): bek. Überempf.

Clonidin Rp	HWZ 12-16h, Qo 0.4, PPB 30-40%, PRC C, Lact ?
Paracefan *Amp. 0.15mg/1ml, 0.75mg/5ml*	**Alkoholentzugssyndrom:** ini 0.15-0.6mg, max 0.9mg i.v. dann 0.3-4mg/d, max. 10mg/d; Perf. (0.75mg) = 15µg/ml ⇒ 2-8ml/h

Guanfacin Rp	HWZ 18h, PPB 70%, PRC B, Lact ?
Intuniv *Tbl. 1(ret.), 2(ret.), 3(ret.), 4(ret.)mg*	**Aufmerksamkeitsdefizit-Hyperaktivitätsstörung: Ki. 6-17J:** ini 1 x 1mg p.o., je nach Wi/Verträglichkeit steigern um max. 1mg/W, Erh.Dos. 0.05-0.12mg/kg/d; **DANI** CrCl < 30: Dosisreduktion; **DALI:** vorsichtige Anw.

A 13.8 Alkoholentwöhnungsmittel

Wm/Wi (Acamprosat): Stimulierung der inhibitorischen GABAergen Neurotransmission sowie antagonistischer Effekt auf die erregenden Aminosäuren, insbesondere Glutamat;
Wm/Wi (Nalmefen): Agonist am "kappa"-Rezeptor, Antagonist am µ- und Δ-Rezeptor ⇒ Modulierung kortiko-mesolimbischer Funktionen ⇒ Verringerung des Alkoholkonsums;
Wm/Wi (Naltrexon): kompetitiver Antagonismus am Opioidrezeptor;
UW (Acamprosat): erniedrigte Libido, Durchfall, Übelkeit, Erbrechen, Bauchschmerzen, Blähungen, Pruritus, makulopapulöser Ausschlag, Frigidität, Impotenz;
UW (Nalmefen): verminderter Appetit, Schlaflosigkeit, Schlafstörungen, Verwirrtheit, Ruhelosigkeit, verminderte Libido, Halluzinationen, Dissoziation, Schwindel, Kopfschmerzen, Somnolenz, Tremor, Aufmerksamkeitsstörungen, Parästhesie, Hypästhesie, Tachykardie, Palpitationen, Übelkeit, Erbrechen, trockener Mund, Hyperhidrose, Muskelspasmen, Ermüdung, Asthenie, Unwohlsein, Gefühl anomal, erniedrigtes Gewicht;
UW (Naltrexon): Bauchschmerzen, Übelkeit, Erbrechen, Diarrhoe, Obstipation, Appetit ↓, Schlafstrg., Angstzustände, Nervosität, Affektstrg., Reizbarkeit, Kopfschmerzen, Unruhe, Schwindel, gesteigerter Tränenfluss, Tachykardie, Palpitationen, Änderungen EKG, Thoraxschmerzen, Exanthem, Gelenk- u. Muskelschmerzen, verzögerte Ejakulation, erektile Dysfunktion, Asthenie, Durst, gesteigerte Energie, Schüttelfrost, Hyperhidrose;
KI (Acamprosat): bek. Überempf., Lakt., NI; **KI** (Nalmefen): bek. Überempf., gleichz. Anw. von Opioidagonisten bzw. Partialagonisten, Pat. mit bestehender oder kurz zurückliegender Opioidabhängigkeit, mit akuten Opioid-Entzugssymptomen, Pat. mit vermuteter kürzlicher Anw. von Opioiden; schwere LI, NI; Pat. mit in jüngster Vergangenheit aufgetretenen akuten Alkoholentzugserscheinungen (inkl. Halluzinationen, Krampfanfälle, Delirium tremens);
KI (Naltrexon): bek. Überempf. schwere LI, akute Hepatitis, schwere Nierenfktsstrg.; Pat., die Opioid-Analgetika erhalten; opioidabhängige Pat. ohne erfolgreichen Entzug oder Pat., die Opiat-Agonisten erhalten (z.B. Methadon); akute Opiat-Entzugssymptome, Pat. mit positivem Opioid-Nachweis im Urin oder negativen Ergebnis im Naloxon-Provokationstest

Acamprosat Rp	HWZ 20.7h, keine PPB
Campral *Tbl. 333mg*	**Aufrechterhaltung der Abstinenz bei Alkoholabhängigkeit** → 691: 3 x 666mg p.o.; Pat. < 60kg: 2-1-1Tbl.; **DANI** Krea > 120µmol/l: KI; **DALI** Child C: KI

Nalmefen Rp	HWZ 12.5h, PPB 30%
Selincro *Tbl. 18mg*	**Zur Reduktion des Alkokolkonsums bei Alkoholabhängigkeit mit hohem Risikoniveau:** n. Bed. 18mg p.o., max 18mg/d; **DANI, DALI** leichte bis mittelschwere NI/LI: 100%; KI bei schwerer NI/LI

Naltrexon → 287 Rp	HWZ 2.7(9)h, Qo 1.0, PPB 21%, PRC C, Lact ?
Adepend *Tbl. 50mg*	**Minderung des Rückfallrisikos nach Alkoholabhängigkeit:** 1 x 50mg p.o.; **DANI, DALI** vorsichtige Anw. bei leichter bis mäßiger NI/LI; KI bei schwerer NI/LI

A 13.9 Rauchentwöhnungsmittel

Wm/Wi (Bupropion): Hemmung des Katecholamin-Reuptakes im Gehirn ⇒ Noradrenalin ↑, Dopamin ↑ in bestimmten Hirnregionen ⇒ Milderung von Nikotinentzugssymptomen, Rauchdrang ↓; **Wm/Wi** (Vareniclin): bindet an neuronale nikotinerge Acetylcholinrezeptoren ⇒ lindert Symptome des Rauchverlangens und des Rauchentzugs;
UW (Bupropion): Urtikaria, Fieber, Mundtrockenheit, Übelkeit, Erbrechen, Bauchschmerzen, Obstipation, Schlaflosigkeit, Agitiertheit, Zittern, Konzentrationsstörung, Kopfschmerzen, Schwindel, Geschmacksstörungen, Depression, Angst, Hautausschlag, Pruritus, Switzen;
UW (Vareniclin): Übelkeit, Erbrechen, Obstipation, Diarrhoe, Magenbeschwerden, Dyspepsie, Flatulenz, Mundtrockenheit, gesteigerter Appetit, abnorme Träume, Schlaflosigkeit, Kopfschmerzen, Somnolenz, Schwindel, Dysgeusie, Müdigkeit;
KI (Bupropion): bek. Überempf., Epilepsie, ZNS-Tumore; abrupter Entzug von Alkohol/Medikamenten kann zu Entzugskrämpfen führen, Bulimie, Anorexie, bipolare Erkr., gleichzeitige Anw. von MAO-Hemmern, schwere Leberzirrhose, Grav.;
KI (Vareniclin): bek. Überempf.

Bupropion (Amfebutamon) Rp-L!	HWZ 20h, Q_0 > 0.8, PPB 84%, PRC C Lact-
Zyban *Tbl. 150(ret.)mg*	**Raucherentwöhnung:** d1-6: 1 x 150mg p.o., dann 2 x 150mg; **DANI** 150mg/d; **DALI** 150mg/d, KI bei schwerer LI

Vareniclin Rp-L!	HWZ 24h, PPB < 20%
Champix *Tbl. 0.5, 1mg*	**Raucherentwöhnung:** d1-3: 1 x 0.5mg p.o.; d4-7: 2 x 0.5mg; ab d8: 2 x 1mg, Dauer 12W; **DANI** CrCl > 30: 100%; < 30: max. 1mg/d; bei term. NI Anw. nicht empf.; **DALI** nicht erf.

A 14 Dermatologie – Arzneimittel

A 14.1 Antipruriginosa, Antiphlogistika

Ammoniumbituminosulfonat OTC

Ichtholan 10, 20, 50% *Salbe (100g enth. 10, 20, 50g)* **Ichtholan spezial** *Salbe (100g enth. 85g)* **Schwarze Salbe Lichtenstein** *Salbe (100g enth. 20, 50g)* **Thiobitum 20%** *Salbe (100 g enth. 20g)*	**Unspezifisch entzündliche Hauterkrankungen (Furunkel → 702, Schweißdrüsenabszess → 703):** Salbe dick auftragen und mit Verband abdecken, Verbandswechsel alle 2d
Phenolsulfonsäure (Gerbstoff) OTC	
Tannolact *Creme (100g enth. 400, 1000mg); Pulver (100g enth. 40g); Lotio (100g enth. 1g)* **Tannosynt** *Creme, Lotio (100g enth. 1g); Konzentrat (100g enth. 40g)* **Delagil** *Creme (100g enth. 400mg); Pulver (100g enth. 40g)*	**Hauterkrankungen mit Entzündung, Juckreiz oder Nässen:** Creme: 3 x tgl. dünn auftragen; Lotio: 1-2 x tgl. dünn auftragen; Pulver: in warmem Wasser auflösen für Bäder und Umschläge

A 14.2 Glukokortikoide

A 14.2.1 Schwach wirksame topische Glukokortikoide

Hydrocortison Rp

Hydrocortison HEXAL *Salbe (100g enth. 250, 500, 1000mg)* **Hydrocutan** *Creme (100g enth. 250mg); Salbe (100g enth. 100, 1000mg)* **Linolacort Hydro** *Creme (100g enth. 500, 1000mg)*	**Entzündliche, allergische → 724, pruriginöse Hauterkrankungen, chemisch und physikalisch induzierte Dermatitiden:** 1-3 x tgl. auftragen

Prednisolon Rp

Linola-H N, Linola-H-Fett N *Creme (100g enth. 400mg)* **Prednisolon LAW** *Creme (100g enth. 250mg)*	**Akute Ekzeme → 712, Dermatitiden:** 1-3 x tgl. auftragen

A 14.2.2 Mittelstark wirksame topische Glukokortikoide

Clobetason Rp

Emovate *Creme (100g enth. 50mg)*	**Leichtere Ekzemformen → 712, seborrhoische Dermatitis → 713 und steroidempfindliche Dermatosen:** 2 x tgl. auftragen

Dexamethason Rp

Dexa Loscon Mono *Lsg. (100g enth. 25mg)* **Dexamethason LAW** *Creme (100g enth. 50mg)* **Tuttozem N** *Creme (100g enth. 35mg)*	**Ekzeme → 712, Psoriasis capitis → 721, auf Kortikoide ansprechende akute Dermatitiden:** 1-3 x tgl. auftragen

Glukokortikoide 369

Flumetason Rp	
Cerson *Creme, Fettcreme, Lsg. (100g enth. 20mg)* **Locacorten** *Creme (100g enth. 20mg)*	**Ekzeme** → 712, **Neurodermitis** → 712, **Psoriasis** → 721, **Intertrigo, Lichen ruber** → 717, **Lichen sclerosus, kutaner Lupus erythematodes:** 1 x tgl. auftragen
Flupredniden Rp	
Decoderm *Creme (100g enth. 100mg); Salbe (100g enth. 50mg)*	**Ekzeme** → 712, **auf Kortikoide ansprechende Dermatitiden:** 1-3 x tgl. auftragen
Hydrocortisonbutyrat Rp	PRC C, Lact ?
Alfason *Creme, Salbe, Emulsion, Lsg. (Crinale) (100g enth. 100mg)* **Laticort** *Creme, Salbe (100g enth. 10mg)*	**Ekzeme** → 712, **auf Kortikoide ansprechende Dermatitiden:** 2 x tgl. auftragen
Prednicarbat Rp	PRC C, Lact ?
Dermatop *Creme, Salbe, Fettsalbe, Lsg. (100g enth. 250mg)* **Prednicarbat Acis** *Creme, Salbe, Fettsalbe, Lsg. (100g enth. 250mg)* **Prednitop** *Creme, Salbe, Fettsalbe, Lsg. (Crinale) (100g enth. 250mg)*	**Ekzeme** → 712, **auf Kortikoide ansprechende Dermatitiden:** 1-2 x tgl. auftragen
Triamcinolonacetonid Rp	PRC C, PPB 80% (bei syst. Anwendung), Lact ?
Delphicort *Creme (100g enth. 100mg)* **Kortikoid-ratioph.** *Creme, (100g enth. 100mg)* **Triamgalen** *Creme, Salbe, Lotion (100g enth. 100mg); Lsg. (100g enth. 200mg)* **Volon A** *Creme, Salbe, Haftsalbe, Lotio (100g enth. 100mg)* **Volonimat** *Creme, Salbe (100g enth. 25mg)*	**Ekzeme** → 712, **auf Kortikoide ansprechende Dermatitiden:** 1-2 x tgl. auftragen

A 14.2.3 Stark wirksame topische Glukokortikoide

Amcinonid Rp	PRC C, Lact ?
Amciderm *Creme, Salbe, Fettsalbe, Lotio (100g enth. 100mg)*	**Ekzeme** → 712, **Lichen ruber** → 717, **steroidempfindl. Dermatosen:** 1-2 x tgl. auftragen
Betamethason Rp	PRC C, Lact -
Bemon *Creme, Salbe (100g enth. 122mg)* **Betnesol V** *Creme, Salbe, Lotio, Lsg. (Crinale) (100g enth. 100mg)* **Celestan V** *Salbe (100g enth. 100mg)* **Diprosis** *Salbe, Gel (100g enth. 50mg)* **Diprosone** *Creme, Salbe, Lsg. (100g enth. 50mg)*	**Ekzeme** → 712, **steroidempfindliche Dermatosen:** 1-2 x tgl. auftragen
Desoximetason Rp	PRC C, Lact ?
Topisolon *Salbe (100g enth. 250mg)*	**Ekzeme** → 712, **steroidempfindliche Dermatosen:** 1-2 x tgl. auftragen

A 14 Dermatologie – Arzneimittel

Diflucortolon Rp	
Nerisona Creme, Salbe, Fettsalbe (100g enth. 100mg)	**Ekzeme** → 712, **steroidempfindliche Dermatosen:** 1-2 x tgl. auftragen
Fluocinolonacetonid Rp	
Flucinar Creme, Salbe (100g enth. 25mg) **Jellin** Creme, Salbe (100g enth. 25mg)	**Entzündliche, entzündlich-juckende und allergische Dermatosen** → 724: 1-2 x tgl. auftragen
Fluocinonid Rp	PRC C, Lact ?
Topsym Creme, Salbe, Lsg. (100g enth. 50mg)	**Entzündliche, entzündlich-juckende und allergische Dermatosen** → 724: 1-2 x tgl. auftragen
Methylprednisolon Rp	HWZ 2-3h, PRC C, Lact ?
Advantan Creme, Salbe, Fettsalbe, Lsg., Milch (100g enth. 100mg)	**Endogene und exogene Ekzeme** → 712, **Neurodermitis** → 712: 1 x tgl. auftragen
Mometason Rp	PRC C, Lact ?
Ecural Fettcreme, Salbe, Lsg. (100g enth. 100mg) **Elocon** Fettcreme, Salbe (100g enth. 100mg) **Momegalen** Fettcreme, Salbe, Lsg. (Crinale) (100g enth. 100mg)	**Entzündliche und juckende steroidempfindliche Dermatosen:** 1 x tgl. auftragen

A 14.2.4 Sehr stark wirksame topische Glukokortikoide

Clobetasol Rp	
Butavate Creme, Salbe, Lsg. (100g enth. 50mg) **Clobegalen** Creme, Salbe, Lsg., Lotion (100g enth. 50mg) **Clobetasol Acis** Creme, Salbe, Fettsalbe, Lsg. (Crinale) (100g enth. 50mg) **Dermoxin** Creme, Salbe, Lsg. (100g enth. 50mg) **Dermoxinale** Lsg. (Crinale) (100g enth. 50mg) **Karison** Creme, Salbe, Fettsalbe, Lsg. (Crinale) (100g enth. 50mg)	**Psoriasis** → 721, **akutes und chronisches Ekzem** → 712, **Lichen ruber planus** → 717, **Lichen sclerosus et atrophicans, Pustulosis palmaris et plantaris:** 1 x tgl. auftragen, max. 20% der KOF, max. 50g Salbe/Creme pro W

A 14.2.5 Glukokortikoid + Triclosan

Flumetason + Triclosan Rp	
Duogalen Creme (100g enth. 17mg+3g)	**Infiz. Ekzeme, Dermatomykosen mit Begleitentzünd., Impetigo, ekzematisierte Follikulitis:** 2 x tgl. dünn auftragen, Dauer ca. 7d
Halometason + Triclosan Rp	
Infectocortisept Creme (100g enth. 50mg+1g)	**Infiz. Ekzeme, Dermatomykosen mit Begleitentzünd., Impetigo, bakterielle Intertrigo:** 1-2 x tgl. dünn auftragen, Ther.-Dauer ca. 7d

A 14.3 Dermatitistherapeutika

Wm/Wi (Alitretinoin): immunmodulatorisch, antiinflammatorisch;
Wm/Wi (Dupilumab): Humaner monoklonaler IgG4-AK ⇒ Hemmung proinflammatorischer Zytokine durch Blockade des IL-4- und IL-13-Signalwegs;
Wm/Wi (Pimecrolimus, Tacrolimus): Calciumneurininhibitoren; immunsuppressiv, Hemmung von Produktion und Freisetzung proinflammatorischer Zytokine;
UW (Alitretinoin): Kopfschmerzen, Hypertriglyceridämie, Hypercholesterinämie, Anämie, Fe-Bindungskapazität ↑, Thrombozyten ↓, TSH/FT4 ↓, Konjunktivitis, trockene Haut und Augen, Gesichtsröte, Transaminasen ↑, Myalgie, Arthralgie;
UW (Dupilumab): Konjunktivitis, Augenjucken, Blepharitis, oraler Herpes, Eosinophilie, Kopfschmerzen, Reaktionen an Inj.-Stelle;
UW (Tacrolimus): Brennen, Pruritus, Schmerzen, Exanthem, Wärmegefühl, Reizung, Parästhesie an der Applikationsstelle; Alkoholunverträglichkeit mit Hautrötung, Eczema herpeticum, Follikulitis, Herpes simplex, Herpesvirus-Infektion, Kaposis variceliforme Eruption;
KI (Alitretinoin): bek. Überempf. gegen Retinoide, Frauen im gebärfähigen Alter (es sei denn, es werden alle Bedingungen des Grav.-Verhütungsprogramms eingehalten), Leberinsuffizienz, schwere Niereninsuffizienz, nicht ausreichend eingestellte Hypercholesterinämie/Hypertriglyzeridämie, nicht ausreichend eingestellter Hypothyroidismus, Hypervitaminose A, Allergie gegen Erdnüsse/Soja, gleichzeitige Anw. von Tetrazyklinen, Vitamin A oder anderen Retinoiden, Grav./Lakt.;
KI (Dupilumab): bek. Überempf.; **KI** (Tacrolimus): bek. Überempf.

Alitretinoin Rp — HWZ 2-10h

Toctino Kps. 10, 30mg	**Schweres chronisches Handekzem:** ini 1 x 30mg p.o., dann 10-30mg/d; Behandlungszyklus 12-24W; **DANI** KI bei schwerer NI; **DALI** KI bei LI

Dupilumab Rp

Dupixent Fertigspr. 300mg	**Mittelschwere/schwere atopische Dermatitis:** ini 600mg s.c., dann 300mg alle 2W; **DANI** leichte-mäßige NI: 100%; schwere NI: keine Daten; **DALI** keine Daten

Pimecrolimus Rp

Elidel 1% Creme (1g enth. 10mg)	**Leichtes/mittelschweres atopisches Ekzem:** 2 x tgl. auftragen bis Abheilung; **Ki.:** s. Erw.

Tacrolimus Rp

Protopic 0.03%, 0.1% Salbe (1g enth. 0.3, 1mg)	**Mittelschweres/schweres atopisches Ekzem:** ini 0.1% 2 x tgl. auftragen, nach 2-3W 0.03% bis zur Abheilung; **Ki. > 2J:** 0.03% 2 x tgl. auftragen, nach 2-3W 1 x tgl. bis zur Abheilung

A 14.4 Antipsoriatika
A 14.4.1 Externa

Calcipotriol Rp	
Calcipotriol HEXAL *Salbe, Lsg. (100g enth. 5mg)* **Daivonex** *Creme, Salbe, Lsg. (100g enth. 5mg)*	**Leichte bis mittelschwere Psoriasis** → 721: 2 x tgl. auftragen

Calcipotriol + Betamethason Rp	
Daivobet *Salbe, Gel (100g enth. 5+50mg)* **Enstilar** *Schaum (100g enth. 5+50mg)* **Xamiol** *Gel (100g enth. 5+50mg)*	**Leichte bis mittelschwere Psoriasis** → 721: 1 x tgl. auftragen: Kopfhaut (nur Gel) 1-4g, max. 15g/d f. 4W; übrige Hautpartien (Gel, Salbe, Schaum) max. 15g/d f. 4-8W

Dithranol Rp	
Micanol 1% *Creme (100g enth. 1mg)*	**Subakute/chronische Psoriasis** → 721: 2 x tgl. auftragen

Dithranol + Harnstoff Rp	
Psoradexan *Creme (1g enth. 0.5, 1, 2mg + je 170mg Harnstoff)*	**Subakute/chronische Psoriasis** → 721: 2 x tgl. auftragen

Steinkohlenteer Rp	
Lorinden Teersalbe *Salbe (1g enth. 15mg)* **Tarmed** *Shampoo (100g enth. 4g)* **Teer Linola Fett** *Salbe (1g enth. 20mg)*	**Seborrhoische Dermatitis** → 713, **Seborrhoe oleosa, Pityriasis simplex capitis, Psoriasis der Kopfhaut** → 721: 1-2 x/W auftragen/anwenden

Tazaroten Rp	
Zorac *Gel (1g enth. 1mg)*	**Leichte bis mittelschw. Plaque- Psoriasis** → 721: 1 x tgl. für bis zu 12W auftragen

A 14.4.2 Interna

Wm/Wi (Acitretin): Vitamin-A-Derivat, normalisiert Wachstum/Differenzierung von Haut- und Schleimhautzellen; **Wm/Wi** (Brodalumab): humaner monoklonaler IgG2-AK, der an IL 17RA bindet ⇒ Hemmung proinflammatorischer Zytokine; **Wm/Wi** (Ciclosporin, Methotrexat): Hemmung aktivierter T-Zellen, deren Zytokine zur Hyperproliferation der Keratinozyten beitragen; **Wm/Wi** (Dimethylfumarat): vorübergehender Anstieg der intrazell. Ca^{2+}-Konz. ⇒ Prolierationshemmung der Keratinozyten, intraepidermale Infiltration mit Granulozyten u. T-Helferzellen ↓ ; **Wm/Wi** (Guselkumab): monoklonaler IgG1-AK, der an IL-23 bindet ⇒ Hemmung proinflammatorischer Zytokine; **Wm/Wi** (Ixekizumab): monoklonaler IgG4-AK, der an IL-17A bindet ⇒ Hemmung v. Proliferation u. Aktivierung der Keratinozyten. **Wm/Wi** (Secukinumab): humaner monoklon. AK, bindet an IL 17A ⇒ Hemmung proinflammatorischer Zytokine, Chemokine und Mediatoren der Gewebsschädigung; **Wm/Wi** (Ustekinumab): monokln. AK, bindet an IL-12 u. IL-23 ⇒ Unterdrückung der gesteigerten Immunzellaktivierung;

Antipsoriatika

UW (Acitretin): Trockenheit von Haut und Schleimhäuten, Lippenentzündung, Haarausfall, Transaminasen ↑, BB-Veränderungen, Lipide ↑; **UW** (Brodalumab): Grippe, Tinea-Infektionen, Neutropenie, Kopfschmerz, Schmerzen im Oropharynx, Diarrhoe, Übelkeit, Arthralgie, Myalgie, Ermüdung, Schmerzen an. Inj-Stelle; **UW** (Ciclosporin): Nierenschädigung, Leberfktsstrg., Kardiotoxizität, Tremor, Hirsutismus, Gingivahypertrophie, Ödeme;
UW (Dimethylfumarat): Gesichtsrötung, Hitzegefühl, Diarrhoe, Völlegefühl, Oberbauchkrämpfe, Blähungen, Leukopenie, Lymphopenie, Eosinophilie; **UW** (Guselkumab): Infektion der oberen Atemwege, Gastroenteritis, Herpes-simplex-Infektionen, Tinea, Kopfschmerzen, Diarrhoe, Urtikaria, Arthralgie, Erythem an der Injektionsstelle; **UW** (Ixekizumab): Infektion der oberen Atenwege, Tinea-Infektion, oropharyngeale Schmerzen, Übelkeit, Reaktion a.d. Injektionsstelle;
UW (Methotrexat): Exanthem, Haarausfall, GI-Ulzera, Übelkeit, Hämatopoesestörung;
UW (Secukinumab): Infektionen der oberen Atemwege, oraler Herpes, Rhinorrhoe, Diarrhoe, Urtikaria; **UW** (Ustekinumab): Infektionen Hals/Atemwege, Kopfschmerzen, Schwindel, verstopfte Nase, oropharyngeale Schmerzen, Diarrhoe, Übelkeit, Erbrechen, Juckreiz, Rücken-, Muskelschmerzen, Müdigkeit; Erythem/Schmerzen a.d. Injektionsstelle;
KI (Acitretin): bek. Überempf. gegen Retinoide, LI, NI, D. m., schwere Hyperlipidämie; gleichzeitige Einnahme von Vit. A oder anderen Retinoiden, Methotrexat, Tetrazykline; Grav./Lakt., Frauen im gebärfähigen Alter ohne sichere Kontrazeption; **KI** (Brodalumab): bek. Überempfindlichkeit, aktiver M. Crohn, relevante aktive Infektionen; **KI** (Ciclosporin): Nierenfktsstrg., unkontrollierte art. Hypertonie, unkontrollierte Infektionen, Tumoren, schwere Lebererkr., Lakt., Cave in Grav.; **KI** (Dimethylfumarat): bek. Überempf., gastroduodenale Ulzera, schwere Leber- und Nierenerkrankungen, leichte Formen der Psoriasis (zu hohes Behandlungsrisiko), Psoriasis pustulosa (fehlende Erfahrung), Pat. <18J, Grav., Lakt.;
KI (Guselkumab Ixekizumab): bek. Überempf., klinisch relevante aktive Infektionen;
KI (Methotrexat): akute Infektionen, schwere Knochenmarksdepression, Leberfunktionsstrg., GI-Ulzera, Niereninsuff., Grav./Lakt.; **KI** (Secukinumab): bek. Überempf., klinisch relevante Infektionen; **KI** (Ustekinumab): bek. Überempf., klinisch relevante aktive Infektionen

Acitretin Rp	HWZ 50(60)h, Q0 1.0, PPB 99%, PRC X, Lact ?
Acicutan Kps. 10, 25mg *Neotigason* Kps. 10, 25mg	Psoriasis → 721, Hyperkeratosis palmoplant., M. Darier, Pust. palmoplant., Ichthyosis → 716, Pityriasis rubra pil., Lichen ruber planis → 717: ini 30mg/d p.o. für 2-4 W, dann ggf. bis max. 75mg/d; **Ki.:** ini 0.5mg/kg/d, ggf. bis 1mg/kg/d, max. 35mg/d, Erh.Dos. 0.1mg/kg/d, max. 0.2mg/kg/d; **DANI, DALI** KI

Brodalumab Rp	HWZ 11d
Kyntheum Fertigspr. 210mg	Mittelschwere bis schwere Psoriasis → 721: W0, 1, 2: 210mg s.c., dann 210mg alle 2W **DANI, DALI** keine Daten

Ciclosporin Rp	HWZ 7-8(16-19)h, Q0 1.0, PPB 90%, ther. Serumspiegel (µg/l): 100-300
Cicloral Kps. 25, 50, 100mg *Ciclosporin Pro* Kps. 25, 50, 100mg *Immunosporin* Kps. 25, 50, 100mg *Sandimmun* Kps. 10, 25, 50, 100mg; Susp. (1ml = 100mg); Amp. 50mg/1ml, 250mg/5ml	Schwerste Formen der Psoriasis → 721: 2.5mg/kg/d p.o., max. 5mg/kg/d; Kreatininkontrolle! **DANI** KI → 272; **DALI** 50-75%

A 14 Dermatologie – Arzneimittel

Dimethylfumarat + Ethylhydrogenfumarat Rp	HWZ 11min (36h)
Fumaderm initial *Tbl. 30 +75mg* **Fumaderm** *Tbl. 120 +95mg*	**Mittelschwere bis schwere Psoriasis** → 721: W1 1 x 30+75mg; W2 2 x 30+75mg; W3 3 x 30+75mg; W4 1 x 120+95mg, dann nach Wi um 120+95mg/W bis max. 3 x 240+190mg steigern; **DANI, DALI** KI bei schwerer NI, LI

Guselkumab Rp	HWZ 17d
Tremfya *Fertigspr. 100mg/1ml*	**Mittelschwere bis schwere Psoriasis** → 721: W0, 4 100mg s.c.; dann 100mg alle 8W; **DANI, DALI** keine Daten

Ixekizumab Rp	HWZ 13d
Taltz *Fertigspr. 80mg; Pen 80mg*	**Mittelschwere bis schwere Psoriasis** → 721: W0 160mg s.c.; W 2, 4, 6, 8, 10, 12 jeweils 80mg, dann 80mg alle 4W; **DANI, DALI** keine Daten

Methotrexat → 205 Rp	HWZ 5–9h, Qo 0.06, PPB 50%, PRC X, Lact -
Lantarel *Tbl. 2.5, 7.5, 10mg;* *Fertigspr. 7.5mg/1ml, 10mg/1.34ml,* *15mg/2ml, 20mg/2.67ml, 25mg/1ml* **Metex** *Tbl. 2.5, 7.5, 10mg; Inj.Lsg. 7.5, 10,* *15, 20, 25mg; Fertigspr. 7.5mg/0.15ml,* *10mg/0.20ml, 15mg/0.30ml, 20mg/0.40ml,* *25mg/0.50ml, 30mg/0.60ml* **MTX HEXAL** *Tbl. 2.5, 5, 7.5, 10mg; Inj.Lsg.* *5mg/2ml, 10mg/4ml, 25mg/1ml, 50mg/2ml,* *500mg/20ml, 1g/40ml, 5g/200ml; Fertigspr.* *2.5mg/0.33ml, 7.5mg/1ml, 10mg/1.33ml,* *15mg/2ml, 20mg/2.67ml, 25mg/3.33ml*	**Schwerste Formen der Psoriasis** → 721: ini 1 x 2.5-5mg zur Toxizitätsabschätzung; dann 7.5-25mg 1 x/W p.o./s.c./i.m./i.v., max. 30mg/W; **DANI** CrCl > 80: 100%, 80: 75%, 60: 63%, < 60: KI

Methoxsalen Rp	HWZ 5 h, Qo 1.0
Meladinine *Tbl. 10mg; Lsg. (1ml enth. 3mg)*	**Schwere Psoriasis** → 721, **Mycosis fungoides, Vitiligo:** 0.6mg/kg 2h vor UV-A-Bestrahlung; **Leichtere Psoriasis:** Lsg. als Badezusatz (0.5mg/l Badewasser) vor UV-A Bestrahlung; **DANI** KI bei stark eingeschränkter Nierenfkt.; **DALI** KI bei Hepatopathie

Secukinumab Rp	HWZ 18-46d PRC B, Lact ?
Cosentyx *Fertigspr., Pen 150mg*	**Mittelschwere bis schwere Plaque-Psoriasis** → 721: ini 300mg s.c. 1x/W, nach 4W 300mg alle 4W; **DANI, DALI** keine Daten

Aknemittel 375

Ustekinumab Rp	HWZ 15-32d
Stelara *Inj.Lsg. 45, 90mg;* *Fertigspr. 45, 90mg; Inf.lsg. 130mg*	**Mittelschw. bis schw. Plaque-Psoriasis** → 721: W0 und 4, dann alle 12W: 45mg s.c.; >100kg: jeweils 90mg s.c.; **Ki. ab12J:** W0 und 4, dann alle 12W: < 60kg: 0.75mg/kg s.c.; 60-100kg: 45mg s.c.; > 100kg: 90mg s.c.; **Psoriasisarthritis** → 723: W0 und 4, dann alle 12W: 45mg s.c.; > 100kg: jeweils 90mg s.c. möglich; **M. Crohn** → 522: ini i.v.-Gabe ≤ 55kg: 260mg; 55-85kg: 390mg; > 85kg: 520mg; n. 8W 90mg s.c., dann 90mg alle 12W; **DANI, DALI** keine Daten
Adalimumab, Etanercept, Infliximab → 209	

A 14.5 Aknemittel
A 14.5.1 Antibiotikahaltige Externa

Chlortetracyclin Rp	
Aureomycin *Salbe (100g enth. 3g)*	**Akne vulgaris** → 707: 1-2 x tgl. auftragen

Clindamycin Rp	
Zindaclin *Gel (100g enth. 1g)*	**Akne vulgaris** → 707: 1-2 x tgl. auftragen

Erythromycin Rp	
Aknefug EL *Lsg. (100ml = 1g)* **Aknemycin** *Salbe, Lsg. (100g enth. 2g)* **Inderm** *Lsg. (100g enth. 1g);* *Gel (100g enth. 2, 4g)*	**Akne vulgaris** → 707: 2 x tgl. auftragen

Nadifloxacin Rp	
Nadixa *Creme (1g enth. 10mg)*	**Akne vulgaris** → 707: 2 x tgl. auftragen für 8W, max. für 12W

Tetracyclin Rp	
Imex *Salbe (100g enth. 3g)*	**Akne vulgaris** → 707: 1-3 x tgl. auftragen

A 14.5.2 Peroxide

Benzoylperoxid OTC — PRC C, Lact ?

Aknefug Oxid Gel (100g enth. 3, 5, 10g); Susp. (100g enth. 4g) **Akneroxid** Gel (100g enth. 5, 10g); Susp. (100g enth. 4g) **Benzaknen** Gel (100g enth. 5, 10g); Susp. (100ml = 5g) **Cordes BPO** Gel (100g enth. 3, 5, 10g)	**Akne vulgaris** → 707: 1-2 x tgl. auftragen

A 14.5.3 Retinoide zur topischen Anwendung, Kombinationen

Adapalen Rp — PRC C, Lact ?

Differin Creme, Gel (100g enth. 100mg) **Dipalen** Creme, Gel (100g enth. 100mg)	**Akne vulgaris** → 707: 1 x tgl. auftragen

Adapalen + Benzoylperoxid Rp

Epiduo Gel (100g enth. 100+2500mg, 300+2500mg)	**Akne vulgaris**: 1 x tgl. auftragen

Isotretinoin Rp — PRC X, Lact -

Isotrex Gel (100g enth. 50mg)	**Akne vulgaris** → 707: 1-2 x tgl. auftragen

Isotretinoin + Erythromycin Rp — PRC X, Lact -

Isotrexin Gel (100g enth. 50mg +2g)	**Mittelschw. Akne vulgaris**: 1-2 x tgl. auftragen

Tretinoin Rp — PRC C (top)/D (syst.), Lact ? (top)/-(syst.)

Airol Creme (100g enth. 50mg) **Cordes VAS** Creme (100g enth. 50mg)	**Akne vulgaris** → 707, **Halogenakne, Akne medicamentosa**: 1-2 x tgl. auftragen

Tretinoin + Clindamycin Rp — PRC C (top)/D (syst.), Lact ? (top)/-(syst.)

Acnatac Gel (100g enth. 25mg + 1g)	**Akne vulgaris mit Komedonen, Papeln und Pusten**: 1 x tgl. auftragen f. max. 12W

A 14.5.4 Weitere Externa

Wm/Wi (Ivermectin): antientzündl. durch Hemmung der Lipopolysaccharid-induzierten Produktion entzündlicher Zytokine; antiparasitär Abtötung von Demodex-Milben

Azelainsäure Rp — PPB 43%

Skinoren Creme (100g enth. 20g); Gel (100g enth. 15g)	**Akne vulgaris** → 707, **papulopustulöse Rosacea** → 709: 2 x tgl. auftragen

Ivermectin Rp

Soolantra Creme (1g enth. 10mg)	**Papulopustulöse Rosacea**: 1 x tgl. auftragen, Ther.-Dauer bis 4M; **DANI** nicht erforderl.; **DALI** schwere LI: vorsichtige Anw.

Antiinfektiva 377

A 14.5.5 Interna

Wm/Wi (Isotretinoin): Mitoserate von Epidermiszellen ↑, Auflockerung der Hornschicht, Talgproduktion ↓; **Wm/Wi** (Minocyclin): Tetracyclin-Antibiotikum, hemmt Lipase der Propionibakterien; **UW** (Isotretinoin): trockene Haut und Schleimhäute, Lippenentzündung, Haarausfall, Transaminasen ↑, BB-Veränderung, Lipide ↑; **UW** (Minocyclin): Schwindel, Kopfschmerz, Übelkeit, allergische Hautreakt., phototoxische Reaktionen, reversible Knochenwachstumsverzögerung (Ki. < 8J), irreversible Zahnverfärbung u. Zahnschmelzschädigung (Ki. < 8J), ICP ↑, BB-Veränderungen, Superinfektion durch Bakterien/Sprosspilze; **KI** (Isotretinoin): bek. Überempf., Frauen im gebärfähigen Alter (es sei denn, es werden alle Bedingungen des Grav.-Verhütungsprogramms eingehalten), präpubertäre Akne, LI, übermäßig erhöhte Blutfette, Hypervitaminose A, gleichzeitige Behandlung mit Tetrazyklinen, Grav./Lakt.; **KI** (Tetracyclinüberempf., schw. Leberfktsstrg., Niereninsuff., Ki. < 8J, Grav./Lakt.

Doxycyclin → 227 Rp	HWZ 12-24h, Q0 0.7, PPB 80-90%, PRC D, Lact ?
Doxakne Tbl. 50mg **Doxyderma** Tbl. 50, 100mg **Oracyea** Tbl. 40mg (veränderte Wirkstofffreisetzung)	**Akne vulgaris** → 707, **Rosacea** → 709: 1 × 100mg p.o. für 7-21d, dann 1 × 50mg für 2-12W; Oracyea: **Rosacea**: 1 × 40mg p.o. **DANI** nicht erforderlich; **DALI** KI
Isotretinoin Rp	HWZ 10-20h, Q0 1.0, PPB 99%, PRC X, Lact -
Aknenormin Kps. 10, 20mg **Isoderm** Kps. 10, 20mg **IsoGalen** Kps. 10, 20mg **Isotret HEXAL** Kps. 10, 20mg **Isotretinoin-ratioph.** Kps. 10, 20mg	**Schwere therapieresist. Akne** → 707: ini 0.5mg/kg/d p.o., Erh.Dos. 0.5-1mg/kg/d, in schweren Fällen bis 2mg/kg/d; Gesamtdosis pro Behandlung 120mg/kg; **DANI** ini 10mg/d, dann langsam steigern auf 1mg/kg/d; **DALI** KI
Minocyclin → 228 Rp	HWZ 11-22h, Q0 0.85, PPB 70-75%, PRC D, Lact +
Aknosan Tbl. 50mg **Minocyclin-ratioph.** Kps. 50, 100mg **Skid** Tbl. 50, 100mg **Udima** Kps. 50, 100mg	**Akne vulgaris** → 707: 2 × 50mg p.o.; **DALI** KI

A 14.6 Antiinfektiva
A 14.6.1 Antibiotika

Framycetin	
Leukase N Salbe (100g enth. 2g); Puder (100g enth. 2g); Wundkegel 10mg (+ Lidocain 2mg)	**Pyodermien, Ulcus cruris, Dekubitus, infizierte Wunden, Impetigo, Verbrennungen, bakteriell bedingte Ekzeme**: 1 × tgl. auftragen; 1-2 Wundkegel einmalig einlegen; **DANI** KI
Fusidinsäure Rp	
Fucidine Creme, Salbe (100g enth. 2g); Wundgaze **Fusicutan** Creme, Salbe (100g enth. 2g)	**Infizierte Hauterkrankungen:** 2-3 × tgl. auftragen; Gaze: 2-3d belassen

A 14 Dermatologie – Arzneimittel

Gentamicin Rp	PRC C, Lact ?
Infectogenta Creme, Salbe (100g enth. 100mg) Refobacin Creme (100g enth. 100mg)	Ulcus cruris, Dekubitus: 2-3 x tgl. auftragen

Retapamulin Rp	PRC C, Lact ?
Altargo Salbe (1g enth. 10mg)	Kurzzeitbehandlung oberflächlicher Hautinfektionen: 2 x tgl. über 5d auftragen

A 14.6.2 Virustatika

Aciclovir OTC/Rp	PRC B, Lact ?
Acic, Aciclovir-ratioph., Aciclostad, Zovirax Creme (100g enth. 5g)	Herpes labialis → 726, Herpes genitalis → 653: 5 x tgl. auftragen

Docosanol OTC	
Docosanol Engelhard Creme (1g enth. 100mg) Muxan Creme (1g enth. 100mg)	Herpes labialis → 726: 5 x tgl. auftragen

Foscarnet Rp	
Triapten Creme (100g enth. 2g)	Herpes labialis → 726, H. genitalis → 653, Herpes integumentalis: 6 x tgl. auftragen

Penciclovir OTC	PRC B, Lact -
Pencivir Creme (100g enth. 1g)	Rezid. Herpes labialis → 726: 6-8 x tgl. auftragen

A 14.6.3 Antimykotika

Amorolfin OTC	
Amofin 5% Nagellack (1ml = 50mg) Amorolfin-ratioph. 5% Nagellack (1ml = 50mg) Loceryl Creme (100g enth. 250mg); Nagellack (1ml = 50mg)	Hautmykosen durch Dermatophyten, kutane Candidose → 719: 1 x tgl. auftragen; Nagelmykose → 719: Nagellack 1-2 x/W auftragen

Bifonazol OTC	
Antifungol HEXAL EXTRA Creme (100g enth. 1g), Lsg. (1ml = 10mg) Bifon Creme, Gel (100g enth. 1g); Lsg. (1ml = 10mg); Spray (1 Hub = 1.4mg) Canesten Extra Creme, Spray (100g enth. 1g)	Hautmykosen durch Dermatophyten, Hefen, Schimmelpilze, Mallassezia furfur, Infektion durch Corynebacterium minutissimum: 1 x tgl. auftragen bzw. 1 x 3 Gtt. bzw. 1 x 2 Hübe

Antiinfektiva

Ciclopirox OTC/Rp

Batrafen Creme, Vaginalcreme, Gel, Puder, Lsg., Shampoo (100g enth. 1g)
Ciclopirox-ratioph. Creme, Lsg. (100g enth. 1g)
Ciclopirox Winthrop *Nagellsg.* (100g enth. 8g)
Inimur Myko Vaginalcreme (100g enth. 1g); Vaginalsupp. 100mg
Nagel Batrafen *Nagellsg.* (100g enth. 8g)
Sebiprox Lsg. (100g enth. 1.5g)
Selergo *Creme, Lsg.* (100g enth. 1g)
Stieprox *Shampoo* (100ml enth. 1.5g)

Alle Dermatomykosen → 718: 2 x tgl. auftragen; **Nagelmykosen** → 719: Nagellösung W1-4: alle 2d auftragen, W5-8: 2 x/W, ab W9: 1 x/W; **vaginale Candidosen** → 772: 1 x tgl. 100mg vaginal; **seborrhoische Dermatitis der Kopfhaut:** 1-3 x/W auf die Kopfhaut auftragen, einmassieren und ausspülen

Clotrimazol OTC/Rp   HWZ 3.5-5h, PRC B, Lact ?

Antifungol Creme, Lsg., Spray, Vaginalcreme (100g enth. *1*, 2g); Vaginaltbl. 200, 500mg
Canifug Creme, Lsg. (100g enth. 1g); Vaginalcreme (100g enth. *1*, 2g); Vaginalsupp. *100*, 200mg
Canesten Creme, Lsg., Spray (100g enth. 1g)
Canesten Gyn Vaginalcreme (100g enth. *1, 2, 10g*); Vaginaltbl. *100*, 200, 500mg
Fungizid-ratioph. Creme, Vaginalcreme, Spray (100g enth. *1g*); Vaginaltbl. *100*, 200mg

Hautmykosen durch Dermatophyten, Hefen, Schimmelpilze, Mallassezia furfur, Infektion durch Corynebacterium minutissimum: 2-3 x tgl. auftragen; **vaginale Mykosen:** einmalig 1 Applikatorfüllung Creme 10% oder 1Tbl. 500mg vaginal; 1 x 1 Applikatorfüllung Creme 2% oder 1Tbl. 200mg/Supp. 200mg vaginal für 3d; 1 x 1 Applikatorfüllung Creme 1% oder 1Tbl./Supp. 100mg vaginal für 6d

Econazol OTC/Rp   PRC C, Lact ?

Epi-Pevaryl *Creme, Lsg., Lotio (100g enth. 1g)*
Gyno-Pevaryl Ovulum 50, 150, 150(ret.)mg; *Vaginalcreme (100g enth. 1g)*

Alle Dermatomykosen → 718: 2-3 x tgl. auftragen; **vaginale Mykosen:** einmalig 150mg (ret.) vaginal; 1 x 150mg für 3d; 1 x 50mg für 6d

Ketoconazol OTC   PRC C, Lact ?

Fungoral Creme, Lsg. (100g enth. 2g)
Nizoral Creme, Lsg. (100g enth. 2g)
Terzolin Creme, Lsg. (100g enth. 2g)
Ketozolin Shampoo (100g enth. 2g)

Seborrhoische Dermatitis → 713: 2 x tgl. auftragen; Shampoo: 2x/W f. 2-4W; **Pityriasis versicolor:** 1 x tgl. auftragen; Shampoo: 1x/d für 5d

Miconazol OTC/Rp   PRC C, Lact ?

Daktar *Creme, Mundgel* (100g enth. 2g)
Gyno-Mykotral Vaginalcreme (100g enth. 2g)
Micotar *Creme, Lsg., Mundgel* (100g enth. 2g)
Vobamyk Creme (100g enth. 2g)

Dermatomykosen → 718, **Miconazol-empf. grampositive Hautinfekte:** 2 x tgl. auftragen; **Mundsoor** → 647: **Erw., Ki.:** 4 x 1/2 Messl. p.o.; **Sgl.:** 4 x 1/4 Messl.; **vaginale Candidose:** 1 x 1 Applikatorfüllung vaginal; 1 x 1 Ovulum 100mg vaginal

Naftifin OTC   PRC B, Lact ?

Exoderil Creme, Gel (100g enth. 1g)

Dermatomykosen durch Dermatophyten, Hefen, Schimmelpilze: 1 x tgl. auftragen

Nystatin OTC	PRC C, Lact ?
Adiclair *Creme, Salbe, Mundgel* (100g enth. 10 Mio IE) Candio-Hermal *Creme, Salbe* (100g enth. 10 Mio IE); *Mundgel* (100g enth. 25 Mio IE) Lederlind *Paste, Mundgel* (100g enth. 10 Mio IE) Nystaderm *Creme, Paste Mundgel* (100g enth. 10 Mio IE)	**Hautinfektionen durch Nystatin-empf. Hefepilze:** 2-3 x tgl. auftragen; **Mundsoor** → 647: **Erw. u. Ki.:** 4 x 1g Gel p.o.; **Sgl.:** 4 x 0.5-1g

Oxiconazol OTC	PRC B, Lact ?
Myfungar *Creme; Vaginaltbl.* 688mg	**Dermatomykosen durch Dermatophyten, Hefen, Schimmelpilze:** Creme 1 x/d auftragen; Vaginitis durch Candida, Hefepilze: 1 x 1 Vaginaltbl. abends, ggf. 2. Dosis nach 1W

Sertaconazol OTC	
Mykosert *Creme, Lsg., Spray* (100g enth. 2g) Zalain *Creme* (100g enth. 2g)	**Dermatomykosen durch Dermatophyten, Hefen:** 2 x tgl. auftragen; **Nagelmykose** → 719: Pflaster alle 7d wechseln, Therapiedauer max. 24W

Terbinafin OTC	
Fungizid-ratioph. Extra *Creme* (100g enth. 1g) Lamisil *Creme, Gel, Lsg., Spray* (100g enth. 1g) Terbinafin-CT, Terbinafinhydrochlorid AL/ Stada *Creme* (100g enth. 1g)	**Dermatomykosen durch Dermatophyten und Hefepilze, Pityriasis versicolor** → 720: 1 x tgl. auftragen

Tolnaftat OTC	
Tinatox *Creme, Lösung* (100g enth. 1g)	**Dermatomykosen durch Dermatophyten, Pityriasis versicolor:** 1-2 x tgl. auftragen

A 14.6.4 Antimykotika-Glukokortikoid-Kombinationen

Clotrimazol + Betamethason Rp	
Flotiran, Lotricomb, Lotriderm *Creme, Salbe* (100g enth. 1g+50mg)	**Dermatomykosen mit Entzündung/Ekzem:** 1 x tgl. auftragen f. 3-5d

Clotrimazol + Hydrocortison Rp	
Baycuten HC *Creme* (100g enth. 1+1g)	**Dermatomykosen mit Entzündung/Ekzem:** 1-2 x tgl. auftragen, nach 7d Weiterbehandlung ohne Kortikoid

Econazol + Triamcinolonacetonid Rp	
Epipevisone *Creme* (100g enth. 1+0.1g)	**Dermatomykosen mit Entzündung, Ekzeme mit Pilzinfektion:** 2 x tgl. auftragen, nach 7d Weiterbehandlung ohne Kortikoid

Antiinfektiva

Miconazol + Fluprednidene Rp	
Decoderm Tri Creme (100g enth. 2+0.1g) Vobaderm Creme (100g enth. 2+0.1g)	**Dermatomykosen mit Entzündung, Ekzeme mit Pilzinfektion:** 2 x tgl. auftragen, nach 7d Weiterbehandlung ohne Kortikoid

A 14.6.5 Antiparasitäre Mittel

Wm/Wi (Malathion): Metabolit wird irreversibel an Acetylcholinesterase gebunden und inaktiviert sie ⇒ Kumulation von ACh ⇒ Überstimulation und Tod der Insekten (ovizide Wi); **UW** (Benzylbenzoat): Kontaktdermatitis, Urtikaria; **UW** (Allethrin/Piperonylbutoxid): Haut-/Schleimhautreizung; **UW** (Dimeticon): keine sehr häufigen oder häufigen UW; **UW** (Permethrin): Hautirritation, Brennen, Pruritus; **KI** (Benzylbenzoat): Anwendungsbeschränkung bei Sgl./Kleinki.; **KI** (Allethrin/Piperonylbutoxid): Grav. (1. Trim.), Lakt., Sgl.; **KI** (Dimeticon): bek. Überempf.; **KI** (Permethrin): bek. Überempf., Ki. < 2M

Allethrin + Piperonylbutoxid OTC	
Jacutin Pedicul Spray (1g enth. 6.6+26.4mg)	**Befall mit Kopf-, Filz-, Kleiderläusen, Scabies** → 716: einmalige Applikation auf die befallenen Areale, ggf. Wdh. nach 8d

Benzylbenzoat OTC	PRC B
Antiscabiosum 10%, 25% Emuls. (100g enth. 10, 25g)	**Scabies** → 716: an 3d gesamten Körper (ohne Kopf) einreiben; **Ki.:** 10% Emulsion verwenden

Dimeticon OTC	
Nyda Lsg. 50ml Nyda Express Lsg. 50ml Jacutin Pedicul Fluid Lsg. 100, 200ml	**Befall mit Kopfläusen:** Nyda: Haare u. Kopfhaut benetzen, nach 45min auskämmen, nach 8h mit Shampoo waschen; Wdh. nach 8-10d; Nyda express, Jacutin Pedicul fluid: Haare und Kopfhaut benetzen, mind. 10min einwirken lassen, dann auskämmen, dann mit Shampoo 2 x waschen; Wdh. nach 8-10d

Ivermectin (systemisch) → 268	

Permethrin OTC	PRC B
Infectopedicul Lsg. (100g enth. 430mg) Infectoscab 5% Creme (1g enth. 50mg) Permethrin Biomo Lsg. (1ml enth. 4.3mg), Creme (1g enth. 50mg)	**Befall mit Kopfläusen:** 30-45min einwirken lassen, dann ausspülen; **Ki. 2M-3J:** max. 25ml; **Scabies** → 716: dünn auftragen, bis 30g; **Ki. > 12J:** s. Erw.; **Ki. 6-12J:** bis 15g; **Ki. 2M-5J:** bis 7g

Pyrethrine OTC	PRC B
Goldgeist Forte Lsg. (100g enth. 75mg)	**Befall mit Kopf-, Filz-, Kleiderläusen:** 30-45min einwirken lassen, dann ausspülen

A 14 Dermatologie – Arzneimittel

A 14.7 Keratolytika

Harnstoff OTC

Basodexan *Creme, Fettcreme, Salbe (100g enth. 10g)* Elacutan *Creme, Fettcreme (100g enth. 10g)* Linola Urea *Creme (100g enth. 12g)* Nubral *Creme (100g enth. 10g)* Ureotop *Creme, Salbe (100g enth. 12g)*	**Trockene, rauhe Haut, Ichthyosis** → 716, **Intervall- und Nachbehandlung abgeklungener Dermatosen bei Kortikoid- und Phototherapie:** 1-2 x tgl. auftragen

Salicylsäure OTC

Guttaplast *Pflaster enth. 1.39g* Salicylvaseline *Salbe (100g enth. 2, 5, 10g)* Verrucid *Lsg.*	**Hyperkeratosen:** Pflaster: 2d belassen, Lsg.: 2 x tgl. auftragen

Salicylsäure + Fluorouracil + Dimethylsulfoxid Rp

Verrumal *Lsg. (100g enth. 10+0.5+8g)*	**Vulgäre Warzen** → 726, **plane juv. Warzen** → 726, **Dornwarzen:** 2-3 x tgl. auftragen

Salicylsäure + Milchsäure OTC

Duofilm *Lsg. (100g enth. 16.7+16.7g)*	**Warzen** → 726: 3-4 x tgl. auftragen

A 14.8 Haarwuchsmittel

Wm/Wi (Alfatradiol): Estradiol-Isomer, Antagonisierung der hemmenden Testosteronwirkung am Haarfollikel; **Wm/Wi** (Finasterid): Hemmung der 5-Alpha-Reduktase ⇒ Umwandlungshemmung von Testosteron in Dihydrotestosteron ⇒ Haardichte ↑ ; **Wm/Wi** (Minoxidil): unbekannt;
UW (Alfatradiol): Brennen, Rötung, Juckreiz der Haut; **UW** (Finasterid): Libido-/Erektionsstrg., Gynäkomastie, Lippenschwellung, Hautausschlag, Cave: schwangere Frauen dürfen Tablettenbruch nicht berühren; **UW** (Minoxidil): Pruritus, Hautabschuppung, Dermatitis, Salz-/ Wasserretention, Tachykardie, Schwindel, Angina pectoris, Otitis externa, Hypertrichose, Haarausfall; **KI** (Alfatradiol): bek. Überempf.; **KI** (Finasterid): Frauen;
KI (Minoxidil): Frauen, Männer < 18J o. > 49J, Glatzenbildung im Schläfenbereich, Anw. anderer topischer Arzneimittel an der Kopfhaut, plötzlich auftretender/unregelmäßiger Haarausfall

Alfatradiol OTC-L!

Ell Cranell *Lsg. (1ml = 0.25mg)* Pantostin *Lsg. (1ml = 0.25mg)*	**Androgen. Alopezie** → 710: 1 x 3ml auftragen

Finasterid Rp-L!

	HWZ 6h, Qo 1.0, PPB 93%, PRC X, Lact -
Finahair, Finasterid Stada, Propecia *Tbl. 1mg*	**Androgenetische Alopezie** → 710: 1 x 1mg p.o.

Minoxidil Rp-L!

	PRC C, keine PPB, Lact ?
Alopexy *Lsg. (1ml = 50mg)* Minoxicutan Frauen *Lsg. (1ml = 20mg)* Minoxicutan Männer *Lsg. (1ml = 50mg)* Regaine Frauen *Lsg. (1ml = 20mg)* Regaine Männer *Lsg., Schaum (1ml = 50mg)*	**Androgenetische Alopezie** → 710: 2 x tgl. 1ml auf die Kopfhaut im Tonsurbereich auftragen

Photosensitizer

A 14.9 Photosensitizer

Wm/Wi: Metabolisation zu Protoporphyrin IX ⇒ intrazelluläre Kumulation in aktinischer Keratoseläsion ⇒ Aktivierung durch Rotlicht ⇒ Zerstörung der Zielzelle;
UW (5-Aminolävulinsäure): Kopfschmerzen, Reaktion an Applikationsstelle (Hautstraffung, Brennen, Erythem, Schmerzen, Pruritus, Ödem, Exfoliation, Induration, Schorfbildung, Vesikel, Parästhesie, Hyperalgesie, Wärmeempf., Erosion); **UW** (5-Amino-4-oxopentansäure): lok. Reakt. (Pruritus, Brennen, Erythem, Schmerzen, Krustenbildung, Hautabschälung, Irritationen, Blutung, Abschuppung, Sekretion, störendes Hautgefühl, Hypo-/Hyperpigmentierung, Erosion, Ödem, Schwellung, Blasen, Pusteln), Kopfschmerzen;
UW (Methyl-5-amino-4-oxopentanoat): Schmerz, Brennen, Krustenbildung, Erytheme, Parästhesie, Kopfschmerz, Infektion, Geschwürbildung, Ödem, Schwellung, Blasen, Bluten der Haut, Pruritus, Hautabschälung, Hauterwärmung, Reakt. an der Behandlungsstelle, Wärmeempfindung; **KI** (5-Aminolävulinsäure): bek. Überempf., Porphyrie, bek. Photodermatosen; **KI** (5-Amino-4-oxopentansäure): bek. Überempf., kein Ansprechen, Porphyrie; **KI** (Methyl-5-amino-4-oxopentanoat): bek. Überempf., Porphyrie, morphaeaformes Basaliom

5-Aminolävulinsäure Rp PRC B, Lact ?

Ameluz Gel (1g enth. 78mg)	Aktinische Keratose im Gesicht/Kopfhaut (Grad I-II nach Olsen): 1mm auf betroffene Areale + 5mm Randsaum, in Komb. mit PDT

5-Amino-4-oxopentansäure Rp Lact ?

Alacare Pflaster 8mg	Leichte aktinische Keratose im Gesicht/Kopfhaut: Pflaster (max. 6 Stück) für 4h auf betroffene Läsionen, dann PDT

Methyl-5-amino-4-oxopentanoat Rp

Luxerm Creme (1g enth. 160mg) Metvix Creme (1g enth. 160mg)	**Aktinische Keratose:** Luxerm: erst Sonnenschutz auf alle lichtexponierten Körperteile, nach Eintrocknen Creme dünn auf Läsionen auftragen, für 2h ins Freie gehen, danach Creme abwaschen; s.a. FI; **Aktinische Keratose, oberflächl. Basaliom:** Metvix: 1mm dick auf Läsion und 5-10mm auf umgebende Haut okklusiv auftragen, nach 3h PDT

A 14.10 Protektiva gegen UV-Strahlen

Wm/Wi (Afamelanotid): Analogon des alpha-Melanozyten-stimulierenden Hormons, bindet an Melanocortin-1-Rezeptor ⇒ Bildung des schwarz-braunen Pigments Eumelanin ⇒ verstärkte Hautpigmentierung, antioxidative Wi.;
UW (Afamelanotid): Infektionen d. oberen Atemwege, verminderter Appetit, Kopfschmerzen, Migräne, Lethargie, Schläfrigkeit, Schwindel, Hitzegefühl, Hitzewallung, Übelkeit, Bauchschmerzen, Diarrhoe, Erbrechen, Erythem, melanozytärer Nävus, Pigmentstörung, Verfärbung der Haut, Hyperpigmentierung der Haut, Sommersprossen, Pruritus, Rückenschmerzen, Reaktionen an der Implantatstelle, CK-Erhöhung;
KI (Afamelanotid): bek. Überempf.; schwere Lebererkrankung, LI, NI

Afamelanotid Rp	
Scenesse *Implantat 16mg*	**Pro. von Phototoxizität bei erythropoetischer Protoporphyrie:** 1 Implantat s.c./2M von Frühjahr bis Frühherbst; 3 Implantate/Jahr, max. 4/Jahr; **DANI:** KI; **DALI:** KI

A 14.11 Topische Antihistaminika

Wm/Wi: lokal wirksame Antihistaminika

Bamipin OTC	
Soventol *Gel (1g enth. 20mg)*	**Juckreiz, Insektenstiche, Sonnenbrand, Quallenerytheme, Kälteschäden, leichte Verbrennungen:** mehrmals tgl. auftragen

Chlorphenoxamin OTC	
Systral *Creme, Gel (1g enth. 15mg)*	**Insektenstiche, Sonnenbrand, Quallenerytheme, Frostbeulen, leichte Verbrennungen, Urtikaria, Ekzeme:** mehrmals tgl. auftragen

Dimetinden OTC	
Fenistil *Gel (1g enth. 1mg)*	**Juckende/allerg. Hauterkr., Sonnenbrand, Insektenstiche:** mehrmals tgl. auftragen

Tripelennamin OTC	
Azaron *Stick (5.75g enth. 115mg)*	**Insektenstiche, nach Kontakt mit Quallen, Brennnesseln:** 1 x tgl. auftragen

A 14.12 Weitere Externa

Wm/Wi (Brimonidin): selektiver alpha-2-Rezeptoragonist ⇒ direkte kutane Vasokonstriktion; **Wm/Wi** (Diclofenac): Wm bei aktinischer Keratose nicht bekannt, evtl. assoziiert mit COX-Hemmung ⇒ Synthese von Prostaglandin E2 ↓; **Wm/Wi** (Eflornithin): Hemmung der Ornithin-Decarboxylase ⇒ Putrescinsynthese ↓ ⇒ Zellwachstum im Haarfollikel ↓; **Wm/Wi** (Grünteeblätterextrakt): Wachstumshemmung aktivierter Keratinozyten; antioxidative Effekte am Applikationsort; **Wm/Wi** (Imiquimod): Immunmodul. durch Induktion v. Zytokinen; **Wm/Wi** (Ingenolmebutat): direkte lok. Zytotoxizität, Förderung einer Entzündungsreakt. mit Infiltration immunkompet. Zellen; **Wm/Wi** (Podophyllotoxin): antimitotische Eigenschaften durch Wirkung am Tubulin ⇒ Blockade der Zellteilung, Nekrose des Warzengewebes;
UW (Brimonidin): Hitzewallungen, Erythem, Juckreiz, Brennen der Haut;
UW (Diclofenac): Reakt. am Applikationsort, systemische Wi, Hyper-/Parästhesie, Muskelhypertonie, Konjunktivitis; **UW** (Ingenolmebutat): Kopfschmerzen, Augenlid-/Periorbitalödem, Reaktionen an Anwendungsstelle: Pusteln, Infektion, Erosion, Bläschen, Schwellung, Exfoliation, Schorf, Erythem, Schmerz, Juckreiz, Reizung;
KI (Brimonidin): bek. Überempf. K. < 2J, gleichz. Anw. von MAO-Hemmern (Selegilin, Moclobemid) bzw. trizyklische o. tetrazyklische Antidepressiva (Maprotilin, Mianserin, Mirtazapin), die die noradregenerge Übertragung beeinflussen; **KI** (Ingenolmebutat): bek. Überempf.

Weitere Externa 385

Brimonidin Rp	
Mirvaso *Gel (1g enth. 3mg)*	**Gesichtserythem bei Rosazea** → 709: 1 x tgl. auftragen, max. 1g Gel/d
Clostridium-histolyticum-Kollagenase + Proteasen Rp	
Iruxol N *Salbe (1g = 1.2E+0.24E)*	**Enzymatische Reinigung kutaner Ulzera von nekrotischem Gewebe:** 1-2 x tgl. auftragen
Diclofenac Rp	
Solaraze 3% *Gel (1g enth. 30mg)*	**Aktinische Keratose:** 2 x tgl. auf betroffene Hautstellen für 60-90d; max. 8g/d
Eflornithin Rp	
Vaniqa *Creme (1g enth. 115mg)*	**Hirsutismus im Gesicht bei Frauen:** 2 x tgl. auftragen
Grünteeblätterextrakt (Catechine) Rp	
Veregen *Salbe (1g enth. 100mg)*	**Condylomata acuminata** → 652: 3 x tgl. auftragen bis zur kompletten Abheilung, max. für 16W
Imiquimod Rp	PRC B, Lact ?
Aldara *Creme (100g enth. 5g)* Zyclara *Creme (1g enth. 37.5mg)*	**Condylomata acuminata** → 652: Aldara: 3 x/W auftragen; **Aktinische Keratose:** Zyclara: 2 Zyklen: 1 x/d 250-500mg Creme für 14d abends auftragen, zwischenzeitlich 2W Pause
Ingenolmebutat Rp	
Picato *Gel (1g enth. 150, 500µg)*	**Aktinische Keratose:** Kopf: 150µg/g: jeweils 1 x/d 1 Tube (70µg) an 3 Tagen hintereinander auftragen; Stamm/Extremitäten: 500µg/g: jeweils 1 x/d 1 Tube (235µg) an 2 aufeinanderfolgenden Tagen auftragen
Natrium-Pentosanpolysulfat (Na-PPS) OTC	HWZ 24h, Qo 0.7, PRC B, Lact -
Thrombocid *Gel (100g enth. 1.5g); Salbe (100g enth. 0.1g)*	**Adjuvante topische Ther. der Thrombophlebitis superficialis** → 479: mehrmals tgl. auftragen
Podophyllotoxin Rp	
Condylox *Lsg. (1ml enth. 5mg)* Wartec *Creme (1g enth. 1.5mg)*	**Condylomata acuminata** → 652: 2 x/d an 3 aufeinanderfolgenden Tagen auf max. 10 Condylome einer Größe von 1-10mm und insgesamt etwa 1,5 cm^2 Fläche auftragen, max. ED 0.25ml; Anw. bis zur Abheilung wöchentlich wdh., max. für 4W

A 15 Ophthalmologie – Arzneimittel

A 15.1 Oberflächenanästhetika

UW: allergische Reaktionen, Hornhautschäden bei längerer Anwendung

Oxybuprocain Rp

Conjuncain-EDO *AT (1ml = 4mg)* Novesine 0.4% *AT (1ml = 4mg)*	**Tonometrie:** 1-2Gtt. 30s vorher; **Anästhesie bei kleinen chirurg. Eingriffen:** 3-6 x 1Gtt. im Abstand von 30-60s

Proxymetacain Rp

Proparakain-POS 0.5% *AT (1ml = 5mg)*	**Tonometrie:** 1-2Gtt. 30s vorher; **Anästhesie bei kleinen chirurg. Eingriffen:** 3-6 x 1Gtt. im Abstand von 30-60s

A 15.2 Antiinfektiva

A 15.2.1 Aminoglykoside

Gentamicin Rp   PRC C, Lact ?

Refobacin *AT (1ml = 3mg)* Gentamicin-POS *AT, AS (1ml = 3mg)* Gent-Ophtal *AS (1g enth. 3mg)* Infectogenta *AT (1ml = 3mg); AS (1g enth. 3mg)*	**Bakterielle Infektion/Infektionspro. bei Verletzung des vorderen Augenabschnitts, intraokuläre Eingriffe:** 4-6 x 1Gtt. bzw. 2-3 x 0.5cm Salbenstrang

Kanamycin Rp

Kanamycin-POS *AT (1ml = 5mg); AS (1g enth. 5mg)*	**Bakt. Infektion/Verletzung des äußeren Auges, nach op. Eingriffen:** 3-6 x/d 1Gtt. alle 2-3h bzw. 1cm Salbenstrang alle 3-4h

Tobramycin Rp   PRC B, Lact –

Tobramaxin *AT (1ml = 3mg);* *AS (1g enth. 3mg)*	**Bakt. Infektion des äußeren Auges/vorderen Augenabschnitts:** leichte bis mittelschwere Infektion: 1-2Gtt. alle 4h bzw. 2-3 x 1.5cm Salbenstrang; schwere Infektion: 1-2Gtt. alle 1/2-1h bzw. 1.5cm Salbenstrang alle 3-4h

A 15.2.2 Breitspektrumantibiotika

Azithromycin Rp   PRC C, Lact –

Azyter *AT (1g enth. 15mg)* Infectoazit *AT (1g enth. 15mg)*	**Bakterielle Konjunktivitis** → 734, **trachomatöse Konjunktivitis:** 2 x 1Gtt. für 3d

Chloramphenicol Rp   PRC C, Lact –

Posifenicol C *AS (1g enth. 10mg)*	**Bakterielle Infektion des vorderen Augenabschnitts/der Konjunktiven/des Tränenkanals:** 0.5cm Salbenstrang alle 2h; Rezidivpro.: 3-4 x 0.5cm Salbenstrang für 2-3d

Antiinfektiva 387

Ciprofloxacin Rp	PRC C, Lact -
Ciloxan AT (1ml = 3mg)	Hornhautulzera: d1: h0-6 1Gtt./15min, h7-24 1Gtt./30min, d2: 1Gtt./h, d3-14: 1Gtt./4h; bakterielle Konjunktivitis → 734, Blepharitis: 4 x 1Gtt. für 7d
Fusidinsäure Rp	
Fucithalmic AT (1g enth. 10mg)	Bakterielle Konjunktivitis → 734: 2 x 1Gtt.
Levofloxacin Rp	
Oftaquix AT (1ml = 5mg)	Bakterielle Infektion des vorderen Augenabschnitts: d1+2: bis 8 x 1-2Gtt., d3-5: 4 x 1-2Gtt.
Ofloxacin Rp	PRC C, Lact -
Floxal AT (1ml = 3mg); AS (1g enth. 3mg) Ofloxacin-Ophtal AT (1ml = 3mg) Oflaxacin-ratioph. AT (1ml = 3mg) Ofloxacin Stulln AT (1ml = 3mg)	Bakterielle Infektion des vorderen Augenabschnitts: 4 x 1Gtt. bzw. 3-5 x 1cm Salbenstrang
Oxytetracyclin	
Oxytetracyclin AS (1g = 10mg)	Bakterielle Infektion des vorderen Augenabschnitts: 3-6 x 1cm Salbenstrang
Polymyxin B + Neomycin + Gramicidin Rp	PRC C, Lact ?
Polyspectran AT (1ml = 7.500+3.500I.E.+0.02mg)	Bakterielle Infektion des äußeren Auges und seiner Adnexe, Infektionspro. vor und nach Augen-OP: 3-5 x 1Gtt.; in akuten Fällen alle 2h

A 15.2.3 Virustatika

Aciclovir Rp	PRC B, Lact ?
Acic-Ophtal, Acivision, Virupos, Zovirax AS (1g enth. 30mg)	Keratitis durch Herpes-simplex-Virus → 735: 5 x 1cm Salbenstrang
Ganciclovir Rp	
Virgan Augengel (1g enth. 1.5mg)	Keratitis durch H.-simplex-Virus → 735: 5 x 1Gtt. bis zur vollständigen Reepithelisierung der Cornea, dann 3 x 1Gtt. f. 7d, Behandlungsdauer max 21d

A 15.2.4 Antiseptika

Bibrocathol OTC	
Posiformin AS (1g enth. 20mg)	Reizzustände des äußeren Auges, Blepharitis → 731, Hordeolum → 731, nichtinfizierte frische Hornhautwunden: Ki. > 12J/Erw.: 3-5 x 0.5cm Salbenstrang

A 15.3 Antiphlogistika

A 15.3.1 Kortikoide

UW: Glaukom, Katarakt, Hornhautulcus, Sekundärinfektion;
KI: bakterielle, virale und pilzbedingte Augenerkrankungen, Verletzungen, Hornhautulzera

Dexamethason Rp	PRC C, Lact -
Dexapos, Dexa-sine, Isopto-Dex, Spersadex *AT (1ml = 1mg)* Dexamethason Augensalbe, Isopto-Dex *AS (1g enth. 1mg)* Ozurdex *Implantat 700µg*	Nichtinfizierte akute u. chron. entzündl. Erkrankungen des vord. Augenabschnitts, Verätzungen → 736, Verbrennungen → 736, postop.: 2-3 x 1-2Gtt., in akuten Fällen bis 6 x 1-2Gtt. an d1 bzw. 3-4 x 1cm Salbenstrang; Makulaödem als Folge eines retinalen Venenast-/Zentralvenenverschluss: 1 Impl. intravitreal; **DANI/DALI** nicht erf.

Fluocinolonacetonid Rp	
Iluvien *Implantat 190µg*	Chron. diabetisches Makulaödem mit unzureichendem Ansprechen auf andere Therapien → 746: Implantat im betroffenen Auge applizieren, ggf. weiteres Implantat nach 12M

Fluorometholon Rp	PRC C, Lact ?
Efflumidex *AT (1ml = 1mg)* Fluoropos *AT (1ml = 1mg)*	Nichtbakt. oder allerg. Entzündung des vorderen Augenabschnitts → 736, postoperativ: 2-4 x 1-2Gtt.

Hydrocortison Rp	PRC C (top), Lact ?
Ficortril *AS (1g enth. 5mg)* Hydrocortison POS *AS (1g enth. 10, 25mg)*	Allerg. Veränderungen an Lid/Konjunktiven, nichtinfektiöse Konjunktivitis → 733, Keratitis → 735, Skleritis → 737, nichtbakt. Uveitis (Iritis, Zyklitis, Chorioiditis), Retinitis: 2-3 x 1cm Salbenstrang

Loteprednol Rp	
Lotemax *AT (1ml = 5mg)*	Postop. Entzündung am Auge: 4 x 1-2Gtt.

Prednisolon Rp	PRC C, Lact -
Inflanefran forte *AT (1ml = 10mg)* Predni POS *AT (1ml = 5, 10mg)* Ultracortenol *AT (1ml = 5mg); AS (1g enth. 5mg)*	Nichtinfektiöse entzündliche Erkrankung des Auges, postoperative Entzündung: 2-4 x 1Gtt. bzw. 2-4 x 0.5cm Salbenstrang

Rimexolon Rp	PRC C, Lact ?
Vexol *AT (1ml = 10mg)*	Postoperative Entzündung, steroidempf. Entzündung: 4 x 1Gtt.; Uveitis→ 737: W1: 1Gtt./h, W2: 1Gtt. alle 2h, W3: 4 x 1Gtt., W4: d1-4: 2 x 1Gtt., d5-7: 1 x 1Gtt.

Antiphlogistika

A 15.3.2 Antibiotika-Kortikoid-Kombinationen

Gentamicin + Dexamethason Rp

Dexa-Gentamicin, Dexamytrex AT (1ml = 3+1mg); AS (1g enth. 3+0.3mg)	Infektion des vorderen Augenabschnitts/ Lidrands → 731, allergische, superinfizierte Entzündung der Konjunktiven/des Lidrands: 4-6 x 1Gtt. bzw. 2-3 x 0.5cm Salbenstrang

Neomycin + Polymyxin B + Dexamethason Rp   PRC B, Lact ?

Isopto-Max AT (1ml = 3500IE+6000IE+1mg), AS (1g = 3500IE+6000IE+1mg) Maxitrol AT (1ml = 3500IE+6000IE+1mg)	Entzündung des vorderen Augenabschnitts, Infektionspro., periphere Keratitis, Blepharitis → 731, Verätzungen: 3-6 x 1-2Gtt. bzw. W1-2: 3-4 x 1cm Salben- strang, dann Dosisreduktion

A 15.3.3 Nichtsteroidale Antiphlogistika

Wm/Wi (Nepafenac): antiphlogistisch und analgetisch wirkendes Prodrug ⇒ Umwandlung in Amfenac ⇒ Inhibition der Prostaglandin-H-Synthese;
UW (Nepafenac): Keratitis punctata;
KI (Nepafenac): bek. Überempfindlichkeit gegen bzw. NSAR, Reaktion auf ASS oder NSAR mit Asthma, Urtikaria oder akuter Rhinitis

Diclofenac Rp   PRC B, Lact ?

Diclo Vision AT (1ml = 1mg) Voltaren ophtha AT (1ml = 1mg) Difen Stulln Ud AT (1ml = 1mg)	Postoperative Entzündung, chronische/ nichtinfektiöse Entzündung, Aufrechter- haltung der Mydriasis präop.: 3-5 x 1Gtt.

Flurbiprofen Rp   PRC B, Lact ?

Ocuflur O.K. AT (1ml = 0.3mg)	Postop. Entzündung des vorderen Augen- abschnitts, Entz. nach Lasertrabekuloplastik: 4 x 1Gtt.; Vermeidung einer Miosis intraoperativ: 2h vor OP alle 30min 1Gtt.

Ketorolac Rp   PRC C, Lact ?

Acular AT (1ml = 5mg) Ketovision AT (1ml = 5mg)	Pro./Ther. postop. Entzündung nach Kataraktextraktion: 3 x 1Gtt. für 3-4W, erstmalig 24h präop.

Nepafenac Rp   PRC C, Lact +

Nevanac AT (1ml = 1mg)	Pro./Ther. postop. Entzündg. nach Kata- raktoperationen, Pro. postoperativer Makulaödeme nach Katarakt-OP bei Diabetikern: 1 x 1Gtt. 30-120 min. präop., dann 3 x 1Gtt. für 21d bzw. 60d, erstmalig 24h präop.

A 15.3.4 Immunsuppressiva

Wm/Wi (Ciclosporin): Hemmung von Produktion bzw. Freisetzung proinflammatorischer Zytokine einschließlich IL-2 und T-Zell-Wachstumsfaktor;
UW (Ciclosporin): Erythem des Augenlids, verstärkte Produktion von Tränenflüssigkeit, okulare Hyperämie, verschwommenes Sehen, Augenlidödem, konjunktivale Hyperämie, Augenreizung, Augenschmerzen, Schmerzen an der Verabreichungsstelle;
KI (Ciclosporin): bek. Überempf.; akute oder vermutete okulare oder periokulare Infektion

Ciclosporin Rp

Ikervis AT (1ml = 1mg)	Schwere Keratitis bei trockenem Auge ohne Erfolg einer Tränenersatzmittel-Ther.: 1 x 1Gtt.

A 15.4 Glaukommittel

A 15.4.1 Betablocker

UW: Auge: Bindehautreizung, trockenes Auge, Verschlechterung der Papillenperfusion; systemisch: Bronchospasmus, HF ↓, Hypotonie, Verstärkung einer Herzinsuffizienz;
KI: Herzinsuffizienz (NYHA III und IV), HF ↓, Asthma bronchiale

Betaxolol Rp — PRC C, Lact ?

Betoptima AT (1ml = 5.6mg)	Chronisches Weitwinkelglaukom, okuläre Hypertension, Sekundärglaukom: 2 x 1Gtt.

Carteolol Rp — PRC C, Lact ?

Arteoptic AT (1ml = 10, 20mg)	Okuläre Hypertension, chronisches Weitwinkelglaukom: 2 x 1Gtt.

Levobunolol Rp — PRC C, Lact -

Vistagan Liquifilm AT (1ml = 5mg)	Okuläre Hypertension, chronisches Weitwinkelglaukom: 2 x 1Gtt.

Metipranolol Rp

Betamann AT (1ml = 1, 3, 6mg)	Okuläre Hypertension, chronisches Weitwinkelglaukom, Glaukom bei Aphakie/Linsenextraktion: 2 x 1Gtt.

Timolol Rp — PRC C, Lact -

Arutimol, Chibro-Timoptol, Dispatim, Timo-Comod, Timo-Stulln, TimoHEXAL, Timolol 1A Pharma, Tim-Ophtal, Timo Vision AT (1ml = 1, 2.5, 5mg)	Okuläre Hypertension, chronisches Offenwinkelglaukom → 743, Aphakieglaukom, kindliches Glaukom: 2 x 1Gtt.

Glaukommittel

A 15.4.2 Parasympathomimetika

UW (Pilocarpin): Linsenflattern, permanente vordere und hintere Synechien, Pupillarblock (bei engem Kammerwinkel und bestehender Linsentrübung), verminderte Sehschärfe bei Linsentrübung, gestörte Akkommodation mit vorübergehender Kurzsichtigkeit, Akkommodationsspasmen die bis zu 2–3h anhalten können, Pupillenverengung mit Störung des Sehens bei Dämmerung und Dunkelheit besonders bei Pat. < 40J, Muskelkrämpfe des Lides; **KI** (Pilocarpin): bek. Überempfindlichkeit, Iritis acuta und andere Erkrankungen, bei denen eine Pupillenverengung kontraindiziert ist

Pilocarpin Rp	PRC C, Lact ?
Pilomann AT (1ml = 5, 10, 20mg) Spersacarpin AT (1ml = 5, 20mg)	Chron. Offenwinkelglaukom → 743, chron. Engwinkelglaukom, Miosis nach Mydriatikagabe: 2-4 x 1Gtt.; ölige Substanzen bzw. Gel z.N.; akuter Glaukomanfall: in den ersten 30min alle 5min 1Gtt. (0.5-1%), dann alle 15min 1Gtt. bis zum Erreichen des erforderlichen Druckniveaus

A 15.4.3 Sympathomimetika

Apraclonidin Rp	PRC C, Lact ?
Iopidine AT (1 ml = 5mg)	Zusatzther. bei chron. Glaukom: 3 x 1Gtt.

Brimonidintartrat Rp	PRC B, Lact ?
Alphagan, Brimogen, Brimo Ophtal, Brimonidin HEXAL AT (1ml = 2mg)	Okuläre Hypertension, Offenwinkelglaukom: 2 x 1Gtt.

Clonidin Rp	PRC C, Lact ?
Clonid-Ophtal AT (1ml = 0.625, 1.25mg)	Alle Formen des Glaukoms: 2-3 x 1Gtt.

A 15.4.4 Carboanhydrasehemmer

Brinzolamid Rp	PRC C, Lact -
Azopt AT (1ml = 10mg) Brinzolamid AL AT (1ml = 10mg) Brinzolamid-ratioph. AT (1ml = 10mg)	Okuläre Hypertension, Offenwinkelglaukom → 743: 2 x 1Gtt.

Dorzolamid Rp	PRC C, Lact -
Dorlazept AT (1ml = 20mg) Dorzo Vision AT 1ml = 20mg Dorzolamid 1A AT (1ml = 20mg) Trusopt AT (1ml = 20mg)	Okuläre Hypertension, Offenwinkelglaukom → 743, Pseudoexfoliationsglaukom: 2-3 x 1Gtt.

A 15.4.5 Prostaglandin-Derivate

Bimatoprost Rp	PRC C, Lact ?
Bimato Vision AT (1ml = 0.3mg) Bimatoprost HEXAL AT (1ml = 0.3mg) Lumigan AT (1ml = 0.1, 0.3mg)	Okuläre Hypertension, chronisches Offenwinkelglaukom → 743: 1 x 1Gtt.

Latanoprost Rp	PRC C, Lact ?
Arulatan, Latan-Ophtal, Latanoprost HEXAL, Monoprost, Xalatan *AT (1ml = 50µg)*	Okuläre Hypertension, chronisches Offenwinkelglaukom → 743: 1 x 1Gtt.

Tafluprost Rp	
Taflotan *AT (1ml = 15µg)*	Okuläre Hypertension, chronisches Offenwinkelglaukom → 743: 1 x 1Gtt.

Travoprost Rp	PRC C, Lact ?
Travatan *AT (1ml = 40µg)*	Okuläre Hypertension, chron. Offenwinkelglaukom → 743: Erw., Ki. ab 2M: 1 x 1Gtt.

A 15.4.6 Kombinationen

Bimatoprost + Timolol Rp	
Ganfort *AT (1ml = 0.3+5mg)*	Okuläre Hypertension, Offenwinkelglaukom → 743: 1 x 1Gtt.

Brimonidin + Timolol Rp	
Combigan *AT (1ml = 2+5mg)*	Okuläre Hypertension, chronisches Weitwinkelglaukom: 2 x 1Gtt.

Brinzolamid + Timolol Rp	
Azarga *AT (1ml = 10+5mg)*	Okuläre Hypertension, Offenwinkelglaukom → 743: 2 x 1Gtt.

Brinzolamid + Brimonidin Rp	
Simbrinza *AT (1ml = 10+2mg)*	Okuläre Hypertension, Offenwinkelglaukom → 743: 2 x 1Gtt.

Dorzolamid + Timolol Rp	
Arutidor *AT (1ml = 20+5mg)* Cosopt *AT (1ml = 20+5mg)* Dorzocomp Vision *AT (1ml = 20+5mg)* Dorzolamid HEXAL comp. *AT (1ml = 20+5mg)* Duokopt *AT (1ml = 20+5mg)*	Offenwinkelglaukom → 743, Pseudoexfoliationsglaukom: 2 x 1Gtt.

Latanoprost + Timolol Rp	
Arucom *AT (1ml = 0.05+5mg)* Latanoprost HEXAL comp. *AT (1ml = 0.05+5mg)* Latanotim Vision *AT (1ml = 0.05+5mg)* Xalacom *AT (1ml = 0.05+5mg)*	Okuläre Hypertension, Offenwinkelglaukom → 743: 1 x 1Gtt.

Pilocarpin + Metipranolol Rp	
Normoglaucon *AT (1ml = 20+1mg)* Normoglaucon Mite *AT (1ml = 5+1mg)*	Eng-, Weitwinkelglaukom: 2-4 x 1Gtt.

Mydriatika und Zykloplegika 393

Pilocarpin + Timolol Rp	
Fotil AT (1ml = 20+5mg) TP-Ophtal AT (1ml = 10+5mg)	Okuläre Hypertension, Kapselhäutchen-, primäres Weitwinkelglaukom: 2 x 1Gtt.
Travoprost + Timolol Rp	
Duotrav AT (1ml = 0.04+5mg)	Offenwinkelglaukom → 743, okuläre Hypertension: 1 x 1Gtt.

A 15.4.7 Interna

Acetazolamid Rp	HWZ 4-8h, Qo 0.2, PPB 90%, PRC C, Lact -
Acemit Tbl. 250mg Diamox Tbl. 250mg; Inj.Lsg. 500mg Glaupax Tbl. 250mg	Primäres/sekundäres Glaukom, nach Katarakt-, Glaukom-OP: 125-500mg p.o.; 500mg langsam i.v./i.m.; akutes Winkelblockglaukom → 744: ini 1 x 500mg p.o./i.v., dann 125-500mg p.o. alle 4h
Mannitol OTC	HWZ 71-100min, PRC C, Lact ?
Mannitol 10%, 15%, 20% Inf.Lsg. 25g/250ml, 50g/500ml, 37.5g/250ml, 50g/250ml	Glaukom → 744: 1.5-2g/kg über 30min i.v.

A 15.5 Mydriatika und Zykloplegika

Atropin Rp	PRC C, Lact ?
Atropin-POS AT (1ml = 5mg)	Ausschaltung der Akkommodation, Refraktionsbestimmung: 3 x 1Gtt.; akute/chron. intraokuläre Entzündung: 1-2 x 1Gtt.; Penalisation: 1 x 1Gtt.; Sprengung von Synechien: 3 x 1Gtt.
Cyclopentolat Rp	PRC C, Lact ?
Cyclopentolat AT (1ml = 5, 10mg) Zyklolat AT (1ml = 5mg)	Mydriasis zur Fundoskopie, Zykloplegie zur Refraktionsbestimmung: 1 x 1Gtt., nach 5-10min wdh.; Iritis, Iridozyklitis: 1 x 1Gtt. alle 5-6h
Phenylephrin Rp	PRC C, Lact +
Neosynephrin POS AT (1ml = 50, 100mg)	Mydriasis zur Fundoskopie, Pro./Therapie hinterer Synechien: 1-4 x 1Gtt.
Tropicamid Rp	PRC C, Lact ?
Mydriaticum AT (1ml = 5mg) Mydrum AT (1ml = 5mg)	Diagnostische Mydriasis: 1 x 1Gtt.
Tropicamid + Phenylephrin Rp	PRC C, Lact -
Mydriasert Insert 0,28/5,4mg	Präoperative/diagnostische Mydriasis: 1 Insert pro Auge, max. 2h vor Eingriff

A 15.6 Antiallergika

Azelastin OTC

Allergodil akut *AT (1ml = 0.5mg)* Azela Vision *AT (1ml = 0.5mg)* Vividrin akut Azela *AT (1ml = 0.5mg)*	Saisonale/perenniale allergische Konjunktivitis → 734: 2-4 x 1Gtt.

Cromoglicinsäure OTC PRC B

Allergo Comod, Allergocrom, Cromo-HEXAL, Cromo-ratioph., Dispacromil, Vividrin *AT (1ml = 20mg)*	Allergisch bedingte akute/chronische Konjunktivitis → 734: 4-8 x 1Gtt.

Emedastin Rp

Emadine *AT (1ml = 0.5mg)*	Saisonale, allergische Konjunktivitis → 734: 2-4 x 1Gtt.

Epinastin Rp

Relestat *AT (1ml = 0.5mg)*	Saisonale, allergische Konjunktivitis → 734: 2 x 1Gtt.

Ketotifen Rp

Allergo Vision, Ketotifen StuIn, Zaditen ophtha, Zalerg ophtha *AT (1ml = 0.25mg)*	Saisonale, allergische Konjunktivitis → 734: 2 x 1Gtt.

Levocabastin OTC PRC C, Lact ?

Livocab *AT (1ml = 0.5mg)*	Allergische Konjunktivitis, Conjunctivitis vernalis → 734: 2-4 x 1Gtt.

Lodoxamid OTC

Alomide *AT (1ml = 1mg)*	Allergische Konjunktivitis → 734: 4 x 1Gtt.

Olopatadin Rp

Opatanol *AT (1ml = 1mg)*	Saisonale, allergische Konjunktivitis → 734: 2 x 1Gtt.

A 15.7 Vasokonstriktiva

UW: Bindehautreizung, Bindehautverdickung, Glaukomanfall, Mydriasis, Akkommodationsstrg., Tachykardie, RR ↑, AP; **KI:** Engwinkelglaukom, Kinder < 2J

Naphazolin PRC C, Lact ?

Proculin *AT (1ml = 0.3mg)* Televis StuIn *AT (1ml = 0.1mg)*	Nichtinfektiöse/allerg. Konjunkt. → 734: **Erw., Ki. > 6J:** 3-4 x 1Gtt.; **2-6J:** 2 x 1Gtt.

Phenylephrin OTC PRC C, Lact +

Visadron *AT (1ml = 1.25mg)*	Hyperämie der Konjunktiva, Konjunktivitis: 1-5 x 1Gtt.

Hornhautpflegemittel

Tetryzolin OTC	
Berberil N, Ophtalmin N, Vasopos N, Visine Yxin *AT (1ml = 0.5mg)*	Augenreizungen, allergische Entzündungen des Auges → 733: 2-3 x 1Gtt.
Tramazolin OTC	
Biciron *AT (1ml = 0.5mg)*	Nichtinfektiöse Konjunktivitis: 2-4 x 1Gtt.

A 15.8 Hornhautpflegemittel

Filmbildner (Povidon Polyvinylalkohol, Hyaluronsäure, Hypromellose, Carbomer) OTC	
Artelac, Celluvisc, Dispatenol, Lacrimal, Lac-Ophtalsystem, Lacrisic, Liquifilm, Protagent, Siccaprotect, Systane, Thilo-Tears	Keratokonjunktivitis sicca → 733, Nachbenetzung bei Tragen von Kontaktlinsen: 4-6 x 1Gtt.
Dexpanthenol OTC	
Bepanthen *AS (1g enth. 50mg)* Corneregel *AT, AS (1ml = 50mg)* Pan Ophtal *AT (1ml = 50mg);* *AS (1g enth. 50mg)*	Läsionen der Schleimhautoberfläche des Auges: 2-4 x 1Gtt. bzw. 1cm Salbenstrang
Hyaluronsäure OTC	
Artelac Splash *AT (1ml = 2.4mg)* Hylan *AT (0.0975mg/0.65ml)* Hylo Gel *AT (1ml = 2mg)* Xidan Edo *AT (0.0975mg/0.65ml)*	Keratokonjunktivitis sicca → 733, Nachbenetzung bei Tragen von Kontaktlinsen: 4-8 x 1Gtt.
Perfluorohexyloctan Rp	
Evotears *AT*	Keratokonjunktivitis sicca → 733, Nachbenetzung bei Tragen von Kontaktlinsen: nach Bedarf mehrmals tgl. 1-2Gtt.
Trehalose OTC	
Thealoz *AT (1ml = 30mg)*	Keratokonjunktivitis sicca → 733, Nachbenetzung bei Tragen von Kontaktlinsen: nach Bedarf mehrmals tgl. 1-2Gtt.
Trehalose + Hyaluronsäure OTC	
Thealoz Duo *AT, Gel (1ml = 30 + 1.5mg)*	Keratokonjunktivitis sicca → 733, Nachbenetzung bei Tragen von Kontaktlinsen: nach Bedarf mehrmals tgl. 1-2Gtt.

A 15 Ophthalmologie – Arzneimittel

A 15.9 Antineovaskuläre Mittel, Enzyme

Wm/Wi (Aflibercept): löslicher Köderrezeptor, der den vaskulären endothelialen Wachstumsfaktor A (VEGF-A) und den Plazenta-Wachstumsfaktor (PIGF) mit hoher Affinität bindet ⇒ hemmt die Bindung und Aktivierung der artverwandten VEGF-Rezeptoren;
Wm/Wi (Idebenon): Antioxidans ⇒ Wiederherstellung der zellulären ATP-Gewinnung ⇒ Reaktivierung retinaler Ganglienzellen; **Wm/Wi** (Ocriplasmin): proteolytisch auf Proteinbestandteile des Glaskörpers und der vitreoretinalen Grenzschicht ⇒ Auflösung der Proteinmatrix, die für abnorme vitreomakulare Adhäsion verantwortlich ist;
Wm/Wi (Pegaptanib): Oligonukleotid, bindet hochspezifisch an VEGF ⇒ Hemmung der Angiogenese, Gefäßpermeabilität ↓; **Wm/Wi** (Ranibizumab): Antikörper, der an den hum. endothelialen Wachstumsfaktor (VEGF) bindet;
Wm/Wi (Verteporfin): Photosensibilisator, nach Lichtapplikation entsteht Singulett-Sauerstoff, der zu Zellschäden und vaskulären Verschlüssen führt;
UW (Aflibercept): Bindehautentzündung, Augenschmerzen, Netzhautablösung, Einriss/Abhebung des retinalen Pigmentepithels, Netzhautdegeneration, Katarakt, Hornhautabrasion, Anstieg des Augeninnendrucks, verschwommenes Sehen, Glaskörperschlieren/-abhebung, Hornhautödem, Schmerzen/Blutungen an Inj.Stelle, Fremdkörpergefühl, Tränensekretion ↑, Augenlidödem, Bindehauthyperämie, okuläre Hyperämie;
UW (Idebenon): Nasopharyngitis, Diarrhoe, Husten, Rückenschmerzen;
UW (Ocriplasmin): Mouches volantes, Augenschmerzen, Bindehautblutung, Sehstörungen, Netzhaut-/Glaskörperblutung, Netzhautabriss/-ablösung/-degeneration, erhöhter intraokularer Druck, Makulaloch/-degeneration/-ödem, Ödem der Retina, Pigmentepithelerkrankung, Metamorphopsie, Glaskörperadhäsionen/-ablösung, Bindehautödem, Augenlidödem, Viritis, Iritis, Vorderkammerflackern, Photopsie, Bindehauthyperämie, okuläre Hyperämie, Augenbeschwerden, Photophobie, Chromatopsie;
UW (Pegaptanib): Endophthalmitis, Glaskörper-/Netzhautblutungen, Netzhautablösungen, Augenschmerzen, Kopfschmerzen, erhöhter Augeninnendruck, Keratitis punctata, Mouches volantes, Glaskörpertrübungen, Konjunktivitis, Hornhautödem;
UW (Verteporfin): Übelkeit, Photosensibilitätsreaktionen, Rückenschmerzen, Pruritus, Asthenie, Schmerzen an der Injektionsstelle, Sehstörung, Visusverschlechterung, subretinale Hämorrhagie, Störung der Tränenbildung; **UW** (Ranibizumab): Übelkeit, Kopfschmerzen, Bindehautblutung, Augenschmerzen, Mouches volantes, retinale Einblutungen, Erhöhung des Augeninnendrucks, Glaskörperabhebung, intraokulare Entzündungen, Augenirritation, Katarakt, Fremdkörpergefühl, Blepharitis, subretinale Fibrose, okuläre Hyperämie, Visusverschlechterung, trockenes Auge, Vitritis, Konjunktivitis, retinale Exsudation, lokale Reaktionen an der Injektionsstelle, verstärkter Tränenfluss, Pruritus des Auges, Konjunktivitis, Makulopathie, Abhebung des retinalen Pigmentepithels;
KI (Aflibercept): Überempf., bestehende oder vermutete (peri-)okulare Infektion, schwere intraokulare Entzündung; **KI** (Idebenon): bek. Überempf.;
KI (Ocriplasmin): bek. Überempf., okulare/periokulare Infektion;
KI (Pegaptanib): bek. Überempf., okulare/periokulare Infektionen, Grav.;
KI (Ranibizumab): bek. Überempf., okulare/periokulare Infektionen, schwere intraokulare Entzündung, Grav.;
KI (Verteporfin): Porphyrie, bekannte Überempfindlichkeit, schwere Leberfktsstörung, Grav.

Neutralisierungslösungen bei Verätzungen 397

Aflibercept Rp	PRC C, Lact ?
Eylea *Inj.Lsg. 4mg/100µl*	**Neovaskuläre altersabhängige Makuladegeneration** → 745: 2mg intravitreal alle 4W für 12W, dann 2mg alle 8W; **Makulaödem infolge retinalen Venenverschlusses:** 2mg intravitreal alle 4W; **diabet Makulaödem** → 746: 2mg intravitreal alle 4W für 20W, dann 2mg alle 8W; **myope choroidale Neovaskularisation:** einmalig 2mg intravitreal; **DANI, DALI** nicht erforderlich

Idebenon Rp	PPB 96%
Raxone *Tbl. 150mg*	**Lebersche hereditäre Opitkusneuropathie:** 3 x 300mg p.o.; **DANI, DALI** vorsichtige Anw., keine Daten

Ocriplasmin Rp	
Jetrea *Inj.Lsg. 0.5mg/0.2ml*	**Vitreomakuläre Traktion:** 0.125mg intravitreal, einmalige Anw.; **DANI, DALI** nicht erforderlich

Pegaptanib Rp	
Macugen *Fertigspr. 0.3mg*	**Neovaskuläre altersabhängige Makuladegen.** → 745: 0.3mg intravitreal alle 6W; **DANI, DALI** nicht erforderlich

Ranibizumab Rp	
Lucentis *Inj.Lsg. 3mg/0.3ml*	**Neovaskuläre altersabhängige Makuladegen.** → 745: 0.5mg intravitreal alle 4W; **DANI, DALI** nicht erforderlich

Verteporfin Rp	PPB 90%
Visudyne *Inf.Lsg. 15mg*	**Neovaskuläre altersabhängige Makuladegeneration** → 745: 6mg/m² über 10min i.v., dann Lichtaktivierung durch Laser auf die neovaskulären Läsionen; 1-4 x/J; **DALI** KI bei schwerer Leberfunktionsstrg.

A 15.10 Neutralisierungslösungen bei Verätzungen

Natriumdihydrogenphosphat OTC	
Isogutt MP *Lsg. 250ml*	**Verätzungen am Auge** → 736: Bindehautsack sofort kräftig spülen, bis schädigender Stoff ausgespült ist

A 16 HNO – Arzneimittel

A 16.1 Rhinologika

A 16.1.1 Sympathomimetika

Wm/Wi: alpha-adrenerg wirkende Sympathomimetika ⇒ Vasokonstriktion ⇒ Schleimhautabschwellung; **UW** (Naphazolin): Herzklopfen, Pulsbeschleunigung, Blutdruckanstieg, Brennen und Trockenheit der Nasenschleimhaut, nach Abklingen der Wirkung stärkeres Gefühl einer „verstopften Nase" durch reaktive Hyperämie; **UW** (Xylometazolin): reaktive Hyperämie; **KI** (Naphazolin): bek. Überempf., Rhinitis sicca, Grav. (1. Trimenon), Engwinkelglaukom, Z.n. transsphenoidaler Hypophysektomie oder anderen operativen Eingriffen, die die Dura Mater beschädigen; **KI** (Xylometazolin): bek. Überempf., Rhintis sicca, Ki. < 6J

Naphazolin OTC	PRC C, Lact ?
Privin Lsg. (1ml = 1mg) **Rhinex Nasenspray** Spray (1g enth. 0.5mg)	**Entzündliche Schleimhautschwellung der Nase/NNH:** 1-6 x 1-2Gtt. bzw. Sprühstöße

Oxymetazolin OTC	HWZ 5-8h, PRC C, Lact ?
Nasivin NT (1ml = 0.1, 0.25, 0.5mg); Spray (1ml = 0.25, 0.5mg) **Wick Sinex** Spray (1ml = 0.5mg)	**Entzündliche Schleimhautschwellung der Nase/NNH:** 1-3 x 1-2Gtt. bzw. Sprühstöße

Tramazolin OTC	
Rhinospray Spray (1ml = 1mg)	**Entzündliche Schleimhautschwellung der Nase/NNH:** 1-3 x 1-2Gtt. bzw. Sprühstöße

Xylometazolin OTC	
Nasengel/-spray-ratioph. Gel (1g enth. 1mg); Spray (1Hub = 0.045, 0.09mg) **Nasentropfen-ratioph.** NT (1ml = 0.5, 1mg) **Olynth** NT (1ml = 0.25, 0.5, 1mg); Gel (1g enth. 0.5mg) **Otriven** NT (1ml = 0.25, 0.5mg); Spray (1ml = 0.5, 1mg); Gel (1g enth. 1mg) **Snup** Spray (1ml = 0.5, 1mg)	**Entzündliche Schleimhautschwellung der Nase/NNH:** 1-3 x 1-2Gtt. bzw. Sprühstöße

A 16.1.2 Antihistaminika

Siehe auch Pneumologie - Antihistaminika → 84

Azelastin Rp	
Allergodil Spray (1ml = 1mg)	**Allergische Rhinitis** → 747: 2 x 1 Sprühstoß

Cromoglicinsäure OTC	
CromoHEXAL, Cromo-ratioph., Vividrin gegen Heuschnupfen Spray (1ml = 20mg)	**Allergische Rhinitis** → 747: 4 x 1 Sprühstoß

Levocabastin OTC	
Livocab Spray (1ml = 0.5mg)	**Allergische Rhinitis** → 747: 2-4 x 2 Sprühstöße

Rhinologika 399

A 16.1.3 Kortikoide

Beclometason Rp — PPB 87%

Beclomet Nasal Spray (1 Hub = 0.1mg)
Beclometason-ratioph. Spray (1 Hub = 0.05, 0.1mg)
Beclorhinol, Beconase Spray (1 Hub = 0.05mg)
Rhinivict Spray (1 Hub = 0.05, 0.1mg)

Allergische Rhinitis → 747, Nasenpolypen: 2-4 x 0.1mg

Budesonid Rp — HWZ 2-3h, PPB 86-90%, PRC C, Lact ?

Aquacort, Budapp, Budes Spray (1 Hub = 0.05mg)
Pulmicort Topinasal Spray (1 Hub = 64µg)

Allergische Rhinitis → 747, Nasenpolypen: 2 x 1 Sprühstoß

Dexamethason Rp

Dexa Rhinospray N sine, Solupen sine Spray (1 Hub = 10.26µg)
Dexa Siozwo Nasensalbe (1g enth. 0.181mg)

Allergische Rhinitis → 747: Erw., Ki. ab 6J: 3 x 1-2 Sprühstöße; 3-4 x 1cm Salbenstrang in jede Nasenöffnung

Flunisolid Rp — HWZ 1-2h, PRC C, Lact ?

Syntaris Spray (1ml = 0.25mg)

Allergische Rhinitis → 747: 2-3 x 2 Sprühstöße

Fluticason Rp — HWZ 7.8h, PPB 81-95%, PRC C, Lact ?

Avamys Spray (1 Hub = 22.7µg)
Flutide Nasal Spray (1 Hub = 0.05mg)
Otri Allergie Fluticason Spray (1 Hub = 0.05mg)

Allergische Rhinitis: 1-2 x 2 Sprühstöße; Nasenpolypen: 1-2 x 0.2ml in jedes Nasenloch

Mometason Rp — HWZ 6h, PRC C, Lact ?

Aphiasone Spray (1 Hub = 0.05mg)
Mometa HEXAL Spray (1 Hub = 0.05mg)
Mometason Abz Spray (1 Hub = 0.05mg)
Mometason-ratioph. Spray (1 Hub = 0.05mg)
Nasonex Spray (1 Hub = 0.05mg)

Allergische Rhinitis → 747: Erw., Ki. ab 12J: 1 x 2 Sprühstöße in jedes Nasenloch; Ki. 3-11J: 1 x 1 Sprühstoß; Nasenpolypen: Erw.: 1 x 2 Sprühstöße

Triamcinolon Rp — HWZ 3h, PRC C, Lact ?

Nasacort Spray (1 Hub = 0.05mg)
Rhinisan Spray (1 Hub = 0.05mg)

Allergische Rhinitis → 747: Erw., Ki. ab 12J: 1 x 2 Sprühstöße in jedes Nasenloch; Ki. 6-11J: 1 x 1 Sprühstoß

A 16.1.4 Antihistaminika + Kortikoide

Wm/Wi (Azelastin + Fluticason): synergistischer Effekt durch H_1-Rezeptorblockade und entzündungshemmende Wirkung; **UW** (Azelastin + Fluticason): Kopfschmerzen, unangenehmer Geschmack/Geruch; **KI** (Azelastin + Fluticason): bekannte Überempfindlichkeit

Azelastin + Fluticason Rp

Dymista Spray (1 Hub = 130 + 50µg)

Allergische Rhinitis: Erw., Ki ab 12J: 2 x 1 Sprühstoß in jedes Nasenloch

A 16.1.5 Topische Antibiotika

Wm/Wi: Kompetitive Hemmung der bakteriellen Isoleucyl-Transfer-RNA-Synthetase;
UW: Reaktionen an der Nasenschleimhaut; **KI:** bek. Überempfindlichkeit, Anw. bei Sgl.

Mupirocin Rp

Bactroban *Salbe (1g enth. 20mg)* Turixin *Salbe (1g enth. 20mg)*	Elimination von Staphylokokken einschließl. Methicillin-resistenter Stämme aus der Nasenschleimhaut: Erw. und Ki.: ca. 2mm Salbenstrang 2-3 x/d in die Nase

A 16.2 Nasale Dekongestiva + Antihistaminikum

Wm/Wi (Pseudoephedrin): Alpha-sympathomimetisch ⇒ Vasokonstriktion ⇒ Abschwellen der Nasenschleimhaut;
UW (Pseudoephedrin + Cetirizin): Nervosität, Schlaflosigkeit, Schwindel, Kopfschmerzen, Somnolenz, Gleichgewichtsstrg., Tachykardie, Mundtrocken-heit, Übelkeit, Asthenie;
UW (Pseudoephedrin + Triprolidin): Müdigkeit, Hypertonie;
KI (Pseudoephedrin + Cetirizin/Triprolidin): bek. Überempfindlichkeit, Glaukom, Komb. mit MAO-Hemmern, schwere Nierenenerkr., Harnverhalt, schwere Hypertonie, Tachyarrhythmien, ischämische Herzkrankheiten, Hyperthyreose, hämorrhag. Schlaganfall, Grav.

Pseudoephedrin + Cetirizin OTC

Reactine Duo *Tbl. 120 + 5(ret.)mg*	Allerg. Rhinitis mit nasaler Kongestion → 747: Erw. bis 60J, Ki. > 12J: 2 x 120 + 5mg p.o., für max. 14d; **DANI, DALI** KI

Pseudoephedrin + Triprolidin OTC

Rhinopront Kombi *Tbl. 60 + 2.5mg*	Allergische oder vasomotorische Rhinitis mit nasaler Kongestion → 747: Erw. bis 60J, Ki. > 12J: 3 x 60 + 2.5mg p.o. für max. 10d; **DANI, DALI** KI bei schwerer NI, LI

A 16.3 Otologika

Phenazon + Procain OTC

Otalgan *OT (1g enth. 50+10mg)*	Otitis externa → 753, Otitis media → 755: Erw., Ki. > 15J: 3-4 x 5Gtt.; Ki. bis 14J: 3-4 x 2-3Gtt.

Docusat + Ethanol OTC

Otitex *OT (1ml enth. 50+150mg)* Otowaxol *OT (1ml enth. 50+150mg)*	Entfernung überschüssigen Cerumens: 10Gtt. in den äußeren Gehörgang, nach 5-10min ausspülen

Dexamethason + Cinchocain Rp

Otobacid N *OT (1ml = 0.22+5.6mg)*	Entzündl. Erkr. von Ohrmuschel/Gehörgang, Gehörgangsekzem: 3-4 x 2-4Gtt.

Weitere Hals-Rachen-Therapeutika 401

Ciprofloxacin Rp	
Ciloxan OT (1ml = 3mg) Infectocipro OT (1ml = 2mg) Panotile Cipro OT (0.5ml = 1mg)	Otitis externa → 753, chron. eitrige Otitis media→ 755: Ciloxan: 2 x 4Gtt.; Ki. ab 1J: 2 x 3Gtt.; Infectocipro: Erw. u. Ki. ab 1J: 2 x 0.5mg; Panotile: Erw. u. Ki. ab 2J: 2 x 1 Pipette
Ciprofloxacin + Dexamethason Rp	
Cilodex OT (1ml = 3+1mg)	Otitis media mit Paukenröhrchen, Otitis ext.: Erw., Ki. ≥ 6M: 2 x 4Gtt. f. 7d
Ciprofloxacin + Fluocinolonacetonid Rp	
Infectociprocort OT (1ml = 3+0.25mg)	Otitis ext. → 753: Erw., Ki. ≥ 7J: 3 x 4-6Gtt. f. 8d
Polymyxin B + Neomycin + Gramicidin Rp	
Polyspectran OT (1ml = 7500IE+3500IE+0.02mg)	Otitis externa: 3-5 x 2-3 Gtt.

A 16.4 Weitere Hals-Rachen-Therapeutika

A 16.4.1 Antiseptika

Wm/Wi (Chlorhexidin, Hexamidin): lokal antiseptisch; **UW** (Chlorhexidin): keine sehr häufigen bzw. häufigen UW; **UW** (Hexamidin): allerg. Schleimhautreaktionen; **KI** (Chlorhexidin): bek. Überempf., Asthma bronchiale, Wunden, Ulzerationen, erosiv-desquamative Veränderungen der Mundschleimhaut; Grav., Lakt.; **KI** (Hexamidin): bek. Überempf.

Chlorhexidindigluconat OTC	
Chlorhexamed Lsg. (1ml enth. 1, 2mg)	Zur vorübergehenden Keimzahlminderung d. Mundhöhle, Gingivitis, eingeschränkte Mundhygienefähigkeit: 2 x tgl. Mundspülung mit je 15ml
Hexamidin OTC	
Laryngomedin N Spray (1g enth. 1mg)	Bakterielle Entzündungen der Mund/Rachenschleimhaut: mehrmals/d 1-2 Hübe

A 16.4.2 Lokalanästhetika

Benzocain OTC	
Anästhesin Lutschtbl. 8mg Angin HEXAL Dolo Lutschtbl. 8mg Benzocain 1A Lutschtbl. 8mg	Schmerzhafte Beschwerden in Mund- und Rachenraum: Erw., Ki. >16J: nach Bedarf 1 Lutschtbl./2h, max. 6 Lutschtbl./d
Lidocain OTC	
Dynexan Mundgel Gel (1g enth. 20mg)	Schmerzen an Mundschleimhaut, Zahnfleisch und Lippen: 4-8 x/d erbsengroßes Stück Gel auftragen und leicht einmassieren

A 16.4.3 Antiseptika-Kombinationen

Wm/Wi (Benzalkonium, Cetrimonium): quartäre Ammoniumverbindungen mit hoher Oberflächenaktivität, die sowohl grampositive als auch gramnegative Keime erfassen;
Wm/Wi (Tyrothricin): Polypeptidantibiotikum mit bakterizider Wi gegen grampos. Keime;
UW: Überempfindlichkeitsreaktionen; **KI:** bekannte Überempfindlichkeit

Benzalkonium + Benzocain + Tyrothricin OTC

Dorithricin *Lutschtbl. 1+1.5+0.5mg*	**Halsentzündung mit Schluckbeschwerden:** alle 2-3h 1Tbl. lutschen

Cetrimonium + Lidocain + Tyrothricin OTC

Lemocin *Lutschtbl. 2+1+4mg*	**Halsentzündung mit Schluckbeschwerden:** alle 1-3h 1Tbl. lutschen, max. 8Tbl./d

A 16.4.4 Antiphlogistika

Wm/Wi (Benzydamin): Indazolderivat mit antiphlogistischen, lokalanästhetischen, bakteriziden und fungiziden Eigenschaften;
UW (Benzydamin): keine sehr häufigen bzw. häufigen UW;
KI (Benzydamin): bekannte Überempfindlichkeit

Benzydamin OTC

Tantum Verde *Lutschtbl. 3mg; Spray, Lsg. (1ml enth. 1.5mg)*	**Schmerzen und Reizungen im Mund/Rachenraum:** Erw., Ki. >6J: 1 Lutschtbl. 3x/d; 2-5 x/d mit 15 ml Lsg. spülen bzw. gurgeln; bis 5 x 6 Sprühstöße in den Rachen

A 17 Urologie – Arzneimittel

A 17.1 Urospasmolytika

Wm: Parasympatholytisch durch Blockade des Muscarinrezeptors, v.a. direkte Einwirkung auf die glatte Muskulatur (papaverinartig);
Wi: Tonussenkung der glatten Muskulatur von Magen-Darm- und Urogenitaltrakt;
UW: Schweißdrüsensekretion ↓, Mundtrockenheit, Tachykardie, Akkommodationsstrg., Glaukomanfall, abdominelle Schmerzen, Diarrhoe, Obstipation, Dysurie, Schlaflosigkeit;
KI: Glaukom, Blasenentleerungsstrg. mit Restharn, Tachyarrhythmie, Stenosen im GI-Trakt, toxisches Megacolon, Myasthenia gravis, Grav./Lakt., gleichz. Anw. von CYP3A4-Hemmern bei mäßiger/schwerer LI/NI, schwere Colitis ulcerosa, Child-C;

Darifenacin Rp	PPB 98%
Emselex *Tbl. 7.5(ret.), 15(ret.)mg*	**Dranginkontinenz, Pollakisurie, imperativer Harndrang** → 769: 1 x 7.5mg p.o., ggf. nach 2W steigern auf 1 x 15mg; **DANI** nicht erforderlich; **DALI** Child B-C: max. 7.5mg/d

Desfesoterodin Rp	HWZ 7 h, PPB 50%
Tovedeso *Tbl. 3.5(ret.), 7(ret.)mg*	**Dranginkontinenz, Pollakisurie, imperativer Harndrang** → 769: 1 x 3.5mg p.o., max. 1 x 7mg/d; **DANI** CrCl < 30: max. 3.5mg/d; **DALI** Child B: max. 3.5mg/d, Child C: KI; s. FachInfo b. Komb. mit CYP3A4-Hemmern

Fesoterodin Rp	HWZ 7h, PPB 50%
Toviaz *Tbl. 4(ret.), 8(ret.)mg*	**Dranginkontinenz, Pollakisurie, imperativer Harndrang** → 769: 1 x 4mg p.o., max. 1 x 8mg/d p.o.; **DANI** CrCl > 30: 100%, < 30: max. 4mg/d p.o.; **DALI** Child B: max. 4mg/d, Child C: KI

Flavoxat OTC	HWZ 3h PRC B, Lact ?
Spasuret *Tbl. 200mg*	**Dranginkontinenz, Pollakisurie, imperativer Harndrang** → 769: 3-4 x 200mg p.o.

Oxybutynin Rp	HWZ 1.1-2.3h, Qo 1.0, PRC B, Lact ?
Dridase *Tbl. 5mg* Kentera *TTS 3.9mg/24h* Oxybutynin-ratioph. *Tbl. 2.5, 5mg* Spasyt *Tbl. 5mg*	**Dranginkontinenz, Pollakisurie, imperativer Harndrang** → 769: 3 x 2.5-5mg p.o.; ini 1 x 5mg (ret.), ggf. steigern um 5mg/W, max. 20mg/d; **Ki.** > 5J: ini 2 x 2.5mg p.o., max. 0.3-0.4mg/kg/d; TTS: alle 3-4d wechseln; **DANI** nicht erforderlich

A 17 Urologie – Arzneimittel

Propiverin Rp HWZ 20h, Q0 0.9, PPB 90%

Mictonetten *Tbl. 5, 10mg* Mictonorm *Tbl. 15mg; Kps. 30(ret.), 45(ret.)mg* Prodrom *Tbl. 5, 15mg* Proges *Tbl. 5, 15mg* Pronenz *Tbl. 15mg* Propiverin AL *Tbl. 5, 15mg* Propiverin HEXAL *Tbl. 5, 15mg*	Dranginkontinenz, Pollakisurie, imperativer Harndrang: 2-3 x 15mg p.o.; 1 x 30-45mg (ret.); **Ki. ab 5J:** 0.8mg/kg/d in 2-3- Einzelgaben; **DANI** CrCl >30: 100%, vorsichtige Anw.; < 30: max. 30mg/d; **DALI** mittelschwere bis schwere LI: Anw. nicht empfohlen

Solifenacin Rp HWZ 45-68h

Vesicare *Tbl. 5, 10mg* Vesikur *Tbl. 5, 10mg*	Dranginkontinenz, Pollakisurie, imperativer Harndrang → 769: 1 x 5mg p.o., ggf. 1 x 10mg; **DANI** CrCl > 30: 100%; < 30: max. 5mg/d; **DALI** Child-Pugh 7-9: max. 5mg/d

Tolterodin Rp HWZ 1.9-3.7h, PPB 96%, PRC C, Lact -

Detrusitol *Tbl. 1, 2mg; Kps. 4(ret.)mg* Tolterodin Puren *Tbl. 1, 2mg; Kps. 4(ret.)mg* Tolterodin HEXAL *Tbl. 1, 2mg; Kps. 4(ret.)mg*	Dranginkontinenz, Pollakisurie, imperativer Harndrang: 2 x 2mg p.o.; 1 x 4mg (ret.) p.o.; **DANI** CrCl < 30: max. 2mg/d; **DALI** max. 2mg/d

Trospiumchlorid Rp HWZ 5-21h

Spasmex *Tbl. 5, 15, 30, 45mg;* *Amp. 1.2mg/2ml, 2mg/2ml* Spasmolyt *Tbl. 5, 10, 20, 30mg* Spasmo-Urgenin TC *Tbl. 5mg* Trospi *Tbl. 30mg* Urivesc *Kps. 60(ret.)mg*	Dranginkontinenz, Pollakisurie, imperativer Harndrang → 769, Spasmen der glatten Muskulatur → 765: 3 x 15mg, 2 x 20mg p.o. oder 30-0-15mg; 1 x 60mg (ret.) p.o; Magen-Darm-Diagnostik: 1.2-2mg i.v.; **DANI:** CrCl 10-30: max. 20mg/d

A 17.2 Prostatamittel

Wm/Wi (Alfuzosin, Silodosin, Tamsulosin, Terazosin): selektive Blockade von Alpha-1-Rezeptoren in der glatten Muskulatur von Prostata und Blasenhals ⇒ Urinflussrate↑;
Wm/Wi (Dutasterid, Finasterid): Hemmung der 5-Alpha-Reduktase ⇒ Umwandlungshemmung von Testosteron in Dihydrotestosteron ⇒ Rückbildung der Hyperplasie;
Wm/Wi (Silodosin): Antagonismus am Alpha-1A-Rezeptor ⇒ Entspannung der glatten Muskulatur ⇒ Verminderung des Blasenauslasswiderstandes –
UW (Alfuzosin, Tamsulosin, Terazosin): Schwindel, orthostatische Hypotension, Kopfschmerzen, Herzklopfen, retrograde Ejakulation; **UW** (Dutasterid): Potenzstörung, Libidoverlust, Gynäkomastie, Ejakulationsstörung; **UW** (Finasterid): Potenzstörung, Libidoverlust, Gynäkomastie, Ejakulationsstörung, Cave: Tablettenbruch darf von schwangeren Frauen nicht berührt werden! **UW** (Silodosin): retrograde Ejakulation, Anejakulation, Schwindel, orthostatische Hypotonie, Nasenverstopfung, Diarrhoe;
KI (Alfuzosin, Tamsulosin, Terazosin): orthostatische Dysregulation, schwere Leberinsuffizienz;
KI (Dutasterid, Finasterid): schwere Leberinsuffizienz, Anwendung bei Frauen
KI (Silodosin): bekannte Überempfindlichkeit

Prostatamittel 405

Alfuzosin Rp	HWZ 4-6h, Q0 0.9, PPB 90%
Alfunar Tbl. 10(ret.)mg **Alfuzosin HEXAL** Tbl. 10(ret.)mg **Alfuzosin Winthrop** Tbl. 2.5, 5(ret.), 10(ret.)mg **Uroxatral** Tbl. 2.5, 10(ret.)mg	**Benigne Prostatahyperplasie** → 768: 2-3 x 2.5mg p.o.; 1-2 x 5mg (ret.); 1 x 10mg (ret.)
Finasterid Rp	HWZ 6-8h, Q0 1.0, PPB 93%
Finamed, Finasterid HEXAL, Finasterid-ratioph., Finasterid Sandoz, Finural, Proscar, Prosmin Tbl. 5mg	**Benigne Prostatahyperplasie** → 768: 1 x 5mg p.o.; **DANI** nicht erforderlich; **DALI** keine Daten
Dutasterid Rp	HWZ 3-5W, PPB > 99,5%
Avodart Kps. 0.5mg **Dutascar** Kps. 0.5mg	**Benigne Prostatahyperplasie** → 768: 1 x 0.5mg p.o.; **DANI** nicht erforderl.; **DALI** leichte bis mittelschwere LI: vorsichtige Anw.; schwere LI: KI
Dutasterid + Tamsulosin Rp	
Duodart Kps. 0.5 + 0.4mg	**Benigne Prostatahyperplasie** → 768: 1 x 0.5+0.4mg p.o.; **DANI** nicht erforderl.; **DALI** leichte bis mittelschwere LI: vorsichtige Anw.; schwere LI: KI
Silodosin Rp	HWZ 40-52h, PPB 95%
Urorec Kps. 4, 8mg	**Benigne Prostatahyperpl.** → 768: 1 x 8mg p.o. **DANI** CrCl 30-50: ini 4mg, ggf. nach 1W 1 x 8mg; < 30: Anwendung nicht empfohlen **DALI** leichte bis mittelschwere LI: 100%; schwere LI: Anwendung nicht empfohlen
Sitosterin (Phytosterol) OTC	
Harzol Kps. 10mg **Sitosterin Prostata** Kps. 10mg	**Benigne Prostatahyperplasie** → 768: 3 x 20mg p.o.; 2 x 65mg
Tamsulosin Rp	HWZ 9-13h, Q0 0.99, PPB 99%, PRC B, Lact -
Alna Ocas, Omnic Ocas, Omsula, Prostadil, Prostazid, Tadin, Tamsu-Astellas, Tamsulosin Beta, Tamsulosin HEXAL Kps. 0.4(ret.)mg	**Benigne Prostatahyperplasie** → 768: 1 x 0.4mg (ret.) p.o.; **DANI** nicht erforderlich; **DALI** KI bei schwerer LI
Terazosin Rp	HWZ 9-12h, Q0 0.95, PPB 92%, PRC C, Lact ?
Flotrin Tbl. 1, 2, 5, 10mg **Terablock** Tbl. 2, 5mg **Teranar** Tbl. 1, 2, 5mg **Tera Tad** Tbl. 2, 5, 10mg **Terazosin HEXAL** Tbl. 2, 5mg	**Benigne Prostatahyperplasie** → 768: ini 1 x 1mg p.o., nach 7d 1 x 2mg, Erh.Dos. 2-5mg/d; max. 10mg/d; **DANI** nicht erforderlich; **DALI** vorsichtige Anw.; schwere LI: Anw. nicht empfohlen

A 17.3 Erektile Dysfunktion

Wm (Alprostadil): Prostaglandinvermittelte Vasodilatation des Corpus cavernosum;
Wm/Wi (Avanafil, Sildenafil, Tadalafil, Vardenafil): selektive Hemmung der cGMP-spezifischen Phosphodiesterase (PDE5) ⇒ cGMP im Corpus cavernosum bei sexueller Erregung ⇒ Relaxierung der glatten Muskulatur ⇒ Bluteinstrom ↑ ⇒ Erektion;
Wm/Wi (Yohimbin): Blockade zentraler Alpha-2-Rez. ⇒ erektionsfördernde Efferenzen ↑;
UW (Avanafil, Sildenafil, Tadalafil, Vardenafil): Kopfschmerz, Flush, Schwindel, Hitzegefühl, Nasenverstopfung, Dyspepsie, Muskelschmerzen, Rückenschmerzen;
UW (Yohimbin): Tremor, Erregungszustände;
KI (Avanafil): Herzinfarkt, Schlaganfall oder eine lebensbedrohliche Arrhythmie in den vergangenen 6 M; anhaltender Hypotonie < 90/50 mmHg oder Hypertonie > 170/100mmHg; instabile Angina pectoris, Angina pectoris während des Geschlechtsverkehrs, Herzinsuffiz. (≥ NYHA II); schwere Leberfunktionsstörung (Child C), schwere Nierenfunktionsstörung (Krea-Clearance < 30 ml/min); nicht arteriitische anteriore ischämische Optikusneuropathie (NAION); bekannte erbliche degenerative Netzhauterkrankungen, gleichzeitige Einnhame von starken CYP3A4-Inhibitoren anwenden (u.a. Ketoconazol, Ritonavir, Atazanavir, Clarithromycin, Indinavir, Itraconazol, Nefazodon, Nelfinavir, Saquinavir und Telithromycin);
KI (Sildenafil, Tadalafil, Vardenafil): bek. Überempfindlichkeit; instabile Angina pectoris, schwere Herz- oder Leberinsuffizienz, Z.n. Schlaganfall/Herzinfarkt, Retinitis pigmentosa; gleichzeitige Anw. v. Nitraten; **KI** (Yohimbin): Hypotonie

Alprostadil Rp	HWZ 5-10(0.5)min, PRC X, Lact -
Caverject *Inj.Lsg.* 10, 20µg **Muse** *Stäbch.* 250, 500, 1000µg **Viridal** *Inj.Lsg.* 10, 20, 40µg	**Erektile Dysfunktion:** ini 1.25-2.5µg intrakavernös, je nach Wi steigern: 2.5-5-7.5-10µg, max. 40µg; ini 250µg intraurethral, je nach Wi steigern auf 500-1000µg

Avanafil Rp-L!	HWZ 6-17h PPB 99%, PRC X, Lact -
Spedra *Tbl.* 50, 100, 200mg	**Erektile Dysfunktion:** ini 100mg p.o. 0.5h vor Koitus, je nach Wi Dosisanpassung auf 50 bzw. 200mg, max. 200mg; max. 1 x/d; **DANI** CrCl ≥ 30: 100%; < 30: KI; **DALI** Child A, B: mit niedrigst wirks. Dosis beginnen; C: KI

Sildenafil Rp-L!	HWZ 4h, Q0 > 0.85, PPB 96%, PRC B, Lact -
Duraviril *Tbl.* 25, 50, 100mg **Ereq** *Tbl.* 25, 50, 100mg **Sildegra** *Tbl.* 25, 50, 100mg; *Lingualtbl.* 25, 50, 100mg **SildeHEXAL** *Tbl.* 25, 50, 100mg **Sildenafil-ratioph.** *Tbl.* 25, 50, 75, 100mg **Viagra** *Tbl.* 25, 50, 100mg	**Erektile Dysfunktion:** ini 50mg p.o. 1h vor Koitus, je nach Wi Dosisanpassung auf 25 bzw. 100mg, max. 100mg; max. 1 x/d; **DALI, DANI** CrCl < 30: ini 25mg

Tadalafil Rp-L!	HWZ 17.5h, PPB 94%
Cialis *Tbl. 5, 10, 20mg* Tadagis *Tbl. 10, 20mg* Tadalafil Mylan *Tbl. 5, 10, 20mg*	**Erektile Dysfunktion:** ini 10mg p.o. 0.5-12h vor Koitus, je nach Wi Dosisanpassung auf 20mg; bei tgl. Anwendung 1 x 2.5-5mg; **DANI** bei schwerer Niereninsuffizienz max. 10mg; **DALI** max. 10mg
Vardenafil Rp-L!	HWZ 4h, PPB 95%
Levitra *Tbl. 5, 10, 20mg; Lingualtbl. 10mg*	**Erektile Dysfunktion:** ini 10mg p.o. 25-60 min vor Koitus, je nach Wi Dosisanpassung auf 5 bzw. 20mg, max. 20mg; max. 1 x/d; **DANI:** CrCl < 30: ini 5mg; **DALI** Child A-B max. 10mg
Yohimbin Rp-L!	HWZ 0.6(6)h, PRC N, Lact -
Yocon-Glenwood *Tbl. 5mg*	**Erektile Dysfunktion:** 3 x 5-10mg p.o.

A 17.4 Sexualhormone

A 17.4.1 Androgene

Wm/Wi: Entwicklungsförderung der sekundären männlichen Geschlechtsmerkmale, Regulation der Spermienproduktion, Libido ↑, Potentia coeundi ↑, Muskelaufbau ↑, Knochendichte ↑, Talgproduktion ↑; **UW:** Cholestase, Spermatogenesehemmung, Priapismus, beschleunigte Knochenreifung, Virilisierung bei Frauen, Ödeme, Gewicht ↑, Gynäkomastie, Alopezie, Libido ↑, Prostataschmerzen, Kopfschmerzen, Nausea, Polyzythämie; **KI:** Prostatakarzinom, Mammakarzinom, Grav.

Testosteron Rp	HWZ 10-100min (i.m.), PRC X, Lact ? ✋
Andriol *Kps. 40mg* Androtop *Gel-Btl. 25, 50mg* Axiron *Lösung 30mg/1.5ml* Testim *Gel 10mg/1g* Testogel *Gel-Btl. 25, 50mg* Testopatch *TTS 1.2, 1.8, 2.4mg/24h* Testosteron-Depot *Amp. 250mg/ml* Testoviron-Depot *Amp. 250mg/1ml* Tostran *2% Gel 20mg/1g*	**Hodenunterfunktion, Hypogonadismus:** ini 120-160mg/d p.o., nach 2-3W 40-120mg/d; 50-100mg alle 1-3W i.m.; 250mg alle 2-4W i.m.; Axiron: 30mg unter jede Achsel auftragen; Testopatch: ini 2 Pflaster mit 2.4mg alle 48h; Dosisanpassung nach Testosteronspiegel; Gel: 1 x 50mg auftragen, max. 100mg/d; **Pubertas tarda:** 1 x/M 250mg i.m. für 3M, evtl. Wdh. nach 3-6M; **Unterdrückung übermäßigen Längenwachstums bei Knaben:** 500mg i.m. alle 2W für 1-2J; **Aplast., renale Anämie beim Mann** → 588: 250mg 2-3 x/W i.m., max. 1000mg/W
Testosteronundecanoat Rp	HWZ 10-100min (i.m.), PRC X, Lact ? ✋
Nebido *Inj.Lsg. 1g/4ml*	**Hodenunterfunktion, Hypogonadismus:** 1g alle 10-14W i.m.

A 17 Urologie – Arzneimittel

A 17.4.2 Antiandrogene

Wm/Wi (Abirateronacetat): Inhibition der 17-Alpha-Hydroxylase (CYP17) → Hemmung der Androgenbiosynthese in Hoden, Nebennieren und im Prostatatumorgewebe; Mineralkortikoidsynthese in Nebennieren ↑;
Wm/Wi (Bicalutamid, Flutamid): reines Antiandrogen ohne gestagene Wi;
Wm/Wi (Cyproteronacetat): kompetitiver Antagonismus am Androgenrezeptor, starke gestagene Wi ⇒ LHo ⇒ Testosteron ↓;
Wm/Wi (Enzalutamid): starker Inhibitor des Androgenrezeptor-Signalwegs; keine agonistische Wirkung am Androgenrez. ⇒ Wachstum der Prostatakarzinomzellen ↓, Zelltod der Krebszellen, Tumorregression;
UW (Abirateronacetat): periphere Ödeme, Hypokaliämie, Hypertonie, Harnweginfektion, Herzinsuffizienz, HRST, Angina pectoris, Hypertriglyzeridämie, Hepatotoxizität, Nebenniereninsuffizienz;
UW (Cyproteronacetat): Übelkeit, Erbrechen, Gynäkomastie, Libido- und Potenzverlust, Leberfunktionsstörung;
UW (Enzalutamid): Neutropenie, visuelle Halluzinationen, Angst, Kopfschmerzen, kognitive Störung, Gedächtnisstörung, Hitzewallungen, Hypertonie, trockene Haut, Pruritus, Frakturen, Stürze;
KI (Abirateronacetat): bek. Überempf. Grav.;
KI (Cyproteronacetat): Lebererkr., idiopathischer Schwangerschaftsikterus, Schwangerschaftspruritus/Herpes gestationis in der Anamnese, konsumierende Erkrankung (außer Prostata-Ca), schwere Depressionen, Thromboembolien, Sichelzellenanämie, Diabetes mellitus mit Gefäßveränderungen, Jugendliche vor Abschluss der Pubertät, Kinder, Grav./Lakt.;
KI (Enzalutamid): bek. Überempf., Grav./Lakt.

Abirateronacetat Rp	HWZ 15h, Q0 0.95, PPB 99%, PRC C, Lact ?
Zytiga Tbl. 250, 500mg	**Metastasiertes, kastrationsresistentes, trotz docetaxelhaltiger Chemother. progredientes Prostata-Ca:** Männer > 18J: 1 × 1g in Komb. mit 10mg/d Prednison oder Prednisolon (> 2h nach o. 1h vor Mahlzeiten)*; **DANI:** nicht erforderlich; **DALI:** Child B-C: Anw. nicht empf.

* In klinischen Studien Anwendung nur bei Gabe eines LHRH-Agonisten oder nach Orchiektomie

Bicalutamid Rp	HWZ 5.8d, PPB 96%, PRC X, Lact ?
Androcal Tbl. 50, 150mg *Bicalutamid beta, Bicalutamid Axcount*, *Bicalutamid Medac* Tbl. 50, 150mg *Bicalutin* Tbl. 50mg, 150mg *Bicamed* Tbl. 50, 150mg *Casodex* Tbl. 50, 150mg	**Fortgeschrittenes Prostata-Ca** ⮕ 635: 1 × 50mg p.o., Komb. mit medikam. od. chir. Kastration; 1 × 150mg als Monother. oder adjuvant nach Prostatektomie/Bestrahlung; **DANI** nicht erf.; **DALI** leichte LI: 100%, mittlere bis schwere LI: vorsichtige Anw.

Sexualhormone

Cyproteronacetat Rp	HWZ 38-58h, Q0 1.0, PRC X, Lact -
Androcur *Tbl. 10, 50mg; Amp. 300mg/3ml* Cyproteronacetat beta *Tbl. 50, 100mg* Cyproteronacetat-GRY *Tbl. 50mg*	**Prostata-Ca** → 635: nach Orchiektomie 1-2 × 100mg p.o.; 300mg i.m. alle 14d; ohne Orchiekt. 2-3 × 100mg p.o.; 300mg i.m. alle 7d; **Triebdämpfung bei Sexualdeviation:** ini 2 × 50mg p.o., evtl. nach 4W 2-3 × 100mg, bei Therapieerfolg langsame Dosisreduktion je nach Wi bis 2 × 25mg; 300mg i.m. alle 10-14d; **Androgenisierungserscheinungen bei Frauen:** Zyklustag 1-10: 100mg p.o., Komb. mit Östrogen, s. FachInfo; **DALI** KI bei LI

Enzalutamid Rp	HWZ 5.8d, PPB 97%,
Xtandi *Kps. 40mg*	**Metastasiertes Prostata-Ca nach Versagen einer Androgenentzugsther. oder während/nach CTX mit Docetaxel:** 1 × 160mg p.o.; **DANI** CrCl > 30: 100%, < 30: vorsicht. Anw.; **DALI** Child-Pugh A: 100%; B: vorsichtige Anw.; C: Anw. nicht empfohlen

Flutamid Rp	HWZ 9.6(5-6)h, Q0 1.0, PRC D, Lact -
Fluta Cell *Tbl. 250mg* Flutamid AL *Tbl. 250mg*	**Prostata-Ca** → 635: 3 × 250mg p.o.; **DANI, DALI** vorsichtige Anwendung

A 17.4.3 Gn-RH-Antagonisten

Wm/Wi: Antagonismus am Gonadotropin-Releasing-Hormon-Rezeptor ⇒ LH↓, FSH↓ ⇒ hormonelle Kastration ohne initialen Testosteronanstieg;
UW: Hitzewallungen, Reaktionen an der Injektionsstelle, Schlaflosigkeit, Schwindel, Kopfschmerzen, Übelkeit, Hyperhidrosis, Transaminasen↑, Schüttelfrost, Pyrexie, Asthenie, Müdigkeit, grippeähnliche Symptome, Gewicht↑;
KI: bekannte Überempfindlichkeit, Frauen, Kinder

Degarelix Rp	HWZ 28d, PPB 90%, PRC X, Lact -
Firmagon *Inj.Lsg. 80, 120mg*	**Fortgeschrittenes Prostata-Ca** → 635: ini 2 × 120mg s.c., dann 1 × 80mg alle 4W; **DANI, DALI** leichte bis mittelschwere NI/LI: nicht erforderlich; schwere NI/LI: keine Daten

A 17.4.4 Gn-RH-Agonisten

Wm/Wi (Triptorelin): LHRH-Analogon ⇒ Inhibition der LH-Sekretion ⇒ Testosteron ↓, initial Testosteronanstieg möglich;
UW (Triptorelin): Hitzewallungen, Größe der Genitalien ↓, Skelettschmerzen, Schmerzen an der Injektionsstelle, Rücken- und Beinschmerzen, Müdigkeit, Brustkorbschmerzen, Asthenie, periphere Ödeme, Hypertonie, Gynäkomastie, Obstipation, Diarrhoe, Übelkeit, Bauchschmerzen, Dyspepsie, abnorme Leberfunktion, aP ↑, Gicht, Arthralgie, Aufflammen des Tumors, Kopfschmerzen, Schwindel, Beinkrämpfe, Schlaflosigkeit, Impotenz, Anorexie, Libido ↓, Husten, Dyspnoe, Pharyngitis, Exanthem, Augenschmerzen, Konjunktivitis, Dysurie, Harnverhalt;
KI (Triptorelin): bek. Überempf.

Buserelin Rp	HWZ 50–80min, PRC X, Lact –
Profact Depot 2 *Implantat 6.3mg* **Profact Depot 3** *Implantat 9.45mg* **Profact nasal** *Spray (1Hub = 0.1mg)* **Profact pro injectione** *Inj.Lsg. 5.5mg/5.5ml* **Suprefact Depot** *Implantat 6.3mg, 9.45mg*	**Fortgeschrittenes Prostata-Ca** → 635: 6.3mg alle 2M s.c.; 9.45mg alle 3M s.c.; 6 x 0.2mg/d nasal; 3 x 0.5mg s.c.; 5d vor Ther. Gabe von Antiandrogen, dann für 3–4W Komb. mit Antiandrogen

Goserelin Rp	HWZ 2.3–4.2h, Qo 0.4, PRC X, Lact –
Zoladex *Implantat 3.6, 10.8mg*	**Fortgeschr. Prostata-Ca** → 635: 3.6mg 1 x/M s.c.; 10.8mg alle 3M s.c.; **DANI** nicht erforderl.

Leuprorelin Rp	HWZ 2.9h
Eligard *Inj.Lsg. 7.5, 22.5, 45mg* **Enantone-Monatsdepot** *Fertigspr. 3.75mg/1ml* **Leuprone HEXAL** *Implantat 3.78mg/1ml, 5.25mg/1ml* **Trenantone** *Fertigspr. 11.25mg/1ml* **Sixantone** *Fertigspr. 28.58mg/1ml*	**Fortgeschrittenes Prostata-Ca** → 635: 3.75mg s.c. alle 4W; 11.25mg s.c. alle 3M; 28.58mg s.c. alle 6M; Eligard: 7.5mg s.c alle 4W; 22.5mg s.c. alle 3M; **DANI** nicht erforderlich

Triptorelin Rp	HWZ 2.8h, PPB 0%, PRC X, Lact ?
Pamorelin LA *Inj.Lsg. 3.75, 11.25, 22.5mg* **Salvacyl** *Inj.Lsg 11.25mg*	**Fortgeschrittenes Prostata-Ca** → 635: 3.75mg alle 4W, 11.25mg alle 3M, 22.5mg alle 6M i.m.; **schwere sexuelle Abnormität bei** **Männern:** Salvacyl: 11.25mg alle 12W i.m.; **DANI, DALI** nicht erforderlich

A 17.5 Urolithiasismittel

Wm/Wi (Citrat): Urinalkalisierung;
Wm/Wi (Methionin): Urinansäuerung

Citronensäure + Natriumcitrat OTC	
Blemaren N *Brausetbl. 1197+835.5mg*	Harnalkalisierung, Harnsäure-/-oxalatsteine → 767, **Zystinsteine** → 768: 3 x 1-2Tbl. p.o.

Kalium-Natrium-Hydrogencitrat OTC	
Uralyt-U *Gran. (1 Messl. = 2.5g)*	Harnalkalisierung bei Zytostatikather., Harnsäure-, Harnsäureoxalat-/Kalziumsteine → 767, **Zystinsteine** → 768: 1-1-2 Messl. p.o.

Methionin OTC	HWZ 1-2h
Acimethin, Acimol, Methionin HEXAL, Urol Methin *Tbl. 500mg*	Harnansäuerung, Zusatztherapie bei Harnweginfektion, Infektsteine → 766, **Phosphatsteine**: 3 x 500-1000mg p.o.

A 17.6 Phosphatbinder → 111

A 17.7 Kationenaustauscher

Wm/Wi (Partiromer): nicht resorbierbares Kationenaustauscherpolymer ⇒ bindet Kalium im GI-Trakt ⇒ fäkale Kaliumausscheidung ↑;
Wm/Wi (Polysulfonsäure): enterale Zufuhr eines unlöslichen Kunststoffs mit Sulfonsäure als Grundgerüst, Austausch von Kationen zur Neutralisierung der Säure entsprechend dem Konzentrationsverhältnis im Darmlumen ⇒ Bindung von Kalium;
UW (Partiromer): Hypomagnesiämie, Obstipation, Diarrhoe, Bauchschmerzen, Flatulenz;
UW (Polysulfonsäure): Übelkeit, Erbrechen, Obstipation, Hyperkalzämie;
KI (Partiromer): Hypokaliämie, Hyperkalzämie, stenosierende Darmerkr.;
KI (Partiromer): bek. Überempf.

Patiromer Rp	
Veltassa *Btl. 8.4, 16.8, 25.2g*	Hyperkaliämie → 552: 1 x 8.4g p.o., ggf. steigern, max. 25.2g/d

Polysulfonsäure Rp	
Anti-Kalium Na *Btl. 15g* **CPS Pulver** *Btl. 15g* **Resonium A** *Dose 500g*	Hyperkaliämie → 552: 2-4 x 15g p.o.; 1-2 x 30g in 150-200 ml Wasser rekt. als Einlauf; NG, Ki.: 0.5-1g/kg in mehreren ED

A 17.8 Weitere Urologika

Wm/Wi (Dapoxetin): Serotonin-Reuptake-Hemmung ⇒ Neurotransmitterwirkung auf prä-/postsynaptische Rezeptoren ↑; **Wm/Wi** (Duloxetin): kombinierte Serotonin- und Noradrenalin-Reuptake-Hemmung ⇒ Neurotransmitter-Konzentration im sakralen Rückenmark ↑ ⇒ N.pudendus-Stimulation ↑ ⇒ Tonus des Harnröhrenschließmuskels ↑;
Wm/Wi (Pentosanpolysulfat): Ausscheidung als Glykosaminoglykane in den Urin ⇒ Bindung an die geschädigte Blasenschleimhaut;
UW (Dapoxetin): Schwindel, Kopfschmerzen, Übelkeit, Insomnie, Angstzustände, Agitation, Libido ↓, Ruhelosigkeit, Somnolenz, Aufmerksamkeitsstrg., Tremor, Parästhesien, Tinnitus, Erröten, Nasennebenhöhlenverstopfung, Verschwommensehen, Durchfall, Erbrechen, Obstipation, Abdominalschmerz, Hyperhidrose, erektile Dysfunktion, Müdigkeit, Hypotonie;
UW (Duloxetin): Schlaflosigkeit, trockener Mund, Durst, Übelkeit, Erbrechen, Obstipation, Diarrhoe, Müdigkeit, Angst, Libido ↓, Anorgasmie, Kopfschmerzen, Schwindel, Tremor, Verschwommensehen, Nervosität, Schwitzen ↑, Lethargie, Pruritus, Schwäche;
UW (Pentosanpolysulfat): Infektionen, Influenza, Kopfschmerzen, Schwindel, Übelkeit, Diarrhoe, Dyspepsie, Unterleibsschmerzen, Abdomenvergrößerung, rektale Blutungen, peripheres Ödem, Haarausfall, Rückenschmerzen, häufiger Harndrang, Asthenie, Beckenschmerzen;
KI (Dapoxetin): bekannte Überempfindlichkeit, bekannte kardiale Vorerkrankung, gleichzeitige Behandlung mit MAO-Hemmern, Thioridazin, SSRI, CYP3A4-Hemmern, Leberfunktionsstrg. (Child B, C), < 18J;
KI (Duloxetin): Leberfunktionsstörung, Grav./Lakt.;
KI (Pentosanpolysulfat): bek. Überempfindlichkeit, aktive Blutungen

Dapoxetin Rp-L! HWZ 19h

Priligy Tbl. 30, 60mg	**Ejaculatio praecox:** 18-64J: 1 × 30-60mg p.o. 1-3h vor sexueller Aktivität; **DANI** leichte bis mittelschwere NI: vorsicht. Anw., schwere NI: nicht empfohlen; **DALI** Child B, C: KI

Duloxetin Rp HWZ 8-17h

Dulovesic Kps. 20, 40mg Duloxetin-ratioph. Uro Kps. 20, 40mg Yentreve Kps. 20, 40mg	**Belastungsinkontinenz bei Frauen** → 769: 2 × 40mg p.o., ggf. Dosisreduktion nach 4W auf 2 × 20mg, je nach UW; **DANI** CrCl 30-80: 100%; < 30: KI; **DALI** KI

Pentosanpolysulfat-Natrium Rp HWZ 24-34h

Elmiron Kps. 100mg	**Chronische Blasenschmerzen durch Glomerulationen oder Hunner-Läsionen:** 3 × 100mg p.o.; DANI, DALI keine Daten, vorsichtige Anw.

A 18 Gynäkologie – Arzneimittel

A 18.1 Hormonpräparate
A 18.1.1 Östrogene

Wi (Estradiol/Estradiolvalerat): synthetisches 17b-Estradiol, das mit dem körpereigenen humanen Estradiol chemisch und biologisch identisch ist, substituiert den Verlust der Östrogenproduktion bei menopausalen Frauen und mindert die damit verbundenen Beschwerden; beugt dem Verlust an Knochenmasse nach der Menopause/Ovarektomie vor;
Wi (konjugierte Östrogene): substituieren den Verlust der Östrogenproduktion bei menopausalen Frauen und mindern die damit verbundenen Beschwerden; sie beugen dem Verlust an Knochenmasse nach der Menopause/Ovarektomie vor;
Hinweis: Die alleinige Anwendung von Östrogenen (ohne regelmäßigen Zusatz von Gestagenen) darf nur bei hysterektomierten Frauen erfolgen;
UW: Mammakarzinom, Endometriumhyperplasie, Endometriumkarzinom, Ovarialkarzinom, venöse Thromboembolien, KHK, Schlaganfall, Erkrankung der Gallenblase, Chloasma, Erythema multiforme, Erythema nodosum, vaskuläre Purpura, wahrscheinlich Demenz bei Frauen > 65 J.;
KI: bestehender oder früherer Brustkrebs bzw. ein entsprechender Verdacht, östrogenabhängiger maligner Tumor bzw. ein entsprechender Verdacht (v.a. Endometriumkarzinom), nicht abgeklärte Blutung im Genitalbereich, unbehandelte Endometriumhyperplasie, frühere/bestehende venöse thromboembolische Erkrankungen (v.a. tiefe Venenthrombose, Lungenembolie), bekannte thrombophile Erkrankungen (z. B. Protein-C-, Protein-S- oder Antithrombin-Mangel), bestehende oder erst kurze Zeit zurückliegende arterielle thromboembolische Erkrankungen (v.a. Angina pectoris, Myokardinfarkt), akute Lebererkrankung oder zurückliegende Lebererkrankungen (solange sich die relevanten Leberenzymwerte nicht normalisiert haben), Porphyrie, bekannte Überempfindlichkeit ggü. dem Wirkstoff oder einem der sonstigen Bestandteile

Estradiol (oral) Rp	HWZ 1h, PRC X, Lact -
Femoston mono *Tbl. 2mg*	Postmenopausale Hormonsubstitution bei Östrogenmangelsymptomen, Osteoporose-Pro. bei postmenopausalen Frauen mit hohem Frakturrisiko und Unverträglichkeit oder KI gg. andere zur Osteoporoseprävention zugelassene Arzneimittel → 567; 1 × 1 Tbl. p.o.; **DANI:** auf Flüssigkeitsretention achten
Estradiol Jenapharm *Tbl. 2mg* Estrifam *Tbl. 1, 2mg* Gynokadin *Tbl. 2mg* Merimono *Tbl. 1, 2mg* Progynova 21 (mite) *Tbl. 1, 2mg*	Postmenopausale Hormonsubstitution bei Östrogenmangelsymptomen: 1 × 1-2 Tbl. p.o.; **DANI:** auf Flüssigkeitsretention achten

A 18 Gynäkologie – Arzneimittel

Estradiol (transdermal) Rp
HWZ 1 h, PRC X, Lact -

Estradot *TTS 25, 37.5, 50, 75, 100µg/24h*
Fem7 *TTS 50µg/24h*

Postmenopausale Hormonsubstitution bei Östrogenmangelsympt., Osteoporose-Pro. bei postmenopausalen Frauen mit hohem Frakturrisiko und Unverträgl./KI gg. and. zur Osteoporosepräv. zugel. Arzneimittel
→ 567: Estradot: 2 x/W 25-100µg/24h;
Fem7: 1x/W 50µg/24h;
DANI: auf Flüssigkeitsretention achten

Dermestril *TTS 25, 50µg/24h*
Dermestril-Septem *TTS 25, 50, 75µg/24h*
Estreva *Gel 0.1%*
Gynokadin *Gel 0.06%*
Lenzetto *Dosierspray (1.53mg/Sprühstoß)*

Postmenopausale Hormonsubstitution bei Östrogenmangelsymptomen: TTS: 1-2 x/W 25-100µg/24h; Gel: 1 x tgl. 0.5-3mg auf die Haut auftragen; Dosierspray: ini 1 x 1.53mg auf Unterarmhaut, je n. Ansprechen steigern, max. 4.59mg/d;
DANI: auf Flüssigkeitsretention achten

Estriol Rp
HWZ 0.5-1 h

Estriol Jenapharm *Tbl. 2mg*
OeKolp *Tbl. 2mg*
Ovestin *Tbl. 1mg*

Postmenopausale Hormonsubstitution bei Östrogenmangelsymptomen: ini 1 x 2-4mg p.o., nach einigen W 1 x 1-2mg;
DANI: auf Flüssigkeitsretention achten

Konj. Östrogene Rp
HWZ 4-18.5 h, PRC X, Lact -

Presomen 28 *Tbl. 0.3, 0.6*

Postmenop. Hormonsubst. bei Östrogenmangelsympt., Osteoporose-Pro. bei postmenopausalen Frauen mit hohem Frakturrisiko und Unverträgl./KI gg. andere zur Osteoporoseprävention zugel. Arzneimittel
→ 567: 1 x 0.3-1.25mg p.o.;
DANI: auf Flüssigkeitsretention achten

A 18.1.2 Gestagene

Wi (Chlormadinon): ausgeprägte antiöstrogene Wirkung, hemmt Uteruswachstum und Proliferation des Endometriums, sekretorische Transformation des Endometriums, hemmt Hyperplasie des Endometriums, Tubenmotilität ↓, Zervikalsekret: Menge ↓ u. Viskosität ↑, in hoher Dosierung Gonadotropinsekretion ↓, antiandrogene Partialwirkung durch Verdrängung der Antiandrogene von Androgenrezeptoren an den Erfolgsorganen (Haarfollikel, Talgdrüsen), geringe glukokortikoide Wirkung in hoher Dosierung, keine androgene Partialwirkung, dosisabhängige Verschlechterung der Insulinsensibilität;

Wi (Dienogest): antiandrogene und starke gestagene Wirkung, keine signif. androgenen/mineralokortikoiden/glukokortikoiden Eigenschaften, verringert bei Endometriose die endogene Estradiolproduktion, führt bei kontinuierlicher Gabe zu einem hypoöstrogenen und hypergestagenen endokrinen Zustand mit folgernder Atrophie endometrischer Läsionen;

Wi (Dydrogesteron): bewirkt volle sekretorische Transformation des unter Östrogeneinfluss aufgebauten Endometriums; in additiver Gabe Verringerung des östrogenbedingten Risikos einer Endometriumhyperplasie und/oder -karzinoms; keine östrogene, androgene, thermogene, anabole oder kortikoide Aktivität;

Hormonpräparate

Wi (Medroxyprogesteronacetat): blockiert die Proteinsynthese im Zellkern, dadurch Bildung von Östrogenrezeptoren ↓ u. Verringerung des wachstumsfördernden Östrogeneffekts, in hoher Dosierung direkte zytotoxische Wi auf den Tumor durch Störung der DNA- u. RNA-Synthese und Blockade des E2-Rezeptors, FSH- u. LH-Sekretion der Hypophyse ↓; ACTH-Sekretion ↓ ⇒ Kortisol- u. Androgenspiegel ↓; Hemmung der Hormonsynthese in der Nebennierenrinde; Östrogenaktivität ↓ durch Erhöhung der Aktivität von 17-β-Steroid-Dehydrogenase (Umbau Estradiol in Estron), Förderung der Bildung von 5-Alpha-Reduktase in Leber (Abbau zirkulierenden Androgens u. Vermind. der Umwandlung von Androgen in Estrogen);
Wi (Megestrolacetat): hemmt RNA-Synthese u. Proteinsynthese ⇒ Abnahme zytoplasmatischer Östrogenrezeptoren; direkter östrogenunabh. wachstumshemmender Effekt; hohe Affinität zu Progesteronrezeptoren, deutliche Affinität zu Androgen- u. Glukokortikoidrez.; FSH-Ausschüttung ↓ ⇒ Östrogen- und Androgensynthese ↓; Aufhebung des wachstumsstimulierenden Effekts von Östrogenen; Reduktion des hypophysären LH-Gehalts u. der LH-Sekretion;
Wi (Progesteron): entspricht in seiner Struktur der physiol. Form des im Verlauf des weibl. Ovarialzyklus sezernierten Gelbkörperhormons, bewirkt sekret. Transformation des Endometriums, reduziert östrogeninduziertes Risiko einer Endometriumhyperplasie;
UW: s. jeweilige Fach-Info;
KI (Chlormadinon): Brustkrebs, nicht abgeklärte Vaginalblutungen, vorausgegangene/besteh. Lungenembolie/venöse Thrombose, kürzlich vorangegangene/bestehende arterielle Thrombose, schwere Lebererkrankungen (noch pathol. Leberwerte), cholestatischer Ikterus, vorausgegangene/bestehende Lebertumoren, Porphyrie, bek. Überempf., Grav./Lakt.;
KI (Dienogest): bestehende venöse thromboembolische Erkrankungen, vorausgegangene/ best. arterielle u. kardiovaskuläre Erkrankungen, Diabetes mellitus mit Gefäßbeteiligung, bestehende/vorausgegangene schwere Lebererkr. (noch pathol. Leberwerte), bestehende/ vorausgegangene benigne/maligne Lebertumoren, bek. od. vermutete sexualhormonabhängige maligne Tumoren, nicht abgeklärte Vaginalblutungen, bek. Überempf., Grav./Lakt.;
KI (Dydrogesteron): schwere akute/chron. Lebererkr., Strg. im Stoffwechsel d. Gallenfarbstoffe (z.B. Dubin-Johnson-, Rotor-Syndr.), idiopathischer Grav.-Ikterus in der Vorgeschichte, Lebertumoren, Hypertonie, nicht abgeklärte Vaginalblutungen, Thrombophlebitis, thromboembolische Erkrankungen, Hypercholesterinämie, bekannter oder V.a. gestagenabhängigen Tumor, bek. Überempf. Grav./Lakt.;
KI (Medroxyprogesteronacetat): Thromboembolien, Thrombophlebitis, apoplektischer Insult (auch Z.n.), Hyperkalzämie bei Pat. mit Knochen-metastasen, schwere Leberfktstrg., schwerer Diabetes mellitus, schwere arterielle Hypertonie, verhaltener Abort, bekannte Überempfindlichkeit, Grav., erste 6W d. Lakt.;
KI (Megestrolacetat): schwere Leberfktstrg., Thrombophlebitis, thromboembolische Erkrankungen, bek. Überempf., Grav./Lakt.;
KI (Progesteron): schwere akute/chron. Lebererkrankung, Strg. im Stoffwechsel der Gallenfarbstoffe (z.B. Dubin-Johnson-, Rotor-Syndr.), Leberzell-tumoren, maligne Tumoren der Brust/Genitalorgane, nicht abgeklärte Vaginalblutungen, Thrombophlebitis, thromboembolische Erkrankungen, Z.n. Herpes gestationis, Hirnblutung, Porphyrie, bek. Überempf. (auch gegen Soja, Erdnuss), Grav./Lakt.

A 18 Gynäkologie – Arzneimittel

Chlormadinon Rp		HWZ 39h
Chlormadinon Jenapharm *Tbl. 2mg*		**Oligo-, Poly- u. Hypermenorrhoe:** 1 x 2-4mg p.o. vom 16.-25.# Zyklustag; **funktionelle Dysmenorrhoe:** 1 x 2mg für 10-14d bis zum 25. Zyklustag; **Endometriose:** 1 x 4mg, max. 10mg für 4-6M; **sek. Amenorrhoe:** 1 x 2mg vom 16.-25. Zyklustag + Östrogen; **DALI** KI bei akuten/chronischen Lebererkr.

Dienogest Rp	HWZ 9h
Visanne *Tbl. 2mg*	**Endometriose** → 771: 1 x 2mg p.o. möglichst zur selben Zeit einnehmen; **DANI** nicht erforderl.; **DALI** KI bei schw. Lebererkr.

Dydrogesteron Rp	HWZ 7h
Duphaston *Tbl. 10mg*	**Zyklusstrg. bei Corpus-luteum-Insuffizienz:** 1 x 10-20mg p.o. v. 12.-26. Zyklustag; **klimakterische Beschwerden:** 1 x 10-20mg vom 15.-28. Zyklustag + Östrogen; **DALI** KI bei schwerer Leberfunktionsstörung

Medroxyprogesteronacetat Rp	HWZ 24-50h; HWZ i.m.: 30-40d, Q_0 0.55
MPA HEXAL *Tbl. 250, 500mg*	**Metastasiertes Mamma-Ca** → 625: 300-1000mg/d p.o. in 1-3ED; **Endometriumkarzinom:** 300-600mg/d; **DALI** KI bei schwerer Leberfunktionsstörung

Megestrolacetat Rp	HWZ 15-20h
Megestat *Tbl. 160mg*	**Mamma-Ca** → 625: 1 x 160mg p.o.; **Endometriumkarzinom:** 1 x 80-320mg; **DALI** KI bei schwerer Leberfunktionsstörung

Progesteron Rp	
Famenita *Kps. 100, 200mg* Progestan *Kps. 100mg* Utrogest *Kps. 100mg* Utrogestan *Kps. 100mg*	**Endometriumprotektion bei Östrogenbeh. wg. peri-/postmenopausaler Östrogenmangelbeschwerden oder nach chirurgisch induzierter Menopause:** 200-300mg/d: 2 Kps. abends vor dem Schlafengehen, ggf. zusätzl. 1 Kps. morgens vor dem Frühstück; **zur sequenziellen Progesteronsubst. und komb. Ther. mit Östrogenen peri-/postmenopausal:** Einnahme über gewöhnl. 12d pro 28-tägigem Anwendungszyklus, beginnend mit 10. Tag der Östrogenbehandlung; **DALI** KI bei schwerer Leberfunktionsstörung

Diverse andere Gestagene in Kombination mit Östrogenen, s. hormonelle Kontrazeptiva → 422

Hormonpräparate

A 18.1.3 Kombinationspräparate (Östrogene + Gestagene), synthetische Steroide

Wi, UW, KI: s. Östrogene → 413 und Gestagene → 414;
Östrogene fördern das Endometriumwachstum und erhöhen bei ungehinderter Gabe das Risiko von Endometriumhyperplasie und -karzinom. Die Kombination mit einem Gestagen reduziert das östrogenbedingte Riskio einer Endometriumhyperplasie deutlich.

Estradiol + Cyproteronacetat Rp

Climen *Tbl. 2+1mg*	**Postmenopausale Hormonsubstitution bei Östrogenmangelsympt., Osteoporose-Pro. bei postmenopausalen Frauen mit hohem Frakturrisiko und Unverträgl./KI gg. and. zur Osteoporosepräv. zugel. Arzneimittel** → 567: 1 x 1 Tbl. (zyklisch); **DANI:** auf Flüssigkeitsretention achten

Estradiol + Dienogest

Lafamme *Tbl. 1+2mg, 2+2mg*	**Postmenopausale Hormonsubstitution bei Östrogenmangelsymptomen:** 1 x 1 Tbl. (kontinuierlich kombiniert); **DANI:** auf Flüssigkeitsretention achten

Estradiol + Drospirenon

Angeliq *Tbl. 1+2mg*	**Postmenopausale Hormonsubstitution bei Östrogenmangelsympt., Osteoporose-Pro. bei postmenopausalen Frauen mit hohem Frakturrisiko und Unverträgl./KI gg. and. zur Osteoporosepräv. zugel. Arzneimittel** → 567: 1 x 1 Tbl. (kontinuierlich kombiniert); **DANI:** auf Flüssigkeitsretention achten

Estradiol + Dydrogesteron Rp

Femoston *Tbl. 1+5mg, 1+10mg, 2+10mg* Femoston conti *Tbl. 1+5mg* Femoston mini *Tbl. 0.5+2.5mg*	**Postmenopausale Hormonsubstitution bei Östrogenmangelsympt., Osteoporose-Pro. bei postmenopausalen Frauen mit hohem Frakturrisiko und Unverträgl./KI gg. and. zur Osteoporosepräveion zugelassene Arzneimittel** → 567: 1 x 1 Tbl. (Femoston: kontinuierlich sequenziell, Femoston conti, mini: kontinuierlich kombiniert); **DANI:** auf Flüssigkeitsretention achten

A 18 Gynäkologie – Arzneimittel

Estradiol + Levonorgestrel Rp

Östronara Drg. 2+0,075mg	Postmenopausale Hormonsubstitution bei Östrogenmangelsympt., Osteoporose-Pro. bei postmenopausalen Frauen mit hohem Frakturrisiko und Unverträgl./KI gg. and. zur Osteoporosepräv. zugel. Arzneimittel → 567: 1 x 1 Tbl. (kontinuierlich sequenziell); **DANI:** auf Flüssigkeitsretention achten
Cyclo-Progynova Tbl. 2+0.15mg Fem 7 Combi TTS 50µg+10µg/24h Fem 7 Conti TTS 50µg+7µg/24h Klimonorm Tbl. 2+0.15mg Wellnara Tbl. 1+0,04mg	Postmenopausale Hormonsubstitution bei Östrogenmangelsymptomen: 1 x 1 Tbl. (Cyclo-Progynova, Klimonorm: zyklisch, Wellnara: kontinuierlich sequenziell); TTS: 1 x/W (Fem7 Combi kontin. sequenziell, Fem7 Conti kontinuierlich kombiniert); **DANI:** auf Flüssigkeitsretention achten

Estradiol + Medroxyprogesteron Rp

Indivina 1+2.5, 1+5, 2+5mg	Postmenopausale Hormonsubstitution bei Östrogenmangelsympt., Osteoporose-Pro. bei postmenopausalen Frauen mit hohem Frakturrisiko und Unverträgl./KI gg. and. zur Osteoporosepräv. zugel. Arzneimittel → 567: 1 x 1 Tbl. (zyklisch); **DANI:** auf Flüssigkeitsretention achten

Estradiol + Norethisteron Rp

Activelle Tbl. 1+0.5mg Clionara Tbl. 2+1mg Cliovelle Tbl. 1+0.5mg Kliogest N Tbl. 2+1mg Novofem Tbl. 1+1 Sequidot TTS 0.51+4.8mg Trisequens Tbl. 2+0/2+1/1+0mg	Postmenopausale Hormonsubstitution bei Östrogenmangelsympt., Osteoporose-Pro. bei postmenopausalen Frauen mit hohem Frakturrisiko und Unverträgl./KI gg. and. zur Osteoporosepräv. zugel. Arzneimittel → 567: 1 x 1 Tbl. (kontinuierlich kombiniert, nur Trisequens: kontinuierlich sequenziell); TTS: 2 x/W 1 Pflaster (kontin. sequenziell); **DANI:** auf Flüssigkeitsretention achten

Ethinylestradiol + Cyproteronacetat Rp

Attempta-ratioph. Tbl. 2+0.035mg Cyproderm Tbl. 2+0.035mg Diane 35 Tbl. 2+0.035mg Morea sanol Tbl. 2+0.035mg	Androgenisierungserscheinungen der Frau (Akne, Hirsutismus, androgen. Alopezie): 1 x 1Tbl. für 21d, dann 7d Pause (wirkt auch kontrazeptiv); **DANI:** auf Flüssigkeitsretention achten

Konj. Östrogene + Medrogeston Rp

Presomen 28 compositum *Tbl. 0.3+5mg, 0.6+5mg*
Presomen conti *Tbl. 0.6+2mg*

Postmenopausale Hormonsubstitution bei Östrogenmangelsympt., Osteoporose-Pro. bei postmenopausalen Frauen mit hohem Frakturrisiko und Unverträgl./KI gg. and. zur Osteoporosepräv. zugel. Arzneimittel → 567: 1 x 1 Tbl. (Presomen conti: kontinuierl. kombiniert, Presomen 28 compositum: kontinuierlich sequenziell);
DANI: auf Flüssigkeitsretention achten

Tibolon Rp HWZ (6h)

Livial *Tbl. 2.5mg*
Liviella *Tbl. 2.5mg*
Tibolon Aristo *Tbl. 2.5mg*

Klimakterische Beschwerden:
1 x 1 Tbl. abends;
DANI: auf Flüssigkeitsretention achten

A 18.1.4 Selektive Östrogenrezeptor-Modulatoren

Wm/Wi (Ospemifen): Bindung an Östrogenrezeptoren ⇒ Aktivierung östrogener Signalwege ⇒ vermehrte Zellreifung und Schleimbildung des Vaginalepithels;
Wm/Wi (Raloxifen): Bindung an Östrogenrezeptoren ⇒ veränderte Expression östrogenregulierter Gene ⇒ Knochendichte ↑, Gesamt- + LDL-Cholesterin ↓;
UW (Ospemifen): vulvovaginale Candidiasis/Pilzinfektionen, Hitzewallungen, Muskelspasmen, Scheidenausfluss, Ausfluss aus dem Genitalbereich, Hautausschlag;
UW (Raloxifen): Wadenkrämpfe, erhöhtes Risiko thromboembolischer Erkrankungen, Ödeme, Hitzewallungen, Schläfrigkeit, Urtikaria, Mundtrockenheit;
KI (Ospemifen): bek. Überempfindlichkeit, aktive oder anamnest. bek. venöse thromboembolische Ereignisse, ungeklärte vaginale Blutungen, Pat. mit Verdacht auf Mammakarzinom oder Pat., welche wegen eines Mammakarzinoms aktiv (auch adjuvant) behandelt werden; Verdacht auf oder aktives geschlechtshormonabhängiges Malignom (z.B. Endometriumkarzinom), Pat. mit Anzeichen oder Symptomen einer Endometriumhyperplasie;
KI (Raloxifen): thromboemb.Erkrankung in der Anamnese, Frauen im gebärfähigen Alter, schw. Leber- und Niereninsuff., Endometrium-/Mammakarzinom, nicht abgeklärte Uterusblutung

Ospemifen Rp HWZ 25h, PPB 99%, PRC X, Lact ?

Senshio *Tbl. 60mg*

Mittelschwere bis schwere postmenopausale vulvovaginale Atrophie:
1 x 60mg p.o.;
DANI nicht erforderlich; **DALI** leichte bis mäßige LI: 100%; schwere LI: Anw. nicht empfohlen

Raloxifen Rp HWZ 27.7h, Qo 0.9, PRC X, Lact ?

Evista *Tbl. 60mg*
Optruma *Tbl. 60mg*
Raloxifen HEXAL *Tbl. 60mg*
Raloxifen Stada *Tbl. 60mg*

Therapie der Osteoporose bei postmenopausalen Frauen → 567: 1 x 60mg p.o;
DALI KI

A 18.1.5 Antiöstrogene

Wm (Anastrozol, Exemestan, Letrozol): Hemmung der Aromatase ⇒ Östrogensynthese ↓;
Wm (Fulvestrant): vollst. kompet. Blockade von Östrogenrez. ohne partiellen Agonismus;
Wm (Tamoxifen): Blockade peripherer Östrogenrez. mit partiellem Agonismus;
UW (Exemestan): Appetitlosigkeit, Schlaflosigkeit, Depression, Kopfschmerzen, Benommenheit, Karpaltunnelsyndrom, Hitzewallungen, Übelkeit, Bauchschmerzen, Obstipation, Diarrhoe, Dyspepsie, Erbrechen, vermehrtes Schwitzen, Exanthem, Haarausfall, Gelenkschmerzen, Muskelschmerzen, Osteoporose, Frakturen;
UW (Fulvestrant): Hitzewallungen, Übelkeit, Erbrechen, Durchfall, Anorexie, Hautausschlag, venöse Thromboembolien, Kopfschmerzen, Asthenie, Rückenschmerzen;
UW (Tamoxifen): Alopezie, Knochenschmerzen, Hitzewallungen, Vaginalblutungen, Zyklusstrg., Endometriumhyperplasie, Nausea, Erbrechen, Hyperkalzämie;
KI (Exemestan): bekannte Überempfindlichkeit, prämenopausale Frauen, Grav./Lakt.;
KI (Fulvestrant): bek. Überempf., schwere Leberfunktionsstörung, Grav./Lakt.;
KI (Tamoxifen): schwere Leuko-/Thrombopenie, schwere Hyperkalzämie, Grav./Lakt.

Anastrozol Rp — HWZ 40–50 h

Anablock Tbl. 1mg
Anastro-Cell Tbl. 1mg
Anastrozol HEXAL Tbl. 1mg
Arimidex Tbl. 1mg

Adjuv. Ther. des Hormonrez.-pos. frühen Mamma-Ca postmenopausal (mit und ohne 2–3-jähriger Tamoxifen-Vorther.) → 625; metastasiertes Hormonrez.-pos. Mamma-Ca postmenopausal → 625: 1 x 1mg p.o.; **DANI** CrCl < 30: vorsichtige Anwendung; **DALI** mäßige-schwere LI: vorsichtige Anw.

Exemestan Rp — HWZ 24 h, Q0 0.5

Aromasin Tbl. 25mg
Exemestan Actavis Tbl. 25mg
Exemestan HEXAL Tbl. 25mg
Exemestan-ratioph. Tbl. 25mg
Exestan Tbl. 25mg

Adjuvante Therapie des Östrogenrez.-pos. frühen Mamma-Ca postmenopausal (nach 2–3J initialer Tamoxifen-Therapie) → 625; metast. Mamma-Ca postmenopausal nach Progress unter Antiöstrogen-Ther. → 625: 1 x 25mg p.o.; **DANI, DALI** nicht erforderl.

Fulvestrant Rp

Faslodex Fertigspr. 250mg/5ml
Fulvestrant HEXAL Inj.Lsg. 250mg/5ml

Mamma-Ca postmenopausal, Östrogenrez.-pos. (lokal fortgeschr. od. metast.) → 625; bei Rezidiv währ./nach adjuv. Antiöstrogenther. od. bei Progression der Erkr. unter Ther. mit Antiöstrogen → 625: 1 x/M 250mg i.m.; **DANI** CrCl > 30: 100%, < 30: vorsichtig dosieren; **DALI** KI bei schwerer LI

Letrozol Rp — HWZ 48 h, Q0 0.95

Femara Tbl. 2.5mg
Letroblock Tbl. 2.5mg
LetroHEXAL Tbl. 2.5mg
Letrozol Winthrop Tbl. 2.5mg

Mamma-Ca postmenopausal adjuvant und fortgeschritten → 625: 1 x 2.5mg p.o.; **DANI** CrCl > 30: 100%; < 30: keine Daten; **DALI** Child C: sorgfältige Dosiseinstellung

Hormonpräparate 421

Tamoxifen Rp	HWZ 7 d, Q0 1.0, PRC D, Lact ?
Nolvadex *Tbl. 20mg* **Tamox 1A** *Tbl. 10, 20, 30mg* **Tamoxifen HEXAL** *Tbl. 10, 20, 30, 40mg* **Tamoxifen-ratioph.** *Tbl. 20mg*	**Mamma-Ca adjuvant → 625:** 1 x 20-40mg p.o. für 5J; **metastasiertes Mamma-Ca:** 1 x 20-40mg

A 18.1.6 LH-RH-Agonisten

Wi/Wm: hochdosierte Gabe von Gonadotropin-Releasing-Hormonen ⇒ vollständige Down-Reg. der hypophysären Rezeptoren ⇒ Bildung von Sexualhormonen sinkt auf Kastrationsniveau

Buserelin Rp	HWZ 50-80min, PRC X, Lact –
Metrelef *Spray (1Hub = 0.15mg)*	**Endometriose → 625:** 3 x 0.3mg nasal, max. 1.8mg/d; **Vorbereitung der Ovulationsinduktion:** 4 x 0.15mg nasal, ggf. 4 x 0.3mg

Goserelin Rp	HWZ 2.3-4.2h, Q0 0.4, PRC X, Lact –
Zoladex *Implantat 3.6, 10.8mg*	**Mamma-Ca prä- u. perimenopausal → 625, Endometriose → 771, Uterus myomatosus:** 3.6mg s.c. alle 28d; **DANI** nicht erforderlich

Leuprorelin Rp	HWZ 2.9h
Enantone-Monatsdepot *Fertigspr. 3.75mg/1ml* **Trenantone** *Fertigspr. 11.25mg/1ml*	**Mamma-Ca prä- und perimenopausal, Endometriose → 771, Uterus myomatosus:** 3.75mg s.c. alle 4W; 11.25mg alle 3M; **DANI** nicht erforderlich

A 18.1.7 FSH-Agonisten

Wi/Wm (Corifollitropin): Follikelstimulans mit deutlich längerer Wirkung als FSH;
Wi/Wm (Follitropin): rekombinantes FSH ⇒ Entwicklung reifer Graafscher Follikel;
UW (Corifollitropin, Follitropin): Kopfschmerzen, Übelkeit, Schmerzen im Becken, Brustbeschwerden, Erschöpfung, ovarielles Hyperstimulationssyndrom;
KI (Corifollitropin, Follitropin): bek. Überempf., Tumoren der Ovarien, der Brust, des Uterus, der Hypophyse oder des Hypothalamus, abnormale vaginale Blutungen ohne bek. Ursache, primäre Ovarialinsuff., Ovarialzysten oder vergrößerte Ovarien, ovarielles Überstimulationssyndrom in der Anamnese, vorangegangener COS-Behandlungszyklus, der laut Ultraschalluntersuchung zu mehr als 30 Follikel > 11mm führte, Ausgangszahl antraler Follikel > 20, Uterusmyome, die eine Grav. nicht zulassen, Missbildungen von Geschlechtsorganen

Corifollitropin alfa Rp	HWZ 69h
Elonva *Fertigspr. 100µg/0.5ml, 150µg/0.5ml*	**Kontrollierte ovarielle Stimulation:** < 60kg: 100µg als ED, > 60kg 150µg s.c.; Komb. mit GnRH-Antag. d5 oder d6, s.a. FI; **DANI** Anw. nicht empf.; **DALI** keine Daten

Follitropin alfa Rp	HWZ 24h
Gonal F *Inj.Lsg. 75, 450, 1050 IE; Fertigspr. 300, 450, 900 IE*	**Anovulation, kontrollierte ovarielle Stim., Follikelstim. bei LH/FSH-Mangel, Stim. der Spermatogenese bei Männern mit hypogonadotropem Hypogonadismus:** s. FachInfo

A 18 Gynäkologie – Arzneimittel

Follitropin beta Rp   HWZ 40h

Puregon *Inj.Lsg.; Pen 50, 300, 600, 900IE*	Anovulation, kontrollierte ovarielle Überstim., Stim. der Spermatogenese bei Männern mit hypogonadotropem Hypogonadismus: s. FachInfo

Follitropin delta Rp   HWZ 28–40h

Rekovelle *Inj.Lsg. 12µg/0.36ml, 36µg/1.08ml, 72µg/2.16ml*	Kontrollierte ovarielle Stim.: Dosierung nach AMH-Spiegel, s. FachInfo

A 18.2 Hormonelle Kontrazeptiva
A 18.2.1 Depotpräparate

Wm/Wi: Ovulationshemmung durch reine Gestagengabe als Depotapplikation;
UW (Depotpräparate), s. UW Gestagene → 414

Etonogestrel Rp   HWZ 25h

Implanon *Implantat 68mg*	Kontrazeption → 776: s.c.-Implantation für 3J

Medroxyprogesteronacetat Rp   HWZ 30–40d (i.m.), Q0 0.55

Depo-Clinovir *Fertigspr. 150mg/1ml* Depo-Provera *Fertigspr. 150mg/1ml*	Kontrazeption → 776: 150mg alle 3M i.m.; DALI KI bei schwerer Leberfunktionsstörung

Norethisteronenantat Rp   HWZ 7–9h

Noristerat *Amp. 200mg/1ml*	Kontrazeption → 776: 200mg i.m.; die nächsten 3 Injektionen alle 8W, danach alle 12W; DALI KI bei PBC

A 18.2.2 Einphasenpräparate

Wi/Wm: Verabreichung einer fixen Östrogen-Gestagen-Kombination über 21d ⇒ Unterdrückung der Ovulation durch antigonadotropen Effekt;
UW/KI (Einphasenpräparate), s. UW Dreiphasenpräparate → 424;
UW (Estradiol + Nomgestrol): Akne, abnormale Abbruchblutung, Libido ↓, Depression, Stimmungsschwankungen, Kopfschmerzen, Migräne Übelkeit, Metrorrhagie, Menorrhagie, Brustschmerz, Unterbauchschmerz, Gewicht ↑; **KI** (Estradiol + Nomgestrol): bek. Überempf., bestehende oder vorausgegangene venöse Thrombosen, Lungenembolie, arterielle Thrombosen (z. B. Myokardinfarkt) oder Prodrome einer Thrombose (z. B. TIA, AP), bestehender oder vorausgegangener Schlaganfall, Migräne mit fokalen neurologischen Symptomen in der Anamnese, Vorliegen eines schwerwiegenden Risikofaktors oder mehrerer Risikofaktoren für eine venöse oder eine arterielle Thrombose wie Diabetes mellitus mit Gefäßveränderungen, schw. Hypertonie, schw. Dyslipoproteinämie; erbliche oder erworbene Prädisposition für venöse oder arterielle Thrombosen, wie aktivierte Protein-C-(APC)-Resistenz, Antithrombin-III-Mangel, Protein-C-Mangel, Protein-S-Mangel, Hyperhomozysteinämie, Antiphospholipid-Antikörper; bestehende oder vorausgegangene Pankreatitis in Verbindung mit schwerer Hypertriglyzeridämie, bestehende oder vorausgegangene schwere Lebererkr., solange sich die Leberfunktionswerte nicht normalisiert haben, bestehende oder vorausgegangene Lebertumoren (benigne oder maligne); bek. oder vermutete sexualhormonabhängige maligne Tumoren (z. B. der Genitalorgane oder der Brust); nicht abgeklärte vaginale Blutungen

Hormonelle Kontrazeptiva 423

Estradiol + Nomegestrolacetat Rp

Zoely *Tbl. 1.5+2.5mg*	**Kontrazeption:** 1 x 1Tbl. p.o.

Ethinylestradiol + Chlormadinon Rp

Angiletta, Belara, Bellissima, Chariva, Chloee, Enriqa *Tbl. 0.03+2mg*	**Kontrazeption:** 1 x 1Tbl. p.o.

Ethinylestradiol + Desogestrel Rp

Desmin *Tbl. 0.02+0.15mg; 0.03+0.15mg* Gracial *Tbl. 0.03+0.125mg* Lamuna *Tbl. 0.02+0.15mg; 0.03+0.15mg* Lovelle *Tbl. 0.02+0.15mg* Marvelon *Tbl. 0.03+0.15mg* Mercilon *Tbl. 0.02+0.15mg*	**Kontrazeption** → 776: 1 x 1Tbl. p.o.

Ethinylestradiol + Dienogest Rp

Amelie, Bonadea, Finic, Laviola, Maxim Mayra, Sibilla, Starletta, Stella, Valette, Velafee *Tbl. 0.03+2mg*	**Kontrazeption** → 776: 1 x 1Tbl. p.o.

Ethinylestradiol + Drospirenon Rp

Aida *Tbl. 0.02+3mg* Lamiva *Tbl. 0.02+3mg* Petibelle *Tbl. 0.03+3mg* Yasmin *Tbl. 0.03+3mg* Yasminelle *Tbl. 0.02+3mg* Yaz *Tbl. 0.02+3mg*	**Kontrazeption** → 776: 1 x 1Tbl. p.o.

Ethinylestradiol + Gestoden Rp

Femodene *Tbl. 0.03+0.075mg* Femovan *Tbl. 0.03+0.075mg* Lisvy *TTS 0.013+0.06mg/24h* Minulet *Tbl. 0.03+0.075mg*	**Kontrazeption** → 776: 1 x 1Tbl. p.o.; Lisvy: d1-21 Pflaster wöchentl. wechseln; d22-28 kein Pflaster

Ethinylestradiol + Levonorgestrel Rp

PRC X, Lact -

Estelle *Tbl. 0.02+0.1mg* Femigoa *Tbl. 0.03+0.15mg* **Femigyne-ratioph.** *Tbl. 0.03+0.15mg* Femranette *Tbl. 0.03+0.15mg* Gravistat 125 *Tbl. 0.05+0.125mg* Illina *Tbl. 0.02+0.1mg* Leios *Tbl. 0.02+0.1mg* Leona HEXAL *Tbl. 0.02+0.1mg* Luisa HEXAL *Tbl. 0.03+0.15mg* Microgynon 21 *Tbl. 0.03+0.15mg* Minisiston *Tbl. 0.02+0.1mg, 0.03+0.125mg* Miranova *Tbl. 0.02+0.1mg* MonoStep *Tbl. 0.03+0.125mg* Stediril 30 *Tbl. 0.03+0.15mg*	**Kontrazeption** → 776: 1 x 1Tbl. p.o.

Ethinylestradiol + Norethisteron Rp	
Conceplan M *Tbl. 0.03+0.5mg* Eve 20 *Tbl. 0.02+0.5mg*	Kontrazeption → 776: 1 x 1Tbl. p.o.

Ethinylestradiol + Norgestimat Rp	PRC X, Lact -
Amicette *Tbl. 0.035+0.25mg* Lysandra *Tbl. 0.035+0.25mg*	Kontrazeption → 776: 1 x 1Tbl. p.o.

A 18.2.3 Zweiphasenpräparate

Wi/Wm: erste Zyklusphase: nur Östrogene oder kombiniert mit niedrig dosierten Gestagenen, zweite Zyklusphase: übliche Östrogen-Gestagen-Kombination ⇒ Ovulationshemmung; **UW/KI** (Zweiphasenpräparate), s. UW Dreiphasenpräparate → 424

Ethinylestradiol + Chlormadinon Rp	
Neo-Eunomin *Tbl. 0.05+1mg, 0.05+2mg*	Kontrazeption → 776: 1 x 1Tbl. p.o.

Ethinylestradiol + Desogestrel Rp	PRC X, Lact -
Biviol *Tbl. 0.04+0.025mg, 0.03+0.125mg*	Kontrazeption → 776: 1 x 1Tbl. p.o.

A 18.2.4 Dreiphasenpräparate

Wi/Wm: d1-6: niedrige Östrogen- u. Gestagendosis; d7-11: erhöhte Östrogen- und Gestagendosis; d12-21: niedrige Östrogen- und deutlich höhere Gestagendosis ⇒ Ovulationshemmung; **UW** (Östrogen-Gestagen-Kombinationen): Seborrhoe, Akne, Schwindel, Kopfschmerzen, Übelkeit, Erbrechen, Brustspannungen, Depression, Vaginalcandidose, Thrombosen, **KI** (Östrogen-Gestagen-Kombinationen): Leberfunktionsstrg., Cholestase, Lebertumoren, hormonabhängige maligne Tumoren, Thrombosen, Grav./Lakt.

Estradiol + Dienogest Rp	PRC X, Lact -
Qlaira *Tbl. 3+0mg, 2+2mg, 2+3mg, 1+0mg*	Kontrazeption: 1 x 1Tbl. p.o.

Ethinylestradiol + Desogestrel Rp	PRC X, Lact -
Novial *Tbl. 0.035+0.05mg, 0.03+0.1mg, 0.03+0.15mg*	Kontrazeption → 776: 1 x 1Tbl. p.o.

Ethinylestradiol + Levonorgestrel Rp	PRC X, Lact -
Novastep, Trigoa, Trinordiol, Triquilar, Trisiston *Tbl. 0.03+0.05mg, 0.04+0.075mg, 0.03+0.125mg*	Kontrazeption → 776: 1 x 1Tbl. p.o.

Ethinylestradiol + Norethisteron Rp	
Synphase *Tbl. 0.035+0.5mg, 0.035+1mg, 0.035+0.5mg*	Kontrazeption → 776: 1 x 1Tbl. p.o.

A 18.2.5 Minipille

Wi/Wm: niedrig dosierte reine Gestagengabe über 28d ⇒ Viskosität des Zervixschleims ↑, keine Ovulationshemmung; Desogestrel: zusätzlich Ovulationshemmung;
UW (Desogestrel): veränd. Stimmungslage, depressive Verstimmung, Libido ↑, Kopfschmerzen, Übelkeit, Akne, Brustschmerzen, unregelmäßige Blutungen, Amenorrhoe, Gewicht ↑;
KI (Desogestrel): bekannte Überempfindlichkeit, aktive venöse thromboembolische Erkrankungen, vorausgegangene oder bestehende schwere Lebererkr. bis zur Normalisierung der Leberfunktionswerte, bestehende/vermutete geschlechtshormonabhängige bösartige Tumore, nicht abgeklärte vaginale Blutungen

Desogestrel Rp	HWZ 30h
Cerazette, Chalant, Damara, Desirett, Desofemono, Desogestrel Aristo, Diamilla, Evakadin, Feanolla, Jubrele, Simonette, Tevanette, Yvette-ratioph. *Tbl. 0.075mg*	Kontrazeption → 777: 1 x 1Tbl. p.o.

Levonorgestrel Rp	HWZ 11-45h, PRC X, Lact ?
28-mini, Microlut *Tbl. 0.03mg*	Kontrazeption → 777: 1 x 1Tbl. p.o.

A 18.2.6 Postkoitalpille

Wm/Wi (Levonorgestrel): Hemmung der Ovulation; nach bereits erfolgter Ovulation Hemmung der Implantation;
Wm/Wi (Ulipristalacetat): Progesteronrezeptormodulator ⇒ Hemmung/Verzögerung der Ovulation, Beeinflussung des Endometriums;
UW (Levonorgestrel): Spannungsgefühl in den Brüsten, Übelkeit, Erbrechen, Durchfall, Kopf-, Unterbauchschmerzen;
UW (Ulipristalacetat): Kopf-, Bauchschmerzen, Menstruationsunregelmäßigkeiten, Schwindel, Infektionen, affektive Störungen, Übelkeit, Erbrechen, Muskelkrämpfe;
KI (Levonorgestrel): bek. Überempf.;
KI (Ulipristalacetat): bek. Überempf., Grav.

Levonorgestrel OTC	
Levonoraristo, Pidana, Postinor, Unofem *Tbl. 1.5mg*	Notfallkontrazeption → 777: bis max. 72h postkoital 1.5mg p.o.

Ulipristalacetat OTC	HWZ 32h, PPB 98%
Ellaone *Tbl. 30mg*	Notfallkontrazeption → 777: bis max. 120h (5d) postkoital 30mg p.o.

A 18.2.7 Intrauterine und sonstige Kontrazeptiva

Wm/Wi (Vaginalring/TTS): Resorption der enthaltenen Hormone über die Vaginalschleimhaut/Haut ⇒ Ovulationshemmung; **Wm/Wi** (IUP + Cu): kontinuierliche Kupferfreisetzung ⇒ morphologische und biochemische Veränderung des Endometriums ⇒ Verhinderung der Nidation; **Wm/Wi** (IUP + Gestagen): kontinuierliche Gestagenfreisetzung ⇒ Verhinderung der Endometriumproliferation, Viskosität des Zervixschleims ↑;
UW (IUP): Unterleibs-/Kreuzschmerzen, stärkere/länger anhaltende Menstruationen, Schmierblutungen, Unterleibsinfektionen, Hautreaktionen; **UW** (Vaginalring): Kopfschmerzen, Vaginitis, Leukorrhoe, Bauchschmerzen, Übelkeit, Akne, Thromboembolie;
KI (Vaginalring): Thromboembolie in der Vorgeschichte, diabetische Angiopathie, schwere Lebererkrankung, benigne/maligne Lebertumoren, sexualhormonabhängige Tumoren, nicht abgeklärte Vaginalblutungen; **KI** (IUP): Grav., Malignome im Genitalbereich, chronische Unterleibsinfektionen, Endometriose, Extrauterin-Grav., Gerinnungsstörungen;
KI (IUP + Cu): M. Wilson; **KI** (IUP + Gestagen): akute Lebererkrankungen, Lebertumoren

Ethinylestradiol + Etonogestrel Rp

Circlet, Nuvaring Vaginalring 2.7+11.7mg	**Kontrazeption** → 777: vag. Einlage für 3W

Ethinylestradiol + Norelgestromin Rp

EVRA TTS 33.9+203µg/24h	**Kontrazeption** → 777: 1. Pfl. an d1 des Zyklus, 2./3.Pfl. an d8/15; d22-28 pflasterfrei

Intrauterinpessar mit Kupfer Rp

Cu-Safe T 300 IUP Multisafe Cu 375 IUP Nova T IUP	**Kontrazeption**: intrauterine Einlage für 3-5 J

Intrauterinpessar mit Levonorgestrel Rp

Jaydess IUP 13.5mg Mirena IUP 52mg (11-20µg/24h)	**Kontrazeption** → 777, **Hypermenorrhoe**: Mirena: intrauterine Einlage für 5J; **Kontrazeption**: Jaydess: intrauterine Einlage für 3J

A 18.3 Wehenindukton, Geburtseinleitung

Wm/Wi (Oxytocin): Stimulation von Kontraktionsfrequenz und kontraktiler Kraft der Uterusmuskulatur, Förderung der Milchejektion durch Kontraktion der glatten Muskulatur der Milchdrüse; **Wm/Wi** (Dinoproston): synthetisches Prostaglandin E2 ⇒ bewirkt Erweichung und Dilatation der Cervix uteri, löst Kontraktionen im schwangeren Uterus aus, erhöht die Durchblutung der Zervix, bewirkt Aufsplittung der Kollagenfasern und Vermehrung der Grundsubstanz der Zervix; **Wm/Wi** (Sulproston): synthetisches Prostaglandin E2, Kontraktion der Uterusmuskulatur, Konstriktion uteriner Gefäße, Plazentaablösung;
UW (Dinoproston): Kopfschmerzen, Übelkeit, Erbrechen, Krämpfe, Diarrhoe, Rückenschmerzen, Fieber, uterine Überstimulation, Wärmegefühl in der Vagina, abnormale den Fetus beeinflussende Wehen; beim Kind: Alteration der kindlichen Herzfrequenz und deren Oszillationsmuster, Fetal-distress-Syndrom; **UW** (Oxytocin): zu starke Wehentätigkeit, Tetanus uteri, Übelkeit, Erbrechen, HRST, allergische Reaktionen, Hypertonie, ausgeprägte Hypotonie mit Reflextachykardie, Wasserretention, Hyponatriämie;

Wehenindunktion, Geburtseinleitung 427

UW (Sulproston): Übelkeit, Erbrechen, Hypotonie, Bauchkrämpfe, Diarrhoe, Fieber, erhöhte Körpertemperatur;
KI (Dinoproston): bek. Überempf. vorausgegangene Uterus-OP; bei Myomenukleation, Mehrlings-Grav., Multiparität, fehlendem Kopfeintritt ins Becken, fetopelvine Disproportion; fetale Herzfrequenzmuster, die Gefährdung des Kindes vermuten lassen; bei geburtshilflichen Situationen, die für operative Geburtsbeendigung sprechen; ungeklärter vaginaler Ausfluss, anormale Uterusblutungen, vorliegende Infektionen (z.B. Kolpitis, Zervizitis), regelwidrige Kindslage oder Poleinstellung, Zervixläsion, vorzeitige Plazentalösung, Placenta praevia, bei Einsetzen der Wehen, Komb. mit wehenfördernden Arzneimitteln;
KI (Oxytocin): bek. Überempf., EPH-Gestose, Neigung zu Tetanus uteri, drohende Uterusruptur, vorz. Plazentalösung, Placenta praevia, unreife Cervix, drohende Asphyxia fetalis, Lageanomalien des Kindes, z.B. Beckenendlage, mechanisches Geburtshindernis;
KI (Sulproston): bek. Überempf. Bronchialasthma, spastische Bronchitis, vorgeschädigtes Herz, Gefäßerkrankungen, KHK, schwere Hypertonie, schwere Leber- oder Nierenfunktionsstrg., dekomp. D.m., zerebrale Krampfleiden, Glaukom, Thyreotoxikose, akute gynäkologische Infektionen, Colitis ulcerosa, akutes Ulcus ventriculi, Sichelzellenanämie, Thalassämie, Krankheiten des rheumatischen Formenkreises, allgem. schw. Krankheiten, vorausgegangene Uterusoperationen, Geburtseinleitung bei lebensfähigem Kind

Dinoproston Rp	HWZ 1-3min, PPB 73%
Minprostin E2 *Vaginaltbl. 3mg; Vaginalgel 1, 2mg* **Prepidil** *Gel 0.5mg/2.5ml* **Propess** *Vaginalinsert 10mg*	**Geburtseinleitung bei unreifer Zervix:** Minprostin: Gel: ini 1mg intravaginal, ggf. nach 6h 2. Gabe mit 1-2mg, max. 3mg/d; Tbl.: 3mg intravaginal, ggf. nach 6-8h 2. Gabe, max. 6mg/d; Prepidil: 0.5mg intrazervikal, ggf. nach 8-12 h wdh., max. 1.5mg in 24h; Propess: intravaginal einführen, Freisetzung des Wirkstoffs über 24h

Oxytocin Rp	HWZ 1-12min, PRC X, Lact -, Nasenspray +
Oxytocin HEXAL *Amp. 3IE/1ml, 5IE/1ml, 10IE/1ml* **Oxytocin Rotexmedica** *Amp. 3IE/1ml, 10IE/1ml*	**Geburtseinleitung:** ini 1-2milli-IE/min Dauerinfusion i.v., je nach Wehentätigkeit alle 15min steigern um 1-2milli-IE/min, max. 20-30 milli-IE/min i.v.; **postpartale Blutung:** 5-6IE langsam i.v.;5-10IE i.m; **Laktationsstörung, Mastitis-Pro.** → 776: 4IE nasal 2-3min vor Stillen

Sulproston Rp	HWZ 2h, PPB 20-30%
Nalador *Amp. 500µg*	**Abortinduktion und Geburtseinleitung bei intrauterinem Fruchttod:** ini 1.7µg/min als Infusion i.v., ggf. steigern bis max. 8.3µg/min., für max. 10h bzw. max. 1500µg/24h; **Postpartale atonische Blutung:** ini 1.7µg/min als Infusion i.v., ggf. steigern bis max. 8.3µg/min., nach therapeutischer Wirkung Erh.Dos. 1.7µg/min; max. 1500µg/24h; **DANI, DALI** KI bei schwerer NI, LI

A 18.4 Prolaktinhemmer

Wm/Wi: Stimulation hypophysärer Dopaminrezeptoren ⇒ Hemmung der Prolaktinfreisetzung; **UW:** Übelkeit, Erbrechen, GI-Störungen, psychomot. und extrapyramidalmot. Störungen, RR↓, Bradykardie, periphere Durchblutungsstrg.; **KI:** Anwendungsbeschr. bei psychischen Störungen, gastroduodenalen Ulzera, schweren Herz-Kreislauf-Erkrankungen

Bromocriptin Rp HWZ 50 h, Q0 1.0, PRC B, Lact -

Bromocriptin-CT *Tbl. 2.5 mg* Bromocriptin-ratioph. *Tbl. 2.5 mg* Kirim *Tbl. 2.5 mg* Pravidel *Tbl. 2.5 mg*	**Primäres, sekundäres Abstillen:** d1: 2 × 1.25 mg p.o., dann 2 × 2.5 mg für 14 d; **postpartaler Milchstau:** 2.5 mg p.o., evtl. Wdh. nach 6–12 h; **puerperale Mastitis** → 776: d1-3: 3 × 2.5 mg p.o.; d4-14: 2 × 2.5 mg; **Galaktorrhoe, Amenorrhoe:** d1: 1.25 mg p.o., ab d2: 3 × 1.25 mg p.o., evtl. ↑ bis 2-3 × 2.5 mg; **Akromegalie:** ini 2.5 mg p.o., über 1–2 W steigern bis 10–20 mg/d in 4 ED; **M. Parkinson** → 314, → 681

Cabergolin Rp HWZ 63–69 h, PRC B, Lact ?

Cabergolin Dura *Tbl. 0.5 mg* Cabergolin HEXAL *Tbl. 0.5 mg* Cabergolin TEVA *Tbl. 0.5 mg* Dostinex *Tbl. 0.5 mg*	**Primäres Abstillen:** 1 × 1 mg in den ersten 24 h nach Geburt; **hyperprolaktinämische Störung:** ini 2 ×/W 0.25 mg p.o., monatlich steigern um 0.5 mg/W bis 1–2 mg/W, max. 4.5 mg/W; **M. Parkinson** → 315, → 681

Quinagolid Rp HWZ 11.5 h

Norprolac *Tbl. 75, 150 µg*	**Hyperprolaktinämie:** d1-3: 1 × 25 µg p.o.; d4-6: 1 × 50 µg, dann 1 × 75–150 µg; DANI, DALI KI

A 18.5 Wehenhemmer

Wm/Wi (Atosiban): kompetitiver Antagonist am Oxytocinrezeptor ⇒ Senkung von Tonus und Kontraktionsfrequenz der Uterusmuskulatur ⇒ Wehenhemmung;
Wm/Wi (Fenoterol): Stimulation von Beta-2-Rezeptoren ⇒ Erschlaffung d. Myometriums;
UW (Atosiban): Übelkeit, Kopfschmerzen, Schwindel, Hitzewallungen, Tachykardie, Hyperglykämie, Schlaflosigkeit, Juckreiz, Fieber; **UW** (Fenoterol): Hypokaliämie, Tachykardie, Tremor, Schwindel, Unruhe- und Angstzustände, Hypotonie, Übelkeit, Erbrechen, Hyperhidrosis; **KI** (Atosiban): Dauer der Grav. < 24 bzw. > 33 W, vorzeitiger Blasensprung, intrauterine Wachstumsretardierung u. gestörte HF des Fetus, Eklampsie, intrauter. Fruchttod/Infektion, Placenta praevia; **KI** (Fenoterol): Erkr. in Gestationsalter < 22 W, vorbestehende ischämische Herzerkr. oder Patientinnen mit signif. RF für eine ischämische Herzerkr., drohender Abort während du 1. u. 2. Trimesters; Erkr. der Mutter/des Fötus, bei der die Verlängerung der Schwangerschaft ein Risiko darstellt (z. B. schwere Toxämie, Intrauterininfektion, Vaginalblutung infolge einer Placenta praevia, Eklampsie oder schwere Präeklampsie, Ablösung der Placenta oder Nabelschnurkompression); intrauteriner Fruchttod; bek. letale erbliche oder letale chromos. Fehlbildung; bek. Überempf. gegen Beta-Sympathomimetika, Vena-cava-Kompressionssyndrom, schwere Hyperthyreose, Phäochromozytom, Amnioninfektionssyndrom,

Schwangerschaft, Stillzeit 429

Psychosen, Hypokaliämie, schwere Leber- und Nierenerkr., kardiale Erkr. (bes. Tachyarrhythmie, Myokarditis, Mitralklappenvitrium); bei vorbestehenden Erkr., bei denen ein Beta-Mimetikum eine UW hätte (z. B. bei pulmonaler Hypertonie und Herzerkrankungen, wie hypertropher obstruktiver Kardiomyopathie oder jeglicher Art einer Obstruktion des linksventrikulären Ausflusstraktes, z. B. Aortenstenose); Blutgerinnung ↓, unkontrollierter Diabetes mellitus

Atosiban Rp	HWZ 2h
Atosiban Ibisqus, Atosiban Sun *Inf.Lsg. 6.75mg/0.9ml; Inf.Konz. 37.5mg/5ml*	**Tokolyse:** ini 6.75mg i.v., dann 18mg/h für 3h, dann 6mg/h für insgesamt max. 48h

Fenoterol Rp	HWZ 3.2h, Qo > 0.85, PPB 40–55% ✋
Partusisten intrapartal *Amp. Konzentrat 25µg/1ml*	**Dystokien in Eröffnungs-/Austreibungsperiode, intrauterine Asphyxie, geburtshilfliche Notfälle, zur Uterusrelaxation z. B. bei Sectio:** ini 20–30µg über 2–3min i.v., ggf. Wdh., dann Dauerininf. mit bis zu 4µg/min (1ml Konzentrat + 4ml NaCl ⇒ 1ml enth. 5µg)
Partusisten *Amp. Konzentrat 0.5mg/10ml*	**Tokolyse 22.–37. Grav. W:** 0.5–3µg/min i.v.; Perf. 0.5mg/50ml ⇒ 3–18ml/h; Anw. max. 48h

A 18.6 Schwangerschaft, Stillzeit

A 18.6.1 Beratungsstelle für Arzneimittel

Pharmakovigilanz- und Beratungszentrum für Embryonaltoxikologie, Charité-Universitätsmedizin Berlin, Campus Virchow-Klinikum, Augustenburger Platz 1, 13353 Berlin, Tel. 030/450-525700, Fax 030/450-525902, http://www.embryotox.de

A 18.6.2 Schwangerschaftsrisikoklassen nach FDA[a]
Pregnancy Risk Categories (PRC)

PRC A	Geeignete Studien bei schwangeren Frauen zeigten kein Risiko für den Fetus.
PRC B	Tierversuche zeigten kein Risiko für den Fetus, aber Studien an schwangeren Frauen fehlen **oder** Tierversuche zeigten Risiko, aber geeignete Studien an schwangeren Frauen zeigten kein Risiko für den Fetus.
PRC C	Tierversuche zeigten Risiko für den Fetus, Studien an schwangeren Frauen fehlen. Die therapeutischen Vorteile sind u.U. dennoch höher zu bewerten.
PRC D	Risiko für den Fetus ist nachgewiesen, aber therapeutische Vorteile sind u.U. im Grenzfall (z.B. keine med. Alternative) dennoch höher zu bewerten.
PRC X	Risiko für den Fetus ist eindeutig nachgewiesen. Das Risiko übersteigt den erwarteten therapeutischen Nutzen.
PRC ED	Einzeldosis (wahrscheinlich) unbedenklich.

A 18.6.3 Laktation (Stillperiode)[a]

Lact +	Zur Anwendung auch während der Stillperiode geeignet
Lact ?	Risiko für Säugling während Stillperiode nicht bekannt oder kontrovers diskutiert
Lact –	Anwendung während Schwangerschaft wird nicht empfohlen (Risiko für Säugling)

[a] Spezifische Angaben zu den Arzneimitteln in den Tabellen rechts neben dem Wirkstoff!

A 18.6.4 Arzneimittel in Schwangerschaft und Stillzeit

Allergien
- Loratadin
- Bewährte ältere H_1-Blocker wie Dimetinden

Asthma
- Beta-2-Sympathomimetika zur Inhalation
  - Kurz wirksame: z.B. Reproterol, Salbutamol
  - Lang wirksame: z.B. Formoterol, Salmeterol
- Glukokortikoide
- Theophyllin

Bakterielle Infektionen
- Penicilline
- Cephalosporine (Reserve: Makrolide)

Chronisch-entzündliche Darmerkrankungen
- Mesalazin, Olsalazin
- Sulfasalazin
- Glukokortikoide (Reserve: Azathioprin)

Depression
- Trizyklische Antidepressiva, z.B. Amitriptylin
- Selektive SSRI, z.B. Sertralin

Diabetes mellitus
- Humaninsulin

Gastritis
- Antazida, z.B. Magaldrat
- Bewährte H_2-Blocker, z.B. Ranitidin
- Protonenpumpenblocker, z.B. Omeprazol

Glaukom
- Beta-Rezeptorenblocker
- Carboanhydrasehemmstoffe
- Cholinergika

Hustendämpfung
- Dextromethorphan
- Codein

Hypertonus
- Alpha-Methyldopa
- Metoprolol
- Dihydralazin
- Nach dem 1. Trimenon auch Urapidil u.a.

Krätze (Skabies)
- Benzylbenzoat
- Crotamiton

Läuse
- Dimeticon

Migräne
- Siehe Schmerzen; ggf. auch Sumatriptan

Mukolytika
- Acetylcystein

Refluxösophagitis
- Omeprazol

Schlafstörungen
- Diphenhydramin
- Diazepam, Lorazepam

Schmerzen
- Paracetamol, ggf. mit Codein
- Ibuprofen, Diclofenac (nur bis SSW 28)
- Ggf. Tramadol

Übelkeit/Hyperemesis
- Dimenhydrinat
- Metoclopramid

Wurmerkrankung
- Pyrviniumembonat
- Mebendazol
- Niclosamid

A 19 Pädiatrie – Arzneimittel

Alle Informationen zum Thema Pädiatrie finden Sie im Therapieteil, Kapitel T 19 Pädiatrie → 779, das auf die relevanten Wirkstoffe im Arzneimittelteil verweist.

Allgemeines 431

A 20 Toxikologie – Arzneimittel

A 20.1 Allgemeines

1. Erstanamnese

Welches Gift? Stoff? Produktname? Bestandteile? Hersteller? Verpackung? **Giftaufnahme?** Oral? Inhalation? Haut? **Wann?** Einnahme? Erste Symptome? **Warum?** Suizid? Sucht? Irrtümlich? **Wieviel?** Menge? Konzentration? **Klinik?** Ansprechbar? Bewusstlos? Alter? Geschlecht? Gewicht? AZ?

2. Vergiftungszentrale verständigen

3. Soforthilfe durch den Laien

- **Lagerung:** bewusstloser Patient → stabile Seitenlage/Bauchlage mit seitlicher Kopflagerung; bei mechanischer Atemwegsverlegung: Kopf in Seitenlage und Mundhöhle säubern
- **Ersthilfe bei oraler Giftaufnahme** → Auslösen von Erbrechen durch Laien unbedingt vermeiden
  Hautkontamination: Reinigung mit Wasser und Seife
  Augenkontamination: Augenspülung unter laufendem Wasser

A 20.2 Ärztliche Behandlung (5-Finger-Regel)

1. Elementarhilfe (Stabilisierung der Vitalparameter)

Entsprechend dem Schweregrad der Vergiftung (= Ausmaß der Vigilanzminderung):
Grad 0 = keine Vigilanzminderung; G1 = Somnolenz; G2 = Sopor; G3 = motorisch reaktives Koma; G4 = areaktives Koma mit respiratorischer Insuffizienz; G5 = Grad 4 mit instabilem Kreislauf

	Überwachung	Lagerung	Ven. Zugang	Atemweg sichern	Beatmung	Katecholamine
Bei Grad	Immer	≥ 1	≥ 2	≥ 3	≥ 4	5

2. Giftelimination

Primär (Giftentfernung vor Resorption)

- **Orale Giftaufnahme:**
  - **Aktivkohle** (Carbo medicinalis): **Cave:** Aspirationsrisiko ↑ bei bewusstlosen, nicht intubierten Pat. bei Applikation über Magensonde; **Dos.:** ca. 10-facher Überschuss an Kohle gegenüber Gift, bei unbekannter Menge im Allgemeinen 1 g/kg; **Komb. von Kohle u. Laxans** beschleunigt Giftelimination; **KI:** fehlende Stabilisierung der Vitalparameter, Perforationsgefahr
  - **Induziertes Erbrechen** (meist erst in Klinik, möglichst innerhalb 1h): Ipecacuanha-Sirup: 1.Lj. (10ml), 2.Lj. (20ml), ab 3.Lj/Erw. (30ml); **KI:** Vigilanzminderung, Verätzung, Vergiftung mit organischen Lsg.-Mitteln, Tenside, Antiemetika
  - **Magenspülung** (Anm.: bei Medikamentenintoxikation besteht meist keine Indikation):
    1. **Pro.** eines reflektorischen Laryngospasmus: 1mg Atropin i.m.
    2. **Lagerung** bei wachen/vigilanzgeminderten Pat. mit erhaltenem Schluckreflex: keine Intubation → stabile Seiten-, Bauchlage; bei bewusstlosen Pat.: Intubation → Rückenlage
    3. **Spülung:** weicher Magenschlauch (Erw. ø 18mm; Kleinkind ø 11mm) → Lagekontrolle → Spülung: 10-20l lauwarmes H$_2$O (mit je10l x kg) → dann 50g Carbo med. + 15-20g Na-Sulfat in Wasser auflösen und in Magenspülschlauch instillieren → Schlauch abklemmen, entfernen
- **Inhalative Giftaufnahme:** Pat. aus Gefahrenbereich (Eigenschutz beachten!), O$_2$, Frischluft
- **Kutane Giftaufnahme:** Kleidung entfernen, Haut abwaschen Giftentfernung
- **Augenkontamination:** Augenspülung (10min unter fließendem Wasser) → Augenarzt

Sekundär (Giftentfernung nach Resorption)

Zuerst Giftnotrufzentrale konsultieren; dann ggf. alkalische Diurese, Hämodialyse, Hämoperfusion, Plasmapherese, Albumindialyse

A 20.3 Antidota

Wm/Wi (ACC): Verstoffwechslung in Hepatozyten zu Glutathion, das zur Entgiftung toxischer Paracetamolmetabolite benötigt wird;
Wm/Wi (Atropin): parasympatholytisch durch kompetitiven Antagonismus an muscarinartigen Cholinozeptoren;
Wm/Wi (Digitalisantitoxin): von Schafen gewonnene Immunglobulinfragmente, die freies und zellmembrangebundenes Digitalisglykosid binden;
Wm/Wi (4-DMAP): Bildung von Methämoglobin ⇒ Komplexbildung mit Cyanid ⇒ Entblockung der Cytochromoxidase;
Wm/Wi (DMPS): Chelatbildner, bildet mit Schwermetallen stabile Komplexe, die renal ausgeschieden werden;
Wm/Wi (Ethanol): hat höhere Bindungskonstante an die Alkoholdehydrogenase (ADH) als Methanol, durch Sättigung der ADH mit Ethanol wird die Methanoloxidation gehemmt, es entstehen weniger toxische Metabolite wie Formaldehyd und Ameisensäure;
UW (ACC): Abfall des Prothrombinwerts, anaphylaktische Reaktionen;
UW (Atropin): Schweißdrüsensekretion ↓, Tachykardie, Miktionsstrg., Mundtrockenheit, Glaukomanfall, Akkommodationsstrg., Unruhe, Halluzinationen, Krämpfe, Delirien;
UW (Digitalisantitoxin): allergische Reaktionen, Anaphylaxie, Hypokaliämie;
UW (4-DMAP): Methämoglobinämie, Brechreiz, Durchfall, Asthmaanfall, Vigilanzminderung, Schock;
UW (DMPS): Fieber, Schüttelfrost, Übelkeit, allergische Hautreaktionen, Erythema exsudativum multiforme, Stevens-Johnson-Syndrom, Transaminasenanstieg, Leukopenie, Angina pectoris, Geschmacksveränderungen, abdominelle Beschwerden, Appetitverlust, Zink- und Kupfermangel;
KI (ACC): keine;
KI (Atropin): Engwinkelglaukom, Tachykardie bei Herzinsuffizienz und Thyreotoxikose, tachykarde Herzrhythmusstrg., Koronarstenose, mechanische Verschlüsse des Magen-Darm-Trakts, paralytischer Ileus, Megacolon, obstruktive Harnwegserkrankungen, Prostatahypertrophie mit Restharnbildung, Myasthenia gravis, akutes Lungenödem, Schwangerschaftstoxikose, bekannte Überempfindlichkeit gegenüber Atropin und anderen Anticholinergika;
KI (Digitalisantitoxin): bekannte Überempfindlichkeit, Schafeiweißallergie;
KI (4-DMAP): Glukose-6-Phosphat-Dehydrogenasemangel;
KI (DMPS): bekannte Überempfindlichkeit

Acetylcystein (ACC) Rp   HWZ 30–40min, Q_0 0.7, PRC B, Lact ?

Fluimucil Antidot 20% *Amp. 5g/25ml*	**Paracetamolintoxikation:** ini 150mg/kg in 200ml Glucose 5% über 15min i.v., dann 50mg/kg in 500ml Glucose 5% über 4h i.v., dann 100mg/kg in 1l Glucose 5% über 16h i.v.; **DANI** nicht erforderlich

Antidota

Atropin Rp **Atropinsulfat** *Amp. 0.5mg/1ml;* *Inj.Lsg. 100mg/10ml* **Atropinum sulfuricum** *Amp. 0.25mg/1ml,* *0.5mg/1ml, 1mg/1ml*	HWZ 2-3h, Q0 0.45, PPB 2-40%, PRC C, Lact ? **Alkylphosphatvergiftung:** 2-5mg alle 10-15min i.v. bis zum Rückgang der Bronchialsekretion, bis zu 50mg in Einzelfällen, Erh.Dos. 0.5-1mg alle 1-4h; **Ki.:** 0.5-2mg i.v., Erh.Dos. nach Klinik; **Neostigmin- und Pyridostigmin-überdosierung:** 1-2mg i.v.
Digitalisantitoxin Rp **DigiFab** *Inj.Lsg. 40mg (Int. Apotheke)*	**Digitalisintoxikation:** Allergietestung durch Intrakutan- bzw. Konjunktivaltest: 160mg als Infusion über 20min i.v., dann Dauerinfusion mit 30mg/h über 7-8h; nach Bolusgabe kann auf die Digitalisbestimmung gewartet werden, um dann die notwendige Menge für die kontinuierliche Infusion zu errechnen; **bei bekanntem Serumspiegel:** **Errechnung des Körperbestands:** Digoxin: Serumkonzentration in ng/ml x 5.6 x kg: 1000; Digitoxin: Serumkonzentration in ng/ml x 0.56 x kg: 1000; Antikörperdosis (mg) = Körperbestand (mg) x 80; Cave: falsch hoher Digitalisspiegel nach Antidotgabe!
Dimethylaminophenol (4-DMAP) Rp **4-DMAP** *Amp. 250mg/5ml*	**Cyanidintoxikation:** 3-4 mg/kg langsam i.v., **Ki.:** 3 mg/kg langsam i.v.; nach 4-DMAP Natriumthiosulfat geben!
Dimercaptopropansulfonat (DMPS) Rp **Dimaval** *Amp. 250mg/5ml; Kps.100mg*	PPB 90% **Akute Quecksilbervergiftung:** an d1 250mg i.v. alle 3-4h, d2 250mg alle 4-6h, d3 250mg alle 6-8h, d4 250mg alle 8-12h, dann 250mg 1-3 x/d; 12 x 100-200mg p.o.; **chronische Quecksilber-, Bleivergiftung:** 300-400mg/d p.o.; **DANI** Anwendung nur bei gleichzeitiger Dialyse möglich
Ethanol OTC **Alkohol 95%** *Amp. 15g/20ml*	**Methanolintoxikation:** 0.5-0.75g/kg über 30min i.v. in Glucose 5%, dann 0.1-0.2g/kg; Serumalkoholspiegel von 0.5-1‰ anstreben

Wm/Wi (Flumazenil): Antagonismus an Benzodiazepinrezeptoren;
Wm/Wi (Fomepizol): Hemmung der Alkoholdehydrogenase ⇒ verhindert Bildung toxischer Metaboliten in der Leber;
Wm/Wi (Hydroxycobalamin): bindet Cyanid im Plasma, indem der Hydroxoligand durch einen Cyanoliganden ersetzt wird, das dabei entstandene Cyanocobalamin wird rasch mit dem Urin ausgeschieden; **Wm/Wi (Kohle):** durch die große Absorptionsfläche der Kohle (1000-2000m^2/g) können Giftstoffe gebunden werden, da Kohle vom Magen-Darm-Trakt nicht resorbiert wird, werden die gebundenen Giftstoffe mit dem Stuhl ausgeschieden;
Wm/Wi (Natriumthiosulfat): Schwefeldonator ⇒ Sulfatierung der Cyanide, dadurch schnellere Bildung des weniger giftigen Rhodanids;
Wm/Wi (Obidoxim): Reaktivierung der blockierten Acetylcholinesterase, Verhinderung der Phosphorylierung und Inaktivierung des Enzyms;
Wm/Wi (Physostigmin): reversible Hemmung der Cholinesterase ⇒ Anstieg von Acetylcholin im synaptischen Spalt ⇒ indirekte parasympathomimetische Wirkung;
Wm/Wi (Simeticon): = Silikon, setzt Oberflächenspannung herab, Verhinderung der Schaumbildung, keine Resorption; **Wm/Wi (Tiopronin):** Chelatbildner, Schwermetallbindung;
Wm/Wi (Toloniumchlorid): Reduktion von Methämoglobin zu Hämoglobin;
UW (Flumazenil): Übelkeit, Erbrechen, Blutdruckschwankungen, Herzklopfen, Gefühl von Bedrohung, Auslösung von Benzodiazepinentzugssymptomen;
UW (Fomepizol): Bradykardie, Tachykardie, RR-Anstieg, Vertigo, Anfälle, Sehstörungen, Nystagmus, Sprachstörungen, Angst- und Unruhezustände, Transaminasenanstieg, Übelkeit, Erbrechen, Diarrhoe, Dyspepsie, Schluckauf, Schmerzen an der Injektionsstelle, Phlebitis, Juckreiz, Hautausschlag, Hypereonsinophilie, Anaemie, CK-Erhöhung;
UW (Hydroxycobalamin): allergische Reaktionen, dunkelrote Verfärbung des Urins;
UW (Kohle): Obstipation, mechanischer Ileus bei sehr hohen Dosen;
UW (Natriumthiosulfat): Überempfindlichkeitsreaktionen wie z.B. Brechreiz, Durchfall, Asthmaanfall, Bewusstseinsstrg., Schock; **UW (Obidoxim):** Hitzegefühl, Kälteempfinden, Mentholgeschmack, Taubheitsgefühl, Muskelschwäche, Mundtrockenheit, Tachykardie, Hypertonie, EKG-Veränderungen, Herzrhythmusstrg., Leberfunktionsstrg.; nach Gabe von 3-10g innerhalb von 1-3d cholestatischer Ikterus möglich;
UW (Physostigmin): Erbrechen, Übelkeit, Speichelfluss, Harn- und Stuhlinkontinenz, Krampfanfälle, Bradykardie, Durchfall, Asthmaanfall, Bewusstseinsstrg.;
UW (Simeticon): keine; **UW (Tiopronin):** Diarrhoe, Geschmacksstrg., Pruritus, Hautreaktionen, Stomatitis, Blutbildveränderungen, Hepatitis, Temperaturerhöhung;
UW (Toloniumchlorid): Blaufärbung von Haut und Urin;
KI (Fomepizol): bek. Überempf. gegen F. oder andere Pyrazole;
KI (Hydroxycobalamin): nach Anw. von Natriumthiosulfat; **KI (Kohle):** Vergiftung mit ätzenden Stoffen, diagn.-endoskopische Maßnahmen erschwert;
KI (Natriumthiosulfat): Sulfitüberempfindlichkeit;
KI (Obidoxim): Carbamatintoxikation (z.B. Aldicarb = Temik 5G);
KI (Physostigmin): bek. Überempf., Asthma bronchiale, Gangrän, koronare Herzerkrankungen, mechanische Obstipation, mechanische Harnsperre, Dystrophia myotonica, Depolarisationsblock nach depolarisierenden Muskelrelaxantien, Intoxikationen durch "irreversibel wirkende" Cholinesterasehemmer, geschlossene Schädel-Hirn-Traumen, Obstruktionen im Magen-Darm-Trakt oder in den ableitenden Harnwegen, Vergiftung mit depolarisierenden Muskelrelaxantien vom Suxamethonium-Typ;

Antidota

KI (Flumazenil): bek. Überempf.; bei Pat. mit Epilepsie, die Benzodiazepine als Zusatzmed. erhielten; mit Angstzuständen und Selbstmordneigung, die deshalb vorher mit Benzodiazepinen behandelt wurden; die eine niedrige Dosis eines kurz wirkenden Benzodiazepin-Derivates erhielten; denen Benzodiazepine zur Beherrschung eines potenziell lebensbedrohlichen Zustands verabreicht wurden (z. B. intrakranielle Druckregulierung oder Status epilepticus); in der postoperativen Periode bei anhaltendem, atemdepressivem Effekt der Opiate und bereits bestehender Bewusstseinsklarheit; **KI** (Simeticon): bekannte Überempf.;
KI (Tiopronin): Albuminurie, Glomerulonephritis, Myasthenie, Polymyositis, Pemphigus, arzneimittelbedingte Zytopenien, Grav.; **KI** (Toloniumchlorid): keine bei korrekter Indikation

Fomepizol Rp

Fomepizole Eusa Pharma *Inf.Lsg. 100mg/20ml*	**Ethylenglykolintoxikation:** ini 15mg/kg über 30-45min i.v., n. 12h 10mg/kg, weiter je n. Ethylenglykol-Serumspiegel, s. FachInfo **DANI** Krea > 3mg/dl: HD erforderl., ini 15mg/kg ber 3-45min i.v., dann 1mg/kg/h während der gesamten HD

Flumazenil Rp HWZ 1h, Q0 1.0, PPB 50%

Anexate *Amp. 0.5mg/5ml, 1mg/10ml* **Flumanzenil HEXAL/Hameln/Kabi** *Amp. 0.5mg/5ml, 1mg/10ml*	**Aufhebung der Benzodiazepinwirkung:** ini 0.2mg i.v., ggf. minütliche Nachinjektion von 0.1mg bis max. 1mg Gesamtdosis; **Ki.:** > 1J: 0.01mg/kg über 15s i.v., ggf. minütliche Nachinjektionen bis max. 0.05mg/kg bzw. 1mg Gesamtdosis

Hydroxocobalamin

Cyanokit *Inj.Lsg. 5g*	**Cyanidintoxikation:** ini 5g in 200ml NaCl 0.9% über 30min i.v., je nach Klinik weitere 5g über 0.5-2h; **Ki.:** 70mg/kg über 20-30min i.v.

Kohle, medizinische (Carbo medicinalis) OTC

Kohle Hevert *Tbl. 250mg* **Kohle Pulvis** *Pulver 10g* **Ultracarbon** *Granulat 50g*	**Intoxikationen durch Nahrungsmittel, Schwermetalle, Arzneimittel:** 1g/kg p.o. oder über Magenschlauch applizieren; 10g Kohle werden in 70-80ml Wasser aufgeschüttelt; **Ki.:** 0.5g/kg; **wirkt nicht bei:** Lithium, Thallium, Eisensalzen, Blausäure, Borsäure, DDT, Tolbutamid, Methanol, Ethanol, Ethylenglykol

Natriumthiosulfat OTC HWZ 2h

Natriumthiosulfat 10%, 25% *Amp. 1g/10ml; Inf.Lsg. 10g/100ml, 25g/100ml, 50g/500ml*	**Cyanidintoxikation:** 50-100mg/kg i.v.; **Sgl.:** bis zu 1g i.v., **Kleinki.:** bis zu 2g, **Schulki.:** bis zu 5g; **Intoxik. mit Alkylantien:** bis zu 500mg/kg i.v.; **Intoxik. mit Bromat und Jod:** 100mg/kg i.v.; Magenspülung mit 1% Lsg.

436 A 20 Toxikologie – Arzneimittel

Obidoximchlorid OTC	HWZ 2h Q0 0.85
Toxogonin *Amp. 250mg/1ml*	**Intoxikationen mit Organophosphaten:** 250mg i.v., dann Dauerinfusion mit 750mg/d; **Ki.:** 4-8mg/kg i.v., dann Dauerinfusion mit 10mg/kg/d; zuerst Atropin-Gabe!
Physostigmin Rp	
Anticholium *Amp. 2mg/5ml*	**Anticholinerges Syndrom bei Vergiftungen** (Atropin, trizyklische Antidepressiva, Antihistaminika): ini 2mg oder 0.04mg/kg langsam i.v. oder i.m., 1-4mg alle 20min i.v. bzw. Wdh. der Vollwirkdosis, wenn Vergiftungssymptome wieder auftreten; **Ki.:** 0.5mg i.v. oder i.m., Wdh. alle 5min bis Gesamtdosis von 2mg, so lange die anticholinergen Symptome weiterbestehen und keine cholinergen Symptome auftreten
Simeticon OTC	
Espumisan *Emulsion (1ml = 40mg)* sab simplex *Emulsion (1ml = 69mg)*	**Spülmittelintoxikation:** 10ml p.o.; **Ki.:** 5ml p.o.
Tiopronin Rp	
Captimer *Tbl. 100, 250mg*	**Quecksilber-, Eisen-, Kupfer-, Zink-, Polonium-, Cadmiumintoxikation, M. Wilson, Hämosiderose:** 7-10mg/kg p.o.
Toloniumchlorid Rp	
Toluidinblau *Amp. 300mg/10ml*	**Intoxikationen mit Methämoglobinbildnern** (z.B. Anilin, Nitrobenzol, Nitrit, aromatische Amine, oxidierende, organische Lösungsmittel, Dapsone, manche Lokalanästhetika), **DMAP-Überdosierung:** 2-4mg/kg langsam i.v.; **Ki.:** s. Erw.

A 20.4 Transport

Durch Notarzt/Rettungsmittel mit Rettungsassistenz in nächstes Krankenhaus; dort ggf. Sekundärverlegung, bei schweren/unklaren Vergiftungen Kontakt mit Giftnotrufzentrale durch Arzt

A 20.5 Asservierung

Immer: Urin, Blut in EDTA-Röhrchen, Blut nativ, u.U. bei Lebensmittel- oder Pilzvergiftungen Stuhl, bei Gasvergiftung Ausatemluft in Atemballon; Beschriftung der Probe (Entnahmezeit, Material, Patientendaten); **sachgemäße Lagerung** (bei 4°C im Kühlschrank), vor jeder Antidotgabe Asservierung von Blut und Urin

A 21 Geriatrie – Arzneimittel (Michael Drey)

Potenziell inadäquate Medikation (PIM)[1]

PIM (Wirkstoffe)	Bedenken	Alternative
Analgetika		
NSAR → 196	Hohes Risiko für GI-Blutung	**Metamizol** → 201, **Paracetamol** → 290
Pethidin → 285	Hohes Risiko für Delir und Stürze	**Tilidin + Naloxon** → 288, **Oxycodon** → 284
Antiarrhythmika		
Chinidin → 49	Zentralnervöse UW, erhöhte Mortalität	**Betablocker** → 27, **Amiodaron** → 51
Digoxin → 53	Geringe therapeutische Breite bei häufig gleichzeitig bestehender Niereninsuffizienz	Vorhofflimmern: zunächst **Betablocker** → 27; Herzinsuffizienz: zunächst **ACE-Hemmer** → 21 + **Betablocker** → 27 alternativ: **Digitoxin** → 53
Flecainid → 50 Sotalol → 29	Proarrhythmierisiko bei häufig gleichzeitig bestehender KHK	**Betablocker** → 27 **Amiodaron** → 51
Antibiotika		
Nitrofurantoin → 237	Ungünstiges Nutzen-Risiko-Verhältnis	**Cephalosporine** → 220, **Cotrimoxazol** → 235, **Trimethoprim** → 235
Antidementiva		
Naftidrofuryl → 69, Nicergolin → 328, Pentoxifyllin → 69, Piracetam → 329	Kein sicherer Wirksamkeitsnachweis, ungünstiges Nutzen-Risiko-Verhältnis	**Donepezil** → 328 **Galantamin** → 328 **Rivastigmin** → 329 **Memantin** → 328
Antidepressiva		
Antidepressiva, trizyklische: Amitriptylin → 336, Imipramin → 337, Trimipramin → 337	Anticholinerge Wirkung (Obstipation, Mundtrockenheit, Verwirrtheit, kognitive Defizite)	**Citalopram** (max. 20mg) → 340, **Mirtazapin** → 338
MAO-Hemmer: Tranylcypromin → 339	Blutdruckkrisen, maligne Hyperthermie	**Citalopram** (max. 20mg) → 340, **Mirtazapin** → 338

PIM (Wirkstoffe)	Bedenken	Alternative
Antidepressiva (Fortsetzung)		
SSRI: Fluoxetin → 341	Zentralnervöse UW (Übelkeit, Schlafstörung, Schwindel, Verwirrtheit)	**Citalopram** (max. 20mg) → 340, **Mirtazapin** → 338
Antiemetika		
Dimenhydrinat → 105	Anticholinerge Wirkung	**Metoclopramid** (nicht bei Parkinsonpatienten) → 97, **Domperidon** → 97
Antiepileptika		
Phenobarbital → 306	Sedierung, paradoxe Erregungszustände	**Levetiracetam** → 311, **Lamotrigin** → 305, **Valproinsäure** → 308, **Gabapentin** → 309
Antihistaminika		
Dimetinden → 85, Hydroxyzin → 86, Triprolidin → 400	Anticholinerge Wirkung	**Cetirizin** → 85, **Loratadin** → 86
Antihypertensiva		
Alphablocker → 33: Clonidin → 33, Doxazosin → 33, Terazosin → 33, Alpha-Methyldopa → 32	Hypotension, Benommenheit, Mundtrockenheit	**ACE-Hemmer** → 21, **Alphablocker** → 33, **lang wirksame Ca-Antagonisten (Dihydropyridintyp)** → 31, **(Thiazid-)Diuretika** → 42, **Betablocker** → 27
Nifedipin (nicht retardiert) → 31	Erhöhtes Myokardinfarktrisiko, erhöhte Sterblichkeit	**ACE-Hemmer** → 21, **Alphablocker** → 33, **lang wirksame Ca-Antagonisten (Dihydropyridintyp)** → 31, **(Thiazid-)Diuretika** → 42, **Betablocker** → 27
Reserpin	Hypotension, Sedierung, Depression	**ACE-Hemmer** → 21, **Alphablocker** → 33, **lang wirksame Ca-Antagonisten (Dihydropyridintyp)** → 31, **(Thiazid-)Diuretika** → 42, **Betablocker** → 27

Potenziell inadäquate Medikation 439

PIM (Wirkstoffe)	Bedenken	Alternative
Antihypertensiva (Fortsetzung)		
Verapamil → 30	Negativ inotrop bei häufig gleichzeitig bestehender Herzinsuffizienz	**ACE-Hemmer** → 21, **Alphablocker** → 33, **lang wirksame Ca-Antagonisten (Dihydropyridintyp)** → 31, **(Thiazid-)Diuretika** → 42, **Betablocker** → 27
Antikoagulantien		
Prasugrel → 68	Erhöhtes Blutungsrisiko für Patienten über 75 Jahre	**ASS** → 196, **Clopidogrel** → 67
Ticlopidin → 68	Blutbildveränderungen	**ASS** → 196, **Clopidogrel** → 67
Ergotamin und -Derivate		
Dihydroergotoxin → 328, **Ergotamin** → 320	Ungünstiges Nutzen-Risiko-Verhältnis	**Andere Parkinsonmedikamente** → 312 Ergotamin bei Migräne: **Sumatriptan** → 322;
Muskelrelaxantien		
Baclofen → 325	Amnesie, Verwirrtheit, Sturz	**Physiotherapie**, **Tolperison** → 326
Neuroleptika		
Fluphenazin → 351, **Levomepromazin** → 347, **Perphenazin** → 349, **Thioridazin** → 348	Anticholinerge und extrapyramidale Wirkung, Parkinsonismus, Hypotonie, Sedierung, erhöhte Sterblichkeit bei Demenzpatienten	**Risperidon** → 356, **Quetiapin** → 355, **Melperon** → 348, **Pipamperon** → 348
Sedativa		
Benzodiazepine, lang wirksame: **Bromazepam** → 358, **Chlordiazepoxid** → 358, **Clobazam** → 358, **Diazepam** → 359, **Dikaliumclorazepat** → 359, **Flunitrazepam** → 359, **Flurazepam** → 359, **Medazepam** → 360, **Nitrazepam** → 360	Muskelrelaxierende Wirkung mit Sturzgefahr, verzögertes Reaktionsvermögen, kognitive Funktionseinschränkungen, paradoxe Reaktion (Unruhe, Reizbarkeit, Halluzinationen)	**kurz wirksame Benzodiazepine in geringer Dosis** (**Zolpidem** → 363, **Zopiclon** → 363), **Mirtazapin** → 338, **Melperon** → 348, **Pipamperon** → 348

A 21 Geriatrie – Arzneimittel

PIM (Wirkstoffe)	Bedenken	Alternative
Sedativa (Fortsetzung)		
Benzodiazepine, mittellang wirksame: **Alprazolam** → 358, **Brotizolam** (> 0.125mg/d) → 358, **Lorazepam** (> 2mg/d) → 359, **Lormetazepam** (> 0.5mg/d) → 360, **Oxazepam** (> 60mg/d) → 360, **Temazepam** → 361, **Triazolam** → 361	Muskelrelaxierende Wirkung mit Sturzgefahr, verzögertes Reaktionsvermögen, kognitive Funktionseinschränkungen, paradoxe Reaktion (Unruhe, Reizbarkeit, Halluzinationen)	Schlafhygiene, Baldrian, **Melperon** → 348, **Pipamperon** → 348, **Mirtazapin** → 338, **Zolpidem** (< 5mg/d) → 363
Benzodiazepine, kurz wirksame: **Zopiclon** (> 3.75mg/d) → 363, **Zolpidem** (> 5mg/d) → 363	Muskelrelaxierende Wirkung mit Sturzgefahr, verzögertes Reaktionsvermögen, kognitive Funktionseinschränkungen, paradoxe Reaktion (Unruhe, Reizbarkeit, Halluzinationen)	Schlafhygiene, Baldrian, **Melperon** → 348, **Pipamperon** → 348, **Mirtazapin** → 338
Weitere Sedativa: **Chloralhydrat** → 362, **Diphenhydramin** → 362, **Doxylamin** → 362	Anticholinerge Wirkung, Schwindel, EKG-Veränderungen	Schlafhygiene, Baldrian, **Melperon** → 348, **Pipamperon** → 348, **Mirtazapin** → 338, **Zolpidem** (< 5mg/d) → 363
Urospasmolytika		
Oxybutynin → 403, **Tolterodin** → 404	Anticholinerge Wirkung (Obstipation, Mundtrockenheit, Verwirrtheit, kognitive Defizite), QT-Verlängerung	**Trospiumchlorid** → 404, **Darifenacin** → 403

[1] Holt S., Schmiedl S, Türmann PA: Priscus-Liste potenziell inadäquater Medikamente für ältere Menschen, Lehrstuhl für Klinische Pharmakologie, Private Universität Witten/Herdecke gGmbH, Witten; Philipp Klee-Institut für Klinische Pharmakologie, HELIOS Klinikum Wuppertal, Wuppertal, Stand 01.02.2011

Notfälle – Therapiemaßnahmen 441

T 1 Notfall – Therapie

T 1.1 Notfälle – Therapiemaßnahmen

Herz, Kreislauf	Herzkreislaufstillstand	→ 442
	Akuter Myokardinfarkt	→ 452
	Akutes Koronarsyndrom (STEMI)	→ 452
	Hypertensiver Notfall	→ 447
	Herzrhythmusstörung	→ 471
	Kardiogener Schock	→ 456
	Hypovolämischer Schock	→ 667
	Anaphylaktischer Schock	→ 666
Atmung	Status asthmaticus/Asthma-Exazerbation	→ 487
	Akute COPD-Exazerbation	→ 494
	Lungenembolie	→ 507
	Akutes Lungenödem	→ 668
Stoffwechsel	Diabetisches Koma	→ 563
	Hypoglykämisches Koma	→ 557
	Hyperosmolares Koma	→ 563
	Thyreotoxische Krise	→ 573
	Myxödem-Koma	→ 574
	Addison-Krise	→ 577
	Hyperkalzämische Krise	→ 553
Neurologie	Status epilepticus	→ 670
	Ischämischer Hirninfarkt	→ 686
Vergiftungen	Vergiftungen	→ 828

T 1 Notfall – Therapie

T 1.2 Adult Advanced Life Support (ALS)

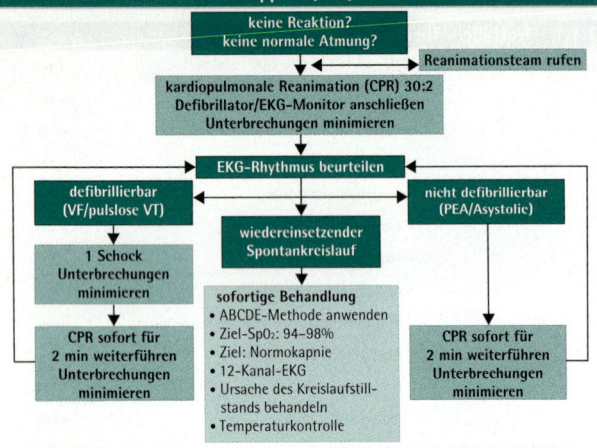

keine Reaktion?
keine normale Atmung?

→ **Reanimationsteam rufen**

kardiopulmonale Reanimation (CPR) 30:2
Defibrillator/EKG-Monitor anschließen
Unterbrechungen minimieren

↓

EKG-Rhythmus beurteilen

defibrillierbar (VF/pulslose VT)
- 1 Schock Unterbrechungen minimieren
- CPR sofort für 2 min weiterführen Unterbrechungen minimieren

wiedereinsetzender Spontankreislauf

sofortige Behandlung
- ABCDE-Methode anwenden
- Ziel-SpO$_2$: 94–98%
- Ziel: Normokapnie
- 12-Kanal-EKG
- Ursache des Kreislaufstillstands behandeln
- Temperaturkontrolle

nicht defibrillierbar (PEA/Asystolie)
- CPR sofort für 2 min weiterführen Unterbrechungen minimieren

---

während der CPR
- CPR hoher Qualität sichern: Rate, Tiefe, Entlastung
- Unterbrechungen der Thoraxkompression minimieren
- Sauerstoff geben
- Kapnographie verwenden
- Thoraxkompression ohne Unterbrechung, wenn Atemweg gesichert
- Adrenalin alle 3–5 min
- Amiodaron nach dem 3. Schock

reversible Ursachen behandeln

Hypoxie	Herzbeuteltamponade
Hypovolämie	Intoxikation
Hypo-/Hyperkaliämie/ metabolisch	Thrombose (kardial oder pulmonal)
Hypo-/Hyperthermie	Spannungspneumathorax

erwägen
- Ultraschall Untersuchung
- Verwendung von mechanischen Reanimationsgeräten für Transports oder weitere Behandlung
- Koronarangiographie und perkutane Koronarintervention (PCI)
- extrakorporale CPR

---

[2] J. Soar, J.P. Nolan et al. Erweiterte Reanimationsmaßnahmen für Erwachsene, Kapitel 3 der Leitlinien zur Reanimation 2015 des ERC. Notfall Rettungsmed 2015; 18:770–832. DOI 10.1007/s10049-015-0085-x. © European Resuscitation Council (ERC), German Resuscitation Council (GRC), Austrian Resuscitation Council (ARC). Mit Genehmigung von Springer im Namen der GRC.

Hypertonie 443

T 2 Kardiologie – Therapie (V. Klauss)

T 2.1 Hypertonie

T 2.1.1 Klassifikation und Risikofaktoren

Kategorie	RR syst. (mmHg)		RR diast. (mmHg)
Normal	< 120	und	< 80
Erhöht	120–129	und	< 80
Hypertonie Grad 1	130–139	oder	80–89
Hypertonie Grad 2	> 140	oder	> 90–99

Klinische Risikofaktoren, Organschädigungen und andere, v.a. kardiovaskuläre Erkrankungen, die die Prognose von Patienten zusätzlich zur arteriellen Hypertonie beinflussen

Klinische Risikofaktoren

- Alter (Männer > 65 J., Frauen > 55 J.)
- Rauchen
- Hyperlipidämie
- Gesamtcholesterin > 190 mg/dl oder
- LDL-Cholesterin > 115 mg/dl oder
- HDL-Cholesterin < 40 mg/dl (M), < 46 mg/dl (F) oder Triglyzeride > 150 mg/dl
- Nüchtern-Blutzucker in einem Bereich zwischen 102-125 mg/d
- Pathologischer OGTT
- Pathologischer Bauchumfang (> 102 cm [M], > 88 cm [F])
- Positive Familienanamnese bez. kardiovaskulärer Erkrankungen (M < 55 J., F < 65 J.)
- Manifester Diabetes mellitus.

Asymptomatische (End-)Organschädigungen (EOS)

- Hypertrophiezeichen im EKG (z.B. Sokolov-Lyon-Index > 3,5 mV)
- Zeichen der linksventrikulären Hypertrophie im Herzultraschall
- Intima-Media-Dicke > 0,9 mm, Plaques im Bereich der Ae. carotides
- Knöchel-Arm-Index < 0,9
- Mikroalbuminurie (30–300 mg/24h)
- Pulswellengeschwindigkeit ↑ > 10 m/s

Vorbekannte kardiovaskuläre Erkrankung bzw. Niereninsuffizienz

- Zerebrovaskuläre Erkrankungen: TIA, ischämischer oder hämorrhagischer Schlaganfall
- KHK: Myokardinfarkt, Z.n. Revaskularisation (PCI oder ACVB), Angina pectoris
- Zeichen der diastolischen Herzinsuffizienz, auch bei erhaltener systolischer Funktion
- Niereninsuffizienz mit einer GFR < 30 ml/min/1,73 m^2 KÖF; Proteinurie > 300 mg/24 h
- Retinopathie

T 2.1.2 Therapie[1]

Allgemeine Hinweise zur Therapie

- Im Zuge der neuen Klassifikation sind auch die Therapieempfehlungen in einigen Punkten modifiziert worden. Bei „erhöhten" Blutdruckwerten (120–129/<80 mmHg) reichen demnach nicht-pharmakologische Interventionen mit dem Ziel einer gesunden Lebensweise aus (Gewichtsreduktion, gesunde Ernährung, eingeschränkte Natrium- und erhöhte Kalium-Aufnahme, körperliche Bewegung, moderater Alkoholkonsum).
- Diese Empfehlung gilt gleichermaßen für Personen, bei denen zwar eine Hypertonie im Stadium 1 (130–139/80–89 mmHg), aber noch keine manifeste kardiovaskuläre Erkrankung oder ein entsprechend erhöhtes Risiko besteht.
- Dagegen sollten Personen im Hypertonie-Stadium 1, die bereits kardiovaskulär erkrankt sind oder ein deutlich erhöhtes Risiko für atherosklerotische Gefäßerkrankungen aufweisen (10-Jahres-Risiko höher als 10 Prozent), zur Primär- bzw. Sekundärprävention zusätzlich eine blutdrucksenkende Medikation erhalten.
- Auch bei allen Personen mit Hypertonie im Stadium 2 (>140/90 mmHg) wird eine solche antihypertensive Medikation als notwendig erachtet.

Nicht-pharmakologische Maßnahmen

- Gewicht normalisieren
- Alkoholkarenz (max. 30g/d)
- Nikotinkarenz
- Ernährung fettreduziert/kochsalzarm
- Sportliche Ausdauerbetätigung (regelmäßig)
- Optimierung der Blutzuckereinstellung
- Stress abbauen (z.B. Wechselschichten meiden!)

T 2.1.3 Mögliche Kombinationen antihypertensiver Wirkstoffe[1]

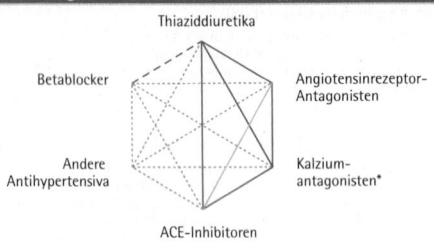

Thiaziddiuretika

Betablocker

Angiotensinrezeptor-Antagonisten

Andere Antihypertensiva

Kalzium-antagonisten*

ACE-Inhibitoren

— Zweierkombination bevorzugt
······ Zweierkombination möglich, aber weniger gut getestet
--- Zweierkombination nützlich
----- Zweierkombination nicht empfohlen

Hypertonie

Auswahl der antihypertensiven Therapie in Abhängigkeit von Organschädigung und Begleiterkrankungen

Zeichen der Organschädigung

Linksventrik. Hypertrophie	ACE-Hemmer, Kalziumantag., Angiotensin-Rez.-Antagonisten
Asymptom. Arteriosklerose	Kalziumantagonisten, ACE-Hemmer
Mikroalbuminurie	ACE-Hemmer, Angiotensin-Rez.-Antagonisten
Niereninsuffizienz	ACE-Hemmer, Angiotensin-Rez.-Antagonisten

Klinische Ereignisse

Schlaganfall	Jegliche Blutdruckmedikation
Herzinfarkt	Betablocker, ACE-Hemmer, Angiotensin-Rez.-Antagonisten
Angina pectoris	Betablocker, Kalziumantagonisten
Herzinsuffizienz	Diuretika, Betablocker, ACE-Hemmer, Angiotensin-Rez.-Antagonisten, Mineralkortikoid-Rez.-Antagonisten
Aortenaneurysma	Betablocker
Vorhofflimmern, Prävention	Angiotensin-Rez.-Antagonisten, ACE-Hemmer, Betablocker, Mineralkortikoid-Rez.-Antagonisten
Vorhofflimmern, Frequenzkontrolle	Betablocker, Kalziumantagonisten
Niereninsuffizienz im Endstadium, Proteinurie	ACE-Hemmer, Angiotensin-Rez.-Antagonisten
Periphere Verschlusskrankheit	ACE-Hemmer, Kalziumantagonisten

Begleiterkrankungen/-zustand

Metabolisches Syndrom	ACE-Hemmer, Angiotensin-Rez.-Antagonisten
Diabetes mellitus	ACE-Hemmer, Angiotensin-Rez.-Antagonisten
Schwangerschaft	Methyldopa, Betablocker, Kalziumantagonisten

T 2.1.4 Medikamentöse Therapie

Diuretikum

Renale NaCl-Ausschwemmung, **Cave:** bei Kreatinin ≥ 2mg/dl kontraindiziert

	Benzothiadiazin (renaler H$_2$O- und NaCl-Verlust, endogene vasokonstriktorische Reize ↓)	**Hydrochlorothiazid** → 43	1 x 12.5–50mg/d p.o.
oder	**Pteridinderivat, K$^+$-sparendes Diuretikum + Benzothiadiazin** (ren. H$_2$O- und NaCl-Verlust, Hemmung der K$^+$-Sekretion)	**Triamteren + Hydrochlorothiazid** → 45	0.5–1 x 50/25mg/d p.o
oder	**Benzothiazidin**	**Clortalidon** → 43	1 x 12.5–50mg/d p.o.

T 2 Kardiologie – Therapie

Betablocker

Cave: AV-Block, Asthma bronchiale, pAVK

	Beta-1-selektiver Blocker (HZV ↓, neg. chronotrop, neg. inotrop, Reninsekr. ↓, zentr. Sympathikusakt. ↓)	Metoprololtartrat → 28	2 x 50–100mg/d p.o.
		Metoprololsuccinat → 28	1–2 x 47.5mg/d p.o. oder 1 x 190mg/d p.o.
oder		Bisoprolol → 27	1 x 2.5–10mg p.o.
oder		Nebivolol → 29	1 x 2.5–5mg/d p.o.
oder	**Alpha-/Betablocker** (HZV ↓, Alpha- u. Beta-Blockade)	Carvedilol → 28	1 x 12.5 bis 2 x 25mg/d p.o.

Kalziumantagonist

	Benzothiazepinderivat, Kalziumantagonist (Chronotropie ↓, Dromotropie ↓, Inotropie ↓, Afterload ↓)	Diltiazem → 30	3 x 60–90mg/d p.o., 2 x 90–180mg/d (ret.) p.o., 1 x 240mg/d (ret.) p.o.
oder	**Kalziumantagonist** (Chronotropie ↓, Inotropie ↓, Dromotropie ↓, Afterload ↓)	Verapamil → 30	3 x 80–120mg/d p.o., 2 x 120–240mg (ret.) p.o.
oder	**Dihydropyridinderivat, Kalziumantagonist** (Inotropie ↓, Afterload ↓)	Nifedipin → 31	2 x 20mg/d (ret.) p.o., 3 x 10mg/d p.o.
oder	**Kalziumantagonist** (s.o.)	Amlodipin → 31	1 x 5–10mg/d p.o.
oder	**Kalziumantagonist** (s.o.)	Lercanidipin → 31	1 x 10–20mg/d p.o.
oder	**Kalziumantagonist** (s.o.)	Nitrendipin → 32	2 x 10mg/d oder 1 x 20mg/d p.o.
oder	**Kalziumantagonist** (s.o.)	Nisoldipin → 32	1 x 10–40mg/d (ret.) p.o.
oder	**Kalziumantagonist** (s.o.)	Felodipin → 31	1 x 2.5–10mg/d p.o.
oder	**Kalziumantagonist** (s.o.)	Isradipin → 31	1 x 5–10mg/d p.o.

ACE-Hemmer

1.Wahl oder 2. Wahl	**Angiotensin-Converting-Enzym-Hemmer** (Vasodilatation ↑, Nierendurchblutung ↑, Aldosteronfreisetzung ↓, Katecholaminfreisetzung ↓)	Enalapril → 23	1 x 5–40mg/d p.o.
		Captopril → 22	2–3 x 12.5–25mg/d p.o.
		Lisinopril → 23	1 x 5 bis max. 40mg/d p.o.
		Benazepril → 22	1 x 10 bis max. 40mg/d p.o.
		Perindopril → 23	1 x 5–10mg/d p.o.
		Cilazapril → 23	1 x 1–5mg/d p.o.
		Quinapril → 24	1 x 5 bis max. 2 x 20mg/d p.o.
		Fosinopril → 23	1 x 10 bis max. 40mg/d p.o.

Hypertensive Krise

AT-II-Blocker			
1. Wahl bei Diabetes	**AT-II-Blocker** (Angiotensinwirkung ↓, spezifische Blockade des Angiotensin-II-Typ-1-Rez.)	Losartan → 26	*1 x 50-100mg/d p.o.*
		Valsartan → 26	*1 x 80-320mg/d p.o.*
		Candesartan → 25	*1 x 8-32mg/d p.o.*
		Irbesartan → 26	*1 x 150-300mg/d p.o.*
		Eprosartan → 25	*1 x 600mg/d p.o.*
		Olmesartan → 26	*1 x 10 bis max. 40mg/d p.o.*
		Telmisartan → 26	*1 x 20-80mg/d p.o.*

Direkte Renininhibitoren			
	Direkte Reninblocker (selekt. dir. Renin-Hemmung ⇒ Blockade der Umwandlung von Angiotensinogen zu Angiotensin I ⇒ Plasmareninaktivität ↓; Spiegel v. Angiotensin I + II ↓ ⇒ RR ↓)	Aliskiren → 30	*150-300mg p.o.; Kombination mit ACE oder ARB kontraindiziert bei Diabtikern sowie bei Pat. mit Niereninsuffizienz (GRF < 60ml/min/1,73m^2)*

Peripher oder zentral antiadrenerge Substanzen			
oder	**Alpha-1-Blocker** (Vasodilatation ↑, Afterload ↓, Preload ↓)	Urapidil → 34	*2 x 30-90mg/d p.o.*
		Doxazosin → 33	*1 x 4-8mg/d p.o., MTD 16mg*
	Imidazolinrez.-Agonisten	Clonidin → 33	*2 x 75 bis 2 x 300 μg/d p.o*

[1] 2017 Guideline for the Prevention, Detection, Evaluation, and Management of High Blood Pressure in Adults. J Am Coll Cardiol. Sep 2017, 23976; DOI: 10.1016/j.jacc.2017.07.745
[2] 2014 Evidence-Based Guideline for the Management of High Blood Pressure in Adults. Report From the Panel Members Appointed to the Eighth Joint National Committee (JNC 8). JAMA 2014; 311(5):507-520. doi:10.1001/jama.2013.284427.
[3] Pocket-Leitlinie: Management der Arteriellen Hypertonie 2014. www.dgk.org.
[4] ESC Guidelines for the Management of Arterial Hypertension 2013. Eur Heart J; 34:2159-2219.
[5] Ärzte Zeitung online, 15.11.2017

T 2.1.5 Hypertonie in der Schwangerschaft → 774

T 2.2 Hypertensive Krise

T 2.2.1 Initial

	Kalziumantagonist (Inotropie ↓, Afterload ↓)	Nitrendipin → 32	*5mg Lsg. oral*
		Nifedipin → 31	*10mg (Weichkapsel) (nicht bei ACS!!!)*
oder	**ACE-Hemmer** (Vasodilatation ↑, Nierendurchblutung ↑, Aldosteronfreisetz. ↓, Katecholaminfreisetz. ↓)	Captopril → 22	*12.5mg s.l., evtl. Wdh.;* **Cave** *bei NI oder bek. Nierenarterienstenose*
		Enalapril → 23	*1.25-2.5mg i.v.;* **Cave** *bei NI oder bek. Nierenarterienstenose*

T 2 Kardiologie – Therapie

oder	**Nitrat** (Pre-/Afterload ↓, ven. Pooling)	**Glyceroltrinitrat** → 47	2–3 Hub (à 0.4mg), 0.8mg s.l.
oder	**Betablocker** (HZV ↓, neg. chronotrop, neg. inotrop, Reninsekr. ↓, zentr. Sympathikusaktivität ↓)	**Metoprololtartrat** → 28	2.5–5mg i.v.; **Cave:** AV-Blockierung, Bradykardie, eingeschränkte LV-Fkt.

T 2.2.2 Bei Persistenz

	Postsyn. Alpha-1-Blocker, 5-HT1A-Agonismus (Vasodilatation ↑, Afterload ↓, Preload ↓)	**Urapidil** → 34	12.5mg i.v., stat. Perf. (150mg) = 3mg/ml ⇒ 3–10ml/h; **Cave:** langs. RR ↓ auf 160–180/110mmHg
oder	**Zentr. Alpha-2-Agonist** (Noradrenalinfreisetzung ↓, peripherer Sympathikotonus ↓, Renin ↓)	**Clonidin** → 33	1–4 x 0.15mg s.c. oder i.v.
oder	**Peripherer Vasodilatator** (Afterload ↓)	**Dihydralazin** → 34	6.25mg langs. i.v., evtl. nach 30min doppelte Dosis i.v., stat. Perf. (75mg) = 1.5mg/ml ⇒ 1–5ml/h, max. 100mg/24 h

T 2.2.3 Bei drohendem Lungenödem zusätzlich

	Schleifendiuretikum (Volumenentlastung)	**Furosemid** → 42	20–40mg i.v., evtl. Wdh. nach 30min
oder		**Torasemid** → 42	5–20mg p.o.; 10 bis max. 100mg i.v.
plus	**Opiat** (Analgesie)	**Morphin** → 284	3–5mg i.v. (1:10 verdünnt), ggf. wdh. bis Schmerzfreiheit
plus	**Gas** (Blutoxygenation)	**Sauerstoff**	2–4l/min Nasensonde

T 2.2.4 Bei Therapierefraktärität

	Direkter Vasodilatator (Pre-/Afterload ↓)	**Nitroprussidnatrium**	0.3–8µg/kg/min i.v., Perf. (60 mg) = 1.2 mg/ml ⇒ 1–28 ml/h

T 2.2.5 Bei Phäochromozytom

	Imidazolderivat, Alphablocker (Vasodilatation ↑, After-/Preload ↓)	**Phentolamin** (nur über internationale Apotheke)	2–5mg i.v
oder	**Postsyn. Alpha-1-Blocker, 5-HT1A-Agonismus** (Vasodilatation ↑, Afterload ↓, Preload ↓)	**Urapidil** → 34	25mg i.v.

T 2.3 Hypotonie

T 2.3.1 Bei hypo-/asympathikotoner Form

evtl.	**Alpha-/Beta-Sympatho-mimetikum** (Gefäßwiderstand ↑, HZV ↑)	Etilefrin → 55	*3 x 5–10mg/d p.o.*

T 2.3.2 Bei Hypokortisolismus, passager bei schwer therapierbarer Hypotonie, diabetischer autonomer Neuropathie

evtl.	**Mineralkortikosteroid** (H_2O- und Na^+-Retention ⇒ zirkul. Volumen ↑)	Fludrokortison → 207	*0.1mg/d p.o., evtl. ↑*
oder	**Alpha-Sympathomimet.** (Vasokonstriktion)	Midodrin → 55	*2–3 x 2.50mg p.o., max. 30mg/d*

T 2.4 Koronare Herzkrankheit

T 2.4.1 Nicht-ST-Streckenhebungsinfarkt (NSTEMI)

Linderung von Schmerz, Angst und Atemnot

evtl.	**Gas** (Blutoxygenation)	Sauerstoff	*2–6l/min Nasensonde (bei O_2-Konzentration < 90%)*
evtl. plus	**Opiat** (Analgesie)	Morphin → 284	*3–5mg i.v. (1:10 verdünnt), ggf. wh. bis Schmerzfreiheit*
evtl. plus	**Benzodiazepin** (Sedation)	Diazepam → 359	*5–10mg i.v.*

Empfehlungen für antiischämische Medikamente in der akuten Phase des NSTEMI

	Beta-1-selektiver Blocker (HZV ↓ [neg. chronotrop + inotrop], O_2-Verbrauch ↓, zentrale Sympathikusakt. ↓)	Metoprololtartrat → 28	*5mg i.v.;* **Cave:** *Hypotonie, Bradykardie; 50–100mg/d p.o. i.v. Beta-Blocker-Therapie bei primärer PCI bei Kreislauf-stabilen Pat. (IIa).*
oder		Metoprololsuccinat → 28	*47.5–190mg/d p.o.*
oder		Bisoprolol → 27	*2.5–10mg/d p.o.*
oder	**Alpha/Beta-Blocker** (HZV ↓, Alpha- u. Beta-Blockade)	Carvedilol → 28	*2 x 12.5–25mg/d p.o.*
evtl. plus	**Nitrat** (Pre-/Afterload ↓, venöses Pooling)	Glyzeroltrinitrat → 47	*ini 2–3 Hub (á 0.4mg), 0.8mg s.l., 0.3–1.8µg/kg/min i.v., dann Perf. (50 mg) = 1mg/ml ⇒ 1–6ml/h*

Empfehlungen für die langfristige Therapie nach NSTEMI → 451

Antithrombotische Therapie

1. Thrombozytenaggregationshemmung

	Salizylat, Cyclooxygenasehemmer (Thrombozytenaggregationshemmung)	Acetylsalizylsäure → 67	150–300mg p.o., oder 150mg i.v.
plus	**P2Y12-Rez.-Hemmer** (Blockade des ADP-Rezeptors an Thrombozyten)	Ticagrelor → 68	Ladedosis 180mg, dann 2 x 90mg/d als Erh. Dosis; auch möglich bei konservativ behandelten Pat. und mit P2Y12-Antag. vorbehand. Pat. (12 M kombiniert mit ASS) (KI: vorherige intrakranielle Blutung)
oder	**2Y12-Rez.-Hemmer** (Blockade des ADP-Rezeptors an Thrombozyten)	Prasugrel → 68	Ladedosis 60mg, dann 10mg/d bei Fehlen von KI (Alter > 75 J., Vorbeh. mit P2Y12-Antag., zurückliegender Apoplex/TIA/intrakran. Blutung); bei KG < 60kg Erh. Dos. 5mg/d (für 12M komb. mit ASS); Prasugrel nur bei (geplanter) PCI
oder		Clopidogrel → 67	75mg/d p.o. (Ladedosis einmalig 300mg p.o. oder 600mg bei geplanter PCI) für 12M in Komb. mit ASS; Clopidogrel nur, wenn Prasugrel oder Ticagrelor nicht möglich sind und bei Pat. mit OAK-Indikation
oder		Cangrelor → 67	Bolus 30µg/kg i.v., gefolgt von 4µg/kg/min Infusion für bis zu 4h (erwägen bei Pat. vor PCI, die keine oralen P2Y12-Hem. erhielten)
evtl. plus	**GP-IIb-/IIIa-Hemmer** (Thrombozytenaggregationshemmung) nur bei Risikopatienten, z.B. sichtbarer Thrombus in der Koronarangiografie	Tirofiban → 68	Bolus 10µg/kg/min, dann 0.15µg/kg/min Infus. für 48h
		Eptifibatid → 68	180µg/kg Bolus i.v., dann Infus. 2µg/kg/min bis max. 72h
		Abciximab → 67	0.25mg/kg Bolus i.v., dann Dauerinf. 0,125µg/kg für max. 24h vor/12h nach PCI

Koronare Herzkrankheit

2. Antikoagulation

	Niedermolekul. Heparin (Beschleunigung der Gerinnungsfaktorinhibition)	Enoxaparin → 59	2 x 1mg/kg KG s.c.
oder	**Indirekter Faktor-Xa-Inhibitor**	Fondaparinux → 61	1 x 2.5mg/d s.c.; **Cave:** mit UFH-Einmaldosis kombinieren (70–85IE/kgKG)
oder	**Direkter Thrombin-Inhibitor**	Bivalirudin → 62	0.75mg/kg Bolus, bei geplantem invasivem Vorgehen, danach 1.75mg/kg/h (bis zu 4h nach PCI)
oder	**Unfraktion. Heparin** (Beschleunig. der Gerinnungsfaktorinhibition)	Heparin → 58	70–100U/kg i.v., max. 5000U, dann Inf. 12–15U/kg/h, max. 1000 U/h

Empfehlungen für die langfristige, nicht antithrombotische Therapie nach NSTEMI

p.o.	**Beta-1-selektiver Blocker** (Chronotropie ↓, zentrale Sympathikusaktivität ↓) nur bei Pat. mit eingeschr. LV-Fkt. (LV-EF < 40%) oder Herzinsuffizienz (IA)	Metoprololsuccinat → 28	1 x 47.5–190mg/p.o.; **Cave:** Hypotonie, Bradykardie
		Metoprololtartrat → 28	1–2 x 50–100mg/d p.o.
		Metoprololsuccinat → 28	1 x 47.5–190mg/d p.o.
		Bisoprolol → 27	1 x 2.5–10mg/d p.o.
oder	**Alpha/Beta-Blocker** (HZV ↓, Alpha- u. Beta-Block.)	Carvedilol → 28	1–2 x 25mg/d p.o.
und	**Angiotensin-Converting-Enzym-Hemmer** (Vasodil. ↑, Nierendurchblut. ↑, Aldosteronfreis. ↓, Katecholam.freisetzg. ↓) innerh. v. 24h bei allen Pat. mit ↓ LV-Fkt. (LV-EF < 40%), HI, DM od. art. Hypert. (IA)	Enalapril → 23	1 x 2.5–20mg p.o., max. 40mg/d, ini 1.25mg i.v., dann 4 x 1.25–2.5mg
		Ramipril → 24	1 x 1.25–5mg p.o., max.10mg/d
oder	**AT-II-Blocker** (AT-Wirkg. ↓, spezif. Block. d. AT-II-Typ-1-Rez.) für Pat. mit ACE-Hemmer-Unverträglichk.	z.B. Valsartan → 26	1 x 80–320 mg/d p.o.
plus	**Aldosteronantagonist** (ren. H$_2$O- u. NaCl-Verlust, Hemmung der K$^+$-Sekr.) bei Pat. mit ↓ LV-Fkt. (LV-EF < 40%) u. HI od. DM; Voraussetzg.: keine NI, keine Hyperkaliämie	Spironolacton → 45	1 x 25–50mg/d p.o.
		Eplerenon → 44	25mg/d p.o., wenn K$^+$ < 5mmol/l, nach 4W auf 50mg/d steigern; **Cave:** K$^+$-Spiegel
plus	**CSE-Hemmer** (intrazell. Chol.-synth. ↓, LDL ↓, HDL ↑) Ziel-LDL < 1,8mmol/l (< 70mg/dl) od. mind. 50% ↓, wenn LDL-C-Ausgangswert 1,8–3,5mmol/l (70–135mg/dl)	Atorvastatin → 121	10–80mg/d p.o.
		Simvastatin → 122 oder andere Statine	10–80mg/d p.o.

T 2 Kardiologie – Therapie

Antithrombotische Erhaltungstherapie nach ACS

s. Kap. T 2.4.6 (→ 460)

Weiteres Vorgehen

Falls Troponintest positiv (Messung 2 x im Abstand von 3–4h, je nach Testverfahren, falls 1. Messung negativ): invasive Strategie (Herzkatheter) je nach Risiko < 2 bis < 72 h.

[6] ESC Guidelines for the management of acute coronary syndromes in patients presenting without persistent ST-segment elevation Eur Heart J 2016; 37:267–315.

T 2.4.2 ST-Streckenhebungsinfarkt (STEMI)[7, 8]

Linderung von Schmerz, Angst und Atemnot bei STEMI

evtl.	**Gas** (Blutoxygenation)	**Sauerstoff**	2-6l/min Nasensonde (bei O_2-Konzentration < 90%)
evtl. plus	**Opiat** (Analgesie)	**Morphin** → 284	3-5mg i.v. (1 : 10 verdünnt), ggf. wh. bis Schmerzfreiheit
evtl. plus	**Benzodiazepin** (Sedation) Bei besonders ängstl. Pat.	**Diazepam** → 359	5-10mg i.v.

Empfehlungen für die akute, subakute und langfristige nicht antithrombotische Therapie

i.v.	**Beta-1-selekt. Blocker** [HZV ↓ (neg. chrono- und inotrop), O_2-Verbrauch ↓, zentr. Sympathikusakt. ↓]	**Metoprololtartrat** → 28	2.5-5mg i.v.; **Cave:** *Hypotonie, Bradykardie;* I.v. Beta-Blocker-Ther. bei primärer PCI bei kreislaufstabilen Patienten (IIa)
p.o.	**Beta-1-selektiver Blocker** (Chronotropie ↓, zentrale Sympathikusaktivität ↓) bei Pat. mit eingeschr. LV-Fkt. (LV-EF < 40%) oder Herzinsuff. (I), sonst (IIa)	**Metoprololtartrat** → 28	1 x 47.5-190mg/p.o.; **Cave:** *Hypotonie, Bradykardie*
		Metoprololtartrat → 28	1–2 x 50-100mg/d p.o.
		Metoprololsuccinat → 28	1 x 47.5-190mg/d p.o.
		Bisoprolol → 27	1 x 2.5-10mg/d p.o.
oder	**Alpha/Beta-Blocker** (HZV ↓, Alpha- u. Beta-Block.)	**Carvedilol** → 28	1–2 x 25mg/d p.o.
und	**Angiotensin-Converting-Enzym-Hemmer** (Vasodilatation ↑, Nierendurchblutung ↑, Aldosteronfreisetzung ↓, Katecholaminfreisetz. ↓) innerh. v. 24h bei allen Pat. mit eingeschr. LV-Fkt., HI, DM oder Vorderwandinfarkt (I), sonst (IIa)	**Enalapril** → 23	1 x 2.5-20mg p.o., max. 40mg/d i.v., ini 1.25mg i.v., dann 4 x 1.25-2.5mg
		Ramipril → 24	1 x 1.25-5mg p.o., max.10mg/d
oder	**AT-II-Blocker** (AT-Wirkg. ↓, spezif. Blockade des AT-II-Typ-1-Rez.) für Pat. mit ACE-Hemmer-Unverträglichkeit	z.B. **Valsartan** → 26	1 x 80-320 mg/d p.o.

Koronare Herzkrankheit 453

plus	**Aldosteronantagonist** (ren. H$_2$O- u. NaCl-Verlust, Hemmung der K$^+$-Sekretion) bei Pat. mit ↓ LV-Fkt. (LV-EF < 40%) u. Hl od. DM; Voraussetzg.: keine NI, keine Hyperkaliämie	Spironolacton → 45	*1 x 25–50mg/d p.o.*
		Eplerenon → 44	*25mg/d p.o., wenn K$^+$ < 5mmol/l, nach 4W auf 50mg/d steigern,* **Cave:** *K$^+$-Spiegel*
plus	**CSE-Hemmer** (intrazell. Cholesterinsynth. ↓, LDL ↓, HDL ↑) Ziel-LDL < 1,8mmol/l (< 70 mg/dl) oder mind. 50 % ↓, wenn LDL-C-Ausgangswert 1,8–3,5mmol/l (70–135mg/dl)	Atorvastatin → 121	*10–80mg/d p.o.*
		Simvastatin → 122 oder andere Statine	*10–80mg/d p.o.*

Primäre PCI

Prä- und periprozedurale antithrombotische Therapie

1. Thrombozytenaggregationshemmung

	Cyclooxygenasehemmer (Thrombozytenaggr.-hemmg.) schnellstmöglich, bei allen Pat. ohne KI	Acetylsalicylsäure → 67	*1 x 75–250mg i.v. oder 150–300 mg p.o.*
plus	**P2Y12-Rez.-Hemmer** (Blockade des ADP-Rez. an Thrombozyten) vor (od. spätestens zum Zeitpunkt der) PCI, über 12M, wenn keine KI wie übermäßiges Blutungsrisiko bestehen	Prasugrel → 68	*Ladedosis 60mg, Erh.Dos. 10mg/d; Pat. mit < 60kgKG: Ladedos. 60mg, Erh.Dos. 5mg; KI bei Z.n. Schlaganfall/TIA/vorausgeg. intrakran. Blutg., nicht empf. bei Pat. > 75J; nicht bei bereits mit Clopidogrel vorbeh. Pat.*
oder	**P2Y12-Rez.-Hemmer** (Blockade des ADP-Rez. an Thrombozyten) vor (oder spätestens zum Zeitpunkt der) PCI, über 12M, wenn keine KI wie übermäßiges Blutungsrisikobestehen	Ticagrelor → 68	*Ladedosis 180mg, dann 2 x 90mg/d als Erh.Dosis; KI: Z.n. intrakran. Blutung*
oder		Clopidogrel → 67	*Ladedosis 600mg, dann 75mg/d (wenn Prasugrel oder Ticagrelor nicht verfügbar oder KI und bei Pat. mit OAK-Indikation)*
oder		Cangrelor → 67	*Bolus 30µg/kg i.v., gefolgt von 4µg/kg/min Infusion für bis zu 4h (bei Pat. vor PCI, die keine oralen P2Y12-Hemmer erhielten u. bei denen eine orale Therapie mit P2Y12-Hemmern nicht möglich oder wünschenswert ist)*

T 2 Kardiologie – Therapie

evtl. plus	**GP-IIb-/IIIa-Hemmer** (Thrombozytenaggregationshemmung) nur bei Hinweisen auf No-Reflow oder eine thrombot. Komplikation	Tirofiban → 68	25µg/kg für 3 min., dann 0.15µg/kg/min für 18h
		Eptifibatid → 68	180µg/kg Doppelbolus i.v. in 10-min-Abstand, dann für 18h Dauerinf. 2µg/kg/min
		Abciximab → 67	0,25mg/kg Bolus, dann 12h Dauerinf. 0.125µg/kg/min

2. Antikoagulation

Plus	**Unfraktioniertes Heparin** (Beschleunigung d. Gerinnungsfaktorinhibition) routinemäßige Verwendung empfohlen	Heparin → 58	70–100IE/kgKG i.v. Bolus (50–70IE/kgKG i.v. Bolus bei gleichzeitiger Gabe von GP-IIb-IIIa-Hemmern)
evtl. oder	**Niedermolekul. Heparin** (Beschleunigung d. Gerinnungsfaktorinhibition)	Enoxaparin → 59	0.5mg/kg KG i.v. Bolus
evtl. oder	**Unfraktioniertes Heparin** (Beschleunigung d. Gerinnungsfaktorinhibition)	Heparin → 58	70–100IE/kgKG i.v. Bolus (50–70IE/kgKG i.v. Bolus bei gleichzeitiger Gabe von GP-IIb-IIIa-Hemmern)
evtl. oder	**Direkter Thrombin-Inhibitor** bei Pat. mit HIT empfohlen (dann I C-Empfehlung)	Bivalirudin → 62	0,75mg/kg i.v. Bolus, dann Inf. von 1,75mg/kg/h für bis zu 4h nach der Prozedur, falls klin. ind.; danach bei klin. Ind. dosisred. Inf. mit 0.25mg/kg/h für 4–12h

Fibrinolyse bei STEMI (wenn primäre PCI nicht < 120 min möglich)

1. Wahl	**Plasminogenaktivator** (Rekanalisation, Begrenzung der Myokardnekrose, Senkung der Mortalität)	rt-PA → 64	5000 IE Heparin als Bolus, dann 15mg i.v. als Bolus, dann 0.75mg/kg (max. 50mg) über 30min, dann 0,5mg/kg (max. 35mg) über 1h, Gesamtdosis max. 100mg; **Cave:** sehr differente Therapieschemata
oder		Tenecteplase → 65	30–50mg Bolus i.v. nach KG
2. Wahl		Streptokinase → 65	1.5 Mio. IE über 30–60min i.v., Heparin erst nach Streptokinase-Inf.; **Cave:** nur, wenn noch nie eine Streptokinasether. erfolgte

Koronare Herzkrankheit

Antithrombotische Begleittherapie

1. Thrombozytenaggregationshemmung

- Eine DAPT (in Form von ASS plus P2Y12-Inhibitor) ist bis zu 1 Jahr indiziert bei Pat. mit Fibrinolyse und anschließender PCI.
- Clopidogrel ist der P2Y12-Inh. der Wahl zur adjuvanten Therapie und nach Fibrinolyse; 48 h nach Fibrinolyse bei PCI-Pat. Wechsel zu Prasugrel/Ticagrelor erwägen.

	Cyclooxygenasehemmer (Thrombozytenaggr.-hemm.)	Acetylsalizylsäure → 67	1 x 75-250mg i.v. oder 150-300mg p.o.; Erh.dos. 75-100mg/d
plus	P2Y12-Rez.-Hemmer (Blockade des ADP-Rezeptors an Thrombozyten)	Clopidogrel → 67	Ladedosis 300mg, dann 75mg/d; bei Pat. ≥ 75J: ini 75 mg, Erh.dos. 75mg/d

2. Antikoagulation

	Niedermolekulares Heparin (Beschleunigung der Gerinnungsfaktorinhibition) bevorzugt vor UFH	Enoxaparin → 59	Pat. < 75J: 30mg i.v. Bolus, nach 15min 1mg/kg s.c. alle 12h bis Entlassung (max. 8d, erste 2 Gab. s.c. max. 100mg); Pat. ≥ 75J: statt Bolus i.v. Beginn mit 0.75mg/kgKG s.c., erste 2 Gaben max. 75mg; Pat. mit CrCl < 30ml/min: altersunabhängig eine Gabe s.c. alle 24h
oder	Unfraktioniertes Heparin (Beschleunigung der Gerinnungsfaktorinhibition)	Heparin → 58	70-100U/kg i.v. Bolus ohne geplanten GP IIb/IIIa-Inhib.; 50-60U/kg i.v. Bolus mit geplantem GP IIb/IIIa-Inhib.
oder	Indir. Faktor-Xa-Inhibitor nur bei mit Streptokinase-behandelten Pat.	Fondaparinux → 61	2.5mg i.v. Bolus, dann 2.5mg/d s.c. Bolus bis zu 8d oder bis Entlassung

Bei allergischen Reaktionen unter Streptokinase

evtl.	Glukokortikosteroide	Prednison → 208	250mg i.v.

Antithrombotische Erhaltungstherapie nach ACS

s. Kap. T 2.4.6

T 2.4.3 Therapie der Komplikationen bei Myokardinfarkt

Tachykarde ventrikuläre Rhythmusstörungen

evtl.	Antiarrhythmikum Kl. III (K^+-Ausstromhemmung, Refraktärzeit ↑)	Amiodaron → 51	p.o.: d 1-10 3-5 x 200mg/d, dann 1 x 200mg/d; i.v.: 5mg/kgKG über mind. 3min.; ≥15 min. nach 1. evtl. 2. Inj. max. 1200mg/24h
plus	Kaliumpräparat	Kaliumchlorid → 296	max. 20mmol K^+/h, Zielwert 5mmol/l

T 2 Kardiologie – Therapie

Vorhofflimmern → 472

Rhythmisierung oder Frequenzkontrolle bei klinischen Zeichen einer Herzinsuffizienz

	Antiarrhythmikum Kl. III	Amiodaron → 51	d 1–10 3–5 x 200mg/d, dann 1 x 200mg/d

Frequenzkontrolle

	Beta-1-selektiver Blocker (Chronotropie ↓, zentrale Sympathikusaktivität ↓)	Metoprololtartrat → 28	1–2 x 50–100mg/d p.o., 2.5–5mg i.v.
		Metoprololsuccinat → 28	1 x 47.5–190mg/p.o.
oder		Bisoprolol → 27	2.5–5mg/d p.o.
oder	Kalziumantagonist (Chrono-/Ino-/Dromotropie ↓, Afterload ↓)	Verapamil → 30	5mg langs. i.v., dann 5–10mg/h, max. 100mg/d, Perf. (100mg) = 2mg/ml ⇒ 2–5ml/h
evtl. +	Magnesiumpräparat	Mg-Sulfat 10%	2–8 mmol/g/d i.v.g/d

Eventuell Kardioversion!

Bradykardie

	Parasympatholytikum (Chronotropie ↑)	Atropin → 56	0.5–1mg i.v.
evtl.	Katecholamin (Ino-/Chrono-/Bathmotropie ↑, Bronchodilatation)	Adrenalin → 55	0.5–1mg i.v. (1:10 verdünnt), Wdh. nach Wi., Perf. (5mg) = 0,1mg/ml ⇒ 0.4–17ml/h
ggf.	Herzschrittmacher		

Akute Herzinsuffizienz bei Myokardinfarkt

	Schleifendiuretikum (Volumenentlastung)	Furosemid → 42	20–40mg i.v.
oder		Torasemid → 42	10–20mg i.v
plus	Nitrat (Pre-/Afterload ↓, ven. Pooling)	Glyzeroltrinitrat → 47	0.3–1.8μg/kg/min i.v., stat. Perf. (50mg) = 1mg/ml ⇒ 1–6ml/h
	Gas (Blutoxy., Ziel O₂ > 95%)	Sauerstoff	2–4 l/min Nasensonde
plus 1.Wahl	ACE-Hemmer (Vasodilatation ↑, Nierendurchblutung ↑, Aldosteronfreisetzg. ↓, Katecholaminfreisetzg. ↓)	Captopril → 22	6.25–12.5mg p.o.
oder		Enalapril → 23	1 x 5–20mg/dl p.o. einschl.
oder		Ramipril → 24	1 x 1.25–5mg p.o., MTD 10mg

Kardiogener Schock

Primäres Therapieziel: meist Intubation, Beatmung, ggf. intraaortale Gegenstrompulsation, Senkung der hohen Mortalität nur durch Herzkatheter/PTCA möglich

	Katecholamin (Ino-/Chrono-/Bathmotropie ↑, Bronchodilatation)	Adrenalin → 54	auf 1:10 verdünnen, 0.5–1mg i.v., Wdh. nach Wi, Perf. (5mg) = 0.1mg/ml ⇒ 0.4–17ml/h

Koronare Herzkrankheit

plus	**Gas** (Blutoxygenation)	Sauerstoff	2–4 l/min Nasensonde
plus	**Benzodiazepin** (Sedation)	Diazepam → 359	5–10 mg i.v.
plus	**Opioid** (Analgesie)	Morphin → 284	3–5 mg i.v. (1:10 verdünnt), ggf. wdh. bis Schmerzfreiheit
plus	**Schleifendiuretikum**	Furosemid → 42	20–80 mg i.v.
evtl.	**Alpha- und Beta-Sympathomimetikum, D1-Rezeptor-Agonist** (Inotropie ↑, Vasokonstrikt., renale Vasodilat., Natriurese)	Dopamin → 55	Nierendosis: 0.5-5µg/kg/min i.v., Perf. (250mg) = 5 mg/ml ⇒ 1–3.5ml/h; RR-Dosis: 6–10µg/kg/min i.v., Perf. (250 mg) ⇒ 4.5–9 ml/h, max. 18 ml/h
evtl.	**Betasympathomimetikum** (Inotropie ↑)	Dobutamin → 55	2.5–12µg/kg/min i.v., Perf. (250mg) = 2–10 ml/h

[7] Ibanez B et al.,: 2017 ESC Guidelines for the management of acute myocardial infarction in patients presenting with ST-segment elevation: The Task Force for the management of acute myocardial infarction in patients presenting with ST-segment elevation of the European Society of Cardiology (ESC). Eur Heart J 2018; 392,7: 119–177.

[8] ESC-/DGK-Pocket-LL: Therapie des akuten Herzinfarktes bei Pat. mit ST-Streckenhebung 2017.

T 2.4.4 Angina-pectoris-Anfall

Relative Kontraindikation: kurz wirksame Kalziumantagonisten, Digitalisglykoside

	Nitrat (Pre-/Afterload ↓, venöses Pooling)	Glyzeroltrinitrat → 47	2-3 Hub (à 0.4mg), 0.8mg s.l., 0.3-1.8µg/kg/min i.v., stat. Perf. (50mg) = 1mg/ml ⇒ 1–6 ml/h
evtl. plus	**Gas** (Blutoxygenation, Ziel-O_2 > 95%)	Sauerstoff	2–4 l/min Nasensonde
plus	**Cyclooxygenasehemmer**	Acetylsalizylsäure → 67	150 mg/d i.v. oder 150–300 mg p.o.
schwere AP	**Opiat** (Analgesie)	Morphin → 284	3–5 mg i.v. (1:10 verdünnt), ggf. wdh. bis Schmerzfreiheit
evtl.	**Benzodiazepin** (Sedation)	Diazepam → 359	5–10 mg i.v.
plus	**Beta-1-selektiver Blocker** (HZV ↓ [neg. chrono-/inotrop], O_2-Verbrauch ↓, zentrale Sympathikusaktivität ↓)	Metoprololtartrat → 28	ini 5mg langs. i.v. (1–2mg/min), max. 15mg i.v.
		Metoprololsuccinat → 28	1 x 47.5–190 mg p.o.
		Bisoprolol → 27	1 x 2.5–10 mg p.o.

T 2.4.5 Chronisch stabile Angina pectoris[9, 10]

Allgemein

	Cyclooxygenasehemmer	Acetylsalicylsäure → 67	1 x 100mg/d p.o.
oder	P2Y12-Rez.-Hemmer (Block. d. thromboz. ADP-Rez.)	Clopidogrel → 67	75mg/d p.o. (bei ASS-Unverträglichkeit)
plus	Nitrat (Pre-/Afterload ↓, ven. pooling, Koronarspasmolyse, O₂-Verbrauch ↓)	Isosorbidmononitrat → 47	2 x 20–40mg/d p.o. (1–1–0), 1 x 40–100mg/d (ret.) p.o.
evtl. plus	NO-Freisetzung ohne Toleranzentwicklung (Pre-/Afterload ↓, ven. Pooling, Koronarspasmolyse, O₂-Verbrauch ↓)	Molsidomin → 47	2–3 x 2mg/d p.o., 1–2 x 8mg/d (ret.) p.o., (nur bei Angina pectoris)
oder		Pentaerithrityltetranitrat → 47	2–3 x 50–80mg/d p.o.
plus	Beta-1-selektiver Blocker (HZV ↓ [neg. chrono-/inotrop], O₂-Verbrauch ↓, zentrale Sympathikusaktivität ↓)	Metoprololtartrat → 28	1–2 x 50–100mg/d p.o.
		Metoprololsuccinat → 28	1 x 47.5–190mg/d p.o.
		Bisoprolol → 27	1 x 2.5–10mg/d p.o.
		Atenolol → 27	1 x 50–100mg/d p.o.
oder	Alpha-/Betablocker (s.o.)	Carvedilol → 28	1–2 x 25mg/d p.o.
evtl. plus	I_f-Kanal-Hemmer (neg. chronotrop, myokard. O₂-Verbr. ↓, O₂-Versorg.)	Ivabradin → 48	2 x 5–7.5mg/d
evtl. plus	I_Na, late-Inhibitor (Hemmung d. späten Na⁺-Einstroms in kardiale Myozyten ⇒ intrazell. Kalziumüberladung ↓ ⇒ O₂-Bedarf ↓, O₂-Angebot ↑)	Ranolazin → 48	2 x 375–750mg/d p.o.
plus	CSE-Hemmer (intrazell. Cholesterinsynthese ↓, LDL ↓, HDL ↑) Ziel-LDL < 70 mg/dl	Atorvastatin → 121	10–80mg/d p.o.
		Simvastatin → 122	10–80mg/d p.o.
		Rosuvastatin → 122	5–40mg/d p.o.
		Fluvastatin → 122	20–80mg/d p.o.
		Lovastatin → 122	20–80mg/d p.o.
		Pravastatin → 122	10–40mg/d p.o.
evtl. plus	Cholesterin-Aufnahmehemmer	Ezetimib → 125	10mg/d p.o
evtl. plus	PCSK-9-Hemmer (LDL-Chol.-Aufnahme u. -Abbau in Leberzelle ↑)	Evolocumab → 126	140mg s.c. alle 2W oder 420mg s.c. 1/M, max. 420mg s.c. alle 2W bei homozygoter Hyperchol.
oder		Alirocumab → 126	75 oder 150mg s.c. alle 2W

Koronare Herzkrankheit 459

Prinzmetal-Angina

	Benzodiazepinderivat, Kalziumantagonist (Koronardilatation, Chrono-/Dromo-/Inotropie ↓, Afterload ↓, O_2-Verbrauch ↓)	Diltiazem → 30	3 x 60–90mg/d p.o., 2 x 90–180mg/d (ret.) p.o., 1 x 240mg/d (ret.) p.o.
evtl. plus	**Beta-1-selektiver Blocker** (HZV ↓ [neg. chronotrop + inotrop], O_2-Verbrauch ↓, zentr. Sympathikusaktiv. ↓)	Metoprololtartrat → 28	1–2 x 50–100mg/d p.o.

Eventuell Hypertonietherapie bei KHK

	Beta-1-selektiver Blocker (HZV ↓ [neg. chronotrop + inotrop], O_2-Verbrauch ↓, zentr. Sympath.-Aktivität ↓)	Metoprololtartrat → 28	1–2 x 50–100mg/d p.o.
		Metoprololsuccinat → 28	1 x 47.5–190mg/d p.o
		Bisoprolol → 27	2.5–10mg/d
und/oder	**ACE-Hemmer** (Vasodil. ↑ ⇒ Afterload ↓, Nierendurchbl. ↑, Aldosteron- + Katecholaminfreisetzg. ↓)	Enalapril → 23	1 x 2.5–20mg/d p.o., max. 40mg/d
		Ramipril → 24	1 x 1.25–5mg p.o., max. 10mg/d

AT-II-Blocker

	AT-II-Blocker (Angiotensinwirkung ↓, spezifische Blockade des Angiotensin-II-Typ-1-Rez.)	Losartan → 26	1 x 50mg/d p.o., max. 100mg/d
		Valsartan → 26	80–320mg/d
		Candesartan → 25	8–32mg/d
		Irbesartan → 26	75–300mg/d
		Eprosartan → 25	1 x 600mg p.o.
und/oder	**Kalziumantagonist** (O_2-Verbrauch ↓, Inotropie ↓, Afterload ↓)	Amlodipin → 31	1 x 5–10mg/d p.o.
		Lercanidipin → 31	1 x 10–20mg/d p.o..

T 2.4.6 Antithrombotische Erhaltungstherapie bei Patienten mit KHK[11]

Allgemeine Empfehlungen

- PPI immer in Kombination mit DAPT bei Pat. mit erhöhtem Blutungsrisiko (IA), sonst IB.
- Im Falle einer OP Ticagrelor mind. 3d, Clopidogrel 5d und Prasugrel 7d pausieren (IIa). ASS soll dabei nichtunterbrochen werden (I).
- Eine elektive OP mit der Notwendigkeit einer Pausierung der P2Y12-Hemmern sollte frühestens 1M nach PCI erfolgen (IIa), bei Pat. nach ACS frühestens nach 6M (IIb).

Strategien zur Vermeidung von Blutungskomplikationen bei Pat. mit OAK-Indikation

- Ischämie- und Blutungsrisiko mittels validierter Risikoscores (z. B. CHA_2DS_2-VASc, ABC, HAS-BLED) bewerten, mit Fokus auf den veränderbaren Risikofaktoren.
- Die antithrombozytäre Therapie sollte bei Pat. mit OAK nach 12M abgesetzt werden (IIa B).
- Tripletherapie-Dauer 1M; bei Pat. mit hohem ischämischen und niedrigem Blutungsrisiko bis 6M (IIa B).
- Nach PCI anstelle der Tripletherapie eine duale Therapie (orales Antikoagulans + Clopidogrel) erwägen (IIa A).
- NOAK anstelle von VKA erwägen, falls NOAK nicht kontraindiziert sind.
- Einen INR-Zielwert im unteren Bereich des empfohlenen Zielbereichs erwägen und - bei VKA-Einsatz - die Zeit im therapeutischen Bereich maximieren (d. h. > 65-70%) (IIa B).
- Das niedriger dosierte NOAK-Therapieschema, das in Zulassungsstudien geprüft wurde, in Kombination mit ASS und/oder Clopidogrel erwägen (IIa C)
- Clopidogrel ist der P2Y12-Hemmer der Wahl; Prasugrel und Ticagrelor werden nicht in Zusammenhang mit einer OAK empfohlen (III C).
- Niedrig-dosiertes ASS (≤100 mg/d) einsetzen.
- Routinemäßiger Einsatz von PPIs.

Fußnoten für die Grafiken zur dualen Therapie bei PCI-Pat. mit ACS und stabiler KHK

BMS = unbeschichteter Metallstent; BRS = bioresorbierbarer Gefaßstent; DAPT = duale antithrombozytäre Therapie; DCB = medikamentenbeschichteter Ballonkatheter; DES = medikamentenbeschichteter Stent (drug eluting stent); M = Monat(e); OAK = orale Antikoagulation; PCI = perkutane Koronarintervention; SCAD = stabile KHK.
Als hohes Blutungsrisiko wird ein erhöhtes Risiko fur spontane Blutungen unter DAPT betrachtet (z. B. PRECISE-DAPT-Score ≥ 25). Die Farbkodierung bezieht sich auf die ESC-Empfehlungsgrade (dunkelgrün =Grad I; hellgrün =Grad IIa; mittleres Grün = Grad IIb). Behandlungen, die in derselben Zeile erscheinen, sind alphabetisch sortiert, ohne Vorzugsreihenfolge, sofern nicht anders angegeben.
[1] Nach einer PCI mit DCB sollte eine 6-monatige DAPT erwogen werden (IIa-B).
[2] falls Patient SCAD zeigt oder, im Fall von ACS, nicht fur eine Behandlung mit Prasugrel oder Ticagrelor infrage kommt.
[3] falls Patient nicht fur eine Behandlung mit Prasugrel oder Ticagrelor infrage kommt.
[4] falls Patient nicht fur eine Behandlung mit Ticagrelor infrage kommt.

Koronare Herzkrankheit

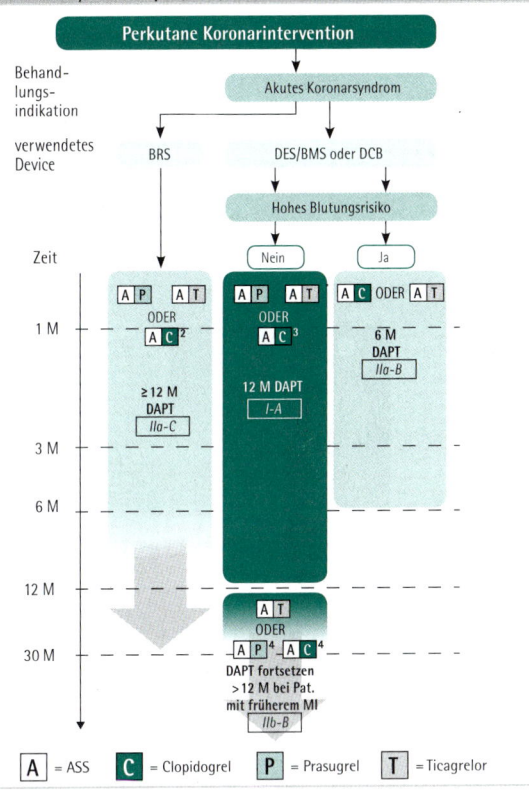

Duale antithrombozytäre Therapie (DAPT) bei PCI-Patienten mit ACS[12]

Perkutane Koronarintervention

Behandlungsindikation: Akutes Koronarsyndrom

verwendetes Device: BRS | DES/BMS oder DCB

Hohes Blutungsrisiko: Nein | Ja

Zeit

1 M:
- BRS: A P A T ODER A C [2] — ≥ 12 M DAPT (IIa-C)
- DES/BMS oder DCB (Nein): A P A T ODER A C [3] — 12 M DAPT (I-A)
- DES/BMS oder DCB (Ja): A C ODER A T — 6 M DAPT (IIa-B)

3 M

6 M

12 M

30 M:
A T ODER A P [4] A C [4]
DAPT fortsetzen > 12 M bei Pat. mit früherem MI (IIb-B)

A = ASS   C = Clopidogrel   P = Prasugrel   T = Ticagrelor

462 T 2 Kardiologie – Therapie

Duale antithrombozytäre Therapie (DAPT) bei PCI-Patienten mit stabiler KHK[12]

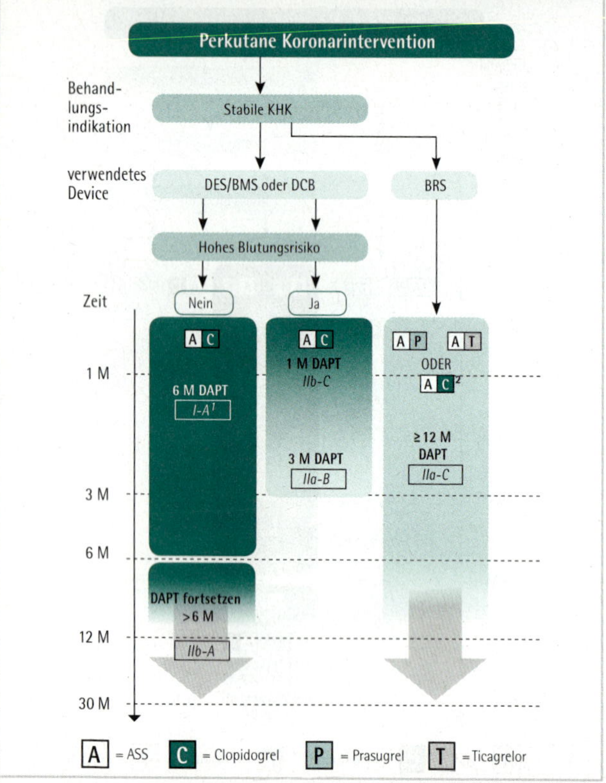

Perkutane Koronarintervention

Behandlungsindikation: Stabile KHK

verwendetes Device: DES/BMS oder DCB | BRS

Hohes Blutungsrisiko (bei DES/BMS oder DCB)

Zeit

Nein (DES/BMS oder DCB, kein hohes Blutungsrisiko):
- A C
- 6 M DAPT — I-A[1]
- DAPT fortsetzen > 6 M — IIb-A (bis >12 M)

Ja (hohes Blutungsrisiko):
- A C
- 1 M DAPT — IIb-C
- 3 M DAPT — IIa-B

BRS:
- A P oder A T
- ODER
- A C[2]
- ≥ 12 M DAPT — IIa-C

Legende

| A | = ASS | C | = Clopidogrel | P | = Prasugrel | T | = Ticagrelor |

Zeitachse: 1 M — 3 M — 6 M — 12 M — 30 M

Koronare Herzkrankheit 463

DAPT bei Patienten mit KHK, die allein konservativ behandelt werden[12]

```
                    Nur konservative Behandlung
                              │
                    ┌─────────┴─────────┐
Behandlungs-    Stabile KHK        Akutes Koronarsyndrom
indikation          │                      │
                    ▼                      ▼
              Keine Indikation      Hohes Blutungsrisiko
              zur DAPT, es sei          ┌───┴───┐
              denn gleichzeitige      Nein      Ja
              oder frühere Indi-
              kation dominiert
```

Zeit

- 1 M: **A T** ODER **A C**[4] | **A C** ≥1 M DAPT *IIa-C*
- 3 M: 12 M DAPT *I-A*
- 6 M
- 12 M
- 30 M: **A T** ODER **A C**[4] — DAPT > 12 M *IIb-B*

Behandlungen, die in derselben Zeile erscheinen, sind alphabetisch sortiert, ohne Vorzugsempfehlung, sofern nicht anders angegeben.

A = ASS **C** = Clopidogrel **P** = Prasugrel **T** = Ticagrelor

DAPT bei PCI-Patienten mit Indikation zur oralen Antikoagulation[12]

Patienten mit Indikation zur OAK, die sich einer PCI unterziehen[1]

Sorge wegen Ischämierisiko[2] überwiegt

- Zeit ab Therapiebeginn: **A C O** – 1 M Tripletherapie [IIa-B]
- 1 M: **A C O** – Tripletherapie bis zu 6 M [IIa-B]
- 6 M: **C O** / **A O** – Duale Therapie bis zu 12 M [IIa-A]

Sorge wegen Blutungsrisiko[3] überwiegt

- **A C O** – 1 M Tripletherapie [IIa-B]
- 3 M: **C O** ODER **A O** – Duale Therapie bis zu 12 M [IIa-A]

C O – Duale Therapie bis zu 12 M [IIa-A]

- jenseits 12 M: **O** OAK allein [IIa-B]

A = ASS   **C** = Clopidogrel   **O** = Orale Antikoagulation

M = Monat(e). Die Farbkodierung bezieht sich auf die Anzahl gleichzeitiger antithrombotischer Medikamente. Tripletherapie bezeichnet eine Behandlung mit DAPT plus orales Antikoagulans (OAK). Duale Therapie bezeichnet eine Behandlung mit einem einzelnen antithrombozytären Medikament (ASS oder Clopidogrel) plus OAK.
[1] Periprozedurale Gabe von ASS und Clopidogrel während der PCI wird empfohlen, ungeachtet der Behandlungsstrategie.
[2] Als hohes Ischämierisiko werden ein akuter klinischer Befund oder anatomische/prozedurale Merkmale angesehen, die das Risiko für einen Myokardinfarkt erhöhen können.
[3] Das Blutungsrisiko kann mit dem HAS-BLED oder ABC-Score abgeschätzt werden.

[9] ESC Guidelines for the management of Stable Coronary Artery Disease. Eur Heart J 2013; 34:2949-3003. doi:10.1093/eurheartj/eht296.
[10] 2015 Pocket-Leitlinie: Management der stabilen koronaren Herzkrankheit (KHK).www.dgk.org.
[11] ESC-DGK-Pocket-Leitlinie DAPT - Duale antithrombozytäre Therapie bei koronarer Herzkrankheit, Version 2017.
[12] 2017 ESC focused update on dual antiplatelet therapy in coronary artery disease developed in collaboration with EACTS. Eur Heart J 2017, 0, 1-48 doi:10.1093/eurheartj/ehx419.

T 2.5 Herzinsuffizienz (HF)

T 2.5.1 Bestimmung des Stadiums der Herzinsuffizienz (nach NYHA)

I	Beschwerdefreiheit, keine Symptomatik
II	Leichte Einschränkung der körperlichen Belastbarkeit
III	Höhergradige Einschränkung der körperlichen Belastbarkeit bei gewohnten Tätigkeiten des Alltags
IV	Beschwerden bei allen körperlichen Tätigkeiten und in Ruhe

Die Sicherung der Diagnose einer chronischen Herzinsuffizienz beruht auf der typischen Symptomatik, dem Untersuchungsbefund und dem Nachweis einer zugrunde liegenden Herzerkrankung.

T 2.5.2 Diagnostik der HF + Begleiterkrankungen

Definition wichtiger Formen der Herzinsuffizienz

Akute Herzinsuffizienz	• Rasches Einsetzen (evtl. innerh. von Stunden) oder rasche Veränderung von Symptomen/Zeichen der HF (lebensbedrohl. Situation) • Unterscheidung von „de novo akuter HF" und „akuter HF bei bereits diagnostizierter bestehender chron. HF (systolisch oder diastolisch)" ⇒ bei dieser Form oft klar definierte Auslöser, z.B. Arrhythmie oder Stopp von Diuretikatherapie

Chronische Herzinsuffizienz

HF-rEF = HF mit reduzierter Ejektionsfraktion	• Wird auch als systolische Form der HF bezeichnet • Typische Symptome und Zeichen der Herzinsuffizienz • Reduzierte linksventrikuläre Ejektionsfraktion (< 40%), reduzierte Pumpleistung und reduzierter Auswurf
HF-pEF = HF mit erhaltener Ejektionsfraktion	• Wird auch als diastolische Form der HF bezeichnet • Typische Symptome u. Zeichen der HF, aber normale (EF > 50%) • Relevante strukturelle Herzerkrankung (LV-Hypertrophie/linksatriale Vergrößerung) und/oder diastolische Dysfunktion • Erhöhte BNP- oder NT-proBNP-Werte • Etwa 30–40% der HF-Fälle, häufig Frauen
HF-mrEF = HF with mid-range ejection fraction	• EF 40–49 % • Relevante strukturelle Herzerkrankung (LV-Hypertrophie/linksatriale Vergrößerung) und/oder diastolische Dysfunktion • Erhöhte BNP- oder NT-proBNP-Werte

T 2 Kardiologie – Therapie

Diagnostik	
Klinische Symptomatik	• **Akute HF:** akutes Lungenödem (schwerste Atemnot, schaumiges Sputum, Todesangst, radiol. massive Lungenstauung), evtl. kardiogener Schock, Orthopnoe, Tachypnoe, Kaltschweißigkeit, Zyanose • **Chron. HF:** Belastungsdyspnoe, im Spätstadium Ruhedyspnoe, Ödeme, Gewicht ↑, Müdigkeit, Schwindel, Verwirrtheit, Schlafstörung, Inappetenz
Labor	Blutbild, NT-proBNP/BNP, Elektrolyte i.S. (Natrium, Kalium, Kalzium), Leberwerte, Kreatinin i.S., Harnstoff, eGFR, Nüchtern-Blutzucker, Ferritin, TSH, FT3, FT4, Lipidprofil, INR
EKG	Zustand nach Infarkt, Hypertrophie, Rhythmusstörungen
Belastungstests (Belastungs-EKG, Stress-Echokardiografie, Myokard-Szintigrafie)	Bei V. a. koronare Herzkrankung
Echokardiografie	Linksventrikuläre Funktion, regionale/globale Kontraktionsstörungen, linksventrikulärer Diameter, Wanddicken, Vorhofgröße, Klappenmorphologie, Klappenvitien, Rechtsherzbelastung, Perikarderguss
Röntgen-Thorax	Herzgröße (linker und rechter Ventrikel, linker Vorhof), Stauungszeichen, Erguss, pulmonale Hypertonie
Diagnostik (Fortsetzung)	
Lungenfunktion, Ergospirometrie	Abklärung primär pulmonaler Ursachen bei Atemnot, Objektivierung der kardiopulmonalen Leistungsfähigkeit
Herzkatheteruntersuchung	Abgrenzung koronare Herzkrankung vs. hypertensive Herzerkrankung/Kardiomyopathie, linksventrikuläre Funktion, globale/regionale Kontraktionsstörungen, semiquantitative Bestimmung von Regurgitationen, Hämodynamik (linksventrikuläre Drücke, system- und pulmonalarterielle Druckwerte, Widerstandsberechnung)
Myokardbiopsie	Bei V. a. akute Myokarditis
Lungenventilations-/-perfusionsszintigramm	Verdacht auf Lungenembolien
Computertomografie	Abklärung von Lungengerüsterkrankungen, Lungenembolie
Kernspintomografie	Vitiendiagnostik, Shunt- u. Regurgitationsquantifizierung, Nachweis von ischämischem oder vitalem Myokard, Nachweis Myokarditis/Speicherkrankung
PET	Vitalitätsdiagnostik

Herzinsuffizienz

T 2.5.3 Nicht medikamentöse Therapie der chronischen HF

Multidisziplinäres Management/Schulung	• Programme zur Senkung des Risikos für eine Hospitalisierung • Schulung der Patienten (zur Erkrankung, zu sozialen Veränderungen etc.)
Ernährung und Gewicht	• Evtl. Flüssigkeitsrestriktion auf 1,5-2l/d bei Pat. mit schwerer HF • Limitierte Kochsalzzufuhr (unter 3g/d), kein Nachsalzen • Tägliche Gewichtskontrolle! (Cave: bei Zunahme > 1kg/Nacht sowie > 2kg/3d sowie > 2,5kg/W ⇒ Arzt kontaktieren • Kontrollierter Alkoholkonsum (M: 20ml/d äquiv. reinen Alkohol, F: 10ml/d)
Rauchen	Unbedingter Rauchstopp
Körperliche Aktivität	Moderates Ausdauertraining für Pat. im Stadium NYHA I bis III
Impfungen und Reisen	• Impfung gegen Pneumokokken und Influenza bei fehlenden KI • Flugreisen kontraindiziert bei Ruhedyspnoe

T 2.5.4 Medikamentöse Therapie der chronischen HF

Hinweise zur Therapie der Herzinsuffizienz im NYHA-Stadium I

- ACE-Hemmer bei allen Pat. mit EF ≤ 40%
- Betablocker nach MI bei Hypertonie (gemäß LL)
- Thiaziddiuretika bei Hypertonie (gemäß LL)
- AT-II-Antagonisten bei allen Pat. mit EF ≤ 40%, die keine ACE-Hemmer vertragen
- Weitere Wirkstoffe (Digitalis, Antikoagulantien) bei bestimmten Voraussetzungen

Therapie der chronischen HF bei erhaltener Ejektionsfraktion (HF-pEF)

- Für keine medikamentöse Behandlung konnte bisher eine Verbesserung der Mortalität bei Patienten mit HF-pEF gezeigt werden.
- Bei Pat. mit HF-pEF und SR können Nebivolol, Candesartan, Digoxin und Spironolacton möglicherweise die Häufigkeit von Hospitalisierungen verringern.
- Diuretika werden eingesetzt wie bei HF-rEF, um Luftnot und Stauung zu lindern.
- Strikte Risikofaktorbehandlung (z.B. Hypertonie, Diabetes mellitus, KHK)

T 2 Kardiologie – Therapie

T 2.5.5 Therapiealgorithmus bei chronischer symptomatischer HF (HF-rEF)[13]

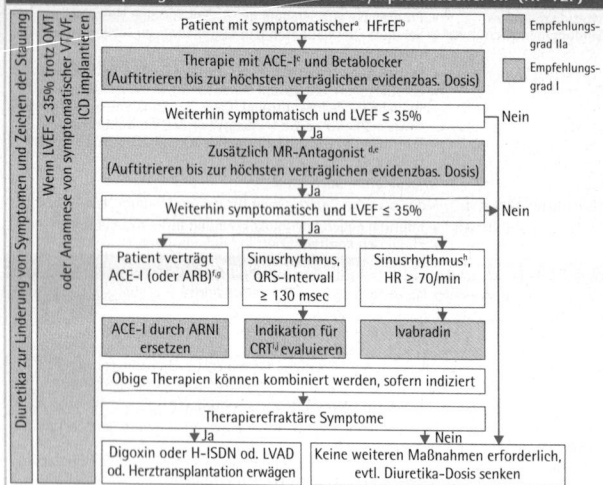

Seitenleiste links: Diuretika zur Linderung von Symptomen und Zeichen der Stauung | Wenn LVEF ≤ 35% trotz OMT oder Anamnese von symptomatischer VT/VF, ICD implantieren

Flussdiagramm:

Patient mit symptomatischer[a] HFrEF[b]
↓
Therapie mit ACE-I[c] und Betablocker
(Auftitrieren bis zur höchsten verträglichen evidenzbas. Dosis)
↓
Weiterhin symptomatisch und LVEF ≤ 35% — Nein →
↓ Ja
Zusätzlich MR-Antagonist[d,e]
(Auftitrieren bis zur höchsten verträglichen evidenzbas. Dosis)
↓
Weiterhin symptomatisch und LVEF ≤ 35% — Nein →
↓ Ja

Drei parallele Äste:
- Patient verträgt ACE-I (oder ARB)[f,g] → ACE-I durch ARNI ersetzen
- Sinusrhythmus, QRS-Intervall ≥ 130 msec → Indikation für CRT[i,j] evaluieren
- Sinusrhythmus[h], HR ≥ 70/min → Ivabradin

↓
Obige Therapien können kombiniert werden, sofern indiziert
↓
Therapierefraktäre Symptome
↓ Ja / Nein →
- Ja: Digoxin oder H-ISDN od. LVAD od. Herztransplantation erwägen
- Nein: Keine weiteren Maßnahmen erforderlich, evtl. Diuretika-Dosis senken

Legende: Empfehlungsgrad IIa; Empfehlungsgrad I

Grün: Empfehlungsgrad I; grau: Empfehlungsgrad IIa. ACE-I = ACE-Hemmer; ARB = Angiotensin-Rezeptor-Antagonisten; ARNI = Angiotensinrezeptor-Neprilysin-Hemmer; H-ISDN = Hydralazin-Isosorbiddinitrat; MR = Mineralokortikoidrezeptor; OMT = optimale medikamentöse Therapie; VF = Kammerflimmern; VT = Kammertachykardie.

a Symptomatisch = NYHA-Klasse II-IV.
b HFrEF = LVEF < 40%.
c Wenn ACE-Hemmer nicht vertragen werden/kontraindiziert sind, ARB verwenden.
d Wenn MRA nicht vertragen werden/kontraindiziert, sind ARB verwenden.
e Sofern HF-bedingter Krankenhausaufenthalt binnen der letzten 6 Monate oder erhöhte natriuretische Peptide (BNP > 250 pg/ml oder NTproBNP > 500 pg/ml bei Männern und 750 pg/ml bei Frauen).
f Sofern erhöhter Plasmaspiegel natriuretische Peptide (BNP ≥ 150 pg/ml oder NT-proBNP ≥ 600 pg/ml, oder bei HF-bedingtem Krankenhausaufenthalt binnen der letzten 12 Monate – BNP ≥ 100 pg/ml oder NT-proBNP ≥ 400 pg/ml).
g Dosierung äquivalent zu Enalapril 10 mg 2x täglich.
h Sofern HF-bedingter Krankenhausaufenthalt im Vorjahr.
i CRT wird empfohlen bei QRS ≥ 130 msec und LBBB (mit Sinusrhythmus).
j CRT sollte/kann erwogen werden bei QRS ≥ 130 msec mit non-LBBB (mit Sinusrhythmus) oder bei Patienten mit Vorhofflimmern, vorausgesetzt es besteht eine Strategie zur Gewährleistung eines hohen ventrikulären Stimulationsanteils (individualisierte Entscheidung).

[13] Nach ESC/DGK Pocket-Leitlinien „Herzinsuffizienz" - Update 2016.

T 2.5.6 Medikamentöse Behandlung der chronischen HF[14]

Med.-Gruppe	Medikament	Initialdosis	Maximaldosis
ACE-Hemmer (Vasodil. ↑, Nierendurchblutung ↑, Aldosteronfreisetzung ↓, Katecholaminfreisetz. ↓) Ther. einschleichen, Nierenfkt. + RR kontrollieren (1A)	Captopril → 22	3 x 6.25mg/d p.o.	3 x 50mg/d p.o.
	Enalapril → 23	2 x 2.5mg/d p.o.	2 x 20mg/d p.o.
	Ramipril → 24	1–2 x 1.25–2.5mg/d p.o.	2 x 5mg/d od. 1 x 10mg/d p.o.
	Perindopril → 23	1 x 2.5mg/d p.o.	1 x 5mg/d p.o.
	Quinapril → 24	2 x 2.5mg/d p.o.	2 x 20mg/d p.o.
	Cilazapril → 23	1 x 0.5mg/d p.o.	1 x 5mg/d p.o.
	Lisinopril → 23	1 x 2.5mg/d p.o.	1 x 35mg/d p.o.
	Benazepril → 22	1 x 2.5mg/d p.o.	1 x 20mg/d p.o.
Beta-Blocker [HZV ↓ (neg. chronotrop, neg. inotrop), O$_2$Verbrauch ↓] (1A)	Carvedilol → 28	2 x 3.125mg/d p.o.	2 x 25–50mg p.o.
		je nach Verträglichkeit alle 2W um 3.125–12.5mg p.o. steigern	
	Metoprololsuccinat → 28	½–1 x 23.75mg/d p.o.	1 x 190mg/d p.o.
		je nach Verträglichkeit Dosis alle 2W verdoppeln auf max. Dosis	
	Bisoprolol → 27	1 x 1.25mg/d p.o.	1 x 10 mg/d p.o.
	Nebivolol → 29 (nur bei Pat. > 70 J)	1 x 1.25mg/d p.o.	1 x 10 mg/d p.o.
I$_f$-Kanal-Hemmer (neg. chronotrop, myokard. O$_2$-Verbr. ↓, O$_2$-Versorg. ↑) (IIaB/IIbC)	Ivabradin → 48	2 x 5–7.5mg p.o.; bei Patienten mit SR und EF < 35% und NYHA II–IV mit einer HF > 70/min trotz Beta-Blocker oder bei Beta-Blocker-Unverträglichkeit	
Thiaziddiuret. (renaler H$_2$O- u. NaCl-Verlust, endogene vasokonstrikt. Reize ↓)	Hydrochlorothiazid → 43	1 x 12.5–50mg/d p.o.	
		Cave: nur bei Krea bis 2 mg/dl, dann Furosemid, kontraindiziert bei Krea > 2 mg/dl	
	Xipamid → 44	1 x 10–40mg p.o.	
		Kontraindiziert bei Krea > 2 mg/dl	
Schleifendiuret. (Vol.-Entlastung)	Furosemid → 42	1–3 x 10–20mg	80mg/d p.o.
	Torasemid → 42	1–2 x 2.5–10mg p.o.	20mg/d p.o.
Diuretikum (Aldosteron-Rez.-Antagonist) (1A)	Spironolacton → 45	25(–50)mg/d; Voraussetzung: K+ < 5mmol/l und Krea < 2,5mg/dl (m), < 2(w); bei älteren Patienten GFR > 30ml/min dokumentieren und mit 12.5mg beginnen	
	Eplerenon → 44	25mg/d wenn K$^+$< 5mmol/l, nach 4 W auf 50mg/d ↑	

T 2 Kardiologie – Therapie

Digitalisglykosid (Chronotropie ↓, Inotropie ↑, Dromotropie ↓, AV-Knoten-Refraktärzeit ↑) **(IIbB)**	Digoxin → 53	Digitalisierung, z.B. d1–3: 1 x 0.5mg p.o.; 2–3 x 0.5mg i.v., dann 1 x 0.25–0.375mg p.o.; 1 x 0.25mg i.v.	
bei Niereninsuff.	Digitoxin → 53	d1–3 3 x 0.07–0.1mg p.o., dann 1 x 0.07–0.1mg; d1 0.5mg i.v., d2 + 3 0.25mg i.v., dann 0.07–0.1mg/d p.o./i.v.	
AT-II-Blocker (AT-Wirkung ↓, spezif. Blockade d. AT-II-Typ-1-Rez.) bei ACE-Hemmer-Unverträglichkeit **(IA)**	Losartan → 26	1 x 25–50mg p.o.	1 x 150mg/d p.o.
	Candesartan → 25	1x 4–8mg/d p.o.	1 x 32mg/d p.o.
	Valsartan → 26	2 x 40mg/d p.o.	2 x 160mg/d p.o.
ARNI (Angiotensin receptor neprilysin inhib.) **(IB)** nicht zus. mit ACE-Hemmern u. AT-II-Blockern	Sacubitril + Valsartan → 39	2 x 24/26mg/d p.o.	2 x 97/103mg/d p.o.

[14] Modifiziert nach ESC Guidelines for the diagnosis and treatment of acute and chronic heart failure 2016; European Heart Journal doi:10.1093/eurheartj/ehw128

T 2.5.7 Aggregattherapie, chirurgische Therapie und Koronarevaskularisation[15]

Implantation eines Kardioverter/Defibrillators (ICD), um Risiko f. plötzl. Herztod zu senken

Vorbedingungen: Lebenserwartung > 1 Jahr mit gutem funktionellen Status

Sekundärprävention	ICD empfohlen bei Patienten mit Zustand nach ventrikulärer Herzrhythmusstörung, die zur hämodynamischen Instabilität führte (IA)
Primärprävention	• Bei Patienten mit symptomatischer HF (NYHA-Klasse II bis III) und einer EF ≤ 35% trotz optimaler Pharmakotherapie > 3 M • Ischämische Ätiologie und > 40 Tage nach akutem MI (IA) • Nicht ischämische Kardiomyopathie (IB)

Empfehlungen zur CRT (CRT = Resynchronisationstherapie = biventrikuläres Pacing)

Vorbedingungen	Empfehlung/Evidenzgrad
LSB, QRS ≥ 150 ms, SR, EF ≤ 35%, NYHA II–IV	Klasse I A
LSB, QRS 130–149 ms, SR, EF ≤ 35%, NYHA II–IV	Klasse I B
Kein LSB, QRS >150 ms, SR, EF ≤ 30%, NYHA II–IV	Klasse IIa B
Kein LSB, QRS 130–149 ms, SR, EF ≤ 30%, NYHA II–IV	Klasse IIb B

Herzrhythmusstörungen 471

Vorbedingungen (Fortsetzung)	Empfehlung/Evidenzgrad
CRT bei Pat. mit Vorhofflimmern, SR, QRS > 130 ms, EF ≤ 35%, NYHA III-IV	Klasse IIa B
Pat. mit nicht kontrollierbarer Tachykardie, eingeschr. LV-Fkt. und geeignet für AV-Knoten-Ablation	Klasse IIa B
CRT soll alleiniger RV-Stimulation vorgezogen werden bei Patienten mit AV-Block III und Indikation zur Ventrikelstimulation	Klasse I A
Chirurgische Therapieverfahren und Koronarevaskularisation	
Je nach Indikationen (s. Leitlinien) Bypasschirurgie, perkutane Interventionsverfahren, Herztransplantation, klappenchirurgische Eingriffe und Unterstützungssysteme	

[15] ESC Guidelines for the diagnosis and treatment of acute and chronic heart failure 2016. European Heart Journal; doi:10.1093/eurheartj/ehw128.

T 2.6 Herzrhythmusstörungen

T 2.6.1 Supraventrikuläre Tachykardie

Sinustachykardie

	Beta-1-selekt. Blocker (Chronotropie ↓, zentr. Sympathikusaktivität ↓)	Metoprololtartrat → 28	1-2 x 50-100mg/d p.o.
		Metoprololsuccinat → 28	1 x 47.5-190mg/d p.o.
		Bisoprolol → 27	1 x 5-10mg/d

Vorhofflattern

1. Frequenzkontrolle

	Digitalisglykosid (Chronotropie ↓, Inotropie ↑, Dromotropie ↓, AV-Knoten-Refraktärzeit ↑)	Digoxin → 53	ini 3 x 0.4mg/24h i.v., dann 1 x 0.25-0.375 mg/d p.o., 1 x 0.2 mg/d i.v.
oder		Digitoxin → 53	ini 3 x 0.1mg/24h i.v., dann 1 x 0.07-0.1 mg/d p.o.
und/oder	Beta-1-selektiver Blocker	Metoprololtartrat → 28	1-2 x 50-100mg/d p.o.
		Metoprololsuccinat → 28	1 x 47.5-190mg/d p.o.
		Bisoprolol → 27	1 x 5-10mg/d
und/oder	Kalziumantagonist (Chronotropie ↓, Dromotropie ↓, Inotropie ↓)	Verapamil → 30	5mg langs. i.v., dann 5-10mg/h, max. 100mg/d, Perf. (100mg) = 2 mg/ml ⇒ 2-5ml/h
		Diltiazem → 30	3 x 60-90mg/d p.o., 2 x 90-180mg/d (ret.) p.o., 1 x 240mg/d (ret.) p.o..

2. Primäre Katheterablation und/oder Kardioversion, medikamentöse Frequenzkontrolle als überbrückende Maßnahme

3. Emboliephrophylaxe

	Unfraktion. Heparin (Beschleunigung der Gerinnungsfaktorinhibition, Emboliephrophylaxe)	Heparin → 58	5000 IE als Bolus i.v., dann Perf. (25.000 IE): 2ml/h (Dosisanpassung an Ziel-PTT: das 1.5- bis 2.5-Fache des Normbereichs)
	Vitamin-K-Antagonist (Langzeit-Antikoagulation)	Phenprocoumon → 63	d 1-2-3 12-9-6mg, Erh.Dos. nach INR 1.5-6mg abends

Vorhofflimmern[16]

1. Emboliephrophylaxe

akut	**Unfraktion. Heparin** (Beschleunigung der Gerinnungsfaktorinhibition, Emboliephrophylaxe)	Heparin → 58	5000 IE als Bolus i.v., dann Perf. (25000 IE): 2ml/h (Dosisanpass. an Ziel-PTT: das 1.5-2.5-Fache des Normbereichs)
dann	**Vitamin-K-Antagonist** (Langzeit-Antikoagulation)	Phenprocoumon → 63	d1-2-3 12-9-6mg, Erh.Dos. nach Quick 1.5-6mg abends
oder	**Direkter Thrombininhibitor**	Dabigatran → 62	2 x 150mg/d; 2 x 110 mg/d bei GFR 30-50 ml/min, Alter > 75 J, Z.n. GI-Blutung
	Spezifisches Antidot gegen Dabigatran (humanisiertes monoklonales Antikörperfragment)	Idarucizumab → 63	2 x 2,5g, i.v. über je 5 bis 10 min oder als Bolusinjektion (zur Behandlung von unter Dabigatran auftretenden schweren nicht kontrollierbaren Blutungen)
oder	**Faktor Xa-Inhibitor**	Rivaroxaban → 62	1 x 20mg/d; 1 x 15 mg/d bei GFR 30-50 ml/min; 1 x 15mg/d + P2Y12-Inhibitor: bei Pat. nach PCI mit Stent für max. 12M
		Apixaban → 60	2 x 5mg/d; 2 x 2.5mg/d bei Vorliegen von 2 der folg. 3 Kriterien: Alter > 80J, Krea > 1,5mg/dl, KG < 60kg
		Edoxaban → 61	1 x 60m/d p.o.; 1 x 30mg/d p.o. bei GFR 15-50 ml/min und KG < 60 kg

Herzrhythmusstörungen 473

2. Frequenzkontrolle			
	Digitalisglykosid (Chronotropie ↓, Dromotropie ↓, Inotropie ↑, AV-Knoten-Refraktärzeit ↑)	Digoxin → 53	*ini 3 x 0.4mg/24h i.v., dann 1 x 0.25-0.375mg/d p.o., 1 x 0,2mg/d i.v.*
oder		Digitoxin → 53	*ini 3 x 0.1mg/24 h i.v., dann 1 x 0.07-0.1mg/d i.v.*
und/ oder	**Beta-1-selekt. Blocker** (Chronotropie ↓, zentrale Sympathikusaktivität ↓)	Metoprololtartrat → 28	*1-2 x 50-100mg/d p.o.*
		Metoprololsuccinat → 28	*1 x 47.5-190mg/d p.o.*
		Bisoprolol → 27	*1 x 5-10mg/d*
und/ oder	**Kalziumantagonist** (neg. chrono-, dromo- und inotrop, Afterload ↓)	Verapamil → 30	*5mg langs. i.v., dann 5-10mg/h, max. 100mg/d, Perf. (100mg) = 2mg/ml ⇒ 2-5ml/h*
und/ oder	**Kalziumantagonist** (neg. chrono-, dromo- und inotrop, Afterload ↓)	Diltiazem → 30	*3 x 60-90mg/d p.o., 2 x 90-180mg/d (ret.) p.o., 1 x 240mg/d (ret.) p.o.*
3. Medikamentöse Kardioversion, um Sinusrhythmus zu erreichen; primäres Verfahren: elektrische Kardioversion			
	Antiarrhythmikum Kl. IC (Na⁺-Einstromblock ⇒ Erregungsleitung ↑, Refraktärzeit ↑)	Propafenon → 50	*2mg/kg in 10-20min i.v.,* **Cave:** *Klasse I ist kontraind. bei struktureller Herzerkr.; „Pill-in-the-pocket": 600mg > 70kg KG, 450mg < 70kg KG*
oder		Flecainid → 50	*2 x 50-100mg p.o., (in Ausnahmefällen bis 2 x 250 mg) 2mg/kg i.v. über 10-20min.; Packungsbeilage beachten,* **Cave:** *immer mit Betabl. kombinieren; KI: Klasse I bei struktureller Herzerkr. „Pill-in-the-pocket": 300mg > 70kg KG, 200mg < 70 kg KG*
oder	**Antiarrhythmikum Kl. III** (K⁺-Ausstromhemmung ⇒ Refraktärzeit ↑)	Amiodaron → 51	*5mg/kg über mind. 30 min i.v., MTD 1200 mg*
oder	**Mehrkanalblocker** (Block. elektr. Ströme in allen Phasen d. atrialen AP ⇒ antiarrhythm. Wi v.a. im Vorhof, atr. Refraktärzeit ↑, Überleitgeschw. ↓ ⇒ Konvers. in SR)	Vernakalant → 52	*3mg/kg KG i.v. für 10 min.; wenn 15 min. nach Beenden dieser Infusion kein SR vorliegt, dann erneute Infusion mit 2mg/kg KG*
Cave: Rhythmisierung nur unter kontinuierlicher Überwachung der Vitalparameter; bei Herzinsuffizienz nur stationär			

4. Rezidivprophylaxe

Cave: Proarrhythmie, v.a. keine Klasse I-AA bei struktureller Herzerkrankung!

Indikation zur Pulmonalvenenisolation prüfen!

	Beta-1-selekt. Blocker (Chronotropie ↓, zentrale Sympathikusaktivität ↓)	Metoprololtartrat → 28	1–2 x 50–100mg/d p.o.
		Metoprololsuccinat → 28	1 x 47.5–190mg/d p.o.
		Bisoprolol → 28	1 x 5–10mg/d
oder	**Antiarrhythmikum Kl. III** (K⁺-Ausstromhemmung ⇒ Refraktärzeit ↑)	Amiodaron → 51	d1–10: 5 x 200mg/d, dann 1 x 200mg/d
oder	**Mehrkanalblocker** (Verläng. von AP + Refraktärzeit, Verhindern von Vorhofflimmern/Wiederherstellung SR, HF↓)	Dronedaron → 52	2 x 400mg/d p.o. (nicht jodhaltig); (nicht bei Pat. mit Herzinsuffizienz und Einschränkung der LV-Funktion)
oder	**Antiarrhythmikum Kl. III** (K⁺-Ausstromhemmung + Betarezeptorblocker ⇒ Refraktärzeit ↑)	Sotalol → 51	1–2 x 80–160mg p.o.
oder	**Antiarrhythmikum Kl. IC** (Na⁺-Einstromblockade ⇒ Erregungsleitung ↑, Refraktärzeit ↑)	Propafenon → 50	3 x 150 oder 2 x 300mg/d p.o. (max. 900 mg/d)
		Flecainid → 50	2 x 50–100mg p.o. (max. 2 x 150 mg/d)

5. Antithrombotische Therapie bei Pat. mit Indikation zur oralen Antikoagulation

s. Kap. T 2.4.6

[16] 2016 ESC Guidelines for the management of atrial fibrillation developed in collaboration with EACTS, European Heart Journal doi:10.1093/eurheartj/ehw210.

Supraventrik. Tachykardie bei WPW-Syndrom/ AV-Knoten-Reentrytachykardie (AVNRT)

Je nach Häufigkeit des Auftretens und Ausprägung der Symptome definitive Therapie mittels Radiofrequenzablation erwägen.

V.a. AVNRT	**Antiarrhythmikum** (kurzfristige Blockade des AV-Knotens)	Adenosin → 52	6–9–12–18mg je als Bolus i.v. nach Wirkung
bei WPW, v.a. mit VHF	**Antiarrhythmikum Kl. IA** (Na⁺-Einstrom-/K⁺-Ausstromblockade ⇒ Dromo-/Bathmo-/Inotropie ↓, Refraktärzeit ↑, AP-Dauer ↑)	Ajmalin → 49	25-50mg langs. i.v., Perf. (250mg) = 5mg/ml ⇒ 12ml/h bis Wirkung, dann 2-5ml/h

T 2.6.2 Ventrikuläre Tachykardie

Akuter Anfall

	Bei hämodynamischer Entgleisung: ggf. Kardioversion und Defibrillation		
	Antiarrhythmikum Kl. IB	Lidocain → 49	ini 50–100mg i.v., dann Perf. (1g) = 20mg/ml ⇒ 6–12ml/h
oder	**Antiarrhythmikum Kl. IA** (s.o.)	Ajmalin → 49	25–50mg langs. i.v., Perf. (250mg) = 5mg/ml ⇒ 12ml/h bis Wi, dann 2–5ml/h
oder	**Antiarrhythmikum Kl. III** (K⁺-Ausstromhemmung ⇒ Refraktärzeit ↑)	Amiodaron → 51	5mg/kg über mind. 3min i.v., max. 1200mg i.v. in 24h

Prophylaxe

	Antiarrhythmikum Kl. III (s.o.)	Amiodaron → 51	d1–10: 5 x 200mg/d p.o., dann 1 x 200mg/d p.o.
oder	**Antiarrhythm. Kl. III** (s.o.)	Sotalol → 51	1–2 x 80–160mg p.o.
oder	**Beta-1-selekt. Blocker** (Chronotropie ↓, zentrale Sympathikusaktivität ↓)	Metoprololtartrat → 28	1–2 x 50–100mg/d p.o.
		Metoprololsuccinat → 28	1 x 47,5–190mg/d p.o.
		Bisoprolol → 27	1 x 5–10mg/d
ggf.	Implantierbaren Defibrillator (AICD) erwägen		

T 2.6.3 Torsades de pointes

Meist Ausdruck proarrhythmischer Wirkung anderer Antiarrhythmika ⇒ absetzen

Akuter Anfall

	Magnesiumpräparat (Substitution)	Mg-Sulfat 200mg (= 8mmol) → 297	8mmol über 15min, dann 2g/d
plus	**Beta-Sympathomimetika** (Chrono- und Inotropie ↑)	Orciprenalin → 75	0.25–0.5mg i.v., 10–30μg/min i.v., Perf. (5 mg) = 0.1mg/ml ⇒ 6–18ml/h

Prophylaxe

1. Wahl	Absetzen von Antiarrhythmika
	ggf. temporäre Ventrikelstimulation mit F = 90/min

T 2.6.4 Extrasystolen

Supraventrikuläre Extrasystolen

Beta-1-selektiver Blocker [HZV ↓ (neg. chrono-/neg. inotrop), O₂-Verbrauch ↓, zentr. Sympathikusaktivität ↓]	Metoprololtartrat → 28	1–2 x 25–100 mg/d p.o., 1 x 100–200mg/d (ret.)p.o., 5–10(–20)mg langs. i.v.
	Metoprololsuccinat → 28	1 x 47,5–190mg/ p.o.
	Bisoprolol → 27	1 x 2,5–10mg/d p.o.
Zusätzlich Ursache beheben, z.B. Hyperthyreose		

T 2 Kardiologie – Therapie

Ventrikuläre Extrasystolen

	Beta-1-selekt. Blocker (HZV ↓ [neg. chrono-/neg. inotrop], O$_2$-Verbrauch ↓, zentr. Sympathikusakt. ↓)	Metoprololtartrat → 28	1–2 x 25–100mg/d p.o., 1 x 100–200mg/d (ret.)p.o., 5–10(max. 20) mg langs. i.v.
		Metoprololsuccinat → 28	1 x 47.5–190mg p.o.
oder evtl.	**Antiarrhythmikum Kl. III** (K$^+$-Ausstromhemmung ⇒ Refraktärzeit ↑)	Amiodaron → 51	d 1–10 5 x 200mg/d, dann 1 x 200mg/d, **Cave:** Proarrhythmie
oder evtl.	**Antiarrhythmikum Kl. III** (K$^+$-Ausstromhemmung + Betablocker ⇒ Refraktärzeit ↑)	Sotalol → 51	1 x 20mg i.v., evtl. nach 5min weitere 20mg, 1–2 x 80–160mg p.o., **Cave:** Proarrhythmie
evtl.	**Elektrolyte** (symptomat.)	Mg-K-Präparat	3 x 1 Tbl.
	Cave: proarrhythmischer Effekt der Antiarrhythmika		

T 2.6.5 Bradykarde Rhythmusstörungen

evtl.	**Parasympatholytikum** (s.o.)	Atropin → 56	0.5–1mg i.v.
evtl. plus	**Betasympathomimetikum** (Chronotropie ↑, Inotropie ↑)	Orciprenalin → 75	0.25–0.5mg i.v., 10–30µg/min i.v., Perf. (5mg) = 0.1mg/ml ⇒ 6–18ml/h
meist	**Herzschrittmacher**		

T 2.7 Infektiöse Endokarditis (IE)[17]

T 2.7.1 Initiale und empirische Therapie (vor Keimnachweis)

Antibiotikum		Dosierung	Evidenz	Kommentar
Native Herzklappen				
	Ampicillin-Sulbactam → 219	12g/d i.v. in 4–6 ED/d	IIaC	Bei Patienten mit inf. Endokarditis und neg. Blutkulturen Mikrobiologen hinzuziehen
plus	Flucloxacillin → 216 oder Oxacillin	12g/d i.v. in4–6 ED/d	IIbC	
plus	Gentamicin → 231	1 x 3mg/kgKG/d i.v. oder i.m.		
	Vancomycin → 239	30–60mg/kgKG/d (2–3 ED)	IIbC	Bei Penicillinallergie
plus	Gentamicin → 231	1 x 3mg/kgKG/d i.v. oder i.m.		
Kunstklappen (früh, < 12 Monate postoperativ, oder nosokomial)				
	Vancomycin → 239	30mg/kgKG/d i.v. (in 2 ED)	IIbC	Rifampicin nur bei Kunstklappen-endokarditis
plus	Gentamicin → 231	1 x 3mg/kgKG/d i.v. oder i.m.		
plus	Rifampicin → 246	900–1200mg/d p.o./i.v. (2–3 ED)		
Kunstklappen (spätestens ≥ 12 Monate postoperativ)				
Therapie siehe Nativklappen, ab Keimnachweis erfolgt eine keimspezifische Therapie.				

Endokarditisprophylaxe

T 2.7.2 Differenzierte medikamentöse Therapie der IE bei Keimnachweis

Therapie siehe: [17]Habib G et al., 2015 ESC Guidelines for the management of infective endocarditis. Eur Heart J 2015; 36:3075–3123; doi:10.1093/eurheartj/ehv319.

T 2.8 Endokarditisprophylaxe

T 2.8.1 Wichtigste Änderungen der Empfehlungen zur Prävention der IE

- Die prophylaktische Gabe von Antibiotika ist auf Höchstrisikopatienten mit zahnärztlichen Höchstrisikoeingriffen beschränkt.
- Eine gute Mundhygiene und regelmäßige zahnärztliche Kontrollen erscheinen für die Prävention der IE bedeutsamer als eine Prophylaxe mit Antibiotika.
- Die Beachtung von Sterilität und Desinfektion ist bei der Manipulation an intravenösen Kathetern und bei medizinischen Eingriffen zwingend erforderlich.

Patienten mit dem höchsten Risiko für eine infektiöse Endokarditis

Nur für diese Pat. wird eine antibiotische Prophylaxe bei Hochrisikoprozeduren empfohl.:
- Pat. mit Klappenprothesen (chirurgisch oder interventionell) oder mit rekonstruierten Klappen unter Verwendung von Fremdmaterial
- Pat. mit überstandener Endokarditis
- Pat. mit angeborenen Vitien, das schließt ein: unkorrigierte zyanotische Vitien oder residuelle Defekte, palliative Shunts od. Conduits, binnen 6 M nach operativer oder interventioneller Vitienkorrektur unter Verwendung von prothetischem Material
- Lebenslang bei persistierenden residuellen Defekten bei Verwendung von chirurgisch oder interventionell eingebrachtem prothetischem Fremdmaterial

Kein erhöhtes Risiko

Mitralklappenprolaps ohne Insuff., Vorhof-Septum-Defekt, Z. n. Myokardinfarkt o. Bypass-OP

T 2.8.2 Empfehlungen zur Prophylaxe der infektiösen Endokarditis

Prophylaxe-Empfehlungen	Empfehlung/Evidenzgrad
A. Dentale Prozeduren	
Antibiotikaprophylaxe empfohlen nur bei: Manipulation an Gingiva und periapikal, Perforation der Mukosat	IIaC
Antibiotikaproph. nicht empfohlen: Lokalanästhesie bei nicht infiziertem Gewebe, Fädenziehen, Röntgen, Platzieren/Adjustieren von Zahnspangen, Trauma an Lippen oder Mundschleimhaut	IIIC
B. Respirationstrakt	
Antibiotikaprophylaxe ist nicht empfohlen: bei Prozeduren im Bereich des Respirationstrakts, einschl. Bronchoskopie und Laryngoskopie, transnasale oder endotracheale Intubation	IIIC
C. GI-Trakt, Urogenitaltrakt	
Antibiotikaprophylaxe nicht empfohlen: bei Gastroskopie, Koloskopie, Zystoskopie, transösophagealer Echokardiographie	IIIC
D. Haut und Weichteile	
Antibiotikaprophylaxe bei keiner Maßnahme empfohlen	IIIC

T 2 Kardiologie – Therapie

T 2.8.3 Empfohlene Prophylaxe bei Zahnprozeduren bei Hochrisikopatienten[17]

Keine Allergie gegen Penicillin oder Ampicillin	Amoxicillin → 217 oder Ampicillin → 217	2g p.o./i.v. (1 x 30–60min vor geplantem Eingriff)
Bekannte Allergie gegen Penicillin oder Ampicillin	Clindamycin → 231	600mg p.o./i.v. 1 x 30–60min vor geplantem Eingriff
Alternativen (Cave: nicht bei Patienten mit bekannter Penicillinallergie)	Cefalexin → 225	2g i.v.
	Cefazolin → 220	1g i.v.
	Ceftriaxon → 222	

T 2.9 Perikarditis[18]

T 2.9.1 Bakterielle Perikarditis

Antibiose nach Austestung, Tbc beachten!

T 2.9.2 Akute virale oder idiopathische Perikarditis

	NSAR	Ibuprofen → 197	600mg alle 6–8h für 1–2W, dann wöchentl. Dosisred. um 200–400mg/d + Magenschutz
oder	Salizylate, Cyclooxygenasehemmer (Thrombozytenaggregationshemmung)	Acetylsalizylsäure → 196	750–1000mg alle 8h für 1–2W, dann wöchentl. Dosisred. um 250–500mg/d + Magenschutz
plus	Gichtmittel (Mitosehemmstoff)	Colchicin → 130	0.5mg/d bei KG < 70 kg und 2 x 0.5mg/ bei KG > 70 KG für 3 Monate
plus	Kortikosteroid (antiphlogistisch, antiallergisch, immunsuppressiv)	Prednison → 208 (niedrig dosiert komb. mit Colchizin, wenn ASS/und. NSAR nicht vertragen werden oder Symptome nicht reduzieren; nicht bei infektiöser Genese)	0.2–0.5mg/kgKG/d; Dosisreduktion erst nach Symptomfreiheit

T 2.9.3 PCIS (post-cardiac injury syndrome, inkl. Dressler-Syndrom)

Therapie siehe akute virale oder idiopathische Perikarditis (s. Kap. T 2.9.2)

[18] Yehuda Adler Y, Charron P, Imazio M, et al. Guidelines on the Diagnosis and Management of Pericardial Diseases. The Task Force on the Diagnosis and Management of Pericardial Diseases of the European Society of Cardiology. Eur Heart J (2015) 36, 2921–2964. doi:10.1093/eurheartj/ehv318.

Periphere arterielle Verschlusskrankheit

T 2.10 Periphere arterielle Verschlusskrankheit[19]

T 2.10.1 Stadium II

	Salizylate	Acetylsalizylsäure → 67	1 x 100mg/d p.o.
alternativ	P2Y12-Rez.-Hemmer (blockiert thromb. ADP-Rez.)	Clopidogrel → 67	75mg/d p.o.

T 2.10.2 Stadium III/(IV)

evtl. plus	Durchblutungsfördernde Mittel	Naftidrofuryl → 69	3 x 200mg/d p.o., max. 6M
oder	Thrombozytenaggregationshemmer	Cilostazol → 67	2 x 100mg/d p.o.

T 2.10.3 Extremitätenischämie ohne Möglichkeit zur Revaskularisierung, Thrombangitis obliterans

	Prostaglandine (Thrombozytenfunktionshemmung)	Alprostadil → 69	2 x 40µg in 250ml NaCl i.v. über je 2h, max. 4W
		Iloprost → 69	0.5-2ng/kgKG/min über 6h/d während 2-4W

[19] AWMF 065-003 S3-Leitlinie zur Diagnostik, Therapie und Nachsorge der peripheren arteriellen Verschlusskrankheit. Stand 2015. http://www.awmf-online.de.

T 2.11 Akute Extremitätenischämie

Je nach Ausmaß/Lokalisation des Verschlusses auch primär gefäßchirurg./intervent. Ther.

	Unfraktioniertes Heparin (beschleun. Gerinnungsfaktorinhibitoren, Verhind. von Appositionsthromben)	Heparin → 58	5000-10 000IE i.v., dann Perf. (25 000IE): 2ml/h (Dosisanpassung an Ziel-PTT: 1.5-2.5Fache des Normber.)
oder	Niedermolekulare Heparine	Enoxaparin → 59	2 x 100IE/kgKG s.c., max. 2 x 10000IE/d
	Opioid (Analgesie)	Pethidin → 285	75-100mg langs. i.v.
dann	Plasminogenaktivator (lokale Lyse)	Streptokinase → 65	250 000IE ini in 30min, dann 1.5 Mio.IE/h über 6h

T 2.12 Thrombophlebitis

	Propionsäurederivate	Ibuprofen → 197	300 bis max. 2400mg/d p.o.
oder	Essigsäurederivate (siehe Ibuprofen)	Diclofenac → 199	50 bis max. 150mg/d p.o.
evtl. plus	Indirekter Faktor-Xa-Inhibitor	Fondaparinux → 61	2.5mg/d s.c. für 30-45d

T 2.13 Tiefe Venenthrombose (TVT) und Lungenembolie

T 2.13.1 Akuttherapie

	Niedermolekulare Heparine	Certoparin → 58	2 x/d 8000IE s.c.
		Dalteparin → 58	2 x/d 100IE/kgKG s.c 1 x/d 200IE/kgKG s.c
		Enoxaparin → 59	2 x/d 1.0mg/kgKG s.c
		Nadroparin → 59	2 x/d 0.1ml/10kg KG s.c
		Reviparin → 59	2 x/d 0.5/0.6 od. 0.9ml nach KG s.c.
		Tinzaparin → 59	1 x/d 175IE/kgKG s.c
oder	**Indirekter Faktor-Xa-Inhibitor**	Fondaparinux → 61	1 x/d 7.5mg s.c 1 x/d KG < 50kg 5mg s.c. 1 x/d KG > 100kg 10mg s.c.
oder	**Unfraktioniertes Heparin** (Beschleunigung der Gerinnungsfaktorinhibition)	Heparin → 58	5000 IE Bolus i.v., dann 15–20 IE/kg/h i.v. oder gleiche Dosis 2 x/d s.c.
oder	**Faktor Xa-Inhibitor**	Rivaroxaban → 61	2 x 15mg/d p.o. für 21d, danach 1 x 20mg/d p.o. 1 x 10mg/d p.o. ab M 7 (verl. Erhaltungstherapie)
oder		Apixaban → 60	2 x 10mg/d für 7d p.o., danach 2 x 5 mg/d p.o. 2 x 2,5mg/d p.o. (Rezidivprophylaxe nach 6 M)
		Edoxaban → 61	1 x 60mg/d p.o., nach mind. 5-tägiger initialer Gabe eines parent. Antikoagulans
oder	**Direkter Thrombininhibitor**	Dabigatran → 62	2 x 150mg/d p.o., bei Pat. > 80J o. erhöht. Blutungsrisiko 2 x 110mg/d p.o., nach vorausgegangener mind. 5-tägiger initialer Gabe eines parenteralen Antikoagulans
oder	**Vitamin-K-Antagonist** (Langzeit-Antikoagulation) ab d1 o. d2 überlappend nach UFH oder NMH	Phenprocoumon → 63	d1-2-3: 12-9-6mg, Erh.Dos. nach INR (Ziel 2.0–3.0)

Tiefe Venenthrombose 481

Dauer der Antikoagulation nach TVT[20]

Indikation	Dauer	Empfehlung
Erstes Ereignis		
bei transientem RF (z.B. OP)	3 Monate	I A
bei idiopathischer Genese – distal	3 Monate	II B
bei idiopathischer Genese – prox. dann bei geringem Blutungsrisiko und gutem Monitoring	> 3 Monate zeitlich unbegrenzt	I A I A
bei aktiver Krebskrankheit NMH dann NMH oder VKA	3–6 Monate zeitlich unbegrenzt	I A I C
Rezidiv		
bei idiopathischer Genese	zeitlich unbegrenzt	I A

[20] AWMF 065-002 Diagnostik und Therapie der Venenthrombose und der Lungenembolie.

T 2.13.2 Ausgedehnte Fälle

	Plasminogenaktivator (lokale Lyse)	Streptokinase → 65	*ini 250000–750000IE in 30min, dann 100000IE/h bis Lyseerfolg, ca. 3–5d*
oder	Ultrahochdosiert Plasminogenaktivator (lokale Lyse)	Streptokinase → 65	*ini 250000IE in 30min, dann 1.5Mio. E/h über 6h/d, bis Lyseerfolg, ca. 3–5d*
oder	Plasminogenaktivator (lokale Lyse)	Urokinase → 65	*ini 250000 oder 600000 IE i.v. über 10–20min, dann 2000IE/kg/h i.v., bis Lyseerfolg, ca.12d, max. 4W*
oder	Plasminogenaktivator (lokale Lyse)	rt-PA → 64	*0.25mg/kg/24h i.v. oder 20mg i.v. über 4 h, bis Lyseerfolg, ca. 5–7d*
dann	Vitamin-K-Antagonist (Langzeit-Antikoagulation)	Phenprocoumon → 63	*d1-2-3: 12-9-6mg p.o., Erh.Dos. nach INR, Ziel 2.0–3.0*
oder	Direkter Thrombininhibitor	Dabigatran → 62	*2 x 150mg/d p.o., nach vorausgegangener mind. 5-tägiger initialer Gabe eines parenteralen Antikoagulans*

	Spezifisches Antidot gegen Dabigatran (humanisiertes monoklonales Antikörperfragment)	Idarucizumab → 63	2 x 2,5g i.v. über je 5–10min oder als Bolus (zur Beh. von unter Dabigatran auftretenden schweren nicht kontrollierbaren Blutungen)
oder	Faktor-Xa-Inhibitor	Rivaroxaban → 61	2 x 10mg/d p.o.
oder		Apixaban → 60	2 x 5 mg/d p.o.
oder		Edoxaban → 61	1 x 60mg/d p.o., nach vorausgegangener mind. 5-tägiger initialer Gabe eines parenteralen Antikoagulans

Asthma bronchiale

T 3 Pneumologie – Therapie (M. Jakob)

T 3.1 Asthma bronchiale[1, 2, 3]

T 3.1.1 Asthmatherapiemanagement[1, 2]

- Symptome
- Exazerbationen
- Nebenwirkungen
- Patienten-/Elternzufriedenheit
- Lungenfunktion

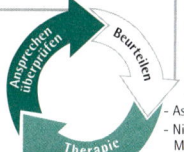

Beurteilen / Therapie anpassen / Ansprechen überprüfen

- Diagnose
- Symptomkontrolle und Risikofaktoren (inkl. Lungenfunktion)
- Inhalationstechnik und Therapieadhärenz
- Vorlieben des Patienten/Eltern
- Asthma-Medikation
- Nicht-pharmakologische Maßnahmen
- Veränderbare Risikofaktoren behandeln

← Reduktion **Asthma-Stufentherapie Erwachsene** Erhöhung →

	Stufe 1	Stufe 2	Stufe 3	Stufe 4	Stufe 5
1. Wahl		ICS (niedrige Dosis)	ICS/LABA (niedrige Dosis)	ICS/LABA (mittlere-hohe Dosis)	additiv: Tiotropium Anti-IgE oder Anti-IL-5
andere Optionen	niedrige ICS-Dosis erwägen	LTRA	mittlere/hohe ICS-Dosis ICS+LTRA	+Tiotropium hohe ICS-Dosis ± LABA/LTRA	niedrigste effektive Dosis oraler Kortik.
Bedarf	kurzwirksamer β₂-Agonist (SABA) bei Bedarf		SABA oder ICS/Formoterol (niedrigdosiert) bei Bedarf		

← Reduktion **Asthma-Stufentherapie Kinder und Jugendliche** Erhöhung →

	Stufe 1	Stufe 2	Stufe 3	Stufe 4	Stufe 5
1. Wahl		ICS (niedrige Dosis)	ICS (mittlere Dosis)	mittl. ICS Dosis ± LABA ± LTRA*	additiv: Anti-IgE
andere Optionen	niedrige ICS-Dosis erwägen	LTRA		hohe ICS-Dosis ± LABA ± LTRA*	ggf. niedrigste effektive Dosis oraler Kortikoide
Bedarf	Kurzwirksamer β₂-Agonist (SABA) bei Bedarf		SABA oder ICS/Formoterol (niedrigdosiert) ** bei Bedarf		

* Montelukast in D nur für leichtes bis mittelschweres Asthma zugelassen; ** bei Jug. > 12J;
ICS = inhaled corticosteroid; SABA = long acting beta2-agonist; LABA = long acting beta2-agonist; LTRA = Leukotrien-Rezeptor-Antagonist

T 3.1.2 Grad der Asthmakontrolle[1, 2]

	Kontrolliertes Asthma Ki	Kontrolliertes Asthma Erw.	Teilweise kontrolliert	Unkontrolliert
			1–2 Kriterien erfüllt	3 Kriterien mind. erfüllt
Symptome tagsüber	keine	≤ 2 x/Woche	> 2 x/Woche	
Nächtliche Symptomatik	keine	keine	jedes Symptom	
Bedarfsmedikation*	keine	keine	> 2 x/W	
Aktivitätseinschränkung	keine	keine	jede Einschränkung	
FEV$_1$	normal	normal	vermindert	
Exazerbation	keine	keine	mind. 1 x/J	in aktueller W

* außer Reliever-Einnahme vor körperlicher Belastung

T 3.1.3 Antiobstruktive Therapie (Stufentherapie für Erwachsene)[1, 2]

Stufe 1 (bedarfsweise kurz und schnell wirksame Beta-2-Sympathomimetika, SABA)

bei Bedarf	**Inhal. kurz wirksames Beta-2-Sympathomimetikum** (bronchodilatatorisch)	Salbutamol → 73	bei Bed. 1–2 Inh., max. 10–12 Inh./d
		Terbutalin → 73	
		Fenoterol → 73	

Inhalatives niedrig dosiertes Glukokortikosteroid (ICS) als Controller erwägen (Dosierung siehe Stufe 2)

Stufe 2 (bedarfsweise SABA und ein Controller)

bei Bedarf	**Inhalatives kurz wirksames Beta-2-Sympathomimetikum** (bronchodilatatorisch)	Salbutamol → 73	bei Bed. 1–2 Inh., max. 10–12 Inh./d
		Terbutalin → 73	
		Fenoterol → 73	
Dauermedikation	**Inhalatives Glukokortikosteroid (ICS)** niedrig dosiert (antiinflammatorisch, Empfindlichkeit der Rezeptoren ↑)	Beclometason → 78	2 x 1–2 Inh., 100–500µg/d (niedrige Dosis), feine Partikelgr. 100–200µg/d
		Budesonid → 78	2 x 1–2 Inh., 200–400µg/d (niedrige Dosis)
		Ciclesonid → 78	1 x/d, 80µg/d (niedrige Dosis)
		Fluticasonpropionat → 78	2 x 1–2 Inh., 100–250µg/d (niedrige Dosis), Fluticasonfuroat 100µg/d
		Mometason → 78	2 x 1–2 Inh., 110–220µg/d (niedrige Dosis)
oder	**Leukotrien-Rezeptor-Antagonist**	Montelukast → 81	10mg p.o. 1x/d

Asthma bronchiale 485

Stufe 3 (bedarfsweise SABA und ein oder zwei Controller)			
bei Bedarf	**Inhalatives kurz wirksames Beta-2-Sympathomimetikum** (bronchodilatatorisch)	Salbutamol → 73	*bei Bedarf 1-2 Inh. max. 10-12 Inh./d*
		Terbutalin → 73	
		Fenoterol → 73	
altern. Reliever + Contr.	**Kombinationstherapie ICS und Formoterol** Langzeit- u. Bedarfstherapie (MART-Konzept = maintenance and reliever therapy)	Formoterol + Budesonid → 79	*2 x 1-2 Inh., max. 8(-12) x 2*
		Formoterol + Beclometason → 79	*2 x 1-2 Inh. 6+100µg, max. 4 Inh.*
Dauermedikation	**Kombinationstherapie ICS und LABA** Alternative zu Einzelsubstanzen	Salmeterol + Fluticasonpropionat → 80	*Pulver: 4-11J (100+50mg): 2 x 1 Inh.; > 12J (100+50; 250+50; 500+50mg): 2 x 1 Inh.; DA: 4-11 J (50+25mg): 2 x 1-2 Inh.; > 12J (50+25; 125+25; 250+25 mg): 2 x 1-2 Inh.*
		Formoterol + Budesonid → 79	*2 x 1-2 Inh., max. 8-(12) x 2 Inh.*
		Formoterol + Beclometason → 79	*2 x 1-2 Inh. 6+100µg, max. 4 Inh*
		Formoterol + Fluticasonpropionat → 80	*2 x 1-2 Inh. (5+50µg, 5+125µg, 10+250µg)*
		Vilanterol + Fluticasonfuroat → 80	*1 x 1Inh. (22+92µg oder 22+184µg) DPI*
alternativ Einzelsubstanzen	**Inhalatives Glukokortikosteroid (ICS)** niedrig dosiert (antiinflammatorisch, Empfindlichkeit der Rezeptoren↑)	Beclometason → 78	*2 x 1-2 Inh., 200-500µg/d (niedrige Dosis)*
		Budesonid → 78	*2 x 1-2 Inh., 200-400µg/d (niedrige Dosis), feine Partikelgr. 100-200µg/d*
		Ciclesonid → 78	*1 x 80µg/d (niedrige Dosis)*
		Fluticasonpropionat → 78	*2 x 1-2 Inh, 100-250µg/d (niedrige Dosis) Fluticasonfuroat 100µg/d*
		Mometason → 78	*2 x 1-2 Inh.,110-220µg/d (niedrige Dosis)*
plus	**Inhal. lang wirksames Beta-2-Sympathomimetikum (LABA)** (bronchodilatatorisch) **Cave:** LABA nie als Monotherapie bei Asthma	Formoterol → 74	*Pulver-Inh. (6 od.12µg) = 1-2x 1-4 Inh., max. 2x12µg; DA (12µg) 2 x 1-2 Inh.; max. Erh.Dos. 48µg*
		Salmeterol → 74	*DA (25µg) 2 x 2-4 Inh., max. 8 Inh.; Pulver-Inh. (50µg) 2 x 1-2 Inh., max. 4 Inh.*

T 3 Pneumologie – Therapie

alternativ	**Inhalatives Glukokortikosteroid (ICS)** mittel- bis hochdosiert	Beclometason → 78	2 x/d Inh. 500–2000µg/d (mittl. bis hohe Dosis, feine Partikelgr. 200–400µg/d)
		Budesonid → 78	2 x/d Inh. 400–1600µg/d (mittlere bis hohe Dosis)
		Ciclesonid → 78	1 x 160–320µg/d (mittlere bis hohe Dosis)
		Fluticasonpropionat → 78	2 x/d Inh. 250–1000µg/d (mittlere bis hohe Dosis);
		Mometason → 78	2 x/d Inh. 220–800µg/d (mittlere bis hohe Dosis)
alternativ	**Inhalatives Glukokortikosteroid (ICS)** niedrig dosiert	Siehe oben	
plus	**Leukotrien-Rez.-Antag.**	Montelukast → 81	1 x 10mg/d p.o.

Stufe 4 (bedarfsweise SABA und mehrere Controller)

bei Bedarf	**Inhalatives kurz wirksames Beta-2-Sympathomimetikum**	Salbutamol → 73	bei Bed. 1–2 Inh. max. 10–12 Inh./d
		Terbutalin → 73	
		Fenoterol → 73	
altern. Reliever + Contr.	**Kombinationstherapie ICS und Formoterol** (MART-Konzept s.o.)	Formoterol + Budesonid → 79	2 x 1–2 Inh., max. 8(–12) x 2 Inh.
		Formoterol + Beclometason → 79	2 x 1–2 Inh. 6+100µg, max. 4 Inh.; bei > 2 Inh./d effekt. Controller- u. Reliever-Ther.
Dauermedikation	**Kombinationstherapie ICS und LABA** mittel- bis hochdosiert als Alternative zu Einzelsubstanzen	Salmeterol + Fluticasonpropionat → 80	Pulver: 4–11J (100+50mg): 2 x 1 Inh.; > 12J (100+50; 250+50; 500+50mg): 2 x 1 Inh.; DA: 4–11J (50+25mg): 2 x 1–2 Inh.; > 12J (50+25; 125+25; 250+25mg): 2 x 1–2 Inh.
		Formoterol + Budesonid → 79	2 x 1–2 Inh., max. 8–(12) x 2 Inh.
		Formoterol + Beclometason → 79	2 x 1–2 Inh. 6+100µg
		Formoterol + Fluticasonpropionat → 80	2 x 1–2 Inh. (5+50µg, 5+125mg, 10+250µg)
		Vilanterol + Fluticasonfuroat → 80	1 x 1 Inh. (22+92µg oder 22+184µg) DPI

Asthma bronchiale

Dauer-medi-kation	Inhalatives Glukokortikosteroid (ICS) hoch dosiert	Beclometason → 78	2 x 1-2 Inh., MTD 2000µg
		Budesonid → 78	2 x 1-2 Inh., MTD 1600µg
		Ciclesonid → 78	1 x 320µg/d (MTD)
		Fluticasonpropionat → 78	2 x 1-2 Inh., MTD 1000µg
		Mometason → 78	2 x 1-2 Inh., MTD 800µg
evtl. plus	Inhalatives lang wirksames Beta-2-Sympathomimetikum (LABA) Cave: LABA nie als Monotherapie bei Asthma	Formoterol → 74	Pulver-Inh. (6 od.12µg) = 1-2 x 1-4 Inh., max. 2 x 12µg; DA (12µg) 2 x 1-2 Inh.; max. Erh.Dos. 48µg
		Salmeterol → 74	DA (25µg) 2 x 2-4 Inh., max. 8 Inh., Pulver-Inh. (50µg) 2 x 1-2 Inh., max. 4 Inh.
evtl. plus	Lang wirksames Anticholinergikum (LAMA)	Tiotropium (Softhaler) → 77	1 x 5µg (1 x 2 Hübe à 2.5µg) Inh.; bei Pat. ≥18J und Exazerbation in der Vorgeschichte
evtl. plus	Leukotrien-Rezeptor-Antagonist	Montelukast → 81	1 x 10mg/d p.o.
Stufe 5 (zusätzlich nach Einsatz aller Optionen der Stufe 4, inkl. Tiotropium)			
plus	Monoklon. AK gegen IgE nur bei allergischem Asthma	Omalizumab → 88	Dos. nach IgE-Konz. i. S. vor Therapiebeginn; 1-2 x/M s.c., max. 2 x 375mg/M
oder	Monoklon. IL-5-AK bei schwerem eosinoph. Asthma	Mepolizumab → 88	100mg s.c. alle 4W
		Reslizumab → 88	0.3mg/kg KG i.v. alle 4W
oder	IL-5 Rezeptor-AK bei schwerem eosinoph. Asthma	Benralizumab → 87	30mg s.c. W0, 4, 8, dann alle 8W
altern. oder adjuv.	Glukokortikosteroid systemisch niedrigste effektive Dosis	Prednison → 208	möglichst ≤ 7,5mg Prednisolon-Äquivalent/d p.o.
		Prednisolon → 208	
		Methylprednisolon → 208	

T 3.1.4 Asthma-Exazerbation beim Erwachsenen[1, 2]

Cave: Vorbehandlung

Leichte bis mittelschwere Exazerbation

Sprechen ohne Atemnot, bevorzugt sitzende Position und kein Gebrauch der Atemhilfsmuskulatur, Atemfrequenz < 30/min, Herzfrequenz < 100-120/min), PEF > 50% des Sollwerts oder persönlichen Bestwerts, O_2-Sättigung unter Raumluft 90-95%)

T 3 Pneumologie – Therapie

Be-ginn	**Beta-2-Sympathomim.** (bronchodilatatorisch)	Salbutamol → 73	ini 4–10 Inh., ggf. alle 20min wdh. (bis zu 1h)
plus	**Glukokortikosteroid** (antiinflammatorisch, Empfindlichkeit der Rezeptoren ↑)	Prednisolon → 208	1mg/kgKG, 25–50mg p.o., Ki.: 1–2mg/kgKG, max. 40mg p.o.; Dauer nach Exazerbation: Erw. 5–7d, Ki. 3–5d
ggf. plus	**Oxygenierung**	Sauerstoff	z.B. über Nasensonde; Ziel-SaO$_2$: 93–95% für Erw., 94–98% für Ki.; Cave: resp. Azidose

Schwere Exazerbation[1, 2]

Abgehacktes Sprechen nur in Worten, agitiert, sitzend, nach vorne gebeugt, Gebrauch der Atemhilfsmuskulatur, Atemfrequenz > 30/min, Herzfrequenz > 120/min, PEF < 50% des Sollwerts oder persönlichen Bestwerts, O$_2$-Sättigung unter Raumluft < 90%

Be-ginn	**Beta-2-Sympatho-mimetikum**	Salbutamol → 73	ini 4–10 Inh., ggf. alle 20min wiederholen (bis zu 1h)
ggf. plus	**Parasympatholytikum** (bronchodilatatorisch)	Ipratropiumbromid → 76	4 Inh. bei Bedarf
plus	**Glukokortikosteroid** (antiinflammatorisch, Empfindlichkeit der Rezeptoren ↑)	Prednisolon → 208	1mg/kgKG, 25–50(–100)mg p.o./i.v., Ki.: 1–2mg/kgKG, max. 40mg p.o./i.v.; Dauer nach Exazerbation: Erw. 5–7d, Ki. 3–5d
ggf. plus	**Oxygenierung**	Sauerstoff	z.B. über Maske, Ziel-SaO$_2$: 93–95% für Erw., 94–98% für Ki.; Cave: resp. Azidose

Lebensbedrohliche Exazerbation[1, 2]

Frustrane Atemarbeit, sehr flache Atmung, „silent chest", Zyanose, verwirrt oder somnolent

	Beta-2-Sympathomimetikum (bronchodilatatorisch)	Salbutamol → 73	ini 4–10 Inh., ggf. alle 20min wiederholen (bis zu 1h)
ggf.		Reproterol → 75	1 Amp (0.09mg) langs. i.v., Wdh. nach 10min möglich; Perfusor: 0.018–0.09mg/h (keine gesicherte Evidenz für Nutzen)
ggf. plus	**Parasympatholytikum** (bronchodilatatorisch)	Ipratropiumbromid → 76	4 Inh. bei Bedarf

Asthma bronchiale

plus	Glukokortikosteroid (antiinflammatorisch, Empfindlichkeit der Rez. ↑)	Prednisolon → 208	Erw. 25-50(-100)mg i.v./p.o., Ki. (1-)2mg/kgKG, max. 40mg i.v./p.o.; Dauer nach Exazerbation: Erw. 5-7d, Ki. 3-5d
ggf. plus	Oxygenierung	Sauerstoff	z.B. über Maske, Ziel-SaO$_2$: 93-95% für Erw., 94-98% für Ki., Cave: resp. Azidose

Ggf. ventilatorische Unterstützung durch nichtinvasive oder invasive Beatmung, insbesondere bei respiratorischer Azidose

Weitere Therapiemaßnahmen bei unzureichendem Ansprechen auf Initialtherapie[1, 2]

	Oxygenierung	Sauerstoff	nach BGA
evtl.	Kurzwirksames Beta-2-Sympathomimetikum (bronchodilatatorisch)	Terbutalin → 73	0.25-0.5mg s.c. (Wdh. nach 4h möglich) und als Akuttherapie
oder	Beta-2-Sympathomimetikum (bronchodilatatorisch)	Reproterol → 75	1 Amp (0.09mg) langs. i.v., Wdh. nach 10min möglich; Perfusor: 0.018-0.09mg/h
plus	Glukokortikosteroid	Prednisolon → 208	25-50(-100)mg i.v. alle 4-6h
und/oder	Magnesium	Magnesiumsulfat 10% (1g) → 297	(1-)2 Amp. (2g) langsam i.v.

T 3.1.5 Therapie des anstrengungsinduzierten Asthmas[1, 2, 3]

	Inhalatives kurz wirksames Beta-2-Sympathomimetikum	Salbutamol → 73	bei Bedarf 1-2 Inh. unmittelbar vor Belastung
oder	Leukotrien-Rez.-Antag.	Montelukast → 81	10mg p.o. 1x/d
ggf.	Beta-2-Sympathomimetikum + Mastzellstabilisator	Reproterol + Cromoglicinsäure → 87	0.5mg/1mg, 1-2 Inh. vor Belastung; max. 10-12 Inh., geringe Evidenz
oder	Mastzellstabilisator (Mediatorliberationshemmg.)	Cromoglicinsäure → 87	4 x 2 Inh., geringe Evidenz

Im Falle eines vorbehandelten Asthmas zur Prophylaxe bei belastungsabhängigen Beschwerden: ICS-Dosis erhöhen, Leukotrien-Rezeptor-Antagonist, zusätzl. LABA oder ICS-LABA-Kombination, falls nicht im Therapieplan.

[1] © Global Initiative for Asthma (GINA 2018). Alle Rechte vorbehalten. http://www.ginasthma.org
[2] Buhl R et al.: S2k-Leitl. Diagn. u. Ther. von Patienten mit Asthma. Pneumologie 2017; 7: 849-919
[3] Parsons PJ et al.: An Official American Thoracic Society Clinical Practice Guideline: Exercise-induced Bronchoconstriction. Am J Respir Crit Care Med 2013; 187(9):1016-1027

T 3.2 COPD und Lungenemphysem[4, 5]

T 3.2.1 COPD-Beurteilung

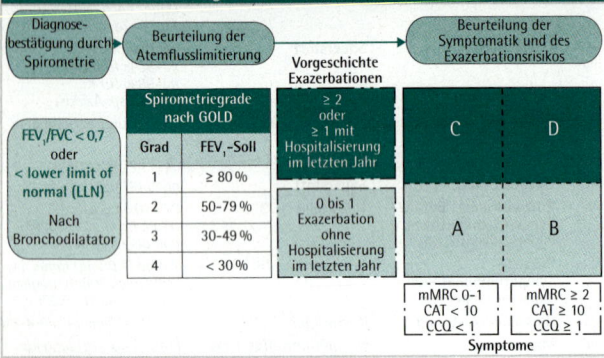

- Diagnosebestätigung durch Spirometrie
- Beurteilung der Atemflusslimitierung
- Beurteilung der Symptomatik und des Exazerbationsrisikos

$FEV_1/FVC < 0{,}7$ oder < lower limit of normal (LLN)

Nach Bronchodilatator

Spirometriegrade nach GOLD

Grad	FEV_1-Soll
1	≥ 80 %
2	50–79 %
3	30–49 %
4	< 30 %

Vorgeschichte Exazerbationen

- ≥ 2 oder ≥ 1 mit Hospitalisierung im letzten Jahr → C / D
- 0 bis 1 Exazerbation ohne Hospitalisierung im letzten Jahr → A / B

	C	D
	A	B
	mMRC 0–1 CAT < 10 CCQ < 1	mMRC ≥ 2 CAT ≥ 10 CCQ ≥ 1

Symptome

mMRC (Modified British Medical Research Council):
- 0: Atemnot nur bei starker Anstrengung
- 1: Atemnot bei schnellem Gehen in der Ebene und leichter Steigung
- 2: Langsameres Gehen als Gleichaltrige wg. Atemnot od. häufige Stopps bei Gehen in der Ebene
- 3: Wegen Atemnot bereits Stopp nach 100m Gehen in der Ebene oder nach ein paar Minuten
- 4: Wegen Atemnot kein Verlassen der Wohnung möglich, Atemnot beim An- und Ausziehen

CAT (COPD Assessment Test):
8 Fragen mit einem Score von 0–40 Punkten; je höher die Punktzahl, desto stärker ist COPD-Symptomatik

CCQ (COPD Control Questionnaire):
10 Fragen mit einer Skala 0–6. Weniger symptomatisch bedeutet weniger Punkte, Score von beschwerdefrei (0) über weniger symptomatisch (1) bis maximal symptomatisch (6 = 10 x 6 / 10)

Exazerbationen in der Vergangenheit:
≤ 1/Jahr: geringes Risiko für Exazerbationen;
≥ 2/Jahr oder 1 Exazerbation mit Hospitalisation: hohes Risiko für Exazerbationen; hohes Risiko (Gruppe C und D) gilt bereits für eine Exazerbation, die zu einer Hospitalisation führt

[4] © Global Initiative for Chronic Obstructive Lung Disease (GOLD 2018 Report). http://www.goldcopd.org
[5] Vogelmeier C et al.: Leitlinie zur Diagnostik und Therapie von Patienten mit chronisch obstruktiver Bronchitis und Lungenemphysem (COPD). Pneumologie 2018; 72: 253–308

COPD und Lungenemphysem

T 3.2.2 Allgemeinmaßnahmen

Prävention	Nicht-medikamentös	Apparativ/interventionell/operativ (nach Indikation)
• Tabakentwöhnung (Komb. psychologisch u. ggf. pharmakologisch) • Schutzimpfungen (Influenza/Pneumokokken) • Arbeitsplatzhygiene	• Patientenschulung (inkl. Prüfen d. Inhalationstechnik) • Körperliches Training (unter Anleitung) • Atemgymnastik/Physiother. • Ernährungstherapie	• Langzeitsauerstofftherapie (LTOT) • Nicht-invasive Beatmung • Lungenvolumenreduktion (endoskop. oder chirurgisch) • Lungentransplantation

Pneumologische Rehabilitation (nach GOLD mindestens für COPD Gruppen B bis D)

Medikamentöse Allgemeinmaßnahmen

	Tabakentwöhnung pharmakologisch (immer kombiniert mit psychologischer Therapie; Rauchstopp nach ca. 1W)	Nikotinkaugummi	2mg für Raucher < 20 Zig., 8–12 Stck./d; 4mg für Raucher > 20 Zig., 8–12 Stck./d; max. 6M
		Nikotinpflaster	Wirkdauer 16 oder 24h; transderm. 7–30mg; 8–12W
		Bupropion → 367	W1 1 x 150mg/d; W2 2 x 150mg/d für max. 9W
		Vareniclin → 367	d1–3: 1 x 0.5mg/d; d4–7: 2 x 0.5mg/d; ab d8: 2 x 1mg/d für 12W
evtl. sympt.	Expektorans (Sputumviskosität ↓)	Acetylcystein → 82	3 x 200–600mg/d p.o., i.v.

T 3.2.3 Therapiealgorithmus nach GOLD und deutscher Leitlinie[4, 5]

Gruppe C

LAMA → (weitere Exazerbation(en)) → LAMA + LABA; LABA + ICS

Gruppe D

Roflumilast erwägen: wenn FEV$_1$ < 50% vom Soll und chronische Bronchitis

Makrolide bei Exrauchern erwägen

LAMA → (weitere Exazerbationen) → LAMA + LABA → (weitere Exazerbationen / anhaltende Symptome) → LAMA + LABA + ICS ← LABA + ICS

Gruppe A

Bronchodilatator (bei Bedarf, kurz oder lang wirksam) → Wirksam? → Fortführung, Stopp oder alternativer Bronchodilatator

Gruppe B

Lang wirksamer Bronchodilatator (LAMA oder LABA) → Anhaltende Symptome → LAMA + LABA

→ Bevorzugte Therapie

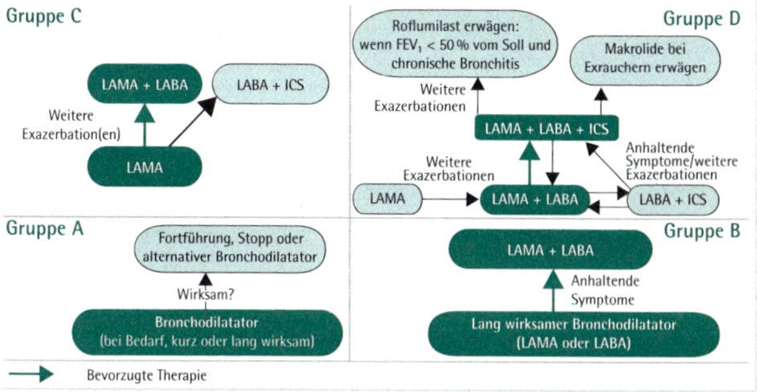

Erläuterungen zur deutschen Leitlinie:
- Asymptomatische Pat. in Gruppe A können ohne medikamentöse Therapie beobachtet werden.
- Wenn stark symptomatische Pat. in Gruppe B nach Hinzufügen eines zweiten Bronchodilatators keine Besserung verspüren, kann wieder auf einen deeskaliert werden; hier v.a. Komorbiditäten und ihre suffiziente Therapie beachten.
- Bei bisher unbehandelten Pat. der Gruppe C (und D) mit hohem Exazerbationsrisiko (s.o.) Start mit LAMA, bei weiteren Exazerbationen LABA hinzufügen.
- Pat. der Gruppe D mit erhebl. Symptomatik sollten Therapie mit LAMA + LABA beginnen.
- Kommt es in Gruppe C und D unter LAMA +LABA zu weiteren Exazerbationen, entweder auf Triple-Therapie (ICS + LAMA +LABA) eskalieren oder auf ICS + LABA wechseln.
- Deeskalation/Absetzen von ICS in Gruppe D (und C) wie in GOLD sind grundsätzlich möglich, Auswirkungen auf Symptome, Exazerbationsrate und Lungenfunktion nicht vorhersehbar.
- ICS in der initialen Kombinationstherapie einsetzen bei Asthmakomponente (Asthma-COPD-Overlap) und/oder hoher Eosinophilenzahl.
- Roflumilast zur Exazerbations-Vermeidung als weitere Option in Gruppe D (und C), wenn Phänotyp chronische Bronchitis und FEV1 < 50%.
- Es besteht keine generelle Empfehlung für zusätzliche Langzeitbehandlung mit Makroliden bei häufigen Exazerbationen.

T 3.2.4 Behandlung der stabilen COPD

Prinzipien:
- Symptomatik und Exazerbationsrate einbeziehen (s. Kap. T 3.2.1), Komorbiditäten beachten.
- Inhalierbare Bronchodilatatoren gegenüber der oralen Form bevorzugen.
- Bei stärkerer Symptomatik (Atemnot ↑) die Kombination bronchodilatativer Medikamente (lang wirksame Betamimetika und Anticholinergika) bevorzugen.
- ICS in Kombination geben, wenn trotz Therapie mit langwirksamen Bronchodilatatoren weitere Exazerbationen auftreten.
- Monotherapie mit inhalativen oder systemischen Glukokortikoiden ist nicht empfohlen.
- Langfristig systemische Glukokortikosteroide vermeiden.
- Die Rate leichtgradiger Pneumonien bei COPD unter ICS ist erhöht.
- Theophyllin nur in begründeten Ausnahmefällen einsetzen.
- Medikamente: Intensive Schulung der jeweiligen Inhalationstechnik bzw. des jeweiligen Systems, individuelle Auswahl und regelmäßige Kontrolle der korrekten Anwendung und Therapieadhärenz.

Kurz wirksames Beta-2-Sympathomimetikum (bronchodilatatorisch)	Salbutamol → 73	3–4 x 2 Inh. bei Bedarf, DA: 100–200µg
	Terbutalin → 73	3–4 x 2 Inh. bei Bedarf, Pulver-Inh., DA: 100–200µg
	Fenoterol → 73	3–4 x 2 Inh. bei Bedarf, Pulver-Inh.: 400–500µg
Kombinationspräparat	Fenoterol 50µg + Ipratropiumbromid 20µg → 77	3–4 x 1–2 Inh.
Kurz wirksames Anticholinergikum (bronchodilatatorisch)	Ipratropiumbromid → 76	3 x 2 Inh. bei Bedarf

COPD und Lungenemphysem

Lang wirksames Beta-2-Sympathomimetikum (LABA) (bronchodilatatorisch)	Formoterol → 74	*Pulver-Inh. (6 oder 12µg) = 1–2x 1-4 Inh., max. 12µg/d; DA (12µg): 2 x 1-2 Inh., max. Erh.Dos. 48µg*
	Salmeterol → 74	*DA (25µg); 2x 2-4 Inh., max. 8 Inh.; Pulv.-Inh. (50µg): 2 x 1-2 Inh., max. 4 Inh.*
	Indacaterol → 74	*1 x/d 1 Pulv.-Inh. (150µg; max. 300µg)*
	→ 74	*Lsg.-Inh. (2,5µg); 1 x 2 Hübe/d = 5µg/d*
Lang wirksames Anticholinergikum (LAMA) (bronchodilatatorisch)	Tiotropiumbromid → 77	*1 x/d 1 Inh. (18µg); 1 x 5µg (1 x 2 Hübe à 2,5µg) Inh.*
	Aclidiniumbromid → 76	*2 x/d 1 Pulver-Inh. (322µg)*
	Glycopyrronium → 76	*1 x/d 1 Pulver-Inh. (44µg)*
	Umeclidinium → 77	*1 x/d 1 Pulver-Inh. (55µg)*
Kombinationspräparat LAMA und LABA	Glycopyrroniumbromid + Indacaterol → 77	*1 x 1 Pulver-Inh. (43+85µg)*
	Umeclidinium + Vilanterol → 77	*1 x 1 Pulver-Inh. (55+22µg)*
	Aclidinium + Formoterol → 77	*2 x 1 Pulver-Inh. (340+12µg)*
	Tiotropium + Olodaterol → 77	*1 x 2 Inh. (2,5µg+2,5µg)*
Inhalative Glukokortikoide (ICS)	Beclometason → 78	*2 x 1-2 Inh. (insg. 400µg/d)*
	Budesonid → 78	*2 x 1-2 Inh. (insg. 400µg/d)*
	Fluticasonpropionat → 78	*2 x 1-2 Inh (insg. 500µg/d)*
Theophyllin, retardiert (bronchodilatatorisch, zentrale Atemstimulation)	Theophyllin → 81 für Dauerther. nur Retardpräparate verwenden!	*100–600mg/d p.o. (nach Serumspiegel = 5–15mg/l, Wi nur in 50%); nachrangige Alternative*
Kombinationspräparate LABA und ICS	Salmeterol + Fluticasonpropionat → 80	*2 x 1-2 Inh. 50+100µg, 2 x 1 Inh. 50+250µg, (1-)2 x 1 Inh. 50+500µg*
	Formoterol + Budesonid → 79	*2 x 2 Inh. 4.5+80µg, 2 x 2 Inh. 4.5+160µg, 2 x 1 Inh. 9+320µg*
	Formoterol + Beclometason → 79	*2 x 1-2 Inh. 6+100µg*
	Vilanterol + Fluticasonfuroat → 80	*1 x 1Inh. (22+92µg) DPI*

Kombinationspräparate LAMA, LABA und ICS	Umeclidinium + Vilanterol + Fluticasonfuroat	1 x 65+22+92µg DPI
	Glycopyrronium + Formoterol + Beclometason	1 x 9+5+87µg Inh. DA
Phosphodiesterase-4-Inhibitor (PDE4-Inh.)	Roflumilast → 81	1 x/d 500µg, bei Phänotyp chronische Bronchitis und häufige Exazerbationen sowie FEV_1 < 50% des Solls
Sekretolytikum (Sputumviskosität ↓)	Carbocistein → 83	3 x 2 Kps. (à 375mg)/d p.o.
	Acetylcystein → 82	3 x 200-600mg/d p.o.

Ggf. Zusatzmaßnahmen neben einer medikamentösen Therapie

Oxygenierung	Sauerstofflangzeittherapie	pO_2 < 55mmHg und/oder pO_2 < 60mmHg unter Belastung, im Schlaf oder bei chron. Rechtsherzinsuff.

Operative/interventionelle Therapieverfahren: Bullaresektion, endoskop. Lungenvolumenreduktion, operative Lungenvolumenresektion, LTX nach entsprechenden Kriterien, nichtinvasive Heimbeatmung bei chron. respiratorischer (hyperkapnischer) Insuffizienz

Akute Exazerbation[6, 4]

Leichte Exazerbation: Dosiserhöhung der kurzwirksamen Betamimetika u./od. Anticholinergika (Dosierung s.o.), bei leichtgradiger COPD trotz Sputumpurulenz eher keine Antibiotika

Mittelschwere Exazerbation: Dosiserhöhung der kurzwirksamen Betamimetika und/oder Anticholinergika (Dosierung s.o.) und systemische Glukokortikosteroide, nur bei Sputumpurulenz Antibiotika für 5-7d (s. AECOPD)

plus	Glukokortikosteroid (antiinflammatorisch, Empfindlichkeit der Rez. ↑)	Prednisolon → 208	40mg Prednisolon-Äquivalent für 5(-7)d p.o.
		Prednisolon → 208	
		Methylprednisolon → 208	

Schwere Exazerbation: notwendige Krankenhaus- oder Notfallambulanz-Behandlung; **Kriterien für eine nötige Hospitalisierung:** schwere Dyspnoe, schlechter Allgemeinzustand, progrediente Symptomatik, Bewusstseinstrübung, Zunahme von Rechtsherzinsuffizienzzeichen (Ödeme), instabile Komorbiditäten, Versagen der ambulanten Therapie, fehlende adäquate häusliche Versorgung;
Dosiserhöhung der kurzwirksamen Betamimetika u./od. Anticholinergika (Dosierung s.o.) und systemische Glukokortikosteroide, bei Sputumpurulenz Antibiotika für 5-7d (s. AECOPD)

plus	Glukokortikosteroid (antiinflammatorisch, Empfindlichkeit der Rez. ↑)	Prednison → 208	40mg Prednisolon-Äquival. für 5(-7)d p.o.; nur bei inadäquater enteraler Resorption ggf. i.v.; z.B. 4 x 25mg Prednisolon-Äquivalent i.v.
		Prednisolon → 208	
		Methylprednisolon → 208	
evtl. plus	Sauerstoff		Ziel SaO_2: 91-92%

COPD und Lungenemphysem

Sehr schwere Exazerbation: notwendige Krankenhaus-Behandlung **mit zusätzlichen Kriterien für eine intensivierte Therapie auf einer Intensivstation oder IMC:**
schwere Dyspnoe, die sich unter stationärer Initialtherapie nicht bessert, Hypoxämie mit PaO2 < 55mmHg trotz Sauerstoffgabe, progredient hyperkapnische resp. Insuffizienz und respiratorische Azidose (pH < 7,35), hämodynamische Instabilität;
Dosiserhöhung der kurzwirksamen Betamimetika u./od. Anticholinergika (Dosierung s.o.) und systemische Glukokortikosteroide **und** begrenzte Daten für (intravenöse) Antibiotika auch ohne Sputumpurulenz (s. AECOPD)

plus	**Glukokortikosteroid** (antiinflammatorisch, Empfindlichkeit der Rez. ↑)	Prednison → 208 Prednisolon → 208 Methylprednisolon → 208	40mg Prednisolon-Äquival. für 5(–7)d p.o. zu bevorzugen; nur bei inadäquater enteraler Resorption ggf. i.v.; z.B. 4 x 25mg Prednisolon-Äquivalent i.v.
evtl. plus	**Sauerstoff**		Ziel SaO₂: 91–92%
	High-Flow-Oxgen		nur bei schwerer hypoxämischer Insuffizienz (nicht hyperkapnisch)
	Beatmung		nichtinvasiv (favorisiert) oder invasiv, insbes. bei hyperkapnischem Lungenversagen mit resp. Azidose (pH < 7,35)
	Extrakorporale CO₂-Elimination		mögliche Indikationen bei sehr schwerer hyperkapn. Insuff. bei exaz. COPD: Verhinderung einer Intubation oder Verkürzung der invasiven Beatmung; strenge Indikationsstellung nur in ausgewiesenen Zentren

Akute Infektexazerbation der COPD (AECOPD)[6, 7, 8]

Antibiotika nur bei mind. mittelschwerer Exazerbation und purulentem Sputum oder bei sehr schwerer Exazerbation mit intensivmedizinischer (Beatmungs-)Behandlung.
Bei Procalcitonin < 0,1ng/ml kann in der Regel auf Antibiotika verzichtet werden.

Mittelschwere oder schwere bis sehr schwere AECOPD ohne bek. Pseudomonaskolonisation, Bronchiektasen, Beatmung oder aktuellen Pseudomonas-Nachweis

1. Wahl	**Aminopenicillin + Beta-Laktamase-Inhibitor**	Amoxicillin + Clavulansäure → 219	≥ 70kg: 3 x 1g (875+125mg) p.o.; < 70kg: 2 x 1g (875+125mg) p.o.; 3 x 2.2g i.v. (5–7d)
		Sultamicillin → 220	2 x 0.75g p.o. (5–7d)
		Ampic. + Sulbactam → 219	3 x 3g i.v. (5–7d)
alternativ	**Cephalosporin Gr. 3a**	Ceftriaxon → 222	1 x 2g i.v. (5–7d)
		Cefotaxim → 222	3 x 2g i.v. (5–7d)
oder	**Fluorchinolon Gr. 3**	Levofloxacin → 233	1–2 x 500mg p.o./i.v. (5d)
	Fluorchinolon Gr. 4	Moxifloxacin → 234	1 x 400mg p.o./i.v. (5d)

T 3 Pneumologie – Therapie

AECOPD mit P.-Kolonisation, Bronchiektasen, Beatmung oder aktuellen P.-Nachweis			
1. Wahl	Ureidopenicillin + Beta-Laktamase-Inhibitor	Piperacillin + Tazobactam → 220	3 x 4.5g i.v. (8d)
alternativ	Cephalosporin Gr. 3b	Cefepim → 223	3 x 2g i.v. (8d)
alternativ	Cephalosporin Gr. 3b	Ceftazidim → 222	3 x 2g i.v. (8d)
	plus gegen Pneumokokken u. S. aureus wirks. Antibiotikum (z.B. Amox. + Clavulansäure, Piperacillin + Combactam, Clindamycin, Clarithromycin)		
oder	Carbapenem	Imipenem + Cilastatin → 238	3 x 1g i.v. (8d)
		Meropenem → 238	3 x 1g i.v. (8d)
oder	Fluorchinolon Gr. 3	Levofloxacin → 233	2 x 500mg p.o./i.v. (8d)
oder	Fluorchinolon Gr. 2	Ciprofloxacin → 233	2 x 750mg p.o.; 3 x 400mg i.v. (8d)
	plus gegen Pneumokokken und Staph. aureus wirksames Antibiotikum (z.B. Cefuroxim, Clindamycin, Clarithromycin, Piperacillin + Combactam)		

Wesentl. Entscheidungskrit. für die o.g. Substanzen ist eine vorausgeg. Antibiotikatherapie in den letzten 3M bei rezid. Exazerbationen; Wechsel der zuletzt verwendeten Substanzklasse zu empfehlen

[6] Vogelmeier, C. et al.: Leitlinie zur Diagnostik und Therapie von Patienten mit chronisch obstruktiver Bronchitis und Lungenemphysem (COPD). Pneumologie 2018; 72: 253-308.
[7] Höffken G et al.: Epidemiologie, Diagnostik, antimikrobielle Therapie und Management von erwachsenen Patienten mit ambulant erworbenen tiefen Atemwegsinfektionen sowie ambulant erworbener Pneumonie. Update 2009. Pneumologie 2009; 63:e1-68.
[8] AWMF 082-006: Bodmann, K.F. et al.: S2k Leitlinie kalkulierte parenterale Initialtherapie bakterieller Erkrankungen bei Erwachsenen - Update 2018. Stand 1.12.2017, gültig bis 31.12.2021

T 3.3 Alpha-1-Antitrypsinmangel[6, 9]

Ind. einer Substitutionsbehandlung: vorwiegend homozygote Form (PiZZ) mit Alpha-1-AT-Spiegel < 0.5g/l, FEV1 30–65% des Solls oder Abnahme der FEV1 > 50ml/J, Nichtraucher

Alpha-1-Antitrypsin (Hemmung der Neutrophilen-Elastase)	Alpha-1-Protease-Inhibitor → 71	60mg/kg i.v. 1 x /W; Zielspiegel > 80mg/dl

[9] Köhnlein T et al.: Expertenstellungnahme zur Substitutionstherapie bei Patienten mit Alpha-1 Antitrypsin-Mangel. Pneumologie 2014; 68: 492-495

T 3.4 Exogen allergische Alveolitis (chronisch)[10]

Allergenkarenz!

evtl.	Glukokortikosteroid[10] (antiinflammatorisch, Empfindlichkeit der Rezeptoren ↑)	Prednisolon → 208	ini 0.5(–1)mg/kg/d p.o., z.B. 40mg/d; max. 60mg/d) bis Symptomred. bzw. Lufu o.B., dann niedrigstmögl. Erh.Dos. (komplettes Ausschleichen über 3M mögl.)

[10] Koschel D, Exogen-allergische Alveolitis. Pneumologie 2007; 61:305-322.

Idiopathische Lungenfibrose

T 3.5 Idiopathische Lungenfibrose (IPF)[11, 12, 13, 14]

Pirfenidon bei leichter bis mittelschwerer IPF (FVC ≥ 50% des Solls, TLCO ≥ 30% des Solls, 6-min-Gehstrecke ≥ 150m)

bei Hypoxämie	**Sauerstofflangzeittherapie**	pO_2 < 55mmHg und/oder pO_2 < 60 mmHg unter Belastung, im Schlaf oder bei chronischer Rechtsherzinsuffizienz
entw.	**Pirfenidon** → 88	d1–7: 3 x 1 Kps. 267mg p.o., d8–14: 3 x 2, ab d15: 3 x 3 Kps. oder 3 x 1 Filmtbl. 801mg
oder	**Nintedanib** → 175	2 x 150mg p.o.

Akute Exazerbation einer idiopathischen Lungenfibrose

	Methylprednisolon → 208	*Pulstherapie 1g/d für 3d, dann 0.5–1mg/kg/d*

T 3.5.1 Algorithmus zur Diagnosestellung[14]

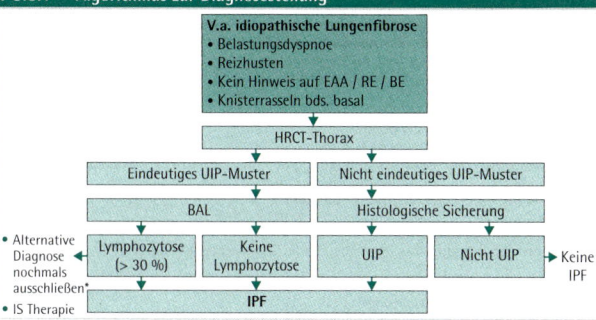

```
          V.a. idiopathische Lungenfibrose
          • Belastungsdyspnoe
          • Reizhusten
          • Kein Hinweis auf EAA / RE / BE
          • Knisterrasseln bds. basal
                       ↓
                  HRCT-Thorax
                  ↓           ↓
      Eindeutiges UIP-Muster   Nicht eindeutiges UIP-Muster
              ↓                        ↓
             BAL               Histologische Sicherung
        ↓           ↓              ↓           ↓
   Lymphozytose  Keine           UIP        Nicht UIP → Keine
   (> 30 %)    Lymphozytose                              IPF
        ↓           ↓              ↓
   • Alternative   IPF
     Diagnose
     nochmals
     ausschließen*
   • IS Therapie
```

BAL = bronchioloalveoläre Lavage; EAA = exogenallerg. Alveolitis; HRCT (high-resolution computed tomography) = hochauflösende Computertomographie; UIP = usual interstitial pneumonia; RE = rheumatol. Erkrankung; BE = Berufserkr.; *mittels gezielter Anamnese und laborchemisch.

Kommentar: Eine multidisziplinäre Expertengruppe für interstitielle Lungenerkrankungen sollte nach einer adäquaten Lungenbiopsie mit wahrscheinlichem oder möglichem UIP-Muster über die Diagnose IPF und ihre Therapie entscheiden.

[11] Behr J et al.: S2K-Leitlinie Idiopathische Lungenfibrose – Update zur medikamentösen Therapie 2017. Pneumologie 2017; 71: 460-474
[12] Behr J et al.: S2K-Leitlinie zur Diagnostik und Therapie der idiopathischen Lungenfibrose. Pneumologie 2013; 67: 81-111
[13] Raghu G et al.: ATS/ERS/JRS/ALAT Committee on Idiopathic Pulmonary Fibrosis. Am. J. Repir. Crit. Care Med. 2011; 183(6): 788-824
[14] Prasse A: Die idiopathische Lungenfibrose. Pneumologie 2015; 69: 608-615

T 3.6 Pneumonie[15]

MERKE: Die angegebenen Dosierungen gelten für nieren- und lebergesunde Erwachsene. Bei Ki. und Pat. mit entspr. Organdysfunktion Dos. nach jeweiliger Produktinfo anpassen.

T 3.6.1 Allgemeinmaßnahmen

evtl.	**Anilinderivat** (analgetisch, antipyretisch)	Paracetamol → 290	3-4 x 500-1000mg/d p.o., rekt. (bei Bedarf)
evtl.	**Volumentherapie**	Kristalloide Lsg.	Vollelektrolytlsg. i.v. nach Volumenstatus (klinisch, invasiv oder echokardiografisch beurteilt)
	Vasopressoren bei Hypotension	Noradrenalin → 55	i.v., Ziel-MAP > 65mmHg

Frühmobilisation

T 3.6.2 Ambulant erworbene Pneumonie (CAP)[15, 16]

- **Schweregradbeurteilung und Antibiotikaauswahl bei CAP:**
  CRB-65-Score, funktioneller Status, potentiell instabile Komorbiditäten, Oxygenierungsstatus
- **CRB-65-Index (0-4 Kriterien):**
  Confusion: Bewusstseinstrübung
  Respiratory rate: Atemfrequenz ≥ 30/min
  Blood pressure: syst. Blutdruck ≤ 90 mmHg oder diast. Blutdruck ≤ 60mmHg
  Alter ≥ 65J
- **Krankenhaus-Letalität bzgl. CRB-65-Index:**
  0 Kriterien = 2%, 1-2 Kriterien 13%, 3-4 Kriterien 34%
- **Patienten-Gruppierung:**
  1a: Patienten mit guter bis ausreichender Funktionalität (Bettlägerigkeit < 50% des Tages)
  1b: Patienten mit schlechter Funktionalität (Bettlägerigkeit ≥ 50% des Tages) und/oder Patienten aus Pflegeeinrichtungen
  2: Patienten mit schwerer Komorbidität und infauster Prognose, dadurch lediglich Palliation als Therapieziel
- **Komorbiditäten mit erhöhtem Risiko definierter Erreger:**
  - Chron. Herzinsuffizienz: Enterobakterien (z.B. Klebsiella pneumoniae, E. coli)
  - ZNS-Erkr. (Schluckstörungen): Staph. aureus (MSSA), Enterobakterien (s.o.), Anaerobier
  - Schwere COPD (GOLD IV u./od. häufige Exazerbationen), Bronchiektasen: Pseudomonas aeruginosa
  - PEG-Sonden-Ernährung, Bettlägerigkeit: Staph. aureus (MSSA), Enterobakt., Pseudomonas aeruginosa

Pneumonie 499

T 3.6.3 Pneumonie als akuter Notfall

- Patienten der **Gruppe 1a und 1b mit > 2 Minorkriterien** oder **einem Majorkriterium** bedürfen Monitoring (u.a. Laktatbestimmung) und Intensivbehandlung mit rascher Volumentherapixe, ggf. Vasopressoren und Breitspektrum-Antibiotika i.v. (nach Entnahme von Blutkulturen) innerhalb einer Stunde sowie weitere Therapie nach Sepsisleitlinie
- Intensivierte Überwachung für Pat. der Gruppe 1a und 1b mit instabilen Komorbiditäten oder ≥1 Minorkriterium

Majorkriterien:
1. Notwendigkeit Intubation und maschinelle Beatmung
2. Notwendigkeit von i.v. Vasopressoren

Minorkriterien nach ATS/IDSA:
1. Schwere akute resp. Insuffizienz (PaO$_2$ ≤ 55mmHg)
2. Atemfrequenz ≥ 30/min
3. Multilobäre Infiltrate im Rö-Thorax
4. Neu aufgetretene Bewusstseinsstörung
5. Systemische Hypotension mit Notwendigkeit hoher Volumengabe
6. Akutes Nierenversagen (Harnstoff-N ≥ 20mg/dl)
7. Leukopenie (Leukozyten < 4000 Zellen/mm^3)
8. Thrombozytopenie (Thrombozyten < 100000 Zellen/mm^3)
9. Hypothermie (Körpertemperatur < 36°C)

T 3.6.4 Medikamentöse Therapie der Pneumonie

Leichte Pneumonie ohne Komorbiditäten (Letalität ca. 1%)

CRB-65-Score = 0, ausreichende Oxygenierung (SaO$_2$ > 90%), keine dekompensierte Komorbidität; ambulante Behandlung mit oralen Antibiotika möglich
Häufigster Erreger: S. pneumoniae; häufig: H. influenzae, Influenzaviren, bei jüngeren Pat. (< 60J) Mycoplasma pneumoniae; selten: Legionella pneumophila, Chlamydia pneumoniae und im Sommer Coxiella burnetti, **sehr selten** gramnegative Bakterien
Wichtig: Penicillin-resist. Pneumokokken: < 1%, Makrolid-resist. Pneumokokken: 13%

- Ciprofloxacin-Monotherapie wegen schlechter Pneumokokkenwirksamkeit und häufiger Resistenzentwicklung kontraindiziert
- Orale Cephalosporine wegen schlechter Bioverfügbarkeit bzw. Unterdosierung mit Therapieversagen, ESBL-Ausbreitung und Clostridienselektion nicht empfehlenswert
- Dauer der Therapie: 5–7d, vor Therapieende mind. 2d klinische Stabilisierung (s.u.)

1. Wahl	Aminopenicillin	Amoxicillin → 217	≥ 70kg: 3 x 1g p.o., < 70kg: 3 x 0.75g p.o. (5–7d)
alternativ	Makrolid	Azithromycin → 229	1 x 500mg p.o. (3d)
		Clarithromycin → 229	2 x 500mg p.o. (5–7d)
oder	Tetracyclin	Doxycyclin → 227	ini 1 x 200mg p.o., dann ≥ 70kg: 1 x 200mg p.o., < 70kg: 1 x 100mg p.o. (5–7d)
oder	Fluorchinolon Gr. 3	Levofloxacin → 233	1 x 500mg p.o. (5–7d)
oder	Fluorchinolon Gr. 4	Moxifloxacin → 234	1 x 400mg p.o. (5–7d)

T 3 Pneumologie – Therapie

Leichte Pneumonie mit Komorbiditäten

Chron. Herzinsuffizienz, ZNS-Erkrankungen mit Schluckstörungen, schwere COPD und/oder Bronchiektasen (relevantes Pseudomonas-Risiko), Bettlägerigkeit, PEG-Sonden-Ernährung (relevantes Pseudomonas-Risiko);
Erreger: Gleiches Spektrum wie leichte Pneumonie ohne Komorbiditäten (s.o.), zusätzlich Enterobacteriaceae, Staph. aureus, Pseudomonas, Anaerobier

1. Wahl	Aminopenicillin + Beta-Laktamase-Inhibitor	Amoxicillin + Clavulansäure → 219	≥ 70kg: 3x875+125mg p.o., < 70kg: 2x875+125mg p.o. (5–7d)
alternativ	Fluorchinolon Gr. 3	Levofloxacin → 233	1 x 500mg p.o. (5–7d)
oder	Fluorchinolon Gr. 4	Moxifloxacin → 234	1 x 400mg p.o. (5–7d)
Pseudom.-Risiko	Aminopenicillin + Fluorchinolon Gr. 2	Amoxicillin → 217	≥ 70kg: 3 x 1g p.o., < 70kg: 3 x 0.75g p.o. (5–7d)
		Ciprofloxacin → 233	2 x 500–750mg p.o.
oder	Fluorchinolon Gr. 3	Levofloxacin → 233	1 x 500mg p.o. (5–7d)

Bei V.a. Legionellen-Epidemie: Moxifloxacin oder Levofloxacin

Mittelschwere Pneumonie

CRB-65 ≥ 1, keine akute resp. Insuffizienz, keine schwere Sepsis oder septischer Schock, keine dekompensierte Komorbidität; in der Regel Krankenhausbehandlung nötig.
Erregerspektrum wie leichte Pneumonie, Zunahme von Staph. aureus-, Enterobakterien- und Pseudomonas-Infektionen; zunehmende prognostische Relevanz von Legionellenpneumonien (Letalität 10%) → **Kombinationstherapie** mit Makroliden zu erwägen, um breiteres Erregespektrum früh zu erfassen und antiinflammatorische Effekte zu nutzen

Kalkulierte Initialtherapie (i.v. beginnen, ggf. auf p.o. umsetzen → Sequenztherapie)

	Aminopenicillin + Beta-Laktamase-Inhibitor	Ampicillin + Sulbactam → 219	3(–4) x 3g i.v. (5–7d)
oder		Amoxicillin + Clavulansäure → 219	3(–4) x 2.2g i.v., Sequenztherapie p.o. s.o. (5–7d)
oder	Cephalosporin Gr. 2	Cefuroxim → 221	3(–4) x 1.5g i.v.
oder	Cephalosporin Gr. 3a	Ceftriaxon → 222	1 x 2g i.v
oder		Cefotaxim → 222	3(–4) x 2g i.v
plus/minus	Makrolid	Azithromycin → 229	1 x 500mg p.o./i.v. (3d)
		Clarithromycin → 229	2 x 500mg p.o./i.v. (3d)
oder	Fluorchinolon Gr. 3	Levofloxacin → 233	1–2 x 500mg i.v./p.o. (5–7d)
	Fluorchinolon Gr. 4	Moxifloxacin → 234	1 x 400mg i.v. od. p.o. (5–7d)

Pneumonie

Schwere Pneumonie[17]

CRB-65 ≥ 1, akute resp. Insuffizienz und/oder schwere Sepsis bzw. septischer Schock u./od. eine dekompensierte Komorbidität; immer Krankenhausbehandlung und ggf. intensivierte Überwachung bzw. Behandlung auf Intensivstation

Häufigster Erreger: immer Streptococcus pneumoniae, dann Haemophilus influenzae; häufiger als bei leichteren Pneumonien Leg. pneumophila, Staph. aureus, Enterobakterien, saisonal Influenzaviren; **sehr selten:** Mycoplasma pneumoniae, Chlamydia pneumoniae, Pseudomonas aeruginosa, MRSA, ESBL-bildende Enterobakterien

Parenterale Antibiotikagabe immer für 3d, Sequenztherapie dann je nach Stabilisierung möglich; gesamte Therapiedauer in der Regel 7d ausreichend, mind. 2d klinische Stabilität (s.u.)

Kalkulierte Initialtherapie

1. Wahl	Ureidopenicillin + Beta-Laktamase-Inhibitor	Piperacillin + Tazobactam → 220	3(–4) x 4.5g i.v. (7d)
oder	Cephalosporin Gr. 3a	Ceftriaxon → 222	1 x 2g i.v. (7d)
oder		Cefotaxim → 222	3(–4) x 2g i.v. (7d)
plus	Makrolid	Azithromycin → 229	1 x 500mg i.v./p.o. (3d)
		Clarithromycin → 229	2 x 500mg i.v./p.o. (3d)
alternativ	Fluorchinolon Gr. 3	Levofloxacin → 233	2 x 500mg i.v. (7d), Monother. nicht bei sept. Schock
	Fluorchinolon Gr. 4	Moxifloxacin → 234	1 x 400mg i.v. (7d), Monother. nicht bei sept. Schock

- **Influenza-Epidemie** oder hohes saisonales Auftreten von Influenza: bei mindestens mittelschwerer Pneumonie kalkulierte frühzeitige Oseltamivirgabe (2 x 75mg p.o.) zusätzlich zu o.g. Antibiotika; absetzen, wenn Influenza PCR negativ
- **Keine generelle kalkulierte Therapie multiresistenter Erreger** (MRSA, ESBL-Bildner, Pseudomonas), sondern anhand des individuellen Risikos (z.B. bekannte MRSA- und/oder ESBL-Kolonisation, vorhergehende Antibiotika und Hospitalisation, Pflegeheim, Dialyse, schwere COPD, Bronchiektasen, PEG-Sondenernährung)
- **Falls kalkulierte Therapie multiresistenter Erreger sinnvoll,** vergleiche unten: „T 3.9 Schwere respiratorische Infektionen" → 504
- **Deeskalierung/Fokussierung:** kausaler Erregernachweis sollte bei Empfindlichkeit des Erregers zur Fokussierung des Antibiotikaregimes führen; z.B. bei bakteriämischem Pneumokokkennachweis Penicillin G/A
- **Sequenztherapie:** nach initial intravenöser Antibiotika-Therapie und klinischer Stabilisierung (meist ab d3–5) Umsetzen auf orale Gabe bei mittelschwerer Pneumonie empfohlen; bei schwerer Pneumonie möglich
- **Klinische Stabilitätskriterien:** Herzfrequenz ≤ 100/min, Atemfrequenz ≤ 24/min, syst. Blutdruck ≥ 90mmHg, Temperatur ≤ 37,8°C, gesicherte Nahrungsaufnahme, normaler oder vorheriger Bewusstseinszustand, keine Hypoxämie sowie laborchemisch signifikanter Abfall von CRP (> 50% nach 72h) u./od. PCT 3–4d

---

[15] Ewig S et al.: Behandlung von erwachsenen Patienten mit ambulant erworbener Pneumonie und Prävention - Update 2016. Pneumologie 2016; 70: 151-200.
[16] Drömann D et al.: Therapie der ambulant erworbenen Pneumonie. Pneumologie 2008; 62:411-422.
[17] AWMF 082-006: Bodmann, K.F. et al.: S2k Leitlinie kalkulierte parenterale Initialtherapie bakterieller Erkrankungen bei Erwachsenen - Update 2018. Stand 1.12.2017, gültig bis 31.12.2021.

T 3 Pneumologie – Therapie

T 3.6.5 Nosokomiale Pneumonie (NAP)[18, 19, 20]

Kalkulierte Initialtherapie einer nosokomialen Pneumonie bei Patienten ohne erhöhtes Risiko für multiresistente Erreger (MRE)

Häufigste Erreger: Staph. aureus, Enterobacteriaceae (E. coli, Klebsiella spp., Enterob. spp.), Hämophilus influenzae, Streptococcus pneumoniae

	Aminopenicillin + Beta-Laktamase-Inhibitor	Ampicillin + Sulbactam → 219	3 x 3g i.v.
oder	Cephalosporin Gr. 3a	Ceftriaxon → 222	1-2 x 2g i.v.
oder	Cephalosporin Gr. 3a	Cefotaxim → 222	3 x 2g i.v.
oder	Fluorchinolon Gr. 3	Levofloxacin → 233	2 x 500mg/d i.v.
oder	Fluorchinolon Gr. 4	Moxifloxacin → 234	1 x 400mg i.v.
oder	Carbapenem	Ertapenem → 237	1 x 1g

Kalkulierte Initialtherapie einer nosokomialen Pneumonie bei Patienten mit erhöhtem Risiko für MRE.

Wichtig: Klinikinterne Surveillance sollte regelmäßig über Erregerspektrum und Resistenzsituation der Einheit Auskunft geben.

Häufigste Erreger: zusätzl. zu den o.g. vor allem P. aeruginosa, MRSA, ESBL-bildende Enterobacteriaceae (v.a. E. coli, Klebsiella), Acinetobacter baumannii, Stenotrophomonas maltophilia

Risikofaktoren für multiresistente Erreger (MRE):
- Antimikrobielle Therapie in den letzten 90d
- Late-onset Pneumonie (Hospitalisierung > 4d)
- Bekannte Kolonisation mit multiresistenten Keimen (insb. multiresistente gramnegative Keime [MRGN] und MRSA)
- Vorherige medizinische Versorgung in Süd- und Osteuropa, Afrika, Naher Osten, Asien
- Septischer Schock, septische Organdysfunktion
- Zusätzliche Risikofaktoren für Pseudomonas aeruginosa:
  - Strukturelle Lungenerkrankungen (Bronchiektasen, schwere COPD)
  - Bekannte chronische Kolonisation mit P. aeruginosa

	Ureidopenicillin + Beta-Laktamase-Inhibitor	Piperacillin + Tazobactam → 220	4.5g alle 6h i.v.
oder	Cephalosporin Gr. 3b	Cefepim → 223	2g alle 8h i.v.
		Ceftazidim → 222 plus gg. Pneumokokken u. S. aureus wirks. Antibiot.	2g alle 8h i.v.
oder	Carbapenem	Imipenem → 238	1g alle 8h i.v.
		Meropenem → 238	1g alle 8h i.v.
+/-*	Fluorchinolon Gr. 3	Levofloxacin → 233	2 x 500mg i.v.
	Fluorchinolon Gr. 2	Ciprofloxacin → 233	3 x 400mg i.v.

* Kombinationstherapie mit Chinolon oder Aminoglykosid bei lebensgefährlicher Infektion (Sepsis-assoz. Organdysfunktion u. invasive Beatmung); als alternativer Kombinationspartner bei schwerer nosokomialer Pneumonie mit RF für MRE ist Fosfomycin 3 x 5-8g i.v. möglich

Pneumonie 503

oder*	Aminoglykosid	Amikacin → 231	1 x 15-20mg/kg/d i.v., (Talspiegel < 4µg/ml)
		Gentamicin → 231	1 x 3-7mg/kg/d i.v, (Talspiegel < 1µg/ml)
		Tobramycin → 232	1 x 3-7mg/kg/d i.v., (Talspiegel < 1µg/ml)
bei MRSA-Verdacht			
plus	Oxazolidinone	Linezolid → 241	600mg alle 12h i.v.
oder	Glykopeptid	Vancomycin → 239	15mg/kg alle 12h i.v. oder 2 x 1g i.v., (Talspiegel 15-20µg/ml)

Beachte: Nach 48-72h Ther. überprüfen und auf Monother. deeskalieren, falls Nachweis eines empf. Keims und/oder Patientenstabilisierung; Therapiedauer einer nosokomialen Pneumonie i.d.R. 7-8d; längere Therapiedauer (15d) bei Nonfermenter (Pseudomonas, Acinetobacter u. Stenotrophomonas) bewirkt geringere Rückfallrate, aber vermehrten Nachweis resistenter Erreger; bei gleichzeitiger komplizierter Staph.-aureus-Bakteriämie und Pneumonie 2-4 Wochen Therapie

[18] AWMF 082-006: Bodmann, K.F. et al.: S2k Leitlinie kalkulierte parenterale Initialtherapie bakterieller Erkrankungen bei Erwachsenen - Update 2018. Stand 1.12.2017, gültig bis 31.12.2021.
[19] Dalhoff K et al.: Epidemiologie, Diagnostik und Therapie erwachsener Patienten mit nosokomialer Pneumonie. Pneumologie 2012; 66: 707-765
[20] Dalhoff, K. et al.: Epidemiologie, Diagnostik und Therapie erwachsener Patienten mit nosokomialer Pneumonie - Update 2017. Pneumologie 2018; 72: 15-63

T 3.6.6 Aspirationspneumonie und Retentionspneumonie[20]

- Aspirationspneumonie oft bei neurologischen Grunderkrankungen, Stenosen im oberen GI-Trakt, Bettlägerigkeit, Pflegeheimbewohnern, Intoxikationen
- Meist Mischinfektionen, vorwiegend Staph. aureus, Streptokokken, Klebsiellen, E. coli., Pseudomonas, Anaerobier
- Dauer der Therapie individuell je nach Verlauf
- Retentionspneumonie mit gleichem Keimspektrum; Therapiedauer im Falle einer Stenosebeseitigung 7d, sonst individuell bis zu mehreren Wochen

	Aminopenicillin + Beta-Laktamase-Inhibitor	Ampicillin + Sulbactam → 219	3 x 3g i.v.
oder	Fluorchinolon Gr. 4	Moxifloxacin → 234	1 x 400mg p.o. oder i.v.
alternativ	Cephalosporin Gr. 2	Cefuroxim → 221	3 x 1.5g i.v.
oder	Cephalosporin Gr. 3a	Ceftriaxon → 222	1-2 x 2g i.v.
oder		Cefotaxim → 222	3(-4) x 2g i.v.
plus	Lincosamide	Clindamycin → 231	3-4 x 600mg/d i.v.

T 3.7 Lungenabszess[15]

Meist Mischinfektionen, vorwiegend Anaerobier, S. aureus, Streptokokken, Klebsiellen, E. coli.;
Dauer der Therapie individuell je nach Verlauf, häufig 4–8 Wochen

	Aminopenicillin + Beta-Laktamase-Inhibitor	Ampicillin + Sulbactam → 219	3 x 3g i.v.
oder	Fluorchinolon Gr. 4	Moxifloxacin → 234	1 x 400mg i.v.
altern.	Cephalosporin Gr. 2	Cefuroxim → 221	3(-4) x 1.5g i.v.
oder	Cephalosporin Gr. 3a	Ceftriaxon → 222	1-2 x 2g i.v.
oder		Cefotaxim → 222	3(-4) x 2g i.v.
plus	Lincosamide	Clindamycin → 231	3-4 x 600mg/d i.v.

T 3.8 Pleuraempyem[15]

Mögl. Erreger: Staph., Pneumokokken, H. influenzae, Streptok., E. coli, Anaerobier, Mykobakt.
Dauer der Therapie je nach Verlauf: 7d (bei suffizienter Drainage) bis 2W und länger
Frühzeitig großlumige Drainagetherapie erwägen (mit oder ohne intrapleurale Fibrinolyse)
oder videoassistierten Thorakoskopie (VATS)

	Cephalosporin Gr. 2/3a	z.B. Cefuroxim → 226	3(-4) x 1.5g i.v.
plus	Lincosamide	Clindamycin → 231	3-4 x 600mg p.o./i.v.
oder	Aminopenicillin + Beta-Laktamase-Inhibitor	Ampicillin + Sulbactam → 219	3(-4) x 3g i.v.
oder	Fluorchinolon Gr. 4 (od. 3)	z.B. Moxifloxacin → 234	1 x 400mg p.o./i.v.

Falls Risikofaktoren für MRE (s.o.) oder ein nosokomial erworbenes Pleuraempyem vorliegen,
siehe „Kalkulierte Initialtherapie einer nosokomialen Pneumonie bei Patienten mit
erhöhtem Risiko für MRE" → 502

T 3.9 Schwere respiratorische Infektionen[7, 15, 20]

Wenn möglich, gezielt nach Antibiogramm therapieren

Pneumokokken (Streptococcus pneumoniae) 1. Wahl

	Benzylpenicillin	Penicillin G → 215	4-6 x 1-5 Mio. IE/d i.v.
oder	Cephalosporin 2. Gen.	Cefuroxim → 226	3 x 1.5g i.v.
	Cephalosporin 3. Gen.	Ceftriaxon → 222	1 x 2g i.v.
oder	Aminopenicillin	Amoxicillin → 217	≥70kg: 3 x 1g p.o., <70kg: 3 x 0.75g p.o. (5-7d)

Bei Penizillin- oder Cephalosporinallergie

	Makrolid	Clarithromycin → 229	2 x 500mg p.o./i.v.

Staphylokokken 1. Wahl

	Isoxazylpenicillin	Flucloxacillin → 216	4-6 x 2g i.v.
oder	Cephalosporin 1. Gen.	Cefazolin → 220	Erw.: 2-3 x 0.5-2g/d i.v.
oder	Lincosamide	Clindamycin → 231	3-4 x 600mg i.v./p.o.

Schwere respiratorische Infektionen 505

Bei Methicillinresistenz (MRSA)

	Oxazolidone	Linezolid → 241	2 x 600mg i.v. oder p.o.
oder	Glykopeptid	Vancomycin → 239	ini 2 x 1g/d i.v., dann nach Serumspiegel (Talspiegel 15–20µg/ml)

Hämophilus influenza 1. Wahl

	Aminopenicillin	Amoxicillin → 217	≥ 70kg: 3 x 1g p.o., < 70kg: 3 x 0.75g p.o. (5-7d)
oder		Ampicillin → 217	3(-4) x 2g/d i.v.
oder	Cephalosporin 3. Gen.	Ceftriaxon → 222	1 x 2g/d i.v.
oder	Aminopenicillin + Beta-Laktamase-Inhibitor	Ampicillin + Sulbactam → 219	3 x 3g i.v.
oder	Fluorchinolon Gr. 4	Moxifloxacin → 234	1 x 400mg p.o.

Mycoplasma pneumoniae 1. Wahl

	Tetracyclin	Doxycyclin → 227	ini 1 x 200mg p.o., dann ≥ 70kg: 1 x 200mg p.o., < 70kg: 1 x 100mg p.o. (5-7d)
oder	Makrolid	z.B. Clarithromycin → 229	2 x bis 500mg/d p.o.
oder	Fluorchinolon Gr. 4	Moxifloxacin → 234	1 x 400mg p.o.

Chlamydia pneumoniae 1. Wahl

	Tetracyclin	Doxycyclin → 227	ini 1 x 200mg p.o., dann ≥ 70kg: 1 x 200mg p.o., < 70kg: 1 x 100mg p.o. (5-7d)
oder	Makrolid	z.B. Clarithromycin → 229	2 x bis 500mg/d p.o.
oder	Fluorchinolon Gr. 4	Moxifloxacin → 234	1 x 400mg p.o.

Coxiella burnetti 1. Wahl

	Tetracyclin	Doxycyclin → 227	ini 1 x 200mg p.o., dann ≥ 70kg: 1 x 200mg p.o., < 70kg: 1 x 100mg p.o. (5-7d)
oder	Fluorchinolon Gr. 4	Moxifloxacin → 234	1 x 400mg p.o.

Pseudomonas

	Ureidopenicillin + Beta-Laktamase-Inhibitor	Piperacillin + Tazobactam → 220	3-(4) x 4.5g i.v.
oder	Cephalosporin 3. Gen.	Ceftazidim → 222	Erw.: 3 x 2g/d i.v.;
		ini kalkulierte CAP-Kombinationsther. mit Betalactam-Antibiotikum, da Pneumokokken primär immer möglich	
oder	Carbapenem	Meropenem → 238	1g alle 8h i.v
oder	Fluorchinolon	Ciprofloxacin → 233	3 x 400mg/d i.v.

Bei schweren Infektionen initiale Pseudomonas-wirksame Kombination, z.B. Pip/Taz + Cipro

T 3 Pneumologie – Therapie

Klebsiella pneumoniae

	Fluorchinolon, Gr. 3	Levofloxacin → 233	2 x 500mg/d i.v., dann p.o.
oder	Fluorchinolon, Gr. 2	Ciprofloxacin → 233	3 x 400mg/d i.v., dann 2 x 500mg p.o.
oder	Cephalosporin 3. Gen.	Ceftriaxon → 222	2 x 2g/d i.v.
oder		Cefotaxim → 222	3(-4) x 2g i.v.

E. coli

	Aminopenicillin + Beta-Laktamase-Inhibitor → 219	Ampicillin + Sulbactam	3-4 x 3g i.v.
oder		Amoxicillin + Clavulansäure → 219	2 x 875+125mg p.o.
oder	Fluorchinolon, Gr. 3	Levofloxacin → 233	2 x 500mg/d i.v., dann p.o.
oder	Fluorchinolon, Gr. 2	Ciprofloxacin → 233	3 x 400mg/d i.v., dann 2 x 500mg p.o.
oder	Cephalosporin 3. Gen.	Ceftriaxon → 222	2 x 2g/d i.v.
oder		Cefotaxim → 222	3(-4) x 2g i.v.

ESBL-Bildner (E. coli, Klebsiellen)

	Carbapenem	Meropenem → 238	1g alle 8h i.v.
		Ertapenem → 237	1 x 1g/d

Falls Carbapenem-Resistenz: in Rücksprache mit Mikrobiologen/Infektiologen Colistin i.v. in Kombination mit Aminoglykosiden, Fosfomycin, Carbapenemen, Ceftazidim/Avibactam

Legionellenpneumonie

	Fluorchinolon Gr. 3	Levofloxacin → 233	2 x 500mg i.v./p.o., 7-10d
oder	Fluorchinolon Gr. 4	Moxifloxacin → 234	400mg/d i.v./p.o., 7-10d
oder	Makrolid	Clarithromycin → 229	2 x bis 500mg/d i.v./p.o.; Dauer 7-10d
oder		Azithromycin → 229	1 x 500mg i.v./p.o. 7-10d

Acinetobacter baumannii

	Carbapenem	Meropenem → 238	1g alle 8h i.v.

Falls Carbapenem-Resistenz und klin. Relevanz: in Rücksprache mit Mikrobiologen/Infektiologen Colistin i.v. in Kombination mit anderen in vitro sensibel getesteten Antibiotika

Stenotrophomonas maltophilia

	Folatantag. + p-Aminobenzoesäureantagonist	Cotrimoxazol → 235	2 x 160 + 800mg/d i.v.
ggf. plus	Cephalosporin 3b	Ceftazidim → 222	2g alle 8h i.v.
oder	Fluorchinolon 4	Moxifloxacin → 234	1 x 400mg i.v.

T 3.10 Lungenembolie (LE)

T 3.10.1 Prognoseeinschätzung

Pulmonary embolism severity index (PESI)[21, 22]

Parameter	Originalversion	Vereinfachte Version (sPESI, simplified PESI)
Alter	Alter in Jahren	1 Punkt (bei Alter > 80 J)
Männliches Geschlecht	+ 10 Punkte	–
Krebserkrankung	+ 30 Punkte	1 Punkt
Chronische Herzinsuffizienz	+ 10 Punkte	1 Punkt
Chronische pulmonale Erkrankung	+ 10 Punkte	1 Punkt
Herzfrequenz ≥ 110/min	+ 20 Punkte	1 Punkt
Systolischer Blutdruck < 100 mmHg	+ 30 Punkte	1 Punkt
Atemfrequenz > 30/min	+ 20 Punkte	–
Temperatur < 36 °C	+ 20 Punkte	–
Veränderter Bewusstseinszustand	+ 60 Punkte	–
SaO_2	+ 20 Punkte	1 Punkt

Risikostratifizierung, basierend auf der Summe der o. g. Punkte

Originalversion	Vereinfachte Version
Klasse I: ≤ 65 Punkte	**0 Punkte**
Sehr geringes 30-Tage-Mortalitätsrisiko (0–1,6 %)	30-Tages-Mortalitätsrisiko 1 % (95 % CI 0–2,1 %)
Klasse II: 66–85 Punkte	
Geringes Mortalitätsrisiko (1,7–3,5 %)	
Klasse III: 86–105 Punkte	**≥ 1 Punkt**
Moderates Mortalitätsrisiko (3,2–7,1 %)	30-Tages-Mortalitätsrisiko 10,9 % (95 % CI 8,5–13,2 %)
Klasse IV: 106–125 Punkte	
Hohes Mortalitätsrisiko (4–11,4 %)	
Klasse V: > 125 Punkte	
Sehr hohes Mortalitätsrisiko (10–24,5 %)	

Patientenklassifikation, basierend auf frühem Mortalitätsrisiko[23]

Frühes Mortalitätsrisiko		Schock oder Hypotension	PESI-Kl. III–V oder sPESI ≥ 1	Bildgebung: rechtsventrikuläre Dysfunktion	Laborchem. kard. Biomarker
Hoch		+	(+)	+	(+)
Intermediär	bis hoch	–	+	Beide positiv	
	bis niedrig	–	+	Ein Punkt positiv oder keiner der beiden Punkte positiv	
Niedrig		–	–	Ggf. Bestimmung; falls bestimmt, beide neg.	

PESI = Pulmonary embolism severity index; sPESI = simplified Pulmonary embolism severity index

T 3 Pneumologie – Therapie

T 3.10.2 Allgemeinmaßnahmen

b. Bed.	**Opioid** (Analgesie)	Morphin → 284	5–10mg i.v., Cave: Atemdepr.
	Oxygenierung bei Hypoxäm.	Sauerstoff	4–6 l/min Nasensonde
bei Bedarf	**Flüssigkeit**	Kristalloide	mäßige, vorsicht. Volumenther. bei Hypotonie, weitere Rechtsherzbel. vermeiden
bei Bedarf	**Katecholamine**	**Noradrenalin** → 55, evtl. **Dobutamin**, ggf. **Adrenalin** → 55	zur hämodyn. Stabilis. im Schock; wenige Daten zu Vasodil. (NO, Levosimendan)

T 3.10.3 Medikamentöse Therapie der Lungenembolie[23, 24, 25]

Niedrig-Risiko-LE

Kein Schock/Hypotonie, keine rechtsventr. Dysfunktion, kard. Biomarker neg., PESI I–II, sPESI 0

	Niedermolekulares Heparin (LMWH)	Enoxaparin → 59	1mg/kg s.c. 2 x/d
		Tinzaparin → 59	175IE/kg s.c. 1 x/d
		Fondaparinux → 61	<50kg:5mg; 50–100kg: 7,5mg; >100kg: 10mg; je 1 x/d s.c.
oder	**Unfraktioniertes Heparin**	Heparin → 58	80IE/kg (ca. 5000IE) Bolus i.v. + 18IE/kg/h (ca. 1000IE/h) (nach PTT auf 1.5–2.5 x)
	Unfrakt. Heparin bei Hochrisikopatienten (Schock/Hypotonie, s.u.) und schwerer NI!		
ab d2: plus	**Cumarinderivat** (Hemmung der Carboxylierung von Gerinnungsfaktoren in der Leber)	Phenprocoumon → 63	LMWH (od. unfrakt. Heparin) absetzen (mind. für 5d geben), wenn INR 2d im therap. Bereich (INR 2–3)
oder	**Direkter Faktor-Xa-Inhibitor**	Rivaroxaban → 61	2 x 15mg p.o. für 21d, dann 1 x 20mg; 1–2d nach parent. Antikoag. beginnen; Cave: NI (GFR < 15ml/min)
oder		Apixaban → 60	2 x 10mg p.o. für 7d, dann 2 x 5mg/d; Pro. rez. LE: 2 x 2,5mg/d (n. ≥ 6M Antikoag.); Cave: NI (GFR < 15ml/min
oder		Edoxaban → 61	1 x 60mg p.o., 5d n. parent. Antikoagulation beginnen; Cave: NI (GFR < 15ml/min)
oder	**Direkter Thrombin-Hemmer**	Dabigatran → 62	2 x 150mg p.o., 5d nach parent. Antikoag. beginnen; Cave: NI (GFR < 30ml/min), 2 x 110mg p.o. bei Alter ≥ 80J u. Verapamil-Komed., GI-Blutungsneig.; Antidot: Idarucizumab 5mg i.v.

Lungenembolie

Orale Antikoagulation (OAK) 3M bei reversiblem RF, mind. 3M bei Erstereignis ohne reversibl. RF, unbegrenzt bei Rezidiv-LE, chron. thromboembolischer pulmonaler Hypertonie (CTEPH), LE bei aktiver Krebserkr. (eher mit LMWH) und einzelnen Thrombophilieformen; ASS als (schwächere) Alternative einer Langzeitantikoagulation, wenn KI/Unverträglichkeit oder Ablehnung von OAK

Intermediär-Niedrig-Risiko-LE

Kein Schock/Hypotonie, PESI III-V/sPESI ≥ 1, entweder rechtsventrikuläre Dysfunktion oder kardiale Biomarker positiv (oder keines von beiden)

Stationäre Therapie, umgehende parenterale Antikoagulation (s.o.), engmaschiges Monitoring, insb. wenn Troponin als kardialer Biomarker positiv

Intermediär-Hoch-Risiko-LE

Kein Schock/Hypotonie, PESI III-V/sPESI ≥ 1, rechtsventr. Dysfunkt. und kard. Biomarker pos.

Keine grundsätzliche Lyseindikation, aber bei hoher Gefahr eines Rechtsherzversagens und geringem Blutungsrisiko zu überlegen; stat. Therapie und engmaschiges Monitoring für 48-72h (z.B. Chest-Pain-Unit), umgehende parenterale Antikoagulation (s.o.)

Hoch-Risiko-LE mit Schock/Hypotonie

Lyse, dabei lebensbedrohliche KI beachten; je nach Situation und Lyse unfraktioniertes Heparin i.v. vor, während bzw. nach Lyse; chirurgische Embolektomie oder perkutane Katheterverfahren erwägen, wenn Lysetherapie erfolglos oder kontraindiziert

Patient reanimationspflichtig wegen LE

Lyse, keine KI

T 3.10.4 Lyse-Schemata[21, 25]

a)	Plasminogenaktivator	Streptokinase → 65	250000IE über 30min, dann 100000IE ü. 24h, dann Heparin i.v.
b)	Plasminogenaktivator	Urokinase → 65	4400IE/kg über 10min, dann 4400IE/kg über 24h + Heparin i.v.
c)	Plasminogenaktivator	rt-PA → 64	100mg über 2h (ggf. + Heparin i.v.) oder 0,6mg/kg über 15min i.v. (max. 50mg)
d)	Plasminogenaktivator	Streptokin.-Kurzlyse → 65	1.5Mio. IE über 2h
e)	Plasminogenaktivator	Urokinase-Kurzlyse → 65	3Mio. IE i.v. über 2h

[21] Aujesky D et al.: Derivation and validation of a prognostic model for pulmonary embolism. Am J Respir Crit Care Med 2005; 172(8):1041-6.
[22] Jiménez D et al.: Simplification of the pulmonary embolism severity index for prognostication in patients with acute symptomatic pulmonary embolism. Arch Intern Med 2010; 170(15):1383-1389
[23] 2014 ESC Guidelines on the diagnosis and management of acute pulmonary embolism. European Heart Journal 2014; 35:3033-3080
[24] Pizzaro, C. et al.: Neue Therapieoptionen zur Behandlung der Lungenembolie: Studienlage und Stellenwert der direkten oralen Antikoagulation. Pneumologie 2015; 69: 99-110
[25] AWMF-Leitlinie 065/002, Klasse S2k: Diagnostik und Therapie der Venenthrombose und der Lungenembolie. Stand 10.10.2015; Gültigkeit 9.10.2010

T 3.11 Pulmonale Hypertonie

WHO-Klassifikation, mod. nach Dana Point und ERC/ERS-Guideline2015[26, 27, 28, 29, 30]

1 Pulmonalarterielle Hypertonie (PAH)
1.1 Idiopathisch (IPAH)
1.2 Hereditär
   1.2.1 BMPR2-Mutation
   1.2.2 Sonstige Mutationen
1.3 Arzneimittel- oder toxininduziert
1.4 Assoziiert mit:
   1.4.1 Bindegewebserkrankungen
   1.4.2 HIV-Infektion
   1.4.3 Portaler Hypertension
   1.4.4 Angeborenen Herzfehlern
   1.4.5 Schistosomiasis

1' Pulmonale venookklusive Erkr. u./od. pulmonale kapilläre Hämangiomatose
1'.1 Idiopathisch (IPAH)
1'.2 Hereditär
   1'.2.1 EIF2AK4-Mutation
   1'.2.2 Sonstige Mutationen
1'.3 Arzneimittel-, toxin- oder strahlenbedingt
1'.4 Assoziiert mit:
   1'.4.1 Bindegewebserkrankungen
   1'.4.2 HIV-Infektion

1'' Persistierende pulmonale Hypertonie des Neugeborenen

2 PHT infolge Linksherzerkrankung
2.1 Linksventrik. systolische Dysfunktion
2.2 Linksventrik. diastolische Dysfunktion
2.3 Valuläre Erkrankung
2.4 Angeborene/erworbene Linksherz-Einfluss-/Ausflusstraktobstruktionen u. angeborene Kardiomyopathien
2.5 Angeborene/erworbene Pulmonalvenenstenosen

3 PHT infolge Lungenerkr. u./od. Hypoxie
3.1 Chronisch obstruktive Lungenerkr.
3.2 Interstitielle Lungenerkr.
3.3 Andere Lungenerkrankungen mit gemischt restriktivem und obstruktivem Muster
3.4 Schlafbezogene Atemstörungen
3.5 Alveoläre Hypoventilationssyndrome
3.6 Chronischer Aufenthalt in großer Höhe
3.7 Entwicklungsstörungen der Lunge

4 Chronisch thromboembolische pulmonale Hypertonie und andere pulmonalarterielle Obstruktionen
4.1 Chron. thromboembol. pulm. Hypertonie
4.2 Andere pulmonalarterielle Obstruktionen
   4.2.1 Angiosarkom
   4.2.2 Andere intravaskuläre Tumore
   4.2.3 Arteriitis
   4.2.4 Angeb. Pulmonalarterienstenose
   4.2.5 Parasiten (Hydatidose)

5 Pulmonale Hypertonie mit unklarem u./od. multifaktoriellem Mechanismus
5.1 Hämatologische Erkrankungen: chron. hämolytische Anämien, myeloproliferative Erkrankungen, Splenektomie
5.2 Systemische Erkrankungen: Sarkoidose, pulmonale Langerhans-Zell-Histiozytose, Lymphangioleiomyomatose
5.3 Metabol. Erkr.: Glykogenspeicherkrankheiten, M. Gaucher, Schilddrüsenerkr.
5.4 Weitere: pulm. tumorbed. thrombotische Mikroangiopathie, fibrosierende Mediastinitis, chron. Nierenversagen (mit/ohne Dialyse), segmentale pulmonale Hypertonie

Def.: Pulmonale Hypertonie = PAPm in Ruhe $\geq$ 25mmHg, gemessen mit Rechtsherzkatheter
Merke: Vor Therapie der idiopathischen, hereditären und Medikamenten-assoziierten PAH Rechtsherzkatheter mit Vasodilatatortestung; falls positiv: hochdosiert Kalziumantagonisten
Für WHO-Funktionsklasse (WHO-FC) IV mit Rechtsherzdekompensation:
Epoprostenol i.v. als Mittel der 1. Wahl

Pulmonale Hypertonie

Medikamentöse Therapie

bei Hypoxämie	**Gas** (Blutoxygenation)	Sauerstoff	über Nasensonde > 16h/d b. PAH, wenn pO_2 < 60 mmHg; Korrektur Anämie/Eisenmangel erwägen
spez. Ind.	**Dihydropyridinderivat, Kalziumantagonist** (Inotropie ↓, Afterload ↓); nur bei Vasoreagibilität im Rechtsherzkatheter bei IPAH, familiärer und Medikamenten-assoziierter PAH; bei fehlendem klinischen Ansprechen oder im Verlauf WHO-FC ≥ III Wechsel auf spez. PH-Therapeutika	Nifedipin → 31	ini 10mg p.o. 3 x/d; max. 240mg/d
		Amlodipin → 31	ini 2.5mg p.o., max.20mg/d
		Diltiazem → 30	240mg p.o., MTD 720mg (n. Testung m. inhal. NO oder Epoprostenol i.v. im Rechtskatheter: bei Ansprechen Versuch mit Kalziumantagonist p.o. → Ansprechen in ca. 10% der primären PAH-Fälle)
spez. PH-Therapeutika	**Prostazyklin-Analoga** (Vasodilatation, Thrombozytenaggregationshemmung, Hemmung von Remodeling der Pulmonalarterien WHO-FC III-IV)	Epoprostenol	ini 2–4ng/kg/min i.v., dann alle 2–4W um 1–2ng/kg steigern (je n. Symptomen und Verträglichkeit bis 20–40ng/kg/min)
		Iloprost → 69	kontinuierlich i.v., daher nicht praktikabel (ini ca. 0.5–1ng/kg/min, Erhaltung 2–8ng/kg/min); HWZ 20–30min
		Iloprost inhalativ → 90	6–9 Inhal. à 2.5–5µg/Inh. (insgesamt 15–45µg/d, im Median 30µg/d, über 30–90min) für gute Ergebnisse nötig
		Treprostinil subcutan → 91	W1: 1.25ng/kg/min s.c., W2–5: um 1.25ng/kg/min pro W steigern, ab W6 um 2.5ng/kg/min/W ↑ bis zur individuellen Erh.Dos.
		Treprostinil i.v. → 91	1.25ng/kg/min i.v.; W1–4: um 1.25ng/kg/min pro W steigern, dann um 2.5ng/kg/min; s.a. FachInfo
oder	**Prostacyclin-Rez.-Agonist** (WHO-FC II–III)	Selexipag → 91	ini 2 x 200µg/d; Dosis pro W um 2 x 200µg steigern bis zur individ. Erh.Dos., MTD 2 x 1600µg

T 3 Pneumologie – Therapie

oder	**Endothelin-Rezeptor-Antagonist (ERA)** (rasche Vasodilatation); ab WHO-Funktionsklasse (WHO-FC) II	Bosentan → 90	65.5mg p.o. 2x/d (4W.), dann 125mg 2x/d
		Macitentan → 90	1 x/d 10mg p.o.
		Ambrisentan → 90	1 x/d 5-10mg p.o., PAH
oder	**Phosphodiesterasehemmer (PDE-5/6-Inhibitor)** (pulmonale Vasodilatation) ab WHO-FC II	Sildenafil → 91	20mg 3 x/d p.o., MTD 240mg
		Tadalafil → 91	1 x/d 40mg p.o.
oder	**Löslicher Guanylatcyclase-Stimulator (sGC)** PAH und CTEPH	Riociguat → 91 (0.5, 1.0, 1.5, 2.0, 2.5mg)	ini 3 x 1.0mg/d, Dosis alle 2W steigern bis max. 3 x 2.5mg/d; Cave: KI in Komb. mit PDE-5/6-Inhibitoren u. Nitraten

Diuretika: im Falle eines Rechtsherzversagens und Flüssigkeitsretention

evtl.	**Schleifendiuretikum**	z.B. Torasemid → 42	1 x 12.5–50mg/d p.o. (keine spezif. Routinether.)
evtl. plus	**Aldosteronantagonist** (ren. H$_2$O-/NaCl-Verlust, Hemmung der K$^+$-Sekretion)	Spironolacton → 45	d1–5: 2–4 x 50–100mg, dann 1–2 x 50–100mg p.o. (keine spezif. Routinether.)

Orale Antikoagulation außer bei chronisch thromboembolischer PH ohne generelle Empfehlung (bei IPAH, hereditärer PAH und PAH durch Appetitzügler erwägen)

	Vitamin-K-Antagonist (Verhinderung rezid. Embolien, Langzeit-Antikoag.)	Phenprocoumon → 63	1–5mg/d; INR-Zielwert: 2.0–3.0

- Bei unzureichender Kontrolle der PAH unter Monotherapie ist eine sequentielle Kombination von Endothelinrezeptorantagonisten, Prostacyclin-Rezeptor-Agonisten bzw. -Analoga und Phosphodiesterase-Inhibitoren (alternativ Riociguat) frühzeitig sinnvoll.
- Patienten mit einer neu diagnostizierten typischen PAH der Gruppe 1 sollten bereits bei (niedrigem bis) intermediärem Risiko, basierend auf der 1-Jahres-Mortalität eine frühe oder initiale 2-fach-Kombinationstherapie (ERA + PDE5/6-Inh. oder sGC-Stim.) erhalten.
- Bei hohem Risiko (z.B. Rechtsherzinsuff.-Zeichen, häufige Synkopen, WHO-FC IV, Gehstrecke < 165m, VO$_2$peak < 11ml/min/kg, BNP > 300pg/l, RA ↑, Perikarderguss, CI < 2,0l/min/m2) initiale bzw. frühe Triple-Therapie (ERA + PDE5/6-Inh. od. sGC-Stim + Prostazyklin i.v.) erwägen

[26] Galiè, N. et al.: 2015 ESC/ERS Guidelines for the diagnosis and treatment of pulmonary hypertension: The Joint Task Force for the Diagnosis and Treatment of Pulmonary Hypertension of the European Society of Cardiology (ESC) and the European Respiratory Society (ERS): Endorsed by: AEPC, ISHLT. European Heart Journal, Volume 37, Issue 1, 1 January 2016, 67–119
[27] Hoeper MM, Bogaard HJ et al.: Definitions and diagnosis of pulmonary hypertension. J Am Coll Cardiol 2013; 62(25), Suppl D:42-50
[28] Galie N, Corris AP et al.: Updated treatment algorithm of pulmonary arterial hypertension. J Am Coll Cardiol 2013; 62(25), Suppl. D:60-72
[29] Klose H et al.: Therapie der pulmonal arteriellen Hypertonie. Pneumologie 2015; 69: 483-495
[30] Hoeper M.M. et al.: Pulmonale Hypertonie Dtsch Arztebl Int 2017; 114: 73-84

T 3.12 Bronchiektasen + rezidivierende bakterielle Infekte ohne zystische Fibrose; allergische bronchopulmonale Aspergillose (ABPA)[7, 31, 32, 33]

Erstdiagnose einer Kolonisation und v.a. Exazerbation durch Infektion mit P. aeruginosa

	Cephalosporin Gr. 3b	Ceftazidim → 222	3 x 2g i.v.
oder	Acylaminopenicillin + Beta-Lactamase-Inhib.	Piperacillin + Tazobactam → 220	3-4 x 4.5g i.v.
oder	Carbapenem	Meropenem → 238	3 x 1-2g i.v.
ggf. plus	Aminoglykosid	z.B. Tobramycin → 232	1 x 3-7mg/kgKG/d i.v. (Talspiegel < 1µg/ml)

oder

	Fluorchinolon Gr. 2	Ciprofloxacin → 233	2 x 400mg i.v.
	Fluorchinolon Gr. 3	Levofloxacin → 233	1-2 x 500mg i.v.

oder bei leichter Exazerbation

	Fluorchinolon Gr. 2	Ciprofloxacin → 233	2 x 750mg p.o.

Bei Pseudomonas-Nachweis und schwerer Infektion Kombinationsther. ini stets i.v. für 14d

Alternative langfristige antibiotische und antiinflammatorische Therapie bei Bronchiektasen mit häufigen Exazerbationen

	Makrolid-Antibiotikum	Azithromycin → 229	3 x 250-500mg/W
evtl.	Inhalative Antibiotika als Dauertherapie bei Pseudomonas-Kolonisation (in D noch off-label-use bei Non-CF-Bronchiektasen); Möglichkeit der Eradikation durch inhalative AB im Anschluss an i.v.-Antibiose für ≥ 3M, insbes. bei mehr als 3 Exazerbationen/Jahr		
	Aminoglykosid	Tobramycin → 232	2 x 80-300mg p.i. für 28 d on/off
oder	Cyclopeptid	Colistin → 241	2 x 1-2Mio E p.i., max. 3 x 2Mio E
oder	Monobactam	Aztreonam → 227	3 x 75mg p.i. für 28d on/off

Allergische bronchopulmonale Aspergillose (ABPA)[34]

Allerg. Reaktion der Bronchien v.a. bei Asthma und Zystischer Fibrose mit zylindrischen, zentral lokalisierten Bronchiektasen

	Glukokortikosteroid (antiinflammatorisch, Empfindlichkeit der Rez. ↑)	Prednisolon → 208	ini 0.5(-1)mg/kg; meist 20-40mg p.o. für 2W, dann stufenweise Reduktion bis auf 10mg/d für ca. 3-6M
ggf. plus	Antimykotikum (Triazol)	Itraconazol → 264	2 x 100-200mg/d p.o

Anm.: Beachte auch Obstruktionen, Hämoptysen, virale Infekte; neben Pharmakotherapie v.a. Verbesserung der mukoziliären Clearance durch Sekretdrainage (Atem-, Physiotherapie)

[31] WMF-Leitlinie 082-006: Bodmann, K.F. et al.: S2k Leitlinie kalkulierte parenterale Initialtherapie bakterieller Erkrankungen bei Erwachsenen - Update 2018. Stand 1.12.2017, gültig bis 31.12.2021
[32] Polverino, E. et al.: European Respiratory Society guidelines for the management of adult bronchiectasis. Eur Respir J 2017; 50: 1700629
[33] Rademacher J, Ringshausen FC: Non CF-Bronchiektasien mit Fokus auf die allergische bronchopulmonale Aspergillose. Pneumologie 2013; 67:40-49
[34] Menz G, Duchna HW: Allergische bronchopulmonale Aspergillose. Pneumologie 2017; 71:173-182

T 3.13 Mukoviszidose (Zystische Fibrose)[35, 36, 37, 38, 39]

T 3.13.1 Pulmonale Verlaufsform, allgemein*

Atem-/Physiotherapie

	Oxygenierung bei Hypoxämie	Sauerstoff	Ziel $PaO_2 \geq 60mmHg$
bei Bedarf	**Mukolytikum** (Sputumviskosität ↓)	DNase (Dornase alfa)	1–(2) x 2500E in 2.5ml/d p.i.
		Mannitol → 83	Inh. 2 x/d 400mg Pulver (10 Hartkapseln à 40mg)
und/ oder	**Sekretolytikum** (Sputumviskosität ↓)	Acetylcystein → 82	3 x 200–600mg/d p.o.; Cave: evtl. negativer Effekt durch Auslösen entzündl. Reaktionen der Atemwege
		NaCl-Lsg. 0,9–3% → 299	intermittierende Inh.
und/ oder	**Hypertone Kochsalzlösung**	NaCl 7% → 299	2–4 x 4ml Inhalation
kausale Ther.	**CFTR-Potentiator**	Ivacaftor → 138	2 x 150mg Tbl.; nur bei Vorliegen G551D-Mutation d. CFTR-Gens
oder	**CFTR-Potentiator bzw. Modulator der CFTR-Kanäle**	Lumacaftor + Ivacaftor → 138	2 x 2 Tbl. (200mg+125mg) mit fetthaltiger Nahrung; nur bei Vorliegen F508del-Mutation (häufigste CF-Mutation in Deutschland) für Pat. > 12J
bei Bedarf	**Kurz wirksames Beta-2-Sympathomimetikum** (bronchodilatatorisch, Zilienstimulation)	Salbutamol → 73	bei Bedarf 1–2 Inh., max. 12 Inh./d
evtl. plus	**Makrolid-Antibiotikum** (antiinflammatorisch bzw. infektionsprophylaktisch)	Azithromycin → 229	3 x 250–500mg/W
evtl. plus	**NSAR**	z.B. Ibuprofen → 197	erste kleine Studien mit positivem Effekt bei Ki.

Mukoviszidose

T 3.13.2 Suppressionstherapie Pseudomonas aeruginosa (übrige Infektionen antibiogrammgerecht)[35, 36, 37, 39, 40, 8]

- Bei Multiresistenz nach Antibiogramm
- Bei systemischer Gabe Kombinationstherapie empfohlen (typischerweise Beta-Lactam-AB + Aminoglykosid); ungenügende Evidenz für äquivalente Monotherapie

inhalative Therapie	Aminoglykosid	Tobramycin → 232	2 x 80–300mg/d, Dauer: altern. 4W, dann 4W Pause
	Cyclopeptid	Colistin → 241	1 Mio. E 2 x/d; bei Persistenz bis 2 Mio. E 3 x/d; üb. 3–12W
	Monobactam	Aztreonam → 227	3 x 75mg Inh. für 28d, dann mind. 28d Inhal.-pause
	Fluorchinolon	Levofloxacin → 234	2 x 240mg p.i. für 28d, dann 28d Pause, dann alternierend
systemisch	Cephalosporin 3. Gen.	Ceftazidim → 222	100–200mg/kgKG/d, 2–3 x 1–2g/d i.v. über 2W
oder	Fluorchinolon	Ciprofloxacin → 233	40mg/kgKG/d, 2 x 500–750mg p.o. über 3–12W
oder	Acylaminopenicillin +/– β-Lactamase-Inh.	Piperacillin +/– Tazobactam → 220	300–450mg/kgKG/d; 3 x 4.5g i.v. über 2W
oder	Carbapenem	Meropenem → 238	120mg/kgKG/d; 3 x 1g i.v. über 2W
plus	Aminoglykosid	Tobramycin → 232	1 x 10mg/kgKG/d i.v.; Talspiegel < 1mg/l

Jährliche Grippeimpfung empfohlen

T 3.13.3 Intestinale Verlaufsform* [35]

	Vit. ADEK	je nach Alter (und Spiegel: Vit A: 1500–10000IE/d; Vit D: 400–1000IE/d; Vit E: 40–400IE/d; Vit K: 0,3–0,5mg/d
und	Pankreatin → 102	500–2500IE Lipase/kgKG pro Mahlzeit (+ Substitution Proteasen und Amylase in Kombinationspräp.) lebenslang zu den Mahlzeiten

*Anm.: plus hochkalor. Ernährung + Multivit.-Präp. + Insulin bei Diabetes mell. + Laxantien bei Obstipation + Gallensäuren (Ursofalk) zur Gallensteinprophyl.; Ther. meist in Spezialambulanzen

[35] Stern M et al.: S1-Leitlinie Mukoviszidose (Cystische Fibrose): Ernährung und exokrine Pankreasinsuffizienz. AWMF 2011; 068/020
[36] Mogayzel PJ et al.: Cystic fibrosis pulmonary guidelines. Am J Respir Crit Care med 2013; 187:680–689
[37] Müller FM et al.: S3-LL „Lungenerkrankung bei Mukoviszidose", Modul 1. AWMF 2013; 026/022
[38] AWMF 020-018: S3-Leitlinie: Lungenerkrankung bei Mukoviszidose, Modul 2: Diagnostik und Therapie bei der chronischen Infektion mit Pseudomonas aeruginosa. Stand 06/2017
[39] Schwarz C.: Arzneimitteltherapie der zystischen Fibrose. Arzneimitteltherapie 2013; 31: 80–88
[40] Naehrig S, Chao CM, Naehrlich L: Mukoviszidose – Diagnose und Therapie. Dtsch Arztebl Int 2017; 114: 564–74

T 3.14 Sarkoidose[41, 42, 43, 44]

Cave: systemische immunsuppr. Therapie abhängig von Stadien/Aktivität v.a. im chron. Stadium bei respirat. Einschränkung (ab Röntgen-Stadium 2) und extrapulmonaler Beteiligung; inhal. Glukokortikoid evtl. symptomatisch bei Husten; bei chronisch aktiver Sarkoidose evtl. steroidsparende Immunsuppressiva, s.u., bei therapierefraktärer Sarkoidose ggf. Infliximab

T 3.14.1 Akute Form

evtl.	**Arylessigsäurederivat, Cyclooxygenase-Hemmer** (antiphlogistisch, analgetisch, antipyretisch)	z.B. **Indometacin** → 199	2-3 x 25-50mg/d p.o., 1-2 x 75mg/d (ret.) p.o., 1-2 x 50-100mg/d rekt.

T 3.14.2 Chronische Form

evtl.	**Inhalatives Steroid**	z.B. **Budesonid** → 78	2 x 1-2 Inh. (< 800µg/d), v.a. bei milder pulmonaler Symptomatik (Husten)
evtl.	**Glukokortikosteroid** (antiinflammatorisch, Empfindlichkeit der Rezeptoren ↑)	**Prednison** → 208 **Prednisolon** → 208 **Methylprednisolon** → 208	ini 0.5(-1mg)/kg; meist 20-40mg p.o., dann stufenweise Reduktion bis auf 10mg/d für ca. 12-24M; 1mg/kg Beginn bei kardialer Sarkoidose
(evtl. plus)	**Antimetabolit** (Folatantagonist)	**Methotrexat** → 205	7.5-30mg p.o.1 x/W + Folsäure 1mg/d p.o.
(oder plus)	**Purinantagonist**	**Azathioprin** → 272	50-200mg/d p.o.
(oder plus)	**Isoxazolderivat**	**Leflunomid** → 205	10-20mg/d p.o.
(oder plus)	**Antimetabolit**	**Mycophenolatmofetil** → 273	2g/d p.o.
(oder plus)	**TNF-Antagonist**	**Infliximab** → 213	3-5mg/kg i.v. in W 0, 2, 6, dann alle 8W

[41] Ianuzzi M et al.: Sarcoidosis. N. Engl. J Med. 2007. 357; 21:2153–2165.
[42] Pabst S et al.: Sarkoidose. Pneumologie 2012; 66: 96–110.
[43] Gillisen A, Pietrzak S: Moderne Therapie der Sarkoidose. Pneumologie 2012; 66:539-546
[44] Prasse, A.: Diagnose, Differenzialdiagnose und Therapie der Sarkoidose. Dtsch Arztebl Int 2016; 113: 565-74

Ösophagitis 517

T 4 Gastroenterologie – Therapie (S. Endres)

T 4.1 Ösophagitis

T 4.1.1 Refluxösophagitis (erosive Refluxerkrankung, ERD)[1]

Protonenpumpen-Inhibitor (Säuresekretion ↓)	Omeprazol → 94	1 x 20mg/d p.o. (präprand.)
	Esomeprazol → 93	1 x 40mg/d p.o. (präprand.)
	Lansoprazol → 93	1 x 30mg/d p.o. (präprand.)
	Pantoprazol → 94	1 x 40mg/d p.o. (präprand.)
	Rabeprazol → 94	1 x 20mg/d p.o. (präprand.)

Jeweils die Standarddosis über 4 oder 8 W, dann Reduktionsversuch auf die halbe Tagesdosis (Step-down-Prinzip); bei Nichtansprechen/Wiederauftreten doppelte Tagesdosis (Step-up-Prinzip)

[1] Koop H, et al. Gastroösophageale Refluxkrankheit. Ergebnisse einer evidenzbasierten Konsensuskonferenz der Deutschen Gesellschaft für Verdauungs- und Stoffwechselkrankheiten. Z Gastroenterol 2014; 52:1299-346. Übernommen als AWMF-Leitlinie 021-013, Stand: 31.5.2014, gültig bis 31.5.2019 (S. 41, S. 50)

T 4.1.2 Sekundärprophylaxe bei Refluxkrankheit

Protonenpumpen-Inhibitor (Säuresekretion ↓)	Omeprazol → 94	1 x 20mg/d p.o. (präprand.)
	Esomeprazol → 93	1 x 40mg/d p.o. (präprand.)
	Lansoprazol → 93	1 x 30mg/d p.o. (präprand.)
	Pantoprazol → 94	1 x 40mg/d p.o. (präprand.)
	Rabeprazol → 94	1 x 20mg/d p.o. (präprand.)

Reduktionsversuch nach 3 M, z.T. lebenslang

T 4.1.3 Infektiöse Ösophagitis

Candida (Soor)

Azolderivat (Antimykotikum)	Fluconazol → 264	d1: 1 x 200–400mg/d p.o., dann 1–2 x 100mg/d p.o. (14d)

oder bei ausbleibender Besserung nach 2 Wochen

Imidazolderivate (antimykotisch)	Voriconazol → 265	d1: 2 x 400mg/d p.o., dann 2 x 200 mg/d p.o.
	Posaconazol → 264	2 x 400mg/d p.o.

Herpes simplex[2]

DNA-Polymerase-Hemmer, Purinantagonist (Virustatikum)	Famciclovir → 249	3 x 250mg/d p.o. (14d)

Zytomegalie

DNA-Polymerase-Hemmer, Purinantagonist (Virustatikum)	Ganciclovir → 249	2 x 5mg/kg/d i.v. (14d)

[2] Arzneiverordnungen, 22. Aufl., Arzneimittelkommission der Deutschen Ärzteschaft. Deutscher Ärzteverlag, Köln 2009. S 830

T 4.2 Achalasie

evtl.	Kalziumantagonist (Muskelrelaxation)	Nifedipin → 31	20mg s.l. (bei Bedarf präprandial)
evtl.	Nitrat (Muskelrelaxation)	Isosorbiddinitrat → 47	10mg s.l. (bei Bedarf präprandial)
evtl.	Muskelrelaxans (Acetylcholin-Freisetzung ↓)	Botulinumtoxin → 324	lokale Injektion; experimentell; keine zugelassene Indikation

T 4.3 Gastritis

Akute erosive Gastritis

	Antazida (Säurebindung)	Mg- plus Al-Hydroxid → 95	4–6 x 10ml/d p.o. (wenige d)
oder	Protonenpumpen-Inhib. (Säuresekretion ↓)	Wirkstoffe und Dosierung wie bei Refluxösophagitis → 517	
evtl.	H₂-Blocker (Säuresekretion ↓)	Ranitidin → 92 (weniger effektiv als PPI, nur noch selten gegeben)	300mg p.o. zur Nacht (wenige d)

Prophylaxe einer stressinduzierten Gastritis

	Protonenpumpen-Inhib. (Säuresekretion ↓)	Wirkstoffe und Dosierung wie bei Refluxösophagitis → 517	
evtl. plus	Bildung eines protektiven Films (Mukosaprotektion)	Sucralfat → 96 (weniger effektiv als PPI, nur noch selten gegeben)	4 x 1g p.o.

Typ A bei perniziöser Anämie[3]

evtl.	Vitamin B₁₂ (Substitution)	Cyanocobalamin → 147	1 000µg/W i.m. 1–3W, dann 1 000µg i.m. alle 3M (lebenslang)

[3] Arzneiverordnungen, 22. Aufl., Arzneimittelkommission der Deutschen Ärzteschaft, Deutscher Ärzteverlag, Köln 2009. S. 697

T 4.4 Ulkuskrankheit

T 4.4.1 Ohne Helicobacternachweis

Unkompliziert

	Protonenpumpen-Inhibitor (Säuresekretion ↓)	Omeprazol → 94	1 x 20mg/d p.o. (präprandial, 3–6W)
		Esomeprazol → 93	1 x 40mg/d p.o. (präprandial, 3–6W)
		Lansoprazol → 93	1 x 30mg/d p.o. (präprandial, 3–6W)
		Pantoprazol → 94	1 x 40mg/d p.o. (präprandial, 3–6W)
		Rabeprazol → 94	1 x 20mg/d p.o. (präprandial)
oder	**H$_2$-Blocker** (Säuresekretion ↓)	(nur noch selten eingesetzt)	

Kompliziert (mit Blutung)[4]

	Protonenpumpen-Inhibitor (Säuresekretion ↓)	Omeprazol → 94	80mg als Kurzinfusion i.v. über 30min, dann 200mg/d i.v. über 3d, dann 20mg/d p.o. (3–6W)
oder		Pantoprazol → 94	40mg/d i.v. als Kurzinfusion; baldmöglichst auf oral 40mg/d umstellen (3–6W)

[4] Schaffalitzky de Muckadell OB et al., Effect of omeprazole on the outcome of endoscopically treated bleeding peptic ulcers. Randomized double-blind placebo-controlled multicentre study. Scand J Gastroenterol 1997; 32:320–7 (historische Zulassungsstudie).

T 4.4.2 Mit Helicobacternachweis (Eradikationstherapie)

„Französische" Tripeltherapie, frei zusammenstellbar[5] oder Kombinationspackungen mit expliziter Zulassung

Helicomp Sandoz® oder Omep plus® (Omeprazol + Amoxicillin + Clarithromycin) beide in D zugelassen und vermarktet, aber nicht in Roter Liste® → 95

	Makrolid (Antibiose)	Clarithromycin → 229	2 x 500mg/d p.o. (7d)
plus	**Aminopenicillin** (Antibiose)	Amoxicillin → 217	2 x 1g/d p.o. (7d)
plus	**Protonenpumpen-Inhibitor** (Säuresekretion ↓)	Omeprazol → 94	2 x 20mg/d p.o. (1h präprandial über 7d)

T 4 Gastroenterologie – Therapie

ZacPac® (Merkhilfe: Pac = Pantoprazol + Amoxicillin + Clarithromycin) → 95

	Makrolid (Antibiose)	Clarithromycin → 229	2 x 500mg/d p.o. (7d)
plus	Aminopenicillin (Antibiose)	Amoxicillin → 217	2 x 1g/d p.o. (7d)
plus	Protonenpumpen-Inhib. (Säuresekretion ↓)	Pantoprazol → 94	2 x 40mg/d p.o. (1h präprandial, 7d)

„Italienische" Tripeltherapie [5] als Zweittherapie bei Nichtansprechen
(Empfehlung, Therapiedauer bei Zweitlinientherapie auf 10d auszudehnen)[6]

	Makrolid (Antibiose)	Clarithromycin → 229	2 x 250mg/d p.o. (10d)
plus	Nitroimidazol (Antibiose)	Metronidazol → 236	2 x 400mg/d p.o. (10d)
plus	Protonenpumpen-Inhib. (Säuresekretion ↓)	Omeprazol → 94	2 x 20mg/d p.o. (1h präprandial über 10d)

Quadrupeltherapie bei Nichtansprechen auf Tripeltherapie[6] oder bei Risikofaktoren
(Patientenherkunftsland Süd- und Osteuropa, frühere Makrolidtherapie)

Frei zusammenstellbar[5]

½h präprand.	Protonenpumpen-Inhib. (Säuresekretion ↓)	Pantoprazol → 94	2 x 40mg p.o. über 10d
zu den Mahlzeiten	Basisches Bismutnitrat	Bismut-Nitrat-Oxid	4 x 150mg p.o. über 10d
	Tetracyclin (Antibiose)	Tetracyclin → 228	4 x 500mg p.o. über 10d
	Nitroimidazol (Antibiose)	Metronidazol → 236	4 x 500mg p.o. über 10d

Kombinationspackung mit expliziter Zulassung: Pylera®

	Bismut-Kalium-Salz plus Zweifach-Antibiose	Bismut-Ka-Salz + Tetracyclin + Metronidazol → 95	4 x 3 Hartkapseln p.o. über 10 d (postprandial)
plus	Protonenpumpen-Inhib. (Säuresekretion ↓)	Omeprazol → 94	2 x 20 mg p.o. über 10d (zusammen mit Pylera®)

Eradikationstherapie bei Patienten, die nicht oral behandelt werden können

	Nitroimidazol (Antibiose)	Metronidazol → 236	3 x 500mg/d i.v. (auf p.o. umstellen, sobald möglich)
plus	Aminopenicillin (Antibiose)	Amoxicillin → 217	3 x 1g/d i.v. (auf p.o. umstellen, sobald möglich)
plus	Protonenpumpen-Inhib. (Säuresekretion ↓)	Omeprazol → 94	200mg/d i.v. Dauerinf. (auf p.o. umstellen, sobald mögl.)

---

[5] Pieramico O. Omeprazole-based dual and triple therapy for the treatment of Helicobacter pylori infection in peptic ulcer disease: a randomized trial. Helicobacter. 1997 Jun; 2(2):92–7 (historische Zulassungsstudie)

[6] Fischbach W et al. S2k-Leitlinie Helicobacter pylori und gastroduodenale Ulkuskrankheit. Z Gastroenterol 2016; 54:327-363. Übernommen als Leitlinie 021/001 der AWMF, Stand 05.02.2016, gültig bis 03.07.2020, S. 343.

Gastroenteritis

T 4.5 Gastroenteritis

T 4.5.1 Bei schwerer anhaltender Diarrhoe infektiöser Ursache ohne Erregernachweis

Symptome: blutige Diarrhoe, > 3d Fieber

	Gyrasehemmer (Antibiose)	Ciprofloxacin → 233	*2 x 500mg/d p.o. (3-5d)*
plus	Nitroimidazol (Antibiose)	Metronidazol → 236	*3 x 500mg/d p.o. (3-5d)*

T 4.5.2 S. typhi oder S. paratyphi

	Gyrasehemmer (Antibiose)	Ciprofloxacin → 233	*2 x 500mg/d p.o. (2W); 2 x 400mg/d i.v.*
oder	Cephalosporin 3. Gen. (Antibiose)	Ceftriaxon → 222	*1 x 2-3g i.v., Ki. 50 mg/kgKG/d i.v. (2W)*

Dauerausscheider[7]

Gyrasehemmer (Antibiose)	Ciprofloxacin → 233	*2 x 500mg/d p.o. (4W)*

[7] AWMF Leitlinie 021/24, Hagel S et al. S2k-Leitlinie Gastrointestinale Infektionen und Morbus Whipple. Stand 31.1.2015, gültig bis 30.1.2019, S. 47

T 4.5.3 S. typhimurium oder S. enteritidis

Schwere Diarrhoen (> 10/d), hohes Fieber und/oder Hospitalisierung

	Gyrasehemmer (Antibiose)	Ciprofloxacin → 233	*2 x 500mg/d p.o. (5-7d)*
oder	Folatantag. + p-Aminobenzoesäureantagonist	Cotrimoxazol → 235	*2 x 160 + 800mg/d p.o., i.v. (5-7d)*

Sepsis

Cephalosporin 3. Gen. (Antibiose)	Ceftriaxon → 222	*1 x 2-3g i.v., Ki. 50 mg/kgKG/d i.v. (2W)*

Dauerausscheider

Gyrasehemmer (Antibiose)	Ciprofloxacin → 233	*2 x 500mg/d p.o. (4-6W)*

T 4.6 Divertikulitis

	Gyrasehemmer[8] (Antibiose)	Ciprofloxacin → 233	*2 x 500mg/d p.o. (7-10d)*
plus	Nitroimidazol (Antibiose)	Metronidazol → 236	*3 x 500mg/d p.o. (7-10d)*

[8] AWMF Leitlinie 021/20, Leifeld L et al. Divertikelkrankheit und Divertikultitis, Stand 31.12.2013, gültig bis 31.12.2018, S. 72.

T 4.7 Morbus Crohn

T 4.7.1 Akuter Schub mit Ileozökalbefall[9, S. 36 und S. 37]

	Topisch wirksames Glukokortikosteroid (antiinflammatorisch, immunsuppressiv)	**Budesonid** → 104 (bei leichter bis mäßiger Entzündungsaktivität)	9mg/d p.o., über 6W (über Wochen bis Monate ausschleichen)
oder	**Cyclooxigenaseinhibitor** (antiphlogistisch)	**Mesalazin** → 103	4 x 2 x 500mg/d p.o.
oder	**Glukokortikosteroide** (antiinflammatorisch, immunsuppressiv)	**Prednisolon** → 208 (bei hoher Entzündungsaktivität)	1mg/kgKG/d p.o., über 6W ↓ auf 10mg/d p.o. (über W bis M ausschleichen)

T 4.7.2 Ausgedehnter Dünndarmbefall[9, S. 38]

	Glukokortikosteroide (antiinflammatorisch, immunsuppressiv)	**Prednisolon** → 208 (bei hoher Entzündungsaktivität)	1mg/kgKG/d p.o., über 6W auf 10mg/d p.o. reduzieren
ggf. plus	**Purinantagonist** (immunsuppressiv)	**Azathioprin** → 272	2.5mg/kg/d (Effekt nach 2–4M)
oder	**Anti-Tumor-Nekrose-Faktor-Antikörper** (Immunmodulation)	**Infliximab** → 213	5mg/kg i.v. (einmalige Inf., evtl. Whd. nach 2 + 6W), evtl. in Komb. mit Azathioprin (s.o.)[10]
oder	**Anti-Tumor-Nekrose-Faktor-Antikörper**	**Adalimumab** → 211	s.c. 80mg W0 und 40mg W2

T 4.7.3 Rezidivprophylaxe (Remissionserhaltung)[9, S. 47, S. 52]

Nach Operation

Keine generelle Indikation, nur bei individuell schwerem Krankheitsverlauf

	Aminosalicylat (antiphlogistisch)	**Mesalazin** → 103	3 x 2 x 500mg/d p.o. (1J)

Patienten ohne Operation

Nur bei Patienten bei denen eine Remission erst mit mit systemischen Glukokortikoiden, Azathioprin, 6-Mercaptopurin, Methotrexat oder Anti-TNF-alfa-Antikörpern erreicht wurde

	Purinantagonist (immunsuppressiv)	**Azathioprin** → 272	2.5mg/kg/d, Absetzversuch nach 4J

T 4.7.4 Chronisch aktiv oder therapierefraktär[9, S. 38]

	Anti-Tumor-Nekrose-Faktor-Antikörper (Immunmodulation)	**Infliximab** → 213	5mg/kg i.v. (einmalige Inf., evtl. Whd. nach 2+6W), evtl. in Komb. mit Azathioprin (s.o.)[10]

Colitis ulcerosa

oder	Anti-Tumor-Nekrose-Faktor-Antikörper (Immunmodulation)	Adalimumab → 211	s.c. 80mg W0 und 40mg W2
ggf. plus	Purinantagonist (immunsuppressiv)	Azathioprin → 272	2.5mg/kg/d (Effekt nach 2-4M)

T 4.7.5 Therapierefraktär auf konventionelle Therapie und TNF-alpha-Antagonisten

	Integrin-Antagonist	Vedolizumab → 213	60mg Inf., initial nach 2 und 6W, dann alle 8W

[9] Preiß JC et al. Diagnostik und Therapie des M. Crohn. Aktualisierte S3-Leitlinie der Deutschen Gesellschaft für Gastroenterologie, Verdauungs- und Stoffwechselkrankheiten. Leitlinie 021-004 der AWMF, aktualisierter Stand 1.1.2014, gültig bis 31.12.2018.
[10] Colombel JF et al., Infliximab, azathioprine, or combination therapy for Crohn's disease. N Engl J Med. 2010; 362:1383.

T 4.8 Colitis ulcerosa

T 4.8.1 Akuter Schub[11]

	Cyclooxigenaseinhibitor (antiphlogistisch)	Mesalazin → 103	3 x 2 x 500mg/d p.o.
Bei fehlendem Ansprechen			
plus	Glukokortikosteroide (antiinflammatorisch, immunsuppressiv)	Prednisolon → 208	40mg/d p.o. über 6W ↓ auf 10mg/d p.o. (über W bis M ausschleichen)

T 4.8.2 Rezidivprophylaxe (Remissionserhaltung)[11]

	Cyclooxigenaseinhibitor (antiphlogistisch)	Mesalazin → 103	3 x 500mg/d p.o. (2J)
oder	E. coli Nissle (Probiotikum)	Mutaflor (für diese Ind. nach Leitlinie 2011 "keine einheitliche Bewertung")	2 Kps p.o./d, 1 Kps. = 2.5-25 × 10^9 vermehrungsfähige Zellen (2J)

T 4.8.3 Therapierefraktär[11]

	Purinantagonist (immunsuppressiv)	Azathioprin → 272	2-2.5mg/kg/d (Effekt nach 2-4M)
oder	Anti-Tumor-Nekrose-Faktor-Antikörper (Immunmodulation)	Infliximab → 213	5mg/kg i.v. (einmalige Inf., evtl. Whd. nach 2 + 6W), evtl. in Komb. mit Azathioprin (s.o.)
oder		Golimumab → 212	KG < 80 kg: ini 200mg, 100mg nach 2. W, Erh. Dos. 50mg alle 4W, Selbstinjekt. durch den Pat.

T 4 Gastroenterologie – Therapie

T 4.8.4 Therapierefraktär auf konventionelle Therapie und TNF-alpha-Antagonisten

	Integrin-Antagonist	Vedolizumab → 213	60mg Inf., ini nach 2 und 6W, dann alle 8W

T 4.8.5 Nur distaler Befall (Proktitis und/oder Sigmoiditis): topische Therapie

	Cyclooxigenaseinhibitor (antiphlogistisch)	Mesalazin → 103	1 x 2-4g als Klysma oder 1 x 2g als Schaum (zur Nacht)
oder	Glukokortikosteroide (antiinflamm., immunsuppr.)	Hydrokortison → 104	1-2 x 90mg als Schaum (zur Nacht)
oder	Glukokortikosteroide mit hohem First-Pass-Effekt	Budesonid → 104	1 x 2mg als Klysma oder 1 x 2g als Schaum (zur Nacht)

[11] Dignass A et al. Diagnostik und Therapie der Colitis ulcerosa 2011: Ergebnisse einer evidenzbasierten Konsensus-Konferenz. Z Gastroenterol 2011; 49(9):1276-1341; übernommen als Leitlinie 021/009 der AWMF, aktualisierter Stand 30.9.2011, gültig bis 30.9.2016.

T 4.9 Kollagene Kolitis

	Topisch wirksames Glukokortikosteroid (antiinflamm., immunsuppr.)	Budesonid → 104	9mg/d p.o. über 6W (über Wochen bis Monate ausschleichen)

T 4.10 Reizdarmsyndrom[12]

Therapie der Reizdarmsymptome Diarrhoe und Schmerz

	Spasmolytikum	Butylscopolamin → 98	10 mg Dragees; 3-5 x/d 1-2 Dragees (vgl. Leitlinie)
oder	Antidiarrhoikum (Stimulation peripherer Opiatrezeptoren)	Loperamid → 101	4 mg p.o., nach jedem Durchfall 2 mg p.o.; max. 16 mg/d

Therapie der Reizdarmsymptome Obstipation und Blähungen[12]

	Wasserlösliche pflanzliche Ballaststoffe	Flohsamenschalen → 99	2-6 x d 1 Messlöffel bzw. 1 Beutel; jeweils mit 150ml Wasser (vgl. Leitlinie)
oder	Entschäumer (↓ Oberflächenspannung)	Simeticon → 100	3 x 80mg/d

[12] Layer P et al. S3-Leitlinie Reizdarmsyndrom: Definition, Pathophysiologie, Diagnostik und Therapie. Z Gastro-enterol 2011; 49:237-293; übernommen als Leitlinie 021/016 der AWMF, Stand 1.10.2010; gültig bis 31.10.2015 (Stand Juni 2017: bisher nicht aktualisiert), S. 279.

T 4.11 Pankreatitis

T 4.11.1 Akute Pankreatitis[13, 14]

Basistherapie			
	Glukose-Elektrolytlösung	Glukose 5%, Ringer → 299	mind. 3l/d (nach ZVD)
oder	Opioid (ohne spasmogene Wi. auf Sphincter Oddi; Analgesie)	Buprenorphin → 286	0.15mg i.v. alle 6h (bei Bedarf)
		Pethidin → 285	25mg i.v. alle 4h (bei Bed.)
evtl.	Kalziumpräparat (Elektrolytkorr.)	Kalziumglukonat 10% → 297	10–20ml langsam i.v. (bei Bedarf)
evtl.	H$_2$-Blocker (Magensäuresekretion ↓, ⇒ Pankreassekretion ↓)	Ranitidin → 92	3 x 50mg/d i.v.

Bei nekrotisierender Pankreatitis			
	Acylaminopenicillin	Piperacillin → 218	3 x 4g/d i.v.
plus	Laktamaseinhibitor	Sulbactam → 218	3 x 1g/d i.v.

T 4.11.2 Chronische Pankreatitis[15, 16]

	Exokr. Pankreasenzyme (Enzymsubstitution)	Pankreatin → 102	3-4 x 1-2Btl./d (100 000IE/d), evtl. lebenslang
evtl.	Fettlösliche Vitamine i.m. (Substitution)	Vitamine A i.m.	1ml (= 300.000IE Retinol) (bei Bedarf)
		Vitamin D i.m. → 147	1ml (= 2,5mg = 100 000IE Colecalciferol)
		Vitamin E i.m.	2ml (= 100mg α-Tocopherol)
		Vitamin K i.m. → 149	1ml (= 10mg Phytomenadion)
evtl.	Anilinderivat (analgetisch)	Paracetamol → 290	2-3 x 500-1000mg/d p.o.
evtl.	Opioid (analgetisch)	Tramadol → 288	4 x 50-100mg/d p.o.
evtl.	Trizykl. Antidepressivum	Levopromazin → 347	3-5 x 10 mg/d

[13] Pederzoli P et al., A randomized multicenter clinical trial of antibiotic prophylaxis of septic complications in acute necrotizing pancreatitis with imipenem. Surg Gynecol Obstet. 1993; 176:480-3 (historische Publikation).

[14] Sanford Guide to Antimicrobial Therapy. 42nd edition, 2012.

[15] Mayerle J et al. Chron. Pankreatitis: Definiton, Ätiologie, Diagnostik und Therapie. Dtsch Ärztebl 2013; 110:387-93.

[16] Hoffmeister A et al. S3-Leitlinie chronische Pankreatitis: Definiton, Ätiologie, Diagnostik und konservative, interventionell endoskopische und operative Therapie der chronischen Pankreatitis Z Gastroenterol 2010;50:1176-224. Übernommen als Leitlinie 021-003 der AWMF, Stand 31.8.2012, gültig bis 31.8.2017

T 4.12 Hepatitis

T 4.12.1 Akute Virushepatitis A

evtl.	**Anionenaustauscher** (Gallensäurebindung ⇒ Juckreizhemmung)	Colestyramin → 124	1 x 4–16g/d p.o. (bei Bedarf)
evtl.	**H₁-Antihistaminikum** (Juckreizhemmung)	Loratadin → 86	1 x 10mg/d p.o. (bei Bedarf)

T 4.12.2 Chronische Virushepatitis B[17]

Interferontherapie (Injektionstherapie über 6M):
- Vorteile: begrenzte Therapiedauer, hohe Rate von Serumkonversion
- Nachteil: hohe Nebenwirkungsrate
- Grav. und Lakt. sind absolute Kontraindikationen für die Gabe von (PEG)-Interferon alpha
- Patienten mit fortgeschrittener oder dekompensierter Leberzirrhose (Child B oder C) sollen nicht mit (PEG)-Interferon alpha behandelt werden, da das Risiko der Induktion einer schweren Exazerbation der Erkrankung besteht.

oder	**Interferon** (immunstimulierend und direkt antiviral)	IFN-alfa-2a → 274	3 x 6 Mio. IE/W s.c. (6M)
		IFN-alpha-2b → 274	3 x 5 Mio. IE/W s.c. (6M)
oder	**Interferon pegyliert** (immunstimulierend und direkt antiviral) (Polyethylenglykol: komplexiert ⇒ HWZ ↑)	PEG-IFN-alfa-2a → 274	180µg 1 x/W s.c. über 48W (gewichtsunabhängig)
		PEG-IFN-alfa-2b → 274	5–10 Mio. IE 3 x/W (jeden 2. Tag) s.c. für 4–6M

Nukleosid- oder Nukleotidanaloga-Therapie (orale Langzeittherapie über Jahre):
- Vorteile: kaum unerwünschte Wirkungen
- Nachteile: niedrige Serumkonversionsrate, lange Therapiedauer (inklusive langdauernde Notwendigkeit der Kontrazeption, da Kontraindikation bei Schwangerschaft)

1. Wahl	**Nukleosidanalogon** (antiviral)	Tenofovir-Disoproxil → 253	245mg/d p.o.; über Jahre; bis 12M nach Serokonversion zu anti-HBe-Positivität; hohe Ansprechraten, niedrige Resistenzentwicklung. Auch (nahtloses) Umstellen von z.B. laufender Adefovir-Therapie ist sinnvoll.
oder		Tenofovir-Alafenamid → 253	25mg/d p.o.; über Jahre; bis 12M n. Serokonversion zu anti-HBe-Positivität; hohe Ansprechraten, niedrige Resistenzentwicklung

Hepatitis 527

oder	**Nukleosidanalogon** (antiviral)	**Lamivudin** → 252	*100mg/d, über 4J oder bis 12M nach Serokonversion zu Anti-HBe-Positivität oder bis Lamivudin-Resistenz (GOT u. GPT ↑, Virämie ↑); bei Lamivudin-Resistenz nahtloses Umstellen auf Tenofovir disoproxil (s.o.)*
oder	**Nukleosidanalogon** (antiviral)	**Entecavir** → 252	*0.5mg/d p.o.; bis 12M nach Serokonversion zu Anti-HBe-Positivität*
oder	**Nukleosidanalogon** (antiviral)	**Telbivudin** → 253	*600mg/d p.o.; bis 12M nach Serokonversion zu Anti-HBe-Positivität; UW periphere Polyneuropathie bei 0.6% der behandelten Pat.*

T 4.12.3 Chronische Virushepatitis C[18, 19, 20, 21]

Interferon-freie Kombinationstherapien
(seit 2014 zugelassen, p.o., hohe Wirksamkeit, gute Verträglichkeit, hohe Kosten):
Direct acting antivirals (DAA); Erst- und Re-Therapie

Genotyp 1

	NS5B-Polymerase-Inhib. plus NS5A-Inhibitor	**Ledipasvir + Sofosbuvir** (feste Kombination) → 259	*90 + 400mg/d p.o bei therapienaiven ohne Zirrhose mit Ausgangsviruslast < 6 Mio IU/ml für 8W, bei vortherapierten Pat. und/oder kompensierter Zirrhose[19, S.12]*
oder	**NS5B-Polymerase-Inhibitor plus NS5A-Inhibitor**	**Sofosbuvir** → 257 **plus Daclatasvir** → 257	*1 x 400mg/d + 1 x 60mg/d p.o. für 12W (keine Therapieverkürzung)[19, S. 13]*

Genotyp 2 bis 6

	NS5B-Polymerase-Inhibitor plus NS5A-Inhibitor	**Sofosbuvir + Velpatasvir** (feste Kombination) → 259	*1 x 400 + 100mg/d p.o. für 12W[19, S.20-32]*

T 4 Gastroenterologie – Therapie

Interferon-basierte Kombinationstherapien
(kostengünstiger, nebenwirkungsreicher, daher seltener eingesetzt)

	Interferon pegyliert (immunstimulierend und di antiviral) (Polyethylenglykol: komplexiert ⇒ HWZ ↑)	**PEG-IFN-alpha-2b** → 274	1.5µg/kg KG 1 x/W s.c. (gewichtsunabhängig)
oder		**PEG-IFN-alpha-2a** → 274	180µg 1 x/W s.c. (gewichtsunabhängig)
plus	**Nukleosidanalogon** (antiviral)	**Ribavirin** → 262	bei geringer Ansprechrate: 1000mg/d p.o. (1200mg bei KG >75kg; 800mg bei KG < 60kg); sonst: 800mg/d unabhängig vom KG; Dauer wie Interferon

Therapiedauer: 12M bei prospektiv geringer Ansprechrate (Genotyp 1 oder bei > 2 der folgenden Risikofaktoren: > 40 J, männlich, Leberumbauzeichen, > 3,5 Mill. Kopien/ml); 6M bei prospektiv guter Ansprechrate (maximal einer der oben genannten Risikofaktoren)

Zwischentestung
1. Bei Genotyp I und niedriger Ausgangsviruslast: Zwischentestung nach 4W, Therapie nur weiterführen, falls HCV-RNA negativ
2. Bei sonstigen Fällen mit prospektiv geringer Ansprechrate (s.o.): Zwischentestung nach 12W, Ther. nur fortsetzen, falls HCV-RNA-Rückgang um mind. Faktor 100 (= 2 Log-Stufen); Zwischentestung nach 24 W, Ther. nur fortsetzen, falls HCV-RNA negativ (< 50 IU/ml)
3. Bei prospektiv guter Ansprechrate ohne Zwischentestung

T 4.12.4 Autoimmunhepatitis[21]

	Glukokortikosteroide (antiinflamm., immunsuppr.)	**Prednisolon** → 208	40–60mg/d p.o. über 6W ↓ auf 10mg/d p.o. (Erhaltungstherapie bis 2J)
evtl.	**Purinantagonist** (Immunsuppr.)	**Azathioprin** → 272	2mg/kg/d p.o. (Effekt nach 2–4M)

[17] Cornberg M et al. Aktualisierung der S3-Leitlinie zur Prophylaxe, Diagnostik und Therapie der HBV-Infektion. Z Gastroenterol 2011;49:871-930; übernommen als Leitlinie 021/011 der AWMF, aktualisierter Stand 07/2011, gültig bis 31.1.2016

[18] Sarrazin C et al. Update der S3-Leitlinie Prophylaxe, Diagnostik und Therapie der Hepatitis-C-Virus(HCV)-Infektion. Z Gastroenterol 2010; 48:289-351; übernommen als Leitlinie 021/012 der AWMF, aktueller Stand 09/2009, gültig bis 12/2012). Stand Juni 2017: In Überarbeitung.

[19] Sarrazin C, Zeuzem S. Aktuelle Empfehlung zur Therapie der chronischen Hepatitis C. Addendum zur Hepatitis C Leitlinie im Auftrag der Deutschen Ges. für Gastroenterologie, Verdauungs- u. Stoffwechselkrankheiten und weiterer Fachgesellschaften. Stand Dezember 2016) https://www.dgvs.de/wissen-kompakt/leitlinien/leitlinien-der-dgvs/hepatitis-c/

[20] Europ. Ass. for the Study of the Liver. EASL Clinical Practice Guidelines: Management of hepatitis C virus infection. J Hepatol 2014; 60:392-420. http://www.journal-of-hepatology.eu/article/S0168-8278(13)00794-0/fulltext

[21] Beuers U et al. Therapie der Autoimmunhepatitis, primär biliären Zirrhose und primär sklerosierenden Cholangitis. Konsensus der Deutschen Ges. für Verdauungs- u. Stoffwechselkrankheiten. Z Gastroenterol 1997; 35:1041-9.

T 4.13 Leberzirrhose

T 4.13.1 Allgemeinmaßnahmen

Aszitestherapie[22]

	Aldosteronantagonist (Volumenentlastung)	Spironolacton → 45	100mg/d p.o., bei fehlendem Ansprechen auf 2 x 100mg/d p.o. steigern, max. 400mg/d p.o. (KG ↓ max. 500g/d); vgl. Leitlinie
evtl.	**Schleifendiuretikum** (Volumenentlastung); falls unzureichendes Ansprechen auf Spironolacton nach 2 bis 3W	Furosemid → 42	1–2 x 20–40mg/d p.o. (KG ↓ um max. 500g/d)
oder		Torasemid → 42	1–3 x 10mg/d p.o.

Spontan bakterielle Peritonitis [22]

	Chinolon (Gyrasehemmer); ambulant erworbene, erstmalige SBP	Ciprofloxacin → 233	2 x 500mg/d p.o.
oder	**Cephalosporin** stationär erworbene SBP	Ceftriaxon → 222	1 x 2g/d i. v.; (vgl. Leitlinie)

Vitaminsubstitution

evtl.	**Fettlösliche Vitamine** (Substitution)	Vitamine A, D, E, K → 146	s. chronische Pankreatitis → 525
evtl.	**B-Vitamine** (Substitution)	Vitamine B_1 + B_6 + B_{12} + Folsäure → 146	s. Packungsbeilage (bei nachgewiesenem Mangel)

[22] Gerbes et al., S3-Leitlinie "Aszites, spontan bakterielle Peritonitis, hepatorenales Syndrom". Z Gastroenterol 2011; 49:749-779; übernommen als Leitlinie 012/017 der AWMF, Stand 30.4.2011, gültig bis 30.4.2016.

T 4.13.2 Chronische nichteitrige destruierende Cholangitis[23]
(syn.: Primär biliäre Zirrhose)

	Cholsäurederivat (Cholesterinsekretion ↓, Cholesterinresorption ↓)	Ursodeoxycholsäure → 102	15mg/kg/d p.o. (lebenslang)

T 4 Gastroenterologie – Therapie

bei Nichtansprechen auf auf Ursodeoxycholsäure-Monotherapie

plus	Gallensäure	Obeticholsäure → 102	5mg/d p.o., falls Nichtansprechen nach 6M, auf 10mg/d p.o. erhöhen (lebenslang)
evtl.	Gallensäurebindung (Juckreizhemmung)	Colestyramin → 124	1–2 x 4g/d p.o. (bei Bedarf, zeitversetzt zu Ursodeoxycholsäure und fettlöslichen Vitaminen)
oder evtl.	H$_1$-Blocker (Juckreizhemmung)	Clemastin → 85	2 x 1mg/d p.o., 2 x 2mg/d i.v. (bei Bedarf)

[23] Beuers U et al. Ther. der Autoimmunhepatitis, prim. biliären Zirrhose u. prim. sklerosierenden Cholangitis. Konsensus der Deutschen Gesellschaft für Verdauungs- u. Stoffwechselkrankheiten. Z Gastroenterol 1997; 35:1041–9.

T 4.13.3 Primär sklerosierende Cholangitis[24]

symptomat.	Gallensäurebindung (Juckreizhemmung)	Colestyramin → 124	1–2 x 4g/d p.o

Seit 2010 Empfehlung gegen Einnahme von Ursodeoxycholsäure, da sich weder die Überlebenszeit noch die Zeit bis zur Lebertransplantation verlängert

[24] Chapman R et al. Diagnosis and management of primary sclerosing cholangitis. Hepatology 2010; 51:660–78.

T 4.13.4 Pfortaderhochdruck

Prophylaxe einer Ösophagusvarizenblutung

evtl.	Betablocker (Pfortaderdruck ↓)	Propranolol → 29	ini 3 x 20mg/d p.o. (Ziel: HF ↓ um 25%)

Ösophagusvarizenblutung

evtl.	Somatostatinanalogon (Splanchnikusvasokonstrikt. ⇒ Pfortaderdruck ↓)	Octreotid → 109	50µg Bolus i.v., dann Dauerinfusion 25µg/h i.v.

T 4.13.5 Hepatische Enzephalopathie

evtl.	Osmotisches Laxans (Laxation, NH$_3$-Elimination)	Lactulose → 99	3 x 20–30ml/d p.o.
und evtl.	Aminoglykosid (Darmsterilisation)	Paromomycin → 242	1000–2000mg/d in 3–4 ED (Kps. 250mg od. Pulver 1000mg zur Herst. einer Lösung zum Einnehmen)
und	Breitbandantibiotikum der Rifamycingruppe (kaum resorbierbar, Darmsterilisation)	Rifaximin → 242 (seit 2013 in D für die Indikation zugelassen)	2 x 550mg/d p.o.

T 4.14 Leberabszess

	Ureidopenicillin (Antibiose)	Mezlocillin	3 x 2g/d bis max. 4 x 5g/d i.v. über 10d (nach 2W wdh.)
plus	Nitroimidazol (Antibiose)	Metronidazol → 236	2–3 x 250–400mg/d p.o., 2–3 x 500mg/d i.v. (nach 2W wdh.)

T 4.15 Cholelithiasis[25]

T 4.15.1 Orale Litholyse

Gallensteine < 10mm, nicht verkalkt, nicht mehr als 2 Konkremente, kontraktible Gallenblase

	Cholsäurederivat (Cholesterinsekretion ↓, Cholesterinresorption ↓)	Ursodeoxycholsäure → 102	7mg/kg/d p.o. (bis 3M nach Litholyse)
plus		Chenodeoxycholsäure	7mg/kg/d p.o. (bis 3M nach Litholyse)

T 4.15.2 Sekundärprophylaxe

	Cholsäurederivat	Ursodeoxycholsäure → 102	300mg/d p.o. (längerfristig)

[25] Lammert F et al. Diagnostik und Therapie von Gallensteinen. Übernommen als Leitlinie 021-008 der AWMF, aktualisierter Stand 07/2007, gültig bis 31.12.2012. Stand Juni 2017: in Überarbeitung.

T 4.15.3 Gallenkolik

	Parasympatholytikum (Spasmolyse)	N-Butylscopolamin	akut 20mg langsam i.v., dann 60mg in 500ml Ringer/24h (bei Bedarf)
	Opioid (Analgesie)	Pethidin → 285	25mg i.v. alle 4h (bei Bed.)

T 4.16 Akute Cholezystitis oder akut eitrige Cholangitis

Medikamentöse Therapie nur supportiv, definitive Therapie ist die frühe OP (innerhalb von 7d) bei niedrigem OP-Risiko, da weniger Rezidive und niedrigere Mortalität[26]

	Acylaminopenicillin (Antibiose)	Piperacillin → 218	3 x 4g/d i.v.
plus	Beta-Laktamase-Inhibitor	Sulbactam → 218	3 x 1g/d i.v.
oder	Acylaminopenicillin + β-Laktamase-Inhibitor	Piperacillin + Tazobactam (feste Kombination) → 220	3 x (4g+0,5g)/d i.v.
oder	Cephalosporin 3. Gen. stationär erworbene SBP	Ceftriaxon → 222	Ceftriaxon 2g/d plus Metronidazol 1g loading dose, dann 4 x 0.5mg/d i.v.
plus	Nitroimidazol (Antibiose)	Metronidazol → 236	

[26] Riall TS et al.: Failure to perform cholecystectomy for acute cholecystitis in elderly patients is associated with increased morbidity, mortality and cost. J Am Coll Surg. 2010;210:668

T 4.17 Darmlavage zur Vorbereitung einer Koloskopie

	Sekretionsstimulierendes Laxans	Bisacodyl → 99	4 Dragees p.o. à 5mg; um ca. 14 Uhr des Vortags
plus	Lavagelösung	K⁺-Chlorid + Na⁺-Chlorid, Na⁺-Hydrogencarbonat, Macrogol → 99	je 2l am Vortag um 18 und 19 Uhr; sowie am Untersuchungstag um 7 Uhr

T 4.18 Sedierung in der gastrointestinalen Endoskopie[27, 28]

	Sedierung (lipophiles Sedativum)	Propofol → 292	Gewichts-, alters- und komorbiditätsadaptierter Bolus i.v. (< 70kg KG 40mg bzw. > 70kg KG 60mg), nachfolgend bedarfsadaptiert repetitive Boli von 10–20mg zur Aufrechterhaltung der gewünschten Sedierungstiefe[28]
und/ oder	Sedierung (Benzodiazepin)	Midazolam → 360	Gewichts-, alters- und komorbiditätsadaptierter Bolus von 30–80µg/kg KG i.v. (z.B. 4mg bei 70kg KG)
bei Bedarf	Antagonisierung von Midazolam bei Überdosierung, z.B. Atemdepression (Benzodiazepin-Antagonist)	Flumazenil → 435	ini 0,01mg/kg (bis zu 0,2mg) über 15sec langsam i.v.; wenn sich der gewünschte Effekt nach weiteren 45sec nicht einstellt, weitere Dosis 0,01mg/kg (bis zu 0,2mg), bei Bedarf in 60-s-Intervallen wiederholen

[27] Riphaus A et al. Update S3-Leitlinie "Sedierung in der gastrointestinalen Endoskopie" 2014. Leitlinie 021/014 der AWMF, aktualisierter Stand 15.5.2015, gültig bis 14.5.2020; S. 84, Absatz 3.3.2 Überwachung der Sedierung: "Bei einer Endoskopie mit Sedierung soll eine Person ausschließlich für die Durchführung und Überwachung der Sedierung zuständig sein. Diese Person soll in der Überwachung von Patienten, die Sedativa, Hypnotika und/oder Analgetika erhalten, speziell und nachweislich geschult und erfahren sein". Wann immer der Patient ein erhöhtes Risiko aufweist oder ein langwieriger und aufwendiger Eingriff zu erwarten ist, soll ein zweiter, entsprechend qualifizierter Arzt zugegen sein, der ausschließlich die Durchführung und Überwachung der Sedierung sicherstellt.

[28] Riphaus A et al. AWMF 021/014 (s.o.) S. 43, Absatz 2.2.1.2.2 Intermittierende Propofol-Bolusapplikation

T 5 Nephrologie – Therapie (D. Brodmann)

T 5.1 Akutes Nierenversagen (Prinzipien)[1, 2]

Allgemein
- Behandlung der Grundkrankheit
- Medikamente (zeitweise) absetzen, die die Autoregulation der Niere stören (ACE-Hemmer, AT-I-Blocker, NSAID, Spironolacton), nephrotox. Medik. möglichst absetzen (z.B. Aminoglykoside)
- Medikamente absetzen, die bei Niereninsuffizienz kontraindiziert sind (z.B. Metformin)
- Dosisanpassung der Medikation an die Nierenfunktion
- Kalium- und phosphatarme Kost
- Bilanzieren, Euvolämie (ZVD 5–10) anstreben, Flüssigkeitszufuhr = 500ml + Diuresemenge/d
- Kontrolle der Elektrolyte (inkl. Ca/P und BGA)
- Ernährung: hochkalorisch (20–30kcal/kgKG/d), eiweißreduziert (0.6–0.8g/kgKG/d, Patient an Dialyse 1–1.5g/kgKG/d)

Hyperhydratation: Flüssigkeitszufuhr reduzieren

evtl.	**Schleifendiuretikum** (Diuresesteigerung)	Furosemid → 42	20–100mg/h, max. 1500mg/d (je nach Diurese)

Hyperkaliämie: Kaliumzufuhr reduzieren (Kalium in Infusionen, z.B. Jonosteril, Kaliumsupplemente?, kaliumreiche Nahrungsmittel?)

evtl.	**Kationenaustauscher** (Hyperkaliämie-Therapie)	Resonium → 411	3–4 x 15g/d p.o., evtl. auch Einlauf (bei Bedarf)
od./u. evtl.	**Redistribution** (Hyperkaliämie-Therapie)	Glukose 10% + Insulin	500ml + 10–20IE über 1h i.v. (bei Bedarf)
oder/ und evtl.	**Membranstabilisierend** (Hyperkaliämie-Therapie)	Kalziumglukonat 10% → 297 (10ml = 2,3mmol Ca⁺)	2.3–4.5mmol i.m. od. langs. i.v. bei schwerer Hyperkaliämie u. Rhythmusstörungen; kein Einfluss auf Kalium
oder evtl.	**Puffer, Redistribution**	Natriumhydrogen-carbonat 8.4% → 302 (100ml = 100mmol HCO₃⁻)	BE x 0.3 x kg = mmol, max. 1.5mmol/kgKG/h i.v. (50% d. Bed. in ersten 2h, langs. geben); nur bei Azidose

Metabolische Azidose

evtl.	**Puffer** (Azidosetherapie)	Natriumbicarbonat	ini mit 3 x 1–2g p.o., dann je nach BGA
		Natriumhydrogen-carbonat 8.4% → 302 (100ml = 100mmol HCO₃⁻)	BE x 0.3 x kg = mmol, max. 1.5mmol/kg/h i.v. (50% d. Bed. in ersten 2h, langs. geben)

Hyperphosphatämie: Phosphatarme Kost

	Phosphatbinder	z.B. Ca-Acetat → 111	3 x 1–2 Tbl. zu den Mahlzeiten (nur bei enteraler Ernährung)

T 5 Nephrologie – Therapie

Versagen der konservativen Therapie

evtl. **Nierenersatzverfahren – Dialyseindikation: „Vokal"-Regel**
- **A** Metabolische Azidose (pH < 7.1)
- **E** Elektrolyte: Hyperkaliämie (> 6.5 und/oder Rhythmusstörungen), Hyperkalzämie
- **I** Intoxikation, z.B. Ethylenglykol
- **O** Ödeme: pulmonale Überwässerung „fluid lung" u./od. periph. Ödeme
- **U** Urämie: Kreatinin, Harnstoff, urämische Serositis mit Pleura-/Perikarderguss

[1] Schmidt C, Akutes Nierenversagen: Pathophysiologie und klin. Management. DMW 2008; 133:542.
[2] KDIGO Clinical Practice Guideline for Acute Kidney Injury 2012

T 5.2 Chronische Niereninsuffizienz[2, 3, 4, 5, 6, 7]

Definition chronische Nierenerkrankung:
- pathologischer Nierenbefund (Histologie, Urinsediment, Bildgebung) und/oder
- glomeruläre Filtrationsrate (GFR) von < 60ml/min/1.73m² während mindestens 3M

Stadien der Niereninsuffizienz nach K/DOQI und KDIGO

K/DOQI-Stadium	GFR	KDIGO	Proteinurie			ICD 10
			A1	**A2**	**A3**	
			Mikraltest (-) Urinstix (-)	Mikraltest (+) Urinstix (-)	Mikraltest (+) Urinstix (+)	
			≤ 30mg/d	30–300mg/d	≥ 300mg/d	
I	≥ 90ml/min GFR normal oder ↑	G1	G1A1			N18.1
II	60–89ml/min GFR leicht ↓	G2				N18.2
III	45–59 ml/min GFR leicht bis mittelschwer ↓	G3a				N18.3
	30–44ml/min GFR mittelschwer bis schwer ↓	G3b				N18.3
IV	15–29 ml/min GFR schwer ↓	G4				N18.4
V	< 15 ml/min Nierenversagen	G5			G5A3	N18.5

Die KDIGO unterteilt das Stadium 3 nach K/DOQI in 2 Schweregrade (a und b) und bezieht das Ausmaß der Proteinurie ein. Diese Einteilung gilt auch für die diabetische Nephropathie.

	Beobachten, ca. jährliche Blutentnahmen/Kontrollen
	Beobachten, ca. jährliche Blutentnahmen/Kontrollen
	Beobachten, ca. jährl. Blutentnahmen/Kontr.; an Nephrologen überweisen bei Proteinurie > 300mg/d u./od. rascher Progression (GFR-Verlust > 5ml/min/J oder > 10ml/min in 5 J, GFR-Baseline ↓ > 25%, Albuminuriekategorie ↓), bei pathol. Urinsediment
	Überw. an Nephrologen, Kontr. nach Grad und Progression der Niereninsuff. 3–12 x/J

Chronische Niereninsuffizienz

T 5.2.1 Therapiemaßnahmen [2, 3, 4, 5, 6]

1. Allgemeines Ziel: Grunderkrankung behandeln/Progression verzögern
a) Bei Erstdiagnose, Abklärung der Grunderkrankung und – wenn möglich – Therapie
b) Verzögerung der Progression durch:
- Vermeidung nephrotoxischer Substanzen (Kontrastmittel, NSAID etc.) bzw. Prophylaxe des Nierenfunktionsverlusts bei Anwendung dieser Medikamente
- Bei diabetischer Nephropathie (ab Mikroalbuminurie) und bei Proteinurie (spätestens ab > 1 g/24h) ACE-Hemmer oder AT-I-Blocker (auch bei normalem Blutdruck Kreatinin und Kalium kontrollieren)

c) Behandlung der kardiovaskulären Risikofaktoren:

Blutdruck	• RR-Ziel < 140/90mmHg (Patienten > 80 Jahre Blutdruck < 150/90mmHg) • Bei Albuminurie > 30mg/d Blutdruck < 130/80mmHg • ACE-Hemmer oder AT-I-Blocker bevorzugen, falls keine Kontraindikation • Salzarme Diät (5g Salz/d)
Blutzucker	• Ziel-HbA1c um 7,0% (= um 53mmol/mol) • Hohes Risiko für Hypoglykämie, schwere Begleiterkrankungen oder verminderte Lebenserwartung ⇒ HbA1c nicht unter 7%

Lipide	• Bei Erstdiagnose einer chronischen Nierenerkrankung Lipidstatus bestimmen
	• Bei LDL > 4,9 mmol/l (> 190 mg/dl) oder Triglyzeride > 11,3 mmol/l (> 1000mg/dl) weiter abklären
	• Folgende Patientengruppen mit NI mit Statin oder Statin/Ezetimib behandeln:
	  – > 50-Jährige
	  – 18- bis 49-Jährige mit einem od. mehreren RF wie KHK, D.m., Z.n. Schlaganfall, > 10% Risiko für ein kardiovask. Ereignis (z.B. mit PROCAM-Rechner bestimmt)
	  – Transplantierte
	• Kontrollmessungen laut KDIGO nicht notwendig
	• Wenn ein LDL-Ziel angestrebt wird, gelten die Zielwerte für hohes und sehr hohes Risiko als Orientierung (< 2,6–1,8mmol/l; < 70–100 mg/dl)
	• Bei Dialysepatienten soll keine Therapie begonnen werden, eine vor Dialysebeginn bestehende Therapie sollte jedoch bei Dialysebeginn weitergeführt werden
	• Empfohlene Maximaldosis der Statine ab GFR < 60ml/min: Fluvastatin 80mg/d, Atorvastatin 20mg/d, Rosuvastatin 10mg/d, Simvastatin/Ezetmibe 20/10mg/d, Pravastatin 40mg/d, Simvastatin 40mg/d, Pitavastatin 2mg/d, Lovastatin nicht untersucht
	• Hypertriglyzeridämien mit Lebensstiländerungen behandeln, keine Medikationsempfehlung

Harnsäure	• Behandeln bei Z.n. > 1 Gichtanfall, Gichttophi oder Harnsäure > 8mg/dl (476 µmol/l) und erfolgloser nichtmedikamentöser Therapie • Es gibt Hinweise, dass die Harnsäuresenkung ≤ 6mg/dl (357 µmol/l) die Progression der Niereninsuffizienz verzögert [7]
Lifestyle	• Nikotinstopp • Je nach Toleranz u. Herzgesundheit sportliche Betätigung (mind. 5 x/W für 30 min) • BMI von 20–25kg/m² anstreben

T 5 Nephrologie – Therapie

d) Anderes:

Trinken	Trinkmenge nach Durst
Protein-restrik-tion	• Patienten mit NI sollten eine Proteinaufnahme > 1,3g/kg KG/d vermeiden. • Bei GFR < 30 ml/min ohne Dialyse Proteinzufuhr auf 0,8g/kg KG/d reduzieren (Aufklärung und diätet. Begleitung, um Mangelernährung zu vermeiden).

[3] KDIGO Clin. Pract. Guideline for the Evaluation and Management of Chronic Kidney Disease, 2013
[4] KDIGO Clinical Practice Guideline for Anemia in Chronic Kidney Disease, 2012
[5] KDIGO 2017 Clinical Practice Guideline for the Diagnosis, Evaluation, Prevention, and Treatment of Chronic Kidney Disease-Mineral and Bone Disorder (CKD-MBD)
[6] KDIGO Clinical Practice Guideline for Lipid Management in Chronic Kidney Disease, 2013
[7] LEVY et al. Progression von hyperurikämen Patienten, Journal of Rheumatology, April 1, 2014

T 5.2.2 Folgeerkrankungen, Komplikationen[3, 4, 5, 6]

Nephrologen hinzuziehen

Renale Anämie

evtl.	Eisensubstitution	Eisen-II-Ion → 143	100mg/d p.o.
oder		z.B. Eisen-III-Hydroxit-Polymaltose-Kompl. → 143	je nach Ferritin und Verlauf 200–1000mg ED i.v.
evtl. plus	Hormon (Anämie-Therapie)	z.B. rHu-Epo	Nach Hb s.c. oder i.v.

Renale Osteopathie, sekundärer Hyperparathyreoidismus

	Phosphatarme Ernährung		
	Phosphatbindung (Osteopathie-Therapie)	z.B. Ca-Acetat → 111	3 x 1-2Tbl. p.o. zu den Mahlzeiten (je nach Phosphat)
plus	Vitamin D	Colecalciferol → 148	nach 25-OH-Vit.-D-Spiegel (> 75nmol/l; > 30ng/ml)
evtl. plus	Vitamin D (Osteopathie-Therapie)	z.B. Calcitriol → 148	ini 0.25mg 3 x/W p.o. (dann nach PTH)
oder	Vit.-D-Rez.-Agonist (VDRA) (Osteopathie-Therapie)	Paracacitol → 148	nach PTH; ini 1μg/d p.o. oder 5μg i.v. nach jeder HD
oder/und	Calcimimetikum (Osteopathie-Therapie)	Cinacalcet → 129	ini 30mg/d p.o., Anpassg. n. PTH bis max. 180mg/d, Ca^{2+} beachten/kontrollieren

Metabolische Azidose

	Puffer (Azidosetherapie)	Natriumbicarbonat	ini 3 x 1-2g p.o., dann n. BGA

Überwässerung

	Trinkmenge reduzieren (1–1.5l/d sind ausreichend)		
	Schleifendiuretikum (Diuresesteigerung)	Furosemid → 42	2 x 40-500mg/d p.o. (max. 2000mg/d)
oder		Torasemid → 42	1 x 10-200mg/d p.o.
evtl. pl.	Thiaziddiuretikum	Xipamid → 42	1 x 10-40mg/d p.o.

Chronische Niereninsuffizienz

T 5.2.3 Diabetische Nephropathie[8]

Im Vordergrund stehen die korrekte BZ-Einstellung und die Behandlung der kardiovask. RF.
Zielwerte:
- HbA1c < 6.5-7.5% je nach Begleiterkrankungen
- Blutdruck < 140mmHg systolisch, um 80mmHg diastolisch, bei Mikroalbuminurie ggf. > 130/80mmHg (ACE-Hemmer oder ARB bevorzugen)
- LDL-Cholesterin < 100mg/dl (< 2.6 mmol/l) (Statine bevorzugen)
- Nikotinverzicht
- Meiden nephrotoxischer Substanzen (NSAID, Kontrastmittel)
- Eiweißreduzierte Kost (0.8g/kg KG/d)
- Gewichtsreduktion bei adipösen Patienten
- Je nach Schwere der NI Anpassung der Medikation und Therapie der Folgeerkrankungen
- Cave: Zulassung der Antidiabetika bei Niereninsuffizienz; cave: ggf. verminderter Insulinbedarf bei Verschlechterung der Nierenfunktion
- Siehe auch Therapie der chronischen Niereninsuffizienz (NI)

	ACE-Hemmer (Renoprotektivum)	z.B. Ramipril → 24	1 x 2.5-10mg p.o.
oder	AT-II-Rez.-Antagonist	z.B. Losartan → 26	1 x 25-100mg/d p.o.

[8] Übernommen aus nvl – Nierenerkrankungen bei Diabetes im Erwachsenenalter; Stand: 09/2015, gültig bis 12/2017 (noch nicht wieder aktualisiert)

T 5.2.4 Nephrotisches Syndrom[8, 9, 10]

Therapeutische Maßnahmen:
- Behandlung der Grundkrankheit
- Salzarme Kost (< 5g Salz/d = < 2g NaCl/d)
- Proteinarme Diät ist umstritten wegen des meist hohen Eiweißverlusts, aber eine größere Eiweißzufuhr aus tierischen Quellen ist zu vermeiden (0.8-1g/kg KG/d)
- Gewichtsreduktion bei adipösen Patienten (Mangelernährung vermeiden)
- Nikotinstopp wirkt antiproteinurisch
- Aggressive Blutdruckeinstellung (Ziel < 130/80mmHg)
- Statin, wenn keine Besserung des Lipidstatus unter Therapie der Grunderkrankung
- Blutzuckerkontrolle nach individuellem Risikoprofil HbA1c 6,5–7,5%
- Meiden nephrotoxischer Substanzen (NSAID, Kontrastmittel)
- Orale Antikoagulation nach einem thromboembolischen Ereignis über mindestens 6–12M bzw. solange der Patient nephrotisch ist
- Thromboseprophylaxe in Risikosituationen
- Prophylaktische (orale) Antikoagulation bei membranöser GN und Albumin < 2g/dl erwägen
- Impfungen gg. Influenza und Pneumokokken (keine Lebendimpfung bei Immunsuppression)
- Therapie der Folgeerkrankungen bei Niereninsuffizienz (s. Kap. T 5.2.2)

	ACE-Hemmer (Renoprotektivum)	z.B. Ramipril → 24	1 x 2.5-10mg p.o.
oder	AT-II-Re.-Antagonist	z.B. Losartan → 26	1 x 25-100mg/d p.o.

538 T 5 Nephrologie – Therapie

	Schleifendiuretikum (Diuresesteigerung)	Furosemid → 42	2 x 40-500mg/d p.o. (MTD 2000mg) oder 20-500mg/d i.v.
oder		Torasemid → 42	1 x 10-200mg/d p.o.
evtl. plus	Benzothiadiazindiuretikum (Diuresesteigerung)	Hydrochlorothiazid → 43	1 x 25-50mg/d p.o.
oder plus	Thiazidderivatdiuretikum (Diuresesteigerung)	Xipamid → 44	1 x 10-40mg/d p.o.
	HMG-CoA-Reduktasehemmer (intrazell. Cholesterinsynthese ↓, LDL ↓, HDL ↑)	z.B. Simvastatin → 122	1 x 20mg/d p.o. zur Nacht (je nach Therapie der Grundkrankheit, Blutfette)

[9] www.uptodate.com; Recherche 5/2018
[10] A. Keil, T.B. Huber; Nephrotisches Syndrom bei Erwachsenen – Klinik, Diagnostik, symptomatische und supportive Therapie, Nephrologe 2013 · 8:156-164
[11] KDIGO Clinical Practice Guideline for Glomerulonephritis 2012

T 5.3 Glomerulonephritis[9, 11]

T 5.3.1 Akute postinfektiöse GN[11]

z.B. Immunkomplexnephritis nach Streptokokkeninfektion, v.a. bei Kindern

Therapeutische Maßnahmen:
- Sanierung des Infektionsherds, sofern noch vorhanden
- Zusätzlich supportive Therapie (wie Therapie des akuten Nierenversagens)
- Bei > 30% involvierten Glomeruli in der Nierenbiopsie Prednisolonstoßtherapie

	Benzylpenicillin (Antibiose)	Penicillin G → 215	4-6 x 0.5-10 Mio. IE/d i.v. (7-10d)
oder	Makrolid (Antibiose)	Erythromycin → 230	3 x 500mg/d p.o., 4 x 0.5-1g/d i.v. (7-10d, bei Penicillinallergie)

Eventuell Antibiotikaprophylaxe während einer Epidemie mit nephritogenen Streptokokken zur Vermeidung weiterer Episoden

T 5.3.2 Staphylokokkenassoziierte GN[11]

z.B. Immunkomplexnephritis während/kurz nach Inf., v.a. bei Erw.

Therapeutische Maßnahmen:
- Sanierung des Infektionsherds (am häufigsten: Haut, Lunge, Herz, tiefe Abszesse, HWI)
- Supportive Therapie wie Niereninsuffizienz und nephrotisches Syndrom
- **Keine** Immunsuppression

Glomerulonephritis 539

T 5.3.3 Minimal-Change-GN

Alle Patienten: Therapie wie bei nephrotischem Syndrom und chron. Niereninsuffizienz
Assoziiert mit (auslösende Ursache suchen und, falls möglich, beseitigen):
- Medikamenten (NSAID, COX-2-Hemmer, Ampicillin, Rifampicin, Cephalosporine, Lithium-D-Penicillamine, Bisphosphonate, Sulfasalazine, Impfungen, Gamma-Interferon)
- Neubildungen (v.a. hämatologische: Lymphome, Leukämie; selten solide Tumore: Thymom, Nierenzell-Ca, Mesotheliom; Bronchial-, Kolon-, Blasen-, Mamma-, Pankreas-, Prostata-Ca)
- Infektionserkr. (Syphilis, Tbc, HIV, Mykoplasmen, Ehrlichiose, Hepatitis C, Echinokokkose)
- Allergien, Atopie
- Andere glomeruläre Erkrankungen (SLE, DM 1, HIV-Nephropathie, polyzystische Nierenerkr.)

ini (und 1. Relaps n. Remission)	Glukokortikosteroide	Prednisolon → 208 oder Prednison → 208	1mg/kg KG/d p.o. (MTD 80mg) für 12–16W; dann über 6M nach Remission ausschleichen (in 5-mg-Schritten alle 5d bis 20mg, dann 2,5-mg-Schritte)

Relaps, Steroidresistenz (Diagnose überprüfen), Steroidkontraindikationen

oder	Alkylanz (immunsuppressiv)	Cyclophosphamid → 152	2mg/kg KG/d p.o. für 12W
		Ciclosporin → 272	3–5mg/kg KG/d p.o. in 2 ED für 1–2J

Relaps nach/fehlendes Ansprechen auf Cyclophosphamid und Cyclosporin

	Anti-CD20-Antikörper	Rituximab (off label) → 185	375mg/m² i.v. M0 und 6
plus	Supportivtherapie zur Immunsuppression		

T 5.3.4 Membranöse GN

Sekundäre Formen (PLA2R-Antikörper negativ) assoziiert mit:
- Systemkrankheiten (Systemischer Lupus erythematodes [WHO Klasse V], Sarkoidose)
- Medikamente (Penicillamine, Bucillamine, Gold, Anti-TNF-Therapie, Tiopronin, NSAID, Diabetestherapie mit Schweineinsulin)
- Infektionen (Hepatitis-B-Virus, Hepatitis-C-Virus)
- Malignomen (Lungen-, Nieren-, Mamma-, gastrointestinale, selten hämatologische Malignome oder Lymphome)
- Zustand nach Stammzelltransplantation, Nierentransplantation

Bei akuter Verschlechterung der Nierenfunktion suchen nach:
- Bilaterale Nierenvenenthrombose
- Interstitieller Nephritis/Medikamententoxizität
- Zusätzlicher Glomerulonephritis

Alle Patienten: Therapie wie bei nephrot. Syndrom und chronischer Niereninsuffizienz

T 5 Nephrologie – Therapie

Nach Ausschluss sekundärer Ursachen (bzw. PLA2R-Antikörper positiv) immunsuppressive Therapie der idiopathischen membranösen GN beim Vollbild des nephrot. Syndroms oder wenn nach einen Beobachtungszeitraum von 3–6 Monaten folgende Kriterien erfüllt sind:
- Proteinurie > 4 g/d
- Anstieg der Proteinurie um 50% des Ausgangswerts
- Keine Besserung unter antihypertensiver/antiproteinurischer Therapie **oder** schwere, lebensbedrohliche Symptome des nephrotischen Syndroms **oder** Kreatininanstieg > 30% in 6–12 Monaten

Keine immunsuppressive Therapie wenn
- Kreatinin > 3.5 mg/dl (309µmol/l)/ eGFR < 30ml/min
- Kleine Nieren im Ultraschall (< 8cm)
- Patienten an einer lebensbedrohlichen Infektion erkrankt sind

	Glukokortikosteroide	Methylprednisolon → 208	1g i.v. über 3d in M1, 3, 5
dann		Prednisolon → 208	0.5mg/kgKG/d p.o. M1, 3, 5 an den d 4–30
plus	Alkylanz (immunsuppressiv)	Cyclophosphamid → 152	1.5–2mg/kgKG/d p.o. M2, 4, 6; DANI beachten
oder		Chlorambucil → 153	0.15–0.2mg/kgKG/d p.o. M 2, 4, 6

Alternatives Regime

	Glukokortikosteroide	Prednisolon → 208	10mg alle 2d für 6M
plus	Transkriptionsfaktorhemmung	Ciclosporin → 272	3–5mg/kgKG/d p.o. in 2 gleichen ED (Zielspiegel 120–200µg/l); 6M, danach über 2–4M ausschleichen, wenn Proteinurie < 300g/d; Dosis halbieren, wenn Proteinurie < 3,5g/d
oder		Tacrolimus → 273	0.05mg/kgKG/d p.o. in 2 gleichen ED (Zielspiegel 3–5µg/l); falls kein Ansprechen nach 2M, Zielspiegel auf 5–8 erhöhen; Ther. 12M, dann über 6M ausschleichen

Resistente Erkrankung

	Anti-CD20-Antikörper	Rituximab → 185 (off-label)	1g i.v. W0 und 2, bei Persistenz zusätzlich M6
plus	Supportivtherapie zur Immunsuppression		

Jeweils nach 6 Monaten (je nach Ansprechen) Entscheidung über weitere Therapie:
- Komplette und partielle Remission ⇒ Therapiedauer wie beim Medikament beschrieben
- Kein Ansprechen ⇒ Therapiestopp, ggf. alternative Therapie mit Rituximab

Glomerulonephritis

T 5.3.5 Fokal segmental sklerosierende GN (FSGS)

Alle Patienten: Therapie wie bei nephrotischem Syndrom und chron. Niereninsuffizienz
Sekundäre FSGS: Behandlung der Grundkrankheit
Assoziiert mit: Toxinen (z.B. Heroin, Interferon, Ciclosporin, Pamidronat), genetischen Abnormalitäten, Infektionen (inkl. HIV), atheroembolischen Ereignissen, Erkrankungen (als physiologische Antwort) mit glomerulärer Hyperfiltration/Hypertrophie (vermind. Nierenmasse, renale Vasodilatation, unilaterale Nierenagenesie, vorangegangenes Nierentrauma)
Primäre FSGS ohne nephrotisches Syndrom und normale Nierenfunktion: supportive Ther. (ACE-Hemmer oder AT-I-Blocker) und beobachten; hohe Rate an Spontanremissionen

Primäre FSGS mit nephrotischen Syndrom			
	Glukokortikosteroide	Prednisolon → 208	1mg/kgKG/d p.o. (max. 80mg) oder 2mg/kgKG (max. 120mg) alle 2d; wenn nach 2-3M komplette Remission, ausschleichen über 3M; wenn nach 3M partielle Remission, ausschleichen über 3-9M
Bei Steroidnebenwirkungen, Steroidresistenz oder KI für hohe Steroiddosen			
	Transkriptionsfaktor-hemmung v.a. bei T-Lymphozyten	Ciclosporin → 272	2-4mg/kgKG/d p.o. in 2 ED (Zielspiegel 100-175ng/ml) für 6M bei kompletter Remission, für 1J bei partieller Remission
oder	Transkriptionsfaktor-hemmung v.a. bei T-Lymphozyten	Tacrolimus → 273	0,1mg/kgKG/d p.o. in 2 ED, (Zielspiegel 5-10ng/ml) für 6M bei kompletter Remission, f. 1J bei part. Remission
evtl. plus	Glukokortikosteroide	Prednisolon → 208	0.15mg/kgKG/d p.o. (max. 15mg) für 6M, dann auf 5-7,5mg/d reduzieren; Ther. solange wie Ciclosporin oder Tacrolimus
plus	Supportivtherapie zur Immunsuppression		
Bei Steroidresistenz oder KI für Ciclosporin			
	Immunsuppression	Mycophenolatmofetil → 273	2 x 750-1000mg p.o. für 6M
evtl. plus	Glukokortikosteroide	Prednisolon → 208	0.15mg/kgKG/d p.o. (max. 15mg) für 6M, dann auf 5-7,5mg/d reduzieren; Ther. solange wie Ciclosporin oder Tacrolimus

T 5.3.6 Membranproliferative Glomerulonephritis

Grunderkrankung suchen und behandeln

Assoziiert mit:
- Autoimmunerkrankungen (SLE, Sjögren-Syndrom, heredit. Komplement-Mangel, rheumatoide Arthritis)
- chron. Inf. (Hep. B u. C, SBE, ventrikuloatriale Shuntinfektion, chronische Abszesse, Schistosomiasis, Malaria, Lepra)
- thrombotischen Mikroangiopathien (Transplantatglomerulopathie, Antiphospholipid-syndrom, Heilungsphase von TTP/HUS, Sklerodermie)
- Dysproteinämien
- anderen Erkrankungen: partielle Lipodystrophie, CLL, Factor-H-, -I-, MCP-, Komplement-faktor-3- und -4-Mangel, Melanome, Alpha-1-Antitrypsin-Mangel, Chlorpropamid, Non-Hodgkin-Lmphome, Nierenzell-Ca, splenorenale Shunt-Operation für portale Hypertonie
- nach Ausschluss sekundärer Formen Therapie der drei möglichen Unterformen

Idiopathische Immunkomplex-vermittelte GN

Patienten ohne nephrotisches Syndrom mit normalem Kreatinin:
nur supportive Therapie (ACE-Hemmer oder AT-I-Blocker)

Patienten mit nephrotischem Syndrom, (fast) normales Kreatinin:

| Glukokortikosteroide | Prednisolon → 208 | 1mg/kg KG/d p.o. (max. 60–80mg) für 12–16W, ausschleichen über 6–8M |

Keine Response auf Steroide allein

| Alkylanz (immunsuppressiv) | Cyclophosphamid → 152 | 2mg/kgKG/d p.o. für 3–6M, DANI beachten |

Falls weiterhin keine Response: Versuch mit Rituximab
Bei rapid progressivem Verlauf Therapie wie bei rapid progressive GN

C3-Nephritis und Dense Deposit Disease

Alle Patienten:
- ACE-Hemmer oder AT-I-Blocker bei Proteinurie > 500mg/d
- Blutdruck einstellen
- Hyperlipidämie mit Statinen behandeln

Pat. ohne nephrotisches Syndrom mit normalem Kreatinin: nur supportive Therapie
Bei Nachweis eines spezifischen Defektes/einer spezifischen Ursache:
- Faktor-H-Defekt: periodische Infusionen von FFP (10-15ml/kg KG alle 2W)
- Erhöhter C3NeF und normal factor H: Plasmaaustausch gegen Albumin (ini 2x/W, reduzieren auf alle 1-2W, wenn C3NeF abgefallen und Nierenfunktion gebessert); evtl. Gabe von Rituximab oder Eculizumab
- Komplementfaktor-C3-Defekt: evtl. Plasmaaustausch
- Monoklonale Gammopathie: zugrundeliegende Neoplasie (Multiples Myelom) suchen
- Keine nachweisbare Ursache: evtl. periodische Infusion von FFP

Es gibt noch keine evidenzbasierten Therapieempfehlungen. Die Therapie sollte zusammen mit einem spezialisierten Zentrum erfolgen.
Bei rapid progressivem Verlauf Therapie wie bei rapid progressive GN

Glomerulonephritis

T 5.3.7 IgA-Nephritis[12]

Alle Patienten: Therapie wie bei nephrotischem Syndrom und chron. Niereninsuffizienz
Zusätzlich:
- Konsequent RR syst. < 130mmHg einstellen (ACE-Hemmer od. AT1-Antagonisten bevorzugen)
- Proteinurie > 1g/d ACE-Hemmer oder AT1-Antagonisten
- Eiweißaufnahme auf < 0,8g/kg KG/d reduzieren
- Kochsalzaufnahme < 6g/d
- Alle Komponenten des metabolischen Syndroms kontrollieren
- Natriumbicarbonat bei allen Patienten mit eingeschränkter Nierenfunktion unabhängig vom Vorliegen einer Azidose

evtl. plus	Fischölpräparate	Mehrfach ungesättigten-3-Fettsäuren → 125	> 3.3g/d p.o.

Bei progressiv aktiver Erkrankung

Steigendes Kreatinin unter supportiver Therapie, aktive Erkrankung in Nierenbiopsie

	Glukokortikosteroid	Methylprednisolon → 208	1g/d i.v. an d1-3 zu Beginn von M1, 3, 5
und		Prednisolon → 208	dazw. 0.5mg/kgKG p.o. jed. 2. d f. 6M, dann ausschleichen

ODER alternative Steroidtherapie

	Glukokortikosteroid	Prednison → 208	0.8-1mg/kg p.o. für 2M, dann um 0.2mg/kgKG/d pro M reduzieren
plus	Supportivtherapie zur Immunsuppression		

[12] Erley C et al; IgA-Nephropathie und Schönlein-Hennoch-Purpura; Der Nephrologe 2016 11:153-163

Bei sich rasch verschlechternder Nierenfunktion

	Glukokortikosteroid (antiinflammatorisch, immunsuppressiv)	Methylprednisolon → 208	0.5g/d i.v. für 3d, dann Prednisolon (s.u.)
		Prednison → 208	1mg/kgKG/d p.o. (MTD 60mg) für 4W, dann über 3-4M ausschleichen
plus	Alkylanz (immunsuppressiv)	Cyclophosphamid → 152	0.5g/m² i.v. alle 4W für 6M
dann	Purinanalogon (immunsuppressiv)	Azathioprin → 272	1.5mg/kgKG/d p.o. für 1-2J; Beginn ca. 2W nach letzter Cyclophosphamidgabe (Lc > 4.000, neutroph. > 1.500)

T 5.3.8 Rapid progressive GN

Akuttherapie, bis Ergebnisse der erfolgten Diagnostik/Biopsie vorhanden sind

	Glukokortikosteroid	Methylprednisolon → 208	500-1000mg/d i.v. für 3d, dann Prednisolon (s.u.)
evtl. plus	Plasmapherese (besonders bei Patienten mit Hämoptysen und/oder schwerer Nierenfunktionsstörung/Dialyse)		

T 5.3.9 Anti-Glomerulumbasalmembran-AK, Goodpasture-Syndrom

	Glukokortikosteroid (antiinflammatorisch, immunsuppressiv)	Methylprednisolon → 208	15-30mg/kgKG/d (max. 1000mg/d) i.v. für 3d, dann Prednisolon (s.u.)
		Prednisolon → 208	1mg/kgKG/d p.o. (MTD 80mg) bis Remiss., dann 20mg über 6W, über 6M ausschleichen
plus	Alkylanz (immunsuppressiv)	Cyclophosphamid → 152	2mg/kgKG/d p.o. für 2-3M, dann nach Anti-GBM-Titer; wenn Anti-GBM weiter hoch, nach 6M Umstellung auf Azathioprin erwägen; DANI beachten; Pat. > 60J: MTD 100mg/d
evtl. plus	**Plasmapherese** (4l gegen Albumin 5%/d für 2-3W oder bis keine AK mehr nachweisbar); bei Hämorrhagien oder Blutungsrisiko 1-2l FFP am Ende der Plasmapherese		
	Bei Infekt unter Plasmapherese zusätzl. zur antibiotischen Therapie i.v.-Immunglobuline		
plus	Supportivtherapie zur Immunsuppression		

T 5.3.10 Pauci-Immun-GN, ANCA-assoziierte GN

	Glukokortikosteroide (antiinflammatorisch, immunsuppressiv)	Methylprednisolon → 208	7-15mg/kg KG/d (max. 500-1000mg/d i.v. für 3d, dann Prednison (s.u.)
		Prednison → 208	1mg/kg KG/d (MTD 60mg) p.o. bis Remission, dann in 2M bis auf 20mg reduzieren, über 3-4M ausschleichen
plus	Alkylanz (immunsuppressiv)	Cyclophosphamid → 152	Bolus mit 0.5g/m² KOF i.v. alle 2W für 3-6M bzw. 3M über Remission hinaus ODER: Bolus 15mg/kgKG i.v. alle 2W für 3 Dosen, dann alle 3W für 3-6M
oder		Cyclophosphamid → 152	1.5-2mg/kgKG/d p.o. für 6M bzw. 3M über Remission hinaus
evtl. plus	**Plasmapherese** (empfohlen bei Pat. mit zusätzl. Anti-GM-AK, schwerer pulmon. Hämorrhagie, fortgeschritt. NI oder Dialysepflicht bei Erstdiagnose) 60ml/kgKG Austausch gegen Albumin 5% 7 x über 14d; bei Hämorrhagien od. Blutungsrisiko gegen FFP		
plus	Supportivtherapie zur Immunsuppression		

Glomerulonephritis 545

Alternativ

Refraktäre Erkrankung, wenn kein Cyclophosphamid gegeben werden soll

	Glukokortikosteroid (antiinflammatorisch, immunsuppressiv)	Methylprednisolon → 208	500mg/d i.v. für 3d, dann Prednison (s.u.)
		Prednison → 208	1mg/kg KG/d (max 60mg/d) p.o. für 4W, dann über 3-4M ausschleichen
plus	Antikörper	Rituximab → 185	375mg/m² i.v. 1x/W für 4W; nachfolgende Erh.Ther. nicht geklärt, ggf. 375mg/m² nach 6M erwägen

evtl. plus **Plasmapherese** (empf. bei Pat. mit zusätzl. Anti-GM-AK, fortgeschrittener NI oder Dialysepflicht bei Erstdiagnose) 60ml/kg KG 7 x über 14d; Rituximab wird durch Plasmapherese entfernt – Plasmapheresen 48h nach Rituximabgabe pausieren.

Danach Erhaltungstherapie

	Purinanalogon	Azathioprin → 272	1.5-2mg/kgKG/d p.o. für 8-12M
oder	Immunsuppression	Methotrexat → 156	nur bei GFR > 50ml/min; Start mit 0.3mg/kgKG/W (max. 15mg/W) p.o. oder s.c., um 2.5mg/W steigern bis auf 25mg/W für 8-12M
plus		Folsäure → 149	5mg p.o. am Tag nach Methotrexat-Einnahme
oder	Antikörper	Rituximab → 185	375mg/m² i.v. alle 6M für 2J

T 5.3.11 Lupusnephritis (LN)

Alle Patienten: Therapie wie bei nephrotischem Syndrom und chron. Niereninsuffizienz

Immunsuppressive Therapie (für die Nieren) bei:
- Diffus oder fokal proliferativer Lupusnephritis
- Ausgewählten Pat. mit membranöser Lupusnephritis, besonders mit schwerem nephrotischem Syndrom, erhöhtem Serumkreatinin und/oder assoziierter proliferativer Erkrankung
- Minimal mesangialer u. mesangial proliferativer LN **nicht** indiziert (keine immunsuppressive Therapie)

Aktive schwere Erkrankung

ANV, schwere extrarenale Manifestationen, rapid progressive GN

ini	Glukokortikosteroid (antiinflammatorisch, immunsuppressiv)	Methylprednisolon → 208	250-1000mg/d i.v. für 3d, weiter bei diffuser oder fokal proliferativer LN

Diffuse oder fokal proliferative Lupusnephritis

	Glukokortikosteroid (antiinflammatorisch, immunsuppressiv)	Prednison → 208	*60mg/d, dann alle 2W um 10 bis auf 40mg reduzieren, dann alle 2W um 5mg reduzieren bis auf 10mg, wenn 4W stabil, weiter in 2,5-mg-Schritten ausschleichen*
und	**Alkylanz** (immunsuppressiv)	Cyclophosphamid → 152	*weiße Patienten: 500mg i.v. alle 2W für 6 Zyklen (EURO-LUPUS Study); bei Afro-Amerikanern, Afro-Caribbeans und Hispanics höhere Dosis erwägen: 0.5–1g/m² i.v. monatlich (6–7M)*
oder	**Purinsynthese-Hemmer** (immunsuppressiv)	Mycophenolat → 273	*Start mit 2 x 500mg/d p.o., um 500mg/W steigern bis 3 x 1000mg p.o. (je nach Ansprechen und UW) für 6M, dann Erhaltungsther.; bevorzugt bei black and hispanic patients und Frauen mit Kinderwunsch*

Erhaltungstherapie (18–24 Monate oder länger, je nach Verlauf)

	Glukokortikosteroid (antiinflamm., immunsuppr.)	Prednison → 208	*0.05–0.2mg/kgKG/d p.o., solange Immunsuppression*
plus	**Purinanalogon** (immunsuppressiv)	Azathioprin → 272	*1.5–2mg/kgKG/d p.o. für 1–2J, Beginn ca. 2–4W nach letzter Cyclophosphamidgabe (Lc > 4000, neutrophile > 1500)*
oder	**Purinsynthese-Hemmer** (immunsuppressiv)	Mycophenolat → 273	*2 x 1000mg/d p.o., Beginn ca. 2W n. letzter Cyclophosphamidgabe (Lc > 4000, neutrophile > 1500) für 18–24M oder länger*
plus	Osteoporoseprophylaxe (bei Steroidtherapie); s. Supportivtherapie zur Immunsuppression		

T 5.3.12 Panarteriitis nodosa/Polyarteriitis nodosa

Sekundäre PAN

Assoziiert mit (→ suchen und behandeln):
Kollagenosen (SLE, rheumatoide Arthritis, Sjögren Syndrom), chronisch viralen Infekten (Hepatitis B oder C), Haarzell-Leukämie

Glomerulonephritis

Idiopathische PAN

Milder Verlauf: normale Nierenfunktion, keine neurologischen oder gastrointestinalen Symptome, isolierte Hautsymptome

	Glukokortikosteroid (antiinflammatorisch, immunsuppressiv)	Prednison → 208	1mg/kgKG/d p.o., max. 60-80mg/d für 4W, über 2-3M auf 20mg reduzieren, dann sehr langsam über 6-9M ausschleichen

Idiopathische PAN, Glukokortikoidresistenz oder hohe Glukokortikoiddosen nicht erwünscht

	Glukokortikosteroid (antiinflammatorisch, immunsuppressiv)	Prednison → 208	1mg/kgKG/d p.o., max. 60-80mg/d für 4W, rasch ↓ auf < 10mg/d p.o. für 6-9M
plus	Purinanalogon	Azathioprin → 272	2mg/kgKG/d p.o. in 2 ED
oder	Immunsuppression	Methotrexat → 156	20-25mg/W p.o. oder s.c. plus Folsäure 5mg p.o. am Tag n. Methotrexatgabe
oder	Purinsynthese-Hemmer (immunsuppressiv)	Mycophenolat → 273	500-1000mg 2-3x/d p.o. für 1-2J

Moderate und schwere PAN

Niereninsuffizienz, Mesenterialarterienischämie, Mononeuropathia multiplex

	Glukokortikosteroid (antiinflammatorisch, immunsuppressiv)	Prednison → 208	1mg/kgKG/d p.o., max. 60-80mg/d für 4W, über 2-3M auf 20mg reduzieren, dann sehr langsam über 6-9M ausschleichen
plus	Alkylanz (immunsuppressiv)	Cyclophosphamid → 152	Bolus mit 600mg/m² KOF i.v. alle 2W für insges. 3 Gaben, danach alle 4W für 4M bzw. 3M über die Remission hinaus, DANI beachten
oder			2mg/kg p.o. für 6-9M, DANI beachten

Lebensbedrohlicher Verlauf (ini plus Prednisolonbolustherapie)

	Glukokortikosteroid (antiinflammatorisch, immunsuppressiv)	Methylprednisolon → 208	7-15mg/kgKG/d i.v. (max. 1000mg/d) für 3d, dann Prednison (s.o.)

Danach Erhaltungstherapie

	Purinanalogon	Azathioprin → 272	2mg/kgKG/d p.o. für inges. 18M Immunsuppression

oder	Immunsuppression	Methotrexat → 156	20–25mg/W p.o. oder s.c. plus Folsäure 5mg p.o. am Tag nach Methotrexatgabe, für 18M Immunsuppression
oder	Purinsynthese-Hemmer (immunsuppressiv)	Mycophenolat → 273	500-1000mg 2-3x/d p.o. für 1-2J

T 5.3.13 Kryoglobulinämie

- Immer Hepatitis B/C, Endokarditis, Plasmozytom/Waldenström ausschließen bzw. behandeln
- Bei milden Formen Verlaufsbeobachtung
- Bei Endorganschäden (Vaskulitis und/oder Thrombose) aggressive Therapie

	Glukokortikosteroide (antiinflammatorisch, immunsuppressiv)	Methylprednisolon → 208	7-15mg/kgKG (MTD 1000mg) i.v. f. 3d, dann Prednison (s.u.)
		Prednison → 208	1mg/kgKG (MTD 80mg) p.o. für 2-4W, dann 40mg/d für 2-4W, dann 20mg/d f. 2-4W, dann langsam ausschleichen
evtl. +	Bei respiratorischer Insuffizienz, pulmonalen Hämorrhagien, intestinaler Vaskulitis und rapid progressive Glomerulonephritis: Plasmapherese (Austausch von 1 Plasmavolumen 3 x/W für 2-3W gegen GEWÄRMTES Albumin)		
evtl. + oder	Antikörper	Rituximab → 185	375mg/m² i.v. 1x/W für 4W
			1000mg W0 und W2
oder	Alkylanz (immunsuppressiv)	Cyclophosphamid → 152	2mg/kg/d p.o. für 2-3M (bei GFR < 30ml/min Dosisreduktion um 30%)
plus	Osteoporoseprophylaxe (bei Therapie mit Steroiden); s. Kap. T 5.3.14		

T 5.3.14 Supportive Therapie zur Immunsuppression

Cyclophosphamid (maximale Kumulativdosis 30-60g)

- Kontrazeption
- Eventuell Kryokonservierung der Spermien (Mann)
- Eventuell Gonadenschutz/Ovarialprophylaxe (Frau)

evtl. plus	Cyclophosphamid-Metabolit (Acroleinneutralisation, Zystitisprophylaxe)	Mesna[13]	Cyclophosphamiddosis in mg entspricht mg MESNA: je 20% Stunde 0, 4, 8 der Cyclophosphamidinfusion (bei Bolustherapie)

[13] Fachinformation MESNA 400mg Inj. Lsg.

Kortikosteroide > 20mg Prednisonäquivalent plus weiteres Immunsuppressivum

plus	Antibiotikum (Pneumozystis carinii/jirovecii-Pneumonie-Prophylaxe)	Trimethoprim + Sulfamethoxazol → 235	160mg/800mg p.o. 3 x/W für die Behandlungsdauer

Kortikosteroide (Osteoporoseprophylaxe nach DVO-Leitlinien[14])

1000mg Ca über Nahrung aufnehmen; wenn dies nicht erreicht wird: medikamentös substituieren

evtl. plus	**Vitamin D**	Colecalciferol → 148	*800-1000E/d p.o.*

Bei Prednisonäquivalent > 7.5mg/d, > 3M, T-Score < -1.5, Vorhandensein von Wirbelkörperfrakturen

evtl. plus	**Biphosphonat** (Osteoklastenhemmung)	z.B. Alendronsäure → 131	*10mg/d oder 70mg/W p.o.*

[14] AWMF 183-001, Prophylaxe, Diagnostik und Therapie der Osteoporose, Stand: 31.12.2017, gültig bis 30.12.2022

Kortikosteroide (Magenschutz)

evtl. pl.	**Protonenpumpenhemmer**	z.B. Pantoprazol → 94	*1 x 40mg/d p.o.*

Kortikosteroide (Soorprophylaxe, Soortherapie)

evtl. plus	**Antimykotikum zur topischen Anwendung**	Nystatin → 380	*4-6 x 100 000IE p.o.*

T 5.4 Gefäßerkrankungen

T 5.4.1 Nierenarterienstenose

Atherosklerotische Nierenarterienstenose
- Strikte Einstellung aller kardiovaskulären Risikofaktoren
- Interventionelle Therapie (PTA, Stent, Bypass-OP) erwägen bei kurzer Hypertoniedauer, nicht ausreichender ausgebauter medikamentöser Therapie, Intoleranz gegenüber antihypertensiver Therapie, wiederholtem Lungenödem oder refraktärer Herzinsuffizienz und bei nicht anders erklärbarer progredienter Niereninsuffizienz bei bilateraler Stenose

Fibromuskuläre Dysplasie (FMD)
- Blutdruckeinstellung, ACE-Hemmer/AT1-Blocker ggf. mit Thiazid bevorzugen
- Indikation zur Revaskularisation (erfolgversprechender als bei atherosklerotischer Stenose): Junge Patienten(innen) mit niedrigem Risiko für Atherosklerose, resistente Hypertonie unter antihypertensiver Dreierkombination, Intoleranz gegenüber antihypertensiver Therapie, bilaterale FMD, hypertensive Kinder

T 6 Endokrinologie – Therapie (N. Reisch)

T 6.1 Dehydratation

T 6.1.1 Isotone Dehydratation

Leicht

	NaCl-Lösung (Volumen- + Elektrolytsubstitution)	„Maggisuppe" → 299	10g NaCl in 2-3l p.o.; WHO-Empfehlung bei Durchfallerkrankungen: 3.5g NaCl + 2.5g NaHCO$_3$ + 1.5g KCl + 20g Glukose in 1 000ml H$_2$O p.o.

Schwer

	Kristalloide isotonische, isoionische Infusionslösung (Volumen-/Elektrolytsubst.)	Ringer-Lösung → 299	i.v. 2-4l bzw. nach ZVD und Urinausscheidung, bei hypovol. Schock z. Teil > 4l

Bei Oligo-Anurie oder Niereninsuffizienz

	Isotone NaCl-Lösung (kaliumfreie Volumen- + Elektrolytsubstitution)	NaCl 0.9% → 299	i.v. nach ZVD und Urinausscheidung, vorsichtige Subst., da Gefahr der Hypervolämie

T 6.1.2 Hypotone Dehydratation

Cave: zentr. pontine Myelinolyse bei zu rascher Infusion, Ausgleich der Elektrolyte über Tage

Leicht

	NaCl-Lösung (Volumen- + Elektrolytsubstitution)	„Maggisuppe" → 299	10g NaCl in 2-3l p.o.; WHO-Empfehl. bei Durchfallerkr.: 3.5g NaCl + 2.5g NaHCO$_3$ + 1.5g KCl + 20g Glukose in 1l H$_2$O p.o.

Schwer (Na$^+$ < 125mmol/l, beginnende zerebrale Symptome)

	Isotone NaCl-Lösung (Volumen- + Elektrolytsubst.)	NaCl 0.9% → 299	i.v. nach ZVD (50% des geschätzten Bedarfs)
(1 : 1) plus	Kristalloide Infusionslösung (Volumen- + Elektrolytsubst.)		i.v. nach ZVD (50% des geschätzten Bedarfs)

Notfall (schwere zerebrale Symptome)

	NaCl-Lösung (Volumen- + Elektrolytsubstitution)	NaCl-Konzentrat → 299 z.B. 5.85%: 1ml = 1mmol in NaCl 0.9%	(135-Na$^+$) x 0.3 x kg = mmol Bedarf langsam i.v. in h1 um 5-6mmol/l, dann um 1mmol/l/h (Myelinolyse-Gefahr)

T 6.1.3 Hypertone Dehydratation

Leicht

	Elektrolytarme Lösung (Volumensubstitution)	Wasser, Tee	2–3l p.o.

Schwer

	Cave: Hirnödem		
	Hypoosmolare Infusionslsg. (Volumensubstitution)	Glukose 5% → 300	langsam i.v. (über Tage)
evtl.	1/3 des Wasserbedarfs mit kristalloider isotonischer, isoionischer Elytlösung	Ringer → 299	langsam i.v.

Wasserbedarf (l) = (Na^+/140−1) x 0.4 x kg bzw. ausführlich = (Na^+ [aktuell in mmol/l]/ Na^+ [normal in mmol/l]−1) x Anteil Körperwasser x kg KG; Anteil des Körperwassers bei Dehydratation nicht mit 0.6, sondern mit 0.4 ansetzen

T 6.2 Hyperhydratation

T 6.2.1 Isotone Hyperhydratation

evtl.	Schleifendiuretikum (Volumenentlastung)	Furosemid → 42	20mg i.v., ggf. Dosis ↑
		Torasemid → 42	10–20mg i.v.
evtl. +	Flüssigkeits-/Na^+-Restriktion		

T 6.2.2 Hypotone Hyperhydratation

Geschätzter Wasserüberschuss (l) = (1 − Na_{ist}/Na_{soll}) x 0.6 x kg

	Flüssigkeitsrestriktion		
	Benzothiadiazindiuretikum (ren. Flüssigk.-/NaCl-Verl.)	Hydrochlorothiazid → 43	1 x 12.5–50mg/d p.o.
oder	Schleifendiuretikum (Volumenentlastung)	Furosemid → 42	20mg i.v., ggf. Dosis ↑
		Torasemid → 42	10–20mg i.v.
evtl.	Vasopressin-Antagonist	Tolvaptan → 141	bei Pat. mit Hyponatriämie bei SIADH 15mg/d p.o.; bis max. 60mg/d p.o. steigern
evtl. plus	Isotone NaCl-Lösung (vorsichtiger Natrium-defizitausgleich)	NaCl 0.9% → 299	i.v. unter Bilanzierung

T 6.2.3 Hypertone Hyperhydratation

	Benzothiadiazindiuretika (ren. Flüssigk.-/NaCl-Verl.)	Hydrochlorothiazid → 43	1 x 12.5–50mg/d p.o.
evtl.	Ultimo Ratio: Hämodialyse/-filtration		

T 6 Endokrinologie – Therapie

T 6.3 Ödeme

	Low-Dose-Heparinisierung (niedermolekular; Thromboseprophylaxe)	Nadroparin → 59	1 x 2850IE/d s.c. oder 0.3ml
		Dalteparin → 58	1 x 2500IE/d s.c. oder 0.2ml
	Schleifendiuretikum (Volumenentlastung)	Furosemid → 42	ini 20–40mg i.v., dann nach Wi, max. effektive ED: 120mg i.v.; bei chron. NI bis 240mg i.v.; bei akutem Nierenvers.agen bis 500mg i.v. oder kontinuierliche Inf. 20–80mg/h
		Torasemid → 42	ini 10–20mg, dann nach Wi
evtl. plus	**Aldosteronantagonist** (Volumenentlastung)	Spironolacton → 45	d1–5 2–4 x 50–100mg, dann 1–2 x 50–100mg p.o.

T 6.4 Hypokaliämie

Leicht

evtl.	**Kaliumpräparat** (Substitution)	Kalium → 296	1–2 Tbl. (40–80mmol)/d p.o. (40mmol ca. K^+↑ 0.3mmol/l)

Schwer

	Kaliumchloridlösung (Substitution)	KCl 7.45% → 296 (1ml = 1mmol)	20–40ml in 1l isotoner Lsg. bei 10–20mmol/h, max. 100–200mmol/d (K^+ < 3mmol/l mind. 200mmol, K^+ 3–4mmol/l mind. 100mmol)

T 6.5 Hyperkaliämie

Leicht (selten therapiebedürftig)

	Kationenaustauscher	Polysulfonsäure → 411	3–4 x 15g/d p.o. (bei Bed.)

Schwer (> 6mmol/l oder EKG-Veränderungen)

	Kationenaustauscher (Ca^+; Kaliumentzug)	Polysulfonsäure → 411	30g in 200ml Glu 10% . alle 8h (bei Bedarf), altern.: peroral o. über Magensonde 15g 3x/d
oder	**Redistribution** (Kaliumentzug, EZR)	Glukose 20% + Altinsulin	200ml + 20IE i.v. über 20min (bei Bedarf)
oder	**Puffer** (Azidosetherapie)	Natriumhydrogencarbonat 8.4% → 302 (100ml = 100mmol HCO_3^-)	BE x 0.3 x kg = mmol, max. 1.5mmol/kg/h i.v. (bei Bedarf)

Hypokalzämie 553

oder	**Membranantagonismus** (Kaliumwirkungshemmung)	**Kalziumglukonat 10%** (10ml = 2.3mmol Ca) → 297	2.3–4.5mmol langsam i.v., **Cave:** digitalisierte Pat.
oder	**Schleifendiuretikum** (Kaliumexkretion)	**Furosemid** → 42	40–80mg i.v. (bei Bedarf)
		Torasemid → 42	20–40mg i.v. (bei Bedarf)
oder evtl.	**Beta-2-Sympathomimet.** (Kaliumentzug)	**Salbutamol** → 73	10mg p.i. oder 0.5mg i.v. langs. in 15min als Kurzinfo.
evtl. plus	**Isotone NaCl-Lösung** (Volumenersatz)	**NaCl 0.9%** → 299	i.v. nach ZVD (bei Bedarf)
ultima ratio	**Hämodialyse/-filtration**		

T 6.6 Hypokalzämie

Cave: vor Therapie einer Hypokalzämie Ausschluss einer Hypoalbuminämie; Differentialdiagnostik (u.a. primärer Hypoparathyreoidismus, Vitamin D Mangel) erforderlich

Leicht

	Kalziumpräparat (Subst.)	**Kalzium** → 297	700–2000mg/d p.o. (bei Bed.)
evtl. plus	**Vitamin D$_3$**	**Calcitriol** → 148	ini 0.25µg p.o. jed. 2.d, dann 2–3 x 0.25µg/W (bei Bedarf)
oder	**Vitamin D** (zum langsameren Ca$^+$-Anstieg bzw. Dauertherapie)	**Colecalciferol** → 148	ini 20000–100000IE/d; niedrigere Erhaltungsdosis (z.B. 1000IE/d)
evtl. plus	**Thiaziddiuretikum** (ren. Kalziumrückresorpt.↑)	**Hydrochlorothiazid** → 43	12.5–25mg/d p.o.

Akute hypokalzämische Krise

	Kalziumpräparat (Substitution)	**Kalziumglukonat 10%** → 297 (10ml = 2.3mmol)	ini 2.3–4.5mmol langs. i.v., dann in Glu. 5% als Inf., **Cave:** digitalisierte Pat.
evtl.	**Magnesiumpräparat** (Substitution)	**Mg-Sulfat 10%** → 297	20ml (8mmol) in 100ml Glu. 5% über 15min i.v., dann 10mmol/d Dauerinfusion (bei Bedarf)

T 6.7 Hyperkalzämie

Cave: Differentialdiagnostik (u.a. primärer Hyperparathyreoidismus, Tumorhyperkalzämie) für weitere zielgerichtete Therapie erforderlich

Leicht

evtl.	**Isotone NaCl-Lösung** (Rehydratation)	**NaCl 0.9%** → 299	1–2l i.v.
evtl.	**Schleifendiuretikum** (Kalziumexkretion)	**Furosemid** → 42	40–80mg i.v.

Hyperkalzämische Krise

	Isotone NaCl-Lösung (Rehydratation)	NaCl 0.9% → 299	1–2 l i.v., max. 10 l/24h nach Bilanz (forcierte Diurese)
evtl.	Schleifendiuretikum (Kalziumexkretion)	Furosemid → 42	40–80mg i.v., max. 1000mg
evtl.	Kaliumchloridlösung (Substitution)	KCl 7.45% (1ml = 1mmol) → 296	20–40ml in 1l isotoner Lsg. bei 10–20mmol/h, max. 100–200mmol/d (bei Bed.)
	Bisphosphonat (Osteoklastenhemmung, v.a. bei tumorassoziierten Hyperkalzämien)	Clodronsäure → 132	300mg/d über mind. 2h i.v.
		Pamidronsäure → 132	90mg i.v. Kurzinfusion
		Zoledronsäure → 133	4mg i.v. Kurzinfusion
evtl.	Hormon (Osteoklastenhemmung)	Calcitonin → 133	ini 3–4IE/kg langsam i.v., dann 4IE/kg/d s.c. (wirkt nur wenige d)
evtl.	Glukokortikosteroid (Resorptions-/Mobilisationshemmung)	Prednison → 208	0.5–1mg/kg/d

T 6.8 Hypomagnesiämie

Leicht

evtl.	Magnesiumpräparat (Substitution)	Magnesiumhydrogenphosphat/-citrat → 297	3 x 4 Tbl./d p.o. (10–30mmol/d)

Akut symptomatisch

	Magnesiumpräparat (Substitution)	Mg-Sulfat 10% → 297	20ml (8mmol) in 100ml Glu 5% über 15min i.v., dann 10mmol/d Dauerinf., max. 50–100mmol/d

T 6.9 Hypermagnesiämie

oder	Membranantagonist (Mg-Wirkungshemmung)	Kalziumglukonat 10% (10ml = 2.3mmol Ca) → 297	2.3–4.5mmol langsam i.v.
oder	Schleifendiuretikum (Magnesiumexkretion)	Furosemid → 42	40–80mg i.v.
evtl. plus	Isotone NaCl-Lösung (Volumenersatz)	NaCl 0.9% → 299	i.v. nach ZVD

T 6.10 Metabolische Azidose

Chronisch

evtl.	**Puffer** (pH-Neutralisation)	Zitrat	*ini 2 x 5g/d p.o., dann 2 x 2.5g/d p.o. (auf Dauer)*
		Natriumhydrogencarbonat → 302	*30–100mmol/d p.o. (auf Dauer)*

Akut (pH < 7.2 oder HCO3 < 15mmol/l)

Vorrangig: Therapie der Ursache der Azidose

	Puffer (pH-Neutralisation)	Natriumhydrogencarbonat **8.4%** → 302 (100ml = 100mmol HCO_3^-)	*BE x 0,3 x kg = mmol, max. 1.5mmol/kg/h i.v. bzw. 50% des Defizits (nach pH)*

T 6.11 Metabolische Alkalose

Leicht hypochlorämisch

	Isotone NaCl-Lösung (Substitution)	NaCl 0.9% → 299	*1–2l i.v. (nach pH)*
		NaCl wirksam nur bei chloridsensiblen Formen, nicht beim Mineralokortikoidexzess	
evtl.	**Kaliumchloridlösung** (Substitution)	KCl 7.45% → 296 (1ml = 1mmol)	*20–40ml in 1l isotoner Lsg. bei 10–20mmol/h, max. 100–200mmol/d (nach pH)*

Schwer

evtl.	**Säureäquivalent** (pH-Neutralisation)	Argininhydrochlorid → 302	*BE x 0,3 x kg = mmol, max. 20mmol/h i.v. bzw. 50% des Defizits (nach pH verdünnen)*
		Salzsäure → 302	*BE x 0,3 x kg = mmol, 0.25mmol/kg/h i.v. bzw. 50% d. Defizits (n. pH verdünnen)*

T 6.12 Respiratorische Azidose

evtl.	**Verbesserung der Ventilation und/oder Sauerstoff**	Beatmung z.B. nichtinvasiv	*0.5–1l/min Nasensonde* **Cave:** *Atemdepression*

CO_2 Folge einer Hypoventilation ⇒ respirat. Azidose ⇒ alleinige O_2-Gabe senkt Atemantrieb

T 6.13 Respiratorische Alkalose

Erstmaßnahmen: Beruhigung, evtl. O_2-Gabe (niedriges CO_2 durch Hyperventilation bei Sauerstoffmangel ⇒ Bedarfshyperventilation)

evtl.	**Benzodiazepin**	Midazolam → 360	*1–5mg i.v. (einmalig)*
oder		Lorazepam → 359	*0.5–1mg s.l.*

T 6.14 Diabetes mellitus

T 6.14.1 Diabetes mellitus Typ 1

Konventionelle Insulintherapie (starre Insulingaben)

	Bei Patienten mit Diabetes mellitus Typ 1 nur in Ausnahmesituationen.

Intensivierte Insulintherapie: Basis-Bolus-Prinzip[1] (Spezialisten hinzuziehen)

z.B.	Basisbedarf gedeckt über Verzögerungsinsulin, zu den Mahlzeiten individuell Altinsulin (Substitution)	NPH-Insulin → 118 + Altinsulin → 118	Altinsulin: Verteilung entspr. der BE gemäß zirkadianer Rhythmik: morgens ca. 2IE/BE, mittags ca. 1IE/BE, abends ca. 1.5IE/BE
	Verzögerungsinsulin: 50% der Gesamtinsulindosis, aufgeteilt auf 2(–3) Einzeldosen oder Einmalgabe eines sehr lang wirksamen Insulinanalogons		

Dosierung gemäß zirkadianer Rhythmik: Insulinbedarf morgens hoch, abends geringer, mittags und von 0–4 Uhr niedrig; **N** = Altinsulin, **V** = Verzögerungsinsulin:
NPH morgens **N > V**, mittags **N < V**, abends **N**, nachts 22–23 Uhr **V**

Kurz wirksame Insulin-analoga[2]	Insulin lispro → 118 Insulin glulisin → 118 Insulin aspart → 118	Wirkeintritt 0.25h, Wirkmax. 1h; Wirkdauer 2–3h n. Inj., kein Spritz-Ess-Abstand
Lang wirksame Insulinanaloga	Insulin detemir → 119	Wirkeintritt 3–4h, Wirkmax. 10–14h, Wirkdauer 16–20h nach Inj.
Sehr lang wirksame Insulin-analoga[3]	Insulin glargin → 119	Injektion ca. 22 Uhr, Wirkdauer über 20–30h, annähernd konstante Absorptionsrate; möglicher Vorteil der abendl. Gabe bei Typ-I-Diabetikern: weniger nächtliche Hypoglykämien

Koma diabeticum (Intensivstation, Spezialisten hinzuziehen)[4]

	Isotone NaCl-Lösung (Volumen + Elektrolyt-substitution)	NaCl 0.9% → 299 (bei Na >150mmol/l ⇒ 0.45%)	h1 bis zu 1–2 l, weitere Inf.-geschwindigk. 100–500ml/h; Gesamtbedarf etwa 5–10l oder ca. 15% des KG
plus	Insulin (Substitution)	Altinsulin → 118	Bolus (0,10–0,15U/kgKG), dann über Perfusor (0,10U/kgKG/h i.v.), ab ca. 300mg/dl BZ + Glukose 10% (nach BZ)

evtl.	**KCl-Lösung** (Substitution)	**KCl 7.45%** → 296 (1ml = 1mmol)	*Serum K^+ < 3,5mmol/l ⇒ Insulin pausieren + 40mmol/h KCl bis $K^+ \geq 3.5mmol/l$; Serum K^+ > 5,5mmol/l ⇒ Kontrolle alle 2h; Serum $K^+ \geq 3.5mmol/l$ bis 5,5mmol/l ⇒ 20–30mmol/l pro Liter i.v. Flüssigkeit*
evtl.	**Puffer** (Azidosetherapie, pH-Neutralisation)	**Natriumhydrogencarbonat 8.4%** → 302 (100ml = 100mmol HCO_3^-)	*pH < 6.9 ⇒100mmol HCO_3^- über 2h; pH < 6,9–7 ⇒ 50mmol HCO_3^- über 1h; pH 7 kein Ausgleich notwendig*
evtl.	**Phosphat** (Substitution)	**Kaliumphosphat** → 296	*20–30mmol HPO_4 bei Serum-Phosphat < 1mg/dl sowie Patienten mit Herzinsuffizienz, resp. Insuffizienz und Anämie*
evtl.	**Low-Dose-Heparinisierung** (niedermolekular; Thromboseprophylaxe)	**Nadroparin** → 59	*1 x 2 850IE s.c. (bei Bedarf)*
Hypoglykämisches Koma[4]			
	Glukose (Substitution)	**Glukose 40%, dann Glukose 5%** → 300	*40% i.v. nach 15 min wiederholen, wenn BZ weiter < 60mg/dl, bei Bewusstlosigkeit nach 5min wiederholen*
evtl.	**Antihypoglykämikum** (hepat. Glykogenolyse ↑, Glukoneogenese ↑ ⇒ BZ ↑)	**Glucagon** → 119	*1mg s.c., i.m., i.v*

[1] Renner R, Individualisierte Insulininjektionstherapie des Typ 1 Diabetes mellitus, Med Klin, 92 (1997) 23-28.
[2] Lenert M, Kurz- und langwirksame Insulinanaloga, Internist 2001, Suppl1 42:S29–S42.
[3] Yki-Järvinen, Combination therapies with insulin in type 2 Diabetes, Diabetes Care, 2001, 24:758-767.
[4] Praxisempf. der Deutschen Diabetes-Gesellschaft; Diabetologie 2011; 6 Suppl 2: S120-130

T 6.14.2 Diabetes mellitus Typ 2

Bei Pat. mit D.m. Typ 2 ist zur Prävention von Folgekomplikationen ein HbA1c-Korridor von 6,5–7,5% unter Berücksichtigung individualisierter Therapieziele anzustreben.[11]

Basismaßnahmen: • Ernährungsumstellung und Gewichtsoptimierung
• Erhöhung der körperlichen Aktivität
• Blutzucker (BZ)-Selbstkontrollen und Diabetesschulung

Biguanid (wenn Diät nicht ausreicht[6], 1. Wahl auch bei Normalgewichtigen, KI beachten)

Biguanid (Glukoseaufnahme in die Zelle ↑, Hemmung der Glukoneogenese in der Leber, Förderung des Glukosetransports in Muskel und Fettgewebe)	Metformin → 113	500-1500mg morgens p.o., max. 2500mg/d (in 3 ED); 1. Wahl f. Pat. mit D.m. Typ 2 ohne KI für Metformin[5] **Cave:** umfangreiche KI (v.a. Nierenfunktion ab GFR < 45 ↓, schwere Herzinsuff.) wegen des Risikos letaler Laktazidosen

Glukosidasehemmer (wenn Diät nicht ausreichend)[7]

oder	Glukosidase-Hemmer (intestinale Glukosefreisetzung ↓)	Acarbose → 114	Acarbose 3 x 50–200mg/d, Miglitol 3 x 50–100mg/d, p.o. einschleichen, frühestens nach 10d steigern
		Miglitol → 114	

Cave: schlechte Compliance wegen NW; kombinierbar mit Sulfonylharnstoffen, Metformin, Glitazonen, Gliniden und Insulin; Beeinflussung klinischer Endpunkte nicht untersucht

Sulfonylharnstoffe (SH)

Sulfonylharnstoffe[6, 7] (Blockade ATP-abhängiger K-Kanäle, Insulinfreisetzung aus Pankreas-Beta-Zellen ↑)	Glibenclamid → 112	1.75–7mg morgens, 2 x tägliche Gabe erhöht Hypoglykämierisiko!
	UW: Gewichtszunahme, Wirksamkeit lässt im Behandlungsverlauf nach; Mortalität bei Kombination von Glibenclamid und Metformin wahrscheinlich erhöht (5–8%/J); UKPDS 33: 25% Reduktion mikrovaskulärer Diabetes-Komplikationen; **Cave:** nicht > 65J wegen Gefahr schwerer protrahierter Hypoglykämien; Therapiepause bei instabiler AP, vor PTCA, bei hochakutem MI (vorübergehend Insulin)	
	Glimepirid → 112	1–4mg/d morgens; MTD 6mg
	Gliclazid → 112	1 x 30mg p.o., ggf. steigern auf 1 x 60–120mg
	Gliquidon → 112	15–120mg p.o. in 3 Gaben (Gabe bei NI unter strenger Überwachung möglich)

Diabetes mellitus 559

Glinide

Glinide (Insulin-Sekretagoga, abgeleitet von der Aminosäure Phenylalanin; Wirkmech. s. Sulfonylharnstoff, kurze Wirkdauer ⇒ Gabe praeprandial)	**Nateglinid** → 113	*60–120mg praeprandial p.o., max. 3 x 180mg*
	Repaglinid → 113 KI in Kombination mit CYP2C8-metabolisiertem Wirkstoff, z.B. Gemfibrozil	*bis 3 x 4mg praeprandial, MTD 16mg, Wi auf Blutglukose, HbA1c belegt, nicht ausreichend zur Risikoreduktion klin. Endpunkte*

Glitazone

Thiazolidindione, PPAR-γ-Ligand, „Insulinsensitizer" (Bindung an Peroxisomen-Proliferator-Activated-Rez., der als Transkriptionsfaktor u.a. die Expression des insulinabhängig wirkenden Glukosetransporters Glut-4 steigert)	**Pioglitazon** → 116 Zul. auch in Kombination mit Metformin und/oder Sulfonylharnstoffen	*15–45mg/d p.o., MTD 30mg; häufig Gewichtszunahme, selten Hepatotoxizität; KI bei Herzinsuffizienz NYHA I-IV*

Inkretin-Mimetikum

GLP-1-Analogon (bindet an GLP-1-Rezeptor, stimuliert glukoseabhängig die Insulinsekretion)	**Albiglutid** → 114 **Dulaglutid** → 115 **Exenatid** → 115 **Liraglutid** → 115 **Albiglutid/Dulaglutid:** Zul. als Monotherapie bei Metformin-Unverträglichk., in Kombination mit anderen Antidiabetika; **Exenatid/Liraglutid:** Zul. in Kombination mit anderen Antidiabetika	**Albiglutid:** *1 x 30mg/W steigern auf 1 x 50mg/W; bei Kombination mit SH: Hypoglykämiegefahr; selten Induktion akute Pankreatitis* **Exenatid:** *ini 2 x 5µg/d s.c. über 1M, dann 2 x 10µg/d (60min vor Frühstück bzw. Abendessen), bei Komb. mit SH: Hypoglykämiegefahr; selten akute Pankreatitis;* **Liraglutid:** *ini 1 x 0,6mg/d s.c., innerhalb ≥ 2 W auf max. 1 x 1,8mg/d s.c. steigern; häufig gastrointestinale UW, Zul. bei GFR > 30;* **Dulaglutid:** *ini 1x0.75mg/W s.c. in Monother., 1x1,5mg/W in Kombin., Zul. bei GFR > 30*

T 6 Endokrinologie – Therapie

Gliptide

Gliptide (DPP-4-Inhibit.) (hemmen die Dipeptidylpeptidase-4, steigern Spiegel aktiver Inkretinhormone [GLP-1, GIP] ⇒ Insulinfreisetzung aus Pankreas-beta-Zellen ↑); kein intrinsisches Hypoglykämierisiko	Sitagliptin → 116 Zul. als Monotherapie oder in Komb. mit and. Antidiab. (Metformin, Sulfonylharnstoffe, Thiazolidindione)	*1 x 100mg/d; UW: u.a. Infekte der oberen Atemwege, Hautausschlag, Pankreatitis*
	Saxagliptin → 116 zugelassen, wenn BZ unter Monotherapie (Metformin, Sulfonylharnstoffe, Thiazolidindione) nicht ausreichend kontrolliert ist; DANI: Dosisred. bei schwerer NI	*1 x 5mg/d; UW: u.a. Infekte der oberen Atemwege, Hautausschlag, Pankreatitis*

SGLT-2 Inhibitor

SGLT-2 Inhibitor (Hemmer des Natrium-Glucose-Cotransporters 2, verringert die renale Glukose-Rückresorption)	Dapagliflozin → 117 Empagliflozin → 117 Zul. als Monotherapie (bei Metformin KI oder Unverträglichkeit) oder in Kombin. mit anderen Antidiabetika (orale Antidiab. und Insulin), wenn keine ausreichende BZ-Kontrolle erreicht wird	*Dapagliflozin: 1 x 5mg/d, steigern auf 1 x 10mg/d; Empagliflozin: 10mg 1x/d, Steigerung auf 25mg 1x/d; UW: u.a. Infekte im Urogenitalbereich, Dehydrierung; Anw.-Beschränkung bei Pat. mit Niereninsuffizienz (eGFR < 60 ml/min/1,73m²)*

Kombinationstherapie: bei HbA1c Therapieziel unter Monotherapie (s. Algorithmus → 562)

	Metformin + Ase oder + DPP4-Hemmer oder + Exenatide (s.c.) oder + Glinide oder + Glitazone oder + Sulfonylharnstoff oder + SGLT-2 Inhibitor	Beispiel → 116 **Sitagliptin + Metformin**	*ini Kombinationspräparat 50mg Sitagliptin + 850/1000mg Metformin; Dosissteigerung auf max. 100mg/d Sitagliptin*
		Beispiel → 560 **Pioglitazon + Metformin**	*30mg/d Pioglitazon + 1700mg/d Metformin*
bei KI gegen Metformin	**Sulfonylharnstoffderivat** + Alfa-Glucosidasehemmer od. + DPP-4-Hemmer oder + Exenatide (s.c) oder + Glitazone	Glibenclamid → 112	

Kombinationstherapie (Insulin + Metformin oder Sulfonylharnstoff)[9]

Insulin (Glukoseaufnahme ↑, anaboler Stoffwechsel ↑, kataboler Stoffwechsel ↓)	Basal-H-Insulin Verzögerungsprinzip NPH → 118 Langzeitanaloginsulin zur Nacht ⇒ im Vergleich zu NPH-Insulin weniger Hypoglykämien bei sonst gleicher Stoffwechselkontrolle[10]	*NPH-Insulin vor dem Zu-Bett-Gehen, ggf. 2. Insulininjektion morgens*

Diabetes mellitus

Indikationen: Therapieziele werden mit oralen Antidiabetika nicht erreicht oder Kontraindikationen gegen orale Antidiabetika, Schwangere mit Typ-2-Diabetes, Patientinnen mit Gestationsdiabetes, wenn Diät nicht ausreicht für eine optimale Stoffwechselkontrolle. Keine Insulintherapie ohne Blutglukosekontrolle!
Alleinige Insulintherapie (wenn 28IE in Kombin. mit Sulfonylharnstoffen unzureichend):
bei akutem Herzinfarkt ⇒ Insulintherapie zur Senkung des BZ verringert die Mortalität im Vergleich zur Fortsetzung der Therapie mit oralen Antidiabetika[11]

Verzögerungsinsulin (Glukoseaufnahme ↑, anaboler Stoffwechsel ↑, kataboler Stoffwechsel ↓)	Normal → 118/NPH → 118, Mischinsulin → 119	Morgens 0.14–0.24IE kg KG, abends 0.07–0.12IE kg KG; bzw. je nach BZ-Profil, Nachteil: starres Schema; intensivierte Insulinther.: präprandiale Gabe von Normalinsulin zu den Mahlzeiten, Startgesamtdosis = Nüchternblutglukose x 0.2, aufzuteilen in 3 Altinsulindosierungen vor den Mahlzeiten im Verhältnis 3 : 1 : 2, pro BE mehr IE, morgens 2IE, bei erhöhten Nüchtern-BZ-Werten zusätzl. zur Nacht NPH-Insulin oder Metformin-Therapie

[5] Saenz A, Fernandez-Esteban I, Mataix A et al. Metformin monotherapy for type 2 diabetes mellitus. Cochrane Database Syst Rev 2005; 20: CD002966. Review Evidenzklasse I a.
[6] UK Prospective Diabetes Study Group, Intensive blood-glucose control with sulphonylureas or insulin compared with conventional treatment and risk of complications in patients with type 2 diabetes, UKPDS 33, Lancet, 1998, 352, 837–53.
[7] Mehnert H, Typ 2 Diabetes, Internist, 1998, 39, 381–397.
[8] Bosl E et al., Diabetes Care 2007 Apr; 30(4):890-895.
[9] Yki-Järvinen H, Kauppila M, Kujansuu E, Lahti J et al., Comparison of insulin regimens in patients with non-insulin-dependent diabetes mellitus. N Engl J Med 327 (1992) 1426-1433.
[10] Tschritter O et al., Langwirkende Insulinanaloga in der Therapie des Diabetes mellitus Typ 1 und Typ 2 Diabetes und Stoffwechsel 6 (2005) 375-382.
[11] Nationale Versorgungsleitlinie Diabetes mellitus Typ 2.

T 6.14.3 Therapie-Algorithmus zum Diabetes mellitus Typ 2[12]

Menschen mit Typ-2-Diabetes

- Hyperglykämie
- Fettstoffwechselstörung
- Arterielle Hypertonie
- Rauchen
- Adipositas

Maßnahmen auf Grundlage der vereinbarten *individuellen* Therapieziele

Erste Stufe: Basistherapie (gilt zusätzlich auch für alle weiteren Therapiestufen)
Schulung, Ernährungstherapie, Steigerung der körperlichen Aktivität, Raucher-Entwöhnung, Stressbewältigung

| HbA1c-Zielkorridor: 6,5% bis 7,5% | Siehe Website DDG | Siehe NVL Nierenerkrankungen + Algorithmus | Rauchentwöhnungsprogramm | S3-LL: Adipositas Prävention und Therapie; S3-LL: Chirurgie der Adipositas |

Individuelles HbA1c-Ziel[2] nach 3 bis 6 Monaten nicht erreicht

Zweite Stufe: Basistherapie plus Pharmaka-Monotherapie

1. Wahl Metformin

Monotherapie bei Metformin-Unverträglichkeit/-Kontraindikationen[3]:
- DPP-4-Inhibitor
- GLP-1-Rezeptoragonist
- Glukosidasehemmer **
- Insulin (häufig Verzögerungsinsulin)
- SGLT2-Inhibitor
- Sulfonylharnstoff[4,5]

Individuelles HbA1c-Ziel[1] nach 3 bis 6 Monaten nicht erreicht

Dritte Stufe: Pharmaka-Zweifachkombination

Zweifachkombination (Substanzen in alphabetischer Reihenfolge[6]):
- DPP-4-Inhibitor
- GLP-1-Rezeptoragonist
- Glukosidasehemmer
- Insulin (häufig Verzögerungsinsulin)
- SGLT2-Inhibitor
- Sulfonylharnstoff[3]
- Pioglitazon **

Individuelles HbA1c-Ziel[1] nach 3 bis 6 Monaten nicht erreicht

Vierte Stufe: Intensivierte(re) Insulin- und Kombinationstherapieformen[7]

Intensivierte- und Kombinations-Therapie: Zusätzlich zu oralen Antidiabetika (Insbesondere Metformin, SGLT2- oder DPP-4-Inhibitor)
- Verzögerungsinsulin oder
- Verzögerungsinsulin & GLP-1-Rezeptoragonist (Zulassungsstatus beachten!) oder
- Präprandiales kurzwirkendes Insulin (SIT) oder
- Prandiales Insulin + Dulaglutid
- Konventionelle Insulintherapie (CT)
- Intensivierte Insulintherapie (ICT, CSII)

[12] Praxisempfehlungen der Deutschen Diabetes Gesellschaft August 2016

Hyperlipoproteinämien

T 6.14.4 Hyperosmolares Koma[13]

	Isotone NaCl-Lösung (Volumen- + Elektrolytsubstitution)	NaCl 0.9% oder 0.45% → 299	*Serum-Na⁺ hoch ⇒ 0.45% NaCl (4–14ml/kg/h je nach Hydratation); Serum-NaCl normal ⇒ 0.45% NaCl (4–14ml/kg/h); Serum-Na⁺ niedrig ⇒ 0.9% NaCl (4–14ml/kg/h)*
plus	**Insulin** (Substitution)	Altinsulin → 118	*0.15IE/kg als Bolus, 0.1IE/kg/h über Perfusor bei Serumglukose 300mg/dl ⇒ 5% Glukoselösung + 4.5% NaCl + 0.05–0.1kg/h Insulin über Perfusor, Ziel: Blutglukose 250–300mg/dl, bis Plasmaosmolarität ≤ 315mosm/kg*
evtl.	**KCl-Lösung** (Substitution)	KCl 7.45% → 296 (1ml = 1mmol)	*Serum-K⁺ < 3,3mmol/l: Insulin pausieren + 40mmol/h ⅔ KCl + ⅓ KPO₄ bis K⁺ ≥ 3.3mmol/l; Serum-K⁺ > 5mmol/l: Kontrolle alle 2h, Serum-K⁺ ≥ 3.3mmol/l und < 5mmol/l ⇒ 20–30mmol/l pro Liter i.v. Flüssigkeit*

[13] American Diabetes Association, Hyperglycemic crises in patients with diabetes mellitus, Diabetes care Vol 25, Suppl. 1, Jan 2002.

T 6.15 Hyperlipoproteinämien

LDL-Cholesterin und Triglyzeride durch Mono- oder Kombinationstherapie nach individuellem Risikoprofil senken

T 6.15.1 LDL-Cholesterin-Senkung[14]

1.	**HMG-CoA-Reduktasehemmer** (intrazelluläre Cholesterinsynthese ↓, LDL-Rezeptorzahl ↑ ⇒ Serum-LDL ↓)	Simvastatin → 122	*10–80mg p.o. (Simvastatin) bzw. 10–40mg p.o. (Pravastatin) abends*
		Pravastatin → 122	
		Fluvastatin → 121	*10–80mg p.o. abends*
		Rosuvastatin → 121	*5–20mg p.o., steigern auf max. 40mg (GKV erstattet nur Festbetrag)*
		Atorvastatin → 121	*10–80mg p.o.*
		Lovastatin → 121	*10–280mg p.o. abends*

2.	Gallensäurekomplexbildner (nicht resorbierbares lipidsenkendes Polymer, bindet Gallensäuren im Darm, v.a. Glykocholsäure und verhindert Rückresorption ⇒ LDL ↓)	Colestyramin → 124	4g/d p.o. Dosis langsam steigern; hohe Trinkmenge; **Cave:** ausreichender Einnahmeabstand zu anderen Medikamenten wie Marcumar, Schilddrüsenhormon, Digitalis
		Colesevelam → 124	kombiniert mit HMG-CoA-Reduktasehemmer[14] oder Monother. mit 4–6 x 625mg zu den Mahlzeiten
3.	Selektiver Cholesterin-Reabsorptionshemmer	Ezetimib → 125	1 x 10mg/d p.o., auch bei Sitosterinämie
		Meist in Kombination mit Statin (fixe Kombination mit Simvastatin oder Atorvastatin), auch Monotherapie	
4.	PCSK9-Inhibitor	Evolocumab → 126	140mg alle 2W s.c.
		Alirocumab → 126	75 oder 150mg alle 2W s.c.
		Meist in Komb. mit einem Statin +/- anderen lipidsenkenden Therapien bei Pat., die mit der max. tolerierbaren Statin-Dosis die LDL-C-Ziele nicht erreichen. Cave: keine Langzeitdaten, Verordnungsbeschränkung	

T 6.15.2 Hypertriglyzeridämie[14]

Familiäre Hypertriglyzeridämie

1. Wahl	Lebensstil umstellen		
2. Wahl	**Fibrate** (Triglyceride ↓, Lipoproteinlipaseaktivität ↑ ⇒ LDL ↓, HDL ↑)	Bezafibrat → 120	3 x 200mg/d p.o., 1 x 400mg ret./d p.o. (Dosis an Nierenfkt. anpassen)
		Fenofibrat → 121	45–200mg p.o., 1 x 250mg ret. p.o. (Dosis an Nierenfkt. anpassen)
		Gemfibrozil → 121	900–1200 (2 x 600)mg p.o.; nie mit Statin kombinieren
	Cave: Myopathie bei Kombination mit HMG-CoA-Reduktase-Hemmern etwas häufiger, Gemfibrozil nie mit Statin kombinieren; bei Pankreatitis Plasmaaustausch		
	Omega-3-Fettsäuren	Omega-3-Säurenethylester → 125	1000–4000mg/d
	Gentherapie des mutierten LPL-Gens	Alipogentiparvovec	Therapie in Spezialzentren bei homozyg. LPL-Defizienz und rezid. nekrotisierenden Pankreatitiden

Chylomikronämie-Syndrom

	Ernährung umstellen: Fett und schnell verstoffwechselbare Kohlenhydrate reduzieren, kein Alkohol, ggf. Diabetes streng einstellen		
1. Wahl	Mittelkettige Fettsäuren	(Ceres)	Restriktion langkettiger FS zugunsten mittelkettiger FS
2. Wahl			Fibrate, langkettige Omega-3-Fettsäuren (6–12g/d); Plasmaaustausch, wenn akut, evtl. Heparin; Gentherapie (s.o.) in Erprobung

[14] Maccubbin et al., Int J Clin Pract, 2008; 62(12)1959–1970.

T 6.16 Hyperurikämie, Gicht

T 6.16.1 Intervalltherapie [15]

	Basistherapie: purinarme Kost. Meiden: Alkohol, Forelle, Hering, Kabeljau, Sardellen, Sardinen, Schellfisch, Muscheln, Leber, Niere, rohe Schinken		
1. Wahl	Urikostatikum (Xanthinoxidasehemmung ⇒ Harnsäurebildung ↓)	Allopurinol → 130	ini 100mg, alle 2–4W Dosis um 100mg erhöhen; Ziel: Harnsäure im Serum < 6mg/dl
1. Wahl		Febuxostat → 130	
	Urikosurikum (tubuläre Harnsäurerückresorption ↓)	Benzbromaron → 129	1 x 50–100mg/d p.o.; in ersten 6M Leberwerte kontr.; (Reservemedikation)
evtl.	Harnalkalisierung (Harnsäurelöslichkeit ↑)	Ka⁺-Na⁺-Hydrogenzitrat → 411	4 x 2.5g/d p.o. je nach Urin-pH, pH-Ziel 6.5–7.5

T 6.16.2 Gichtanfall [15]

	Steroid	Prednisolon → 208	Einmalgabe: d1: 40mg, d2: 30mg, d3: 20mg, d4: 10mg
	Cyclooxygenasehemmer (antiphlogistisch, analgetisch, antipyretisch)	Indometacin → 199	2–3 x 25–50mg/d p.o., 1–2 x 75mg/d (ret.) p.o., 1–2 x 50–100mg/d rekt.
	Spindelgift (Uratkristallphagozytose ↓ ⇒ Entzündungsmediatorfreisetzg. ↓)	Colchicin → 130	2–4 x 0.5mg/d p.o.

Unterstützende Maßnahmen: milde Kühlung (feuchte Gaze, Verdunstungshilfe); bei Begleiterkrankungen (Hypertonie und Hyperlipidämie): Einsatz von Losartan und Fenofibrat wegen harnsäuresenkendem Effekt

[15] AWMF Leitlinie 053-032b, Engel et al. Gicht: Akute Gicht in der hausärztlichen Versorgung. S. 72. Stand 09/2013, gültig bis 09/2018

T 6.17 Porphyrien

T 6.17.1 Akute intermittierende Porphyrie (akut hepatische) [16, 17]

Spezialist hinzuziehen! Bei akutem Anfall häufig intensivmed. Betreuung erforderlich!

	Delta-Aminolävulin-säureaktivität ↓ (Delta-Aminolävulinsäure ↓, Porphobilinogen ↓)	**Glukose 20%** → 300	2l/d i.v.
		Hämarginat (internat. Apotheke)	3mg/kg/d als Kurzinfusion über 15min (3 x/d über 4d)
plus	**Schleifendiuretikum** (forcierte Diurese)	**Furosemid** → 42	40–80mg/d i.v.
evtl.	**Betablocker** (HZV ↓, neg. chrono- u. inotrop, zentrale Sympathikusaktivität ↓)	**Propranolol** → 29	2–3 x 40–80mg/d p.o., 1 x 1mg/d langsam i.v., max. 10mg i.v. (bei Bedarf)
evtl.	**Parasympatholytikum** (Spasmolyse)	**N-Butylscopolamin** → 98	3–5 x 10–20mg/d p.o., bis 5 x 20mg langs. i.v. (bei Bed.)
evtl.	**Opioid** (Analgesie)	**Pethidin** → 285	bis 4 x 25–100mg p.o. oder bis 4 x 25–100mg langs. i.v., max. 500mg/d (bei Bed.)

T 6.17.2 Porphyria cutanea tarda (chronische hepatische) [18]

	Aminochinolinderivat (Bildung von Chloroquin-Porphyrin-Komplexen ⇒ renale Elimination)	**Chloroquin** → 204	2 x 125mg/W (8–12M)

T 6.17.3 Protoporphyrie (erythropoetisch/erythrohepatisch) [19]

	Provitamin A	**Betacaroten** → 149	60–80mg/d; Karotinspiegel i. S. mind. 600g/dl, Spiegelkontrolle

Topisch aplizierbare Lichtschutzpräparate mit hohem Lichtschutzfaktor (LSF > 30)

[16] Elder G, The acute porphyrias, Lancet, 1997, 349, 1613-161.
[17] Badminton MN, Management of acute and cutaneous porphyrias, Int J Clin Pract, 2002, 56:272–8.
[18] Malina L, Treatment of chronic hepatic porphyria, Photodermatol, 1986, 3, 113–21.
[19] Gutiérrez PP et al.,Diagnostik und Therapie der Porphyrien: Eine interdisziplinäre Herausforderung. Dtsch. Ärztebl 2004; 101(18):A1250–1255.

T 6.18 Osteoporose

Nichtmedikamentöse Maßnahmen: Förderung der Muskelkraft und Koordination, Hüftprotektoren in Kombination mit Sturzprophylaxe, 30-minütige Sonnenlichtexposition, Untergewicht vermeiden (BMI > 20kg/m²), Nikotinabstinenz, Sturz-/Osteoporose-begünstigende Medikamente überprüfen (z.B. Glukokortikoide, Sedativa)

	Kalziumpräparat[20] (Substitution)	Kalzium → 297	Zufuhr von mind. 1000 bis max. 1500mg Kalzium/d mit der Ernährung (Hartkäse, Milch, Joghurt, kalziumreiches Mineralwasser), Supplementierung nur, falls dies mit der Ernährung nicht erreicht wird
plus	Vitamin D[20] (Kalziumresorption ↑)	Vit. D3 (Colecalciferol) → 148	800–2000IE/d p.o. kombin. mit Kalzium ⇒ im Einzelfall Messung des Zielwerts 25OH-D$_3$ > 20ng/ml

Indikation für spezifische medikamentöse Therapie: niedrigtraumatische Wirbelkörperfraktur oder prox. Femurfraktur, Glukokortikoid-Therapie, Knochendichte in Abhängigkeit von Alter, Geschlecht und zusätzlichen Risikofaktoren mit hohem 10-Jahres-Frakturrisiko[25];
Auch zugelassen für die Osteoporose bei Mann: Alendronat, Risedronat, Stroniumranelat, Zolendronat, Teriparatid, Desonumab

evtl.	Bisphosphonat[25] (Osteoklastenhemmung)	Alendronsäure → 131	1 x 10mg/d (30min vor Frühstück) oder 1 x 70mg/W p.o.
		Ibandronsäure → 132	1 x 150mg/M p.o. oder 1 x 3mg i.v. alle 3M
		Risedronsäure → 132	1 x 5mg/d oder 35mg/W p.o.
		Zoledronsäure → 133	1 x 5mg i.v. 1 x/J
		Etidronsäure → 132	400mg p.o. für 14d, dann 500mg Kalzium für 76d
	Knochenmorphogene Proteine (Knochenaufbau ↑, Osteoklastenhemmung)	Strontiumranelat	2g/d p.o.; KI: Krea-Clearance < 30ml/min; Cave: venöse Thromben in d. Anamnese
	Parathormon Fragment (PTH 1–34)[23] (Osteoblastenstimulation, Steigerung der intestinalen Kalziumabsorption)	Teriparatid → 128	20µg/d s.c. max. 18M; KI: NI, Hyperkalzämie, and. metabol. Knochenerkr., unklare alkalische Phosphatase-Erhöhung
	Antikörper mit RANKL-hemmenden Eigenschaften	Denosumab → 133	60mg s.c. alle 6M (auch bei Männern mit Prostata-Ca unter hormonablat. Ther.); KI: bei Hypokalzämie nur nach Ausgleich

T 6 Endokrinologie – Therapie

Postmenopausale Hormontherapie: Zur Primärprophylaxe nicht generell zu empfehlen ⇒ sorgfältige individuelle Nutzen-Risiko-Abschätzung durchführen. Bei Therapie vasomot. Symptome mit Östrogenen ist i. d. R. keine weitere spezifische Osteoporosetherapie erforderlich.

	Estradiol (oral)	Estradiolvalerat[22] → 413	1–2mg
	Konjugierte Östrogene [22]	Konj. Östrogene → 414	0.3–1.25mg
	Estradiol [22]	Estradiol (transd.) → 414	50μg/24h
		Estriol → 414	1mg
	Östrogen-Gestagen-Komb. (Kalziumresorption ↑, Osteoblastenaktivität ↑)	Konjugiertes Östrogen + Gestagen → 419	0.6mg/d Östrogen + 2.5mg/d Medroxyprogesteron
	Progesteronderivat[22] zusätzl. in 2. Zyklushälfte	Medroxyprogesteronacetat → 416	5mg
	Gestagen[22]	Progesteron → 416	200–300mg
evtl.	Selektive Östrogen-Rez.-Modulatoren (SERM)[24] (u.a. Aktivität des osteoanabolen Faktors in Osteoblasten ↑)	Raloxifen → 419 Bazedoxifen	**Raloxifen:** 60mg/d; **Bazedoxifen:** 20mg/d KI: anamnestisch Thromboembolien; Leber-/Nierenfkt. ↓
evtl.	Cyclooxygenasehemmer (antiphlogistisch, antipyretisch, analgetisch), UW beachten, ggf. Metamizol oder Paracetamol bei eingeschr. Nierenfunktion	Diclofenac → 199	1–3 x 50mg/d p.o., ., 1 x 100mg/d (ret.) p.o., 1 x 75mg/d i.m. (bei Bedarf)
evtl.	Opioid [26] (analget., sed., atemdepr., antitussiv, obstipierend) nach erfolgloser, mind. 3W konsequenter konservativer Ther. und Schmerzther. ⇒ indiz. ausschließl. zur Schmerztherapie	Tramadol → 288	bis 4 x 50–100mg/d p.o., i.v., i.m., s.c., 1–2 x 100–200mg/d ret. p.o. (bei Bedarf)

[20] S3-Leitlinien des Dachverbandes Osteologie 2014; http://www.dv-osteologie.org.
[21] Crannery A et al., Etidronate for treating and preventing postmenopausal osteoporosis. Cochrane Review, The Cochrane Library Issue 2, 2002 Oxford Update software.
[22] Management of postmenopausal osteoporosis: Position statement of the North American menopause Society, Menopause, Vol 9, Nr. 2, pp 84–101; Rymer J, Making decisions about hormone replacement therapy, BMJ, 2003, 326:322–326.
[23] Neer RM et al., Effect of parathyroid hormone (1–34) on fractures and bone mineral density in postmenopausal women with ostioporosis, NEJM (2001), 344:1434–41.
[24] Pfeilschifter J., Hormonsubstitution und SERM in der Prophylaxe und Therapie der postmenopausalen Osteopo-rose, 7/2001, Vol 30, pp 462–472.
[25] Cranney A, Treatment of postmenopausal osteoporosis, BMJ, 2003; 327:355–6.
[26] Bamighade T, Tramadol hydrochloride. An overview of current use. Hospital Medicine, 5/98, Vol 59, No 5, 373–76.

T 6.19 Osteomalazie

	Kalziumpräparat [27] → 297 (Substitution)	Kalzium	1 000–1 500mg/d p.o.
evtl.	Vitamin D (Kalziumresorption ↑)	Colecalciferol → 148	ini 0.25µg p.o. jeden 2.d, dann 2–3 x 0.25µg/W (bei Bedarf, Calcitriol bei renaler Osteomalazie 0.25–2µg/d p.o.)

T 6.19.1 Antikovulsiva-induzierte Rachitis [28]

	Vitamin D (Kalziumresorption ↑)	Colecalciferol → 147	2 000–5 000IE/d über 5W, dann 1 000IE/d

T 6.19.2 Bei Malabsorbtionssyndrom

	Kombipräparat fettlösl. Vitamine A, D, E, K → 146 (parenterale Substitution)	ADEK-Präparate	1 x/W i.m.

T 6.19.3 Bei chronischer Niereninsuffizienz

evtl.	Vit. D (je nach Spiegel von 1,2 (OH)$_2$D$_3$ (Pro.)	Calcitriol → 148	0.25µg/d
plus	Phosphatbinder	Kalziumkarbonat	1–2g/d
plus	Kalziumpräparat (Subst.)	Kalzium → 297	1 000–1 500mg/d p.o.

T 6.19.4 Manifeste Osteomalazie

	1,25 (OH)$_2$D$_3$	Calcitriol → 148	0.25–1µg/d
plus	Phosphatbinder	Kalziumkarbonat	1–2g/d
		Lanthancarbonat [29] → 111	375–3 000mg/d
	Phosphatbinder (nicht Ca^{2+}- oder aluhaltiger Phosphatbinder, keine Absorb.)	Sevelamerhydrochlorid → 111	p.o. zu den Mahlzeiten 0.8–1.6g

[27] Locatelli F et al., Management of disturbances of calcium and phosphate metabolism in chronic renal insufficiency. Nephrol Dial Transplant (2002) 17: 723-731.

[28] Drenth JPH et al., Epilepsy, broken bones and fatty stools, Lancet, Vol 335, Issue 9218, May 2002 p 1182.

[29] Hutchison AJ et al., Long-term Efficacy and Tolerability of Lathanum carbonate Results from a 3 year study. Nephron clinical practice; Vol 102:No2,2006.

T 6 Endokrinologie – Therapie

T 6.20 Ostitis deformans Paget

	Cyclooxygenasehemmer[30,31] (antiphlogistisch, analgetisch, antipyretisch)	Indometacin → 199	2–3 x 25–50mg/d p.o., 1–2 x 75mg/d (ret.) p.o., 1–2 x 50–100mg/d .
evtl.	Bisphosphonat (Osteoklastenhemmung)	Alendronsäure → 131	40mg/d p.o. (3–6M)
		Risedronsäure[32] → 132	5mg/d p.o.
		Zoledonsäure → 133	5mg als Kurzinfusion 1x/J
		Etidronat → 132	5mg/kg für max. 6M, max. 20mg/kg/d; Wdh. evtl. n. 3M

[30] Meunier PJ, Therapeutic Strategy in Paget´s disease of bone. Bone 1995, 17 (5 Suppl); 489S-91S.
[31] Siris E, Comparative study of alendronate versus etidronate for the treatment of Paget´s disease of bone. J Clin Endocrinol Metabol, 1996, 81, 961–7.
[32] Graver et al., Der Morbus Paget des Knochens. Dtsch. Ärzteblatt 1998, 95:2021–2026.

T 6.21 Morbus Wilson

	Komplexbildner[33,34] (Kupferelimination ↑)	Penicillamin → 205	W1–2: 150mg/d p.o., wöchentl. 150mg ↑ bis 450–900mg/d p.o.; renale Kupferausscheidung Soll > 500µg bzw. > 7.5µmol im 24h-Sammelurin
plus	D-Penicillamin-Pyridoxinantimetabolit[35]	Pyridoxin → 147	120–140mg/d
	Komplexbildner	Trientine (internationale Apotheke)	750–1500mg/d in 2–3 Dosen, ren. Kupferausscheidung Soll > 200µg bzw. > 3.1mmol im 24h-Sammelurin
	Komplexbildner[33,36] (Verminderung der intestinalen Kupferresorption)	Zink	75–300mg/d Empfohlen zur Erhaltungstherapie; **Cave:** nicht bei akuter hepatischer oder neurologischer Symptomatik
	Kupferarme Diät: Innereien, Krustentiere, Nüsse, Kakao, Rosinen meiden		

[33] Roberts E, A Practice Guideline on Wilson Disease. Hepatology, 2003, 37:1475–92.
[34] Schilsky MML, The irony of treating Wilson's disease, Am J of Gastroenterol, Vol 96, Issue 11, Nov 2001, pp 3055-3057.
[35] AWMF Leitlinie M. Wilson Leitlinien für Diagnostik und Therapie in der Neurologie; 4. Aufl. 2008.
[36] Bewer GJ, Zinc acetate for the treatment of Wilson's disease, Expert Op on Pharmacotherapy, Vol 2, Issue 9, Sept 2001, pp 1473–1477.

T 6.22 Hämochromatose

Therapie der Wahl: Aderlasstherapie: 500ml/W bis zu einem Serum-Ferritin von 10–20µg/l, danach periodische Aderlässe 4–6/J, um das Serum-Ferritin bei 50µg/l zu halten [38]

evtl.	Komplexbildner [37] (Eiseneliminaton↑)	Deferoxamin	25–50mg, 1g/kg als s.c. Dauerinfusion über 24h, (halb)jährl. ophtalmologische u. audiometrische Untersuchungen

[37] Whittington CA, Review Article: Haemochromatosis. Aliment Pharmacol Thera 2002, 16:1963–1975.
[38] Barton JC et al, Management of hemochromatosis. Hemochromatosis Management Working Group. Ann Intern Med 1998; 129: 932–9.

T 6.23 Struma (euthyreot, blande, Jodmangel-induziert)

T 6.23.1 Therapie[39]

	Spurenelement (Substitution)	Kaliumiodid	100–200µg/d p.o. (zunächst 6–12M) bei Ki./Jug.
oder	**Schilddrüsenhormon** (Hormonsubst. ⇒ TSH ↓, Einstellung im niedrig normalen Bereich 0.3–0.8mV/l) Indikationen: • Manifeste/subklinische Hypothyreose • Ältere Patienten > 40 J • Pat. mit Nachweis von Schilddrüsen-AK • unzureichende Wirkung einer Jodid-Ther. nach 1J	Levothyroxin → 126	ini 1 x 25–100µg/d p.o., Erh.Dos. 1.5–2µg/kg/d (zunächst 6–12M); Dosis so wählen, dass TSH nicht supprimiert wird!
oder	**Spurenelement + Schilddrüsenhormon** (Synthesebestandteil- und Hormonsubst. ⇒ TSH ↓)	Jodid + Levothyroxin (T4) → 126	Levothyroxin 75–100µg/d p.o. + Jodid 100–200µg/d p.o. (zunächst 6–12M) bei Erwachsenen bis 40J

T 6.23.2 Rezidiv-/Prophylaxe

Spurenelement (Synthesebestandteil-Subst.)	Kaliumiodid	100–200µg/d p.o.

T 6.23.3 Ziele der Therapie mit Jodid

Kinder, Jugendliche: vollständige Rückbildung der Struma

Erwachsene < 40 J: Volumenreduktion um 30%, sonografische Volumenkontrolle nach 1/2, 1 J

[39] Schumm-Draeger PM et al., Endokrinologie Teil II. Med. Klin 2004; 99:372–382.

T 6 Endokrinologie – Therapie

T 6.24 Hyperthyreose

T 6.24.1 Morbus Basedow, thyreostatisch [40, 41]

	Thyreostatikum (Peroxidasehemmung ⇒ Hormonsynthese ↓)	Carbimazol → 127	ini 20–40mg/d p.o., Erh.Dos. 5–20mg/d p.o. (Euthyreose meist nach 2–8W, Auslassversuch nach 12–18M; in 50% definitive Sanierung durch OP oder Radiojodther. erford.), Cave: BB- und Leberwertkontr. wg. UW Agranulozytose (0.1–1%) und Transaminasen-Anstieg
oder evtl.	**Thyreostatikum** (Konversionshemmung T4 ⇒ T3, Peroxidasehemmung ⇒ Hormonsynthese ↓)	Propylthiouracil → 127	ini 150–400mg/d, (in 2 ED), Erh.Dos.:50–150mg, **Cave:** BB- und Leberwertkontr. wg. UW Agranulozytose (0.1–1%) und Transaminasen-Anstieg (selten)

[40] Quadbeck B, Medikamentöse Behandlung der Immunhyperthyreose. Internist 2003, 44:440–448.
[41] Leech NJ, Controversies in the management of Graves' disease. Clinical Endocrinology 1998, 49, 273–80.

T 6.24.2 Funktionelle Autonomie, thyreostatisch

	Thyreostatikum (Peroxidasehemmung ⇒ Hormonsynthese ↓)	Thiamazol → 128	ini 1–2 x 20mg/d p.o., Erh. Dos.: 1 x 5–20mg/d p.o.
oder evtl.	**Beta(90%)–gamma(10%) Strahler** (Vernichtung hormonaktiver Zellen)	J^{131} Radiojod	in Isolation nach SD-Volumen; alternativ Strumektomie

T 6.24.3 Symptomatisch (Tachykardie)

	Betablocker (Konversionshemmung T4 ⇒ T3, HZV ↓ [neg. chronotrop, neg. inotrop], zentrale Sympathikusaktivität ↓)	Propranolol → 29	2–3 x 10–40mg/d p.o. (bei Bedarf)

Inoperabilität, Rezidiv nach OP

	Beta(90%)–gamma(10%) Strahler (Vernichtung hormonaktiver Zellen)	J^{131} Radiojod	in Isolation nach SD-Volumen

Hyperthyreose

T 6.24.4 Thyreotoxische Krise (Endokrinologen hinzuziehen!)

Thyreostatisch

	Thyreostatikum (Peroxidasehemmung ⇒ Hormonsynthese ↓)	Thiamazol → 128	40–80mg langsam i.v. alle 6–8h
oder evtl.	**Thyreostatikum** (Konversionshemmung T4 ⇒ T3, Peroxidasehemmung ⇒ Hormonsynthese ↓)	Propylthiouracil → 127	ini 150–400mg/d in 2 ED, Erh.Dos. 50–150mg

Symptomatisch

Kaloriensubstitution (Nährstoffsubstitution)	Glukose 20–50% → 300	circa 4 000–6 000KJ/d (bei Bedarf)
Isotone Natriumchloridlösung, kristalline Plasmaersatzlösung (Volumen + Elektrolytsubst.)	NaCl 0.9%, Ringer → 299	Circa 4–6l/d i.v. nach ZVD (bei Bedarf)
Betablocker (Konversionshemmung T4 ⇒ T3, HZV ↓, (neg. chronotrop, neg. inotrop), zentrale Sympathikusaktivität ↓)	Propranolol → 29	40mg i.v. über 6h (bei Bedarf)
Benzodiazepin (Sedation)	Diazepam → 359	10mg i.v. (bei Bedarf)
Glukokortikosteroid (Beseitigung relativer NNR-Insuffizienz, Konversion T4 ⇒ T3 ↓)	Hydrocortison → 207	100mg als Bolus, dann 250mg/24h i.v.; Notfallschilddrüsenresektion bei hyperdynamischem Schock mit Multiorganversagen[42]

T 6.24.5 Prophylaxe der jodinduzierten Hyperthyreose bei suppim. TSH basal

Bei peripherer Euthyreose (strenge Indikationsstellung für KM-Applikation)

Thyreostatikum (Peroxidasehemmung ⇒ Hormonsynthese ↓)	Natriumperchlorat → 128	500mg (= 25 Trpf.) 2-4h vor und 2-4h nach KM-Gabe, dann 3 x 300mg (= 15 Gtt.) über 7–14d, 7–14d vor KM-Gabe beginnen

Bei erhöhtem fT4 (KM-Applikation nur bei vitaler Indikation)

plus	**Thyreostatikum** (Peroxidasehemmung ⇒ Hormonsynthese ↓)	Thiamazol → 128	3 x 10mg bis zur TSH-Normalisierung, dann Dosisanpassg., ggf. weitere spezif. Schilddrüsentherapie

[42] Mödl B, Pfafferott C et al., Notfallstrumektomie bei thyreotoxischer Krise mit Multiorganversagen. Intensivmed 1999, 36:454–461.

T 6.25 Hypothyreose

Chronisch

Schilddrüsenhormon (Hormonsubstitution ⇒ TSH ↓)	Levothyroxin → 126	ini 1 × 25µg/d p.o. 30 min vor d. Frühstück, alle 1–3W um 25µg bis zur Erh. Dos. von 1.8µg/kg steigern (*Cave:* bei älteren Pat. mit KHK Standarddosis 25µg, alle 4W um 12.5µg steigern, Bedarf etwa 0.5µg/kgKG[43])

[43] Gärtner M, Reinke M, Substitution von Schilddrüsenhormonen. Internist 2008, 49:538–544.

T 6.25.1 Myxödem-Koma[44] (Endokrinologen hinzuziehen!)

Glukokortikosteroid (wegen mögl. NNR-Insuff.)	Hydrocortison → 207	400mg/24h i.v.
Schilddrüsenhormon (Hormonsubst. ⇒ TSH ↓)	Levothyroxin → 126	d1 500µg i.v., d2–7 100µg/d i.v., ab d8: 100µg/d p.o.
Kaloriensubstitution (Intensivüberwachung)	Glukose 20–40% → 300	
Elektrolytausgleich (Flüssigkeitsrestriktion wegen Dilutionshyponatriämie je nach ZVD)		
Kreislaufunterstützung (Katecholamine, evtl. Entlastung eines Perikardergusses, langsame Erwärmung um 1° C/h)		

[44] Nicoloff JT, Myxedema coma. Endocrin Metabol Clin North Am, 1993, 2, 279–90.
Fliers E, Myxedema Coma. Rev End Metabol, 2003, 4:137–141.

T 6.26 Thyreoiditiden

T 6.26.1 Hashimoto-Thyreoiditis (chronisch lymphozytäre Thyreoiditis)[45]

evtl.	Schilddrüsenhormon (Hormonsubstitution ⇒ TSH ↓)	Levothyroxin → 126	ini 1 × 25–100µg/d p.o., Erh.Dos. 1.5–2µg/kg/d, (*Cave:* bei älteren Pat. oder KHK langsam einschleichen)

[45] Schumm-Draeger PM, Thyreoiditis. Internist 1998, 396, 594–8.

T 6.26.2 Riedel-Thyreoiditis (invasive fibröse Thyreoiditis)[46]

Glukokortikosteroid (antiinflamm., immunsuppr.)	Prednisolon → 208	80mg/d p.o., graduelle Reduktion bis 5mg/d
Antiöstrogen[47] (Inhib. der Fibroblastenproliferation über TGF Beta)	Tamoxifen → 421	in Rücksprache mit Endokrinologen

[46] Vaidya B, Corticosteroid therapy in Riedel's thyreoiditis. Postgrad Med J 1997, 73, 817–9.
[47] Thompson FJ, Riedel's thyroiditis: treatment with tamoxifen. Surgery 1996; 120(6):993–8.

T 6.26.3 Subakute Thyreoiditis (de Quervain)[48]

Leicht

	Cyclooxygenasehemmer (antiphlogistisch, analgetisch, antipyretisch)	Indometacin → 199	2-3 x 25-50mg/d p.o., 1-2 x 75mg/d (ret.) p.o., 1-2 x 50-100mg/d .

Schwer

evtl.	Glukokortikosteroid (antiinflammatorisch, immunsuppressiv)	Prednisolon → 208	40mg/d p.o. alle 3d um 8mg ↓ bis 16mg/d, dann um 4mg/W ↓, evtl. Pulstherapie 500-1000mg an d3 i.v.

[48] Schumm-Draeger PM, Thyreoiditis. Internist 1998, 396, 594-8.

T 6.27 Cushing-Syndrom

T 6.27.1 ACTH-produzierende Hypophysentumoren

1. Wahl	Transphenoidale selektive Adenomentfernung, bei Misserfolg bilat. Adrenalektomie, medikamentöse Therapie zur überbrückenden Normalisierung des Hyperkortisolismus		
	Hemmung der ACTH-Sekretion aus kortikotropen Adenomzellen	Pasireotid → 140	ini 0,6mg 2 x/d s.c., je nach Ansprechen auf 0,9mg ↑ oder 10mg alle 28d tief i.m., je nach Ansprechen auf 40mg alle 28d steigern. UW: u.a. Hyperglykämie, Gallensteinbildung
	Hemmung der 11-Beta-Hydroxylase	Etomidat → 291	0.3mg/kg/h als Perfusor i.v., rascher Wirkeintritt, sedierend, wirksam aber auch in nicht hypnotischer Dos., nur unter engmaschiger Verlaufskontrolle des Serumkortisols
	Hemmung der 11-Beta-Hydroxylase, 18-Beta-Hydroxylase [49] (Kortisolsynthese ↓)	Ketoconazol → 139, Metyrapon (internationale Apotheke)	**Ketoconazol:** 200mg/d (500-6000mg/d je nach Ind.) **Metyrapon:** ini meist 500mg/d abhängig vom Schweregrad des CS, MTD 6000mg, verteilt auf 3-4 ED

T 6.27.2 Ektope ACTH-Sekretion und ACTH-unabhängige Cushing-Syndrome[49, 50]

1. Wahl	Operative Sanierung der ektopen ACTH-Quelle, bei Misserfolg bilat. Adrenalektomie; medikamentöse Therapie zur überbrückenden Normalisierung des Hyperkortisolismus		
	Hemmung der 11-Beta-Hydroxylase	Etomidat → 291	0.3mg/kg/h als Perfusor i.v., rascher Wirkeintritt, sedierend, wirksam aber auch in nicht hypnotischer Dos., nur unter engmaschiger Serumkortisolkontrolle
	Hemmung der 11-Beta-Hydroxylase, 18-Beta Hydroxylase	Ketoconazol → 139, Metyrapon (internationale Apotheke)	**Ketoconazol:** 200mg/d (500-6000mg/d je nach Ind.) **Metyrapon:** ini meist 500mg/d abhängig vom Schweregrad des CS, MTD 6000mg, verteilt auf 3-4 ED
evtl.	Hemmung der 3-Beta-Dehydrogenase[50] (zytotoxisch, Kortisolsynthese ↓)	Mitotane o-p-DDD (internationale Apotheke)	0.5-4g/d (evtl. Glukokortikosteroidsubst. erford., per LDL-Cholest. ↑ HMG-CoA-Reduktasehemmer erford.
evtl.	Aromatasehemmer (Kortisolsynthese ↓)	Aminoglutethimid (internationale Apotheke)	NNR-Adenom: 2-3x250mg, ektopisches ACTH-Syndrom: 4-7 x 250mg

[49] Chou S et al., Long term effects of ketoconazole in the treatment of residual or recurrent Cushing's Disease. Endocrine Journal 2000, 47:401-406.
[50] Nieman LK, Medical therapy of Cushing's Disease. Pituitary 2002, 5;77-82.

T 6.28 Conn-Syndrom, Hyperaldosteronismus

1. Wahl	Differenzialdiagnostik zwischen bilateraler Nebennierenhyperplasie und unilateralem Conn-Adenom und operative Sanierung bei Conn-Adenom [51]		
plus	**Aldosteronantagonist** (mineralokortikoide Steroidwirkung ↓)	Spironolacton → 45	ini 12.5-25mg/d, je nach Symptomen und RR in 4-wöchigen Intervallen langsam auf 100mg/d steigern ⇒ RR, Elektrolyte, Kreatinin überprüfen
evtl.	**Aldosteron-Rezeptor-Antagonist**[51]	Eplerenon → 44	bei Männern wg. Entwicklung einer Gynäkomastie unter Spironolacton; keine formale Zul. zur Therapie einer Hypertonie
evtl.	Kombination mit weiteren Antihypertensiva		

[51] Born-Frontberg E, Quinckler M, Internist 2009; 50:17-26.

T 6.29 Hypokortisolismus[52, 53]

T 6.29.1 Dauertherapie[54]

Primär (M. Addison): Notfallausweis ausstellen! Patienten und Angehörige standardisiert schulen, mit Notfallmedikamenten versorgen (Suppositorium und s.c. Spritze)!

Glukokortikosteroid (Substitution)	**Hydrocortison** → 207 (Zul. Alkindi für NG, Ki, Jug. < 18J, Erw. off-label)	10–12mg/m², z.B. 15-5-5mg, 10-10-5mg od. 5-10-0mg; Therapie klin. überwachen;
		zweiphasiges Präparat mit rascher und retardierter Wirkstofffreisetzung, 1 x morgens (z.B. 20mg)
		Granulat 8-10mg/m²/d bei Pat. mit Nebennereninsuff., bei AGS 10-15mg/m²/d in 3-4 ED, Dosis nach Klinik anpassen (niedrigstmögliche Dosierung)
	Prednisolon → 208	5mg morgens
Achtung: Pat. instruieren: an stressreichem Tag Dosis verdoppeln, 3-4fache Dosis bei akuter Erkrankung; bei Übelkeit und Erbrechen Hydro-Suppositorien, s.c. Injektion, im Zweifelsfall Endokrinologen kontaktieren.		
Mineralokortikosteroid (Substitution)	**Fludrocortison** → 207	50–200µg/d morgens, Monitoring 2W nach Dosisänderung: Plasma-Renin-Aktivität, zusätzl. RR- und K⁺-Kontrollen
Androgen-Vorstufen	**Dehydroepiandrosteron**	25–50mg/d (kontrollierte Therapiestudien mit deutl. verbesserter Lebensqualität; keine Zul. bei Frauen[53])

T 6.29.2 Addison-Krise (Notfallausweise von Patienten beachten, Endokrinologen hinzuziehen!)

	Glukokortikosteroid (Substitution)	**Hydrocortison** → 207	100mg i.v. alle 6h, bei Stabilisierung 50mg i.v. alle 6h, ab d4 oder d5 Erh.Dos.
	Isotone Natriumchlorid-lösung + Glukose	**NaCl 0,9%** → 299 **+ Glukose 40%** → 300	ini 500ml NaCl 0,9% + 40ml Glukose 40%, dann Glukose 5%
evtl.	Low-dose-Heparin	**Enoxaparin** → 59	24mg s.c. 1 x/d

[52] Bornstein SR et al. Diagnosis and Treatment of Primary Adrenal Insufficiency: An Endocrine Society Clinical Practice Guideline. J Clin Endocrinol Metab. 2016 Feb;101(2):364-89.
[53] Hahner S, Allolio B, Substitution mit Nebennierensteroiden. Internist 4/2008, 49:545-552.
[54] Quinkler M et al. Adrenal cortical insufficiency – a life threatening illness with multiple etiolo-gies. Dtsch Arztebl Int. 2013 Dec 23;110(51-52):882-8

T 6 Endokrinologie – Therapie

T 6.30 Phäochromozytom

T 6.30.1 Dauertherapie, OP-Vorbereitung [55, 56]

	Alphablocker (irreversib.) (Vasodilatation ↑, Afterload ↓, Preload ↓)	Phenoxybenzamin → 33	2 x 10mg/d p.o., unter engmasch. RR-Kontrolle um 10mg/d bis 1–3mg/kg/d ↑; Ziel: Normotonie vor OP
oder evtl.	**Inhibition der Thyrosinhydroxylase** (Katecholaminsynthese ↓)	**Alpha-Methyl-para-Tyrosin** (internationale Apotheke)	1–4g/d
evtl. plus	**Betablocker** (HZV ↓ [neg. chronotrop, neg. inotrop], Reninsekretion ↓, Sympathikusaktivität ↓)	Propranolol → 29	2–3 x 40–80m/d p.o., 1 x 80–320mg (ret.) p.o., (Tachykardiether. nur nach ausr. langer α-Blockade, sonst paradoxer RR ↑)

T 6.30.2 Hypertensive Krise [55]

	Imidazolderivat, Alphablocker (Vasodilatation ↑, Afterload ↓, Preload ↓)	**Phentolamin** Nur über internationale Apotheke erhältlich!	5–10mg i.v., dann 0.25–1mg/min Perfusor (max. Dosis 120mg/h) (Dauer RR-↓ : 20min)
evtl. plus	**Betablocker** (HZV ↓, [neg. chronotrop, neg. inotrop], Reninsekr. ↓, zentr. Sympathikusaktiv ↓)	Propranolol → 29	1 x 1mg langsam i.v., evtl. wiederholen

[55] Lenders JK et al., Pheochromocytoma and paraganglioma: an endocrine society clinical practice guideline J Clin Endocrinol Metab. 2014 Jun;99(6):1915-42.

T 6.31 Hyperparathyreoidismus

T 6.31.1 Primärer Hyperparathyreoidismus

OP-Indikation bei Serumkalzium > 0.25mmol/l über normal, Kreatinin-Clearance ≤ 60ml/min, Knochendichte mit T-Score < -2.5 oder osteoporotische Frakturen, Alter < 50 J[56]

Leichte Hyperkalzämie

evtl.	**Isotone Natriumchloridlsg.** (Rehydratation)	NaCl 0.9% → 299	4–6l an d1, dann 3–4l/d
evtl.	**Schleifendiuretikum** (Kalziumexkretion)	Furosemid → 42	50–100mg i.v.
evtl.	**Kalzimimetikum** (Verringerung der PTH-Sekretion)	Cinacalcet → 129	2 x 30mg/d bis max. 4 x 90mg/d; Hyperkalzämie ↓ bei Pat. mit NSD-Ca oder pHPT, die nicht operativ saniert werden können

Hyperparathyreoidismus 579

Hyperkalzämische Krise [57] – bei pHPT prompte chirurgische Therapie anstreben

	Isotone Natriumchloridlösung (Rehydratation)	NaCl 0.9% → 299	1–2 l i.v.
evtl.	**Schleifendiuretikum** (Kalziumexkretion)	Furosemid → 42	40–120 mg i.v.
evtl.	**Kaliumchloridlösung** (Substitution)	KCl 7.45% (1ml = 1mmol) → 296	20–40 ml in 1 l isotoner Lsg. bei 10–20mmol/h, max. 100–200mmol/d (bei Bed.)
evtl.	**Bisphosphonat** (Osteoklastenhemmung bei Tumorhyperkalzämie)[57]	Atendronsäure → 131	1 x 10mg/d p.o. 30min vor Frühstück (optimale Dauer 3–5 J, Gabe 1 x/W möglich)
evtl.	**Bisphosphonat** (Osteoklastenhemmung bei Tumorhyperkalzämie)[57]	Ibandronsäure → 132	4mg in 500ml NaCl 0.9% über 2h
evtl.		Clodronsäure → 132	4–8 x 400mg/d p.o. oder 1 500mg in 500ml NaCl 0.9% über 4h
evtl.	**Glukokortikosteroid** (Resorption ↓, Mobilisation ↓)	Prednison → 208	100–200mg/d
evtl.	**Hormon** (Osteoklastenhemmung, wirkt sofort, Wirkung lässt aber nach 2–3d nach)	Calcitonin	3 x 1–2A (500ng) s.c.
		Lachscalcitonin → 133	3 x 100–200 i.v./s.c./d

[56] Bilezikian JP et al., Guidelines for the management of asymptomatic primary hyperparathyroidism: summary statement from the Third International Workshop. J Clin Endocrinol Metab 2009.
[57] Ahmad et al. Hypercalcemic crisis: a clinical review. Am J Med. 2015 Mar;128(3):239-45.

T 6.31.2 Sekundär

	Kalziumpräparat (Substitution)	Kalzium → 297	700–2 000mg/d p.o. (bei Bedarf)

T 6.31.3 Bei Malabsorbtion

	Vitamin D₃	Vit.-D-Präparate → 147	50 000IE i.m. alle 4W

T 6.31.4 Bei renaler Genese

	Vit. D (1,25/ OH₂) D₃ (Kalziumresorption ↑)	Calcitriol → 148	0.25–0.5µg/d
plus	**Phosphatbinder**	Kalziumkarbonat[58]	2–6g/d

[58] Malluche H, Update on vitamin D and its newer analogues: actions and rationale for treatment in chronic renal failure. Kidney internat. 2002, 62:367–374.
Nolan C, Calcium salts in the treatment of hyperphosphatemia in hemodialysis patients. Curr Op Nephr 2003, 12(4):373-379.

T 6.32 Hypoparathyreoidismus

T 6.32.1 Dauertherapie[59]

	Kalziumpräparat (Substitution)	Kalzium → 297	1 000–2 000mg/d p.o. (bei Bedarf)
plus	Vitamin-D-Analogon (kurze HWZ, gut steuerbar)	Dihydrotachysterol → 148	0.125mg p.o. 1–3 x/d (je nach Kalziumspiegel)
oder	Vitamin D$_3$	Vitamin D$_3$ → 147	10 000–200 000IE (je nach Kalziumspiegel)
ggf. plus	Parathormon (PTH 1–84)	Parathyroidhormon → 128	ini 1 x 50µg/d s.c. (Oberschenkel), Dosisanpassung nach Kalziumspiegel, s. FI

[59] Art W, Well-being, mood and calcium homeostasis in patients with hypoparathyroidism. Eur J Endocrin 2002, 146:215–222.

T 6.32.2 Hypokalzämische Krise[60]

	Kalziumpräparat (Substitution)	Kalziumglukonat 10% (10ml = 2.3mmol) → 297	ini 2.3–4.5mmol i.v. über 5–15 min, dann in Glukose 5% als Infusion (Klinik)

[60] Hehrmann R, Hypokalzämische Krise. Fortsch Med 1996, 17:223/31–34.

T 6.33 Hypopituitarismus[61]

Dauertherapie (Endokrinologen hinzuziehen!)

Allgemein: Substitution nach Ausfall betroffener Achsen (nach entspr. endokriner Testung)

	Glukokortikosteroid (Substitution)	Hydrocortison → 207	10–12mg/m²/d, z.B. 2/3 der Dosis am Morgen und 1/3 am Nachmittag bzw. retardierte HC-Präparation
plus	Schilddrüsenhormon (Substitution)	Levothyroxin → 126	ini 1 x 25–100µg/d p.o., Erh. Dos. 1.5–2µg/kg/d (nach Anbeh. mit Steroiden)
plus	Wachstumshormon[61] (Substitution)	Somatotropin rekombinant hergestellt	0.04–0.08mg/kg/d s.c. zur Nacht einschleich. (ohne Benefit n. 6M ausschleichen)

Bei Frauen zusätzlich

plus	Östrogen + Gestagen (Substitution)	Estradiol + Norethisteron → 418	prämenopausal: kombin. Kontrazept. mit 20–35µg Ethinylestradiol; postmenop.: Estradiolvalerat 2mg zyklisch od. kontin. mit Gestagenpräp.; bei Wiederherstellung der Fertilität pulsatile GnRH- Inf. s.c. erf.

Hypopituitarismus

Bei Männern zusätzlich

plus	**Androgen** (Substitution)	Testosteron → 407	T. enantat: 1×250mg i.m. alle 3W; T. undecanoat: 1×1000mg i.m. alle 10–14W; bei Wiederherstellung der Fertilität pulsatile GnRH-Infusion s.c. erforderlich
		Testosterongel → 407	25–50mg/d; Auftragen auf Haut beider Schultern, Arme oder Bauch

[61] Boschetti M et al., J Endocrinol Invest 2008 Sept; 31(9):85–90.

T 6.33.1 Hypophysäres Koma

Therapie der Addison-Krise (Endokrinologen hinzuziehen!)

	Isotone Natriumchlorid-Lsg. + Glukose	NaCl 0.9% → 299 + Glukose 40% → 300	ini 500ml NaCl 0.9% + 40ml Glu 40%, dann Glu 5%
	Glukokortikosteroid (Substitution)	Hydrocortison → 207	ini 100mg i.v., dann Perf. 10mg/h, dann 4 × 50mg/d p.o. ausschleichend
2. Wahl	**Glukokortikosteroid** (Substitution)	Prednisolon → 208	25mg/alle 6h (+ Mineralokortik.)
evtl.	**Alpha- und Beta-Sympathomimetikum, D1-Rezeptor-Agonist** (Inotropie ↑, Vasokonstrikt., ren. Vasodilat., Natriurese)	Dopamin → 55	Nierendosis: 0.5–5µg/kg/min i.v., Perf. (250mg) = 5mg/ml ⇒ 1–3.5ml/h, RR-Dosis: 6–10µg/kg/min i.v., Perf. (250mg) ⇒ 4.5–9ml/h, max. 18ml/h
evtl.	**Beta-Sympathomimetikum** (Inotropie ↑)	Dobutamin → 55	2.5–12µg/kg/min i.v., Perf. (250mg) = 2–10ml/h
evtl.	**Niedermolekul. Heparin** (beschleunigt Gerinnungsfaktorinhibition; Emboliprophylaxe)	Nadroparin → 59	0.4ml s.c. 1 x/d = 5700IE Anti-Faktor-Xa-Aktivität
		Enoxaparin → 59	24mg s.c. 1 x/d = 4000IE AXa

Therapie des Myxödem-Komas (siehe Schilddrüse)

Glukokortikosteroid (wegen mögl. NNR-Insuff.)	Hydrocortison → 207	100–200mg/24h i.v.
Schilddrüsenhormon (Hormonsubstitution ⇒ TSH ↓)	Levothyroxin → 126	d1 500µg i.v.; d2–7 100µg/d i.v., ab d8 100µg/d p.o. (Schilddrüsenhormonsubst. erst nach Glukokortikoidgabe, sonst Gefahr der Induktion einer Addison-Krise bei NN-Kortik.)

T 6.34 HVL-Überfunktion, HVL-Tumoren

T 6.34.1 Prolaktinom[62] (Endokrinologen hinzuziehen)

	Hypophysäre Dopaminrezeptorstimulation (Prolaktin ↓)	Bromocriptin → 314	einschleichend dosieren, ini 1.25–2.5mg/d p.o. am Abend, nach Verträglichkeit alle 2–7d um 2.5mg/d bis zum optimalen Ansprechen steig., optimal 2.5–15mg/d (nach Prolaktin i.S.)
oder	Hypophysäre Dopaminrezeptorstimulation (Prolaktin ↓)	Cabergolin → 315	einschleichend 0.25–1.0mg 2–4 x/W (n. Prolaktin i.S.); Echokardiografie vor Therapie und im Verlauf (Ausschluss seltener Klappenfibrose)
oder		Lisurid	0.1–0.6mg/d p.o. (nach Prolaktin i.S.)

[62] Melmed S, et.al. Diagnosis and treatment of hyperprolactinemia: an Endocrine Society clinical practice guideline. J Clin Endocrinol Metab. 2011 Feb;96(2):273-88.

T 6.34.2 Akromegalie [63] (Endokrinologen hinzuziehen)

In der Regel primär operative Revision nach transnasal transsphenoidalem Zugang; medikamentöse Therapie bei persistierend nicht kontrollierter Erkrankung

	Somatostatinanalogon[63] (STH ↓)	Octreotid → 109	ini 1–2 x 0.05mg s.c., dann bis 3 x 0.5mg s.c. (nach STH i.S.) oder Depotpräparat 20–40mg i.m. alle 4–6W
oder		Lanreotid → 109	ini 60mg s.c. alle 28d, max. 120mg s.c. alle 28d
oder		Pasireotid → 140	ini 40mg s.c. alle 28d, max. 60mg s.c. alle 28d oder 40mg tief i.m. alle 28d, max. 60mg i.m. alle 28d
evtl.	Wachstumshormonrezeptorantagonist	Pegvisomant → 142	bei Pat., die unter Somatostatinanaloga keine adäquate Kontrolle erreichen; Startdosis 80mg s.c.; dann 10mg/d s.c. nach Igf-1-Serumkonzentration

[63] Katznelson L et al. Acromegaly: an endocrine society clinical practice guideline. J Clin Endocrinol Metab. 2014 Nov;99(11):3933-51

T 6.35 Diabetes insipidus

T 6.35.1 Zentral [64, 65]

	Hormon (ADH-Substitution)	Desmopressin → 141	3 x 0.1–0.4mg intranasal, s.c. (chronisch)

T 6.35.2 Peripher [64, 65]

	Benzothiadiazin-Diuretika	Hydrochlorothiazid → 43	1 x 12.5–50mg/d p.o.

[64] Verbalis J, Management of disorders of water metab. in patients with pituitary tumors. Pituitary 2002, 5:19–132.
[65] Robertson GL, Diabetes insipidus. Endocrin Metab Clin North Am 1995, 24:49–71.

T 6.36 Insulinom

T 6.36.1 Allgemein [66] (Endokrinologen hinzuziehen)

Wann immer möglich primär operative Revision nach erfolgreicher Lokalisationsdiagnostik; ggf. Radiorezeptortherapie und/oder andere lokal ablative Verfahren

evtl.	**Hormon** (antihypoglykämisch, Gluconeogenese ↑, Glykogenolyse ↑)	Glucagon → 119	nach BZ
evtl.	**Antihypoglykämikum** (K⁺-Kanal-Modulation, Insulinsekretion ↓, hepatische Glukoseliberation ↑)	Diazoxid → 119	5mg/kg/d p.o. in 2–3 ED
evtl.	**Somatostatinanalogon** (Insulinsekretion ↓)	Octreotid → 109	ini 1–2 x 0.05mg s.c., dann bis 3 x 0.5mg, engm. überwachen, langfr. Depotpräp. 20–40mg i.m. alle 4–6W
		Lanreotid → 109	langfristig: 60mg s.c. alle 28d
evtl.	**Radiorezeptor-Therapie**	z.B. ⁹⁰Y-DOTATOC	radioaktiv markiertes Somatostatin-Analogon

T 6.36.2 Zytostatisch [66]

	mTOR Inhibitor	Everolimus → 273	1 x 10mg p.o. bei inoperablen neuroendokrinen Tumoren pankreatischen Ursprungs
	Zytostatikum, Pyrimidinantagonist (Thymidinnukleotid-Synthese ↓)	5-Fluorouracil → 159	400mg/m² i.v. an d1–5 (Zykluswdh. ab d43)
plus	**Zytostatikum** (DNS-Schädigung, zytostatisches Antibiotikum)	Doxorubicin → 164	50mg/m² i.v. an d1 + d21 (Zykluswdh. ab d43)

[66] Perry RR, Diagnosis and management of functioning islet-cell tumors. J Endocrin Metab 1995, 80:2273.

T 6 Endokrinologie – Therapie

T 6.37 Verner-Morrison-Syndrom (VIPom)

Wann immer möglich primär operative Revision nach erfolgreicher Lokalisationsdiagnostik; ggf. Radiorezeptortherapie und/oder andere lokal ablative Verfahren

	Somatostatinanalogon[67] (VIP-Sekretion ↓)	Octreotid → 109	ini 1–2 x 0.05mg s.c., dann bis 3 x 0.5mg s.c.
	Lang wirksames Somatostatinanalogon[67]	Lanreotid-LAR → 109	alle 14d s.c.
		Octreotid-LAR → 109	alle 28d s.c.

[67] Arnold R, Management of gastroenteropathic endocrine tumors: The place of Somatostatin Analogues. Digestion 1994, Suppl 3, 107–13;

T 6.38 Karzinoid-Syndrom bei GEP-NET

Wann immer möglich primär operative Revision nach erfolgreicher Lokalisationsdiagnostik; ggf. Radiorezeptortherapie und/oder andere lokal ablative Verfahren

1. Wahl	Somatostatinanalogon (Serotoninsekretion ↓)[68]	Octreotid → 109	ini 1–2 x 0.05mg s.c., dann bis 3 x 0.5mg s.c.
	Lang wirksames Somatostatinanalogon	Lanreotid-LAR → 109	alle 14d s.c.
		Octreotid-LAR → 109	alle 28d s.c.
	Serotoninantagonist (Serotoninwirkung ↓)[68]	Methysergid (internationale Apotheke)	2 x 4mg (ret.) p.o.
evtl.	Interferon	INF-alpha-2a/b → 274	3–5 Mio. IE/W (bei Bedarf)
evtl.	Antidiarrhoikum (Stim. periph. Opiat-Rez.)	Loperamid → 101	ini 4mg p.o., nach jedem Durchfall 2mg, max. 12mg/d

[68] Spitzweg C, Therapie endokriner gastrointestinaler Tumoren, Internist 2002, 43:219–229.

T 6.39 Gastrinom (Zollinger-Ellison-Syndrom)

Wann immer möglich primär operative Revision nach erfolgreicher Lokalisationsdiagnostik; ggf. Radiorezeptortherapie und/oder andere lokal ablative Verfahren

evtl.	Protonenpumpen-Inhib.[69] (Säuresekretion ↓)	Omeprazol → 94	1 x 20–40mg/d p.o., bis max. 160mg

[69] Meko JB, Management of patients with Zollinger Ellison syndrome. Ann Rev Med 1995, 46:395; Spitzweg C, Therapie endokriner gastrointestinaler Tumoren. Internist 2002, 43:219–229.

T 6.40 Gynäkomastie

Zunächst Ausschluss Hyperprolaktinämie und Hyperoestrogenämie, ggf. Ther. der Grunderkrankung

evtl.	Östrogenrezeptorblocker[70] (Blockade periph. Rez. ⇒ Östrogenwirkung ↓)	Tamoxifen → 421	1 x 20–40mg p.o. (kurzfristig)

[70] Braunstein GD, Gynecomastia, N Engl J Med 2007; 357:1229–1237.

T 7 Hämatologie, Onkologie – Therapie

(R. Schmidmaier, P. Baumann)

T 7.1 Hämophilie

T 7.1.1 Hämophilie A[1]

1IE entspricht der Menge an Faktor in 1ml gepooltem Normalplasma

Leichte bis mittelschwere Hämophilie: Blutung und präoperativ

Vasopressinanalogon (Freisetzung von Faktor VIII aus Endothelzellen)	Desmopressin → 141	0.3µg/kg i.v., s.c. (max. 20µg); 300µg nasal entspricht etwa 0.2µg/kg i.v.; 2 Sprühstöße bei > 50kg, 1 Sprühstoß bei < 50kg (steigert F-VIII 2-6-fach)

Schwere Hämophilie A: Blutung und präoperativ

Gerinnungsfaktor (Substitution)	Faktor VIII → 70	1IE/kg i.v. erhöht Blutspiegel um 2% (bei Muskelblutung Konz. auf ≥ 30%, bei Zahn-OP auf > 50%; bei intraabdomineller, intrakranieller Blutung oder orthopäd. OP auf 80–100%); HWZ 8-12h
	Humaner Blutgerinnungsfaktor VIII (FVIII) → 70 und humaner Von-Willebrand-Faktor (vWF)	1 IE FVIII/kg KG erhöht die Plasma-FVIII-Aktivität um ca. 2% der norm. Aktivität; erforderliche IE = KG (kg) x gewünschter FVIII-Anstieg (% oder IE/dl) x 0,5

Bei Hemmkörperhämophilie und akuter Blutung:
- Aktiviertes Prothrombinkomplexpräparat (FEIBA) 200IE/kg KG, dann 2-3 x 100IE/kg KG/d
- Rekombinanter Faktor VIIa (NovoSeven) 90µg/kg KG, Wdh. alle 2-3h

Danach Induktion einer Immuntoleranz (Hämophiliezentrum!), z.B. Protokolle nach Bonn, Malmo oder Van Creveld

T 7.1.2 Hämophilie B[1]

evtl.	Gerinnungsfaktor (Substitution)	Faktor IX → 70	1–1.2IE/kg KG i.v. erhöht Blutspiegel um 1%; HWZ 16-17h
	Mod. Gerinnungsfaktor (FIX-Fc) mit längerer HWZ (Substitution)	Eftrenonacog alfa → 70	1IE/kg KG i.v. erhöht FIX-Aktivität um 1% (IE/dL), HWZ ca. 70h

T 7 Hämatologie, Onkologie – Therapie

	Modifizierter Gerinnungsfaktor (FIX-Albumin) mit längerer HWZ (Substitution)	Albutrepenonacog alfa → 70	1IE/kg KG i.v. erhöht FIX-Aktivität um 1,3% bei Pat. ≥12 J und um 1% bei Pat. < 12 J; HWZ ca. 90h

Hämophilie mit Hemmkörpern gegen Blutgerinnungsfaktoren VIII oder IX

	Gerinnungsfaktor (Substitution)	Eptacog alfa (aktiviert) → 69	ini 90 µg/kg KG i.v. Bolus

T 7.1.3 Hereditärer Faktor-X-Mangel[1]

	Gerinnungsfaktor (Substitution)	Faktor X	Dosis (IE) = Körpergewicht (kg) x erwünschter Faktor-X-Anstieg (IU/dL oder Prozent des Normwerts) x 0,5

[1] Srivastava A, Brewer AK, Mauser-Bunschoten EP, Key NS, Kitchen S, Llinas A, Ludlam CA, Mahlangu JN, Mulder K, Poon MC, Street A; Treatment Guidelines Working Group on Behalf of The World Federation Of Hemophilia.. Guidelines for the management of hemophilia. Haemophilia. 2013 Jan;19(1):e1-47.

T 7.2 Von-Willebrand-Jürgens-Syndrom[2, 3, 4]

evtl.	vWF-angereicherte Faktor VIII-Präparate (Substitution)	F VIII:C/vWF: RCof Haemate → 70	i.d.R. nach F VIII dosieren: C: 20-540IE/kg KG, Wdh. nach 24h
evtl.	Gerinnungsfaktor (Substitution)	Humaner Blutgerinnungsfaktor VIII (FVIII) → 70 und humaner Von-Willebrand-Faktor (VWF)	1IE/kg KG VWF:RCo hebt den Plasmaspiegel des VWF:RCo i.d.R. um 0.02IE/ml (2%) an
bei Typ 1	Vasopressinanalogon (Freisetzung von Faktor VIII aus Endothelzellen)	Desmopressin → 141	0.3µg/kg (max. 20µg) i.v. über 30min, s.c. oder 300µg nasal; Wdh. alle 12–24h

[2] Furlan M, Von Willebrand factor: molecular size and functional activity. Ann Hematol. 1996 Jun; 72(6):341-8.
[3] Mannucci PM, How I treat patients with von Willebrand disease. Blood 2001 Apr 1; 97(7):1915-9.
[4] Chang AC, Rick ME, Ross Pierce L, Weinstein MJ, Summary of a workshop on potency and dosage of von Willebrand factor concentrates. Haemophilia 1998; 4 Suppl 3:1-6.

T 7.3 Kongenitaler Mangel an Faktor-XIII-A-Untereinheiten

	Humane Faktor-XIII-A-Untereinheit	Catridecacog	35 IE/kgKG 1 x pro Monat

Anämie

T 7.4 Anämie

T 7.4.1 Eisenmangel[5]

	Eisen-(II)-Präparat (Substitution)	Eisen-(II)-Glycin-Sulfat-Komplex → 143	100–200mg Fe^{2+}/d p.o. in 2–3 ED (mind. 4–6M)
evtl.	Eisen-(III)-Präparat (Substitution bei Malabsorption oder Gastrektomie)	Eisen-(III)-Natrium-Glukonat-Komplex → 143	1 x 40–62.5mg/d langsam i.v. bis 3 x/W

[5] Frewin R, ABC of clinical haematology. Iron deficiency anaemia. BMJ 1997 Feb 1; 314(7077):360-3.

T 7.4.2 Megaloblastäre Anämie[6]

Vitamin-B$_{12}$-Mangel (perniziöse Anämie)

	Vitamin B$_{12}$ (Substitution)	Cyanocobalamin → 147	1000µg i.m., i.v., s.c.; 6 x in 2–3W, dann 1000µg alle 3M i.m. (evtl. lebenslang)

Folsäuremangel

	Vitamin (Substitution)	Folsäure → 149	5mg/d p.o. (4M)

[6] Hoffbrand V, Provan D, ABC of clinical haematology. Macrocytic anaemias. BMJ 1997 Feb 8; 314(7078):430-3.

T 7.4.3 Hämolytische Anämien[7, 8, 9]

Beta-Thalassämia major zur Therapie der Eisenüberladung

evtl.	Komplexbildner (Eisenelimination ↑)	Deferoxamin → 146	25–50mg/kg KG/d s.c. über 8–12h nachts; 5–7 x /W oder s.c.-Depot 2 x tgl. (Hörtest, Sehtest!); i.v. nur über ZVK!
		Deferipron → 146	3 x tgl. 25mg/kg KG p.o.; Zul. nur für Thalassämia major mit KI gegen Deferoxamin; Cave: Neutropenie
		Deferasirox → 146	ini 20mg/kgKG/d als ED p.o.; Zul., wenn Deferoxamin kontraindiziert oder unangemessen; Cave: Nephrotoxizität

[7] Weatherall DJ, ABC of clinical haematology. The hereditary anaemias. BMJ 1997 Feb 15; 314(7079):492-6.
[8] Gattermann N, Guidelines on iron chelation therapy in patients with myelodysplastic syndromes and transfusional iron overload. Leuk Res. 2007 Dec; 31 Suppl 3:S10–5.
[9] Wells RA et al., Iron overload in myelodysplastic syndromes: a Canadian consensus guideline. Leuk Res. 2008 Sep; 32(9):1338-53.

T 7 Hämatologie, Onkologie – Therapie

Symptomatische autoimmunhämolytische Anämie vom Wärmeautoantikörper-Typ[10, 11]

	Glukokortikoid (antiinflammatorisch, immunsuppressiv)	Prednison → 208	1 mg/kg/d i.v. oder p.o., langsam Reduktion, dann p.o. (kurzfristig)
evtl.	**Purinantagonist** (Immunsuppressivum)	Azathioprin → 272	ini 100–150mg/d p.o.
evtl.	**Alkylanz** (Immunsuppressivum)	Cyclophosphamid → 152	ini 60mg/m²/d p.o.; alternativ 500–700mg i.v. alle 3–4W
evtl.	**Immunsuppressivum**	Ciclosporin → 272	ini 5–10mg/kg KG/d in 2 Dosen p.o.
		Mycophenolatmofetil → 273	ini 500–1000mg/d in 2 Dosen p.o.

Symptomatische autoimmunhämolytische Anämie vom Typ Kälteagglutinine[11]

evtl.	**Alkylanz** (Immunsuppressivum)	Cyclophosphamid → 152	60mg/m²/d p.o.
	Alkylanz (Lymphosuppression)	Chlorambucil → 153	0.4–0.8mg/kg p.o. d1; Wiederholung d15
	Antikörper	Rituximab → 185	375mg/m² i.v. d1, d8, d15 und d22

Paroxysmale nächtliche Hämoglobinurie[11]

evtl.	**Antikörper**	Eculizumab → 183	ini 600mg i.v. 1 x/W x 4W, dann 900mg in W5; Erhaltungsphase: 900mg i.v. alle 14±2d

[10] Gehrs BC, Freidberg RC, Autoimmune hemolytic anemia. Am J Hematol 2002 Apr; 69(4):258–71
[11] Hillmen P, Effect of eculizumab on hemolysis and transfusion requirements in patients with paroxysmal nocturnal hemoglobinuria. N Engl J Med. 2004 Feb 5;350(6):552–9.

T 7.4.4 Aplastische Anämie[12]

evtl.	**Antikörper** (Immunsuppressivum)	Antilymphozytenglobulin (ALG) vom Pferd	0.75ml/kg/d über 8–12h i.v. d1–5
evtl.	**Glukokortikoid** (antiinflammatorisch, immunsuppressiv)	Prednison → 208	1mg/kg/d i.v. d1–14; dann ausschleichen (bis d29)
evtl.	**Transkriptionsfaktorhemmung v.a. bei T-Lymphozyten** (Immunsuppressivum)	Ciclosporin → 272	5mg/kg/d p.o. nach Spiegel: 150–250ng/ml; mind. 4M

[12] H Schrezenmeier et al., Aplastische Anämie – Diagnostik und Therapie der erworbenen Aplastischen Anämie, DGHO-Leitlinie 2012

T 7.4.5 Renale Anämie und Tumoranämie bei niedrigem Erythropoetinspiegel[13]

Hormon (Substitution)	Erythropoetin alfa → 145	Korrekturphase 50IE/kg 3 x/W i.v., dann nach Hb/Hk
	Erythropoetin beta → 145	Korrekturphase: 20IE/kg 3 x/W s.c. oder 40IE/kg 3 x/W i.v., dann nach Hb
	Erythropoetin delta	Korrekturphase: 50IE/kg 3 x/W i.v. oder 50IE/kg 2 x/W s.c., dann nach Hb/Hk
	Erythropoetin zeta → 145	Korrekturphase: 50IE/kg 3 x/W i.v., dann nach Hb/Hk
	Darbepoetin alfa → 144	Korrekturphase: 0.45µg/kg s.c. 1 x/W; ohne Dialysepflichtigkeit auch 0.75µg/kg s.c. alle 2W möglich, dann nach Hb/Hk

[13] NKF-K/DOQI Clinical practice guidelines and clinical practice recommendations for anemia in chronic kidney disease in adults; CPR 3.1. Using ESAs. Am J Kidney Dis. 2006 May; 47(5 Suppl 3):S16–85.

T 7.5 Zytostatika induzierte Neutropenie[14]

evtl.	Mediator, granulocyte (macrophage) colony stimulating factor[15] (Granulozytenproliferation/ -differenzierung↑)	Filgrastim (G-CSF) → 150	5µg/kg/d s.c., frühestens 24h, i.d.R. ab d5 nach Chemotherapie (bis Granulozyten > 1000/µl)
		Lenograstim → 150	150µg/m²/d s.c., frühestens 24h, i.d.R. ab d5 nach Chemotherapie (bis Granulozyten > 1000/µl)
		Pegfilgrastim → 150	6mg s.c. ab 24h nach Chemotherapie

[14] Jörg Janne Vehreschild et al., für die Arbeitsgemeinschaft Infektionen (AGIHO) der DGHO. Prophylaxe infektiöser Komplikationen durch Granulozyten-Kolonie-stimulierende Faktoren. DGHO-Leitlinie. Stand: August 2014. www.dgho-onkopedia.de

T 7.6 Idiopathische thrombozytopenische Purpura (M. Werlhof)[15]

Glukokortikoid (immunsuppressiv, antiinflammatorisch)	Prednison → 208	1–2mg/kg/d p.o. für 2–4W, dann 6–8W ausschleichen; Ziel > 30 000 Thrombo/µl mit < 7.5mg/d
	Dexamethason → 207	40mg/d p.o. x4d

T 7 Hämatologie, Onkologie – Therapie

evtl.	**Immunglobulin** (Verdrängung der Thrombozytenantikörper)	Immunglobulin → 275	1–2g/kgKG i.v. verteilt über 2–3d plus Steroidbolus, z. B. Methylprednisolon 5–10mg/kg/d i.v. x 3d
	Immunsuppressivum	Azathioprin → 272	1–4mg/kg/d, z.B. 150mg/d (kein Allopurinol!)
		Cyclophosphamid → 152	100–200mg/d
		Mycophenolatmofetil → 273	0.5–1g 2 x/d
	Alkylans	Cyclophosphamid → 152	100–200mg/d
	Vincaalkaloid	Vincristin → 161	1–2mg i.v./W
	Anti-CD20-Antikörper	Rituximab → 185	375mg/m² i.v. alle 4W x 4 (keine Zul. für diese Ind.)
	Thrombopoetinagonist	Romiplostim → 72	ini 1µg/kg bez. auf das tatsächl. KG; s.c. 1 x/W
		Eltrombopag → 72	25–75mg/d p.o.

[15] Axel Matzdorff, Wolfgang Eberl, Aristoteles Giagounidis, Paul Imbach, Ingrid Pabinger, Bernhard WörmannMatzdorff et al., Immunthrombozytopenie; DGHO-Leitlinie 2013.

T 7.7 Polyzythaemia vera[16]

evtl.	**Salizylat** (Thrombozytenaggregationshemmer)	Acetylsalizylsäure → 67, → 196	1 x 100mg/d p.o., **Cave:** nicht bei Thrombos > 1 Mio/µl
evtl.	**Urikostatikum** (Xanthinoxidasehemmung ⇒ Harnsäurebildung ↓)	Allopurinol → 130	1 x 100–300mg/d p.o. (HS i.S. < 6.5 mg/dl)
evtl.	**Zytostatikum** (Ribonukleosid-Diphosphat-Reduktase-Hemmer ⇒ Myelosuppression)	Hydroxycarbamid → 192	ini 20mg/kg/d p.o., dann bis 40mg/kg/d p.o
evtl. oder	**Interferon bei jüngeren Patienten** (Immunmodulation)	IFN-alfa-2a/b → 274	3 x 1–5 Mio. IE/W s.c.; ini 1 Mio. IE 2 x/W
		Pegyl. INF-alfa → 274	50µg/W; bis 150µg/W
	Imidazolidin-Verbindungen	Anagrelid → 191	1–2mg/d in 2 Dosen (bei Thrombozytose)
(1) Bei Polyzythaemia vera mit Resistenz/Intoleranz gegenüber Hydroxycarbamid (2) Bei Post-Polyzythaemia-vera-Myelofibrose mit krankheitsbedingter Splenomegalie oder Symptomen			
evtl.	**Januskinase-2-Inhibitor**	Ruxolitinib → 175	2 x 20mg/d p.o.

[16] E Lengfelder et al., DGHO-Leitlinie Polyzythaemia Vera. März 2016. www.dgho-onkopedia.de

Essenzielle Thrombozythämie

T 7.8 Essenzielle Thrombozythämie[17]

	NSAR	ASS → 67, → 196	100mg/d (bei Erythromelalgie, TIA, KHK oder Mikrozirkulationsstörungen)
	Interferon, bei jüngeren Pat. (Immunmodulation)	INF-alfa-2a/b → 274	3 x 1-5 Mio. IE/W s.c.
		Pegyl. INF-alfa → 274	50-150µg 1 x/W
evtl.	Zytostatikum (Myelosuppression)	Hydroxycarbamid → 192	ini 20mg/kg/d p.o., dann bis 40mg/kg/d p.o
evtl.	Imidazolidin-Verbindungen	Anagrelid → 191	ini 2 x 0.5mg/d, steigern bis max. 2.5mg
evtl.	Januskinase-2-Inhibitor	Ruxolitinib → 175	bei sekundärer Fibrose mit Splenomegalie u/o Symptomen: 2 x 20mg/d

[17] PE Petrides et al., Essentielle (oder prim.) Thrombozythämie. DGHO-Leitl. 2014. www.dgho-onkopedia.de

T 7.9 Primäre Myelofibrose[18]

Januskinase-2-Inhibitor	Ruxolitinib → 175	bei sekundärer Fibrose mit Splenomegalie u/o Symptomen: 2 x 20mg/d p.o.

[18] M Grießhammer et al., Primäre Myelofibrose (PMF). DGHO-Leitlinie, 2014. www.dgho-onkopedia.de

T 7.10 Chronisch-myeloische Leukämie[19]

Chronische Phase

Tyrosinkinasehemmer	Imatinib → 174	400mg/d (chron. Phase) bzw. 600mg/d (akzel. Phase und Blastenkrise)
	Dasatinib → 173	1 x 100mg/d, bei Imatinib-Resistenz od. -Unverträglichk.
	Nilotinib → 174	2 x 400mg/d, bei Imatinib-Resistenz od. -Unverträglichk.

Für Pat., die ≥ 1 Tyrosinkinaseinhibitor erhielten und bei denen Imatinib, Nilotinib, Dasatinib von Ihrem Arzt als nicht sinnvoll erachtet werden.

	Bosutinib → 172	500 mg 1 x/d f

Bei erw. CML-Pat. in chronischer, akzelerierter oder Blastenphase sowie bei Pat. mit ph+ ALL, Resistenz od. Unverträglichkeit gegenüber Dasatinib oder Nilotinib und Pat., für die eine Imatinib-Therapie inadäquat ist oder wenn eine T315I-Mutation vorliegt

Tyrosinkinasehemmer	Ponatinib → 175	45mg p.o./d

[19] A Hochhaus et al., Chronische myeloische Leukämie (CML). DGHO-Leitlinie. Stand 2013. www.dgho-onkopedia.de

T 7.11 Myelodysplasie[20]

evtl.	**Mediator, granulocyte (macrophage) colony stimulating factor** (Granulozytenproliferation/ -differenzierung ↑)	Filgrastim (G-CSF) → 150	5µg/kg/d s.c.
		Pegfilgrastim → 150	6mg s.c.
		Lenograstim → 150	150µg/m²/d s.c.
evtl.	**Komplexbildner** (Eiseneliminiation ↑) → 587	Deferoxamin → 146	25–50mg/kg KG/d s.c. kontin. oder als 2 Bolusgaben an mind. 5d/W
		Deferipron → 146	3 x 25mg/kg KG/d p.o.
		Deferasirox → 146	1 x 20mg/kg KG/d p.o.
evtl.	**Hormon** (Wachstumsfaktor)	Erythropoetin → 145	150–300IE/kg 3 x/W s.c.
		Darbepoetin → 144	150µg 1 x/W s.c.
evtl.	**Histon-Deacetylase-Inhibitoren**	Valproinsäure → 308	ini 500mg, um 5mg/kg KG bis zu einer Serumkonz. von 50–100µg/ml steigern
Del 5q	**Immunmodulatorisches Medikament**	Lenalidomid → 193	10mg/d p.o. x 21d, Wdh. d28, **Cave:** evtl. Dosis anpassen
> 60J, high-risk oder intermediate-2, abnormer Karyotyp			
	DNA-Methyltransferase-Inhibitor	5-Azacytidin	75mg/m²/d s.c. x 7d, Wdh. d28, mind. 6 Zyklen, **Cave:** Dosisanpassung

[20] WK Hofmann et al., Myelodysplastische Syndrome (MDS). DGHO-Leitlinie. Stand März 2016. www.dgho-onkopedia.de

T 7.12 Non-Hodgkin-Lymphom

T 7.12.1 Indolente Formen des Non-Hodgkin-Lymphoms[21, 22, 23, 24]

R-COP

	Alkylanz	Cyclophosphamid → 152	d1–5 400mg/m² i.v. (Zykluswdh. d22)
plus	**Spindelgift, Mitosehemmer**	Vincristin → 161 (Oncovorin)	d1 1.4mg/m² i.v., max. 2mg (Zykluswdh. d22)
plus	**Glukokortikoid** (immunsuppr., antiinfl.)	Prednison → 208	d1–5 100mg/m² p.o. (Zykluswdh. d 22)
	Anti-CD20-Antikörper	Rituximab → 185	375mg/m² i.v. d1

KNOSPE

	Alkylanz (Lymphsuppression)	Chlorambucil → 153	d1 0.4mg/kg p.o. (Zykluswdh. d15); ggf. um 0.1mg/kg/d steigern bis max. 0.8mg/kg/d

Non-Hodgkin-Lymphom

R-MCP			
	Anthrazyklin	Mitoxantron → 165	*8 mg/m² i.v. über 30min, d1–2*
plus	**Alkylanz, Zytostatikum** (Lymphosuppression)	Chlorambucil → 153	*d1–5 3 x 3 mg/m² p.o.*
plus	**Glukokortikoid** (immunsuppressiv, antiinflammatorisch)	Prednison → 208	*d1–5 25 mg/m² p.o.*
	Anti-CD20-Antikörper	Rituximab → 185	*375 mg/m² i.v. d1*
Mabthera mono (Induktionstherapie)			
	Anti-CD20-Antikörper (monoklonal)	Rituximab → 185	*375 mg/m² i.v. 1 x/W über 4W (Infusionsgeschwindigkeit einschleichen)*
R-CHOP (alle 3W)			
	Alkylanz (DNA-crosslinking)	Cyclophosphamid → 152	*750 mg/m² i.v. d1*
	Anthrazyklin (u.a. Topoisomerase-II-Hemmg.)	Doxorubicin → 164	*50 mg/m² streng i.v. d1*
	Spindelgift, Mitosehemmer	Vincristin → 161	*1.4 mg/m² i.v. d1 (max. 2mg, bei > 65 J max. 1mg)*
	Glukokortikoid	Prednison → 208	*100 mg p.o. d1–5*
	Anti-CD20-Antikörper	Rituximab → 185	*375 mg/m² i.v. d1*
Fludarabin mono (alle 4W)			
	Purinantagonist (Antimetabolit)	Fludarabin → 157	*25 mg/m² i.v. d1–5*
FC (alle 4W)			
	Purinantagonist (Antimetabolit)	Fludarabin → 157	*30 mg/m² i.v. d1–3*
	Alkylanz (DNA-crosslinking)	Cyclophosphamid → 152	*250 mg/m² i.v. d1–3*
R-FCM (alle 4W)			
	Purinantagonist (Antimetabolit)	Fludarabin → 157	*25 mg/m² i.v. d1–3*
	Alkylanz (DNA-crosslinking)	Cyclophosphamid → 152	*200 mg/m² i.v. d1–3*
	Anthrazyklin	Mitoxantron → 165	*8 mg/m² streng i.v. d1*
	Anti-CD20-Antikörper	Rituximab → 185	*375 mg/m² i.v. d0 oder d1*

T 7 Hämatologie, Onkologie – Therapie

R-FC (alle 4W, max. 6 Zyklen) bei CLL

	Anti-CD20-Antikörper	Rituximab → 185	Zyklus 1: 375mg/m² i.v. d0; Zyklus 2–6: 500mg/m², d1
	Purinantagonist (Antimetabolit)	Fludarabin → 157	25mg/m² i.v. d1–3
	Alkylanz (DNA-crosslinking)	Cyclophosphamid → 152	250mg/m² i.v. d1–3

Bendamustin (alle 3–4W)

	Bifunktionelles Alkylanz	Bendamustin → 152	90mg/m²/d d1 und 2
evtl. plus	Anti-CD20-Antikörper	Rituximab → 185	375mg/m² i.v. d1

Cladribin (bei Haarzellleukämie)

	Purinanalogon	Cladribin → 157	0.09mg/kg KG/d (3.6mg/m²) über 24h an 7 aufeinanderfolgenden Tagen; nur 1 Zyklus!

Alemtuzumab (bei CLL)

Anti-CD52-Antikörper	Alemtuzumab → 331 (Wurde vom Markt genommen, nur über Ausland zu beziehen)	3mg an d1, 10mg an d2, und 30mg an d3, wenn vorangegangene Dosis gut vertragen wurde; danach 3 × 30mg/W für 12W (Infektprophylaxe)

Mabthera-Erhaltung

Anti-CD20-Antikörper	Rituximab → 185	375mg/m²/d i.v. alle 2M über 2J (in Remission nach Erstlinientherapie 375mg/m²/d i.v. alle 3M über 2J (in Remission nach Rezidivtherapie)

Zevalin

Radioimmuntherapie	⁹⁰Y-Ibritumomab-Tiuxetan	> 150 000 Thrombozyten/μl: 15MBq [90Y]-markiertes Zevalin pro kg KG bis zu max. 1 200MBq; 100 000–150 000 Thr./μl: 11MBq [90Y]-markiertes Zevalin pro kg KG bis zu max. 1 200MBq

Non-Hodgkin-Lymphom

Ofatumumab (bei Fludarabin- und Alemtuzumab-refraktärer CLL)

Anti-CD20-Antikörper	Ofatumumab → 184	ini 300mg, dann 2000mg, 8-wöchentl. Gaben, dann 4-monatl. Gaben; 1. + 2. Gabe: Start mit 12ml/h (9mg/ml), Infusionsgeschwindigkeit alle 30min verdoppeln bis max. 200ml/h. Nachfolgende Inf.: Start mit 25ml/h (9mg/ml), alle 30min verdoppeln bis max. 400ml/h. **Cave:** Prämedikation mit Prednison, Paracetamol und Cetirizin

Obinutuzumab/Chlorambucil (unbehandelte CLL bei Patienten die aufgrund von Begleiterkrankungen für Fludarabin nicht geeignet sind)

Zytostatikum	Chlorambucil → 153	0,5mg/kg KG p.o. an d1+d15, alle 29d
Anti-CD20-Antikörper	Obinutuzumab → 184	d1 100mg, d2 900mg, d8 1000mg, d15 1000mg; ab 2. Zyklus je 1000mg an d1 des Zyklus; **Cave:** schwere infusionsbed. Reaktionen! Prämedikation und Reanimationsbereitschaft!

Ibrutinib (bei rezidivierendem oder refraktärem Mantelzell-Lymphom und bei CLL im Rezidiv oder Erstlinientherapie, wenn 17p-Deletion oder TP53-Mutation und für Chemoimmunotherapie ungeeignet)

Bruton-Tyrosinkinase (BTK-Inhibitor)	Ibrutinib → 173	MCL: 560mg (4 Kps.) 1 x/d; CLL: 420mg (3 Kps.) 1 x/d

Idelalisib (bei CLL in Kombin. mit Rituximab im Rezidiv oder bei 17p-Deletion oder TP53-Mutation, ungeeignet für Chemoimmunother. sowie bei follikulärem Lymphom in 3. Linie)

PI3K-Inhibitor	Idelalisib → 193	150mg 2 x täglich

Venetoclax (bei CLL mit 17p Deletion oder TP53 Mutation, die ungeeignet oder refraktär sind für BCR-Signalweginhibitoren; für CLL-Patienten nach Versagen von Chemoimmunotherapie und BCR-Signalweg-Inhibitor)

BCL-2-Hemmer	Venetoclax → 195	W1 20mg/d, W2 50mg/d, W3 100mg/d, W4 200mg/d; W5 u. danach 400mg/d p.o.

[21] CM Wendtner et al., Chronische Lymphatische Leukämie (CLL). DGHO-Leitlinie, Januar 2017, www.dgho-onkopedia.de
[22] C Buske et al., Follikuläres Lymphom. DGHO-Leitlinie, Januar 2017. www.dgho-onkopedia.de

T 7.12.2 Aggressive Formen des Non-Hodgkin-Lymphoms[23]

R-CHOP-21 → 593

(R)-CHOP-14 (Wdh. am d15)

	Alkylanz (DNA-crosslinking)	Cyclophosphamid → 152	750mg/m² i.v. d1
	Anthrazyklin (u.a. Topoisomerase-II-Hemmg.)	Doxorubicin → 164	50mg/m² i.v. d1
	Spindelgift, Mitosehemmer	Vincristin → 161	1.4mg/m² i.v. d1, max. 2mg/d, bei Pat. > 70 J max. 1mg/d
	Glukokortikoid (immunsuppr., antiinfl.)	Prednison → 208	100mg p.o. d1–5
ggf.	Anti-CD20-Antikörper	Rituximab → 185	375mg/m² i.v. d0 oder d1
plus oder oder	Mediator, granulocyte (macrophage) colony stimulating factor[15] (Granulozytenproliferation/-differenzierung ↑)	Lenograstim → 150	150µg/m²/d s.c. d4–13
		Filgrastim → 150	5µg/kg KG/d s.c. d4–13
		Pegfilgrastim → 150	6mg s.c. d4

Vorphase (bei Patienten > 60 J und/oder hoher Tumorlast)

	Spindelgift, Mitosehemmer	Vincristin → 161	2mg abs. i.v. d1
	Glukokortikoid	Prednison → 208	100mg/d p.o. d1–7

ZNS-Prophylaxe (bei Befall hoch zervikal, Gesichtsschädel, Knochenmark oder Testes)

	Antimetabolit (Folatantagonist)	Methotrexat → 156	15mg intrathekal

ZNS-Tripeltherapie (bei Meningeosis lymphomatosa oder intrazerebraler RF)

	Antimetabolit (Folatantagonist)	Methotrexat → 156	15mg intrathekal
	Antimetabolit (Pyramidinantagonist)	Cytarabin → 159	40mg intrathekal
	Glukokortikoid	Dexamethason → 207	4mg intrathekal

R-IMVP-16 bei Rezidiven (alle 3W, 4–6 Zyklen)

	Alkylanz	Ifosfamid → 153	d1–5: 1000mg/m² i.v. über 1h
plus	Antimetabolit (Folatantagonist)	Methotrexat → 156	d3 + 10: 30mg/m² i.v.; d10, nur wenn Leukos > 3000/µl)
plus	Topoisomerase-II-Hemmer	Etoposid → 162	d1–3: 100mg/m² i.v. über 1h
evtl. plus	Anti-CD20-Antikörper	Rituximab → 185	375mg/m² i.v. d0 oder d1

CHOEP (alle 3W plus G-CSF): wie CHOP, R-CHOP → 596

plus	Topoisomerase-II-Hemmer	Etoposid → 162	100mg/m² i.v. je d1–3

Non-Hodgkin-Lymphom

R-IEV (alle 4W; plus G-CSF)

	Alkylanz	Ifosfamid → 153	$2.5g/m^2$ i.v. d1-3
	Anthrazyklinderivat	Epirubicin → 164	$100mg/m^2$ streng i.v. d1
	Topoisomerase-II-Hemmer	Etoposid → 162	$150mg/m^2$ i.v. d1-3

(R)-ICE (alle 2-3W, plus G-CSF)

	Topoisomerase-II-Hemmer	Etoposid → 162	$100mg/m^2$ i.v. d1-3
	Platinderivat	Carboplatin → 154	AUC 5 (max. 800mg) i.v. an d2
	Alkylanz	Ifosfamid → 153	$5g/m^2$ i.v. über 24h an d2
evtl. plus	Anti-CD20-Antikörper	Rituximab → 185	$375mg/m^2$ i.v. d0 oder d1

(R)-Dexa-BEAM (alle 3-4W, plus G-CSF ab Tag 11)

	Glukokortikoid (lymphotoxisch)	Dexamethason → 207	3 x 8mg p.o. d1-10
	Alkylanz	BCNU/Carmustin	$60mg/m^2$ i.v. d2
	Topoisomerase-II-Hemmer	Etoposid → 162	$75mg/m^2$ i.v. d4-7
	Purinantagonist (Antimetabolit)	Cytarabin → 159	2 x $100mg/m^2$ i.v. d4-7 (alle 12h)
	Alkylanz	Melphalan → 153	$20mg/m^2$ i.v. d3
evtl. plus	Anti-CD20-Antikörper	Rituximab → 185	$375mg/m^2$ i.v. d0 oder d1

R-DHAP (alle 4W plus G-CSF)

	Glukokortikoid (lymphotoxisch)	Dexamethason → 207	40mg i.v. d1-4
	Purinantagonist (Antimetabolit)	Cytarabin → 159	2 x $1000mg/m^2/d$ i.v. d2 (alle 12h)
	Alkylanz	Cisplatin → 155	$100mg/m^2$ i.v. d1
	Anti-CD20-Antikörper	Rituximab → 185	$375mg/m^2$ i.v. d0 oder d1

[23] U Dührsen et al., Diffuses großzelliges B-Zell-Lymphom. DGHO-Leitlinie 11/2014.
www.dgho-onkopedia.de.

T 7.12.3 Mantelzelllymphom (rezidiviert und/oder refraktär)[24]

mTOR-Inhibitor	Temsirolimus → 177	175mg 1 x/W für 3 W, dann 75mg 1 x/W, jeweils über 30-60 min i.v.
Bruton-Tyrosinkinase (BTK-Inhibitor)	Ibrutinib → 173	MCL: 560mg (4 Kps.) 1 x/d

[24] M Dreyling et al., Mantelzell-Lymphom. DGHO-Leitlinie, 03/2017. www.dgho-onkopedia.de.

T 7.12.4 Systemisches anaplastisches großzelliges Lymphom (sALCL)

Rezidiviert oder refraktär

Anti-CD30-Antikörper	Brentuximab vedotin → 182	1.8mg/kg i.v. 30 min alle 3W, 8-16 Zyklen

T 7.13 Akute Leukämie

Wichtiger Hinweis: Die Lektüre dieses Kompendiums kann das Lesen eines Studienprotokolls oder der gängigen Literatur nicht ersetzen! Die Therapie akuter Leukämien sollte an spezialisierten Zentren und innerhalb der Studienprotokolle des **Kompetenznetzes Leukämie** bzw. gemäß den **Empfehlungen des Europäischen Leukämienetzes** erfolgen.
Die Dosierungsangaben beziehen sich auf Patienten < 60 Jahre ohne Begleiterkrankungen.
Die Supportivtherapien müssen nach Maßgabe des jeweiligen spezialisierten Zentrums erfolgen.
Siehe: DGHO-Leitlinien. www.dgho-onkopedia.de.

T 7.13.1 Akute myeloische Leukämie[25]

Induktionstherapie (Standard-Induktionstherapie: 3+7-Schema)

3 Tage Anthrazyklin: Daunorubicin 60mg/m² **oder** Idarubicin 10-12mg/m² **oder** Mitoxantron 10-12mg/m²
7 Tage Cytarabin: kontinuierlich 100-200mg/m²

Induktionstherapien der AMLCG (Acute Myeloid Leukemia Cooperative Group)

TAD-9

	Pyrimidinantagonist	Cytarabin → 159	d1, 2: 100mg/m²/24h i.v., d3-8: 100mg/m² als Inf. über 30min alle 12h
plus	Purinantagonist	Thioguanin → 158	d3-9: 100mg/m² alle 12h p.o.
plus	Anthrazyklin, Interkalation (Topoisomerase-II-Hemmer)	Daunorubicin → 163	d3-5: 60mg/m² i.v. über 60min

HAM

	Pyrimidinantagonist (Zytostatikum)	Cytarabin → 159	d1-3: 3g/m² i.v. alle 12h über 3h (Pro: 4 × tgl. Kortikoid-AT)
plus	Zytostatikum	Mitoxantron → 165	d3-5: 10mg/m²/d i.v. über 60min (vor Cytosinarabinosid)

[25] Röllig C et al., Leitlinien der DGHO für die Diagnostik und Therapie der Akuten Myeloischen Leukämie (AML), Stand März 2017.

T 7.13.2 Akute lymphatische Leukämie[26]

Auch die Erstlinien-Behandlung der akuten lymphatischen Leukämien sollte in Zentren und innerhalb von Studien erfolgen.

Zur Behandlung von Erwachsenen mit Philadelphia-Chromosom negativer, rezidivierter oder refraktärer B-Vorläufer akuter lymphatischer Leukämie (ALL)

Bispezifischer CD3/CD19 Antikörper	Blinatumomab → 182	Zyklus 1: (d1-7): 9µg/d, (d8-28): 28µg/d; Zyklus 2-5 (d1-28): 28µg/d; 1 Zyklus = 42 Tage. Pat., die eine komplette Remission nach 2 Zyklen erreicht haben, können bis zu 3 weitere Zyklen erhalten.

[26] Gökbuget N et al., DGHO-Leitlinie Akute Lymphatische Leukämie (ALL). 03/2017. www.onkopedia.com

T 7.14 M. Hodgkin[27, 28]

COPP (Wdh. an d29 im Wechsel mit ABVD)

	Alkylanz	Cyclophosphamid → 152	d1 + 8: 650 mg/m² i.v.
plus	Spindelgift (Lymphosuppression)	Vincristin → 161	1,4 mg/m² i.v., max. 2 mg d1 + 8
plus	Alkylanz	Procarbazin → 156	100 mg/m² p.o. d1-14
plus	Glukokortikoid (immunsuppr., antiinfl.)	Prednison → 208	40 mg/m² p.o. d1-14

ABVD (Wdh. an d29, ggf. im Wechsel mit COPP als COPP/ABVD)

	Anthrazylin	Doxorubicin → 164	25 mg/m² i.v. d1 + 15
plus	Spindelgift (Lymphosuppression)	Vinblastin → 161	6 mg/m² i.v. d1 + 15
plus	Antibiotikum	Bleomycin → 165	10 mg/m² i.v. d1 + 15
plus	Alkylanz	Dacarbazin → 155	375 mg/m² i.v. d1 + 15

BEACOPP basis (Wdh. an d22) bzw. **BEACOPP-14** (Wdh. an d15 mit GCSF)

	Antibiotikum	Bleomycin → 165	10 mg/m² i.v. an d8
plus	Topoisomerase-II-Hemmer	Etoposid → 162	d1-3 100 mg/m² i.v.
plus	Anthrazyklin	Doxorubicin → 164	25 mg/m² i.v., d1
	Alkylanz	Cyclophosphamid → 152	650 mg/m² i.v., d1
plus	Spindelgift (Mitosehemmer, Lymphosuppression)	Vincristin → 161	1,4 mg/m² i.v., max. 2 mg, d8

T 7 Hämatologie, Onkologie – Therapie

plus	Alkylanz	Procarbazin → 156	d1-7 100mg/m² p.o.
plus	Glukokortikoid (immunsuppressiv, antiinflammatorisch)	Prednison → 208	BEACOPP basis: d1-14: 40mg/m² p.o.; BEACOPP-14: d1-7 80mg/m² p.o.

BEACOPP eskaliert (Wdh. an d22, G-CSF ab d8)

	Antibiotikum	Bleomycin → 165	10mg/m² i.v. an d8
plus	Topoisomerase-II-Hemmer	Etoposid → 162	d1-3 200mg/m² i.v.
plus	Anthrazyklin	Doxorubicin → 164	35mg/m² i.v., d1
	Alkylanz	Cyclophosphamid → 152	1250mg/m² i.v., d1
plus	Spindelgift (s.o.)	Vincristin → 161	1.4mg/m² i.v., max. 2mg, d8
plus	Alkylanz	Procarbazin → 156	d1-7 100mg/m² p.o.
plus	Glukokortikoid	Prednison → 208	d1-14 40mg/m² p.o.

Adcetis

	Anti-CD30-Antikörper	Brentuximab vedotin → 182	1,8 mg/kg i.v. 30 min. alle 3 W, 8-16 Zyklen

Nivolumab (zur Behandlung des rezidivierenden oder refraktären klassischen Hodgkin-Lymphoms bei Erwachsenen nach einer autologen Stammzelltransplantation (ASCT) und Behandlung mit Brentuximab Vedotin)

	PD-1 Hemmer (monoklon. AK gegen PD-1)	Nivolumab → 184	3mg/kg KG alle 2W

[27] Michael Fuchs et al., Hodgkin-Lymphom. DGHO-Leitlinie 02/2016. www.dgho-onkopedia.de.
[28] Anas Younes, Nivolumab for classical Hodgkin's lymphoma after failure of both autologous stem-cell transplantation and brentuximab vedotin: a multicentre, multicohort, single-arm phase 2 trial. The lancet oncology, Vol.17, No. 9, p1283-1294, September 2016.

T 7.15 Multiples Myelom

T 7.15.1 Bei symptomatischem Multiplem Myelom

Biphosphonat (Osteoklastenhemmung)	Pamidronsäure → 132	90mg i.v. alle 4W
	Zoledronsäure → 133	4mg i.v. über 15min alle 3-4W

T 7.15.2 Zytostatische Therapie[29]

Bei gutem Allgemeinzustand und ohne schwere Begleiterkrankungen:
Hochdosismelphalantherapie mit autologer Blutstammzelltransfusion erwägen

MP (Alexanian I; Zykluswiederholung ab d29-42)

	Alkylanz	Melphalan → 153	15mg/m² i.v. an d1 oder 0.25mg/kg p.o. an d1-4
plus	Glukokortikoid	Prednisolon → 208	60mg/m²/d p.o. oder 2mg/kg/d p.o. an d1-4

Multiples Myelom

Rd-Firstline			
	Immunmodulation	Lenalidomid → 193	25mg/d p.o. d1-21; alle 28d
	Glukokortikoid (lymphotoxisch)	Dexamethason → 207	40mg/d p.o. an den Tagen 1, 8, 15 und 22, alle 28d
MPT (alle 6W, 12 Zyklen, als First-Line für Nicht-Transplantationskandidaten)			
	Alkylanz	Melphalan → 153	0.25mg/kg p.o. an d1-4
	Glukokortikoid	Prednisolon → 208	2 mg/kg/d p.o. an d1-4
plus	Immunmodulation	Thalidomid → 195	100-200mg p.o. d1-28
MPV (als First-Line für Nicht-Transplantationskandidaten)			
	Alkylanz	Melphalan → 153	9mg/m²/d p.o. d1-4 alle 42d x 4 Zyklen, dann alle 35d x 5 Zyklen
	Glukokortikoid	Prednisolon → 208	60mg/m²/d p.o. an d 1-4 alle 42d x 4 Zyklen, dann alle 35d x 5 Zyklen
	Proteasominhibitor	Bortezomib → 191	1.3mg/m² an d1, 4, 8, 11, 22, 25, 29, 32 mit Wdh. an d42 für 4 Zyklen, dann an d1, 8, 15 und 22 mit Wdh. an d35 für 5 Zyklen
MPR (Wdh. an d28 für 9 Zyklen)			
	Alkylanz	Melphalan → 153	0.18mg/kg/d p.o. d1-4
	Glukokortikoid	Prednisolon → 208	2mg/kg/d p.o. d1-4
	Immunmodulation	Lenalidomid → 193	10mg/d p.o. d1-21
Velcade bzw. Vel/Dex (Wdh. an d21, max. 8 Zyklen bzw. 2 über CR hinaus)			
	Proteasominhibitor	Bortezomib → 191	1.3mg/m²/d i.v. Bolus (3-5sec) an d1, 4, 8, 11
evtl.	Glukokortikoid (phototoxisch)	Dexamethason → 207	20mg/d p.o. an d1 + 2, 4 + 5, 8 + 9, 11 + 12
Rd (Wdh. an d28)			
	Immunmodulation	Lenalidomid → 193	25mg/d p.o. d1-21
	Glukokortikoid (lymphotoxisch)	Dexamethason → 207	40mg/d p.o. d1, 8, 15, 22
Thalidomid			
	Immunmodulation	Thalidomid → 195	(50-)100-200mg/d p.o. kontinuierl. (auch komb. mit Dexamethason 40mg p.o. d1, 8, 15, 22 alle 4W, s.o.)

HyerCDT (Wdh. alle 4W für 2-6 Zyklen)

Alkylanz	Cyclophosphamid → 152	300mg/m² i.v. über 3h alle 12h x 6 Gaben (d1-3)
Glukokortikoid (lymphotoxisch)	Dexamethason → 207	20mg/m²/d p.o. d1-4, 9-12, 17-20
Immunmodulation	Thalidomid → 195	100-400mg/d p.o. kontin.

CDV

Alkylanz	Cyclophosphamid → 152	50mg/d p.o. kontinuierlich
Proteasominhibitor	Bortezomib → 191	1.3 mg/m²/d i.v. an d1, 4, 8, 11, Wdh. d21 (8 Zyklen), danach an d1, 8, 15, 22, Wdh. d35 (3 Zyklen)
Glukokortikoid (lymphotoxisch)	Dexamethason → 207	20mg p.o. an den Tagen von Bortezomib u. am d danach

BP (Primärtherapie bei Nicht-Transplantationskandidaten; Wdh. alle 4W)

Bifunktionelles Alkylanz	Bendamustin → 152	150mg/m²/d i.v. an d1 + 2
Glukokortikoid	Prednison → 208	60mg/m²/d i.v. od. p.o. d1-4

Bendamustin (Rezidiv nach Hochdosis-Chemotherapie und autologer Stammzelltransplantation; Wdh. alle 4W)

Bifunktionelles Alkylanz	Bendamustin → 152	100mg/m²/d i.v. d1 + 2

Dexa mono

Glukokortikoid (immunsuppressiv, antiinflammatorisch)	Dexamethason → 207	20mg/m² bzw. 40mg abs. p.o. d1-4, 9-12 + 17-20 (Zykluswdh. ab d28)

Pomalidomid plus niedrig dosiertes Dexamethason: POM/LoDEX (bei erw. Patienten, die mindestens zwei vorausgegangene Therapien, darunter Lenalidomid und Bortezomib, erhalten haben und unter der letzten Therapie eine Progression zeigten)

	Immunmodulation	Pomalidomid → 194	4mg p.o/d d1-21, q28d
plus	Glukokortikoid (lymphotoxisch)	Dexamethason → 207	40mg (bei > 75J: 20mg) p.o. an d1, d8, d15, d22

RD-Carfilzomib (bei Erw., die mindestens eine vorangegangene Therapie erhalten haben)

Immunmodulation	Lenalidomid → 193	25mg/d p.o. d1-21; alle 28d
Glukokortikoid (lymphotoxisch)	Dexamethason → 207	40mg/d p.o. an den Tagen 1, 8, 15 und 22, alle 28d
Proteasominhibitor	Carfilzomib → 192	i.v. an d 1, 2, 8, 9, 15 und 16; Pause d17-28; ini 20mg/m² KOF, sofern toleriert ↑ auf 27mg/m² an d8 von Zyklus 1; Ab Zyklus 13 entfallen die Kyprolis-Dosen an d8 + 9.

Multiples Myelom

Vel/Dex/Panobinostat (Erw. mit rezidiv. und/oder refrakt. Multiplen Myelom, die mind. 2 vorausgegangene Therapien, darunter Bortezomib und eine immunmodulatorische Substanz, erhalten haben)

Histondeacetylaseinibitor	Panobinostat → 194	*25mg/d p.o. d1–21; alle 28d*
Proteasominhibitor	Bortezomib → 191	*25mg/d p.o. d1–21; alle 28d*
Glukokortikoid (lymphotoxisch)	Dexamethason → 207	*20mg/d p.o. an d1 + 2, 4 + 5, 8 + 9, 11 + 12 in den Zyklen 1–8, an d1+2 sowie d8+9 in den Zyklen 9–16*

Ixazomib/Lenalidomid/Dexamethason (Zweitlinientherapie)

Oraler Proteasomeninhibitor	Ixazomib → 193	*4mg p.o. an d1, d8, d15 alle 28d*
Immunmodulation	Lenalidomid → 193	*25mg/d p.o. d1–21; alle 28d*
Glukokortikoid (lymphotoxisch)	Dexamethason → 207	*40mg/d p.o. an d1, 8, 15 und 22, alle 28d*

Daratumumab
(Progress eines rezidivierten/refraktären Myeloms nach Proteasominhibitor und IMID)

Anti-CD38-Antikörper	Daratumumab → 183	*16mg/kg KG wöchentlich W1-8, 2-wöchentlich W9-24, dann monatlich*

Elotuzumab/Lenalidomid/Dexamethason (Zweitlinientherapie)

Antikörper gegen Glykoprotein SLAMF7 (Signalling Lymphocyte Activation Molecule Family Member 7)	Elotuzumab → 183	*10mg/kg KG i.v. d1, d8, d15, d22 alle 28d in Zyklus 1+2, dann d1+ d15 alle 28d*
Immunmodulation	Lenalidomid → 193	*25mg/d p.o. d1–21; alle 28d*
Glukokortikoid (lymphotoxisch)	Dexamethason → 207	*28mg/d p.o. 3-24h vorher und 8mg i.v. 45-90min vorher an den Elotuzumab-Tagen, sonst 40mg p.o. (d8 + d22 > 2. Zyklus)*

[29] M. Kortüm et al., Multiples Myelom. DGHO-Leitlinie. Stand Sept.2013. www.dgho-onkopedia.de

T 7.16 Supportive Therapie nach Symptom

	Antiemetikum (Serotoninrezeptorantagonist = 5-HT3-Rezeptor-Antagonist)	Granisetron → 106	*1 x 1–3mg i.v., max. 9mg/d*
		Ondansetron → 106	*1 x 8mg p.o./i.v., max. 3 x 8mg/d*
		Palonosetron → 106	*250µg i.v. oder 0,5mg p.o*
	Glukokortikosteroid (antiinfl., immunsuppr.)	Dexamethason → 207	*4–20mg p.o. oder i.v.*
	Neurokinin-Inhibitor (Inhibition des neuronal vermittelten Brechreizes)	Aprepitant → 107	*d1 125mg, d2 + d3 80mg 1h vor Chemotherapie p.o. komb. mit 5-HT3-Antagonisten und Dexamethason*
	Benzodiazepine (Tranquilizer, Muskelrelax., anxiolytisch, sedierend)	Lorazepam → 359	*30min vor Therapiebeginn: 1-3mg i.v.; 1–2mg p.o.*
oder	**Antiemetikum** (Dopamin-Rez.-Antagonist)	Metoclopramid → 97	*10–20mg p.o. alle 4h bzw. 10mg i.v.; max. 2mg/kg KG*
oder	**Sedierendes Antidepressivum** (trizyklisch, Monoamin-Reuptake-Hemmung)	Amitriptylin → 336	*3 x 25mg/d p.o.*

T 7.17 Analkarzinom (lokalisiert, nicht metastasiert)

T 7.17.1 Primäre Chemotherapie + Radiatio[30, 31]

	Bifunktionelles Alkylanz (zytostat. Antibiotikum)	Mitomycin → 165	*10mg/m² i.v., Bolus an d1 und d29*
plus	**Pyrimidinantagonist** (Hemmung der Thymidinnukleotid-Synthese)	5-Fluorouracil → 159	*750mg/m² i.v. über 24h d1-5, und d29-33 oder 1000mg/m² i.v. über 24h d1-4 und d29-32*
plus	**Bestrahlung**		*1.8Gy/d d1-5 (W1-5), W6 Pause; insgesamt 45Gy; Boost von 15Gy bei CR oder 20Gy bei PR*

[30] Flam et al. Role of mitomycin in combination with fluorouracil and radiotherapy, and of salvage chemoradiation in the definitive nonsurgical treatment of epidermoid carcinoma of the anal canal: results of a phase III randomized intergroup study J Clin Oncol. 1996;14(9):2527.
[31] UKCCCR Anal Cancer Trial Working Party. Epidermoid anal cancer: results from the UKCCCR randomised trial of radiotherapy alone versus radiotherapy, 5-fluorouracil, and mitomycin The Lancet, Volume 348, Issue 9034, 19 October 1996, Pages 1049-1054

T 7.17.2 Salvage Chemotherapie[32]

5-FU/Cisplatin

	Pyrimidinantagonist (Hemmung der Thymidin-nukleotid-Synthese)	5-Fluorouracil → 159	1000mg/m² i.v. d1–5
plus	Alkylanz (DNA-Doppel-strang-Vernetzung)	Cisplatin → 155	100mg/m² d2

[32] Faivre C et al. 5-fluorouracile and cisplatinum combination chemotherapy for metastatic squamous-cell anal cancer.. Bull Cancer. 1999 Oct;86(10):861-5

T 7.18 Harnblasenkarzinom

Gemcitabin/Cisplatin[33]

	Antimetabolit	Gemcitabin → 160	1000mg/m² i.v. über 30min; d1, 8,15; Wdh. d29
plus	Alkylanz (DNA-Doppel-strang-Vernetzung)	Cisplatin → 155	70mg/m² i.v. an d1; Zykluswdh. d29

[33] Moore MJ et al., Gemcitabine plus cisplatin, an active regimen in advanced urothelial cancer: a phase II trial of the National Cancer Institute of Canada Clinical Trials Group. J Clin Oncol. 1999;17(9):2876

Carboplatin/Paclitaxel[34]

	Alkylanz (DNA-Doppel-strang-Vernetzung)	Carboplatin → 154	AUC 6 i.v. über 30min an d1; Wdh. d22
	Spindelgift (Mitosehemmer, Störung d. Mikrotubulireorganisation)	Paclitaxel → 163	225mg/m² i.v. als 3-h-Infusion an d1; Wdh. d22

[34] Vaughn DJ et al., Phase II study of paclitaxel plus Carboplatin in patients with advanced carcinoma of the urothelium and renal dysfunction (E2896) Cancer. 2002;95(5):1022

M-VAC (Methotrexat + Vinblastin + Adriblastin + Cisplatin; Memo: G-CSF)[35]

oder	Antimetabolit (Folatantagonist)	Methotrexat → 156	30mg/m² i.v. als Bolus d1, 15, 22; Zykluswdh. d29
plus	Spindelgift (Mitosehemmer)	Vinblastin → 161	3mg/m² i.v. als Bolus d2, 15, 22; Zykluswdh. d29
plus	Zytostat. Antibiotikum (DNA-Schädigung)	Doxorubicin → 164	30mg/m² i.v. an d2; Zykluswdh. d29
plus	Alkylanz (DNA-Doppel-strang-Vernetzung)	Cisplatin → 155	70mg/m² i.v. an d2; Zykluswdh. d29

[35] Loehrer PJ et al., A randomized comparison of cisplatin alone or in combination with methotrexate, vinblastine, and doxorubicin in patients with metastatic urothelial carcinoma: a cooperative group study. J Clin Oncol. 1992 Jul;10(7):1066-73

PCG (Paclitaxel, Cisplatin, Gemcitabin)[36]

	Antimetabolit	Gemcitabin → 160	1000mg/m² i.v. über 30min an d1, 8; Wdh. d22
plus	Spindelgift (Mitosehemmer, Störung d. Mikrotubulireorganisation)	Paclitaxel → 163	80mg/m²/W als 1-h-Inf., d1, 8; Wdh. d22
plus	Alkylanz (DNA-Doppelstrang-Vernetzung)	Cisplatin → 155	70mg/m² i.v. an d1; Zykluswdh. d22

[36] Bellmunt J et al., Randomized phase III study comparing paclitaxel/cisplatin/gemcitabine (PCG) and gemcitabine/cisplatin (GC) in patients with locally advanced (LA) or metastatic (M) urothelial cancer without prior systemic therapy J Clin Oncol. 2012 Apr 1;30(10):1107-13

Vinflunin

Spindelgift (Mitosehemmer, Störung d. Mikrotubulireorganisation)	Vinflunin → 161	initial 280mg/m², nach 3W 320mg/m², Wdh. d22

Gemcitabin Mono[37]

Antimetabolit	Gemcitabin → 160	1200mg/m² i.v. über 30min; d1, 8; Wdh. d22

[37] Lorusso V et al., A phase II study of gemcitabine in patients with transitional cell carcinoma of the urinary tract previously treated with platinum. Italian Co-operative Group on Bladder Cancer. Eur J Cancer. 1998;34(8):1208-1212

Paclitaxel Mono[38]

Spindelgift (Mitosehemmer, Störung d. Mikrotubulireorganisation)	Paclitaxel → 163	175-250mg/m²/W als 1-h-Infusion, d1, Wdh. d22-29; altern.: 90mg/m² d1, 8, 15

[38] Dreicer R et al., Paclitaxel in advanced urothelial carcinoma: its role in patients with renal insufficiency and as salvage therapy. J Urol. 1996;156(5):1606-1608..

Immuntherapie

Atezolizumab[39] (Behandlung des lokal fortgeschrittenen oder metastasierten Urothelkarzinoms nach vorheriger platinhaltiger Chemotherapie oder fehlender Eignung für eine cisplatinhaltige Therapie)

PD-L1-Inhibitor	Atezolizumab → 181	1200mg an d1, q3w

[39] Powles T et al., Atezolizumab versus chemotherapy in patients with platinum-treated locally advanced or metastatic urothelial carcinoma (IMvigor211): a multicentre, open-label, phase 3 randomised controlled trial. Volume 391, No. 10122, p748-757, 24 February 2018

T 7.19 Bronchialkarzinom

T 7.19.1 Small Cell Lung Cancer (SCLC)

Cisplatin/Etoposid[40, 41]

	Alkylanz (DNA-Doppelstrang-Vernetzung)	Cisplatin → 155	80mg/m² i.v. als 1-h-Inf. an d1; Wdh. d22
plus	Spindelgift (Mitosehemmer, DNA-/Proteinsynthesehemmer)	Etoposid → 162	100mg/m²/d als 2-h-Inf. d1-3; Wdh. d22

[40] Takada M et al., Phase III study of concurrent versus sequential thoracic radiotherapy in combination with cisplatin and etoposide for limited-stage small-cell lung cancer J Clin Oncol. 2002 Jul 15;20(14):3054-60

[41] Wolf M et al., Lungenkarzinom, kleinzellig (SCLC); DGHO Onkopedia Leitlinie 11/2012

ACO I[42]

	Zytostat. Antibiotikum (DNA-Schädigung)	Doxorubicin → 164	60mg/m² i.v. an d1; Wdh. d22
plus	Alkylanz (DNA-Doppelstrang-Vernetzung)	Cyclophosphamid → 152	750mg/m² i.v. an d1; Wdh. d22
plus	Spindelgift (Mitosehemmer)	Vincristin → 161	1-2mg i.v. an d1, 8, 15; Wdh. d22

[42] Livingston RB et al., Small cell carcinoma of the lung. Blood 1980 56: 575-584

Carboplatin/Etoposid[43]

	Alkylanz (Cisplatin-Abkömmling; DNA-Strang-Vernetzung)	Carboplatin → 154	300mg/m² (AUC 5-6) d1; Wdh. d22
plus	Spindelgift (Mitosehemmer, DNA-/Proteinsynthesehemmer)	Etoposid → 162	100mg/m² i.v. als 1-h-Inf. an d1-3; Wdh. d22

[43] Skarlos DV et al., Randomized comparison of etoposide-cisplatin vs. etoposide-Carboplatin and irradiation in small-cell lung cancer. A Hellenic Co-operative Oncology Group study..Ann Oncol. 1994 Sep;5(7):601-7

CEV

	Alkylanz (DNA-Doppelstrang-Vernetzung)	Carboplatin → 154	AUC 3-4 i.v. an d1; Wdh. d22
plus	Spindelgift (Mitosehemmer, DNA-/Proteinsynthesehemmer)	Etoposid → 162	140mg/m² i.v. an d1-3; Wdh. d22
plus	Spindelgift (Mitosehemmer)	Vincristin → 161	1.5mg i.v., an d1, 8, 15; Wdh. d22

Irinotecan/Cisplatin[44, 45]

Alkylanz (DNA-Doppelstrang-Vernetzung)	Cisplatin → 155	30mg/m² i.v. an d1 und d8; Wdh. d22
plus Zytostatikum (Topoisomerasehemmer)	Irinotecan → 166	65mg/m² an d1, 8; Wdh. d22

[44] Hanna N et al., Randomized phase III trial comparing irinotecan/cisplatin with etoposide/cisplatin in patients with previously untreated extensive-stage disease small-cell lung cancer. J Clin Oncol. 2006 May 1;24(13):2038-43
[45] Noda K et al., Irinotecan plus cisplatin compared with etoposide plus cisplatin for extensive small-cell lung cancer.; Japan Clinical Oncology Group. N Engl J Med. 2002 Jan 10;346(2):85-91

Topotecan[46]

Zytostatikum (Topoisomerasehemmer)	Topotecan → 166	1.5mg/m² als Kurzinfusion an d1-5; Wdh. d22

[46] Schiller JH et al., Topotecan versus observation after cisplatin plus etoposide in extensive-stage small-cell lung cancer J Clin Oncol. 2001 Apr 15;19(8):2114-22

ACE (CDE, CAE)[47]

Zytostat. Antibiotikum (DNA-Schädigung)	Doxorubicin → 164	45mg/m² i.v. an d1; Wdh. d22
plus Alkylanz (DNA-Doppelstrang-Vernetzung)	Cyclophosphamid → 152	1000mg/m² i.v. an d1; Wdh. d22
plus Spindelgift (Mitosehemmer, DNA-/Proteinsynthesehemmer)	Etoposid → 162	100mg/m² i.v. als 1-h Infusion an d1, 3, 5; Wdh. d22

[47] Gregor A et al., Randomized trial of alternating versus sequential radiotherapy/chemotherapy in limited-disease patients with small-cell lung cancer. J Clin Oncol. 1997 Aug;15(8):2840-9

Irinotecan/Gemcitabin[48]

Zytostatikum (Topoisomerasehemmer)	Topotecan → 166	100mg/m² i.v. über 2h an d1, d8; Wdh. d22
Antimetabolit	Gemcitabin → 160	1000mg/m² i.v. über 30min; d1, 8; Wdh. d22

[48] Rocha-Lima CM et al., Phase II trial of irinotecan/gemcitabine as second-line therapy for relapsed and refractory small-cell lung cancer. Ann Oncol. 2007 Feb;18(2):331-7

PIC[49]

Spindelgift (Mitosehemmer)	Paclitaxel → 163	175mg/m² i.v. als 3-h-Inf. an d1; Wdh. d22
plus Alkylanz (DNA-Doppelstrang-Vernetzung)	Cisplatin → 155	50mg/m² i.v. d1 und d2; Wdh. d22
plus Alkylanz (DNA-Doppelstrang-Vernetzung)	Ifosfamid → 153	2.5g/m² i.v. d1und d2; Wdh. d22

[49] Kosmas C, et al. Phase II study of paclitaxel, ifosfamide, and cisplatin as second-line treatment in relapsed small-cell lung cancer. J Clin Oncol. 2001 Jan 1;19(1):119-26

Bronchialkarzinom 609

T 7.19.2 Non Small Cell Lung Cancer (NSCLC)

Adjuvante Therapie

Cisplatin/Vinorelbin (Anita Trial)[50, 51]

	Spindelgift (Mitosehemmer)	Vinorelbin → 161	30mg/m² wöchentlich x 16
plus	Alkylanz (DNA-Doppelstrang-Vernetzung)	Cisplatin → 155	100mg/m² i.v. d1; Wdh. d29 x 4

[50] Douillard JY et al., Adjuvant vinorelbine plus cisplatin versus observation in patients with completely resected stage IB-IIIA non-small-cell lung cancer (Adjuvant Navelbine International Trialist Association [ANITA]). Lancet Oncol. 2006 Sep;7(9):719-27
[51] Griesinger F et al., Lungenkarzinom, nichtkleinzellig (NSCLC). DGHO Onkopedia Leitlinie 2/2016.

Cisplatin/Vinorelbin (JBR 10 Trial)[52]

	Spindelgift (Mitosehemmer)	Vinorelbin → 161	25mg/m², wöchentlich x 16
plus	Alkylanz (DNA-Doppelstrang-Vernetzung)	Cisplatin → 155	50mg/m² i.v. d1 und d8; Wdh. d29, insgesamt 4 x

[52] Vincent MD et al., A randomized phase III trial of vinorelbine/cisplatin versus observation in completely resected stage IB and II non-small cell lung cancer (NSCLC) J Clin Oncol 2009; 27:382s

Palliative Therapie, Monotherapie

Paclitaxel[53]

	Spindelgift (Mitosehemmer)	Paclitaxel → 163	80mg/m² i.v. als 1-h-Infusion 1 x/W

[53] Alberola V et al., Weekly paclitaxel in the treatment of metastatic and/or recurrent non-small cell lung cancer. Crit Rev Oncol Hematol. 2002 Dec 27;44 Suppl:S31-41

Vinorelbin-Monotherapie[54] (ältere Patienten, schlechter Allgemeinzustand)

	Spindelgift (Mitosehemmer)	Vinorelbin → 161	30mg/m² als 10-min-Inf.; d1, 8; Wdh. d22

[54] Le Chevalier T et al., Randomized study of vinorelbine and cisplatin versus vindesine and cisplatin versus vinorelbine alone in advanced non-small-cell lung cancer, J Clin Oncol. 1994 Feb;12(2):360-7

Gemcitabin-Monotherapie[55] (ältere Patienten, schlechter Allgemeinzustand)

	Antimetabolit (Nukleosidanalogon, Hemmung der DNA-Synthese)	Gemcitabin → 160	1000mg/m² als 15-min-Kurzinfusion; d1, 8; Wdh. d22

[55] Lara PN Jr et al., Gemcitabine in patients with non-small-cell lung cancer previously treated with platinum-based chemotherapy: a phase II California cancer consortium trial. Clin Lung Cancer. 2004 Sep;6(2):102-7

Docetaxel[56]

	Spindelgift (Mitosehemmer)	Docetaxel → 162	75mg/m² i.v. als 3-h-Inf. an d1; Wdh. d22

[56] Fossella FV et al., Randomized phase III trial of docetaxel versus vinorelbine or ifosfamide in patients with advanced non-small-cell lung cancer previously treated with platinum-containing chemotherapy regimens. J Clin Oncol. 2000 Jun;18(12):2354-62

Pemetrexed[57]

	Antifolat	Pemetrexed → 156	500mg/m² d1, alle 3W (nicht bei Plattenepithel-Ca)

[57] De Marinis F, De Petris L, Pemetrexed in second-line treatment of non-small-cell lung cancer. Oncology (Williston Park). 2004 Nov;18(13 Suppl 8):38-42

Palliative Therapie, Polychemotherapie

Cisplatin/Vinorelbin[58]

	Spindelgift (Mitosehemmer)	Vinorelbin → 161	30mg/m² d1, 8, 15; Wdh. d29
plus	Alkylanz (DNA-Doppelstrang-Vernetzung)	Cisplatin → 155	80mg/m² i.v. d1; Wdh. d29

[58] Souquet PJ et al., GLOB-1: a prospective randomised clinical phase III trial comparing vinorelbine-cisplatin with vinorelbine-ifosfamide-cisplatin in metastatic non-small-cell lung cancer patients. Ann Oncol. 2002 Dec;13(12):1853-61

Cisplatin/Gemcitabin[59]

	Antimetabolit (Nukleosidanalogon, Hemmung der DNA-Synthese)	Gemcitabin → 160	1250mg/m² i.v. als Kurzinfusion über 15min; d1, 8; Wdh. d22
plus	Alkylanz (DNA-Doppelstrang-Vernetzung)	Cisplatin → 155	75mg/m² i.v. als 30-min-Infusion; Wdh. d22

[59] Scagliotti GV et al., Phase III study comparing cisplatin plus gemcitabine with cisplatin plus pemetrexed in chemotherapy-naive patients with advanced-stage non-small-cell lung cancer. J Clin Oncol. 2008 Jul 20;26(21):3543-51. Epub 2008 May 27

Cisplatin/Paclitaxel[60]

	Spindelgift (Mitosehemmer)	Paclitaxel → 163	200mg/m² i.v. als 3-h-Infusion an d1; Wdh. d22
plus	Alkylanz (DNA-Doppelstrang-Vernetzung)	Cisplatin → 155	80mg/m² i.v. als 30-min-Infusion; Wdh. d22

[60] Rosell R et al., Phase III randomised trial comparing paclitaxel/Carboplatin with paclitaxel/cisplatin in patients with advanced non-small-cell lung cancer: a cooperative multinational trial. Ann Oncol. 2002 Oct;13(10):1539-49

Cisplatin/Docetaxel[61]

	Spindelgift (Mitosehemmer)	Docetaxel → 162	75mg/m² i.v. als 3-h-Infusion an d1; Wdh. d22

Bronchialkarzinom

plus	Alkylanz (DNA-Doppelstrang-Vernetzung)	Cisplatin → 155	75mg/m² i.v. als 30-min-Infusion; Wdh. d22

[61] Fossella F et al., Randomized, multinational, phase III study of docetaxel plus platinum combinations versus vinorelbine plus cisplatin for advanced non-small-cell lung cancer: the TAX 326 study group. J Clin Oncol. 2003 Aug 15;21(16):3016-24

Carboplatin/Gemcitabin[62]

	Antimetabolit (Nukleosidanalogon, Hemmung der DNA-Synthese)	Gemcitabin → 160	1000mg/m² i.v. als 15-min-Kurzinfusion an d1, 8; Wdh. d22
plus	Alkylanz	Carboplatin → 154	AUC x 5 i.v. d1; Wdh. d29

[62] Bajetta E et al., Preclinical and clinical evaluation of four gemcitabine plus Carboplatin schedules as front-line treatment for stage IV non-small-cell lung cancer. Ann Oncol. 2003 Feb;14(2):242-7

Cisplatin/Pemetrexed[63]

	Antifolat	Pemetrexed → 156	500mg/m² d1, alle 3W (nicht bei Plattenepithel-Ca)
plus	Alkylanz (DNA-Doppelstrang-Vernetzung)	Cisplatin → 155	75mg/m² i.v. als 30-min-Infusion; Wdh. d22

[63] Scagliotti GV et al., Phase III study comparing cisplatin plus gemcitabine with cisplatin plus pemetrexed in chemotherapy-naive patients with advanced-stage non-small-cell lung cancer. J Clin Oncol. 2008 Jul 20;26(21):3543-51

Immuntherapie

Nivolumab[64, 65] (bei lokal fortgeschrittenen oder metastasierten NSCLC mit plattenepithelialer Histologie nach vorheriger Chemotherapie bei Erwachsenen)

PD-1-Inhibitor (monoklon. AK gegen PD-1)	Nivolumab → 184	3mg/kg KG alle 2W

[64] Brahmer J et al., (2015) Nivolumab versus docetaxel in versus docetaxel in advanced squamous-cell non-smallcell lung cancer. N Engl J Med 73:123-135.
[65] Borghaei H et al., (2015) Nivolumab versus docetaxel in advanced nonsquamous non-small-cell lung cancer. N Engl J Med 373:1627-1639.

Pembrolizumab[66] (Monotherapie zur Erstlinienbehandlung des metastasierenden nichtkleinzelligen Lungenkarzinoms (NSCLC) mit PD-L1 exprimierenden Tumoren (Tumor Proportion Score [TPS] ≥ 50%) ohne EGFR- oder ALK-positive Tumormutationen)

PD-1-Inhibitor	Pembrolizumab → 184	200mg d1, alle 3W

[66] Martin Reck, Pembrolizumab versus Chemotherapy for PD-L1-Positive Non-Small-Cell Lung Cancer N Engl J Med 2016; 375:1823-1833November 10, 2016.

Pembrolizumab[67] (zur Behandlung des lokal fortgeschr. oder metastas. NSCLC mit PD-L1 exprimierenden Tumoren (TPS ≥ 1%) nach vorheriger Chemotherapie bei Erw. angezeigt)

PD-1-Inhibitor	Pembrolizumab → 184	2mg/kg d1, alle 3W

[67] Herbst RS et al., Pembrolizumab versus docetaxel for previously treated, PD-L1-positive, advanced non-small-cell lung cancer (KEYNOTE-010): A randomised controlled trial. Lancet 387:1540-1550, 2016

Atezolizumab[68] (zur Behandlung des lokal fortgeschrittenen oder metastasierten nicht-kleinzelligen Lungenkarzinoms (NSCLC) nach vorheriger Chemotherapie)

PD-L1-Antikörper	Atezolizumab → 181	1200mg an d1, alle 3W

[68] Fehrenbacher L et al., Atezolizumab versus docetaxel for patients with previously treated non-small-cell lung cancer (POPLAR): a multicentre, open-label, phase 2 randomised controlled trial. Lancet. 2016 Apr 30;387(10030):1837-46

Targeted Therapy

Gefitinib[69] (bei NSCLC mit Nachweis von aktivierenden EGFR Mutationen)

Tyrosinkinasehemmer (Blockade des EGFR-1)	Gefitinib → 173	250mg/d p.o.

[69] Ku GY et al., Gefitinib vs. chemotherapy as first-line therapy in advanced non-small cell lung cancer: Metaanalysis of phase III trials. Lung Cancer. 2011 May 10

Crizotinib[70]

Inhibitor des EML4/ALK Fusionsonkogens	Crizotinib → 173	2 x 250mg/d

[70] Kwak EL et al., Anaplastic lymphoma kinase inhibition in non-small-cell lung cancer. N Engl J Med. 2010 Oct 28;363(18):1693-703.

Afatinib[71] (bei NSCLC mit Nachweis von aktivierenden EGFR Mutationen)

Tyrosinkinasehemmer	Afatinib → 172	40mg/d p.o.

[71] Lecia V. Sequist et al., Phase III Study of afatinib or cisplatin plus pemetrexed in patients with metastatic lung adenocarcinoma with EGFR mutations. J Clin Oncol. 2013 Sep 20;31(27):3327-34. doi: 10.1200/JCO.2012.44.2806.

Necitumumab[72] (in Kombination mit Gemcitabin und Cisplatin bei lokal fortgeschritt. oder metastasiertem, den epidermalen Wachstumsfaktor-Rezeptor (EGFR) exprimierenden, plattenepithelialen, nicht-kleinzelligen Lungenkarzinom)

EGFR Blocker (monoklonaler Antikörper gegen EGFR)	Necitumumab → 183	800mg d1 und d8; Wdh. d22

[72] Thatcher N et al., Necitumumab plus gemcitabine and cisplatin versus gemcitabine and cisplatin alone as first-line therapy in patients with stage IV squamous non-small-cell lung cancer (SQUIRE): an open-label, randomised, controlled phase 3 trial. Lancet Oncol. 2015 Jul;16(7):763-74.

Osimertinib[73] (zur Behandlung von erwachsenen Patienten mit lokal fortgeschrittenem oder metastasiertem, nicht-kleinzelligem Lungenkarzinom (NSCLC) und einer positiven T790M-Mutation des epidermalen Wachstumsfaktor-Rezeptors)

Tyrosinkinasehemmer	Osimertinib → 175	80mg/d p.o.

[73] Jänne PA et al., (2015) AZD9219 in EGFR inhibitor-resistant non-smallcell lung cancer. N Engl J Med 372:1689-1699.

Bronchialkarzinom 613

Ceritinib[74] (angewendet bei erwachsenen Patienten zur Behandlung des fortgeschritt., Anaplastische-Lymphomkinase(ALK)-positiven, nicht-kleinzelligen Bronchialkarzinoms (NSCLC), die mit Crizotinib vorbehandelt wurden)

Tyrosinkinasehemmer	Ceritinib → 172	750mg/d p.o.

[74] Kim DW et al., Activity and safety of ceritinib in patients with ALK-rearranged non-small-cell lung cancer (ASCEND-1): updated results from the multicentre, open-label, phase 1 trial. Lancet Oncol. 2016 Mar 10. pii: S1470-2045(15)00614-2.

Alectinib[75] (Erstlinienbehandlung der Anaplastische-Lymphomkinase(ALK)-positiven, fortgeschrittenen nicht-kleinzelligen Lungenkarzinoms)

ALK Inhibitor	Alectinib → 172	600mg 2 x/d

[75] Peters S et al., Alectinib versus crizotinib in untreated ALK-positive non-small-cell lung cancer. N Engl J Med 377:829-838, 2017.

Nintedanib[76] (bei lokal fortgeschrittenem/metastasiertem NSCLC mit Histologie eines Adenokarzinoms in Kombination mit Docetaxel nach erfolgter Erstlinientherapie)

Tyrosinkinasehemmer (VEGF, FGF, PDGF Hemmung)	Nintedanib → 175	200mg 2 x/d p.o., d2-d21; Wdh. d22

[76] Reck M et al., Docetaxel plus nintedanib versus docetaxel plus placebo in patients with previously treated non-small-cell lung cancer (LUME-Lung 1): a phase 3, double-blind, randomised controlled trial. Lancet Oncol. 2014 Feb;15(2):143-55.

Erlotinib[77]

Tyrosinkinasehemmer (Blockade des EGFR-1)	Erlotinib → 173	150mg/d p.o.

[77] Perez-Soler R, The role of erlotinib (Tarceva, OSI 774) in the treatment of non-small cell lung cancer. Clin Cancer Res. 2004 Jun 15;10(12 Pt 2):4238s-4240s. Review

Carboplatin/Paclitaxel + Bevacizumab[78] (für Nicht-Plattenepithel-Ca → 163)

Spindelgift (Mitosehemmer)	Paclitaxel → 163	200mg/m² i.v. als 3-h-Infusion an d1; Wdh. d22
Alkylanz (s.o.)	Carboplatin → 154	AUC x 6 i.v. d1; Wdh. d22
VEGF-A-Blocker (monoklonaler AK gegen VEGF-A)	Bevacizumab → 182	15mg/kg i.v. d1; Wdh. d22

[78] Ramalingam SS et al., Outcomes for elderly, advanced-stage non small-cell lung cancer patients treated with bevacizumab in combination with Carboplatin and paclitaxel: analysis of Eastern Cooperative Oncology Group Trial 4599. J Clin Oncol. 2008 Jan 1;26(1):60-5

Ramucirumab[79] (kombiniert mit Docetaxel zur Behandlung von Erw. mit lokal fortgeschrittenem oder metastasiertem NSCLC mit Tumorprogress nach platinhaltiger Chemotherapie)

Anti-VEGFR2-Antikörper	Ramucirumab → 185	10mg/kg KG an d1, q3w

[79] Garon EB, Ciuleanu TE, Arrieta O et al.: Ramucirumab plus docetaxel versus placebo plus docetaxel for secondline treatment of stage IV non small cell lung cancer after disease progression on platinumbased therapy (REVEL): a multicentre, doubleblind, randomized phase 3 trial. Lancet 384:665673, 2014. DOI: 10.1016/S01406736(14)60845-X.

T 7 Hämatologie, Onkologie – Therapie

T 7.20 Gallenblasenkarzinom

Gemcitabin mono[80]

	Antimetabolit (Nukleosidanalogon, Hemmung der DNA-Synthese)	Gemcitabin → 160	1000mg/m² als 30-min-Kurzinfusion an d1, 8, 15; Wdh. d29

[80] Gallardo JO et al., A phase II study of gemcitabine in gallbladder carcinoma. Ann Oncol. 2001;12(10):1403–1406

Gemcitabin/Oxaliplatin[81]

	Antimetabolit (Nukleosidanalogon, Hemmung der DNA-Synthese)	Gemcitabin → 160	1000mg/m² als 15-min-Kurzinfusion an d1, 8, 15; Wdh. d29
	Platinanalogon (Induktion von DNA-Strang-Brüchen)	Oxaliplatin → 155	100mg/m² i.v. über 2h an d1, 15

[81] Harder J et al., Outpatient chemotherapy with gemcitabine and oxaliplatin in patients with biliary tract cancer. Br J Cancer. 2006;95(7):848–852

CapoX[82]

	Platinanalogon (s.o.)	Oxaliplatin → 155	130mg/m² i.v. über 2h an d1; Wdh. ab d22
	Pyrimidinantagonist	Capecitabin → 159	1000mg/m² p.o. 2 x d, auch in Kombination d1–d14; Wdh. d22

[82] Nehls O et al., Capecitabine plus oxaliplatin as first-line treatment in patients with advanced biliary system adenocarcinoma: a prospective multicentre phase II trial. Br J Cancer. 2008;98(2):309

T 7.21 Pleuramesotheliom

Palliative Therapie

Cisplatin/Pemetrexed[83]

	Antimetabolit	Pemetrexed → 156	500mg/m² an d1, Wdh. d22
plus	Alkylanz (DNA-Doppelstrang-Vernetzung)	Cisplatin → 155	75mg/m² an d1, Wdh. d22
	Supplementierung bei Pemetrexed Therapie	Vit B12 → 147 Folsäure	1mg i.m. 1 x/3 Monate 350–1000µg/d p.o.

[83] Vogelzang NJ et al., Phase III study of pemetrexed in combination with cisplatin versus cisplatin alone in patients with malignant pleural mesothelioma. J Clin Oncol. 2003 Jul 15;21(14):2636-44

Cisplatin/Gemcitabin[84]

	Alkylanz (DNA-Doppelstrang-Vernetzung)	Cisplatin → 155	100mg/m² an d1, Wdh. d22

| plus | **Antimetabolit** (Nukleosidanalogon, Hemmung der DNA-Synthese) | Gemcitabin → 160 | 1000mg/m² als 15-min-Kurzinfusion an d1, 8, 15; Wdh. d29 |

[84] Byrne MJ et al., Cisplatin and gemcitabine treatment for malignant mesothelioma: a phase II study. J Clin Oncol. 1999 Jan;17(1):25-30.

T 7.22 Kopf-Hals-Tumoren

Adjuvante Radio(immun)chemotherapie

Cisplatin + Bestrahlung[85]

| | **Alkylanz** (DNA-Doppelstrang-Vernetzung) | Cisplatin → 155 | 100mg/m² an d1; Wdh. d22 |

[85] Forastiere AA et al., Concurrent chemotherapy and radiotherapy for organ preservation in advanced laryngeal cancer. N Engl J Med. Nov 27 2003;349(22):2091-8

Cetuximab + Bestrahlung[86]

| | **EGFR-Blocker** (monoklon. AK gegen EGFR) | Cetuximab → 182 | 400mg/m² i.v. über 2h an d1, dann jede W 1 x 250mg/m² |

[86] Bonner JA et al., Radiotherapy plus cetuximab for locoregionally advanced head and neck cancer: 5-year survival data from a phase 3 randomised trial, and relation between cetuximab-induced rash and survival. Lancet Oncol. Jan 2010;11(1):21-8.

Palliative Chemotherapie

TPF[87]

	Alkylanz (DNA-Doppelstrang-Vernetzung)	Cisplatin → 155	75mg/m² i.v. an d1; Wdh. d22-29
plus	**Pyrimidinantagonist** (Hemmung der Thymidinnukleotid-Synthese)	5-Fluorouracil → 159	750mg/m² an d1-d5 kontinuierl. Infusion, Wdh. d22-d29
plus	**Spindelgift** (Mitosehemmung, Störung d. Mikrotubuliorganisation)	Docetaxel → 162	75mg/m² an d1, Wdh. an d22-29

[87] Vermorken JB et al., Cisplatin, fluorouracil, and docetaxel in unresectable head and neck cancer. N Engl J Med. 2007;357:1695-704.

Cisplatin/5 FU + Cetuximab[88]

	Alkylanz (DNA-Doppelstrang-Vernetzung)	Cisplatin → 155	100mg/m² i.v. an d1; Wdh. d22
plus	**Pyrimidinantagonist** (Hemmung der Thymidinnukleotid-Synthese)	5-Fluorouracil → 159	1000mg/m² an d1-d4 kontinuierl. Infusion, Wdh. d22
plus	**EGFR-Blocker** (monoklon. AK gegen EGFR)	Cetuximab → 182	400mg/m² i.v. über 2h an d1, dann jede W 1 x 250mg/m²

[88] Vermorken JB et al., Platinum-based chemotherapy plus cetuximab in head and neck cancer. N Engl J Med. Sep 11 2008;359(11):1116-27.

T 7 Hämatologie, Onkologie – Therapie

Nivolumab[89] (zur Behandlung des Plattenepithelkarzinoms des Kopf-Hals-Bereichs bei Erwachsenen mit Progression während oder nach einer platinbasierten Therapie)

PD-1 Hemmer (monoklon. AK gegen PD-1)	Nivolumab → 184	3mg/kg KG alle 2W

[89] Robert L. Ferris, Nivolumab for Recurrent Squamous-Cell Carcinoma of the Head and Neck. N Engl J Med 2016; 375:1856-1867, November 10, 2016DOI: 10.1056/NEJMoa1602252

T 7.23 Hodentumoren

PEB (Cisplatin + Etoposid + Bleomycin)[90]

	Alkylanz (DNA-Doppelstrang-Vernetzung)	Cisplatin → 155	$20mg/m^2$ i.v.; d1–5; Wdh. d22
plus	Spindelgift (Mitosehemmer, DNA-/Proteinsynthesehemmer)	Etoposid → 162	$100mg/m^2$ i.v. über 1h an d1–5; Wdh. d22
plus	Zytostat. Antibiotikum (Einzelstrangbrüche, Nukleosidase)	Bleomycin → 165	30mg i.v. an d2, 9, 16; Wdh. d22

[90] Williams SD et al., Immediate adjuvant chemotherapy versus observation with treatment at relapse in pathological stage II testicular cancer. N Engl J Med. 1987 Dec 3;317(23):1433-8

PEI (Cisplatin + Etoposid + Ifosfamid)[91]

	Alkylanz (DNA-Doppelstrang-Vernetzung)	Cisplatin → 155	$20mg/m^2$ i.v. d1–5; Wdh. d22
plus	Spindelgift (Mitosehemmer, DNA-/Proteinsynthesehemmer)	Etoposid → 162	$75mg/m^2$ i.v., d1–5; Wdh. d22
plus	Alkylanz (DNA-Doppelstrang-Vernetzung)	Ifosfamid → 153	$1200mg/m^2$ i.v. d1–5; Wdh. d22

[91] Harstrick A et al., Cisplatin, etoposide, and ifosfamide salvage therapy for refractory or relapsing germ cell carcinoma. J Clin Oncol. 1991 Sep;9(9):1549-55

T 7.24 Kolorektales Karzinom

Adjuvante Therapie

Capecitiabin mono als adjuvante Therapie, 12 Zyklen[92, 93]

Pyrimidinantagonist	Capecitabin → 159	$1250mg/m^2$ p.o. 2 x d, d1–d14; Wdh. d22

[92] Twelves C et al., Capecitabine as adjuvant treatment for stage III colon cancer. N Engl J Med. 2005;352(26):2696
[93] Hofheinz RD et al., Kolonkarzinom. DGHO Onkopedia Leitlinie 1/2016

Kolorektales Karzinom

FOLFOX6 als adjuvante Therapie, x 12 Zyklen[94]

	Platinanalogon (Induktion von DNA-Strang-Brüchen)	Oxaliplatin → 155	$100mg/m^2$ i.v. über 2h an d1; Wdh. ab d15
plus	**Biomodulator** (Folinsäure = 5-Formyl-tetrahydrofolsäure = Citrovorum-Faktor, 5-FU-Wirkung ↑)	Folinsäure → 192	$400mg/m^2$ i.v. über 2h an d1, 2; Wdh. ab d15
plus	**Pyrimidinantagonist** (Hemmung der Thymidin-nukleotid-Synthese)	5-Fluorouracil → 159	$400mg/m^2$ als Bolus und $3000mg/m^2$ als 46-h-Dauerinf.; Whd. ab d15

[94] Tournigand C et al., FOLFIRI followed by FOLFOX6 or the reverse sequence in advanced colorectal cancer: a randomized GERCOR study. J Clin Oncol. 2004 Jan 15;22(2):229-37

FOLFOX4 als adjuvante Therapie, x 12 Zyklen[95]

Biomodulator (s.o.)	Folinsäure → 192	$200mg/m^2$ i.v. über 2h an d1, 2; Zykluswdh. nach 2W
Pyrimidinantagonist (Hemmung d. Thymidin-nukleotid-Synthese)	5-Fluorouracil → 159	$600mg/m^2$ i.v. über 22h an d1, 2; Zykluswdh. nach 2W
Platinanalogon (Induktion von DNA-Strang-Brüchen)	Oxaliplatin → 155	$85mg/m^2$ i.v. über 2h an d1; Wdh. ab d15
Pyrimidinantagonist (Hemmung d. Thymidin-nukleotid-Synthese)	5-Fluorouracil → 159	$400mg/m^2$ Bolus an d1, 2; Whd. ab d15

[95] Goldberg RM et al., A randomized controlled trial of fluorouracil plus leucovorin, irinotecan, and oxaliplatin combinations in patients with previously untreated metastatic colorectal cancer. J Clin Oncol. 2004 Jan 1;22(1):23-30

Neoadjuvante Chemotherapie

FOLFOX +/- Bevacizumab oder FOLFOX oder FOLFIRI +/- Cetuximab oder FOLFOXIRI[96]

Platinanalogon (s.o.)	Oxaliplatin → 155	$85mg/m^2$ i.v. über 2h an d1; Wdh. ab d15
Biomodulator (s.u.)	Folinsäure → 192	$200mg/m^2$ i.v. an d1
Zytostatikum (Topoisomerasehemmer)	Irinotecan → 166	$165mg/m^2$ i.v. an d1; Wdh. d15
Pyrimidinantagonist (s.o.)	5-Fluorouracil → 159	$3200mg/m^2$ i.v. über 48h an d1; Wdh. nach 2W

[96] Falcone A Phase III trial of infusional fluorouracil, leucovorin, oxaliplatin, and irinotecan (FOLFOXIRI) compared with infusional fluorouracil, leucovorin, and irinotecan (FOLFIRI) as first-line treatment for metastatic colorectal cancer: the Gruppo Oncologico Nord Ovest. J Clin Oncol. 2007 May 1;25(13):1670-6

T 7 Hämatologie, Onkologie – Therapie

Neoadjuvante Radiochemotherapie beim Rektumkarzinom[97]

Biomodulator (Folinsäure = 5-Formyltetrahydrofolsäure = Citrovorum-Faktor, 5-FU-Wirkung ↑)	**5-Fluorouracil** → 159	$1000mg/m^2$ i.v. über 24h an d1-5; Zykluswdh. in W 5
Bestrahlung		$1.8Gy \times 28d$

[97] Sauer R et al., German Rectal Cancer Study Group. Preoperative versus postoperative chemoradiotherapy for rectal cancer. N Engl J Med. 2004 Oct 21;351(17):1731-40

Palliative Therapie

FOLFIRI[98]

	Biomodulator (s.o.)	**Folinsäure** → 192	$400mg/m^2$ i.v. über 2h an d1; Zykluswdh. nach 2W
	Pyrimidinantagonist (s.o.)	**5-Fluorouracil** → 159	$400mg/m^2$ i.v. Bolus an d1; Zykluswdh. nach 2W
	Zytostatikum (Topoisomerasehemmer)	**Irinotecan** → 166	$180mg/m^2$ i.v. über 2h an d1; Wdh. d15
	Pyrimidinantagonist (s.o.)	**5-Fluorouracil** → 159	$2400/m^2$ über 48h an d1; Whd. ab d15

FOLFOX6, ggf. auch als adjuvante Therapie[98]

	Platinanalogon (Ind. von DNA-Strang-Brüchen)	**Oxaliplatin** → 155	$100mg/m^2$ i.v. über 2h an d1; Wdh. ab d15)
plus	**Biomodulator** (s.o.)	**Folinsäure** → 192	$400mg/m^2$ i.v. über 2h an d1, 2; Wdh. ab d15
plus	**Pyrimidinantagonist** (Hemmung der Thymidinnukleotid-Synthese)	**5-Fluorouracil** → 159	$400mg/m^2$ Bolus an d1 und $3000mg/m^2$ als 46-h-Dauerinf.; Whd. ab d15

[98] Tournigand C et al., FOLFIRI followed by FOLFOX6 or the reverse sequence in advanced colorectal cancer: a randomized GERCOR study. J Clin Oncol. 2004 Jan 15;22(2):229-37

Erbitux in Kombination mit anderen Schemata (z.B. FOLFIRI)[99]

EGFR-Blocker (monoklonaler Antikörper gegen EGFR)	**Cetuximab** → 182	$400mg/m^2$ i.v. über 2h an d1, dann jede W 1 x $250mg/m^2$; komb. mit Chemotherapie (z.B. Irinotecan)

[99] Cunningham D et al., Cetuximab monotherapy and cetuximab plus irinotecan in irinotecan-refractory metastatic colorectal cancer. N Engl J Med. 2004 Jul 22;351(4):337-45

Vectibix in Kombination mit anderen Schemata (z.B. FOLFOX4 oder FOLFIRI)[100]

EGFR-Blocker (monokl. Ak gegen EGFR)	**Panitumumab** → 184	$6mg/kg$ KG an d1; Wdh. d15

[100] Douillard JY et al., Randomized, phase III trial of panitumumab with infusional fluorouracil, leucovorin, and oxaliplatin (FOLFOX4) versus FOLFOX4 alone as first-line treatment in patients with previously untreated metastatic colorectal cancer: the PRIME study. J Clin Oncol. 2010 Nov 1;28(31):4697-705.

Kolorektales Karzinom 619

Avastin in Kombination mit Flouropyrimidin-haltiger Chemotherapie[101]
(z.B. FOLFOX4, FOLFOX6 oder FOLFIRI als palliative Therapie)

VEGF-A-Blocker (monoklonaler AK gegen VEGF-A)	Bevacizumab → 182	$5mg/m^2$ i.v. alle 2W, in Kombination mit FOLFOX oder FOLFIRI

[101] Hurwitz H et al., Bevacizumab plus irinotecan, fluorouracil, and leucovorin for metastatic colorectal cancer. N Engl J Med. 2004 Jun 3;350(23):2335-42

Irinotecan + FA/5-FU als palliative Therapie[102]

	Zytostatikum (Topoisomerasehemmer)	Irinotecan → 166	$80mg/m^2$ i.v. an d1, 8, 15, 22, 29, 36, alle 8W
plus	Biomodulator (s.o.)	Folinsäure → 192	$500mg/m^2$ i.v. an d1, 8, 15, 22, 29, 36, alle 8W
plus	Pyrimidinantagonist (s.o.)	5-Fluorouracil → 159	$2000mg/m^2$ i.v. über 24h, d1, 8, 15, 22, 29, 36, alle 8W

[102] Stickel F et al., Weekly high-dose 5-fluorouracil as 24-h infusion and folinic acid (AIO) plus irinotecan as second- and thirdline treatment in patients with colorectal cancer pretreated with AIO plus oxaliplatin. Anticancer Drugs. 2003 Oct;14(9):745-9

XelOx[103]

Platinanalogon (Induktion von DNA-Strang-Brüchen)	Oxaliplatin → 155	$130mg/m^2$ i.v. über 2h an d1; Wdh. ab d22
Pyrimidinantagonist	Capecitabin → 159	$1000mg/m^2$ p.o. 2 x/d, auch in Komb.; d1-14; Wdh. d22

[103] Borner MM et al., Phase II study of capecitabine and oxaliplatin in first- and second-line treatment of advanced or metastatic colorectal cancer. J Clin Oncol. 2002 Apr 1;20(7):1759-66

Xeloda mono als palliative Chemotherapie[104]

Pyrimidinantagonist	Capecitabin → 159	$1250mg/m^2$ p.o. 2 x/d, d1-14; Wdh. d22, 8 Zyklen

[104] Twelves C et al., Capecitabine as adjuvant treatment for stage III colon cancer. N Engl J Med. 2005;352(26):2696

Vectibix[105] (als Monother. in der palliativen Ther. oder kombiniert mit FOLFIRI oder FOLFOX4)

EGFR-Blocker (monoklon. AK gegen EGFR)	Panitumumab → 184	6mg/kg KG an d1; Wdh. d15

[105] Amado RG et al., Wild-type KRAS is required for panitumumab efficacy in patients with metastatic colorectal cancer. J Clin Oncol. 2008 Apr 1;26(10):1626-34

Aflibercept[106] (komb. mit FOLFIRI nach Progress/Versagen unter oxaliplatinhaltiger Ther.)

VEGF Inhibitor	Aflibercept → 190	4mg/kg KG an d1 vor FOLFIRI; Wdh. d15

[106] Cutsem EV et al., Addition of Aflibercept to Fluorouracil, Leucovorin, and Irinotecan Improves Survival in a Phase III Randomized Trial in Patients With Metastatic Colorectal Cancer Previously Treated With an Oxaliplatin-Based Regimen J Clin Oncol. 2012 Oct 1;30(28):3499-506

T 7 Hämatologie, Onkologie – Therapie

Regorafenib[107] (nach flouropyrimidinhaltiger Therapie, anti-VEGF und anti-EGFR Ther.)

Multikinaseinhibitor	Regorafenib (in D nicht erhältlich)	160mg/d (4 x 40mg Tbl.) d1-d21, Wdh d29

[107] Grothey A et al., Regorafenib monotherapy for previously treated metastatic colorectal cancer (CORRECT): an international, multicentre, randomised, placebo-controlled, phase 3 tri-al.Lancet. 2013 Jan 26;381(9863):303-12.

Trifluridin/Tipiracil[108] (n. Therapien mit Oxaliplatin, Irinotecan, Anti-VEGF-AK, Anti-EGFR-AK)

Thymidin-Phosphorylase-inhibitor/Nukleosid-Analogon	Trifluridin + Tipiracil → 160	35mg/m² 1-0-1 an d1-d5 und d8-d12, q4w

[108] Robert J. Mayer et al., Randomized Trial of TAS-102 for Refractory Metastatic Colorectal Cancer; N Engl J Med 2015; 372:1909-1919; May 14, 2015.

Ramucirumab[109] (in Kombination mit FOLFIRI (Irinotecan, Folinsäure und 5-Fluorouracil) indiziert zur Behandlung von erwachsenen Patienten mit einem metastasierten Kolorektalkarzinom (mKRK) mit Tumorprogress während oder nach vorausgegangener Therapie mit Bevacizumab, Oxaliplatin und einem Fluoropyrimidin)

VEGFR2-Antikörper	Ramucirumab → 185	8mg/kg KG an d1 und d15, Wdh. d29

[109] Eric Van Cutsem et al., Addition of Aflibercept to Fluorouracil, Leucovorin, and Irinotecan Improves Survival in a Phase III Randomized Trial in Patients With Metastatic Colorectal Cancer Previously Treated With an Oxaliplatin-Based Regimen. Journal of Clinical Oncology 30, no. 28 (Oct. 2012) 3499-3506.

T 7.25 Leberzellkarzinom

Sorafenib[110]

Tyrosinkinaseinhibitor	Sorafenib → 176	2 x 400mg/d

[110] Llovet JM et al., Sorafenib in advanced hepatocellular carcinoma. N Engl J Med. 2008;359(4):378

T 7.26 Neuroendokrine Tumoren

Temozolomid/Capecitabin

	Alkylanz	Temozolomid → 156	200mg/m² 1 x zur Nacht an d10-14
plus	Antimetabolit	Capecitabin → 159	740mg/m² 2 x/d d1-d14

5-FU/Streptozotoci[111]

	Pyrimidinantagonist (s.o.)	5-Fluorouracil → 159	400mg/m² i.v. an d1-5; Wdh. d43
plus	Alkylanz (Nitrosoharnstoff)	Streptozotocin (STZ, in D nicht erhältlich)	500mg/m² i.v. an d1-5; Wdh. d43

[111] Moertel CG et al., Streptozocin alone compared with streptozocin plus fluorouracil in the treatment of advanced islet-cell carcinoma. N Engl J Med. 1980 Nov 20;303(21):1189-94

Neuroendokrine Tumoren

Streptozotocin/Doxorubicin[112]

	Alkylanz (Nitrosoharnstoff)	Streptozotocin (STZ, in D nicht erhältlich)	$500 mg/m^2$ i.v. an d1-5; Wdh. d43
plus	Zytostatisches Antibiot. (DNA-Schädigung)	Doxorubicin → 164	$50 mg/m^2$ i.v. an d1, 22; Wdh. d43

[112] Delaunoit T et al., The doxorubicin-streptozotocin combination for the treatment of advanced well-differentiated pancreatic endocrine carcinoma; a judicious option? Eur J Cancer. 2004 Mar;40(4):515-20

Cisplatin/Etoposid[113]

	Alkylanz (DNA-Doppelstrang-Vernetzung)	Cisplatin → 155	$45 mg/m^2$ i.v. an d2, 3; Wdh. d29
plus	Spindelgift (Topoisomeraseinhibitor, Mitosehemmer, DNA-/Proteinsynthesehemmer)	Etoposid → 162	$130 mg/m^2$ i.v. an d1-3; Wdh. d29

[113] Moertel CG et al., Treatment of neuroendocrine carcinomas with combined etoposide and cisplatin. Evidence of major therapeutic activity in the anaplastic variants of these neoplasms. Cancer. 1991 Jul 15;68(2):227-32

Hormontherapie

Somatostatinanalogon[114]	Octreotid → 109	100-200µg s.c. 2-3 x/d
Somatostatinanalogon[115]	Octreotid Depot → 109	30mg i.m. 1 x/M
Somatostatinanalogon	Lanreotid → 109	750µg s.c. 3 x/d an d1-4 (Induktion), dann 30mg i.m. d5 und d15, dann alle 2 W

[114] Aparicio T et al., Antitumour activity of somatostatin analogues in progressive metastatic neuroendocrine tumours. Eur J Cancer. 2001 May;37(8):1014-9.
[115] Ricci S et al. Octreotide acetate long-acting release in patients with metastatic neuroendocrine tumors pretreated with lanreotide. Ann Oncol. 2000 Sep;11(9):1127-30.

Telotristat (Behandlung der Karzinoid-Syndrom-bed. Diarrhö in Kombination mit einer Somatostatin-Analogon(SSA)-Ther. bei Erw. mit unzureichender Kontrolle unter SSA-Ther.)

Tryptophan-Hydroxylase-Inhibitor	Telotristat → 109	250mg 3 x/d

Sunitinib[116]

Tyrosinkinaseinhibitor	Sunitinib → 176	37.5mg oral 1 x/d

[116] Kulke MH et al., Activity of sunitinib in patients with advanced neuroendocrine tumors. J Clin Oncol. 2008 Jul 10;26(20):3403-10

Everolimus[117]

mTOR-Inhibitor	Everolimus → 177	10mg p.o. 1 x/d

[117] Jao JC et al., Everolimus for advanced pancreatic neuroendocrine tumors. N Engl J Med. 2011;364(6):514

T 7.27 Magenkarzinom

GastroTAX[118]

	Spindelgift (Mitosehemmung, Störung d. Mikrotubuliorganisation)	Docetaxel → 162	*50mg/m² an d1, 15, 29; Wdh. W8*
plus	**Alkylanz** (DNA-Doppelstrang-Vernetzung)	Cisplatin → 155	*50mg/m² i.v. über 1h an d1, 15, 29; Wdh. W8*
	Biomodulator (Folinsäure = 5-Formyltetrahydrofolsäure = Citrovorum-Faktor, 5-FU-Wirkung ↑)	Folinsäure → 192	*500mg/m² i.v. Bolus 1 x/W*
plus	**Pyrimidinantagonist** (Hemmung der Thymidinnukleotid-Synthese)	5-Fluorouracil → 159	*2000mg/m² i.v./W*

[118] Lorenzen S et al., Split-dose docetaxel, cisplatin and leucovorin/fluorouracil as first-line therapy in advanced gastric cancer and adenocarcinoma of the gastroesophageal junction: results of a phase II trial. Ann Oncol. 2007 Oct;18(10):1673-9.

Neoadjuvante und perioperative Chemotherapie[119] (analog dem Magic Trial)

3 x EOX - Operation - 3 x EOX

	Zytostatisches Antibiotikum (DNA-Schädigung)	Epirubicin → 164	*50mg/m² i.v. d1; Wdh. d22*
plus	**Platinanalogon** (Induktion von DNA-Strang-Brüchen)	Oxaliplatin → 155	*130mg/m² i.v. d1; Wdh. d22*
plus	**Pyrimidinantagonist** (s.o.)	Capecitabin → 162	*625mg/m² p.o. 2 x/d, d1-21; Wdh. d22*

[119] Cunningham D et al., Perioperative chemotherapy versus surgery alone for resectable gastroesophageal cancer. N Engl J Med. 2006;355(1):11

Adjuvante Radiochemotherapie

5FU/LV vor Radiatio[120]

	Biomodulator (s.o.)	Folinsäure → 192	*20mg/m² i.v., Bolus an d1-5*
plus	**Pyrimidinantagonist** (Hemmung der Thymidinnukleotid-Synthese)	5-Fluorouracil → 159	*425mg/m² i.v. über d1-5*
plus	**Radiatio**		Bestrahlung

[120] Macdonald JS et al., Chemoradiotherapy after surgery compared with surgery alone for adenocarcinoma of the stomach or gastroesophageal junction. N Engl J Med. 2001 Sep 6;345(10):725-30

Magenkarzinom

Palliative Chemotherapie

FLOT[121]

	Platinanalogon (Induktion von DNA-Strang-Brüchen)	Oxaliplatin → 155	85mg/m² i.v. an d1; Wdh. d15
plus	**Biomodulator** (s.o.)	Folinsäure → 192	200mg/m² i.v. an d1; Wdh. d15
plus	**Pyrimidinantagonist** (s.o.)	5-Fluorouracil → 159	2600mg/m² i.v. über 24h an d1; Wdh. d15
plus	**Spindelgift** (s.o.)	Docetaxel → 162	50mg/m² an d1

[121] Al-Batran SE et al., Biweekly fluorouracil, leucovorin, oxaliplatin, and docetaxel (FLOT) for patients with metastatic adenocarcinoma of the stomach or esophagogastric junction. Ann Oncol. 2008 Nov;19(11):1882-7

FLO[122]

	Platinanalogon (Induktion von DNA-Strang-Brüchen)	Oxaliplatin → 155	85mg/m² i.v. an d1; Wdh. d15
plus	**Biomodulator** (s.o.)	Folinsäure → 192	200mg/m² i.v. an d1; Wdh. d15
plus	**Pyrimidinantagonist** (s.o.)	5-Fluorouracil → 159	2600mg/m² i.v. über 24h an d1; Wdh. d15

[122] Al-Batran SE et al., Phase III trial in metastatic gastroesophageal adenocarcinoma with fluorouracil, leucovorin plus either oxaliplatin or cisplatin. J Clin Oncol. 2008 Mar 20;26(9):1435-42

Irinotecan + 5-FU/Folinsäure[123]

	Zytostatikum (Topoisomerasehemmer)	Irinotecan → 166	80mg/m² wöchentlich
plus	**Pyrimidinantagonist** (s.o.)	5-Fluorouracil → 159	2000mg/m² i.v. 22h, wöchentlich
plus	**Biomodulator** (s.o.)	Folinsäure → 192	500mg/d i.v., wöchentlich

[123] Pozzo C et al., Irinotecan in combination with 5-fluorouracil and folinic acid or with cisplatin in patients with advanced gastric or esophageal-gastric junction adenocarcinoma. Ann Oncol. 2004 Dec;15(12):1773-81

EOX[124]

	Zytostat. Antibiotikum (s.o.)	Epirubicin → 164	50mg/m² i.v. d1; Wdh. d22
plus	**Platinanalogon** (Induktion von DNA-Strang-Brüchen)	Oxaliplatin → 155	130mg/m² i.v. d1; Wdh. d22
plus	**Pyrimidinantagonist** (Hemmung der Thymidinnukleotid-Synthese)	Capecitabin → 159	625mg/m² p.o. 2 x/d, d1-21; Wdh. d22

[124] Cunningham D et al., Capecitabine and oxaliplatin for advanced esophagogastric cancer. N Engl J Med. 2008 Jan 3;358(1):36-46

DCF[125]

	Spindelgift (Mitosehemmung, Störung d. Mikrotubuliorganisation)	Docetaxel → 162	$75mg/m^2$ i.v. über 1h an d1; Wdh. d22
plus	Alkylanz (DNA-Doppelstrang-Vernetzung)	Cisplatin → 155	$75mg/m^2$ i.v. über 1h an d1; Wdh. d22
plus	Pyrimidinantagonist (Hemmung der Thymidin-nukleotid-Synthese)	5-Fluorouracil → 159	$750mg/m^2$ i.v. über 24h, d1-5; Wdh. d22

[125] Van Cutsem E et al., Phase III study of docetaxel and cisplatin plus fluorouracil compared with cisplatin and fluorouracil as first-line therapy for advanced gastric cancer: a report of the V325 Study Group. J Clin Oncol. 2006 Nov 1;24(31):4991-7

Targeted Therapy

Trastuzumab + 5FU/Cisplatin[126]

Anti-Her2-Antikörper	Trastuzumab → 185	8mg/kgKG (initial) alle 3W, dann 6mg/kg KG in Komb.

[126] Bang YJ et al., Trastuzumab in combination with chemotherapy versus chemotherapy alone for treatment of HER2-positive advanced gastric or gastro-oesophageal junction cancer (ToGA). Lancet. 2010;376(9742):687

Ramucirumab +/- Paclitaxel – nach Versagen/Progress unter vorausgegangener Platin- oder Fluoropyrimidinhaltiger Chemotherapie[127, 128]

	VEGFR2-Antikörper	Ramucirumab → 185	8mg/kg KG an d1 und d15, Wdh. d29
+/-	Spindelgift (Mitosehemmung, Störung d. Mikrotubuliorganisation)	Paclitaxel → 163	$80mg/m^2$ d1, d8 und d15, Wdh. d29

[127] Wilke H et al., Ramucirumab plus paclitaxel versus placebo plus paclitaxel in patients with previously treated advanced gastric or gastro-oesophageal junction adenocarcinoma (RAINBOW): a double-blind, randomised phase 3 trial. Lancet Oncol. 2014 Oct;15(11):1224-35.
[128] Fuchs CS et al., Ramucirumab monotherapy for previously treated advanced gastric or gastro-oesophageal junction adenocarcinoma (REGARD): an international, randomised, multicentre, placebo-controlled, phase 3 trial. Lancet. 2014 Jan 4;383(9911):31-9.

T 7.28 Malignes Melanom → 729

T 7.29 Mammakarzinom[132]

T 7.29.1 Hormontherapie

	Antiöstrogen (Blockade peripherer Östrogenrezeptoren)	Tamoxifen [129] → 421	20mg/d p.o.
		Fulvestrant[133] → 420, ggf. in Kombination mit Palbociclib → 175, → 630	500mg s.c. an d1, d15, d29, dann 1 x/Monat
oder	**Gestagen** (antiöstrogener, antigonadotroper Effekt)	Medroxyprogesteron-acetat → 416	2 x 500mg/d p.o.
		Megestrol[130] → 416	160mg/d p.o.
oder	**LH-RH-Agonist** (Down-Regulation hypophysärer Rezeptoren ⇒ Hormone ↓)	Goserelin → 421	3.6 mg s.c. alle 4W
		Leuprorelin → 421	3,75 mg s.c. alle 4W
oder	**Aromatasehemmer** non steroidal (Östrogensynthese ↓)	Aminoglutethimid (internationale Apotheke)	2 x 125mg/d p.o.
		Letrozol → 420	1 x 2.5mg/d p.o.
		Anastrozol → 420	1 x 1mg/d p.o.
		Exemestan[131] → 420	1 x 25mg/d p.o.

[129] Bryant J et al., Duration of adjuvant tamoxifen therapy. J Natl Cancer Inst Monogr. 2001;(30):56-61.
[130] Abrams J et al., Dose-response trial of megestrol acetate in advanced breast cancer. J Clin Oncol. 1999 Jan;17(1):64-73.
[131] Dixon JM, Exemestane: a potent irreversible aromatase inactivator and a promising advance in breast cancer treatment. Expert Rev Anticancer Ther. 2002 Jun;2(3):267-75
[132] Wörmann B et al., Mammakarzinom der Frau. DGHO Onkopedia Leitlinie 1/2013
[133] Ellis MJ et al., Fulvestrant 500 mg versus anastrozole 1 mg for the first-line treatment of advanced breast cancer: overall survival analysis from the phase II FIRST Study. J Clin Oncol. 2015;33(32):3781-7.

T 7.29.2 Chemotherapien

Adjuvante Chemotherapie

FEC[134]

	Pyrimidinantagonist (Hemmung der Thymidin-nukleotid-Synthese)	5-Fluorouracil → 159	500mg/m² i.v. an d1; Wdh. d22
plus	**Zytostat. Antibiotikum** (DNA-Schädigung)	Epirubicin → 164	50mg/m² i.v. an d1; Wdh. d29
plus	**Alkylanz** (DNA-Doppelstrang-Vernetzung)	Cyclophosphamid → 152	500mg/m² i.v. an d1; Wdh. d22

[134] Bonneterre J et al., Epirubicin increases long-term survival in adjuvant chemotherapy of patients with poor-prognosis, node-positive, early breast cancer J Clin Oncol 2005; 23:2686

FAC[135]

	Pyrimidinantagonist (Hemmung der Thymidin-nukleotid-Synthese)	5-Fluorouracil → 159	500mg/m² i.v. an d1; Wdh. d29
plus	Zytostat. Antibiotikum (DNA-Schädigung)	Doxorubicin → 164	50mg/m² i.v. an d1; Wdh. d29
plus	Alkylanz (DNA-Doppelstrang-Vernetzung)	Cyclophosphamid → 152	500mg/m² i.v. an d1; Wdh. d29

[135] Smalley RV et al., A comparison of cyclophosphamide, adriamycin, 5-fluorouracil (CAF) and cyclophosphamide, methotrexate, 5-fluorouracil, vincristine, prednisone (CMFVP) in patients with metastatic breast cancer. Cancer 1977; 40:625

TAC[136]

	Spindelgift (Mitosehemmung, Störung d. Mikrotubuliorganisation)	Docetaxel → 162	75mg/m² an d1; Wdh. d22 (Prämedikation beachten)
plus	Zytostat. Antibiotikum (DNA-Schädigung)	Doxorubicin → 164	50mg/m² i.v. an d1; Wdh. d22
plus	Alkylanz (DNA-Doppelstrang-Vernetzung)	Cyclophosphamid → 152	500mg/m² i.v. an d1; Wdh. d22

[136] Martin et al., Adjuvant docetaxel for node-positive breast cancer. N Eng J Med 2005; 352:2302

CMF[137]

	Alkylanz (DNA-Doppelstrang-Vernetzung)	Cyclophosphamid → 152	100mg/m2 p.o. d1-14; Wdh. d29
plus	Antimetabolit (Folatantagonist)	Methotrexat → 156	40mg/m² i.v. an d1, 8; Wdh. d29
plus	Pyrimidinantagonist (s.o.)	5-Fluorouracil → 159	600mg/m² i.v. an d1, 8; Wdh. d29

[137] Bonadonna et al., Adjuvant Cyclophosphamide, Methotrexate, and Fluorouracil in Node-Positive Breast Cancer - The Results of 20 Years of Follow-up.N Engl J Med. 1995 Apr 6;332(14):901-6.

Palliative Therapie

Doxorubicin[138]

Zytostat. Antibiotikum (DNA-Schädigung)	Doxorubicin → 164	60mg/m² i.v. Wdh. d22

[138] Sledge GW et al., Phase III trial of doxorubicin, paclitaxel, and the combination of doxorubicin and paclitaxel as frontline chemotherapy for metastatic breast cancer J Clin Oncol. 2003;21(4):588

Epirubicin[139]

Zytostat. Antibiotikum	Epirubicin → 164	30mg/m² i.v. wöchentlich

[139] Ebbs SR et al., Advanced breast cancer. A randomised trial of epidoxorubicin at two different dosages and two administration systems. Acta Oncol. 1989;28(6):887-92

Mammakarzinom

Docetaxel weekly[140]

Spindelgift (Mitosehemmung, Störung d. Mikrotubuliorganisation)	Docetaxel → 162	35(-40) mg/m² an d1, 8, 15, 22, 29, 36; Wdh. d49

[140] Baselga J et al., Weekly docetaxel in breast cancer: applying clinical data to patient therapy. Oncologist. 2001;6 Suppl 3:26-9

Docetaxel[141]

Spindelgift (s.o.)	Docetaxel → 162	100mg/m² an d1; Wdh. d22 (Prämedikation beachten)

[141] Aapro M, Bruno R. Early clinical studies with docetaxel. Docetaxel Investigators Group. Eur J Cancer. 1995;31A Suppl 4:S7-10

Paclitaxel[142]

Spindelgift (s.o.)	Paclitaxel → 163	80-90mg/m² i.v. wöchentlich

[142] Mauri D et al., Overall survival benefit for weekly vs. three-weekly taxanes regimens in advanced breast cancer Cancer Treat Rev. 2010;36(1):69

Capecitabin[143]

Pyrimidinantagonist (Hemmung der Thymidin-nukleotid-Synthese)	Capecitabin → 159	1250mg/m² p.o. 2 x/d an d1-14; Wdh. d22

[143] Venturini M et al., An open-label, multicenter study of outpatient capecitabine monotherapy in 631 patients with pretreated advanced breast cancer. Oncology. 2007;72(1-2):51

Vinorelbin[144]

Spindelgift (Mitosehemmer)	Vinorelbin → 161	30mg/m², 10-min-Infusion, wöchentlich

[144] Martin M et al., Gemcitabine plus vinorelbine versus vinorelbine monotherapy in patients with metastatic breast cancer previously treated with anthracyclines and taxanes. Lancet Oncol. 2007;8(3):219

Capecitabin/Docetaxel[145]

Pyrimidinantagonist (Hemmung der Thymidin-nukleotid-Synthese)	Capecitabin → 159	1250mg/m² p.o. 2 x/d an d1-14; Wdh. d22
Spindelgift (Mitosehemmung, Störung d. Mikrotubuliorganisation)	Docetaxel → 162	75mg/m² an d1; Wdh. d22 (Prämedikation beachten)

[145] Chan S et al., Phase III study of gemcitabine plus docetaxel compared with capecitabine plus docetaxel for anthracycline-pretreated patients with metastatic breast cancer. J Clin Oncol. 2009;27(11):1753

EC: Epirubicin/Cyclophosphamid[146]

Zytostat. Antibiotikum (DNA-Schädigung)	Epirubicin → 164	90mg/m² i.v. an d1; Wdh. d22
Alkylanz	Cyclophosphamid → 152	600mg/m² i.v. an d1; Wdh. d22

[146] Nagel GA et al., High-dose epirubicin + cyclophosphamide (HD-EC) in metastatic breast cancer: a dose-finding study. Onkologie. 1988 Dec;11(6):287-8

AT: Doxorubicin/Docetaxel[147]

	Zytostat. Antibiotikum (DNA-Schädigung)	Doxorubicin → 164	50mg/m² i.v. als Bolus an d1; Wdh. d22
plus	Spindelgift (Mitosehemmung, Störung d.Mikrotubuliorganisation)	Docetaxel → 162	75mg/m² an d1; Wdh. d22 (Prämedikation beachten)

[147] Nabholtz JM et al., Docetaxel and doxorubicin compared with doxorubicin and cyclophosphamide as first-line chemotherapy for metastatic breast cancer J Clin Oncol. 2003;21(6):968

Gemcitabin/Docetaxel[148]

	Antimetabolit	Gemcitabin → 160	1000mg/m² i.v. über 30min an d1, 8; Wdh. d22
plus	Spindelgift (s.o.)	Docetaxel → 162	75mg/m² an d1; Wdh. d22 (Prämedikation beachten)

[148] Fountzilas G, A randomized phase III study comparing three anthracycline-free taxane-based regimens, as first line chemotherapy, in metastatic breast cancer. Breast Cancer Res Treat. 2009;115(1):87

Gemcitabin/Paclitaxel[149]

Antimetabolit	Gemcitabin → 160	1200mg/m² i.v. über 30min an d1, 8; Wdh. d22
Spindelgift (Mitosehemmung)	Paclitaxel → 163	175mg/m² i.v. an d1; Whd. d22

[149] Allouache D et al., First-line therapy with gemcitabine and paclitaxel in locally, recurrent or metastatic breast cancer BMC Cancer. 2005 Nov 29;5:151

Lapatinib/Capecitabin[150]

HER1/2 (Tyrosinkinaseinhibitor)	Lapatinib → 174	1250mg/d p.o.
Pyrimidinantagonist (Hemmung der Thymidinnukleotid-Synthese)	Capecitabin → 159	1000mg/m² p.o. 2 x/d an d1-14; Wdh. d22

[150] Geyer CE et al., Lapatinib plus capecitabine for HER2-positive advanced breast cancer. N Engl J Med. 2006 Dec 28;355(26):2733-43

Mammakarzinom 629

Trastuzumab/Taxan[151, 152]

	Anti-Her2-Antikörper (monoklon. AK gegen HER2 ⇒ Blockade der Zellteilung)	Trastuzumab → 185	4mg/kg KG i.v. an d1 alle 3W, bei weiteren Zyklen nur 2mg/kg KG
	Spindelgift (Mitosehemmung, Störung d. Mikrotubuliorganisation)	Docetaxel → 162	100mg/m² an d1 alle 3W (Prämed. beachten!)
oder		Paclitaxel → 163	90mg/m² i.v. an d1 alle 3W

[151] Marty M et al., Randomized phase II trial of the efficacy and safety of trastuzumab combined with docetaxel in patients with human epidermal growth factor receptor 2-positive metastatic breast cancer administered as first-line treatment. J Clin Oncol. 2005 Jul 1;23(19):4265-74
[152] Slamon DJ et al., Use of chemotherapy plus a monoclonal antibody against HER2 for metastatic breast cancer that overexpresses HER2. N Engl J Med. 2001 Mar 15;344(11):783-92

Bevacizumab/Paclitaxel[153]

Anti-VEGF-Antikörper	Bevacizumab → 182	10mg/kg KG i.v. d1; Wdh. d15
Spindelgift (Mitosehemmung)	Paclitaxel → 163	90mg/m² i.v. an d1, 8, 15; Wdh. d29

[153] Miller K et al., Paclitaxel plus bevacizumab versus paclitaxel alone for metastatic breast cancer. N Engl J Med. 2007 Dec 27;357(26):2666-76

Bevacizumab/Capecitabine[154]

Anti-VEGF-Antikörper	Bevacizumab → 182	15mg/kg KG i.v. an d1; Wdh. d22
Pyrimidinantagonist (Hemmung der Thymidinnukleotid-Synthese)	Capecitabin → 159	1000mg/m² p.o. 2 x/d an d1-14; Wdh. d2

[154] Robert NJ et al., RIBBON-1: randomized, double-blind, placebo-controlled, phase III trial of chemo-therapy with or without bevacizumab for first-line treatment of human epidermal growth factor receptor 2-negative, locally recurrent or metastatic breast cancer. J Clin Oncol. 2011;29(10):1252-60.

Eribulin[155]

Hemmung der Mikrotubuli	Eribulin → 192	1,23 mg/m² an d1 und d8; Wdh. d22

[155] Cortes J et al., Eribulin monotherapy versus treatment of physician's choice in patients with metastatic breast cancer (EMBRACE): a phase 3 open-label randomised study. Lancet. 2011 Mar 12;377(9769):914-23

Pertuzumab[156] (in Kombination mit Trastuzumab und Docetaxel bei HER2-positivem metastasiertem oder lokal rezidivierendem, inoperablem Brustkrebs indiziert)

Anti-Her2-Antikörper	Pertuzumab → 185	ini 840mg, dann 320mg alle 3W

[156] Swain SM et al., Pertuzumab, trastuzumab, and docetaxel in HER2-positive metastatic breast cancer. N Engl J Med. 2015 Feb 19;372(8):724-34.

T 7 Hämatologie, Onkologie – Therapie

Trastuzumab Emtansin[157] (bei HER2-positivem, inoperablem lokal fortgeschrittenem oder metastasiertem Brustkrebs, nach vorangegangener Therapie mit Trastuzumab u./od. Taxan)

Anti-Her2-Antikörper und Spindelgift	Trastuzumab Emtansin → 186	3,6mg/kg KG alle 3W

[157] Krop IE et al., Trastuzumab emtansine versus treatment of physician's choice for pretreated HER2-positive advanced breast cancer (TH3RESA): a randomised, open-label, phase 3 trial. Lancet Oncol. 2014 Jun;15(7):689-99

Palbociclib[158] (bei hormonrezeptorpositiven, Her2/neu-negativen lokal fortgeschrittenen Erkrankungen, in Kombination mit einem Aromataseinhibitor oder Fulvestrant)

Cdk4/Cdk6 Inhibitor	Palbociclib → 175	125mg 1 x/d für 21 d, danach 7d Pause, q4w

[158] Nicholas C. Turner et al., Palbociclib in Hormone-Receptor-Positive Advanced Breast Cancer. N Engl J Med; 373:209-219, July 16, 2015.

Ribociclib[159] (in Kombination mit einem Aromatasehemmer zur Behandlung von postmenopausalen Frauen mit Hormonrezeptor(HR)-positiven, humanen epidermalen Wachstumsfaktor-Rezeptor-2(HER2)-negativen, lokal fortgeschrittenen oder metastasierten Mammakarzinom als initiale endokrin-basierte Therapie)

Cdk4/Cdk6 Inhibitor	Ribociclib → 175	3 x 200mg/d von d1–d21, Wdh. d29

[159] Hortobagyi GN et al., Ribociclib as first-line therapy for HR-Positive, advanced breast cancer. N Engl J Med. 2016 Nov 3;375(18):1738-1748.

T 7.30 Medulläres Schilddrüsenkarzinom

Palliative Therapie: Vandetanib[160] (Memo: Analyse auf Mutation im RET Signalweg)

Tyrosinkinaseinhibitor	Vandetanib → 176	300mg 1 x/d

[160] Thornton K et al., Vandetanib for the treatment of symptomatic or progressive medullary thyroid cancer in patients with unresectable locally advanced or metastatic disease: U.S. Food and Drug Administration drug approval summary. Clin Cancer Res. 2012 Jul 15;18(14):3722-30.

Palliative Therapie: Cabozantinib[161] (Memo: Analyse auf Mutation im RET Signalweg)

Tyrosinkinaseinhibitor	Cabozantinib → 172	140mg 1 x/d

[161] Elisei R et al., Cabozantinib in progressive medullary thyroid cancer. J Clin Oncol. 2013 Oct 10;31(29):3639-46.

T 7.31 Nierenkarzinom[168]

Targeted Therapy

	Tyrosinkinaseinhibitor	Sorafenib [162] → 176	2 x 400mg/d
oder	Tyrosinkinaseinhibitor	Sunitinib [163] → 176	50mg p.o. 1 x/d W1-4, in W5, 6 Pause (4/2-Schema)
oder	mTOR-Inhibitor	Temsirolimus [164] → 176	25mg i.v. 1 x/W

Nierenkarzinom

oder	mTOR-Inhibitor	Everolimus [165] → 177	10mg p.o. 1 x/d
	Tyrosinkinaseinhibitor	Pazopanib [166] → 175	800mg p.o. 1 x/d
	PD-1-Hemmer (monoklon. AK gegen PD-1)	Nivolumab [167] → 184	3mg/kg KG

[162] Escudier B et al., Sorafenib in advanced clear-cell renal-cell carcinoma. N Engl J Med. 2007 Jan 11;356(2):125-34
[163] Motzer RJ et al., Sunitinib versus interferon alfa in metastatic renal-cell carcinoma. N Engl J Med 356:115-124, 2007
[164] Hudes G et al., Temsirolimus, interferon alfa, or both for advanced renal-cell carcinoma. N Engl J Med 356: 2271-2281, 2007
[165] Motzer RJ, Escudier B, Oudard S et al. Efficacy of everolimus in advanced renal cell carcinoma. Lancet 372: 449-456, 2008
[166] Sternberg CN et al., Pazopanib in locally advanced ob metastatic renal cell carcinoma J Clin Oncol 28:1061-1068, 2010
[167] McDermott DF et al., Survival, Durable Response, and Long-Term Safety in Patients With Previously Treated Advanced Renal Cell Carcinoma Receiving Nivolumab. J Clin Oncol. 2015 Jun 20;33(18):2013-20
[168] Kirchner HH et al., Nierenzellkarzinom (Hypernephrom). DGHO Onkopedia Leitlinie 2/2013

Tivozanib[169] (Erstlinientherap. bei erw. Pat. mit fortgeschrittenem Nierenzellkarzinom (NZK) sowie als Therap. bei erw. Pat., die noch nicht mit VEGFR- und mTOR-Signalweginhibitoren behandelt wurden und bei denen es nach einer vorherigen Cytokin-Therapie für fortgeschrittene NZK zur Krankheitsprogression kam)

VEGFR-Inhibitor	Tivozanib → 176	1340 µg 1 x/d d1-d21, Wdh. d29

[169] Motzer RJ et al., Tivozanib versus sorafenib as initial targeted therapy for patients with metastatic renal cell carcinoma: results from a phase III trial. J Clin Oncol. 2013 Oct 20; 31(30):3791-9. doi: 10.1200/JCO.2012.47.4940.

IFN-alpha-2A/Bevacizumab[170]

	Interferon (Immunstimulation/-modulation)	INF-alpha → 274	9 Mio. IE 3 x/W für 1 J
oder	Anti-VEGF-Antikörper	Bevacizumab → 182	10mg/kg KG i.v. an d1; Wdh. d15

[170] Escudier B et al., Bevacizumab plus interferon alpha-2a for treatment of metastatic renal cell carcinoma. Lancet 370: 2103-2111, 2007

Lenvatinib[171] (in Komb. mit Everolimus nach vorangegangener Therap. mit VEGF-Inhibit.)

Tyrosinkinaseinhibitor	Lenvatinib → 174	18mg 1 x/d

[171] Motzer RJ et al., Lenvatinib, Everolimus and the combination in patients with metastatic renal cell carcinoma: a randomised, phase 2, open-label, multicentre trial. Lancet Oncol. 2015 Nov;16(15):1473-82.

Cabozantinib[172] (nach vorangegangener Therapie mit einem VEGF-Inhibitor)

Tyrosinkinaseinhibitor	Cabozantinib → 172	60mg 1 x/d

[172] Choueiri TK, Escudier B, Powles T et al., Cabozantinib versus everolimus in advanced renal cell carcinoma (METEOR): final results from a randomised, open-label, phase 3 trial. Lancet Onc. 2016 Jun 5; S1470-2045(16)30107-3.

T 7.32 Ösophaguskarzinom

Karzinome des gastroösophagealen Übergangs können wie Magenkarzinome behandelt werden.

Kombinierte Radiochemotherapie[173] (50Gy, 25 × 2Gy über 5W)

	Pyrimidinantagonist (s.o.)	5-Fluorouracil → 159	1000mg/m² i.v. über 24h an d1-4 W1, 5, 8, 11
plus	Alkylanz	Cisplatin → 155	75mg/m² i.v. an d1 W1, 5, 8, 11

[173] Minsky BD et al., INT 0123 (Radiation Therapy Oncology Group 94-05) phase III trial of combined-modality therapy for esophageal cancer J Clin Oncol. 2002 Mar 1;20(5):1167-74

Palliative Chemotherapie

Cisplatin/5-FU[174]

Alkylanz (DNA-Doppel-strang-Vernetzung)	Cisplatin → 155	80-100mg/m² i.v. an d1; Wdh. d22-29
Pyrimidinantagonist (Hemmung d. Thymidin-Nukleotid-Synthese)	5-Fluorouracil → 159	1000mg/m² i.v. über 24h an d1-4/5; Wdh. d22-29

[174] Medical Research Council Oesophageal Cancer Working Group. Surgical resection with or without preoperative chemotherapy in oesophageal cancer: a randomised controlled trial. Lancet. 2002 May 18;359(9319):1727-33

Cisplatin/Vinorelbin

Alkylanz (DNA-Doppel-strang-Vernetzung)	Cisplatin → 155	80mg/m² i.v. an d1; Wdh. d22
Spindelgift (Mitosehemmer)	Vinorelbin → 161	25mg/m² d1-8; Wdh. d22

T 7.33 Ovarialkarzinom

Primäre Chemotherapie

Paclitaxel/Carboplatin +/- Bevacizumab[175, 176]

Spindelgift (s.o.)	Paclitaxel → 163	175mg/m² i.v. über 3h an d1 alle 3W
Alkylanz (s.o.)	Carboplatin → 154	AUC 5 i.v. an d1 alle 3W
Anti-VEGF-Inhibitor	Bevacizumab → 182	15mg/kg alle 3W, alternativ 10mg/kg alle 2W

[175] Ozols RF et al., Phase III trial of Carboplatin and paclitaxel compared with cisplatin and paclitaxel in patients with optimally resected stage III ovarian cancer. J Clin Oncol. 2003 Sep 1;21(17):3194-200

[176] Stark D et al., Standard chemotherapy with or without bevacizumab in advanced ovarian cancer: quality-of-life outcomes from the International Collaboration on Ovarian Neoplasms (ICON7) phase 3 randomised trial. Lancet Oncol. 2013 Mar;14(3):236-43.

Ovarialkarzinom

Erhaltungstherapie

Olaparib[177] (Erhaltungstherapie bei Platin-sensitivem Rezidiv eines BRCA-mutierten high-grade serösen epithelialen Ovarial-Ca, Eileiter-Ca oder primären Peritoneal-Ca)

PARP-Inhibitor	Olaparib → 194	400mg 2 x/d

[177] Kaufman B et al., Olaparib monotherapy in patients with advanced cancer and a germline BRCA1/2 mutation. J Clin Oncol. 2015 Jan 20;33(3):244-50.

Platinsensibles Rezidiv

Auftreten 12 Monate nach Beendigung der platinhaltigen Therapie

Carboplatin/Gemcitabin

Alkylanz (DNA-Doppelstrang-Vernetzung)	Carboplatin → 154	AUC 5 i.v. an d1 alle 3W
Antimetabolit	Gemcitabin → 160	1000mg/m² i.v. d1 und d8, alle 3W

Platinresistentes Rezidiv

Auftreten 12 Monate nach Beendigung der platinhaltigen Therapie

Gemcitabin[178]

Antimetabolit	Gemcitabin → 160	1000mg/m² i.v. d1 und d8, d15, alle 4W

[178] D'Agostino G et al. Phase II study of gemcitabine in recurrent platinum-and paclitaxel-resistant ovarian cancer. Gynecol Oncol. 2003 Mar;88(3):266-9

Treosulfan[179]

Alkylanz	Treosulfan → 154	400mg p.o. an d1–28, Wdh. nach 4W Therapiepause

[179] Gropp M et al., Treosulfan as an effective second-line therapy in ovarian cancer. Gynecol Oncol. 1998 Oct; 71(1):94-8

Niraparib[180] (Erhaltungstherapie bei erwachsenen Patientinnen mit Rezidiv eines platin-sensiblen, gering differenzierten serösen Karzinoms der Ovarien, der Tuben oder mit primärer Peritonealkarzinose, die sich nach einer platinbasierten Chemotherapie in Remission befindet.)

PARP-Inhibitor	Niraparib → 194	100mg 3 x/d

[180] Schram AM et al., Niraparib in recurrent ovarian cancer. N Engl J Med. 2017 Feb 23;376(8):801.

T 7.34 Pankreaskarzinom (exokrin)

Adjuvante Therapie

Gemcitabin[181]

| Antimetabolit | Gemcitabin → 160 | $1000mg/m^2$ i.v. 1 x/W in den ersten 7 von 8W, dann d1, 8, 15, alle 4W |

[181] Berlin JD et al., Phase III study of gemcitabine in combination with fluorouracil versus gemcitabine alone in patients with advanced pancreatic carcinoma. J Clin Oncol. 2002 Aug 1;20(15):3270-5.

Palliative Therapie

Gemcitabin/Erlotinib[182]

Antimetabolit	Gemcitabin → 160	$1000mg/m^2$ i.v. 1 x/W in den ersten 7 von 8W, dann d1, 8, 15 alle 4W
ggf. + Tyrosinkinaseinhibitor	Elortinib → 173	100-150mg/d p.o. kontin.

[182] Moore MJ et al., Erlotinib plus gemcitabine compared with gemcitabine alone in patients with advanced pancreatic cancer. J Clin Oncol. 2007;25(15):1960

Gemcitabin mono[183]

| Antimetabolit | Gemcitabin → 160 | $800mg/m^2$ i.v. 1 x/W in den ersten 7 von 8W, dann: d1, 8, 15 alle 4W |

[183] Carmichael J et al., Phase II study of gemcitabine in patients with advanced pancreatic cancer. Br J Cancer. 1996;73(1):101

Gemcitabin/Oxaliplatin[184]

Antimetabolit	Gemcitabin → 160	$1000mg/m^2$ i.v. d1; Wdh. d15
Platinanalogon (Indukt. von DNA-Strang-Brüchen)	Oxaliplatin → 155	$100mg/m^2$ i.v. über 2h an d2; Wdh. d16

[184] Louvet C et al., Gemcitabine in combination with oxaliplatin compared with gemcitabine alone in locally advanced or metastatic pancreatic cancer. J Clin Oncol. 2005;23(15):3509

Gemcitabin/Nab-Paclitaxel[185]

Antimetabolit	Gemcitabin → 160	$1000mg/m^2$ i.v. d1, d8 und d15; Wdh. d29
Albumin-gebundenes Paclitaxel	Paclitaxel → 163	$125mg/m^2$ i.v. d1, d8 und d15; Wdh. d29

[185] Von Hoff DD et al., Increased survival in pancreatic cancer with nab-paclitaxel plus gemcitabine. N Engl J Med. 2013 Oct 31;369(18):1691-703

Prostatakarzinom 635

FOLFIRINOX[186]

	Platinanalogon (s.o.)	Oxaliplatin → 155	85mg/m² i.v. über 2h an d1; Wdh. ab d22
	Biomodulator (s.o.)	Folinsäure → 192	400mg/m² i.v. d1
	Zytostatikum (Topoisomerasehemmer)	Irinotecan → 166	180mg/m² an d1; Wdh. d22
	Pyrimidinantagonist (Hemmung der Thymidin-nukleotid-Synthese)	5-Fluorouracil → 159	400mg/m² i.v. Bolus an d1; Wdh. nach 3W
			2400mg/m² c.i. über 46h an d1; Wdh. nach 3W

[186] Conroy T et al., FOLFIRINOX versus gemcitabine for metastatic pancreatic cancer. N Engl J Med. 2011 May 12;364(19):1817-25

T 7.35 Prostatakarzinom

Primärtherapie

oder	**LH-RH-Agonist** (Down-Regulation hypophysärer Rez. ⇒ Sexualhormonbildung ↓)	Goserelinacetat → 410	1 x 3.6 mg s.c. alle 4W
		Leuprorelin[187] → 410	1 x 3.75 mg s.c. alle 4W
je plus	**Antiandrogen** (Androgenwirkung ↓)	Bicalutamid[188] → 408	50 mg/d p.o. bei MAB, oder 150mg/d bei Monotherapie
oder	**Antiandrogen** (Androgenwirkung ↓)	Cyproteronacetat → 409	2 x 100 mg/d p.o.

[187] Persad R, Leuprorelin acetate in prostate cancer: a European update. Int J Clin Pract. 2002 Jun;56(5):389-96
[188] Anderson J, The role of antiandrogen monother. in the treatment of prostate cancer. BJU Int. 2003 Mar;91(5):455-61

Docetaxel/Prednison[189]

	Spindelgift (Mitosehemmung, Strg. d. Mikrotubuliorganisation)	Docetaxel → 162	75mg/m² an d1 alle 3W (Prämedikation beachten)
	Glukokortikosteroid	Prednison → 208	2 x 5mg/d p.o., kontinuierlich

[189] Tannock IF et al., Docetaxel plus prednisone or mitoxantrone plus prednisone for advanced prostate cancer. N Engl J Med. 2004 Oct 7;351(15):1502-12

Mitoxantron/Prednison[189]

	Zytostatikum (Mitosehemmer)	Mitoxantron → 165	12mg/m² i.v. an d1; Wdh. d22
	Glukokortikosteroid	Prednison → 208	2 x 5mg/d p.o., kontinuierlich

T 7 Hämatologie, Onkologie – Therapie

Abirarerone[190]

| Cyp17 inhibitor | Abirateron → 408 | 240mg/d |

[190] Reid AH et al., Significant and sustained antitumor activity in post-docetaxel, castration-resistant prostate cancer with the CYP17 inhibitor abiraterone acetate. J Clin Oncol. 2010;28(9):1489n

Cabazitaxel/Prednison[191]

| Taxan | Cabazitaxel → 162 | 25mg/m² i.v. an d1; Wdh. d22 |
| Glukokortikosteroid | Prednison → 213 | 2 x 5mg/d p.o., kontinuierl. |

[191] de Bono JS et al., Prednisone plus cabazitaxel or mitoxantrone for metastatic castration-resistant prostate cancer progressing after docetaxel treatment. Lancet. 2010;376(9747):1147

Sipuleucel[192]

| Immunvakzine | Sipuleucel-T (Zul. bisher nur in USA) | 3 x Transf. von autologen PBMC |

[192] Kantoff PW et al., Sipuleucel-T immunotherapy for castration-resistant prostate cancer. N Engl J Med. 2010 Jul 29;363(5):411-22.

Enzalutamid[193] (nach Versagen der Androgenentzugstherapie, bei denen eine Chemotherapie klinisch noch nicht indiziert ist oder die Erkrankung während oder nach einer Chemotherapie mit Docetaxel fortschreitet)

| Antiandrogen | Enzalutamid → 409 | 4 x 40mg/d |

[193] Beer TM et al., Enzalutamide in metastatic prostate cancer before chemotherapy. N Engl J Med. 2014 Jul 31;371(5):424-33.

Radium223[194] (bei kastrationsresistentem Prostatakarzinom, symptomatischen Knochenmetastasen ohne bekannte viszerale Metastasen)

| Alpha-Strahler | Radium 223 | 50 kBq/kg KG, q4W, insgesamt 6 x |

[194] Parker C et al., Alpha emitter radium-223 and survival in metastatic prostate cancer. N Engl J Med. 2013 Jul 18;369(3):213-23.

T 7.36 ZNS-Malignome

| Alkylanz (Zytostatikum) | Temozolomid → 156 | z.B. 200mg/m² über 5d; Wdh. d28 |

PVC

Alkylanz (DNA-Doppelstrang-Vernetzung)	Procarbazin → 156	60mg/m² p.o. an d8-21
Alkylanz (DNA-Doppelstrang-Vernetzung)	CCNU (Lomustin) → 154	10mg/m² p.o. an d1
Spindelgift (Mitosehemmer)	Vincristin → 161	1.4 mg/m² i.v. an d1

T 8 Rheumatologie – Therapie (A. Meurer)

T 8.1 Raynaud-Syndrom

Allgemeine Maßnahmen

Vermeidung von Kälte und Stress, Nikotinstopp, Biofeedback

	Kalziumantagonist (Vasodilatation)	Nifedipin → 31	3–4 x 10–20mg/d p.o. bis max. 60mg/d
evtl.	Isosorbiddinitrat (Vasodilatation)	Isosorbiddinitrat → 47	bei Bedarf

Bei schweren Formen mit Ulzera

	PGI2 = Prostacyclin = Prostavasin	Alprostadil → 69 (off-label)	2 x 40μg/d über 2h
	Synthet. Prostaglandin	Iloprost → 69 (off-label)	0.5–2ng/kg/min über 6h f. 3W

Endothelin-Rez.-Antagonisten und PDE-5-Hemmer (s. Kap. T 8.9) sind ebenfalls wirksam

T 8.2 Fibromyalgie-Syndrom[1]

	Trizyklisches Antidepressivum (Schmerzdistanzierung, Schlafanstoß)	Amitriptylin → 336	12.5–25mg/d p.o. zur Nacht (evtl. chron.); Cave: WW mit and. psychotropen Subst., Digitalis-Wi ↑, QT-Verläng.
	Antiepileptikum	Pregabalin → 309	300–600mg/d in 2-3 ED
	Nichtmedikamentöse Behandlung	Physikalische Therapie + psychosomatische Betreuung; Ausdauersport!	

[1] Macfarlane GJ et al. EULAR revised recommendations for the management of fibromyalgia. Annals of the Rheumatic Diseases. Published Online First: 04 July 2016. doi: 10.1136/annrheumdis-2016-209724

T 8.3 Arthrosis deformans

Bei aktivierter Arthrose

evtl.	Arylessigsäurederivat, Cyclooxygenasehemmer (NSAR) (antiphlogistisch, analgetisch)	Diclofenac → 199	1–3 x 50mg (max. 150mg); 1 Amp. 75mg i.m. (bei Bed.)
		Ibuprofen → 197	2–4 x 400-600 mg ret. (max. 2400mg)

Cave: Interaktion mit Marcumar

evtl.	Lokalanästhetikum	Bupivacain 0,25% → 295	2–5ml Inj. intraartikulär
evtl.	Glukokortikoide (Kristallsuspension)	Triamcinolonacetonid → 208	intraartikuläre Injektion: große Gelenke 10–20mg, mittelgroße 5–10mg, kleine 2–5mg (max. 2 Inj./J, Abstand 3–4W)

T 8.4 Rheumatoide Arthritis[2]

Symptomatische Therapie (akuter Schub)

	Arylessigsäurederivat, Cyclooxygenasehemmer (antiphlogistisch, analgetisch, antipyretisch)	Diclofenac → 199	1–3 x 50mg (max. 150mg); 1 Amp. 50mg i.m.
		Ibuprofen → 197	2–4 x 400–600 mg ret. (max. 2400mg)

Cave: NSAR erhöhen Methotrexat-Spiegel: erhöhte Myelosuppression und Lebertoxizität, Interaktion mit Marcumar

Zusätzlich evtl. Omeprazol

evtl.	Glukokortikoid (antiinflammatorisch, immunsuppressiv)	Prednisolon → 208	1mg/kg KG; Dosis nach Klinik
oder evtl.	Opioid (Analgesie)	Tramadol → 288	bis 4 x 50–100mg/d p.o.; keine Kombin. mit MAO-Hemmern; WW mit and. psychotropen Substanzen

Intraartikuläre Injektionen

evtl.	Glukokortikoide (antiinflammatorisch, immunsuppressiv)	Triamcinolonacetonid → 208	intraartikuläre Injektion: große Gelenke 10–20mg, mittelgroße 5–10mg, kleine 2–5mg (max. 2 Inj./J, Abstand 3–4 W)

Konventionelle DMARD (disease modifying antirheumatic drugs)
Übliche Initialtherapie

	Antirheumatikum (Immunsuppression, Zytokinsynthese ↓)	Methotrexat → 205	1 x 7.5–20mg/W. i.v, s.c oder p.o., mind. 3M bis Wirksamkeit beurteilbar; Cave: verstärkte Myelosuppression bei gleichzeitiger NSAR-Gabe

Bei Unverträglichkeit der Therapie zusätzlich

	Vitamin	Folsäure → 149	5mg am d nach MTX-Gabe

Weitere DMARD (auch Einsatz in Kombination mit MTX)

	Isoxazolderivat (Immunmodulation durch Inhibition der T-Zell-Pyrimidin-Biosynthese)	Leflunomid → 205	ini (d1–3) 100mg, ab d4 1 x 10–20mg (mind. 4–6 W geben, bevor Wirkung zu erwarten, dann Dauerther.); keine gleichzeitige Lebendimpfung

Rheumatoide Arthritis 639

	Antirheumatikum Stabilisierung der Lysosomenmembran, Beeinflussung des PG-Stoffwechsels	Chloroquin → 204	250mg/d, max. 4mg/kg/d p.o. (mind. 3M, bei Erfolg Dauerther.), WW: Steroide ⇒ BB-Anomalien ↑
	Antirheumatikum (Prostaglandinsynthese ↓)	Sulfasalazin → 205	W1: 1 x 500mg/d p.o., W2: 2 x 500mg/d, W3: 3 x 500mg/d, W4: 4 x 500mg/d, (mind. 3M, bei Erfolg Dauerther.)

T 8.4.1 Biologicals

Bei KI gegen Methotrexat oder Erfolglosigkeit anderer Basistherapien (d.h. trotz sachgerechter Behandlung mit mind. 2 Basistherapeutika, davon eines MTX über mind. 6M)
Cave: keine Lebendimpfung während Therapie!

	Chimärer monokon. AK (AK gegen TNF-α)	Infliximab → 213	3mg/kg KG i.v. über 2h, Wdh. nach 2 und 6 W, dann alle 8 W
oder	**Löslicher TNF-α-Rezeptor**	Etanercept → 212	25mg s.c. (2 x/W) oder 50mg s.c. (1 x/W)
oder	**Humanisierter monoklon.** **AK (AK gegen TNF-α)**	Adalimumab → 211	40mg s.c. alle 2W
oder		Golimumab → 212	50mg s.c. alle 4W
oder	**Humanisiertes monoklon.** **pegylis. Fab-Fragment** (AK gegen TNF-α)	Certolizumab Pegol → 212	400mg s.c. in W 0, 2, 4, dann 200-400mg s.c. alle 4W

Falls rheumatoide Arthritis refraktär auf MTX und TNFα-Antagonisten oder KI gegen TNF-Antagonisten

Kostimulationsblockade	Fusionsprotein aus CTLA4 + Fc-Ig: Abatacept → 210	< 60kg: 500mg, 60-100kg: 750mg, > 100kg: 1000mg i.v. W0, 2, 4; dann alle 4W oder 125 mg/W s.c., mit MTX kombinieren
Monoklonaler chimärer Anti-CD20-AK (B-Zell-Depletion)	Rituximab → 185	1000mg i.v. W 0, 2; weitere Intervalle > 16W kombiniert mit MTX
Humanisierter Anti-IL6-Rez.-AK (IL-6-Inhibition)	Tocilizumab → 213	4-8mg/kg KG i.v. alle 4W, max. 800 mg ED
IL-1-Rezeptor-Antagonist	Anakinra → 211	100mg/d s.c.
Januskinase-Inhibitor	Tofacitinib → 213	2 x 5mg
	Baracitinib → 211	4mg/d

[2] Smolen JS, et al. EULAR recommendations for the management of rheumatoid arthritis with synthetic and biological disease-modifying antirheumatic drugs: 2013 update. Ann Rheum Dis 2014;73:492-509

T 8.5 M. Bechterew

Symptomatische Therapie (akuter Schub)

	Cyclooxygenasehemmer (antiphlog., analgetisch, antipyretisch)	Diclofenac oder andere NSAR → 196	2–3 x 25–50mg/d p.o., 1–2 x 75mg/d (ret.) p.o., 1–2 x 50–100mg/d rekt.

Peripherer Gelenkbefall

evtl.	Arylessigsäurederivat, Cyclooxygenasehemmer (Prostaglandinsynthese ↓)	Sulfasalazin → 205 (off-label)	W1: 1 x 500mg/d p.o., W2: 2 x 500mg/d, W3: 3 x 500mg/d, W4: 4 x 500mg/d
evtl.	Glukokortikoid	Prednisolon → 208	1mg/kg; Dosis nach Klinik

Befall des Achsenskeletts

	TNF-α-Antagonist (AK gegen TNF-α)	Infliximab → 213	5mg/kg i.v. (über 2h, ggf. nach 2 u. 6W wdh., dann alle 8W)
oder	Löslicher TNF-α-Rezeptor	Etanercept → 212	25mg s.c. (2 x/W)
oder	Humanisierter monoklonaler Antikörper (AK gegen TNF-α)	Adalimumab → 211	40mg s.c. alle 2W
oder		Golimumab → 212	50mg s.c. alle 4W
oder		Certolizumab Pegol → 212	400mg s.c. in W 0, 2, 4, dann 200–400mg s.c. alle 4W
	Human. monoklon. AK (AK gegen Interleukin 17A)	Secukinumab → 374	150mg s.c. W 1,2,3 und 4, dann alle 4 W

[3] van der Heijde D, Ramiro S, Landewé R, et al. 2016 update of the ASAS-EULAR management recommendations for axial spondyloarthritis, Annals of the Rheumatic Diseases. Published Online First: 13 January 2017. doi: 10.1136/annrheumdis-2016-210770

T 8.6 Reaktive Arthritis, M. Reiter

Symptomatische Therapie (akuter Schub)

	Cyclooxygenasehemmer (antiphlog., analgetisch, antipyretisch)	Diclofenac und andere NSAR → 196	2–3 x 25–50mg/d p.o., 1–2 x 75mg/d (ret.) p.o., 1–2 x 50–100mg/d rekt.
evtl.	Glukokortikoid	Prednisolon → 208	1mg/kg; Dosis nach Klinik

Chronischer Verlauf

evtl.	Antirheumatikum (Prostaglandinsynthese ↓)	Sulfasalazin → 205 (off-label)	W1: 1 x 500mg/d p.o., W2: 2 x 500mg/d, W3: 3 x 500mg/d, W4: 4 x 500mg/d (mind. 3M)
evtl.	Antirheumatikum (Immunsuppr., Zytokinsynthese ↓)	Methotrexat → 205 (off-label)	1 x 7.5–20mg/W i.v. od. s.c.

Cave: Bei Unverträglichkeit der Ther.: zusätzl. Folsäure 5mg am d nach MTX-Gabe!

Enteropathische oder posturetritische Formen

Chlamydien (bei nachgewiesener Infektion)

	Tetracyclin (Antibiotikum)	Doxycyclin → 227	d1: 1x200mg p.o., i.v., dann: 2 x 100mg/d p.o., i.v. für 7d, WW: Antacida + Milch = Resorption ↓; Sicherheit von Kontrazeption ↓, Wirkung Digoxin ↑

Evtl. bei Yersinien, Salmonellen, Shigellen, Campylobacter und schwerer Enteritis, alten Patienten, Immunsupprimierten

	Gyrasehemmer (Antibiotikum)	Ciprofloxacin → 233	2 x 250–500mg/d p.o., 2 x 200–400mg/d i.v.
	WW: bei NSAR erhöhte Krampfbereitschaft, verlängerte HWZ von Diazepam		

T 8.7 Psoriasisarthritis[4]

Symptomatisch

	Cyclooxygenasehemmer (antiphlogistisch, analgetisch, antipyretisch)	Diclofenac → 199	2–3 x 25–50mg/d p.o., 1–2 x 75mg/d (ret.) p.o., 1–2 x 50–100mg/d rekt.

Basistherapie

evtl.	Antirheumatikum (Immunsuppression, Zytokinsynthese ↓)	Methotrexat → 205	1 x 7.5–20mg/W. i.v. oder s.c; bei Unverträglichkeit zusätzl. Folsäure 5mg am Tag nach MTX-Gabe!
oder	Isoxazolderivat (Immunmodulation durch Inhibition der T-Zell-Pyrimidin-Biosynthese)	Leflunomid → 205	ini (d1-3) 100mg, ab d4 1 x 10–20mg; wirkt evtl. erst n. 4–6W, dann Dauerther.; keine gleichz. Lebendimpfg.
Bei schwerer Form			
	TNFα-Antagonist (AK gegen TNF-α)	Infliximab → 213	5mg/kg KG i.v. (über 2h, ggf. Wdh. nach 2 und 6W, dann alle 8 W)
	Löslicher TNFα-Rezeptor	Etanercept → 212	25mg s.c. (2 x/W) oder 50mg s.c. (1 x/W)
	Humanis. monokln. AK (AK gegen TNF-α)	Adalimumab → 211	40mg s.c. alle 2W
oder		Golimumab → 212	50mg s.c. alle 4W
oder	Humanisiertes monoklon., pegylis. Fab-Fragment (AK gegen TNF-α)	Certolizumab Pegol → 212	400mg s.c. in W 0, 2, 4, dann 200–400mg s.c. alle 4W

oder	Monokln. AK gegen die gemeinsame p40-Untereinheit von IL 12 u. 23	Ustekinumab → 375	45 mg s.c. W 0 u. 4, dann alle 12 W, bei > 100kgKG 90mg allein oder in Komb. mit MTX
oder	PDE4-Inhibitor	Apremilast → 211	10mg am d1, über 6d auf 2 x 30mg steigern
oder	Humanisierter monoklonaler AK (AK gegen Interleukin 17A)	Secukinumab → 374	300mg s.c. W 1, 2, 3 und 4, dann alle 4 W

[4] European League Against Rheumatism (EULAR) recommendations for the management of psoriatic arthritis with pharmacological therapies: 2015 update. Ann Rheum Dis. doi:10.1136/annrheumdis-2015-208337

T 8.8 Systemischer Lupus erythematodes

Bei Arthromyalgien, Hautbefall

Hautbefall	Topisches Steroid		
evtl.	Cyclooxygenase-Hemmer (NSAR) (antiphlogistisch, analgetisch)	Diclofenac → 199	1–3 x 50mg/d p.o., rekt.; 1 x 100mg/d (ret.) p.o.; 1 x 75mg i.m.
evtl.	Antirheumatikum (Stabilisierung der Lysosomenmembran, Beeinflussung des PG-Stoffwechsels)	Chloroquin → 204	Dauertherapie: 250mg/d; max. 4mg/kg/d p.o. (mind. 3M)
evtl.	Glukokortikoid	Prednisolon → 208	1mg/kg; Dosis nach Klinik

Leichte viszerale Beteiligung

evtl.	Glukokortikoid	Prednisolon → 208	1mg/kg; Dosis nach Klinik, ausschleichen
evtl.	Antirheumatikum (s.o.)	Methotrexat → 205	1 x 7.5–20mg/W i.v. oder s.c.
evtl.	Antirheumatikum (s.o.)	Chloroquin → 204	Dauertherapie: 250mg/d, max. 4mg/kg/d p.o.
evtl.	Immunsuppression (Purinsynthese ↓)	Azathioprin → 272	1–3mg/kg/d (nicht mit Allopurinol kombinieren)
evtl.	Monokln. AK gegen lösl. B-Lymphozyten-Stimulator (BlyS)	Belimumab → 211	10mg/kg, ini 3 Dosen alle 2W, dann alle 4W i.v.

Progressiv systemische Sklerodermie 643

Schwere viszerale Beteiligung (Lupusnephritis[5], Myokarditis, ZNS-Befall)

	Alkylanz (Immunsuppression)	Cyclophosphamid → 152	0.5-1g/m² 4-7M i.v. oder 6x500mg alle 2W (bei leichterem Verlauf) (WW: Sulfonylharnstoff: BZ-Senkungen ↑; Allopurinol/Thiazide: Myelosuppression ↑)
evtl plus	Acroleinneutralisation (Zystitisprophylaxe)	Mesna → 195	200-400mg i.v. vor, 4 und 8h nach Zytostatika-Inf.
evtl.	Glukokortikoid	Prednisolon → 208	1mg/kg; Dosis nach Klinik, ausschleichen

Alternativ, besonders bei guter Nierenfunktion

	Immunsuppression (Hemmung Purinsynthese)	Mycophenolatmofetil → 273	2 x 1-1.5g/d p.o.

Remissionserhalt

	Immunsuppression	Mycophenolatmofetil → 273	2 x 1-1.5g/d p.o.
evtl.	Immunsuppression (Hemmung Purinsynthese)	Azathioprin → 272	1-3mg/kg/d (nicht mit Allopurinol kombinieren)

[5] Joint European League Against Rheumatism and European Renal Association-European Dialysis and Transplant Association (EULAR/ERA-EDTA) recommendations for the management of adult and paediatric lupus nephritis. Ann Rheum Dis 2012;71:1771-1782

T 8.9 Progressiv systemische Sklerodermie[6]

Bei Lungenbeteiligung (fibrosierende Alveolitis)

	Immunsuppression	Mycophenolatmofetil → 273	2 x 1-1.5g/d p.o.

Bei pulmonaler Hypertonie ohne Fibrose

	Unselektiver Endothelin-1-Rezeptor-Antagonist	Bosentan → 90	ini 4W 2 x 62.5mg, dann 2 x 125mg/d
		Macitentan → 90	1 x 10mg
	Selekt. Typ-A-Endothelin-1-Rezeptor-Antagonist	Ambrisentan → 90	1 x 5-10mg
oder	Phosphodiesterase-5-Inhibitor	Sildenafil → 91	3 x 20mg (kein Viagra wegen kurzer HWZ)
		Tadalafil → 91	1 x 40mg
oder	Stim. der Guanylatcyclase	Riociguat → 91	3 x 0.5-2.5mg
oder	Prostazyklin-Rez.-Agonist	Selexipag → 91	2 x 200-1600μg

[6] Kowal-Bielecka O, et al. Update of EULAR recommendations for the treatment of systemic sclerosis. ARD. Published Online First: 09 Nov. 2016. doi: 10.1136/annrheumdis-2016-209909

T 8 Rheumatologie – Therapie

T 8.10 Arteriitis temporalis Horton, Polymyalgia rheumatica

	Glukokortikoid (antiinflammatorisch, immunsuppressiv)	Prednisolon → 208	PMR: 20–40mg ini < 10mg alle 4–8W um 1mg ↓; Arteriitis temp.: 60–100mg; bei Visusverlust Pulsther.: 500–1000mg 3d i.v. (Erh.Dos. 6–12M)
evtl. bei A. temp.	Thrombozyten-aggregationshemmung	Acetylsalicylsäure → 67	100mg/d

[7] Dejaco C, Singh YP, Perel P, et al. 2015 Recommendations for the management of polymyalgia rheumatica: a European League Against Rheumatism/American College of Rheumatology collaborative initiative. Annals of the Rheumatic Diseases 2015;74:1799-1807.

T 8.11 Panarteriitis nodosa

Leicht

evtl.	Arylessigsäurederivat, Cyclooxygenase-Hemmer (antiphlogistisch, analgetisch)	Diclofenac → 199	1–3 x 50mg/d p.o., rekt.; 1 x 100mg/d (ret.) p.o.; 1 x 75mg i.m.
	Glukokortikoid (antiinflammatorisch, immunsuppressiv)	Prednisolon → 208	1mg/kg; Dosis nach Klinik

Schwer (systemische Beteiligung)

	Glukokortikoid (antiinflammatorisch, immunsuppressiv)	Prednisolon → 208	1mg/kg; Dosis nach Klinik, ausschleichen
	Alkylanz (immunsuppressiv)	Cyclophosphamid → 152	0.5–1g/m² 3–4W i.v.
evtl. plus	Acroleinneutralisation (Zystitisprophylaxe)	Mesna → 195	200–400mg i.v. vor, 4h u. 8h nach Zytostatika-Inf.

T 8.12 ANCA-assoziierte Vaskulitis[8]/Wegener-Granulomatose

Lokalisiertes Initialstadium

evtl.	Antirheumatikum (Immunsuppression, Zytokinsynthese ↓)	Methotrexat → 205	1 x 7.5–20mg/W i.v. oder s.c.

Generalisationsstadium

Remissionsinduktion

	Glukokortikoid (antiinflammatorisch, immunsuppressiv)	Prednisolon → 208	1mg/kg/d p.o., alle 7d um 5mg verringern bis 20mg/d, dann jede W um 4mg ↓; Erh.Dos.: 5–7,5mg/d p.o.
plus	Alkylanz (Immunsuppression)	Cyclophosphamid → 152	$0.5–1 g/m^2/4$ W i.v. oder 50–150mg i/d p.o.
evtl. plus	Acroleinneutralisation (Zystitisprophylaxe)	Mesna → 195	200–400mg i.v. vor, 4h u. 8h nach Zytostatika-Inf.
alternativ	Monoklonaler chimärer Anti-CD20-AK (B-Zell-Depletion)	Rituximab → 185	$4 \times 375 mg/m^2/W$

Remissionserhalt

	Immunsuppression (Purinsynthese ↓)	Azathioprin → 272	100–150mg/d
oder	Antirheumatikum (Immunsuppression, Zytokinsynthese ↓)	Methotrexat → 205	$1 \times 7.5–20mg/W$ i.v. oder s.c.

[8] Yates M, Watts RA, Bajema IM, et al EULAR/ERA-EDTA recommen-dations for the management of ANCA-associated vasculitis. Annals of the Rheumatic Diseases. Published Online First: 23 June 2016. doi: 10.1136/annrheumdis-2016-209133.

T 8.13 Sjögren-Syndrom

Filmbildner (künstl. Tränenflüssigkeit)	Hypromellose 5%	bei Bedarf
Epithelisierungsmittel (Kornealschutz-/pflege)	Dexpanthenol → 395	$2–4 \times 1$ Salbenstrang
Xerostomie	Pilocarpin → 391	$3 \times 5mg$ p.o.

Bei Organbeteiligung

Immunsuppression (Purinsynthese ↓)	Azathioprin → 272	1.5–2mg/kg
Glukokortikoid (antiinflammatorisch, immunsuppressiv)	Prednison → 208	1mg/kg KG

T 9 Infektiologie – Therapie (A. Meurer)

In diesem Kapitel sind Infektionserkrankungen von A bis Z aufgeführt, die im klinischen Alltag häufig auftreten und in anderen Kapiteln dieser Ausgabe nicht vorkommen (z.B. Cholera).
Außerdem sind die sexuell übertragbaren Erkrankungen (T 8.25) aus den Kapiteln Dermatologie, Urologie und Gynäkologie hier zusammengefasst.

T 9.1 Amöbiasis (Entamoeba histolytica)

Intestinal und extraintestinal, z.B. Leberabszess

primär	Nitroimidazol	Metronidazol → 236	3 x 500-750mg/d p.o. (10d)
anschl.	Aminoglykosid	Paromomycin → 242	3 x 500mg p.o. (9-10d)

T 9.2 Borreliose (Borrelia burgdorferi)[1, 2]

Erythema migrans, Arthritis, Akrodermatitis

1.Wahl	Tetracyclin	Doxycyclin → 227	200mg p.o s.u.
oder	Aminopenicillin	Amoxicillin → 217	3 x 500mg s.u.
oder	Cephalosporin 2. Gen.	Cefuroxim-Axetil → 226	2 x 500mg s.u.
		bei Arthritis: Ceftriaxon → 222	1 x 2g/d i.v.
oder	Makrolide	Azithromycin → 229	1 x 500mg für 6 d

Bei Neuroborreliose, Facialisparese und Karditis (AV-Block °III) (→ 684)

	Cephalosporin 3. Gen.	Ceftriaxon → 222	1 x 2g/d i.v. (2-4 W)
oder	Tetracyclin	Doxycyclin → 227	200mg p.o. für 2-4 W auch bei AV-Block I/II und Neuroborreliose mit milder Symptomatik, z.B. bei isolierter Fazialisparese[1]

Behandlungsdauer bei Erythema migrans 1–2 W, Arthritis 1–2 M, Akrodermatitis chronica atrophicans 4 W

[1] IDSA-Guidelines 2006, Review 2010
[2] Nationales Referenzzentrum Borreliose-http://www.lgl.bayern.de/gesundheit/infektionsschutz/infektionskrankheiten_a_z/borreliose/nrz_borrelien.htm

Candidose

T 9.3 Candidose (Candida)

90% C. albicans

T 9.3.1 Kutane Infektion → 719

T 9.3.2 Stomatitis

	Imidazolderivat (antimykotisch)	Fluconazol → 264	1 x 200mg p.o. als Einmaldosis oder 200mg als Erstdosis, dann weiter 100-200mg/d für 5-7d
oder	Polyenderivat (Antimykotikum, Membraneinlagerung)	Nystatin-Suspension → 380	4-6 x 1ml (à 100 000IE) p.o. für 4-6 d

T 9.3.3 Ösophagitis (Soor) → 517

T 9.3.4 Candida-Vaginitis → 651

T 9.3.5 Candidämie

Ohne Zeichen der Sepsis bei voller Empfindlichkeit und geringer Häufigkeit von C. glabrata und C. krusei, ohne vorherige Azoltherapie

	Imidazolderivat (antimykotisch)	Fluconazol → 264	800mg loading dose, 6mg/kgKG/d = 1 x 400mg/d i.v. oder p.o. bei 70kg; bis 2W nach letzter pos. Blutkultur; zusätzl. alle i.v.-Katheter entfernen bzw. ersetzen
oder	Echinocandin	Anidulafungin → 265	200mg loading dose, dann 100mg/d i.v.
oder		Caspofungin → 266	70mg loading dose, dann 50mg/d i.v.
oder		Micafungin → 266	100mg/d i.v.

Sepsis/Immunsuppression

	Polyenderivat (Antimykotikum, Membraneinlagerung)	Amphotericin B → 265	0.7-1mg/kgKG/d i.v. einschleichen, Cave: Nephrotoxizität
		Liposomales Amphotericin B → 265	5-7.5mg/kgKG/d, bei guter Verträglichkeit bis 15-20mg/kgKG/d
oder	Wenn klinisch instabil bzw. fehlendes Ansprechen auf Fluconazol oder C. glabrata/ krusei möglich: Caspofungin 70mg i.v. loading dose d1, dann 50mg/d i.v. oder Micafungin 100mg/d i.v.		

T 9.3.6 Pneumonie

Bei Aspiration bzw. hämatogener Streuung bei disseminierter Candidose, sehr selten

	Polyenderivat (Antimykotikum, Membraneinlagerung)	Amphotericin B → 265	0.7–1mg/kgKG/d i.v.
		Liposomales Amphotericin B → 265	3–5mg/kgKG/d

T 9.3.7 Endokarditis

	Polyenderivat (Antimykotikum, Membraneinlagerung)	Amphotericin B → 265	bis 1mg/kgKG/d i.v. einschleichen, bei Komb. mit Flucytosin (Ancotil) d1: 0.05mg/kgKG, d2: 0.1mg/kg, dann 0.3mg/kgKG/d
			Ther. beginnen → Klappenresektion → lebenslange Ther., z.B. Fluconazol; **Cave:** Nephrotoxizität von Amphotericin B
		Lip. Amphotericin B → 265	3–5mg/kgKG/d
oder	Echinocandin, s. Kap. T 9.3.5 Candidämie für Präparate und Dosierungen		
evtl. +	**Antimetabolit**	Flucytosin → 266	300mg/kgKG/d i.v.

T 9.3.8 Hepatoliénale Candidose (bei neutropenen Patienten)

	Polyenderivat (Antimykotikum, Membraneinlagerung)	Amphotericin B → 265	0.5–0.7mg/kgKG/d i.v.
		Lip. Amphotericin B → 265	3–5mg/kgKG/d bis Ende der Neutropenie
oder	**Imidazolderivat** (antimykotisch)	Fluconazol → 264	nach Ende der Neutropenie Fluconazol, bis alle Läsionen verschwunden sind und Chemotherapie beendet ist
oder	**Echinocandin**	Caspofungin → 266	70mg loading dose, dann 50mg i.v.
		Anidulafungin → 266	200mg loading dose, dann 100mg i.v

T 9.3.9 Chronisch-mukokutane Infektion, Candidiasis granulomatosa

Leicht

	Imidazolderivat (antimykotisch)	Fluconazol → 264	1 x 100–200mg/d p.o. (längerfristig)

Schwer

evtl.	Polyenderivat (Antimykotikum, Membraneinlagerung)	Amphotericin B → 265	0.7–1mg/kgKG/d i.v. kurzfristig; **Cave:** Nephrotox.
		Lip. Amphotericin B → 265	3–5mg/kgKG/d
plus	**Antimetabolit** (antimyk.)	Flucytosin → 266	150mg/kgKG/d i.v.

T 9.3.10 Harnwegsinfektion → 651

T 9.4 Cholera (Vibrio cholerae)

supportiv	Nährstoff- + Volumen- + Elektrolytsubstitution	„Oral rehydration formula" der WHO	p.o. 20g Gluc. + 3.5g NaCl + 2.5g NaHCO$_3$ + 1.5g KCl auf 1l H$_2$O (bei Bedarf), in Entwicklungsländern, da besser verfügbar! 200-350ml/kg notwendig
evtl.	Glukoselösung	Glucose 5% → 300	i.v. nach Volumenstatus
evtl.	Isotone NaCl-Lösung (Volumen + Elektrolyte)	NaCl 0.9% → 299	i.v. nach Volumenstatus u. Elektrolyten (bei Bedarf)
Antibiotisch bei mittlerem bis schweren Volumenmangel			
1.Wahl	Macrolide	Azithromycin → 229	1 x 1g
oder	Gyrasehemmer	Ciprofloxacin → 233	1 x 1g p.o., in Asien und Afrika Sensitivität ↓
oder	Tetracyclin	Doxycyclin → 227	1 x 300mg p.o., i.v., häufige Resistenzen, geeignet für Inf. mit sensiblem Erreger

T 9.5 Giardiasis (Lamblia intestinalis)

	Nitroimidazol (Antiprotozoenmittel)	Metronidazol → 236	3 x 250-500mg/d p.o. über 5-10d, häufig Rezidive

T 9.6 Herpes-simplex-Virus

Herpes labialis → 726, Lidinfektion → 732, Keratitis → 735, Meningoenzephalitis → 677, Herpes genitalis → 653

T 9.7 Primäre Osteomyelitis[3]

Empirische Initialtherapie

Fremdkörper entfernen, keine Immunsuppression, empirische Initialtherapie bis zum Kulturergebnis, Gesamtdauer ca. 6W

	Breitbandpenicillin + Penicillinaseinhibitor	Amoxicillin + Clavulansäure → 219	2.2g 6h i.v.
oder	Isoxacylpenicillin	Flucloxacillin → 216	2g 6h i.v.
plus	Cephalosporin 3. Gen.	Ceftriaxon → 222	2g 24h i.v.
Bei voroperierten Patienten			
	Glykopeptid	Vancomycin → 239	1g 12h i.v.
plus	Cephalosporin	Ceftazidim → 222	2g 8h i.v.
Bei hohem MRSA-Anteil			
oder	Glykopeptid	Vancomycin → 239	2 x 1g/d i.v., Spiegelkontrolle

T 9 Infektiologie – Therapie

Eventuell bei refraktärer Osteomyelitis hyperbare Sauerstofftherapie

[3] Conterno et al., Antibiotics for treating chronic osteomyelitis in adults (Cochrane Review, 2009)

T 9.8 Oxyuriasis (Madenwurm/Enterobius vermicularis)

Hygienemaßnahmen: Bettwäsche und Unterwäsche täglich wechseln, Hände waschen

1. Wahl	Anthelminthikum (Cholinesterasehemmung)	Pyrantel → 269	10mg/kg p.o. (einmalig)
2. Wahl	Anthelminthikum (Tubulinbindung, Glukoseaufnahme ↓)	Mebendazol → 268	1 x 100mg, Wdh. nach 2 u. 4W, ggf. Familie mitbehandeln
oder	Anthelminthikum (Tubulinbindg., Glukoseaufn. ↓)	Albendazol → 268	1 x 400mg, Wdh. nach 10W; Ki. > 2J: 1 x 100mg

T 9.9 Scharlach (A-Streptokokken)

Nur bei schwerer Symptomatik, Nachweis mit Kultur aus Abstrich

1. W.	Phenoxymethylpenicillin	Penicillin V → 216	3 x 0,6–1,5 Mio.IE/d p.o. (10d)
Bei Penicillinallergie			
	Makrolid	Clarithromycin → 229	Erw. 2 x 250mg/d p.o., Ki. 12mg/kg KG/d

T 9.10 Sexuell übertragbare Erkrankungen

siehe auch: http://dstig.de/literaturleitlinienlinks/sti-leitfaden.html

T 9.10.1 Bakterielle Vaginose

Spontanheilung bei 1/3 der Fälle, während Schwangerschaft bei 50%

Lokal zur Symptomlinderung, Partnertherapie wahrsch. nicht nötig

	Nitroimidazol (Antibiose)	Metronidazol → 236	1g/d lokal intravaginal (2d)
oder	Lincosamid (Antibiose)	Clindamycin-Creme (2%) → 231	1l/d lokal intravaginal (7d)
Bei Rezidiven			
	Nitroimidazol (Antibiose)	Metronidazol → 236	2 x 400mg/d p.o. (7d); SS: strenge Indstellung, SZ: KI
	Nitroimidazol (Antibiose)	Tinidazol (in D nicht zugelassen)	2g/d p.o. (3d); SS/SZ: KI
oder	Lincosamid (Antibiose)	Clindamycin → 231	2 x 300mg/d p.o. (7d); SS/SZ: KI

Sexuell übertragbare Erkrankungen

T 9.10.2 Candida-Infektionen

Vulvovaginale Candidiasis, Balanoposthitis candidomycetica

Vorangegangene Antibiotikatherapie? Diabetes? Immunsuppression?

Lokal bei der Frau

	Antimykotikum	Clotrimazol → 379	1 x 200mg/d Vaginaltbl. abends (3d) oder 1 x 500mg einmalig oder 1 x 100mg/d für 6d
oder		Nystatin	1–2/d Vaginaltbl. abends für 3d
oder	Azol-Antimykotikum	Ciclopirox → 379	1 x/d Applikatorfüllung Vaginalcreme

Lokal beim Mann

	Antimykotikum	Nystatin-Paste → 380	2x/d (5–7d)
oder		Clotrimazol-Creme → 379	2x/d (7d)
oder	Azol-Antimykotikum	Ciclopirox-Creme → 379	1–3 x 5g/d (5–7d)

Systemisch bei schwerer Vulvovaginitis

	Azole (Antimykotikum)	Fluconazol → 264	1 x 150mg/d p.o. (1d)
oder		Itraconazol → 264	2 x 200mg/d p.o. (1d) postprandial

Bei Therapieresistenz oder C.-glabrata-, C.-krusei-Nachweis:

	Azole (Antimykotikum)	Posaconazol → 264	d1: 200mg, d2-14: 100mg (14d)
oder		Voriconazol → 265	d1: 400mg, d2 + 3: 200mg (3d)

Chronische rezidivierende Vulvovaginitis

Azole	Fluconazol → 264	1 x 200mg/d p.o. (6-12M) degressiv dosieren

T 9.10.3 Chlamydien

Serovare D-K: Urethritis, Zervizitis, Pharyngitis, Proktitis

- Sexualpartner mitbehandeln
- Nach anderen sexuell übertragbaren Erkrankungen (STD) suchen
- Kein/nur geschützter Geschlechtsverkehr für mindestens 7 Tage nach Therapiebeginn, bis keine Symptome mehr auftreten und Sexualpartner behandelt ist

	Tetracyclin (Antibiose)	Doxycyclin → 227	2 x 100mg/d p.o. (7d)
oder	Makrolid (Antibiose)	Azithromycin → 229	1 x 1,5g p.o. ED

T 9 Infektiologie – Therapie

Alternativ

oder	Tetracyclin (Antibiose)	Tetracyclin → 228	4 x 500mg/d p.o. (7d)*
oder	Makrolid (Antibiose)	Erythromycin → 230	4 x 500mg/d p.o. (7d)*

* Bei Salpingitis oder Perihepatitis 14d; Serovare L1–L3: Lymphogranuloma venereum 21d, alternativ Azitromycin 1,5g/d an d 1, 8, 15

Während Schwangerschaft

oder	Makrolid (Antibiose)	Azithromycin → 229	1 x 1.5g p.o. ED (off label)
		Erythromycin → 230	4 x 500mg/d p.o. (7d)*
oder	Tetracyclin (Antibiose)	Doxycyclin → 227	2 x 100mg/d p.o. (3W)
oder	Makrolid (Antibiose)	Azithromycin → 229	1 x 1.5g p.o. ED (d1, 8, 15)
oder	Makrolid (Antibiose)	Erythromycin → 230	4 x 500mg/d p.o. (3W)
oder	Sulfonamid + Folatantagonist	Cotrimoxazol → 235	2 x 960mg/d p.o. (3W)

T 9.10.4 Condylomata acuminata

	Mitosehemmstoff (virustatisch)	Podophyllotoxin 0.5% Lsg., 0.15% Creme → 385	2 x/d auftragen, ED max. 0.25ml (3d hintereinander, 3 Wdh. im Abstand von 1W)
oder	Immunmodulator (beeinflusst indirekt antiviral das kutane Immunsystem)	Imiquimod 5% → 385	3 x/W jeweils max. 12.5mg (= 1 Behandlungseinheit) auftragen und 6–8h belassen (max. 16W)
Sonst.	Catechine	Catechine	3/d auftragen, max. 16W

T 9.10.5 Gonorrhoe

Proktitis, Urethritis, Zervizitis

	Cephalosporin (Antibiose)	Ceftriaxon → 222	1 x 1g i.v./i.m. einmalig
und	Makrolid	Azithromycin → 229	1 x 1.5g p.o. einmalig

Alternativ, nur bei nachgewiesener Empfindlichkeit (Kultur!) z.B.:

	Cephalosporin (Antibiose)	Cefixim → 226	1 x 400mg p.o. einmalig
und	Makrolid	Azithromycin → 229	1 x 1.5g p.o. einmalig

Während Schwangerschaft

	Cephalosporin 3. Gen. (Antibiose)	Ceftriaxon → 222	1 x 1g i.v. (einmalig)
evtl. plus	Makrolid (Antibiose)	Erythromycin → 230	3 x 0.5g/d p.o. (14–21d)

Dissminierte Gonorrhoe

	Cephalosporin 3. Gen.	Ceftriaxon → 222	1 x 2g i.v. (7d, Meningitis 14d, Endokarditis 28d)

Sexuell übertragbare Erkrankungen

Gonoblennorrhoe

	Cephalosporin 3. Gen.	Ceftriaxon → 222	Erw. 1g i.m. od. i.v. + NaCl-Spülungen
oder	Cephalosporin 2. Gen.	Cefuroxim → 221	Neugeb. 100mg/kgKG/d i.v., Erw. 3 x 0.75–1.5g/d i.v. (7d)
plus	Aminoglykosid	Gentamicin AT → 386	3–5 x 1 Trpf.

Generalisierte Erkrankung bei Neugeborenen
Nach Fruchtwasserinfektion und Gonorrhoe der Mutter

	Cephalosporin 2. Gen.	Cefuroxim → 221	100mg/kg/d i.v.

Vulvovaginitis bei Kindern

	Cephalosporin 3. Gen.	Ceftriaxon → 222	30mg/kg i.v. (einmalig)

[4] STD-Guidelines der CDC, Update 2012, MMWR August 10, 2012/61(31);590-594

T 9.10.6 Granuloma inguinale

	Sulfonamid + Folatantag.	Cotrimoxazol → 235	2 x 960mg/d p.o. (3W)
oder	Tetracyclin (Antibiose)	Doxycyclin → 227	2 x 100mg/d p.o. (3W)

Alternativ

	Makrolid (Antibiose)	Azithromycin → 229	1 x 1g p.o. ED (d 1, 8, 15)
oder	Gyrasehemmer (Antibiose)	Ciprofloxacin → 233	2 x 500mg/d p.o. (3W)
oder	Makrolid (Antibiose)	Erythromycin → 230	4 x 500mg/d p.o. (3W)

T 9.10.7 Herpes genitalis

Primärinfektion (Urethritis, Balanoposthitis, Proktitis, Vulvovaginitis)
Topisch

	Desinfizienz (antiseptisch)	Clioquinol-Lotio oder -Emulsion 1%	2 x/d (ca. 5d)
	Virustatikum (Purinantagonist, DNA-Polymerase-Hemmer)	Aciclovir-Creme 5% → 378	alle 4h auftragen (ca. 5d)
oder		Foscarnet → 378	6 x/d auftragen

Systemisch

	Virustatikum (Purinantagonist, DNA-Polymerase-Hemmer)	Aciclovir → 248	3 x 400mg/d p.o. oder 5 x 200mg/d p.o. (7-10d)
oder		Famciclovir → 249	3 x 250mg/d p.o. (7-10d)
oder		Valaciclovir → 249	2 x 1g/d p.o. (7-10d)
in SS		Aciclovir → 248	5 x 200mg/d p.o. (10d)

Reaktivierung, interventionelle Therapie

	Virustatikum (Purinantagonist, DNA-Polymerase-Hemmer)	Aciclovir → 248	2 x 800mg/d p.o. (5d) oder 3 x 400mg/d p.o. (5d) oder 3 x 800mg/d p.o. (2d)
oder		Famciclovir → 249	2 x 125mg/d p.o. (5d) oder 2 x 1g/d p.o. (1d)
oder		Valaciclovir → 249	2 x 500mg/d p.o. (3d) oder 1 x 1g/d p.o. (5d)
in SS		Aciclovir → 248	bei Reakt. in Trimenon 1+2: 3 x 400mg/d p.o. (10d)

Dauersuppression/ggf. Prophylaxe

	Virustatikum (Purinantagonist, DNA-Polymerase-Hemmer)	Aciclovir → 248	2 x 400mg/d p.o. mehrere M
oder		Famciclovir → 249	2 x 250mg/d p.o. mehrere M
oder		Valaciclovir → 249	1 x 500mg/d p.o. oder 1 x 1g/d p.o. mehrere M

Prophylaxe während Schwangerschaft

	Virustatikum (Purinantagonist, DNA-Polymerase-Hemmer)	Aciclovir → 248	3 x 400mg/d p.o. ab 36. SSW bis zur Geburt
oder		Valaciclovir → 249	2 x 250mg/d p.o. ab 36. SSW bis zur Geburt

Bei Immunsuppr. (z.B. bei HIV): evtl. 2–3fach höhere Dosen u. längere Zeiträume; ggf. i.v.

T 9.10.8 HIV-Therapie

- In der Regel lebenslange Behandlung, Pausen nicht empfohlen.
- Die Behandlung sollte spezialisierten Ärzten vorbehalten bleiben.
- Dringend zu beachten sind WW mit vorhandener oder später eingesetzter Komedikation.

Therapieindikation und -beginn

Klinik	$CD4^+$-T-Lymphoz./µl	Zusatzkriterien*	Antiretrovirale Ther.
HIV-assoz. Symptome und Erkrankungen (CDC: C, B), HIV-Nephropathie, HAND	alle Werte	–	soll erfolgen
	< 500	–	soll erfolgen
	> 500	gegeben	soll erfolgen
		nicht gegeben	sollte erfolgen
Akutes retrovirales Syndr. mit schwerer/lang andauernder Symptomatik	alle Werte	–	soll erfolgen
Asympt./gering symptomatische Serokonversion	alle Werte	–	sollte erfolgen

* Eines odere mehrere der folgenden Kriterien: Alter > 50J., HCV-Koinfektion, therapiebedürftige HBV-Koinfektion, Absinken der CD4- und T-Zellzahl, Plasmavirämie > 100000 Kopien/ml, Reduktion der Infektiosität, Karzinome wegen Immunsuppression unter Tumortherapie

Sexuell übertragbare Erkrankungen 655

Empfohlene Arzneimittelkombinationen

Kombinationspartner 1

Nukleosid-/Nukleotid-kombinationen empfohlen:
- Tenofovir[a]/ Emtricitabin (FTC)
- Abacavir[b]/ Lamivudin

Alternative:
- Tenofovir / Lamivudin

Kombinationspartner 2

Integraseinhibitoren empfohlen:
- Dolutegravir
- Raltegravir
- Elvitegravir/Cobicistat (+TAF/FTC)

Alternative:
- Elvitegravir/Cobicistat (+TDF/FTC)

Nicht-nukleosidische Reverse-Transkriptase-Inhibitoren empfohlen:
- Rilpivirin[c]

Alternative:
- Efavirenz[d]

Proteaseinhibitoren empfohlen:
- Atazanavir/Ritonavir
- Darunavir/Ritonavir

Alternative:
- Lopinavir/Ritonavir

[a] Tenofovir = Tenofovir-Disoproxilfumarat (TDF) oder Tenofovir-Alafenamid (TAF)
[b] Einsatz nach neg. Screening auf HLA-B*5701, Einsatz mit Vorsicht bei Plasmavirämie > 100000 Kopien/ml und hohem kardiovask. Risiko (Framingham-Score > 20%/10 Jahre)
[c] Nicht bei HIV-RNA > 100000 Kopien/ml (keine Zulassung)
[d] Kein Einsatz bei Schwangerschaft im ersten Trimenon

Therapiemonitoring

Messung der Viruslast und CD4-Zellen alle 2–3 Monate.
Ziel: Anstieg der CD4 sowie Abfall der Viruslast unter die Nachweisgrenze von 20–50 cp/ml spätestens 6M nach Therapiebeginn.
Bei Therapieversagen (fehlendes Absinken der Viruslast bei Therapieeinleitung, Wiederanstieg der Viruslast):
- Überprüfung der Adhärenz
- Ggf. Medikamentenspiegelbestimmung
- Wechselwirkungen prüfen
- Resistenztestung

In Abhängigkeit vom Resistenztest können auch Substanzen zum Einsatz kommen, die in der Initialtherapie nicht empfohlen sind.

[5] http://www.daignet.de/site-content/hiv-therapie/leitlinien-1/Deutsch_Österreichische%20Leitlinien %20zur%20antiretroviralen%20Therapie%20der%20HIV_Infektion.pdf (Leitlinien Dezember 2015)

T 9.0.9 Lues (Syphilis)

Frühsyphilis (bis 1 Jahr nach Infektion)

	Benzylpenicillin (Antibiose)	Benzylpenicillin-Benzathin → 215	2.4 Mio. IE i.m. (ED gluteal re./li. je 1.2 Mio. IE)
oder	Cephalosporin	Ceftriaxon → 222	1g/d i.v. (10d)

Unter besonderen Bedingungen (z.B. bei Allergie)

	Tetracyclin (Antibiose)	Doxycyclin → 227	2 x 100mg/d p.o. (14d)
oder	Makrolid (Antibiose)	Erythromycin → 230	4 x 500mg/d p.o. (14d)
oder		Azithromycin → 229	1 x 2g p.o. einmalig

Spätsyphilis (> 1 Jahr nach Infektion, unbekannte Dauer)

	Benzylpenicillin (Antibiose)	Benzylpenicillin-Benzathin → 215	2.4 Mio. IE i.m. (3 Injekt. im Abstand von 7d, d1, 8, 15)
oder	Cephalosporin	Ceftriaxon → 222	1–2g/d i.v. (14d)

Unter besonderen Bedingungen (z.B. bei Allergie)

	Tetracyclin (Antibiose)	Doxycyclin → 227	2 x 100mg/d p.o. (28d)
oder	Makrolid (Antibiose)	Erythromycin → 230	4 x 500mg/d p.o.

Neurosyphilis

	Benzylpenicillin (Antibiose)	Penicillin G → 215	6 x 3–4 Mio. IE/d i.v. od. 3 x 10 Mio. IE/d i.v. od. 5 x 5 Mio. IE/d i.v. (14d)
oder	Cephalosporin (Antibiose)	Ceftriaxon → 222	1 x 2g/d i.v. über 30min (14d)

Lues connata (Neugeborene)

Benzylpenicillin (Antibiose)	Penicillin G → 215	200000–250000IE/kgKG/d i.v. verteilt auf: 1. Lebenswoche (LW): 2 ED; 2.–4. LW: 3 ED; ab 5. LW 4 ED

Cave: Herxheimer-Reaktion → prophylakt Prednisolon 0,5-1mg/kg KG vor 1. Antibitokagabe

T 9.10.10 Mycoplasma

Mycoplasma genitalum: Urethritis, Zervizitis, pelvic inflammatory disease

oder	Makrolid (Antibiose)	Azithromycin → 229	1 x 1000mg einmalig
oder	Gyrasehemmer (Antibiose)	Moxifloxacin → 234	1 x 400mg/d p.o. (5d)

Shigellose

Mycoplasma hominis u. Ureoplasmen: Urethritis, Zervizitis, pelvic inflammatory disease, Choreoamnionitis, postpartales Fieber und andere nicht-genitoureterale Infekte

	Tetracyclin (Antibiose)	Doxycyclin → 227	d1 1 x 200mg p.o., dann 1 x 100mg/d p.o. (7d)
oder		Clarithromycin → 229	2 x 500mg/d p.o. (7d)
oder	Makrolid (Antibiose)	Azithromycin → 229 Cave: Resistenzen bekannt?	1 x 1,5g einmalig

T 9.10.11 Trichomoniasis

Urethritis, Vaginitis

- Männer meist asympt. oder Urethritis, Frauen asymptomatisch oder vaginaler Ausfluss
- Sexualpartner mitbehandeln, nach anderen STD suchen

	Nitroimidazol (Antiprotozoenmittel)	Metronidazol → 236	1 x 2g einmalig oder 2 x 500mg/d p.o. für 7d

T 9.10.12 Ulcus molle

	Makrolid	Azithromycin → 229	1 x 1g p.o. einmalig
oder	Cephalosporin	Ceftriaxon → 222	250mg i.m. einmalig
oder	Gyrasehemmer	Ciprofloxacin → 233	2 x 500mg/d p.o. (3d)
oder	Makrolid	Erythromycin → 230	3 x 500mg/d p.o. (7d)

T 9.11 Shigellose (Shigellen)

Erwachsene

	Gyrasehemmer	Ciprofloxacin → 233	2 x 500mg p.o. (1-3d, bei HIV-Inf. 5d)

Kinder

	Folatantagon. + p-Amino-benzoesäure-Antagonist	Cotrimoxazol → 235	2 x 10-15mg/kg KG/d p.o., i.v. (5-7d)

T 9.12 Taeniasis (Bandwurm/Taenia)

T. saginata = Rinderbandwurm, T. solium = Schweinebandwurm

	Anthelmintikum (tetanische Kontraktur, Wurmparalyse)	Praziquantel → 268	10mg/kg KG p.o. (einmalig)
oder	Anthelmintikum (Hemmung oxidat. ATP-Produktion, Störung der Glukoseaufnahme)	Niclosamid → 268	2g p.o. (einmalig)
oder	Anthelmintikum (Tubulinbindung, Glukoseaufnahme ↓)	Mebendazol → 268	2 x 100mg/d p.o. (3d)

T 9 Infektiologie – Therapie

T 9.13 Tuberkulose (Mycobacterium tuberculosis)[6]

Empfehlungen nur für Initialtherapie bis Erhalt der Kultur bzw. für empfindliche Stämme. Bei fehlendem Therapieansprechen frühzeitig Experten hinzuziehen.

T 9.13.1 Prophylaxe bei Exposition

Antituberkulotikum	Isoniazid → 246	10mg/kgKG/d p.o. (3 M)

Bei Verdacht auf INH-Resistenz

Antituberkulotikum	Rifampicin → 246	600mg/d p.o. für 4 M

T 9.13.2 Präventive Therapie (Reaktivierungsgefahr)

Antituberkulotikum	Isoniazid → 246	Erw. 300mg/d p.o., Ki. 10mg/kgKG/d p.o. (Dauer der Gefahr)

Bei Verdacht auf INH-Resistenz

Antituberkulotikum	Rifampicin → 246	600mg/d p.o. (Dauer der Gefahr)

T 9.13.3 Präventive Therapie (kürzlich stattgefundene Tuberkulinkonversion)

Antituberkulotikum	Isoniazid → 246	10mg/kgKG/d p.o., max. 300mg (6M)

Bei Verdacht auf INH-Resistenz

Antituberkulotikum	Rifampicin → 246	600mg/d p.o. (4M)

T 9.13.4 Lungentuberkulose

2W Isolation bei positivem Sputum (offene TB); wenn INH-Resistenz-Rate < 4% kein Etambutol notwendig

Initial

	Antituberkulotikum	Rifampicin → 246	10mg/kgKG/d p.o. (2M)
plus		Isoniazid → 246	5mg/kgKG/d p.o. (2M)
plus		Ethambutol → 246	15mg/kgKG/d p.o. (2M)
plus		Pyrazinamid → 246	25–30mg/kgKG/d (2M)

Dann für 4 Monate, bei Kavernen 7 Monate

	Antituberkulotikum	Rifampicin → 246	10mg/kgKG/d p.o. (4M)
plus		Isoniazid → 246	5mg/kgKG/d p.o. (4M)

T 9.13.5 Pleuritis exsudativa

Initial

	Glukokortikosteroid	Prednison → 208	ini 30–50mg/d p.o., dann auf 10–20mg/d ↓ (ca. 4W)
plus	Antituberkulotikum	Rifampicin → 246	10mg/kgKG/d p.o. (2M)
plus		Isoniazid → 246	5mg/kgKG/d p.o. (2M)
plus		Pyrazinamid → 246	25–30mg/kgKG/d p.o. (2M)

Tuberkulose

Dann für 4M			
	Antituberkulotikum	Rifampicin → 246	10mg/kgKG/d p.o. (4M)
plus		Isoniazid → 246	5mg/kgKG/d p.o. (4M)

T 9.13.6 Halslymphknotentuberkulose

Initial für 2M			
	Antituberkulotikum	Rifampicin → 246	10mg/kgKG/d p.o. (2M)
plus		Isoniazid → 246	5mg/kgKG/d p.o.
plus		Pyrazinamid → 246	25–30mg/kgKG/d (2M)

Dann für 4M			
	Antituberkulotikum	Rifampicin → 246	10mg/kgKG/d p.o. (4M)
plus		Isoniazid → 246	5mg/kgKG/d p.o. (4M)

T 9.13.7 Miliartuberkulose

	Glukokortikosteroid	Prednison → 208	ini 30–50mg/d p.o., dann auf 10–20mg/d p.o. reduzieren (kurzfristig)
plus	Antituberkulotikum	Rifampicin → 246	10mg/kgKG/d p.o. (bis klin. Besserg., dann s. Lungen-Tb)
plus		Isoniazid → 246	5mg/kgKG/d p.o. (bis klin. Besserg., dann s. Lungen-Tb)
plus		Pyrazinamid → 246	25–30mg/kgKG/d (bis klin. Besserg., dann s. Lungen-Tb)

T 9.13.8 Meningitis tuberculosa

1. Wahl	Antituberkulotikum	Isoniazid → 246	Erw. ini 10mg/kgKG/d p.o., nach 3–4W 7mg/kgKG/d max. 1g/d; Ki. ini 15–20mg/kgKG/d p.o., nach 3–4W 10mg/kgKG/d p.o., max. 0.5g/d (ca. 2–3M nach Klinik)
plus		Rifampicin → 246	10mg/kgKG/d p.o., max. 0.75g/d (ca. 2–3M nach Klinik)
plus		Pyrazinamid → 246	30mg/kgKG/d, max. 2g (2–3M)
plus		Ethambutol → 246	15mg/kgKG/d p.o.
plus	Glukokortikosteroid	Prednison → 208	ini 30–50mg/d p.o., dann auf 10–20mg/d p.o. reduzieren (ca. 4W)

T 9 Infektiologie – Therapie

Bei Resistenz gegen eines obiger stattdessen			
plus	Antituberkulotikum	Protionamid → 246	10mg/kgKG/d, max. 1g (2–3M)

Anschließend (bis klin. Besserung, dann wie Lungen-Tb)			
	Antituberkulotikum	Rifampicin → 246	10mg/kgKG/d p.o (10M)
plus		Isoniazid → 246	5mg/kgKG/d p.o. (10M)
plus		Pyrazinamid → 246	25–30mg/kgKG/d

T 9.13.9 Urogenitaltuberkulose

1.Wahl	Antituberkulotikum	Rifampicin → 246	10mg/kgKG/d p.o. (9–12M)
plus		Isoniazid → 246	5mg/kgKG/d p.o. (9–12M)
plus		Pyrazinamid → 246	25–30mg/kgKG/d (9–12M)

Plus nierengängige Kombinationspartner (auch gegen bakterielle Sekundärinfektion)			
	Gyrasehemmer	Ciprofloxacin → 233	2 x 250–750mg p.o. (9–12M)

T 9.13.10 Hauttuberkulose[6]

Initial für 2M			
	Antituberkulotikum	Rifampicin → 246	10mg/kgKG/d p.o. (2M)
plus		Isoniazid → 246	5mg/kgKG/d p.o. (2M)
plus		Ethambutol → 246	15mg/kgKG/d p.o. (2M)

Dann für 4M			
	Antituberkulotikum	Rifampicin → 246	10mg/kgKG/d p.o. (4M)
plus		Isoniazid → 246	5mg/kgKG/d p.o. (4M)

[6] ATS-/CDC-Guidelines. CID 2003; 31:633.

T 10 Immunologie – Therapie

Alle Informationen zum Thema Immunologie finden Sie im Arzneimittelteil, Kapitel A 10 Immunologie → 271

T 11 Anästhesie – Therapie (M. Humpich)

T 11.1 Prämedikation

T 11.1.1 Medikamentöse Anxiolyse und Sedierung bei Erwachsenen

	Benzodiazepin	Midazolam → 360	3,75-15mg p.o. ca. 30-45min vor Einleitung
oder		Dikaliumclorazepat → 359	20-40mg p.o. am Abend prä-OP

T 11.1.2 Fortführung der patienteneigenen Medikation vor Narkosen

Medikament	Maßgabe	Medikament	Maßgabe
ACE-Hemmer	bei linksventrikulärer Dysfunktion (EF<40%) weiter, sonst Pause	Inhalativa	mit in Einleitung geben
		Insulin	nach Patientenschema
Antiarrhythmika	inkl. OP-Tag	Lithium	bis Abend prä-OP, ggf. Spiegel bestimmen
Antibiot./Virostatika	inkl. OP-Tag		
Antikoagulantien, orale direkte	am Tag vorher absetzen, kein Bridging, bei eingeschr. Nierenfkt. siehe Tabelle unten	MAO-Hemmer	bis Abend prä-OP, kein Pethidin
		Metformin	bis 48h prä-OP (bes. bei großen OPs)
Antikonvulsiva	inkl. OP-Tag	Neuroleptika	bis Abend prä-OP
ASS	bis 5-7 Tage vor OP, spezielle Vorgaben bei endovaskulären Stents	Nitrate	inkl. OP-Tag
		NSAR	bis 48h prä-OP
		Ovulationshemmer	bis 24h prä-OP
AT_1-Rez.-Antagon.	siehe ACE-Hemmer	Parkinson-Medikation	inkl. OP-Tag, strenge Fortführung post-OP!
Betablocker	inkl. OP-Tag		
Biguanide	bis 24h prä-OP	Schilddrüsenhormone	inkl. OP-Tag
Ca-Antagonisten	inkl. OP-Tag	Steroide	inkl. OP-Tag, intraop. Hydrokortison-Substit.
Clopidogrel	bis 10 Tage vor OP, spezielle Vorgaben bei endovaskulären Stents		
		Sulfonylharnstoffe	bis 48h prä-OP
Cumarine	3-5 Tage prä-OP, auf Heparine umstellen	Theophyllin	inkl. OP-Tag
		Thyreostatika	inkl. OP-Tag
Digitalis	bis Abend prä-OP, ggf. Spiegel bestimmen	Trizyklika	inkl. OP-Tag
Diuretika	bis Abend prä-OP	α_2-Agonisten	inkl. OP-Tag
Immunsuppresiva	inkl. OP-Tag	α_2-Blocker	bis Abend prä-OP

T 11 Anästhesie – Therapie

Mindestabstand (in h) von der letzten Einnahme direkter oraler Antikoagulantien zur geplanten OP in Abhängigkeit vom operativen Blutungsrisiko und Nierenfunktion[1]

CrCl [ml/min]	Operatives Blutungsrisiko unter Dabigatran		Operatives Blutungsrisiko unter Apixiban, Endoxaban, Rivaroxaban	
	Niedrig	Hoch	Niedrig	Hoch
> 80	≥ 24	≥ 48	≥ 24	≥ 48
50–80	≥ 36	≥ 72	≥ 24	≥ 48
30–50	≥ 48	≥ 96	≥ 24	≥ 48
15–30	KI	KI	≥ 36	≥ 48
< 15	KI	KI	KI	KI

[1] Nach Heidbuchel et al. 2014, www.NOACforAF.eu; KI = Kontraindikation

T 11.2 Narkosezwischenfälle

T 11.2.1 Awareness

Cave: bei Verdacht sofort Vertiefung der Narkose

	Injektionsnarkotikum	Propofol → 292	0.5–1mg/kg KG als Bolus i.v.
und	↑ Zufuhr des Inhalationsnarkotikums auf > 1 MAC$_{50}$		
oder	↑ Propofol-Infusionsrate einer total i.v. Anästhesie		(> 5mg/kg/h)
und	ggf. Benzodiazepin (zur Induktion von Anxiolyse und retrograder Amnesie)	Lorazepam → 359 oder	1–2mg i.v.
		Midazolam → 360	2–2.5mg i.v

T 11.2.2 Lokalanästhetika-Intoxikation

Lokalanästhetika-Zufuhr stoppen, Sauerstoffgabe, leichte Hyperventilation

Bei Anzeichen einer ZNS-Erregung Krampfschwelle medikamentös erhöhen

	Benzodiazepin	Lorazepam → 359 oder	1–2mg i.v.
		Midazolam → 360	2–2.5mg i.v.
oder	Barbiturat	Thiopental → 290	25–50mg i.v.
oder	Benzodiazepinderivat	Clonazepam → 307	1mg i.v.

Bei Anzeichen einer vasovagalen Reaktion

	Vasopressor	Theodrenalin + Cafedrin → 56	1 Amp. auf 10ml NaCl verdünnen, fraktioniert 1–2ml i.v. nach Wirkung
oder		Noradrenalin → 55	1:100 verdünnen, 1ml (~ 0.1mg) i.v. nach Wirkung
u. ggf.	Fettemulsion	Lipofundin 20% → 301 (Schema nach LipidRescue™)	unter laufender Rea. Bolus 1.5ml/kgKG/min, dann 0.1ml/kgKG/min über 30min o. 0.5ml/kgKG/min üb. 10min

T 11.2.3 Bronchospasmus

	100% Sauerstoff, manuell assistiert beatmen, Narkose vertiefen:		
oder	β₂-Mimetika	Terbutalin → 73	0.25-0.5mg s.c., ggf. Wdh. nach 15-20min, max. 4x/d
		Reproterol → 75	0.09mg langsam i.v.; Dauerinf.: 18-90µg/h i.v.
	Kortikoid	Prednisolon → 208	250-500mg i.v.
	Adrenalin	Epinephrin → 76	1 Amp. über Verneber oder 7-14 Hübe p.i. (0.56mg/Hub)
ggf.	Methylxanthin (kein Mittel der 1. Wahl)	Theophyllin → 81	5mg/kg KG über 20min i.v. (2.5mg/kg bei Vorbehandlg.), dann 10mg/kgKG/d, Perf. (800mg) = 16mg/ml ⇒ 2ml/h
oder	Ultima Ratio: Ketanest-Narkose	Ketamin → 291	1-2mg/kg KG i.v.
		S-Ketamin → 291	0.5-1mg/kg KG i.v.

T 11.2.4 Maligne Hyperthermie

	Triggerzufuhr stoppen, 100% Sauerstoff, Flow + Atemminutenvolumen erhöhen, Kühlung		
	Muskelrelaxans	Dantrolen → 324	2.5mg/kg KG alle 5 min + 10mg/kg KG/24h i.v.

T 11.2.5 Zentrales anticholinerges Syndrom (ZAS)

Anticholinergikum	Physostigmin → 436	0.04mg/kg i.v. langsam(!) titrieren, max. 2mg
Fehlende Besserung der Symptome schließt ZAS aus.		

T 11.3 Narkoseführung

T 11.3.1 Inhalative Narkotika

Gas	MAC$_{50}$ in 100% O$_2$ (70%N$_2$O)	Blut/Gas	Hirn/Blut	Metabolisierung [%]	Besonderheiten und Vorteile
Desfluran → 292	6.0 (2.8)	0.42	1.3	< 0.1	schnelles An- u. Abfluten
Enfluran	1.7 (0.6)	1.9	1.4	2.5-8.5	gut muskelrelaxierend
Isofluran → 292	1.2 (0.5)	1.4	1.6	< 1	gut muskelrelaxierend
Sevofluran → 293	2.0 (0.7)	0.69	1.7	3-5	keine Atemwegsreizung, hohe hämodyn. Stabilität
Xenon	71 (k.A.)	0.14	0.18	0	keine Routineanwendung
Reduzierung der MAC	Lebensalter, Schwangerschaft, Hypoxie, Hypotension, Hyponatriämie, zentral dämpfende Medikamente (z.B. Sedativa, Opioide, Analgetika)				
Erhöhung der MAC	Säuglings- und Kleinkindalter, Fieber, Hypernatriämie, C$_2$-Abusus				

T 11.3.2 Total intravenöse Anästhesie (TIVA)

	Einleitung	Bis zur Intubation	Aufrecht-erhaltung (nach Bedarf)	Ausleitung (Stopp vor OP-Ende)	Hinweise
Propofol → 292	1.0-1.5 mg/kg KG	5-6 mg/kgKG	5-10mg/kgKG/h kontinuierlich	10-15min	bei < 5mg/kgKG/h hohes Risiko für Awareness
und Remifentanil → 285	0.5-1 μg/kgKG oder 0.1-0.3 μg/kgKG/min	0.3-0.5 μg/kgKG/min	0.1-1.0 μg/kgKG/min	5-7min	früh postop. Analgesie beginnen (Piritramid 0.1mg/kgKG i.v. oder Metamizol 1-2g i.v.)
oder Alfentanil → 282	15-30 μg/kgKG	–	10μg/kgKG alle 15-20min	10-15min	für Kurznarkosen
oder Fentanyl → 283	1.5-3 μg/kgKG	–	alle 30-45min 1.5μg/kgKG	30min vor; CAVE: Kumulation	nur für längere OPs, ggf. intraop. auf Remifentanil wechseln
oder Sufentanil → 285	0.2-0.5 μg/kgKG	–	alle 30-40min 0.2-0.5μg/kgKG od. 0.5μg/kgKG/h	30min	weniger Kumulation als Fentanyl

T 11.4 Perioperative Probleme

T 11.4.1 Postoperative Übelkeit und Erbrechen (PONV)

Bei Risikopatienten perioperative Prophylaxe

	Glukokortikoid	Dexamethason → 207	4mg i.v. (Ki. 0,15mg/kgKG; max. 4mg) direkt(!) nach Einleitung

Bei Symptomen sofortige Therapie, kein Warten auf spontane Besserung

	Serotoninantagonisten	Granisetron → 106	1-1,5mg i.v. (Ki. 20μg/kgKG)
		Ondansetron → 106	4mg i.v. (Ki. 0,1mg/kgKG)
		Tropisetron → 107	2mg i.v. (Ki. 0,1mg/kgKG)
oder	Neuroleptikum	Droperidol → 107	0,625-1,25mg i.v. (Ki. 50μg/kgKG)
		Haloperidol → 351	1-2mg i.m. (!)
oder	Antiemetikum	Dimenhydrinat → 105	62mg i.v. (Ki.0.5mg/kgKG)

Perioperative Probleme

T 11.4.2 Postoperatives Zittern (Shivering)

	α$_2$-Rezeptor-Antagonist	Clonidin → 33	1.2µg/kgKG i.v.
oder	Opioid	Pethidin → 285	0.25-0.5mg/kgKG i.v.

T 11.4.3 Relaxansüberhang

Cave: bei Verdacht sofort Vertiefung der aktuellen Narkose (s. Awareness)

Antagonisierung von	mit	Dosierung
Rocuronium oder Vecuronium	Sugammadex → 294	leichter Überhang: 2-4mg/kgKG, komplette Antagonisierung einer 2 x ED95-Dosis: 12-16mg/kg KG
Atracurium od. Cis-Atracurium oder Pancuronium oder Mivacurium	Neostigmin → 326	0,5-2mg, bis 5mg i.v.
	und Atropin → 56	0,5-1mg i.v.

T 11.4.4 Schmerztherapie (WHO-Stufenschema)[2]

1.	Peripher wirksame Analgetika	Acetylsalicylsäure (ASS) → 196	nach Bedarf und KG
		Paracetamol → 290	
		Metamizol → 201	
		Ibuprofen → 197	
ggf. plus	Trizykl. Antidepressivum (adjuvante Therapie)	Amitriptylin → 336	niedrig beginnen, Effekt erst nach d bzw 2W (konsequent über ca. 3M vor Erfolgs-beurteilung)
ggf. plus	Antiepileptikum (adjuvante Therapie)	Gabapentin → 309	3 x 100- 300 mg/d
		Pregabalin → 309	3 x 50- 100 mg/d
ggf. plus/ alternativ	Neuroleptika (adjuvante Therapie)	Levomepromazin → 347	3 x 5-10mg/d
		Haloperidol → 351	3 x 0.5-3mg/d
2.	Kombination mit zentral wirksamen Analgetika (schwache Opioide)	Tramadol → 288	6 x 50-100mg/d p.o. (max. Dosis 400 mg/d)
		Pethidin → 285	6-8 x 25-150mg/d p.o.
3.	Kombination mit zentral wirksamen Analgetika (starke Opioide)	Buprenorphin → 286	3-4 x 0.2-1.5mg/d subling., 35-70 µg/h transdermal
		Morphin → 284	ini mit 3 x 10-30mg/d p.o.
		Hydromorphon → 283	2 x 8-64mg p.o.

[2] Brandt, Dichgans, Diener 2008.

T 11 Anästhesie – Therapie

T 11.5 Schock

T 11.5.1 Kardiogener Schock s.a. Kap. T 2.4.3 → 456

Therapieprinzipien: So schnell wie möglich Genese (z.B. hämodynamisch relevante HRST, Herzbeuteltamponade, Koronararterienverschluss, etc.) des Pumpversagens eruieren und kausal (Defibrillation, Koronarintervention, Herzbeutelpunktion) behandeln. Supportive und ggf. überbrückende mechanische (IABP, ECMO, LVAD) und medikamentöse Therapie. Weiterhin ggf. Analgesie und Sedierung, Korrektur von Elektrolytstörungen.

	Katecholamin	Adrenalin → 55	Bolus 2–10µg/kgKG i.v., Perf. 0,1–0,5µg/kgKG/min
ggf. plus		Noradrenalin → 55	Bolus 50–100µg/kgKG i.v., Perf. 0,02–0,2µg/kgKG/min
ggf. plus		Dobutamin → 55	2–10µg/kgKG/min i.v.

T 11.5.2 Anaphylaktischer Schock/anaphylaktische Schockreaktion

	Allgemeinreaktion	Symptome
Grad 0	Keine	Lokales Erythem/Urtikaria
Grad 1	Leicht	Disseminierte Haut-/Schleimhautreaktion, Unruhe, Verwirrtheit, Kopfschmerz
Grad 2	Ausgeprägt	Hypotonie, geringe Dyspnoe und Bronchospasmus, Globusgefühl, Stuhl- und Harndrang
Grad 3	Bedrohlich	Schock, Bronchospasmus, respiratorische Insuffizienz, Bewusstseinsstörung
Grad 4	Vitale Gefährdung	Atem- und Kreislaufstillstand

Anamnese: Fisch, Nüsse, Früchte, Eier, Milch, Soja, Antibiotika, Kontrastmittel, NSAR, Impfung, Insekten, Latex, Langzeiteinnahme: Steroide, Betablocker
DD bei perioraler Urtikaria: Hereditäres Angioödem, ACE-Hemmer-Angioödem, Scromboid-Intoxikation (Fisch): Urtikaria, Übelkeit, Erbrechen, Kopfschmerz
Erstmaßnahmen: Agenszufuhr stoppen, Schocklage, i.v.-Zugang großlumig

	Katecholamin	Adrenalin → 55	sofort i.m.; 1mg auf 1:10 verdünnen, dann Bolus 0.5–1.0ml (0.05–0.1mg); wenn Zugang liegt: Bolus 2–10µg/kgKG, Perf. 0,1–0,5µg/kgKG/min
ggf.		Noradrenalin → 55	Bolus 50–100µg/kgKG i.v., Perf. 0,02–0,2µg/kgKG/min
plus	Volumensubstitution	Ringer → 299	500–1000ml i.v., dann nach Bedarf
plus	Glukokortikosteroid (antiallergisch)	Prednisolon → 208	250–500mg i.v.

Schock

plus	H$_1$-Antagonist (antiallergisch)	Clemastin → 85	4mg i.v.
		Dimetinden → 85	4–8mg i.v.
plus	H$_2$-Antagonist	Cimetidin → 92	400mg i.v.

T 11.5.3 Hypovolämischer Schock[3]

Klassifikation des hypovolämischen Schocks gemäß Advanced Trauma Life Support

Kriterium	Klasse I	Klasse II	Klasse III	Klasse IV
Blutverlust				
• Milliliter	≤ 750	750–1500	1500–2000	> 2000
• Prozent	≤ 15	15–30	30–40	> 10
Puls (l/min)	< 100	100–120	120–140	> 140
Blutdruck	normal	leicht reduziert	reduziert	deutlich reduz.
Atemfrequenz (l/min)	12–20	20–30	30–40	> 35, Schnappatmung
Kapillarfüllung (s)	> 2	> 2	> 3	fehlend
Urinausscheidung (ml/h)	> 30	20–30	5–20	minimal
Neurologie	normal	unruhig	verwirrt	lethargisch

[3] mod. nach S3-LL Polytrauma

Therapie

Primäres Therapieziel: Blutstillung und Volumensubstitution!
Zusätzlich auf Normothermie (< 34°C), pH-Wert > 7,2.

	Volumensubstitution	Ringer → 299	500–1000ml, dann nach Bedarf
		Hydroxyethylstärke (HES) → 301	500–1000ml, Ind. streng prüfen, da seit 02/2018 weitere Zulassung unklar ist
plus	Katecholamin (Ino-/Chronotropie ↑, Bathmotropie ↑, Bronchodilatation)	Adrenalin → 55	Bolus 2–10µg/kgKG, Perf. 0,1–0,5µg/kgKG/min
ggf. plus		Noradrenalin → 55	Bolus 50–100µg/kgKG i.v., Perf. 0,02–0,2µg/kgKG/min
		Vasopressin (in D nicht erhältlich)	Perfusor 0,04U/min
ggf. plus	Blutprodukte	Erythrozytenkonzentrat (EK), Fresh frozen plasma (FFP), Thrombozytenkonzentrate (TK)	Dosierung nach Gesamtkonstellation, Anhaltswerte bei bei Massivtransfusion: (< 10 EK in 24h), ab EK 6–8 und EK 12–14 rasch 4 FFP; Verhältnis FFP : EK ca. 1 : 3

T 11 Anästhesie – Therapie

ggf. plus	Antifibrinolytikum und Faktorenkonzentrate	Tranexamsäure → 66	ini 1(–4)g (15–30mg/kgKG) oder 1g in 10min + ggf. 1g über 8h, beginnend < 3h nach Trauma
ggf. plus		Fibrinogen (Faktor I) → 69	(2-)4(-8)g (30–60mg/kgKG; Ziel: ≥ 1,5–2g/l
ggf. plus		Desmopressin → 141	0,3µg/kgKG über 30min (1 Amp./10kgKG über 30min)
ggf. plus		Kalzium → 297	Serum-Konz. > 0,9mmol/l anstreben (möglichst Normokalzämie)

T 11.6 Akutes Lungenödem

	Gas (Blutoxygenation)	Sauerstoff	nach Bedarf
und	Opiat (Analgesie, Sedation, Sympathikus ↓)	Morphin → 284	5–10mg i.v.
und	Nitrat (Pre-/Afterload ↓, venöses Pooling	Glyzeroltrinitrat → 47	2 Sprühst. s.l., dann 0.3–1.8g/kg/min i.v., stationär Perfusor (50mg) = 1 mg/ml ⇒ 1–6ml/h; **Cave:** RR!
und	Schleifendiuretikum (Volumenentlastung)	Furosemid → 42	20–80mg i.v.
evtl.	Katecholamine (alpha-/beta-1-agonistisch, Vasokonstriktion, systol. und diastolischer RR ↑)	Noradrenalin → 55	ini ca. 0,05µg/kg/min i.v., auch in Kombination mit Dobutamin
evtl.	Beta-Sympathomimetikum (Inotropie ↑)	Dobutamin → 55	2.5–12µg/kg/min i.v., Perf. (250mg) = 2–10ml/h
evtl.	Nichtinvasive Beatmung in der Akutphase neben der medikamentösen Therapie		

T 12 Neurologie – Therapie (S. v. Stuckrad-Barre)

T 12.1 Glasgow Coma Scale, sensible Innervation, Dermatome

Glasgow Coma Scale (GCS)		
Öffnen der Augen	Spontan	4
	Auf Ansprache	3
	Nach Schmerzreiz	2
	Keine Reaktion	1
Verbale Antwort	Orientiert	5
	Verwirrt	4
	Unzusammenh. Worte	3
	Unverständliche Laute	2
	Keine Antwort	1
Beste motorische Antwort	Befolgt Aufforderung	6
	Gezielte Abwehr	5
	Zurückziehen	4
	Beugesynergismen	3
	Strecksynergismen	2
	Keine Antwort	1
GCS-Score		3–15

GCS > 8 = Bewusstseinstrübung		
> 12	Leicht	
12–9	Mittelschwer	
Somnolenz: schläfrig, leicht erweckbar		
Stupor: schlafähnlich, leicht erweckbar		
GCS < 8 = Bewusstlosigkeit		
8–7	Koma Grad I	Leichtes Koma
6–5	Koma Grad II	
4	Koma Grad III	Schweres Koma
3	Koma Grad IV	

Koma Grad I: gezielte Abwehrbewegungen, normaler Tonus, keine Pupillen-, Augenbewegungsstörrung, vestibuloukulärer Reflex (VOR) positiv
II: ungezielte Abwehrbeweg., Tonus normal bis erhöht, Lichtreakt. erhalt., Anisokorie/Bulbusdivergenz möglich
III: ungezielte Bewegungen, Streck-/Beugesynergismen, Tonus ↑, Pupillen variabel, eher eng, anisokor, abgeschwächte Lichtreaktion, pathologisch VOR
IV: keine Schmerzreaktion, Tonus schlaff, Pupillen weit u. starr, VOR –, kraniokaudaler Ausfall der Hirnstammreflexe

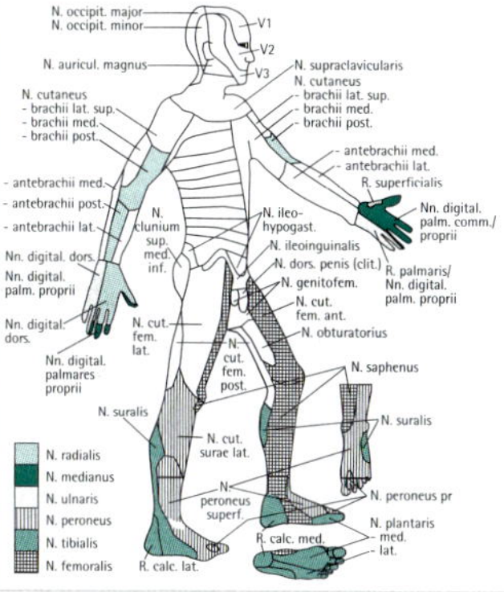

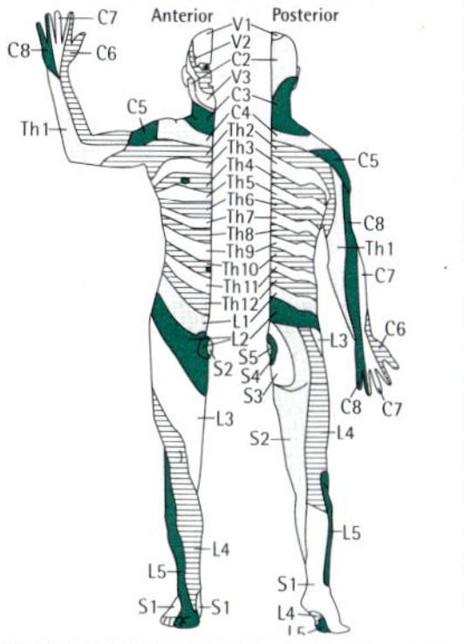

T 12 Neurologie – Therapie

T 12.2 Chorea

T 12.2.1 Symptomatische Chorea

Behandlung der Grunderkrankung, z.B. thyreostatische Therapie bei Hyperthyreose, Kortisontherapie bei systemischem Lupus erythematodes

T 12.2.2 Chorea Huntington[1]

1.	D_2-Antagonist[2]	Tiaprid → 334	3 x 100mg bis 4 x 300mg/d
oder	Monoamindeplet. Subst.	Tetrabenazin → 333	3 x 25mg bis 3 x 75mg/d

[1] Selbsthilfegruppen: Deutsche Huntington-Hilfe, www.dhh-ev.de
[2] Diener HC, Leitlinien für Diagnostik und Therapie in der Neurologie 2012

T 12.3 Demenz vom Alzheimer-Typ, vaskuläre Demenz → 690

T 12.4 Epilepsie

T 12.4.1 Indikationen von Antiepileptika[3]

Generalisierte und fokale Anfälle

	Anfall/-syndrom	Empfehlung
Generalisiert	Primär generalisierte tonisch-klonische Anfälle	VPA, LTG, TPM, LEV
	Absencen	VPA, LTG, CBZ, TPM
	Myoklonische Anfälle	VPA, LTG, CBZ, LEV
	Fotosensible Anfälle	VPA, LTG, CBZ, TPM
Fokal	Einfach oder komplex fokale Anfälle oder sekundär generalisierte Anfälle	CBZ, OXC, VPA, LTG, GBP, LEV, TPM, ZGN
	Nicht als fokal oder generalisiert klassifizierte Epilepsie	VPA, LTG, LEV, CBZ, TPM

CBZ = Carbamazepin, ESM = Ethosuximid, LEV = Levetiracetam, LTG = Lamotrigin, OXC = Oxcarbazepin, PB = Phenobarbital, PHT = Phenytoin, PRM = Primidon, TPM = Topiramat, VPA = Valproinsäure, ZNS = Zonisamid

[3] Modifiziert nach Schmidt und Elger 2002

Monotherapie fokaler Epilepsien unter speziellen Behandlungssituationen[4]

Verfügbar	CBZ, GBP, LEV, LTG, OXC, PB, PHT, PRM, TPM, VPA, ZNS
Empfehlenswert	CBZ, GBP, LEV[5], LTG[5], OXC, TPM, VPA, ZNS

Frauen im reproduktiven Alter

Schwangerschaftswunsch	CBZ, LTG
Hormonelle Kontrazeption	GBP, LEV, TPM, VPA, ZNS
Prophylaxe hyperandrogener Zyklusstörungen	CBZ

Epilepsie

Männer im jüngeren und mittleren Alter	
Möglichst neutral bzgl. erektiler Dysfunktion	GBP, LEV, LTG, OXC, TPM, VPA, ZNS
Patienten im höheren Lebensalter	
Kombinationsther. mit anderen Medikamenten	GBP, LEV, LTG, TPM, OXC, VPA, ZNS
Prophylaxe ataktischer Störungen	GBP, LEV, LTG, OXC, TPM, VPA

[4] Alphabetische Reihenfolge; nach J. Bauer, 2006, DGN-Leitlinien 2012, Fachinfo, klin. Erfahrung der Autoren
[5] Nach SANAD Studie/Leitlinien der DGN 2012 als Mittel der 1. Wahl besonders empfohlen
[6] Bei Abscencen im Kindesalter
[7] Dos. > 200mg Östrogenwirkung ↓; auf ausreichend dosierte hormonelle Kontrazeptiva achten

Monotherapie idiopathischer Epilepsien mit generalisierten Anfällen unter speziellen Behandlungssituationen[4]	
Verfügbar	ESM[6], LTG, PB, PRM, TPM, VPA
Empfehlenswert	ESM[6], LTG, TPM, VPA[5]
Frauen im reproduktiven Alter	
Schwangerschaftswunsch	LTG
Hormonelle Kontrazeption	TPM[7], VPA
Männer im jüngeren und mittleren Alter	
Prophylaxe einer erektilen Dysfunktion	LTG, TPM, VPA
Patienten im höheren Lebensalter	
Kombinationsther. mit anderen Medikamenten	LTG, TPM, VPA
Prophylaxe ataktischer Störungen	LTG, TPM, VPA

Behandlung des älteren Patienten (Auswahl)		
Antiepileptikum	Vorteile	Nachteile
Gabapentin	• Keine Interaktionen • Gute Verträglichkeit • Schnelle Eindosierung	• Abhängig von Nierenfunktion • Schwache antiepileptische Potenz
Lamotrigin	• Gut untersucht • Wenig neuropsychologische Defizite	• Langsame Eindosierung • Allergische Reaktionen • Interaktionen
Levetiracetam	• Keine Interaktionen, i.v.-Gabe möglich • Wirksam in niedriger Dosis • Gut verträglich, schnelle Titration	• Insomnie • Verhaltensstörungen
Valproinsäure	• i.v.-Gabe möglich • Breites Spektrum • In niedriger Dosierung gut verträglich	• Enzyminhibitor • Tremor • Thrombozytopenie
Zonisamid	• Gute Wirksamkeit und Verträglichkeit • Keine Interaktionen • Einmal tägliche Gabe	• Appetitverminderung • Gewichtsverlust

T 12.4.2 Idiopathisch, primär generalisiert

Monotherapie

	Antikonvulsivum	Valproinsäure → 308	einschleichend 2-3 x 300mg/d (Spiegelkontr.!), Zieldosis 150-2100mg/d (nach Anfallskontrolle) in 2-4ED; Ret.-Präp. in 1-2ED
	Antikonvulsivum	Lamotrigin → 305	ini 25mg/d, alle 14d um 50-100mg steigern, wirksame Dosis 100-200mg/d verteilt auf 1-2ED (bei Erw. keine MTD), Komedikation mit VPA: 200mg/d
	Antikonvulsivum	Topiramat → 308	ini 25mg/d (0-0-1), alle 7-14d um 25-50mg ↑, Zieldosis 100mg/d (1-0-1)

T 12.4.3 Erworben, primär fokal, ggf. sekundär (evtl. primär) generalisiert

Monotherapie

	Antikonvulsivum	Carbamazepin → 304	einschleich. 100-200mg/d (0-0-1), alle 3-5d um 100mg steigern, Zieldosis 600-1200mg/d, Spiegelkontrollen, ED 1-0-1, UW dosisabh.
oder	Antikonvulsivum	Oxcarbazepin → 305	ini 300mg/d (1-0-1), alle 7d um 600mg/d steigern, Zieldosis 900-1200mg/d (ED1-0-1), MTD 2400mg
oder	Antikonvulsivum	Valproinsäure → 308	einschleichend 2-3 x 300mg/d (Spiegelkontr.!), Zieldosis 150-2100mg/d (nach Anfallskontrolle) in 2-4ED; Ret.-Präp. in 1-2ED
oder	Antikonvulsivum	Lamotrigin → 305	ini 25-50mg/d, langsam steigern (erhöht Spiegel von Carbamazepin)
oder	Antikonvulsivum	Gabapentin → 309	ini 300mg/d (0-0-1), tgl. um 300mg/d steigern, Zieldosis 800-3600mg/d in 3ED (1-1-1)

Fazialisparese, peripher

oder	Antikonvulsivum	Levetiracetam → 311	ini 1000mg/d, alle 14d um 1000mg/d steigern, Zieldosis 100-3000mg/d in 2ED (1-0-1), MTD 3000mg
oder	Antikonvulsivum	Topiramat → 308	ini 25mg/d (0-0-1), alle 7-14d um 25-50mg ↑, Zieldosis 100mg/d (1-0-1)

T 12.4.4 Generalisierter konvulsiver Status epilepticus[8]

Benzodiazepine i.v.
- Lorazepam 2-4 mg i.v.

Alternativ:
- Diazepam 10-20 mg i.v.
- Clonazepam 1-2 mg i.v.

Systemische Therapie
(Notfallbehandlung)
- i.v.-Zugang
- Herzkreislaufkontrolle und -stabilisierung
- Laborwerte (BZ, Elektrolyte)
- Bolusgabe 50 ml Glucose i.v.
- ggf. O₂

Benzodiazepine ggf. wh. (s.o.)
Cave: Ateminsuffizienz
Max. Tagesdosis:
- Lorazepam 8 mg
- Diazepam 8 mg
- Clonazepam 8 mg

→ 10 min →

Phenytoin i.v.
- Bolus 750 mg (15-30 min)
- Infusion 750 mg über < 12 h (max. Tagesdosis 1400-2100 mg)

Cave: Herzrhythmusstörungen, RR-Abfall

Alternativ:
Valproinsäure i.v.
- Bolus 900 mg
- Danach Infusion 1500 mg über < 12 h

→ 40 min →

Phenobarbital i.v.
Bolus 200 mg (auch i.m.)
Max. Tagesdosis 800-1400 mg
Cave: Ateminsuffizienz

→ 60 min →

Allgemeinnarkose
- Thiopental
- Propofol, Midazolam

Ultima Ratio

Alle Angaben für 70 kg KG

[8] Adaptiert nach Rosenow und Knake et al. 2008

T 12.5 Fazialisparese, peripher[2]

	Glukokortikosteroide (antiinflamm. immunsupp.)	Methylprednisolon → 208	2 × 25mg Prednisolon für 10d, Beginn < 72h
plus	Virustat. (nachgew. Zoster)	Aciclovir → 248	2000-2400mg/d für 10d
zudem	**Prophylaxe gegen Sekundärschäden** • Uhrglasverband, AS (bei Lidschlussdefizit > 3-4mm) • Aktive Bewegungsübungen vor dem Spiegel 2 x 20min/d unter physiotherapeut. Anleitg. u. Kontrolle; jeder Muskel mehrmals täglich für je 2 min		nach Klinik

T 12.6 Kopfschmerzen

T 12.6.1 Arteriitis temporalis[2]

Glukokortikosteroide (antiinflammatorisch)	Methylprednisolon → 208	60-100mg/d; nach wenigen W Red. auf Erh.Dos. von 7.5mg/d für mind. 24M (n. CRP, BSG)

T 12.6.2 Atypischer Gesichtsschmerz

1. Wahl	Antidepressivum	Amitriptylin → 336	50–75mg/d, "off label"
		Clomipramin → 337	100–150mg/d, langsam eindosieren
2. Wahl	Antikonvulsivum (Dämpfung der verstärkten Reizantwort nach wiederholter Reizung d. Afferenzen)	Carbamazepin → 304	einschleichend 3–4 x 100mg/d (bis zur Verträglichkeitsgrenze 900–1800mg/d)
		Gabapentin → 309	

T 12.6.3 Clusterkopfschmerz

Attackenkupierung[2]

1.	Sauerstoff		100%–7 l/min p.i. (bis zu 15min)
2.	Serotoninantagonist (zerebrale Gefäßregulation)	Sumatriptan → 322 oder Zolmitriptan → 322	6mg s.c. oder 5–10mg nasal
3.	Nasenspray	Lidocain 4%	intranasal 4%

Prophylaxe bei > 1 Attacke täglich, Clusterdauer > 2W

1.	Glukokortikosteroid (antiinflammatorisch)	Methylprednisolon → 208	100mg/d (5d, dann rasch reduz. u. absetzen < 3W)
oder	Kalziumantagonist	Verapamil → 30	aufsteig. 3–4 x 80mg/d p.o., bis 580mg/d, EKG-Kontr.
2.Wahl	Antiepileptikum	Topiramat → 308	100–200mg/d
	Serotoninantagonist (zerebrale Gefäßregulation)	Methysergid (internat. Apotheke)	ini 1mg/d, 8–12mg/d (1-0-1 oder 1-1-1), bis zu 12mg, max. für 6M

T 12.6.4 Migräne

Behandlung akuter Attacken

vorab	Normalisierung der Magen-Darm-Motilität	Metoclopramid → 97	10–20mg p.o. oder 20mg rekt.
1.	Nicht-Opioid-Analgetika	ASS → 196	ini 1–1.5g p.o./i.v., ggf. nach 1h wdh.; max. 6g/d
		Paracetamol → 290	ini 1–1.5g p.o./i.v., ggf. nach 1h wdh.; max. 4g/d
		Ibuprofen → 197	ini 600–800mg, ggf. nach 1h wdh.; max. 2400mg/d
		Metamizol → 201	ini 1g p.o./i.v., ggf. nach 1h wdh.; max. 4g/d, Cave: RR-Abfall bei i.v.-Gabe

Kopfschmerzen

2.	Migränemittel (Vasokonstriktion durch Serotoninagonismus)	Sumatriptan → 322	25–100mg p.o., 6mg s.c., 20mg nasal, Cave: Angina pectoris, Herz-/Hirninfarkt
3.	Migränemittel (zerebrale Gefäßregulation)	Ergotamin → 320	1–2mg Kps. oder 1.5–2mg Supp.; Cave: Erbrechen

Spezifische Migränetherapie

- Triptane erst bei Beginn des Kopfschmerzes (nicht in der Aura)
- Einnahme frühestens nach 2h wiederholen
- KI: KHK, hemipl. Migräne

1. Wahl	Triptane (Vasokonstriktion durch Serotoninagonismus)	Sumatriptan → 322	25–100mg p.o., 6mg s.c., 20mg nasal
		Zolmitriptan → 322	2.5 od.5mg p.o., 5mg nasal
		Naratriptan → 322	2.5mg p.o.
		Rizatriptan → 322	5–10mg p.o.
		Eletriptan → 321	20–40mg p.o.
	Triptane (Vasokonstriktion durch Serotoninagonismus)	Almotriptan → 321	12.5mg p.o.
		Frovatriptan → 321	2.5mg p.o.
2. (Wahl)	Ergotaminpräparate (zerebrale Gefäßregulation)	Ergotamin → 320	1–2mg Kps. oder 1.5–2mg Supp.; Cave: Erbrechen

Für den Notfall geeignete Präparate

1.	Lysin-Acetylsalizylsäure	Aspisol	1000mg i.v.
2.	Paracetamol	Perflagan 10mg/ml → 290	1 Amp. (100ml) i.v.
3.	Dimenhydrinat (antiemetisch)	Vomex Inj.Lsg. 62mg → 105	1–2 Amp. i.v.

Pro. bei > 2 Attacken > 48h/M, komplizierte Migräne: Mittel 1. Wahl

1.	Betablocker (Sympathikusdämpfung)	Metoprolol → 28	50–200mg/d (dauerhaft)
		Propranolol → 29	40–240mg/d dauerhaft
2.	Kalziumantagonist (Vasodilatator, verhindert Vasospasmen)	Flunarizin → 333	5 bzw. 10mg/d; Cave: Sedierung, Gewicht ↑, extrapyramidale UW
3.	Antikonvulsivum (Hemmung der enzymat. Abbaus von GABA)	Valproinsäure → 308	500–1500mg/d
		Topiramat → 308	ini 25mg/d, um 25mg/W ↑, Zieldosis 50–150mg/d

Mittel 2. Wahl

1.	Nicht-Opioid-Analgetika	ASS → 196	300mg/d
		Naproxen → 198	2 x 250mg/d

T 12.6.5 Spannungskopfschmerz[2]

Attackenkupierung (Kombinationspräparate vermeiden!)

1.	Nicht-Opioid-Analgetika	ASS → 196	500-1500mg p.o., max. 6g/d
		Paracetamol → 290	100-200mg p.o., max. 5g/d
		Ibuprofen → 197	800-1200mg p.o., max. 2400mg/d
		Metamizol → 201	0,5-1g p.o./i.v., max. 4g/d

Chronischer Spannungskopfschmerz

1.	Trizyklisches Antidepressivum	Amitriptylin → 336	ini 10-25mg p.o. abends, nach 3-4W 50-150mg
		Clomipramin → 337	ini 25mg p.o. morgens, steigern auf 50-100mg/d
		Imipramin → 337	ini 25-50mg p.o., steigern auf 75-150mg/d
2.	Nichtmedikamentöse Verfahren	Progressive Muskelentspannung nach Jacobson	dauerhaft unter Supervision durch Physiotherap.
		EMG-Biofeedback	Schmerzreduktion 40-60%

Unwirksame/ungenügend belegte Therapie/Verfahren

Akupunktur, manuelle Therapie ("Einrenkmanöver"), Psychotherapie

T 12.6.6 Trigeminusneuralgie[2]

1.	Antikonvulsivum (Blockade Na⁺-Kanäle, Hemmung d. synapt. Übertragung)	Carbamazepin → 304	ini 3 x 200mg/d p.o., bis max. 6 x 200mg/d p.o. ↑ (nach Plasmaspiegel)
2.	Antikonvulsivum (Blockade von Na⁺-Kanälen + der synapt. Übertragung)[5]	Oxcarbazepin → 305	2 x 300mg/d, um 600mg/W erhöhen, mittlere Dosis 600-2400mg
3.	Antikonvulsivum (Ionenpermeabilität ↓ ⇒ Membranstabilisierung)	Phenytoin → 305	einschleichend 3-5 x 100mg/d p.o. (nach Plasmaspiegel)

T 12.7 Lumbago

	Cyclooxygenasehemmer (NSAR) (antiphlogistisch, analgetisch)	Diclofenac → 199	200-300mg p.o., 1 x 75mg i.m.
plus	Benzodiazepin (muskelrelaxierend)	Tetrazepam	25-200mg p.o.
evtl. plus	Neuroleptikum (Dopamin-Rez.-Antagonist, schmerzdistanzierend, stark sed., gering antipsychot.)	Levomepromazin → 347	25-200mg p.o.

Meningitis/Enzephalitis 677

T 12.8 Meningitis/Enzephalitis

Algorithmus bei Verdacht auf Meningoenzephalitis[2]

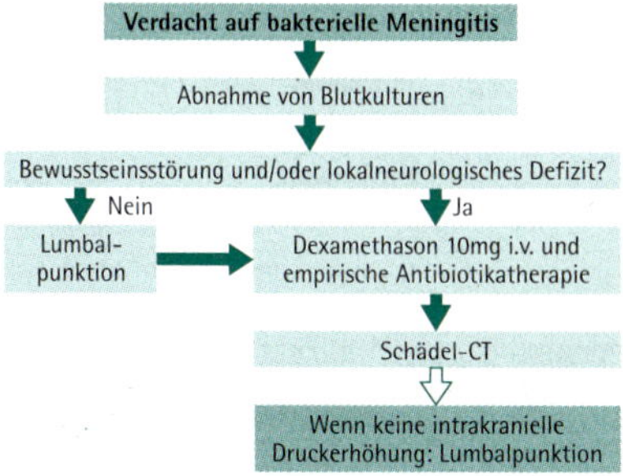

Verdacht auf bakterielle Meningitis
↓
Abnahme von Blutkulturen
↓
Bewusstseinsstörung und/oder lokalneurologisches Defizit?
- Nein → Lumbalpunktion
- Ja → Dexamethason 10mg i.v. und empirische Antibiotikatherapie
↓
Schädel-CT
⇩
Wenn keine intrakranielle Druckerhöhung: Lumbalpunktion

Initiale empirische Antibiotikatherapie[2]

Bei Erwachsenen (ohne Erregernachweis)			
1.	Cephalosporin 3. Gen. (Breitbandantibiotikum)	Ceftriaxon → 222	ini 4g i.v.; Erh.Dos. 2g/d i.v. (10d bzw. bis zum Erregernachw. u. Med.-Wechsel)
plus	Aminopenicillin (Antibiose gegen Listerien!)	Ampicillin → 217	6 x 2g i.v. (10d bzw. bis Erregernachw., Med.-Wechsel)

Nosokomial (z.B. nach neurochirurgischer OP oder SHT)			
1.	Cephalosporin 3. Gen.	Ceftazidim → 222	3 x 2g/d
oder	Carbapenem	Meropenem → 238	
plus	Glykopeptid	Vancomycin → 239	2 x 1g/d (Serumspiegel erf.)
alternativ	nach Antibiogramm	Fosfomycin → 244	3 x 5g/d
		Rifampicin → 246	1 x 600mg/d

Immundefiziente oder ältere Patienten (T-Zell-Immundefizienz)			
	Cephalosporin 3. Gen.	Ceftazidim → 222	3 x 2g/d
plus	Aminopenicillin (Antibiose gegen Listerien!)	Ampicillin → 217	6 x 2g/d

Bei Verdacht auf Herpes-simplex-Virus-Enzephalitis			
	Virustatika	Aciclovir → 248	10mg/kg i.v. alle 8h für 14(–21)d; z.B. 3 x 750mg i.v./d

Bei Tuberkulose-Verdacht (Erwachsene)[2]

Initiale Dreifachtherapie mit Isoniazid, Rifampicin, Pyrazinamid für 2M

	Tuberkulostatika Initiale Dreifachtherapie bei Erwachsenen	**Isoniazid** → 246	*300mg p.o.* *(bis zum Ausschluss durch z.B. PCR)*
plus		**Rifampicin** → 246	*600mg* *(bis zum Ausschluss durch z.B. PCR)*
plus		**Pyrazinamid** → 246	*2000g p.o.* *(bis zum Ausschluss durch z.B. PCR)*
	Regelmäßige HNO- und ophthalmologische Kontrollen erforderlich		
	Alternativ zu Pyrazinamid	**Ethambutol** → 246	
plus	Pro. der Polyneuropathie	**Vitamin B$_6$** → 147	*50mg/d p.o.*

T 12.9 Multiple Sklerose

T 12.9.1 Klinische Verlaufsformen[9]

Definition Schub: Dauer mind. 24 h; mind. 30-Tage-Intervall zwischen Schüben; nicht erklärbar durch Änderung der Körpertemperatur (Ühthoff-Phänomen) oder Infektion

Verlaufsformen	
Klinisch-isoliertes Syndrom (CIS)	Erstmalige klinische Symptomatik ohne die Kriterien der zeitlichen Dissemination; multifokale MR-Läsionen zu diesem Zeitpunkt zeigen ein erhöhtes Risiko für einen raschen Übergang zur MS an
Schubförmig-remittierend (RRMS)	• Häufigste Verlaufsform (> 80 % initial) • Eindeutig abgrenzbare Schübe mit kompletter bzw. inkompletter Remission
Sekundär chronisch progredient (SPMS)	Nach initial schubförmigem Verlauf bei mind. 50 % unbehandelter Patienten nach 10 J Übergang in progrediente Verlaufsform mit oder ohne weitere überlagerte Schubaktivität
Primär chronisch progredient (PPMS)	Bereits initial schleichend progredienter Verlauf ohne abgrenzbare Schubaktivität (10–15%)

Multiple Sklerose

T 12.9.2 Verlaufsmodifizierende Therapie[9]

Verlauf	CIS	RRMS			SPMS	
		1. Wahl	2. Wahl	3. Wahl	Mit aufgesetzten Schüben:	Ohne aufgesetzte Schübe:
Aktiv/hochaktiv	–	• Alemtuzumab • Fingolimod • Natalizumab	• Mitoxantron • (Cyclophosphamid)***	Experimentelle Verfahren	• IFN-β 1a s.c. • IFN-β 1b s.c. • Mitoxantron • (Cyclophosphamid)***	• Mitoxantron • (Cyclophosphamid)***
Mild/moderat	• Glatirameracetat • IFN-β 1a i.m. • IFN-β 1a s.c. • IFN-β 1b s.c.	• Dimethylfumarat • Glatirameracetat • IFN-β 1a i.m. • IFN-β 1a s.c. • IFN-β 1b s.c. • PEG-IFN-β 1a s.c. • Teriflunomid • (Azathioprin)* • (IVIG)**				

T 12.9.3 Schubtherapie

1. Wahl Methylprednisolon-Pulstherapie

2. Wahl Plasmaseparation

Bei Versagen einer verlaufsmodifizierenden Therapie bei milder/moderater Verlaufsform: wie aktive MS behandeln. Alle Substanzen sind alphabetisch gelistet; die Listung impliziert keine Überlegenheit einer Substanz gegenüber einer anderen innerhalb einer Indikationsgruppe.

* Zulassung, wenn Interferon-β nicht mgl. oder wenn unter Azathioprin-Ther. stabiler Verlauf
** Einsatz nur postpartal im Einzelfall, v. a. bei fehlenden Behandlungsalternativen
*** Zugelassen für bedrohlich verlaufende Autoimmunerkr. → nur für fulminante Fälle als Ausweichtherapie, idealerweise an ausgewiesenen MS-Zentren

[9] Mod. nach: DGN/KKNMS-LL zur Diagnose und Therapie der MS, Online-Version, Stand: Aug. 2012, Erg. April 2014. Siehe auch www.dgn.org und www.kompetenznetz-multiplesklerose.de

T 12.9.4 Neue Immunmodulatoren zur Behandlung der schubförmigen MS[10, 11]

	Dimethylfumarat	Teriflunomid	Alemtuzumab
Dosierung	2 x 240 mg/d p.o., einschleichen	1 x 14 mg/d p.o.	1. Jahr: 5 x 12 mg für 5d 2. Jahr: 3 x 12 mg für 3d
Begleitmedikation	Evtl. ASS 200–400 mg („Flush")	Nein	1. Methylprednisolon 1000 mg i.v. 2. Ranitidin 300 mg oral 3. Dimetinden 5 mg (1.–3.: Vermeiden allerg. Reakt., Zytokinfreisetzung) 4. Aciclovir 2 x 200 mg/d über mind. 1M (Vermeiden von Herpesinfekt.)

[10] Mod. nach: Muna-Miriam Hoshi, Bernhard Hemmer: Schubförmige Multiple Sklerose, Therapie nach Einführung der neuen Immuntherapeutika, Info Neurologie & Psychiatrie 2014; 16 (4)
[11] Risiko-Managementplan Lemtrada®; Checkliste für Ärzte

T 12.9.5 Medikamentöse symptomatische Therapie

Spastik	Baclofen → 325	5–75mg/d (stat. Bed. bis 120mg/d)
	Tizanidin → 325	2–24mg/d
	Gabapentin* → 309	300–2400(–3600)mg/d
	Botulinumtoxin	i.m. bei fokaler Spastik
	4-Aminopyridin (Fampridin) → 329	2 x 10mg/d (EDSS 4–7)
Fatigue	Amantadin* → 250	100–200mg/d
	Aminopyridine*	10–30mg/d
	Pemolin*	75mg/d
	Modafinil* → 365	200–400mg/d
Chronische Dys-/ Parästhesien	Amitriptylin* → 336	25–150mg/d
	Carbamazepin → 304	1200–2400mg/d
	Gabapentin* → 309	800–2400(–3600)mg/d
	Lamotrigin* → 305	25–200(–400)mg/d
	Pregabalin → 309	150–300(–600)mg/d
Blasen- störungen	Oxybutynin → 403 (transdermales Pflaster)	5–15mg/d, 3.9mg/24h, 2 x/W
	Flavoxat → 403	600mg/d
	Tolterodin → 404	2–4mg/d
	Trospiumchlorid → 404	30–45mg/d
	Propiverin → 404	30–45mg/d
	Phenoxybenzamin → 33	max. 60mg/d
	Desmopressin → 141	10–20µg als Einmalgabe
	Darifenacin → 403	7.5–15mg/d
	Solifenacin → 404	5–10mg/d
Sexuelle Funktions- störungen	Sildenafil → 91	25–100mg
	Apomorphin	2–3mg/d
	Tibolon → 419	2.5mg/d

* off-label

[12] Auswahl, modifiziert/ergänzt nach Henze et al., 2004

T 12.10 Myasthenia gravis[2]

Myasthene und cholinerge Krisensituationen erfordern intensivmediz. Überwachung/Behandlung, ggf. Plasmapherese Immunglobuline (nur unter stat. Bedingungen)

1.	Cholinesterasehemmer (symptomatisch)	Pyridostigminbromid → 327	nach Wi dosieren, Gabe i.A. alle 3h p.o., z.N. ggf. Ret.-Präp., max. 600–800mg/d; später Dosisreduktion
2. wenn 1. ohne signif. Effekt	Glukokortikosteroide (antiinflammatorisch, immunsuppressiv)	Methylprednisolon → 208	langsam steigend bis 1–1.5mg/kg KG/d; Cave: ini Verschlechterung möglich, nach Stabilisierung auf Erh.Dos. reduzieren
3. bei Erfolg, plus	Purinantagonist (immunsuppressiv)	Azathioprin → 272	ini 50mg/d, bis 2mg/kgKG/d (ca. 150–200mg/d in 3 ED)

T 12.11 Myoklonien

1. Wahl	Antikonvulsivum (Hemmung des enzymatischen Abbaus von GABA)	Valproinsäure → 308	ini 300mg/d; MTD 4000mg, Spiegelkontrollen
oder	Benzodiazepin	Clonazepam → 307	ini 2 x 0.5mg/d, max. 6–10mg/d

Bei posthypoxischen (kortikalen) Myoklonien

	Antidementiva	Piracetam → 329	max. bis 16g/d
alternativ		Levetiracetam → 311	ini 2 x 500mg/d, MTD 3000mg

T 12.12 Parkinson-Syndrom

T 12.12.1 Allgemeines zur Therapie

Therapieentscheidende Faktoren

- Sofortiger Therapiebeginn nach Diagnosestellung
- Alter
- Schwere der Symptomatik
- Ausprägung der Kardinalsymptome
- Dauer und Progredienz der Erkrankung
- Begleiterkrankungen und Begleitmedikation
- Persönliche Situation des Patienten
- Verträglichkeit der Medikation
- Kosten

T 12 Neurologie – Therapie

Therapiealgorithmus (nach Jost 2012)

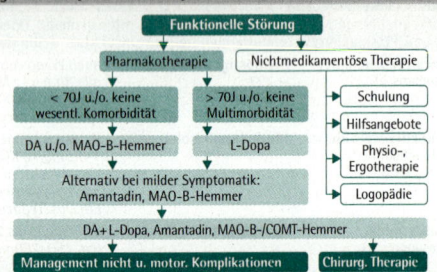

```
                    Funktionelle Störung
                    ↓              ↓
            Pharmakotherapie   Nichtmedikamentöse Therapie
            ↓            ↓              → Schulung
    <70J u./o. keine   >70J u./o. keine → Hilfsangebote
    wesentl. Komorbidität  Multimorbidität
            ↓            ↓              → Physio-,
    DA u./o. MAO-B-Hemmer  L-Dopa         Ergotherapie
            ↓            ↓              → Logopädie
        Alternativ bei milder Symptomatik:
        Amantadin, MAO-B-Hemmer
                    ↓
        DA+ L-Dopa, Amantadin, MAO-B-/COMT-Hemmer
                    ↓                ↓
    Management nicht u. motor. Komplikationen  Chirurg. Therapie
```

Therapieeinleitung und -erhaltung

	Stadien	<70J, ohne wesentl. Komorbidität	>70J, Multimorbidität
Therapieeinleitung	Früh H+Y I–II	**Dopaminagonist u./o. MAO-B-Hemmer**; alternativ (bei leichter Sympt.): Amantadin; bei therapieresist. tremordomin. idiopath. Park.-S.: Budipin, Clozapin	**L-Dopa**; alternativ (bei leichter Sympt.): MAO-B-Hemmer
Erhaltungstherapie	Mittel H+Y II–III	Dopaminagonist + L-Dopa + COMT-Hemmer + MAO-B-Hemmer (+ Amantadin)	L-Dopa + Dopaminagonist + COMT-Hemmer + MAO-B-Hemmer (+ Amantadin)
	Spät H+Y IV–V	Dopaminagonist + L-Dopa + COMT-Hemmer + MAO-B-Hemmer (+ Amantadin)	L-Dopa (+ Dopaminagonist) + COMT-Hemmer + MAO-B-Hemmer (+ Amantadin)

T 12.12.2 Dopaminagonisten[2]

1. Wahl	Non-Ergot-Dopaminagonisten	Piribedil → 315	50mg abds., alle 2 W ↑, Erh. Dos. 2–3 x 50mg/d
		Pramipexol → 315	ini 3 x 0.088mg/d, Erh.Dos. 3 x 0.35–0.7mg/d
		Pramipexol ret. → 315	1. W 0.26 mg, 2. W 0.52 mg, 3. W 1 x 1.05 mg, Erh.Dos. 1x1.05–2.1mg/d
		Ropinirol → 315	ini 1mg morgens; Erh.Dos. 3 x 3–8mg/d
		Ropinirol retard → 315	2 mg, Erh.Dos. 6–24mg/d
		Rotigotin transd. → 315	2mg/24h; 4–8mg/24h

Parkinson-Syndrom

2. Wahl	Ergot-Dopaminagonisten	Bromocriptin → 314	ini 1.25 mg, Erh.Dos. 3 x 2.5–10mg/d
		Cabergolin → 315	ini 0.5–1mg, Erh.Dos. 1 x 3–6mg/d
		a-Dihydroergocriptin	ini 2x5 mg, Erh.Dos. 3 x 20–40mg/d
		Lisurid	ini 0.1 mg/d abends, Erh. Dos. 3 x 0.4–1mg/d
		Pergolid → 315	ini 0.05 mg/d abends, Erh. Dos. 3 x 0.5–1.5mg/d
3. Wahl	MAO-B-Hemmer	Rasagilin → 316	1mg
		Selegilin → 316	5mg morgens als ED bis 10mg (langs. eindosieren)

Vermeide: COMT-Hemmer als Monotherapie, Anticholinergika bei alten oder kognitiv eingeschränkten Patienten, L-Dopa ohne Decarboxylase-Hemmer

T 12.12.3 Therapieprobleme bei der Parkinsonbehandlung (nach Jost 2012)

Komplikation	Beschreibung	Behandlung
Akinetische Krise	Phase völliger Bewegungsunfähigkeit inkl. Sprech-/Schluckunfähigkeit, starker Rigor, evtl. CK ↑, Fieber	• Amantadin 200–600 mg i.v. • L-Dopa über nasogastrale Sonde • Behandlung der Ursachen (z.B. Exsikkose, Infekte)
End-of-dose-Phänomene	Symptomverschlechterung vor nächster Medikamenteneinnahme	• Kürzere Dosisintervalle • Rasagilin, COMT-Hemmung • Langwirksame Dopaminagonisten
Peak-dose-Dyskinesien	Dystone bis choreatiforme Hyperkinesien ca. 30–90 min nach L-Dopa	• Häufigere, kleinere Einzeldosen • Agonisten hinzu nehmen oder Dosis erhöhen • Agonistenmonotherapie • Kontinuierl. Applikat. (z.B. enterales L-Dopa)
Biphasische Dyskinesien	Dyskinesien in der An- und Abflutungsphase von L-Dopa	• L-Dopa-Einzeldosis ggf. erhöhen • Retardiertes L-Dopa vermeiden • Agonistendosis erhöhen • Evtl. Rasagilin, COMT-Hemmung
Off-Dystonien	Oft schmerzhafte Dystonien (Beine, Schultern) in den frühen Morgenstunden oder im Off	• Retardiertes L-Dopa zur Nacht • Agonistendosis erhöhen • COMT-Hemmer • Ggf. Botulinumtoxin lokal i.m.
L-Dopa-induzierte Psychose	Alpträume, visuelle Halluzinationen (selten akustische Halluzinationen: Stimmen!), Verwirrtheit, Desorientiertheit, paranoides Erleben	• Anticholinergika und Amantadin absetzen • Dopaminerge Medikation reduzieren (Agonisten vor L-Dopa; **Cave:** nicht ganz absetzen) • Atyp. Neuroleptika, z.B. Clozapin 12,5–75mg abends • Typische Neuroleptika vermeiden • Ggf. Rivastigmin

T 12 Neurologie – Therapie

T 12.13 Neuroborreliose[2]

T 12.13.1 Akute Neuroborreliose

1. Wahl	Cephalosporin 3. Gen. (Breitbandantibiotikum)	Ceftriaxon → 222	1 x 2g/d, 14d
oder	Cephalosporin (Breitbandantibiotikum)	Cefotaxim → 222	2 x 3g/d, 14d
oder	Penicilline (Antibiotikum)	Penicillin G → 216	18–24 Mio. E/d i.v., 14d
oder	Tetracycline	Doxycyclin → 227	2–3 x 100mg/d, 14d, als alternative Therapie beim Bannwarth-Syndr. empf.

T 12.13.2 Chronische Neuroborreliose

1. Wahl	Cephalosporin 3. Gen. (Breitbandantibiotikum)	Ceftriaxon → 222	1 x 2g/d, 14d
oder	Cephalosporin (Breitbandantibiotikum)	Cefotaxim → 222	2 x 3g/d, 14d
oder	Tetracycline	Doxycyclin → 227	2–3 x 100mg/d, 14d

T 12.14 Restless-Legs-Syndrom[2]

T 12.14.1 Therapie der 1. Wahl

	Levodopa + peripherer Decarboxylasehemmer Levodopa ret.	L-Dopa + Carbidopa → 313 L-Dopa + Benserazid → 313	100–400mg zur Nacht, bei Durchschlafstrg. als Depot-Präp., Ther. bei Leidensdruck/schweren Schlafstörungen lebenslang
oder	Dopaminagonisten	Pramipexol → 315	0.125–0.75mg
		Ropinirol → 315	0.5–4mg
		Rotigotin-Pflaster	ini 1mg, Titration bis 3mg

T 12.14.2 Nicht zugelassene, nicht dopaminerge Substanzen zur RLS-Therapie

	Opiate	Tilidin, Tilidin ret. → 288	50–100mg p.o. (langsam absetzen)
		Tramadol → 288	
	Antiepileptika	Gabapentin	ini 300 mg, bis 1800mg/d
		Pregabalin	ini 25mg, bis 450mg/d

T 12.15 Schwindel

T 12.15.1 Benigner paroxysmaler Lagerungsschwindel[2]

1.	Lagerungsmanöver bis Symptomfreiheit nach Epley, Brandt-Daroff, Sémont	Beispiel s. www.dkd-wiesbaden.de

Spastik

T 12.15.2 Morbus Menière[2]

Akute Attackenbehandlung

1.	Antiemetikum	Metoclopramid → 97	10–20mg, 20–30mg als Trpf., Supp.; p.o., i.v.
		Domperidon → 97	
oder	Antihistaminika	Dimenhydrinat → 105	50mg p.o. (HWZ 4–6h) oder 1–2 x 150mg/d rekt.

Prophylaxe

1.	Antihistaminikum	Betahistin → 105	3 x 6mg/d über 4W, dann ggf. reduzieren
plus	Diuretikum (falls 1. nicht erfolgreich)	Hydrochlorothiazid + Triamteren → 45	75–300mg/d
		Furosemid → 42	20–40mg/d

T 12.15.3 Bewegungskrankheit (Kinetose)

1.	Antihistaminikum	Dimenhydrinat → 105	50mg p.o. (HWZ 4–6h) oder 1–2 x 150mg/d rekt.
oder	Antivertiginosum	Scopolamin → 107	1 Pflaster/3d

T 12.15.4 Phobischer Schwankschwindel

1.	Antidepressivum	Selektive Serotonin-Reuptake-Inhib. → 339	ini um 10mg/W steigern, Erh.Dos. 25–40mg/d (3–6M)
plus	Verhaltenstherapie		über Monate bis Jahre

T 12.16 Spastik

Therapiestrategie: 1. Physiotherapie, 2. Medikamentöse Therapie (orale antispastische Therapie, Botulinumtoxin, intrathekale Infusionstherapie mit Baclofen)

T 12.16.1 Orale antispastische Therapie

	GABA-B-Agonist	Baclofen → 325	ini 3 x 5mg, Dosis ↑ bis max. 100mg/d, bei Therapieresistenz intrathekal mit Spezialampullen (nur in speziellen Zentren)
oder	Zentral wirksames Muskelrelaxans (Alpha-2-adrenerge Wirkung)	Tizanidin → 325	3 x 2mg, langs. eindosieren, max. 32mg/d, Äquival.-Dos. Tizanidin : Baclofen = 1 : 3
oder	Zentral wirksames Muskelrelaxans (Neuromodulat. am GABA-A-Rez.)	Diazepam → 359 Tetrazepam	5–50mg/d, individuelle Dosisfindung

T 12.16.2 Botulinumtoxin-Therapie

	Botulinumtoxin (Hemmung d. ACh-Freisetzg.)	Botulinumtoxin-A (Dysport, Botox) → 324	in spez. Praxen/Zentren; Dos. nach Injektionsgebiet

T 12.17 Tremor

Essenzieller Tremor

	Betablocker (zentrale Sympathikusaktivität ↓)	Propranolol → 29	30–320mg/d, niedr. dosiert sehr gut als intermed. Ther.
oder	**Spasmolytikum** (GABAerge Hemmwirkung im ZNS ↑)	Primidon → 311	30–500mg/d, mit Propranolol in max. tolerierter Dosis
oder	**GABA-Analogon**	Gabapentin → 309	1800–2400mg/d
oder	**Antiepileptikum**	Topiramat → 308	400–800mg/d

Verstärkter physiologischer Tremor

Betablocker (zentrale Sympathikusaktivität ↓)	Propranolol → 29	30–320mg/d, niedr. dosiert sehr gut als intermed. Ther.

Tremor bei Parkinson-Syndrom siehe Parkinson-Syndrom → 681

T 12.18 Zerebrale Ischämie

T 12.18.1 Durchführung der Thrombolyse

Klinik mit CCT-Diagnostik u. neurointensivmedizinischer Expertise als Minimalanforderung

> Plötzlich aufgetretenes neurologisches Defektsyndrom, V.a. Schlaganfall
> ↓
> Anamnese/neurologische und internistische Untersuchung/Notfalllabor
> ↓
> - Behinderndes Defizit ohne spontane deutliche Rückbildung,
> - Zeitfenster Symptombeginn bis Lysetherapiebeginn < 3 (4,5) h
> - Kein Hinweis auf „Stroke Mimics"
> - Keine allgemeinen Thrombolyse-Kontraindikationen
> ↓
> **CCT**
> ↓
> Ausschluss Hirnblutung und Hirninfarktfrühzeichen < 1/3 MCA
> ↓
> IV Thrombolyse rt-PA (0,9mg/kgKG, max. 90mg, 10% als Bolus, 90% über 1h i.v.)

Grün = durchzuführende Maßnahmen; weiß = Interpretationen und Schlussfolgerungen;
IV Thrombolyse = systhemische Thrombolyse; IA Thrombolyse = lokale Thrombolyse

T 12.18.2 Differenzialtherapie des akuten ischämischen Hirninfarkts[2]

Ind: ischämischer Insult, Zeitfenster 0–4,5h, nachgewiesener Verschluss der A. cerebri media oder eines Asts, Blutungsausschluss mit CCT

Fibrinolytikum	rt-PA systemisch → 64	in spezialisierten Zentren

Ind: ischämischer Insult, Verschluss der A. cerebri media (Zeitfenster 3–6h), Verschluss der A. basilaris (Zeitfenster individuell)

Fibrinolytikum	rt-PA lokal → 64	s.o.

Zerebrale Ischämie 687

Ind: nachgewiesene kardiale Emboliequelle (z.B. Vorhofthrombus), evtl. bei Dissektionen der A. carotis interna oder A. vertebralis

Antikoagulation (Modulation d. Gerinnungssystems)	Heparin → 58	PTT-wirksam dosieren (bis Emboliequellensanierg.)

Ind: Prophylaxe tiefer Beinvenenthrombosen, Lungenembolien

Antikoagulation	Heparin → 58	Low-Dose, z.B. 0.3ml s.c. 1–2 x/d

Ind: alle and. Pat., nach Blutungsausschluss, außerhalb des Lysefensters oder bei Lyse-KI

Thrombozyten-aggregationshemmung	Acetylsalicylsäure → 67	100mg/d p.o.

T 12.18.3 Basistherapie, -diagnostik bei ischämischem Hirninfarkt

Obligate Diagnostik: Neurologische/internistische Untersuchung, CT oder MR (DD Ischämie, Blutung, SAB, etc.), Doppler/Duplex der hirnversorgenden Gefäße, Labor, EKG, Echokardiografie (bei Territorialinfarkt)
Fakultative Diagnostik: Langzeit-EKG, Langzeit-Blutdruckmessung, spezielles Labor (Ausschluss Vaskulitis, Gerinnungsstörung)
Maßnahmen: EKG-Monitoring, RR-Monitoring, O_2-Insufflation, Normoglykämie, Normothermie, Elektrolytüberwachung, Flüssigkeitsbilanzierung, Hydratation, ggf. Hämodialyse, ggf. Magensonde, Low-Dose-Heparin, ggf. intensivmedizinische Überwachung/Therapie
Bei Verschlechterung: intensivmedizinische Überwachung/Therapie

T 12.18.4 Sekundärprophylaxe nach ischämischem Hirninfarkt

Antikoagulation bei Patienten mit kardialer Emboliequelle

1.	Dicumarol	Phenprocoumon → 63	INR 3.0 (dauerhaft)

Oder bei Patienten mit kardialer Emboliequelle und KI für orale Antikoagulation

		Acetylsalicylsäure → 67	300mg/d

Standardtherapie bei Patienten nach TIA oder ischämischem Infarkt

2.	Thrombozyten-aggregationshemmer	Acetylsalicylsäure → 67	50–300mg/d (dauerhaft, zeitweise auch in Kombin.)

Oder bei Pat mit KI/Unverträglichk. von ASS, bei Schlaganfall und Herzinfarkt oder pAVK

	Thrombozyten-aggregationshemmer	Clopidogrel → 67	75mg/d
		ASS + Dipyridamol → 67	ASS 25mg + Dipyridamol 200mg 2 x/d

Bei Patienten mit ischämischem Infarkt

3.	CSE-Hemmer	Simvastatin → 122 Atorvastatin → 121	1 x 40mg/d (max. 80mg/d), routinemäßige Sekundärprophylaxe mit Statinen bei Pat. mit zerebrovask. Erkr. und vaskulärem RF auch bei normalem Serumcholesterin empf.

T 13 Psychiatrie – Therapie (T. Bschor)

T 13.1 Psychiatrischer Notfall

T 13.1.1 Akuter Erregungszustand

z.B. bei manischer, schizophrener oder schizoaffektiver Psychose

	Benzodiazepin (Verstärkung d. hemmenden Neurotransmitters GABA)	**Diazepam** → 359	10mg p.o. oder langs. i.v., 1 Wdh. nach 30min mögl.
		Cave: Atemdepression! Nicht bei Alkohol-/Drogenintox.!
evtl. plus	**Hochpotentes Neuroleptikum** (Dopaminantagonismus)	**Haloperidol** → 351	10mg p.o. oder i.m.
oder	**Kurz wirksames Depot-Neuroleptikum**	**Zuclopenthixol** → 349	100–150mg i.m.; Wirkdauer 3d
oder	**Inhalatives hochpotentes Neuroleptikum**	**Loxapin** → 354	10mg, Wdh. nach 2h einmalig möglich; Pat. muss kooperieren und aktiv am Inhalator saugen; nur stationär
evtl. plus	**Niedrigpotentes Neuroleptikum** (stark sedierend, kaum antipsychotisch)	**Levomepromazin** → 347 **Promethazin** → 348	50–300(max. 600)mg/d p.o.; Levomepromazin auch i.m. 50–100mg

T 13.1.2 Akute Suizidalität

Stationäre Behandlung und weitere sichernde und psychotherapeutische Maßnahmen! Antidepressiva reduzieren nicht das Suizidrisiko.

	Benzodiazepin (Verstärkung d. hemmenden Neurotransmitters GABA)	**Diazepam** → 359	10–40mg/d
oder		**Lorazepam** → 359	3–4 x 1mg/d bis 3 x 2.5mg/d
off label	**Lithium** (komplexer Wirkmech.)	**Lithium** → 345	Dosierung/Anwendung: s. Lithiumaugmentation
	Einziges Pharmakon zur Behandlung affektiver Erkrankungen mit nachgewiesener suizidverhütender Wirkung; die Gabe allein zur Suizidprävention ist aber off-label

T 13.1.3 Katatoner Stupor

	Benzodiazepin (Verstärkung d. hemmenden Neurotransmitters GABA)	**Lorazepam** → 359	2.5mg p.o. (auch als Schmelztbl.) oder 2mg langsam i.v., ggf. wdh.; Cave: Atemdepression
evtl. plus	**Hochpotentes Neuroleptikum**	**Haloperidol** → 351	1–3 x 10mg p.o. oder i.m.

Psychiatrischer Notfall

T 13.1.4 Perniziöse (febrile) Katatonie

	Elektrokrampftherapie (Induktion eines Grand-mal-Anfalls in Vollnarkose)		
plus	**Hochpotentes Neuroleptikum** (Dopaminantagonismus)	Haloperidol → 351	10mg i.m.; Cave: diagnost. Abgrenzung von malignem neurolept. Syndrom wichtig.

T 13.1.5 Depressiver Stupor

	Benzodiazepin (Verstärkung d. hemmenden Neurotransmitters GABA)	Lorazepam → 359	1–2.5mg p.o. (auch als Schmelztbl.) oder langsam i.v.; Cave: Atemdepression
oder	**Elektrokrampftherapie** (Induktion eines Grand-mal-Anfalls in Vollnarkose)		

T 13.1.6 Alkoholentzugsdelir[1]

Immer stationäre Behandlung mit engmaschiger Überwachung!

1. Wahl	**Atypisches Hypnotikum** (sedierend, antikonvulsiv, antideliriant und vegetativ-dämpfend)	Clomethiazol → 362	2 Kps. (à 192mg), je nach Auspräg. d. Symptomatik alle 2h, vor jeder Gabe hypotone RR-Situation ausschließen; i.v.-Gabe nur auf Intensivstation!
oder	**Benzodiazepin** (Verstärkung d. hemmenden Neurotransmitters GABA)	Diazepam → 359	3 x 3–10mg/d
zus. sinn-voll	**Vitamin B₁** (zur Prophylaxe einer Wernicke-Enzephalopathie)	Thiamin → 146	prophylakt. 100mg/d p.o.; bei V.a. beginnende Wernicke-Enzephalopathie 3 x 100mg/d i.v. oder i.m.

Bei Dominanz psychotischer Symptomatik (z.B. optische Halluzinationen)

ggf. plus	**Hochpotentes Neuroleptikum** (Dopaminantagonismus)	Haloperidol → 351	1–3 x 5mg/d

Wenn vegetative Symptomatik (Hypertonie, Tachykardie) mit Clomethiazol nicht ausreichend behandelbar ist

ggf. plus	**Antihypertensivum** (zentraler α₂-Rezeptor-Agonist)	Clonidin → 33, → 365	mit 0.075mg vorsichtig beginnen, ggf. langsam bis max. 3 x 0.3mg/d steigern; i.v. nur unter engmasch., ggf. int.-med. Überwachung

[1] AWMF 076-001. S3-Leitlinie Screening, Diagnose u. Behandlung alkoholbezogener Störungen. Stand April 2015

T 13.2 Demenz

Immer internistische Behandlung optimieren, insbesondere bei vaskulärer Demenz; spezifische Demenzursachen abklären und ggf. gezielt behandeln

T 13.2.1 Antidementiva zur Verlangsamung der Progredienz[2]

	Glutamat-Modulator	Memantin → 328	W1 5mg/d, W2 10mg/d, dann 15–20mg/d
Nur bei Demenz vom Alzheimer-Typ			
	Cholinesterase-Hemmer (verzögerter Acetylcholinabbau)	Donepezil → 328	5mg/d für 1M, dann 10mg/d; absetzen, falls nach 2M keine Verlangsamung der Progredienz
oder		Rivastigmin → 329	2 x 1.5mg/d, alle 2W auf max. 2 x 6mg/d steigern; absetzen, falls n. 3–6M keine Verlangsamung der Progredienz; auch als Pflaster, Schmerzbehandlung
oder		Galantamin → 328	8mg/d, alle 4W um 8mg/d steigern bis max. 24mg/d

T 13.2.2 Verwirrtheitssyndrome, Unruhezustände[2,3]

Bei Unruhezuständen von dementen Patienten stehen nichtpharmakologische Interventionen an erster Stelle (!): Verhaltensanalyse (unter welchen Bedingungen entsteht die Unruhe?), Veränderungen der Umgebung, menschliche Zuwendung, Bewegungsmöglichkeiten schaffen, Schmerzbehandlung

	Niedrigpotentes Neuroleptikum (sedierend)	Pipamperon → 348 Melperon → 348	einschleichend; weiter Dosisbereich v. 10–200mg/d verteilt auf mehrere Portionen, je nach Tagesschwankung der Unruhe
oder	Hochpotentes Neuroleptikum (Dopaminantagonismus)	Haloperidol → 351	niedrig dosiert, 1–3mg/d p.o. od. i.m.
oder	Atypisches Neuroleptikum	Risperidon → 356	2 x 0,25 bis 2 x 1mg/d
evtl.	Atypisches Hypnotikum (sedierend)	Clomethiazol → 362	1–2Kps. (à 192mg) z. Nacht; zuvor hypotone RR-Werte ausschließen

[2] AWMF 038-013. S3-Leitlinie Demenzen. Stand 24.01.2016, gültig bis 23.01.2021
[3] Gertz HJ et al., Antipsychotika zur Behandlung neuro-psychiatrischer Störungen bei Demenz, Nervenarzt 2013; 84, 3:370-373

T 13.3 Alkoholabhängigkeit[4]

T 13.3.1 Akuter Alkoholentzug

Therapie der 1. Wahl	**Atypisches Hypnotikum** (sedierend, antikonvulsiv, antidelirant und vegetativ-dämpfend)	Clomethiazol → 362	2Kps. (à 192mg), je nach Ausprägung der Symptomatik alle 2h, vor jeder Gabe hypotone RR-Situation ausschließen; i.v.-Gabe nur auf Intensivstation
zusätzlich sinnvoll	**Vitamin B$_1$** (zur Prophylaxe einer Wernicke-Enzephalopathie)	Thiamin → 146	prophylakt. 100mg/d p.o.; bei V.a. beginnende Wernicke-Enzephalopathie 3 x 100mg/d i.v. oder i.m.

Wenn vegetative Symptomatik (Hypertonie, Tachykardie) mit Clomethiazol nicht ausreichend behandelbar sind

ggf. plus	**Antihypertensivum** (zentraler α$_2$-Rezeptor-Agonist)	Clonidin → 33, → 365	vorsichtig mit 0.075mg beginnen, ggf. langsam bis max. 3 x 0.3mg/d steigern; i.v. nur unter engmaschiger, ggf. int.-med. Überwachung

Wenn trotz Clomethiazol kein ausreichender antikonvulsiver Schutz besteht

ggf. plus	**Antikonvulsivum**	Carbamazepin → 304	ini 2–3 x 300mg/d, Zielserumspiegel 4–11mg/l

T 13.3.2 Alkoholentzugsdelir: s. psychiatrischer Notfall → 688

T 13.3.3 Rückfallprophylaxe

unterstützend	**Alkoholentwöhnungsmittel** (glutamatmodulierend; Alkoholverlangen ↓)	Acamprosat → 366	3 x 2 Tbl. (à 333mg)/d über 12M; bei Pat. < 60kg 1-1-2 Tbl.
oder	**Opiatrezeptor-Antagonist**	Naltrexon → 287	50mg/d; 1 x 20mg an Tagen mit Trinkverlangen

zur lediglichen Reduktion der Trinkmenge

	Opiatrezeptor-Antagonist	Nalmefen → 366	1 x 20mg an Tagen mit Trinkverlangen (Verordnungseinschränkg: u.a. nur für Pat., die auf Therapieplatz warten und zur Abstinenz bereit sind; für max. 3M (in Ausnahmen: 6M); nur kombin. mit kontin. psychosoz. Unterstützung)

[4] AWMF 076-001. S3-Leitlinie Screening, Diagnose u. Behandlung alkoholbezogener Störungen. Stand 31.07.2014, gültig bis 30.07.2019

T 13.4 Depression[5]

T 13.4.1 Akuttherapie

Bei allen Antidepressiva Erfolgsbeurteilung frühestens nach 3W Behandlung mit Zieldosis!
Nach Abklingen der depressiven Symptomatik Pharmakotherapie noch 6M fortführen.

	Trizyklisches Antidepressivum (NSMRI) (Wiederaufnahmehemmg. von Serotonin und Noradrenalin)	Amitriptylin → 336 Clomipramin → 337 Doxepin → 337 Nortriptylin → 337 Trimipramin → 337	*einschleichend, Zieldosis 150mg/d*
oder	**SSRI** (selektiver Serotonin-Reuptake-Inhibitor)	Citalopram → 340 Fluoxetin → 341 Paroxetin → 341	*20–40mg/d*
		Fluvoxamin → 341 Sertralin → 341	*50–100mg/d*
		Escitalopram → 341	*10mg/d*
oder	**MAO-Hemmer** (Hemmg. d. Monoaminooxidase ⇒ Hemmung des Abbaus von NA, Serotonin)	Moclobemid → 339	*300–600mg/d*
		Tranylcypromin → 339	*20–40mg/d, tyraminarme Diät erforderlich!*
oder	**Autorezeptorblocker** (Hemmung des präsynapt. α₂-Autorez.)	Mirtazapin → 338	*15–45mg/d*
		Mianserin → 338	*ini 30mg/d, auf 60–90mg/d aufdosieren*
oder	**Selektiver Noradrenalin- und Serotonin-Reuptake-Inhibitor (SNRI)**	Venlafaxin → 343	*150–225mg/d*
		Duloxetin → 342	*60–120mg/d*
		Milnacipran → 342	*50–100mg/d*
oder	**Noradrenalin- u. Dopamin-Reuptake-Inhibitor**	Bupropion → 344	*150–300mg/d*
oder	**Serotonin-2C-Rezeptor-Blocker und Melatonin-Rezeptor-Stimulator**	Agomelatin → 344	*25–50mg abends*
oder	**Serotonin-Reuptake-Verstärker**	Tianeptin → 345	*37.5mg/d*
Bei Unwirksamkeit einmalig Wechsel auf Antidepressivum anderer Substanzklasse (s.o.)			
oder	**Lithiumaugmentation** (Verstärkung der unzureichenden Antidepressiva-Wirkung)	Lithium → 345	*ini 12–18mmol/d, unter engmaschiger, regelmäßiger Spiegelkontr. auf Serumspiegel von 0.6–0.9 (max. 1.2)mmol/l einstellen (in diesem Bereich mind. 2W belassen); Cave: Überdos.*

Depression 693

oder	Quetiapinaugmentation	Quetiapin → 355	150–300mg am Abend, über mehrere d einschleichen
oder	**Antidepressiva-Kombination:** Wiederaufnahmehemmer (NSMRI, SSRi oder SNRI) mit Autorezeptorblocker (Mirtazapin oder Mianserin)		beide Antidepressiva in Standarddosis (s. oben)
oder	**Elektrokrampftherapie** (Induktion eines Grand-mal-Anfalls in Vollnarkose).		z.B. 3 x/W
Wahnhafte (psychotische) Depression			
Antidepr. plus	**Hochpot. Neuroleptikum** (antipsychotische Wi durch Dopaminantagonismus)	Haloperidol → 351 Risperidon → 356	2–8mg/d

[5] AWMF nvl-005. S3-LL/NVL: Unipolare Depression, 2. Aufl. Stand 16.11.2015, gültig bis 15.11.2020

T 13.4.2 Prophylaxe[6]

Monopolarer Verlauf

1. Wahl	Antidepressivum	s. Akuttherapie → 694	Dosis wie in Akuttherapie, als Pro. langfristige Gabe
2. Wahl	**Lithium** (etabliertes Phasenprophylaktikum mit komplexem Wirkmechanismus)	Lithium → 345	ini 12mmol/d, Zielserumspiegel (regelm. Kontroll.) 0.6–0.9 (max. 1.2)mmol/l; zur Prophylaxe langfristige Gabe; Cave: Überdosierung

Bipolarer (manisch-depressiver) Verlauf[6]

1. Wahl	**Lithium**	Lithium → 345	ini 12mmol/d, Zielserumspiegel (regelm. Kontroll.) 0.6–0.9 (max. 1.2)mmol/l; zur Prophylaxe langfristige Gabe; Cave: Überdosierung
2. Wahl	**Antikonvulsivum**	Carbamazepin → 304	ini 2 x 300mg/d, Zielserumspiegel 4–11mg/l (regelm. kontrollieren!)
		(Lamotrigin) → 305	Pro. gegen depressive Rezid.: sehr langsam aufdosieren lt. Fl! Zieldosis 2 x 100mg/d
2. Wahl	**Atypisches Neuroleptikum**	Olanzapin → 355	Pro., sofern für Akuttherapie einer Manie wirksam, 5–20mg/d
		Aripiprazol → 354	Pro. gegen manische Rezidive 15(–30)mg/d
		Quetiapin → 355	Pro., sofern für Akuttherapie einer Depression oder einer Manie wirksam

[6] AWMF 038-019. Diagnostik und Therapie Bipolarer Störungen. Stand 11.5.2012 (in Überarbeitung)

T 13.5 Manie[6]

T 13.5.1 Akuttherapie

	Lithium (etablierte antimanische Wirkung, komplexer Wirkmechanismus)	Lithium → 345	*ini ca. 18mmol/d; antimanischer Zielserumspiegel 0.8–1.2mmol/l (engmasch. kontrollieren); Cave: Überdosierung*
oder	**Atypisches Neuroleptikum**	Risperidon → 356	*4–8mg/d*
		Olanzapin → 355	*5–20mg/d*
		Ziprasidon → 356	*80–160mg/d*
		Aripiprazol → 354	*15–30mg/d*
		Quetiapin → 355	*ini 100mg/d, schrittweise bis max. 800mg/d*
		Asenapin → 354	*20mg/d*

Oder (bei Lithiumunverträglichkeit)

Antikonvulsivum (GABA-artige Wirkung)	Valproinsäure → 308	*ini 2–3 x 300mg/d, Zielserumspiegel (50–)100mg/l; ggf. auch „Loading" mit 20mg/kg/d mgl. (i.v. od. p.o.)*

Zusätzlich bei stärkerer Unruhe

Benzodiazepin (Verstärkung des hemm. Neurotransmitters GABA)	Diazepam → 359	*10–40mg/d; ggf. auch 10mg langsam i.v.; Cave: Atemdepression*

Zusätzlich bei stärkerer Unruhe (2. Wahl)

Niedrigpotentes Neuroleptikum (sedierend)	Levomepromazin → 347 Promethazin → 348	*ini 50mg, bis zur gewünschten Wirkung schrittweise steigern (stationär bis 600mg/d)*

Zusätzl. bei wahnhafter (z.B. Größenwahn) oder anderer psychotischer Symptomatik

Neuroleptikum (antipsychot. Wi durch Dopaminantagonismus)	Haloperidol → 351 Fluphenazin → 351	*4–12mg/d p.o.*

T 13.5.2 Prophylaxe

Siehe Prophylaxe Depression, bipolarer Verlauf → 693

Schizophrenie

T 13.6 Schizophrenie

T 13.6.1 Akuter, produktiv-psychotischer Schub

	Hochpotentes Neuroleptikum (antipsychotisch durch Dopaminantagonismus)	Haloperidol → 351 Flupentixol → 354	5–10mg/d p.o., i.m.-Appl. bei Haloperidol möglich
		Pimozid → 352	1–8mg/d p.o.; häufig extrapyramidal-mot. UW (EPS)
	Bei akuten EPS (Frühdyskinesien, Parkinsonoid): Gegenmittel Biperiden (Akineton): 2mg p.o. oder 5mg langsam i.v., dann Dosisredukt. od. Umsetzen des Neuroleptikums		
oder	**Mittelpot. Neuroleptikum**	Perazin → 349	100–600mg/d p.o.
oder	**Atypisches Neuroleptikum**	Risperidon → 356	4–8mg/d; in höherer Dos. doch häufiger EPS
		Olanzapin → 355	5–20mg/d
		Ziprasidon → 356	80–160mg/d
		Amisulprid → 353	2 x 200–400mg/d
		Quetiapin → 355	auf 2 x 150–300mg/d einschleichen
		Aripiprazol → 354	15(–30)mg/d morgens
oder	**Atyp. Neuroleptikum** (Dopaminantagonismus; kaum EPS)	Clozapin → 354	ini 12.5 oder 25mg, langsam einschleichen auf 200–900mg/d
	Clozapin: überlegene Wirksamkeit[7], aber nur zugelassen, wenn mit mind. 2 anderen Neuroleptika ungenügendes Behandlungsergebnis; vorgeschriebene, regelmäßige Blutbildkontrollen beachten (Gefahr der Agranulozytose)!		

[7] Leucht S et al., Multiple-Treatments Meta-Analysis. Antipsychotic Drugs. Lancet 2013;382:951-962

T 13.6.2 Akutes katatones Syndrom

1.	**Benzodiazepin** (Verstärkung des hemm. Neurotransmitters GABA)	Lorazepam → 359	1–2.5mg p.o. (auch als Schmelztbl.) od. langs. i.v.; Cave: Atemdepression, ggf. wdh.
dann	Hochpotentes oder atypisches Neuroleptikum, s. Kap. T 13.6.1		

T 13.6.3 Bei vorherrschender Negativsymptomatik

	Atyp. Neuroleptikum	Aripiprazol → 354	15mg morgens
oder	**Atyp. Neuroleptikum** (Dopaminantagonismus; kaum EPS, bessere Wi auf schizophr. Negativsympt.)	Clozapin → 354	ini 12.5 oder 25mg, langsam einschleichen auf 200–600mg/d
	Nur zugelassen, wenn mit mind. 2 and. Neuroleptika ungenügendes Behandlungsergebnis; vorgeschriebene, regelmäßige BB-Kontrollen (Gefahr der Agranulozytose)!		
oder	**Atyp. Neuroleptikum**	Cariprazin → 354	1,5mg/d, evtl. langsam bis 6mg/d steigern

T 13.6.4 Rezidivprophylaxe bei Schizophrenie

	Atypisches Neuroleptikum	s. Kap. T 13.6.1 → 695	*zur Pro. z.T. niedrige Dosierungen ausreichend*
	Atyp. Neuroleptikum (Dopaminantagonismus; kaum EPS, bessere Wi auf schizophr. Negativsympt.)	Clozapin → 354	*einschleichend, Erh.Dos. 50–200mg/d*
		Nur zugelassen, wenn mit mind. 2 and. Neuroleptika ungenügendes Behandlungsergebnis; vorgeschriebene, regelmäßige BB-Kontrollen (Gefahr der Agranulozytose)!	
oder	**Hochpotentes Neuroleptikum** (Dopaminantagonismus)	Haloperidol → 351 Flupentixol → 354	*2–5mg/d p.o.; bei längerfristiger Gabe Gefahr von Spätdyskinesien!*
oder	**Depot-Neuroleptikum** (verzögerte Freisetzung nach i.m.-Injektion)	Risperidon → 356	*25–50mg i.m. alle 2W*
		Paliperidon → 355	*1. Injektion: 150mg i.m.; 2. Injektion nach 1W: 100mg i.m., dann alle 4W 75mg i.m., anschließend evtl. auf 3-Monats-Depot umstellen (263mg i.m.)*
		Aripiprazol → 354	*400mg alle 4W*
		Olanzapin → 355	*210–405mg i.m. alle 2–4W*
		Haloperidol → 351	*50–100mg i.m. alle 4W*

T 13.7 Wahnerkrankung (Paranoia)[7]

T 13.7.1 Akuttherapie

s. Kap. T 13.6.1 → 695

T 13.7.2 Langzeittherapie

s. Kap. T 13.6.4 → 696

T 13.8 Angsterkrankung[8]

Nur als Ausnahme in Einzelfällen

Benzodiazepin (Verstärkung des hemmenden Neurotransmitt. GABA)	Lorazepam → 359	*1–2.5mg p.o.*
	Diazepam → 359	*5–10mg p.o.*

T 13.8.1 Generalisierte Angsterkrankung (GAD)

Antidepressivum (SNRI) (Wiederaufnahmehemmg. von Serotonin u. NA)	Venlafaxin → 343	*einschleichend auf 225–375mg/d*
	Duloxetin → 342	*60–120mg/d; Effekt oft erst nach mehrwöchiger Beh.*

Angsterkrankung

oder	Antidepressivum (SSRI) (Wiederaufnahmehemmung von Serotonin)	Paroxetin → 341	*10–50mg/d*
		Escitalopram → 341	*10–20mg/d*
oder/ und	Anxiolytikum (partieller Serotoninagonismus)	Buspiron → 362	*ini 3 x 5mg/d; steigerbar bis 3 x 20mg/d*
oder	Trizykl. Anxiolytikum (vermutl. Sigma-Rez.-Lig.)	Opipramol → 346	*200mg/d*
oder	Antiepileptikum (auch wirksam bei GAD)	Pregabalin → 309	*einschl. (pro W + 150mg/d) bis 400 oder 600mg/d, verteilt auf 2 x/d*

T 13.8.2 Panikstörung und Agoraphobie mit Panikstörung

	SSRI (selekt. Serotonin-Wiederaufnahme-Hemmer)	Paroxetin → 341 Citalopram → 340	*20–40mg/d; Effekt oft erst nach mehrwöchiger Beh.*
		Escitalopram → 341	*10–20mg/d*
		Sertralin → 341	*50–100mg/d*
oder	Trizykl. Antidepressivum (insbes. Serotonin-Wiederaufnahme-Hemmung)	Clomipramin → 337	*150–225mg/d; Effekt oft erst nach mehrwöchiger Behandlung*
oder	SNRI	Venlafaxin → 343	*einschl. auf 225–375mg/d*

T 13.8.3 Agoraphobie

	Trizykl. Antidepressivum (Wiederaufnahmehemm. von Serotonin u. NA)	Imipramin → 337	*einschleich. auf 150mg/d; Effekt oft erst nach mehrwöchiger Behandlung*

T 13.8.4 Soziale Phobie

	SSRI (selekt. Serotonin-Reuptake-Inhibitor)	Paroxetin → 341	*40–60mg/d; Effekt oft erst nach mehrwöch. Behandl.*
		Escitalopram → 341	*10–20mg/d*
		Sertralin → 341	*50–100mg/d*
oder	Revers. MAO-Hemmer (Hemmung d. Abbaus von NA/Serotonin durch Hemmg. der Monoaminooxidase)	Moclobemid → 339	*ini 1 x 300mg/d, steigern auf 2 x 300mg/d; Effekt oft erst nach mehrwöchiger Behandlung*
oder	SNRI	Venlafaxin → 343	*einschl. auf 225–375mg/d*

T 13.8.5 Andere spezifische Phobien

In der Regel nur psychotherapeutische Behandlung

T 13.8.6 Somatoforme Störung

	Trizykl. Anxiolytikum (vermutl. Sigma-Rez.-Lig.)	Opipramol → 346	*200mg/d*

[8] AWMF 051-028. S3-Leitlinie Angststörungen, Stand 15.04.2014, gültig bis 15.04.2019

T 13.9 Zwangserkrankung[9]

Psychotherapie (Verhaltenstherapie mit Exposition und Reaktionsmanagement) ist die Behandlung der Wahl. Pharmakotherapie evtl. begleitend.

	SSRI (selektiver Serotonin-Reuptake-Inhibitor)	Paroxetin → 341 Fluoxetin → 341	20–40mg/d; Besserung oft erst nach 5–10W Therapie
		Escitalopram → 341	10–20mg/d
		Sertralin → 341 Fluvoxamin → 341	50–200mg/d
2. Wahl	Trizykl. Antidepressivum (insbes. Serotonin-Wiederaufnahme-Hemmung)	Clomipramin → 337	einschleichend auf 150–300mg/d; Besserung oft erst nach 5–10W Behandlung

[9] S3-Leitlinie: Zwangsstörungen AWMF 038-017, Stand Mai 2013

T 13.10 Aufmerksamkeitsdefizit-/Hyperaktivitätsstörung

	Psychostimulans (Dopamin- u. Noradrenalin-Wiederaufnahme-Hemmung)	Methylphenidat → 365	schrittw. aufdosieren: ini 10mg morgens, dann + 10mg/d in mehreren ED zw. morg. u. früh. Nachmittag, max. 60mg/d; Wirkeintritt sofort (Wirkung evaluieren, ggf. absetzen!); bei Ret.-Präp. genügt Einmalgabe. Für Ki./Jug. anderer Handelsname zugelassen als für Erw.
		Lisdexamfetamin → 364	30mg morgens, ggf. schrittweise bis 70mg steigern; Zulassung für Ki., die auf Methylphenidat nicht ansprechen
oder	SNRI (selektiver Noradrenalin-Reuptake-Inhibitor)	Atomoxetin → 364	Jug. > 70kg: 40mg/d für 1W, dann bis 80mg/d; Einmalgabe morgens; leichtere Patienten nach Körpergewicht (s. Fachinfo)

T 14 Dermatologie – Therapie (S. Karl, H. Bruckbauer)

T 14.1 Hinweis zur Therapie

Die aufgelisteten Wirkstoffe und Handelsnamen sind als Beispiele zu verstehen. Sie wurden aus Platzgründen und Gründen der Übersichtlichkeit aus der Vielzahl der erhältlichen Präparate ausgewählt. Bitte entnehmen Sie äquivalent verwendbare Wirkstoffe aus weiterführender Literatur. Alle nicht genannten Präparate eines bestimmten Wirkstoffs sind gleichwertig einsetzbar.

T 14.2 Staph.-aureus-bedingte Infektionen[1]

T 14.2.1 MSSA (Methicillin-/Oxacillin-sensibler S. aureus): Systemische Therapie

Wirkstoff	Appl.	Mittlere Tagesdosierung[a] (Erw.)	Tagesdos. bei Ki[b] 1–12J, verteilt auf ED	Besonderheiten, Indikationen
Amoxicillin + Clavulansäure → 219	p.o.	2 x 1g (875+125mg Tbl.) 3 x 0,625–1,25g (500+125mg Tbl.)	45–60mg/kgKG (in 3 ED)	Hepatotoxizität
	i.v.	3 x (1,2–)2,2g	100mg/kgKG (in 3 ED)	
Ampicillin + Sulbactam → 219	p.o.	2 x 0,75g	50mg/kgKG (in 2 ED)	Nach Experten: p.o. besser 3 x 0,75g; Hepatotoxizität
	i.v.	3(-4) x (0,75–)3g	150mg/kgKG (in 3 ED)	
Cefalexin → 225	p.o.	3 x 1g	50–100mg/kgKG (in 3 ED)	Fast 100% bioverfügbar
Cefazolin → 220	i.v.	3 x 2g	50–100mg/kgKG (in 3 ED)	
Cefuroxim-Axetil → 226	p.o.	2 x 0,25–0,5g	20–30mg/kgKG (in 2 ED)	
	i.v.	3 x 1,5g	75–150mg/kgKG (in 3 ED)	
Clindamycin → 231	p.o.	3 x 600mg	20–40mg/kgKG (in 3 ED)	
	i.v.	3 x 600mg	20–40mg/kgKG (in 3 ED)	
Flucloxacillin → 216	p.o.	3-4 x 1g	1–3g (in 3-4 ED)	Hepatotoxizität, nicht länger als 14d
	i.v.	3-4 x 1–2g	2–6g (in 3-4 ED)	
Azithromycin → 229	p.o.	1 x 500mg (3d) oder ini 500mg, dann f. 4d 1 x 250mg (5d)	10mg/kgKG in 1 ED (3d) oder ini 10mg/kgKG, dann 4d 5mg/kgKG (5d)	Ther.-Dauer 3–5d, Gesamtdosis/Behandlg. 1500mg
	i.v.	1 x 500mg		
Clarithromycin → 229	p.o.	2 x 250–500mg	15mg/kg KG (in 2 ED)	
	i.v.	2 x 500mg		
Erythromycin → 230	p.o.	3-4 x 500mg	30–50mg/kgKG (in 3-4 ED)	Tagesdosis 2–4g, maximal 4g/d
	i.v.	3-4 x 0,5–1g	20–50mg/kgKG (in 3-4 ED)	
Roxithromycin → 230	p.o.	2 x 150mg oder 1 x 300mg	5–7,5mg/kgKG (in 2 ED)	

T 14 Dermatologie – Therapie

[a] Die mittleren Tagesdosen gelten für Erwachsene und müssen (z. B. bei Nieren- oder Leberinsuff.) individuell angepasst werden.
[b] Die Tagesdosen gelten für Kinder vom vollend. 1.-12. Lj. und stammen aus dem DGPI Handbuch 5. Aufl. 2009. Bei Ki < 1J pädiatrischen Infektiologen hinzuziehen.

T 14.2.2 MRSA (Methicillin-/Oxacillin-resistenter S. aureus): Systemische Therapie

Wirkstoff	Appl.	Mittlere Tagesdosierung[a] (Erw.)	Tagesdos. bei Kinder[b] 1-12J, verteilt auf ED	Besonderheiten, Indikationen
Clindamycin → 231	p.o.	3 x 600mg	20-40mg/kgKG (in 3 ED)	Clindamycin ist nur indiziert, wenn auf Erythromycin sensibel getestet wurde
	i.v.		20-40mg/kgKG (in 3 ED)	
Cotrimoxazol[c] (Trimethoprim + Sulfamethoxazol) → 235	p.o.	2 x 960mg	6mg/kgKG (TMP) 30mg/kgKG (SMX) (in 2 ED)	Hoher Sulfonamidanteil, Sensibilisierungen
	i.v.		10-20mg/kgKG (TMP) 50-100mg/kgKG (SMX) (in 2 ED)	
Daptomycin → 240	i.v.	1 x 4mg/kgKG	Absprache mit pädiatrischem Infektiologen	Renale Elimination, Cave: NI u. Dosiserhöhung durch and. renal eliminierte Medikamente, CPK-Anstieg mögl.; Ki: off-label-use [28-32]
Doxycyclin → 227	p.o.	2 x 100mg oder 1 x 200mg	Kontraindiziert bis 8.LJ, danach 2-4mg/kgKG (ED)	
Fosfomycin → 244	i.v.	3 x 5g	200-300mg/kgKG (in 2-3 ED)	Hohe Natriumbelastung, Cave: renale Insuffizienz, nur in Kombination
Fusidinsäure	p.o.	3 x 0.5g	Absprache mit pädiatrischem Infektiologen	Reserveantibiotikum, nur in Kombination, hepatotox.; Nur als Import nach § 73 AMG durch Apotheke erhältlich
	i.v.	3 x 0.5g		
Linezolid → 241	p.o.	2 x 600mg	20-30mg/kgKG (in 2-3 ED)	Hämatotoxisch (BB-Kontrollen), MAO-Hemmung; Kinder: off-label-use [33]
	i.v.	2 x 600mg	30mg/kgKG (in 2-3 ED)	

Staph.-aureus-bedingte Infektionen

Wirkstoff	Appl.	Mittlere Tages-dosierung[a] (Erw.)	Tagesdos. bei Kinder[b] 1–12J, verteilt auf ED	Besonderheiten, Indikationen
Rifampicin → 246	p.o.	1 × 600mg (10mg/kgKG)	10–20mg/kgKG (in 1-2 ED)	Nur in Kombination (z.B. mit Glykopeptiden) Interaktionen; hepatotoxisch
	i.v.	1 × 600mg (10mg/kgKG)	10–20mg/kgKG (in 1-2 ED)	
Teicoplanin[d] → 239	i.v.	ini 2 × 400mg (d 1), dann 1 × 200-400mg/d	ini 20mg/kgKG (in 2 ED d1), dann 10mg/kgKG (ED)	nephrotoxisch
Tigecyclin → 228	i.v.	ini 1 × 100mg, dann 2 × 50mg	Absprache mit pädiatrischem Infektiologen	Ki: off-label-use
Vancomycin[d] → 239	i.v.	2 × 1g	40mg/kgKG (2-3 ED)	Red-man-Syndrom (Histaminrelease), nephrotox. [32,33]

[a] Die mittleren Tagesdosen gelten für Erwachsene und müssen (z. B. bei Nieren- oder Leberinsuff.) individuell angepasst werden.
[b] Die Tagesdosen gelten für Kinder vom vollend. 1.–12. Lj. und stammen aus dem DGPI Handbuch 5. Aufl. 2009. Bei Ki < 1J pädiatrischen Infektiologen hinzuziehen.
[c] In Österreich auch Cosoltrim als Kombination aus Trimethoprim + Sulfametrol (Lidaprim®)
[d] Cave: Bei Oxacillin-empf. Staphyl. ist die Wirkung deutlich schlechter als die der Betalaktamantibiotika!

T 14.2.3 Topische Antibiotika[a]

Wirkstoff	Applikation	Konzentration	Besonderheiten
Fusidinsäure + Natriumfusidat → 377	Creme, Salbe, Gaze	2,0%	Gegen S. aureus u. MRSA sehr gut wirksam, sekundäre Resistenzen bei häufigem Gebrauch möglich [16], selten sensibilisierend, keine Kreuzresistenzen
Mupirocin (Pseudomonilsäure)	Nasensalbe	2,0%	Bakteriostatisch, in D: Präparat für S. aureus und MRSA-Eradikation[b] (Nase) und zur externen Therapie. Resistenzen bei häufigem Gebrauch ansteigend [34], keine Kreuzresistenzen
Retapamulin → 378	Salbe	1,0%	Bakteriostatisch gegen S. aureus und Streptokokken, keine Zul. gegen MRSA
Tyrothricin (Gramicidin + Tyrocidin)	Gel, Puder als Magistralrezeptur	0,1%	Bakterizid gegen grampositive Kokken, selten sensibilisierend

[a] Diese Tabelle dient zur orientierenden Information. Sie erhebt keinen Anspruch auf Vollständigkeit. Bei einigen „Altpräparaten" werden Indik. wie Hautantiseptik oder Wundbehandlung angegeben).
[b] Mupirocin topisch zur Behandlung der Infektion aber auch zur Eradikation der nasalen Kolonisation mit MRSA 3 x/d über 5d sowie Kontrollabstrich 2d nach Therapieende. AWMF-Leitlinie zu Maßnahmen beim Auftreten antimikrobiell resistenter Erreger (MRE) [35]. Auch im Verlauf sollten Kontrollabstriche durchgeführt werden: im Krankenhaus nach 1 M, zwischen dem 3. und 6. bzw. nach 12 M, in der Arztpraxis zwischen dem 3. und 6. M und dem 6. und 12. M nach Sanierung [36].

T 14.2.4 Topische Antiseptika[a]

Wirkstoff	Applikation	Konzentration	Besonderheiten
Chlorhexidin	Lsg., Creme, ggf. als Magistralrez. (NRF 11.116., 11.126.)	0,5-2%	Bakteriostatisch, geringe Toxizität, schwach wirksam gegen Pseudomonas spp.; Beeinträchtigung der Wundheilung
Octenidin	Lösung	0,1%	Bakterizid, geringe Toxizität
Polihexanid	Lsg.; Gel, Creme bzw. Salbe als Magistralrez. (NRF 11.128., 11.131., 11.137.)	0,02-0,1%	Bakterizid, geringe Toxizität, breites Wirkungsspektrum
Clioquinol + Chloriodhydroxychinolin	Creme, ggf. als Magistralrezeptur	0,5%-1%, kleinflächig 2-3%	Gut wirksam gegenüber grampositiven Kokken, färbend (gelb), unter Okklusion: Resorption → SMON[b], Sensibilisierung
Silber-2-aminoethylhydrogenphosphat	Salbe, Gel, Puder als Magistralrezeptur	3-5%	
Povidon-Jod	Lsg., Salbe	0,5-10%	Bakterizid (MSSA, MRSA), fungizid, viruzid [37], cave: Jodresorption, Sensibilisierung

[a] Diese Tabelle dient zur orientierenden Information. Sie erhebt keinen Anspruch auf Vollständigkeit. Bei einigen „Altpräparaten" werden Indik. wie Hautantiseptik oder Wundbehandlung angegeben).
[b] SMON = subakute Myelo-Optico-Neuropathie

T 14.2.5 Impetigo contagiosa

Topische antiseptische Therapie

> Polihexanid, Povidon-Iod, Octenidin, Chlorhexidin, Dos. s. Kap. T 14.2.4 → 702

Topische antibiotische Therapie

> Fusidinsäure, Retapamulin, Dosierung s. Kap. T 14.2.3 → 701

Systemische antibiotische Therapie

Bei mehreren oder ausgedehnten Läsionen sowie Verdacht auf Mischinfektion mit ß-hämolysierenden Streptokokken der Gruppe A (GAS) wird eine systemische Antibiose empfohlen:

> Cefalexin (Cephalosporin Gruppe 1), Dosierung s. Kap. T 14.2.1 → 699

bei V.a. Penicillinallergie

> Clindamycin oder Makrolide, Dosierung s. Kap. T 14.2.1 → 699

T 14.2.6 Folliculäre S.-aureus-bedingte Pyodermien

Oberflächliche Follikulitis (Ostiofollikulitis), Follikulitis/Perifollikulitis, Furunkel/Karbunkel

Topische antiseptische Therapie

> Polihexanid, Povidon-Iod, Octenidin, Chlorhexidin, Dos. s. Kap. T 14.2.4 → 702

Weitere bakterielle Infektionen 703

Topische antibiotische Therapie

Fusidinsäure, Retapamulin, Dosierung s. Kap. T 14.2.3 → 701

Systemische antibiotische Therapie

Bei mehreren oder ausgedehnten Läsionen sowie Verdacht auf Mischinfektion mit β-hämolysierenden Streptokokken der Gruppe A (GAS) wird eine systemische Antibiose empfohlen:

Cefalexin (Cephalosporin Gruppe 1) Dosierung s. Kap. T 14.2.1 → 699

bei V.a. Penicillinallergie

Clindamycin oder Makrolide, Dosierung s. Kap. T 14.2.1 → 699

T 14.2.7 Tiefe S.-aureus-bedingte Infektionen

Kutaner Abszess, Phlegmone

Sogenannte "Zugsalben" und die Anwendung feuchter Wärme sind traditionell in Gebrauch. Die Inzision reifer (fluktuierender) Einzelherde wird empfohlen. **(Cave:** Hinweis an Patient: Bei Furunkeln im Gesicht nicht selbst manipulieren! Gefahr der Sinusvenenthrombose).

Systemische antibiotische Therapie

Cefalexin (Cephalosporin Gruppe 1), Flucloxacillin oder Clindamycin
Dosierung s. Kap. T 14.2.1 → 699

bei V.a. Penicillinallergie

Clindamycin Dosierung s. Kap. T 14.2.1 → 699

Bei bestehender Therapieresistenz: Antibiotikum entspr. Antibiogramm. **Cave** MRSA.
Bei ausgedehntem Befund oder Gesichtsfurunkeln: stationäre intravenöse Behandlung

[1] AWMF 013-038 S2k Diagnostik und Therapie Staphylococcus aureus bedingter Infektionen der Haut und Schleimhäute. Stand: 01.04.2011 (in Überarbeitung), gültig bis 31.03.2016

T 14.3 Weitere bakterielle Infektionen

T 14.3.1 Borreliosen

Therapieempfehlungen bei Lyme-Borreliose

Lokalis. Frühmanifestationen: solitäres Erythema migrans, Erythema chronicum migrans

	Tetracyclin (Antibiose)	**Doxycyclin**[c] → 227	2 x 100mg/d p.o. oder 1 x 200mg/d (10-14d); Ki. ab 9J 4mg/kgKG/d p.o.[b] (max. 200mg) (10-14d)
oder	**Breitbandpenicillin** (Antibiose)	**Amoxicillin** → 217	3 x 500-1000mg p.o. (14d); Ki. 50mg/kgKG/d p.o. (14d)
oder	**Cephalosporin** (Antibiose)	**Cefuroxim-Axetil** → 226	2 x 500mg p.o. (14d); Ki. 30mg/kgKG/d p.o. (14d)
oder	**Makrolid** (Antibiose)	**Azithromycin** → 229	2 x 250mg p.o. (5-10d); Ki. 5-10mg/kgKG/d p.o. (5-10d)

T 14 Dermatologie – Therapie

Disseminierte Frühmanifestationen[a]: multiple Erythemata migrantia, Erythema migrans mit grippeartigen Allgemeinsymptomen, Borrelien-Lymphozytom (solitär u. disseminiert)

	Tetracyclin (Antibiose)	Doxycyclin[c] → 227	2 x 100mg/d p.o. oder 1 x 200mg/d (10-14d); Ki. ab 9J 4mg/kgKG/d p.o.[b] (max. 200mg) (10-14d)
oder	Breitbandpenicillin (Antibiose)	Amoxicillin → 217	3 x 500-1000mg p.o.; Ki. 50mg/kgKG/d p.o.; für 14-21d[a]
oder	Cephalosporin (Antibiose)	Cefuroxim-Axetil → 226	2 x 500mg p.o. (14-21d)[a]; Ki. 30mg/kgKG/d p.o. (14-21d)[a]
oder	Makrolid (Antibiose)	Azithromycin → 229	2 x 250mg p.o. (5-10d)[a]; Ki. 5-10mg/kgKG/d p.o. (5-10d)[a]

Spätmanifestationen: Acrodermatitis chronica (ödematös-infiltratives und atrophes Stadium) ohne neurologische Symptome

	Tetracyclin (Antibiose)	Doxycyclin[c] → 227	2 x 100mg/d p.o. oder 1 x 200mg (30d); Ki. ab 9. Lj. 4mg/kg KG/d p.o.[b] (max. 200mg) (30d)
oder	Breitbandpenicillin (Antibiose)	Amoxicillin → 217	3 x 500-1000mg/d p.o.; Ki. 50mg/kgKG/d p.o.; 30d

Spätmanifestationen: Acrodermatitis chronica (ödematös-infiltratives und atrophes Stadium) mit neurologischer Symptomatik

	Benzylpenicillin (Antibiose)	Penicillin G → 215	4 x 5 Mio. IE/d i.v. (14-21d)[d]; Ki. 200-500000IE/kgKG/d i.v. (14-21d)[d]
oder	Cephalosporin (Antibiose)	Ceftriaxon → 222	1 x 2g/d i.v. (14-21d)[d]; Ki. 50mg/kgKG/d i.v. (14-21d)[d]
		Cefotaxim → 222	3 x 2g/d i.v. (14-21d)[d]; Ki. 100mg/kgKG/d i.v. (14-21d)[d]

[a] Die Therapiedauer richtet sich nach der Dauer und Schwere der klinischen Symptomatik; bei multiplen Erythemen und bei Borrelien-Lymphozytom beträgt die Therapiedauer 21 Tage.
[b] Nach Abschluss der Zahnschmelzbildung
[c] Für Jugendliche und Erwachsene ab 50 kg KG
[d] Weiter oral bis 30 Tage (Aberer et al. 1996)

2 AWMF 013/044 S2k Kutane Lyme Borreliose. Stand: 31.03.2016, gültig bis 31.10.2020.

Weitere bakterielle Infektionen

T 14.3.2 Ecthyma

Topisch

	Antiseptikum	Hydroxychinolin	mehrmals tgl. Umschläge (bis zur Abheilung)
oder/plus	Antiseptikum	Polyvidon-Jod-Salbe	2 x/d auftragen (bis zur Abheilung)

Systemisch

Siehe Erysipel, Kap. T 14.3.4

T 14.3.3 Erythrasma

Topisch

	Waschgel (Reinigung, Austrocknung)	Syndets	2–3 x/d (mehrere W)
plus	Azol-Antimykotikum (Antibiose/Breitspektrumantimykotikum)	Clotrimazol-Creme, Paste → 379	2–3 x/d dünn auftragen (1W nach Abheilung)
		Ciclopirox Creme → 379	

Systemisch

ggf.	Makrolid (Antibiose)	Erythromycin → 230	2 x 500mg/d p.o. (10d)

T 14.3.4 Erysipel

	Oralpenicillin (Antibiose)	Penicillin V → 216	3 x 1.2-1.5 Mio. IE/d p.o. (1 Mio. IE = 0.6g)
oder	Benzylpenicillin (Antibiose)	Penicillin G → 215	3 x 5-10 Mio. IE/d i.v. (1 Mio. IE = 0.6g)
		Penicillin G → 215 + β-Laktamase-Inhibitor (Sulbactam) → 218	3 x 5 Mio. IE/d i.v. + 3 x 1g/d; bei V.a. Beteiligung von Staphylokokken
oder	Breitbandpenicillin + Penicillinaseinhibitor	Amoxicillin + Clavulansäure → 219	3 x 1.2-2.2mg i.v.
oder	Cephalosporin (Antibiose)	Cefalexin → 225	3 x 1g p.o./d
		Cefazolin → 220	3 x 2g/d i.v.; auch bei Staphylokokkenbeteiligung inkl. Betalaktamasebildner

Bei Penicillinallergie

	Makrolid (Antibiose)	Roxithromycin → 230	2 x 150mg/d p.o. bzw. 1 x 300mg/d p.o.
oder		Erythromycin → 230	2 x 1g/d p.o. (mind. 10 d)
oder	Lincosamid (Antibiose)	Clindamycin → 231	3 x 300-600mg p.o./i.v./d; keine Dosisreduktion bei NI

T 14.3.5 Erysipeloid

Topisch

	Antiseptikum (antiinflamm., antimikrobiell)	Hydroxychinolin	mehrmals tgl. Umschläge (bis zur Abheilung)

Systemisch

	Phenoxypenicillin	Phenoxymethylpen. → 216	2–3 Mio. IE p.o. (5–10d)
oder	Tetracyclin (Antibiose)	Doxycyclin → 227	1 x 200mg/d p.o./i.v. (14d)
bei Penicillinallergie		Erythromycin → 230	3 x 0.5–1g/d p.o. (10d)

T 14.3.6 Gramnegative Follikulitis

Topisch

	Desinfizientien (antimikrobiell)	Ammoniumbituminosulfonat Salbe 0–50% → 368	2–3 x/d auftragen
		Polyvidon Jod-Lsg.	
plus/oder	Antiseptikum	Benzoylperoxid → 376 Waschlotion, Gel oder Creme 2,5–10%	1–2 x/d auftragen
oder	(Reserve)	Retapamulin Salbe → 378	2x/d auftragen
oder	(Reserve)	Mupirocin Salbe	2x/d auftragen

Systemisch

ggf.	Vitamin-A-Säure-Derivat (antimikrobiell, austrocknend)	Isotretinoin → 377	0.5–1mg/kgKG p.o. f. 3–5M (off-label; UW → 376)
oder	Nitroimidazol (antiinfekt.)	Metronidazol → 236	2 x 400mg/d (ca. 10d)

T 14.3.7 Folliculitis decalvans[3]

Syn.: Folliculitis et parafolliculitis abscedens et suffodiens

Topisch

	Antibiotika	Clindamycin 1% Gel → 375	1–2/d
oder		Erythromycin 2% Lsg. → 375	1–2/d
	Antiseptika	Octenidin, Polihexanid oder Chlorhexidin	1–2/d

Systemisch

z.B.		Doxycyclin → 227	2 x 100mg/d
oder		Cefuroxim → 221	2 x 500mg/d
oder		Clarithromycin → 229	2 x 250mg/d
oder	Antibiot. + Tuberkulostat.	Clindamycin → 231 + RMP	je 2 x 300mg/d für 10 W
ggf.	Retinoid	Isotretinoin → 377	0,5–0,75mg/kg KG

[3] J Eur Acad Dermatol Venereol. 2015 Feb 24. doi: 10.1111/jdv.13052 (München)

Akne und akneiforme Dermatosen

T 14.3.8 Lupus vulgaris

1. Phase

	Tuberkulostatikum (Antibiose)	Rifampicin → 246	10mg/kgKG/d p.o. (2–3M)
plus		Isoniazid → 246	5mg/kgKG/d p.o. (2–3M)
plus		Pyrazinamid (PZA) → 246	25–35mg/kgKG/d (2M)
evtl. plus		Ethambutol (EBM) → 246	15–25mg/kgKG/d p.o. (2M); nicht bei Ki. < 2J!

2. Phase

	Tuberkulostatikum (Antibiose)	Rifampicin (RMP) → 246	weitere 4M
plus		Isoniazid (INH) → 246	5mg/kgKG/d p.o. (weit. 4M)

Alternativschema

statt	INH	RMP + EMB (Ethambutol 15–25mg/kgKG) + PZA
	RMP	Therapie nach Antibiogramm (9–12M)
	PZA	INH + RMP + EMB (3M)
		INH + RMP (weitere 6M)

T 14.4 Akne und akneiforme Dermatosen

T 14.4.1 Therapiealgorithmus[4]

	Leicht		Mittelschwer	Schwer	
	A. com.[1,2]	A.pap.,pust.[1]	A.pap.,pust.[1]	A. pap, pust. nodosa[1,3]	A. conglobata
1. Wahl	Top. Retinoid	Basistherapeutikum[4,5] oder Kombination der Basistherapeutika[4] oder Basistherapeutikum[4] + top. Antibiotikum	Kombination der Basistherapeutika[4] oder Basistherapeutikum[4] + top. Antibiotikum oder orales Antibiotikum + Basistherapeutikum[4]	Orales Antibiotikum + 1 oder 2 BT oder orales Antibiotikum + Azelainsäure	Orales Antibiotikum + BPO + topisches Retinoid oder orales Antibiotikum + Azelainsäure
Alternativen	Azelainsäure	Azelainsäure (allein[5], oder Kombi. mit top BT/AB)	Azelainsäure + BT od. orales Antibiotikum + Azelainsäure	Orales Isotretinoin	Orales Isotretinoin
Bei Frauen	siehe oben	siehe oben	Orales antiandrogenes Kontrazeptivum + siehe 1. Wahl	Orales antiandrogenes Kontrazeptivum + siehe 1. Wahl	Orales antiandrogenes Kontrazeptivum + siehe 1. Wahl
Schwangerschaft	Azelainsäure	Azelainsäure + BPO oder topisches Erythromycin + BPO	Orales Erythromycin + Azelainsäure od. + BPO	Orales Erythromycin + Azelainsäure	Orales Erythromycin + Azelainsäure + BPO, evtl. kurzfr. oral. Prednisolon
Erhaltung	Top. Retinoid	Top. Retinoid		Top. Retinoid + BPO	

1. Zusätzlich mechan. Komedonenentfernung 2. Bei starker Ausprägung kann eine A. comedonica auch als eine mittelgradige bzw. schwere Akne bewertet werden 3. A. pap.pust. mit Knötchen (0.5–1cm) 4. Basistherapeutikum = topisches Retinoid oder Benzoylperoxid (BPO) 5. Bei leichten Formen; BT = Basistherapeutikum; AB = Antibiotikum top. = topisch

[4] Adapt. nach Dt. S2-Akne-Leitlinie 2010; korr. Fassg. 2011

T 14 Dermatologie – Therapie

Topisch

	Waschgel (Reinigung, Entfettung)	Syndets	2/d
plus	**Peeling**	Peeling-Creme mit Schleifkörnchen	anfangs 2–3 x/W
plus/ oder	**Vitamin-A-Säure-Derivat** (Keratolyse ⇒ Beseitigung follikulärer Verhornungsstörungen)	Tretinoin, Isotretinoin oder Adapalen → 376	1–2 x/d dünn auftragen
oder/ plus	**Benzoylperoxid** (bakteriostatisch, antiinflammat., komedolytisch)	Benzoylperoxid 2,5–10% → 376	1–2 x/d
oder	**Azelainsäure** (antibakteriell, antiinflammatorisch)	Azelainsäure → 376	1–2 x/d dünn auftragen
oder/ plus	**Makrolid** (Propionibakterium-acnes- Antibiose)	Erythromycin 2–4% → 375	1–2 x/d dünn auftragen
oder/ plus	**Lincosamid** (Antibiose)	Clindamycin → 375	1–2 x/d dünn auftragen (bis 4W)
oder/ plus	**Gyrasehemmer** (Antibiose)	Nadifloxacin → 375	1–2 x/d dünn auftragen
oder	**Kombin. Vit.-A-Säure-Derivat + Makrolid-Antibiotikum** (Keratolyse + Antibiose)	Tretinoin → 376 + Erythromycin → 375	1–2 x/d dünn auftragen
oder		Isoretinoin + Erythromycin → 376	1–2 x/d dünn auftragen
oder	**Kombin. Vit.-A-Säure-Derivat + Lincosamid-Antibiotikum** (Keratolyse + Antibiose)	Tretinoin + Clindamycin → 376	1 x/d dünn auftragen
oder	**Kombination Lincosamid + Benzoylperoxid**	Clindamycin → 375 + Benzoylperoxid → 376	1 x/d dünn auftragen
oder	**Kombin. Vit.-A-Säure-Derivat + Benzoylperoxid**	Adapalen + Benzoylperoxid → 376	1 x/d dünn auftragen
oder/ plus	**Schieferöl** (antiphlogistisch, antimikrobiell)	Ammoniumbituminosulfonat 10–50% → 368	Salbenverband jeden 2. d wechseln (bis zur Abszess-Eröffnung)

Systemisch

ggf.	**Tetracyclin** (Propionibact.-acnes-Antibiose)	Minocyclin → 228 Doxycyclin → 227	2 x 50mg/d p.o., mind. 4–6W Cave: KI bei Ki, SS und SZ!

Akne und akneiforme Dermatosen

In schweren Fällen			
	Tetracyclin (Propionibacterium-acnes-Antibiose)	**Doxycyclin** → 227	1-2 x 50mg/d p.o. (4-12W) Cave: KI bei Ki, SS und SZ!
oder	**Vitamin-A-Säure-Derivat** (antiinflammatorisch, sebostatisch durch Talgdrüsenreduktion, Keratolyse)	**Isotretinoin** → 377	0.3-0.5 mg/kg KG/d, mind. 6 M
		Cave: Kontrazeption während 4W vor und 4W nach Behandlung! Keine Blutspende! **Keine Kombination mit Tetrazyklinen** (Sicherheitsabstand 1W)!	
Evtl. bei Frauen			
	Kontrazeptivum (Hemmung der Androgenwirkung auf die Talgdrüsenazini)	**Ethinylestradiol + Cyproteronacetat** → 418	1 x 1 Tbl. (1.-21. Zyklustag)
		Ethinylestradiol + Chlormadinon → 423	1 x 1 Tbl. (1.-21. Zyklustag)

T 14.4.2 Acne inversa[5]

Syn.: Hidradenitis suppurativa

Topisch			
	Lincosamid	**Clindamycin** → 375 1% Lsg.	1 x/d dünn auftragen
Systemisch			
	Lincosamid	**Clindamycin** → 231	2 x 300mg/d über 12W
plus	Tuberkulostatikum	**Rifampicin** → 246	2 x 300mg/d über 12W
plus	Tetracyclin	**Minozyklin** → 228	2 x 50mg/d über 1-3M
Bei Frauen, die auf systemische Antibiotika nicht ansprechen			
	Kontrazeptivum	**Ethinylestradiol + Cyproteronacetat** → 418	1 x 1 Tbl. über ≥ 6M (ggf. steigern)
Bei unzureichendem Ansprechen auf konventionelle Therapie			
	Biologica	**Adalimumab** → 211	d1 160mg, ab W2 80mg/W, ab W4 40mg/W, ab W6 weiter mit 40mg/W

[5] AWMF 013-012 Therapie der Hidradenitis suppurativa/Acne inversa. 31.12.2012, gültig bis 31.12.2017

T 14.4.3 Rosazea

Topisch			
	Makrolid	**Erythromycin** → 375 2-4% Lsg., Gel oder Creme	2 x/d dünn auftragen (nach Bedarf)
oder	Chemotherapeutikum (antibakteriell)	**Metronidazol** Creme 0,75-2%, Gel oder Lotion	2 x/d dünn auftragen (> Wochen)
oder	Azelainsäure	**Azelainsäure** Gel → 376	1-2x/d dünn auftragen

T 14 Dermatologie – Therapie

oder	**Antiparasitarium**	Ivermectin → 376	1x/d dünn aftragen
oder	**Schwefel** (antimikrobiell)	Ichthyol-Schwefel-Zink-Paste 2–4%	1–2 x/d dünn auftragen (nach Bedarf)
evtl. plus	**Alpha-2-Mimetikum**	Brimonidin-Gel → 385	1 x/d (morgens) dünn auftragen (nach Bedarf)
Systemisch			
evtl.	**Tetracycline**	Doxycyclin → 227	ini (10–14d) 100mg/d p.o., dann 50mg/d max. 12W
		Minocyclin → 228	ini 2 x 50mg/d p.o. (4–6W)
		Doxycyclin ret. → 377	1 x 40mg (6–12W)
	Retinoid (antiinflammatorisch, antiseborrhoisch)	Isoretinoin → 377	0.1–1mg/kgKG/d p.o. (> 6M, w: unbedingt Kontrazept.)
		Cave: Keine Komb. mit Tetrazyklinen! Keine zugel. Ind!	

T 14.4.4 Periorale Dermatitis

Topisch

	Makrolid (Antibiose)	Erythromycin → 375 Creme, Emulsion 2%	1–2 x/d dünn auftragen (bis zur Abheilung)
Systemisch			
evtl.	**Tetracyclin** (Antibiose)	Minocyclin → 377	1–2 x 50mg/d p.o. (einige W)

T 14.5 Alopezie

T 14.5.1 Alopecia androgenetica des Mannes

Topisch

	Sexualhormonanalogon	Alfatradiol → 382	1 x/d 3ml, dann 2–3 x/W auf Kopfhaut aufbringen (bis zur Besserung)
evtl.	**Antihypertensivum** (Anagenhaar-Rate ↑)	Minoxidil → 382 5% in alkoholischer Lösung	1–2 x/d 2ml auf Kopfhaut aufbringen (abhängig von möglichen UW insbes. auf Herz/Kreislauf!)
evtl.	**Hormon**	Melatonin-Lsg. 0,0033%	1 x/d auf Kopfhaut aufbringen
Systemisch			
	5α-Reduktase-Hemmer (Östrogen → Dihydrotestosteron ↓ ⇒ Androgenwirkung ↓)	Finasterid → 382	1 x 1 Tbl./d (Jahre; nur Männer!, evtl. PSA-Überwachung)
evtl. plus	**Vitamine** (Verbess. der Haarstruktur, Effluvium ↓)	Biotin H	2.5–5mg/d (> 3M)

Alopezie 711

T 14.5.2 Alopecia androgenetica der Frau

Topisch

	Nicht halogeniertes Glukokortikosteroid (Anagenhaar-Rate ↑, antiinflammatorisch).	Prednisolon → 368 Dexamethason → 368 Mometason → 370 Clobetasol → 368	1 x/d 3ml, dann 2-3 x/W auf Kopfhaut aufbringen (bis zur Besserung, Wirkung nicht gesichert)
oder/ plus	**Sexualhormonanalogon**	17-alpha-Estradiol	1 x/d 3ml, dann 2-3 x/W auf Kopfhaut aufbringen (bis zur Besserung)
evtl.	**Antihypertensivum** (Anagenhaar-Rate ↑)	Minoxidil → 382 2% in alkoholischer Lösung	1-2 x/d 2ml auf Kopfhaut aufbringen (abhängig von möglichen UW insbes. auf Herz/Kreislauf!)
evtl.	**Hormon**	Melatonin Lsg. 0,0033%	1 x/d auf Kopfhaut aufbringen

Systemisch

evtl.	**Kontrazeptive Sexualhormone/Antiandrogene** (cyproteronacetathaltig, Hemmung der Androgenwirkung auf Haarfollikel)	Cyproteronacetat + Estradiol → 417 Ethinylestradiol + Chlormadinon → 423	1 x 1 Tbl./d (1.-21. Zyklustag)
oder/ plus	**Sexualhormon/Gestagen mit antiandrogener Wi** (Hemmung der Androgenwirkung auf Haarfollikel)	Cyproteronacetat → 409	10mg/d p.o. (d1-15 zum Antikonzeptivum)
		Cave: Nur unter gynäkol. Betreuung und Antikonzeption!	
oder/ plus	**Vitamine, essenzielle Aminosäuren** (Verbesserung der Haarstruktur, Effluvium ↓)	Biotin H Zystin	2.5-5mg/d (> 3M) ini. 3 x 20mg/d für 2-3W 3 x 10-20mg/d (über M)

T 14.5.3 Alopecia areata

Topisch

evtl.	**Glukokortikosteroid** (antiinflammatorisch)	Clobetasol → 368 Mometason → 370 Triamcinolonacetonid → 369	1-2 x/d auftragen (> 2M), Wi nicht gesichert, 1:2-1:5 verdünnt intrakutan, intraläsional; Cave: Schläfenbereich!

Systemisch

evtl.	**Glukokortikosteroid** (antiinflammatorisch)	Methylprednisolon → 370	ini. 20-60mg/d p.o. (2-3W); Erh.Dos. 4-8mg/d p.o. (2-4W) (Wirkung nicht gesichert)

T 14 Dermatologie – Therapie

T 14.6 Ekzemerkrankungen

T 14.6.1 Kontaktekzem

akut/ sub- akut	Glukokortikosteroid, evtl. mit antimikrobiellem Zusatz, als Salbe, Creme, Paste, Lotion, Lösung (antiinflammatorisch)	Prednicarbat → 369	2 x/d auftragen; (5–7d); stadiengerechte Grundlage: – trocken: Salbe – nässend: Creme – feucht: Paste, Creme
		Betamethason → 369	
		Triamcinolon → 369	
		Mometason → 370	
		Methylprednisolon → 370	
		Flumetason + Clioquinol	
		Flumetason + Triclosan → 370	

Chronisches Stadium wie bei atopischem Ekzem

[6] AWMF 013-055 S1 Kontaktekzem, Stand: 21.08.2013, gültig bis 20.08.2018

T 14.6.2 Atopisches Ekzem (Neurodermitis)

Topisch

akut	Glukokortikosteroid, evtl. mit antimikrobiellem Zusatz, als Salbe, Creme, Paste, Lotion, Lösung (antiinflammatorisch)	Prednicarbat → 369	ini 2 x/d auftragen; stadiengerechte Grundlage: – trocken: Salbe – nässend: Creme, Lotion, Lsg. – feucht: Paste, Creme
		Mometason → 370	
		Methylprednisolon → 370	
		Flumetason + Clioquinol	
		Flumetason + Triclosan → 370	
ggf. plus	Breitspektrum-Antibiotikum (Antibiose)	Fusidinsäure-Creme → 377	2–3 x/d auftragen (Dauer nach Bedarf)
oder	Farbstoff	Solutio pyoctanini wässrig 0.25–0.5%	alle 3d (Dauer nach Bedarf)
		Eosin-Lsg. 0.5–2%	nach Bedarf tgl. auftragen
subak./ chron.	Glukokortikosteroid (antipruriginös, antiphlogistisch)	Hydrocortison → 368 Salbe, Creme	1–2 x/d (nach Bedarf)
oder	Immunmodulator/ Calcineurin-Inhibitor	Tacrolimus → 371	1–2 x/d auftragen
		Pimecrolimus → 371	
plus/ od.	Teere	Steinkohlenteer → 372	1–2 x/d (max. 4W)
plus/ oder	Harnstoffpräparat (hydratisierend)	Urea → 382 Creme, Lotion 5–10%	mehrmals pro d (nach Bedarf)
plus/ od.	Omega-3-Fettsäuren	Nachtkerzensamen-Öl	mehrmals pro d (nach Bedarf)

Ekzemerkrankungen

Systemisch

	Glukokortikosteroid (antiinflammatorisch)	Prednisolon → 208	20–40mg/d p.o. (über 7–10d reduzieren)
	Immunsuppressivum	Ciclosporin → 272	2.5mg/kg KG/d in 2ED, Laborkontrollen!
bei Super- infek- tion	Tetracyclin (Antibiose, erregerangepasst)	Doxycyclin → 227	2 x 100mg/d p.o. (10d)
	Cephalosporin (Antibiose, erregerangepasst)	Cefuroxim → 221	2 x 500mg/d p.o., i.v. (10d)
		Cefalexin → 225	2 x 500mg/d p.o. (10d)
plus	H_1-Antihistaminikum (antipruriginös, eventuell zusätzl. sedierend)	Loratadin → 86 Cetirizin → 85 Desloratadin → 85 Levocetirizin → 86	1 x 10mg/d p.o. (bei Bedarf)
		Dimetinden → 85	3 x 1–2mg/d (bei Bedarf)

T 14.6.3 Seborrhoisches Ekzem

	Imidazolderivat (Antimykotikum)	Ketoconazol → 379 Creme, Shampoo	2 x/d auftragen, 2–3 x/W Haarwäsche
		Clotrimazol → 379 Creme, Shampoo	
	Ciclopirox (Antimykotikum)	Ciclopirox → 379 Shampoo	2 x/d auftragen, 2–3 x/W Haarwäsche
evtl. plus	Glukokortikosteroid (antiinflammatorisch)	Hydrocortison → 368 Salbe, Creme	1–3 x/d dünn auftragen (< 5d)
plus/ oder	Schieferöle, Schwefel (antimikrobiell)	Ichthyol-Schwefel-Zink- Paste 2–4%	2 x/d dünn auftragen (nach Bedarf)

T 14.6.4 Dyshidrosiformes Ekzem

Topisch

	Glukokortikosteroid, ggf. mit antimikrobiellem Zusatz, als Creme, Paste, Lotion, Lösung (antiinflammatorisch)	Prednicarbat → 369	1–2 x/d dünn auftragen (Merke: Wahl einer stadiumgerechten Grundlage)
		Betamethason → 369	
		Flumetason + Clioquinol	
plus	Farbstoffe (antimikrobiell, austrocknend)	Solutio pyoctanini 0,5%	alle 3d
plus/ oder	Gerbstoffe (austrocknend, gerbend)	Tanninteilbäder	2 x/d
oder	Harnstoffpräparat (keratolytisch, hydratisierend)	Urea → 382 Creme, -Lotion 5–10%	mehrmals (nach Bedarf)

T 14 Dermatologie – Therapie

Systemisch

evtl.	**H₁-Antihistaminikum** (antipruriginös)	**Loratadin** → 86 **Cetirizin** → 85 **Desloratadin** → 85 **Levocetirizin** → 86	*1 x 10mg/d p.o. (bei Bedarf)*
evtl.	**Glukokortikosteroid** (antiinflammatorisch)	**Prednisolon** → 208	*z.B. 1 x 50mg/d p.o. (3d), dann 1 x 25mg/d (2d), dann 1 x 10mg/d (3d), dann 1 x 5mg/d (3d)*

T 14.6.5 Hyperkeratotisches Handekzem

Topisch

	Glukokortikosteroid (antiinflammatorisch)	**Prednicarbat** → 369 **Betamethason** → 369 **Triamcinolon** → 369 **Mometason** → 370 **Methylprednisolon** → 370	*2x/d auftragen; stadiengerechte Grundlage:* *– trocken: Salbe* *– nässend: Creme*
oder	**Calcineurininhibitor**	**Tacrolimus** Salbe → 371 **Pimecrolimus** Salbe → 371	*1x/d (off-label)*
ggf. plus	**Keratolytikum**	**Salizylsäure** → 382 5–20% Salbe **Urea 5–10%** Creme oder Salbe	*1–2x/d auftragen, ggf. Kombinationspräparat mit Steroid*
	Teer	**Liquor carbonis detergens, Ichthyol oder Tumenol** (Creme, Salbe, Paste)	*1x/d auftragen*

Systemisch

	Retinoid	**Acitretin** → 373	*10–75mg/d p.o., 6–8W; Cave: Kontrazeption! Keine Kombination mit Tetrazyklinen!*
		Alitretinoin → 371	*10–30mg/d p.o. 12–24W; Cave: Kontrazeption! Keine Kombination mit Tetrazyklinen! Laborkontrollen*
und/oder	**Glukokortikosteroid**	**Prednisolon** → 208	*kurzfristig 0.5–1mg/kgKG/d*
oder	**Immunsuppressivum**	**Ciclosporin** → 272	*off-label, bei schweren Formen 2.5mg/kgKG/d*

Ekzemerkrankungen

T 14.6.6 Dermatitis solaris

Topisch

	Glukokortikosteroid (antiinflammatorisch)	Methylprednisolon → 370	als Milch oder Creme 1-3 x/d dünn auftragen (3-5d)
		Prednicarbat → 369	

Systemisch

	Nichtsteroidales Antiphlogistikum (analget., antiinflammatorisch, antiphlogistisch)	Acetylsalicylsäure → 196	2-3 x 0.5-1g/d p.o. (3-5d)
		Ibuprofen → 197	3 x 400mg/d p.o.

T 14.6.7 Fototoxische/Fotoallergische Dermatitis

Topisch

evtl.	Glukokortikosteroid (antiinflammatorisch)	Methylprednisolon → 370	Milch, Creme oder Schaum 3 x/d dünn auftragen (bis zur Abheilung)
		Prednicarbat → 369	
zusätzl. bei Blasen	Farbstoffe (antimikrobiell, austrocknend)	Solutio pyoctanini 0,5% Eosin-Lösung 0,5-2%	alle 2-3d auftragen (bis Blasen eingetrocknet)

Systemisch

	Glukokortikosteroid (antiinflammatorisch)	Prednisolon → 368	20-40mg/d p.o. (über 7-10d reduzieren)

T 14.6.8 Polymorphe Lichtdermatose

Topisch

	Lichtschutz-Präparat (UVA-/UVB-Schutz)	Creme, Lotion LSF 50⁺, Sun-Blocker	1-3 x/d zur Prophylaxe auftragen (bei Bedarf)
	Glukokortikosteroid (antiphlogistisch)	Mometason Creme → 370	2-3 x dünn auftragen (bei Bedarf bis zur Abheilung)
		Prednicarbat Creme → 369	
		Triamcinolon Creme → 369	
		Betamethason Creme → 369	

Systemisch

	Glukokortikosteroid (antiinflammatorisch)	Prednisolon → 208	20-40mg/d p.o. (über 7-10d reduzieren)

Evtl. zusätzlich

	Antihistaminikum (H₁-Blocker) (antiallergisch, antipruriginös)	Loratadin → 86	1 x 10mg p.o. (nach Bedarf)
		Desloratadin → 85	
		Levocetirizin → 86	
		Cetirizin → 85	

T 14.7 Epizoonosen

T 14.7.1 Scabies

Für alle Antiskabiosa gilt: nicht in Grav./Lakt. und den ersten 2 Lebensmonaten anwenden!

Lokal

	Antiskabiosa (antiinfektiös)	Benzylbenzoat → 381 25% (Erw.), 10% (Ki.)	topisch auftragen exkl. Kopf (3d hintereinander, an d4 gründlich abbaden)
		Permethrin → 381 5% Creme	Erw. und Ki. > 2M, Dosis an KOF anpassen, 1 x abends gesamten Körper ohne Kopf einreiben, morgens abduschen, bei Bedarf nach 2 u. 4W wdh.

Systemisch

	Antihelmintikum	Ivermectin	1 x 12mg p.o. (200µg/kg KG)

T 14.7.2 Pediculosis capitis/pubis

	Antiparasitarium (antiinfektiös)	Pyrethrum-Extrakt	Haar gut durchtränken, nach ½h ausspülen; bei Kleinki. max. ⅓ der Menge
oder		Permethrin → 381	ins feuchte Haar einmassieren, nach 30-45min auswaschen, dann Haare 3d nicht waschen; evtl. Wdh. nach 8-10d
oder		Allethrin → 381	Haare einsprühen, Einwirkzeit 30min, nach 8-10d wdh.
oder	Physikalisch	Dimeticon (Silikonöl) → 381	auf trockenes Haar auftragen, mind. 10min einwirken lassen, Nissenkamm, n. 8-10d wdh.

T 14.8 Ichthyosen

Topisch

	Basisexterna (rückfettend, Barriereschutz)	Hautpflegepräparate Lotion, Creme, Salbe, Ölbbad	mehrmals auftragen (nach Bedarf)
plus/ oder	Harnstoff (hydratisierend)	Urea → 382 Creme, Lotion, Fettsalbe 5-10%	mehrmals auftragen (nach Bedarf)
plus/ oder	Salizylsäure (keratolytisch)	Salizylsäure → 382 Vaseline 3-5%	1-2 x/d (Cave: Resorption, insbes. Schwangere u. Ki.)
plus/ oder	Retinoid (keratolytisch)	Vitamin-A-Säure-Creme 0,05-0,1%	1-2 x/d

Systemisch

evtl.	**Retinoid** (Zelldifferenzierung)	**Acitretin** → 373	10–30mg oral **Cave:** Schwangerschaftsverhütungsprogramm. Konzeptionsschutz > 2 J nach Absetzen! Keine Komb. mit Tetrazyklinen! Laborkontrollen

T 14.9 Lichen ruber

Topisch
Bei verrukösen Läsionen

	Glukokortikosteroid (antiinflammatorisch)	**Mometason** → 370 Salbe, Fettcreme	1–3 x/d dünn auftragen (bis zu 4W)
		Triamcinolon → 369 Kristall-Susp. 10mg/ml	intraläsionale Injektionen 1 x/W (max. 10W)
	Immunmodulatoren	**Tacrolimus** → 371 **Pimecrolimus** → 371	1–2 x/d auftragen (off-label)
plus/ oder	**Teer** (antiinflammatorisch, antipruriginös)	**Pix lithanthracis** Paste, Salbe 3–5%	2 x dünn auftragen (max. 4W)

Bei Schleimhautbefall

	Glukokortikosteroid (antiinflammatorisch)	**Hydrocortisonacetat** → 368 Creme oder -Zinkpaste 2%	1–3 x im Genital-/Analbereich auftragen (bis zu 4W)
		Triamcinolon → 369 Haftsalbe	s. Packungsbeilage
		Prednisolon-Acetat → 368 Haftsalbe	1 x auf Mundschleimhaut auftragen
ggf. plus	**Lokalanästhetikum** (analgetisch)	**Lidocain Mundgel** → 295	4–8 x/d auftragen

Systemisch
Evtl. bei exanthemat. Form

	Glukokortikoid (antiphlogistisch)	**Prednisolon** → 208	z.B. 50mg/d p.o. absteigend dosieren

Evtl. Schleimhautbefall

	Retinoid	**Acitretin** → 373	ini 25–35mg/d p.o. 2–4W, dann 25–75mg/d p.o.; **Cave:** Konzeptionsschutz > 2 J nach Absetzen

T 14 Dermatologie – Therapie

T 14.10 Mykosen

T 14.10.1 Tinea corporis, Tinea capitis

Topisch

	Ciclopirox (Antimykotikum)	Ciclopirox → 379	in geeign. Grundlage als Creme, Salbe, Lösung, Puder: 2–3 x/d auftragen (ca. 1W über Erscheinungsfreiheit hinaus)
	Imidazolderivat (Antimykotikum)	Clotrimazol → 379 Econazol → 379 Ketoconazol → 379 Miconazol → 379 Bifonazol → 378 Oxiconazol → 380 Isoconazol Sertaconazol → 380	in geeigneter Grundlage als Creme, Salbe, Paste, Lösung, Puder: 2–3 x/d auftragen (ca. 1W über die Erscheinungsfreiheit hinaus)
oder	**Anilinfarben** (antimikrobiell, austrocknend)	Castellani-Lsg. Solutio pyoctanini 0,5%	alle 2–3d auftragen (ca. 1W über die Erscheinungsfreiheit hinaus)
oder	**Allylamin** (Antimykotikum)	Naftifin → 379 Creme, Gel, Lösung	2–3 x/d auftragen (ca. 1W über die Erscheinungsfreiheit hinaus)
oder	**Thiocarbamatderivat** (Antimykotikum)	Tolnaftat → 380 Creme, Puder, Lösung, Spray	2–3 x/d auftragen, (ca. 1W über die Erscheinungsfreiheit hinaus)

Systemisch

RNA-Synthesehemmer (Antimykotikum)	Griseofulvin → 267	Erw. 500–1000mg/d; Ki. 125–375mg/d; (ca. 3W–3M; (BB-Kontr., strenge Kontrazeption während der Einnahme, bei Männern zusätzl. 6M, bei Frauen 1M n. Einnahme)
Allylamin (Antimykotikum)	Terbinafin → 380	Erw. 250mg/d (keine Zulassung bei Ki.; 4–6W)
Azole (Antimykotikum)	Itraconazol → 264	Erw. 200–400mg/d (2–4W)
	Fluconazol → 264	Erw. 50mg/d (2–7W)

Cave: Systemische Azol-Antimykotika nicht mit Statinen kombinieren.

Mykosen

T 14.10.2 Nagelmykosen

Topisch

	Antimykotikum	**Amorolfin, Ciclopirox** Nagellack	1–3 x/W (> 3M nach Schema)
oder		als Creme, Lösung: siehe unter Tinea corporis, Tinea capitis → 718	nach Abfeilen (Einmalfeile) od. Aufweichen des Nagels mit Harnstoffpaste (s.d.) 2 x/d einmassieren (3–12M)
evtl. plus	Harnstoff (onycholytisch)	**Urea** → 382 40% in geeigneter Grundlage	unter Okklusion auf befallenen Nagel auftragen (nach ca. 10d aufgeweichten Nagel entfernen)

Systemisch

	Azol (antimykotisch)	**Itraconazol** → 264	400mg/d (insges. 3 Zyklen mit je 7d Beh. + 3W Pause)
		Fluconazol → 264	150mg 1 x/W, 6–12M
oder	Allylamin (Antimykotikum)	**Terbinafin** → 380	250mg/d (3–6 M)

Cave: Systemische Azol-Antimykotika nicht mit Statinen kombinieren.

T 14.10.3 Candidosen

Topisch

	Imidazolderivat (Antimyk.)	Siehe unter Tinea corporis, Tinea capitis → 718	
oder	Polyen-Antimykotikum	**Nystatin** → 380 **Amphotericin B** → 267 Pasten, Cremes	2–3 x/d im intertriginösen, genitalen u. analen Bereich auftragen (bis einige d nach Beschwerde- und Erscheinungsfreiheit)
oder		Ovula, Vaginalcreme	tgl. 1–2 Ovula oder Vaginalcreme mittels Applikator tief intravaginal einführen (3–10d)
		Suspension, Mundgel	4 x 1–2ml/d (10–14d)
		Lutschtabletten	4 x 1 Tbl./d (ca. 10d)
evtl. plus	Gerbstoffe (antipruriginös, austrocknend)	**Phenolsulfonsäure-Phenol-Harnst.-Methanal-Kondens.**	1–2 x/d Teilbäder (5–7d je 10min)

Systemisch (Nur als Behandlungsversuch bei chronisch atrophischer oraler Candidose oder Prophylaxe bei Zytostatika-Therapie!)

	Azole (Antimykotikum)	**Itraconazol** → 264	200mg/d p.o. (2–4W)
oder		**Fluconazol** → 264	50mg/d p.o. (Dauer s. Fachinfo)

Cave: Systemische Azol-Antimykotika nicht mit Statinen kombinieren.

T 14.10.4 Pityriasis versicolor

Topisch

	Antimikrobium	**Salizylsäure** Spiritus 3–5%	3x/d mit getränktem Wattebausch abreiben (2–3W)
oder	**Azole** (Antimykotikum)	**Clotrimazol** → 379 Creme 2%, Shampoo	2–3 x auftragen (2W)
oder		**Ketoconazol** → 379 Creme, Shampoo	Kopfwäsche, nach 5–10min ausspülen (n. Bed. 1–3 x/W)
oder		**Econazol** → 379 Duschlösung	10g auf Körper und Haare verteilen (3d hintereinander)
oder		**Clotrimazol** → 379 Shampoo 2%	5–7d hintereinander je 5min auf die feuchte Haut auftragen, dann abduschen
	Ciclopirox (Antimykotikum)	**Ciclopirox** → 379 1%-Shampoo	1–2 x/W zur Kopfhautsanierung

Systemisch

evtl.	**Azole** (Antimykotikum)	**Itraconazol** → 264	1 x 200mg/d p.o. (7d)
evtl.		**Fluconazol** → 264	50mg/d p.o. (1–2 W)

Cave: Systemische Azol-Antimykotika nicht mit Statinen kombinieren.

T 14.11 Pemphigus vulgaris

Topisch

	Farbstoffe (desinfiz., austrocknend)	**Solutio pyoctanini** 0.25–0.5%	alle 2–3d (bis zur Reepithelialisierung)
plus/ oder	**Glukokortikosteroid** (antiphlogistisch, immunsuppressiv)	**Prednicarbat** Creme → 369	2–3 x dünn auftragen (evtl. langfristig)
		Betamethason → 369 Creme, Lotion	
		Clobetasol → 368 Creme, Lotion	
oder	**Glukokortikosteroid + Antiseptikum** (antiphlogistisch, antimikrobiell)	**Flumetason + Clioquinol**	2–3 x dünn auftragen (evtl. langfristig)
		Flumetason + Triclosan → 370	

Systemisch (nur bei Schleimhautbefall/generalisiertem Befall)

	Glukokortikosteroid (antiinflammatorisch, antiphlogistisch, immunsuppressiv)	**Prednisolon** → 208	40–80mg/d p.o. (bis keine neuen Blasen mehr auftreten) oder 150–250mg/d i.v.; dann auf 10–20mg/d p.o. ausschleichen (Erh.Dos.)

Psoriasis

evtl. plus	**Immunsuppressivum** (immunsuppressiv, antiproliferativ)	Azathioprin → 272	1–2.5mg/kgKG p.o. (mehrere W nach Schema!)
oder		Mycophenolatmofetil → 273	2g/d

[7] AWMF 013-071 S2k Diagnostik und Therapie des Pemphigus vulgaris/foliaceus und des bullösen Pemphigoids, Stand 18.12.2014, gültig bis 31.12.2018.

T 14.12 Psoriasis

T 14.12.1 Psoriasis vulgaris[8]

Topisch

	Salizylat (keratolytisch)	Salizylsäure → 382 Vaseline 3–10%, Salbe, Öl, Kopfsalbe 3%	1 x/d (nach Bed. auf Haut/ Kopfhaut, ggf. okklusiv (Ölkappe) über Nacht, dann auswaschen (2–3 x/W); Cave: Resorption, insbes. Schwangere und Ki.
oder	**Keratolytikum**	Dicaprylyl Carbonat, Dimeticone	1 x/d (3–7d)
	Antipsoriatikum (proliferationshemmend, zytostatisch)	Dithranol → 372	1–2 x auf Herde auftragen (für je 3–4d in steig. Konz. oder Minutentherapie)
oder	**Vitamin-D-Derivat** (zelldifferenzierend)	Calcipotriol → 372 Creme 0,05%	1–2 x max. 15g auf Herde auftragen (max. 30% des Körpers, max. 4–6W, max. 100g Creme/W)
		Calcitriol Salbe	1–2 x auftragen (max. 35% der KOF)
		Tacalcitol Salbe 0,05%	1 x max. 15g auf Herde auftragen (max. 15% der KOF, max.12M, max. 50g Salbe/W)
		Tacalcitol Emulsion 0,05%	1 x auf Kopfhaut (max. 4–6W)
	Vitamin-D-Derivat + Steroide	Calcipotriol + Betamethason Salbe, Gel, Schaum	1 x/d auftragen
oder	**Teerpräparat** (antipruriginös, antiinflammatorisch, proliferationshemmend)	Liquor carbonis detergens Creme, Fettcr., Emuls. 2–5% Steinkohlenteerdestillat 2%	2 x dünn auf die Herde auftragen (2–4W)
oder	**Glukokortikosteroid** (antiinflammatorisch)	Prednicarbat → 369 Salbe, Creme	1–2 x/d dünn auftragen (kurzfristig im Akutstadium)
		Betamethason-Salizylsäure Salbe 0,1–3%	
oder		Mometason-Lösung → 370	2x/d auf Kopfhaut auftragen

T 14 Dermatologie – Therapie

Systemisch

	Fumarat	Fumarsäure	*einschleichend, max. 6Tbl./d nach Schema*
oder ggf.	Immunsuppressivum	Methotrexat → 374	*ini 1 x 7.5–15mg/W p.o., s.c. oder i.v.; Erhaltung 5–22,5mg/W*
		Ciclosporin → 373	*2.5mg/kg KG/d in 2ED; wenn nach 4W keine Besserung, evtl. Erhöhung auf max. 5mg/kg KG*
oder	Retinoid	Acitretin → 373	*0,3–0,5mg/kgKG für ca. 4 W, dann ggf. 0,5–0,8mg/kgKG; (Schwangerschaftsverhütungsprogramm)*
oder	Biologicals: Antikörper, Rezeptorantagonisten	Adalimumab → 211	*ini 80mg s.c., Erhaltung 40mg s.c. alle 2W*
oder		Etanercept → 212	*ini 50 oder 2 x 50mg/W s.c., Erhaltung 50mg/W s.c.*
oder		Infliximab → 213	*5mg/kgKG W0, 2, 6, Erhaltung alle 8 W. i.v. über 2h*
oder		Ustekinumab → 375	*W0, 4: 45mg i.v. (90mg bei > 100 kg KG), Erhaltung 45mg (bzw. 90mg) alle 12W*
oder		Secukinumab → 374	*W0, 1, 2, 3: 300mg s.c., Erhaltung 300mg/M s.c.*
oder		Ixekizumab	*W0: 160mg s.c., W2, 4, 6, 8, 10, 12: 80mg; Erhaltung 80mg alle 4W*
oder	Phosphodiesterasehemmer	Apremilast → 211	*einschleichend, 10–60mg p.o. nach Schema*

[8] AWMF 013-001 S3 Therapie der Psoriasis vulgaris, Stand: 23.02.2011 (in Überarbeitung)

T 14.12.2 Psoriasis pustulosa generalisata

Topisch

	Glukokortikosteroid (antiinflammatorisch)	Prednicarbat-Creme → 369	*1–2 x/d dünn auftragen (kurzfristig)*

Systemisch

	Retinoid (antiproliferativ)	Acitretin → 373	*1mg/kgKG/d p.o. (solange Pustulation); Erh.Dos. 0.5mg/kg KG/d (> M)*

Psoriasis

oder ggf.	Immunsuppressivum	Methotrexat → 374	1 x 15–25mg/W p.o., s.c. oder i.v.
		Ciclosporin → 373	2.5mg/kg KG/d in 2ED; wenn nach 4W keine Besserung, evtl. erhöhen auf max. 5mg/kgKG

T 14.12.3 Psoriasis arthropathica

Systemisch

	Nichtsteroidales Antiphlogistikum	Diclofenac → 199	1–3 x 50mg/d p.o. (bei Bed.)
		Ibuprofen → 197	800–1200mg/d p.o., nach Bedarf oder regelmäßig
plus/ oder ggf.	Immunsuppressivum	Methotrexat → 374	1 x 15–25mg/W p.o. (> W)
		Ciclosporin → 373	2.5mg/kg KG/d in 2ED; wenn nach 4W keine Besserung, evtl. erhöhen auf max. 5mg/kgKG
		Glukokortikoide → 206	Stoßtherapie: bei intermittierender Schubaktivität Glukokortikoidstoß mit Prednisonäquivalent 40mg/d p.o., alle 3d um 5mg reduzieren
	Biologicals: Antikörper, Rezeptorantagonisten	Adalimumab → 211	ini 80mg s.c., Erhaltung 40mg s.c. alle 2W
		Etanercept → 212	ini 50 oder 2 x 50mg/W s.c., Erhaltung 50mg/W s.c.
		Infliximab → 213	5mg/kgKG W0, 2, 6, Erhaltung alle 8 W. i.v. über 2h
		Ustekinumab → 375	W0, 4: 45mg i.v. (90mg bei > 100 kg KG), Erhaltung 45mg (bzw. 90mg) alle 12W
		Secukinumab → 374	W0, 1, 2, 3: 300mg s.c., Erhaltung 300mg/M s.c.
		Golimumab → 212	50mg s.c. 1x/M, ggf. mit individuell erforderlicher MTX-Dosis kombinieren

Oder Alternativversuch

	Fumarate	Fumarsäure	einschleichen, max. 6 Tbl./d

T 14.13 Sexuell übertragbare Erkrankungen → 650

T 14 Dermatologie – Therapie

T 14.14 Urtikaria[9]

T 14.14.1 Akute Urtikaria, leichtere Form

Topisch

	Dermatolog. Grundlage (kühlend, lindernd)	Lotio alba	auftragen (nach Bedarf)

Systemisch

	Antihistaminikum (H_1-Blocker, antiallergisch, antipruriginös)	Loratadin → 86 Desloratadin → 85 Cetirizin → 85 Levocetirizin → 86 Ebastin → 85 Rupatadin → 86	1 x 1/d p.o. (nach Bedarf)

T 14.14.2 Akute Urtikaria, schwerere Form

Quincke-Ödem

	Glukokortikosteroid (antiinflammatorisch, immunsuppressiv)	Methylprednisolon → 208	100–250mg i.v. (ini bis zur Beschwerdefreiheit, ggf. mehrmals)
		Prednisolon → 208	
plus	H_1-Rezeptoren-Blocker (antiallergisch)	Dimetindenmaleat → 85	4–8mg i.v. (bis zur Beschwerdefreiheit)
oder		Clemastin → 85	2–4mg i.v.

Luftnot

plus	β-Sympathomimetikum (Bronchospasmolyse)	Fenoterol Dosier-Aerosol → 73	100–200µg (1–2 Hub im Akutanfall)
ggf. plus/ oder	Phosphodiesterasehemmer	Theophyllin → 81	200mg langsam i.v., 600–800mg p.i. (über 24h)
	β-2-Sympathomimetikum	Terbutalin → 73	0.5–2mg/d i.v.
	α- u. β-Sympathomimetika (Inotropic, Chronotropic, Bathmotropie)	Epinephrin (Adrenalin) → 55	1:10 Verdünnung: 0.3–0.5ml langsam i.v. oder s.c.; Gabe unter Puls-/RR-Kontrolle!
		Epinephrin (Adren.) → 76	Adrenalin-Inhalator

Schock

plus	Volumenersatzlösung	Elektrolytlösung → 299	1–2l Druckinfus. (n. Bed.)
plus/ oder	Volumenersatzlösung (Volumensubstitution)	Kolloidale Lösung 10% → 301	500–1500ml p.i.
ggf. plus/ oder	α- u. β-Sympathomimetika (Inotropic, Chronotropic, Bathmotropie)	Epinephrin (Adrenalin) → 55	1ml auf 10ml NaCl-Lsg. 0.9% verdünnen, davon 0.3–1ml langs. i.v. (Wdh. nach Wirkung unter strenger Puls-/RR-Kontr.)

[9] AWMF 013-028 Urtikaria, Klassifikation, Diagnostik und Therapie (in Überarbeitung)

Urtikaria 725

T 14.14.3 Chronische spontane Urtikaria (CSU)[10]

Systemische Therapie – 1. Stufe

	Antihistaminikum (nicht-sedierende H_1-Blocker der 2. Generation) (antiallergisch, antipruriginös)	Loratadin → 86	1 x 10mg p.o.
		Desloratadin → 85	1 x 10mg p.o.
		Levocetirizin → 86	1 x 10mg p.o.
		Cetirizin → 85	1 x 10mg p.o.
		Terfenadin → 86	1 x 60mg p.o.
		Mizolastin → 86	1 x 10mg p.o.
		Ebastin → 85	1 x 10mg p.o.
		Fexofenadin → 86	1 x 180mg p.o.
		Rupatadin → 86	1 x 10mg p.o.

Systemische Therapie – 2. Stufe: Aufdosierung

Dosierung bei Nichtansprechen bis zur 4-fachen Tagesdosis erhöhen (off-label, Aufklärung, besonders über mögliche Sedierung!); bei Nichtansprechen oder Nebenwirkungen auf ein anderes Antihistaminikum der 2. Generation wechseln (bis zur 4-fache Tagesdosis; keine Kombination verschiedener Antihistaminika)

Systemische Therapie – 3. Stufe (bei Nichtansprechen)

	Anti-IgE-Antikörper	Omalizumab → 88	300mg s.c. alle 4W

Systemische Therapie – 4. Stufe (bei Nichtansprechen)

	Leukotrienrezeptor-antagonist	Montelukast → 81	10mg/d (zusätzl. zum Antihistaminikum), (off-label)
oder	Calcineurininhibitor	Ciclosporin → 373	bis 4mg/kg KG (zusätzlich zum Antihistaminikum), max. 3M (off-label)

In Ausnahmefällen (bei Exazerbationen)

	Systemisches Steroid	Prednisolon → 208	0.5–1mg/kg KG, max. 10d

[10] Termeer et al.; JDDG, 2015, 419-429

T 14.14.4 Hereditäres Angioödem (C_1-Inhibitor-Mangel)

Systemisch

	C_1-Esterase-Inhibitor (Substitution)	C_1-INH-Konzentrat → 71	500–1000 max. 10000 IE in 20ml 0.9% NaCl i.v. (im Akutstad., ggf. wdh.)
oder	Synthetisches Decapeptid (Bradykinin-B2-Rezeptor-Antagonist)	Icatibant → 71	30 mg s.c.
oder	Rekombinanter humaner C_1-Inhibitor rhC1-INH	Conestat alfa → 71	50 E/kgKG i.v.
oder		Frisches Gefrierplasma	

T 14.15 Virale Infektionen

T 14.15.1 Verrucae planae

evtl.	Salizylsäurepräparat (keratolytisch)	Salizylsäure → 382 Spiritus 5–10%	1–2 x/d topisch (nach Bedarf)
plus/ oder	Retinoid (keratolytisch)	Vitamin-A Säure-Creme 0,25–0,1%	1–2 x/d dünn auftragen (off-label)

T 14.15.2 Verrucae vulgares

evtl.	Salizylsäurepräparat (keratolytisch)	Salizylsäure Pflaster → 382 Salizylsäure Lsg. → 382	alle 3–4d erneuern (nach Bedarf); 3–4 x/d bepinseln
	Zytostatikum (virustatisch)	Fluorouracil + Salizylsäure → 382	2–3 x/d auftragen (> W)
	Ätzmittel (virustatisch)	Eisessig-Salpetersäure-Milchsäure	1 x/W auftragen (> W)

T 14.15.3 Herpes simplex
Herpes genitalis → 653

Topisch

	Desinfizienz (antiseptisch)	Clioquinol Lotion oder -Emulsion 1%	2 x/d (ca. 5d)
	Lokalanästhetikum	Lidocain → 295 Gel	bei Gingivostomatitis mehrfach/d
	Virustatikum (Purinantagonist, DNA-Polymerase-Hemmer)	Aciclovir Creme 5% → 378	alle 4h auftragen (ca. 5d)
oder		Foscarnet → 378	Herpes lab., H. integ.: 6 x/d auftragen
oder		Penciclovir → 378	rezid. H. lab.: 6–8 x/d auftrag.

Systemisch

ggf.	Virustatikum (Purinantagonist, DNA-Polymerasehemmer)	Aciclovir → 248	5 x 200mg p.o.; 5mg/kgKG alle 8h i.v. ca. 5d
oder		Valaciclovir → 249	2 x 500mg/d alle 12d für 5d

Prophylaxe → 653

T 14.15.4 Varizellen

Topisch

	Gerbsäure (austrocknend)	Tannin-Lotion 2–4%	2–3 x auf befallene Stellen
	Desinfiziens (antiseptisch)	Clioquinol-Lotion 1%	
	Lokalanästhetikum (antipruriginös, analgetisch)	Polidocanol/Lotio alba 2%	1–2 x auf befallene Stellen (nach Bedarf)
		Benzocain	Mundspülung

Aktinische Präkanzerosen 727

Systemisch			
	Antihistaminikum (antipruriginös)	Dimetindenmaleat-Tropfen	3 x 10-20Trpf. (nach Bedarf)
Bei Immunsuppression, Erwachsenen oder schweren Verläufen			
	Virustatikum	Aciclovir → 248	3 x 5mg/kgKG/d i.v. (7-10d)

T 14.15.5 Zoster

Topisch			
	Desinfizienz (antiseptisch, antiphlogist., austrocknend)	Clioquinol-Lotio	äußerlich auftragen (nach Bedarf)
Systemisch			
	Virustatikum (Purinantagonist, DNA-Polymerase-Hemmer)	Aciclovir → 248	5 x 800mg p.o. oder 3 x 5-10mg/kgKG i.v. (5-7d)
oder		Famciclovir → 249	3 x 250mg p.o. (7d)
		Brivudin → 248	1 x 125mg (7d) (Cave: keine Kombin. mit 5-FU)
		Valaciclovir → 250	3 x 1000mg/d (7d)
plus ggf.	Nichtsteroidales Analgetikum	Paracetamol → 290	3-4 x 500mg p.o.
		Metamizol → 201	1-4 x 500-1000mg (b. Bed.)
Bei Neuralgien			
	Opioide	Tramadol → 288	3 x 20gtt. p.o.
	Antikonvulsivum	Carbamazepin → 304	400-800mg/d (einschleichen)
		Gabapentin → 309	300-3600mg/d (einschleichen)
		Pregabalin → 309	150-600mg/d (einschleichen)
plus ggf.	Glukokortikosteroid (antiinflammatorisch)	Prednisolon → 208	ab Ende Bläschenstadium 20-60mg/d, dann ausschleichen

T 14.16 Aktinische Präkanzerosen

Topisch			
	Cyclooxygenasehemmer (NSAR) (antiphlogistisch, analgetisch)	Diclofenac → 199 in Hyaluronsäuregel	2 x/d auf die betroffene Hautstelle für 60-90d; max. 8g/d
oder	Zytostat., Pyrimidinantag. (Thymidinnukleotid-Synthese ↓)	5-Fluorouracil-Creme 5% → 159	2 x/d auftragen bis zur Erosion (2-4W)

oder	Zytostatikum, Pyrimidinantagonist + Salicylsäurepräparat (keratolytisch)	5-Fluorouracil → 382 + Salicylsäure Lösung → 382	aktin. Keratosen (Grad I/II): bei Erw. mit gesundem Immunsystem 1 x/d auftragen (6–12W)
	Immunmodulator	Imiquimod → 385	1 x/d vor dem Zubettgehen über 2 Behandlungszyklen von jeweils 2W (getrennt durch 2 behandlungsfreie W) auftragen
	Antineoplastikum	Ingenolmebutat-Gel (70μg)	aktin. Keratosen im Gesicht/ auf der Kopfhaut von Erw.: an 3 aufeinanderfolgen Tagen jeweils 1 x/d 1 Tube Gel (= 70μg Ingenol- mebutat) auftragen
		Ingenolmebutat-Gel (235μg)	aktin. Keratosen an Stamm/Extremitäten von Erw.: an 2 aufeinanderfolg. Tagen jeweils 1 x/d 1 Tube Gel (= 235μg Ingenol- mebutat) auftragen
Photodynamische Therapie			
	Photosensitizer	5-Amino-4-oxopentan- säure-HCl Gel	Arzt appliziert okklusiv und belichtet nach 3h
		5-Amino-4-oxopentan- säure-HCl Pflaster	Arzt appliziert okklusiv und belichtet nach 3h
		Methyl-5-amino-4- oxopentanoat Creme	aktinische Keratose, oberflächliches Basaliom: Arzt appliziert okklusiv und belichtet nach 3h oder als Daylight PDT
Topische Retinoide			
	Vitamin-A-Säure-Derivat (Keratolyse)	Tretinoin → 376 Creme, Lsg. 0.05%	1–2 x/d auftragen (off-label)
oder		Adapalen → 376 0.1% als Creme, Gel	1–2 x/d auftragen (off-label)
Systemische Retinoide			
	Vitamin-A-Säure-Derivat (Keratolyse)	Acitretin → 373	20mg/d zur Sekundär- prävention (off-label)

T 14.17 Malignes Melanom[12]

Die medikamentöse Therapie des malignen Melanoms erfolgt im Wesentlichen bei metastasierten Spätstadien im Rahmen von Studien in spezialisierten Zentren. Der folgende Abschnitt zeigt im Überblick, welche Medikamente nach welchem Schema zum Einsatz kommen.

T 14.17.1 Adjuvante Therapie mit Interferon alfa

Behandlungsschemata[11]

Schema	Dosis	Frequenz	Dauer	Indikation
Niedrigdosis-schema	3 Mio. IU s.c.	d1, 3 u. 5 jeder W	18–24 M	Stadium II–III
Hochdosisschema Initiierung	20 Mio IU/m^2 i.v. als Kurzinfusion	d1–5 jeder W	4 W	Stadium III
Erhaltung	10 Mio IU/m^2 s.c.	d1, 3 u. 5 jeder W	11 M	Stadium III
Pegyl. IFN α-2b Initiierung	6µg/kg/W	d1 jeder W	8 W	Stadium III
Erhaltung	3µg/kg/W	d1 jeder W	bis z. Ende von 5J	Stadium III

[11] Kurzleitlinie der Deutschen Dermatologischen Ges. (DDG) und der Deutschen Krebsgesellschaft

Metaanalysen der verschiedenen Dosierungsschemata zeigen keinen signifikanten Unterschied, so dass die Leitlinie 2013 keine konkrete Dosierungsempfehlung für ein Schema abgibt.

T 14.17.2 Systemtherapie in Stadium IV und nicht resektablen Stadium III mit Transduktionsinhibitoren

Bei BRAF-Inhibitor-sensitiver BRAF-Mutation

BRAF-Inhibitor	Vemurafenib → 176	2 x 960mg/d, ggf. mit MEK-Inhibitor oder Checkpoint-Inhibitor kombinieren
	Dabrafenib → 173	2 x 75mg/d
MEK-Inhibitoren	Unter Studienbedingungen	

Bei c-KIT-Inhibitor-sensitiver c-KIT-Mutation Option auf c-KIT-Kinase-Inhibitor prüfen

c-KIT-Kinase-Inhibitor	Imatinib → 174	400mg/d

T 14.17.3 Immuntherapie in Stadium IV

Bei Melanompat. mit nicht resezierbaren Metastasen Option auf Ipilimumab prüfen

IgG1 monoklonaler Antikörper (CTLA4)	Ipilimumab → 183	3mg/kgKG p.i. über 90 min alle 3 W (4 Zyklen)

PD1-Antikörper oder deren Kombination mit Ipilimumab sind einer Monotherapie mit Ipilimumab hinsichtlich des progressionsfreien Überlebens überlegen.

T 14 Dermatologie – Therapie

T 14.17.4 Monochemotherapien für das metastasierte Melanom[12]

	Alkylanz	Dacarbazin → 155	800-1200mg/m2 i.v. d1 alle 3-4W oder 250 mg/m2 i.v. d1-5 alle 3-4W
oder	Alkylanz	Temozolomid → 156	150-200mg/m2 p.o. d1-5 alle 4W
oder	Nitrosoharnstoff (alkylierend)	Fotemustin (internat. Apotheke)	100mg/m2 i.v. d 1, 8 u. 15 alle 3W

Die Monochemotherapie mit Dacarbazin ist eine etablierte Systemtherapie und kann Melanompatienten mit nicht resezierbaren Metastasen angeboten werden.
Die Wirksamkeit von Temozolamid und Fotemustin ist der von Darcabazin äquivalent.[12]

T 14.17.5 Polychemotherapie[12]

Schema	Dosierung	Gabe und Zyklusdauer
CarboTax Schema	Carboplatin AUC6 i.v. Paclitaxel 225mg/m² i.v.	d1q21, ab 5. Zyklus Dosisreduktion (C AUC5/P 175mg/m²)
GemTreo Schema	Gemcitabin 1000mg/m² i.v. Treosulfan 3500mg/m² i.v.	d1,d8q28
DVP Schema	DTIC 450 mg/m² i.v. Vindesin 3 mg/m² i.v. Cisplatin 50 mg/m² i.v.	d1,d8q21/28
BHD Schema	BCNU (Carmustin) 150 mg/m² i.v. Hydroxyurea 1500 mg/m² oral DTIC 150 mg/m² i.v.	d1q56 d1q56 d1-5q28
BOLD Schema	Bleomycin 15 mg i.v. Vincristin 1 mg/m² i.v. CCNU (Lomustin) 80 mg/m² p.o. DTIC 200 mg/m² i.v.	d1, d4q28 d1,d5q28 d1q28 d1-5q28

AU = Area under the Curve, d1q21 = d Tage der Medikamentengabe, q Zyklusdauer

Unter Polychemotherapie sind höhere Ansprechraten zu erwarten, das mediane Gesamtüberleben wird nicht signifikant verlängert. Patienten mit Tumorprogress unter system. Vortherapie oder initial rascher Tumorprogression kann eine Polychemotherapie angeboten werden.[12]

[12] AWMF 032 - 024OL S2k Malignes Melanom; Diagnostik, Therapie und Nachsorge. Stand: 31.07.2016 , gültig bis 31.12.2017.

T 14.18 Basaliom[13]

„Symptomatisch metastasiertes" Basalzellkarzinom und „lokal fortgeschrittenes" Basalzellkarzinom bei Patienten, bei denen eine OP oder Strahlentheapie nicht geeignet ist.

Hedgehog-Signalweg-Inhibitoren	Vismodegib → 195	150mg/d p.o.

[13] AWMF 032-021 S2k Basalzellkarzinom der Haut. Stand: 01.12.2013, gültig bis 30.11.2018.

T 15 Ophthalmologie – Therapie (B. Kloos-Drobner)

T 15.1 Hordeolum

	Breitspektrumantibiotikum	Fusidinsäure → 387	3–5 x 1 Gtt. (ca. 5d)
oder	Glukokortikoid + Breitspektrumantibiotikum	Prednisolon + Sulfacetamid → 388	3–5 x 1 Gtt. oder Salbenstrang (ca. 5d)

plus Wärmeanwendung, Lidrandhygiene

T 15.2 Blepharitis

T 15.2.1 Blepharitis squamosa[1, 2]

	Lidkantenpflege		
plus	Makrolid (Antibiose)	Azithromycin → 229	3 x/d 1 Gtt.
oder	Glukokortikoid + Breitspektrumantibiotikum	Prednisolon + Sulfacetamid	3–5 x 1 Gtt. oder Salbenstrang (ca. 5d)
		Dexamethason + Gentamicin → 389	

T 15.2.2 Blepharitis ulcerosa[1, 2]

	Makrolid (lokale Antibiose)	Azithromycin → 229	3 x/d 1 Gtt.
oder	Tetracyclin (lok. Antibiose)	Chlortetracyclin	3–5 x 1 Salbenstrang (ca. 5d)
plus	Tetracyclin	Doxycyclin → 227	100 mg/d
oder	oder Makrolid (system. Antibiose)	Minocyclin → 228	100 mg/d
oder		Erythromycin → 230	500 mg 3 x/d (2W)

[1] Arens CD, Bertram B, Praxisorientierte Handlungsleitlinien für Diagn. und Ther. in der Augenheilkunde (Teil 2) des Berufsverbands der Augenärzte e. V., Emsdetten. Kybermed Emsdetten 1998.
[2] Kaercher T, Brewitt H, Blepharitis. Ophthalmologe 2004 Nov; 101(11):1135–1146.

T 15.3 Lidabszess, -furunkel, -phlegmone, Orbitalphlegmone

	Antiseptikum[3]	Rivanol-Lösung 1:2000	feuchte Umschläge 5 x/d (3–5d)
plus	Aminoglykosid (lok. Antib.)	Gentamicin → 386	3–5 x 1 Salbenstrang (ca. 5d)
plus	Oralcephalosporin (orale Antibiose)	Cefaclor → 225	20–40 mg/kgKG in 3 ED (7–10d)
oder	Breitbandpenicillin + Beta-Laktamase-Inh. (orale Antibiose)	Amoxicillin + Clavulansäure → 219	Erw. 3 x 250–500 mg/d; Ki. 20–40 mg/kgKG in 3 Dosen (7–10d)

In schweren Fällen, z.B. Orbitalphlegmone[3]

	Cephalosporin (Antibiose)	Cefuroxim → 221	25–33 mg/kg i.v. alle 8h (ca. 5d)

T 15 Ophthalmologie – Therapie

Bei Kindern in schweren Fällen, z.B. Orbitalphlegmone[3]

Breitbandpenicillin (Antibiose)	Ampicillin → 217	200–300mg/kg in 4–6 ED (ca. 5d)

[3] Fechner P et al., Medikamentöse Augentherapie. Grundlagen und Praxis. Enke Stuttgart 2000.

T 15.4 Virusinfektionen der Lider

Herpes simplex

	Virustatikum[3] (lokal)	Aciclovir → 387	5 x/d 1 Salbenstrang (5–7d)
plus ggf.	Virustatikum[3] (system.)	Aciclovir oral → 248	5 x/d (ca. 5d)

Herpes zoster

	Virustatikum[3] (system.)	Aciclovir → 248	5 x/d (ca. 5d)
plus	Virustatikum[3] (topisch)	Aciclovir → 387	5 x/d (ca. 5d)
oder	Nukleosidanalogon	Brivudin → 248	1 x/d (7d)

T 15.5 Dakryoadenitis

T 15.5.1 Akute bakterielle

Nach Abstrich

	Breitbandpenicillin + Beta-Laktamase-Inh. (orale Antibiose)	Amoxicillin + Clavulansäure → 219	3 x 250–500mg p.o., Ki. 20–40mg/kg KG in 3 ED (ca. 5–7d)
altern.	Cephalosporin (Antibiose)	Cefalexin → 225	250–500mg p.o. 4 x/d

In schweren Fällen i.v.

Cephalosporin (Antibiose)	Cefazolin → 220	Erw. 3–4 x 500–1000mg/d i.v. (ca. 5–7d), Ki. 50–100mg/kgKG in 3–4 ED (ca. 5–7d)

Bei Gonokokken

Cephalosporin (Antibiose)	Ceftriaxon → 222	250mg i.m. ED

Bei Staphylokokken

Penicillin (Antibiose)	Flucloxacillin → 216	4 x 1g/d i.m. (5–7d)

Bei Streptokokken

Breitbandpenicillin	Ampicillin → 217	4 x 500mg/d (5–7d)

T 15.5.2 Chronisch bei Tbc

Tuberkulostatikum	Isoniazid (INH) → 246	300mg/d (2M)
	Rifampicin (RMP) → 246	600mg/d (2M)
	Pyrazinamid (PZA) → 246	2g/d (2M)

T 15.6 Dakryozystitis

Akut (je nach Erreger)[3]

Gyrasehemmer (lok. Antib.)	Ofloxacin → 387	alle 2h (5–7d)
Breitbandpenicillin + Beta-Laktamase-Inhib.	Amoxicillin + Clavulansäure → 219	20mg/kg KG 3 x/d (5–7d)

Akut bei Kindern[3]

	Breitbandpenicillin	Ampicillin → 217	100mg/kg/d in 2–4 ED 5–7d
oder	Cephalosporin	Cefalexin → 225	500mg 4 x/d (ca. 5d)

T 15.7 Konjunktivitis

T 15.7.1 Reizkonjunktivitis[1, 3, 4, 5]

	Vasokonstriktor und/oder Antihistaminikum (meist Kombinationen)	Tetryzolin → 395
		Oxedrin + Naphazolin + Antazolin
und/oder	Kortikoid (antiinflammatorisch)	Prednisolon → 388
		Fluorometholon → 388
	Tränenersatzmittel → 395 s. Kap. T 15.7.2	

Dosierung: 3 x 1 Gtt. (max. 3d); Kortikoid 3 x 1 Gtt. (3–5d)

[4] Messmer EM, Okuläre Allergien. Ophthalmologe 2005 Mai; 102(5):527–543.
[5] Spraul CW, Therapietabellen Ophthalmologie. Westermayer Verlags-GmbH, München 1999.

T 15.7.2 Keratokonjunktivitis sicca[6]

Tränenersatzmittel, Filmbildner (Gele, Tropfen)	Polyvidon → 395	5 x 1 Gtt. bis 1 x/h (dauerhaft)
	Polivinylalkoho → 395	
	Hyaluronsäure → 395	
	Hypromellose → 395	
	Carbomer → 395	
	Trehalose + Hyaluronsäure oder Carbomer	
	Perfluorhexyloctan (F6H8) → 395	3–5 x 1 Gtt.

Bei ausgeprägter Konjunktivitis sicca

ggf. plus	Lokale steroidhaltige AT	Dexamethason AT → 388	3 x/d
ggf.	Lokales Zytostatikum	Ciclosporin AT → 390	1 x/d

[6] Steven P et al (2015) J Ocul Pharmacol Ther 31: 498–503
[7] SANSIKA Studie, Data on file: Prof. C. Baudouin, Quinze-Vingts Centre Hospitalier National d'Ophtalmologie, Paris Sept. 2013

T 15 Ophthalmologie – Therapie

T 15.7.3 Allergische Konjunktivitis, Conjunctivitis vernalis

und/oder	Mastzellstabilisator	Cromoglicinsäure → 394	4 x/d (dauerhaft)
	Antihistaminikum (H₁-Rezeptor-Antagonist)	Levocabastin → 394	2-4 x 1 Gtt. (bei Bedarf)
		Lodoxamid → 394	2-4 x 1 Gtt. (bei Bedarf)
		Azelastin → 394	2 x 1 Gtt. (bei Bedarf)
		Ketotifen → 87	2 x/d 1 Gtt.
		Olopatadin → 394	2 x/d 1 Gtt.
und/oder	Kortikoid (antiinflammatorisch)	Dexamethason → 388	2 x 1 Gtt. (3-5d)

T 15.7.4 Bakterielle Konjunktivitis

	Aminoglykosid (Antibiose)	Gentamicin → 386	3-5 x 1 Gtt. (3-5d)
		Kanamycin → 386	
oder ggf.	Kombination mit Kortikosteroid	Gentamicin + Dexamethason → 389	3-5 x 1 Gtt. (3-5d), AS 1 x zur Nacht
		Dexamethason + Neomycin + Polymyxin → 389	

Bei Gonokokken

	Penicillin	Penicillin G → 215	2 x 10 Mio. IE i.m./d (5d)
plus	Urikosurikum	Probenecid → 129	1g oral
alternativ	Cephalosporin (Antibiose)	Cefazolin → 220	1-2g 2 x/d (5d)
		Ceftriaxon → 222	1-2g 1 x/d (5d)

Chlamydien-Konjunktivitis

	Tetracyclin (lokale Antibiose)	Chlortetracyclin	3 x/d (bis 2M)
		Oxytetracyclin → 387	
plus	Makrolid (lok. Antibiose)	Azithromycin → 229	3 x/d 1 Gtt.
und ggf.	Tetracyclin oder Makrolid (system. Antibiose)	Doxycyclin → 227	100mg 2 x/d (2W)
		Minocyclin → 228	500mg 3 x/d (3-4W)
		Erythromycin → 230	

T 15.7.5 Virale Konjunktivitis, Conjunctivitis epidemica

	Künstliche Tränen s. Kap. T 15.7.2 → 733		
ggf.	NSAR (lokale Antiphlogistika)	Diclofenac → 199	3-5 x/d 1 Gtt.
ggf.	Aminoglykosid (lokale Antibiose bei bakt. Superinfektion)	Gentamicin → 386	3-5 x 1 Gtt. (3-5d)
		Kanamycin → 386	

T 15.8 Keratitis

T 15.8.1 Bakterielle Ulzera[1, 3, 5]

	Breitspektrumantibiotikum (lokal)	Ofloxacin → 387	4–8 x/d (mind. 1W)
		Levofloxacin → 387	
		Polymyxin B + Neomycin + Gramicidin → 387	
plus	Zykloplegikum	Atropin → 393	2 x/d (ca. 1W)
ggf.	Lokales Kortikosteroid	Prednisolon → 388	3–5 x/d (ca. 5d)

Bei Gonokokken, Pseudomonas, Haemophilus: systemische Therapie

ggf.	Cephalosporin (Antibiose)	Cefazolin → 220	1–2g 2 x/d (ca. 5d)
oder		Ceftriaxon → 222	1–2g 1 x/d (ca. 5d)

T 15.8.2 Keratomykose[1, 3, 5]

	Lokales Antimykotikum	Natamycin → 267	alle 2h (5–10d)
ggf.	System. Antimykotikum	Fluconazol → 264	100–400mg/d p.o. (ca. 5d)
plus	Zykloplegikum	Atropin 1% → 393	2 x/d (ca. 1W)

T 15.8.3 Herpes-simplex-Infektionen der Hornhaut[1, 3, 5]

Epitheliale HSV-Keratitis

	Virustatikum (lokal)	Aciclovir → 387	alle 2-3h (bis 3d nach Abheilung)
		Ganciclovir → 387	
		Trifluridin	alle 3h (bis 3d n. Abheilg.)
ggf. pl.	Zykloplegikum	Atropin 1% → 393	2 x/d (ca. 1W)

Stromale HSV-Keratitis

	Virustatikum (lokal)	Aciclovir → 387	3–5 x/d (bis 3d n. Abheilg.)
		Trifluridin	alle 3h (bis 3d n. Abheilg.)
plus	Lokale Kortikosteroide (antiinflammatorisch)	Dexamethason → 388	2–4 x/d (bis 3d nach Abheilung)
		Fluorometholon → 388	

Bei ausgeprägter Keratouveitis ggf. zusätzlich

plus	Virustatikum (systemisch)	Aciclovir → 248	5 x/d (2–3W)

Metaherpetische Keratopathie

	Künstliche Tränen s. Keratokonjunktivitis sicca → 733		dauerhaft
plus	Vitamin-A-haltige AS	Retinolpalmitat	3–5 x/d (dauerhaft)

Prophylaxe von Herpesrezidiven

	Virustatikum (lokal)	Aciclovir[8] AS → 387	1 x abends über W bis M
plus	Virustatikum (systemisch)	Aciclovir → 248	2 x 400mg über Monate

[8] Erb C, Schlote T, Medikamentöse Augentherapie. Thieme Stuttgart 2010, 161

T 15 Ophthalmologie – Therapie

T 15.8.4 Herpes-zoster-Keratitis[1, 3, 5]

	Virustatikum (system.)	Aciclovir → 248	5 x/d (2W)
oder	Nukleosidanalogon	Brivudin → 248	1 x/d (7d)
plus	Virustatikum (lokal)	Aciclovir → 387	3–5 x/d

Bei disziformer Keratitis ggf. zusätzlich

ggf.	Lokale Kortikosteroide (antiinflammatorisch)	Dexamethason → 388	2–4 x/d (mind. 2W)
		Fluorometholon → 388	

T 15.9 Verätzung, Verbrennung

1. Tag[3, 9, 10]

	Tropfanästhesie	Proxymethacain → 386	einmalig
	Ausgiebige Spülung (am Unfallort Wasser)	Natriumdihydrogenphosphat → 397	(alle ½ h spülen, auch nachts)
		NaCl 0,9%, EDTA-Lösung	ausgiebig (im Strahl) ca. 5min alle ½ h, je nach Grad
plus	Steroidantibiotikum AT	Dexamethason +Neomycin + Polymyxin B → 389	3 Gtt. (stdl. auch nachts)
plus	Vitamin C lokal	Ascorbinsäure 10% → 147	3 Gtt. (stdl. auch nachts)
plus	Zykloplegikum	Atropin 1% → 393	2 x/d (ca. 1W)
plus	Vitamin C oral	Vitamin-C-Brause	2 x 1g
plus oder	Systemisches Antiphlogistikum	Indometacin → 199	50–100g/d Tbl. oder Supp.
		Diclofenac → 199	

[9] Reim M, Ein neues Behandlungskonzept für schwere Verätzungen und Verbrennungen der Augen. Fortschr Ophthalmol. 1989; 86(6):722-6.
[10] Backes CK, Teping C, Stadiengerechte Therapie von Verätzungen des Auges. Augenärztliche Fortbildung 1991; 14: 156-160.

Ab 2. Tag

Weiter wie am 1. Tag, stdl. spülen, nachts Pat. schlafen lassen, Therapie des Sekundärglaukoms siehe primäres Offenwinkelglaukom → 743

T 15.10 Episkleritis

	Lokale Kortikosteroide (antiinflammatorisch)	Dexamethason → 388	2–4 x/d ca. 1W
		Fluorometholon → 388	
oder	Nichtsteroidales Antiphlogistikum	Diclofenac → 389	3–5 x/d 1 Gtt. (ca. 1W)
		Ketorolac → 389	
ggf.	Orales NSAR (antiinflamm.)	Indometacin → 199	2 x 50mg/d

Skleritis

T 15.11 Skleritis

	Systemisches Antiphlogistikum NSAR (antiinflammatorisch)[3, 11]	Flurbiprofen → 389	3 x 100mg/d (im Entzündungs-Intervall)
		Indometacin → 199	3 x 25mg/d (im Entzündungs-Intervall)
		Ibuprofen → 197	4 x 400-600mg/d (ca. 3W)
ggf.	Orales Kortikosteroid (antiinflammatorisch)[3, 11]	Prednisolon → 208	1-1,5mg/kg KG/d (ca. 3W)
evtl.	Immunsuppressivum (Abspr. m. Internisten)[3, 11]	Cyclophosphamid → 152	500mg über mehrere Stunden i.v.; Erh.Dos. 50-100mg
		Ciclosporin → 272	
		Azathioprin → 272	
		Methotrexat → 205	
plus	Lokale Therapie wie Episkleritis		
ggf.	Parabulbäre Kortikosteroidinjektionen (s.u.); subkonjunktivales Depot kontraindiziert!		

[11] Althaus C, Sundmacher, Skleritis und Episkleritis. Diagnose und Therapie. Ophthalmologe 1996; 93:205-216.

T 15.12 Uveitis anterior

Stufe I (leicht)[3, 12, 13, 14]

ggf.	Lokales Kortikosteroid	Prednisolon → 388	2-4 x/d (im Entz.-Intervall)
plus ggf.	Zykloplegikum	Tropicamid → 393	1 x/d abends (im Entzündungsschub)

Stufe II (leicht bis mittel)

	Lokales Kortikosteroid (antiinflammatorisch)	Dexamethason 0,1% → 388	4-6 x/d (im Entzündungsschub)
		Prednisolon 1% → 388	
plus	Zykloplegikum	Tropicamid → 393	1-3 x/d (im Entzündungsschub)
		Cyclopentolat 1% → 393	

Stufe III (mittel bis schwer)

	Lokales Kortikosteroid	Prednisolon 1% → 388	6-10 x/d (im Entz.-Schub)
plus	Zykloplegikum	Tropicamid → 393	1-3 x/d (im Entz.-Schub)
evtl. plus		Cyclopentolat 1% → 393	1-3 x/d (im Entz.-Schub)
		Atropin 1% → 393	
evtl.	Intravitreales Implantat (off-label Therapie)	Dexamethason (Ozurdex)[17] → 388	1 x Applikation, Wdh. verlaufsabhängig

T 15 Ophthalmologie – Therapie

Stufe IV (schwer)

	Lokales Kortikosteroid (antiinflammatorisch)	Prednisolon 1% → 388	stdl. im Entzünd.-Schub
		Rimexolon → 388	
evtl. plus	Subkonjunktivales Injektions-kortikosteroid	Dexamethason → 388	2 x 1–2ml subconj. (im Entzünd.-Schub)
plus	Zykloplegikum	Atropin 1% → 393	3 x/d (im Entzünd.-Schub)
ggf.	Parabuläres Depot-kortikosteroid	Methylprednisolon → 208	1–2 x/d 1–2ml (im Entzünd.-Schub)
ggf.	Systemisches Kortikosteroid	Prednisolon → 208	1–1,5mg/kg KG/d (im Entzünd.-Schub)
und/oder	Nichtsteroidales Antiphlogistikum	Indometacin → 199	50–100g/d, Tbl. oder Supp. (im Entzünd.-Schub)
		Diclofenac → 199	

In sehr schweren Fällen zusätzlich zur Stufe-IV-Medikation

ggf.	Systemisches Immunsuppressivum	In Absprache mit Internisten:Cyclosporin A → 272, Chlorambucil → 153, Cyclophosphamid → 152	

Bei zusätzlicher herpetischer Keratouveitis

ggf.	Topisches Virustatikum	Aciclovir → 387	3–5 x/d (mind. 2W)

Bei Glaukom

ggf.	Carboanhydrase-Hemmer	Dorzolamid AT → 391	2 x/d
plus	Betablocker (lokale Glaukomtherapie)	Timolol AT → 390	

[12] Manthey KS, Immunsuppressive Therapie bei intraokularen Entzündungen. Ophthalm. 1998 Nov; 95(11):792–804.
[13] Fechner P, Teichmann KD, Medikamentöse Augentherapie. Grundlagen und Praxis. Enke Stuttgart 2000, 395–426.
[14] Arens CD, Bertram B, Praxisorientierte Handlungsleitlinien für Diagnose u. Therapie in der Augenheilkunde (Teil 2) des Berufsverbands d. Augenärzte e. V., Kybermed Emsdetten 1998, April, 12–15.

T 15.13 Intermediäre und hintere Uveitis

Stufe I: keine Therapie [13, 14, 15, 16, 17]
Stufe II [13, 14, 15, 16, 20]

evtl.	Bei Begleitiritis Kortikosteroid topisch	Prednisolon 1% → 388	3–5 x/d (im Entz.-Schub)

Stufe III oder bei zystoidem Makulaödem (CMÖ) [13, 14, 15, 16, 17]

	Depotkortikosteroid parabulbär, retrobulbär	Methylprednisolon → 208	1–2 x/d

Toxoplasmose-Retinochorioiditis 739

Stufe III, IV bzw. bei CMÖ [13, 14, 15, 16, 17]

ggf.	Systemisches Kortikosteroid (antiinflammatorisch)	Prednisolon → 208	1–1,5mg/kg KG/d
	Vascular-endothelial-growth-factor (VEGF) (Hemmer zur Therapie des Makulaödems)	Ranibizumab → 397	operative intravitreale Injektion (0,5mg), erneute Injektion bei Visusverlust
		Bevacizumab → 182 (Off-Label)	operative intravitreale Inj. (1,25mg), erneute Inj. bei Visusverlust
ggf.	Intravitreales Implantat	Dexamethason [18] (Ozurdex → 388)	1x-Applikation, verlaufsabhängig wiederholen
		Fluocinolonacetonid → 388	1x-Applikation, verlaufsabhängig wiederholen
ggf.	Immunsuppressivum	Cyclosporin A → 272 (in Absprache mit Internisten)	
ggf.	Operative Therapie: Kryotherapie, Vitrektomie, intravitreale Injektion von Triamcinolon (VolonA)		
ggf.	Spezifische Therapie: Antibiotika, Chemotherapie bei entsprechender Verdachtsdiagnose		

[15] Manthey KS, Immunsuppressive Therapie bei intraokularen Entzündungen, Teil I. Ophthalmologe 1998, 792–804.
[16] Manthey KS, Immunsuppr. Ther. bei intraokularen Entzünd., Teil II. Ophthalm. 1998, 846–858.
[17] Reinhard, Bornfeld, Framme: Ophthalmo Update 2011 - Handbuch Ophthalmologie, med update GmbH Wiesbaden 2011 S - Kap.3 S. 29-30 (2011).
[18] Stellungnahme der Deutschen Ophthalmologischen Gesellschaft (DOG), der Retinologischen Gesellschaft (RG) und des Berufsverbandes der Augenärzte Deutschlands (BVA) zur intravitrealen Therapie des Makulaödems bei Uveitis, Stand: 29.09.2011.

T 15.14 Toxoplasmose-Retinochorioiditis

Pyrimethamin-Dreifachtherapie[19]

	Folsäureantagonist	Pyrimethamin → 243	d1 2 x 50mg, dann 25mg/d (4W)
plus	Sulfonamid (antiinflamm.)	Sulfadiazin → 234	4 x 1g/d (4W)
plus	Kortikosteroid (antiinflammatorisch)	Prednisolon → 208	d3–7: 60–100mg, dann reduzieren
plus	Substitution (Vermeidg. KM-Depression)	Folinat	5mg 2 x/W (1 Tbl. alle 3d; 4W)

Oder: Clindamycin-Monotherapie[19]

	Lincosamid	Clindamycin → 231	4 x 150–300mg/d (3–4W)

[19] Erb C, Schlote T, Medikamentöse Augentherapie. Thieme Stuttgart 2010, 241-243.

T 15.15 Endophthalmitis

T 15.15.1 Bakterielle Endophthalmitis[20]

	Glykopeptid (intravitreal)	Vancomycin	1mg/0,1ml
plus	Aminoglykosid	Amikacin → 231	1 x 0.2–0.4mg/0,1ml
oder	Cephalosporin	Ceftazidim → 222	2mg
ggf.	Kortikosteroid (intravitreal, antiinflamm.)	Dexamethason → 388	1 x 0.2–1.0mg
ggf.	Cephalosporin (systemisch bei Panophthalmitis)	Ceftazidim → 222	1–2g 2 x/d (7–10d)
plus	Aminoglykosid AT (lokale Antibiose)	Amikacin 20mg/ml	6–12 x/d 5–10 Gtt. (7–10d)
oder		Vancomycin 50mg/ml	

T 15.15.2 Pilzinfektion[20]

	Antimykotikum (intravitreal)	Amphotericin B	1 x 0.005–0.01mg AmBisome, 1 x 0.03–0.04mg (Amphotericin B)
plus	Antimykotikum	Fluconazol → 264	400mg p.o. (2–4M)

[20] Fechner P, Teichmann KD, Medikamentöse Augentherapie. Grundlagen und Praxis. Enke Stuttgart 2000, 445–452.

T 15.16 Neuritis nervi optici

Bei Visusabfall ≤ 0,2

	Kortikosteroidstoßther.[21]	Methylprednisolon → 208	1000mg/d i.v. (3d)

Bei atypischer Neuritis

anschl.	Orales Kortikosteroid	Prednisolon → 208	1–1.5mg/kg KG/d (1–2W)

[21] Arens CD, Bertram B, Praxisorientierte Handlungsleitlinien für Diagnose und Therapie in der Augenheilkunde (Teil 5) des BVA e. V., Kybermed Emsdetten 1997, November, 15–17.

T 15.17 Ischämische Optikusneuropathie

Nicht durch eine Arteriitis bedingt [22, 23]

	Hämodilution	Kolloidale Plasmaersatzlösung → 301	250–500ml/d, 8–10d
	Orales Kortikosteroid	Prednisolon → 208	100mg/d
	Antikoagulans (Sekundärprophylaxe)	ASS → 67	100mg/d

Zentralarterienembolie 741

Durch eine Arteriitis bedingt (Arteriitis temporalis) [22, 23]

Kortikosteroidstoßtherapie (antiinflammatorisch)	Methylprednisolon → 208	2 x/d 0.5–1g i.v. (3–5d)
	Prednisolon → 208	erst 100mg dann Erh.Dos. 5–10mg (entsprech. BSG)

[22] Arens CD, Bertram B, Praxisorientierte Handlungsleitlinien für Diagnose und Therapie in der Augenheilkunde (Teil 5) des BVA e. V., Kybermed Emsdetten 1997, November, 13–14.
[23] Fechner P, Teichmann KD, Medikamentöse Augentherapie. Grundlagen und Praxis. Enke Stuttgart 2000, 510–514.

T 15.18 Zentralarterienembolie

Sofortmaßnahmen

Augeninnendrucksenkung

	Carboanhydrasehemmer (Kammerwasserprod. ↓)	Dorzolamid → 391	3 x/d (lokal)
		Acetazolamid → 393	1 x 500mg p.o. (system.)

Lysetherapie (innerhalb 8h, durch internistische Intensivstation)

	Plasminogenaktivator	rt-PA → 64	1–2 x 70–100mg über 2 h
	Fibrinolytikum	Streptokinase → 65	ini. 600 000IE, dann 250 000IE alle 24h (3d)
		Urokinase → 65	
dann	Unfraktioniertes Heparin (Gerinnungsfaktorinhib. ↑)	Unfraktioniertes Heparin → 58	Perfusor (25 000IE) 2 ml/h (einige d)

Rheologische Therapie

evtl.	Kolloid. Plasmaersatzlsg. (hypervoläm. Hämodilution)	HES 6% → 301	250–500ml/d (8–10d)
	Rheologikum (Eryverformbarkeit ↑, Verbesserung der Rheol.)	Pentoxifyllin → 69	300mg i.v. 1–2 x/d
	Isovoläm. Hämodilution (Hämatokrit 35–38%)	Kolloid. Plasmaersatzlsg. → 301 + Plasmapherese	250–500ml/d (8–10d)

Weitere Therapiemaßnahmen

	Bulbusmassage, hyperbaren Sauerstoff inhalieren		
	Nitrat	Nitroglycerin → 47	3 x/d
	Kalziumantagonist	Nifedipin → 31	10–20mg/d
	Carboanhydrasehem. (s.o.)	Dorzolamid → 391	2 x/d
	Antikoagulanz	ASS 100 → 67	1 x 100mg/d

Bei V.a. Riesenzellarteriitis zusätzlich

	Kortikosteroid (antiinflamm., Intimaödem ↓)	Methylprednisolon → 208	1000mg i.v. (einmalig)

T 15.19 Zentralvenenverschluss

Rheologische Therapie (bis zu 20 d nach Verschluss) [24, 27, 28]

	Kolloidale Plasmaersatzlösung (hypervolämische Hämodilution)	HES 6% → 301	250–500ml/d (8–10d)
	Kolloidale Plasmaersatzlösung (isovolämische Hämodilution, Hämatokrit 35–38%)	HAES + Plasmapherese → 301	250–500ml/d (8–10d)
	Rheologikum (Eryverformbarkeit↑, Durchblutung↑)	Pentoxifyllin → 69	300mg i.v. 1–2 x/d, dann oral 400mg 2–3 x/d
	Vascular-endothelial-growth-factor (VEGF)-Hemmer zur Therapie des Makulaödems	Ranibizumab → 397	operative intravitreale Injektion (0.5mg), erneute Injektion bei Visusverlust
		Aflibercept → 190	operative intravitreale Injektion (4mg 3x monatlich
		Bevacizumab → 182 (Off-Label-Therapie)	operative intravitreale Injektion (1.25mg), erneute Injektion bei Visusverlust
	Intravitreales Implantat	Dexamethason → 388 (Ozurdex®) [41]	1x Applikation, verlaufsabhängig wiederholen

Weitere Maßnahmen [25, 26, 27, 28]

	Intravitreales Implantat	Dexamethason → 207	1x Applikation, verlaufsabhängig wiederholen
	Orales Kortikosteroid (antiinflammatorisch)	Prednisolon → 208	1–1.5mg/kg KG/d
ggf.	Lokale Betablocker + Carboanhydrasehemmer (Behandlung des Neovaskularisationsglaukoms)	Timolol → 390	2 x/d
		Dorzolamid → 391	

[24] Stellungnahme der DOG, der RG und des BVA zur Therapie des Makulaödems beim retinalen Venenverschluss vom 30.4.2010.
[25] Erb C, Schlote T, Medikamentöse Augentherapie. Thieme Stuttgart 2010, 278–279.
[26] Haller JA, Dugel P, Weinberg DV et al., Evaluation of the safety and performance of an applicator for a novel intravitreal dexamethasone drug delivery system for the treatment of macular edema. Retina 2009, 29:46–5.
[27] Fechner P, Teichmann KD, Medikamentöse Augentherapie. Grundlagen und Praxis. Enke Stuttgart 2000, 462–467.
[28] Dithmar S et al., Venöse retinale Verschlüsse. Z. prakt. Augenheilk. 1996, 17:337–341.

Primäres Offenwinkelglaukom

T 15.20 Primäres Offenwinkelglaukom

Stufe 1: Monotherapie [29, 30, 31, 32]

Betablocker (Kammerwasserprod. ↓)	Timolol → 390 Betaxolol → 390 Carteolol → 390 Levobunolol → 390	0.1%, 0.25% oder 0.5% 2 x/d 1 Gtt. (Dauertherapie)

Stufe 2: Substitution Monotherapie [29, 30, 31, 32]

Bei Unverträglichkeit, ungenügender Drucksenkung, KI oder instabiler Gesichtsfeldsituation

1.	Carboanhydrasehemmer (Kammerwasserprod. ↓)	Dorzolamid → 391 Brinzolamid → 391	2-3 x/d 1 Gtt.
oder	Alpha-2-Sympathomimetikum (Kammerwasserabfluss ↑)	Brimonidin → 391	2 x/d 1 Gtt.
oder	Prostaglandinanalogon (uveoskleraler Abfluss ↑)	Latanoprost → 392 Travoprost → 392 Brimatoprost → 391 Tafluprost → 392	1 x/d abends 1 Gtt. 1 x/d abends 1 Gtt. 1 x/d abends 1 Gtt. 1 x/d abends 1 Gtt.
2.	Parasympathomimetikum (Kammerwasserabfluss ↑)	Pilocarpin 1%, 2% → 391	3 x/d 1 Gtt.

Stufe 3: Kombinationstherapie (2 Medikamente) [29, 30, 31, 32]

Bei ungenügender Drucksenkung, Fortschreiten der Gesichtsfeldausfälle

	Betablocker + Carboanhydrasehemmer	Dorzolamid + Timolol → 392	2 x/d 1 Gtt.
		Brinzolamid + Timolol → 390	
oder	Betablocker + Prostaglandinderivat	Timolol + Latanoprost → 392	1 Gtt. morgens
oder	Betablocker + Alpha-2-Sympathomimetikum	Timolol + Brimonidin → 391	2 x/d 1 Gtt.
oder	Alpha-2-Sympathomimetikum + Carboanhydrasehemmer	Brinzolamid + Brimonidin → 392	2 x/d 1 Gtt.
oder	Betablocker + Parasympathomimetikum	Pilocarpin + Timolol → 393 Pilocarpin + Metipranolol → 392	2-3 x/d 1 Gtt.

T 15 Ophthalmologie – Therapie

Stufe 4: Kombinationstherapie (3 Medikamente) [29, 30, 31, 32]

	Betablocker + Carboanhydrasehemmer + Sympathomimetikum	Dorzolamid + Timolol → 392 + Brimonidin → 391	2 x/d 1 Gtt.
oder	Prostaglandinderivat + Betablocker + Sympathomimetikum	Latanoprost + Timolol → 392 + Brimonidin → 391	2 x/d 1 Gtt.
oder	Prostaglandinderivat + Carboanhydrasehemmer + Sympathomimetikum	Latanoprost → 392 + Dorzolamid → 391 + Briminodin → 391	2 x/d 1 Gtt.
oder	Betablocker + Parasympathomimetikum + Carboanhydrasehemmer	Pilocarpin + Timolol → 393 oder Metipranolol → 390 + Dorzolamid → 391 oder Brinzolamid → 391	2-3 x/d 1 Gtt.

[29] Terminology and Guidelines for Glaucoma Treatment. European Glaucoma Society 1998, Dogma, Savona, Italy.
[30] Pfeiffer N, Moderne medikamentöse Glaukomtherapie. Dt. Ärztebl. 1998; 95 B 2561-2566.
[31] praul CW, Therapietabellen Ophthalmologie. Westermayer Verlags-GmbH, München 1999.
[32] Arens CD, Bertram B, Praxisorientierte Handlungsleitlinien für Diagnose und Therapie in der Augenheilkunde (Teil 3) des BVA e. V., Kybermed Emsdetten 1997, November, 4-6.

T 15.21 Akutes Winkelblockglaukom

	Parasympathomimetikum (Miosis, Kammerwasserabfluss ↑) [33, 34]	Pilocarpin 0,5%, später 1% → 391	bei Pupillenverengung alle 10min 1h lang (im Anfall)
	Systemische Carboanhydrasehemmer (Kammerwasserprod. ↓) [33, 34]	Acetazolamid → 393	500-1000mg, bei Erbrechen i.v. (im Anfall)
evtl.	Betablocker (Kammerwasserprod. ↓)	Timolol → 390 Betaxolol → 390 Levobunolol → 390 Carteolol → 390	0,1%, 0,25% oder 0,5% 2 x/d 1 Gtt. (im Anfall)
evtl.	Analgetikum	Tilidin + Naloxon → 288 Pethidin → 285	2 x 50-150mg (ret.)/d, MTD 600mg; 25-100mg i.m./i.v. (im Anfall)
evtl.	Hyperosmolare Infusion (osmotische Therapie)	Mannitol 20% → 45	1-2g/kg KG (im Anfall)

T 15.21.1 Beim malignen Glaukom

	Anticholinergikum (Mydriasis und Zykloplegie)	Atropin 1% → 393	3-4 x 1 Gtt. (im Anfall)

Endokrine Orbitopathie 745

plus	Systemische Carboanhydrasehemmer (Kammerwasserprod. ↓)	Acetazolamid → 393	500–1000mg, bei Erbrechen i.v. (im Anfall)
plus	Hyperosmolare Infusion (osmotische Therapie)	Mannitol 20% → 45	1–2g/d pro KG (im Anfall)

[33] Terminology and Guidelines for Glaucoma Treatment. European Glaucoma Society 1998, Dogma, Savona, Italy.
[34] Fechner P, Teichmann KD, Medikamentöse Augentherapie. Grundlagen und Praxis. Enke Stuttgart 2000, 204–213.

T 15.22 Endokrine Orbitopathie

Behandlung der ursächlichen Schilddrüsenfunktionsstörung s. Kap. T 6.24

Periorbitale Schwellung[35]

	Selen Substitution	Natriumselenit	200μg/d für 6M
	Benzothiadiazin (Diuretika)	Hydrochlorothiazid → 43	25mg/d abends (beschwerdeabhängig)

Lidretraktion[35]

	Tränenersatzmittel, Filmbildner → 395	s. Kap. T 15.7.2 → 733	(beschwerdeabhängig)

Exophthalmus[35]

	Systemisches Kortikosteroid (antiphlogistisch)	Methylprednisolon[36] → 208	250–500mg i.v. 3 x/W für 2W, dann 250–500mg 1 x/W für 6–12W oder orale Therapie
plus oder	Immunsuppressivum (Red. der Steroiddosis mögl.)	Azathioprin → 272 Ciclosporin → 272	
ggf. plus	Megavolt-Radiotherapie		1000–3000 cGy

[35] Fechner P, Teichmann KD, Medikamentöse Augentherapie. Grundlagen und Praxis. Enke Stuttgart 2000, 228–230
[36] Der Ophthalmologe 11 2013 S. 1084, Springer Verlag.

T 15.23 Exsudative altersabhängige Makuladegeneration[37, 38]

	Vascular-endothelial-growth-factor (VEGF)-Hemmer	Ranibizumab → 397 Bevacizumab → 182 (off-Label) Aflibercept → 190	intravitreale Injektion, 3 Inj./M, in Erhaltungsphase erneute Injektion bei signifikantem Visusverlust

[37] Boyer DS, Antoszyk AN, Awh CC et al., Subgroup analysis of the MARINA study of ranibizumab in neovascular age-related macular degeneration. Ophthalmology 2007, 114:246-252.
[38] Bakri SJ, Snyder MR, Reid JM et al., Pharmacokinetics of Intravitreal Ranibizumab(Lucentis). Ophthalmology 2007, 114:2179-2182.

T 15.24 Diabetisches Makulaödem[39, 40]

	Vascular-endothelial-growth-factor (VEGF)-Hemmer	Ranibizumab → 397	1 x intravitreale Injektion, verlaufsabhängig wdh.
		Bevacizumab → 182 (Off-Label-Therapie)	intravitreale Injektion, 4 Inj./M, erneute Injektion bei Visusverlust
		Aflibercept → 190	
oder	Intravitreales Implantat	Dexamethason → 388 (Ozurdex®)[41]	1 x Applikation, verlaufsabhängig wiederholen
		Fluocinolonacetonid → 388	

[39] Empfehlung der DOG, der RG und des BVA für die Durchführung von intravitrealen Injektionen (IVI), 2007. http://www.dog.org/publikationen
[40] Gelisken F, Ziemssen F, Diabetic maculopathy. Diagnosis and treatment. Ophthalmologe 2010, 107:773-786.
[41] Stellungnahme der DOG, der RG und des BVA zur Therapie der diabetischen Makulopathie Stand: Dez. 2010.

T 15.25 Zystoides Makulaödem (postoperatives)[42]

Stufe I

	Lokale Steroide	Prednisolon 1% → 388	4 x/d 1 Gtt. 6W
plus	Lokale nichtsteroidale Antiphlogistika	Diclofenac → 389 Nepafenac[43] → 389	4 x/d 1 Gtt. 6W
plus	Carboanhydrasehemmer	Acetazolamid → 393	2 x 125mg oral

Stufe II

	Steroid-Depot	Betamethason	4mg subtenonale Injektion
plus	Nichtsteroidale Antiphlogistika, systemisch	Diclofenac → 199	100mg 1 x/d 6W
oder	Steroide, systemisch	Methylprednisolon → 208	1mg/kg KG 6W

Stufe III

	Steroid	Triamcinolon → 208	4-8mg intravitreale Injektion

[42] Erb C, Schlote T, Medikamentöse Augentherapie. Thieme Stuttgart 2010, 296-298.
[43] Fachinformation Nevanac / Alcon

T 15.26 Chorioretinopathia centralis serosa (akute)

Nach ausbleibender Spontanbesserung nach ca. 4 Wochen

Mineralokortikoid Antagonist	Eplerenon → 44	25mg für 1W, dann 50mg/d

[44] Stellungnahme des BVA, der DOG und der RG, Stand Januar 2018

T 16 HNO – Therapie (M. Helbig, S. Helbig)

T 16.1 Rhinitis

T 16.1.1 Akut viral

	Alpha-Sympathomimetika (lokal abschwellend)	Xylometazolinhydrochlorid → 398	3 x 1–2 Sprühstöße 0.1%, Ki. 0.05% (max. 10d [Privinismus])

T 16.1.2 Bakteriell (primär oder sekundär)

	Alpha-Sympathomimetika (lokal abschwellend)	Xylometazolinhydrochlorid → 398	3 x 1–2 Sprühstöße 0.1%, Ki. 0.05%, max. 10d (Privinismus)
ggf. plus	Aminopenicillin (Antibiotikum)	Amoxicillin → 217	3 x 0.5–1g/d p.o., Ki. 50–100mg/kgKG/d p.o. in 3 ED
	Aminopenicillin + Beta-Lactamase-Inhibitor (Antibiotikum)	Amoxicillin + Clavulansäure → 219	2 x (875+125mg)/d p.o.; 3 x 1.2–2.2g/d i.v.; Ki. p.o. laut Beipackzettel, 3 x 20–32mg/kgKG/d i.v.
	Cephalosporin 2. Gen. (Antibiotikum)	Cefaclor → 225	0.5g p.o. 3 x/d, Ki.: 30–50mg/kgKG/d in 3 ED
		Cefuroxim-Axetil	2 x 0.5g/d p.o., Ki. 2 x 125–250mg/d p.o.

T 16.1.3 Allergische Rhinitis[1, 2, 3]

Leicht

	Alpha-Sympathomimetika (lokal abschwellend)	Xylometazolinhydrochlorid → 398	3 x 1–2 Sprühstöße 0.1%, Ki. 0.05%, max. 10d (Privinismus)
oder	Mastzellstabilisator (Mastzelldegranulation ↓)	Cromoglicinsäure → 398	bis zu 4 x/d 1 Sprühstoß pro Nasenloch
oder	Top. Antihistaminikum (H_1-Rezeptor-Antagonist)	Azelastin → 398	2 x/d 2 Sprühstöße pro Nasenloch
		Levocabastin → 398	
oder	System. Antihistaminikum (H_1-Rezeptor-Antagonist)	Mizolastin → 86	10mg p.o. abends
oder	Topisches Glukokortikosteroid (antiinflammatorisch)	Budesonid → 399	2 x/d 1 Sprühstoß pro Nasenloch
		Fluticason → 399	
		Mometason → 399	
		Flunisolid → 399	

T 16 HNO – Therapie

Mittelgradig bis schwer			
	Systemische Antihistaminika (H₁-Rezeptor-Antagonist)	Cetirizin → 85	10mg p.o. 1 x abends
		Loratadin → 86	10mg p.o. 1 x abends
		Desloratadin → 85	5mg p.o. 1 x abends
plus/ oder	Leukotrienantagonist	Montelukast → 81	1 x 10mg p.o., Ki. 6–14J: 1 x 5mg p.o. (abends)
Schwer			
	Systemische Glukokortikosteroide (antiinflammatorisch)	Prednisolon → 208	ini 20–100mg/d, stufenweise auf 5–10mg/d reduz.
		Methylprednisolon → 208	ini 12–80mg/d stufenweise auf ca. 4–16mg/d reduzieren
Ergänzend bei zusätzlichem Asthma bronchiale			
plus/ oder	Parasympatholytikum (bronchodilatatorisch)	Ipratropiumbromid → 76	3 x/d 1–2 Sprühstöße pro Nasenloch
plus/ oder	Xanthinderivat (bronchospasmolytisch)	Theophyllin → 81	siehe jeweilige Fachinfo

[1] AWMF 053-012. Stuck B et al. Rhinosinusitis. S. 43. Stand 07.04.2017, gültig bis 06.04.2022
[2] C. Bachert, U. Borchard, B. Wedi, L. Klimek, G. Rasp, H. Riechelmann, G. Schultze-Werninghaus, U. Wahn, J. Ring: Allergische Rhinokonjunktivitis. Allergo Journal, 2003, 12, 182-94.
[3] AWMF 017-066 Müller R. Antibiotikatherapie der Infektionen an Kopf und Hals. Stand: 01.11.2008 (zur Zeit in Überarbeitung), gültig bis 30.11.2013

T 16.2 Nasenfurunkel

Leicht			
	Antiseptikum (lokal desinfizierend)	Povidon-Jod	lokal als Salbe
		Ethacridin	
Schwer			
	Isoxazolylpenicillin (Antibiotikum)	Flucloxacillin → 217	3 x 1g/d p.o.; 3 x 1–2g/d i.v., Ki. 20–100mg/kgKG/d i.v. in 3ED
oder	Cephalosporin (Antibiotikum)	Cefalexin → 225	3 x 0.5–1g/d p.o., Ki. 50–100mg/kgKG/d p.o. in 3 ED
		Cefadroxil → 225	2 x 1g/d p.o., Ki. 25–100mg/kgKG/d p.o. in 2 ED
		Cefazolin → 220	3 x 0.5–2g/d i.v., Ki. 25–100mg/kgKG/d i.v. in 3 ED
ggf.	Essigsäurederivat	Diclofenac → 199	2–3 x 50mg/d p.o.

T 16.3 MRSI der Nasenschleimhäute

MRSI = Methicillin-resistente Staphylokokkeninfektionen

	Pseudomoninsäure A (Antibiotikum)	Mupirocin → 400	2 mm Salbenstrang 2–3 x/d intranasal

T 16.4 Sinusitis[1, 3, 4]

T 16.4.1 Akut

Leichte Formen

	Alpha-Sympathomimetikum (Mukosaabschwellung)	Xylometazolinhydrochlorid → 398	3 x 1–2 Sprühstöße 0.1%, Ki. 0.05% (max 10d [Privinismus])
	Aminopenicillin (Antibiotikum)	Amoxicillin → 217	0.5–1g p.o. 3 x/d, Ki. 50–100mg/kgKG in 3ED p.o.
oder	Aminopenicillin + Beta-Laktamase-Inhibitor (Antibiotikum)	Amoxicillin + Clavulansäure → 219	875+125mg p.o. 2 x/d, 3 x 1.2–2.2g/d i.v., Ki. p.o. laut Beipackzettel 20–32mg/kgKG i.v. 3 x/d
oder	Cephalosporin 2. Gen. (Antibiotikum)	Cefaclor → 225	3 x 0.5g/d p.o., Ki. 30–50mg/kgKG/d in 3ED
		Cefuroxim-Axetil → 226	2 x 0.5/d p.o., Ki. 2 x 125–250mg/kgKG/d p.o.
oder	Makrolide (Antibiotikum)	Azithromycin → 229	500mg p.o. 1 x/d
oder	Lincosamide (Antibiotikum)	Clindamycin → 231	Erw. 300 bzw. 600mg p.o. 3 x/d
oder	Sulfonamid und Folatantagonist (Antibiotikum)	Cotrimoxazol → 235	Erw. 4 x 600mg/d p.o.
und	Expektorans (schleimlösend)	Acetylcystein → 82	400–600mg/d p.o., Ki. 200–400mg/d p.o.
oder	Sekretolytikum	Ambroxol → 82	Erw. 2 x/d 1 Tbl., Ki. 2 x/d ½ Tbl.
ggf.	Top. Glukokortikosteroid (antiinflammatorisch)	s. Kap. T 16.1.3 (→ 747)	
ggf.	Expektorans	Myrtol	Erw. 4 x/d 2Kps.
oder		Cineol	Erw. 3 x/d 200mg
evtl. plus	Analgetikum (schmerzlindernd)	Paracetamol → 290	3 x 500–1000mg/d p.o., Ki. 10–15mg/kgKG als ED p.o., max. 50mg/kgKG/d

T 16 HNO – Therapie

Schwere Formen/Komplikationen
(s. leichte Formen → Antibiotikum modifizieren)

	Cephalosporin 3. Gen. (Antibiotikum)	Cefotaxim → 222	1–2g i.v. alle 12h
		Ceftriaxon → 222	1 x 1–2g/d i.v., Ki. 20–80mg/kgKG/d i.v.
		Ceftazidim → 222	1–2g i.v. alle12h, Ki. 15–50mg/kgKG/12h i.v.
ggf. plus	Nitroimidazolderivat (Antibiotikum)	Metronidazol → 236	2 x 0.5g/d i.v., Ki. 20–30mg/kgKG/d in 2 ED/d i.v.

Bei dentogener Entstehung

oder	Benzylpenicillin (Antibiotikum)	Penicillin G → 215	1–5 Mio. IE/d i.v.; Ki. 50 000–0.5 Mio. IE/d i.v. in 3 ED
ggf. plus	Nitroimidazolderivat (Antibiotikum)	Metronidazol → 236	2 x 0.5g/d i.v., Ki. 20–30mg/kgKG/d i.v. in 2 ED

T 16.4.2 Chronisch

	Sekretolytikum	Ambroxol → 82	Erw. 2 x/d 1Tbl.; Ki. 2 x/d ½Tbl.
und	Top. Glukokortikosteroid (antiinflammatorisch)	s. Kap. T 16.1.3 (→ 747)	
und	Expektorans	Myrtol	Erw. 4 x/d 2Kps.
oder		Cineol	Erw. 3 x/d 200mg

[4] Fokkens W, Lund V, Mullol J: European Position Paper on Rhinosinusitis and Nasal Polyps 2007. In: Rhinol Suppl.. Nr. 20, 2007, S. 67

T 16.5 Tonsillitis[3, 5]

T 16.5.1 Akut

Initial

	Phenoxymethylpenicillin (Antibiotikum)	Penicillin V → 216	3 x 1.2 Mio. IE/d p.o.; Ki. 50 000–100 000 IE/kgKG/d p.o. in 3 ED

Bei Therapieresistenz

	Cephalosporin (Antibiotikum)	Cefalexin → 225	3 x 0.5–1/d p.o., Ki. 50–100mg/kgKG/d p.o. in 3 ED
		Cefadroxil → 225	2 x 1g/d p.o., Ki. 25–100mg/kgKG/d p.o. in 2 ED
		Cefazolin → 220	3 x 0.5–2g/d i.v., Ki. 25–100mg/kgKG/d i.v. in 3 ED

oder	Makrolid (Antibiotikum)	Clarithromycin → 229	250mg p.o. 2 x/d, Ki. 7.5mg/kgKG/d p.o. 2 x/d
		Azithromycin → 229	500mg p.o. 1 x/d
ggf.	Arylpropionsäurederivat	Diclofenac → 199	50mg p.o. 3 x/d
evtl.	Analgetikum (schmerzlindernd)	Paracetamol → 290	500–1000mg p.o. 3 x/d, Ki. 10–15mg/kgKG als ED p.o., max. 50mg/kgKG/d
gff.	Lokales Antiseptikum	Chlorhexidingluconat → 401	10ml Mundspüllösung 2 x/d

5 AWMF 017-024. Berner R. Entzündliche Erkrankungen der Gaumenmandeln/Tonsillitis, Therapie. S. 83. Stand: 31.08.2015, gültig bis 31.12.2019

T 16.6 Pharyngitis

T 16.6.1 Viral/symptomatisch

	Salizylsäurederivat (analgetisch, antiphlogistisch, antipyretisch)	Acetylsalicylsäure → 196	2–3 x 0.5–1g/d p.o.
evtl.	Antiseptikum	Cetylpyridiniumchlorid	bei Bedarf
evtl.	Rachentherapeutikum	Benzydamin → 402	bei Bedarf als Spray oder Gurgellösung
evtl.	Lokales Antiseptikum	Flurbiprofen	8.75mg bis zu 5 x/d p.o.

T 16.6.2 Bakterielle Genese/Superinfektion

	Phenoxymethylpenicillin (Antibiotikum)	Penicillin V → 216	1.2 Mio. IE p.o. 3 x/d, Ki. 50000–100000IE/kgKG in 3 ED p.o.
oder	Makrolid (Antibiotikum)	Clarithromycin → 229	2 x 250mg/d p.o., Ki. 2 x7.5mg/kgKG/d p.o.
		Azithromycin → 229	1 x 500mg/d p.o.
ggf.	Lokales Antiseptikum	Hexamidin → 401	mehrfach pro Tag 1–2 Sprühstöße

T 16.7 Laryngitis

T 16.7.1 Viral

evtl.	Expektoranz (schleimlösend)	Acetylcystein → 82	400–600mg/d p.o., Ki. 200–400mg/d p.o.
evtl.	Rachentherapeutikum	Benzydamin	bis 5 x 3 Sprühstöße/d
evtl.	Antitussivum	Codein → 83	1–2 x 30–50mg/d p.o.

T 16 HNO – Therapie

Bakteriell

	Phenoxymethylpenicillin (Antibiotikum)	Penicillin V → 216	3 x 1.2 Mio. IE/d p.o., Ki. 50000–100000IE/kgKG/d p.o. in 3 ED
	Aminopenicillin + Beta-Lactamase-Inhibitor (Antibiotikum)	Amoxicillin + Clavulansäure → 219	2 x 875+125mg/d p.o., 3 x 1.2–2.2g/d i.v., Ki. p.o. laut Beipackzettel 3 x 20–32mg/kgKG/d i.v.

T 16.7.2 Laryngitis subglottica acuta

Allgemein (Cave: sofortige Krankenhauseinweisung in Intubationsbereitschaft)

	Benzodiazepin (Sedierung)	Diazepam → 359	5–10mg/d rekt., Sgl. 2.5–5mg/d rekt.
plus	Glukokortikosteroid (antiinflammatorisch, immunsuppressiv)	Prednison → 208	Ki. 100mg/d rekt.
		Prednisolon → 208	250–1000mg i.v. Ki. 25–50mg i.v.
evtl.	Expektoranz (schleimlösend)	Acetylcystein → 82	400–600mg/d p.o., Ki. 200–400mg/d p.o.

Bei bakterieller Superinfektion/Epiglottitis

	Cephalosporin 2. Gen. (Antibiotikum)	Cefaclor → 225	3 x 0.5g/d p.o., Ki. 30–50mg/kgKG/d in 3 ED
		Cefuroxim → 221	3 x 1.5g/d i.v., Ki. 30–100mg/kgKG/d i.v. in 3 ED
oder	Cephalosporin 3. Gen. (Antibiotikum)	Ceftriaxon → 222	1 x 1–2g/d i.v., Ki. 1 x 20–80mg/kgKG/d i.v.
		Cefotaxim → 222	2 x 1–2g/d i.v., Ki. 50–100mg/kgKG/d i.v. in 2ED/d

T 16.7.3 Diphtherie (Krupp) – Meldepflicht

	Immunglobulinserum (Antitoxin → Pferdeserum, Toxinneutralisation)	Diphtherie-Antitoxin (über Notfalldepot)	30000–50000IE i.v. über 1h, bis 120000IE
	Benzylpenicillin (Antibiotikum)	Penicillin G → 215	3 x 1–5 Mio. IE i.v., Ki. 50000–0.5Mio.IE/d i.v. in 3ED
oder	Makrolid (Antibiotikum)	Clarithromycin → 229	2 x 500mg/d i.v., Ki. 30–50mg/kgKG/d i.v. in 2ED

T 16.8 Perichondritis

Leicht

	Aminopenicillin + Beta-Lactamase-Inhibitor (Antibiotikum)	Amoxicillin + Clavulansäure → 219	875/125mg p.o. 2 x/d, 1.2-2.2g i.v. 3 x/d, Ki. p.o. laut Beipackzettel 20-32mg/kgKG i.v. 3 x/d
oder	Cephalosporin 1. Gen. (Antibiotikum)	Cefalexin → 225	3 x 0.5-1g p.o., Ki. 50-100mg/kgKG/d p.o. in 3 ED
		Cefadroxil → 225	2 x1g/d p.o., Ki. 25-100mg/kgKG/d p.o. in 2 ED
		Cefazolin → 220	0.5-2g i.v. 3 x/d, Ki. 25-100mg/kgKG i.v. in 3ED/d

Schwer

	Gyrasehemmer (Antibiotikum)	Ciprofloxacin → 233	2 x 500mg/d p.o., 2 x 400mg/d i.v.
		Levofloxacin → 233	500mg/d p.o./i.v. 1-2 x/d
ggf. plus	Isoxazolylpenicillin (Antibiotikum)	Flucloxacillin → 216	3 x 1g/d p.o., 3 x 1-2g/d i.v., Ki. 20-100mg/kgKG/d i.v. in 3 ED
Kinder	Cephalosporin 3. Gen. (Antibiotikum)	Ceftazidim → 222	Ki. 15-50mg/kgKG i.v. alle 12h

T 16.9 Otitis externa

T 16.9.1 Otitis externa diffusa/Gehörgangsfurunkel

Leicht

	Antiseptikum (desinfizierend)	Propanol oder Ethanol 70%	täglich Streifeneinlage
evtl.	Kortikoid + Gentamicin (abschwellend + Antibiotikum)	Betamethason + Gentamicinsulfat	täglich Streifeneinlage; Cave: Ausschluss Trommelfellperforation
evtl.	Kortikoid + Aminoglykosid (abschwellend + Antibiose)	Fluocinolonacetonid + Neomycinsulfat	täglich Streifeneinlage; Cave: Ausschluss Trommelfellperforation
evtl.	Gyrasehemmer (Antibiotikum)	Ciprofloxacin → 233	2 x 3-4 Gtt.
evtl.	Gyrasehemmer + Kortikoid (Antibiotikum + kortikoid)	Ciprofloxacin + Fluocinolonacetonid → 401	2 x 6-8 Gtt.
evtl.	Peptidantibiotikum + Aminoglykosid + Polypeptidantibiotikum	Polymyxin-B-Sulfat + Neomycinsulfat + Gramicidin → 401	3 Gtt. 3-5 x/d, Cave: Ausschluss Trommelfellperforation

T 16 HNO – Therapie

Schwer

evtl.	Gyrasehemmer (Antibiotikum)	Ciprofloxacin → 233	500mg p.o. 2 x/d, 400mg i.v. 2 x/d
		Levofloxacin → 233	500mg p.o./i.v. 1–2 x/d
oder/ Kinder	Cephalosporin 3. Gen. (Antibiotikum)	Ceftazidim → 222	1–2g i.v. alle 12h, Ki. 15–50mg/kgKG i.v. alle 12h
ggf.	Glukokortikoid (antiinflammatorisch)	Triamcinolonacetonid → 208	1–2 x/d dünn auftragen
	Arylpropionsäurederivat (analgetisch, antipyretisch, antiphlogistisch)	Diclofenac → 199	2–3 x 50mg/d p.o.

T 16.9.2 Otitis externa maligna

	Gyrasehemmer (Antibiotikum)	Ciprofloxacin → 233	2 x 500mg/d p.o., 2 x 400mg/d i.v.
		Levofloxacin → 233	1–2 x 500mg/d p.o. oder i.v.
oder	Cephalosporin 3. Gen. (Antibiotikum)	Ceftazidim → 222	1–2g i.v. alle 12h, Ki. 15–50mg/kgKG i.v. alle 12h
evtl. plus	Gyrasehemmer (Antibiotikum)	Ciprofloxacin → 401	2–3 x/d Spülung des Gehörgangs
ggf.	Arylpropionsäurederivat (analgetisch, antipyretisch, antiphlogistisch)	Diclofenac → 199	2–3 x 50mg/d p.o.

T 16.9.3 Gehörgangsmykose

	Antimykotika	Ciprofloxacin → 233	2x /d als Lsg. (3–4 Gtt.) verabreichen oder als Creme dünn auftragen; **Cave:** Ausschluss Trommelfellperforation
oder		Clotrimazol → 379	
oder		Nystatin → 380	
oder		Miconazol → 379	

T 16.10 Zoster oticus

	Virustatikum (Purinantagonist, DNA-Polymerase-Hemmer)	Aciclovir → 248	mittelschwer: 5 x 800mg/d p.o., schwer: 3 x 5–10mg/kgKG/d i.v.
ggf.	Glukokortikoid	Prednisolon → 208	akut: 1 x 250–500mg/d i.v.
ggf.	Arylpropionsäurederivat (analgetisch, antipyretisch, antiphlogistisch)	Diclofenac → 199	2–3 x 50mg/d p.o.
		Ibuprofen → 197	3 x 400mg/d p.o.

Bei Innenohrbeteiligung

ggf.	Rheologika	Siehe Hörsturz → 757	

T 16.11 Otitis media

T 16.11.1 Akut

Symptomatisch

	Alpha-Sympathomimetikum (lokal abschwellend)	Xylometazolinchlorid → 398	3 x 1–2 Sprühstöße 0.1%; Ki. 0.05%; max. 10d (Privinismus)
ggf.	Top. Glukokortikosteroid	→ 747	
evtl.	Analgetikum (analgetisch, antipyretisch)	Paracetamol → 290	10–15mg/kgKG als ED, max. 50mg/kgKG/d

Bakteriell, initial

	Aminopenicillin (Antibiotikum)	Amoxicillin → 217	3 x 0.5–1g/d p.o., Ki. 50–100mg/kgKG/d p.o. in 3ED für 5–7d

Schwere Formen[3]

	Aminopenicillin + Beta-Lactamase-Inhibitor (Antibiotikum)	Amoxicillin + Clavulansäure → 219	2 x 875+125mg/d p.o., 3 x 1.2–2.2g/d i.v., Ki. p.o. laut Beipackzettel 3 x 20–32mg/kgKG/d i.v.
oder	Cephalosporin 2. Gen. (Antibiotikum)	Cefaclor → 225	3 x 0.5g/d p.o., Ki. 30–50mg/kgKG/d in 3ED
		Cefuroxim → 221	3 x 1.5g/d i.v., Ki. 30–100mg/kgKG/d i.v. 3ED
		Cefpodoxim-Proxetil	10mg/kgKG/d für 5–7d
oder	Makrolide (Antibiotikum)	Clarithromycin → 229	2 x 250mg/d p.o., Ki. 2 x7,5mg/kgKG/d p.o.
		Azithromycin → 229	1 x 500mg/d p.o.
oder	Sulfonamid, Folatantagon.	Cotrimoxazol → 235	4 x Erw. 600mg/d p.o.

T 16.11.2 Chronische Otitis media akut exazerbiert

	Gyrasehemmer (Antibiotikum)	Ciprofloxacin → 401	2 x 3–4 Gtt., Cave: Ausschl. Trommelfellperforation
ggf. plus	Gyrasehemmer (Antibiotikum)	Ciprofloxacin → 233	2 x 500mg/d p.o., 2 x 200–400mg/d i.v.
		Levofloxacin → 233	1–2 x 500mg/d p.o./i.v.
oder	Cephalosporin 3. Gen. (Antibiotikum)	Ceftazidim → 222	1–2g i.v. alle 12h, Ki. 15–50mg/kgKG i.v. alle 12h

T 16 HNO – Therapie

T 16.12 Mastoiditis

Akut

	Aminopenicillin + Beta-Lactamase-Inhibitor	Amoxicillin + Clavulansäure → 219	3 x 1.2–2.2g/d i.v., Ki. 3 x 20–32mg/kgKG/d i.v.
oder	Cephalosporin 2. Gen. (Antibiotikum)	Cefuroxim → 221	3 x 1.5g/d i.v., Ki. 30–100mg/kgKG/d i.v. in 3 ED
oder	Cephalosporin 3. Gen. (Antibiotikum)	Ceftriaxon → 222	1–2g/d, Ki. 20–80mg/kgKG/d i.v.
evtl.	Glykopeptid-Antibiotika	Vancomycin → 239	2 x 1g/d i.v., Ki. 4 x 40 mg/kgKG/d

Chronisch

	Gyrasehemmer (Antibiotikum)	Ciprofloxacin → 233	2 x 3–4 Trpf., *Cave:* Ausschl. Trommelfellperforation
ggf. plus	Gyrasehemmer (Antibiotikum)	Ciprofloxacin → 233	2 x 500mg/d p.o., 2 x 200–400mg/d i.v.
		Levofloxacin → 233	1–2 x 500mg/d p.o./i.v.
oder/Ki.	Cephalosporin 3. Gen. (Antibiotikum)	Ceftazidim → 222	1–2g i.v. alle 12h, Ki. 15–50mg/kgKG i.v. alle 12h
oder (Staph. aur.)	Cephalosporin 2. Gen. (Antibiotikum)	Cefaclor → 225	3 x 0.5g/d p.o., Ki. 30–50mg/kgKG/d in 3 ED
		Cefuroxim → 221	3 x 1.5g/d i.v., Ki. 30–100 mg/kgKG/d i.v. 3 ED

T 16.13 M. Menière

Im Anfall

	Antihistaminikum (Hemmg. zentr. Histaminrez. ⇒ antiemetisch)	Dimenhydrinat → 105	1–2 Amp. langsam i.v. oder 200mg p.o. oder 150mg Supp.
ggf.	Schleifendiuretikum (Volumenentlastung bei Labyrinthhydrops)	Furosemid → 42	40mg i.v.

Im Anschluss/Intervall

ggf.	Antihistaminikum (Hemmg. zentr. Histaminrez. ⇒ antiemetisch)	Betahistin → 105	3 x 6–12mg p.o.
ggf.	Glukokortikoid + Rheologika + Plasmaexpander	Siehe Hörsturz → 757	

T 16.14 Hörsturz[6]

	Glukokortikosteroid (antiinflammatorisch, immunsuppressiv)	Prednisolon → 208	d1–3 500mg i.v.
ggf.	Periph. Vasodilatatoren (Purinderivat)	Pentoxifyllin → 69	2 x 600mg/d p.o.
ggf.	Periph. Vasodilatatoren	Naftidrofuryl → 69	3 x 200mg/d p.o.
evtl.	H$_2$-Rezeptor-Blocker	Ranitidin → 92	1 x 150–300mg/d p.o.

[6] AWMF 017-010 Suckfüll M et al. Hörsturz (Akuter idiopathischer sensorineuraler Hörverlust). S.7. Stand 31.01.2014, gültig bis 30.01.2019

T 16.15 Tinnitus aurium[7]

Wie Hörsturz, s.o.

	Glukokortikosteroid	Prednisolon → 208	d1–3 500mg i.v.
ggf.	Periph. Vasodilatatoren (Purinderivat)	Pentoxifyllin → 69	600mg p.o. 2 x/d
evtl.	H$_2$-Rezeptor-Blocker	Ranitidin → 92	1 x 150–300mg/d p.o.

[7] AWMF-Leitlinie Nr. 017/064 der Dt. Gesellschaft für HNO-Heilkunde, Kopf- und Halschirurgie, Stand:28.02.2015

T 16.16 Neuropathia vestibularis[8]

Glukokortikosteroid (antiinflammatorisch, immunsuppressiv)	Prednisolon → 208	d1–3 100mg, d4–6 80mg, d7–9 60mg, d10–12 40mg, d13–15 20mg, d16–18 10mg, d19–21 5mg *(immer p.o.)*
H$_2$-Rezeptor-Blocker	Ranitidin → 92	1 x 150–300mg/d p.o.

[8] Mod. nach: Strupp M, Cnyrim C, Brandt T. Vertigo and dizziness: treatment of benign paroxysmal positioning vertigo, vestibular neuritis and Menière's disease. In: Candelise L, ed. Evidence-based neurology - management of neurological disorders. Oxford: Blackwell Publishing, 2007a:59-69.

T 16 HNO – Therapie

T 16.17 Ideopathische Fazialisparese

	Glukokotikosteroid	Prednisolon → 208	d1-3 250mg, d4-6 200mg i.v., d7-8 150mg, d9-10 100mg i.v., als Kurzinf.; anschließend d11-12 80mg, d13-14 60mg p.o., d15-16 40mg, d17-18 20mg p.o., d19-20 10mg, d21-22 5mg p.o.
	H$_2$-Rezeptor-Blocker	Ranitidin → 92	1 x 150-300mg/d p.o.

T 16.18 Sialadenitis

	Cephalosporin 1. Gen. (Antibiotikum)	Cefalexin → 225	3 x 0.5-1g/d p.o., Ki. 50-100mg/kgKG/d p.o. in 3ED
		Cefadroxil → 225	1g p.o. 2 x/d, Ki. 25-100mg/kgKG/d p.o. in 2 ED
		Cefazolin → 220	0.5-2g i.v. 3 x/d, Ki. 25-100mg/kgKG/d i.v. in 3 ED
oder	Cephalosporin 2. Gen. (Antibiotikum)	Cefaclor → 225	0.5g p.o. 3 x/d, Ki. 30-50mg/kgKG/d p.o. in 3 ED
		Cefuroxim → 221	1.5g i.v. 3 x/d, Ki. 30-100mg/kgKG/d i.v. in 3 ED
evtl.	Anilinderivat (analgetisch, antipyretisch)	Paracetamol → 290	10-15mg/kgKG als ED, max. 50mg/kgKG/d
evtl.	Vitamin C (Speichelfluss ↑)	Ascorbinsäure → 147	bis 500mg/d p.o.

Infektionen 759

T 17 Urologie – Therapie (D. Brodmann)

T 17.1 Infektionen – unkomplizierte, ambulant erworbene Harnwegsinfekte bei Erwachsenen

Harnwegsinfektionen gelten als unkompliziert, wenn keine relevanten funktionellen (z.B. Neurogene Blasenentleerungsstörungen, Schwangerschaft) oder anatomischen (z.B. Harnabflussstörungen, Tumoren, Stein) Anomalien im Harntrakt und keine relevanten Vor- oder Begleiterkrankungen (z.B. Niereninsuffizienz, Störungen der Immunität, Diabetes mellitus mit Stoffwechsel-Entgleisung, Fremdmaterial in den Harnwegen) vorliegen, die Komplikationen einer Harnwegsinfektion begünstigen.

T 17.1.1 Asymptomatische Bakteriurie[1]

Screening und Therapie bei:
- Patienten mit erwartungsgemäß schleimhauttraumatisierenden Intervention am Harntrakt
- Vor transurethralen Prostataresektionen
- Schwangeren ⇒ Dosierung der Antibiotika wie bei Zystitis
- In den ersten 3M nach Nierentransplantation

Screening und Therapie sind nicht empfohlen bei:
- Nicht schwangeren Frauen in der Prämenopause
- Frauen mit Diabetes mellitus und stabiler Stoffwechsellage
- Älteren Personen, die zu Hause leben
- Älteren Personen, die in Heimen leben
- Patienten nach Rückenmarksverletzungen
- Patienten mit Dauerkatheter in situ
- Patienten vor orthopädischen Eingriffen

T 17.1.2 Zystitis[1]

- Gesunde prä- und postmenopausale Frauen
- Diabetiker mit guter Stoffwechsellage
- Ggf. kann eine rein symptomatische Therapie ausreichen

	Epoxid (Antibiose)	Fosfomycin → 244	3000mg einmalig
oder	Nitrofurantoinderivate (Antibiose)	Nitrofurantoin → 244	4 x 50mg/d oder 2 x 100mg RT/d für 5-7d
oder	Hydroxychinolin-Derivat	Nitroxolin	2 x 250mg/d für 5d
oder	Betalactam-Antibiotikum	Pivmecillinam	2-3 x 400mg/d für 3d
2. Wahl	Gyrasehemmer (Antibiose)	Ciprofloxacin → 233	2 x 250mg/d oder 1 x 500mg RT/d für 3d
oder		Levofloxacin → 233	1 x 250mg/d für 3d
oder		Norfloxacin → 232	2 x 400mg/d für 3d
oder		Ofloxacin → 233	2 x 200mg/d für 3d

2. Wahl	Cephalosporin 3. Gen. (Antibiose)	Cefpodoxim → 226	2 x 100mg/d für 3d
oder evtl.	Folatantag. + p-Aminobenzoesäureantagonist Nur wenn die lokale Resistenzsituation es zulässt	Cotrimoxazol → 235	2 x 160+800mg/d für 3d

Diabetiker mit komplizierenden Faktoren (hypo- oder hyperglykämischen Entgleisungen, metab. Syndrom/Insulinresistenz, Dauerkatheter oder Restharnbildung, diabetischer Nephropathie, Makroangiopathie)
⇒ Immer Urinkultur, ggf. stationäre Behandlung bei Neigung zu Blutzucker-Entgleisungen; CAVE hohes Risiko für MRSA u. ESBL durch meist viele vorangegangene Antibiotikatherapien.

Junge gesunde Männer (urologische Untersuchung bei fieberhaften Harnwegsinfekten, Rezidiven, vermuteten komplizierenden Faktoren: Prostatitis? Obstruktion?), immer Urinkultur, immer Urethritisdiagnostik (Therapie siehe unter Mycoplasmen → 656, Chlamydien → 651, Neisserien → 652, Candida → 651, Trichomonas → 657)

	Gyrasehemmer (Antibiose)	Ciprofloxacin → 233	2 x 250mg/d oder 1 x 500mg RT/d für 3d
oder		Levofloxacin → 233	1 x 250mg/d für 3d
oder		Norfloxacin → 232	2 x 400mg/d für 3d
oder		Ofloxacin → 233	2 x 200mg/d für 3d
oder	Cephalosporin 3. Gen.	Cefpodoxim → 226	2 x 100mg/d für 3d
oder evtl.	Folatantag. + p-Aminobenzoesäureantagonist Nur wenn die lokale Resistenzsituation es zulässt	Cotrimoxazol → 235	2 x 160+800mg/d für 3d

Schwangere ⇒ immer Urinkultur, Therapie nach Antibiogramm, Erfolgskontr. mittels Urinkultur

	Epoxid (Antibiose)	Fosfomycin → 244	3000mg einmalig
oder	Aminopenicillin (Antibiose)	Amoxicillin → 217	3 x 0.5-1g/d p.o.
oder	Cephalosporin 3. Gen.	Cefpodoxim → 226	2 x 100mg/d für 3d
oder	Cephalosporin 2. Gen.	Cefuroxim-Axetil → 221	2 x 500mg/d p.o. für 7d

Rezidivierende bakterielle Zystitis (Frauen, Zystitis > 2 x in 6M oder 3 x/Jahr)[1]

Allgemeine Maßnahmen zur Prophylaxe:
- Sorgfältige, aber keine übertriebene Intimhygiene
- Ausreichende Flüssigkeitszufuhr (2-3l/d, wenn keine Kontraindikationen)
- Häufiges Wasserlassen
- Vollständige Entleerung der Blase beim Toilettengang
- Nach dem Geschlechtsverkehr Blase entleeren
- Kälte und Feuchtigkeit im Unterleibsbereich, an Flanken und Füßen vermeiden
- Eventuell Nahrungsergänzungsmittel Cranberry-Saft oder Tabletten
- Mit probiotischen Bakterien fermentierte Milchprodukte in die Ernährung integrieren

Infektionen

Spezielle Maßnahmen:
- Bei postmenopausalen Frauen sollte vor Antibiotikaprophylaxe eine vaginale Östrogenbehandlung mit 0,5mg Estriol/d erfolgen
- Bei Gebrauch von Spermiziden: alternative Verhütungsmethode anwenden
- Bei Harnwegsinfekten in Zusammenhang mit Geschlechtsverkehr: postkoitale Gabe von jeweils einmalig 50 oder 100mg Nitrofurantoin oder Cotrimoxazol 40/200mg oder 80/400mg oder als 2. Wahl bei Resistenzen gegen vorherige Substanzen: Cefalexin 125 oder 250mg oder Norfloxacin 200mg oder Ofloxacin 100mg (Auswahl nach Keimspektrum)

	Bakterium E. coli (Immunmodulation)	UroVaxom® (OM-89)	1 Kps./d für 3M
oder	(Immunmodulation)	StroVac®	Grundimmunisierung: 1 Amp./W tief i.m. über 3W, Auffrischg.: 1 x 1 Amp. n. 1J
oder		Mannose (OTC)	d1-3: 3 x 2g/d, d4-5: 2 x 2g/d; **Pro.:** 1 x 2g/d
oder	Meerrettichwurzel + Kapuzinerkresse	Angocin® Anti-Infekt N	2 x 1 Tbl./d

Evtl. Dauerprophylaxe

	Folatantagonist + p-Aminobenzoesäure-Antagonist (Antibiose)	Cotrimoxazol → 235	2 x 160+800mg/d p.o. für mind. 7d bzw. 1 x 40+200mg als Langzeitther. (bis 6M) und Prophylaxe
oder	Nitrofurantoinderivate	Nitrofurantoin → 244	1 x 50-100mg/d p.o. (für 6M bei Langzeittherapie)

Alternativ bei rezidivierenden bakteriellen Zystitiden: intermittierende Selbsttherapie wie bei akuter Zystitis für 3d bei ersten Symptomen, mehrmals im Jahr.

Bei Männern: Bei rezid. Harnwegsinfekten Prostatitis und komplizierende Faktoren suchen.

T 17.1.3 Pyelonephritis

Unkomplizierte Pyelonephritis (ohne Übelkeit, Erbrechen, Kreislaufinstabilität), orale Ther.[1, 2]

- Gesunde prä- und postmenopausale Frauen
- Diabetiker mit guter Stoffwechsellage
- Immer Sonographie der Harnwege, immer Urinkultur und Antibiogramm

	Cephalosporin 3. Gen. (Antibiose)	Cefpodoxim → 226	2 x 200mg/d für 10d
oder	Gyrasehemmer (Antibiose)	Ciprofloxacin → 233	2 x 500mg p.o. oder 1 x 1g/d für 5-10d
oder		Levofloxacin → 233	1 x 250-500mg p.o. f. 5-10d

Diabetiker mit komplizierenden Faktoren (hypo- oder hyperglykämische Entgleisungen, metab. Insuffizienz/Insulinresistenz, Dauerkatheter oder Restharnbildung, diabetische Nephropathie, Makroangiopathie) ⇒ immer Urinkultur, ggf. stat. Behandlung bei Neigung zu Entgleisungen; hohes Risiko f. MRSA u. ESBL durch meist viele vorangegangene Antibiotikatherapien beachten.

T 17 Urologie – Therapie

Junge gesunde Männer ⇒ immer Sonographie der Harnwege und Urinkultur (urologische Untersuchung bei fieberhaften Harnwegsinfekten, Rezidiven, vermuteten komplizierenden Faktoren: Prostatitis? Obstruktion?)

	Gyrasehemmer (Antibiose)	Ciprofloxacin → 233	2 x 500-750mg/d für 10d
oder		Levofloxacin → 233	1 x 750mg RT/d für 5d
oder	**Cephalosporin 3. Gen.** (Antibiose)	Cefpodoxim → 226	2 x 200mg/d für 10d
oder		Ceftibuten → 226	1 x 400mg/d für 7-14d

Schwangere ⇒ immer Urinkultur und Therapie nach Antibiogramm; immer stationär und initial i.v.; Medikamente und Dosierung → s. komplizierte Pyelonephritis

Komplizierte Pyelonephritis und Urosepsis (Übelkeit, Erbrechen, Kreislaufinstabilität)[2]

- Stationäre Behandlung
- Initiale intravenöse Therapie
- Rascher Ausschluss komplizierender Faktoren (Obstruktion, Abszess etc.)
- Immer Urinkultur/Antibiogramm
- Für die initiale Therapie auch die Resistenzlage der eigenen Einrichtung beachten
- Nach klin. Besserung auf orale Therapie umstellen (nach Resistogramm, Dosierung wie unkomplizierte Pyelonephritis)
- Gesamttherapiedauer 5-14 Tage

Standard-Keimspektrum-Regime

	Gyrasehemmer (Antibiose)	Ciprofloxacin → 233	2-3 x 400mg/d i.v.
oder		Levofloxacin → 233	1 x 750mg/d i.v.
oder	**Cephalosporin 3. Gen.** (Antibiose)	Ceftriaxon → 222	1 x (1-)2g/d i.v.
oder	**Acylaminopenicillin + Beta-Lactamase-Inhibitor** (Antibiose)	Piperacillin + Tazobactam → 220	3 x 4.5g/d i.v.
oder 2. W.	**Cephalosporin + Beta-Lactamase-Inhibitor** (Antibiose)	Ceftolozan + Tazobactam → 224	3 x 1.5g/d i.v.
oder 2. W.		Ceftazidim + Avibactam → 224	3 x 2.5g/d i.v.

Schwer kranker Patient, vermutete Obstruktion, Risikofaktoren für Multi-Drug-Resistente gramnegative Infektion

	Carbapenem (Antibiose)	Meropenem → 237	3 x 1g/d i.v.
oder		Imipenem + Cilastatin → 238	3 x 1g + 1g/d i.v.
plus	**Aminoglycosid** (Antibiose)	Vancomycin → 239	2 x 15mg/kgKG/d i.v. (Spiegelbestimmung)
oder	**Lipopeptid** (Antibiose)	Daptomycin → 240	1 x 6mg/kgKG/d i.v.
oder	**Oxazolidinon** (Antibiose)	Linezolid → 241	2 x 600mg i.v.

Diabetiker mit komplizierenden Faktoren (hypo- oder hyperglykämische Entgleisungen, metab. Syndrom/ Insulinresistenz, Dauerkatheter oder Restharnbildung, diabetischer Nephropathie, Makroangiopathie) ⇒ immer Urinkultur, ggf. stationäre Behandlung bei Neigung zu Entgleisungen; hohes Risiko für MRSA u. ESBL durch meist viele vorangegangene Antibiotikatherapien beachten. Beachte Abszedierungen u. emphysematöse Pyelonephritis (Klebsiella spp., Proteus spp., E. coli).

Schwangere

	Cephalosporin 3. Gen.	Cefotaxim → 222	3 x 2g/d i.v.
oder		Ceftriaxon → 222	1 x (1-)2g/d i.v.
oder		Cefepim → 223	2 x (1-)2g/d i.v.
oder		Ceftazidim → 222	3 x (1-)2g/d i.v.

Wenn für mindestens 48h entfiebert, Umstellung auf orale Antibiose nach Antibiogramm

[1] AWMF 043-044 Epidemiologie, Diagnostik, Therapie, Prävention und Management unkomplizierter, bakterieller, ambulant erworbener Harnwegsinfektionen bei erwachsenen Patienten. Stand 30.4.2017, gültig bis 29.04.2022.
[2] Recherche UpToDate 5/2018

T 17.1.4 Besondere Umstände und Patientengruppen

Zystitis bei Dauerkatheterträgern[2]

- Keine Therapie bei asymptomatischer Bakteriurie (außer vor urologischen Eingriffen mit Schleimhautverletzung)
- Es gibt keine empfohlene Initialtherapie. Wann immer möglich, Therapie nach Antibiogramm. Wenn noch nicht vorhanden, Initialtherapie nach Gramfärbung, vorherigem Antibiogramm/ Kulturen, Resistenzlage des Hauses
- Wenn möglich, Katheter entfernen (evtl. intermittierend Einmalkatheterisierung); sonst, zumindest bei schweren Infekten, Katheter mit Beginn der Antibiose wechseln
- Therapiedauer jeweils 7-14d

Je nach Schweregrad der Erkrankung Initialther. wie komplizierte Pyelonephritis (→ 762)

Patienten mit Zystennieren[2]

- Möglich sind Pyelonephritis (Urinstix und Urinkultur positiv) oder infizierte Zyste (Urinstix und -kultur (häufig negativ) oder beides; Antibiose so wählen, dass auch Zysten penetriert werden
- Immer Blutkultur und Urinkultur
- Therapiedauer: Pyelonephritis 10-14d, infizierte Zysten 4-6W (ggf. chirurgische Therapie)
- Bei mangelndem Ansprechen innerhalb von 5-7d an perinephritischen Abszess denken
- Nach Erhalt des Antibiogramm Therapie anpassen

	Gyrasehemmer	Ciprofloxacin → 233	2 x 400mg/d i.v.
Bei hoher Rate an Fluorchinolonresistenz			
oder	Cephalosporin 3. Gen.	Cefotaxim → 222	2 x 1-2g i.v.
oder	Aminobenzylpenicillin	Ampicillin → 217	4 x 1-2g i.v.
plus	Aminoglykosid	Gentamicin → 231	1.5mg/kgKG 3 x/d i.v.
	Cave: Niereninsuffizienz → Spiegelkontrolle		

T 17 Urologie – Therapie

T 17.1.5 Sexuell übertragbare Erkrankungen mit Urethritis

Mycoplasmen → 656, Chlamydien → 651, Neisserien → 652, Candida → 651, Trichom. → 657

T 17.1.6 Prostatitis [2, 3]

Allgemeine Therapie

evtl.	**Alphablocker**		*bei Restharn*
evtl.	**Arylessigsäurederivat, Cyclooxygenasehemmer** (Schleimhautödem ↓).	Diclofenac → 199	*1-3 x 50mg/d p.o., rekt., 1 x 100mg/d (ret.) p.o., 1 x 75mg i.m. (bei Bedarf)*

Akute bakterielle Prostatitis

- Meist stat. Behandlung, ini parenterale empirische Antibiotikatherapie, Antibiose bis zu 6W
- Blutkulturen und Urinkulturen
- Wenn indiziert, suprapubische Harnableitung
- Prostataabszess ab 1cm/über 1W persistierend ggf. interventionell behandeln

	Gyrasehemmer (Antibiose)	Ciprofloxacin → 233	*2 x 400mg/d i.v. oder 2 x 500mg/d p.o.*
oder		Levofloxacin → 233	*1 x 500mg/d p.o.*
oder	**Folatantag. + p-Amino-benzoesäure-Antagonist**	Cotrimoxazol → 235	*2 x 160+800mg/d p.o.*
oder	**Acylaminopenicillin + Beta-Lactamase-Inhibitor** → 220	Piperacillin + Tazobactam	*3 x 4,5g/d*
oder	**Cephalosporin 3. Gen.**	Ceftriaxon → 222	*1 x 2g/d i.v.*
oder	**Aminobenzylpenicillin**	Ampicillin → 217	*3-4 x 0.5-2g/d i.v.*
evtl. +	**Aminoglykosid** (Antibiose)	Gentamicin → 231	*5mg/kgKG/d i.v. (Spiegelbestimmung)*
oder		Tobramycin → 232	*5mg/kgKG/d i.v.*

Umstellen auf orale Therapie je nach Resistenzlage

Chronische bakterielle Prostatitis

	Gyrasehemmer	Ciprofloxacin → 233	*2 x 500mg/d p.o. für 6W oder länger*
oder		Levofloxacin → 233	*1 x 500mg/d p.o. für 6W oder länger*
oder	**Folatantag. + p-Amino-benzoesäure-Antagonist**	Cotrimoxazol → 235	*2 x 160+800mg/d p.o. für 3M (wenn sensibel)*

Behandlungsrefraktäre Patienten:

- Intermittierende Behandlung akuter symptomatischer Zystitiden
- Radikale TURP oder einfache Prostatektomie (Ultima Ratio)
- Chlamydieninfekt möglich? s. Kap. T 9.10.3

Chronische abakterielle Prostatitis, chronisches Beckensyndrom

- **Alphablocker-Therapie** für neu diagnostizierte, Alphablocker-naïve Pat. (s. BPH, Therapieversuch mind. 6M)
- **Antimikrobielle Therapie** für neu diagnostizierte, Antibiotika-naïve Pat. (s. chronische bakterielle Prostatitis)
- Multimodale symptomatische Therapie

[3] Florian ME et al., Prostatitis und männliches Beckenschmerzsyndrom, Diagnostik und Therapie. Dtsch Arztebl Int 2009; 106(11):175-183.

T 17.1.7 Epididymitis[4]

Symptomatische Therapie
- Antiphlogistisch
- Warme Kompressen
- Bettruhe
- Hoden hochbinden/Hodenbänkchen
- Sexuelle Enthaltsamkeit
- Wenn keine Besserung auf Therapie: erwäge Tbc

Sexuell aktive junge Männer

Vorwiegend Chlamydia trachomatis 60-70%; Neisseria gonorrhoea → 652

	Makrolid (Antibiose)	Azithromycin → 229	1 x 1.5g einmalig
oder	Gyrasehemmer (Antibiose)	Ofloxacin → 233	2 x 300mg p.o. für 10d

Wenn Gonokokken vermutet oder nachgewiesen, zusätzlich

	Cephalosporin 3. Gen.	Ceftriaxon → 222	1 x 250mg i.m. einmalig
plus	Makrolid (Antibiose)	Azithromycin → 229	1 x 1.5g einmalig
oder	Tetracyclin (Antibiose)	Doxycyclin → 227	2 x 100mg p.o. für 10d

Wahrscheinlich durch enterische Keime verursacht (Analverkehr, ältere Männer)

	Gyrasehemmer (Antibiose)	Levofloxacin → 233	1 x 500mg p.o. für 10d
oder		Ofloxacin → 233	2 x 300mg p.o. für 10d

[4] Schott F, Therapieleitfaden für das akute Skrotum, UroNews 2018, 42-48

T 17.1.8 Salpingitis, Endometritis, Tuboovarialabszess → 772

T 17.2 Nierensteine

T 17.2.1 Nieren-/Ureterkolik[5]

Schmerztherapie

	Pyrazolonderivat	Metamizol → 201	ini 2g i.v., max. 6g/d
evtl.	Arylessigsäurederivat, Cyclooxygenasehemmer (antiphlogistisch, analget., Schleimhautödem ↓)	Diclofenac → 199	1-3 x 50mg/d p.o., rekt., 1 x 100mg/d (ret.) p.o.
		Cave bei erhöhten Retentionswerten	
	Opioid (Analgesie)	z.B. Hydromorphon → 283	Dosierung je nach Schmerz

T 17 Urologie – Therapie

Medikamentöser Versuch einer Mobilisation der Steine, Koliken reduzieren

Nur bei kleinen Steinen

evtl.	MET (medical expulsive ther., Relaxation d. Uretermuskulatur, Stein < 5mm, off label)	Tamsulosin → 405	0.4mg 1 x/d
		Nifedipin → 31	10-20mg ret 2 x/d (Cave Blutdruck)

Trinken nach Durst, keine Schwemmtherapie, Ther. einer Harnwegsinfektion, Stein entfernen

T 17.2.2 Nephrolithiasis[5]

- **Steinanalyse bei jeder neuen Steinepisode**
- **Allgemeine Therapie**
  - Trinkmenge 2,5–3l/d gleichmäßig über den Tag verteilt bzw. Harnvolumen 2–2,5l/d
  - Harn-pH-neutrale Getränke (z. B. Wasser, Tee, Apfelschorle)
  - Harndichte < 1.010
  - Kalziumzufuhr 1000–1200mg/d
  - Ausgewogene Ernährung, ballaststoffreich, vegatibel, oxalatarm
  - Kochsalzzufuhr < 6g/d, Eiweißzufuhr 0.6-1g/kg KG
  - BMI-Ziel 18–25kg/m^2
  - Adäquate körperliche Bewegung
  - Ausgleich hoher Flüssigkeitsverluste
- **Zusätzliche Maßnahmen je nach Steinart und Rezidivrisiko**

Ammoniumuratsteine

- Infekt suchen und behandeln
- Purinarme Diät

plus	**Harnansäuerung** (Litholyse)	Methionin → 411	3 x 500–1000mg/d p.o.; Urin-pH 5.6-6.2, BGA-Kontr.
evtl. plus	**Xanthinoxidasehemmer** (Harnsäuresynthesehemmer)	Allopurinol → 130	1 x 100–300mg/d p.o.

Infektsteine (Struvit, Magnesium-Ammonium-Phosphatsteine)

Infektquelle sanieren; Ziel: komplette Steinfreiheit

evtl.	**Harnansäuerung** (Litholyse)	Methionin → 411	3 x 500–1000mg/d p.o.; Urin-pH 5.6-6.2, BGA-Kontr.

Kalziumoxalatsteine

- Keine Kalziumrestriktion, 800mg/d aus Milchprodukten
- Oxalatreduzierte Ernährung
- Kalziumzufuhr mit den Mahlzeiten, um Hyperoxalurie zu vermeiden
- Fleischprotein- und salzreduzierte Kost

Hyperkalzurie

	Harnalkalisierer (Litholyse)	Alkali-Zitrat	9–12g/d p.o.; Urin-pH 6.2-6.8; Cave: Kaliumbelastung
oder		Natriumbicarbonat	3 x 1.5g/d p.o.; Urin-pH 6.2-6.8
evtl. +	**Thiaziddiuretikum**	Hydrochlorothiazid → 43	25–50mg/d p.o.

Nierensteine

Hypozitraturie			
	Harnalkalisierer (Litholyse)	Alkali-Zitrat	9-12g/d p.o.; Urin-pH 6.2-6.8; Cave: Kaliumbelastung
Hyperoxalurie			
	Oxalatarme Ernährung		
		Kalzium → 297	> 500mg/d p.o. zu den Mahlzeiten
		Magnesium → 297	200-400mg/d p.o. zu den Mahlzeiten
Hyperurikosurie			
Purinarme Ernährung			
	Harnalkalisierer (Litholyse)	Alkali-Zitrat	9-12g/d p.o.; Urin-pH 6.2-6.8; Cave: Kaliumbelastung
oder		Natriumbicarbonat	3 x 1.5g/d p.o.; Urin-pH 6.2-6.8
plus	Xanthinoxidasehemmer (Harnsäuresynthesehemmer)	Allopurinol → 130	1 x 100-300mg/d p.o. bei Hyperurikosurie
Hypomagnesiurie			
		Magnesium → 297	200-400mg/d p.o. zu den Mahlzeiten
Primäre Hyperoxalurie			
Trinkmenge > 3000ml/d, normale Kalziumzufuhr			
	Harnalkalisierer (Litholyse)	Alkali-Zitrat	9-12g/d p.o.; Urin-pH 6.2-6.8; Cave: Kaliumbelastung
		Magnesium → 297	200-400mg/d p.o. zu den Mahlzeiten
	Vitamine	Pyridoxin (Vit. B_6) → 147	5-20mg/kg KG/d (Beginn mit 300mg/d) p.o.
Kalziumphosphatsteine			
Hyperkalzurie			
	Harnalkalisierer (Litholyse)	Alkali-Zitrat	9-12g/d p.o.; Urin-pH 6.2-6.8; Cave: Kaliumbelastung
evtl. +	Thiaziddiuretikum	Hydrochlorothiazid → 43	25-50mg/d p.o.
Urin-pH > 5.8	Harnansäuerung (Litholyse)	Methionin → 411	3 x 500-1000mg/d p.o.; Urin-pH auf 5.6-6.2, BGA-Kontrollen

T 17 Urologie – Therapie

Uratsteine

Purinarme Diät

plus	Xanthinoxidasehemmer (Harnsäuresynthesehemmer)	Allopurinol → 130	1 x 100–300 mg/d p.o.
evtl.	Harnkalisierer (Litholyse)	Alkali-Zitrat	9–12 g/d p.o.; Urin-pH 6.2–6.8; Cave: Kaliumbelastung
		Natriumbicarbonat	3 x 1.5 g/d p.o.; Urin-pH 6.2–6.8 (teurer)

Zystinsteine

- Urinmenge mindestens > 3500 ml/24h, gleichmäßig über 24h verteilen
- Möglichst harnneutrale und alkalisierende Getränke
- Urin-pH-Optimum 7.5–8.5

	Harnkalisierer (Litholyse)	Alkali-Zitrat	9–12 g/d p.o.; Urin-pH > 7,5; Cave: Kaliumbelastung
oder		Natriumbicarbonat	3 x 1.5 g/d p.o.; Urin-pH auf > 7,5 (teurer)
	Reduzierende Wirkung (Verhältnis Zystin/Zystein ↓, Zystein besser löslich)	Ascorbinsäure-Brausetbl. → 147	3–5 g/d p.o.
evtl. plus		Tiopronin → 436	ini 250 mg, max. 1–2 g/d (bei Zystinausscheidg. > 3–3.5 mmol/l)

[5] AWMF 043-025 Urolithiasis: Diagnostik, Therapie und Metaphylaxe; Stand 10.3.2015, gültig bis 31.03.2018 (wird zur Zeit überarbeitet)

T 17.3 Benigne noduläre Prostatahyperplasie[6, 7]

evtl.	Pflanzliches Sterin (Miktionserleichterung)	Beta-Sitosterin → 405	3 x 1–2 Tbl./d p.o. (evtl. Langzeittherapie)
evtl.	Pflanzlich (Miktionserleichterung)	Sägezahnpalmextrakt	3 x 1 Kps./d p.o. (evtl. Langzeittherapie)

- Moderate bis schwere LUTS (Lower Urinary Tract Symptoms)
- Nebenerkrankungen beachten
- Bei gleichzeitiger (schlecht eingestellter) Hypertonie Doxazosin bevorzugen

evtl.	Prostataselektiver Alpha-1-Blocker (Miktionserleichterung)	Alfuzosin → 405	1–3 x 2.5 mg/d p.o. (evtl. Langzeittherapie)
		Doxazosin → 33	1 x 1–4 mg/d p.o.
		Tamsulosin → 405	1 x 0.4 mg/d (ret) p.o.
		Terazosin → 405	1 x 5–10 mg p.o.

Inkontinenz

Bei zusätzlichen Symptomen der hyperaktiven Blase (ohne Obstruktion)

evtl.	Muskarinrezeptor-antagonist (Detrusorhyperaktivität ↓)	Oxybutynin → 403	2-3 x 5mg/d p.o.
		Darifenacin	1 x 7,5-15mg/d p.o.
		Fesoterodin	1 x 4-8mg/d p.o.
		Propiverin → 404	2-3 x 15mg/d oder 1 x 30mg/d p.o.
		Tolterodin → 404	2 x 1-2mg/d oder 1 x 4mg/d p.o.
		Trospiumchlorid → 404	2-3 x 10-15mg/d oder 1 x 60mg/d p.o.

Wenn Prosatagröße > 30g und/oder PSA >1.4 ng/ml

evtl.	5-alpha-Reduktasehemmer (Hyperplasie ↓)	Finasterid → 405	1 x 5mg/d p.o. (evtl. Langzeittherapie)

Ggf. versuchen (off Label)

	PDE5-Hemmer	Tadalafil → 407	5mg/d p.o.

[6] Lower urinary tract symptoms. The management of lower urinary tract symptoms in men. London (UK): National Institute for Health and Clinical Excellence (NICE); 2010 May. 34 p. (Clinical guideline; no. 97).
[7] AWMF 043-035 Therapie des benignen Prostatasyndroms; Stand: 11/2014, gültig bis 12/2017 (wird zur Zeit überarbeitet)

T 17.4 Inkontinenz[8, 9, 10]

T 17.4.1 Stressinkontinenz[9]

- Normalgewicht anstreben
- Beckenbodentraining mit/ohne Biofeedback und Elektrostimulationsbehandlung
- Vaginalkonen, evtl. OP
- Bei postmenopausalen Frauen (mit Atrophie der Vaginalschleimhaut) lokale Östrogentherapie erwägen

evtl.	Serotonin-Noradrenalin-Reuptake-Inhibitoren	Duloxetin → 342	1 x 60mg/d p.o.

T 17.4.2 Dranginkontinenz (Urgeinkontinenz), überaktive Blase[8, 9]

- Physiotherapie (Beckenbodentraining)
- Bei postmenopausalen Frauen lokale Östrogentherapie erwägen
- Harnwegsinfekt ausschließen oder behandeln
- Große Restharnmengen ausschließen oder behandeln
- Ggf. Botulinumtoxininjektionen in die Blasenwand

T 17 Urologie – Therapie

	Parasympatholytikum (Hemmung der Detrusorhyperaktivität)	Oxybutynin → 403	2-3 x 5mg/d p.o.; TTS 36mg alle 3-4d
oder		Tolterodin → 404	2 x 2mg/d p.o.
oder evtl.	Spasmoanalgetikum (Detrusorhyperaktivität ↓)	Flavoxat → 403	3-4 x 200mg/d p.o.
evtl.	Trizykl. Antidepressivum (Modulation Harndranggefühl)	Imipramin → 337	ini 25-75mg/d p.o., Erh.Dos. 50-100mg/d p.o.

[8] AWMF 015-005 Belastungsinkontinenz der Frau; 7/2013, gültig bis 7/2018
[9] AWMF 084/001 Harninkontinenz bei geriatrischen Patienten, Diagnostik u. Therapie; Stand 4/2016, gültig bis 1/2019
[10] Becher KF; Pharmakotherapie der Harninkontinenz im Alter; Der Internist 57:390-398; Springer Verlag 2016

T 17.5 Erektile Dysfunktion[11, 12]

- Identifikation und Therapie behandelbarer Ursachen
- Ausschluß/Therapie eines Testosteronmangelsyndroms
- Evaluation möglicher Medikamentennebenwirkungen
- Lebensstiländerung und Modifikation aller kardiovaskulären Risikofaktoren
- Instruktion und Beratung für Patienten und Partner

evtl.	PDE-5-Inhibitor	Sildenafil → 406	50mg 1h vor Geschlechtsverkehr (25-100mg)
oder		Vardenafil → 407	10mg 25-60min vor dem Geschlechtsverk. (5-20mg)
oder		Tadalafil → 407	10mg 30min vor Geschlechtsverk. (5-20mg)
oder		Avanafil → 406	100mg 15-30min vor Geschlechtsverk. (50-200mg)

Alle PDE-5-Inhibitoren:
- Einnahme maximal 1 x/d
- KI: gleichz. Einnahme nitrathaltiger Medik. (Nitrate), NO-Donatoren (Molsidomin), Amylnitrit
- Ausreichende Rekonvaleszenz nach kardiovask. Eingriffen abwarten (MI, Schlaganfall)
- Für die Wirksamkeit der Medikamente ist eine sexuelle Stimulation notwendig

Weitere Therapieoptionen: Vakuumpumpensysteme, Schwellkörperautoinjektionstherapie (SKAT), intraurethrale Applikation von Prostaglandin E1 (MUSE), Penisimplantate

[11] Leiber C: Erektile Dysfunktion Aktuelle Diagnostik und Therapie; Der Urologe 2017. 56:519-529
[12] Trottmann M: Erektile Dysfunktion – Update 2018; UroNews 2018. 22:48-56

T 18 Gynäkologie – Therapie (H. Veldink)

T 18.1 Mastopathie

	Gestagen (Milchgangbeeinflussung, lokale Progesteron-applikation)	Progesteron → 414	2.5g/d Salbe auf jede Brust (jeweils 10.-25. Zyklustag)
		Dydrogesteron → 416	5-10mg/d p.o. (jeweils 16.-25. Zyklustag)
		Medrogeston	
	Gestagenbetonte Ovulationshemmer	Kombinationspräparat → 422	s. Pck. Beil.

T 18.2 Mastodynie

	Pflanzliches Präparat	Mastodynon	2 x 30 Gtt./d (mind. 3M)
	Gestagen (wirkt auf Milchgang, lokale Applikation)	Progesteron → 414	2.5g/d Salbe auf jede Brust (jeweils 10.-25. Zyklustag)
	Gestagen (wirkt auf Milchgang, systemische Appl.)	Dydrogesteron → 416	5-10mg/d p.o. (jeweils 16.-25. Zyklustag)
evtl.	Minipille	Levonorgestrel → 425 Desogestrel → 425	s. Pck. Beil. (1 x/d p.o.)

T 18.3 Prämenstruelles Syndrom

	Pflanzliches Präparat	Mastodynon	2 x 30 Trpf./d
	Gestagen (systemisch)	Medrogeston	5mg/d p.o. (jeweils 15.-25. Zyklustag)

T 18.4 Endometriose

	Gestagen	Hydroxyprogesteron-derivate	100mg/d p.o. (3-6M); ggf. bei Zwischenblutungen Dosis steigern
		Nortestosteron-abkömmlinge	5mg/d p.o. (6-12M)
		Medrogeston	5.25mg/d p.o.
	LH-RH-Agonist (Down-Regulation hypophysärer Rezeptoren ⇒ Hormone ↓)	Leuprorelin → 421	3.75mg alle 4W s.c./i.m. für 3-6M, ggf. Add-back mit Tibolon (Liviella); ggf. Östrogene (½ Dosis d. HRT)
		Goserelin → 421	3.6mg s.c. alle 4W
		Nafarelin	1-2 Sprühstöße nasal 2 x/d

T 18 Gynäkologie – Therapie

	Kontrazeptivum plus Norethisteronderivat (ohne androg. Partialwirkg.)	v.a. dienogesthaltiges Kontrazeptivum	s. Pck. Beil.
	Minipille	Levonorgestrel → 425 Desogestrel → 425	s. Pck. Beil. (1 x/d p.o.)
	Gestagen lokal (IUD)	Levonorgestrel → 426	52mg (bis 5J)

T 18.5 Vulvadystrophie

Lichen sclerosus

	Östrogen lokal	Estriol-Salbe → 414	1 x/d auf betroffene Stellen auftragen (auch bei Ki.)
	Kortikoide (lokal)	Dexamethason → 368 Clobetasol → 368	2 x/d für 3M auftragen; langsam ausschleichen
evtl. +	Lokal pflegende Externa	Deumavan Vaseline	1–2 x/d konsequent auftr.

Plattenepithelhyperplasie (squamöse Zellhyperplasie)

	Kortikoid (lokal)	Hydrokortison → 368	2 x/d einige W auftragen
evtl. +	Lokal pflegende Externa	Deumavan Vaseline	1–2 x/d konsequent auftr.

T 18.6 Vulvovaginitis

Allgemeine Therapie

	Epithelisierungsmittel (Mukosaschutz/-pflege)	Dexpanthenol	nach Bedarf

Bakterielle Vaginose → 650; Herpes genitalis → 653; Candida → 651; Trichomonas → 657

T 18.7 Zervizitis

Chlamydien → 651; Gonokokken → 652; H. genitalis → 653

T 18.8 Salpingitis, Endometritis, Tuboovarialabszess

Bei unzureichendem Erfolg der chirurgischen Therapie

	Cephalosporin Gr. 5	Cefoxitin	3 x 1-2g i.v. für 4d
plus	Tetracyclin (Antibiose)	Doxycyclin → 227	2 x 100mg i.v. für 14d
	Aminopenicillin + Beta-Laktamase-Inhibitor	Ampicillin + Sulbactam → 219	4 x 3g/d i.v.
plus	Tetracyclin (Antibiose)	Doxycyclin → 227	2 x 100mg i.v.
	Lincosamide (Antibiose)	Clindamycin → 231	3 x 900mg i.v.
plus	Aminoglykosid (Antibiose)	Gentamicin → 231	ini 2mg/kg i.v., dann 3 x 1.5mg/d

Pelvic inflammatory disease 773

T 18.9 Pelvic inflammatory disease (PID), bakterielle Infekte

Ambulant

	Cephalosporine	Cefoxitin	2g i.m. einmalig
		Ceftriaxon → 222	250mg i.m. einmalig
		Cefadroxil → 225	3 x 1g/d p.o. (10d)
plus	Tetracyclin	Doxycyclin → 227	2 x 100mg/d p.o. (10–14d)
oder plus	Makrolid	Clarithromycin → 229	2 x 250–500mg/d p.o. (7-10d)
		Roxithromycin → 230	2 x 150mg/d (7-10d)
	Chinolone	Ciprofloxacin → 233	2 x 500mg p.o./d (10d)
		Levofloxacin → 233	1–2 x 250-500mg p.o./i.v.
plus	Nitroimidazol	Metronidazol → 236	2 x 400mg/d p.o. (10d)

Stationär

	Breitbandpenicillin + Penicillinaseinhibitor	Ampicillin + Sulbactam → 218	3 x 3g/d i.v. (10d)
		Amoxicillin + Clavulansäure → 219	3–4 x 1.2g/d i.v. bis 3 x 2.2g/d i.v. 10d)
oder	Cephalosporine	Ceftriaxon → 222	1 x 1-2g i.v.
plus	Tetracyclin	Doxycyclin → 227	4 x 600mg/d i.v. (10d)
plus	Nitroimidazol	Metronidazol → 236	2-3 x 500mg i.v.
oder plus	Chinolone	Ciprofloxacin → 233	2 x 200-400mg i.v. (10d)
		Levofloxacin → 233	1–2 x 250-500mg p.o./i.v. (10d)
oder plus	Makrolid	Clarithromycin → 229	2 x 250–2 x 500mg/d p.o. (7-10d)
		Roxithromycin → 230	2 x 150mg/d (7-10d)

T 18.10 EPH-Gestose

T 18.10.1 Allgemeinmaßnahmen

erst	Körperliche Schonung, ausgewogene Ernährung		
evtl.	Bettruhe (evtl. stationäre Aufnahme zur Observanz)		
evtl.	Salicylat (bei vorangegangener Gestose/Präklampsie)	Acetylsalizylsäure → 196	100mg/d p.o. bei positiver Gestose-Anamnese von Beginn der SS (vor SSW 16) bis SSW 34 + 0)

T 18 Gynäkologie – Therapie

evtl. oder	Low-Dose-Heparinisierung (niedermolekular; bei vorangegangener Gestose/Präeklampsie u. nachgewies. Thrombophilie)	Dalteparin → 58	1 x 1 Amp./d s.c.
		Unfraktioniertes Heparin → 58	2 x 7500IE/d s.c.
evtl.	Benzodiazepin	Diazepam → 359	2–3 x 10mg/d p.o., bei Anzeichen von Krampfbereitschaft 10mg i.v.
evtl.	Magnesiumpräparat → 297	Magnesiumsulfat i.v.	1g/h Krampfprophylaxe

T 18.10.2 Antihypertensiva[1]

Cave: RR erst ab 170/110mmHg senken, bei präexistentem Hypertonus ab 160/100mmHg

	Zentraler Alpha-2-Rezeptoragonist	alpha-Methyldopa → 32	2–4 x 250–500mg/d p.o., MTD 2000mg
1. Wahl	Kalziumantagonist (Inotropie ↓, Afterload ↓)	Nifedipin retard → 31 off-label[1]	20–60mg/d p.o., MTD 120mg
2. Wahl	Beta-1-Blocker (1 : 1 plazentagängig, Mutter: HZV ↓, Reninsekr. ↓, zentr. Sympathikusakt. ↓; Kind: Bradykardie, intrauterine growth retardation = IUGR)	Metoprololtartrat → 28	2 x 25–100mg/d p.o. (Stillzeit: Substanz geht in die Milch über, eine Schädigung des Säuglings wurde bisher aber nicht bekannt)

Evtl. in der Spätschwangerschaft bei Versagen der Primärtherapie

	Postsynapt. Alpha-1-Blocker	Urapidil → 34 off-label[1]	2mg/h (i.v. am besten zu dosieren); KI in Stillzeit!

Akute-Phase-Medikation/hypertensive Krise

	Postsynapt. Alpha-1-Blocker	Urapidil → 34 off-label[1]	2mg/h (i.v. am besten zu dosieren); KI in Stillzeit!
	Kalziumantagonist (Inotropie ↓, Afterload ↓)	Nifedipin retard → 31 off-label[1]	3 x 60–90mg/d p.o., 2 x 90–180mg/d (ret.) p.o., 1 x 240mg/d (ret.) p.o.

Cave:
- ACE-Hemmer und Diuretika sind kontraindiziert
- Kombination von Nepresol und Beloc ist nicht empfehlenswert
- RR nicht zu schnell senken (max. 10%/h), CTG-Kontrolle

[1] AWMF-S1-Leitlinie 015 - 018: Hypertensive Schwangerschaftserkrankungen: Diagnostik und Therapie, Stand: 01.12.2013, gültig bis 30.11.2016

Hyperemesis gravidarum 775

T 18.10.3 Antikonvulsive Therapie

	Magnesiumpräparat (Substitution)	Magnesiumsulfat i.v. → 297	4–6g in 50ml über 15–20min i.v. (als Kurzinf. oder über Perfusor); Erh.Dos. 1g/h
evtl.	Benzodiazepin	Diazepam → 359	10–20mg langsam i.v.

T 18.11 Hyperemesis gravidarum

FDA-Kat.			
A	Vitamin	Pyridoxin (Vit. B$_6$) → 147	3 x 20mg/d p.o.
B	Zentraler H$_1$-Rezeptor-Antagonist (Antiemetikum)	Dimenhydrinat → 105	2 x 62mg/d i.v. oder 3- 4 x 50mg/d p.o. oder 1- 3 x 1 Supp./d
B	Zentraler H$_1$-Rezeptor-Antagonist (Sedativum)	Diphenhydramin → 362	25–50mg i.v./p.o. alle 6-8h
B	Motilitätssteigerung	Metoclopramid → 97	4 x 10mg/d p.o
B	Zentraler 5-HT3-Rez.-Antagonist (Antiemetikum)	Odansetron → 106	2-4mg i.v. alle 6-8h
C	Neuroleptikum, Dopamin-Antagonist (Sedation)	Promethazin → 348	12.5–25mg p.o./i.v. bis zu 6 x/d; *Cave:* strenge Ind. im 1. Trimenon

T 18.12 Puerperalfieber (Endometritis, Endomyometritis)

	Kontraktionsmittel	Oxytocin → 427	3–10IE i.m. oder 3IE in 250ml NaCl als Kurzinf.
	Penicillin	Piperacillin → 218	3 x 4g/d i.v.
plus	Nitroimidazol (Stillen: rel. KI)	Metronidazol → 236	2 x 500mg/d i.v. (10d)
	Cephalosporin	Cefoxitin	2 x 2g/d i.v.
plus	Nitroimidazol (Stillen: rel. KI)	Metronidazol → 236	2 x 500mg/d i.v. (10d)
	Breitbandpenicillin + Beta-Laktamase-Inhibitor	Amoxicillin → 217 + Sulbactam → 218	3 x 3g/d i.v. (10d)
		Amoxicillin + Clavulan-säure → 219	3–4 x 1.2g/d i.v. (10d) bis 3 x 2.2g/d i.v. (10d)
	Carbapenem (Stillen: strenge Indikation)	Imipenem + Cilastatin → 238	3–4 x 0.5–1g/d i.v.; max. 50mg/kg KG/d bzw. 4g/d
	Lincosamid (Stillen: rel. KI)	Clindamycin → 231	3–4 x 150–450mg/d p.o., 3–4 x 200–600mg/d i.v., i.m.
plus	Cephalosporin 3. Gen.	Cefotaxim → 222	2 x 1–2g/d i.v.

T 18.13 Mastitis

evtl.	**Hypophysäre Dopaminrez.-stimulation** (Prolaktin ↓)	Bromocriptin → 428	2.5–5mg/d p.o. (nach STH/Prolaktin i.S.)
	Cyclooxygenasehemmer (NSAR) (antiphlogistisch, analgetisch)	Diclofenac → 199	1–3 x 50mg/d p.o., rekt., 1 x 100mg/d (ret.) p.o., 1 x 75mg i.m.
	Cephalosporin 1. Gen.	Cefazolin → 220	2–3 x 0.5–2g/d i.v.
	Penicillin (Antibiose)	Flucloxacillin → 216	3–4 x 1g/d p.o. (7–10d)
	Lincosamid (Stillen: rel. KI)	Clindamycin → 231	4 x 600mg/d i.v., ini einmalig 1200mg
plus	**Aminoglykosid** (Antibiose)	Gentamicin → 231	3 x 80mg/d i.v. (7–10d)

T 18.14 Hormonelle Kontrazeption

Cave: Östrogenhaltige Hormonpräparate + Nikotinabusus ⇒ Risiko thromboembolischer Komplikationen ↑

T 18.14.1 Einphasenpräparate → 422

z.B.	**Östrogen-Gestagen-Kombination** (Ovulationsunterdrückung durch antigonadotropen Effekt über 21d)	Ethinylestradiol + Gestagen: + Desogestrel → 423 oder + Dienogest → 423 oder + Drospirenon → 423 oder + Gestoden → 423 oder + Levonorgestrel → 423 od. + Norethisteron → 424 od. + Norgestimat → 424	s. Pck. Beil. (1 x 1Tbl./d für 21d)

T 18.14.2 Zweiphasenpräparat → 424

z.B.	**Östrogen-Gestagen-Komb.** (1. Hälfte Östrogen, evtl. + niedrigdos. Gestagen, 2. Hälfte Östr.-Gest.-Komb.)	Ethinylestradiol + Gestagen wie: Ethinylestradiol + Desogestrel → 423	s. Pck. Beil. (1 x 1Tbl./d für 21d)

T 18.14.3 Dreiphasenpräparat → 424

z.B.	**Östrogen-Gestagen-Komb.** (d1-6 niedrige Östrogen- und Gestagendosis, d7-11 erhöhte Östrogen- und Gestagendosis, d12-21 niedrige Östrogen- und deutlich höhere Gestagendosis)	Ethinylestradiol + Gestagen: Ethinylestradiol + Desogestrel → 423 oder + Levonorgestrel → 423 oder + Norethisteron → 424 oder + Norgestimat → 424	s. Pck. Beil. (1 x 1 Tbl./d für 21d)

T 18.14.4 Minipille → 425			
z.B.	**Gestagen niedrig dosiert** (Zervixschleimviskosität ↑; Motilitätsveränd. der Tuben; Desogestrel auch Ovulationshemmung)	Levonorgestrel → 425 oder Desogestrel → 425	s. Pck. Beil. 1 x 1 Tbl./d für 28d (kompletter Zyklus)

T 18.14.5 Depotpräparate			
z.B.	**Gestagen** (Ovulationshemmung)	Medroxyprogesteron-acetat → 416	150mg i.m. alle 3M; **Cave:** nicht in Stillzeit
	Gestagen-Implantat	Etonogestrel → 422	s.c.-Insertion an Oberarm-innenseite, Konzeptions-schutz für 3J

T 18.14.6 Postkoitalpille			
1. Wahl	**Progesteron-Rezeptor-Modulator**	Ulipristalacetat → 425	30mg ED bis max. 96h, höchster Schutz bis 24h postkoital, später lässt Schutz nach; **Cave:** Wi ↓ bei KG > 90kg
	Gestagen (Ovulationshemmung bzw. Implantationshemmung nach erfolgter Ovulation)	Levonorgestrel → 425	bis max. 72h 1.5mg p.o. postkoital (1 x 1Tbl., evtl. Wdh. nach 12h); höchster Schutz bis 24h postkoital, später Schutz ↓; **Cave:** Wi ↓ bei KG > 75kg; Übelkeit, ggf. plus Antiemet.

T 18.14.7 Hormonhaltige intrauterine Spirale/IUD (intrauterine device) → 426			
	Gestagen (Blockade der endometrialen Rezeptivität)	Levonorgestrel → 426	52mg (bis 5J)

T 18.14.8 Sonstige Dareichungsformen			
	Östrogen-Gestagen-Kombination (Pflaster)	Ethinylestradiol + Norelgestromin → 426	1 Pflaster am 1. Zyklustag, 2. u. 3. Pflaster an d8 und 15, d22-28 ohne Pflaster
	Östrogen-Gestagen-Komb. (Vaginalring)	Ethinylestradiol + Etonogestrel → 426	vaginale Einlage für 3W, danach eine Woche Pause

T 18.15 Hormonsubstitution in Peri- und Postmenopause

Cave: absolute KI: Z.n. Mamma- u./o. Endometrium-Ca, Thromboembolie, Hepatitis, Z.n. Schwangerschaftshepatose, Sichelzellanämie, Enzymopathien, Hirngefäßerkrankungen, Porphyrien, schwere Hypertonie. Östrogenhaltige Hormonpräparate + Nikotinabusus ⇒ Risiko thromboembolischer Komplikationen ↑

T 18 Gynäkologie – Therapie

T 18.15.1 Oral

z.B.	Östrogen	Konjugierte Östrogene	0.3/0.6/0.625/1.25mg 1 x 1 Tbl./d für 28d, keine Pause
z.B.	Östrogen-Gestagen-Kombinationen	Konjugierte Östrogene + Medrogeston → 419	0.3/0.6/1.25mg/d + 5mg p.o. vom 15.–25. ZT
		Konjugierte Östrogene + Medroxyprogesteron → 419	0.625+2.5mg oder 0.625+5mg; 1 x 1 Tbl./d für 28d, keine Pause
		Estradiolvalerat + Norgestrel	2mg/d + 0.5mg p.o. vom 15.–25. Zyklustag
z.B.	Östrogen-Gestagen-Kombinationen	Estradiol + Norethisteronacetat → 418	2mg/d + 1mg/d + 1mg p.o. vom 1.–28. Zyklustag
		Estradiolvalerat + Levonorgestrel → 418	2mg/d + 150µg vom 10.–21. Zyklustag
		Estradiolvalerat + Medroxyprogesteron → 418	2mg + 5mg od. 10mg; 1 x 1 Tbl./d für 21d, danach 7d Pause
		Estradiolvalerat+ Dydrogesteron → 417	1+10mg oder 2+10mg oder 2+5mg; 1 x 1 Tbl./d für 28d, keine Pause
		Estradiolvalerat+ Cyproteronacetat → 417	2+1mg; im 1. Zyklus 1 Tbl./d vom 5.–25. ZT, danach 7d Pause, dann 1 x 1 Tbl./d für 21d, gefolgt von 7d Pause
z.B.	Synthetisches Gestagen	Tibolon → 419	2.5mg/d ohne Pause
z.B.	Östrogen-Rezeptor-Antagonist	Raloxifen → 419	60mg/d ohne Pause; **Cave:** Zul. nur für Ther. und Prävention d. Osteoporose

T 18.15.2 Lokal

z.B.	Östrogen	Estriol Ovulum → 414	0.5mg Ovulum
		Estradiol	1mg/g Salbe

T 18.15.3 Transdermal

	Östrogene	Estradiol → 414	25, 50, 75 oder 100µg/24h
	Östrogen-Gestagen-Kombinationen	Estradiol + Norethisteronacetat → 418	4 + 10mg, 30mg (Dosierung s. Pck.Beilage)
		monophasisch → 418	(s. Pck. Beil.)

T 18.16 Inkontinenz

Overactive Bladder/Dranginkontinenz → 769; Stressinkontinenz → 769

T 19 Pädiatrie – Therapie (A. Macke)

T 19.1 Pädiatrische Notfälle

T 19.1.1 Lebensrettende Basismaßnahmen bei Kindern (BLS)[1]

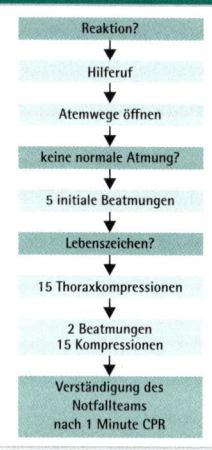

```
Reaktion?
   ↓
Hilferuf
   ↓
Atemwege öffnen
   ↓
keine normale Atmung?
   ↓
5 initiale Beatmungen
   ↓
Lebenszeichen?
   ↓
15 Thoraxkompressionen
   ↓
2 Beatmungen
15 Kompressionen
   ↓
Verständigung des
Notfallteams
nach 1 Minute CPR
```

[1] Maconochie IK, Bingham R et al. Lebensrettende Maßnahmen bei Kindern, Kapitel 6 der Leitlinien zur Reanimation 2015 des ERC. Notfall Rettungsmed 2015; 18:932-963. DOI 10.1007/s10049-0@15-0095-8. © European Resuscitation Council (ERC), German Resuscitation Council (GR[1]), Austrian Resuscitation Council (ARC). Mit Genehmigung von Springer im Namen der GRC.

T 19 Pädiatrie – Therapie

T 19.1.2 Erweiterte lebensrettende Maßnahmen bei Kindern (ALS)[1]

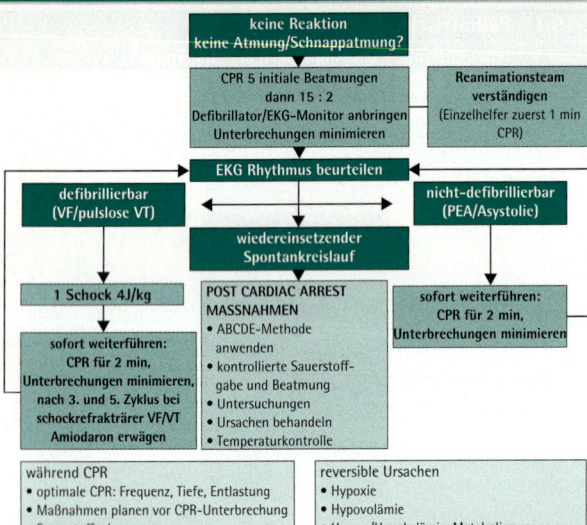

keine Reaktion – keine Atmung/Schnappatmung?

→ CPR 5 initiale Beatmungen, dann 15 : 2
Defibrillator/EKG-Monitor anbringen
Unterbrechungen minimieren

Reanimationsteam verständigen (Einzelhelfer zuerst 1 min CPR)

→ **EKG Rhythmus beurteilen**

- **defibrillierbar (VF/pulslose VT)**
- **wiedereinsetzender Spontankreislauf**
- **nicht-defibrillierbar (PEA/Asystolie)**

defibrillierbar:
1 Schock 4 J/kg
sofort weiterführen:
CPR für 2 min,
Unterbrechungen minimieren,
nach 3. und 5. Zyklus bei schockrefraktärer VF/VT Amiodaron erwägen

POST CARDIAC ARREST MASSNAHMEN
- ABCDE-Methode anwenden
- kontrollierte Sauerstoffgabe und Beatmung
- Untersuchungen
- Ursachen behandeln
- Temperaturkontrolle

nicht-defibrillierbar:
sofort weiterführen:
CPR für 2 min,
Unterbrechungen minimieren

während CPR
- optimale CPR: Frequenz, Tiefe, Entlastung
- Maßnahmen planen vor CPR-Unterbrechung
- Sauerstoffgabe
- Gefäßzugang (intravenös, intraossär)
- Adrenalingabe alle 3–5 min
- invasive Beatmung und Kapnographie erwägen
- ununterbrochene Herzdruckmassage, sobald Atemweg gesichert ist
- reversible Ursachen beheben

reversible Ursachen
- Hypoxie
- Hypovolämie
- Hyper-/Hypokaliämie, Metabolismus
- Hypothermie
- Thrombose (kardial oder pulmonal)
- Spannungspneumothorax
- Herzbeuteltamponade
- Intoxikation

Pädiatrische Notfälle 781

Vorgehen bei Kreislaufstillstand mit nicht defibrillierbaren Rhythmen

```
CPR  2 min  2 min  2 min  2 min  2 min        → ROSC**
      1°     2°     3°     4°     5°
           Adrenalin  Adrenalin  Adrenalin
           0,01 mg/kg 0,01 mg/kg 0,01 mg/kg

Beatmen/Oxygenierung
Gefäßzugang i.o.*/i.v.
Medikamente
Intubation
```

*intraossär
**Return of spontaneous circulation

T 19.1.3 Anaphylaxie[2]

Leitsymptome und Schweregrade

II–III	II–III	II–III	II–III	I
Hypotension, Bewusstlosigkeit	Dysphonie Uvulaödem inspir. Stridor	Dyspnoe, bronchiale Obstruktion	Übelkeit, Koliken, Erbrechen	Pruritus, Flush, Urticaria, Angioödeme

symptomorientierte Lagerung

Notarzt/Reanimationsteam anfordern

Adrenalin i.m./Sauerstoff inhalativ

Zugang i.v. (ggf. intraossär)	Zugang i.v.	
forcierte Volumensubstitution	Adrenalin inhal.	ß2-Sympathikomimetikum inhal.

H1-Antihistaminikum i.v.

Kortikosteroid i.v.

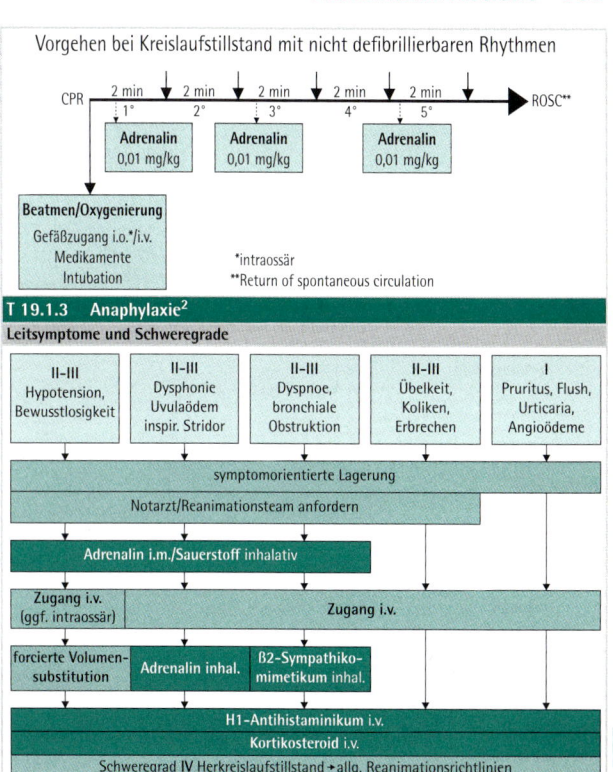

Schweregrad IV Herzkreislaufstillstand → allg. Reanimationsrichtlinien

[2] AWMF 065-025, Ring J et al. Akuttherapie anaphylaktischer Reaktionen. Stand 01.12.2013, gültig bis 12.2018

Wirkstoffe und Dosierungen

1. Wahl	Sympathomimetikum	Adrenalin i.m. → 55	0,1ml/10kgKG der unverdünnten Lösung, Wdh. evtl. nach 5–10 min
oder		Adrenalin i.v. → 55	0,01mg/kgKG (1 Amp. 1mg/ml 1:10 verdünnen, davon 0,1ml/kgKG)
oder		Adrenalin inhalativ → 55	2ml unverdünnt über Vernebler-Maske
	H1-Antihistaminikum	Dimetinden Gtt. → 85 (Ki. < 1J off-label)	1–8J 40 Gtt., ab 9 J 60 Gtt. (große therap. Breite)
oder		Dimetinden i.v. → 85 (Ki. < 1J off-label)	0,1mg/kgKG oder < 15kgKG: 1ml, 15–30kgKG: 1ml/10kgKG, > 30kgKG: 4 ml
oder		Clemastin i.v. → 85 (Ki. < 1J off-label)	Ki. ab 1J: 0.03mg/kg i.v.; Cave: anticholinerge UW
	Kortikosteroid	Prednisolon i.v. → 208	< 15kgKG: 50mg, 15–30kgKG: 100mg, > 30kgKG: 250mg, ohne i.v.-Zugang altersunabhängig 100mg rektal
oder		Prednisolon rekt. → 208	
	ß2-Sympathomimetikum inhalativ	Salbutamol → 73 Amp. z. Inhalation	über Druckluftvernebler mit Maske oder Mundstück: keine Dosierungsempfehlung bis 4J, i.d.R. wird 1 Amp. inhalativ vertragen, ab 4J: 1 Amp.
oder		Salbutamol-DA → 73	< 30kgKG 2 Hübe mit Spacer; > 30kgKG 2–4 Hübe
	Volumen	Ringer-Lösung → 299	ini Bolus i.v.: < 30 kgKG 20ml/kgKG, > 30 kgKG 10–20ml/kgKG, dann 1–2ml/kgKG/min i.v.

Anaphylaxie-Notfallset für Patienten/Angehörige[3]

Indikation für Versorgung mit Notfallset:
- Z.n. Anaphylaxie gegen nicht sicher vermeidbare Auslöser
- Z.n. systemischen allergischen Reaktionen mit Asthma bronchiale oder mit progredienter Schwere auch ohne Anaphylaxie
- systemische Allergie gegen potente Allergene wie Erdnuss/Baumnuss/Sesam
- hoher Sensibilisierungsgrad, Reaktion auf kleine Mengen
- Nahrungsmittelallergie bei Vorliegen einer systemischen Mastozytose

Adrenalin → 55	Autoinjektor i.m. (je 2 Fertigpen/Pat. rezeptieren, Fastjekt jun® Zul. ab 7,5 kgKG, andere Fertigpens < 15 kgKG off-label; Schulung obligat)	bis 30kgKG: 150µg; 30–60 kgKG: 300µg, ggf. 1 x nach 10–15min kontralateral wiederholen
Dimetinden → 85	nach Alter oder Präferenz Tropfen oder Tabletten	zugelassene Tagesdosis als Einzeldosis
Glukokortikoid nach Alter oder Präferenz rekt. oder p.o. (Lsg. oder Tbl.)	**Betamethason → 206** Celestamine® N 0,5 liquid.	< 15kgKG 1/3–1/2 Fl., 15–30kgKG ½ Fl., > 30kgKG ganze Flasche p.o.
	Kinder bis 11J: **Dexamethason p.o. → 207** InfectoDexaKrupp® 2mg/5ml	Saft 0.4mg/kgKG (od. 1ml/kgKG)
	Prednison rekt. → 208 Rectodelt® Supp.	1 x/d 100mg
Salbutamol DA → 73	optional bei bekannten bronchialen Reaktionen	Dosier-Aerosol, je nach Alter mit Spacer

[3] Niggemann B et al., Monatsschr Kinderheilk 2017.165:248-253

T 19.1.4 Status asthmaticus[4]

Ersttherapie

Leicht bis mittelschwer	Schwer	Lebensbedrohlich
Unvermögen, einen längeren Satz während eines Atemzugs zu vollenden, Einsatz der Atemhilfsmuskulatur		
	sitzende Position, Arme abgestützt	
AF < 30, HF < 120, Peakflow 60–80% des Bestwerts	AF: 2-5J > 40, > 5J > 30, HF: 2-5J > 130, > 5J > 120, SaO2 > 90%, Peakflow < 50%	Zyanose, Hypotonie, „stille Lunge", Erschöpfung, SaO2 < 85%, PaCO2 > 6kpa bzw. 45mmHg
RABA inhalativ, z.B. Salbutamol-DA 2-4 Hübe, evtl. alle 20–30 min, max. alle 10 min		Einweisung in Klinik, NA-Begleitung
	• O₂ 2-3l/min (Ziel: SaO2 > 92%) • Prednisolon 1-2mg/kgKG p.o. o. i.v. (oder 100mg rektal)	**initial und bei Transport:** • O₂ 2-3l/min • RABA z.B. Salbutamol DA 4-8 Hübe max. alle 10 min oder Salbutamol Lsg. z. Inhal. über Vernebler 10-20 Gtt. in 1ml NaCl alle 20 min • ggf. Ipratropiumbromid inh. • Prednisolon 1-2mg/kgKG p.o. oder i.v. (oder rektal 100mg)
bei ausbleibender Besserung	bei ausbleibender Besserung	
Einweisung in Klinik, sitzend, O₂, Raba-Inhalation		

Weitere Therapie in der Klinik

parenterale Flüssigkeitszufuhr, Monitorüberwachung, O_2

1. Wahl	**Salbutamol** → 73	ggf. Dauer-Feuchtinhalation unter HF-Kontrolle oder DA mit Spacer 6–8 Hübe (5 Atemzüge/Hub)
2. Wahl	**Reproterol** → 75	Sgl. ab 3M: ini Bolus 1.2μg/kgKG langsam i.v. (1ml Inj.Lsg. plus 14ml NaCl 0.9%; 1ml dieser Lsg. entspr. 6μg/5kgKG) oder ini Kurzinf. 1μg/kgKG/min über 10 min., dann Dauerinf. 0.2μg/kg KG/min über 36–48h unter HF-Kontr. (1ml Inj.Lsg. entspr. 90μg Reproterol/9kgKG)
plus	**Prednisolon** → 208	1–2 mg/kgKG alle 6 h
ggf. plus	**Theophyllin** → 81	Bolus i.v. 5–6mg/kgKG über 20 min., dann Dauerinf. mit 1(0.7–1.3)mg/kgKG/h (bei Vortherapie mit Theophyllin: Bolus- und Erhaltungsdosis halbieren)

[4] AWMF nvl/002, Nat. Versorgungsleitlinie Asthma. Version 5, 12/09, Änd. 08/2013

T 19.1.5 Diabetische Notfälle[5, 6]

Ketoazidose (ven. pH <7.3, Bicarb. <15mmol/l, Hyperglykämie >11mmol/l o. >200mg/dl, Ketonurie)

1.	Flüssigkeit	**NaCl 0,9%** → 299 CAVE forcierte Volumengabe (Hyponatriämie, Hirnödem)	Bolus 10–20ml/kgKG über 1–2h, dann 1,5–2-facher Erhaltungsbedarf, max. 3,6ml/m² KOF über 36–48h
plus		**Gluc. 5% + NaCl 0,9 (1:1)**	ab BZ < 250mg/dl
2.	nach 1–2h: Insulinsubstitution	**Normalinsulin** → 118 Inf. (Perfusor)	0,05–0,1U/kgKG/h, BZ ↓ möglichst 70–100mg/dl/h
		Kalium → 296 20 o. 40mmol/l Vol.	max. 0.5mmol/kgKG/h, 5mmol/kgKG/d

BZ-/E'lyt-Kontr. über 2h halbstdl., dann n. Bedarf alle 1–4h, stdl. neurol. Beurt. (Hirnödem)

Hypoglykämie: BZ < 60mg/dl

Leichte Hypoglykämie: Pat. bei Bewusstsein, Müdigkeit, Schwitzen, Tachykardie, Zittrigkeit

Selbsthilfe	schnell resorbierbare Kohlehydrate p.o.	Traubenzucker, Saft, Gummibärchen o.a.	entspr. 5–10g Gluc, nach 15–20min BZ-Kontrolle

Schwere Hypoglykämie, Bewusstseinseinschränkung, Krampfanfall

Selbsthilfe, Angeh.	wenn Gluc-Zufuhr weder p.o. noch i.v. mögl: **Glucagon** → 119	Notfallspritze (GlucaGen Hypokit® entspr. 1 mg) i.m. oder s.c.	senkrecht in Oberschenkel/ -arm, Bauch o. Gesäß injizieren, < 20 kgKG 0.5mg; > 20 kgKG 1mg
oder		GlucaGen® s.c., i.m., i.v.	0.05–0.1mg/kgKG, max. 1mg/ED
u./od.	**Glucose 10%** → 300	i.v.	5ml/kgKG

[5] AWMF 057-016 Holsterhus PM, Diagnostik, Therapie und Verlaufskontrolle des Diabetes mellitus im Kindes- und Jugendalter, Stand 23.10.2015, gültig bis 22.10.2020
[6] Neu, A., Diabetische Ketoazidose, Hiort et al., Päd. Endokrin. u. Diabetologie, Springer 2010, S. 156-160

Pädiatrische Notfälle

T 19.1.6 Status epilepticus[7] (Neugeborenen-Anfälle → 813)

Vor i.v.-Zugang

	Diazepam rekt. → 359 (ab 6M)	bis 15kgKG: 5mg; > 15kgKG: 10 bis max. 20mg
oder	**Midazolam buccal** → 360 (Cave: transpar. Verschlusskappe mit roter Kappe/manuell entfernen, sonst Aspirationsgefahr)	0.5mg/kgKG (max. 10mg): 3–6 M: 2.5mg (nur in Klinik); 6–12M: 2.5mg; 1 bis < 5J: 5mg; 5 bis < 10J: 7.5mg; 10 bis < 18J: 10mg
oder	**Midazolam nasal** → 360 (off-label, Experten-Empf.)	0.5mg/kgKG über MAD Nasal Nasenzerstäuber, + 0.1ml als Totraumvolumen dazurechnen

Mit i.v.-Zugang

Wenn möglich: sofort BZ bestimmen (Glucoflex), Serum für Glu, E'lyte, Medikamenten-Spiegel, Drogenscreening

Unbek. Pat. ohne BZ-Bestimmung

	Glucose 10% i.v. → 300	3ml/kgKG

Unbek. Pat. < 3J (bei therapieresistentem Status bis ins Erwachsenenalter daran denken)

	Vit. B$_6$ i.v. → 147	1x (50–)100mg i.v. (Cave: Apnoe und Auslösen von Anfällen), s. Neugeborenen-Anfälle → 813

Anschließend

1. Wahl	**Lorazepam i.v.** → 359 (Lagerung bei + 4 bis + 8 °C)	0,05–0,1mg (= 0,05ml)/kgKG (max. 1ml/min und 4ml/12h)
2. Wahl	**Diazepam i.v.** → 359 (wenn entspr. gelagertes Lorazepam nicht verfügbar)	bis 3 J: 0,5 mg=0,1ml/kgKG; ab 3 J: 0,3 mg=0,05ml/kgKG, max. 20mg/d
	Lorazepam oder Diazepam nach 5 min wiederholen (in Summe nicht mehr als 2 x Benzodiazepin inkl. rektal/buccal/intranasal)	

Dann je nach Verfügbarkeit, Erfahrung und Vorbehandlung

	Phenobarbital i.v. → 306	langsam 50mg = 0.25ml/min i.v., bis Anfall sistiert oder bis max. 20mg = 0.1ml/kgKG; Cave: Atemdepression und Nekrosen bei i.a.-Injektion, nicht intraossär
oder	**Valproinsäure i.v.** → 308	Bolus 30mg/kgKG (= 0.1–0.2ml/kgKG) über 5 min i.v.
oder	**Phenytoin i.v.** → 305 Amp. 250mg/5ml bzw. 50mg/ml	18–20mg/kg (max. 1000 mg) langsam i.v. (3mg/kg, max. 25mg oder 0.5ml/min), Wirkeintritt nach 30–45 min; Cave bei DPH-Vorbehandelten (irreversible Toxizität); EKG-Monitor wg. Gefahr von RR-Abfall, Asystolie oder Kammerflimmern; KI: Absence-Status
altern.	**Levetiracetam i.v.** → 311 (für diese Ind. off-label)	bis 60mg/kgKG innerhalb 30min

Während Therapie: Sauerstoff-Maskenbeatmungs-Bereitschaft, Pulsoximetrie, Volumen (z. B. Ringer-Lösung), Dosierungen nicht unterschreiten, Therapie zügig eskalieren

[7] Hackenberg A, Schmitt B, Notfalltherapie und -maßnahmen in der Neuropädiatrie, GNP 2014

T 19 Pädiatrie – Therapie

T 19.1.7 Infusionstherapie bei Dehydratation

Absolute Indikationen:
- Schock/Nierenversagen/Exsikkose > 9%
- Unfähigkeit, oral/enteral Flüssigkeit aufzunehmen (persistierendes Erbrechen/eingeschränkte Bewusstseinslage/FG mit aktuellem Gewicht < 2500g)
- orale/enterale Rehydrierung ist gescheitert

Vor Beginn der i.v.-Ther.: Blutbild, Elektrolyte, Glukose, Säurebasenhaushalt, Krea, Harnstoff

1. Stunde beginnen mit	0,9% NaCl → 299 oder Ringer-Acetat	20ml/kgKG/h, bei schwerer Dehydratation: 20ml/kg in 20min, ggf. wiederholen
2.–4.(–6.) Stunde	1:1-Lsg. 0.45% NaCl + 2.5% Glu mit K⁺-Zusatz (0.5mmol/kg/6h)	15–20ml/kgKG/h, bis Rehydrierung abgeschlossen

- **Iso-und hyponatriämische Dehydratation:** Korrektur über 24 h
- **Hypertone Dehydratation:** langsam über 2–4 d unter engmaschigen E´lyt-Kontrollen
- **Krampfanfall bei Hyponatriämie:** akut hypertone (3%) NaCl-Lsg., nur bis Anfall sistiert

T 19.1.8 Vergiftungen im Kindesalter

Allgemeine Maßnahmen:
- **Toxin lokal entfernen:** Mundhöhle auswischen, Augen mit Wasser spülen (10 min)
- **Toxin verdünnen:** viel trinken, **aber nicht:** Milch, Getränke mit Kohlensäure, Salzwasser
- **Toxin-Absorption:** Aktivkohle (Carbo medicinalis) 1g/kgKG in Wasser gelöst p.o.

Anticholinerges Syndrom		
z.B. durch Atropin (Tollkirsche), Scopolamin, Antihistaminika, lokale Mydriatika, trizyklische Antidepressiva u.a.	**Physostigmin** → 436 (strenge Ind.: in lebensbedrohlichen Situationen wie Krampfanfall, Hyperpyrexie, Rhythmusstörungen)	ED 0,02–0,05mg/kgKG (max. 1mg) langsam i.v. oder ED in 50ml NaCl 0,9% Kurzinf. über 15min
Dystonie, Dyskinesie		
durch Metoclopramid oder Neuroleptika	**Biperiden** → 318	ED 0,04–0,1mg/kgKG langsam i.v.
Intoxikation durch		
Alkohol	Aktivkohle nicht wirksam, BZ-Kontrollen! Cave Erbrechen/Aspiration; ⇒ entspr. lagern, Intubations-/Beatmungsbereitschaft, bei > 1 Schluck hochprozentigeb Alkohol in ersten 45min primäre Giftentfernung durch Absaugen mittels Magensonde	
	Glucose i.v. → 300	ini 2ml/kgKG Glu 40% (Cave Venenwandreizung, nur verdünnt in laufende Inf.), dann 1 : 1 NaCl 0,9% und Glu 5%

Pädiatrische Notfälle

Benzodiazepine	**Flumazenil** → 435 (< 12M keine Anwendungsdaten, nur bei vitaler Ind.)	0,01mg/kgKG über 15 sec i.v., ggf. alle 60sec wdh. bis max. 0,05mg/kgKG o. 1mg; KI: vitale Ind. für Benzodiazepine (z.B. Status epilepticus)
Nikotin/Zigaretten[8]	**Aktivkohle** → 435. bis 1h nach Ingestion folgender Mengen:	1g/kgKG (auch geringere Dosis wirksam, gute Adsorption)
	9–12 M: 1/3–3/4 Zigarette oder 1/2–1 Kippe; **1–5 J:** 1/2–1 Zig. oder 1–2 Kippen; **6–12 J:** 3/4–1,5 Zig. oder 2–3 Kippen **kleinere Mengen:** keine Maßnahmen; **größere Mengen** (selten): bei kurzer Latenz zusätzl. Magenentleerung und stat. Überwachung 4–6 h oder solange symptomatisch	
Opiate (Opioide) mit Atemdepression	**Naloxon** → 287	ED 0,01mg/kgKG (max. 2mg) langsam i.v., ggf. alle 2–3 min bis zu 0,1mg/kgKG wdh.; Cave: HWZ Nal. < HWZ Opiat
Paracetamol[9]	Therapieind. nach Rumack-Matthew-Nomogramm[9] **Acetylcystein** → 82	i.v. in Glu 5%: 150mg/kgKG/1h, dann 50mg/kgKG/4h, 100mg/kgKG/16h; p.o. in Getränk (Fruchtsaft): ini 140mg/kgKG, dann 70mg/kgKG alle 4h über 3d
	Aktivkohle nur in ersten 2h nach Ingestion u. nicht mit oraler ACC-Gabe kombinieren	50g p.o.
	Ggf. **Ondansetron** → 796, Übelkeit/Erbrechen	
Schaumbildner	**Simeticon Emulsion/Susp.** → 436	0.5ml/kgKG p.o. (große therapeutische Breite)
Verätzungen		
Ingestion		
trockene Substanzen/ Granulate	primär aus Mund auswischen, dann sofort reichlich Wasser trinken; KI: Erbrechen induzieren, Magenspülung	
jede sichere oder symptomatische Ingestion	stat. Aufnahme, Ösophagoskopie	
	Prednisolon → 208	3mg/kgKG
Haut oder Auge	10 min spülen	

[8] Mühlendahl et al.: Vergiftungen im Kindesalter, 4. Auflage, Thieme
[9] Buckley et al. Treatments for paracetamol poisoning. BMJ 2016; 353:i2579

T 19 Pädiatrie – Therapie

T 19.1.9 Herzrhythmusstörungen

Symptomatische supraventrikuläre (Schmalkomplex-)Tachykardien
(QRS < 80 ms, P nicht regelrecht oder nicht identifizierbar), HF Sgl. > 220, Kinder > 180/min[10]

Pat. stabil, wach, Rekapillarisationszeit (RKZ) < 2 sec:

1.	Vagusmanöver (Eiswasser, Valsalva u.a.)	

Gefahr kardialer Dekompensation (Bewusstsein ↓, RKZ > 3 sec) unter Monitorkontrolle:

2.	**Adenosin** → 52 (kurzfristige Blockade des AV-Knotens)	*0,1mg/kgKG Bolus (max. 6mg) herznah i.v.; ggf. 2 x wdh. bis max. 0,3mg/kgKG oder 12mg (10ml NaCl 0,9% + 2ml Adrekar = 6mg/12ml ⇒ 0,5mg/ml); NaCl-0,9%-Bolus schnell i.v.; KI: AV-Block II–III°, Sick-sinus, Vorhofflimmern, QT-Verlängerung*
oder	**Verapamil** → 30 (Ca-Antag.)	> 6J: *0,1mg/kgKG (max. 5mg) i.v.*
sonst	externe Kardioversion	*EKG-/R-Zacken-synchron.: 1. Schock: 0,5–1J/kgKG; 2. Schock: 2J/kgKG* — in Analgosedierung (Midazolam), aber ohne Zeitverlust

Ventrikuläre (Breitkomplex-)Tachykardie (QRS > 80 ms) mit klinischer Beeinträchtigung

	Kardioversion	*EKG-/R-Zacken-synchron.: 1. Schock: 0,5–1J/kgKG; 2. Schock: 2J/kgKG* — in Analgosedierung, aber ohne Zeitverlust
2. Wahl	**Amiodaron** → 51 bei rezid. VT	*5mg/kgKG über 10–20 min;* KI wg. Benzylalkoholgehalt: FG, Ngb., Sgl. und Ki ≤ 3 J.

Kammerflimmern (und schnelle/dekompensierte ventrikuläre Tachykardien)

	Defibrillation und unmittelbar mit ABC-Maßnahmen beginnen	*asynchrone Defibrillation: 1. Schock 2–4J/kgKG 2. Schock 4J/kgKG* — in Analgosedierung, aber ohne Zeitverlust

[10] AWMF 023-022, Paul T et al. Tachykarde Herzrhythmusstörung im Kindes- und Jugendalter. Stand: 31.8.2013, gültig bis 31.8.2018

T 19.2 Kinderkardiologie

T 19.2.1 Endokarditis-Prophylaxe[11]

Primärprophylaxe
Effiziente Therapie kongenit. Vitien, Zahnhygiene, Haut- und Nagelpflege, weder Piercing noch Tätowierung, hospitalhygienische Regeln, frühzeitige Entfernung jedes Fremdmaterials

Kinderkardiologie 789

Antibiotische Sekundärprophylaxe

Indikation: zahnärztliche Eingriffe mit Manipulation an Gingiva, periapikaler Zahnregion oder mit Perforation der oralen Mukosa; Tonsillektomie, Adenotomie und andere Eingriffe mit Inzision der Mukosa **bei Hochrisikopatienten:**
- Pat. mit Klappenprothesen oder rekonstruierten Klappen mit prothetischen Material
- Pat., die bereits eine infektiöse Endokarditis (IE) durchgemacht haben
- Herztransplantierte Patienten, die eine kardiale Valvulopathie entwickeln
- Patienten mit angeborenen Herzfehlern:
  - Unkorrigierte zyanotische Vitien oder residuelle Defekte, palliative Shunts oder Conduits
  - Innerhalb von sechs Monaten nach operativer oder interventioneller Korrektur unter Verwendung prothetischen Materials
  - Persistierende residuelle Defekte von chirurgisch oder interventionell eingebrachtem prothetischen Material

Einzeldosis 30–60 min vor dem Eingriff

	Amoxicillin p.o. → 217	50(–100)mg/kgKG max. 2g
oder	Ampicillin i.v. → 217 . (ab 2. M)	50mg/kgKG, max. 2g
oder	Cefazolin i.v. → 220 (ab 2. M)	50mg/kgKG, max. 1g
oder	Ceftriaxon i.v. → 222	50mg/kgKG, max. 1g
oder	Clindamycin p.o./i.v. → 231	20mg/kgKG, max. 600mg
oder	Cefalexin p.o. → 225	50mg/kgKG, max. 2g

- Eingriffe bei floriden Infektionen wie Abszessdrainage, an infizierter Haut oder muskoloskelettalem Gewebe ⇒ Staphylokokken-wirksames Antibiotikum
- Antibiose i. R. gastrointestinaler oder urologischer Infektionen oder Eingriffe ⇒ Enterokokken-wirksames Antibiotikum

[11] AWMF 023-024, Infektiöse Endokarditis u. Endokarditisproph. Stand: 31.1.2014, gültig bis 31.12.2018

T 19.2.2 Chronische Herzinsuffizienz[12, 13, 14]

- Regelmäßig symptomlimitierte körperliche Aktivität (siehe Leitlinien der DGPK)
- Vollständige Impfungen lt. Stiko-Empfehlungen plus ggf. RSV-Prophylaxe (→ 805)
- Jährliche Grippeschutzimpfung und ab 3. LJ Pneumokokken-Polysaccharid (PPSV23)

Med.-Gruppe	Medikament	Initialdosis	Zieldosis
ACE-Hemmer 1. Wahl	Lisinopril → 23 (für diese Ind. bei Ki. off-label) oder	0.05mg/kgKG/d in 1 ED	0.1–0.2(–0.5)mg/kgKG/d in 1 ED, MTD 40(–80) mg
oder	Captopril → 22	0.15mg/kgKG/d in 3 ED; max. 18.75 mg/d	2–3mg/kgKG/d in 3 ED; max. 150mg/d
ggf. plus spez. **β-1-Blocker** (off-label)	Bisoprolol → 27	0.05mg/kgKG/d in 1 ED	0.1–0.2(–0.4)mg/kg/d in 1 ED
	Metoprololsuccinat → 28	0.2mg/kgKG/d in 2 ED; max. 11.88mg/d	2mg/kgKG/d in 2 ED; max. 190mg/d
ggf. plus **Aldosteron-Antagonist**	Spironolacton → 45 Cave: Hyperkaliämie (Elektrolytkontrollen)	0.5mg/kgKG/d in 1 ED; max. 25mg/d	0.5–1mg/kgKG/d in 1 ED, max. 25mg/d

T 19 Pädiatrie – Therapie

MedGruppe	Medikament	Initialdosis	Zieldosis
Diuretika i.d.R. nur bei Kongestion und bis euvolämischer Zustand erreicht ist	**Hydrochlorothiazid** → 43 off-label, USA-/FDA-Zul. ab 2M	1mg/kgKG/d in 1–2 ED; max. 25mg/d	2–6M 1–3mg/kgKG/d, > 6M 1–2mg/kgKG/d, bis 2J max. 37.5, bis 12J max. 100, bis 17J max. 200mg/d
	Furosemid → 42	FG: 1 x0.5mg/kgKG/d ab NG: 2mg/kgKG/d in 3–4 ED; MTD lt. LL 60mg, lt. Fachinfo 40mg/d	auf niedrigst mögliche Erhaltungsdosis steigern
Digitalisglykoside nur bei persist. Sympt. bes. bei NG und jungen Sgl.	**Digoxin** → 53 EKG, E'lyte inkl. Ca und Mg kontrollieren	8–10μg/kgKG/d in 1 ED; max. 200μg/d	Talspiegel mind. 4–6 h nach Gabe: 0.5–0.9ng/ml

[12] AWMF 023-006, Weil J et al. Chron. Herzinsuffizienz im Kindes- u. Jugendalter. Stand 31.10.15, gültig bis 10/2020
[13] DGPK, Hager A et al. Sport bei angeborenen Herzerkrankungen. Stand 6.6.2015
[14] Schranz, D Behandlung der chronischen Herzinsuffizienz im Kindesalter. Monatsschr. Kinderheilk 2017. 165:982–991

T 19.2.3 Arterielle Hypertonie[15]

Ind. zur Pharmakotherapie: Hypertonie trotz Lebensstiländ. über 6M, symptomat. Hypertonie, manif. Endorganschäden, D.m., weitere RF (z.B. metab. Syndrom), sek. Hypertonie-Formen

Medikamente der ersten Wahl zur Monotherapie
Von den folgenden Wirkstoffen empfehlen die Zulassungsbehörden bei Ki. < 6 J nur Captopril.

1. Wahl	ACE-Hemmer	Captopril → 22	0–12M: 0.15mg/kgKG 3 x/d p.o., keine MTD, 12M–18J: 3 x 0.3mg/kgKG/d p.o., Dosis u. Dos.Intervall an Ansprechen anpassen
oder ab 6J	AT1-Rezeptor-Blocker	Losartan → 26	≤ 50kgKG: 1 x 0.7mg/kgKG/d p.o., MTD 50mg; > 50kgKG: 1 x 50mg/d p.o., MTD 1.4mg/kgKG o. 100mg
oder ab 6J		Valsartan → 26	< 35kgKG: 1 x 40mg/d p.o., MTD 80mg; 35–80kgKG: 1 x 80mg/d p.o., MTD 160mg; > 80kgKG: 1 x 80mg/d p.o., MTD 320mg
oder ab 6J	Kalziumantagonisten	Amlodipin → 31	1 x 2.5mg/d p.o., MTD 5mg (höhere Dosierungen bei Ki. nicht untersucht)
oder ab 6J	Beta-1-selektiver Blocker	Metoprololsuccinat → 28	1 x 0,48–0,95mg/kgKG/d p.o., MTD 2mg/kgKG o. 47.5mg

Medikamente der zweiten Wahl

	Diuretika	Furosemid → 42 (off-label, meist komb. mit Medikament der 1. Wahl)	1 x 1–2mg/kgKG/d p.o., MTD 40mg
ab 12J/ 50kgKG	Zentrale Alpha-2- adrenerge Agonisten	Clonidin → 33	2–3 x 75µg/d p.o., MTD 900µg

[15] AWMF 023-040, Weil J, Arterielle Hypertonie im Kindesalter. Stand: 31.8.2013, gültig bis 31.8.2018

T 19.3 Kinderpneumologie

T 19.3.1 Asthma bronchiale[4, 16, 17]

Die medikamentöse Therapie ist Teil eines Behandlungskonzepts inkl. nichtmedikamentöser Maßnahmen (Allergiekontrolle, Asthmaschulung). Die Medikation wird stufenweise je nach Asthmakontrolle intensiviert (→ 484, T 3.1.2) u. stufenweise nach jeweils 3–6M stabiler Kontrolle reduziert. Kriterien für Asthmakontrolle: keine Sympt. Tag/Nacht, keine Einschränkung bei Alltagsaktivi-täten, Einsatz von Bedarfsmedikation < 2d/W, > 5 J auch Lungenfunktion (PEF oder FEV1).

Stufe 1 Bedarfsmedikation

bei Bedarf	**RABA** (schnell und kurz wirkendes β-2-Mimetikum)	Salbutamol → 73 DA oder (nicht in NVL empfohlen) Inh.Lsg. 5mg entspr. 20Gtt./ml)	DA: MTD 6 Inh. oder Inh.Lsg. in 1–3ml NaCl 0,9% (lt. Fachinfo bis 4J keine Dos.Empf., i.d.R. werden 3–4Gtt./ED vertragen); 4–11J: ED 4–8 Gtt., max. 30 Gtt./d, ab 12J: ED 5–10 Gtt., max. 60 Gtt./d)
ggf. plus	**Anticholinergikum**	Ipratropium → 76 Inh.Lsg.	Inh.Lsg. 3 x 5–10 Hübe à 25µg o. Fertiginh. 3 x 1 Amp., MTD jeweils 8 Inhal.

ab Stufe 2 Langzeitmedikation

1. Wahl	**Inhalatives Kortiko- steroid (ICS)** niedrigdosiert	Beclometason → 78	100–200µg/d (ICS: immer geringste wirksame Dosis)
		oder **Budesonid** → 78	
		oder **Fluticasonpropionat** → 78	100–250µg/d
oder 2. Wahl	**Leukotrienantagonist** Monother. ≥ 15J off-label	Montelukast → 81	6 M–5J: 4mg Gran., 2–5J: 4mg Kautbl., 6–14J: 5mg Kautbl., > 15J: 10mg Tbl., jeweils abends einnehmen

T 19 Pädiatrie – Therapie

Stufe 3

	ICS mitteldosiert	Beclometason → 78	200–400µg/d
		oder Budesonid → 78	
		oder Fluticasonpropionat → 78	200–500µg/d
		o. Ciclosenid (>12J) → 78	160–320µg/d
oder	ICS niedrig- bis mitteldosiert	Beclomethason → 78 oder Budesonid → 78	100–400µg/d
		oder Fluticasonprop. → 78	bis 250µg/d
		o. Ciclosenid (>12J) → 78	80–160µg/d
plus	Leukotrienantagonist	Montelukast → 81	s.o.
oder (> 5J)	ICS niedrig- bis mitteldosiert	s.o.	s.o.
plus	LABA (lang wirkendes ß-2-Mimet.)	Formoterol → 74	2 x 6µg
		oder Salmeterol → 74	2 x 25µg

Stufe 4

	ICS hochdosiert	Beclometason → 78	> 400µg/d
		oder Budesonid → 78	
		oder Fluticasonprop. → 78	> 500µg/d
		o. Ciclosenid (>12J) → 78	> 320µg/d
oder	ICS mittel- bis hochdosiert	s.o.	s.o.
plus	LABA	s.o.	s.o.
plus	Leukotrienantagonist	s.o.	s.o.

Stufe 5 (zusätzlich nach Einsatz aller Optionen der Stufe 4)

	Orales Glukokortikosteroid	Prednison → 208	niedrigste zur Kontrolle wirksame Dosis, primäre Richtdosis 1(–2)mg/kgKG/d
		oder Prednisolon → 208	
ggf. ab 6J	Monokln. Anti-IgE-AK bei IgE-vermitt. Pathogenese	Omalizumab → 88	Therapie durch Kinderpneumologen/Zentrum
ggf.	Methylxanthin	Theophyllin ret. → 81	12–20mg/kgKG/d p.o., Serumkonz. kontrollieren (Zielbereich: 8–<20µg/ml)

Für Stufe 1–5 gilt:
- bei Bedarf RABA oder/und Ipratropium
- keine Langzeittherapie mit LABA als Monotherapie oder niedrigdosiertes ICS + LABA
- bei sonst gut kontrolliertem Asthma mit nur vereinzelt anstrengungsinduzierten Symptomen: RABA inhalativ vor Belastung

[16] Berdel D et al. Asthma bronchiale im Kindes- und Jugendalter (Elsevier, LL Kinder- und Jugendmedizin, 2010, N13), S. 1–38
[17] Global Initiative for Asthma (2017): http://ginasthma.org

T 19.3.2 Bronchiolitis

Evidenz besteht nur für O_2-Gabe, jedoch nicht für Kortikosteroid, Salbutamol oder Adrenalin (gilt jeweils für systemische und inhalative Anwendung)

1. Wahl	NaCl 3% inhalativ	NaCl 3% Inh. Lsg. (Mucoclear®)	3 x 2ml mit Vernebler über Maske oder Mundstück
	Abschwellende Nasentropfen		

Folgende Versuche sind möglich (lt. AAP-guidlines ausdrücklich **nicht** empfohlen – bei fehlender Wirksamkeit Therapie absetzen):

	RABA/ß-2-Mimetikum	siehe Asthma bronchiale, Stufe 1 → 791	
und/ oder	Anticholinergikum inhalativ	Ipratropiumbromid → 76 Inh.Lsg.	3 x 5–10 Hübe à 25µg in 2ml NaCl 0,9%

Bei Sauerstoffsättigung < 90 % und/oder Trinkschwäche ⇒ stationäre Behandlung

		Sauerstoff 100%	1–2l über Nasenbrille oder im Inkubator
und/ oder	Versuch	Adrenalin → 55	unverdünnte Lsg. 1mg/ml: 2(–5)ml inhalativ
	Bilanzierte Flüssigkeitszufuhr i.v. (nicht forciert wg. Risiko des Syndroms der inadäquaten ADH-Ausschüttung)		80ml/kgKG/d

RSV-Prophylaxe → 805

[18] Clinical Practice Guideline: Ralston S et al. Diagnosis, Management, Prevention of Bronchiolitis, AAP; pediatrics 2014; www.pediatrics.org/cgi/doi/10.1542/peds.2014-2742

T 19.3.3 Hustenstillung

Ggf. symptomatisch nachts, wenn Hustenreiz stark beeinträchtigt

	ab 6M	Noscapin → 84 Saft 25mg/5ml, Drg. 25mg	6M–2J: ED 2,5 ml Saft, 3–12J: ED 5ml Saft o. 1 Drg.
oder	ab 2J	Pentoxyverin → 84	0,2–0,4mg/kgKG ED
oder	ab 12J	Codein → 83	0,25–0,5mg/kgKG ED

T 19.3.4 Obstruktive Bronchitis

	RABA	Salbutamol → 73 inhalativ	s. Asthma br. Stufe 1 → 791
oder		wenn inhal. Appl. nicht möglich/nicht verfügbar: **Salbutamol** → 73 Lsg. p.o., z.B. Salbubronch® Elixier 1mg = 15 Gtt./ml	2–23M: 1–3 Gtt./kgKG ED, max. 2–3 x 30 Gtt./d.; 2–6J: 2–4 x 15–30 Gtt./d; 7–13J: 3–4 x 15–30 Gtt./d; ≥ 14J: 3–4 x 30–60 Gtt./d
und/ oder	Anticholinergikum inhalativ	Ipratropiumbromid → 76 Inh.Lsg. Dosierfl. 25µg/Hub	Inh.Lsg. (Vernebler): 3 x 5–10 Hübe entspr. 125–250µg in NaCl 0.9%, oder in Salbutamol-Fertiginhalat

T 19 Pädiatrie – Therapie

ggf. plus	ICS niedrig bis mitteldosiert	Beclomethason → 78	100–400µg/d, solange symptomatisch, dann ausschleichen o. altern. abdosieren
		Budesonid → 78	
oder	Kortikosteroid	Prednisolon → 208 rekt.	1 x 100mg/d (max. 3d)
oder	Versuch NaCl 3%	NaCl 3% Inh. Lsg. (Mucoclear®)	3 x 2ml mit Vernebler über Maske oder Mundstück

T 19.3.5 Pneumonie (pädiatr. ambulant erworbene/pCAP)[19, 20]

Leitsymptom Tachypnoe auch bei nicht-schwerer pCAP: Atemfrequenz (f) > 50 bei Ki. 2–11 M, f > 40 bei Ki. 12–49 M, f > 20 bei Ki. ab 5 J, mit oder ohne Einziehungen.
Schwere pCAP: Tachypnoe plus Dyspnoe, red. AZ, Nahrungsverweigerung, Dehydratation, Somnolenz.
Keine primäre Antibiose bei nicht-schwerer pCAP mit Temp. < 39°, mit Hinweisen auf virale Ätiologie (wie schleichender Beginn, Obstruktion, Rhinitis, Pharyngitis, Glieder-/Kopfschmerz) bzw. ohne Hinweise auf bakterielle Ätiologie o. Superinfektion (z.B. zweigipfliger Fieberverlauf).

Antibiotika-Auswahl für pCAP (meist Pneumokokken, Hämophilus)

1. Wahl	Aminopenicillin	Amoxicillin → 217	50–90mg/kgKG/d p.o. in 2–3 ED
2. Wahl	bei Penicillin-Allergie Cephalosporin	Cefuroxim-Axetil → 226	20–30mg/kgKG/d p.o. in 2 ED
oder	Makrolid	Erythromycin-Estolat	30–50mg/kgKG/d p.o.
		Clarithromycin → 229	15mg/kgKG/d p.o. in 2 ED
oder	ab 9J, lt. Fl ab 50kgKG Tetrazyklin	Doxycyclin → 227	8–12J: ini 4mg/kgKG/d p.o., dann 2mg/kgKG/d p.o., Jug.: 0.1–0.2g/d

Bei Hinweis auf Mykoplasma pneumoniae oder Chlamydia pneumoniae nach klin. Indikation (Verlauf) zusätzlich zu Aminopenicillin bzw. Amoxicillin + Clavulansäure:

	Makrolid	s.o.	s.o., für mind. 10d
oder	ab 9J, lt. Fl ab 50kgKG Tetrazyklin	s.o.	

Bei Komplikationen, persistierendem Fieber, Masern- oder Influenza-assoziierter pCAP:

		Amoxicillin + Clavulansäure → 219	Dosierung nach Amoxicillin-Anteil: 50–80mg/kgKG/d in 3 ED, > 40kgKG: 1500–2000mg/d

Therapiedauer ohne Komplikationen: 2–3d über klin. Stabilisierung hinaus, i.d.R. 5–7d ausreichend

Indikation zur stationären Therapie: pCAP < 6 Mo, jede schwere pCAP, SaO2 < 92%, ausgeprägte Dyspnoe (Nasenflügeln, Einziehungen), Rekapillarisierungszeit > 2 sec, Trinkschwäche, unsichere Compliance oder schwierige häusliche Betreuungssituation, Komorbiditäten (Vitium, BPD, ZF u.a.), ausbleibende Besserung binnen 48–72h

[19] AWMF 048-013. Rose MA et al. Management der ambulant erworbenen Pneumonie bei Kindern. v. 31.3.17, gültig bis 3/2022
[20] Hansen G et al. Ambul. erworbene Pneumonie im Kindesalter. Monatsschr Kinderheilk 2018; 166:16-23

Pädiatrische Gastroenterologie

T 19.3.6	Pertussis → 804
T 19.3.7	Pseudokrupp → 804
T 19.3.8	Tuberkulose → 806

T 19.4 Pädiatrische Gastroenterologie

T 19.4.1 Ascariasis/Spulwürmer

	ab 7. M	**Pyrantel** → 269	1 x 10mg/kgKG (max. 1g)
oder	ab vollend. 2. Lebensjahr	**Mebendazol** → 268	2 x 100mg/d für 3d

T 19.4.2 Gastroenteritis, akute[19]

Empfehlungen:
- Orale Rehydratation/Ersatz der Elektrolytverluste und rasche Realimentation spätestens 4–6h nach Beginn der Rehydrierung
- Sgl.: Stillen oder unverdünnte Sgl-Milchnahrung
- WHO-Empf.: hypotone orale Rehydrationslösung (ORL), max. Natriumgehalt 75mmol/l, Bikarbonat bzw. Citrat-Zusätze zum Ausgleich der metabol. Azidose (z.B. GES60®, Oralpädon240®)
- Von selbst hergestellten Saft-/Zucker-/Salz-/Wasser-Lösungen wird für Ki. < 5J wegen variabler Zusammensetzung abgeraten, sie werden aber meist besser akzeptiert.
- i.d.R. keine medikamentöse Therapie

ggf.	Sekretionshemmer	**Racecadotril** → 101 Zul. ab 3M	bis 9kgKG: 3 x 10mg, 10–15kgKG: 3 x 20mg, 16–29kgKG: 3 x 30mg, > 30kgKG: 3 x 60mg
ggf.	Infusionstherapie	siehe Infusionstherapie bei Dehydratation → 786	
bei unstillbarem Erbrechen			
evtl.	Antiemetika	siehe Übelkeit/Erbrechen → 796 (keine Evidenz für Benefit bei Gastroenteritis)	

Antibiotische Therapie nur bei folgenden Erregern

Salmonella typhi: nach Antibiogramm

	Amoxicillin → 217	75–100mg/kgKG max. 4g/d p.o. (14d)
oder	**Cotrimoxazol** → 235 Sgl. ab 6W	8(–12)mg/kgKG max. 320mg TMP/d, 40(–60)mg/kgKG max. 1600mg SMX/d p.o. (14d)
oder	**Ciprofloxacin** → 233	20–30mg/kgKG max. 1,5 g/d p.o./i.v. für 10d (Ki. und Jug. nur nach sorgfältiger Risiko-Nutzen-Abwägung)
oder	**Ceftriaxon** → 222	75–100mg/kgKG p.o./i.v. für 7–14d, NG erste 2W max. 50mg/kgKG/d; KI bei FG bis postmenstr. Alter von 41W
oder	**Azithromycin** → 229	20mg/kgKG max. 1g/d p.o. (7d)

T 19 Pädiatrie – Therapie

Vibrio cholerae: Antibiose nicht obligat, reduziert Krankheits- und Ausscheidedauer		
	Azithromycin → 229	*1x 20mg/kgKG*
oder	**Ciprofloxacin** → 233	*30mg/kgKG/d in 3 ED für 3d*
oder	**Erythromycin** → 230	*50mg/kgKG/d in 4 ED für 3d*
Entamoeba histolytica		
zuerst	**Metronidazol** → 236	*30mg/kgKG/d in 3 ED p.o./i.v. für 10d*
dann	**Paromomycin** → 242	*10–25mg/kgKG in 3 ED max. 1,5 g/d für 7–10d*
Gardia lamblia		
	Metronidazol → 236	*15mg/kgKG/d für 7–10d*

T 19.4.3 Übelkeit/Erbrechen

Symptomatische Therapie

	Dimenhydrinat → 105 Zul. ab 8kgKG	*1–2mg/kgKG Einzeldosis, max. 5mg/kgKG/d, 6–14J max. 150mg, > 14J max. 400mg/d*
oder	**Diphenhydramin** → 362 Zul. ab 12M	*bis 5mg/kgKG/d*

Durch Chemotherapie hervorgerufene Nausea und Erbrechen bei Ki. ≥ 6M;
zur Prävention und Therapie von postop. Nausea und Erbrechen (PONV) bei Ki. ≥ 1M
(off label bei unstillbarem Erbrechen anderer Genese)

Ondansetron → 106 p.o./i.v.	*d1: ini 0,15mg/kg KG, bei Bed. bis zu 2 weitere i.v.-Gaben mit 0,15mg/kgKG nach jeweils 4h; d 2–6: alle 12h: ≤ 10 kgKG: 2mg, ≥ 10kgKG: 4mg (für PONV i.v.-Gabe empfohlen: in Glu 5% oder NaCl 0,9% verdünnt über mind. 15min infundieren)*

T 19.4.4 Obstipation[21]

Symptomatische Therapie nach Ausschluss organischer, neuro- oder psychogener Ursachen, neben Nahrungsumstellung und Verhaltensmodifikation/Toilettentraining

1. Wahl	**Polyethylenglycol/Macrogol** → 99 (Movicol junior®/Kinderlax® ab 2J, Dulcolax M Balance ab 8J)	*zur primären Entleerung: 1–1,5g/kgKG über 2–4d, dann (0,2–)1g/kgKG/d*
2. Wahl	**Lactulose** → 99	*1–2ml/kgKG/d*
od. ggf. rektal	**Glyzerin-Suppositorien** (Glycilax® für Kinder Zäpfchen) **Sorbitol-Klysma** (z.B. Microlax)	*1 x 1 (Microlax bei Ki. < 3J nur ½), bei Bedarf wiederholen*
ggf. plus	Lokalmaßnahmen/Afterpflege bei schmerzhaften Rhagaden/Fissuren: granulationsfördernde Externa evtl. mit Lokalanästhetikum	

[21] AWMF 068-019, Koletzko S et al., Obstipation im Kindesalter. Stand: 04.2007

Pädiatrische Gastroenterologie

T 19.4.5 Gastroösophageale Refluxkrankheit (GERD)[22]

primär nichtmedikamentöse Maßnahmen: Nahrung andicken, aufrechte Fütterposition, postprandiale Linksseitenlagerung, Versuch mit hypoallergener Sgl.-Milch

Medikamentöse Therapie nur bei GERD mit erheblichen Reflux-bedingten Symptomen oder endoskopisch gesicherter Ösophagitis

1. Wahl	Protonenpumpen-inhibitor (PPI) (Zul. ab 1 J/>10kgKG)	Omeprazol → 94	0,7–1,4mg/kgKG/d, MTD 3,5mg/kgKG oder 80mg in 1–2 Gaben
2. Wahl	Histamin-2-Rezeptor-Antagonist (H2RA)	Ranitidin → 92 Zul. ab 3 J/> 30kgKG	4–10mg/kgKG/d in 2 Gaben

[22] AWMF006-071, Hosie S, Gastroösoph. Reflux im Kindesalter. Stand: 1.3.2015, gültig bis 31.12.2018

T 19.4.6 Oxyuriasis/Enterobiasis/Madenwürmer

	Anthelminthika	Pyrantelembonat → 269	ab 7. M 1 x 10mg/kgKG, max. 1g
oder		Pyrviniumembonat → 269	ab 1J 1 x 5mg/kgKG
oder		Mebendazol → 268	ab 2J 1 x 100mg

T 19.4.7 Peritonitis[19]

Neben chirurgischen und allgemein-intensivmedizinischen Maßnahmen empirische antibiotische Therapie vor Erregernachweis/Antibiogramm

	Cephalosporin	Ceftriaxon → 222	50mg/kgKG/d
oder	Penicillin (mit Pseudomonas-Wi)	Piperacillin + Tazobactam → 220 Ki. ab 12J	240mg Piperacillin/kgKG in 3 Dosen (oder lt. Fachinfo 3 x 2g Piperacillin/0,5g Tazobactam, entspr. einer Durchstechflasche)
plus	Nitroimidazol	Metronidazol → 236	20mg/kgKG/d in 3 ED

T 19.4.8 Taeniasis/intestinaler Bandwurmbefall[23]

Rinderbandwurm T. saginata, Schweinebandwurm T. solium

1.Wahl	Praziquantel* → 268	1 x 10mg/kgKG

*In D zugel. Fertigarzneimittel für diese Ind. off label und nicht in kindgerechter Dosierung erhältlich; muss ggf. vom Apotheker portioniert werden. Zulassung für Neurozystizerkose.

altern.	Niclosamid → 268	bis 2J 1 x 0,5g; 3–6J 1 x 1g; ab 7J 1 x 2g
oder	Mebendazol → 268	200mg/d in 2 ED über 3d

Neuro-Zystizerkose (T. solium): Therapie abhängig von Lokalisation, Stadium und Symptomen antiparasitär (Albendazol, Praziquantel) und/oder symptomatisch, ggf. Steroide, (neuro-)chirurgisch

[23] DGPI-Handbuch 6. Aufl. 2013, S. 527-9

T 19.4.9 Ulkuskrankheit[24, 25]

Indikation zur Heliobacter-Eradikation: Ulcus ventriculi/duodeni und MALT-Lymphom, erosive Gastritis/Duodenitis, Fe-Mangel-Anämie, Ulkus/Magen-CA bei Verwandten 1. Grades. Fakultativ bei endoskop. nachgew. HP-Inf. ohne Ulkus/Erosion. **Tripeltherapie über 7(–14)d.**

Protonenpumpeninhibitor (Zul. ab 1 J/>10kgKG)	Omeprazol → 94	0.7–1.4(–2.5)mg/kgKG/d, MTD 3.5mg/kgKG oder 80mg in 1–2 Gaben
plus	bevorzugt Antibiose nach Antibiogramm – oder:	
plus Aminopenicillin	Amoxicillin → 217	50mg/kgKG/d in 2 Gaben
plus Makrolid	Clarithromycin → 229	20mg/kgKG/d in 2 Gaben
oder Nitroimidazol	Metronidazol → 236	20mg/kgKG/d in 2 Gaben

Prophylaxe oder Therapie von idiopathischen/medikamentös verursachten oder sog. Stress-Ulcera ohne Nachweis einer HP-Infektion

Protonenpumpeninhibitor	Omeprazol → 94	s.o., Dauer je nach Ind.

[24] AWMF 021-001, Heliob. Pylori u. gastroduod. Ulkuskrankheit, Stand: 5.2.2016, gültig bis 3.7.2020
[25] Koletzko, S. Update Gastroenterologie, Jahrestagung DGKJ Sept. 2017/Köln

T 19.5 Pädiatrische Endokrinologie und Stoffwechsel

T 19.5.1 Diabetische Notfälle (Ketoazidose, Hypoglykämie) → 784

T 19.5.2 Jodmangelstruma

Ohne Hinweis auf Autoimmunerkrankung oder genetische Jodtransportstörung
Ernährungsberatung, Jodsalz etc.

Jodid	bis 2. M 50µg/d, bis 6J 100µg/d, ab Schulalter 200µg/d

T 19.5.3 Hypo-/Athyreose, kongenitale[26]

Initial und so früh wie möglich

Schilddrüsenhormon	Levothyroxin (T₄) → 126	10–15µg/kgKG/d; Athyreose: 15µg/kgKG/d

Kontrollabstände (TSH, T4), ggf. Dosisanpassung und Auslassversuch nach Leitlinie

[26] AWMF 027-017, Krude et al. Angeborene primäre Hypothyreose: Diagnostik, Therapie und Verlaufskontrolle. Stand: 01.02.2011, gültig bis 31.01.2016 (wird überarbeitet)

T 19.5.4 Autoimmunthyreoiditis (Hashimoto)[27]

Indikation für Levothyroxin: manifeste periphere Hypothyreose; fakultativ bei großer Struma u./o. stark ansteigenden TSH-Werten bei Kontrollen (keine Evidenz für Einfluss auf Dauer der Erkrankung, keine LL-Empfehlung)

Bei Hypothyreose	Levothyroxin (T₄) → 126	1–2µg/kgKG/d
Bei Hyperthyreose	s. Kap. T 19.5.6 → 799	

[27] AWMF 027-040 Simic-Schleicher G, Autoimmunthyreoiditis. Stand: 1.1.2011, gültig bis 31.1.2016 (wird überarbeitet)

T 19.5.5 Hodenhochstand → 826

T 19.5.6 Hyperthyreose/Morbus Basedow[28, 29]

	Thio-Harnstoff	Carbimazol → 127	ini 1 x 0,4–0,6mg/kgKG/d, dann 0,1–0,3mg/kgKG/d
oder		Thiamazol → 128	
ggf. ini	Betablocker	Propranolol → 29	1–2(–4)mg/kgKG/d (nach Symptomen in den ersten W)

[28] AWMF 027-041 Bettendorf M, Hyperthyreose. Stand: 1.1.2011, gültig bis 31.1.2016 (wird überarbeitet)
[29] Grüters, A. in Pädiatr. Endokrinologie u. Diabetologie, Springer Berlin/Heidelberg 2010, S. 335–7

T 19.5.7 Hypercholesterinämie/Hyperlipidämie

Intervention bei Hypercholesterinämie (TC > 200mg/dl, LDL-C > 130mg/dl) mit normalem HDL-C und bei Hypertriglyzeridämie: für Ki. ≥ 2J spezifische altersgemäße Ernährungsmodifikation, ggf. Gewichtsabnahme, Beratung bzgl. regelm. körperlicher/sportlicher Aktivität

Indikationen für medikamentöse Lipidsenkung bei Kindern ≥ 8J:
- Hypercholesterinämie mit LDL-C ≥190mg/dl
- **oder** LDL-C ≥ 160mg/dl plus positive Familienanamnese für vorzeit. kardiovaskuläre Erkr. bei Verwandten I° (w < 55 J, m < 65 J) oder plus weitere hochgradige Risikofaktoren (s. LL)
- **oder** LDL-C ≥ 130–159mg/dl plus mehrere hochgradige Risikofaktoren (s. LL)

Statin	Pravastatin → 122 Zul. ab 8J	8–13J: 1 x 10–20mg/d, 14–18J: 1 x 10–40mg/d; CPK-/Transaminasenkontr. nach 6W u. 3M, dann alle 6M

Hypertriglyzeridämie: medikamentöse Therapie nur selten für stark übergewichtige Kinder, wenn wirksame Gewichts- und Lebensstilmodifikation nicht erreicht werden können (Absprache mit pädiatrischen Lipidspezialisten)

[30] AWMF 027-068 Koletzko B et al., Diagnostik und Therapie von Hyperlipidämien bei Kindern und Jugendlichen, Stand 24.2. 2016, gültig bis 29.9.20

T 19.6 Pädiatrische Hämatologie und Hämatostaseologie

T 19.6.1 Eisenmangelanämie[31]

- Ausschluss von Malabsorption (z.B. Zöliakie, chronisch entzündliche Darmkrankheit)
- Ausschluss von chronischem Blutverlust und anderen CED (z.B. rheumatoide Arthritis)
- sorgfältige Ernährungsanamnese

Ernährungsberatung

und	Eisen-(II)-Präparat (Substitution)	Fe^{2+}-Sulfat → 143	2mg/kgKG/d, je nach Schwere des Fe-Mangels über 2–3M

Prophylaxe: FG und SGA (Geb.-Gew. < 2500g) ab 8. W bis Einführung Fe-haltiger Beikost (Fleisch) oder 12(–15)M

	Eisen-(II)-Präparat	Fe^{2+}-Sulfat → 143	2mg/kgKG/d

[31] AWMF 025-021 Bechnisch W et al., Eisenmangelanämie, 4. Fassung 02/2016, gültig bis 02/2021

T 19 Pädiatrie – Therapie

T 19.6.2 Asplenie (funktionell oder Z.n. Splenektomie)[32, 33]

Impfungen	aktualisierte Empfehlungen für Hämophilus, Meningokokken, Pneumokokken, Influenza: www.asplenie-net.org
Penicillin-Prophylaxe ab 3. M bis mind. 5. LJ, chir. Splenektomierte bis 16J	Penicillin V → 216; bis 3J: 2 x 200 000E/d p.o., 3–5J: 2 x 400 000E/d, ab 6J: 2 x 500 000E/d, > 12J: 50 000E/kgKG (max. 2 x 1,5 MioE)

[32] AWMF 025-016 Cario H et al., Sichelzell-KH vom 31.12.14, gültig bis 30.12.19
[33] AWMF 025-018 Eber S et al., Hereditäre Sphärozytose vom 12.12.16, gültig bis 11.12.21

T 19.6.3 Immunthrombozytopenie[34]

Maßnahmen: blutungsauslösende Medikamente (NSAR, Aggregationshemmer) und verletzungsträchtige Aktivitäten und Sportarten vermeiden
Indikation zur medikamentösen Therapie: subjektiv beeinträchtigende Schleimhautblutungen, ggf. elektive Eingriffe (z.B. Zahnextraktion)

	Prednisolon → 208	2(–4)mg/kgKG/d in 2 ED für 3–4d
oder	Dexamethason → 207	0,7mg/kgKG/d für 4d, max. 40mg
ggf.	Tranexamsäure → 66	3 x 10–20mg/kgKG/d lokal oder p.o.

Bei lebensbedrohlicher Blutung oder Notfall-Operation

1.	Thrombozytenkonzentrat	
plus	i.v.-Immunglobulin → 275	1 x (0,4)–0,8–1,0g/kgKG
plus	Methylprednisolon → 208	30mg/kgKG i.v. über 20–30 min (max. 1g)

[34] AWMF 086-001 Dickerhoff R et al., ITP im Kindes- und Jugendalter. Stand: 1.8.2011, gültig bis 31.8.2016 (wird überarbeitet)

T 19.6.4 Vitamin-B12-Mangel (nutritiv/Malabsorption)

Vitamin B12 → 147	100µg/d über 10–15d, dann 1–2x/W

T 19.6.5 Von-Willebrand-Jürgens-Syndrom (vWS)[35, 36]

Ther. ereignisabhängig (Trauma, Spontanblutung, periop.), selten bei Typ 2A od. 3 auch prophyl.

Typ 1 (außer 1C)	Desmopressin → 141	i.v.: 0.3µg/kgKG in NaCl 0.9% über 30min; intranasal: < 50kgKG 1 Hub, > 50kgKG 2 Hübe; 1–2h präop., ggf alle 12h
perioperative/größere Blutungen oder Traumen bei Typ 1C, 2, 3 und schweren Formen von Typ 1	von-Willebrand-Faktor (vWF)/ F-VIII-Plasmakonzentrat → 70	ini i.d.R. 20–40IE FVIII/kgKG und 40–80IE vWF/kgKG langsam i.v.; 1–2h präop, ggf. nach 12–24h wdh., Spiegelbestimmungen: Ristocetin-CoF-Aktivität von 0.6IE/ml (60%) anstreben
Schleimhautblutungen bei allen Typen	Tranexamsäure	i.v. (ab 1J): 20mg/kgKG/d; p.o.: 10–15mg/kgKG, ggf. alle 8–12h

Perioperativ u. bei schwereren Traumen FVIII u. VWF/Ristocetin-CoF-Aktivität monitoren: 0–1–4h

[35] Nelson, Textbook of Pediatrics, 20th edit. 2015, p2391
[36] Sharma et al., Advances in the diagnosis and treatment of Von-Willebrand-Disease, Blood 2017; 130: 2386-2391

T 19.7 Pädiatrische Infektiologie

T 19.7.1 Ascariasis → 795

T 19.7.2 Borreliose[19, 37]

Früh/lokalisiert (Erythema migrans, Lymphozytom)

	Amoxicillin p.o. → 217	50(–100)mg/kgKG bis max. 2g/d, bis Symptome abgeklungen sind (mind. 10d)
oder	Cefuroxim-Ax. p.o. → 226	30mg/kgKG/d
ab 9J	Doxycyclin p.o. → 227	4mg/kgKG, max. 200mg/d

Lyme-Arthritis

	Ceftriaxon i.v. → 222	1 x 50mg/kgKG/d, bis asymptomatisch (mind. 14 d)
oder	Orale Therapie s.o.	Dosierung von Amoxicillin, Cefuroxim, Doxycyclin s.o.; konsequent über 4W

Neuroborreliose (alle Formen)

	Ceftriaxon i.v. → 222	1 x 50mg/kgKG/d, bis asymptomatisch (mind. 14 d)

[37] AWMF 013-044 Hofmann et al., Kutane Lyme Borreliose, Stand 31.3.16, gültig bis 31.10.20

T 19.7.3 Enzephalitis → 812

T 19.7.4 Gastroenteritis → 795

T 19.7.5 Harnweginfekt → 825

T 19.7.6 Herpes simplex[19]

Indikationen für Aciclovir (→ 248)

	Enzephalitis	45mg/kgKG/d in 3 ED i.v. für 21d	
	neonataler Herpes	45(–60)mg/kgKG/d in 3 ED i.v. für 21d	
	Ekzema herpeticatum	(15–)30mg/kgKG/d in 3 ED i.v. für 7d	
oder		< 2J: 500mg in 5 ED p.o., ≥ 2 J: 1000mg in 5 ED p.o.	
	Immunsuppression	(15–)30mg/kgKG/d in 3 ED i.v. für 10–14d	
	sonst. schwer verlauf. Erstinf.	15mg/kgKG/d in 3 ED i.v. für 5–10d	
	Keratokonjunktivitis	Aciclovir AS → 387	5 x/d lokal
ggf. plus		Aciclovir p.o. → 248	60–80mg/kgKG/d p.o. in 5 ED für 10d, max. 1g/d
ggf.	bei mukokutanen Infektionen		Ther. in ersten 24h beginnen: 75mg/kgKG/d p.o. in 5 ED für 7d, (max. 1g/d)

T 19.7.7 Malaria

Prophylaxe[19, 38]

Lt. WHO-Empfehlung sollen Kinder < 5J nicht in Gebiete mit chloroquinresistenter Malaria reisen (z.B. gesamtes tropisches Afrika); **Expositionsprophylaxe** je nach Malariarisiko im Reiseland plus **Stand-By-Medikation oder kontinuierliche Chemoprophylaxe** (saisonal oder ganzjährig); Malariakarte siehe www.dtg.org

Wirkstoff	Dosierungen	Einnahmedauer vor Abreise bis	Einnahmedauer nach Rückkehr	Kontraindik.
Mefloquin → 270 Lariam® ab vollend. 3. LM/ 5kgKG (in D keine Zul. mehr, evtl. Einzelimport)	1x/W 5mg/kgKG, Stand-by: ini 15mg/kg, nach 8h 10mg/kgKG	2–3W	4W	Epilepsie, Angststörungen u.a. psychiatr. Erkr.
Proguanil + Atovaquon → 270 Malarone (junior)® ab 11kgKG (ab 5kgKG off-l.)	Tägl. Einmalgabe: 5–8kgKG: ½ Tbl. 25+62.5mg, 8–11kgKG: ¾ Tbl. 25+62.5mg, 11–40kgKG: 25+62.5mg/10kgKG, > 40kgKG: 100+250mg	1–2d	7d	Grav., Niereninsuffizienz
Doxycyclin → 227 (ab 8J, off-label)	1,5–2mg/kgKG/d, > 50kgKG: 100mg/d	1–2d	4W	Ki bis 8 J, Grav., Lakt.
Chloroquinphosphat → 270 Resochin® Tbl. 250 = 155mg Chloroquin; 81 = 50mg Chloroquin	1 x/W 5mg/kgKG Chloroquin p.o., > 40kgKG: 155mg	1W	4W	G-6PDH-Mangel, Niereninsuffizienz, Epilepsie

[38] D. Ges. f. Tropenmedizin u. internat. Gesundheit (DTG) - Empfehl. zur Malariavorbeugung, Stand Mai 2017: https://www.dtg.org/images/Empfehlungen/DTG_Malaria_2017.pdf

Therapie[39]

Unkomplizierte Malaria tropica (P. falcip.) und Knowlesi-Malaria: stationär

	Artemether + Lumefantrin → 269 Riamet® Tbl. 20 + 120mg	insgesamt 6 Dosen in h 0-8-24-36-48-60: 5 bis < 15kgKG: 1 Tbl./Dosis, 15 bis < 25kgKG: 2 Tbl./Dosis 25 bis < 35kgKG: 3 Tbl./Dosis, ≥ 35kgKG: 4 Tbl./Dosis; (Cave: Long-QT-Syndrom)
oder	**Proguanil + Atovaquon*** → 270 Malarone® Tbl. 100 + 250mg, M. junior® Tbl. 25 + 62.5mg	1 x/d für 3d: 5–8 kgKG: 2 Tbl. junior, 9–10kgKG: 3 Tbl. junior, 11–20kgKG: 1 Tbl. f. Erw., 21–30kgKG: 2 Tbl. f. Erw. 31–40kgKG: 3 Tbl. f. Erw., > 40kgKG: 4 Tbl. f. Erw.

*nach Prophylaxe mit Proguanil + Atoquanon **keine** Therapie mit Proguanil + Atoquanon

Pädiatrische Infektiologie 803

Malaria tertiana (P. vivax, P. ovale): ambulant

	wie unkomplizierte Malaria (s.o.), aber off-label, anschließend Nachbehandlung mit:
Primaquin → 270	vorher G-6PDH-Mangel ausschließen; P. vivax: 1 x 0.5mg/kgKG/d p.o. über 14d; P. ovale: 1 x 0.25mg/kgKG/d p.o. über 14d

Malaria quartana (P. malariae): ambulant

Chloroquinphosphat → 270 s.o.	ini 1 x 10mg/kgKG Chloroquin p.o., nach 6–24–48h je 1 x 5mg/kgKG p.o., max. Gesamtdosis 1500mg

Kompliz. Malaria tropica o. Knowlesi: Intensivstation und Rücksprache mit Tropenmed. Zentrum bei Vorliegen eines der folg. Kriterien: Bewusstseinseintrübung, Krampfanfall, respirat. Insuff., Hypoglykämie (BZ < 40mg/dl), Schock, Spontanblutungen, Azidose, Hyperkaliämie (> 5,5mmol/l), Anämie (Hb < 6g/dl), Niereninsuff., Hämoglobinurie (ohne bek. G6PD-Mangel), Hyperparasitämie (> 5% der Erys von Plasmodien befallen), jede Malaria bei homozygoter Sichelzellanämie

[39] AWMF 042-001 Burchard G, Malaria, Diagnostik u. Therapie. Stand: 1.10.2015, gültig bis 30.9.2019

T 19.7.8 Meningitis, bakterielle[19]

Nach Lumbalpunktion/Blutkultur kalkulierte empirische Antibiotika-Therapie vor Erregernachweis/Antibiogramm, (bei begründetem klinischen V.a. perakute Meningokokkensepsis/ Waterhouse-Friedrichsen-Syndrom auch präklinisch vor Lumbalpunktion)

Ceftriaxon i.v. → 222	ggf. präklinisch 1 x 100mg/kgKG, dann 100mg/kgKG/d (ab 7J max. 4g/d)

Ind. zur Umgebungspro.[19, 40] bei Meningokokkenerkr.: enge Kontaktpers. in 7d vor/bis 24h nach begonnener Cephalosporin-Ther., max. bis 10d nach letztem Kontakt (Haushaltsmitglieder, Intimpartner, enge Freunde, mediz. Personal bei engem Kontakt, Kindereinrichtungen für Ki. < 6 J); **bei Haemophilus-influenzae-Erkrankungen:** wie oben, jedoch nur Kontaktpers. nur bis 7d nach letztem Kontakt und nur, wenn im Haushalt ein nicht oder unzureichend geimpftes Ki. bis 4J oder eine Person mit relevantem Immundefekt lebt, sowie ungeimpfte exponierte Kinder in Gemeinschaftseinrichtungen (keine Prophylaxe für Schwangere und NG im 1. M)

Rifampicin p.o. → 246	NG 1. LM: 2 x 5mg/kgKG/d, ab 2. LM 2 x 10mg/kgKG/d (max. 600mg/d bei HiB-, 1200mg bei Meningokokken-Kontakten) über 2d

[40] RKI-Ratgeber Meningokokken-Erkr. 2015:, https://www.rki.de/DE/Content/Infekt/EpidBull/ Merkblaetter/Ratgeber_Meningokokken.html#doc2374538bodyText1

T 19.7.9 Mykosen → 821

T 19.7.10 Osteomyelitis und bakterielle Arthritis[41, 42]

Nach Materialgewinnung zum Erregernachweis sofort kalkulierte i.v.- Antibiose (neben ggf. indizierten chirurgischen Maßnahmen)

Im 1. Lebensjahr oder wenn gramnegativer Keim nicht auszuschließen

	Lincosamid	Clindamycin i.v. → 231	20-40mg/kgKG/d in 3 ED
plus	Cephalosporin, Gr. 3	Cefotaxim i.v. → 222	100-200mg/kgKG/d in 2-4 ED

ab 2. Lebensjahr

	Lincosamid	Clindamycin i.v. → 231	20-40mg/kgKG/d in 3 ED
oder	Penicillin + Betalaktamase-Inhib.	Ampicillin + Sulbactam i.v. → 220	100-150mg/kgKG/d in 3 ED (Dos. Ampicillin-Anteil)

[41] AWMF 027-054 Borte M, Akute hämatogene Osteomyelitis u. bakt. Arthritis. Stand: 1/2013, gültig bis 1/2018

[42] Hospach T et al. Bakterielle Arthritis bei Kindern und Jugendlichen. Monatsschr Kinderheilk 2018; 166:239-48

T 19.7.11 Otitis media → 823

T 19.7.12 Oxyuriasis → 797

T 19.7.13 Pediculosis → 822

T 19.7.14 Peritonitis → 797

T 19.7.15 Pertussis[19, 40, 43]

Antibiotische Ther. kann nach Exposition, während des Stadium catarrhale u. evtl. zu Beginn des Stadium convulsivum die Krankheitsdauer verkürzen und beendet die Erregerausscheidung binnen 5(-7)d (Infektiösität endet i.d.R. 3W (bei Sgl. bis zu 6 W) nach Beginn des Stadium convulsivum spontan).

	Makrolide (Cave: hypertrophe Pylorusstenose in ersten 6 Lebenswochen)	Erythromycin-Estolat Saft	2 x 20mg/kgKG/d über 14d, max. 2g/d
oder		Clarithromycin → 229 (ab 2M)	2 x 7,5mg/kgKG/d über 7d, max. 1g/d
oder		Azithromycin → 229 (lt. Fachinfo zur Anw. bei Ki. < 1 J nur begrenzt Daten)	0-6M: 1 x 10mg/kg 5d; > 6M: d1: 1 x 10mg/kgKG, d2-5: 5mg/kgKG/d, max. 500mg/d

Säuglinge ≤ 6M: i.d.R. stationär, Apnoe-Überwachung

[43] RKI-Ratgeber Pertussis für Ärzte 2017: https://www.rki.de/DE/Content/Infekt/EpidBull/Merkblaetter/Ratgeber_Pertussis.html#doc2374534bodyText10

T 19.7.16 Pneumonie → 794

T 19.7.17 Pseudokrupp/stenosierende Laryngotracheitis

Physikalische Maßnahmen, Beruhigung

	Kortikosteroid rektal	Prednisolon Supp. → 208	1 x 100mg
oder	Kortikosteroid oral	Dexamethason → 207 z.B. InfectoDexaKrupp Saft 2mg/5ml	1 x 0,15-0,45mg/kgKG (oder 0,4-1,1ml/kgKG) p.o.
oder	Kortikosteroid inhalativ wenn verfügbar und toleriert	Budesonid → 78	1 x 400µg

oder	Mit 2–4h Überwachungs-	**Adrenalin** 1mg/ml → 55	*über Vernebler 2(–4) Amp.*
oder	möglichkeit:	**Adrenalin** Inh. → 76 (InfectoKrupp Inhal® Zul. ab 6M; 0,56mg/Hub)	*über Vernebler 7 Hübe*
Bei protrahiertem Verlauf mit Fieber: V.a. Moraxella catarrhalis			
ggf.	**Aminopenicillin + Beta-Lactamase-Inhibitor**	**Amoxicillin + Clavulansäure** → 219	*50+12.5 bis 100+25 bzw. 100+14mg/kgKG/d; s.a. Harnweginfekt → 825*

T 19.7.18 RSV-Prophylaxe[44]

Obligat bei Kindern mit hohem Risiko:
- Ki. ≤ 24 M zu Beginn der RSV-Saison, die wegen mittelschwerer oder schwerer bronchopulmonaler Dysplasie (BPD) bis < 6M vor Beginn der RSV-Saison mit O_2 behandelt wurden
- Ki. ≤ 12 M zu Beginn der RSV-Saison mit hämodynamisch relevanter Herzerkrankung (operations- bzw. interventionsbedürftige Vitien mit pulmonalarterieller Hypertonie, pulmonalvenöser Stauung/Zyanose sowie bei schwerer Herzinsuff. unter med. Therapie)

Fakultativ bei Kindern mit mittlerem Risiko:
- Ki. ≤ 12 M zu Beginn der RSV-Saison, die als FG mit einem Gestationsalter von ≤ 28 + 6 SSW geboren wurden
- Ki. ≤ 6 M zum Beginn der RSV-Saison, die als FG mit einem Gestationsalter von 29 + 0 bis 34 + 6 SSW geboren wurden mit mindestens zwei der folgenden Risikofaktoren:
  – Entlassung aus der neonatol. Primärversorgung direkt vor/während der RSV-Saison
  – Kinderkrippenbesuch oder Geschwister in externer Kinderbetreuung
  – schwere neurologische Grunderkrankung
- Ki. ≤ 12 M zu Beginn der RSV-Saison mit einer anderen schwer beeinträchtigenden Grunderkrankung (z.B. anhaltendem O2-Bedarf) der respiratorischen Kapazität wie neuromuskuläre Erkrankung, Trisomie 21, Zwerchfellhernie oder schwere Immundefizienz
- Ki. > 12M bis ≤ 24 Monaten zu Beginn der RSV-Saison mit hämodynamisch relevanter Herzerkrankung (s.o. Ki. mit hohem Risiko)

| | monoklonaler Antikörper | **Palivizumab** i.m. Synagis® | *1 x/M 15mg/kgKG während RSV-Saison (meist Oktober–März)* |

[44] AWMF 048-012 Forster J, Prophylaxe von schweren RSV-Erkrankungen bei Risikokindern mit Palivizumab. Stand: 01.07.2012, gültig bis 31.12.2016 (wird überprüft)

T 19.7.19 Salmonellose → 795 (Gastroenteritis, akute)

T 19.7.20 Scharlach → 824 (GAS-Tonsillopharyngitis)

T 19.7.21 Sinusitis → 823

T 19.7.22 Skabies → 822

T 19.7.23 Tonsillopharyngitis (Gruppe-A-Streptokokken = GAS) → 824

T 19.7.24 Tuberkulose und nichttuberkulöse Mykobakteriose[45]

Exposition/Chemoprophylaxe (obligat bei Ki. < 5J auch bei negativer Immundiagnostik ggf. bei Ki u. Jug. mit Immundefizienz o.a. Risikofaktoren)

	Wirkstoff	Dosierung	Therapiedauer
	Isoniazid (INH) → 246 CAVE hepatotoxisch, Vit.-B6-Mangel (B6-abh. Anfälle)	200mg/m² KOF oder 10(–15)mg/kgKG/d, MTD 300mg, (Sgl., dystrophe Ki. u. Jug. mit Vit. B6/Pyridoxin 1x1–2mg/kgKG substituieren)	über 3M, dann Immundiagn. wdh., wenn positiv und Rö o.B. ⇒ Chemoprävention
oder	nach Exposition mit MDR(multi-drug-resistant)-TBC: Einzelfallentscheidung nach Erreger-Resistogramm des Index-Patienten		

Latente tuberkulöse Infektion/Chemoprävention (Immundiagn. pos., Rö-Thor. o.B., keine Sympt.)

	Wirkstoff	Dosierung	Therapiedauer
	Isoniazid (INH) → 246	s.o.	über 9M
oder	**Isoniazid (INH)** → 246	s.o.	über 3–4M
plus	**Rifampicin (RMP)** → 246	350mg/m² KOF o. 15(–20) mgkgKG/d, MTD 600mg	
oder nach WHO-Empfehlung ab 2J:			
	INH → 246	s.o.	jeweils nur 1x/W über 3(–4)M
plus	**Rifapentin** (RPT, Rifapentine®-Retard, keine Zul. in D, nur Import)	RMP s.o.	
oder	nach Infektion mit MDR-TBC: präventive Zweifach-Behandlung nach Erreger-Resistogramm des Index-Patienten		

Rö-Kontrolle nach Abschluss der Chemoprävention, fakultativ erneut nach 1J

Aktive TBC/Chemotherapie bei unkomplizierter Primär- und peripherer LK-TBC (Immundiagnostik pos., Rö-Thor. pathol., bakteriol. Diagnostik)

	Wirkstoff	Dosierung	Therapiedauer
	RMP + INH → 247	s.o.	über 2M
plus	**Pyrazinamid (PZA)** → 246	30(–40)mg/kgKG/d, max. 2g	
dann	**INH + RMP** → 247	s.o.	über 4M

Verlaufskontrollen und Monitoring von NW s. LL AWMF 048-016, abschließend Rö-Kontrolle

Komplizierte TBC (LK-Einbruch, Belüftungsstörungen u.a.)

	Wirkstoff	Dosierung	Therapiedauer
	INH + RMP + PZA	s.o.	über 2M
oder	**INH + RMP + PZA**	s.o.	über 2M (obligat bei Miliar-TC und Meningitis)
plus	**Ethambutol (EMB)** → 246 (CAVE Optikusneuritis)	850mg/m² KOF oder 20(–25)mg/kgKG/d, MTD 2g	
dann	**RMP + INH** → 247	s.o.	über 7M (nach 4-fach-Komb. 4M, bei Miliar-Tbc und Meningitis 10M)

Verlaufs-/ggf. Serumspiegelkontrollen u. Monitoring von NW s. LL, abschließend Rö-Kontrolle

Erkrankungen durch nichttuberkulöse Mykobakterien (NTM)
(sog. atypische oder Mycobacteria other than tuberculosis/MOTT)[19, 46, 47]

Zervikale Lymphadenitis (häufigste Erreger Mycobacterium avium complex = MAC)

Wegen hoher Spontanheilungsrate unter Hinweis auf lange Verläufe und Fistelrisiko abwartendes Offenhalten als Option kommunizieren. Sonst i.d.R. nach 3-wöchigem Verlauf 1. Wahl vollst. chirurg. Extirpation mit Erregernachweis und Testung Makrolidresisrenz.
Ind. zur Antibiose: vollständige chirurgische Extirpation bei sonst gesunden Kindern nicht möglich

	Clarithromycin → 229	15–30mg/kgKG/d	über 6–12M
oder	Azithromycin → 229	10–12mg/kgKG/d	
plus	RMP → 246	s.o.	
plus	(optional) EMB → 246	s.o.	

Andere seltenere Organmanifestationen, Risikofaktoren/Grunderkrankungen oder andere Erreger als MAC

3-er-Kombinationstherapie je nach Spezies der angezüchteten NTM + ggf. Antibiogramm

[45] Schaberg T et al.: Empfehlungen zur Therapie, Chemoprävention und Chemoprophylaxe der Tuberkulose im Erwachsenen- und Kindesalter. Pneumologie 2012; 66: 133–171
[46] Zimmermann P et al., The management of non-tuberculous cervicofacial lymphadenitis in children: A systematic review and meta-analysis J Infect. 2015;71(1):9-18.
[47] AWMF 048-016 Feiterna-Sperling C et al., Diagnostik, Prävention und Therapie der Tuberkulose im Kindes- und Jugendalter. Stand: 31.10.2017, gültig bis 06.11.2022
[48] Kuntz M et al., Infektionen durch nicht-tuberkulöse Mykobakterien im Kindesalter. Monatsschr Kinderheilk 2018;166:2532-65

T 19.7.25 Varizellen/Zoster im Kindesalter (VZV)

Varizellen

Indikationen für Aciclovir: konnatale Varizellen (Exanthem d5–d12), FG (erst 6W), Immunsuppression, T-Zell-Defekte, Kortikoid-Langzeittherapie, schwere Neurodermitis

	Aciclovir i.v. → 248	3 x 10mg/kgKG/d über 7–10d, max. 2.5g/d)
oder	Aciclovir p.o. → 248	5 x 15mg/kgKG/d

Zoster[49]

Indikationen für Aciclovir bei Ki.:
Rumsay-Hunt-Syndrom (Zoster oticus + Fazialisparese + vestibulokochleäre Dysfunktion

	Aciclovir → 248	3 x 5–10mg/kgKG/d i.v. oder 5 x 800mg/d p.o. über 10d
plus	Prednisolon → 208	ini 1mg/kgKG/d p.o.

[49] AMWF 030-013 Heckmann JG et al., Therapie der idiopathischen Fazialisparese, Stand 3/2017, gültig bis 2/2022

T 19 Pädiatrie – Therapie

VZV-Expositionsprophylaxe[19, 50]

Indikation: exponierte seronegative Pat. mit Immundefizienz; NG, deren Mütter 5d vor bis 2d nach Entbindung an Varizellen erkranken, exponierte FG von seronegativen Müttern, exponierte FG < 28. SSW oder < 1000g Geburtsgewicht, exponierte seroneg. Schwangere
stationär: im Zimmer der Indexpat. betreute Seronegative, wenn sie nicht spätestens am 8. Tag nach Exposition entlassen werden können

Aciclovir → 248	Dosierung s.o.

VZV-Immunglobulin innerhalb von 96h nach Expositionsbeginn

1.Wahl	IG i.v. Varitect®	1ml/kgKG
2.Wahl	IG i.m. Varicellon®	0.2–0.5ml/kgKG

[50] DGPI-Handbuch, 6. Auflage 2013, , Thieme, Stuttgart-New York 2013:585-87

T 19.8 Päd. Allergologie und Immunologie

T 19.8.1 Allergische Rhinokonjunktivitis

Symptomatische Therapie neben Allergenkarenz/Reduzierung der Allergenlast und/oder spezifischer Immuntherapie

Lokal prophylaktisch

	Cromoglicinsäure	präsaisonal beginnend 3–4 x/d; NS → 398/AT → 394

Lokal akut H1-Antagonisten

	Levocabastin	ab 1J: bei Bed. 2 x/d; AT → 394/NS → 398
oder	Ketotifen AT → 394	ab 3J: bei Bed. 2 x/d
oder	Azelastin NS → 398	ab 6J: bei Bed. 2 x/d
oder	Azelastin AT → 394	ab 4J

Steroide lokal (niedrigste für effektive Kontrolle der Beschwerden notwendige Dosis)

	Flucitason → 399 (ab 4J, Avamys® ab 6J, Dymista® ab 12J)	1 x 1 Sprühstoß/Nasenloch/d; ab 12J 1x2 Sprühst.
	Budesonid NS → 399 (keine Altersbeschränkung, Pulmicort Topinasal® ab 6J)	1–2x/d 1 Sprühst./Nasenl.; ab 12J bis 2x2 Sprühst.
oder	Mometason NS → 399	ab 3J: 1x1 Sprühstoß/Nasenloch/d, ab 11J auch 2 x/d

H1-Antagonisten systemisch

ab 2J	Cetirizin Gtt./Saft/Tbl. → 85	2–6J: 1(–2) x 2,5mg/d entspr. 2,5ml Saft; 6–12J: 1(–2)x 5mg/d entspr. 5ml Saft oder ½ Tbl.; > 12J: 1 x 10mg/d entspr. 10ml Saft o. 1 Tbl., bevorzugt abends einnehmen
oder	Desloratadin → 85	1–5J: 1 x 1.25mg/d entspr. 2.5ml Lsg., 6–11J: 1 x 2.5mg/d
oder	Loratadin Tbl. → 86	ab 30kgKG: bei Bed. 1 x 10mg/d

Päd. Allergologie und Immunologie

T 19.8.2 Schönlein-Henoch-/anaphylaktoide Purpura-/Vaskulitis[51]

Starke muskuloskelettale oder Gelenkschmerzen		
	Paracetamol → 290	Schmerztherapie im Kindesalter → 810
oder	Ibuprofen → 197	
oder	Naproxen → 198	
Starke Bauchschmerzen		
	Prednison → 208	2mg/kgKG/d über 1W, ausschleichen über 1–2W
Über 6W persist. kleine Proteinurie < 2g/g Krea und/oder Hypertonie		
	Captopril → 22	0–12M: 3 x 0.15mg/kgKG/d p.o., keine MTD, 12M–18J: 3 x 0.3mg/kgKG/d p.o., Dosis/-intervall nach Ansprechen
oder	Valsartan → 26	≥ 6J/bis 35kgKG: 1 x 40mg/d p.o., max. 80mg, ≥ 6J/35–80kgKG: 1 x 80mg/d p.o., max. 160mg; > 80kgKG: 1 x 80mg/d p.o., max. 320mg
Proteinurie > 2g/g Krea, Nierenbiopsie: bei nephrotischem/nephritischem Syndrom und proliferativer Histologie		
	Prednisolon → 208	3 Steroidpulse 300–500mg/m² KOF an alternierenden d
dann	Prednison p.o. → 208	W1–4: 30mg/m²/d, ab W5: 30mg/m²KOF alternierend, W9–10: 15mg/m²KOF alternierend
je nach Histologie und Verlauf Cyclophosphamid, Azathioprin, Cyclosporin A, Plamapherese		

[51] AWMF 027-064 Hospach T., Purpura Schönlein-Henoch. Stand: 01.12.2015, gültig bis 01.01.2018 (in Überarbeitung)

T 19.8.3 Urtikaria[52]

Verdächtige Auslöser absetzen (Nahrungsmittel, Medikamente), ggf. auslösende Infekte o.a. entzündl. Prozesse behandeln

meist akut selbstlimitierend, b. Bed. symptomatisch **nicht-sedierende H1-Antihistaminika:**		
	Cetirizin → 85	2–6J: 1(–2) x 2,5mg/d entspr. 2,5ml Saft, 6–12J: 1(–2)x 5mg/d entspr. 5ml Saft oder ½ Tbl., > 12J: 1x 10mg/d entspr. 10ml Saft oder 1 Tbl., bevorzugt abends einnehmen
oder	Desloratidin → 85	1–5J: 1 x 1,25mg/d entspr. 2,5ml Lsg., 6–11J: 1 x 2,5mg/d
ab 6W chron.-spontane o. chron.-induzierbare Urtikaria (ggf. über Vermeidung von physikalischen Auslösern aufklären)		
	nicht-sed. H1-Antihist. in 1 bis max. 4W bis zur 4-fachen Standarddosis ↑ (off-label)	
sonst	Omalizumab → 88	ab 12. LJ alle 4W 300mg s.c. (über Deltoideus-Region, ggf. jeweils 150mg re und li)
ggf. Versuch	Montelukast → 81 (off-label für diese Ind.)	6M–5J: 4mg Granulat, 2–5J: 4mg Kautbl, 6–14J: 5mg Kautbl., > 15J: 10mg Filmtbl.; abends einnehmen

[52] Ott, H., Chronische Urticaria, Monatsschr Kinderheilk 2017, 165:437ff

T 19.9 Schmerztherapie im Kindesalter[53, 54]

1. Grundsätze medikamentöser Schmerztherapie:
- Applikationsart möglichst wenig invasiv, auch an nasale Applikation denken
- Zunächst je nach Ind. antiphlogistisch oder spasmolytisch wirksame Nicht-Opioid-Analgetika (WHO Stufe 1), in Stufe 2 Kombination mit schwachen, in Stufe 3 mit starken Opioiden
- Ggf. antizipatorische Gabe vor schmerzhaften/schmerzverstärkenden Prozeduren
- Ggf. Basisanalgesie anpassen, wenn als Bedarfsmedikation > 50% der Tagesdosis notwendig
- Bei Opioidwechsel mit 50% der Äquivalenzdosis beginnen, retardierte Opioide oder transdermale Applikation erst nach Dosisfindung anwenden

2. Nichtmedikamentöse Interventionen bei chron. Schmerzen wie aktive Bewältigungs-(Coping-)Strategien, kognitiv-behaviorale Methoden, Akupunktur, Schmerztagebuch

WHO Stufe 1: Nicht-Opioide

Alle Nicht-Opioide analgetisch höher als antipyretisch dosieren

ab 3kgKG	**Paracetamol** → 290 Cave: ab 90–130mg/kgKG/d lebertoxisch	10–15mg/kgKG ED, bei Bed. alle 4–6h (FG: alle 12h), sicherer Abstand zur Hepatoxizität bei MTD von: NG bis 30mg/kgKG; Sgl. bis 50mg/kgKG; Kinder bis 60mg/kgKG; Höchstdosen max. über 72h
ab 3M oder 5kgKG	**Metamizol** → 201 (bis 11M nicht i.v., nur i.m.); auch spasmolytisch	p.o.: 10–15(–20)mg/kgKG ED, MTD 75mg/kgKG; langsam i.v.: 10mg/kgKG ED, bei Bedarf alle 4–6h

Wegen des Risikos einer Agranulozytose und hypotensiver Reaktionen (bei parenteraler Gabe) ist Metamizol nur zugelassen zur Behandlung starker Schmerzen oder hohen Fiebers, das auf andere Maßnahmen nicht anspricht. Postop. ggf. mit Hydromorphon kombinieren.

WHO Stufe 1: Nicht-Opioide mit antiphlogistischer Wirkung/NSAR

ab 3M/ 6kgKG	**Ibuprofen** → 197	(5–)10mg/kgKG alle (4)–6–8h, max. 30(–40)mg/kgKG/d; gastrointest. UW u. Thromboaggregationshemmg. mögl.
ab 2J	**Indometacin** → 199 gastrointest. NW	1–3mg/kgKG/d in 2–3 ED; Jug. u. Erwachsene MTD 50–150mg
ab 12J	**Naproxen** → 198	10–15mg/kgKG/d in 2 ED
ab 14J	**Diclofenac** → 199 gastroint. NW	1mg/kgKG ED alle (4)–8–12h, MTD 3mg/kgKG oder 150mg/d
ab 14J	**ASS** → 196 gastrointest. NW und Thrombo-Aggregations-Hemmung	10–15mg/kgKG ED alle 4–6h: ab 12J: 500mg ED; Kawasaki-S.: 60(–100)mg/kgKG/d; CAVE bei Ki. < 16J: bei gripp. Sympt. oder V.a. Virusinfektion nur auf ärztl. Anweisung und wenn andere Maßnahmen nicht wirken

Schmerztherapie im Kindesalter

WHO Stufe 2: Kombination mit schwachen Opioden

ab 12M	**Tramadol** → 288 Morphin-Äquivalenz: x 0.1, keine wesentliche Atem-/ Kreislaufdepression	< 50kgKG: 1–2 mg/kgKG ED (1mg/kgKGl angsam i.v.), > 50kgKG/12J: 50–100mg ED, max. 6mg/kgKG oder 600mg/d, KI: nicht ausreichend kontrollierte Epilepsie, NW: Erbrechen bei schneller iv-Applikation
ab 18M	**Nalbuphin** → 286 i.v. (i.m., s.c.) Morphin- Äquiv. x 0,5–0,8	Zul. z. Kurzzeitther. mittelstarker–starker Schmerzen auch prä-/postop.: 0,1–0,2mg/kgKG ED, ggf. alle 3-6h, max. 20mg, MTD 160mg; KI: Leber- o. schwere Nierenschäden, Komb. mit rein μ-agonist. Opioiden (z.B. Morphin, Fentanyl)

WHO Stufe 3: Kombination mit starken Opioden

Dosisabhängige Sedierung und Atemdepression bei FG und NG ausgeprägter (HWZ länger),
wirksame Dosis individuell titrieren, bei Absetzen Dosis schrittweise verringern;
KI: akutes Abdomen, Ileus, Atemdepression

	Morphin → 284 Injekt.-lsg, Lsg./Gtt., Tbl., Ret.-Tbl., Ret.-Granulat, Ret.-Kps., Supp.	**ED i.v., i.m., s.c.:** NG: 0.05–0,1mg/kgKG alle 2–4h; bis 12J: 0.1–0.2mg/kgKG alle 2–4h; > 50 kgKG/12J: 3-5(–10)mg, (i.v.: Amp. 10mg/ml 1 : 9 mit NaCl 0.9% entspricht 1mg/ml); **Dauerinf.:** 0.01–0.03mg/kgKG/h, > 50kgKG: 1mg/h, **ED oral, rektal:** (Umrechng. parent.: oral/rektal 1 : 3), FG 0.04mg/kgKG alle 4–6h; NG 0,1mg/kgKG alle 4–6h; Ki. < 50kgKG: 0.15–0.3mg/kgKG alle 4–6h; **ret. Formen:** 0,5mg/kgKG alle 12h; **intranasal:** (off-label): 0,1mg/kgKG
	Piritramid → 285 Morphin-Äquiv. x 1,8	0,05–0,1mg/kgKG alle 4-6(–8)h i.v., Dauerinf. 1 mg/h; keine DANI notw., da nur über Leber metabolisiert; CAVE schlecht mischbar (nur in NaCl 0.9% o. Glu 5%)
ab 12M	**Hydromorphon** → 283 Morphin-Äquivalenz x 8, kleinste Ret.-Kps. 4mg, ⇒ bei Opioid-Naiven erst ab 50kgKG	**ED langsam i.v., s.c.:** 0.015mg/kgKG alle 3–4h; > 50kgKG/12J: 1–1.5 mg alle 3–4h; **Dauerinf.:** 0,005mg/kgKG/h > 12J: 0.15–0.45mg/h; **oral ED:** (Umrechnung parent.: oral 1 : 3), **ret. Tbl.:** 0.08mg/kgKG alle 8–12h; > 50kgKG: 4mg alle 8–12h, postop. ggf. mit Metamizol kombinieren
ab 2J	**Fentanyl Amp.** → 283 Morphin-Äquivalenz x 100, Cave: wg. EW-Bindung und Abbau über Cytochr.-P450 Interaktionen beachten!	mit kleinster Dosis beginnen, Zieldosis aus bisherigem Opiatbedarf berechnen (100 : 1) oder 1(–3–10)μg/kgKG ED langsam i.v., auch i.m. oder 0.5–4μg/kgKG/h über Perfusor oder 1.5μg/kgKG ED intranasal (off-label, MAD-Applikator)
	Fentanyl transdermal 12μg/h → 283	nur für Opiod-tolerante Pat., die bereits mind. 30mg orale Morphinäquivalente/d erhalten; Zieldosis aus bis- herigem Opiatbedarf berechnen; Pflaster alle 3d wechseln

[53] Führer M, Der Schmerz – Verbündeter und Verräter, in: Therapiezieländerung und Palliativmedizin in der Pädiatrie, 1. Aufl., Kohlhammer, Stuttgart 2006, S. 93-118

[54] Beland B et al. Akute und chronische Schmerzen, pädiatrie hautnah, 2001, 9:306 ff u. 10:388 ff

T 19 Pädiatrie – Therapie

T 19.10 Sedierung im Kindesalter

Unruhe- und Erregungszustände i. R. psychiatrischer Grunderkrankungen

Promethazin → 348	Ki. 2–18J: ini 10mg = 10 Gtt. p.o. oder 1 x 12,5–25mg ED i.v., MTD 0,5mg/kgKG; Cave: Long-QT-Syndrom

Analgosedierung vor/während diagnostischer/therap. Eingriffe, Narkose-Prämedikation, Sedierung auf Intensivstation

Midazolam → 360 Wi auch anxiolytisch, relaxierend, kongrade Amnesie, (antikonvulsiv off-label außer Buccolam® → 360), kurze Wirkdauer (HWZ 1–1,5h); CAVE Atemdepression und Abhängigkeitspotential	**i.v./(i.m.):** 6M–5J: langs. 1 x 0,05–0,1mg/kgKG, max. 6mg; 6–12J: 0,025–0,05mg/kgKG (max. 10mg) **rekt.:** > 6M: 0,3–0,5mg/kgKG (Kunststoffapplikator, zu applizierendes Vol. evtl. bis 10ml mit H₂O auffüllen); **p.o.:** 0,2–0,5mg/kgKG (max. 20mg); **intranasal** (off-label): 0,2mg/kgKG, max. 15mg, (MAD-Applikator, hochkonz. Zubereitg. auf beide Nasengänge verteilen, max. 1ml/Nasenloch); **Dauerinf.** zur Sed. auf Intensivstation nach Bolus (s.o.): 0,06–0,12mg/kgKG/h, (1–2 μg/kgKG/min)

T 19.11 Neuropädiatrie

T 19.11.1 Neuroborreliose → 801

T 19.11.2 Meningoenzephalitis[19, 55]

Bei meningoenzephalitischer Symptomatik ist bis zum Erregernachweis (Kulturmaterial!) oder Beweis einer and. Genese eine (sub-)akute, direkt erregerbedingte Meningoenzephalitis anzunehmen: unverzüglich Antibiose wie bei bakt. Meningitis u. antivirale Ther., im Zweifel beides

	Ceftriaxon i.v. → 222	100mg/kgKG/d
und	Aciclovir i.v. → 248	3 x 10–20mg/kgKG/d

Herpes und VZV-/Zoster

	Aciclovir i.v. → 248	3 x 10–20mg/kgKG/d

CMV

	Ganciclovir i.v. → 249	12mg/kgKG/d in 2 ED

Mykoplasmen

	Doxycyclin → 227 (off-label bei Ki. < 8J)	4mg/kgKG in 1 ED über 7d
oder	Erythromycin-Estolat	50mg/kgKG/d in 2 ED (schlecht liquorgängig)

altern. **Azithromycin** → 229, **Clarithromycin** → 229, **Chinolone (Gyrasehemmer)** → 232

Bakterielle Meningitis → 803, **Borreliose** → 801

Unkomplizierte Virusmeningitis: symptomatische Therapie

[55] AWMF 022/004 Häusler M et al., Nicht-eitrige ZNS-Infektionen von Gehirn und Rückmark im Kindes- und Jugendalter. Stand: 01.06.2015, gültig bis 31.05.2019

T 19.11.3 Epilepsien[59]

Diagnose: zwei unprovozierte (oder Reflex-)Anfälle, oder ein Anfall, wenn Zusatzbefunde ein Wiederholungsrisiko von > 60% annehmen lassen, oder Syndromdiagnose.
Behandlungsindikation: individuell nach Abwägen von Rezidivrisiko, Beeinträchtigung oder Gefährdung (z.B. Status) durch den Anfall, anzunehmender (zB selbstlimitierender) Verlauf, zu erwartende Beeinträchtigung durch die Therapie
Therapieziel: Anfallsfreiheit und keine oder akzeptable Störwirkung durch Therapie
Hier genannte Standard-Antikonvulsiva (unterstrichen: Wi auf fokale und general. Anfälle):
Clobazam (CLB), Ethosuximid (ETX), Lamotrigin (LTG), Levetirazetam (LEV), Oxcarbazepin (OXC), Phenobarbital (PB), Phenytoin (PHT), Primidon (PRM), Sultiam (STM), Topiramat (TPM), Valproat (VPA)
Bei Therapie beachten:
- Immer Monotherapie anstreben, bis zur Verträglichkeitsgrenze ausdosieren (Ausnahme: PHT nur bis max. Serumkonz.)
- Sinnvolle Kombinationen, falls Monotherapie nicht ausreicht: ETX + VPA, ETX + LTG, LEV + LTG, LEV + OXC, LTG + VPA, OXC + VPA, STM + CLB

Mit „Serumkonz." ist im Folgenden der i.d.R. wirksame und verträgliche Serumkonzentrationsbereich gemeint, nicht die Serumkonzentration als alleiniges Kriterium für die Dosisfindung.

Neugeborenen-Anfälle[56, 57, 58]

Vor Therapie: Glukose und ionisiertes Ca^{2+} i.S., wenn möglich Säure-Basen-Status mit Laktat (ggf. Pyruvat), Ammoniak und Aminosäuren im Plasma, org. Säuren und Sulfit im Urin, Pipecolinsäure in Plasma oder Liquor, AASA in Urin oder Liquor

ggf.	Glucose 10% → 300	5ml/kgKG i.v.
ggf.	Ca-Glukonat 10%	2ml/kgKG über 10 min i.v.
ggf.	Mg-Sulfat 10% → 297	0,15ml/kgKG über 10 min i.v.

und bei allen nicht offensichtlich symptomatischen, immer bei therapierefrakt. Anfällen		
	Vit-B6(Pyridoxin)-HCl → 147	100mg i.v. als ED (Cave: Apnoe-Gefahr), max. 5 x/24h, bei Ansprechen weiter 15–30mg/kgKG/d in 2–3ED p.o.

bei unvollst. Ansprechen auf Pyridoxin-Versuch		
plus	Folinsäure → 192 (Leukovorin®)	3–5mg/kg/d p.o. in 3 ED

bei Nichtansprechen auf Vitamin B6		
	Pyridoxal-5-phosphat (Sondergröße: Kps. à 30mg)	4 x 10mg/kgKG/d p.o., bei PNPO-Mangel ggf. fortsetzen mit 30-60mg/kgKG in 4 ED (CAVE Lebertoxizität)

Antikonvulsiv		
1.	**PB** → 306	5(–10)mg/kgKG i.v., wdh. bis Sistieren des Anfalls oder max. 40mg/kgKG, Erh.Dos. 1 x 3–5mg/kgKG/d, Zielserumkonz. 15–40μg/ml), baldmöglichst wieder absetzen
ggf. 2.	**LEV** → 311 (off-label)	30mg/kgKG i.v., max. 2 x 30mg/kg/d

[56] AWMF 024-011, Zerebrale Anfälle beim Neugeborenen. Stand: 22.8.2012, gültig bis 22.8.2017
[57] Fiedler, B. u.a., Epileptologie 2014.27:178-185
[58] Plecko, B. u.a., Epileptologie 2016.33:102-108

T 19 Pädiatrie – Therapie

Symptomatische/strukturelle Epilepsien mit fokalen Anfällen

1. Wahl	**LEV** → 311 (Zul.: add-on: Sgl. ab 2. M, für fokale Anfälle mit/ohne sek. General., ab 12J für juv. Myoklonus-Epil. u. prim. gen. tonisch-klon. Anfälle, Monotherapie: ab 16J f. fok. Anfälle mit/ohne General.)	**Zieldosis:** 30–50mg/kgKG/d in 2 ED, MTD 3g; **Aufdosieren** um 10mg/kgKG/d alle 2–3d; **CAVE:** emotionale Labilität
oder	**LTG** → 305 (Zul.: add-on ab 2J für fokale u. gen. Anfälle inkl. LGS, ab 13J auch Monother., ab 2J für Monother. typischer Absencen)	**Zieldosis:** in Monother. u. Kombin. mit Begleitmed. ohne Enzyminduk.: 2–10mg/kgKG/d in 2 ED, max. 200mg/d, komb. m. Enzyminduk.: 5–15mg/kgKG/d in 2 ED, max. 400mg/d, komb. m. VPA: 1–5mg/kgKG/d in 2 ED, max. 200mg/d; **Aufdosieren:** immer sehr langs., 2W-Interv. (s. FachInfo); **CAVE:** sehr häufig Hautreakt. (Stevens-Johnson/Lyell), jede Hautrötung zeigen, im Zweifel absetzen, aufklären; **Serumkonz.:** 2–10(–15)mg/l
oder	**OXC, OXC retard** → 305 (Zul.: Mono-/Komb.-Ther. ab 6J; Sicherheit und Wirksamk. auch für 1M–6J untersucht, für fokale Anfälle mit/ohne sek. General.)	**Zieldosis:** 30–45mg/kgKG/d in 2–3 ED (ret. 2 ED), max. 2,4g/d; **Aufdosieren** pro W um 10mg/kgKG/d; WW beachten (Kontrazeptiva, LTG u.a.), Elytkontr. (Hyponatriämie); **Serumkonz.:** 20–25mg/l oder 80–140µmol/l Monohydroxyderivat
2. Wahl	**VPA** → 308 (Zul.: gen. Anfälle/Absencen/ myoklon. u. tonisch-klon. Anfälle, fokale u. sek. gen. Anfälle, anderer Anfallsformen, wenn diese auf übliche Ther. nicht ansprechen; bei Kleinkindern strenge Risiko-Nutzen-Abwägung u. möglichst Monotherapie)	**Zieldosis:** 20–30mg/kgKG/d in 3 ED (retard: 2 ED); **Aufdosieren:** über 2–3W, Wirksamkeit 4W nach Erreichen der Zieldosis beurteilen; **CAVE:** Leberversagen ⇒ Eltern sollen klin. Zeichen beobachten, schriftl. aufklären, vor und 4W nach Ther.: BB, Thrombo, Leberwerte, Amylase, Gerinnung, dann je n. Befunden; Gewicht ↑; Mädchen/Frauen: Virilisierung, polyzyst. Ovarsyndrom, teratogen (MMC, Entwicklungsstörungen ⇒ strikturierte schriftl. Aufklärung mit Checklisten, strenge Ind. Stell. – nur bei fehlenden Alternativen); ggf. (bei erhebl. Untergewicht, vegetar. Ernährung, ketogener Diät) Carnitin-Subst. 10-20mg/kgKG/d mit Spiegelkontrollen; **VPA-Serumkonz.:** (30–)50–100(–120)mg/l
oder	**PHT** → 305 (Zul.: prim. u. sek. generalisierte Grand-mal, fok. Anfälle ohne/mit Bewusstseinseinschränkung)	5–7mg/kgKG/d in 1–2 ED, Zieldosis mittels Kontrollen der Serumkonz. ermitteln; **Aufdosieren:** alle 3d um 1mg/kgKG/d; **CAVE:** nicht-lineare Kinetik/Kumulationsgefahr/irreversible Kleinhirnschäden, zahlreiche WW (u.a. Kontrazeptiva); **Serumkonz.:** 10–20mg/l
oder	**TPM** → 308 (Zul.: ab 2J add-on für fokale Anfälle mit/ohne sek. Gen., primär gen. tonisch-klonische Anfälle und LGS, ab 6J auch Monotherapie)	**Monotherapie:** 1–5mg/kgKG/d in 2 ED, max. 100mg/d; **Kombinationsther.:** 5–10mg/kgKG/d, max. 400mg; **Aufdosieren:** plus 0,5–1mg/kgKG alle 1–2W über 2–3M; **CAVE:** häufig negativ psychotrop (Sedierung, emotionale Labilität, kognitive Beeinträchtigung, Suizidalität), Engwinkelglaukom, Interaktionen (Kontrazeptiva)

Neuropädiatrie

Idiopathische oder genetische Epilepsien mit primär generalisierten Anfällen

Frühkindliche-/Absence-Epilepsie des Schulalters/juvenile Absence-Epilepsie

CAVE: Bei frühem Beginn (< 4J) von Absencen oder myoklon. Epilepsien immer Glucose-1-Transporter-Defekt ausschließen.

1. Wahl	**ETX** → 306 (Zul.: pyknoleptische, komplexe u. atypische Absencen)	20–30(–40)mg/kgKG/d, max. 1–2 g, in 2–3 ED; **Aufdosieren** langsam, pro W 5–10mg/kgKG/d mehr; Serumkonz.: (40–) 80–100mg/l
u./o. oder	**VPA** → 308	s.o.
	LTG → 305	s.o.

Juvenile Epilepsie mit primär gen. tonisch-klonischen Anfällen (Aufwach-Grand-Mal-E.)

	Lebensführung (Schlafentzug und Alkoholrausch vermeiden)	
1. Wahl	**VPA** → 308	s.o., nicht bei wbl. Jug.
oder	**LTG** → 305	s.o.
oder	**PB** → 306/**PRM** → 311 (Zul.: versch. Epilepsie-Formen, GM, Impulsiv-Petit-Mal), nicht wirksam bei Absencen	**PB:** 2–5(–7)mg/kgKG/d in 1(–2) ED, max. 200–300mg/d; **Serumkonz.:** 15–35mg/l; **CAVE:** Sedierung, Osteopenie, lange HWZ ⇒ Kumulationsgefahr, Interaktionen; **PRM:** 10–20mg/kgKG/d in 1–2 ED, max. 500–1000mg/d; **Cave:** Sedierung, lange HWZ des Hauptmetaboliten PB, Interaktionen; **Serumkonz.:** 4–14µg/ml
oder	**LEV** → 311	s.o.
oder	**TPM** → 308	s.o.

Juvenile Myoklonus-Epilepsie (Janz-Syndrom)

	Lebensführung (Schlafentzug und Alkoholrausch vermeiden)	
1. Wahl	**VPA** → 308	s.o.
oder	**LEV** → 311	s.o.
oder	**VPA** → 308 + **LTG** → 305	s.o.
oder	**PB** → 306/**PRM** → 311	s.o.

Idiopathische/atypische Epilepsien mit fokalen Anfällen

Epilepsie mit zentrotemporalen sharp waves (Rolando-Epilepsie)

falls eine medikamentöse antikonvulsive Prophylaxe indiziert ist:

1. Wahl	**STM** → 310 (Zul.: Rolando-Epilepsie)	5(–10)mg/kgKG/d in 2–3 ED; **Aufdosieren** innerhalb 1W; **CAVE:** Hyperventilation, Parästhesien
ggf. plus	**CLB** → 358 (Zul.: add on bei Pat., die mit Standardther. nicht anfallsfrei sind)	abends 0,1–0,2(–0,3)mg/kgKG; evtl. rasch aufdosieren; **CAVE:** Hypotonie, Stimmungsschwankungen, Sekretbildung in Atemwegen, Toleranzentwicklung
oder	**LEV** → 311	s.o.

Pseudo-Lennox-Syndrom

	STM → 310	s.o.
ggf. +	CLB → 358	s.o.
oder	LEV → 311	s.o.
oder	ETX → 306	s.o.
oder	VPA → 308	s.o.
Sonst bei bioelektrischen Status		
ggf.	ACTH, Dexamethason oder Prednison	Einzelfall-Entscheidung durch erfahrenen Neuropädiater

Bioelektrischer Status epilepticus im Schlaf (ESES)

Therapie s. Pseudo-Lennox

Landau-Kleffner-Syndrom (epileptische Aphasie)

Therapie s. Pseudo-Lennox – rasche Progression zur Unterbrechung des bioelektrischen Status anstreben

Epilepsie mit fokalen Anfällen mit okzipitalen Foci (Panayiotopoulos)

Therapie s. Rolando-Epilepsie

Pharmakoresistenz: Nach Versagen des zweiten adäquat gewählten und ausdosierten Antiepileptikums und insbesondere bei fokalen Anfällen Epilepsiechirurgie in Betracht ziehen und Pat. zügig in entspr. Zentrum vorstellen.

Status epilepticus → 785

[59] Bast, T., Moderne Epilepsiebehandlung bei Kindern, Monatsschr Kinderheilk 2017, 165: 519-37

T 19.11.4 Fieberkrämpfe/Gelegenheitsanfälle bei fieberhaften Infekten

Akut-Intervention (i.d.R. durch Eltern/Betreuungsperson): **Antipyrese** und wenn Anfall bis zur Vorbereitung der rektalen Applikation nicht spontan sistiert:

Zul. ab 6M	Diazepam rektal → 359 (Tuben 5/10mg)	bis 15kgKG 5mg, ab 15kgKG 10–20mg

Prophylaxe: keine medik. antikonvulsive Dauermedikation; Antipyrese nach üblichen Regeln, senkt das Rezidivrisiko nicht; **ausnahmsweise** (Einzelfallentscheidung, strenge Indikationsstellung) bei Fieber ≥ 38,5 °C **intermittierende Prophylaxe:**

off-label	Diazepam Lsg. p.o. → 359 (10mg/1ml entspr. 20Gtt.)	0,5mg/kgKG alle 12 Stunden (4x); **CAVE:** Sedierung kann ZNS-Infektion maskieren

T 19.11.5 Dystonie/EPMS durch Metoclopramid oder Neuroleptika → 786

T 19.11.6 Idiopathische intrakranielle Hypertension/Pseudotumor cerebri

Nach Ausschluss und ggf. kausaler Behandlung sekundärer/symptomatischer Formen und wenn nach Drucklastung durch LP keine anhaltende Remission besteht:

Acetazolamid → 393	15(–100)mg/kgKG/d in 2–3 ED, max. 2 g/d, Dosis ggf. nach Effekt bis zur Unverträglichkeitsgrenze steigern, **CAVE:** Hypokaliämie (ggf. Subst.), Azidose (Blutgasanalyse), Parästhesien, Geschmacksstörungen, Nephrokalzinose

T 19.11.7 Kopfschmerzen, idiopathische[60]

Akut: bedürfnisadaptiert reizabschirmende u. andere physikalische Maßnahmen oder ablenkende Aktivität; Analgetika nicht mehr als an max. 10d/M, Triptane max. 2 x/W o. 6 x/M
Prophylaktisch: Lebensführung: psychosoz./schulische u.a. Stressfaktoren (Mobbing/Medienkonsum u.a.) klären; Gewichtsreduktion, Nikotin-Abstinenz, Schlafhygiene, Flüssigkeitszufuhr, Tagesstruktur; Auslöser erkennen (ggf. Lebensmittel); nichtmedikamentöse Verfahren wie Entspannungsverfahren (progressive Muskelrelaxation), Biofeedback und kindgerechte kognitiv-verhaltensorientierte Programme

Kopfschmerzen vom Spannungstyp, sporadisch, episodisch oder chronisch

Medikamentöse Akuttherapie

1.Wahl	Ibuprofen → 197	1 x 10(–15)mg/kgKG; → 810
2.Wahl	Paracetamol → 290	1 x 15mg/kgKG, max. 60mg/kgKG/d; → 810
oder	ASS (Zul. > 12J) → 196	1 x 500–1000mg

Migräne

Medikamentöse Akuttherapie

	Ibuprofen → 197	sofort bei ersten Anzeichen einnehmen (ggf. mit ersten Aura-Symptomen), 1 x (10–)15mg/kgKG
und/oder	Sumatriptan nasal → 322 (Zul. ab 12J, 5–11J off-label)	nach Aura, frühstmöglich mit Beginn der Kopfschmerzen: nasal 10mg, ab 30kgKG 1 x 20mg (10mg/Nasenloch, max. 20mg/24h); nach sekundärer Verschlechterung/ wenn Pat. auf erste Dosis angesprochen hat, ggf. 2. Dosis innerhalb von 24h, frühestens nach 2h
oder	ASS (Zul. > 12J) → 196	1 x 500–1000mg
ggf.	Dimenhydrinat → 105	1 x 1–2mg/kg
oder	Ondansetron → 106	1 x 0,15mg/kgKG (off-label)

Medikamentöse Prophylaxe

Seltene Ind. für med. Prophylaxe: Frequenz (> 3/M), extreme Intensität und/oder Dauer (> 48h) der Attacken (Migränekalender), sowie nach Alltagsbeeinträchtigung und Ansprechen auf Akutbehandlung

1.Wahl	Propranolol → 29	0,6–2mg/kgKG/d, max. 160mg/d
oder	Flunarizin → 333 (bei Ki. off-label)	1 x 5(–10)mg/d abends, einschleichend eindosieren; Ind.: hemiplegische Migräne; **Cave** EPMS
2.Wahl	Magnesium → 297	300–600mg/d
oder	ASS (ab 12J) → 196	2–3mg/kg KG/d

[60] Bonfert et al., Update: Primary Headache in Children and Adolescents, Neuropediatrics 2013; 44; 3–19

T 19.11.8 Tremor, essentieller

	Propranolol → 29	0,6–2mg/kgKG/d, max. 160mg/d

T 19.12 Kinder- und Jugendpsychiatrie

T 19.12.1 AD(H)S-Spektrum-Störung[61, 62]

Nach multiaxialer Diagn. inkl. Komorbiditäten und Ausschluss von Differentialätiologien ist im Rahmen eines multimodalen Behandlungskonzepts (evaluiertes Elterntraining u.a. psychoedukative Maßnahmen, Heilpädagogik, Verhaltensther., Neurofeedback, Ther. von Komorbiditäten) eine medik. Ther. ind., wenn mit anderen Maßnahmen nach einigen M keine befriedigende Besserung erkennbar ist und eine deutliche Beeinträchtigung im Leistungs- u. psychosozialen Bereich mit Leidensdruck bei Ki./Jug. u. Eltern und eine Gefahr für die weitere Entwicklung des Kindes bestehen; i.d.R. frühestens ab Schulalter, strenge Indikationsstellung im Vorschulalter (off-label). **CAVE** Verschreibungsmengen und -Abstände (Substanzmissbrauch).

1. Wahl	**Methylphenidat (MPH)** → 365 (nicht-retardiert; Zul. ab 6J, wenn andere Maßnahmen nicht ausreichend wirksam sind)	*wirksame und verträgliche Dosis individuell ermitteln, Wirkdauer 3–4(–5)h, mittl. Zieldosis 0,5–1mg/kgKG/d in 2 ED: morgens 2/3, nach 4(–6)h 1/3 der Tagesdosis; Monitoring von Ruhepuls/RR, Wachstum, Appetit, Schlaf, Tics, emotionale Stabilität, Antrieb*
oder	**Methylphenidat ret.** (Zul. s.o.; versch. Ret.-Formul. mit 20–50% nicht-ret. Ant.)	*nach Ermittlung der TD evtl. auf morgendl. ED umstellen, Auswahl bedarfsangepasst nach vorherrsch. Symptomatik und Tageslauf, Kombination mit nicht-ret. MPH möglich*
2. Wahl	**Lisdexamfetamin** → 364 (Zul. ab 6J, wenn Ansprechen auf MPH klin. unzureichend)	*ini 30mg, max. 70mg/d; Wirkdauer 9–13h*
2. Wahl	**Atomoxetin** → 364 (selekt. Noradrenalin-Reuptake-Hemmer/SNRI; Zul. ab 6J)	*ini 0.5mg/kg KG/d, in Schritten von mind. 7d ↑, Zieldosis 1,2–(1,4)mg/kgKG/d, max. 100mg/d bei > 70kgKG; Wirkdauer 24h, Komb. mit MPH möglich, Monitoring siehe MPH, suizidale und aggressive Verhaltensweisen gezielt erfragen, Leberwertkontrollen*
3. Wahl	**Dexamfetamin** → 364 (Zul. ab 6J, wenn klin. Anspr. auf MPH klin unzureichend)	*ini 2.5–5mg, i.d.R. max. 20mg/d; analog MPH in wöchentl. Schritten bis Symptomkontrolle eindosieren, Wirkdauer 6–8h*

[61] LL der AG ADHS der Kinder- und Jugendärzte e.V. Akt. Fassung 01/2007, Update Kapitel „Medikamentöse Therapie" 03/2014
[62] Banaschewski et al.– Aufmerksamkeitsdefizit-/Hyperaktivitätsstörung, DÄB Int 2017; 114: 149-59

T 19.12.2 Unruhe-/Erregungszustände, auto- u. fremdaggressives Verhalten[63, 64]

Psychopharmakotherapie nur als nachgeordnete Intervention i.R. von psycho-/soziotherapeutischen und pädagogischen Maßnahmen. Rechtsverbindliche Zustimmung des Patienten (bei Einwilligungsfähigkeit) bzw. des gesetzl. Vertreters. Zuverlässige Einnahme oder Verabreichung und angemessene follow-ups sicherstellen.

Risperidon → 356 (Zul.: ab 5J zur symptomat. Kurzzeitther. (bis 6W) anhalt. Aggression bei Verhaltensstrg. bei Ki./Jug. mit ment. Retard.	**Anfangsdosis:** < 50kgKG 0.25mg/d, > 50kgKG 0.5mg/d, alle 2d steigern bis 0.5(–0.75)mg/d (< 50 kgKG) bzw. 1–1.5(–3)mg/d (> 50 kgKG), in bevorzugt abendlicher ED; **CAVE:** QT-Verlängerung, Appetit ↑; bei impulsivem Verhalten mit Methylphenidat kombinierbar

oder	**Pipamperon** → 348 (Zul.: Neuroleptikum bei psychomot. Erregungszust.)	ini 1mg/kgKG/d, in 1-mg/kgKG-Schritten steigern bis *Zieldosis: 2-4(-6)mg/kgKG/d, in 3 ED, max. 20-40mg/d*
oder	**Aripiprazol** → 354 (Zul.: Schizophr. Jug. >15J, über max. 12W mäßige bis schwere manische Episoden bei bipolarer Störung >13J)	ini 2mg/d in einer ED, *Zieldosis 5-10mg/d in 1 ED*
oder	**Chlorprotixen** → 347 (Zul.: Unruhe-, Erreg.-Zust. i.R. akuter psychot. Syndr.; KI < 3J, 3-18J nicht empf.)	0,5-1 mg kg KG/d in 2 ED; *CAVE: QT-Verlängerung, EPMS, Bewusstseinstrübung u.a.m.*

[63] AWMF 028-042 Häßler F et al. Praxis-LL Intelligenzminderung, Stand 12/2014, gültig bis 12/2018
[64] Hässler F, Intelligenzminderung und Verhaltensstörungen - psychopharmakol. Zugänge, Neuropädiatrie in Klinik und Praxis 2015 Nr 4:120-24

T 19.13 Kinderdermatologie

T 19.13.1 Dermatitis, periorale

keine fettenden Externa, topische Kortikosteroide ggf. absetzen

	Fusidinsäure → 377 Creme	*2 x/d*
oder	**Metronidazol topisch** 0,75-2% in Öl-Wasser-Emulsion	*z.B. in Linola® Emuls. oder Ung. emulsif. aquos., Fertig-Präparate (Metrogel/-Cr./-Lotion®) bei Ki. off-label; ini 1 x abends, 2. W 2 x/d*
plus	adstring. feuchte Umschläge	*z.B. mit Schwarztee*

T 19.13.2 Ekzem, atopisches/Neurodermitis[65, 66, 67] (s. a. Kap. T 14.6, → 377)

Besonderheiten im Kindesalter: Triggerfaktoren erkennen und vermeiden, Therapie von Komorbiditäten, Neurodermitisschulung, topische Therapie nach Schwere und Verlauf eskalieren.
Basispflege regelmäßig (2 x/d), bei sehr trockener Haut fette (Wasser-in-Öl-)Salben, sonst Emollientien/hydratasierende (Öl-in-Wasser-)Cremes oder Emulsionen. Ggf. Emmolients und zinkhaltige Externa im Wechsel. Harnstoff-Zusätze brennen auf gereizter Kinderhaut (Stinging-Effekt), bei Sgl. nicht empfohlen.

ggf.	Glycerinhaltige Ext., z.B.	*Rp: Glycerin 16.0, Aqua pur 30.0, Ung. emulsif. aquos. ad 100.0*
ggf.	Zinkhaltige Salbe	*z.B. APP-Kindersalbe®*

Erweiterte Basispflege, z.B. nachts insbes. für große Gelenkbeugen

	Fett-feucht-Wickel	*Fettsalbe, etwa Linola Fett® oder APP-Kindersalbe®, darauf feuchtes (Taschen-)Tuch (Wasser, NaCl 0,9% o. Schwarztee), darüber trockene Lage u. Schlauchverband*

Antiinflammatorisch topische Kortikosteroide (TCS), 1 x/d, akut bis zum Abklingen eines Schubs (i.d.R. 3-6d) u./o. proaktiv 1-2 x/W an festen Tagen (z.B. über 3-4M). Bei Sgl. und Kleinkindern i.d.R. nur TCS Klasse 1-2, ausnahmsweise Klasse 3. Nur kurzfristige kritische Anwendung im Gesicht, intertriginös, Genitalbereich und auf behaartem Kopf von Sgl. Niedrigst wirksame Wirkstärke anstreben, bei Bedarf aufsteigend dosieren, z.B.:

Kl. 1	**Hydrocortison** → 368	
	0.5 oder 1% Creme	
Kl. 2	**Prednicarbat** 0.083%	*Rp.: Prednitop Creme 10,0, DAC Basiscreme ad 30,0*
	Prednicarbat 0.125%	*Rp.: Prednitop Creme 10,0, DAC Basiscreme ad 20,0*
	Prednicarbat → 369	
	0.25% Creme, Fettsalbe, Salbe	

Immunmodulierend topische Calzineurin-Inhibitoren (TCI), Ind.: TCS sind nicht wirksam, nicht verträglich oder kontraindiziert. Anwendung wie TCS 1 x/d akut und/oder proaktiv. Wirksamen Sonnenschutz sicherstellen, Therapiepause bei kutanen viralen Infektionen.

Pimecrolimus 1% → 371	*ab 3. Lj*
Tacrolimus 0.03% → 371	

[65] AWMF 013-027 Werfel T et al. Neurodermitis. Stand 03/2015, gültig bis 12/2018
[66] Abeck D, Topische antiinflammatorische Therapie des atopischen Ekzems - Schwerpunkt Kinder und Jugendliche. VNR 2760512018151150018, 31.12.2017
[67] Bauer CP, Prävention und Therapie der Neurodermitis früh beginnen. päd 2017; 23: 338-344

T 19.13.3 Hämangiome, komplizierte[68, 69, 70]

Ind. für systemische Therapie: (drohende) Funktionseinschränkung durch Obstruktion, Ulzeration oder Kosmetik, besonders Augen-, Lippen-, Nasen-, Ohr-, Mamillen- u. Anogenitalbereich, > 5% der KOF oder schnelle Proliferation

Propranolol → 29	*ini 1mg/kgKG/d, wöchentl. auf (2-)3mg/kgKG/d in 2 ED*
Lsg. p.o. 3.75mg/ml	*steigern, so früh wie möglich beginnen, über mind. 6M,*
(Zul. ab 5W, bei FG korr.	*Einnahme mit oder sofort nach Nahrungsaufnahme,*
Alter, bis 5M)	*kardiol. KI beachten (s. FI), während Dosissteigerung HF,*
	RR, BZ überwachen; CAVE Insultrisiko bei segmentalen/
	syndromalen Formen (Trigeminusbereich)

[68] Hoeger PH et al. Treatment of infantile haemangiomas: recommendations of a European expert group. Eur J Pediatr. 2015 Jul;174(7):855–65.
[69] AWMF 006-100 Leutner A et al., Infantile Hämangiome im Säuglings- u. Kleinkindesalter, Stand 02/2015, gültig bis 27.2.20
[70] Rößler J, Infantile Hämangiome, Monatsschr Kinderheilk 2017/7, 165: 609-22

T 19.13.4 Impetigo

Lokalbehandlung reicht fast immer aus

In leichten Fällen antiseptisch

Octenidin oder **PVP-Jod**	*2 x/d äußerlich bis Abheilung*

Sonst lokal antibiotistisch

z.B.	**Fusidinsäure** → 377	*2 x/d äußerlich bis Abheilung*
	Creme/Salbe (Zul. ab 2J)	

Indikation für systemische Behandlung: schwere Verläufe und perianale Dermatitis

	Cefaclor → 225	*50–100mg/kgKG in 2 ED p.o.*
oder	**Cefuroxim-Ax. p.o.** → 226	*20–30mg/kgKG in 2 ED p.o.*

T 19.13.5 Mykosen[19, 71]

Candida/Soor

Topisch Haut (Soor-Dermatitis)

	Wirkstoff	Dosierung
	Miconazol-Zinkoxid-Paste	lokal bis Abheilung
oder	Nystatin-Zinkoxid-Paste	

Topisch Schleimhäute oropharyngeal (Mundsoor)

	Wirkstoff	Dosierung
	Miconazol Mundgel → 379	3–4 x/d nach den Mahlzeiten
oder	Nystatin Susp./Mundg. → 267	100 000–150 000 IE 3–4 x/d nach den Mahlzeiten

Topisch vulvovaginal

	Wirkstoff	Dosierung
top.	Miconazol → 379	abends, über 7d
oder	Clotrimazol → 379	
oder	Nystatin → 380	abends, über 14d

Refraktäre Infektionen (ggf. systemisch)

	Wirkstoff	Dosierung
ggf.	Fluconazol p.o. → 264	Säugl. 3–6mg/kgKG/d in 1 ED, Ki. 6mg/kgKG/d in 1 ED ü.14d

Invasive Infektionen

	Wirkstoff	Dosierung
systemisch	Fluconazol p.o./i.v. → 264	FG/NG: 12mg/kgKG in 1 ED, in ersten 2 LW: alle 72h, 3./4.W: alle 48 h, ab 1. M: täglich, max. 400(–800)mg/d

Dermatophytosen (Tinea corporis/capitis)

Topisch

	Wirkstoff	Dosierung
	Ciclopirox Lsg. → 379	2 x/d erkrankte Bezirke plus 1cm Randzone, 2W über vollständige Abheilung hinaus behandeln
oder	Bifonazol Creme → 378	
oder	Clotrimazol → 379	
oder	Econazol → 379	

Onychomykose

	Wirkstoff	Dosierung
1.	Harnstoff 40% + Bifonazol Salbe (Canesten Extra® Nagelset)	infizierte Nagelmasse entfernen, 1–2W
dann	Bifonazol Spray/Cr. → 378	tägl. bis klin. Heilung, dann prophylaktisch 1 x/W
oder	Ciclopirox Nagellack → 379	

Ind. zur zusätzlichen und gezielten systemischen Behandlung nach Erregerdiagnose: Tinea capitis, hyperkeratotische, pustulöse, stark infiltrierende oder ausgedehnte Dermatomykosen sowie Onychomykosen, wenn ein Nagel > 50% oder > 3 Nägel befallen sind

	Wirkstoff	Dosierung
oder	Fluconazol → 264 (für Tinea bei Ki. off-label, bei fehl. Altern. eingeschr. Zul.)	(3–)6–12mg/kgKG/d in 1 ED, max. 400mg/d, über 2–7W bzw. bis Kulturen negativ (Dos. NG s. Fachinfo)
oder	Terbinafin → 267 (in D für Ki. keine Zul.)	Tagesdosis: < 20kgKG: 62.5mg; 20–40kgKG: 125mg, > 40kgKG 250mg für 1–2 W 1 x/d, dann 1 x/W
oder	Griseofulvin → 267 (nicht bei Candida und Schimmelpilzen)	10–20mg/kgKG/d in 3 ED, > 50 kgKG: 0.5–1 g/d, 8–12W bzw. bis Kulturen neg.; Grav. ausschließen, CAVE: WW m. Kontrazeptiva, Leber-/Nierenwert u. BB kontroll.; KI: NG

[71] Tietz HJ Mykosen bei Kindern und Erwachsenen – consilium Themenheft (infectopharm) 5/2016

T 19.13.6 Pediculosis capitis[72]

Zweimalige Behandlung von Kopfhaut und Kopfhaaren an d0 und 9, solange tägliche Kontrolle, bei Nachweis von geschlüpften Larven/Läusen erneut Beginn mit d0. Haare nach jeweiliger Einwirkzeit des Läusemittels auskämmen, dann auswaschen; potentiell befallene Kontaktpersonen synchron behandeln, d13 erneute Kontrolle durch nasses Auskämmen.

1. Wahl	**Dimeticon** → 381 (Zul. z.B. Dimet® 20 Lsg. ab 6M, Nyda® ab 2J)	*trockene Kopfhaut/-haare gründlich benetzen, einwirken lassen, z.B. Jacutin Pedicul Fluid® 10min, Dimet® 20min, Nyda® 8h (CAVE: Dimeticone sind entflammbar)*
2. Wahl	**Pyrethrum-Extrakt** → 381 (Zul. f. Sgl. unter ärztl. Aufs.)	*Einwirkungszeit 45min, bei Kleinkindern max. 25ml*
oder	**Permethrin** → 381 (Zul. ab 3. M)	*in leicht feuchtes Haar einmassieren, Einwirkungszeit 45min (CAVE: InfectoPedicul® ist brennbar)*

[72] Meister et al., Kopfläuse. Dtsch. Ärzteblatt 2016, 45:763-771

T 19.13.7 Skabies[19, 73, 74]

Hygienische u. pflegende Maßnahmen, ggf. lokale oder system. Ther. bakterieller Sekundärinfektionen; nach Händewaschen während der Einwirkzeit topische Antiskabiotika erneut auftragen; eng vertraut lebende Kontaktpers. mitbehandeln.

Spezif. antiskabiöse Therapie, 1. Wahl

topisch	**Permethrin 5% Creme** (Zul. ab 3. M) → 381	*1 x auf gesamte Haut über 8-12h auftragen, dann abduschen, über fehlende Zul. bei Ki. in den ersten 2M aufklären, bei Ki. bis 3J Mund-/Augenbereich aussparen*

oder bei Immunsuppression, stark ekzematöser/erosiver Haut u./od. Ausbrüchen in Sammelunterkünften, bei Zweifeln an korrekter Durchführbarkeit o. fehl. Ansprechen auf Permethrin

> 6J	**Ivermectin p.o.** → 381 (> 15kgKG)	*1 x 200µg/kgKG (nüchtern oder nach 2-stündiger Nahrungskarenz)*

2. Wahl

< 3J	**Crotamiton 10%** Lotio, Gel, Salbe (auch antiprurig.)	*auf gesamte Haut an 3-5 aufeinanderfolgenden Tagen auftragen, erst dann abwaschen oder abduschen*
≥ 12M	**Benzylbenzoat 10%** → 381	*lokal an 3 aufeinanderfolg. Abenden, an d 4 abduschen*
3-5J	**Crotamiton** (s.o.) o. **Benzylbenzoat 10%** (s.o.) o. **Ivermectin p.o.** (> 15kgKG) → 381	
> 6J	**Ivermectin p.o.** → 381	*s.o.*

Nach Therapie: kontaminierte Textilien u. Gegenstände waschen (mind. 10 min > 50°) oder Karenzzeit 72h (mind. 21°); postskabiöses juckendes Ekzem mit pflegenden Externa behandeln, ggf. mit top. Kortikoiden, Säuglinge und schwere Formen (Sc. norvegica sive crustosa) stationär **Kontrolluntersuchungen:** alle 2 W über mind. 6W

Indikation für zweite Behandlung nach 7-15d: sehr ausgedehnte o. Sc. crustosa, Immunsuppirmierte, Befall mehrerer Personen in Wohngemeinschaft, neue gangartige Papeln o. mikroskop./dermatoskopischer Nachweis von Milben bei Kontrolle, Zweifel an Compliance

[73] AWMF 013-052 Skabies, Diagnostik und Therapie. Stand 1.1.2016, gültig bis 31.12.2020
[74] Dressler et al., Therapie der Skabies. Dtsch. Ärzteblatt 2016; 113:757-62, Nov 2016

T 19.13.8 Urtikaria → 809

Kinder-HNO

T 19.14 Kinder-HNO

T 19.14.1 Otitis media, akute (AOM)[75, 76, 77]

Folgende Pat. profitieren von sofortiger Einleitung einer antibiotischen Therapie:
Alter < 6M, < 24M mit beidseitiger AOM, auch > 24M mit Otorrhoe, Paukenröhrchen, LKGS, CI, Immunsuppression, Down-Syndrom, AOM auf den einzig hörenden Ohr; fakultativ auch je nach Begleit-/Grunderkrankungen oder AZ, z.B. bei hohem Fieber, sehr starken Schmerzen, Schmerzen > 48h und/oder anhaltendem Erbrechen/Durchfall, ansonsten:

1.	abwartendes Offenhalten unter suffizienter Analgesie: **Paracetamol** → 290 oder **Ibuprofen** → 197	nach Bedarf über 24–48(–72) h, dann Kontrolltermin; Dosierungen s. Schmerztherapie im Kindesalter: Paracetamol → 810, Ibuprofen → 810
2.	bei ausbleibender Besserung Antibiose über 7(–10)d	
1.Wahl	**Amoxicillin** → 217	50(–90)mg/kgKG/d in 2 ED
2.Wahl	**Cefuroxim-Ax.** → 226	20–30mg/kgKG/d in 2 ED
oder	**Amoxicillin + Clavulansäure** → 219	50+12,5 (bis 90+22.5 bzw. 90+13) mg/kgKG/d in 2 ED; s.a. Harnweginfekt → 825

[75] AWMF 053-009 Barzel et al., Ohrenschmerzen. Stand: 01.11.2014, gültig bis 31.05.2019
[76] Thomas, J.P. et al., DÄB Int 2014, 111(9): 151-60
[77] AAP-Guideline, Liebertal et al., Pediatrics 2013, 131/3

T 19.14.2 Pseudokrupp/stenosierende Laryngotracheitis → 804

T 19.14.3 Rhinokonjunktivitis, allergische → 808

T 19.14.4 Rhinosinusitis[19, 78, 79, 80]

Akute Rhinosinusitis

Abschwellende Nasentropfen, feucht-warme Inhalation (CAVE Verbrühung), ggf. Analgesie, abwartendes Offenhalten, ggf. medikamentöse Unterstützung

	Myrtol®	6–12J: 3–4 x/d 1 Kps., > 12J: 3–5 x/d 2 Kps
oder	**Cineol** (Soledum® Kps. jun.)	2–12J: 3 x 100mg
oder	**Sinupret extract®**	ab 12J: 3 x 1 Tbl. über 7–14d

Indikation zur Antibiose: starke Schmerzen, Fieber > 38,5°C + eitrige Rhinitis > 3d, persist. Symptome > 10d oder zweigipfliger Verlauf, Gesichtsschwellung, schwere Grunderkr.

1. Wahl	**Amoxicillin** → 217	50(–90)mg/kgKG/d in 2 ED über 10d

Bei Nicht-Ansprechen auf Amoxicillin

2. Wahl	**Amoxicillin + Clavulansäure** → 219	80+20 bzw. 80+11mg/kgKG/d in 2 ED über 10d; s.a. Harnweginfekt → 825
oder	**2. Gen. Cefalospororin, z.B. Cefuroxim** → 226	30mg/kgKG/d in 2 ED über 10d

T 19 Pädiatrie – Therapie

Rezidivierende oder chronische (> 12W) Rhinosinusitis

	Isotone oder leicht hypertone NaCl-Lsg.	Nasenspülungen

insbesondere bei Nasenpolypen und allergischer Komponente: **nasale Kortikoide**

	Fluticason Zul. f. allerg. Rhin. ab 4J (Flutica Neva®, Flutide nasal®) oder 6J (Avamys®)	1 x 1 Sprühst./Nasenloch/d (ab 12J: 1 x 2)
oder	Budesonid Zul. f. allerg. Rhinitis u. Nasenpolypen ohne Altersbeschränkg. (Budesonid Acis®, Budapp nasal®) oder ab 6J (Pulmicort Topinasal®)	1-2 x 1 Sprühst./Nasenl./d (ab 12J: 2 x 2)
oder	Mometason Zul. f. allerg. Rhinitis ab 3J, f. Polyposis nasi ab 18J	1 x 1 Sprühst./Nasenloch/d (ab 11J: 2 x 1)

bei ausbleibender Besserung > 3M ggf. Kulturen, Langzeitantibiose, AT, NNH-Lavage

[78] AWMF 017-049 u. 053-012 Stuck B et al., Rhinosinusitis. Stand: 7.4.2017, gültig bis 6.4.2022
[79] DEGAM-LL Nr. 10, Rhinosinusitis. Stand April 2008
[80] Rose MA et al. Rhinosinusitis bei Kindern und Jugendlichen. Monatsschr Kinderheilk 2018; 166:201-11

T 19.14.5 Tonsillopharyngitis, Gruppe-A-Streptokokken (GAS)[19, 81, 82]

Eine antibiotische Therapie verkürzt die KH-Dauer um etwa 24h u. die Infektiosität auf 24h. Das extrem niedrige Risiko einer Folgeerkrankung allein rechtfertigt keine routinemäßige Antibiotikagabe. Einzelfall-Risiko-Nutzen-Abwägung nach Klinik und epidem. Situation.

1. Wahl	Penicillin V p.o. → 216	100.000 IE/kgKG/d in 2 ED über 8d, MTD Ki. 2 Mio IE, Erw. 3 Mio IE

Bei Versagen der Pencillin-Therapie und/oder Rezidiven:

2. Wahl	Cefadroxil p.o. → 225	1 x 30mg/kgKG/d über 5d

Bei Allergie gg. Penicillin und ß-Laktam-Antibiotika:

	Clindamycin → 231	20mg/kgKG/d in 3 ED

[81] DEGAM LL Halsschmerzen, 10/2014, Aktualisierung geplant bis 06/2017
[82] AWMF 017-024 Entz. Erkrankungen der Gaumenmandeln. Stand: 31.8.2015, gültig bis 31.12.2019

T 19.14.6 Zoster oticus/Rumsay-Hunt-Syndrom/Varizellen/Zoster → 807

T 19.15 Pädiatrische Nephrologie und Urologie

T 19.15.1 Enuresis[83, 84]

Monosymptomatische nächtliche Enuresis (MEN) oder mit Tagessymptomatik (non-MEN)

Nach Ausschluss organischer, inkl. neurol. u. psychogener Ursachen, nach Diagnostik und ggf. Therapie von Komorbiditäten (Entwicklungs-/Schlafstörungen, Obstipation) erfolgt vorrangig nicht-pharmokologische/nicht-chirurg. Urotherapie: Aufklärung, Regulierung von Trink- und Miktionsverhalten, apparative Verhaltenstherapie (AVT, Alarmsystem/Weckapparat).
Therapie einer Stuhlinkontinenz ggf. vor non-MEN, sowie non-MEN-Tagessymptome vor MEN. Intervention bei MEN frühestens ab 6. Lebensjahr (1. Wahl: AVT).

Pädiatrische Nephrologie und Urologie 825

In Einzelfällen medikamentös unterstützend:

Indikation für Anticholinergika: non-MEN mit kleiner funktionelle Blasenkapazität und/oder überaktiver Blase nach mangelhaftem Erfolg vorausgehender Urotherapie

1. Wahl	Propiverin → 404	0,8mg/kgKG/d in 2 ED (MTD 30mg) über 3–6M, über je 2–3W ein- und abdosieren
oder	Oxybutinin → 403 (Zul. ab 5J)	ini 5mg/d in 2 ED, steigern bis niedrigst wirksame Dosis, max. 0,3(–0,4)mg/kgKG oder 15mg/d

Indikation für ADH-Analoga: Bedarfsmedikation fürs Schlafen außer Haus (Reisen, Schullandheim) und falls AVT nicht durchführbar oder erfolglos ist (langfristiger Erfolg nicht wesentlich über Spontanremissionsrate)

ab 5J	Desmopressin p.o. → 141	0.2–0.4mg abends p.o., max. über 3M; Vorsicht Wasserintox./Hyponatriämie: nach Einnahme max. 250ml trinken; nach Langzeitbehandl. schrittweise abdosieren

[83] Schultze-Lampel et al., Einnässen beim Kind. Dtsch. Ärzteblatt Intz 2011; 108(37): 613–20
[84] AWMF 028–026, Kuwertz-Bröking E et al., Enuresis und nicht-organische (funktionelle) Harninkontinenz bei Kindern und Jugendlichen. Stand: 02.12.2015, gültig bis 01.12.2020

T 19.15.2 Glomerulonephritis, akute postinfektiöse[85]

Meist Post-Streptokokken-Glomerulonephritis (PSGN)

PSGN	Penicillin V p.o. → 216	100 000 IE/kgKG/d in 2 ED über 10d
	Wenn möglich: Eradikation von Erregern anderer vorausgehender/chron. Infektionen	

Trinkmengen bilanzieren, bei Ödemen u. Hypertonie salzarme Kost; bei ausgeprägten Ödemen und Herzinsuffizienz:

plus	Furosemid → 42	1(–2)mg/kgKG/d in einer ED

bei Hypertonie salzarme Kost plus

plus	siehe arterielle Hypertension → 790, Schönlein-Henoch-Vaskulitis → 809

[85] Dötsch et al., LL Akute postinfektiöse Glomerulonephritis, Elsevier 2010. P4, S1–2

T 19.15.3 Harnweginfekt/Zystitis[19, 86, 87, 88, 89]

Zystitis/unterer Harnweginfekt

Zunächst nichtantibiotische symptomatische Behandlung (Beratung Flüssigkeitszufuhr, regelmäßige Miktion/kein Aufschub, Miktionsposition, ggf. Phytotherapeutika), dann ggf.:

	Nitrofurantoin p.o. → 237	3–5mg/kgKG in2 ED über 3–5d
oder	Trimethoprim p.o. → 235	5–6mg/kgKG/d in 2 ED
ab 12J	Fosfomycin p.o. → 244	1 x 3g Einmalgabe p.o.

Pyelonephritis

Nach regelrecht gewonnener Urinprobe zur Keim-/Resistenzbestimmung zunächst kalkulierte antibiotische Therapie nach regional dominierendem Keimspektrum und Resistenzsituation

T 19 Pädiatrie – Therapie

Bei jungen Sgl. (< 3M) und kompliziertem HWI (neurogene Blasenentleerungsstörung, Harntraktfehlbildungen, Immundefizienz, liegendes Fremdmaterial u.a.) jeden Alters

	Ceftazidim i.v. → 222	100–150mg/kgKG/d in 2–3 ED, 3–7d oder mind. bis 2d nach Entfieberung i.v., insges. über 10(–14)d (CAVE: bei NG u. Ki. ≤ 2M kann die Serum-HWZ 3–4 x so hoch sein wie bei Erw.)
plus	Ampicillin i.v. → 217	100–400mg/kgKG/d in 3–4 ED, Dauer s. Ceftazidim
oder ab 2J	Reserve-Antibiotikum: Ciprofloxacin → 233	30–40mg/kgKG/d in 2 ED, max. 1.5g/d, Dauer s. Ceftazidim

Bei Ki. > 3M mit unkompliziertem HWI

1. Wahl	Cefixim → 226 (CAVE Enterokokken-Lücke)	8(–12)mg/kgKG/d in 1–2 ED über 7–14d
oder	Amoxicillin + Clavulansäure p.o. → 219 (CAVE Resistenzquote E. coli)	Dosierung nach Amoxicillin-Anteil (4:1 oder 7:1): 50–80mg/kgKG, > 40kgKG: 1500–2000mg/d

Indikation zur intravenösen/stat. Therapie: sept. Krankheitsbild, zweifelhafte Compliance, erste 3 LM, Nahrungs-/Trinkverweigerung, Erbrechen/Durchfall, anhaltendes Fieber > 72h

Reinfektionsprophylaxe (Indik.: dilatierender VUR, fakultativ bei hochgradigen Harntransportstörungen oder rezid. Pyelonephritiden ohne VUR)

	Trimethoprim → 235 (CAVE Resistenzquote E. coli, nicht vor 8. Lebenswoche)	1(–2)mg/kgKG in ED abends
oder	Nitrofurantoin → 237 (nicht bis 3. M/5kgKG)	1–2mg/kgKG in einer ED abends
oder	Cefaclor → 225	10mg/kgKG in einer ED abends

[86] AWMF 043-047 Diagn. u. Ther. d. neurogenen Blasenfunktionsstrg. Stand: 12/2013, gültig bis 8.12.18
[87] Beetz R et al., Pyelonephritis und Urosepsis. Monatsschr.Kinderheilk. 2018; 166:24-32
[88] AAP: Urinary tract infection: clinical practice guideline for the diagnosis and management of the initial UTI in febrile infants and children 2 to 24 months. Pediatrics. 2011; 128(3):595-610
[89] Hobermann A et al. RIVUR Trial, Antimicrobial prophylaxis for children with VUR, N Engl J Med. 2014; 19;370(25):2367-76

T 19.15.4 Hodenhochstand/Retentio testis/Gleithoden[90]

Nach Ausschluss einer Ektopie oder eines Pendelhodens

0–6M	Spontan-Deszensus abwarten	
ab 6M	präoperative kombinierte Hormontherapie **LHRH/GnRH1 + HCG**	LHRH: 3 x 400µg/d (3 x/d je ein Sprühstoß von 200µg in jedes Nasenloch) über 4W unmittelbar anschließend: HCG: je 1 x 500 IE/W (3 x)
≤ 1J	Die Ther. inkl. ggf. folg. operativer Orchidolyse/Orchidopexie sollte Ende d. 1. LJ abgeschlossen sein, nach dem 1. LJ soll keine Hormontherapie mehr durchgeführt werden.	

[90] AWMF 006-022, Hodenhochstand – Maldeszensus testis, Stand 1.8.16, gültig bis 31.12.19

T 19.15.5 Schönlein-Henoch-Nephritis → 809

Wichtige Hinweise zur Therapie

T 20 Toxikologie – Therapie (F. Eyer)

Allein die Dosis macht's, dass ein Ding kein Gift sei Paracelsus

T 20.1 Wichtige Hinweise zur Therapie

Erstmaßnahmen bei Vergiftungen
- Aufrechterhaltung der Vitalfunktionen
- Primäre Giftelimination zur Verhinderung weiterer Giftresorption (bei oraler Giftaufnahme: Erbrechen oder Magenspülung nur noch in Ausnahmefällen indiziert); Gabe von Aktivkohle (0.5–1g/kg KG); auch wiederholte Kohlegabe kann indiziert sein.[1,2]
- Bei Kontamination der Haut: Reinigung mit Wasser und Seife; bei Spritzern ins Auge: sofortige Spülung unter laufendem Wasser.
- Adäquate Lagerung des Patienten in stabiler Seitenlage bei beeinträchtigten Schutzreflexen, um eine Aspiration zu vermeiden.
- Sekundäre Giftelimination zur Beschleunigung der Elimination (orthograde Darmspülung, alkalische Diurese, repetitive Aktivkohle, Hämodialyse, -perfusion, -filtration, Eiweißdialyse, z.B. MARS®).
- Die primäre oder sekundäre Giftentfernung ist keine Routinemaßnahme; sie bedarf einer sorgfältigen Nutzen-Risikoabwägung. Die Gabe v. Carbo medicinalis ist in den meisten Fällen ausreichend. Hilfe bei der Indikationsstellung leisten die Giftinformationszentralen (GIZ).
- Seit 1999 und in revidierter Form 2005 gibt es auf der Grundlage der gemeinsamen Empfehlungen der Europäischen Giftnotrufzentralen[3] auch Empfehlungen für das Kindes- und Jugendalter zu diesem Thema.[4]
- Nach dem Chemikaliengesetz (§16e ChemG) sind Vergiftungen, die zu gesundheitlichen Beeinträchtigungen führen meldepflichtig. Dies gilt bereits für den Verdachtsfall.[5]

Antidottherapie
- Antidote sind Medikamente, die die Wirkung von Giften aufheben oder abschwächen können. Antidote können jedoch schwerwiegende Nebenwirkungen haben (z.B. 4-DMAP, Deferoxamin, Atropin etc.). Trotzdem kann häufig aus vitaler Indikation nicht auf die Gabe verzichtet werden. Aus diesem Grund muss in jedem Einzelfall eine strenge Indikationsstellung zur medikamentösen Behandlung erfolgen.[6]
- Die Indikation wird nicht nur aus der Art des Gifts gestellt, sondern auch aus der Giftmenge, dem zeitlichen Verlauf der Vergiftung, dem klinischen Zustand des Pat. und aus anderen Parametern. Vor- und Nachteile für den Pat. müssen in jedem Fall gegeneinander abgewogen werden. Zudem ist bei der Gabe von Antidota zwischen der patientengebundenen (pro kg KG) und der giftbezogenen (z.B. Heparin/Protamin) Dosierung zu unterscheiden.

Dosierungen
- Absolute Dosisangaben beziehen sich auf erwachsene Patienten. Kinderdosierungen sind gesondert gekennzeichnet. Die Angabe mg/kg bedeutet "mg pro Kilogramm Körpergewicht" und kann im Allgemeinen auf Erwachsene und Kinder angewandt werden.

Asservierung
- Tabletten-, Drogenreste oder sonstige Substanzen asservieren.
- Entnahme der Probe **vor** Therapiebeginn.
- Blut-, Urinprobe und Mageninhalt sind mögliche Asservate.
- Gefäße zur eindeutigen Identifikation sorgfältig beschriften.
- Besondere Abnahmevorschriften beachten.
- Klinische Symptomatik und kurze Anamnese auf dem Begleitschein vermerken.[7]
- Stuhlproben und die Asservierung von Atemluft sind nur in Ausnahmefällen erforderlich.

T 20 Toxikologie – Therapie

[1] Juurlink DN: Activated charcoal for acute overdose: a reappraisal. Br J Clin Pharmacol 2016; 81(3): 482-7.
[2] Jürgens G et al.: The effect of activated charcoal on drug exposure in healthy volunteers: a meta-analysis. Clin Pharmacol Ther 2009; 85(5):501-5.
[3] Chyka PA et al.: Position paper: Single-dose activated charcoal. Clin Toxicol (Phila) 2005; 43(2): 61-87.
[4] Zilker T. Klinische Toxikologie für die Notfall- und Intensivmedizin. UNI-MED Verlag Bremen, 2008.
[5] Begemann K et al. Ärztliche Mitteilungen bei Vergiftungen 2011-2013. Achtzehnter Bericht der Dokumentations- und Bewertungsstelle für Vergiftungen im Bundesinstitut für Risikobewertung für die Jahre 2011-2013.
[6] Buckley NA et al.: Who get's antidotes? Choosing the chosen few. Br J Clin Pharmacol 2016; 81(3): 402-7.
[7] Weidemann G et al. Der Vergiftungsverdacht. In: Das Laborbuch für Klinik und Praxis. Urban & Fischer Verlag. Guder WG & Nolte J (Hrsg.) 2005; S. 482.

T 20.2 Allgemeinmaßnahmen

T 20.2.1 Primäre Giftelimination

evtl.	**Adsorbens** (Giftbindung ⇒ Resorptionshemmung ⇒ Giftelimination) nicht mit Laxans kombinieren	Kohle (Aktivkohle, Carbo medicinalis) → 435	0.5–1g/kg KG p.o. oder über nasogastrale Sonde; Cave: Sondenlage, Aspirationsschutz
evtl.	**Osmotisches Laxans** (forcierte Diarrhoe ⇒ Giftelimination)	Natriumsulfat	15–30g auf 100ml H_2O (nur nach mehrfachen Kohlegaben notwendig), nicht bei Nikotinvergiftung
evtl.	**Magenspülung** (⇒ Giftelimination) nur unter strenger Indikationsstellung nach vorheriger Rücksprache mit einer Giftinformationszentrale	Wasser über großlumigen Gummischlauch, bei Ki. physiol. NaCl-Lösung	je 5–10ml/kg, gesamt 15–20l lauwarmes H_2O bzw. Elektrolytlösung (bei Paraquat höhere Spülvolumina)
	Cave: bei abgeschwächten/erloschenen Schutzreflexen Schutzintubation		

T 20.2.2 Sekundäre Giftelimination

evtl.	**Erhöhte Flüssigkeitszufuhr** (alkalische Diurese ⇒ Giftelimination) nur noch strenge Indikationsstellung	$NaHCO_3$ 8.4%-Lsg.; ggf. NaCl 0.9% oder Glucose 5% (abhängig von Elektrolyten und BZ)	ini 1ml/kg KG, pH-Wert des Urins >7.5 anstreben. Elektrolyte nach Labor (Cave: Hypokaliämie), Kontrolle der Infusions- und Urinmenge sowie des pH-Wertes im Blut
evtl. plus	**Schleifendiuretikum** (forcierte Diurese ⇒ Giftelimination) nur noch seltene Indikation	Furosemid → 42	nach Harnvolumen und volumetrischen Herz-Kreislaufparametern; Elektrolyte kontrollieren

Acetylsalizylsäure-Intoxikation

evtl.	Kohle wiederholt (kann je nach Gift eine sek. Giftentfernung über Unterbrechung des enterohepatischen oder enteroenterischen Kreislaufs [gastrointestinale Dialyse] bewirken)	Kohle (Aktivkohle, Carbo medicinalis) → 435	0.3-0.5g/kg KG alle 4-6h, kumulative Aktivkohledosis bei Erw. < 300g
evtl.	Extrakorporale Verfahren	Hämodialyse, Hämoperfusion, Hämodiafiltration, Eiweißdialyse, Plasmapherese sollten nur nach Rücksprache mit einer Giftinformationszentrale oder in einem Behandlungszentrum für Vergiftungen erfolgen. Die meisten Gifte lassen sich bei hoher Proteinbindung und/oder großem Verteilungsvolumen nicht effektiv eliminieren!	
evtl.	Antidottherapie	Strenge Indikationsstellung; frühzeitiger Kontakt zu GIZ	

T 20.3 Acetylsalizylsäure-Intoxikation

	Pufferung (ggf. Azidosetherapie, alkalische Diurese).	Natriumhydrogencarbonat 8,4% → 302 (100ml = 100mmol HCO_3^-)	BE x 0.3 x kg = mmol, max. 1.5 mmol/kg/h i.v. (pH-Kontrollen, alkal. Urin-pH anstreben), art. BGA mit pH- und K^+-Kontrollen
evtl.	Benzodiazepin (antikonv.) bei klinischer Symptomatik	Diazepam → 359	0.2-0.4mg/kg i.v.
oder		Clonazepam → 307	1-2mg i.v., MTD 13mg

T 20.4 Ajmalin-, Prajmalin-Intoxikation

Allgemein

	Adsorbens. (primäre und sekundäre Giftentfernung)	Kohle (Aktivkohle, Carbo medicinalis) → 435	0.5g/kg alle 4h, bis zu 3 repetitive Gaben
ggf.	Beta-Adrenorezeptor-Agonist. (Inotropie ↑) sehr strenge Indikationsstellung, proarrhythmogen	Isoprenalin	0.5-5µg/min i.v.
evtl.	Alpha-Sympathomimetikum (periph. Widerst. ↑, RR ↑)	Noradrenalin → 55	ini 0.1-0.2µg/kg/min

Bei Tachyarrhythmie

	Isotone NaCl-Lösung (Volumen + Elektrolytlösung)	NaCl → 299 (ggf. 5,85%)	0.5-1mval/kg, max. 80mval/24h (Na^+-Konz. an oberer Grenze halten)
oder	Puffer (Elektrolytlösung)	Natriumhydrogencarbonat → 302 (8,4%)	i.v., zur zentralen. Infusion s. FachInfo (Na^+-Konz. an oberer Grenze halten)
evtl.	Antiarrhythmikum Kl. Ib	Lidocain → 49	ini 100mg i.v., dann 2-4mg/min
oder	Antiarrhythmikum Kl. Ib	Phenytoin → 305	ini 3-5mg/kg sehr langsam i.v. (unter EKG-Kontrolle)

T 20 Toxikologie – Therapie

Bei Torsades de Pointes

	Magnesiumpräparat (Substitution)	MgSO$_4$ → 297	Erw. 8mmol, Ki. 0.12mmol/kg langsam i.v., ggf. wdh., weiter mit 10–20mmol/24h
oder	**Antiarrhythmikum Klasse Ib**	Phenytoin → 305	ini 3–5mg/kg sehr langsam i.v. (unter EKG-Kontrolle)

Bei Bradykardie

ggf.	**Beta-Adrenorezeptor-Agonist** (Inotropie ↑)	Isoprenalin	0.5–5µg/min i.v. (sehr strenge Indikationsstellung, proarrhythmogen)

Bei zerebralen Krampfanfällen

	Benzodiazepin (antikonvulsiv)	Diazepam → 359	0.3–0.5mg/kg i.v.
oder		Clonazepam → 307	1–2mg i.v., MTD 13mg
oder		Lorazepam → 359	4mg i.v. (2mg/min)
und ggf.	**Barbiturat** (antikonvulsiv)	Phenobarbital → 306	10–20mg/kg langsam i.v.
oder	**Hydantoinderivat** (antikonvulsiv)	Phenytoin → 305	3–5mg/kg in ca. 5min i.v. (unter EKG-Kontrolle)

T 20.5 Amanitin-Intoxikation (Knollenblätterpilz)

	Adsorbens (primäre und sekundäre Giftentfernung)	Kohle (Aktivkohle, Carbo medicinalis) → 435	0.5g/kg alle 4h; nicht mit Laxans kombinieren
und	**Spezifisches Antidot** (u.a. Hemmung der Giftaufnahme in die Leberzelle)	Silibinin	ini 5mg/kg als Bolus i.v., dann 20mg/kg als Dauerinf.
oder	**Unspezifisches Antidot** (Hemmung der Giftaufnahme in die Leberzelle)	Penicillin G → 215	1 Mio. IE/kg/d (nur, bis Silibinin zur Verfügung steht)

T 20.6 Amantadin-Intoxikation

	Benzodiazepin (antikonvulsiv)	Diazepam → 359	0.3–0.5mg/kg i.v.
oder		Clonazepam → 307	1–2mg i.v., MTD 13mg
oder		Lorazepam → 359	4mg i.v. (2mg/min)
	Indirektes Parasympatholytikum (Cholinesterasehemmung ⇒ anticholinerge und adrenerge Wirkung ↓)	Physostigmin → 436	1–2mg sehr langsam i.v., evtl. wdh., ggf. bis 2mg/h als Dauerinf. (unter EKG-Kontrolle; nicht bei QRS-Komplex > 120 msec; KI bei zerebralen Krampfanfällen

T 20.7 Amphetamin-Intoxikation

Bei zerebralen Krampfanfällen

	Benzodiazepin (antikonvulsiv)	Diazepam → 359	0.3–0.5mg/kg i.v.
oder		Clonazepam → 307	1–2mg i.v., MTD 13mg
oder		Lorazepam → 359	4mg i.v. (2mg/min)
evtl.	Barbiturat (antikonvulsiv)	Phenobarbital → 306	10–20mg/kg langsam i.v.

Bei Tachykardie

	Beta-1-Blocker (HZV ↓, neg. chrono-/inotrop, Reninsekretion ↓, zentrale Sympathikusaktivität ↓)	Metoprololtartrat → 28	Erw. 5–10mg langsam i.v. (nicht in Komb. mit Nifedipin)

Bei Kammerflimmern

	Antiarrhythmikum Kl. Ib	Lidocain → 49	ini 100mg i.v., dann 2–4mg/min
oder	Antiarrhythmikum Kl. III	Amiodaron → 51	150–300mg i.v.

(Zentrales) anticholinerges Syndrom

	Indirektes Parasympatholytikum (Cholinesterasehemmung ⇒ anticholinerge und adrenerge Wirkung ↓)	Physostigmin → 436	1–2mg sehr langsam i.v., bei Ki. 0.02mg/kg sehr langsam i.v., evtl. wdh., Cave: Bradykardien, nicht bei QRS-Komplex > 120msec; KI bei zerebralen Krampfanfällen

Bei Hypertonie

	Alpha-Rezeptor-Blocker	Urapidil → 34	10–50mg i.v.
oder	Alpha-2-Agonist	Clonidin → 33	0.015–0.045mg/h i.v. als Dauerinfusion

T 20.8 Antidepressiva-Intoxikation

Bei Herzrhythmusstörungen

	Puffer (Azidosetherapie)	Natriumhydrogencarbonat 8,4% (100ml = 100mmol HCO$_3^-$)	BE x 0.3 x kg = mmol, max. 1.5mmol/kg/h i.v. (Ziel-pH 7.45–7.55), Natriumkonz. hochnormal halten; Cave: Hypokaliämie; i.v.-Anw. zur zentralen. Inf.
evtl.	Antiarrhythmikum Kl. Ib	Lidocain → 49	1mg/kg langsam i.v.; Antiarrhythmika der Klasse Ia, Ic und III kontraindiziert

T 20 Toxikologie – Therapie

Bei supraventrikulärer Tachykardie und/oder zentral anticholinergem Syndrom

Indirektes Parasympatholytikum (Cholinesterasehemmung ⇒ anticholinerge und adrenerge Wirkung ↓)	Physostigmin → 436	2mg sehr langsam i.v., bei Ki. 0.02mg/kg sehr langs. i.v.; Cave: Bradykardien; nicht bei QRS-Komplex > 120msec; KI bei zerebralen Krampfanfällen

Bei Hypotonie

Natriumchlorid-Infusionslösung	NaCl 0,9% → 299	500ml i.v. über 15 min; Cave: Volumenüberlast bei kardiodepressiver Wirkung der Antidepressiva
Alpha- und Beta-Sympathomimetikum (Inotropie ↑)	Adrenalin (Epinephrin) → 55	Erw. 0.1mg, Ki. 0.01mg/kg i.v. (zurückhaltende Anw. wg. Proarrhythmie)
Alpha-Sympathomimetikum (periph. Widerst. ↑, RR ↑)	Noradrenalin → 55	ini 0.1µg/kg/min

T 20.9 Antihistaminika-Intoxikation

Allgemein

Indirektes Parasympatholytikum (Cholinesterasehemmung ⇒ anticholinerge und adrenerge Wirkung ↓)	Physostigmin → 436	1–2mg i.v., evtl. wdh., z.T. bis 2mg/h als Dauerinfusion; Cave: Bradykardien, nicht bei QRS-Komplex > 120 msec; bei zerebralen Krampfanfällen kontraindiziert

Bei zerebralen Krampfanfällen

	Benzodiazepin (antikonvulsiv)	Diazepam → 359	0.3–0.5mg/kg i.v.
oder		Clonazepam → 307	1–2mg i.v., MTD 13mg
oder		Lorazepam → 359	4mg i.v. (2mg/min)

Bei Hypotonie

Alpha-Sympathomimetikum (periph. Widerst. ↑, RR ↑)	Noradrenalin → 55	initial 0.1µg/kg/min

Arsen-Intoxikation 833

T 20.10 Arsen-Intoxikation

Durch Arsensalze, arsenige Säure, Arsensäure, Arsenite und Arsenate mit entspr. erhöhtem As-Serumspiegel. Arsen III- und V-oxid bes. toxisch; nicht bei Arsenwasserstoff-Intoxikation

Rasche Kontaktaufnahme mit Giftinformationszentralen		
Komplexbildner (Giftelimination ↑)	Dimercaptopropan-sulfonat (DMPS) → 433	akut: Bolus 250mg i.v., anschl. an d1 250mg i.v. alle 3-4h, d2 alle 4-6 h, d3 alle 6-8 h, d4 alle 8-12 h, danach 250mg i.v. 1-3 x/d, bis As-Blutkonz. deutlich ↓; subakut-chronisch: p.o. d1: 3 x 10mg/kg/d, d2: 3 x 5-10mg/kg/d, d3: 2 x 2.5mg/kg/d, Dauer hängt von Arsenausscheidung ab; Cave: Depletion von Spurenelementen

T 20.11 Atropin-Intoxikation

	Indirektes Parasympatholytikum (Cholinesterasehemmung ⇒ anticholinerge und adrenerge Wirkung ↓)	Physostigmin → 436	1-2 mg langs. i.v., evtl. wdh., z.T. bis 2mg/h als Dauerinf., Ki. 0.02-0.04mg/kg als ED langsam i.v.; Cave: Bradykardien, nicht bei QRS-Kompl. >120msec; Kl: zerebr. Krampfanfälle
evtl.	Benzodiazepin (antikonvulsiv)	Diazepam → 359	0.3-0.5mg/kg i.v.
oder		Lorazepam → 359	4mg i.v. (2mg/min)

T 20.12 Barbiturat-Intoxikation

Puffer (Harnalkalisierung, Giftelimination ↑)	Natriumhydrogen-carbonat 8,4% → 302 (100ml = 100mmol HCO_3^-)	BE x 0.3 x kg = mmol, max. 1.5mmol/kg/h i.v. (pH-Kontrollen, alkal. Urin-pH anstreben); Cave: Hypokaliämie

T 20.13 Benzodiazepin-Intoxikation

Benzodiazepin-Antagonist (Benzodiazepinwirkung ↓)	Flumazenil → 435	0.3-0.6 mg i.v., ggf. Dauerinfusion bis 1 mg/h (kurze HWZ, nur bei vitaler Ind. oder als Diagnostikum)

T 20.14 Betablocker-Intoxikation

	Alpha- und Beta-Sympathomimetikum, D_1-Rezeptor-Agonist (Inotropie ↑, Vasokonstriktion bei Hypotonie)	Dopamin → 55	5–20µg/kg/min
	Beta-(>Alpha-)Sympathomimetikum (Ino-/Chrono-/Bathmotropie ↑ bei Hypotonie, Bronchodilat.)	Adrenalin → 55	0.001–0.01mg/kg ED, dann nach Wi (die nötigen Dosen liegen deutlich höher als die Standarddos. von Adrenalin u. Noradrenalin)
evtl.	Herzschrittmacher zur Steigerung der Inotropie		
	Antihypoglykämikum (Beta-Rezeptor-unabhängige Stimulation von c-AMP ⇒ Herzleistung ↑)[8]	Glucagon → 119	ini 0.1–0.15mg/kg, dann: 0.05mg/kg/h über 24h i.v. (max. 5mg/h); Cave: kurze HWZ (ca. 15min)
	Puffer (Azidosetherapie)	Natriumhydrogencarbonat 8,4% → 302 (100ml = 100mmol HCO_3^-)	BE x 0.3 x kg = mmol, max. 1.5mmol/kg/h i.v.
	Insulin und Glukose (Hochdosistherapie[8, 9])	Insulin → 118	1–10 I.U./kgKG/h; Rücksprache mit GIZ
evtl.	**Intravenöse Lipidemulsionstherapie**[10] (ILE) zur Aufhebung der Kardiotoxizität stark lipohiler Substanzen (logP > 2)	**Intralipid® 20%** (oder entspr. 20%ige MCT-Lipidlösung, z.B. Lipofundin® 20% → 301)	ini 1.5ml/kg als Bolus, max. 1–2mal wdh., dann 0.25ml/kg/min; max. 10ml/kg während ersten 30min bzw. 12ml/kg in 24h

[8] Graudins A et al. Calcium channel antagonist and beta-blocker overdose: antidotes and adjunct therapies. Br J Clin Pharmacol 2016; 81(3): 453-61.
[9] Doepker B et al. High-dose insulin and intravenous lipid emulsion therapy for cardiogenic shock induced by intentional calcium-channel blocker and Beta-blocker overdose: a case series. J Emerg Med 2014; 46(4): 486-90.
[10] Gosselin S et al. Evidence-based recommendations on the use of intravenous lipid emulsion therapy in poisoning. Clin Toxicol 2016; 54(10): 899-923.

T 20.15 Biguanide-Intoxikation (besonders Metformin)

	Puffer (Therapie der Laktatazidose)	Natriumhydrogencarbonat 8,4% → 302 (100ml = 100mmol HCO_3^-)	BE x 0.3 x kg = mmol, max. 1.5mmol/kg/h i.v.; Cave Hypokaliämie
evtl.	**Glukose** (Substitution)	Glukose 40%, dann Glukose 5% → 300	nach BZ; Biguanide verursachen i.d. Regel keine Hypoglykämie!

T 20.16 Biperiden-Intoxikation

| Indirektes Parasympatholytikum (Cholinesterasehemmung ⇒ anticholinerge und adrenerge Wirkung ↓) | Physostigmin → 436 | 1-2 mg sehr langsam i.v., evtl. wdh., z.T. bis 2mg/h als Dauerinf.; Ki. 0.5mg sehr langsam i.v.; Cave: Bradykardien, nicht bei QRS-Kompl. >120msec; KI: zerebrale Krampfanfälle |

T 20.17 Blei-Intoxikation

	Komplexbildner (Giftelimination ↑)	Dimercaptosuccinic acid (DMSA)	10mg/kg p.o., d1-5 alle 8h, d6-14 alle 12h
oder		2,3-Dimercapto-1-propan-sulfonsäure (DMPS) → 433	3-5mg/kg i.v., d1 alle 4h, d2 alle 6h, ab d3 alle 8h bis zum Abklingen der GI-Symptome, Fortführung: DMPS p.o. 3 x 100mg/d

T 20.18 Botulismus-Intoxikation
(Rücksprache mit Giftinformationszentrale)

| Spezifisches Antidot (Giftwirkung ↓) | Botulismus-Antitoxin | ini 500ml langs. i.v., bei klin. Ansprechen ggf. weitere 250ml; Cave: allerg. Reakt.; nicht sicher wirks. bei Säuglingsbotulismus nicht ind. |

T 20.19 Carbamat-Intoxikation
(reversible Hemmung der Acetylcholinesterase)

| Direktes Parasympatholytikum (cholinerge Wirkung ↓) | Atropinsulfat 100mg → 433 (1%ige Lösung); Cave: Verwechslung mit Atropin 1mg-Amp. möglich! | ini 2-5mg langsam i.v. bis cholinerge Zeichen sistieren (biol. Titration); bei Überdos. von Atropin zentral antichol. Syndrom: ggf. Physostigmin → 436 |

T 20.20 Chinin-Intoxikation

Prophylaxe zur Membranstabilisierung

	Isotone NaCl-Lösung (Volumen + Elektrolytlösung)	NaCl 0,9% → 299	0.5-2mval/kg (Na^+-Konz. an oberer Grenze halten)
oder	Puffer (Elektrolytlösung)	Natriumhydrogencarbonat 8,4 % → 302	1-2 mval/kg (Na^+-Konz. an oberer Grenze halten; Cave Hypokaliämie)
	Elektrolyt	Magnesium → 297	0.1mval/kg/ED

T 20 Toxikologie – Therapie

Bei Kammerflimmern

Benzodiazepin (antikonvulsiv)	Diazepam → 359		1–2mg/kg i.v. als Bolus, dann 0.1–0.4mg/kg/h; KI: Antiarrhythmika Klasse Ia, Ic und III

T 20.21 Chloroquin-Intoxikation

Benzodiazepin (prophylaktisch gegen Rhythmusstörungen, Krampfanfälle)	Diazepam → 359	1–2mg/kg i.v. als Bolus, dann 0.1–0.4mg/kg/h evtl. über Tage Antiarrhythmika (KI: Klasse Ia, Ic und III)
Bei (relativer) Hypokaliämie **Elektrolytlösung**	Kalium → 296	vorsichtige Substitution nach Serum-K^+; Cave: Hyperkaliämie

T 20.22 Chrom-Intoxikation

Komplexbildnertherapie mit DMPS nicht indiziert, ggf. sogar schädlich; ggf. gesteigerte Diurese

(Giftelimination ↑)	N-Acetylcystein → 82 i.v. bei Nieren- und Leberschädigung analog der Paracetamol-Intoxikation	N-Acetylcystein-Schema siehe Paracetamol → 843

T 20.23 Clenbuterol-Intoxikation

oder	**Betablocker** (HZV ↓, neg. chrono-/inotrop, zentr. Sympathikusaktivität ↓)	Propranolol → 29	0.01–0.02mg/kg i.v.
		Metoprolol → 28	5–10mg i.v.
oder	**Benzodiazepin** (antikonvulsiv)	Diazepam → 359	0.3–0.5mg/kg i.v.
		Clonazepam → 307	1–2mg i.v., MTD 13mg
oder		Lorazepam → 359	4mg i.v. (2mg/min)

T 20.24 Clonidin-Intoxikation

Bei Bradykardie

Direktes Parasympatholytikum	Atropin → 56	0.01mg/kg

Bei Hypotonie

Alpha-/Beta-Sympathomimetikum, D_1-Rez.-Agonist	Dopamin → 55	5–10µg/kg/min (zurückhaltend)
Beta-Sympathomimetikum (Inotropie ↑, Vasokonstriktion bei Hypotonie)	Dobutamin → 55	2–20µg/kg/min
Alpha-Sympathomimetikum (periph. Widerst. ↑, RR ↑)	Noradrenalin → 55	ini 0.1µg/kg/min

Bei Atemdepression			
	Opioidantagonist (Opioidwirkung ↓)	Naloxon → 287	Therapieversuch mit 0.4-2mg i.v., ggf. i.m.; wegen kurzer HWZ repetitive Dosen nötig

T 20.25 Cumarin-Intoxikation

	Vitamin K (Vitamin-K-Antagonismus ↓)	Phytomenadion → 149	25mg/d p.o., 0.3mg/kg i.v. (bei Cumarinen mit langer HWZ evtl. über Monate)
	Prothrombinkomplex-Präparat	PPSB → 70	1E/kg hebt Quick um ca. 1%; Initialdosis (E) = kgKG x gewünschter Faktoranstieg in % (schneller Wi.-eintritt)

T 20.26 Cyanid-Intoxikation

	Cyanidbindung	Hydroxycobalamin → 435	2.5–5 g über 15–30min i.v.; bei Reanimation 10 g i.v.; Cave: Anaphylaxie, geringer RR-Anstieg; harmlose Rotfärbung von Haut und Urin; nicht mit 4-DMAP!
oder	Met-Hb-Bildner (Cyanidbindung an Met-Hb)	4-Dimethylaminophenol (4-DMAP) → 433	3–4mg/kg langsam i.v.; (bildet 30–40% Met-Hb); nicht indiziert bei Bränden mit mögl. CO-Beteiligung!
dann	Cyanidbindung (aus Met-Hb ⇒ Umwandlung in Rodanid ⇒ Cyanidelimination)	Natriumthiosulfat 10% → 435	100–200mg/kg langs. i.v., ggf. nach 30–60 min widerholen bzw. Infusion 100mg/kg/h

T 20.27 Dihydroergotamin-Intoxikation

	Direkter Vasodilatator (antihypertensive Therapie)	Nitroprussidnatrium	nur in Glucose 5% als Inf.; 2–4 µg/kg/min i.v. (nur in sehr schweren Fällen; bei längerfristiger Therapie oder Dosen > 4 µg/kg/min Cyanid-Akkumul. mögl.!)

T 20.28 Eisen-III-/-II-sulfat-Intoxikation

	Komplexbildner (Eisenelimination ↑)	Deferoxamin	15mg/kg/h i.v., Reduktion mögl. nach 4-6h; max. 80mg/kg/24h, oral bis 12g

T 20.29 Ethylenglykol-Intoxikation[11]

	Alkohol (kompetitive Hemmung der Alkoholdehydrogenase ⇒ Hemmung der Metabolisierung)	Ethanol 96 % → 433	ini 50ml Ethanol 96% ad 450ml Glucose 5%, davon 8ml/kg über 30min. i.v., dann 1.5ml/kg/h Erh.Dos. (Ethanolkonzentration 0.5–1.0‰ anstreben); bei schwerer Azidose Hämodialyse
oder	Hemmung der Alkoholdehydrogenase (ADH) und damit Verhinderung der Entstehung toxischer Metabolite (u.a. Glykol- und Oxalsäure)	Fomipezol → 435	ini 15mg/kg i.v. innerhalb 30min, dann 10mg/kg, alle 12h bis Ethylenglykol oder Methanol i.S. < 0.1g/l; supportive Folsäuregabe
	Supportive Therapie zur Beschleunigung der Umwandlung in nicht giftige Metaboliten	Thiamin → 146	3–4 x 100mg p.o.
		Pyridoxin → 147	3–4 x 50mg p.o.

[11] Kraut, Jeffrey A and Mullins, Michael E: N Engl J Med, 2018 Vol. 378(3): pp. 270-280

T 20.30 Gammahydroxybuttersäure (GHB)-Intoxikation

auch: Gammabutyrolakton (GBL)-Intoxikation; 1, 4-Butandiol-Intox. (syn.: liquid ecstasy)

Bei zerebralen Krampfanfällen

	Benzodiazepin (antikonvulsiv)	Diazepam → 359	0.3–0.5mg/kg i.v.
oder		Clonazepam → 307	1–2mg i.v., MTD 13mg
oder		Lorazepam → 359	4mg i.v. (2mg/min)

Bei Erregungszuständen

Benzodiazepin (antikonv.)	Diazepam → 359	0.3–0.5mg/kg i.v.
Neuroleptikum	Haloperidol → 351	5–10mg i.m.; i.v.-Gabe nur bei normaler QTc-Zeit im EKG unter Monitoring

Bei Tachykardie

Beta-1-Blocker (HZV ↓, neg. chrono-/inotrop, Reninsekretion ↓, zentrale Sympathikusaktivität ↓)	Metoprolol → 28	Erw. 5–10mg langsam i.v. (nicht in Kombination mit Nifedipin)

Bei Ateminsuffizienz

Sauerstoff	Nasensonde od. Inhalationsmaske, ggf. Intubation	4–6l/min

T 20.31 Heparin-Intoxikation

Spezifisches Antidot (Aufhebung der Heparinwirkung)	Protamin 1000 I.E. → 63		1ml inaktiviert 1000 I.E. Heparin (PTT-Kontrollen); UW: anaphyl. Reaktion; Cave: Protamin kann in Abwesenheit v. Heparin selbst gerinnungshemmend wirken

T 20.32 Herzglykosid-Intoxikation[12]

Spezifisches Antidot (Glykosidwirkung ↓)	Digitalis-Antitoxin → 433 (80mg Digitalis-Antidot binden 1mg Digoxin, Dosisberechnung nach Serumspiegel)	ini Bolus über 30min i.v.; dann ggf. Dauerinf. mit 30mg/h; Cave: Glykosidspiegel nach Antidot falsch hoch, Allergiegefahr
Adsorbens (Giftbindung ⇒ Resorptionshemmung ⇒ Giftelimination)	Kohle (Aktivkohle, Carbo medicinalis) → 435	0.5–1g/kg, fraktionierte Gabe alle 4h
	Colestyramin → 124	ini 4g 1–2 x/d, Erh.Dos. 8–16g/d, max. 24g in 24h

[12] Eyer F, Steimer W, Müller C, Zilker T: Free and total digoxin serum during treatment with Fab Fragments: Case study. Am J Crit Care 2010; Jul; 19(4): 387-391.

T 20.33 Kalziumantagonist-Intoxikation

	Kalzium (Substitution)	Kalziumglukonat 10 % → 297	Erw. 30–60ml Kalziumglukonat 10% (7–14mmol), Ki. 0.125–0.175mmol/kg langsam i.v.; ggf. wdh., Ca^{++}-Bestimmung
evtl.	**Direktes Parasympatholytikum** (cholinerge Wi ↓)	Atropin → 56	0.1mg/kg i.v. bei Bradykardie; meist wenig effektiv
evtl.	**Alpha-/Beta-Sympathomimet., D_1-Rez.-Agonist** (Inotropie ↑, Vasokonstriktion, renale Vasodilat., Natriurese)	Dopamin → 55	2–15µg/kg/min als Dauerinfusion
evtl.	**v. a. Beta-Sympathomimetikum** (Inotropie ↑)	Dobutamin → 55	2–20µg/kg/min als DTI
evtl.	**Beta- > Alpha-Sympathomimetikum** (Ino-/Chrono-/Bathmotropie ↑ bei Hypotonie, Bronchodilat.)	Adrenalin → 55	0.001–0.01mg/kg ED, dann nach Wi. (nötige Dos. deutlich über Standarddos. von Adrenalin u. Noradrenalin)
evtl.	Herzschrittmacher zur Steigerung der Inotropie		
evtl.	**Insulin und Glukose** Hochdosistherapie[8, 9] → 834.	Insulin → 118	1–10 I.U./kgKG/h; Rücksprache mit GIZ

T 20 Toxikologie – Therapie

evtl.	Intravenöse Lipidemulsionstherapie[10] (ILE) zur Aufhebung d. Kardiotoxizität stark lipohiler Subst. (logP > 2)	Intralipid® 20% (oder entspr. 20%ige MCT-Lipidlösung, z.B. Lipofundin® 20% → 301)	ini Bolus 1.5ml/kg, max. 1–2 x wdh., dann 0.25ml/kg/min; max. 10ml/kg in ersten 30min bzw. 12ml/kg in 24h

T 20.34 Koffein-Intoxikation

Bei bedrohlicher Tachykardie

	Betablocker (HZV ↓, neg. chronotrop, neg. inotrop, zentrale Sympathikusaktivität ↓)	Propranolol → 29	1–3mg langs. i.v. (max. 1mg/min), max. 10mg i.v.
evtl.		Metoprolol → 28	5–10mg i.v.

Bei Kammerflimmern

	Antiarrhythmikum Kl. Ib	Lidocain → 49	ini 100mg i.v., dann 2–4mg/min
oder	Antiarrhythmikum Kl. III	Amiodaron → 51	ini 150–300mg i.v.; ggf. anschl. 600–900mg/24h; Cave: Hyperthyreose

Bei zerebralen Krampfanfällen

	Benzodiazepin (antikonvulsiv)	Diazepam → 359	0.3–0.5mg/kg i.v.
oder		Clonazepam → 307	1–2mg i.v., MTD 13mg
oder		Lorazepam → 359	4mg i.v. (2mg/min)

T 20.35 Kokain-Intoxikation

Bei zerebralen Krampfanfällen

	Benzodiazepin (antikonvulsiv; ggf. auch antiarrhythmisch)	Diazepam → 359	0.3–0.5(–1)mg/kg i.v.; bei persist. Krämpfen und/oder Hyperthermie Relaxierung)
oder		Lorazepam → 359	4mg i.v. (2mg/min)
oder	Barbiturat „second-line" (antikonvulsiv)	Phenobarbital → 306	10–20mg/kg langsam i.v. (bei persist. Krämpfen Relaxierung)

Bei bedrohlicher Tachykardie

	Betablocker (HZV ↓, negativ chrono-/inotrop, zentrale Sympathikusaktivität ↓)	Metoprolol → 28	5–10mg i.v. (KI bei hypertensiver Entgleisung; ggf. Carvedilol)
oder		Esmolol → 28	500µg/kg/min bzw. Bolus 80mg über 2–3min (KI bei hypertensiver Entgleisung; ggf. Carvedilol)

Bei hypertensiver Entgleisung

	Vasodilatation	Nitroglyzerin → 47	0.15–0.6mg s.l.
oder		Nifedipin → 31	10–20mg s.l.

Kupfer-Intoxikation

T 20.36 Kupfer-Intoxikation

Komplexbildner (Giftelimination ↑)	D-Penicillamin → 205 (Metalcaptase Tbl.)	ini 4 x 300mg p.o./24h, bei längerer Anw. max. 40mg/kg; Ki. bis 100mg/kg, MTD 1050mg

T 20.37 Lithium-Intoxikation

Ausreichende Hydrierung (keine forcierte Diurese ⇒ Giftelimination)	NaCl 0.9% → 299 (+ ggf. 20mval KCl/l)	250ml/h je nach Bilanz, Elektrolytzusätze n. Labor; KI: Na-Diuretika; Serum-Na hochhalten; in schweren Fällen Hämodialyse; Cave: Thiazid-Diuretika hemmen die renale Lithiumelimination

T 20.38 MAO-Hemmer-Intoxikation

Nitrat, Vasodilatator (Preload ↓, venöses Pooling)	Glyzeroltrinitrat → 47	ini 0.4mg p.o., ggf. bei gleichzeitg. Serotonin-Syndrom: Cyproheptadin (Perito®) ini 12mg p.o., dann 2mg alle 2h, MTD 32mg

T 20.39 Methanol-Intoxikation[11]

	Alkohol (kompetitive Hemmung der Alkoholdehydrogenase ⇒ Hemmung der Metabolisierung)	Ethanol 96 % → 433	ini 50ml Ethanol 96% ad 450ml Glucose 5%, davon 8ml/kg über 30min. i.v., dann 1.5ml/kg/h Erh.Dos. (Ethanolkonz. 0.5–1.0‰ anstreben); bei schwerer Azidose Hämodialyse
oder	Hemmung der Alkoholdehydrogenase (ADH) und damit Verhinderung der Entstehung toxischer Metabolite (u.a. Glykol- und Oxalsäure)	Fomipezol → 435	ini 15mg/kg i.v. innerhalb 30min, dann 10mg/kg, alle 12h bis Ethylenglykol oder Methanol i.S. < 0.1g/l; supportive Folsäuregabe
	Zur Verbesserung der Ameisensäure-Elimination	Folsäure → 149	1mg/kg bis max. 50mg pro Dosis alle 4-6h für mind. 5d (max. 10mg/d)

T 20.40 Met-Hb-Bildner-Intoxikation

Reduktion von Met-Hb (Giftwirkung ↓)	Methylenblau	1-2mg/kg i.v. über 5 min, nach 1h wiederholbar
Reduktion von Met-Hb (Giftwirkung ↓)	Toloniumchlorid	2-4mg/kg i.v., bei Bedarf einmalige wdh. möglich.

T 20 Toxikologie – Therapie

T 20.41 Methotrexat-Intoxikation

	Spezifisches Antidot (Giftwirkung ↓)	Kalziumfolinat	6–12mg i.v. oder i.m., Wdh. möglich
evtl.	(metabolisiert MTX über eine rekombinante Carboxypeptidase zu untoxischen Metaboliten)	**Glucarpidase** (Voraxaze®; Orphan drug)	ggf. 50 I.E./kg i.v. über 5min; Leukovorin > 4h vor Infusion absetzen; extrem kostspielig

T 20.42 Mutterkornalkaloid-Intoxikation

	Direkter Vasodilatator (antihypertensiv, Pre-/Afterload ↓)	Nitroprussidnatrium	nur in Glucose 5% als Inf.; 2–4 µg/kg/min i.v. (nur in sehr schweren Fällen; bei längerfristiger Therapie oder Dosen > 4µg/kg/min kann es zur Cyanid-Akkumulation kommen)
	Benzodiazepin (antikonvulsiv)	Diazepam → 359	0.3–0.5mg/kg i.v.
oder		Clonazepam → 307	1–2mg i.v., MTD 13mg

T 20.43 Neuroleptika-Intoxikation

Bei Herzrhythmusstörungen

Puffer (Azidosetherapie)	Natriumhydrogencarbonat 8,4% → 302 (100ml = 100mmol HCO$_3^-$)	BE x 0.3 x kg = mmol, max. 1.5mmol/kg/h i.v. (pH auf 7.45–7.55); Cave: Hypokaliämie
Antiarrhythmikum Kl. Ib	Lidocain → 49	1mg/kg langsam i.v.; KI: Antiarrhythmika Klasse Ia, Ic und III

Nur bei supraventrikulärer Tachykardie

Indirektes Parasympatholytikum (Cholinesterasehemmung ⇒ anticholinerge und adrenerge Wirkung ↓)	Physostigmin → 436	1–2mg sehr langsam i.v., evtl. wdh., ggf. bis 2mg/h als Dauerinf. (unter EKG-Kontrolle); nicht bei QRS-Komplex > 120 msec; KI: zerebr. Krampfanfälle

Bei Hypotonie

Cave:	Keine Beta-Mimetika einsetzen		
	Alpha-Sympathomimetikum (periph. Widerst. ↑, RR ↑)	Noradrenalin → 55	ini 1µg/kg/min

T 20.44 Opiat-Intoxikation

	Opioidantagonist (Opioidwirkung ↓)	Naloxon → 287	0.4–2mg i.v./i.m. oder nasal über ein MAD (Mucosa application device), evtl. wiederholen; Ki. 0.03mg/kgKG (sehr kurze HWZ)

T 20.45 Organophosphat-Intoxikation

	Direktes Parasympatholytikum (cholinerge Wirkung ↓)	Atropin → 56	ini 2–5mg i.v., evtl. wdh. mit 5–10mg, dann nach Wi; Ki. ini 0.5–2 mg; Ziel: trockene Schleimhäute, HF > 80/min
evtl.	Cholinesteraseaktivator (Antidot)	Obidoxim	3–4mg/kg i.v. (Erw. 250mg), als Bolus, anschl. DTI 750mg für 24h

T 20.46 Paracetamol-Intoxikation

	Antidot (Entgiftung toxischer Metabolite)	N-Acetylcystein (N-ACC) → 82	N-ACC 150mg/kg in 200ml Glukose 5% über 15min, dann 50mg/kg in 500ml über 4h, dann 100mg/kg in 1000ml über 16h; Ind. anh. des Nomogramms nach Rumack and Matthew[13]; altern. (weniger UW) zum 20-h-Schema bei Paracetamol > 200mg/kg: 100mg/kg N-ACC in 200ml Gluc 5% über 2h, anschl. 200mg/kg über 10h[14]

[13] Rumack BH et al. Acetaminophen poisoning and toxicity. Pediatrics 1975; 55(6): 871–6.
[14] Bateman DN et al. Reduction of adverse effects from intravenous acetylcysteine treatment for paracetamol poisoning: a randomised controlled trial. Lancet 2014; 383(9918): 697–704.

T 20.47 Penicillin- und Derivate-Intoxikation

	Benzodiazepin (antikonvulsiv)	Diazepam → 359	0.3–0.5mg/kg i.v.
oder		Clonazepam → 307	1–2mg i.v., MTD 13mg

T 20.48 Pyrazolon-Verbindungs-Intoxikation

	Benzodiazepin (antikonvulsiv)	Diazepam → 359	0.3–0.5mg/kg i.v.
oder		Clonazepam → 307	1–2mg i.v., MTD 13mg

T 20.49 Quecksilber-Intoxikation

Je nach Vollblut Hg-Konzentration

	Komplexbildner (Giftelimination ↑)	**Dimercaptopropan-sulfonat (DMPS)** → 433; siehe auch Arsen-Intoxikation → 833	*akut 250mg als Bolus i.v., anschl. an d1 250mg i.v. alle 3–4h; d2 alle 4–6h; d3 alle 6–8h; d4 alle 8–12h; danach 250mg i.v. 1–3 x/d, bis Hg-Blutkonz. deutlich ↓; subakut-chronisch p.o. (Dimaval Hartkps.): d1: 3 x 10mg/kg/d, d2: 3 x 5–10mg/kg/d, d3: 2 x 2.5mg/kg/d; Dauer abhängig von Hg-Ausscheidg.; Cave: Depletion von Spurenelementen*

T 20.50 Reizgas-Intoxikation

evtl.	**Beta$_2$-Sympatho-mimetikum inhalativ**	**Salbutamol** → 73 bei pulmonaler Spastik	*Erw. 1–2 Sprühstöße (0.1–0.2mg); Ki. 1 Sprühstoß (0.1mg); MTD Erw. 0.8mg, Ki. 0.4mg*
evtl.	**Glukokortikosteroid** Prophylaxe des toxischen Lungenödems bei Inhal. von Reizgasen vom Latenztyp	**Beclometason-dipropionat DA** → 78	*2–4 Sprühstöße (400µg), wdh. nach 1h, anschl. ggf. 400µg alle 2h über 24h; Indikation sehr umstritten, zu erwägen bei sich entwickelnder Bronchiolitis obliterans*[15]

[15] de Lange et al. Do corticosteroids have a role in preventing or reducing toxic lung injury caused by inhalation of chemical agents? Clin Toxicol 2011; 49(2): 61-71.

T 20.51 Reserpin-Intoxikation

	Alpha-Sympathomimetikum (periph. Widerstand ↑, RR ↑, TPR ↑)	**Noradrenalin** → 55	*0.01–0.05µg/kg/min als DTI (bis max. 0.5µg/kg/min)*
	Dir. Parasympatholytikum (cholinerge Wirkung ↓; bei Sinusbradykardie)	**Atropin** → 56	*0.5–1mg i.v.*
	Benzodiazepin (antikonvulsiv)	**Diazepam** → 359	*0.3–0.5mg/kg i.v.*
		Clonazepam → 307	*1–2mg i.v., MTD 13mg*

T 20.52 Säuren-Intoxikation

Cave:	Keinesfalls primäre Giftelimination (Erbrechen), keine Aktivkohlegabe		
evtl.	Puffer (Azidosetherapie)	Natriumhydrogen-carbonat 8,4 % → 302	BE x 0.3 x kg = mmol, max. 1.5mmol/kg/h i.v.; Cave: Hypokaliämie

T 20.53 Schaumbildner-Intoxikation

	Entschäumer (Oberflächenspannung ↓)	Simeticon → 436	10ml p.o., Ki. 5ml p.o.

T 20.54 Schilddrüsenhormon-Intoxikation

	Betablocker (HZV↓, neg. chrono-/inotrop, zentr. Sympathikusaktivität↓)	Propranolol → 29	3 x 40mg/d p.o. (Konversionshemmung) bzw. 0.01-0.02mg/kg i.v.

T 20.55 Spice-Intoxikation/Kräutermischungen

Symptomatische Therapie; bei Erregungszuständen

	Synthetisches Cannabinoid, Agonist am CB1-Rez. deklariert als inhal. Gewürz- oder Kräutermischung	Diazepam → 359	0.3-0.5mg/kg

T 20.56 Sulfonamid-Intoxikation

	Reduktion von Met-Hb (Giftwirkung ↓)	Toloniumchlorid → 436	2-4mg/kg i.v., evtl. 1 x wdh.
	Puffer (Azidosetherapie)	Natriumhydrogen-carbonat 8,4% → 302 (100ml = 100mmol HCO$_3^-$)	p.o., Urin-pH > 7 einstellen; Cave: Hypokaliämie

T 20.57 Thallium-Intoxikation

	Komplexbildner (Giftelimination ↑)	Eisen-III-Hexacyanoferrat	ini Erw. u. Ki. mind. 3g p.o., dann 250mg/kg/d in 2-4 ED

T 20.58 Theophyllin-Intoxikation

	Benzodiazepin (antikonvulsiv)	Diazepam → 359	0.3-0.5mg/kg i.v.
oder		Clonazepam → 359	1-2mg i.v., MTD 13mg

T 20.59 Zink-Intoxikation

	Komplexbildner (Giftelimination ↑)	Dimercaptopropan-sulfonat (DMPS) → 433	akut: Bolus 250mg i.v., anschl. an d1 250mg i.v. alle 3-4h, d2 alle 4-6h, d3 alle 6-8h, d4 alle 8-12h, danach 250mg i.v. 1-3 x/d

T 20 Toxikologie – Therapie

T 20.60 Giftinformationszentralen (D, A, CH)

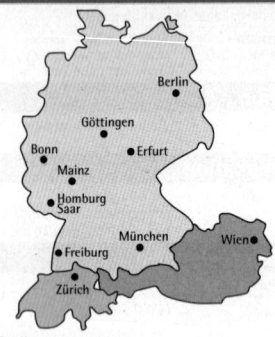

Berlin
Tel. 030 19 24 0
Fax 030 30 686-799

Bonn
Tel. 0228 19 240
Fax 0228 287-33314

Erfurt
Tel. 0361 73 07 30
Fax 0361 73 073 17

Freiburg
Tel. 0761 19 240
Fax 0761 27 04 4570

Göttingen
Tel. 0551 19 240
Fax 0551 38 31 881

Homburg/Saar
Tel. 06841 19 240
Fax 06841 16 28 438

Mainz
Tel. 06131 19 240
Fax 06131-176605

München
Tel. 089 19 240
Fax 089 4140-24 67

Wien
Tel. 0043 140 643 43

Zürich
Tel. 0041 1 251-51 51 (Notruf)
Tel. 0041 1 251-66 66 (Allg. Anfragen)

Mobile Gegengift-Depots
(24-Stunden-Bereitschaft)

Bayern-Süd
Klinikum recht der Isar
Abteilung für klinische Toxikologie
Tel. 089 19240

Bayern-Nord
Klinikum Nürnberg
Tel. 0911 398-0
Tel. 0911 398-2451

Allgemeine Informationen:
www.klinitox.de
(Homepage der Gesellschaft für klinische Toxikologie, Zusammenschluss aller deutschsprachigen Giftinformationszentralen)

T 21 Geriatrie – Therapie

Alle Informationen zu potenziell inadäquaten Medikamenten für ältere Patienten finden Sie im Arzneimittelteil, Kapitel A 21 Geriatrie → 437.

Pharmakologische Grundbegriffe

T 22 Zusatzinfos

T 22.1 Pharmakologische Grundbegriffe

T 22.1.1 Resorption

Nach oraler Zufuhr wird ein Wirkstoff im Wesentlichen durch das Epithel des Dünndarms in die Blutbahn aufgenommen. Daneben existieren andere Wege, über die ein Pharmakon in den Organismus gelangen kann:

- Rektal: Resorption über die Rektumschleimhaut
- Nasal: Resorption über die Nasenschleimhaut
- Pulmonal: Diffusion über die Alveolen oder Resorption über die Bronchialschleimhaut
- Dermal: Resorption über die Haut
- Parenteral: durch intravenöse, intraarterielle oder subkutane Applikation

Die **Bioverfügbarkeit** bezeichnet den Prozentsatz einer verabreichten Dosis, der im Organismus zur Wirkung kommen kann.

T 22.1.2 Verteilung

Nachdem ein Arzneimittel in die Blutbahn gelangt ist, wird es infolge eines Konzentrationsgefälles in verschiedene Kompartimente des Organismus verteilt. Man unterscheidet hier:

- Intrazellulärraum (intrazelluläre Flüssigkeit und feste Zellbestandteile)
- Extrazellulärraum (Plasmawasser, interstitieller Raum, transzelluläre Flüssigkeit)

In welche Verteilungsräume eine Substanz eintritt, ist abhängig von physikalisch-chemischen Eigenschaften, wie Lipophilie und Molekülgröße, sowie von bestimmten Eigenschaften der begrenzenden biologischen Membranen.
Zahlreiche Arzneimittel sind im Blut reversibel an Plasmaproteine gebunden, neben der Plasmaproteinbindung (PPB) existiert ein nicht gebundener freier Anteil. Für die pharmakologische Wirkung ist fast ausschließlich der freie Anteil verantwortlich. Da der eiweißgebundene Anteil keiner Metabolisierung unterliegt, hat er eine Art Reservoirfunktion. Pharmaka können sich gegenseitig aus ihrer Proteinbindung verdrängen, darüber hinaus gibt es zahlreiche andere Faktoren, die das Ausmaß der PPB verändern können.
Erhöht sich durch eine Änderung der PPB die freie Konzentration eines Pharmakons, so ist dies meist klinisch wenig relevant, da sich die Eliminationsgeschwindigkeit proportional zur der freien Konzentration verhält.

T 22.1.3 Wirkung

Die meisten Wirkungen von Arzneimitteln lassen sich auf folgende Wirkmechanismen zurückführen:

- Interaktionen mit spezifischen Rezeptoren
- Öffnen oder Blockieren von spannungsabhängigen Ionenkanälen
- Beeinflussung von Transportsystemen
- Hemmung oder Aktivierung von Enzymen
- Störung von Biosynthesen in Mikroorganismen

T 22.1.4 Dosis-Wirkungs-Beziehung

Zur Durchführung einer sinnvollen Pharmakotherapie ist es erforderlich, durch eine bestimmte Dosierung einen gewünschten Effekt ohne vermeidbare Nebenwirkungen zu erzielen. Da der ausgelöste Effekt von der Konzentration am Wirkort abhängig ist, sollte eine Dosisangabe möglichst genau erfolgen, d.h. in Abhängigkeit vom Körpergewicht (z.B. mg/kg) oder von der Körperoberfläche (mg/m^2). Bei Erwachsenen wird jedoch häufig ein Durchschnittsgewicht von 70kg für absolute Dosierungsangaben zugrunde gelegt.
Die therapeutische Breite gilt als Maß für die Sicherheit zwischen therapeutischer und toxischer Wirkung, d.h., ein Medikament ist umso ungefährlicher, je größer seine therapeutische Breite ist.
Für Medikamente mit geringer therapeutischer Breite eignet sich das sog. Drug Monitoring, d.h., die Dosis eines Pharmakons wird durch Messungen seiner Konzentration im Blut (therapeutischer Serumspiegel) modifiziert.

T 22.1.5 Elimination

Im Organismus existieren verschiedene Mechanismen, durch die ein Arzneistoff wieder aus dem Körper verschwindet: Bei der **Biotransformation** handelt es sich um biochemische Abbaureaktionen, z.B. Hydrolyse, Reduktion, Oxidation und Konjugation, die zum größten Teil im endoplasmatischen Retikulum der Leber über das Cytochrom P450 erfolgen.
Nach Resorption oral verabreichter Pharmaka sind diese bereits in der Darmwand bzw. bei der ersten Leberpassage über den Pfortaderkreislauf einer Metabolisierung ausgesetzt. Dieses Phänomen ist je nach Wirkstoff unterschiedlich stark ausgeprägt und wird als **First-pass-Metabolismus** bezeichnet.
Ein weiterer Eliminationsweg ist die **Exkretion**. Bei der **biliären Exkretion** werden Arzneistoffe oder deren Metabolite über die Gallenflüssigkeit via Darm ausgeschieden.
Die Ausscheidung über die Niere wird als **renale Exkretion** bezeichnet, sie ist abhängig vom Ausmaß der glomerulären Filtration, der tubulären Sekretion und der tubulären Reabsorption.
Die **Clearance** ist ein Maß für die Eliminationsleistung, mit der die Eliminationsgeschwindigkeit eines Pharmakons gemessen werden kann.
Bei der **Elimination nullter Ordnung** ist die pro Zeiteinheit ausgeschiedene Menge immer konstant und damit unabhängig von der jeweiligen Plasmakonzentration.
Die **Elimination erster Ordnung** bedeutet, dass die pro Zeiteinheit ausgeschiedene Menge proportional zur jeweiligen Plasmakonzentration ist, der zeitliche Verlauf der Plasmakonzentration lässt sich als Exponentialfunktion beschreiben.
Als **Halbwertszeit (HWZ)** bezeichnet man die Zeitspanne, in der die Wirkstoffkonzentration im Plasma um die Hälfte abgenommen hat. Eine konstante Halbwertszeit gibt es nur für Substanzen, die durch eine Kinetik erster Ordnung eliminiert werden. Häufig entstehen von verabreichten Wirkstoffen durch die o.g. Mechanismen pharmakologisch wirksame Metabolite, deren Halbwertszeit sich oft von der Ausgangssubstanz unterscheidet.
Der **Qo-Wert** gibt den Anteil eines Pharmakons an, der bei normaler Nierenfunktion extrarenal eliminiert wird **(extrarenale Eliminationsfraktion)**. Als Maß für die exkretorische Nierenfunktion gilt die glomeruläre Filtrationsrate (GFR), die eng mit der Kreatininclearance korreliert.
Die Kreatininclearance kann für jeden Menschen aus verschiedene Arten ermittelt werden, mittlerweile hat sich zur Abschätzung der **individuellen exkretorischen Nierenfunktion** (eGFR) die **Formel nach Levey** durchgesetzt, in die Alter, Serumkreatinin, Geschlecht und Rasse eingehen:

eGFR = 186 x Cr$^{-1,154}$ x Alter$^{-0,203}$ x (0,742 falls weiblich) x (1,210 falls Afroamerikaner)

Dies hat Bedeutung für die Stadieneinteilung der chronischen Niereninsuffizienz. Außerdem kann mit der eGFR und dem Qo-Wert die individuelle Eliminationskapaziät (Q) eines Patienten bezüglich eines bestimmten Arzneimittels errechnet werden (Formel nach Dettli):

Q = Qo + (1 − Qo) x eGFR/100ml/min

Pharmakologische Grundbegriffe 849

Mithilfe des Q-Werts kann eine **Dosisanpassung bei Niereninsuffizienz (DANI)** errechnet werden. Entsprechend der folgenden Formel kann eine Dosisanpassung entweder durch eine **Erniedrigung der Erhaltungsdosis** oder durch eine **Verlängerung des Dosierungsintervalls** erfolgen:

Erhaltungsdosis$_{NI}$ / Dosierungsintervall$_{NI}$ = Q x (Erhaltungsdosis$_N$ / Dosierungsintervall$_N$)

NI: für Patient mit Niereninsuffizienz; N für Nierengesunde; die Formel darf für einige Antibiotika mit kleinem Q$_0$-Wert nicht angewandt werden (Amikacin, Amoxycillin, Ampicillin, Bacampicillin, Benzylpenicillin, Cefadroxil, Cefamandol, Ceftazidim, Ceftizoxim, Cefuroxim, Cephalexin, Cephazolin, Fosfomycin, Gentamicin, Latamoxef, Netilmicin, Spectinomycin, Streptomycin, Tobramycin).

T 22.1.6 Wechselwirkungen

Wechselwirkungen, auch Interaktionen genannt, bezeichnen die gegenseitige Beeinflussung von Wirkstoffen. Durch vielfältige Mechanismen kann die Wirkung eines Pharmakons durch ein zweites verstärkt, abgeschwächt, verlängert oder verkürzt werden. Interaktionen entstehen z.B. durch Hemmung oder Induktion des Metabolismus, wobei häufig das Monooxygenasesystem Cytochrom P450 (CYP) mit seinen Isoenzymen betroffen ist. Hierbei ist relevant, ob ein Pharmakon Substrat, Induktor oder Hemmer eines bestimmten CYP-Isoenzyms ist.

T 22.1.7 Unerwünschte Wirkungen

Unerwünschte Wirkungen (UW), auch Nebenwirkungen genannt, sind Wirkungen, die neben der Hauptwirkung eines Arzneimittels beobachtet werden. Sie können bedeutungslos oder gravierend sein, sie können dosisabhängig oder nicht dosisabhängig sein.
Bei der Pharmakotherapie ist die Kenntnis von Art und Häufigkeit unerwünschter Wirkungen essentiell zur Beurteilung einer Nutzen-Risiko-Relation. Die Arzneimittelhersteller sind verpflichtet, unerwünschte Wirkungen vorzugsweise mit Häufigkeitsangaben zu nennen.
Hier hat sich folgende Einteilung etabliert: sehr häufig (≥ 1/10), häufig (≥ 1/100, < 1/10), gelegentlich (≥ 1/1.000, < 1/100), selten (≥ 1/10.000, < 1/1.000), sehr selten (< 1/10.000), nicht bekannt (Häufigkeit auf Grundlage der verfügbaren Daten nicht abschätzbar). Im Arzneimittel pocket werden unter der Rubrik UW vorwiegend sehr häufige und häufige unerwünschte Wirkungen genannt.

T 22.1.8 Indikation

Indikation im pharmakologischen Sinn bedeutet, wenn für eine bestimmte Erkrankung eine medikamentöse Therapie angezeigt ist. Darf ein Medikament hingegen bei bestimmten Erkrankungen nicht eingesetzt werden, spricht man von Kontraindikation.

T 22.1.9 Schwangerschaft und Stillzeit

Schwangerschaft und Stillzeit gelten als besondere Situationen in der Pharmakotherapie.
Da eine Vielzahl von Arzneistoffen die Plazenta passieren bzw. in die Muttermilch übergehen, soll eine Pharmakotherapie nur bei strenger Indikationsstellung unter Abwägung des Risikos für Mutter und Kind erfolgen. Entsprechende Angaben zum Risiko sind in den Fachinformationen bzw. in den Beipackzetteln der Handelspräparate enthalten, des Weiteren sind in der Roten Liste Angaben zum embryotoxischen und teratogenen Risiko angegeben.
In den USA hatte sich eine Einteilung durchgesetzt, bei der die 6 sog. Pregnancy Risk Categories (PRC) bzw. 3 Kategorien zum Risiko in der Stillzeit (Lact) unterschieden wurden (*s. Umschlaginnenseite*). Diese Einteilung soll jetzt durch eine neue "Pregnancy and Lactation Labeling Rule" (PLLR) ersetzt werden, bei der auf eine Kategorisierung verzichtet wird zu Gunsten einer möglichst ausführlichen Aufzählung relevanter Risiken für Mutter und Embryo.

T 22.1.10 Verschreibungspflicht

In Deutschland regelt das Arzneimittelgesetz (AMG), ob ein Medikament **verschreibungspflichtig** (Rp) ist, d.h., es ist ein ärztliches Rezept für den Einsatz erforderlich. Arzneimittel, die nicht verschreibungspflichtig sind, aber nur über Apotheken verkauft werden dürfen, werden als **apothekenpflichtig** bezeichnet, hierfür wurde aus dem angloamerikanischen Sprachgebrauch die Abkürzung OTC ("over the counter") übernommen.

Während für nahezu alle verschreibungspflichtigen Medikamente die Kosten von der gesetzlichen Krankenkasse (GKV) in Deutschland übernommen werden, müssen apothekenpflichtige Medikamente größtenteils vom Patienten selbst bezahlt werden.

Diesbezüglich existieren folgende Ausnahmeregelungen: Apothekenpflichtige nichtverschreibungspflichtige Arzneimittel sind ausnahmsweise erstattungsfähig, wenn die Arzneimittel bei der Behandlung schwerwiegender Erkrankungen als Therapiestandard gelten (**OTC-Ausnahmeliste**). Ausgeschlossen von der Erstattung durch die GKV sind andererseits verschreibungspflichtige Medikamente, deren Anwendung zur Erhöhung der Lebensqualität dient, sog. **Lifestyle-Arzneimittel** (Rp-L!).

T 22.2 Dosisanpassung bei Niereninsuffizienz

T 22.2.1 Chronische Niereninsuffizienz

Eine chronische Niereninsuffizienz ist eine über längere Zeit (Jahre) bestehende, meist irreversible Einschränkung der exkretorischen Nierenfunktion.

T 22.2.2 Glomeruläre Filtrationsrate

Die GFR ist die Produktionsrate von Primärharn, also das pro Zeiteinheit in den Nierenglomeruli filtrierte Flüssigkeitsvolumen. Die GFR ist ein **Maß für die exkretorische Nierenfunktion**.

Die GFR ist geschlechtsabhängig: **Mann: ~125 ml/min; Frau: ~110 ml/min**

Bei den folgenden Überlegungen und Berechnungen wird eine durchschnittliche normale GFR, GFR_N von 100 ml/min zugrunde gelegt.

T 22.2.3 Estimated GFR

Da die individuelle GFR nicht direkt gemessen werden kann, **muss** die GFR geschätzt werden (estimated GFR = eGFR). Die Bestimmung der eGFR erfolgt mithilfe von Substanzen, die ausschließlich glomerulär filtriert, also nicht tubulär resorbiert, sezerniert oder metabolisiert werden, z.B. Inulin, Kreatinin.

Die **Kreatininclearance** wurde früher als Schätzmaß für die GFR herangezogen, entweder ermittelt mit der Sammelurinmethode oder berechnet anhand der Cockcroft-Gault-Formel.
Die **renale Clearance** (Klärfähigkeit) bezeichnet das Plasmavolumen, das renal pro Zeiteinheit von einer bestimmten Substanzmenge vollständig befreit wird.

Inzwischen erfolgt die Abschätzung der GFR und damit die Abschätzung der exkretorischen Nierenfunktion mit der genaueren sog. verkürzten **MDRD-Formel** (nach Levey), und zwar nur noch unter Zuhilfenahme des Serumkreatininwerts und Berücksichtigung von Alter, Geschlecht und Ethnizität des Patienten:

$$eGFR = 186 \times Cr^{-1{,}154} \times Alter^{-0{,}203} \times (0{,}742 \text{ falls weiblich}) \times (1{,}210 \text{ falls Afroamerikaner})$$

(Simplified 4-variable MDRD study formula, Cr = Serumkreatininwert [mg/100ml], Alter in Jahren.)

Dosisanpassung bei Niereninsuffizienz

T 22.2.4 Stadien der chronischen Niereninsuffizienz

Die chronische Niereninsuffizienz kann anhand der eGFR (geschätzte glomeruläre Filtrationsrate) in Stadien eingeteilt werden.

Stadium I	GFR > 90 ml/min
Stadium II	GFR 60–89 ml/min
Stadium III	GFR 30–59 ml/min
Stadium IV	GFR 15–29 ml/min
Stadium V	GFR < 15 ml/min

T 22.2.5 Elimination von Arzneimitteln

Arzneimittel werden eliminiert durch Metabolisierung (v.a. in der Leber), unveränderte extrarenale Ausscheidung und unveränderte renale Ausscheidung.
Die sog. totale Arzneimittelclearance entspricht der Summe der extrarenalen (v.a. hepatischen) und der renalen Clearance.
Qo ist dabei die extrarenale Elliminationsfraktion, also der extrarenal ausgeschiedene bioverfügbare Dosisanteil bei normaler Nierenfunktion.
1 – Qo ist die renale Eliminationsfraktion, also der bioverfügbare Dosisanteil bei normaler Nierenfunktion, der in aktiver Form renal eliminiert wird.
Der Anteil der Niere an der Gesamtclearance eines Arzneimittels (renale Eliminationsfraktion 1 – Qo) ist substanzspezifisch.

T 22.2.6 Individuelle Eliminationskapazität (in %)

Bei Niereninsuffizienz kann nun bei Kenntnis der eGFR anhand der extrarenalen Eliminationsfraktion Qo die **individuelle Eliminationskapazität Q** (nach Dettli) für ein bestimmtes Arzneimittel errechnet werden (Dettli-Formel):

$Q = Qo + (eGFR / 100\ ml/min) \times (1 - Qo)$

Q beim jungen, nierengesunden Patienten ist also 1.0.

Qo = extrarenale Eliminationsfraktion bei normaler Nierenfunktion
eGFR in ml/min
100 ml/min ist die GFR_N, also die GFR für den Normalfall.

T 22.2.7 Dosisanpassung bei Niereninsuffizienz

Bei Kenntnis der individuellen Eliminationskapazität Q eines Patienten bezüglich eines bestimmten Arzneimittels kann dann eine Dosisanpassung bei Niereninsuffizienz (DANI) erfolgen.
Die Loading Dose bleibt dabei unverändert. Es wird gemäß folgender Formel entweder die Erhaltungsdosis und/oder das Dosierungsintervall verändert.

$Erhaltungsdosis_{NI} / Dosierungsintervall_{NI} = Q \times (Erhaltungsdosis_N / Dosierungsintervall_N)$
NI für Patient mit Niereninsuffizienz, N für Nierengesunde

Dettli-Regel 1: Erniedrigung der Erhaltungsdosis des Arzneimittels um den Faktor der individuellen Ausscheidungskapazität Q **oder**
Dettli-Regel 2: Verlängerung des Dosierungsintervalls um den Faktor 1/individuelle Ausscheidungskapazität Q **oder**
Kombination von Dettli-Regel 1 und Dettli-Regel 2

T 22.3 Arzneistoffe und andere Xenobiotika, die über Enzyme des Zytochrom-P450-Systems verstoffwechselt werden oder sie beeinflussen[a]

CYP1A2

Ind Carbamazepin, Omeprazol, Phenobarbital, Phenytoin, Rifampin, Ritonavir; Rauchen, über Holzkohle gegrilltes Fleisch[b], Kreuzblütengewächse

Inh Amiodaron, Azithromycin, Cimetidin, Clarithromycin, Erythromycin, Fluoxetin, Fluvoxamin, Gyrasehemmstoffe[c], Interferon (?), Isoniazid, Methoxsalen, Mibefradil, Nefazodon; Grapefruitsaft (Naringenin), Ticlopidin, Troleandomycin

Sub Aminophyllin, Amitriptylin, Betaxolol, Chlorpromazin, Clomipramin, Clopidogrel (Nebenweg), Clozapin, Coffein, Fluvoxamin, Haloperidol, Imipramin, Methadon, Metoclopramid, Olanzapin, Ondansetron, Paracetamol (Acetaminophen), Phenacetin, Phenazon (Antipyrin), Propranolol, Ropivacain, R-Warfarin, Tacrin, Tamoxifen, Theophyllin, Thioridazin, Trifluoperazin, Verapamil

CYP3A

Ind Carbamazepin, Dexamethason, Phenobarbital, Phenytoin, Prednison, Rifampicin, Rifapentin, Somatotropin, Troglitazon

Inh Antidepressiva[d], Azolantimykotika[e], Cimetidin[f], Ciprofloxacin, Clarithromycin, Diltiazem, Erythro-mycin, Fluoxetin, Fluvoxamin, Isoniazid, Metronidazol, Nefazodon, Omeprazol, Propoxyphen, Proteaseinhibitoren[g], Quinupristin/Dalfopristin, Troleandomycin, Verapamil; Grapefruitsaft, Sevilla-Orangen

CYP3B

Sub Alfentanil, Amiodaron, Amitriptylin, Astemizol, Benzodiazepine[h], Budesonid, Bupropion, Buspiron, Carbamazepin, Cerivastatin, Chinidin, Cisapril, Clarithromycin, Clomipramin, Clopidogrel, Cocain, Codein, Coffein, Cortisol, Cyclosporin, Dapson, Delavirdin, Dexamethason, Dextromethorphan, Diazepam, Dihydroepiandrosteron, Dihydroergotamin, Dihydropyridine[i], Diltiazem, Disopyramid, Donepezil, Doxycyclin, Efavirenz, Erythromycin, Estradiol, Ethinylestradiol, Fluoxetin, Fluvastatin, Gestoden, Glyburid, Imipramin, Ketoconazol, Lansoprazol, Lidocain, Loratadin, Losartan, Lovastatin, Methadon, Miconazol, Nefazodon, Nevirapin, Norethindron, Omeprazol, Ondansetron, Orphenadrin, Paclitaxel, Paracetamol (Acetaminophen), Paroxetin, Progesteron, Propafenon, Proteaseinhibitoren, Quetiapin, Rapamycin, Repaglinid, Rifampin, Ropivacain, R-Warfarin, Sertralin, Sibutramin, Sildenafil, Simvastatin, Sirolimus, Sufentanil, Sulfamethoxazol, Tacrolimus, Tamoxifen, Terfenadin, Testosteron, Theophyllin, Toremifen, Trazodon, Troleandomycin, Venlafaxin, Verapamil, Vinblastin, Zaleplon, Zolpidem, Zopiclon

CYP2C9

Ind Carbamazepin, Ethanol, Phenytoin, Rifampin

Inh Amiodaron, Azolantimykotika, Clopidogrel, Fluoxetin, Fluvastatin, Fluvoxamin, Isoniazid, Leflunomid[j], Lovastatin, Metronidazol, Paroxetin, Phenylbutazon, Probenecid (?), Ritonavir, Sertralin, Sulfamethoxazol, Sulfaphenazol, Teniposid, Trimethoprim, Zafirlukast

Sub Amitriptylin, Cerivastatin, D9-Tetrahydrocannabinol, Diclofenac, Fluoxetin, Fluvastatin, Hexobarbital, Ibuprofen, Irbesartan, Losartan, Naproxen, Phenprocoumon, Phenytoin, Piroxicam, S-Warfarin, Tamoxifen, Tolbutamid, Torasemid, Trimethadion

Zytochrom-P450-System

CYP2C19

Ind	Piroxicam, Rifampin
Inh	Cimetidin, Felbamat, Fluoxetin, Fluvoxamin, Indometacin, Isoniazid, Ketoconazol, Lansoprazol, Modafinil, Omeprazol, Paroxetin, Probenecid (?), Ritonavir, Sertralin, Telmisartan, Ticlopidin, Topiramat
Sub	Amitriptylin, Citalopram, Clomipramin, Diazepam, Flunitrazepam, Imipramin, Lansoprazol, Naproxen, Omeprazol, Propranolol, S-Mephenytoin

CYP2D6

Ind	Schwangerschaft
Inh	Amiodarone, Amitriptylin, Chinidin, Cimetidin, Clomipramin, Diphenhydramin, Fluoxetin, Fluphenazin, Fluvoxamin, Haloperidol, Nefazodon, Paroxetin, Perphenazin, Ritonavir, Sertralin, Thioridazin, Ticlopidin, Venlafaxin
Sub	4-Methoxy-Amphetamin, Amitriptylin, Betaxolol, Carvedilol, Clomipramin, Clozapin, Codein, Debrisoquin, Desipramin, Dextromethorphan, Donepezil, Doxepin, Encainid, Flecainid, Fluoxetin, Guanoxan, Haloperidol, Hydrocodon, Imipramin, Methadon, Metoprolol, Mexiletin, Nebivolol, Nortriptylin, Olanzapin, Ondansetron, Orphenadrin, Oxycodon, Paroxetin, Penbutolol, Perphenazin, Phenformin, Pindolol, Propafenon, Propoxyphen, Propranolol, Risperidon, Selegilin, Sertralin, Spartein, Thioridazin, Timolol, Tramadol, Trazodon, Venlafaxin

CYP2E1

Ind	Ethanol, Isoniazid[k], Ritonavir
Inh	Cimetidin, Disulfiram, Isoniazid[k]; Brunnenkresse
Sub	Chlorzoxazon, Coffein, Dapson (N-Oxidation), Dextromethorphan, Enfluran, Ethanol (Nebenweg), Halothan, Paracetamol (Acetaminophen), Theophyllin, Venlafaxin

Sub = Substrat; Ind = Induktor; Inh = Inhibitor

[a] Haupt- und/oder Nebenwege des Stoffwechsels des jeweiligen Substrats
[b] Neben CYP1A2 weitere Enzyme beteiligt
[c] Ciprofloxacin, Enoxacin, Grepafloxacin, Norfloxacin, Ofloxacin, Lomefloxacin, Pipemidsäure
[d] Nefazodon, Fluvoxamin, Fluoxetin, Sertralin, Paroxetin, Venlafaxin
[e] Ketoconazol, Itraconazol, Fluconazol
[f] Hemmt nicht alle CYP3A-Substrate, keine Hemmung des Stoffwechsels von Terfenadin
[g] Ritonavir, Saquinavir, Indinavir, Nelfinavir
[h] Alprazolam, Clonazepam, Diazepam, Midazolam, Triazolam
[i] Nifedipin, Felodipin, Nicardipin, Nisoldipin
[j] Der aktive Metabolit von Leflunomid hemmt CYP2C9
[k] INH hat eine biphasische Wirkung auf CYP2E1 (Hemmung-Induktion), was einige Interaktionen von INH erklärt

T 22.4 Bestimmung der Körperoberfläche (KOF)

Nomogramm zur Bestimmung der Körperoberfläche in m²

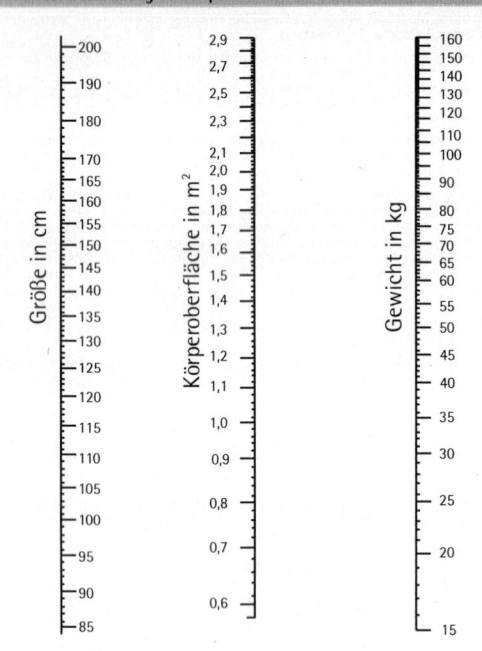

Größe in cm	Körperoberfläche in m²	Gewicht in kg
200	2,9	160
190	2,7	150
180	2,5	140
170	2,3	130
165	2,1	120
160	2,0	110
155	1,9	100
150	1,8	90
145	1,7	80
140	1,6	75
135	1,5	70
130	1,4	65
125	1,3	60
120	1,2	55
115	1,1	50
110	1,0	45
105	0,9	40
100	0,8	35
95	0,7	30
90	0,6	25
85		20
		15

Formel: KOF (m²) = (Gewicht in kg)^{0,425} x (Körpergröße in cm)^{0,725} x 0,007184
Quelle: DuBois D, DuBois EF: A formula to estimate the approximate surface area if height and weight be known. Arch Intern Med 1916;17:863
Modifizierte Formel: KOF = Wurzel (Größe [cm] x Gewicht [kg]/3600)
Quelle: Mosteller RD: Simplified calculation of body-surface area. NEJM 1987;317:1098-9

Bestimmung der Körperoberfläche 855

Tabelle zur Bestimmung der Körperoberfläche in m² (nach der Formel von DuBois u. DuBois)

Gewicht kg	Größe 60cm	70cm	80cm	90cm	100cm	110cm	120cm	130cm
15	0,44	0,49	0,54	0,59	0,64	0,69	0,73	0,77
17,5	0,47	0,53	0,58	0,63	0,68	0,73	0,78	0,83
20	0,50	0,56	0,62	0,67	0,72	0,78	0,83	0,87
22,5	0,53	0,59	0,65	0,70	0,76	0,81	0,87	0,92
25	0,55	0,61	0,68	0,74	0,80	0,85	0,91	0,96
27,5	0,57	0,64	0,70	0,77	0,83	0,89	0,95	1,00
30	0,59	0,66	0,73	0,80	0,86	0,92	0,98	1,04
32,5	0,61	0,69	0,76	0,82	0,89	0,95	1,01	1,08
35	0,63	0,71	0,78	0,85	0,92	0,98	1,05	1,11
37,5	0,65	0,73	0,80	0,88	0,94	1,01	1,08	1,14
40	0,67	0,75	0,83	0,90	0,97	1,04	1,11	1,17
42,5	0,69	0,77	0,85	0,92	1,00	1,07	1,14	1,20
45	0,70	0,79	0,87	0,95	1,02	1,09	1,17	1,23
47,5	0,72	0,81	0,89	0,97	1,04	1,12	1,19	1,26
50	0,74	0,82	0,91	0,99	1,07	1,14	1,22	1,29
52,5	0,75	0,84	0,93	1,01	1,09	1,17	1,24	1,32
55	0,77	0,86	0,95	1,03	1,11	1,19	1,27	1,34
57,5	0,78	0,87	0,96	1,05	1,13	1,21	1,29	1,37
60	0,80	0,89	0,98	1,07	1,15	1,24	1,32	1,40
62,5	0,81	0,91	1,00	1,09	1,17	1,26	1,34	1,42
65	0,82	0,92	1,02	1,11	1,19	1,28	1,36	1,44
67,5	0,84	0,94	1,03	1,12	1,21	1,30	1,38	1,47
70	0,85	0,95	1,05	1,14	1,23	1,32	1,41	1,49
75	0,88	0,98	1,08	1,18	1,27	1,36	1,45	1,53
80	0,90	1,01	1,11	1,21	1,30	1,40	1,49	1,58
85	0,92	1,03	1,14	1,24	1,34	1,43	1,53	1,62
90	0,95	1,06	1,17	1,27	1,37	1,47	1,56	1,66
95	0,97	1,08	1,19	1,30	1,40	1,50	1,60	1,70
100	0,99	1,11	1,22	1,33	1,43	1,54	1,64	1,73
105	1,01	1,13	1,24	1,36	1,46	1,57	1,67	1,77
110	1,03	1,15	1,27	1,38	1,49	1,60	1,70	1,81
115	1,05	1,17	1,29	1,41	1,52	1,63	1,74	1,84
120	1,07	1,20	1,32	1,43	1,55	1,66	1,77	1,87
125	1,09	1,22	1,34	1,46	1,58	1,69	1,80	1,91
130	1,11	1,24	1,36	1,48	1,60	1,72	1,83	1,94
135	1,12	1,26	1,39	1,51	1,63	1,74	1,86	1,97
140	1,14	1,28	1,41	1,53	1,65	1,77	1,89	2,00
145	1,16	1,30	1,43	1,56	1,68	1,80	1,92	2,03
150	1,18	1,31	1,45	1,58	1,70	1,82	1,94	2,06

T 22 Zusatzinfos

Gewicht kg	Größe 140cm	150cm	160cm	170cm	180cm	190cm	200cm	210cm
15	0,82	0,86	0,90	0,94	0,98	1,02	1,06	1,10
17,5	0,87	0,92	0,96	1,00	1,05	1,09	1,13	1,17
20	0,92	0,97	1,02	1,06	1,11	1,15	1,20	1,24
22,5	0,97	1,02	1,07	1,12	1,16	1,21	1,26	1,30
25	1,01	1,07	1,12	1,17	1,22	1,27	1,31	1,36
27,5	1,06	1,11	1,16	1,22	1,27	1,32	1,37	1,42
30	1,10	1,15	1,21	1,26	1,32	1,37	1,42	1,47
32,5	1,13	1,19	1,25	1,31	1,36	1,42	1,47	1,52
35	1,17	1,23	1,29	1,35	1,40	1,46	1,52	1,57
37,5	1,21	1,27	1,33	1,39	1,45	1,50	1,56	1,62
40	1,24	1,30	1,37	1,43	1,49	1,55	1,61	1,66
42,5	1,27	1,34	1,40	1,46	1,53	1,59	1,65	1,71
45	1,30	1,37	1,44	1,50	1,56	1,63	1,69	1,75
47,5	1,33	1,40	1,47	1,53	1,60	1,66	1,73	1,79
50	1,36	1,43	1,50	1,57	1,63	1,70	1,76	1,83
52,5	1,39	1,46	1,53	1,60	1,67	1,74	1,80	1,87
55	1,42	1,49	1,56	1,63	1,70	1,77	1,84	1,90
57,5	1,45	1,52	1,59	1,66	1,73	1,80	1,87	1,94
60	1,47	1,55	1,62	1,69	1,77	1,84	1,91	1,98
62,5	1,50	1,58	1,65	1,72	1,80	1,87	1,94	2,01
65	1,52	1,60	1,68	1,75	1,83	1,90	1,97	2,04
67,5	1,55	1,63	1,71	1,78	1,86	1,93	2,00	2,08
70	1,57	1,65	1,73	1,81	1,89	1,96	2,04	2,11
75	1,62	1,70	1,78	1,86	1,94	2,02	2,10	2,17
80	1,66	1,75	1,83	1,92	2,00	2,08	2,15	2,23
85	1,71	1,79	1,88	1,97	2,05	2,13	2,21	2,29
90	1,75	1,84	1,93	2,01	2,10	2,18	2,27	2,35
95	1,79	1,88	1,97	2,06	2,15	2,23	2,32	2,40
100	1,83	1,92	2,02	2,11	2,20	2,28	2,37	2,45
105	1,87	1,96	2,06	2,15	2,24	2,33	2,42	2,51
110	1,91	2,00	2,10	2,19	2,29	2,38	2,47	2,56
115	1,94	2,04	2,14	2,23	2,33	2,42	2,51	2,60
120	1,98	2,08	2,18	2,28	2,37	2,47	2,56	2,65
125	2,01	2,11	2,22	2,32	2,41	2,51	2,60	2,70
130	2,05	2,15	2,25	2,35	2,45	2,55	2,65	2,74
135	2,08	2,18	2,29	2,39	2,49	2,59	2,69	2,79
140	2,11	2,22	2,33	2,43	2,53	2,63	2,73	2,83
145	2,14	2,25	2,36	2,47	2,57	2,67	2,77	2,87
150	2,17	2,28	2,39	2,50	2,61	2,71	2,81	2,92

Doping

T 22.5 Doping

T 22.5.1 Verbotene Arzneimittel im Sport

Die Einnahme verbotener Medikamente im Sport wird als Doping bezeichnet. Die World Anti-Doping Agency (WADA) definiert Doping als den Nachweis eines Verstoßes gegen die Anti-Doping-Regeln. Dazu gehören u.a. das Vorhandensein eines verbotenen Stoffs, seiner Metaboliten oder Marker in der Probe eines Sportlers. Aber auch die Anwendung, der Versuch der Anwendung sowie der Besitz eines verbotenen Wirkstoffs oder einer verbotenen Methode und der Verstoß gegen das Meldesystem (Whereabouts) werden bestraft. Die Regelstrafe beträgt seit dem 01.01.2015 vier Jahre, die Verjährungsfrist zehn Jahre.

Im Arzneimittelgesetz wird Doping seit dem 11.09.1998 als Straftatbestand genannt. In § 6a „Verbot von Arzneimitteln zu Dopingzwecken im Sport" heißt es: Es ist verboten, Arzneimittel zu Dopingzwecken im Sport in den Verkehr zu bringen, zu verschreiben, bei anderen anzuwenden oder in nicht geringen Mengen zu besitzen.

Zur Aufnahme in die WADA-Liste der verbotenen Wirkstoffe und Methoden müssen zwei der drei folgenden Kriterien erfüllt sein:

(1) Die sportliche Leistung kann gesteigert werden,
(2) Es besteht ein gesundheitliches Risiko für den Sportler und/oder
(3) Es liegt ein Verstoß gegen den Geist des Sports vor.

Die aktuelle Liste der WADA (gültig ab 01.01.2017) umfasst:
Anabole Wirkstoffe, Stimulanzien, Narkotika, Peptidhormone, Wachstumsfaktoren, Beta-2-Agonisten, Hormonantagonisten und -Modulatoren, Diuretika, Maskierungsmittel, Cannabinoide (THC) und Glukokortikoide. Betablocker und Alkohol (Bogenschießen, Luft- und Motorsport) sind sportartspezifisch verboten. Zu den verbotenen Methoden zählen Maßnahmen zur Erhöhung des Sauerstofftransfers, chemische und physikalische Manipulationen an Blut oder Urin und Gendoping. Verbotene Wirkstoffe können in Nahrungsergänzungsmitteln verborgen sein.

Kritische Wirkstoffe sind mit einer Hand ☝ gekennzeichnet.

Die Einhaltung der Verbote wird durch Kontrollen nach Wettkämpfen und außerhalb von Wettkämpfen (sog. Trainingskontrollen) überprüft. In Deutschland ist die Nationale Anti-Doping Agentur (NADA) für diese Aktivitäten zuständig.

Die WADA hat im International Standard for Therapeutic Use Exemptions (TUE) festgeschrieben, unter welchen Bedingungen der Einsatz von verbotenen Wirkstoffen zur ärztlichen Behandlung erfolgen kann (www.wada-ama.org). Der internationale Standard für TUE enthält Kriterien für die Beurteilung, die Weitergabe der Informationen, die Zusammensetzung der Ärztegruppe (TUEC = Therapeutic Use Exemption Committee) und den Anerkennungsprozess.

Formulare und weitere Informationen unter **www.nada-bonn.de**

T 22.5.2 Liste der nach WADA verbotenen Wirkstoffe

Anabole Wirkstoffe

Wirkstoff	Einsatzgebiet	Verweis
Danazol	Endometriose	
Clenbuterol	Asthmamittel	→ 75
DHEA	M. Addison	
Testosteron	Androgene	→ 407

Exogene androgene anabole Steroide (Auswahl von Bsp.) → 407

1-Androstendiol, 1-Androstendion, 1-Testosteron, 4-Hydroxytestosteron, 19-Norandrostendion, Bolandiol, Bolasteron, Boldenon, Boldion, Calusteron, Clostebol, Dehydrochloromethyltestosteron, Desoxymethyltestosteron, Drostanolon, Ethylestrenol, Fluoxymesteron, Formebolon, Furazabol, Gestrinon, Mestanolon, Mesterolon, Metenolon, Methandienon, Methandriol, Methasteron, Methyl-1-Testosteron, Methyldienolon, Methylnortestosteron, Methyltestosteron, Methyltrienolon, Miboleron, Nandrolon, Norboleton, Norclostebol, Norethandrolon, Oxabolon, Oxandrolon, Oxymesteron, Oxymetholon, Prostanozol, Quinbolon, Stanozolol, Stenbolon, Tetrahydrogestrinon, Trenbolon und andere Wirkstoffe mit ähnlicher chemischer Struktur oder ähnlichen biologischen Wirkungen

Endogene androgene anabole Steroide → 407

Androstendiol, Androstendion, Dihydrotestosteron, Epitestosteron, Prasteron, Testosteron sowie Metaboliten und Isomere.

TUE: Der Einsatz verbotener Wirkstoffe, um erniedrigte Spiegel von endogenen Hormonen anzuheben, ist nicht als akzeptable therapeutische Maßnahme anzusehen.

In Deutschland nicht mehr im Handel: Dianabol® (Metandionon), Megagrisivit® (Clostebol), Oral-Turinabol® (Dehydromethyltestosteron), Primobolan® (Metenolon), Proviron® (Mesterolon)

Andere anabole Wirkstoffe

Clenbuterol, selektive Androgenrezeptor-Modulatoren (SARMs), Tibolon, Zeranol, Zilpaterol

Stimulanzien

Wirkstoff	Einsatzgebiet	Verweis
Amfepramon	Gewichtsreduktion	→ 134
Amphetamin		
Amfetaminil	Psychostimulanz	
Cocain		
Ephedrin		
Etilefrin	Hypotonie	→ 55
Methylpenidat	ADHS	
Modafinil	Narkolepsie	→ 365
Norfenefrin	Hypotonie	
Pemolin	ADHS	
Pholedrin		
Selegilin		→ 316

Doping

Weitere Wirkstoffe dieser Gruppe (Auswahl von Beispielen)

4-Phenylpiracetam (Carphedon), Adrafinil, Adrenalin, Amiphenazol, Benzphetamin, Bromantan, Cathin, Clobenzorex, Cropropamid, Crotetamid, Cyclazodon, Dimethylamphetamin, Etamivan, Etilamphetamin, Famprofazon, Fenbutrazat, Fencamfamin, Fencamin, Fenetyllin, Fenfluramin, Fenproporex, Furfenorex, Heptaminol, Isomethepten, Levmethamfetamin, Meclofenoxat, Mefenorex, Mephentermin, Mesocarb, Methamphetamin (D-), Methylendioxyamphetamin, Methylendioxymethamphetamin, Methylephedrin, Nikethamid, Norfenfluramin, Octopamin, Ortetamin, Oxilofrin, Parahydroxyamphetamin, Pentetrazol, Phendimetrazin, Phenmetrazin, Phenpromethamine, Phentermin, p-Methylamphetamin, Prolintan, Propylhexedrin, Sibutramin, Strychnin, Tuaminoheptan und andere Wirkstoffe mit ähnlicher chemischer Struktur oder ähnlichen biologischen Wirkungen.
TUE: Behandlung von ADHS mit Methylphenidat
In Deutschland nicht mehr im Handel: Captagon® (Fenetyllin), Micoren® (Cropropamid, Crotetamid), Katovit® (Prolintan), Pervitin® (Methamphetamin), Preludin® (Phentermin)

Peptidhormone, Wachstumsfaktoren und verwandte Wirkstoffe

Wirkstoff	Verweis
Erythropoetin (EPO)	→ 144
Wachstumshormon (hGH)	
Somatomedin C (IGF-1)	
Gonadotropine (LH, HCG), (verboten nur bei Männern)	
Kortikotropine (ACTH)	→ 142

Hormonantagonisten und Modulatoren

Aromatasehemmer: Anastrozol, Letrozol, Aminogluthetimid, Exemestan, Formestan, Testolacton	→ 420
Selektive Östrogenrezeptormodulatoren (SERMs): Raloxifen, Tamoxifen, Toremifen	→ 419
Andere antiöstrogene Wirkstoffe: Fulvestrant, Clomifen, Cyclofenil, Myostatinhemmer	→ 420
Insulin	→ 118
Meldonium (in D nicht zugelassen)	

Beta-2-Agonisten → 73

Für den Einsatz von Beta-2-Agonisten bedarf es einer **TUE**.

Zum Einsatz der Beta-2-Agonisten Salbutamol, Formoterol und Salmeterol und der Glukokortikoide zur Inhalation bedarf es nur einer Anzeige.

Clenbuterol ist wegen seiner möglichen anabolen Wirkung grundsätzlich von einer Freistellung ausgeschlossen.

Verbotene Methoden: Manipulation von Blut und Blutprodukten

Bluttransfusion
Erythrozytenkonzentration
Entnahme und Reinjektion von Blut

T 22 Zusatzinfos

Betablocker → 27

Bei Sportarten, deren Leistung vorwiegend durch koordinative, konzentrative und psychische Faktoren begrenzt sind, können Betablocker die überschießenden Herz-Kreislauf-Reaktionen und die allgemeinen Symptome wie Schwitzen und Tremor dämpfen. Betablocker → 27 dürfen bei Wettkampfkontrollen nicht nachgewiesen werden.
Zu ihnen gehören u.a. Acebutolol, Alprenolol, Atenolol, Betaxolol, Bisoprolol, Bunolol, Carteolol, Carvedilol, Celiprolol, Esmolol, Labetalol, Levobunolol, Metipranolol, Metoprolol, Nadolol, Oxprenolol, Pindolol, Propranolol, Sotalol, Timolol.
Alle Betablocker sind in ausgewählten Sportarten verboten. Einige Beispiele: Bogenschießen, Dart, Golf, Motorsport, Schießen, Skispringen.
Cave: Bei Patienten unter Betablockern kommt es v.a. im Ausdauerbereich zu einer metabolisch bedingten Leistungseinschränkung.

Narkotika → 290

Narkotika dürfen bei Wettkampfkontrollen nicht nachgewiesen werden.
Die Liste ist geschlossen.
Buprenorphin, Dextromoramid, Diamorphin (Heroin), Fentanyl (auch Alfentanil, Sufentanil), Hydromorphon, Methadon, Morphin, Oxycodon, Oxymorphon, Pentazocin, Pethidin.
Der Einsatz von Lokalanästhetika unterliegt keinem Verbot.

Glukokortikoide → 206

Die systemische Anwendung von Glukokortikoiden durch orale, rektale, intravenöse oder intramuskuläre Gabe ist nur im Wettkampf verboten, d.h., der verbotene Wirkstoff darf bei einer Wettkampfkontrolle nicht nachgewiesen werden. Es ist zu bedenken, dass die Nachweisbarkeit der unterschiedlichen Wirkstoffe und Zubereitungen Tage bis Wochen anhalten kann. Nach einer erforderlichen Notfallbehandlung ist eine entsprechende ärztliche Bescheinigung auszustellen und bei der NADA zu hinterlegen. Eine durchgehend erforderliche systemische Behandlung bedarf einer TUE wie z.B. bei Morbus Crohn. Die nichtsystemische Anwendung von Glukokortikoiden als Inhalation oder Injektionen unter sportorthopäd. Gesichtspunkten in die großen Gelenke, Sehnen- und Muskelansätze bedarf einer Anzeige. Der topische Einsatz an Auge, Haut, Mundhöhle, Nase, Ohren ist zulässig.

Diuretika und weitere Maskierungsmittel

Diuretika → 42

Mit dem Verbot der Diuretika soll eine mögliche Manipulation bei der Urinabgabe verhindert werden. Über einen gezielten Einsatz von Diuretika und ausreichendes Trinken nach Wettkämpfen könnte ein geringer konzentrierter Urin produziert werden. Die analytischen Nachweismöglichkeiten wären dadurch möglicherweise erschwert.
Acetazolamid, Amilorid, Bumetanid, Cancrenon, Chlortalidon, Etacrynsäure, Furosemid, Indapamid, Metolazon, Spironolacton, Thiazide (z.B. Bendroflumethiazid, Chlorothiazid, Hydrochlorothiazide), Triamteren und andere Wirkstoffe mit ähnlicher chem. Struktur oder ähnlichen biol. Wirkungen.

Weitere Maskierungsmittel	
Desmopressin	
Probenecid (Urikosurika)	
Plasmaexpander	Albumin, Dextran, HES, Mannitol, Glycerol
Infusion	Ohne ärztliche Indikation (bei ärztlicher Indikation nachträgliche Anzeige erforderlich)

Betäubungsmittelverordnung

T 22.6 Betäubungsmittelverordnung

Wichtige Angaben auf Btm-Rezepten

Die stark wirksamen Opioide unterliegen der Betäubungsmittel-Verschreibungsverordnung (BtMVV) und müssen auf besonderen Rezepten verordnet werden.
Die Anschrift der Bundesopiumstelle lautet:

Bundesinstitut für Arzneimittel und Medizinprodukte – Bundesopiumstelle
Kurt-Georg-Kiesinger-Allee 3
53175 Bonn

Bei Verschreibung für einen **Patienten (Substituenten)** oder den **Praxisbedarf** sind auf dem BtM-Rezept anzugeben:

- Der Name, der Vorname und die Anschrift (Straße, Hausnummer, Ortschaft) des Patienten, ggf. der Vermerk „Praxisbedarf" und das Ausstellungsdatum
- Die Arzneimittelbezeichnung, sofern dadurch das (die) verordnete(n) BtM nicht zweifelsfrei bestimmt ist (sind), zusätzlich die Gewichtsmenge(n) des (der) BtM je Packungseinheit(en), bei abgeteilten Zubereitungen je abgeteilte Form sowie die Darreichungsform(en), ggf. den Verdünnungsgrad
- Die Menge des Arzneimittels in g oder ml - Nominalgehalt -, die Stückzahl(en) der abgeteilten Form(en) - bei Ampullen, Suppositorien, Tabletten u.a. - z.B. Dolantin Inj.Lsg. 50mg Nr. 20 etc.
- Die Gebrauchsanweisung mit Einzel- u. Tagesgabe; falls dem Patienten eine schriftliche Gebrauchsanweisung übergeben wurde, der Vermerk „gemäß schriftlicher Anordnung"
- Im Fall einer Verschreibung über einen Bedarf im Rahmen einer Substitution zusätzlich die Zahl der Anwendungstage
- Die zusätzliche Kennzeichnung bei einer Verschreibung für einen besonderen Einzelfall durch den Buchstaben A , im Zuge einer Substitution durch den Buchstaben S , für ein Kauffahrteischiff durch den Buchstaben K , in einem Notfall durch den Buchstaben N; (in den beiden zuletzt genannten Fällen sind diese Kennzeichnungen nur auf den nachträglich auszustellenden BtM-Rezepten vorzunehmen).
- Der Name des Verschreibenden, seine Berufsbezeichnung und Anschrift (Straße, Hausnummer, Ortschaft) sowie seine Telefonnummer
- Die Unterschrift des Verschreibenden, im Vertretungsfall darüber hinaus der Vermerk „i.V."
- In einem **Notfall** (d.h., wenn kein BtM-Rezept zur Verfügung steht) dürfen für einen Patienten – ausgenommen im Fall einer Substitution – oder einen Praxisbedarf BtM in einem zur Behebung des Notfalls erforderlichen Umfang auf einem **Normalrezept** verschrieben werden.

Bei Verschreibungen für einen **Stationsbedarf** oder eine Einrichtung des **Rettungsdienstes** sind auf dem (den) BtM-Anforderungsschein(en) anzugeben:

- Der Name oder die Bezeichnung und die Anschrift (Straße, Hausnummer, Ortschaft) der Einrichtung, ggf. ferner der Teileinheit bei einer gegliederten Einrichtung -, für die das (die) BtM bestimmt ist (sind)
- Das Ausstellungsdatum, die Bezeichnung des (der) BtM und dessen (deren) Menge(n)
- Name und Telefonnummer des Verschreibenden, Unterschrift des Verschreibenden

T 22 Zusatzinfos

Betäubungsmittel-Rezept

Die Abbildung zeigt eine Musterdarstellung eines Btm-Rezepts.
Die Codierung der BtM-Rezepte lässt sich folgendermaßen entschlüsseln:

a	b	c
555 rl	7-stellige BtM-Nummer	Technisches Datum	9-stellige Rezeptnummer

T 22.7 Unerwünschte Arzneimittelwirkungen

Bitte melden Sie unbekannte, insbesondere schwerwiegende unerwünschte Arzneimittelwirkungen an das **Bundesinstitut für Arzneimittel und Medizinprodukte** (www.bfarm.de).

BERICHT ÜBER UNERWÜNSCHTE ARZNEIMITTELWIRKUNGEN (auch Verdachtsfälle)
Bundesinstitut für Arzneimittel und Medizinprodukte, Kurt-Georg-Kiesinger-Allee 3, 53175 Bonn. Tel. 0228/207-30, FAX 0228/207-5207

BfArM

| Firmen Code Nr | Pat. Init. N-name / V-name | Geburtsdatum | Geschlecht | Größe | Gewicht | Schwangerschaftswoche |

Beobachtete unerwünschte Wirkungen — aufgetreten am — Dauer

Arzneimittel / Darreichungsform	Tagesdosis	Applikation	gegeben von / bis	wegen (Indikation)
1 Chrg.-Nr				
2 Chrg.-Nr				
3 Chrg.-Nr				
4 Chrg.-Nr				

Vermuteter Zusammenhang mit Arzneimittel Nr. 1 2 3 4 | dieses früher gegeben ja / nein | vertragen ja / nein | ggf. Reexposition neg / pos

Grunderkrankung: — Begleiterkrankungen:

Anamn. Besonderheiten: Nikotin ☐ Alkohol ☐ Kontrazeptiva ☐ Schrittmacher ☐
Implantate ☐ Strahlentherapie ☐ physikal. Therapie ☐ Diät ☐ Allergien* ☐
Stoffwechseldefekte ☐ Arzneimittelabusus* ☐ Sonstige ☐
weitere Erläuterungen

Veränderung von Laborparametern in Zusammenhang mit der unerwünschten Arzneimittelwirkung: (ggf. Befund beifügen)

Verlauf der Therapie der unerwünschten Arzneimittelwirkung: — lebensbedrohend ja / nein

Ausgang der unerwünschten Arzneimittelwirkung:
wiederhergestellt ☐ bleibender Schaden ☐ noch nicht wiederhergestellt ☐ unbekannt ☐
Exitus ☐ Sektion ja ☐ nein ☐ (ggf. Befund beifügen)
Todesursache

Beurteilung des Kausalzusammenhanges: gesichert ☐ wahrscheinlich ☐ möglich ☐
unwahrscheinlich ☐ unbeurteilt ☐ nicht zu beurteilen ☐
Weitere Bemerkungen: (ggf. Anlage verwenden)

Wer wurde informiert: BfArM ☐ Hersteller ☐ Arzneim.-Komm.-Ärzte ☐ Sonstige ☐

Name des Arztes: — Hersteller — Datum
Fachrichtung
PLZ
Klinik ja ☐ nein ☐ (ggf. Stempel) — Unterschrift

T 22.8 Internetlinks zur Arzneimitteltherapie

Arzneimitelkomission, Arzneimittelsicherheit

www.akdae.de	Arzneimittelkomission der deutschen Ärzteschaft: Meldung aktueller UW; Verzeichnis von Rote-Hand-Briefen etc.
www.bfarm.de	Bundesinstitut für Arzneimittel und Medizinprodukte
www.arzneitelegramm.de	Volltextregister d. Arzneitelegramms; UW-Datenbank (Abonnenten); Arzneimitteldatenbank (kostenpfl.)

Arzneimittelinteraktionen

http://medicine.iupui.edu/clinpharm/ddis/main-table	Tabellen über Arzneimittelinteraktionen
www.hiv-druginteractions.org	Arzneimittelinteraktionen bei HIV-Therapie

Datenbanken, Arzneimittelverzeichnisse, Literaturrecherche, neue Arzneimittel

www.fachinfo.de	Zugang zu allen verfügbaren FachInfos (DocCheck)
www.rote-liste.de	Die Rote Liste online (DocCheck)
www.ifap.de	Onlinedatenbank Wirkstoffe, Handelsnamen, Preise (DocCheck)
www.dimdi.de/de/amg/index.htm	DIMDI PharmSearch: umfangreiche Datenbank aller deutschen Arzneimittel (DocCheck)
www.infomed.org	Homepage der Schweizer pharma-kritik
www.medline.de	Onlinerecherche medizinischer Publikationen
www.centerwatch.com/drug-information/	Neue, von der FDA zugelassene Medikamente
www.edruginfo.com	Informationen über neue Medikamente

Pharmakotherapie

http://leitlinien.net	AWMF-Leitlinien für Diagnostik und Therapie
www.dosing.de	Angaben zur Dosisreduktion bei Niereninsuffizienz
www.aerzteblatt.de	Volltextregister des Deutschen Ärzteblatts

Numerics

1,4-Butandiol-Intoxikation 838
2,3 Dimercapto-1-propansulfonsäure
- Toxikologie 835
28-mini *(Levonorgestrel)* 425
4-Aminopyridin
- Neurologie 680
4-Aminosalicylsäure 248
4-DMAP *(Dimethylaminophenol)* 433
4-Hydroxybuttersäure 291, 311
5-alpha-Reduktase-Hemmer 404
5-Amino-4-oxopentansäure 383, 728
5-Amino-4-oxopentansäure-HCl 728
5-Aminolävulinsäure 383
5-ASA 103
5-Azacytidin
- Hämatologie 592
5-Finger-Regel 431
5-Fluorouracil
- Dermatologie 727, 728
- Endokrinologie 583
- Onkologie 604, 605, 615–626, 632, 635
5-FU 159
5-FU HEXAL *(Fluorouracil)* 159
5-FU medac *(Fluorouracil)* 159
5-HT1A-Agonisten 448
5-HT3-Rezeptorblocker 106
90Y-DOTATOC
- Endokrinologie 583

A

A.T. 10 *(Dihydrotachysterol)* 148
Aarane N *(Cromoglicinsäure + Reproterol)* 87
Abacavir 251, 253, 262
Abacavir HEXAL *(Abacavir)* 251
Abacavir/Lamivudin beta *(Abacavir + Lamivudin)* 251
Abacavir/Lamivudin HEXAL *(Abacavir + Lamivudin)* 251
Abasaglar *(Insulin glargin)* 118, 119
Abatacept 210
- Rheumatologie 639
Abciximab 67
- Kardiologie 450, 454
Abdominelle Infektionen 218–222, 228, 231–238
Abilify *(Aripiprazol)* 354
Abilify Maintena *(Aripiprazol)* 354
Abirateron
- Onkologie 636
Abirateronacetat 408
Abmagerungsmittel 134
Abortinduktion 427
Abortneigung 297
Abraxane *(Paclitaxel)* 163
Abseamed *(Epoetin alfa)* 145
Abscencen 306, 311
- bei Kindern 815
Abstillen 429
Abstinenzsyndrome 319
Abstral *(Fentanyl oral/nasal)* 283
Abszess
- Lunge 504
- Schweißdrüsen 368
Acamprosat 366
- Psychiatrie 366
Acara *(Risedronsäure)* 132
Acarbose 114
- Endokrinologie 558
Acarbose AL *(Acarbose)* 114
Acarbose Stada *(Acarbose)* 114
ACC HEXAL *(Acetylcystein)* 82
Accofil *(Filgrastim)* 150
Accupro *(Quinapril)* 24
Accuzide *(Quinapril + Hydrochlorothiazid)* 35
Accuzide diuplus *(Quinapril + Hydrochlorothiazid)* 35
Aceclofenac 199
ACE-Hemmer 21, 34, 41, 446
- Geriatrie 437–439
ACE-Hemmer-ratioph. *(Captopril)* 22
ACE-Hemmer-ratioph. comp. *(Captopril + Hydrochlorothiazid)* 35

Acemetacin 199
Acemetacin Stada *(Acemetacin)* 199
Acemit *(Acetazolamid)* 393
Acercomp *(Lisinopril + Hydrochlorothiazid)* 35
Acesal *(Acetylsalicylsäure)* 196
Acetaminophen 290
Acetazolamid 393
- Ophthalmologie 741, 745, 746
- Pädiatrie 816
Acetylcystein 82, 432
- HNO 749, 751, 752
- Pädiatrie 787
- Pneumologie 491, 494, 514
Acetylsalicylsäure
- Intoxikation 829
Acetylsalicylsäure 14, 17, 67, 196, 202
- Anästhesie 665
- Dermatologie 715
- Geriatrie 439
- Gynäkologie 773
- Hämatologie 590, 591
- HNO 751
- Kardiologie 450, 453–458, 478, 479
- Neurologie 674–676, 687
- Ophthalmologie 740, 741
- Pädiatrie 810, 817
- Rheumatologie 644
Achalasie 518
Acic *(Aciclovir)* 248, 378
Aciclostad *(Aciclovir)* 248, 378
Aciclovir 248, 378, 387
- Dermatologie 726, 727
- HNO 754
- Infektiologie 653
- Neurologie 673, 677
- Ophthalmologie 732, 735, 736
- Pädiatrie 801, 807, 808, 817
Aciclovir-ratioph. *(Aciclovir)* 248, 378
Acic-Ophtal *(Aciclovir)* 387
Acicutan *(Acitretin)* 373
Acimethin *(Methionin)* 411
Acimol *(Methionin)* 411

Acitretin 373
- Dermatologie 714, 717, 722, 728
Acivision (Aciclovir) 387
Aclasta (Zoledronsäure) 133
Aclidinium
- Pneumologie 493
Aclidiniumbromid 76, 77
Acnatac (Tretinoin + Clindamycin) 376
Acne inversa 709
Acrodermatitis chronica atrophicans 703
ACS 449
Actelsar (Telmisartan + Hydrochlorothiazid) 37
ACTH 142
- Pädiatrie 816
ACTH-Insuffizienz 142
Actilyse (Alteplase) 64
Actilyse Cathflo (Alteplase) 64
Actinomyces 214
Actiq (Fentanyl oral/nasal) 283
Actira (Moxifloxacin) 234
Activelle (Estradiol + Norethisteron) 418
Actonel (Risedronsäure) 132
Actos (Pioglitazon) 116
Actraphane (Normalinsulin + Verzögerungsinsulin) 119
Actrapid HM (Insulin normal) 118
Acular (Ketorolac) 389
Acylaminopenicilline 218
AD(H)S-Spektrum-Störung 818
Adalat (Nifedipin) 19, 31
Adalimumab 211
- Dermatologie 709, 722, 723
- Gastroenterologie 522, 523
- Rheumatologie 639, 640, 641
Adapalen 376
- Dermatologie 708, 728
Adartrel (Ropinirol) 315
Adasuve (Loxapin) 355
Adcetris (Brentuximab Vedotin) 182
Adcirca (Tadalafil) 91
Addison-Krise 20, 208, 577
Adefovir 251

Adempas (Riociguat) 91
Adenoscan (Adenosin) 52
Adenosin 17, 52
- Kardiologie 474
- Pädiatrie 788
Adenosin Life Medical (Adenosin) 52
Adenosin-Desaminase-Mangel 276
Adenuric (Febuxostat) 130
Adepend (Naltrexon) 366
ADHS 364, 365, 818
Adiclair (Nystatin) 267, 380
α-Dihydroergocriptin
- Neurologie 683
Adipositas 134
Adrekar (Adenosin) 17, 52
Adrenalin 17, 55, 76
- Anästhesie 666
- Dermatologie 724
- Kardiologie 456, 667
- Pädiatrie 782, 783, 793, 805
- Pneumologie 508
- Toxikologie 834, 839
Adrenalin Infectopharm (Adrenalin) 55
Adrenogenitales Syndrom 207
Adrimedac (Doxorubicin) 164
Adumbran (Oxazepam) 360
Advagraf (Tacrolimus) 273
Advantan (Methylprednisolon) 370
Advate (Faktor VIII) 70
Adynovi (Faktor VIII) 16, 70
Aequamen (Betahistin) 105
Aerius (Desloratadin) 85
Aerivio Spiromax (Salmeterol + Fluticasonpropionat) 80
Aerodur (Terbutalin) 73
Afamelanotid 384
Afatinib 172
- Onkologie 612
Afibrinogenämie 69
Afinitor (Everolimus) 177
Aflibercept 190, 397
- Onkologie 619
- Ophthalmologie 742, 745, 746
Afstyla (Lonoctocog alfa/ Faktor VIII) 14, 70

Agalsidase alfa 136
Agalsidase beta 136
Aggrastat (Tirofiban) 68
Aggrenox (ASS + Dipyridamol) 67
Aggression
- bei Autismus 351
- bei Demenz 351
Aggressivität 356
- bei Kindern 818
Agiocur (Flohsamen) 99
Agiolax (Flohsamen + Sennoside) 99
Agiolax Pico (Natriumpicosulfat) 99
Agitiertheit 355
- bei Kindern 818
Agomelatin 344
- Psychiatrie 692
Agopton (Lansoprazol) 93
Agoraphobie 697
AH 3 N (Hydroxyzin) 86
Aida (Ethinylestradiol + Drospirenon) 423
AIDS 150, 163, 164, 191, 229, 251–256, 261, 262, 275
Airflusal (Salmeterol + Fluticasonpropionat) 80
Airol (Tretinoin) 376
Ajmalin 17, 49
- Kardiologie 474, 475
AKE 1100 mp Xylit (Aminosäurelösung) 300
Akineton (Biperiden) 17, 318
Akkommodationshemmung 393
Akne 377, 418, 707
- chronische 101
- durch Halogene 376
- medicamentosa 376
- vulgaris 227, 228, 375–377
Akne vulgaris 375, 376, 377
Aknefug EL (Erythromycin) 375
Aknefug Oxid (Benzoylperoxid) 376
Aknemittel 375
- antibiotikahaltige Externa 375
- Externa 376
- Interna 377
- Peroxide 376
- Retinoide 376

Handelsnamen = fett   Wirkstoffe = kursiv

Akn–All 867

Aknemycin *(Erythromycin)* 375
Aknenormin *(Isotretinoin)* 377
Akneroxid *(Benzoylperoxid)* 376
Aknosan *(Minocyclin)* 228, 377
Akrinor *(Theodrenalin + Cafedrin)* 56
Akrodermatitis 646
Akromegalie 109, 140, 142, 428, 582
Aktinische Keratose 383, 385
Aktinische Präkanzerosen 727
Aktivkohle
- Pädiatrie 786, 787

Aktren *(Ibuprofen)* 197
Akute Herzinsuffizienz 465
Akutes katatones Syndrom 695
Akutes Koronarsyndrom 17, 19, 47, 59, 61, 62, 67, 68, 449
akutes Koronarsyndrom 22
Akynzeo *(Palonosetron + Netupitant)* 106
Alacare *(5-Amino-4-oxopentansäure)* 383
Albendazol 268
- Infektiologie 650
Albiglutid 114
- Endokrinologie 559
Albutrepenonacog alfa
- Hämatologie 586
Aldactone *(Kaliumcanrenoat)* 44
Aldactone *(Spironolacton)* 45
Aldara *(Imiquimod)* 385
Aldesleukin 191
Aldosteronantagonisten 44
Aldurazyme *(Laronidase)* 138
Alecensa *(Alectinib)* 14, 172
Alectinib 14, 172
- Onkologie 613
Alemtuzumab 331
- Hämatologie 594
Alendrokit Dura *(Alendronsäure + Colecalciferol + Calcium)* 131
Alendron Beta *(Alendronsäure)* 131
Alendron HEXAL *(Alendronsäure)* 131

Alendron HEXAL plus Calcium D *(Alendronsäure + Colecalciferol + Calcium)* 131
Alendronsäure 131
- Endokrinologie 567, 570
- Nephrologie 549
Alendronsäure Basics *(Alendronsäure)* 131
Alendronsäure/Colecalciferol AbZ *(Alendronsäure + Colecalciferol)* 131
Alendronsäure-ratioph. *(Alendronsäure)* 131
Alendronsäure-ratioph. + Colecalciferol *(Alendronsäure + Colecalciferol)* 131
Alendronsäure-ratioph. plus *(Alendronsäure + Alfacalcidol)* 131
Aleve *(Naproxen)* 198
Alexan *(Cytosinarabinosid)* 159
Alfacalcidol 131, 147
Alfacalcidol HEXAL *(Alfacalcidol)* 147
Alfason *(Hydrocortisonbutyrat)* 369
Alfatradiol 382
- Dermatologie 710
Alfentanil 281, 282
- Anästhesie 644
Alfentanil-Hameln *(Alfentanil)* 282
Alfunar *(Alfuzosin)* 405
Alfuzosin 405
- Urologie 768
Alfuzosin HEXAL *(Alfuzosin)* 405
Alfuzosin Winthrop *(Alfuzosin)* 405
Algix *(Etoricoxib)* 201
Alglucosidase alfa 136
Al-Hydroxid
- Gastroenterologie 518
Alimta *(Pemetrexed)* 156
Alipogentiparvovec
Alirocumab 126
- Endokrinologie 564
- Kardiologie 458

Aliskiren 30, 40
- Kardiologie 447
Alitretinoin 191, 371
- Dermatologie 714
Alizaprid 105
Alkali-Zitrat
- Urologie 766-768
Alkaloide 160
Alkalose 302
- metabolische 302, 555
- respiratorische 555
Alkalosetherapeutika 302
Alkeran *(Melphalan)* 153
Alkindi *(Hydrocortison)* 207
Alkohol 95% *(Ethanol)* 433
Alkoholabhängigkeit 691
Alkoholentwöhnungsmittel 366
Alkoholentzug 304, 365, 366, 691
Alkoholentzugsdelir 689, 691
Alkoholintoxikation 319
- bei Kindern 786
Alkylantienintoxikation 435
Alkylierende Mittel 152
Alkylphosphatintoxikation 17, 56, 433
Alkylsulfonate 153
ALL 152, 156-158, 161-165, 173, 174, 182, 183, 191
Allegro *(Frovatriptan)* 321
Allergie 17, 85-87, 348, 368, 370, 384, 388, 394-400
- Nahrungsmittel 87
Allergische Konjunktivitis
- bei Kindern 808
Allergische Rhinitis 399
- bei Kindern 808
Allergo Comod *(Cromoglicinsäure)* 394
Allergo Vision *(Ketotifen)* 394
Allergocrom *(Cromoglicinsäure)* 394
Allergodil *(Azelastin)* 85, 398
Allergodil akut *(Azelastin)* 394
Allergospasmin N *(Cromoglicinsäure + Reproterol)* 87
Allergoval *(Cromoglicinsäure)* 87

All–Ami

Allethrin 381
- Dermatologie 716
Allo-CT *(Allopurinol)* 130
Allopurinol 130
- Endokrinologie 565
- Hämatologie 590
- Urologie 766–768
Allopurinol-ratioph. *(Allopurinol)* 130
Allopurinol-ratioph. comp. *(Allopurinol + Benzbromaron)* 130
Almasilat 95
Al-Mg-Silicat 95
Almirid Cripar *(Dihydroergocriptin)* 320
Almogran *(Almotriptan)* 321
Almotriptan 321
- Neurologie 675
Alna Ocas *(Tamsulosin)* 405
Al-Na-Carbonat-Dihydroxid 95
Alomide *(Lodoxamid)* 394
Alopexy *(Minoxidil)* 382
Alopezia
- androgenetica der Frau 711
- androgenetica des Mannes 710
- areata 711
Alopezie 382, 418
Aloxi *(Palonosetron)* 106
Al-oxid 95
Alpha-1-Antitrypsinmangel 496
Alpha-1-Proteinase-Inhibitor 71
- Mangel 71
Alpha-2-Rezeptoragonisten 32
Alpha-2-Rezeptorantagonisten 338
Alphablocker 33
- Geriatrie 438, 439
Alpha-Galactosidase-A-Mangel 136
Alphagan *(Brimonidin)* 391
Alpha-Glukosidase-Inhibitoren 114
Alpha-Glukosidase-Mangel 136
Alpha-Lipogamma *(Alpha-Liponsäure)* 333
Alpha-Liponsäure 333

Alpha-Methyldopa 32
- Geriatrie 438
- Gynäkologie 774
Alpha-Methyl-para-Tyrosin
- Endokrinologie 578
Alphanine *(Faktor IX)* 70
Alpha-Sympathomimetika, zentral wirksame 365
Alprazolam 358
- Geriatrie 440
Alprazolam 1A *(Alprazolam)* 358
Alprazolam-ratioph. *(Alprazolam)* 358
Alprolix *(Faktor IX)* 70
Alprostadil 69, 406
- Kardiologie 479
Alrheumun *(Ketoprofen)* 197
ALS Kinder 740
Altargo *(Retapamulin)* 378
Alteplase 64
Altinsulin 118, 119
- Endokrinologie 552, 556, 563
Aluminiumchloridhydroxid-Komplex 111
Alupent *(Orciprenalin)* 75
Alveolitis, exogen allergische 496
Alvesco *(Ciclesonid)* 78
Alzheimer-Demenz 328, 329, 356
Amanitin-Intoxikation 830
Amantadin 250, 319
- Neurologie 680, 682
Amantadin HEXAL *(Amantadin)* 250, 319
Amantadin Serag *(Amantadin)* 319
Amantadin-Intoxikation 830
Amantadin-neuraxpharm *(Amantadin)* 319
Amantadin-ratioph. *(Amantadin)* 250
Amaryl *(Glimepirid)* 112
Ambene *(Phenylbutazon)* 202
AmBisome *(Amphotericin B liposomal)* 265
Ambrisentan 90
- Pneumologie 512
- Rheumatologie 643

AmbroHEXAL *(Ambroxol)* 82
Ambroxol 82
- HNO 749, 750
Amciderm *(Amcinonid)* 369
Amcinonid 369
Amelie *(Ethinylestradiol + Dienogest)* 424
Ameluz *(5-Aminolävulinsäure)* 383
Amenorrhoe 416, 428
Ametycine *(Mitomycin)* 165
Amfebutamon 367
Amfepramon 134
Amiada *(Terbinafin)* 267
Amicette *(Ethinylestradiol + Norgestimat)* 424
Amifampridin 136
Amikacin 231
- Ophthalmologie 740
- Pneumologie 503
Amikacin B. Braun *(Amikacin)* 231
Amikacin Fresenius *(Amikacin)* 231
Amiloretik *(Amilorid + Hydrochlorothiazid)* 45
Amilorid 44, 45
Amilorid comp.-ratioph. *(Amilorid + Hydrochlorothiazid)* 45
Amineurin *(Amitriptylin)* 336
Aminoglutethimid
- Endokrinologie 576
- Onkologie 625
Aminoglykoside 231
- Auge 386
Aminomel nephro *(Aminosäurelösung)* 300
Aminomethylbenzoesäure 66
Aminomix 3 Novum *(Aminosäurelösung)* 300
Aminophyllin 81
Aminophyllin 125 *(Aminophyllin)* 81
Aminoplasmal Hepa10% *(Aminosäurelösung)* 300
Aminopyridine
- Neurologie 680
Aminosalicylate 103

Handelsnamen = fett   Wirkstoffe = kursiv

Ami–Anä 869

Aminosäurelösungen 300
Aminosteril N Hepa 8%
 (Aminosäurelösung) 300
Amiodaron 17, 51
 – Geriatrie 437
 – Kardiologie 455, 456, 473–476
 – Toxikologie 831, 840
Amiodaron-ratioph.
 (Amiodaron) 51
AmioHEXAL *(Amiodaron)* 51
Amioxid-neuraxpharm
 (Amitriptylinoxid) 336
Amisulprid 353
 – Psychiatrie 695
Amisulprid HEXAL *(Amisulprid)* 354
AmisulpridLich *(Amisulprid)* 354
Amitriptylin 336
 – Anästhesie 665
 – Geriatrie 437
 – Neurologie 674, 676, 680
 – Onkologie 604
 – Psychiatrie 692
 – Rheumatologie 637
Amitriptylin-neuraxpharm
 (Amitriptylin) 336
Amitriptylinoxid 336
AML 152, 158, 159, 162–165, 174, 191, 192
Amlobesilat Sandoz
 (Amlodipin) 31
Amlodipin 31, 37–41, 124
 – Kardiologie 446, 459
 – Pädiatrie 790
 – Pneumologie 511
Amlodipin besilat Dexcel
 (Amlodipin) 31
Amlodipin HEXAL *(Amlodipin)* 31
Amlodipin HEXAL Valsartan
 (Valsartan + Amlodipin) 38
Amlodipin-ratioph.
 (Amlodipin) 31
Ammonaps
 (Natriumphenylbutyrat) 138
Ammoniumbituminosulfonat 368
 – Dermatologie 706, 708
Ammoniumuratsteine 766

Amöbenenteritis 242
Amöbiasis 236, 646
Amoclav plus *(Amoxicillin + Clavulansäure)* 219
Amofin 5% *(Amorolfin)* 378
Amorolfin 378
 – Dermatologie 719
Amorolfin-ratioph. 5%
 (Amorolfin) 378
Amoxicillin 94, 95, 214, 217, 219
 – Dermatologie 699, 703, 704
 – Gastroenterologie 519, 520
 – Gynäkologie 773, 775
 – HNO 747, 749, 752–756
 – Infektiologie 646, 649
 – Kardiologie 478
 – Ophthalmologie 731–733
 – Pädiatrie 789, 794, 795, 798, 801, 805, 823, 826
 – Pneumologie 495, 498–500, 504–506
 – Urologie 765
Amoxicillin + Clavulansäure
 – Dermatologie 705
Amoxicillin-ratioph.
 (Amoxicillin) 217
Amoxidura plus *(Amoxicillin + Clavulansäure)* 219
AmoxiHEXAL *(Amoxicillin)* 217
Amoxi-Saar *(Amoxicillin)* 217
Amphetamin-Intoxikation 831
Ampho-Moronal
 (Amphotericin B) 267
Amphotericin B 265, 267
 – Dermatologie 719
 – Infektiologie 647, 648
 – Ophthalmologie 740
Amphotericin B
 (Amphotericin B) 265
Amphotericin B liposomal 265
Ampicillin 217, 219, 220
 – Dermatologie 699
 – Gynäkologie 772
 – Kardiologie 476, 478
 – Neurologie 677
 – Ophthalmologie 732, 733
 – Pädiatrie 789, 826
 – Pneumologie 495, 500–506
 – Urologie 763, 764

Ampicillin + Sulbactam Aurobindo *(Ampicillin + Sulbactam)* 219
Ampicillin + Sulbactam-ratioph. *(Ampicillin + Sulbactam)* 219
Ampicillin/Sul Kabi *(Ampicillin + Sulbactam)* 219
Ampicillin-ratioph. *(Ampicillin)* 217
Ampres *(Chloroprocain)* 295
Amsacrin 191
Amsidyl *(Amsacrin)* 191
Anablock *(Anastrozol)* 420
Anafranil *(Clomipramin)* 337
Anagrelid 191
 – Hämatologie 590, 591
Anakinra 211, 639
Analekzem 110
Analeptika 363
Analfissuren 110
Analgesie 17–19, 84, 196–203, 279, 283–291, 295, 296, 304, 309, 320, 336, 337, 347
 – bei Kindern 810
Analgetika 281
Analgetika-Kombinationen 202
Analgin *(Metamizol)* 201
Analkarzinom 279, 604
 – palliative Chemotherapie 605
Anämie 587
 – aplastische 72, 407, 588
 – bei Chemotherapie 144, 145
 – bei Eisenmangel 143
 – bei Niereninsuffizienz 144, 145
 – Eisenmangel 587
 – hämolytische 272, 587
 – megaloblastäre 587
 – perniziöse 147, 587
Anaphylaktischer Schock 666
Anaphylaxie 17, 20, 55, 207
 – bei Kindern 781
 – Notfallset für Kinder 782
Anästhesie 18–20, 56, 282–285, 290–294, 359, 360
 – lokale 19, 295, 386
 – peridurale 295
 – regionale 283, 295
 – spinale 295

Anä–Ant

Anästhesin *(Benzocain)* 401
Anastro-Cell *(Anastrozol)* 420
Anastrozol 420
- Onkologie 625
Anastrozol HEXAL *(Anastrozol)* 420
Anbinex *(Antithrombin III)* 70
Ancid *(Hydrotalcit)* 95
Ancotil *(Flucytosin)* 266
Andriol *(Testosteron)* 407
Androcal *(Bicalutamid)* 408
Androcur *(Cyproteronacetat)* 409
Androgene 407
Androgenisierung 409, 418
Androtop *(Testosteron)* 407
Anexate *(Flumazenil)* 18, 435
Angelig *(Estradiol + Drospirenon)* 417
Angiletta *(Ethinylestradiol + Chlormadinon)* 423
Angin HEXAL Dolo *(Benzocain)* 401
Angina pectoris 19, 28, 31, 32, 40, 47, 48, 59–62, 67, 68, 445
- stabile 458
Angioödem 71
- hereditäres 725
Angiotensin-II-Blocker 25, 36–39
Angocin Anti-Infekt N 761
Angst 29, 86, 309, 337, 341–346, 358–362
Angsterkrankung 69
Anidulafungin 265
- Infektiologie 647, 648
Anilinderivate 290
Ankylosierende Spondylitis 211
Ankylostomiasis 268, 269
Anoro Ellipta *(Umeclidiniumbromid + Vilanterol)* 77
Anovulation 421, 422
Antagonisierung, Muskelrelaxantien 294, 326, 327
Antazida 95
Antazolin
- Ophthalmologie 733

Antelepsin *(Clonazepam)* 307
Antepan *(Protirelin)* 142
Anthelmintika 267
Anthracycline 163
Antianämika 143
Antiandrogene 408
Antianginosa 46
Antiarrhythmika 48
- Klasse Ia 48
- Klasse Ib 49
- Klasse II 51
- Klasse III 51
- Klasse IV 51
- proarrhythmische Wirkung 476
Antibiotika 214
- Auge 386, 389
- Haut 377
- HNO 400
- inhalative 242
- intestinale 241
Anticholinerges Syndrom 436
- Pädiatrie 786
Anticholinergika 76, 77, 96, 107
- inhalative 76
- synthetische 296
- zentral wirksame 317
Anticholium *(Physostigmin)* 436
Antidementiva 327
Antidepressiva 335
- Intoxikation 831
- tetrazyklische 338
- trizyklische 335
Antidiabetika 112
Antidiarrhoika 101
Antidota 432
Antiemetika 105
Antiepileptika 303
Antifibrinolytika 65
Antifungol *(Clotrimazol)* 379
Antifungol HEXAL EXTRA *(Bifonazol)* 378
Antihämophiles Globulin A 70
Antihämophiles Globulin B 70
Antihistaminika 84, 105, 400
- HNO 399
- Intoxikation 832
- topische 384
Antihypertensiva 21

Antihypoglykämika 119
Antiinfektiva
- Auge 386
- Haut 377
- HNO 400, 401
Anti-Kalium Na *(Polysulfonsäure)* 411
Antikoagulantien
- Antidota 63
Antikoagulation 62–64
- bei Dialyse 58, 59
- kontinuierliche 58
Antikörper 177
- bei CED 104
- monoklonale 87
Antilymphozytenglobulin
- Hämatologie 588
Antimalariamittel 269
Antimanika 345
Antimetabolite 156
- Folsäure-Analoga 156
- Purin-Analoga 157
- Pyrimidin-Analoga 158
Antimykotika
- Haut 378
- systemische 263
- topische 267
Antimykotika-Glukokortikoid-Kombinationen
- Haut 380
Antineovaskuläre Mittel 396
Antiöstrogene 420
Antiparasitäre Mittel, Haut 381
Antiparkinsonmittel 312
Antiphlogistika
- Auge 388
- Haut 368
Antiprotozoenmittel 243
Antipruriginosa 368
Antipsoriatika 372
- Externa 372
- Interna 372
Antirheumatika, non-steroidale 196
Antiscabiosum *(Benzylbenzoat)* 381
Antiseptika, Auge 387
Antithrombin III 70
Antithrombose 474

Handelsnamen = **fett**   Wirkstoffe = *kursiv*

Antitussiva 83
Antivertiginosa 105
Antra Mups *(Omeprazol)* 94
Anurie 550
Anxiolytika 346
Anxut *(Buspiron)* 362
Aortenaneurysma 445
Aphiasone *(Mometason)* 399
Apidra *(Insulin glulisin)* 118
Apixaban 60
- Kardiologie 472, 480, 482
- Pneumologie 508
Aplastische Anämie 72, 588
Apnoe, Frühgeborene 294
APO-go *(Apomorphin)* 319
Apomorphin 319
- Neurologie 680
Apomorphin-Archimedes *(Apomorphin)* 319
Apomorphinhydrochlorid *(Apomorphin)* 319
Aponal *(Doxepin)* 337
Apothekenpflicht 850
Apraclonidin *(Apraclonidin)* 391
Apremilast 211
- Dermatologie 722
- Rheumatologie 642
Aprepitant 107
- Onkologie 604
Aprical *(Nifedipin)* 31
Aprotinin 66
Aprovel *(Irbesartan)* 26
Apsomol N *(Salbutamol)* 73
Aptivus *(Tipranavir)* 256
Apydan Extent *(Oxcarbazepin)* 305
Aquacort *(Budesonid)* 399
Äquianalgetische Dosierungen 281
ARA-cell *(Cytarabin)* 159
Aranesp *(Darbepoetin alfa)* 144
Arava *(Leflunomid)* 205
Arcoxia *(Etoricoxib)* 201
Ardeydorm *(Tryptophan)* 362
Ardeytropin *(Tryptophan)* 362
Aredia *(Pamidronsäure)* 132
Arelix *(Piretanid)* 42
Arelix ACE *(Ramipril + Piretanid)* 36

Argatra *(Argatroban)* 62
Argatroban 62
Argininhydrochlorid 302
- Endokrinologie 555
Argipressin 140
Aricept *(Donepezil)* 328
Ariclaim *(Duloxetin)* 342
Arilin *(Metronidazol)* 236
Arimidex *(Anastrozol)* 420
Aripipan *(Aripiprazol)* 354
Aripiprazol 354
- Pädiatrie 819
- Psychiatrie 693–696
Aripiprazol-ratioph. *(Aripiprazol)* 354
Arixtra *(Fondaparinux)* 61
Arlevert *(Dimenhydrinat + Cinnarizin)* 108
Aromasin *(Exemestan)* 420
Arrhythmie 29
Arrhythmie, absolute 20
Arsen-Intoxikation 833
Artane *(Trihexyphenidyl)* 318
Artelac *(Hypromellose)* 395
Artelac Splash *(Hyaluronsäure)* 395
Artemether 269
- Pädiatrie 802
Arteoptic *(Carteolol)* 390
Arterenol *(Norepinephrin)* 55
Arteriitis temporalis 644, 673, 741
Arteriosklerose 445
Arthotec forte *(Diclofenac + Misoprostol)* 203
Arthrex Schmerzgel *(Diclofenac)* 199
Arthritis 197–213, 272, 646
- bakterielle bei Kindern 803
- juvenile 198, 206
- Psoriasis 641
- reaktive 640
- rheumatoide 638
Arthritis, juvenile 204, 205, 211, 212
Arthrose 199–203, 206
Arthrosis deformans 637
Arthrotec forte *(Diclofenac + Misoprostol)* 203

Artrotec forte *(Diclofenac + Misoprostol)* 203
Arucom *(Latanoprost + Timolol)* 392
Arulatan *(Latanoprost)* 392
Arutidor *(Dorzolamid + Timolol)* 392
Arutimol *(Timolol)* 390
Arzerra *(Ofatumumab)* 184
Arzneimittel
- in der Schwangerschaft, Beratungsstellen 429
- Internetlinks 864
- Intoxikation 435
- verbotene 857
Arzneimittelgesetz 850
Asacol *(Mesalazin)* 103
Asasantin Retard *(ASS + Dipyridamol)* 67
Ascariasis 268, 269
- bei Kindern 795
Ascendra *(Ibandronsäure)* 132
Ascorbinsäure 100, 147
- HNO 718
- Ophthalmologie 736
- Urologie 768
Ascorvit *(Ascorbinsäure)* 147
AscoTop *(Zolmitriptan)* 322
Asenapin 354
- Psychiatrie 694
Asfotase alfa 136
Asmanex *(Mometason)* 78
Asparaginase 191
Asparaginase Medac *(Asparaginase)* 191
Aspergillose (ABPA) 513
Aspirationspneumonie 206
Aspirin *(Acetylsalicylsäure)* 67, 196
Aspirin i.v. *(Acetylsalicylsäure)* 17, 196
Aspisol *(Acetylsalicylsäure)* 675
Asplenie bei Kindern 800
ASS 124
- Neurologie 687
ASS Dexcel protect *(Acetylsalicylsäure)* 67
ASS HEXAL *(Acetylsalicylsäure)* 196

872 ASS–Ava

ASS-ratioph. *(Acetylsalicylsäure)* 67, 196
Asthma bronchiale 18, 20, 73–81, 87, 88, 206, 207, 483
- anstrengungsinduziert 73, 81, 489
- bei Kindern 791
- Stufentherapie 484
- Stufentherapie bei Kindern 791
- Symptomkontrolle 484
- Therapiemanagement 483
Asthmaanfall 487
Astonin H *(Fludrocortison)* 207
Aszites 42, 45, 46, 529
Aszites, maligner 182
AT III Nf *(Antithrombin III)* 70
Atacand *(Candesartan)* 25
Atacand plus *(Candesartan + Hydrochlorothiazid)* 36
Ataluren 137
Atarax *(Hydroxyzin)* 86
Atazanavir 255
AteHEXAL *(Atenolol)* 27
AteHEXAL comp. *(Atenolol + Chlortalidon)* 39
Atelektasenprophylaxe 82
Atemdepression, postoperative 287
Atemnot 73
Atemnotsyndrom 82
Atemwegentzündung 83
Atemweginfektionen 216–244
Atenativ *(Antithrombin III)* 70
Atendronsäure
- Endokrinologie 579
Atenogamma comp. *(Atenolol + Chlortalidon)* 39
Atenolol 27, 39, 40
- Kardiologie 458
Atenolol comp. Stada *(Atenolol + Chlortalidon)* 39
Atenolol-ratioph. *(Atenolol)* 27
Atezolizumab 14, 181
- Onkologie 606
Athyreose bei Kindern 798
AT-II-Blocker 447, 459
AT-III-Mangel 70
Atimos *(Formoterol)* 74

Atiten *(Dihydrotachysterol)* 148
Atmadisc *(Salmeterol + Fluticasonpropionat)* 80
Atomoxetin 364
- Pädiatrie 818
- Psychiatrie 698
Atopisches Ekzem 712
Atoris *(Atorvastatin)* 121
Atorvastatin 14, 41, 121, 124, 125
- Endokrinologie 563
- Kardiologie 451, 453, 458
- Neurologie 687
Atorvastatin HEXAL *(Atorvastatin)* 121
Atorvastatin-CT *(Atorvastatin)* 121
Atosiban 429
Atosiban Ibisqus *(Atosiban)* 429
Atosiban Sun *(Atosiban)* 429
Atosil *(Promethazin)* 348
Atosil N *(Promethazin)* 20
Atovaquon 243, 270
- Pädiatrie 802
Atovaquon Proguanil AL *(Proguanil + Atovaquon)* 270
Atovaquon Proguanil Stada *(Proguanil + Atovaquon)* 270
Atozet *(Ezetimib + Atorvastatin)* 125
Atracurium 293
Atracurium Hameln *(Atracurium)* 293
Atracurium HEXAL *(Atracurium)* 293
Atracurium Hikma *(Atracurium)* 293
Atriance *(Nelarabin)* 157
Atripla *(Efavirenz + Emtricitabin + Tenofovir)* 254
Atropin 17, 56, 98, 393, 433
- Anästhesie 665
- Kardiologie 456, 476
- Ophthalmologie 735, 736, 738
- Toxikologie 836, 839, 843, 844
Atropin-Intoxikation 833
Atropin-POS *(Atropin)* 393

Atropinsulfat *(Atropin)* 17, 56, 433
Atropinum sulfuricum *(Atropin)* 56, 433
Atrovent *(Ipratropiumbromid)* 76
Atrovent Ls *(Ipratropiumbromid)* 76
Attempta-ratioph. *(Ethinylestradiol + Cyproteronacetat)* 418
Attentin *(Dexamfetamin)* 364
Aubagio *(Teriflunomid)* 332
Aufmerksamkeitsdefizitstörung 364, 365, 698
Auge
- Anästhesie 386
- Antiallergika 394
- Antiinfektiva 386, 389
- Antiphlogistika 388
- Antiseptika 387
- Betablocker 390
- Entzündung 388, 389, 393, 395
- Infektion 386, 387
- Oberflächenanästhetika 386
- Parasympathomimetika 391
- Schleimhautläsionen 395
- Sympathomimetika 391
- Verätzung 388, 389, 397
- Verbrennungen 388
Augmentan *(Amoxicillin + Clavulansäure)* 219
Augmentin *(Amoxicillin + Clavulansäure)* 219
Auranofin 204
Aureomycin *(Chlortetrazyklin)* 375
Aurorix *(Moclobemid)* 339
Autoantikörper, Wärme 588
Autoimmune hämolytische Anämie 272
Autoimmunhepatitis 104, 272, 528
Autoimmunthyreoiditis, bei Kindern 798
Avalox *(Moxifloxacin)* 234
Avamys *(Fluticason)* 399
Avanafil 406
- Urologie 770

Handelsnamen = **fett**   Wirkstoffe = *kursiv*

Avastin *(Bevacizumab)* 182
Avelox *(Moxifloxacin)* 234
Avelumab 14, 182
Avibactam 15, 224
– Urologie 762
AVK 67, 69
AV-Knoten-Reentrytachykardie 474
Avodart *(Dutasterid)* 405
Avonex *(Interferon beta-1a)* 332
Axiale Spondylarthritis 211, 212
Axicarb *(Carboplatin)* 154
Axidronat *(Pamidronsäure)* 132
Axigran *(Granisetron)* 106
Axiron *(Testosteron)* 407
Axirubicin *(Epirubicin)* 164
Axisetron *(Ondansetron)* 106
Axitinib 172
Axura *(Memantin)* 328
Aza Q *(Azathioprin)* 272
Azacitidin 159
Azafalk *(Azathioprin)* 272
Azaimun *(Azathioprin)* 272
Azamedac *(Azathioprin)* 272
Azarga *(Brinzolamid + Timolol)* 392
Azaron *(Tripelennamin)* 384
Azathioprin 272
– Dermatologie 721
– Gastroenterologie 522, 523, 528
– Hämatologie 588, 590
– Nephrologie 543–547
– Neurologie 681
– Ophthalmologie 737, 745
– Pneumologie 516
– Rheumatologie 642–645
Azathioprin HEXAL *(Azathioprin)* 272
Azathioprin-ratioph. *(Azathioprin)* 272
Azeat *(Acemetacin)* 199
Azela Vision *(Azelastin)* 394
Azelainsäure 376
Azelastin 85, 394, 398, 399
– HNO 747
– Ophthalmologie 734
– Pädiatrie 808

Azetacolamid
– Ophthalmologie 744
Azi Teva *(Azithromycin)* 229
Azidose 302
– metabolische 19, 302, 555
– respiratorische 555
Azidose, metabolische 302
Azidosetherapeutika 302
Azilect *(Rasagilin)* 316
Azilsartanmedoxomil 25
Azithrobeta *(Azithromycin)* 229
Azithromycin
– Ophthalmologie 731, 734
Azithromycin 229, 386
– Dermatologie 699, 703, 704
– HNO 749, 751, 755
– Infektiologie 646, 649–653, 656, 657
– Ophthalmologie 731
– Pädiatrie 795, 796, 804, 807, 812
– Pneumologie 499–501, 506, 513, 514
– Urologie 656, 657, 765
Azithromycin HEXAL *(Azithromycin)* 229
Azole 263
Azopt *(Brinzolamid)* 391
Azreonam 227
– Pneumologie 513, 515
Azulfidine *(Sulfasalazin)* 104
Azulfidine RA *(Sulfasalazin)* 205
Azur compositum *(Paracetamol + Coffein + Codein)* 203
Azyter *(Azithromycin)* 386
Azzalure *(Clostridium-botulinum-Toxin Typ A)* 324

B

B1 Asmedic *(Thiamin)* 146
B12-Ankermann *(Cyanocobalamin)* 147
B2-Asmedic *(Riboflavin)* 146
B6 Asmedic *(Pyridoxin)* 147
B6-Vicotrat *(Pyridoxin)* 147

Baclofen 325
– Geriatrie 439
– Neurologie 680, 685
Baclofen-neuraxpharm *(Baclofen)* 325
Baclofen-ratioph. *(Baclofen)* 325
Bacteroides fragilis 214
Bactroban *(Mupirocin)* 400
Bakteriurie, asymptomatische 759
Balanitis
– Candida 264
Balanoposthitis
– Herpes simplex 653
Bambec *(Bambuterol)* 75
Bambuterol 75
Bamipin 384
Bandwurm 657
– bei Kindern 797
Baraclude *(Entecavir)* 252
Barazan *(Norfloxacin)* 232
Barbiturate 290
Barbiturate-Intoxikation 833
Baricitinib 15, 211
Basal-H-Insulin
– Endokrinologie 560
Basaliom 159, 383
Basalzellkarzinom 194, 195
Basedow, Morbus 572
Basiliximab 272
Basodexan *(Harnstoff)* 382
Batrafen *(Ciclopirox)* 379
Bavencio *(Avelumab)* 14, 182
Baycuten HC *(Clotrimazol + Hydrocortison)* 380
Baymycard *(Nisoldipin)* 32
Baymycard RR *(Nisoldipin)* 32
Bayotensin *(Nitrendipin)* 32
Bazedoxifen
– Endokrinologie 568
Bechterew, Morbus 640
Beckensyndrom, chronisches 765
BecloHEXAL *(Beclometason)* 78
Beclomet *(Beclometason)* 78
Beclomet Nasal *(Beclometason)* 399

- Beclometason 14, 78–80, 399
  - Pädiatrie 791, 792
  - Pneumologie 484–487, 493, 494
- *Beclometason-dipropionat*
  - Toxikologie 844
- **Beclometason-ratioph.** *(Beclometason)* 78, 399
- *Beclomethason*
  - Pädiatrie 794
- *Beclorhinol (Beclometason)* 399
- **Beconase** *(Beclometason)* 399
- *Bedaquilin* 245
- **Befibrat** *(Bezafibrat)* 120
- **Belara** *(Ethinylestradiol + Chlormadinon)* 423
- Belastungsstörung, posttraumatisch 341
- *Belatacept* 212
- *Belimumab* 212
  - Rheumatologie 642
- **Bellissima** *(Ethinylestradiol + Chlormadinon)* 423
- **Bellymed Abführpulver** *(Macrogol)* 99
- **Belnif** *(Nifedipin + Metoprololtartrat)* 40
- **Beloc** *(Metoprololtartrat)* 19, 28
- **Beloc-Zok** *(Metoprololsuccinat)* 28
- **Beloc-Zok comp** *(Metoprololsuccinat + Hydrochlorothiazid)* 39
- **Belsar** *(Olmesartan)* 26
- **Belsar plus** *(Olmesartan + Hydrochlorothiazid)* 37
- *Bemetizid* 43, 46
- **Bemon** *(Betamethason)* 369
- **Benalapril** *(Enalapril)* 23
- **Benazep AL** *(Benazepril + Hydrochlorothiazid)* 34
- **Benazeplus Stada** *(Benazepril + Hydrochlorothiazid)* 34
- *Benazepril* 22, 34
  - Kardiologie 446, 469
- **Benazepril AL** *(Benazepril)* 22
- **Benazepril HEXAL** *(Benazepril)* 22

- **Benazepril HEXAL comp.** *(Benazepril + Hydrochlorothiazid)* 34
- **Benazepril Winthrop comp.** *(Benazepril + Hydrochlorothiazid)* 34
- **Benda 5 Fu** *(Fluorouracil)* 159
- **Bendadocel** *(Docetaxel)* 162
- **Bendaepi** *(Epirubicin)* 164
- *Bendamustin* 152
  - Hämatologie 594, 602
- **Bendamustin HEXAL** *(Bendamustin)* 152
- **Bendamustin Ribosepharm** *(Bendamustin)* 152
- **Bendarabin** *(Fludarabin)* 157
- **Bendarelbin** *(Vinorelbin)* 161
- *Bendroflumethiazid* 43, 45
- **Benefix** *(Faktor IX)* 70
- **Benepali** *(Etanercept)* 212
- **Benlysta** *(Belimumab)* 212
- *Benperidol* 351
- **Benperidol-neuraxpharm** *(Benperidol)* 351
- *Benralizumab* 16, 87
  - Pneumologie 487
- *Benserazid* 313
  - Neurologie 684
- **Ben-u-ron** *(Paracetamol)* 290
- **Benzaknen** *(Benzoylperoxid)* 376
- *Benzalkonium* 402
- *Benzbromaron* 129, 130
  - Endokrinologie 565
- **Benzbromaron AL** *(Benzbromaron)* 129
- *Benzocain* 401, 402
  - Dermatologie 726
- **Benzocain 1A** *(Benzocain)* 401
- Benzodiazepine 290, 307, 356
- Benzodiazepin-Intoxikation 18, 435, 833
  - bei Kindern 787
- Benzothiadiazine 43
- *Benzoylperoxid* 376
  - Dermatologie 706, 708
- *Benzydamin* 402
  - HNO 751

- *Benzylbenzoat* 381
  - Dermatologie 716
  - Pädiatrie 822
- *Benzylpenicillin* 215
- *Benzylpenicillin-Benzathin* 215
  - Infektiologie 656
- *Benzylperoxid*
  - Dermatologie 708
- **Beofenac** *(Aceclofenac)* 199
- **Bepanthen** *(Dexpanthenol)* 395
- **Berberil** *(Tetryzolin)* 395
- **Beriate P** *(Faktor VIII)* 70
- **Berinert** *(C1-Esterase-Inhibitor)* 71
- **Berinin HS** *(Faktor IX)* 70
- **Beriplex** *(Prothrombinkomplex)* 70
- **Berlinsulin H 30/70** *(Normalinsulin + Verzögerungsinsulin)* 119
- **Berlinsulin H Basal** *(Verzögerungsinsulin)* 118
- **Berlinsulin H Normal** *(Insulin normal)* 118
- **Berlosin** *(Metamizol)* 201
- **Berlthyrox** *(Levothyroxin)* 126
- **Berodual Ls** *(Ipratropiumbromid + Fenoterol)* 77
- **Berodual N** *(Ipratropiumbromid + Fenoterol)* 77
- **Berotec N** *(Fenoterol)* 18, 73
- **Besponsa** *(Inotuzumab Ozogamicin)* 14, 183
- Beta-2-Sympathomimetika, inhalative 73
- *Beta-Acetyldigoxin* 53
- Betablocker 27, 39, 40, 51
  - Auge 390
  - Geriatrie 437, 438
  - Intoxikation 834
  - Kardiologie 446
- *Betacaroten* 149
  - Endokrinologie 566
- **Betadorm D** *(Diphenhydramin)* 362
- **Betaferon** *(Interferon beta-1b)* 332

Handelsnamen = fett   Wirkstoffe = kursiv

Betahistin 105
- HNO 756
- Neurologie 685
Betahistin-ratioph. *(Betahistin)* 105
Betain 137
Beta-Lactamase-Inhibitoren 218, 219, 224
Beta-Lactamase-resistente Penicilline 216
Beta-Lactamase-sensitive Penicilline 215
Betamann *(Metipranolol)* 390
Betamethason 104, 206, 369, 372, 380
- Dermatologie 712–715, 720, 721
- HNO 753
- Ophthalmologie 746
Betamethason-Salizylsäure
- Dermatologie 721
Betasemed *(Penbutolol + Furosemid)* 39
Beta-Sitosterin
- Urologie 768
Beta-Thalassämia 587
Beta-Turfa *(Propranolol + Triamteren + Hydrochlorothiazid)* 40
Betäubungsmittelrezept 862
Betäubungsmittelverordnung 861
Betavert *(Betahistin)* 105
Betaxolol 27, 390
- Ophthalmologie 743, 744
Bethanecholchlorid 326
Betnesol *(Betamethason)* 104
Betnesol V *(Betamethason)* 369
Betoptima *(Betaxolol)* 390
Bevacizumab 182
- Onkologie 613, 619, 629, 631
- Ophthalmologie 739, 742, 745, 746
Bevacizumab
- Onkologie 632
Bewusstseinsstörung 101
Bexarotene 191
Bexsero *(Meningokokken-B-Adsorbat)* 16, 276

Bezafibrat 120
- Endokrinologie 564
Bezafibrat AL *(Bezafibrat)* 120
Bezafibrat-ratioph. *(Bezafibrat)* 120
Bezlotoxumab 16, 275
Bibrocathol 387
Bicalutamid 408
- Onkologie 635
Bicalutamid Axcount *(Bicalutamid)* 408
Bicalutamid beta *(Bicalutamid)* 408
Bicalutamid Medac *(Bicalutamid)* 408
Bicalutin *(Bicalutamid)* 408
Bicamed *(Bicalutamid)* 408
bicaNorm *(Natriumhydrogencarbonat)* 302
Biciron *(Tramazolin)* 385
Bifiteral *(Lactulose)* 99
Bifon *(Bifonazol)* 378
Bifonazol 378
- Dermatologie 718
Biguanide 113
Bikalm *(Zolpidem)* 363
Biltricide *(Praziquantel)* 268
Bimato Vision *(Bimatoprost)* 391
Bimatoprost 391, 392
Bimatoprost HEXAL *(Bimatoprost)* 391
Bindegewebserkrankung 206
Bing-Horton-Syndrom 674
Binocrit *(Epoetin alfa)* 145
Binosto *(Alendronsäure)* 131
Biofanal *(Nystatin)* 267
Bioflutin *(Etilefrin)* 55
Biopoin *(Epoetin theta)* 145
Biotin H
- Dermatologie 710, 711
Biotransformation 848
Bioverfügbarkeit 847
Biperiden 17, 318
- Pädiatrie 786
Biperiden-Intoxikation 835
Biperiden-neuraxpharm *(Biperiden)* 318
Bipolare Störungen 345, 351, 354–356

BiPreterax N *(Perindopril + Indapamid)* 35
Biramlo *(Amlodipin + Bisoprolol)* 40
Bisacodyl 99
- Gastroenterologie 532
Bismolan H Corti *(Prednisolon + Bismut + Zinkoxid)* 110
Bismut 110
Bismut-III-Oxid-Citrat 95
Bismut-Nitrat-Oxid
- Gastroenterologie 520
Bisobeta *(Bisoprolol)* 27
Bisodipin *(Amlodipin + Bisoprolol)* 40
BisoHEXAL*(Bisoprolol)* 27
Bisolich comp. *(Bisoprolol + Hydrochlorothiazid)* 39
Bisolvon *(Bromhexin)* 82
Bisoplus AL *(Bisoprolol + Hydrochlorothiazid)* 39
Bisoplus Stada *(Bisoprolol + Hydrochlorothiazid)* 39
Bisoprolol 27, 39, 40
- Kardiologie 446, 449, 451, 452, 456–459, 469, 471–475
- Pädiatrie 789
Bisoprolol-ratioph. *(Bisoprolol)* 27
Bisphosphonate 131
Bivalirudin 62
- Kardiologie 451, 454
Bivalirudin Accord *(Bivalirudin)* 62
Biviol *(Ethinylestradiol + Desogestrel)* 424
Blasenatonie 326, 327
Blasenbildung 55
Blasenentzündung 759
Blasenkarzinom 155, 160, 605
Blasenschmerzen 421
Blasenstörung, neurogene 326
Blasentumoren 161, 164, 165
Blei-Intoxikation 835
Blemaren N *(Citronensäure + Natriumcitrat)* 411
BLEO-cell *(Bleomycin)* 165
Bleomedac *(Bleomycin)* 165

Bleomycin 165
- Hämatologie 599, 600
- Onkologie 616
Bleomycin HEXAL *(Bleomycin)* 165
Blepharitis 387, 389, 731
- squamosa 731
- ulcerosa 731
Blepharospasmus 324
Blinatumomab 182
Blincyto *(Blinatumomab)* 182
Blopresid plus *(Candesartan + Hydrochlorothiazid)* 36
Blopress *(Candesartan)* 25
Blopress plus *(Candesartan + Hydrochlorothiazid)* 36
BLS Kinder 779
Bluthochdruck 443
Blutspende, autologe 145
Blutung
- bei Cumarinüberdosierung 70, 149
- bei Ösophagusvarizen 141
- Blase 55
- gastrointestinale 109
- hyperfibrinolytische 66
- postpartale 20, 427
- subarachnoidale 328
BNS-Krämpfe 360
Bocouture *(Clostridium-botulinum-Toxin Typ A)* 324
Bonadea *(Ethinylestradiol + Dienogest)* 423
Bondiol *(Alfacalcidol)* 142
Bondronat *(Ibandronsäure)* 132
Bonefos *(Clodronsäure)* 132
Bonviva *(Ibandronsäure)* 132
Boostrix *(Tetanus- + Diphtherie- + Pertussis-Toxoid)* 277
Bornaprin 318
Borrelia 214
Borrelia burgdorferi 646
Borreliose 222, 226, 227, 646
- Acrodermatitis atrophicans 703
- bei Kindern 801
- Erythema migrans 703
Bortezomib 191
- Hämatologie 601–603

Bosentan 90
- Pneumologie 512
- Rheumatologie 643
Bosulif *(Bosutinib)* 172
Bosutinib 172
- Hämatologie 591
Botox *(Botulinumtoxin)* 685
Botox *(Clostridium-botulinum-Toxin Typ A)* 324
Botulinumtoxin
- Gastroenterologie 518
- Neurologie 680, 685
Botulismus-Antitoxin
- Toxikologie 835
Botulismus-Intoxikation 835
Bradykardie 17, 56, 296, 456, 476
Braltus Zonda *(Tiotropiumbromid)* 77
Bramitob *(Tobramycin)* 232
Breakyl *(Fentanyl oral/nasal)* 283
Brennnesselkontakt 384
Brentuximab vedotin 182
- Hämatologie 598, 600
Bresben Sandoz *(Nifedipin + Atenolol)* 40
Bretaris Genuair *(Aclidiniumbromid)* 76
Brevibloc *(Esmolol)* 18, 28
Brevimytal *(Methohexital)* 290
Bricanyl *(Terbutalin)* 20, 73, 75
Bridion *(Sugammadex)* 294
Brilique *(Ticagrelor)* 68
Brimatoprost
- Ophthalmologie 743
Brimica Genuair *(Aclidiniumbromid + Formoterol)* 77
Brimo Ophtal *(Brimonidin)* 391
Brimogen *(Brimonidin)* 391
Brimonidin 385, 391, 392
- Dermatologie 710
- Ophthalmologie 743, 744
Brimonidin HEXAL *(Brimonidin)* 391
Brimonidintartrat
- Ophthalmologie 743
Brinavess *(Vernakalanthydrochlorid)* 52

Brineura *(Cerliponase alfa)* 14, 137
Brinzolamid 391, 392
- Ophthalmologie 743, 744
Brinzolamid AL *(Brinzolamid)* 391
Brinzolamid-ratioph. *(Brinzolamid)* 391
Brivaracetam 311
Briviact *(Brivaracetam)* 311
Brivudin 248
- Dermatologie 727
- Ophthalmologie 732, 736
Brodalumab 373
Brodalumab 15, 373
Bromat-Intoxikation 435
Bromazanil *(Bromazepam)* 358
Bromazepam 358
- Geriatrie 439
Bromazepam-ratioph. *(Bromazepam)* 358
Bromhexin 82
Bromhexin Berlin Chemie *(Bromhexin)* 82
Bromhexin KM *(Bromhexin)* 82
Bromocriptin 314, 428
- Endokrinologie 582
- Gynäkologie 776
- Neurologie 683
Bromocriptin Abz *(Bromocriptin)* 314
Bromocriptin-CT *(Bromocriptin)* 428
Bromocriptin-ratioph. *(Bromocriptin)* 314, 428
Bromperidol 351
Bronchialkarzinom 165
- kleinzelliges 152–156, 161, 162, 164, 166, 607
- nichtkleinzelliges 15–156, 160–163, 172–175, 182, 183
Bronchicum Mono Codein *(Codein)* 83
Bronchiektasen 513
Bronchiolitis
- bei Kindern 801
Bronchitis 82, 208, 233, 234
- chronische 75, 230
- obstruktive, bei Kindern 793

Handelsnamen = fett   Wirkstoffe = kursiv

Bronchitol *(Mannitol)* 83
Bronchodilatatoren 80
Bronchokonstriktion 75, 81
Bronchoparat *(Theophyllin)* 20
Bronchopulmonale Erkrankung 82, 83
Bronchoretard *(Theophyllin)* 81
Bronchospasmin *(Reproterol)* 75
Bronchospasmolyse 80
Bronchospray *(Salbutamol)* 73
Brotizolam 358
- Geriatrie 440
Brucellose 247
BS Inj. Carino. *(Butylscopolamin)* 98
BS-ratioph. *(Butylscopolamin)* 98
Bucain *(Bupivacain)* 295
Buccolam *(Midazolam)* 360
Budapp *(Budesonid)* 399
Budenofalk *(Budesonid)* 104
Budes *(Budesonid)* 399
Budes N *(Budesonid)* 78
Budesonid 16, 78, 79, 104, 399
- Gastroenterologie 522, 524
- HNO 747
- Pädiatrie 792, 794, 804, 808
- Pneumologie 484–487, 493, 516
Budiair *(Budesonid)* 78
Budipin 320
- Neurologie 682
Bulimie 341
Bullöses Pemphigoid 272
Bup 4-Tagepflaster *(Buprenorphin)* 286
Bupensan *(Buprenorphin)* 286
Bupivacain 295
- Rheumatologie 637
Buprenaddict *(Buprenorphin)* 286
Buprenorphin 281, 286
- Anästhesie 665
- Gastroenterologie 525
Buprenorphin AWD *(Buprenorphin)* 286
Buprenorphin-ratioph. Matrixpflaster *(Buprenorphin)* 286

Bupropion 344, 367
- Pneumologie 491
- Psychiatrie 692
Bupropion-neuraxpharm *(Bupropion)* 344
Buscopan *(Butylscopolamin)* 98
Buscopan plus *(Paracetamol + N-Butylscopolamin)* 203
Buserelin 410, 421
Busilvex *(Busulfan)* 154
Busp *(Buspiron)* 362
Buspiron 362
- Psychiatrie 697
Busulfan 154
Butavate *(Clobetasol)* 370
Butylscopolamin 17, 98
- Gastroenterologie 524
Butylscopolamin Rotexmed *(Butylscopolamin)* 98
Bydureon *(Exenatid)* 115
Byetta *(Exenatid)* 115
B-Zell-Lymphom 185

C

C1-Esterase-Inhibitor 71
- Dermatologie 725
Ca-Acetat
- Nephrologie 533, 536
Cabaseril *(Cabergolin)* 315
Cabazitaxel 162
- Onkologie 636
Cabergolin 315, 428
- Endokrinologie 582
- Neurologie 683
Cabergolin Dura *(Cabergolin)* 428
Cabergolin HEXAL *(Cabergolin)* 315, 428
Cabergolin Teva *(Cabergolin)* 315, 428
Cabergolin-ratioph. *(Cabergolin)* 315
Cabozantinib 152
- Onkologie 630, 631
Cadmiumintoxikation 436
Caelyx *(Doxorubicin liposomal, polyethylenglykolisiert)* 164

Cafedrin 56
- Anästhesie 662
Ca-Glukonat
- Pädiatrie 813
Calcet *(Calciumacetat)* 111
Calci Aps D3 *(Colecalciferol + Calciumcarbonat)* 148
Calcicare D3 *(Colecalciferol + Calciumcarbonat)* 148
CalciHEXAL *(Calcitonin)* 133
Calcimagon D3 *(Colecalciferol + Calciumcarbonat)* 148
Calcipotriol 372
- Dermatologie 721
Calcipotriol HEXAL *(Calcipotriol)* 372
Calcitonin 133
- Endokrinologie 554, 579
Calcitonin Rotexmedica *(Calcitonin)* 133
Calcitrat *(Calcium-Ion)* 297
Calcitriol 148
- Dermatologie 721
- Endokrinologie 553, 569, 579
- Nephrologie 536
Calcitriol Kyramed *(Calcitriol)* 148
Calcium 131
Calcium HEXAL *(Calcium-Ion)* 297
Calciumacetat *(Calciumacetat)* 111
Calciumacetat Prorenal *(Calciumacetat)* 111
Calciumacetat-Nefro *(Calciumacetat)* 111
Calciumcarbonat 148
Calciumdiacetat 111
Calciumdiacetat + Mg2+ 111
Calciumfolinat HEXAL *(Folinsäure)* 192
Calciumgluconat Braun 10% *(Calciumglukonat)* 297
Calciumglukonat 297
Calcium-Ion 297
Calciumneurininhibitoren 371
Calcium-Sandoz *(Calcium-Ion)* 297

Cal–Cat

Calcivit D *(Colecalciferol + Calciumcarbonat)* 148
Calcort *(Deflazacort)* 207
Camlostar *(Candesartan + Amlodipin)* 37
Campral *(Acamprosat)* 366
Canakinumab 137, 212
Cancidas *(Caspofungin)* 266
Candeamlo HEXAL *(Candesartan + Amlodipin)* 37
Candecor *(Candesartan)* 25
Candesartan 25, 36, 37
- Kardiologie 447, 459, 470
Candesartan HEXAL *(Candesartan)* 25
Candesartan Q-Pharm *(Candesartan)* 25
Candesartan Stada *(Candesartan)* 25
Candesartan-ratiopharm. comp. *(Candesartan + Hydrochlorothiazid)* 36
Candida 647
- Balanoposthitis 651
- Endokarditis 648
- Harnweginfektion 648
- Ösophagitis 517, 647
- Pneumonie 648
- Stomatitis 647
- Vulvovaginitis 772
Candidämie 647
Candidiasis granulomatosa 648
Candidose
- Dermatologie 719
- Infektiologie 647
- oropharyngeale 264
- ösophageale 264
- vulvovaginale 264
Candidurie 264
Candio-Hermal *(Nystatin)* 380
Canemes *(Nabilon)* 14, 108
Canesten *(Clotrimazol)* 379
Canesten Extra *(Bifonazol)* 378
Canesten Gyn *(Clotrimazol)* 379
Cangrelor 67
Canifug *(Clotrimazol)* 379
Cannabidiol 330
Cannabinoide 108, 330

Capecitabin 159
- Onkologie 614, 616, 619–623, 627–629
Capecitabin Accord *(Capecitabin)* 159
Capecitabin HEXAL *(Capecitabin)* 159
Capecitabin Medac *(Capecitabin)* 159
Caprelsa *(Vandetanib)* 176
Capreomycin 247
Capros *(Morphin)* 284
CAPS 137
Capsaicin 296
Captimer *(Tiopronin)* 436
Captogamma *(Captopril)* 22
CaptoHEXAL *(Captopril)* 22
CaptoHEXAL comp. *(Captopril + Hydrochlorothiazid)* 35
Captopril 22, 35
- Kardiologie 446, 447, 456, 469
- Pädiatrie 789, 790, 809
Capval *(Noscapin)* 84
Caramlo *(Candesartan + Amlodipin)* 37
Carbadura *(Carbamazepin)* 304
Carbaglu *(Carglumsäure)* 137
Carbamat-Intoxikation 835
Carbamazepin 304
- Dermatologie 727
- Neurologie 670, 672, 674, 676, 680
- Psychiatrie 691, 693
Carbamazepin HEXAL *(Carbamazepin)* 304
Carbamazepin-ratioph. *(Carbamazepin)* 304
Carbapeneme 237
Carbidopa 313
Carbimazol 127
- Endokrinologie 572
- Pädiatrie 799
Carbimazol Aristo *(Carbimazol)* 127
Carbimazol Henning *(Carbimazol)* 127
Carbimazol HEXAL *(Carbimazol)* 127

Carbo medicinalis 101, 435
- Pädiatrie 786, 787
- Toxikologie 828–830, 839
Carboanhydrasehemmer 391
CARBO-cell *(Carboplatin)* 154
Carbocistein 83
- Pneumologie 494
Carbomer
- Ophthalmologie 733
Carboplatin 154
- Hämatologie 597
- Onkologie 605, 607, 611, 613, 632, 633
Carboplatin HEXAL *(Carboplatin)* 154
Carboplatin-GRY *(Carboplatin)* 154
Cardular PP *(Doxazosin)* 33
Carfilzomib 192
- Hämatologie 602
Carglumsäure 137
Cariprazin 16, 354
- Psychiatrie 695
Carmen *(Lercanidipin)* 31
Carmen ACE *(Lercanidipin + Enalapril)* 41
Carotaben *(Betacaroten)* 149
Carotinoide 149
Carteolol 390
- Ophthalmologie 743, 744
Carvedilol 28
- Kardiologie 446, 449–452, 458, 469
Carvedilol HEXAL *(Carvedilol)* 28
Carvedilol-ratioph. *(Carvedilol)* 28
Casodex *(Bicalutamid)* 408
Caspofungin 266
- Infektiologie 647, 648
Caspofungin Zentiva *(Caspofungin)* 266
Caspofungin-ratioph. *(Caspofungin)* 266
Castellani
- Dermatologie 718
Castlemann-Krankheit 185
Catapresan *(Clonidin)* 33
Catechine 385
- Infektiologie 652

Handelsnamen = fett *Wirkstoffe = kursiv*

Cat–Cef

Catridecacog
- Hämatologie 586
Catumaxomab 182
Caverject *(Alprostadil)* 406
Cayston *(Aztreonam)* 227
CCNU
- Onkologie 636
CD34+ Zellsuspension 276
Cebrotonin *(Piracetam)* 329
CEC *(Cefaclor)* 225
Cecenu *(Lomustin)* 154
Cedur *(Bezafibrat)* 120
Cefaclor 225
- HNO 747, 749, 755, 757–758
- Ophthalmologie 731
- Pädiatrie 821, 826
Cefaclor-ratioph. *(Cefaclor)* 225
Cefadroxil 214, 225
- Gynäkologie 773
- HNO 748, 750, 753, 758
- Pädiatrie 824
Cefadroxil 1A *(Cefadroxil)* 225
Cefadroxil HEXAL *(Cefadroxil)* 225
Cefalexin 225
- Dermatologie 699, 702, 703, 705, 713
- HNO 748, 750, 753, 758
- Ophthalmologie 733
- Pädiatrie 789
Cefasel *(Selen)* 298
Cefazink *(Zink)* 298
Cefazolin 220
- Dermatologie 699, 705
- Gynäkologie 776
- HNO 748, 750, 753, 758
- Kardiologie 478
- Ophthalmologie 732–735
- Pädiatrie 789
- Pneumologie 504
Cefazolin HEXAL *(Cefazolin)* 220
Cefazolin Hikma *(Cefazolin)* 220
Cefazolin Saar *(Cefazolin)* 220
Cefepim 223
- Pneumologie 496, 502
- Urologie 763

Cefepim Rotexmedica *(Cefepim)* 223
Cefixdura *(Cefixim)* 226
Cefixim 226
- Infektiologie 652
- Pädiatrie 826
Cefixim 1A *(Cefixim)* 226
Cefixim-ratioph. *(Cefixim)* 226
Cefotaxim 214, 222
- Dermatologie 704, 705
- Gynäkologie 775
- HNO 750, 752
- Neurologie 684
- Ophthalmologie 731
- Pädiatrie 803
- Pneumologie 495, 500–506
- Urologie 763
Cefotaxim Eberth *(Cefotaxim)* 222
Cefotaxim Fresenius *(Cefotaxim)* 222
Cefotaxim HEXAL *(Cefotaxim)* 222
Cefotrix *(Ceftriaxon)* 222
Cefoxitin
- Gynäkologie 772, 773, 775
Cefpo Basics *(Cefpodoxim-Proxetil)* 226
Cefpodoxim
- Urologie 760–762
Cefpodoxim-Proxetil 226
- HNO 755
Cefpodoxim-ratioph. *(Cefpodoxim-Proxetil)* 226
Ceftarolinfosamil 223
Ceftazidim 15, 222, 224
- HNO 750, 753–756
- Infektiologie 649
- Neurologie 677
- Ophthalmologie 740
- Pädiatrie 826
- Pneumologie 496, 502, 505, 506, 513, 515
- Urologie 762, 763
Ceftazidim Eberth *(Ceftazidim)* 222
Ceftazidim HEXAL *(Ceftazidim)* 222

Ceftazidim Kabi *(Ceftazidim)* 222
Ceftibuten
- Urologie 762
Ceftobiprol 224
Ceftolozan 224
- Urologie 762
Ceftriaxon 222
- Dermatologie 704
- Gastroenterologie 521, 529, 531
- Gynäkologie 773
- HNO 750, 752, 756
- Infektiologie 646, 649, 652, 653, 656, 657
- Kardiologie 478
- Neurologie 677, 684
- Ophthalmologie 732–735
- Pädiatrie 789, 795, 797, 801, 803, 812
- Pneumologie 495, 500–506
- Urologie 762, 763, 764
Ceftriaxon HEXAL *(Ceftriaxon)* 222
Ceftriaxon Kabi *(Ceftriaxon)* 222
Ceftriaxon-ratioph. *(Ceftriaxon)* 222
CefuHEXAL *(Cefuroxim-Axetil)* 226
Cefurax *(Cefuroxim-Axetil)* 226
Cefuroxim 221
- Dermatologie 706, 713
- HNO 752, 755, 756, 758
- Infektiologie 653
- Pneumologie 500, 503, 504
Cefuroxim- Axetil
- Dermatologie 699
Cefuroxim Fresenius *(Cefuroxim)* 221
Cefuroxim-Axetil 226
- Dermatologie 703, 704
- HNO 747, 749
- Infektiologie 646
- Pädiatrie 794, 801, 821, 823
- Urologie 760
Cefuroxim-ratioph. *(Cefuroxim)* 221

880 Cef–Chl

Cefuroxim-ratioph. *(Cefuroxim-Axetil)* 226
Celebrex *(Celecoxib)* 201
Celecox HEXAL *(Celecoxib)* 201
Celecoxib 201
Celecoxib Actavis *(Celecoxib)* 201
Celecoxib ratioph. *(Celecoxib)* 201
Celecoxib Stada *(Celecoxib)* 201
Celestamine N *(Betamethason)* 206
Celestan Depot *(Betamethason)* 206
Celestan solubile *(Betamethason)* 206
Celestan V *(Betamethason)* 369
Celestone *(Betamethason)* 206
Celipro Lich *(Celiprolol)* 28
Celiprolol 28
Celitin *(Celiprolol)* 28
CellCept *(Mycophenolatmofetil)* 273
Cellcristin *(Vincristin)* 161
Cellmustin *(Estramustin)* 192
Cellondan *(Ondansetron)* 106
Celltaxel *(Paclitaxel)* 163
Celluvisc *(Carmellose-Natrium)* 395
Celsentri *(Maraviroc)* 262
Cephalex-CT *(Cefalexin)* 225
Cephalexin
 - Kardiologie 478
 - Ophthalmologie 732
Cephalexin-ratioph. *(Cefalexin)* 225
Cephalosporine 220
 - Geriatrie 437
 - orale, Gr. 1 225
 - orale, Gr. 2 226
 - orale, Gr. 3 226
 - parenterale 224
 - parenterale, Gr. 1 220
 - parenterale, Gr. 2 221
 - parenterale, Gr. 3a 221
 - parenterale, Gr. 3b 222
 - parenterale, Gr. 4 223
 - parenterale, Gr. 5 223

Cephazolin Fresenius *(Cefazolin)* 220
Ceplene *(Histamindihydrochlorid)* 192
Ceprotin *(Protein C)* 65
Cerazette *(Desogestrel)* 425
Cerdelga *(Eliglustat)* 137
Ceres (mittelkettige Fettsäure) 565
Cerezyme *(Imiglucerase)* 138
Ceritinib 172
 - Onkologie 613
Cerliponase alfa 14, 137
Ceroid-Lipofuszinose, neuronale 137
Cerson *(Flumetason)* 369
Certican *(Everolimus)* 273
Certolizumab Pegol 212
 - Rheumatologie 639, 640, 641
Certoparin 58
 - Kardiologie 480
Cervarix *(Papillomvirusimpfstoff)* 279
Cetebe *(Ascorbinsäure)* 147
Cetidex *(Cetirizin)* 85
Cetirizin 85, 400
 - Dermatologie 713–715, 724, 725
 - Geriatrie 438
 - HNO 748
 - Pädiatrie 808, 809
Cetirizin 1A *(Cetirizin)* 85
Cetirizin HEXAL *(Cetirizin)* 85
Cetrimonium 402
Cetuximab 182
 - Onkologie 615, 618
Cetylpyridiniumchlorid
 - HNO 751
Chalant *(Desogestrel)* 425
Champix *(Vareniclin)* 367
Chariva *(Ethinylestradiol + Chlormadinon)* 423
Chenodeoxycholsäure
 - Gastroenterologie 531
Chibro-Timoptol *(Timolol)* 390
Chinidin 49
 - Geriatrie 437
Chinin-Intoxikation 835
Chininsulfat 323

Chinolone 232
 - fluorierte, Gruppe 1 232
 - fluorierte, Gruppe 2 232
 - fluorierte, Gruppe 3 233
 - fluorierte, Gruppe 4 234
Chinolone
 - Pädiatrie 812
Chlamydia trachomatis 229
Chlamydien 214
Chloee *(Ethinylestradiol + Chlormadinon)* 423
Chloraldurat *(Chloralhydrat)* 362
Chloralhydrat 362
 - Geriatrie 440
Chlorambucil 153
 - Hämatologie 588, 592, 593, 595
 - Nephrologie 540
 - Ophthalmologie 738
Chloramphenicol 386
Chlordiazepoxid 358
 - Geriatrie 439
Chlorhexamed *(Chlorhexidindigluconat)* 401
Chlorhexidigluconat
 - HNO 751
Chlorhexidin
 - Dermatologie 702, 706
Chlorhexidindiglukonat 401
Chloriodhydroxychinolin
 - Dermatologie 702
Chlormadinon 416, 423, 424
 - Dermatologie 709, 711
Chlormadinon Jenapharm *(Chlormadinon)* 416
Chloroprocain 295
Chloroquin 204
 - Endokrinologie 566
 - Rheumatologie 639, 642
Chloroquin-Intoxikation 836
Chloroquinphosphat 270
 - Pädiatrie 802, 803
Chlorphenoxamin 384
Chlorprothixen 347
Chlorprothixen-neuraxpharm *(Chlorprothixen)* 347
Chlorprotixen
 - Pädiatrie 819

Handelsnamen = fett   Wirkstoffe = kursiv

Chlorprotixen Holsten *(Chlorprothixen)* 347
Chlortalidon 39, 43
– Kardiologie 445
Chlortetracyclin 375
– Ophthalmologie 731, 734
Cholangitis 530
– akut eitrige 531
Cholangitis, primär biliäre 102
Cholecalciferol
– Endokrinologie 567
Cholelithiasis 531
Cholera 649
– bei Kindern 796
Cholestagel *(Colesevelam)* 124
Cholesterinresorptionshemmstoffe 125
Cholesterinsteine 102
Cholesterinsynthesehemmer 121
Cholesterolsyntheseenzym 121
Cholezystitis 531
– akute 531
Cholinergika 326
Cholsäure 137
Chorea Huntington 333, 334, 351, 670
Chorioiditis 388
Chorionepitheliom 156
Chorionkarzinom 162
Christmasfaktor 70
Chrom-Intoxikation 836
Chronisch entzündliche Darmerkrankungen 103, 104
Chronisch inflammatorische demyelinisierende Polyneuropathie 275
Chronische Herzinsuffizienz 465
– mit erhaltener Ejektionsfraktion (HF-pEF) 467
– mit reduzierter Efektionsfraktion (HFrEF) 468
Chronische Migräne 324
Chronisch-myeloische Leukämie 591
Chylomikronämie Syndrom 565
Cialis *(Tadalafil)* 407
Ciatyl-Z *(Zuclopenthixol)* 349
Ciatyl-Z Acuphase *(Zuclopenthixol)* 349
Ciatyl-Z-Depot *(Zuclopenthixol)* 349
Cibacen *(Benazepril)* 22
Cibadrex *(Benazepril + Hydrochlorothiazid)* 34
Ciclesonid 78
– Pneumologie 484–487
Ciclopirox 379
– Dermatologie 705, 713, 718, 719, 720
– Infektiologie 651
Ciclopirox Winthrop *(Ciclopirox)* 379
Ciclopirox-ratioph. *(Ciclopirox)* 379
Cicloral *(Ciclosporin)* 272, 373
Ciclosenid
– Pädiatrie 792
Ciclosporin 272, 373, 390
– Dermatologie 713, 714, 722, 723, 725
– Hämatologie 588
– Nephrologie 539–541
– Ophthalmologie 733, 737, 745
Ciclosporin 1A *(Ciclosporin)* 272
Ciclosporin Pro *(Ciclosporin)* 373
CIDP 275
Cil *(Fenofibrat)* 121
Cilastatin 238
– Gynäkologie 775
– Urologie 762
Cilazapril 23, 35
– Kardiologie 446, 469
Cilodex *(Ciprofloxacin + Dexamethason)* 401
Cilostazol 67
– Kardiologie 479
Cilostazol AL *(Cilostazol)* 67
Cilostazol HEXAL *(Cilostazol)* 67
Ciloxan *(Ciprofloxacin)* 387, 401
Cim Lich *(Cimetidin)* 92
Cimetidin 92
– Kardiologie 667
Cimetidin Acis *(Cimetidin)* 92
Cimzia *(Certolizumab Pegol)* 212

Cinacalcet 129
– Endokrinologie 578
– Nephrologie 536
Cinchocain 110, 400
Cineol
– Pädiatrie 823
Cinna/Dimen-neuraxpharm *(Dimenhydrinat + Cinnarizin)* 108
Cinnarizin 108
Cinqaero *(Reslizumab)* 14, 88
Cinryze *(C1-Esterase-Inhibitor)* 71
Cipralex *(Escitalopram)* 341
Cipramil *(Citalopram)* 340
Cipro HEXAL *(Ciprofloxacin)* 233
Ciprobay *(Ciprofloxacin)* 233
Ciprobeta *(Ciprofloxacin)* 233
Ciprofloxacin 214, 233, 387, 401
– Gastroenterologie 521, 529
– Gynäkologie 773
– HNO 753–756
– Infektiologie 649, 653, 657, 660
– Pädiatrie 795, 796, 826
– Pneumologie 496, 500, 502, 505, 506, 513, 515
– Rheumatologie 641
– Urologie 759–764
Ciprofloxacin-ratioph. *(Ciprofloxacin)* 233
Circadin *(Melatonin)* 344
Circlet *(Ethinylestradiol + Etonogestrel)* 426
Cisatracurium 293
Cisatracurium Accord *(Cisatracurium)* 293
Cisatracurium Hameln *(Cisatracurium)* 293
Cisatracurium HEXAL *(Cisatracurium)* 293
Cisplatin 155
– Hämatologie 597
– Onkologie 605–616, 621, 622, 624, 632
Cisplatin HEXAL PI *(Cisplatin)* 155
Cisplatin medac *(Cisplatin)* 155

Cisplatin Neocorp *(Cisplatin)* 155
Cisplatin-Lsg.-Ribosepharm *(Cisplatin)* 155
Citalich *(Citalopram)* 340
Citalon *(Citalopram)* 340
Citalopram 340
- Geriatrie 437, 438
- Psychiatrie 692, 697
Citalopram HEXAL *(Citalopram)* 340
Citalopram Stada *(Citalopram)* 340
Citalopram-ratioph. *(Citalopram)* 340
Citrafleet *(Citronensäure + Magnesiumoxid + Natriumpicosulfat)* 100
Citronensäure 100, 411
Cladribin 15, 157
- Hämatologie 594
Claforan *(Cefotaxim)* 222
Clarilind *(Clarithromycin)* 229
Clarithromycin 94, 95, 214, 229
- Dermatologie 699, 706
- Gastroenterologie 519, 520
- Gynäkologie 773
- HNO 751, 752, 755
- Infektiologie 650, 657
- Pädiatrie 794, 798, 804, 807, 812
- Pneumologie 499–501, 504–506
Clarithromycin 1A *(Clarithromycin)* 229
Clarithromycin-ratioph. *(Clarithromycin)* 229
Clarium *(Piribedil)* 315
Claversal *(Mesalazin)* 103
Clavulansäure 214, 218, 219
- Dermatologie 699
- Gynäkologie 773, 775
- HNO 747, 749, 752–756
- Infektiologie 649
- Ophthalmologie 731, 732, 733
- Pädiatrie 794, 805, 823, 826
- Pneumologie 495, 500, 506

Clearance 848
- Arzneimittel 851
- Kreatinin 850
- renale 850
Clemastin 17, 85
- Dermatologie 724
- Gastroenterologie 530
- Kardiologie 667
- Pädiatrie 782
Clenbuterol 75
Clenbuterol-Intoxikation 836
Clexane *(Enoxaparin)* 59
Clexane multidose *(Enoxaparin)* 59
Clift *(Glatirameracetat)* 332
Climen *(Estradiol + Cyproteronacetat)* 417
ClindaHEXAL *(Clindamycin)* 231
Clindamycin 231, 375, 376
- Dermatologie 707–709
- Gynäkologie 772, 775, 776
- HNO 749
- Infektiologie 650
- Kardiologie 478
- Ophthalmologie 739
- Pädiatrie 789, 803, 804, 824
- Pneumologie 503, 504
Clindamycin-ratioph. *(Clindamycin)* 231
Clindasol *(Clindamycin)* 231
Clindastad *(Clindamycin)* 231
Clionara *(Estradiol + Norethisteron)* 418
Clioquinol
- Dermatologie 702, 712, 713, 720, 726, 727
- Infektiologie 653
Cliovelle *(Estradiol + Norethisteron)* 418
Clivarin 1750 *(Reviparin)* 59
Clivarin 5726 *(Reviparin)* 59
Clivarodi *(Reviparin)* 59
CLL 152, 153, 157, 173, 184, 185, 193, 195, 213
Clobazam 358
- Geriatrie 439
- Pädiatrie 815, 816
Clobegalen *(Clobetasol)* 370

Clobetasol 370
- Dermatologie 711, 720
- Gynäkologie 772
Clobetasol Acis *(Clobetasol)* 370
Clobetason 368
Clodron HEXAL *(Clodronsäure)* 132
Clodronsäure 132
- Endokrinologie 554, 579
Clofarabin 157
Clomethiazol 362
- Psychiatrie 689–691
Clomipramin 337
- Neurologie 674, 676
- Psychiatrie 692, 697, 698
Clomipramin-neuraxpharm *(Clomipramin)* 337
Clonazepam 307
- Anästhesie 662
- Neurologie 681
- Toxikologie 829–832, 836, 838, 840, 842–845
Clonazepam-neuraxpharm *(Clonazepam)* 307
Clonidin 33, 365, 391
- Anästhesie 665
- Geriatrie 438
- Kardiologie 447, 448
- Pädiatrie 791
- Psychiatrie 689, 691
- Toxikologie 831
Clonidin-Intoxikation 836
Clonidin-ratioph. *(Clonidin)* 33
Clonid-Ophtal *(Clonidin)* 391
Clonistada *(Clonidin)* 33
Clopamid 43
Clopidogrel 67
- Geriatrie 439
- Kardiologie 450, 453, 458, 479
- Neurologie 687
Clopidogrel HEXAL *(Clopidogrel)* 67
Clopidogrel HEXAL plus ASS 100 *(Clopidogrel + Acetylsalicylsäure)* 67
Clopidogrel-ratioph. *(Clopidogrel)* 67

Handelsnamen = fett   Wirkstoffe = kursiv

Clopixol *(Zuclopenthixol)* 349
Cloprednol 206
Closin *(Promethazin)* 348
Clostridien 214
Clostridium-botulinum-Toxin
 – Typ A 324
 – Typ B 324
Clostridium-difficile-Infektion 242
Clostridium-histolyticum-Kollagenase 385
Clotrimazol 379, 380
 – Dermatologie 705, 713, 718, 720
 – HNO 754
 – Infektiologie 651
 – Pädiatrie 821
Clozapin 354
 – Neurologie 682
 – Psychiatrie 695, 696
Clozapin-ratioph. *(Clozapin)* 354
Cluster-Kopfschmerz 674
CML 154, 165, 173, 174, 192
 – Blastenkrise 172, 175
 – Blastenschub 161
CMML 159
CMV-Präparate 249
CoAprovel *(Irbesartan + Hydrochlorothiazid)* 36
Cobicistat 15, 261
Cobimetinib 172
Cocain-Intoxikation 840
Codein 83, 202, 203, 281
 – HNO 751
 – Pädiatrie 793
Codeintropfen-CT *(Codein)* 83
Codicaps Mono *(Codein)* 83
Codicompren *(Codein)* 83
CoDiovan *(Valsartan + Hydrochlorothiazid)* 37
Coffein 202, 203
Coffeincitrat 294
Colchicin 130
 – Endokrinologie 565
 – Kardiologie 478
Colchicum-Dispert *(Colchicin)* 130
Colchysat *(Colchicin)* 130

Colecalciferol 131, 148
 – Endokrinologie 553, 560
 – Nephrologie 536, 549
Colesevelam 124
 – Endokrinologie 564
Colestyramin 124
 – Endokrinologie 564
 – Gastroenterologie 526, 530
 – Toxikologie 839
Colestyramin HEXAL *(Colestyramin)* 124
Colestyramin-ratioph. *(Colestyramin)* 124
Colifoam *(Hydrocortison)* 104
Colimune *(Cromoglicinsäure)* 87
Colina *(Smektit)* 101
Colistimethatnatrium 242
Colistin 241
 – Pneumologie 513, 515
Colistin CF *(Colistimethatnatrium)* 242
Colitis ulcerosa 103, 104, 211–213, 272, 523
Colobreathe *(Colistimethatnatrium)* 242
Colo-Pleon *(Sulfasalazin)* 104
Coma hepaticum 242
Coma Scale 669
Combigan *(Brimonidin + Timolol)* 392
Combiprasal *(Ipratropiumbromid + Salbutamol)* 77
Combivir *(Lamivudin + Zidovudin)* 253
Cometriq *(Cabozantinib)* 172
Competact *(Pioglitazon + Metformin)* 116
Comtess *(Entacapon)* 317
COMT-Hemmer 316
Conceplan M *(Ethinylestradiol + Norethisteron)* 424
Concerta *(Methylphenidat)* 365
Concor *(Bisoprolol)* 27
Concor Cor *(Bisoprolol)* 27
Concor plus *(Bisoprolol + Hydrochlorothiazid)* 39
Condylomata acuminata 279, 385, 652

Condylox *(Podophyllotoxin)* 385
Conestat alfa 71
 – Dermatologie 725
Conjuncain-EDO *(Oxybuprocain)* 386
Conjunctivitis
 – epidemica 734
 – vernalis 734
Conn-Syndrom 576
Constella *(Linaclotid)* 97
Contiphyllin *(Theophyllin)* 81
Convulex *(Valproinsäure)* 308
Copalia *(Valsartan + Amlodipin)* 38
Copalia HCT *(Amlodipin + Valsartan + Hydrochlorothiazid)* 38
Copaxone *(Glatirameracetat)* 332
COPD 73–81, 490
 – akute Exazerbation 495
 – Allgemeinmaßnahmen 491
 – Behandlung stabile Erkrankung 492
 – Beurteilung 490
 – Therapiealgorithmus 491
Copegus *(Ribavirin)* 262
Cordarex *(Amiodaron)* 17, 51
Cordarone *(Amiodaron)* 51
Cordes BPO *(Benzoylperoxid)* 376
Cordes VAS *(Tretinoin)* 376
Cordichin *(Chinidin + Verapamil)* 49
Corifeo *(Lercanidipin)* 31
Corifollitropin alfa 421
Cornauregel *(Dexpanthenol)* 395
Corpus-luteum-Insuffizienz 416
Corticorelin 142
Cortiment MMX *(Budesonid)* 104
Cortirel *(Corticorelin)* 142
Cortisol 207
Corvaton *(Molsidomin)* 47
Corvo *(Enalapril)* 23
Corvo HCT *(Enalapril + Hydrochlorothiazid)* 35
Corynebacterium diphtheriae 214
Cosentyx *(Secukinumab)* 374

Cos–Daf

CosmoFer *(Eisen-III-Hydroxid-Dextran-Komplex)* 143
Cosopt *(Dorzolamid + Timolol)* 392
Cotareg *(Valsartan + Hydrochlorothiazid)* 37
Cotazym *(Pankreatin)* 102
Cotellic *(Cobimetinib)* 172
Cotrim 960 1A Pharma *(Trimethoprim + Sulfamethoxazol)* 235
CotrimHEXAL *(Trimethoprim + Sulfamethoxazol)* 235
Cotrimoxazol 214, 235
- Dermatologie 700
- Gastroenterologie 521
- Geriatrie 437
- HNO 749, 755
- Infektiologie 652, 653, 657
- Pädiatrie 795
- Pneumologie 506
- Urologie 760, 761, 764
Cotrim-ratioph. *(Trimethoprim + Sulfamethoxazol)* 235
Coumadin *(Warfarin)* 64
Covaxis *(Tetanus- + Diphtherie- + Pertussis-Toxoid)* 277
Coversum Arginin *(Perindropril-Arginin)* 23
Coxibe 200
Cozaar comp. *(Losartan + Hydrochlorothiazid)* 37
Cozaar Protect *(Losartan)* 26
CPS Pulver *(Polysulfonsäure)* 411
Cresemba *(Isavuconazol)* 264
Crestor *(Rosuvastatin)* 122
CRH 142
CRH Ferring *(Corticorelin)* 142
Crilomus *(Tacrolimus)* 273
Crixivan *(Indinavir)* 256
Crizotinib 173
- Onkologie 612
Crohn, Morbus 522
Croloxat *(Oxaliplatin)* 155
Cromoglicinsäure 87, 394, 398
- HNO 747
- Ophthalmologie 734
- Pädiatrie 808
- Pneumologie 489

CromoHEXAL *(Cromoglicinsäure)* 394, 398
Cromo-ratioph. *(Cromoglicinsäure)* 394, 398
Crotamiton
- Pädiatrie 822
Cryopyrin-assoziierte periodische Syndrome 137, 211, 212
CSE-Hemmer 121
Cubicin *(Daptomycin)* 240
Cumarinderivate 63
Cumarin-Intoxikation 837
Cumarinüberdosierung 70, 149
Curazink *Zink* 298
Cu-Safe T 300 *(Intrauterinpessar mit Kupfer)* 426
Cushing-Syndrom 139, 142, 575
Cutason *(Prednison)* 208
Cyanid-Intoxikation 433, 435, 837
Cyanidintoxikation 435
Cyanocobalamin 147
- Gastroenterologie 518
- Hämatologie 587
Cyanokit *(Hydroxocobalamin)* 435
Cycline 227
Cyclocaps Budesonid *(Budesonid)* 78
Cyclopentolat 393
- Ophthalmologie 737
Cyclopentolat *(Cyclopentolat)* 393
Cyclophosphamid 152, 204
- Hämatologie 588–596, 599, 600, 602
- Nephrologie 539–548
- Onkologie 607, 608, 625, 626, 628
- Ophthalmologie 737, 738
- Rheumatologie 643, 644, 645
Cyclophosphamid Baxter *(Cyclophosphamid)* 152
Cyclophosphamid HEXAL *(Cyclophosphamid)* 204
Cyclo-Progynova *(Estradiol + Levonorgestrel)* 418

Cyclosporin A
- Ophthalmologie 738, 739
Cyklocapron *(Tranexamsäure)* 66
Cymbalta *(Duloxetin)* 342
Cymeven *(Ganciclovir)* 249
Cyproderm *(Ethinylestradiol + Cyproteronacetat)* 418
Cyproteronacetat 409, 417, 418
- Dermatologie 709, 711
- Gynäkologie 778
Cyproteronacetat beta *(Cyproteronacetat)* 409
Cyproteronacetat-GRY *(Cyproteronacetat)* 409
Cyramza *(Ramucirumab)* 185
Cystadane *(Betain)* 137
Cysticide *(Praziquantel)* 268
Cytarabin 159
- Hämatologie 596–599
Cytomegalie-Virus
- Infektion 249
- Präparate 249
- Retinitis 249, 250
Cytotec *(Misoprostol)* 96

D

D 3 Vicotrat *(Colecalciferol)* 148
Dabigatran
- Antagonisierung 63
Dabigatran 62
- Kardiologie 472, 480, 481
- Pneumologie 508
Dabrafenib 173
- Dermatologie 729
Dacarbazin 155
- Dermatologie 730
- Hämatologie 599
Dacarbazin Lipomed *(Dacarbazin)* 155
Daclatasvir 257
- Gastroenterologie 527
Dafiro *(Valsartan + Amlodipin)* 38
Dafiro HCT *(Amlodipin + Valsartan + Hydrochlorothiazid)* 38

Handelsnamen = fett   Wirkstoffe = kursiv

Daivobet *(Calcipotriol + Betamethason)* 372
Daivonex *(Calcipotriol)* 372
Daklinza *(Daclatasvir)* 257
Dakryoadenitis 732
Dakryozystitis 733
Daktar *(Miconazol)* 379
Dalbavancin 239
Dalmadorm *(Flurazepam)* 359
Dalteparin 58
- Endokrinologie 552
- Gynäkologie 774
- Kardiologie 480
Damara *(Desogestrel)* 425
Danaparoid 61
DANI 849
Dantamacrin *(Dantrolen)* 324
Dantrolen 324
- Anästhesie 663
Dantrolen IV *(Dantrolen)* 324
Dapagliflozin 117
- Endokrinologie 560
Dapoxetin 412
Dapson 247
Dapson-Fatol *(Dapson)* 247
Daptomycin 240
- Dermatologie 700
- Urologie 762
Daraprim *(Pyrimethamin)* 243
Daratumumab 183
- Hämatologie 603
Darbepoetin
- Hämatologie 592
Darbepoetin alfa 144
- Hämatologie 589
Darifenacin 403
- Geriatrie 440
- Neurologie 680
- Urologie 769
Darmatonie 326, 327
Darmdekontamination
- präoperative 242
- selektive 241
Darmlavage 532
Darm-Lavage-Lösungen 100
Darob *(Sotalol)* 29
Darunavir 15, 255, 261
Darzalex *(Daratumumab)* 183
Dasabuvir (DSV) 258

Dasatinib 173
- Hämatologie 591
Dassetta *(Desloratadin)* 85
Daunoblastin *(Daunorubicin)* 163
Daunorubicin 163
- Hämatologie 598
Daunorubicin liposomal 164
Daunoxome *(Daunorubicin liposomal)* 164
Daxas *(Roflumilast)* 81
Decarboxylase-Hemmstoffe 312
Decoderm *(Flupredniden)* 369
Decoderm Tri *(Miconazol + Flupredniden)* 381
Decortin *(Prednison)* 208
Decortin H *(Prednisolon)* 208
Decostriol *(Calcitriol)* 148
Deferasirox 146
- Hämatologie 587, 592
Deferipron 146
- Hämatologie 587, 592
Deferoxamin 146
- Endokrinologie 571
- Hämatologie 587, 592
- Toxikologie 837
Defibrillation 475
Defibrotid 63
Defitelio *(Defibrotid)* 63
Deflazacort 207
Degarelix 409
Dehydratation 550
- hypertone 299, 300
- hypotone 299
- Infusionstherapie, Pädiatrie 786
- isotone 299, 550
Dehydro sanol tri *(Triamteren + Bemetizid)* 45
Dehydroepiandrosteron
- Endokrinologie 577
Dekongestiva, nasale 400
Dekristol *(Colecalciferol)* 148
Dekubitus 377, 378
Delagil *(Phenolsulfonsäure)* 368
Delamanin 245
Delcoprep *(Macrogol + Na2SO4 + NaHCO3 + NaCl + KCl)* 100
Delgesic *(Acetylsalicylsäure)* 196

Delir 349, 362
Delirium 351
Delix *(Ramipril)* 24
Delix plus *(Ramipril + Hydrochlorothiazid)* 36
Delmuno *(Felodipin + Ramipril)* 41
Delphicort
(Triamcinolonacetonid) 369
Deltalipid 20% *(Fettlösung)* 301
Deltaran *(Dexibuprofen)* 197
Deltyba *(Delamanid)* 245
Demenz 328, 329, 349, 356, 670, 690
Demetrin *(Prazepam)* 360
Demex *(Propyphenazon)* 202
Denosumab 133
- Endokrinologie 567
Depakine *(Valproinsäure)* 308
Depo-Clinovir *(Medroxyprogesteronacetat)* 422
DepoCyte *(Cytarabin)* 159
Depo-Provera *(Medroxyprogesteronacetat)* 422
Depression 304, 336–345, 348, 355, 692
- wahnhafte 693
Dermatin *(Terbinafin)* 267
Dermatitis 368–370
- fototoxische 715
- periorale 710
- periorale, bei Kindern 819
- photoallergische 715
- solaris 715
-, seborrhoische 368, 372, 379
Dermatofibrosarcoma protuberans 174
Dermatome 669
Dermatomyositis 272
Dermatop *(Prednicarbat)* 369
Dermatosen, akneiforme 707
Dermestril *(Estradiol)* 414
Dermestril-Septem *(Estradiol)* 414
Dermoxin *(Clobetasol)* 370
Dermoxinale *(Clobetasol)* 370
Derzolamid
- Ophthalmologie 741

886 Des–Dic

Descovy *(Emtricitabin + Tenofovir-Alafenamid)* 252
Desferal *(Deferoxamin)* 146
Desfesoterodin 16, 403
Desfluran 292
- Anästhesie 663
Desiquet *(Quetiapin)* 355
Desirett *(Desogestrel)* 425
Desizon *(Zonisamid)* 305
Desloraderm *(Desloratadin)* 85
Desloratadin 85
- Dermatologie 713–715, 724, 725
- HNO 748
- Pädiatrie 808
Desloratadine-ratioph. *(Desloratadin)* 85
Desloratidin
- Pädiatrie 809
Desmin *(Ethinylestradiol + Desogestrel)* 423
Desmogalen *(Desmopressin)* 141
Desmopressin 141
- Anästhesie 668
- Endokrinologie 583
- Hämatologie 585, 586
- Neurologie 680
- Pädiatrie 800, 825
Desmopressin *(Desmopressin)* 141
Desmotabs *(Desmopressin)* 141
Desofemono *(Desogestrel)* 425
Desogestrel 423–425
- Gynäkologie 776, 777
Desogestrel Aristo *(Desogestrel)* 425
Desoximetason 369
Detimedac *(Dacarbazin)* 155
Detrusitol *(Tolterodin)* 404
Dettli-Regel 851
Deumavan
- Gynäkologie 772
Dexa Loscon Mono *(Dexamethason)* 368
Dexa Rhinospray N sine *(Dexamethason)* 399
Dexa Siozwo *(Dexamethason)* 399

Dexa-Allvoran *(Dexamethason)* 207
Dexaflam Inject *(Dexamethason)* 207
Dexa-Gentamicin *(Dexamethason + Gentamicin)* 389
DexaHEXAL *(Dexamethason)* 207
Dexamethason 207, 368, 388, 389, 399–401
- Anästhesie 664
- Dermatologie 711
- Gynäkologie 772
- Hämatologie 589, 596, 597, 601–603
- Onkologie 604
- Ophthalmologie 731, 733–740, 742, 746
- Pädiatrie 800, 804, 816
Dexamethason Augensalbe *(Dexamethason)* 388
Dexamethason LAW *(Dexamethason)* 368
Dexamethason-ratioph. *(Dexamethason)* 207
Dexamfetamin 364
- Pädiatrie 818
Dexamytrex *(Gentamicin + Dexamethason)* 389
Dexapos *(Dexamethason)* 388
Dexa-sine *(Dexamethason)* 388
Dexdor *(Dexmedetomidin)* 292
Dexibuprofen 197
Dexilant *(Dexlansoprazol)* 93
Deximune *(Ciclosporin)* 272
Dexketoprofen 197
Dexlansoprazol 93
Dexmedetomidin 292
Dexpanthenol 295
- Gynäkologie 772
- Rheumatologie 645
Dextro Bolder *(Dextromethorphan)* 84
Dextromethorphan 84
D-Fluoretten *(Colecalciferol + Fluorid)* 148
DHC *(Dihydrocodein)* 84

Diabesin *(Metformin)* 113
Diabetes
- insipidus 43, 583
- insipidus centralis 141
- mellitus 112–119, 445, 556
- mellitus, Typ 1 556
- mellitus, Typ 2 558
Diabetische autonome Neuropathie 449
Diabetische Nephropathie 537
Diabetischer Fuß 220
Diacomit *(Stiripentol)* 310
Diamicron Uno *(Gliclazid)* 112
Diamilla *(Desogestrel)* 425
Diamox *(Acetazolamid)* 393
Diane 35 *(Ethinylestradiol + Cyproteronacetat)* 418
Diaphal *(Amilorid + Furosemid)* 45
Diaroent Mono *(Colistin)* 241
Diarrhoe 101, 242
- cholagene 124
Diastabol *(Miglitol)* 114
Diazepam 17, 307, 359
- Endokrinologie 573
- Geriatrie 439
- Gynäkologie 774, 775
- HNO 752
- Kardiologie 449, 452, 457
- Neurologie 685
- Pädiatrie 785, 816
- Psychiatrie 688, 689, 694, 696
- Toxikologie 829–833, 836, 838, 840, 842–845
Diazepam Desitin rectal tube *(Diazepam)* 17, 359
Diazepam-ratioph. *(Diazepam)* 359
Diazoxid 119
- Endokrinologie 583
Dibenzyran *(Phenoxybenzamin)* 33
Diblocin PP *(Doxazosin)* 33
Dibotermin alfa 134
Dicaprylyl Carbonat
- Dermatologie 721
Diclac *(Diclofenac)* 199
Diclac Dolo *(Diclofenac)* 199
Diclo Vision *(Diclofenac)* 389

Handelsnamen = fett   Wirkstoffe = kursiv

Diclofenac 199, 202, 203, 385, 389
- Dermatologie 723, 727
- Endokrinologie 568
- Gynäkologie 776
- HNO 748, 751, 754
- Kardiologie 479
- Neurologie 676
- Ophthalmologie 734, 736, 738, 746
- Pädiatrie 810
- Rheumatologie 637–644
- Urologie 764, 765

Diclofenac-ratioph. *(Diclofenac)* 199
Didanosin 251
Dienogest 416, 417, 423, 424
- Gynäkologie 776
Difen Stulln Ud *(Diclofenac)* 389
Differin *(Adapalen)* 376
Dificlir (Fidaxomicin) 242
Diflucan (Fluconazol) 264
Diflucortolon 370
Digacin (Digoxin) 53
DigiFab *(Digitalisantitoxin)* 433
Digimed (Digitoxin) 53
Digimerck *(Digitoxin)* 53
Digitalisantitoxin 433
Digitalisglykoside 53
Digitalis-Intoxikation 433
Digitoxin 53
- Geriatrie 437
- Kardiologie 470
Digitoxin Philo *(Digitoxin)* 53
Digitoxin Teva *(Digitoxin)* 53
Digoxin 18, 53
- Geriatrie 437
- Kardiologie 470, 471, 473
- Pädiatrie 790
Dihydralazin 34
- Kardiologie 448
Dihydroartemisinin 270
Dihydrocodein 84, 281
Dihydroergocriptin 320
Dihydroergotamin-Intoxikation 837

Dihydroergotoxin 328
- Geriatrie 439
Dihydropyridine 31
Dihydrotachysterol 148
- Endokrinologie 580
Dikaliumclorazepat 307, 359
- Anästhesie 661
- Geriatrie 439
Dilatrend *(Carvedilol)* 28
DiltaHEXAL *(Diltiazem)* 30
Diltiazem 30
- Kardiologie 446, 459, 471, 473
- Pneumologie 511
Diltiazem-ratioph. *(Diltiazem)* 30
Dilzem *(Diltiazem)* 30
Dimaval *(Dimercaptopropansulfonat)* 433
Dimenhydrinat 105, 108
- Anästhesie 664
- Geriatrie 438
- Gynäkologie 775
- Neurologie 675, 685
- Pädiatrie 796, 817
Dimenhydrinat AL *(Dimenhydrinat)* 105
Dimercaptopropansulfonat 433
- Toxikologie 833, 844, 845
Dimethylaminophenol 433
- Toxikologie 837
Dimethylfumarat 331, 374
Dimethylsulfoxid 382
Dimeticon 103, 381
- Dermatologie 716
- Pädiatrie 822
- Toxikologie 845
Dimetinden 85, 384
- Dermatologie 713, 727
- Geriatrie 438
- Kardiologie 667
- Pädiatrie 782, 783
Dimetindenmaleat
- Dermatologie 724
Dinoproston 427
Diovan *(Valsartan)* 26
Dipalen *(Adapalen)* 376
Dipentum *(Olsalazin)* 103

Diphenhydramin 362
- Geriatrie 440
- Gynäkologie 775
- Pädiatrie 796
Diphenhydramin Hevert *(Diphenhydramin)* 362
Diphtherie 752
- Krupp 752
Diphtherie-Antitoxin
- HNO 752
Diphtherie-Immunisierung 277, 279
Diphtherie-Tetanus-Pertussis-Poliomyelitis-Haemophilus influenzae-Hepatitis-B-Impfstoff 279
Dipidolor *(Piritramid)* 285
Dipiperon *(Pipamperon)* 348
Diprosis *(Betamethason)* 369
Diprosone *(Betamethason)* 369
Dipyridamol 67
- Neurologie 687
Dipyridamol Ass beta *(ASS + Dipyridamol)* 67
Direkte Renininhibitoren 30, 40
Disalunil *(Hydrochlorothiazid)* 43
Disease modifying antirheumatic drugs 203
Disoprivan *(Propofol)* 20, 292
Dispacromil *(Cromoglicinsäure)* 394
Dispatenol *(Dexpanthenol u.a.)* 395
Dispatim *(Timolol)* 390
Distigmin 326
Distraneurin *(Clomethiazol)* 362
Dithranol 372
- Dermatologie 721
Diucomb *(Triamteren + Bemetizid)* 46
Diuretika 34, 36, 38–40, 42, 445
- kaliumsparende 44
Diuretika-Kombinationen 45
Diursan *(Amilorid + Hydrochlorothiazid)* 45
Divertikulitis 521
DMAP-Überdosierung 436
DMARD 203

DNase
- Pneumologie 514

DNCG Oral paedia
(Cromoglicinsäure) 87

Dobutamin 55
- Endokrinologie 581
- Kardiologie 457, 666, 668
- Pneumologie 508
- Toxikologie 836, 839

Dobutamin Carino
(Dobutamin) 55

Dobutamin Fresenius
(Dobutamin) 55

Dobutamin HEXAL
(Dobutamin) 55

Dobutamin-ratioph.
(Dobutamin) 55

Docetaxel 162
- Onkologie 610, 615, 622–629, 635

Docetaxel HEXAL *(Docetaxel)* 162

Docetaxel Nc *(Docetaxel)* 162

Dociteren *(Propranolol + Triamteren + Hydrchlorothiazid)* 40

Dociton *(Propranolol)* 29

Docosanol 378

Docosanol Engelhard
(Docosanol) 378

Docusat 400

Dogmatil *(Sulpirid)* 348

Dolanaest *(Bupivacain)* 295

Dolantin *(Pethidin)* 285

Dolcontral *(Pethidin)* 285

Dolestan *(Diphenhydramin)* 362

Dolgit *(Ibuprofen)* 197

Dolo Posterine Haemotamp
(Cinchocain) 110

Dolo Posterine N *(Cinchocain)* 110

Dolomagon *(Dexibuprofen)* 197

Dolomo TN *(ASS + Paracetamol + Codein/Coffein)* 202

Doloproct *(Fluocortolon + Lidocain)* 110

Dolopyrin AL *(ASS + Paracetamol + Coffein)* 202

Dolormin *(Ibuprofen)* 197

Dolortriptan *(Almotriptan)* 321

Dolovisano Methocarbamol
(Methocarbamol) 325

Dolutegravir 262

Dolviran N *(ASS + Codein)* 202

Dominal *(Prothipendyl)* 348

Domperidon 97, 105
- Neurologie 685

Domperidon HEXAL
(Domperidon) 97

Domperidon Teva
(Domperidon) 97

Doneliquid Geriasan
(Donepezil) 328

Donepezil 328
- Geriatrie 437
- Psychiatrie 690

Donepezil HEXAL *(Donepezil)* 328

Doneurin *(Doxepin)* 337

Dopamin 18, 55
- Endokrinologie 581
- Kardiologie 457
- Toxikologie 834, 836, 839

Dopamin *(Dopamin)* 18

Dopamin Carino *(Dopamin)* 55

Dopamin Fresenius
(Dopamin) 55

Dopaminagonisten 314, 682

Dopaminantagonisten 96, 334, 346

Dopamin-Decarboxylase-Inhibitoren 312

Dopaminergika 312, 314, 316

Dopegyt *(Alpha-Methyldopa)* 32

Doping 857
- Beta-2-Agonisten 859
- Betablocker 860
- Diuretika und weitere Maskierungsmittel 860
- endogene androgene anabole Steroide 858
- exogene androgene anabole Steroide 858
- Glukokortikoide 860
- Hormonantagonisten 859
- Liste verbotener Wirkstoffe 857
- Narkotika 860
- Peptidhormone 859
- Stimulanzien 858
- Wachstumsfaktoren 859

Dorithricin *(Benzalkonium + Benzocain + Tyrothricin)* 402

Dorlazept *(Dorzolamid)* 391

Dormicum *(Midazolam)* 360

Dormutil N *(Diphenhydramin)* 362

Dorzo Vision *(Dorzolamid)* 391

Dorzocomp Vision *(Dorzolamid + Timolol)* 392

Dorzolamid 391, 392
- Ophthalmologie 738, 741–744

Dorzolamid 1A *(Dorzolamid)* 391

Dorzolamid HEXAL comp.
(Dorzolamid + Timolol) 392

Dosierungen, äquianalgetische 281

Dosisanpassung bei Niereninsuffizienz 849–851

Dosis-Wirkungs-Beziehung 848

Doss *(Alfacalcidol)* 147

Dostinex *(Cabergolin)* 428

Doxacor *(Doxazosin)* 33

Doxakne *(Doxycyclin)* 377

Doxazosin 33
- Geriatrie 438
- Kardiologie 447
- Urologie 768

Doxazosin Stada *(Doxazosin)* 33

Doxazosin-ratioph.
(Doxazosin) 33

Doxepin 337
- Psychiatrie 692

Doxepin-ratioph. *(Doxepin)* 337

DOXO-cell *(Doxorubicin)* 164

Doxorubicin 164
- Endokrinologie 583
- Hämatologie 593, 596, 599, 600
- Onkologie 605–608, 621, 626, 628

Doxorubicin HEXAL
(Doxorubicin) 164

Doxorubicin liposomal 164
- polyethylenglykolisiert 164

Handelsnamen = fett   Wirkstoffe = kursiv

Dox–Efa

Doxorubicin NC *(Doxorubicin)* 164
Doxycyclin 214, 227, 377
 - Dermatologie 700, 703–710, 713
 - Gynäkologie 772, 773
 - Infektiologie 646, 649–653, 656
 - Neurologie 684
 - Ophthalmologie 731, 734
 - Pädiatrie 794, 801, 802, 812
 - Pneumologie 499, 505
 - Rheumatologie 641
 - Urologie 657
Doxycyclin-ratioph. *(Doxycyclin)* 227
Doxyderma *(Doxycyclin)* 377
DoxyHEXAL *(Doxycyclin)* 227
Doxylamin 362
 - Geriatrie 440
D-Penicillamin
 - Toxikologie 841
DPP-4-Inhibitoren 115
 - Kombinationen 116
Dranginkontinenz 769
Dravet-Syndrom 310
Dridase *(Oxybutynin)* 403
Dronedaron 52
 - Kardiologie 474
Droperidol 107
 - Anästhesie 664
Droperidol Rotexmedica *(Droperidol)* 107
Dropropizin 84
Drospirenon 417, 423
 - Gynäkologie 776
Duaklir Genuair *(Aclidiniumbromid + Formoterol)* 77
Duchenne-Muskeldystrophie 137
Ductus arteriosus Botalli 197
Dulaglutid 115
 - Endokrinologie 559
Dulcolax *(Bisacodyl)* 99
Dulcolax M Balance *(Macrogol)* 99
Dulovesic *(Duloxetin)* 412
Duloxetin 342, 412
 - Psychiatrie 692, 696

Duloxetin-ratioph. Uro *(Duloxetin)* 412
Duodart *(Dutasterid + Tamsulosin)* 405
Duodopa *(L-Dopa + Carbidopa)* 313
Duofilm *(Salicylsäure + Milchsäure)* 382
Duogalen *(Flumetason+Triclosan)* 370
Duokopt *(Dorzolamid + Timolol)* 392
DuoPlavin *(Clopidogrel + Acetylsalicylsäure)* 67
DuoResp *(Formoterol + Budesonid)* 79
Duotrav *(Travoprost + Timolol)* 393
Duovent *(Ipratropiumbromid + Fenoterol)* 78
Duphaston *(Dydrogesteron)* 416
Dupilumab 371
Dupilumab 15, 371
Dupixent *(Dupilumab)* 15, 371
Durafenat *(Fenofibrat)* 121
Duravil *(Sildenafil)* 408
Durazepam *(Oxazepam)* 360
Durchblutungsfördernde Mittel 69
Durogesic SMAT *(Fentanyl transdermal)* 283
Dusodril *(Naftidrofuryl)* 69
Duspatal *(Mebeverin)* 98
Duspatalin *(Mebeverin)* 98
Dutascar *(Dutasterid)* 405
Dutasterid 405
Dydrogesteron 416, 417
 - Gynäkologie 771, 778
Dymista *(Azelastin + Fluticason)* 399
Dynastat *(Parecoxib)* 201
Dynexan Mundgel *(Lidocain)* 401
Dynorm *(Cilazapril)* 23
Dynorm Plus *(Cilazapril + Hydrochlorothiazid)* 35
Dysfibrinogenämie 69
Dysfunktion, erektile 406, 407

Dyskinesie 17, 333, 334
 - bei Kindern 786
Dyslipidämie, gemischte 126
Dysmenorrhoe 197, 198, 203, 416
Dysphorie 348
Dysport *(Clostridium-botulinum-Toxin Typ A)* 324, 685
Dystokie 429
Dystonie, medikamentös
 - bei Kindern 786
Dystonie, zervikale 324
Dysurgal *(Atropin)* 98
Dytide H *(Triamteren + Hydrochlorothiazid)* 45

E

Eatan N *(Nitrazepam)* 360
Ebastel *(Ebastin)* 85
Ebastin 85
 - Dermatologie 724, 725
Ebastin Aristo *(Ebastin)* 85
Ebastin Lindopharm *(Ebastin)* 85
Ebixa *(Memantin)* 328
Ebrantil *(Urapidil)* 20, 34
Ecalta *(Anidulafungin)* 265
Ecansya *(Capecitabin)* 159
Echinocandine 265
Echinokokkose 268
Econazol 379, 380
 - Dermatologie 718, 720
 - Pädiatrie 821
Ecthyma 705
Eculizumab 183
 - Hämatologie 588
Ecural *(Mometason)* 370
Edarbi *(Azilsartanmedoxomil)* 25
Edoxaban 61
 - Kardiologie 472, 480, 482
 - Pneumologie 508
Edronax *(Reboxetin)* 343
EDTA-Lösung
 - Ophthalmologie 736
Edurant *(Rilpivirin)* 254
Efavirenz 254
Efavirenz Teva *(Efavirenz)* 254

Eferox *(Levothyroxin)* 126
Eferox-Jod *(Levothyroxin + Kaliumiodid)* 127
Effekton *(Diclofenac)* 199
Effentora *(Fentanyl oral/nasal)* 283
Efflumidex *(Fluorometholon)* 388
Effortil *(Etilefrin)* 55
Efient *(Prasugrel)* 68
Eflornithin 385
Eftrenonacog alfa (Faktor IX)
 - Hämatologie 585
Efudix *(Fluorouracil)* 159
Eileiterkarzinom 182, 194
Einphasenpräparate 776
EinsAlpha *(Alfacalcidol)* 147
Eisen 111, 143
Eisenchelatbildner 146
Eisen-II-Glycin-Sulfat-Komplex
 - Hämatologie 587
Eisen-II-hexacyanoferrat
 - Toxikologie 845
Eisen-III-Hydroxid-Dextran-Komplex 143
Eisen-III-Hydroxid-Oxidcitrat-Isomaltooligosaccharidalkohol-Hydrat-Komplex 143
Eisen-III-Hydroxid-Polymaltose-Komplex 144
Eisen-III-Ion 143
Eisen-III-Maltol 144
Eisen-III-Natrium-Glukonat-Komplex
 - Hämatologie 587
Eisen-III-Ion 143, 149
 - Nephrologie 536
Eisen-III-Verbindunge
 - Intoxikation 837
Eisen-Intoxikation 436
Eisenmangel 143, 144, 149
Eisenmangelanämie 587
 - bei Kindern 799
Eisentabletten-ratioph. *(Eisen-II-Ion)* 143
Eisenüberladung 146
Eisessig-Salpetersäure-Milchsäure
 - Dermatologie 726

Ejaculatio praecox 412
Eklampsie 34
Eklira Genuair *(Aclidiniumbromid)* 76
Ekzem 368–371, 377, 380, 384, 712
 - atopisches 712, 819
 - durch Kontakt 712
Elacutan *(Harnstoff)* 382
Elanercept
 - Rheumatologie 639–641
Elaprase *(Idursulfase)* 138
Elbasvir 259
Eldisine *(Vindesin)* 161
Elebrato *(Vilanterol + Fluticasonfuroat +Umeclidinium)* 14, 80
Elektrokrampftherapie 689, 693
Elektrolytlösung
 - Dermatologie 724
Eletriptan 321
Elidel *(Pimecrolimus)* 371
Eligard *(Leuprorelin)* 410
Eliglustat 137
Elimination 848
 - Arzneimittel 851
 - extrarenale Fraktion 848
 - Geschwindigkeit 847
 - individuelle Kapazität 851
Eliquis *(Apixaban)* 60
Ell Cranell *(Alfatradiol)* 382
Ellaone *(Ulipristalacetat)* 425
Elmiron *(Pentosanpol* 15, 412
Elobact *(Cefuroxim-Axetil)* 226
Elocon *(Mometason)* 370
Elocta *(Faktor VIII)* 70
Elontril *(Bupropion)* 344
Elonva *(Corifollitropin alfa)* 421
Elortinib
 - Onkologie 634
Elosulfase alfa 131
Elotuzumab 183
 - Hämatologie 603
Eloxatin *(Oxaliplatin)* 155
Eltrombopag 72
 - Hämatologie 590
Elugan *(Simeticon)* 100

Elvanse *(Lisdexamfetamin)* 364
Elvitegravir 261
Emadine *(Emedastin)* 394
EMB-Fatol *(Ethambutol)* 246
Embolie
 - bei Vorhofflimmern 61, 62
 - Lunge 507
 - Prophylaxe 472
Emedastin 394
Emend *(Aprepitant)* 107
Emerade *(Adrenalin)* 55
Emesan *(Diphenhydramin)* 362
EMG-Biofeedback 676
Emicizumab 16, 72
Emovate *(Clobetason)* 368
Empagliflozin 117
 - Endokrinologie 560
Emphysem 75
Empliciti *(Elotuzumab)* 183
Empressin *(Argipressin)* 140
Emselex *(Darifenacin)* 403
Emtricitabin 15, 252, 254, 261
Emtriva *(Emtricitabin)* 252
Enacanpin *(Lercanidipin + Enalapril)* 41
EnaHEXAL *(Enalapril)* 23
EnaHEXAL comp. *(Enalapril + Hydrochlorothiazid)* 35
Enalagamma HCT *(Enalapril + Hydrochlorothiazid)* 35
Enalapril 23, 35, 41
 - Kardiologie 446, 447, 451, 452, 456, 459, 469
Enalapril HCT Sandoz *(Enalapril + Hydrochlorothiazid)* 35
Enalapril-ratioph. *(Enalapril)* 23
Enantone-Monatsdepot *(Leuprorelin)* 410, 421
Enaplus AL *(Enalapril + Hydrochlorothiazid)* 35
Enbrel *(Etanercept)* 212
Encepur Erwachsene *(FSME-Impfstoff, Stamm K23)* 278
Encepur Kinder *(FSME-Impfstoff, Stamm K23)* 278
Endofalk Classic *(Macrogol + NaCl + NaHCO3+ KCl)* 100

Handelsnamen = fett   Wirkstoffe = kursiv

Endokarditis 215–222, 231, 232, 236, 240, 244
- Candida 648
- Enterokokken 247
- infektiöse 239
- Prophylaxe 216, 217, 477
- Prophylaxe bei Kindern 788
Endokrine Orbitopathie 745
Endokrinologische Diagnostik 142
Endometriose 416, 421, 771
Endometritis 765, 772, 775
Endometriumkarzinom 155, 164, 416
Endomyometritis 775
Endo-Paractol (Simeticon) 100
Endophthalmitis 740
Endothelinrezeptorblocker 89
Endoxan *(Cyclophosphamid)* 152, 204
Eneas (Nitrendipin + Enalapril) 41
Enelfa (Paracetamol) 290
Energiebedarfsdeckung 299
Enfluran
- Anästhesie 663
Enfuvirtid 262
Engerix B Erwachsene *(Hepatitis-B-Impfstoff)* 278
Engerix B Kinder *(Hepatitis-B-Impfstoff)* 278
Enoxaparin 59
- Endokrinologie 577, 581
- Kardiologie 451, 454, 455, 479, 480
- Pneumologie 508
Enoximon 57
Enriqa *(Ethinylestradiol + Chlormadinon)* 423
Enstilar *(Calcipotriol + Betamethason)* 372
Entacapon 313, 317
Entacapon-neuraxpharm *(Entacapon)* 317
Entamoeba histolytica 646
Entecavir 252
- Gastroenterologie 527
Entecavir HEXAL *(Entecavir)* 252

Enteritis 232, 233, 235, 242
Enterobacter 214
Enterobiasis 268, 269
- bei Kindern 797
Enterobius vermicularis 650
Enterokokken 214
- vancomycinresistent 214, 228
Entgleisung, hämodynamische 475
Enthesitis-assoziierte Arthritis 211
Entocort Kapseln *(Budesonid)* 104
Entocort rektal *(Budesonid)* 104
Entresto *(Sacubitril + Valsartan)* 39
Entyvio *(Vedolizumab)* 213
Entzug 337, 366, 367
Entzugssymptomatik 362
Enuresis 141, 337
- Therapie bei Kindern 824
Envarsus *(Tacrolimus)* 273
Enyglid *(Repaglinid)* 113
Enzalutamid 409
- Onkologie 636
Enzephalitis 248, 677
Enzephalopathie
- hepatische 99, 101, 242, 300, 530
- portosystemische 242
Enzym Lefax *(Pankreatin + Simeticon)* 103
Enzyminhibitoren 71
Eosin
- Dermatologie 715
Epclusa *(Velpatasvir + Sofosbuvir)* 259
Eperzan *(Albiglutid)* 114
Ephedrin 55
Ephedrin Carino *(Ephedrin)* 55
Ephedrin Meduna *(Ephedrin)* 55
EPH-Gestose 773
EPI-cell *(Epirubicin)* 164
Epididymitis 765
Epidropal *(Allopurinol)* 130
Epiduo *(Adapalen + Benzoylperoxid)* 376

Epiglottitis 752
Epilepsie 304–311, 358, 670
- bei Kindern 813
Epinastin 394
Epinephrin 17, 55, 76
- Anästhesie 663
- Dermatologie 724
Epipen *(Adrenalin)* 55
Epi-Pevaryl *(Econazol)* 379
Epipevisone *(Econazol + Triamcinolonacetonid)* 380
Epirubicin 164
- Hämatologie 597
- Onkologie 622–628
Epirubicin HEXAL *(Epirubicin)* 164
Episkleritis 735
Epivir *(Lamivudin)* 252
Epizoonosen 716
Epleren Stada (Eplerenon) 44
EplerenHEXAL *(Eplerenon)* 44
Eplerenon 44
- Endokrinologie 576
- Kardiologie 451, 453, 469
Epoetin alfa 145
Epoetin Alfa HEXAL *(Epoetin alfa)* 145
Epoetin beta 145
Epoetin theta 145
Epoetin zeta 145
Epoprostenol
- Pneumologie 511
Eporatio *(Epoetin theta)* 145
Eprosartan 25, 36
- Kardiologie 447, 459
Eprosartan-ratioph. *(Eprosartan)* 25
Eprosartan-ratioph. comp. *(Eprosartan + Hydrochlorothiazid)* 36
Eptacog alfa 69
- Hämatologie 586
Eptifibatid 68
- Kardiologie 450, 454
Eptifibatid Accord *(Eptifibatid)* 68
Equasym *(Methylphenidat)* 365
Eradikation, Helicobacter pylori 93–95, 217, 229

Era–Eth

Eradikationstherapie 520
Erbitux *(Cetuximab)* 182
Erbrechen 97, 105–108, 207, 319, 351, 362
- bei Kindern 796
- chemotherapieinduziertes 97
- induziertes 431
- postoperatives 97
- strahlentherapieinduziertes 97

Erektile Dysfunktion 406, 407, 770
Erelzi *(Etanercept)* 212
Eremfat *(Rifampicin)* 246
Ereq *(Sildenafil)* 406
Ergenyl *(Valproinsäure)* 308
Ergobel *(Nicergolin)* 328
Ergocalm *(Lormetazepam)* 360
Ergo-Kranit Migräne *(Ergotamin)* 320
Ergotamin 320
- Geriatrie 439
- Neurologie 675
Eribulin 192
- Onkologie 629
Erivedge *(Vismodegib)* 195
Erlotinib 173
- Onkologie 613
Ernährung, parenterale 298
Erregungszustände 17, 347, 348, 349, 351, 358–360, 362
- akute 688
- bei Kindern 818
Ertapenem 237
- Pneumologie 502, 506
Ertugliflozin 16, 117
Erweiterte lebensrettende Maßnahmen bei Kindern 780
Eryfer *(Eisen-II-Ion)* 143
EryHEXAL *(Erythromycin)* 230
Erypo *(Epoetin alfa)* 145
Erysipel 216, 705
Erysipeloid 706
Erythema migrans 226, 703
Erythrasma 380, 705
Erythrocin *(Erythromycin)* 230

Erythromycin 230, 375, 376
- Dermatologie 699, 705–710
- Infektiologie 652–657
- Nephrologie 538
- Ophthalmologie 731, 734
- Pädiatrie 796

Erythromycin-Estolat
- Pädiatrie 794, 804, 812
Erythromycin-ratioph. *(Erythromycin)* 230
Erythropoetin 144
- alfa 589
- beta 589
- Hämatologie 592
Erythropoetin delta
- Hämatologie 589
Erythropoetin zeta
- Hämatologie 589
Erythropoetische Protoporphyrie 149
Erythrozytenkonzentrat
- Anästhesie 667
ESBL 228
Esbriet *(Pirfenidon)* 88
Escherichia coli 214
Escitalex *(Escitalopram)* 341
Escitalopram 341
- Psychiatrie 692, 697, 698
Escitalopram HEXAL *(Escitalopram)* 341
Escitalopram-neuraxpharm *(Escitalopram)* 341
Escor *(Nilvadipin)* 32
Esidrix *(Hydrochlorothiazid)* 68
Eskazole *(Albendazol)* 268
Esketamin 18, 291
Eslicarbazepinacetat 304
Esmeron *(Rocuronium)* 293
Esmocard *(Esmolol)* 28
Esmolol 18, 28
Esomep *(Esomeprazol)* 93
Esomeprazol 93
- Gastroenterologie 517, 519
Esomeprazol Normon *(Esomeprazol)* 93
Esomeprazol-CT *(Esomeprazol)* 93
Esomeprazol-ratioph. *(Esomeprazol)* 93

Espumisan *(Simeticon)* 100, 436
Essentielle Thrombozythämie 591
Essigsäurederivate 198
Estelle *(Ethinylestradiol + Levonorgestrel)* 423
Esther 294
Estimated GFR 850
Estracyt *(Estramustin)* 192
Estradiol 413, 414, 417, 418, 423, 424
- Dermatologie 711
- Endokrinologie 568, 580
- Gynäkologie 772, 778
Estradiol Jenapharm *(Estradiol)* 413
Estradiolvalerat
- Endokrinologie 568
- Gynäkologie 778
Estradot *(Estradiol)* 414
Estramustin 192
Estramustin HEXAL *(Estramustin)* 192
Estreva *(Estradiol)* 414
Estrifam *(Estradiol)* 413
Estriol 414
- Endokrinologie 568
Estriol Jenapharm *(Estriol)* 414
Etanercept 212
- Dermatologie 722
Etelcalcetid 14, 129
Ethacridin
- HNO 748
Ethambutol 707
- Infektiologie 658–660
- Neurologie 678
- Pädiatrie 806, 807
Ethanercept
- Dermatologie 723
Ethanol 400, 433
- Toxikologie 838, 841
Ethinylestradiol 418, 423, 424, 426
- Dermatologie 709, 711
- Gynäkologie 776, 777
Ethosuximid 306
- Neurologie 670
- Pädiatrie 815, 816

Handelsnamen = **fett** Wirkstoffe = *kursiv*

Ethosuximid-neuraxpharm
  (Ethosuximid) 306
Ethylendiamintetraacetat
  - Toxikologie 835
Ethylenglykol
  - Intoxikation 435
Ethylenglykol-Intoxikation 838
Ethylhydrogenfumarat 374
Etidronat
  - Endokrinologie 570
Etidronat Jenapharm
  (Etidronsäure) 132
Etidronsäure 132
  - Endokrinologie 567
Etilefrin 55
  - Kardiologie 449
Eto Cell *(Etoposid)* 162
Eto-GRY *(Etoposid)* 162
Etomedac *(Etoposid)* 162
Etomidat 18, 291
  - Endokrinologie 575, 576
Etomidat lipuro *(Etomidat)* 291
Etonogestrel 422, 426
  - Gynäkologie 777
Etopophos *(Etoposid)* 162
Etoposid 162
  - Hämatologie 596–600
  - Onkologie 607, 608, 616, 621
Etoposid HEXAL *(Etoposid)* 162
Etoriax *(Etoricoxib)* 201
Etoricoxib 201
Etoricoxib Libra *(Etoricoxib)* 201
Etoricoxib Puren *(Etoricoxib)* 201
Etravirin 254
Eubiol *(Saccharomyces boulardii)* 101
Eu-Med *(Phenazon)* 101
Euphyllong *(Theophyllin)* 20, 81
Eurartesim
  (Piperaquintetraphosphat + Dihydroartemisinin) 270
Eurofluor *(Fluorouracil)* 159
Eusaprim *(Trimethoprim + Sulfamethoxazol)* 235
Euthyrox *(Levothyroxin)* 126
Evakadin *(Desogestrel)* 425
Eve 20 *(Ethinylestradiol + Norethisteron)* 424

Everolimus 177, 273
  - Endokrinologie 583
  - Onkologie 621, 631
Eviplera *(Emtricitabin + Tenofovir + Rilpivirin)* 252
Evista *(Raloxifen)* 419
Evolocumab 126
  - Endokrinologie 564
  - Kardiologie 458
Evoltra *(Clofarabin)* 157
Evotears *(Perfluorohexyloctan)* 395
EVRA *(Ethinylestradiol + Norelgestromin)* 426
Ewing-Sarkom 152, 153, 164
Exazerbation, akute 495
Exelon *(Rivastigmin)* 329
Exemestan 420
  - Onkologie 625
Exemestan Actavis
  (Exemestan) 420
Exemestan HEXAL *(Exemestan)* 420
Exemestan-ratioph.
  (Exemestan) 420
Exenatid 115
  - Endokrinologie 559
Exestan *(Exemestan)* 420
Exforge *(Valsartan + Amlodipin)* 38
Exforge HCT *(Amlodipin + Valsartan + Hydrochlorothiazid)* 38
Exjade *(Deferasirox)* 146
Exkretion
  - biliäre 848
  - renale 848
Exoderil *(Naftifin)* 379
Exogen allergische Alveolitis 496
Exophthalmus 745
Extended Spectrum-Beta-Lactamase 228
Extrapyramidale Symptomatik 318, 319
  - medikamentös bei Kindern 786
Extrasystolen 475
Extrazellulärraum 847

Extremitätenischämie 479
Exviera *(Dasabuvir)* 258
Exxiv *(Etoricoxib)* 201
Eylea *(Aflibercept)* 397
Ezetimib 125
  - Endokrinologie 564
  - Kardiologie 458
Ezetrol *(Ezetimib)* 125
Ezielen *(Kaliumsulfat + Magnesiumsulfat + Natriumsulfat)* 100

F

Fabrazyme *(Agalsidase beta)* 136
Facialisparese 646
  - ideopathische 758
Faktor I 69
  - Anästhesie 668
Faktor II 70
Faktor VII 70
Faktor VIIa 69
Faktor VIII 70
  - Hämatologie 585
Faktor IX 70
  - Hämatologie 585
Faktor X 70
  - Hämatologie 586
Faktor XIII 70
Faktor-II-Mangel 70
Faktor-VII-Mangel 70
Faktor-VIII-Aktivierung 141
Faktor-VIII-Mangel 70
Faktor-IX-Mangel 70
Faktor-X-Mangel 70
Faktor-Xa-Hemmer 60
Faktor-XI-Mangel 70
Faktor-XIII-Mangel 70
Falithrom *(Phenprocoumon)* 63
Faltenbehandlung 324
Famciclovir 249
  - Dermatologie 727
  - Gastroenterologie 517
  - Infektiologie 653, 654
Famenita *(Progesteron)* 416
Familiäre Hypertriglyzeridämie 564
Famotidin 92

Fam–Fin

Famotidin STADA *(Famotidin)* 92
Famotidin-CT *(Famotidin)* 92
Famotidin-ratioph. *(Famotidin)* 92
Fampridin 329
Fampyra *(Fampridin)* 329
Famvir *(Famciclovir)* 249
Farmorubicin *(Epirubicin)* 164
Farydak *(Panobinostat)* 194
Fasenra *(Benralizumab)* 16, 87
Faslodex *(Fulvestrant)* 420
Fastjekt *(Adrenalin)* 55
Fasturtec *(Rasburicase)* 130
Fazialisparese 673
Fe2+-Sulfat
– Pädiatrie 799
Feanolla *(Desogestrel)* 425
Febuxostat 130
– Endokrinologie 565
FEIBA *(Prothrombinkomplex)* 70
Felbamat 311
Felocor *(Felodipin)* 31
Felodipin 31, 40, 41
– Kardiologie 446
Felodipin Stada *(Felodipin)* 31
Felodipin-CT *(Felodipin)* 31
Fem 7 Combi *(Estradiol + Levonorgestrel)* 418
Fem 7 Conti *(Estradiol + Levonorgestrel)* 418
Fem7 *(Estradiol)* 414
Femara *(Letrozol)* 420
Femigoa *(Ethinylestradiol + Levonorgestrel)* 423
Femigyne-ratioph. *(Ethinylestradiol + Levonorgestrel)* 423
Femodene *(Ethinylestradiol + Gestoden)* 423
Femoston *(Estradiol + Dydrogesteron)* 417
Femoston conti *(Estradiol + Dydrogesteron)* 417
Femoston mini *(Estradiol + Dydrogesteron)* 417
Femoston mono *(Estradiol)* 413
Femovan *(Ethinylestradiol + Gestoden)* 423

Fempress Plus *(Moexipril + Hydrochlorothiazid)* 35
Femranette *(Ethinylestradiol + Levonorgestrel)* 423
Fenistil *(Dimetinden)* 85, 384
Fenofibrat 41, 121, 124
– Endokrinologie 564
Fenofibrat-ratioph. *(Fenofibrat)* 121
Fenoterol 18, 73, 77, 429
– Dermatologie 724
– Pneumologie 484–486, 492
Fentadolon *(Fentanyl transdermal)* 283
Fentamat *(Fentanyl transdermal)* 283
Fentanyl 18, 281, 283
– Anästhesie 664
– Pädiatrie 811
Fentanyl Hameln *(Fentanyl)* 283
Fentanyl HEXAL *(Fentanyl oral/nasal)* 283
Fentanyl HEXAL *(Fentanyl transdermal)* 283
Fentanyl HEXAL *(Fentanyl transdermal)* 283
Fentanyl oral/nasal 283
Fentanyl Sandoz *(Fentanyl transdermal)* 283
Fentanyl-Janssen *(Fentanyl)* 18, 283
Fentavera *(Fentanyl transdermal)* 283
Feraccru *(Eisen-III-Maltol)* 144
Ferinject *(Eisen-III-Hydroxid-Polymaltose-Komplex)* 144
Ferriprox *(Deferipron)* 146
Ferrlecit *(Eisen-III-Ion)* 143
Ferro sanol *(Eisen-II-Ion)* 143
Ferro sanol duodenal *(Eisen-II-Ion)* 143
Ferrum Hausmann *(Eisen-III-Hydroxid-Polymaltose-Komplex)* 144
Ferrum Hausmann *(Eisen-II-Ion)* 143
Fesoterodin 403
– Urologie 769
Fettlösungen 301

Fettsäuren, mehrfach ungesättigte 543
Fevarin *(Fluvoxamin)* 341
Fexofenaderm *(Fexofenadin)* 86
Fexofenadin 86
– Dermatologie 725
Fexofenadin Winthrop *(Fexofenadin)* 86
Fiasp *(Insulin aspart)* 118
Fibrate 120
Fibrinogen 69
– Anästhesie 668
Fibrinogenmangel 69
Fibrinolyse 454
Fibrinolytika 64
Fibrinstabilisierender Faktor 70
Fibrogammin *(Faktor XIII)* 70
Fibromyalgie-Syndrom 637
Fibrose, zystische 514
Ficortril *(Hydrocortison)* 388
Fidaxomicin 242
Fieber 196–198, 201, 202
– rheumatisches 206, 215, 216
Fieberkrämpfe bei Kindern 816
Filgrastim (G-CSF) 150
– Hämatologie 589, 592, 596
Filgrastim HEXAL *(Filgrastim)* 150
Filmbildner 395
Filtrationsrate, glomeruläre 848, 850
Finahair *(Finasterid)* 382
Finamed *(Finasterid)* 405
Finasterid 382, 405
– Dermatologie 710
– Urologie 769
Finasterid HEXAL *(Finasterid)* 405
Finasterid Sandoz *(Finasterid)* 405
Finasterid Stada *(Finasterid)* 382
Finasterid-ratioph. *(Finasterid)* 405
Fingolimod 332
Finic *(Ethinylestradiol + Dienogest)* 423
Finural *(Finasterid)* 405

Handelsnamen = fett   Wirkstoffe = kursiv

Firazyr *(Icatibant)* 71
Firdapse *(Amifampridin)* 136
Firmagon *(Degarelix)* 409
First-pass-Metabolismus 848
Fischbandwurm 268
Fissuren 109, 110
Flavoxat 403
– Neurologie 680
– Urologie 770
Flebogamma 5% *(Immunglobuline)* 275
Flecadura *(Flecainid)* 50
Flecainid 50
– Geriatrie 437
– Kardiologie 473, 474
Flecainid HEXAL *(Flecainid)* 50
Flixabi *(Infliximab)* 213
Flohsamenschalen 99
– Gastroenterologie 524
Flosine Balance *(Flohsamen)* 99
Flotiran *(Clotrimazol + Betamethason)* 380
Flotrin *(Terazosin)* 405
Floxal *(Ofloxacin)* 387
Fluad 2016/2017 *(Epidemische-Influenza-Impfstoff)* 278
Fluanxol *(Flupentixol)* 354
Flucinar *(Fluocinolon)* 370
Flucitason
– Pädiatrie 808
Fluclox *(Flucloxacillin)* 216
Flucloxacillin 214, 216, 476
– Dermatologie 699, 703
– Gynäkologie 776
– HNO 748, 753
– Infektiologie 649
– Ophthalmologie 732
– Pneumologie 504
Flucloxacillin Altamedics *(Flucloxacillin)* 216
Flucobeta *(Fluconazol)* 264
Fluconazol 264
– Dermatologie 718–720
– Gastroenterologie 528
– Infektiologie 647, 648, 651
– Ophthalmologie 735, 740
– Pädiatrie 821, 822

Fluconazol Deltaselect *(Fluconazol)* 264
Fluconazol HEXAL *(Fluconazol)* 264
Fluconazol-ratioph. *(Fluconazol)* 264
Flucytosin 266
– Infektiologie 648
Fludara *(Fludarabin)* 157
Fludarabin 157
– Hämatologie 593, 594
Fludarabinphosphat-GRY *(Fludarabin)* 157
Fludrocortison 207
– Endokrinologie 577
– Kardiologie 449
Fluimucil *(Acetylcystein)* 82
Fluimucil Antidot *(Acetylcystein)* 432
Flumazenil Hameln *(Flumazenil)* 435
Flumazenil HEXAL *(Flumazenil)* 435
Flumazenil Kabi *(Flumazenil)* 435
Flumazenil 18, 435
– Gastroenterologie 532
– Toxikologie 833
Flumetason 369, 370
– Dermatologie 712, 713, 720
Flunarizin 333
– Neurologie 675
– Pädiatrie 817
Flunarizin-CT *(Flunarizin)* 333
Flunavert *(Flunarizin)* 333
Flunazul *(Fluconazol)* 264
Fluninoc *(Flunitrazepam)* 359
Flunisolid 399
– HNO 747
Flunitrazepam 359
– Geriatrie 439
Flunitrazepam 1A *(Flunitrazepam)* 359
Fluocinolonacetonid 370, 388, 401
– HNO 753
– Ophthalmologie 739, 746
Fluocinonid 110, 370
Fluocortolon 110

Fluorid 148
Fluorometholon 388
– Ophthalmologie 733, 735, 736
Fluoropos *(Fluorometholon)* 388
Fluorouracil 159, 382
– Dermatologie 726
Fluorouracil-GRY *(Fluorouracil)* 159
Fluor-Vigantoletten *(Colecalciferol + Fluorid)* 148
Fluoxetin 341
– Geriatrie 438
– Psychiatrie 692, 698
Fluoxetin 1A *(Fluoxetin)* 341
Fluoxetin HEXAL *(Fluoxetin)* 341
Fluoxetin-ratioph. *(Fluoxetin)* 341
Flupendura *(Flupentixol)* 354
Flupentixol 354
– Psychiatrie 695, 696
Flupentixol-neuraxpharm *(Flupentixol)* 354
Fluphenazin 351
– Geriatrie 439
– Psychiatrie 694
Fluphenazin-neuraxpharm *(Fluphenazin)* 351
Flupredniden 369, 381
Flurazepam 359
– Geriatrie 439
Flurazepam Real *(Flurazepam)* 359
Flurbiprofen 389
– HNO 751
– Ophthalmologie 737
Flusarion Easyhaler *(Salmeterol + Fluticasonpropionat)* 80
Fluspirilen 351
Flüssigkeitsersatz 299
– kaliumfreier 299
Flusssäureverätzung 297
Fluta Cell *(Flutamid)* 409
Flutamid 409
Flutamid AL *(Flutamid)* 409

Flu–Fro

Fluticason 399
- HNO 747
Fluticason Cipla
(Fluticasonpropionat) 78
Fluticasonfuroat 14, 80
- Pneumologie 485, 486, 493, 494
Fluticasonpropionat 78, 80
- Pädiatrie 791, 792
- Pneumologie 484–487, 493
Flutide *(Fluticasonpropionat)* 78
Flutide Nasal *(Fluticason)* 399
Flutiform *(Formoterol + Fluticasonpropionat)* 80
FlutiHEXAL *(Fluticasonpropionat)* 78
Fluvastatin 122
- Endokrinologie 563
- Kardiologie 458
Fluvastatin HEXAL *(Fluvastatin)* 122
Fluvastatin PUREN *(Fluvastatin)* 122
Fluvoxamin 341
- Psychiatrie 692, 698
Fluvoxamin-neuraxpharm *(Fluvoxamin)* 341
Fokale Spastizität 324
Fokaler Anfall 304, 306, 311
Folarell (Folsäure) 149
FOLFIRINOX-Schema 635
FOLFIRI-Schema 617–619
FOLFOX4 617, 619
FOLFOX6 617, 618, 619
FOLFOXIRI 617
FOLFOX-Schema 617, 619
Foli Cell *(Folinsäure)* 192
Folinat
- Ophthalmologie 739
Folinsäure 192
- Onkologie 617–619, 622, 623, 635
- Pädiatrie 813
Follikelstimulation 421
Follikuläres Lymphom 185, 193
Follikulitis 370, 677
Follitropin alfa 421

Follitropin beta 422
Follitropin delta 15, 422
Folsan *(Folsäure)* 149
Folsäure 147, 149
- Analoga 156
- Antagonisten 234
- Hämatologie 587
- Nephrologie 545
- Onkologie 614
- Rheumatologie 638, 640, 641
- Toxikologie 841
Folsäure Hevert *(Folsäure)* 149
Folsäuremangel 147, 149, 587
Fomepizol 435
Fomepizole Eusa Pharma *(Fomepizol)* 435
Fomipezole
- Toxikologie 838, 841
Fondaparinux 61
- Kardiologie 451, 455, 479, 480
- Pneumologie 508
Fondaparinux-Natrium beta *(Fondaparinux)* 61
Foradil P *(Formoterol)* 74
Forair *(Formoterol)* 74
Forene *(Isofluran)* 292
Formatris *(Formoterol)* 74
Formigran *(Naratriptan)* 322
Formodual *(Formoterol + Beclometason)* 79
Formoterol 14, 74, 77, 79, 80
- Pädiatrie 792
- Pneumologie 485, 486, 487, 493, 494
Formoterol-ratioph. *(Formoterol)* 74
Formotop *(Formoterol)* 74
Forsteo *(Teriparatid)* 128
Fortecortin *(Dexamethason)* 207
Fortzaar *(Losartan + Hydrochlorothiazid)* 37
Forxiga *(Dapagliflozin)* 117
Fosamax *(Alendronsäure)* 131
Fosamprenavir 256
Fosaprepitant 107

Fosavance *(Alendronsäure + Colecalciferol)* 131
Foscarnet 249, 378
- Dermatologie 726
- Infektiologie 653
Foscavir *(Foscarnet)* 249
Fosfomycin 244
- Dermatologie 700
- Neurologie 677
- Pädiatrie 825
- Urologie 759, 760
Fosfomycin Aristo *(Fosfomycin)* 244
Fosfouro *(Fosfomycin)* 244
Fosinopril 23, 35
- Kardiologie 446
Fosinopril Act comp. *(Fodinopril + Hydrochlorothiazid)* 35
Fosinopril Teva *(Fosinopril)* 23
Fosinorm *(Fosinopril)* 23
Fosrenol *(Lanthancarbonat)* 111
Foster *(Formoterol + Beclometason)* 79
Fotemustin
- Dermatologie 730
Fotil *(Pilocarpin + Timolol)* 393
Fotivda *(Tivozanib)* 15, 176
Fototoxische Dermatitis 715
Fragmin *(Dalteparin)* 58
Fragmin D *(Dalteparin)* 58
Fragmin Multidose *(Dalteparin)* 58
Fragmin P *(Dalteparin)* 58
Fragmin P forte *(Dalteparin)* 58
Framycetin 377
Französische Tripletherapie 519
Fraxiparin *(Nadroparin)* 59
Fraxiparin Multi *(Nadroparin)* 59
Fraxodi *(Nadroparin)* 59
Frequenzkontrolle 473
Fresh frozen plasma
- Anästhesie 667
- Kardiologie 667
Frisium *(Clobazam)* 358
Frovatriptan 321
- Neurologie 675

Handelsnamen = fett   Wirkstoffe = kursiv

Frubiase Calcium *(Calcium-Ion)* 297
Frühgeborenenanämie, Prophylaxe 145
Frühgeburt 206
FSH-Agonisten 421
FSME Immun *(FSME-Impfstoff (Stamm Neudörfl))* 278
FSME Immun Junior *(FSME-Impfstoff, Stamm Neudörfl)* 278
FSME-Immunisierung 278
FSME-Impfstoff (Stamm Neudörfl) 278
FSME-Impfstoff, Stamm K23 278
Fucidine *(Fusidinsäure)* 377
Fucithalmic *(Fusidinsäure)* 387
Fulvestrant 420
- Onkologie 625
Fulvestrant HEXAL *(Fulvestrant)* 420
Fumaderm *(Dimethylfumarat + Ethylhydrogenfumarat)* 374
Fumaderm initial *(Dimethylfumarat + Ethylhydrogenfumarat)* 374
Fumarsäure
- Dermatologie 722, 723
Fünf-Finger-Regel 431
Fungata *(Fluconazol)* 264
Fungizone *(Amphotericin B)* 265
Fungoral *(Ketoconazol)* 379
Furadantin *(Nitrofurantoin)* 237
Furanthril *(Furosemid)* 42
Furesis comp. *(Triamteren + Furosemid)* 42
Furorese *(Furosemid)* 42
Furosemid 18, 39, 42, 45, 46
- Endokrinologie 551–554, 566, 578, 579
- Gastroenterologie 529
- HNO 756
- Kardiologie 448, 456–469, 668
- Nephrologie 533, 536, 538
- Neurologie 685
- Pädiatrie 790, 791, 825
- Toxikologie 828
Furosemid-ratioph. *(Furosemid)* 42
Furunkel 368, 702
Fusicutan *(Fusidinsäure)* 377
Fusid *(Furosemid)* 42
Fusidinsäure 377, 387
- Dermatologie 700–703, 712
- Ophthalmologie 731
- Pädiatrie 821
Fusionsproteine 72
Fuzeon *(Enfuvirtid)* 262

G

GABA-erge Substanzen 306, 307
Gabaliquid Geriasan *(Gabapentin)* 309
Gabapentin 309
- Anästhesie 665
- Dermatologie 727
- Geriatrie 438
- Neurologie 671, 672, 674, 680, 684, 686
Gabapentin HEXAL *(Gabapentin)* 309
Gabapentin Stada *(Gabapentin)* 309
Gabapentin-ratioph. *(Gabapentin)* 309
Gabrilen N *(Ketoprofen)* 197
Galafold *(Migalastat)* 138
Galaktorrhoe 428
Galantamin 328
- Geriatrie 437
- Psychiatrie 690
Galantamin HEXAL *(Galantamin)* 328
Gallenblasenkarzinom 614
Gallenblasenkolik 531
Gallengangsverschluss 124
Gallenrefluxgastritis 102
Gallensäurenkomplexbildner 124
Gallensäuresynthese, Störung 137
Gallensteine 127

Gallenweginfektionen 220, 223, 226, 244
Galnora *(Galantamin)* 328
Galsulfase 138
Gammabutyrolakton-Intoxikation 838
Gammagard S/D *(Immunglobuline)* 275
Gammahydroxybuttersäure-Intoxikation 838
Gamunex 10% *(Immunglobuline)* 275
Ganciclovir 249, 387
- Gastroenterologie 518
- Ophthalmologie 735
- Pädiatrie 812
Ganciclovir HEXAL *(Ganciclovir)* 249
Ganfort *(Bimatoprost + Timolol)* 392
Gardasil *(Papillomvirusimpfstoff)* 279
Gastrinom 584
Gastritis 518
- akute erosive 518
Gastroduodenale Ulzera, Prophylaxe 93, 94, 96
Gastroenteritis 521
- bei Kindern 795
Gastrointestinale
- Blutung 109
- Infektionen 217, 228
- Tumoren, hormonaktiv 109
Gastronerton *(Metoclopramid)* 97
Gastrosil *(Metoclopramid)* 97
Gastroskopie, Vorbereitung 100
Gastrozepin *(Pirenzepin)* 96
Gastrozol *(Pantoprazol)* 81
Gazyvaro *(Obinutuzumab)* 184
G-CSF 150
- Hämatologie 589, 592
Geburtseinleitung 426, 427
Gefäßverschluss 19, 65
Gefitinib 173
Gefrierplasma 725
Gegengift-Depots, mobile 846
Gehörgangsekzem 400
Gehörgangsmykose 754

898 Gel–Glu

Gelafundin *(Gelatinederivat)* 301
Gelafusal N *(Gelatinederivat)* 301
Gelatinederivate 301
Gelbfieber-Immunisierung 278
Gelbfieber-Impfstoff 278
Gelenkinfektionen 219, 239
Gelonida Schmerztbl. *(Paracetamol + Codein)* 202
Gelusil Lac *(Al-Mg-Silicat)* 95
Gemci Cell *(Gemcitabin)* 160
Gemcitabin 160
– Onkologie 605–611, 614, 615, 628, 633, 634
Gemcitabin HEXAL *(Gemcitabin)* 160
Gemedac *(Gemcitabin)* 160
Gemfibrozil 121
– Endokrinologie 564
Gemzar *(Gemcitabin)* 160
Generalisierte Angsterkrankung 696
Genitalinfektionen 229, 234–238
Gent Ophtal *(Gentamicin)* 386
Gentamicin 214, 231, 378, 386, 389
– Gynäkologie 772, 776
– Infektiologie 653
– Kardiologie 476
– Ophthalmologie 731, 734
– Pneumologie 503
– Urologie 763, 764
Gentamicin HEXAL *(Gentamicin)* 231
Gentamicin-POS *(Gentamicin)* 386
Gentamicin-ratioph. *(Gentamicin)* 231
Gentamicinsulfat
– HNO 753
Genvoya *(Cobicistat + Elvitegravir + Emtricitabin + Tenofovir)* 261
Gerbstoff 368
Gerinnung 57
Gerinnungsfaktoren 69
Gernebcin *(Tobramycin)* 232
Gesichtsschmerz, atypischer 674

Gestagen
– Endokrinologie 568
– Gynäkologie 776
Gestagene 414, 417
Gestoden 423
– Gynäkologie 776
Gestose, EPH 773
Gevilon *(Gemfibrozil)* 121
GFR 850
– estimated 850
GHRH 142
GHRH Ferring *(Somatorelin)* 142
Giardiasis 649
Gibiter *(Formoterol + Budesonid)* 79
Gicht 130, 201, 202, 565
Gichtanfall 565
– akuter 198
Gichtarthritis 212
Gichtmittel 129
Giftelimination 431
Giftinformationszentralen 846
Gilenya *(Fingolimod)* 332
Gilurytmal *(Ajmalin)* 17, 49
Gimeracil 160
Gingivitis 401
Giotrif *(Afatinib)* 172
GIST 174, 176
Gittalun *(Doxylamin)* 362
Gladem *(Sertralin)* 341
Glasgow Coma Scale 669
Glatirameracetat 332
Glaukom 390, 391, 392, 393
– malignes 744
Glaukommittel 390
Glaupax *(Acetazolamid)* 393
Glecaprevir 15, 259
Glecaprevir + 259
Gleithoden 826
Glepark *(Pramipexol)* 315
Glianimon *(Benperidol)* 351
Glibenclamid 112
– Endokrinologie 558, 560
Gliben-CT *(Glibenclamid)* 112
GlibenHEXAL *(Glibenclamid)* 112
Glib-ratioph. *(Glibenclamid)* 112
Gliclazid 112
– Endokrinologie 558

Gliclazid Axcount *(Gliclazid)* 112
Glimepirid 112
– Endokrinologie 558
Glimepirid HEXAL *(Glimepirid)* 112
Glimepirid Stada *(Glimepirid)* 112
Glimepirid-CT *(Glimepirid)* 112
Glinide 112
Gliom 156
Gliquidon 112
– Endokrinologie 558
Glitazone 116
Glivec *(Imatinib)* 174
Glomeruläre Filtrationsrate 848, 850
Glomerulonephritis 538
– akute postinfektiöse bei Kindern 825
– Anti-Glomerulumbasalmembran-AK 544
– fokal segmental sklerosierende 541
– IgA-Nephritis 543
– Lupusnephritis 545
– membranöse 539
– membranproliferative 542
– minimal change 539
– rapid progressive 543
GLP1-Agonisten 114
GlucaGen *(Glucagon)* 119
Glucagon 119
– Endokrinologie 557, 583
– Pädiatrie 784
– Toxikologie 834
Glucarpidase
– Toxikologie 842
Glucobay *(Acarbose)* 114
Glucophage *(Metformin)* 113
Glucose
– 10% 813
– 5% 525
– Endokrinologie 551, 552, 557, 566, 573, 577
– Infektiologie 649
– Nephrologie 533
– Pädiatrie 784, 785, 786
– Toxikologie 828, 834

Handelsnamen = fett   Wirkstoffe = kursiv

Glucose 10% *(Kohlenhydratlösung)* 300
Glucose 20% *(Kohlenhydratlösung)* 300
Glucose 40 Braun *(Glucose 40%)* 18
Glucose 40 Miniplasco *(Glucose 40%)* 120
Glucose 40% 18, 120
Glucose 40% *(Kohlenhydratlösung)* 300
Glucose 5% *(Kohlenhydratlösung)* 300
Glucose 50% *(Kohlenhydratlösung)* 300
Glucose 70% *(Kohlenhydratlösung)* 300
Glucosteril 40% *(Glucose 40%)* 120
Glukokortikoide 104, 206, 368, 723
- Glukokortikoid + Triclosan 370
- inhalative 78
- Potenz 206
- topische, mittelstark wirksame 368
- topische, schwach wirksame 368
- topische, sehr stark wirksame 370
- topische, stark wirksame 369
Glurenorm *(Gliquidon)* 112
Glutamatrezeptorantagonisten 318
Glyceroltrinitrat 19, 47, 110
- Kardiologie 448, 449, 456, 457
- Toxikologie 841
Glycopyrronium 14, 80
- Pneumologie 494
Glycopyrroniumbromid 76, 77, 296
- Pneumologie 493
Glycylcycline 228
Glycylpressin *(Terlipressin)* 141
Glykopeptide 238
Glyzerin
- Pädiatrie 796

Glyzeroltrinitrat
- Kardiologie 668
Gn-RH-Agonisten 409, 410
Godamed *(Acetylsalicylsäure)* 67, 196
Goldgeist Forte *(Pyrethrine)* 381
Golimumab 212
- Dermatologie 723
- Rheumatologie 639, 640, 641
Goltor *(Ezetimib + Simvastatin)* 125
Gonadenfunktion 142
Gonadorelin 142
Gonal F *(Follitropin alfa)* 421
Gonokokken
- Gonoblennorrhoe 653
- Vulvovaginitis/Kinder 653
Gonorrhoe 219, 222, 225, 226, 229–233, 652
Goodpasture-Syndrom 544
Goserelin 410, 421
- Gynäkologie 771
- Onkologie 625
Gracial *(Ethinylestradiol + Desogestrel)* 423
Gramicidin 387
- Dermatologie 701
- HNO 753
- Ophthalmologie 735
Granisetron 106
- Anästhesie 664
- Onkologie 604
Granisetron HEXAL *(Granisetron)* 106
Granisetron Stada *(Granisetron)* 106
Granisetron-ratioph. *(Granisetron)* 106
Granocyte 13 *(Lenograstim)* 150
Granocyte 34 *(Lenograstim)* 150
Granpidam *(Sildenafil)* 91
Granuloma inguinale 653
Granulomatose 213, 274
Granulomatose Wegener 644
Granupas *(4-Aminosalicylsäure)* 248
Grastofil *(Filgrastim)* 150

Gravistat 125 *(Ethinylestradiol + Levonorgestrel)* 423
Grazoprevir 259
Grepid *(Clopidogrel)* 67
Griseo-CT *(Griseofulvin)* 267
Griseofulvin 267
- Dermatologie 718
- Pädiatrie 822
Grüncef *(Cefadroxil)* 225
Grünteeblätterextrakt 385
Guanfacin 365
Guillain-Barré-Syndrom 544
Guselkumab 15, 374
Gutron *(Midodrin)* 55
Guttalax *(Natriumpicosulfat)* 99
Guttaplast *(Salicylsäure)* 382
Gynäkologische Infektionen 215, 235, 237
Gynäkomastie 584
Gynokadin *(Estradiol)* 413, 414
Gyno-Mykotral *(Miconazol)* 379
Gyno-Pevaryl *(Econazol)* 379
Gyrasehemmer 232

H

H1-Antihistaminika 105
H2-Blocker-ratioph. *(Cimetidin)* 92
H2-Rezeptor-Blocker 92
Haarwuchsmittel 382
Haarzell-Leukämie 157, 194
Haemate HS *(Faktor VIII)* 70
Haemocomplettan P *(Faktor I)* 69
Haemoctin *(Faktor VIII)* 70
Haemophilus influenzae 214
Haemophilus-influenzae-Immunisierung 270
Haemopressin *(Terlipressin)* 141
HAES 6%
- Ophthalmologie 742
Hakenwurm 269
Halaven *(Eribulin)* 192
Halbelektrolytlösungen 299
Halbmond *(Diphenhydramin)* 362

Halbwertszeit 848
Halcion *(Triazolam)* 361
Haldol *(Haloperidol)* 18
Haldol Janssen *(Haloperidol)* 351
Halogenakne 376
Halometason 370
Haloperidol 18, 351
- Anästhesie 664, 665
- Psychiatrie 688–690, 693–696
- Toxikologie 838
Haloperidoldecanoat
- Psychiatrie 696
Haloperidol-neuraxpharm
(Haloperidol) 351
Haloperidol-ratioph.
(Haloperidol) 351
Halslymphknotentuberkulose 659
Hals-Rachen-Entzündung 402
Hämangiome, komplizierte 820
Hämarginat
- Endokrinologie 566
Hämochromatose 574
Hämodynamische Entgleisung 475
Hämoglobinurie, paroxysmale, nächtliche 588
Hämolyse 272
Hämolytische Anämie 272, 587
Hämophilie 69, 585
- A 70
- B 70
- erworbene 70
Hämorrhoidalmittel 110
Hämorrhoiden 109, 110
Hämosiderose 436
Handekzem, hyperkeratotisches 714
Harnalkalisierung 411
Harnansäuerung 411
Harnblasenkarzinom 164
Harndrang 403, 404
Harninkontinenz 403, 404, 412
Harnsäureoxalatsteine 411
Harnstoff 372, 382
Harnstoffzyklusstörungen 138
Harnweginfektionen 217–228, 232–239, 244, 411
- bei Kindern 825
- Candida 648

Harnwegsspasmen 98
Harnwegtoxizität 195
Harvoni *(Ledipasvir + Sofosbuvir)* 259
Harzol *(Sitosterin)* 405
Hashimoto-Thyreoiditis 574
- bei Kindern 798
Hautanästhesie 295
Hautantiinfektiva 377
Hautentzündung 368, 370
Hautinfektion 216–234, 238–241, 244, 377–379
Hautmetastasen 193
Hautmykose 264, 267, 378–381
Hautnekrosen, cumarininduzierte 65
Hauttuberkulose 660
Hautulkus 377, 378, 385
Havrix *(Hepatitis-A-Impfstoff)* 278
Hbvaxpro
(Engerix B Erwachsene) 278
HCG
- Pädiatrie 826
HCT Beta *(Hydrochlorothiazid)* 43
HCT HEXAL
(Hydrochlorothiazid) 43
HCTad *(Hydrochlorothiazid)* 43
Hedgehog-Signalweg-Inhibitoren 730
Heitrin *(Terazosin)* 33
Helimbra *(Emicizumab)* 16, 72
Heliodrei *(Colecalciferol)* 148
Helixate *(Faktor VIII)* 70
Helmex *(Pyrantel)* 269
Hemangiol *(Propranolol)* 29
Hemin 566
Hemmkörper 69
Hemolax *(Bisacodyl)* 99
Hepa Merz *(Ornithinaspartat)* 101
Heparin
- Antagonisierung 63
- niedermolekulares 58
- unfraktioniertes 57

Heparin 19, 58
- Gynäkologie 774
- Intoxikation 839
- Kardiologie 451, 454, 455, 472, 479, 480
- Neurologie 687
- Ophthalmologie 741
- Pneumologie 508
Heparin-Calcium-ratioph.
(Heparin) 58
Heparin-Natrium-ratioph.
(Heparin) 19, 58
Heparinoide 60
Hepatitis 526
- autoimmune 528
Hepatitis B 251–253, 274
- chronische 526
Hepatitis C 257–260, 274
Hepatitis-A- + -B-Impfstoff 278
Hepatitis-A-Immunisierung 278
Hepatitis-A-Impfstoff 278
Hepatitis-B-Immunisierung 278, 279
Hepatitis-B-Impfstoff 278
Hepatobiliäre Erkrankung 102
Hepa-Vibolex
(Ornithinaspartat) 101
Hepsera *(Adefovir)* 251
Herceptin *(Trastuzumab)* 185
Herceptin s.c. *(Trastuzumab)* 185
Hereditäres Angioödem 725
Herglykoside-Intoxikation 839
Herpes, Aciclovir-Resistenz 249
Herpes-Enzephalitis 248
Herpes-Keratitis 249
Herpes-Präparate 248
Herpes genitalis 248, 249, 378
Herpes integumentalis 378, 726
Herpes labialis 378, 726
Herpes simplex 726
- Balanoposthitis 653
- bei Kindern 801
- Infektionen der Hornhaut 735
- Lidinfektion 732
- Ösophagitis 517
- Proktitis 653
- Urethritis 653
- Vulvovaginitis 653

Handelsnamen = fett *Wirkstoffe = kursiv*

Herpes zoster 248, 249
- Immunisierung 279
- Keratitis 736
- Lidinfektion 732
Herz ASS-ratioph.
(Acetylsalicylsäure) 67
Herzinfarkt 19, 22–26, 59, 61, 64–68, 125, 445
Herzinsuffizienz 19, 22–29, 39, 43–46, 48, 53, 55, 57, 445, 456, 465
- bei Kindern 789
- Definiton der Formen 465
- Diagnostik 465
- Stadieneinteilung 465
- Therapie 468, 469
Herzrhythmusstörungen 20, 471
- bei Kindern 788
- bradykarde 56
- supraventrikuläre 27, 51
- tachykarde 18, 28, 29
- ventrikuläre 27, 29, 49, 51
Herzschrittmacher 456, 476
Herzsyndrom, hyperkinetisches 27–29
Herztransplantation 273
HES 6%
- Ophthalmologie 741
Hetlioz *(Tasimelteon)* 344
Heweneural *(Lidocain)* 295
Hexamidin 401
- HNO 751
HF-pEF 465
HF-rEF 465
Hidradenitis suppurativa 211
Hirnabszess 236
Hirnleistungsstörung 328
Hirnmetastasen 154
Hirnödem 45, 207
Hirntumoren 154, 156
Hirsutismus 395, 418
Histaminagonisten, partielle 105
Histamindihydrochlorid 192
Histiocytosis X 161
Histoplasmose 264
HIV 150, 163, 164, 191, 229, 251–256, 261, 262, 275
HMG-CoA-Reduktase-Hemmer 121

HNO-Infektionen 217, 221, 225–235, 244
Hodenhochstand 826
Hodenkarzinom 152, 153, 155, 161, 162, 165, 616
Hodenunterfunktion 407
Hodgkin, Morbus 599
Hoggar Night *(Doxylamin)* 362
Holoxan *(Ifosfamid)* 153
Homocystinurie 137
Hordeolum 387, 731
Hormonaktiver Tumor 109
Hormonelle Kontrazeptiva 422, 776
- Depotpräparate 422
- Dreiphasenpräparate 424
- Einphasenpräparate 422
- Minipille 425
- Zweiphasenpräparate 424
Hormonpräparate 413
Hormonsubstitution 777
Hornhautpflegemittel 395
Hornhautulkus 387
Hornhautverletzung 387
Hörsturz 757
Horton, Morbus 644
Horton-Syndrom 322
Humalog *(Insulin lispro)* 118
Humalog Mix 25, 50 *(Insulin lispro + Verzögerungsinsulin)* 119
Humatin *(Paromomycin)* 242
Huminsulin Basal *(Verzögerungsinsulin)* 118
Huminsulin Normal *(Insulin normal)* 118
Huminsulin Profil III *(Normalinsulin + Verzögerungsinsulin)* 119
Humira *(Adalimumab)* 211
Humulin Basal *(Verzögerungsinsulin)* 118
Humulin Normal *(Insulin normal)* 118
Hunner-Läsionen 412
Hunter-Syndrom 138
Huntington, Chorea 670
Hustenstiller-ratioph. Dmp. *(Dextromethorphan)* 84

Hustenstillung
- bei Kindern 793
HVL-Tumoren 582
Hyaluronsäure 395
- Ophthalmologie 733
Hycamtin *(Topotecan)* 166
Hydergin forte *(Dihydroergotoxin)* 328
Hydrea *(Hydroxycarbamid)* 192
Hydrochlorothiazid 34–40, 43, 45
- Endokrinologie 551, 553, 583
- Kardiologie 445, 469
- Nephrologie 538
- Neurologie 685
- Ophthalmologie 745
- Pädiatrie 790
- Urologie 766, 767
Hydrochlorothiazid *(Telmisartan + Hydrochlorothiazid)* 37
Hydrocodon 281
Hydrocortison 104, 110, 207, 368, 380, 388
- Dermatologie 712, 713
- Endokrinologie 573, 574, 577, 580, 581
- Gynäkologie 772
Hydrocortison *(Hydrocortison)* 207
Hydrocortison Acis *(Hydrocortison)* 207
Hydrocortison HEXAL *(Hydrocortison)* 368
Hydrocortison Hoechst *(Hydrocortison)* 207
Hydrocortison POS *(Hydrocortison)* 388
Hydrocortisonacetat
- Dermatologie 717
Hydrocortisonbutyrat 369
Hydrocutan *(Hydrocortison)* 368
Hydromorphon 281, 283
- Anästhesie 665
- Pädiatrie 811
- Urologie 765
Hydromorphon HEXAL *(Hydromorphon)* 283
Hydromorphon Oros 281, 284

Hydromorphon Stada
(Hydromorphon) 283
Hydrotalcit 95
Hydrotalcit-ratioph.
(Hydrotalcit) 95
Hydroxocobalamin 435
Hydroxycarbamid 192
- Hämatologie 590, 591
Hydroxycarbamid 1A
(Hydroxycarbamid) 192
Hydroxychinolin
- Dermatologie 705, 706
Hydroxychloroquinsulfat 204
Hydroxycobalamin
- Toxikologie 837
Hydroxyethylstärke 301
- Kardiologie 667
Hydroxyprogesteron
- Gynäkologie 771
Hydroxyzin 86
- Geriatrie 438
Hydroxyzin Bluefish
(Hydroxyzin) 86
Hygroton *(Chlortalidon)* 43
Hylan *(Hyaluronsäure)* 395
Hylo Gel *(Hyaluronsäure)* 395
Hyperaktivitätsstörung 364, 365, 698
Hyperaldosteronismus 44–46, 576
Hypercholesterinämie 41, 121–126
- bei Kindern 799
Hyperemesis gravidarum 775
Hypereosinophiles Syndrom 174
Hyperhidrosis 318
Hyperhydratation 551
- hypertone 551
- hypotone 551
- isotone 551
Hyperkaliämie 411, 552
Hyperkalzämie 129, 133, 553
- tumorinduzierte 132, 133
Hyperkalzämische Krise 554
Hyperkalzurie 766, 767
Hyperkeratosen 382
Hyperkeratosis palmoplantaris 373

Hyperkeratotisches Handekzem 714
Hyperlipidämie 41, 120–124
- bei Kindern 799
Hyperlipoproteinämien 563
Hypermagnesiämie 554
Hypermammonämie 137
Hypermenorrhoe 416, 426
Hyperosmolares Koma 563
Hyperoxalurie 767
Hyperparathyreoidismus 129, 578
Hyperphenylalaninämie 139
Hyperphosphatämie 111, 297
Hyperprolaktinämie 428
Hypertension
- intrakranielle bei Kindern 816
- okuläre 390–393
Hypertensive Krise 31–34, 447, 578
Hypertensiver Notfall 19, 20, 34
Hyperthermie, maligne 324
Hyperthyreose 29, 127, 128, 572
- bei Kindern 799
Hypertone Hyperhydratation 551
Hypertonie 19–46, 124, 447, 578
- bei Kindern 790
- Kardiologie 443
- Prognose 443
- pulmonale 90, 91, 510
- Therapie bei KHK 459
Hypertonie, pulmonale 90, 91
Hypertriglyzeridämie 120, 121, 125, 564
Hyperurikämie 129, 130, 565, 767
Hypnomidate *(Etomidat)* 18, 291
Hypnorex retard
(Lithiumcarbonat) 345
Hypnotika 356
Hypofibrinogenämie 69
Hypoglykämie 18, 119, 120
- bei Kindern 784
Hypoglykämisches Koma 557
Hypogonadismus 407, 421, 422
Hypokaliämie 552
Hypokalzämie 148, 297, 553

Hypokortisolismus 449, 577
Hypomagnesiämie 297, 554
Hypomagnesiurie 767
Hyponatriämie
- Natriummangel 141
Hypoparathyreoidismus 148, 580
- Prophylaxe 148
- chronischer 128
Hypophosphatasie 136
Hypophysäres Koma 581
Hypophysenfunktion 142
Hypophysenhinterlappenhormone 140
Hypophysenvorderlappenüberfunktion 582
Hypopituitarismus 581
Hypothalamusfunktion 142
Hypothalamushormone 140
Hypothyreose 126, 127, 574
- bei Kindern 798
Hypothyreotes Koma 126
Hypotone Hyperhydratation 551
Hypotonie 18, 55, 56, 140, 207, 449
Hypozitraturie 767
Hypromellose
- Ophthalmologie 733
- Rheumatologie 645

I

i.v.-Immunglobulin
- Pädiatrie 800
Ibandronat
- Endokrinologie 567
Ibandronsäure 132
- Endokrinologie 567, 579
Ibandronsäure HEXAL
(Ibandronsäure) 132
Ibandronsäure Stada
(Ibandronsäure) 132
Ibandronsäure-ratioph.
(Ibandronsäure) 132
Iblias *(F. VIII, Octocog alfa)* 70
Ibrance *(Palbociclib)* 175
Ibrutinib 173
- Hämatologie 595, 597
IbuHEXAL *(Ibuprofen)* 197

Handelsnamen = fett   Wirkstoffe = kursiv

Ibuprofen 197
- Anästhesie 665
- Dermatologie 715, 723
- HNO 754
- Kardiologie 478, 479
- Neurologie 674, 676
- Ophthalmologie 737
- Pädiatrie 809, 810, 817, 823
- Pneumologie 514
- Rheumatologie 637, 638
Ibu-ratioph. *(Ibuprofen)* 197
ib-u-ron *(Ibuprofen)* 197
Icatibant 71
- Dermatologie 725
Ichtholan *(Ammoniumbituminosulfonat)* 368
Ichtholan spezial *(Ammoniumbituminosulfonat)* 368
Ichthyol
- Dermatologie 714
Ichthyol-Schwefel-Zink
- Dermatologie 710, 713
Ichthyosis 373, 382, 716
Iclusig *(Ponatinib)* 175
Idarubicin 165
Idarucizumab 63
Idebenone 397
Idelalisib 193
- Hämatologie 595
Idelvion *(Faktor IX)* 70
IDEOS *(Colecalciferol + Calciumcarbonat)* 148
Idiopathische
- Lungenfibrose 497
- thrombozytopenische Purpura 72, 275, 589
Idursulfase 138
Ifirmasta *(Irbesartan)* 26
If-Kanal-Hemmer 47
IFN-alpha
IFO-cell *(Ifosfamid)* 153
Ifosfamid 153
- Hämatologie 596, 597
- Onkologie 608, 616
IgG-Wärmeantikörper 272
Ikervis *(Ciclosporin)* 390
Ikterus 124
Ilaris *(Canakinumab)* 137, 212

Ileus 327
Illina *(Ethinylestradiol + Levonorgestrel)* 423
Ilomedin *(Iloprost)* 69
Iloprost 69, 90
- Kardiologie 479
- Pneumologie 511
- Rheumatologie 637
Iloprost Ibisqus *(Iloprost)* 69
Iltria *(ASS + Atorvastatin + Ramipril)* 14, 124
Iluvien *(Fluocinolonacetonid)* 388
Imanivec *(Imatinib)* 174
Imap *(Fluspirilen)* 351
Imatinib 174
- Dermatologie 729
- Hämatologie 591
Imatinib Heumann *(Imatinib)* 174
Imatinib Onkovis *(Imatinib)* 174
Imbruvica *(Ibrutinib)* 193
Imbun IBU-Lysinat *(Ibuprofen)* 197
Imeson *(Nitrazepam)* 360
Imex *(Tetracyclin)* 375
Imiglucerase 138
Imigran *(Sumatriptan)* 322
Imipenem 214, 238
- Gynäkologie 775
- Pneumologie 496, 502
- Urologie 762
Imipenem/Cilastatin Actavis *(Imipenem + Cilastatin)* 238
Imipenem/Cilastatin Basics *(Imipenem + Cilastatin)* 238
Imipramin 337
- Geriatrie 437
- Neurologie 676
- Psychiatrie 697
- Urologie 770
Imipramin-neuraxpharm *(Imipramin)* 337
Imiquimod 385
- Dermatologie 728
- Infektiologie 652
Imlygic *(Talimogen laherparepvec)* 194
Immunate *(Faktor VIII)* 70

Immunglobuline 275
- Hämatologie 590
- Pädiatrie 808
- spezifische 275
Immunine STIM plus *(Faktor IX)* 70
Immunmangelsyndrom 275
Immunosporin *(Ciclosporin)* 272, 373
Immunstimulanzien 275
Immunsuppression 152
Immunsuppressiva 271, 390
- selektive 209, 330
Immunthrombozytopenie
- bei Kindern 800
Immunthrombozytopenische Purpura 72
Imnovid *(Pomalidomid)* 194
Imodium *(Loperamid)* 101
Imogas *(Simeticon)* 100
Imovax Polio 279
Impavido *(Miltefosin)* 193
Impetigo 377
- bei Kindern 820
- contagiosa 702
Impfkalender 280
Impfstoffe 276
- bakterielle 276
- bakterielle + virale 279
- virale 277
Implanon *(Etonogestrel)* 422
Implicor *(Metoprololtratrat + Ivabradin)* 48
Impromen *(Bromperidol)* 351
Imukin *(Interferon gamma-1b)* 274
Imurek *(Azathioprin)* 272
Imurel *(Azathioprin)* 272
INa-late Inhibitor 48
Incruse Ellipta *(Umeclidiniumbromid)* 77
Indacaterol 74, 77
- Pneumologie 493
Indapamid 35, 44
Indapamid AL *(Indapamid)* 44
Indapamid Heumann *(Indapamid)* 44
Inderal *(Propranolol)* 29
Inderm *(Erythromycin)* 375

Ind–Int

Indinavir 256
Indivina *(Estradiol + Medroxyprogesteron)* 418
Indo-CT *(Indometacin)* 199
Indometacin 199
- Endokrinologie 565, 570, 575
- Ophthalmologie 736–738
- Pädiatrie 810
- Pneumologie 516
Indometacin AL *(Indometacin)* 199
Indomet-ratioph. *(Indometacin)* 199
Indo-paed *(Indometacin)* 199
InductOs *(Dibotermin alfa)* 134
Inegy *(Ezetimib + Simvastatin)* 125
INF-alpha, pegyliertes
- Hämatologie 591
INF-alpha-2a/b
- Endokrinologie 584
Infanrix *(Tetanus- + Diphtherie- + Pertussis-Toxoid)* 277
Infanrix Hexa *(Diphtherie-Tetanus-Pertussis-Poliomyelitis-Haemophilus influenzae-Hepatitis-B-Impfstoff)* 279
Infectoazit *(Azithromycin)* 386
Infectocef *(Cefaclor)* 225
Infectocillin *(Penicillin V)* 216
Infectocillin Parent *(Penicillin G)* 215
Infectocipro *(Ciprofloxacin)* 401
Infectociprocort *(Ciprofloxacin + Fluocinolonacetonid)* 401
Infectocortikrupp *(Prednisolon)* 20, 208
Infectocortisept *(Halometason + Triclosan)* 370
Infectofos *(Fosfomycin)* 244
Infectogenta *(Gentamicin)* 378, 386
InfectoKrupp Inhal *(Epinephrin)* 76
Infectomox *(Amoxicillin)* 217
Infectomycin *(Erythromycin)* 230
Infectopedicul *(Permethrin)* 381
Infectoscab *(Permethrin)* 381
Infectosupramox *(Amoxicillin + Clavulansäure)* 219
Infectotrimet *(Trimethoprim)* 235
Infektionen
- intraabdominelle 224
- postpartale 238
- urologische 759
Infektsteine 766
Infiltrationsanästhesie 295
Infizierte Ekzeme 370
Inflanefran *(Prednisolon)* 388
Inflectra *(Infliximab)* 213
Infliximab 213
- Dermatologie 722, 723
- Gastroenterologie 522, 523
- Pneumologie 516
- Rheumatologie 639–641
Influenza 250
- Immunisierung 278
- Präparate 250
Influenza-Impfstoff (saisonale Influenza) 278
Influvac 2016/2017 *(Epidemische-Influenza-Impfstoff)* 278
Ingenolmebutat 385
- Dermatologie 728
Inhalationsnarkotika 292
Inhalative Alpha- und Beta-Sympathomimetika 76
Inhalative Anticholinergika 76
Inhalative Beta-2-Sympathomimetika 73
Inhalative Sympathomimetika 74
Inimur Myko *(Ciclopirox)* 379
Injektionsnarkotika 290, 291, 292
Inkontinenz 324, 403, 404, 412, 769, 778
Inlyta *(Axitinib)* 172
Innervation, sensible 669
innohep *(Tinzaparin)* 59
innohep 20000 *(Tinzaparin)* 59
innohep multi *(Tinzaparin)* 59

Inotuzumab Ozogamicin 14, 183
Inovelon *(Rufinamid)* 305
Insektenstiche 384
Insidon *(Opipramol)* 346
Insomnie 344
Inspra *(Eplerenon)* 44
Instanyl *(Fentanyl oral/nasal)* 283
Insulatard *(Verzögerungsinsulin)* 118
Insulin
- aspart 118, 119, 556
- detemir 118, 119, 556
- glargin 118, 556
- glulisin 556
- lispro 556
- normal 118, 119
- Toxikologie 839
Insulin glargin 119
Insulin glulisin 118
Insulin lispro 118, 119
Insulin Lispro Sanofi *(Insulin lispro)* 119
Insulin-Analoga
- lang wirksame 119
- sehr kurz wirksame wirksksame 118
Insuline 118
- kurz wirksame 118
- mittellang wirksame 118
Insulin-Kombinationen 119
Insulinom 583
Insuman BASAL *(Verzögerungsinsulin)* 118
Insuman Comb *(Normalinsulin + Verzögerungsinsulin)* 119
Insuman Infusat *(Insulin normal)* 118
Insuman RAPID *(Insulin normal)* 118
Intal *(Cromoglicinsäure)* 87
Integrilin *(Eptifibatid)* 68
Intelence *(Etravirin)* 254
Interaktionen 849
Interferon alfa
- Hämatologie 591
- Onkologie 631
Interferon alfa-2a 274
- Gastroenterologie 526

Handelsnamen = fett   Wirkstoffe = kursiv

Interferon alfa-2b 274
Interferon alfa, pegyliert
- Hämatologie 590, 591
Interferon alfa-2a/b
- Hämatologie 590
Interferon-alfa-2b
- Gastroenterologie 526
Interferon beta-1a 332
Interferon beta-1b 332
Interferon gamma-1b 274
Interferone 274
Intertrigo 369
Intestifalk *(Budesonid)* 104
Intestinale Antibiotika 241, 242
Intoxikation 101, 431
- 1,4-Butandiol 838
- Acetylsalicylsäure 829
- Ajmalin, Prajmalin 829
- Alkohol bei Kindern 786
- Alkylantien 435
- Alkylphosphate 17, 56, 433
- Allgemeinmaßnahmen 828
- Amanitin 830
- Amantadin 830
- Amphetamin 831
- Anticholinerges Syndrom 786
- Antidepressiva 831
- Antihistaminika 832
- Antihistaminika bei Kindern 786
- Arsen 833
- Arzneimittel 435
- Atropin 833
- Atropin bei Kindern 786
- Barbiturate 833
- Benzodiazepine 18, 435, 833
- Betablocker 834
- Biperiden 835
- Blei 835
- Botulismus 835
- Bromat 435
- Cadmium 436
- Carbamate 835
- Chinin 835
- Chloroquin 836
- Chrom 836
- Clenbuterol 836
- Clonidin 836
- Cocain 840
- Cumarin 837
- Cyanid 433, 435
- Cyanide 837
- Digitalis 433
- Dihydroergotamin 837
- Dyskinesie bei Kindern 786
- Dystonie bei Kindern 786
- Eisen 436
- Eisen-III-Verbindungen 837
- Ethylenglykol 837
- Gammabutyrolakton 838
- Gammahydroxybuttersäure 838
- Heparin 839
- Herzglykoside 839
- Jod 435
- Kalziumantagonisten 839
- Knollenblätterpilz 830
- Koffein 840
- Kokain 840
- Kupfer 436, 841
- Lithium 841
- MAO-Hemmer 841
- Methämoglobinbildner 436
- Methanol 433, 841
- Met-Hb-Bildner 841
- Methotrexat 192, 842
- Mutterkornalkaloide 842
- Nahrungsmittel 435
- Neostigmin 56, 433
- Neuroleptika 842
- Nikotin 318
- Nikotin, bei Kindern 787
- Opiate 843
- Opiate, bei Kindern 787
- Opioid 19, 287
- Opioide 843
- Opioide, bei Kindern 787
- Organophosphate 436, 843
- Paracetamol 82, 432, 843
- Paracetamol bei Kindern 787
- Penicillin und Derivate 843
- Polonium 436
- Pyrazolon-Verbindungen 843
- Pyridostigmin 45, 433
- Quecksilber 433, 436, 844
- Reizgase 844
- Reserpin 844
- Säuren 845
- Schaumbildner 845
- Schaumbildner bei Kindern 787
- Schilddrüsenhormone 845
- Schwermetalle 435
- Scopolamin bei Kindern 786
- Spice 845
- Spülmittel 100, 436
- Sulfonamide 845
- Thallium 845
- Theophyllin 845
- Zink 436, 845
Intoxikationen
- Pädiatrie 786
Intrakranielle Hypertension bei Kindern 816
Intrauterine Kontrazeptiva 426
Intrauterinpessar mit Kupfer 426
Intrauterinpessar mit Levonorgestrel 426
Intrazellulärraum 847
Intron A *(Interferon alfa-2b)* 274
Intuniv *(Guanfacin)* 365
Inuvair *(Formoterol + Beclometason)* 79
Invanz *(Ertapenem)* 237
Invega *(Paliperidon)* 355
Invirase *(Saquinavir)* 256
Iopidine *(Apraclonidin)* 391
Ipilimumab 183
- Dermatologie 729
Iprabronch *(Ipratropiumbromid)* 76
Ipramol *(Ipratropiumbromid + Salbutamol)* 77
Ipratropium
- Pädiatriev 791
Ipratropium Teva *(Ipratropiumbromid)* 76
Ipratropiumbromid 76, 77
- HNO 748
- Pädiatrie 793
- Pneumologie 488, 492
Ipratropiumbromid HEXAL *(Ipratropiumbromid)* 76
IPV Merieux *(Poliomyelitis-Impfstoff)* 279
Irbecor comp. *(Irbesatan + Hydrochlorothiazid)* 36

Irb–Jod

Irbesartan 26, 36
- Kardiologie 447, 459

Irbesartan 1A *(Irbesartan)* 26
Irbesartan AL *(Irbesartan)* 26
Irbesartan comp. HEXAL
(Irbesatan + Hydrochlorothiazid) 36

Irenat *(Natriumperchlorat)* 128
Iressa *(Gefitinib)* 173
Irinotecan 166
- Onkologie 608, 617–619, 623, 635

Irinotecan HEXAL *(Irinotecan)* 166
Irinotecan liposomal 166
Iritis 388, 393
Iruxol N *(Clostridium-histolyticum-Kollagenase + Proteasen)* 385
IS 5 mono-ratioph. *(Isosorbidmononitrat)* 47
Isavuconazol 264
Ischämie, zerebrale 64, 67, 68, 686
Ischämische Optikusneuropathie 740
Iscover *(Clopidogrel)* 67
ISDN HEXAL *(Isosorbiddinitrat)* 47
ISDN-ratioph. *(Isosorbiddinitrat)* 47
Isentress *(Raltegravir)* 262
Isicom *(L-Dopa + Carbidopa)* 313
ISMN-CT *(Isosorbidmononitrat)* 47
Ismo *(Isosorbidmononitrat)* 47
Isocillin *(Penicillin V)* 216
Isoconazol
- Dermatologie 718

Isoderm *(Isotretinoin)* 377
Iso-Eremfat *(Rifampicin + Isoniazid)* 247
Isofluran 292
- Anästhesie 663

Isofluran Baxter *(Isofluran)* 292
Isofluran Piramal *(Isofluran)* 292
IsoGalen *(Isotretinoin)* 377

Isogutt MP Lösung *(Natriumdihydrogenphosphat)* 397
Isoket *(Isosorbiddinitrat)* 47
Isomol *(Macrogol + NaCl + NaHCO3 + KCl)* 99, 100
Isoniazid 246, 247
- Dermatologie 707
- Infektiologie 658, 659, 660
- Neurologie 678
- Ophthalmologie 732
- Pädiatrie 806

Isoptin *(Verapamil)* 20, 30
Isoptin RR plus *(Verapamil + Hydrochlorothiazid)* 40
Isopto-Dex *(Dexamethason)* 388
Isopto-Max *(Neomycin + Polymyxin B + Dexamethason)* 389
Isoretinoin
- Dermatologie 708, 710

Isosorbiddinitrat 47
- Gastroenterologie 518
- Rheumatologie 637

Isosorbidmononitrat 47
- Kardiologie 458

Isotone
- Dehydratation 550
- Hyperhydratation 551

Isotret HEXAL *(Isotretinoin)* 377
Isotretinoin 376, 377
- Dermatologie 706, 708, 709

Isotretinoin-ratioph. *(Isotretinoin)* 377
Isotrex *(Isotretinoin)* 376
Isotrexin *(Isotretinoin + Erythromycin)* 376
Isoxazolylpenicilline 216
Isozid *(Isoniazid)* 246
Isozid compositum *(Isoniazid + Pyridoxin)* 247
Isradipin 31
- Kardiologie 446

Italienische Tripletherapie 520
Itraconazol 264
- Dermatologie 718, 719, 720
- Infektiologie 651
- Pneumologie 513

Itraconazol-ratioph. *(Itraconazol)* 264
Ivabradin 48
- Kardiologie 458, 469

Ivabradine Anpharm *(Ivabradin)* 48
Ivacaftor 138
- Pneumologie 514

Ivemend *(Fosaprepitant)* 107
Ivermectin 268, 376, 381
- Dermatologie 710, 716
- Pädiatrie 822

Ixazomib 14, 193
- Hämatologie 603

Ixekizumab 15, 374
- Dermatologie 722

Ixiaro *(Japanische-Enzephalitis-Virus-Impfstoff)* 278
Ixoten *(Trofosfamid)* 153

J

Jacutin Pedicul *(Allethrin + Piperonylbutoxid)* 381
Jacutin Pedicul Fluid *(Dimeticon)* 381
Jakavi *(Ruxolitinib)* 175
Janumet *(Sitagliptin + Metformin)* 116
Januvia *(Sitagliptin)* 116
Japanische-B-Enzephalitis-Immunisierung 278
Japanische-Enzephalitis-Virus-Impfstoff 278
Jardiance *(Empagliflozin)* 117
Jatrosom *(Tranylcypromin)* 339
Javlor *(Vinflunin)* 161
Jaydess *(Intrauterinpessar mit Levonorgestrel)* 426
Jellin *(Fluocinolon)* 370
Jelliproct *(Fluocinonid + Lidocain)* 110
Jenapurinol *(Allopurinol)* 130
Jetrea *(Ocriplasmin)* 397
Jevtana *(Cabazitaxel)* 162
Jext *(Adrenalin)* 55
Jinarc *(Tolvaptan)* 141
Jodid
- Endokrinologie 571

Handelsnamen = fett   Wirkstoffe = kursiv

Jod-Intoxikation 435
Jodmangelstruma 571
- bei Kindern 798
Jodthyrox *(Levothyroxin + Kaliumiodid)* 127
Jonosteril *(Vollelektrolytlösung)* 299
Jonosteril HD 5 *(Halbelektrolytlösung)* 299
Jonosteril Na 100 *(Zweidrittelelektrolytlösung)* 299
Jorveza *(Budesonid)* 16, 104
Jubrele *(Desogestrel)* 425
Juckreiz 110, 368, 370, 384
Juformin *(Metformin)* 113
Junik *(Beclometason)* 78
Jurnista *(Hydromorphon Oros)* 284
Jutabis *(Bisoprolol)* 27
Jutabloc *(Metoprololtartrat)* 28
Jutalar *(Doxazosin)* 33
Jutapress *(Nitrendipin)* 32
Jutaxan *(Enalapril)* 23
juvenile idiopath. Arthritis 213
Juvental *(Atenolol)* 27

K

Ka Vit *(Vitamin K)* 149
Ka+-Na+-Hydrogencitrat
- Endokrinologie 565
Kadcyla *(Trastuzumab Emtansin)* 186
Kaletra *(Lopinavir + Ritonavir)* 256
Kalinor *(Kalium)* 296
Kalinor ret. P *(Kalium)* 296
Kalitrans *(Kalium)* 296
Kalium 296, 297, 298
- Endokrinologie 552
- Pädiatrie 784
- Toxikologie 836
Kalium Verla *(Kalium)* 296
Kaliumcanrenoat 44
Kaliumchlorid 296
- Gastroenterologie 532
- Kardiologie 455
Kaliumchlorid 7.45% *(Kaliumchlorid)* 296

Kaliumfreie Lösungen 299
Kaliumiodid 127
Kaliumjodid
- Endokrinologie 571
Kaliumkanalblocker 329
Kalium-Natrium-Hydrogencitrat 411
Kaliumphosphat
- Endokrinologie 557
Kaliumpräparate 296
Kaliumsparende Diuretika 44
Kaliumsubstitution 296, 297
Kaliumsulfat 100
Kalma *(Tryptophan)* 362
Kälteagglutinine 588
Kälteschäden 384
Kalydeco *(Ivacaftor)* 138
Kalymin *(Pyridostigmin)* 327
Kalzium
- Anästhesie 668
- Endokrinologie 553, 567, 569, 579, 580
- Urologie 767
Kalziumantagonist, Intoxikation 839
Kalziumantagonisten 30, 31, 37-41, 51, 333, 446
- Geriatrie 438, 439
Kalziumblocker 306
Kalziumfolinat
- Toxikologie 842
Kalziumglukonat
- Endokrinologie 553, 554, 580
- Nephrologie 533
- Toxikologie 839
Kalziumglukonat 10%
- Gastroenterologie 525
Kalziumkarbonat
- Endokrinologie 569, 579
Kalziummangel 148, 297
Kalziumoxalatsteine 766
Kalziumpräparate 297
Kalziumstoffwechselregulatoren 131
Kalziumsubstitution 297
Kammerflimmern
- bei Kindern 788

Kanamycin 386
- Ophthalmologie 734
Kanamycin-POS *(Kanamycin)* 386
Kantos *(Formoterol + Beclometason)* 79
Kanuma *(Sebelipase alfa)* 139
Kaposi-Sarkom 163, 164, 191
Karbunkel 702
Kardiogener Schock 456
Kardiostimulanzien 56
Kardioversion 456, 473, 475
- bei Kindern 788
Karditis 206, 646
Karies-Prophylaxe 148
Karison *(Clobetasol)* 370
Karminativa 100
Karvea *(Irbesartan)* 26
Karvezide *(Irbesartan + Hydrochlorothiazid)* 36
Karzinoid 109
Karzinoid-Syndrom bei GEP-NET 584
Karzinom
- bronchial 607
- Gallenblase 614
- Harnblase 605
- kolorektal 616
- Leber 620
- Magen 622
- Mamma 625
- Nieren 630
- Ösophagus 632
- ovarial 635
- Pankreas 634
- Prostata 635
- Schilddrüse 630
Kataplexie 309, 311
Katatonie 349
- perniziöse 689
Kationenaustauscher 111, 411
Kawasaki-Syndrom 275
KCl 99, 100
- Endokrinologie 552, 554, 555, 557, 563, 579
Keciflox *(Ciprofloxacin)* 233
Keimempfindlichkeit 214
Kengrexal *(Cangrelor)* 67
Kentera *(Oxybutynin)* 403

Kep–Kop

Kepinol *(Trimethoprim + Sulfamethoxazol)* 235
Keppra *(Levetiracetam)* 311
Keratitis 387–390, 395, 735
- bakterielle Ulzera 735
- Herpes zoster 736
- Keratomykose 735
Keratokonjunktivitis sicca 395, 733
Keratolytika 382
Keratomykose 735
Keratose 159
Keratose, aktinische 383, 385
Kerlone *(Betaxolol)* 27
Ketamin 19, 291
- Anästhesie 663
Ketamin Hameln *(Ketamin)* 291
Ketamin Inresa *(Ketamin)* 291
Ketamin Rotexmedica *(Ketamin)* 291
Ketamin-ratioph. *(Ketamin)* 19
Ketanest S *(Esketamin)* 18, 291
Ketek *(Telithromycin)* 230
Ketoazidose bei Kindern 784
Ketoconazol 139, 379
- Dermatologie 713, 718, 720
- Endokrinologie 575, 576
Ketoconazole HRA *(Ketoconazol)* 139
Ketof *(Ketotifen)* 87
Ketolide 229
Ketoprofen 197
Ketorolac 389
- Ophthalmologie 736
Ketotifen 87, 394
- Ophthalmologie 734
- Pädiatrie 808
Ketotifen Stada *(Ketotifen)* 87
Ketotifen Stulln *(Ketotifen)* 394
Ketovision *(Ketorolac)* 389
Ketozolin *(Ketoconazol)* 379
Kevatril *(Granisetron)* 169
Kevzara *(Sarilumab)* 15, 213
Keytruda *(Pembrolizumab)* 184
Kieferinfektionen 216, 231, 236
Kinderkardiologie 788
Kinderlax *(Macrogol)* 99
Kineret *(Anakinra)* 211

Kinetose 362
Kinzal mono *(Telmisartan)* 26
Kinzalkomb *(Telmisartan + Hydrochlorothiazid)* 37
Kiovig *(Immunglobuline)* 275
Kirim *(Bromocriptin)* 314, 428
Kisplix *(Lenvatinib)* 174
Kisqali *(Ribociclib)* 15, 175
Kivexa *(Abacavir + Lamivudin)* 251
Klacid *(Clarithromycin)* 229
Klasse- 51
Klasse-Ia-Antiarrhythmika 48
Klasse-Ib-Antiarrhythmika 49
Klasse-III-Antiarrhythmika 51
Klasse-IV-Antiarrhythmika 51
Klean Prep *(Macrogol + Na2SO4 + NaHCO3 + NaCl + KCl)* 100
Klebsiella 214
Klimakterium 416, 419
Klimonorm *(Estradiol + Levonorgestrel)* 418
Kliogest N *(Estradiol + Norethisteron)* 418
Klismacort *(Prednisolon)* 20, 208
Knocheninfektionen 218–222, 225, 231–233, 236, 238–240, 244
Knochenmarktransplantation 272, 275
Knochenmetastasen 132, 133
Knochenmorphogene Proteine 134
Knochentumore 133
Knochenverlust, Prophylaxe 133
Knollenblätterpilz, Intoxikation 830
Koffein-Intoxikation 840
Kogenate *(Faktor VIII)* 70
Kohle Hevert *(Kohle, medizinische)* 101, 435
Kohle Pulvis *(Kohle, medizinische)* 101, 435
Kohle, medizinische 435
Kohle-Compretten *(Kohle, medizinische)* 101
Kohlenhydratlösungen 300

Kokain-Intoxikation 840
Kolik 17, 201, 765
Kolitis, kollagene 104
Kolloidale Lösung 10%
- Dermatologie 724
Kolloidale Plasmaersatzlösung 740, 741
Kolonkarzinom 155, 159, 160, 165, 166, 182–184, 190, 192
Kolorektales Karzinom 616
Koloskopie 532
- Vorbereitung 100
Koma 101
- hyperosmolares 563
- hypoglykämisches 557
- hypophysäres 581
- Myxödem 581
Kombiglyze *(Saxagliptin + Metformin)* 116
Kompartimente 847
Kompensan *(Al-Na-Carbonatdihydroxid)* 95
Konakion *(Phytomenadion)* 149
Kongestion, nasale 400
Konjugierte Östrogene 414, 419
Konjunktiven, Hyperämie 394
Konjunktivitis 386–389, 394, 395, 733
- allergische 85, 388, 394, 734
- allergische, bei Kindern 808
- bakterielle 734
- virale 734
Kontaktekzem 712
Kontaktlinsen 395
Kontrazeption 422–426
- Depotpräparate 777
- Einphasenpräparate 776
- hormonelle 422, 776
- intrauterine 426, 777
- Postkoitalpille 777
- Zweiphasenpräparat 776
Kopf-Hals-Karzinom 154–156, 161, 162, 165, 182
Kopf-Hals-Tumore 615
Kopfschmerzen 672
- idiopathische bei Kindern 817
- vaskuläre 320
Koproporphyrie 138

Handelsnamen = fett   Wirkstoffe = *kursiv*

Koprostase 99
Koronare Herzerkrankung 27–31, 48, 67, 121, 122, 124, 449
- stabile 23
- Hypertonietherapie 459
Koronarintervention 62, 67
Koronarsyndrom, akutes 17, 19, 22, 47, 59, 61, 62, 67, 68
Körperoberflächenberechnung 854
Kortikoide 104, 206
- Auge 388, 389
- HNO 399
Kortikoid-ratioph. *(Triamcinolonacetonid)* 369
Kovaltry *(Faktor VIII)* 70
Krampfanfall 17, 20, 305, 307, 359, 360
Krätze 716
Kräutermischungen 845
Kreatininclearance 850
Kreon *(Pankreatin)* 102
Kreon f. Kinder *(Pankreatin)* 102
Kristalloide Lsg.
- Pneumologie 498, 508
Krupp 208, 752
Kryptokokkenmeningitis 264, 266
Kupfer-Intoxikation 436, 841
Kurzdarmsyndrom 109
Kuvan *(Sapropterin)* 139
Kybernin Hs *(Antithrombin III)* 70
Kyntheum *(Brodalumab)* 15, 373
Kyprolis *(Carfilzomib)* 192
Kytril *(Granisetron)* 106

L

Lachscalcitonin
- Endokrinologie 579
Lac-Ophtalsystem *(Filmbildner)* 395
Lacosamid 304
Lacrimal *(Hypromellose)* 395
Lacrisic *(Filmbildner)* 395
Lactuflor *(Lactulose)* 99

Lactulose 99
- Gastroenterologie 530
- Pädiatrie 796
Lactulose-ratioph. *(Lactulose)* 99
Lafamme *(Estradiol + Dienogest)* 417
Laktation 429
Laktationsstörung 427
Lambert-Eaton-Myasthenisches-Syndrom 136
Lamblia intestinalis 649
Lambliasis 236
Lamictal *(Lamotrigin)* 305, 345
Lamisil *(Terbinafin)* 267, 380
Lamiva *(Ethinylestradiol + Drospirenon)* 423
Lamivudin 251, 252, 253, 262
- Gastroenterologie 527
Lamivudin HEXAL *(Lamivudin)* 252
Lamivudin Teva *(Lamivudin)* 252
Lamivudin/Zidovudin HEXAL *(Lamivudin + Zidovudin)* 253
Lamizido *(Lamivudin + Zidovudin)* 253
Lamotrigin 305, 345
- Geriatrie 438
- Neurologie 670–672, 680
- Pädiatrie 814, 815
- Psychiatrie 693
Lamotrigin Acis *(Lamotrigin)* 305
Lamotrigin HEXAL *(Lamotrigin)* 305
Lamotrigin-neuraxpharm *(Lamotrigin)* 345
Lamotrigin-ratioph. *(Lamotrigin)* 305, 345
Lamuna *(Ethinylestradiol + Desogestrel)* 423
Landiolol 14, 28
Lanicor *(Digoxin)* 18, 53
Lanitop *(Metildigoxin)* 53
Lanreotid 109
- Endokrinologie 582–584
- Onkologie 621
Lansoprazol 93
- Gastroenterologie 517, 519

Lansoprazol AL *(Lansoprazol)* 93
Lansoprazol HEXAL *(Lansoprazol)* 93
Lansoprazol-ratioph. *(Lansoprazol)* 93
Lantarel *(Methotrexat)* 205, 374
Lanthancarbonat 111
- Endokrinologie 569
Lantus *(Insulin glargin)* 118, 119
Lapatinib 174
- Onkologie 628
Larbex *(Budesonid)* 78
L-Arginin-Hydrochlorid 21% *(Argininhydrochlorid)* 302
Lariam *(Mefloquin)* 270
Laronidase 138
Lartruvo *(Olaratumab)* 184
Larylin Hustenstiller *(Dropropizin)* 84
Laryngitis 751
Laryngomedin N *(Hexamidin)* 401
Laryngotracheitis 76
- stenosierende, bei Kindern 804
Lasix *(Furosemid)* 18, 42
Lastet *(Etoposid)* 162
Latan-Ophtal *(Latanoprost)* 392
Latanoprost 392
- Ophthalmologie 743, 744
Latanoprost HEXAL *(Latanoprost)* 392
Latanoprost HEXAL comp. *(Latanoprost + Timolol)* 392
Latanotim Vision *(Latanoprost + Timolol)* 392
Laticort *(Hydrocortisonbutyrat)* 369
Läuse 381
Laviola *(Ethinylestradiol + Dienogest)* 423
Laxans-ratioph. *(Bisacodyl)* 99
Laxantien 98
Laxoberal *(Natriumpicosulfat)* 99
Laxofalk *(Macrogol)* 99

LCE 1A-Pharma (*L-Dopa + Carbidopa + Entacapon*) 313
LDL-Cholesterin-Senkung 563
L-Dopa 313
– Neurologie 682, 684
Lebensrettende Basismaßnahmen bei Kindern 779
Leberabszess 531
Leberegel 268
Leberinsuffizienz 300
Lebertherapeutika 101
Lebertransplantation 273
Leberzellkarzinom 165, 176, 620
Leberzirrhose 529
Lederlind (*Nystatin*) 380
Ledipasvir
– Gastroenterologie 527
Ledipasvir (LDV) 257, 259
Lefax (*Simeticon*) 100
Leflunomid 205
– Pneumologie 516
– Rheumatologie 638, 641
Leflunomid HEXAL (*Leflunomid*) 205
Leflunomid medac (*Leflunomid*) 205
Leflunomid Stada (*Leflunomid*) 205
Leflunomid Winthrop (*Leflunomid*) 205
Leganto (*Rotigotin*) 315
Legionella 214
Legionellenpneumonie 506
Leios (*Ethinylestradiol + Levonorgestrel*) 423
Leishmaniasis 193, 243
Leitungsanästhesie 295
Lemocin (*Cetrimonium + Lidocain + Tyrothricin*) 402
Lemtrada (*Alemtuzumab*) 331
Lenalidomid 193
– Hämatologie 592, 601–603
Lendenwirbelfusion 134
Lendorm (*Brotizolam*) 358
Lendormin (*Brotizolam*) 358
Lennox-Gastaut-Syndrom 311
Lenograstim
– Hämatologie 589, 592, 596

Lenograstim (*G-CSF*) 150
Lenoxin (*Digoxin*) 53
Lenvatinib 174
– Onkologie 631
Lenvima (*Lenvatinib*) 174
Lenzetto (*Estradiol*) 414
Leona HEXAL (*Ethinylestradiol + Levonorgestrel*) 423
Leponex (*Clozapin*) 354
Lepra 247
Leptilan (*Valproinsäure*) 308
Lercanidipin 31, 41
– Kardiologie 446, 459
Lercanidipin Heumann (*Lercanidipin*) 31
Lercanidipin Stada (*Lercanidipin*) 31
Lercaprel (*Lercanidipin + Enalapril*) 41
Lesch-Nyhan-Syndrom 130
Letermovir 16, 249
Letrobloc (*Letrozol*) 420
LetroHEXAL (*Letrozol*) 420
Letrozol 420
– Onkologie 625
Letrozol Winthrop (*Letrozol*) 420
Leukämie
– akute 152, 156–165, 173, 174, 182, 183, 191, 192, 598
– chronisch myelomonozytäre 159
– chronische 152–154, 157, 161, 165, 173, 174, 184, 185, 192, 193, 195, 213
– chronische eosinophile 174
– chronisch-myeloische 591
– Haarzell 157
– Promyelozyten 195
Leukase N (*Framycetin*) 377
Leukeran (*Chlorambucil*) 153
Leukotrienrezeptorantagonisten 81
Leukovorin (*Folinsäure*) 192
Leuprone HEXAL (*Leuprorelin*) 410
Leuprorelin 410, 421
– Gynäkologie 771
– Onkologie 625, 635

Leustatin (*Cladribin*) 157
Levact (*Bendamustin*) 152
Levemir (*Insulin detemir*) 119
Levetiracetam 311
– Geriatrie 438
– Neurologie 670–673, 681
– Pädiatrie 785
Levetiracetam UCB (*Levetiracetam*) 311
Levetiracetam Winthrop (*Levetiracetam*) 311
Levetiracetam
– Pädiatrie 813–816
Levey-Formel 848
Levitis (*Levofloxacin*) 233
Levitra (*Vardenafil*) 407
Levium (*Levomepromazin*) 347
Levobunolol 390
– Ophthalmologie 743, 744
Levocabastin 394, 398
– HNO 747
– Ophthalmologie 734
– Pädiatrie 808
Levocetirizin 86
– Dermatologie 713–715, 724, 725
Levocetirizin HEXAL (*Levocetirizin*) 86
Levocetirizin Stada (*Levocetirizin*) 86
Levodopa 312
Levodopa comp. (*L-Dopa + Benserazid*) 313
Levodopa-ratioph. comp. (*L-Dopa + Carbidopa*) 313
Levofloxacin 214, 233, 387
– Gynäkologie 773
– HNO 753–756
– Ophthalmologie 735
– Pneumologie 495, 496, 499–502, 506, 513, 515
– Urologie 759–762, 764
Levofloxacin Actavis (*Levofloxacin*) 233
Levofloxacin HEXAL (*Levofloxacin*) 233
Levofloxacin Kabi (*Levofloxacin*) 233
Levoflox-CT (*Levofloxacin*) 233

Handelsnamen = **fett**   Wirkstoffe = *kursiv*

Lev–Lok

Levomepromazin 347
- Anästhesie 665
- Geriatrie 439
- Neurologie 676
- Psychiatrie 688, 694

Levomepromazin-neuraxpharm *(Levomepromazin)* 347

Levomethadon 281, 284

Levonoraristo *(Levonorgestrel)* 425

Levonorgestrel 418, 423–425
- Gynäkologie 776–778

Levopar *(L-Dopa + Benserazid)* 313

Levosimendan 57

Levothyroxin 127
- Pädiatrie 798

Levothyroxin (T4) 126
- Endokrinologie 571, 574, 580, 581
- Pädiatrie 798

Lexostad *(Bromazepam)* 358

LHRH 142
- Pädiatrie 826

LhRh Ferring *(Gonadorelin)* 142

LH-RH-Agonisten 421

Librium *(Chlordiazepoxid)* 358

Licain *(Lidocain)* 295

Lichen ruber 369, 370, 373, 717

Lichen sclerosus 369, 370, 772

Lichtdermatose 149
- polymorphe 715

Lidabszess 731

Lidfurunkel 731

Lidinfektion
- Herpes simplex 732
- Herpes zoster 732

Lidocain 49, 110, 147, 295, 401, 402
- Dermatologie 717, 726
- Kardiologie 475
- Toxikologie 829, 831, 840, 842

Lidocain 4%
- Neurologie 674

Lidphlegmone 731

Lidretraktion 745

Lifestyle-Arzneimittel 850

Limptar N *(Chininsulfat)* 323

Linaclotid 97

Lincosamide 230

Linezolid 214, 241
- Dermatologie 700
- Pneumologie 503, 505
- Urologie 762

Linezolid 1A *(Linezolid)* 241

Linezolid HEXAL *(Linezolid)* 241

Linksherzinsuffizienz 47

Linksventrikuläre Hypertrophie 445

Linola Urea *(Harnstoff)* 382

Linolacort Hydro *(Hydrocortison)* 368

Linola-H N *(Prednisolon)* 368

Linola-H-Fett N *(Prednisolon)* 368

Lioresal *(Baclofen)* 305

Liothyronin 126, 127

Lipasehemmer 134

Lipegfilgrastim (G-CSF) 150

Lipidil *(Fenofibrat)* 121

Lipidil 145 ONE *(Fenofibrat)* 121

Lipidil Ter *(Fenofibrat)* 121

Lipidsenker 120

Lipidstoffwechsel 125

Lipitor *(Atorvastatin)* 121

Lipocol *(Colestyramin)* 124

Lipofundin 20%
- Anästhesie 662

Lipofundin 20% *(Fettlösung)* 301

Lipopeptide 240

Liposomales Amphotericin B
- Infektiologie 647, 648

Lipotalon *(Dexamethason)* 207

Lipovenös MCT 20 *(Fettlösung)* 301

Liprolog *(Insulin lispro)* 118

Liprolog Mix *(Insulin lispro + Verzögerungsinsulin)* 119

Liquifilm *(Filmbildner)* 395

Liquor carbonis detergens
- Dermatologie 714, 721

Liraglutid 115
- Endokrinologie 559

Lisdexamfetamin 364
- Pädiatrie 818
- Psychiatrie 698

Lisi Lich *(Lisinopril)* 23

Lisibeta comp. *(Lisinopril + Hydrochlorothiazid)* 35

Lisigamma HCT *(Lisinopril + Hydrochlorothiazid)* 35

LisiHEXAL *(Lisinopril)* 23

Lisinopril 23, 35
- Kardiologie 446, 469
- Pädiatrie 789

Lisinopril 1A *(Lisinopril)* 23

Lisinopril 1A plus *(Lisinopril + Hydrochlorothiazid)* 35

Lisinopril AL *(Lisinopril)* 23

Liskantin *(Primidon)* 311

Listeriose 217

Lisurid
- Endokrinologie 582
- Neurologie 683

Lisvy *(Ethinylestradiol + Gestoden)* 423

LITAK *(Cladribin)* 157

Litalir *(Hydroxycarbamid)* 192

Lithiofor *(Lithiumsulfat)* 345

Lithium
- Psychiatrie 688, 692–694

Lithium Apogepha *(Lithiumcarbonat)* 345

Lithiumcarbonat 345

Lithium-Intoxikation 841

Lithiumsulfat 345

Litholyse 531

Livial *(Tibolon)* 419

Liviella *(Tibolon)* 419

Livocab *(Levocabastin)* 394, 398

Lixiana *(Edoxaban)* 61

Locacorten *(Flumetason)* 369

Loceryl *(Amorolfin)* 378

Locol *(Fluvastatin)* 122

Lodotra *(Prednison)* 208

Lodoxamid 394
- Ophthalmologie 734

Logimat *(Felodipin + Metoprololsuccinat)* 40

Logimax *(Felodipin + Metoprololsuccinat)* 40

Lokalanästhesie 19, 295, 386

Lokalanästhetika 294
Lomir Sro *(Isradipin)* 31
Lomustin 154
Long acting beta-agonist (LABA) 74
Loniten (Minoxidil) 34
Lonoctocog alfa (Faktor VIII) 14
Lonolox (Minoxidil) 34
Lonoten (Minoxidil) 34
Lonsurf *(Trifluridin + Tipiracil)* 160
Lopedium *(Loperamid)* 101
Loperamid 101
- Endokrinologie 584
- Gastroenterologie 524
Loperamid-ratioph. *(Loperamid)* 101
Loperhoe *(Loperamid)* 101
Lophakomp B12 *(Cyanocobalamin)* 147
Lopinavir 256
Lopresor *(Metoprololtartrat)* 19
Loraderm *(Loratadin)* 86
Lorano *(Loratadin)* 86
Loratadin 86
- Dermatologie 713–715, 724, 725
- Gastroenterologie 526
- Geriatrie 438
- HNO 748
- Pädiatrie 808
Loratadin Stada *(Loratadin)* 86
Lorazepam 307, 359
- Anästhesie 662
- Endokrinologie 555
- Geriatrie 440
- Onkologie 604
- Pädiatrie 785
- Psychiatrie 688, 689, 695, 696
- Toxikologie 830–833, 836, 838, 840
Lorazepam-neuraxpharm *(Lorazepam)* 359
Loretam *(Lormetazepam)* 360
Lorinden Teersalbe *(Steinkohleteer)* 372
Lormetazepam 360
- Geriatrie 440

Lormetazepam-ratioph. *(Lormetazepam)* 360
Lorzaar *(Losartan)* 26
Lorzaar plus *(Losartan + Hydrochlorothiazid)* 37
Losamlo *(Losartan + Amlodipin)* 38
Losar Teva *(Losartan)* 26
Losar-Q *(Losartan)* 26
Losar-Q comp. *(Losartan + Hydrochlorothiazid)* 37
Losartan 26, 37, 38
- Kardiologie 447, 459, 470
- Nephrologie 537
- Pädiatrie 790
Losartan HEXAL *(Losartan)* 26
Losartan HEXAL comp. *(Losartan + Hydrochlorothiazid)* 37
Lösferron *(Eisen-II-Ion)* 143
Lotemax *(Loteprednol)* 388
Loteprednol 388
Lotio alba
- Dermatologie 724, 726
Lotricomb *(Clotrimazol + Betamethason)* 380
Lotriderm *(Clotrimazol + Betamethason)* 380
Lovabeta *(Lovastatin)* 122
LovaHEXAL *(Lovastatin)* 122
Lovastatin 122
- Endokrinologie 563
- Kardiologie 458
Lovastatin-ratioph. *(Lovastatin)* 122
Lovelle *(Ethinylestradiol + Desogestrel)* 423
Lovenox *(Enoxaparin)* 59
Loxapin 354
- Psychiatrie 688
L-Poladdict *(Levomethadon)* 284
L-Polaflux *(Levomethadon)* 284
L-Polamidon *(Levomethadon)* 284
L-Polamidon Lsg. *(Levomethadon)* 284
L-Thyrox Jod HEXAL *(Levothyroxin + Kaliumiodid)* 127

L-Thyroxin HEXAL *(Levothyroxin)* 126
L-Thyroxin inject Henning *(Levothyroxin)* 126
L-Thyroxin-ratioph. *(Levothyroxin)* 126
L-Tryptophan-ratioph. *(Tryptophan)* 362
Lucentis *(Ranibizumab)* 397
Ludiomil *(Maprotilin)* 338
Lues 215, 227, 230, 656
Luisa HEXAL *(Ethinylestradiol + Levonorgestrel)* 423
Lumacaftor 138
- Pneumologie 514
Lumbago 325, 676
Lumefantrin 269
- Pädiatrie 802
Lumigan *(Bimatoprost)* 391
Luminal *(Phenobarbital)* 306
Luminaletten *(Phenobarbital)* 306
Lungenabszess 504
Lungenegel 268
Lungenembolie 19, 60–65, 507
Lungenemphysem 490
Lungenentzündung 498
Lungenfibrose, idiopathische 88
Lungenmilzbrand 203
Lungenödem 18, 19, 448
- akutes 668
- toxisches 20, 208
Lungenreife, Induktion 206
Lupus erythematodes 204, 206, 212, 272, 369, 642
Lupus vulgaris 707
Lupus-Nephritis 204
Luxerm *(Methyl-5-amino-4-oxopentanoat)* 383
Lymphadenitis 216
Lymphogranuloma venereum 652
Lymphom 150, 152, 156, 161
- anaplastisches 182
- B-Zell 185
- follikuläres 185, 193
- kutanes T-Zell 191
Lynparza *(Olaparib)* 194
Lyogen *(Fluphenazin)* 351
Lyrica *(Pregabalin)* 309

Handelsnamen = fett   Wirkstoffe = kursiv

Lysandra *(Ethinylestradiol + Norgestimat)* 424
Lysetherapie 741
Lysin-Acetylsalicylsäure
- Neurologie 675
Lysodren *(Mitotan)* 193
Lysosomale saure Lipase
- Mangel 139
Lysthenon *(Suxamethonium)* 294

M

M PredniHEXAL *(Methylprednisolon)* 208
Maalox *(Mg-hydroxid + Al-oxid)* 95
Maaloxan *(Mg-hydroxid + Al-oxid)* 95
MabThera *(Rituximab)* 185, 213
MabThera SC *(Rituximab)* 185
Macitentan 90
- Pneumologie 512
- Rheumatologie 643
Macrogol 99, 100
- Gastroenterologie 532
- Pädiatrie 796
Macrogol Stada *(Macrogol + NaCl + NaHCO3 + KCl)* 99
Macugen *(Pegaptanib)* 397
Madenwürmer, bei Kindern 797
Madopar *(L-Dopa + Benserazid)* 313
Magaldrat 95
Magaldrat-ratioph. *(Magaldrat)* 95
Magenbeschwerden, säurebedingte 95
Magen-Darm-Infektionen 217, 228
Magen-Darm-Relaxation 119
Magen-Darm-Schmerzen, krampfartige 203
Magen-Darm-Spasmen 98
Magen-Darm-Störungen, funktionelle 101
Magen-Darm-Tumoren 174, 176
Magenkarzinom 159–165, 185, 622
- Adenokarzinom 185
Magenschutz 549
Magenspülung 431
Maggisuppe
- Endokrinologie 550
Magium *(Magnesium)* 297
Magnesiocard *(Magnesium)* 297
Magnesium 297
- Gynäkologie 774
- Pädiatrie 817
- Toxikologie 835
- Urologie 827
Magnesium Diasporal *(Magnesium)* 297
Magnesium Verla *(Magnesium)* 297
Magnesiumhydrogencitrat
- Endokrinologie 554
Magnesiumhydrogenphosphat
- Endokrinologie 554
Magnesiumhydroxid
- Gastroenterologie 518
Magnesiummangel 297
Magnesiumoxid 100
Magnesiumpräparate 297
Magnesium-ratioph. *(Magnesium)* 297
Magnesiumsubstitution 297
Magnesiumsulfat
- Gynäkologie 775
- Pädiatrie 813
- Pneumologie 489
Magnetrans *(Magnesium)* 297
Makrolide 229, 504
Makuladegeneration 397
Makulaödem 388, 397
- diabetisches 388, 397
Malabsorption 148
Malarex *(Proguanil + Atovaquon)* 270
Malaria 269, 270
- Prophylaxe bei Kindern 802
- Therapie bei Kindern 802
Malarone *(Proguanil + Atovaquon)* 270
Malarone junior *(Proguanil + Atovaquon)* 270
Maligne Hyperthermie 324
Malignes Glaukom 744

Malignes Melanom 154, 155, 161, 172, 173, 176, 184, 194, 729
Malignome
- ZNS 636
Malignome, hämatologische 130
Mammakarzinom 152, 153, 156, 159–165, 174–177, 182, 185, 186, 192, 193, 416, 420, 421, 625
Manidipin 31
Manie 304, 308, 345, 351, 354, 355, 694
Maninil *(Glibenclamid)* 112
Mannit *(Mannitol)* 45
Mannitol 45, 83, 393
- Ophthalmologie 744, 745
- Pneumologie 514
Mannitol *(Mannitol)* 45, 393
Mannose
- Urologie 761
Mantelzell-Lymphom 173
Manyper *(Manidipin)* 31
MAO-A-Hemmer 339
MAO-B-Hemmer 316, 339, 682
MAO-Hemmer, Intoxikation 841
Maprotilin 338
Maprotilin-CT *(Maprotilin)* 338
Maprotilin-neuraxpharm *(Maprotilin)* 338
Maprotilin-ratioph. *(Maprotilin)* 338
Maraviroc 262
Marax *(Magaldrat)* 95
Marcumar *(Phenprocoumon)* 63
Mareen *(Doxepin)* 337
Marvelon *(Ethinylestradiol + Desogestrel)* 423
Masern-Immunisierung 278, 279
Masern-Mumps-Röteln-Impfstoff 278
Masern-Mumps-Röteln-Varizellen-Impfstoff 279
Masern-Prophylaxe 275
Mastitis 428, 776
Mastitisprophylaxe 427
Mastodynie 771
Mastodynon
- Gynäkologie 771
Mastoiditis 756

Mastopathie 771
Mastozytose 174
Mastzell-Leukämie 174
Mastzellstabilisatoren 87
Matrifen *(Fentanyl transdermal)* 283
Mavenclad *(Cladribin)* 15, 157
Maviret *(Glecaprevir+ Pibrentasvir)* 15, 259
Maxalt *(Rizatriptan)* 322
Maxim *(Ethinylestradiol + Dienogest)* 423
Maxipime *(Cefepim)* 223
Maxitrol *(Neomycin + Polymyxin B + Dexamethason)* 389
Mayra *(Ethinylestradiol + Dienogest)* 423
MCP HEXAL *(Metoclopramid)* 97
MCP Stada *(Metoclopramid)* 97
MCP-ratioph. *(Metoclopramid)* 97
MDRD-Formel 850
Meaverin *(Mepivacain)* 295
Mebendazol 268
- Infektiologie 650, 657
- Pädiatrie 795, 797
Mebeverin 98
Mebeverin Puren *(Mebeverin)* 98
Medazepam 360
- Geriatrie 439
Medikinet *(Methylphenidat)* 365
Medivitan IM mit Lidocain *(Pyridoxin + Cyanocobalamin + Folsäure + Lidocain)* 147
Medivitan N Neuro *(Thiamin + Pyridoxin)* 147
Medoxa *(Oxaliplatin)* 155
Medrogeston 419
- Gynäkologie 771, 778
Medroxyprogesteron 418
- Gynäkologie 778
Medroxyprogesteronacetat 416, 422
- Endokrinologie 568
- Gynäkologie 777
- Onkologie 625

Medulläres Schilddrüsenkarzinom 630
Mefloquin 270
- Pädiatrie 802
Mefrusid 44
Megalac Almasilat *(Almasilat)* 95
Megaloblastäre Anämie 587
Megestat *(Megestrolacetat)* 416
Megestrolacetat 416
- Onkologie 625
Mehrkanalblocker 51
Mekinist *(Trametinib)* 176
Meladinine *(Methoxsalen)* 374
Melanom, malignes 154, 155, 161, 172, 173, 176, 183, 184, 194, 729
Melatonin 344
- Dermatologie 710, 711
Melatonin-Rezeptoragonisten 343
Melleril *(Thioridazin)* 348
Melneurin *(Melperon)* 348
Meloxicam 200
Meloxicam AL *(Meloxicam)* 200
Meloxicam-ratioph. *(Meloxicam)* 200
Melperon 348
- Geriatrie 439, 440
- Psychiatrie 690
Melperon-ratioph. *(Melperon)* 348
Melphalan 153
- Hämatologie 597, 600, 601
Memando *(Memantin)* 328
Memantin 328
- Geriatrie 437
- Psychiatrie 690
Memantin Hennig *(Memantin)* 328
Memantin-neuraxpharm *(Memantin)* 328
Mencord plus *(Olmesartan + Hydrochlorothiazid)* 37
Menière, Morbus 756
Meningeosis
- carcinomatosa 156
- leucaemica 156
- lymphomatosa 159

Meningitec *(Meningokokken-C-Oligosaccharid)* 276
Meningitis 207, 215, 217, 218, 222, 231, 232, 238, 244, 264, 266, 677
- bakterielle, bei Kindern 803
Meningitis tuberculosa 659
Meningoenzephalitis bei Kindern 812
Meningokokken
- Prophylaxe 246
Meningokokken-A-,-C-,-W135-, -Y-Oligosaccharid 276
Meningokokken-B-Adsorbat 16, 276
Meningokokken-B-Immunisierung 276
Meningokokken-C-Oligosaccharid 276
Meningokokken-Immunisierung 276
Menjugate *(Meningokokken-C-Oligosaccharid)* 276
Menstruationsbeschwerden 416
Menstruationsstörungen 416, 428
Menveo *(Meningokokken-A-,-C-, -W135, -Y-Oligosaccharid)* 276
Mepact *(Mifamurtid)* 193
MepiHEXAL *(Mepivacain)* 295
Mepivacain 19, 295
Mepolizumab 88
- Pneumologie 487
Meptazinol 281, 286
Meptid *(Meptazinol)* 286
Mercaptopurin 157
Mercaptopurin Medice *(Mercaptopurin)* 157
Mercilon *(Ethinylestradiol + Desogestrel)* 423
Meresa *(Sulpirid)* 348
Merimono *(Estradiol)* 413
Merkelzellkarzinom 182
Meronem *(Meropenem)* 238
Meropenem 238
- Neurologie 677
- Pneumologie 496, 502, 505, 506, 513, 515
- Urologie 762

Handelsnamen = fett   Wirkstoffe = kursiv

Meropenem HEXAL *(Meropenem)* 238
Meropenem Kabi *(Meropenem)* 238
Mesalazin 103
 - Gastroenterologie 522, 523
Mesalazin Kohlpharma *(Mesalazin)* 103
Mesavancol *(Mesalazin)* 103
Mesna 195
 - Nephrologie 548
 - Rheumatologie 643–645
Mesna Cell *(Mesna)* 195
Mestinon *(Pyridostigmin)* 327
Mesuximid 311
Metabolische
 - Alkalose 555
 - Azidose 555
Metabolisches Syndrom 445
Metalcaptase
 - Toxikologie 841
Metalcaptase *(Penicillamin)* 205
Metalyse *(Tenecteplase)* 65
Metamizol 19, 201
 - AnästhesieMetamizol 665
 - Dermatologie 727
 - Geriatrie 437
 - Neurologie 674, 676
 - Pädiatrie 810
Metamizol HEXAL *(Metamizol)* 201
Metamucil *(Flohsamen)* 99
Meteorismus 100, 103
Meteozym *(Pankreatin + Simeticon)* 103
Metex *(Methotrexat)* 205, 374
Metfliquid Geriasan *(Metformin)* 113
Metformin 113, 116, 117
 - Endokrinologie 558, 560
Metformin Dura *(Metformin)* 113
Metformin-ratioph. *(Metformin)* 113
Methadon 281, 284
Methämoglobinämie 147
Methämoglobinbildner-intoxikation 436

Methanol-Intoxikation 433, 841
Met-Hb-Bildner, Intoxikation 841
Methicillin 216
Methicillinresistenter Staph. aureus 214, 216, 221, 228, 238, 400
Methicillinsensitiver Staph. aureus 214, 216
Methionin 411
 - Urologie 766, 767
Methionin HEXAL *(Methionin)* 411
Methizol *(Thiamazol)* 128
Methocarbamol 325
Methocarbamol Neuraxph. *(Methocarbamol)* 325
Methohexital 290
Methotrexat 156, 205, 374
 - Dermatologie 722, 723
 - Hämatologie 596
 - Nephrologie 545, 547, 548
 - Onkologie 605, 626
 - Ophthalmologie 516
 - Pneumologie 516
 - Rheumatologie 638–645
Methotrexat medac *(Methotrexat)* 156
Methotrexat-GRY *(Methotrexat)* 156
Methotrexat-Intoxikation 192, 842
Methoxsalen 374
Methyl-5-amino-4-oxopentanoat 383, 728
Methyldopa Stada *(Alpha-Methyldopa)* 32
Methylenblau
 - Toxikologie 841
Methylnaltrexon 97
Methylphenidat 365
 - Pädiatrie 818
 - Psychiatrie 698
Methylphenidat HEXAL *(Methylphenidat)* 365
Methylprednisolon 208, 370
 - Dermatologie 711–715, 724
 - HNO 748
 - Nephrologie 540, 543–548

 - Neurologie 673, 674, 681
 - Ophthalmologie 738, 740, 741, 745, 746
 - Pädiatrie 800
 - Pneumologie 487, 494, 495, 497, 516
Methylprednisolon Acis *(Methylprednisolon)* 208
Methylprednisolonpuls
 - Stufenschema 679
Methylxanthine 80
Methysergid
 - Endokrinologie 584
 - Neurologie 674
Metildigoxin 53
Metipranolol 390, 392
 - Ophthalmologie 743, 744
Metoclopramid 19, 97, 105, 203
 - Geriatrie 438
 - Gynäkologie 775
 - Neurologie 674, 685
 - Onkologie 604
MetoHEXAL *(Metoprololtartrat)* 28
MetoHEXAL comp. *(Metoprololtartrat + Hydrochlorothiazid)* 39
MetoHEXAL Succ comp. *(Metoprololsuccinat + Hydrochlorothiazid)* 39
MetoHEXAL-Succ *(Metoprololsuccinat)* 28
Metopiron *(Metyrapon)* 142
Metoprolol
 - Kardiologie 446, 448, 449, 451, 452, 456–459, 469, 471–476
 - Neurologie 675
 - Pädiatrie 789
 - Toxikologie 836, 838, 840
Metoprolol AWD *(Metoprololtartrat)* 28
Metoprolol-ratioph. *(Metoprololtartrat)* 28
Metoprolol-ratioph. comp. *(Metoprololtartrat + Hydrochlorothiazid)* 39
Metoprololsuccinat 28, 39, 40
 - Kardiologie 451, 452
 - Pädiatrie 790

916 Met–Mir

Metoprololsuccinat plus 1A *(Metoprololsuccinat + Hydrochlorothiazid)* 39
Metoprololtartrat 19, 28, 39, 40
- Gynäkologie 774
- Toxikologie 831
Metoprololtratrat 48
Meto-Succinat Sandoz *(Metoprololsuccinat)* 28
Metrelef *(Buserelin)* 421
Metronidazol 95, 214, 236
- Dermatologie 706, 709
- Gastroenterologie 520, 521, 531
- Gynäkologie 773, 775
- HNO 750
- Infektiologie 646, 649, 650, 657
- Pädiatrie 796–798
Metronidazol Fresenius *(Metronidazol)* 236
Metronidazol Serag *(Metronidazol)* 236
Metronidazol-ratioph. *(Metronidazol)* 236
Metsop *(Metformin)* 113
Metvix *(Methyl-5-amino-4-oxopentanoat)* 383
Metypred *(Methylprednisolon)* 208
Metyrapon 142
- Endokrinologie 575, 576
Mezavant *(Mesalazin)* 103
Mezlocillin
- Gastroenterologie 531
Mg 5 Sulfat *(Magnesium)* 297
Mg 5-Longoral *(Magnesium)* 297
Mg-hydroxid 95
Mg-K-Präparat
- Kardiologie 476
Mg-Sulfat
- Toxikologie 830
Mg-sulfat
- Endokrinologie 553, 554
Mg-sulfat 10%
- Kardiologie 456, 475
Mianserin 338
- Psychiatrie 692

Mianserin Holsten *(Mianserin)* 338
Mianserin-neuraxpharm *(Mianserin)* 338
Micafungin 266
- Infektiologie 647
Micanol *(Dithranol)* 372
Micardis *(Telmisartan)* 26
Micardis plus *(Telmisartan + Hydrochlorothiazid)* 37
Miconazol 379, 381
- Dermatologie 718
- HNO 754
- Pädiatrie 821
Miconazol-Zinkoxid-Paste
- Pädiatrie 821
Micotar *(Miconazol)* 379
Microgynon 21 *(Ethinylestradiol + Levonorgestrel)* 423
Microlut *(Levonorgestrel)* 425
Mictonetten *(Propiverin)* 404
Mictonorm *(Propiverin)* 404
Midazolam 360
- Anästhesie 661, 662
- Endokrinologie 555
- Gastroenterologie 532
- Pädiatrie 785, 812
Midazolam HEXAL *(Midazolam)* 360
Midazolam-ratioph. *(Midazolam)* 360
Midodrin 55
- Kardiologie 449
Midostaurin 14, 174
Mifamurtid 193
Miflonide *(Budesonid)* 78
Migalastat 138
Miglitol 114
- Endokrinologie 558
Miglustat 138
Migraeflux Mcp *(Paracetamol + Metoclopramid)* 203
Migräne 17, 202, 203, 308, 320–322, 333, 674
- bei Kindern 817
- chronische 324
Migräne-Kranit *(Phenazon)* 202

Migränemittel 320
Migräneprophylaxe 28, 29, 323
Migränerton *(Paracetamol + Metoclopramid)* 203
Mikroalbuminurie 445
Mikrofilarämie 268
Milchsäure 382
Milchstau 428
Milnacipran 342
- Psychiatrie 692
Milnaneurax *(Milnacipran)* 342
Milrinon 57
Milrinon Carino *(Milrinon)* 57
Milrinon Hikma *(Milrinon)* 57
Milrinon Stragen *(Milrinon)* 57
Miltefosin 193
Milzbrand 233
Mimpara *(Cinacalcet)* 129
Mineralokortikoide Potenz 206
Mineralstoffe 296
Minipille 425
Minirin *(Desmopressin)* 141
Minisiston *(Ethinylestradiol + Levonorgestrel)* 423
Minitrans *(Glyceroltrinitrat)* 47
Minocyclin 228, 377
- Dermatologie 708, 710
- Ophthalmologie 731, 734
Minocyclin-ratioph. *(Minocyclin)* 228, 377
Minoxicutan Frauen *(Minoxidil)* 382
Minoxicutan Männer *(Minoxidil)* 382
Minoxidil 34, 382
- Dermatologie 710, 711
Minozyklin
- Dermatologie 709
Minprostin E2 *(Dinoproston)* 427
Minulet *(Ethinylestradiol + Gestoden)* 423
Miosis 391
Miranova *(Ethinylestradiol + Levonorgestrel)* 423
Mirapexin *(Pramipexol)* 315
Mircera *(PEG-Epoetin beta)* 145
Mirena *(Intrauterinpessar mit Levonorgestrel)* 426

Handelsnamen = fett   Wirkstoffe = kursiv

Mirtazapin 338
- Geriatrie 437–440
- Psychiatrie 692
Mirtazapin Stada *(Mirtazapin)* 338
Mirtazelon *(Mirtazapin)* 338
Mirvaso *(Brimonidin)* 385
Mischinsulin
- Endokrinologie 561
Misoprostol 96, 203
Mitem *(Mitomycin)* 165
Mito-extra *(Mitomycin)* 165
Mito-medac *(Mitomycin)* 165
Mitomycin 165
- Onkologie 604
Mitomycin HEXAL *(Mitomycin)* 165
Mitomycin medac *(Mitomycin)* 165
Mitotan 193
Mitotane o-p-DDD
- Endokrinologie 576
Mitoxantron 165
- Hämatologie 593, 598
- Onkologie 635
Mitoxantron HEXAL *(Mitoxantron)* 165
Mivacron *(Mivacurium)* 293
Mivacurium 293
Mixtard 30 *(Normalinsulin + Verzögerungsinsulin)* 119
Mizolastin 86
- Dermatologie 725
- HNO 747
Mizollen *(Mizolastin)* 86
M-long *(Morphin)* 284
MMR Triplovax *(Masern-Mumps-Röteln-Impfstoff)* 278
MMR Vaxpro *(Masern-Mumps-Röteln-Impfstoff)* 278
Mobec *(Meloxicam)* 200
Mobloc *(Felodipin + Metoprololsuccinat)* 40
Moclobemid 339
- Psychiatrie 692, 697
Moclobemid HEXAL *(Moclobemid)* 339
Moclobemid Stada *(Moclobemid)* 339

Modafinil 365
- Neurologie 680
Modafinil Heumann *(Modafinil)* 365
Modafinil-neuraxpharm *(Modafinil)* 365
Modigraf *(Tacrolimus)* 273
Modip *(Felodipin)* 31
Moexipril 35
Mogadan *(Nitrazepam)* 360
MOI 339
Molevac *(Pyrvinium)* 269
Molsidomin 47
- Kardiologie 458
Molsidomin Heumann *(Molsidomin)* 47
MolsiHEXAL *(Molsidomin)* 47
Momegalen *(Mometason)* 399
Mometa Abz *(Mometason)* 399
Mometa HEXAL *(Mometason)* 399
Mometason 78, 370, 399
- Dermatologie 711–717, 721
- HNO 747
- Pädiatrie 808
- Pneumologie 484–487
Mometason-ratioph. *(Mometason)* 399
Monkasta *(Montelukast)* 81
Mono Demetrin *(Prazepam)* 360
Monobactame 227
Monoclair (Isosorbidmononitrat) 47
Mono-Embolex *(Certoparin)* 58
Mono-Embolex multi *(Certoparin)* 58
MonoFer *(Eisen-III-Hydroxid-Oxidcitrat-Isomalto-oligosaccharidalkohol-Hydrat-Komplex)* 143
Monoklonale Antikörper 87
Mono-Mack Depot *(Isosorbidmononitrat)* 47
Mononine *(Faktor IX)* 70
Monoprost *(Latanoprost)* 392
MonoStep *(Ethinylestradiol + Levonorgestrel)* 423
Montelair HEXAL *(Montelukast)* 81

Montelubronch *(Montelukast)* 81
Montelukast 81
- Dermatologie 725
- HNO 748
- Pädiatrie 791, 792, 809
- Pneumologie 484–489
Montelukast AL *(Montelukast)* 81
Monuril *(Fosfomycin)* 244
Morbus
- Addison 20, 207, 577
- Basedow 572
- Basedow bei Kindern 799
- Bechterew 199, 200–202, 212, 213, 640
- Behcet 272
- Bowen 159
- Crohn 104, 205, 211, 213, 272, 375, 522
- Cushing 140
- Darier 373
- Fabry 136, 138
- Gaucher, Typ I 137–139
- Gaucher, Typ I/III 138
- haemorrhagicus 149
- Hodgkin 153–156, 161, 162, 164, 165, 182, 599
- Horton 644
- Menière 105, 685, 756
- Paget 132, 133, 570
- Parkinson 313–320
- Pompe 136
- Reiter 640
- Waldenström 153
- Werlhof 161, 272, 275
- Wilson 205, 436, 570
Morbus Werlhof 589
Morea sanol *(Ethinylestradiol + Cyproteronacetat)* 418
MOR-NRI 281, 288
Moronal *(Nystatin)* 267
Morphanton *(Morphin)* 284
Morphin 19, 281, 284
- Anästhesie 665
- Kardiologie 448, 449, 452, 457, 668
- Pädiatrie 811
- Pneumologie 508
Morphin *(Morphin)* 19

Mor–Myk

Morphin Merck *(Morphin)* 284
Motilitätssteigernde Mittel 96
Motilium *(Domperidon)* 97
Moventig *(Naloxegol)* 98
Movicol *(Macrogol + NaCl + NaHCO3 + KCl)* 99
Movicol Junior *(Macrogol + NaCl + NaHCO3 + KCl)* 99
Moviprep *(Macrogol + Na2SO4 + NaCl + KCl + Ascorbinsäure + Natriumascorbat)* 100
Mowel *(Mycophenolatmofetil)* 273
Moxifloxacin 214, 234
- Pneumologie 495, 499–506
Moxifloxacin Actavis *(Moxifloxacin)* 234
Moxifloxacin HEXAL *(Moxifloxacin)* 234
Moxifloxacin Kabi *(Moxifloxacin)* 234
Moxobeta *(Moxonidin)* 33
Moxonidin 33
Moxonidin HEXAL *(Moxonidin)* 33
Mozobil *(Plerixafor)* 150
MPA HEXAL *(Medroxyprogesteronacetat)* 416
MRSA 214, 216, 221, 228, 238, 400
MS 165, 272, 329–332
MSI *(Morphin)* 19, 284
MSR *(Morphin)* 284
MSSA 214, 216
MST *(Morphin)* 284
mTOR-Inhibitoren 19
MTX HEXAL *(Methotrexat)* 156, 205, 374
Mucofalk *(Flohsamen)* 99
Mucosolvan *(Ambroxol)* 82
Mukolytika 82
Mukopolysaccharidose 137
Mukopolysaccharidose 138
Mukormykose 264
Mukoviszidose 82, 83, 138, 227, 232, 242
- Erradikationstherapie 515
- intestinale Verlaufsform 515
- pulmonale Verlaufsform 514

Multaq *(Dronedaron)* 52
Multiple Sklerose 165, 272, 329–332, 678
Multiples Myelom 132, 150, 152, 153, 164, 183, 191–195
Multisafe Cu 375 *(Intrauterinpessar mit Kupfer)* 426
Mumps-Immunisierung 278, 279
Mundinfektionen 216, 236
Mund-Rachen-Entzündung 401, 402
Mundsoor 267, 379, 380
Mundspülung 401
Mund-Zahnfleisch-Entzündung 401
Mupirocin 749
Mupirocin 400
- Dermatologie 701, 706
Muse *(Alprostadil)* 406
Muskelatrophie, spinale 334
Muskelrelaxantien 293, 323
- Antagonisierung 294, 326, 327
- Antagonisten 294
- depolarisierende 292, 294
- peripher wirksame 323
- stabilisierende 292
- zentral wirksame 324
Muskelrelaxierung 293, 294
Muskelschmerzen 325
Muskelspasmen 325
Muskelverspannung 325, 359
Mutaflor
- Gastroenterologie 523
Mutterkornalkaloide 842
Muxan *(Docosanol)* 678
Myasthenia gravis 272, 326, 327, 681
Myasthenisches Syndrom 136
Mycamine *(Micafungin)* 266
Mycobacterium avium intracellulare 229, 248
Mycobutin *(Rifabutin)* 248
Myconormin *(Terbinafin)* 267
Mycophenolat
- Nephrologie 546, 547, 548
Mycophenolat mofetil
- Hämatologie 588, 590
- Rheumatologie 643

Mycophenolatmofetil 273
- Dermatologie 721
- Nephrologie 541
- Pneumologie 516
Mycophenolatmofetil AL *(Mycophenolatmofetil)* 273
Mycophenolatnatrium 273
Mycosis fungoides 374
Mydocalm *(Tolperison)* 326
Mydriasert *(Tropicamid + Phenylephrin)* 393
Mydriasis 389, 393
Mydriaticum *(Tropicamid)* 393
Mydriatika 393
Mydrum *(Tropicamid)* 393
Myelodysplasie 592
Myelodysplastisches Syndrom 159, 174, 193
Myelofibrose 175
- primäre 591
Myelom, multiples 150, 152, 153, 164, 183, 191–195
Myelose, funikuläre 147
Myfenax *(Mycophenolatmofetil)* 273
Myfortic *(Mycophenolatnatrium)* 273
Myfungar *(Oxiconazol)* 380
Mykobakteriose, nichttuberkulöse 806
Mykoplasmen 214
Mykoplasmen-Urethritis 656, 764
Mykose 264, 265
- Aspergillose 264–266
- bei Kindern 821
- Candidose 264–267, 378–380
- Chromoblastomykose 264, 266
- Fusariose 264
- Haare 267
- Haut 264, 267, 378–381
- Kokzidioidomykose 264
- Myzetom 264
- Nagel 378–380, 719
- Pityriasis 267, 378
- Prophylaxe 264, 266
- vaginale 379
Mykosen 718

Handelsnamen = **fett**   Wirkstoffe = *kursiv*

Mykosert *(Sertaconazol)* 380
Mykundex *(Nystatin)* 267
Mylepsinum *(Primidon)* 311
Myleran *(Busulfan)* 154
Myocet *(Doxorubicin liposomal)* 164
Myocholine-Glenwood *(Bethanecholchlorid)* 326
Myokardinfarkt 47, 68, 452, 455
Myokardischämie, pharmakologische Provokation 52
Myoklonien 306, 681
Myoklonus-Syndrom 329
Myom 421
Myopridin *(Pridinol)* 325
Myotonolytika 324
Myozyme *(Alglucosidase alfa)* 136
Myrtol
 - Pädiatrie 823
Myxödem-Koma 581

N

Na2SO4 100
Nabilon 14, 108
NAC Stada akut *(Acetylcystein)* 82
N-Acetylcystein
 - Toxikologie 836, 843
Nachtkerzensamen-Öl
 - Dermatologie 712
NaCl
 - Pädiatrie 786
NaCl 99, 100
 - Endokrinologie 550–556, 563, 573, 577–579, 581
 - Pädiatrie 784
 - Toxikologie 829, 832, 835
NaCl 0,9% *(Elektrolytlösung, kaliumfrei)* 299
NaCl 0.9%
 - Infektiologie 649
 - Ophthalmologie 736
NaCl 3%
 - Pädiatrie 793, 794
NaCl-Konzentrat
 - Endokrinologie 550

NaCl-Lsg.
 - Pneumologie 514
Nacom *(L-Dopa + Carbidopa)* 313
NAC-ratioph. *(Acetylcystein)* 82
Nadifloxacin 375
Nadixa *(Nadifloxacin)* 375
Nadroparin 59
 - Endokrinologie 552, 557, 581
 - Kardiologie 480
Nafarelin
 - Gynäkologie 771
Naftidrofuryl 69
 - Geriatrie 437
 - HNO 757
 - Kardiologie 479
Naftifin 379
 - Dermatologie 718
Naftilong *(Naftidrofuryl)* 69
Nafti-ratioph. *(Naftidrofuryl)* 69
Nagel Batrafen *(Ciclopirox)* 379
Nagelmykose 378–380, 719
Naglazyme *(Galsulfase)* 138
NaHCO3 99, 100
Nahrungsmittelallergie 87
Nahrungsmittelintoxikation 435
Nalador *(Sulproston)* 427
Nalbuphin 286
Nalmefen 366
 - Psychiatrie 691
Nalorex *(Naltrexon)* 287
Naloxegol 98
Naloxon 19, 281, 285–288
 - Geriatrie 437
 - Ophthalmologie 744
 - Pädiatrie 787
 - Toxikologie 837, 843
Naloxon Hameln *(Naloxon)* 287
Naloxon Inresa *(Naloxon)* 287
Naloxon-ratioph. *(Naloxon)* 19, 287
Nalpain *(Nalbuphin)* 286
Naltrexon 287, 366
 - Psychiatrie 691
Naltrexon-HCL neuraxpharm *(Naltrexon)* 287

Naphazolin 394, 398
 - Ophthalmologie 733
Na-PPS 385
Naproxen 198
 - Neurologie 675
 - Pädiatrie 809, 810
Naproxen AL *(Naproxen)* 198
Naproxen HEXAL *(Naproxen)* 198
Naproxen Infectoph. *(Naproxen)* 198
Naproxen Stada *(Naproxen)* 198
Naramig *(Naratriptan)* 322
Naratriptan 322
 - Neurologie 675
Naratriptan Actavis *(Naratriptan)* 322
Naratriptan-neuraxpharm *(Naratriptan)* 322
Narcaricin mite *(Benzbromaron)* 129
NARI 343
Narkolepsie 309, 311, 337, 365
Narkose 14–20, 282, 283, 285, 290–294, 360
Narkoseprämedikation 56, 359, 360
Narkotika 290
Naropin *(Ropivacain)* 295
Nasacort *(Triamcinolon)* 399
Nasale Dekongestiva 400
Nasale Kongestion 400
Nasenfurunkel 748
Nasengel-ratioph. *(Xylometazolin)* 398
Nasenpolypen 399
Nasenspray-ratioph. *(Xylometazolin)* 398
Nasentropfen-ratioph. *(Xylometazolin)* 398
Nasivin *(Oxymetazolin)* 398
Nasonex *(Mometason)* 399
Natalizumab 332
Natamycin 267
 - Ophthalmologie 735
Nateglinid
 - Endokrinologie 559
Nateglinide 113
Natil N *(Flunarizin)* 333

Natpar *(Parathyroidhormon)* 14, 128
Natrilix *(Indapamid)* 44
Natriumascorbat 100
Natriumbicarbonat
- Nephrologie 533, 536
- Urologie 766–768
Natrium-Blocker 303, 307
Natriumchlorid
- Gastroenterologie 532
Natriumcitrat 411
Natriumdihydrogenphosphat 397, 736
Natriumfusidat
- Dermatologie 701
Natriumhydrogencarbonat 19, 302
- Endokrinologie 552, 555, 557
- Gastroenterologie 532
- Nephrologie 533
- Toxikologie 829, 831, 833–835, 842, 845
Natriumhydrogencarbonat 4.2% *(Natriumhydrogencarbonat)* 302
Natriumhydrogencarbonat 8.4% *(Natriumhydrogencarbonat)* 19, 302
Natriumoxybat 311
Natrium-Pentosanpolysulfat 385
Natriumperchlorat 128
Natriumphenylbutyrat 138
Natriumpicosulfat 99, 100
Natriumsulfat 100
- Toxikologie 828
Natriumthiosulfat 435
- Toxikologie 837
Natriumthiosulfat *(Natriumthiosulfat)* 435
Natulan *(Procarbazin)* 156
Navelbine *(Vinorelbin)* 161
Navirel *(Vinorelbin)* 161
Navoban *(Tropisetron)* 107
N-Butylscopolamin 203
- Endokrinologie 566
- Gastroenterologie 531
Nebennierenrindenfunktion 142

Nebennierenrindeninsuffizienz 207
Nebennierenrindenkarzinom 193
Nebenschilddrüsenhormone 128
Nebenschilddrüsenkarzinom 129
Nebido *(Testosteronundecanoat)* 407
Nebilet *(Nebivolol)* 29
Nebivolol 29
- Kardiologie 446, 469
Nebivolol Actavis *(Nebivolol)* 29
Nebivolol Stada *(Nebivolol)* 29
Necitumumab 183
- Onkologie 612
Neisseria meningitidis 214
Neisvac C *(Meningokokken-C-Oligosaccharid)* 276
Nelarabin 157
Nemexin *(Naltrexon)* 287
Neo-Eunomin *(Ethinylestradiol + Chlormadinon)* 424
Neo-Gilurytmal *(Prajmaliumbitartrat)* 49
Neomycin 387, 389
- Ophthalmologie 734–736
Neomycinsulfat
- HNO 753
NeoRecormon *(Epoetin beta)* 145
Neostig Carino *(Neostigmin)* 326
Neostigmin 326
- Anästhesie 665
Neostigmin Rotexmedica *(Neostigmin)* 326
Neostigminintoxikation 56, 433
Neosynephrin–POS *(Phenylephrin)* 393
Neotaxan *(Paclitaxel)* 163
Neotigason *(Acitretin)* 373
Neotri *(Triamteren + Xipamid)* 46
Neovaskularisation, choroidale 397
Nepafenac 389
- Ophthalmologie 746
Nephral *(Triamteren + Hydrochlorothiazid)* 45
Nephrolithiasis 766

Nephrologie 533, 759
Nephropathie, diabetische 22, 23, 26, 537
Nephrotect *(Aminosäurelösung)* 300
Nephrotisches Syndrom 272, 537
Nepresol *(Dihydralazin)* 34
Nerisona *(Diflucortolon)* 370
Nervo Opt N *(Diphenhydramin)* 362
Netupitant 106
Neugeborenen-Anfälle
- Pädiatrie 813
Neulasta *(Pegfilgrastim)* 150
Neupogen *(Filgrastim)* 150
Neupogen 30, 48 *(Filgrastim)* 150
Neupro *(Rotigotin)* 315
Neuralgie 279, 295, 296, 304, 309
- Trigeminus 676
Neuralgin *(ASS + Paracetamol + Coffein)* 202
Neuranidal N *(ASS + Paracetamol + Coffein)* 202
Neuritis 295
Neuritis nervi optici 740
Neurium *(Alpha-Liponsäure)* 333
Neuroblastom 152, 161, 164
NeuroBloc *(Clostridiumbotulinum-Toxin Typ B)* 324
Neuroborreliose 646
Neurocil *(Levomepromazin)* 347
Neurodermitis 369, 370, 712, 819
Neuroendokrine Tumore 176, 177, 620
Neurogene Detrusorhyperaktivität 324
Neurokinin-1-Antagonisten 107
Neuroleptanalgesie 283
Neuroleptika 107, 346
- Intoxikation 842
- mittelstark potente 349
- schwach potente 346
- sehr stark potente 350
- stark potente 349
Neurolues 656

Neu–Noc

Neurontin *(Gabapentin)* 309
Neuropathia vestibularis 757
Neuropathie 147
- diabetische autonome 449
- Präparate 333
Neuro-ratioph. 100/100 *(Thiamin + Pyridoxin)* 147
Neurotrat S forte *(Thiamin + Pyridoxin)* 147
Neurozystizerkose 268
Neutralisierungslösungen, Auge 397
Neutropenie 150, 232, 233, 238, 266
- zytostatikainduziert 589
Nevanac *(Nepafenac)* 389
Nevirapin 254
Nevirapin Aurobindo *(Nevirapin)* 254
Nevirapin HEXAL *(Nevirapin)* 254
Nevirapin-ratioph. *(Nevirapin)* 254
Nexavar *(Sorafenib)* 176
Nexium *(Esomeprazol)* 93
Nexium Mups *(Esomeprazol)* 93
Nicergolin 328
- Geriatrie 437
Nicergolin-neuraxpharm *(Nicergolin)* 328
Nichtselektive Monoamin-Reuptake-Inhibitoren 335
Nichtsteroidale Antiphlogistika, Auge 389
Nicht-ST-Streckenhebungsinfarkt (NSTEMI) 449
Niclosamid 268
- Infektiologie 657
- Pädiatrie 797
Nierenfunktion, exkretorische 850
Niereninsuffizienz 42, 111, 129, 144, 145, 148, 300, 445, 550, 850, 851
- chronische 534
- Dosisanpassung 849–851
Nierenkarzinom 630
Nierenkolik 765
Nierensteine 130, 411, 765

Nierentransplantation 272, 273
Nierenversagen 42, 45
Nierenversagen, akutes 533
Nierenzellkarzinom 172, 174–177, 182, 191
Nif Ten *(Nifedipin + Atenolol)* 40
Nifatenol *(Nifedipin + Atenolol)* 40
Nifedipin 19, 31, 40
- Gastroenterologie 518
- Geriatrie 438
- Gynäkologie 774
- Kardiologie 446, 447
- Ophthalmologie 741
- Pneumologie 511
- Rheumatologie 637
- Toxikologie 840
- Urologie 766
NifeHEXAL *(Nifedipin)* 31
Nifical *(Nifedipin)* 31
Nifurantin *(Nitrofurantoin)* 237
- Pädiatrie 787
Nifuretten *(Nitrofurantoin)* 237
Nikotinintoxikation 318
Nikotinkaugummi
- Pneumologie 491
Nikotinpflaster
- Pneumologie 491
Nilotinib 174
- Hämatologie 591
Nilox midi *(Notroxolin)* 237
Nilox mini *(Notroxolin)* 237
Nilvadipin 32
Nimbex *(Cisatracurium)* 293
Nimodipin 328
Nimodipin Carino *(Nimodipin)* 328
Nimodipin HEXAL *(Nimodipin)* 328
Nimotop *(Nimodipin)* 328
Nimvastid *(Rivastigmin)* 329
Ninlaro *(Ixazomib)* 14, 193
Nintedanib 88, 175
- Onkologie 613
- Pneumologie 489
Nipent *(Pentostatin)* 194
Niraparib 15, 194
- Onkologie 633

Nisoldipin 32
- Kardiologie 446
Nitisinon 139
Nitoman *(Tetrabenazin)* 333
Nitrate 46
Nitrazepam 360
- Geriatrie 439
Nitrazepam-neuraxpharm *(Nitrazepam)* 360
Nitrendipin 32, 41
- Kardiologie 446, 447
Nitrendipin-ratioph. *(Nitrendipin)* 32
Nitrepress *(Nitrendipin)* 32
Nitro Carino *(Glyceroltrinitrat)* 47
Nitroderm *(Glyceroltrinitrat)* 47
Nitrofurane 236
Nitrofurantoin 237
- Geriatrie 437
- Pädiatrie 826
- Urologie 759, 761
Nitrofurantoin-ratioph. *(Nitrofurantoin)* 237
Nitroglycerin 19, 47
- Ophthalmologie 741
- Toxikologie 840
Nitroimidazole 236
Nitrolingual *(Glyceroltrinitrat)* 19, 47
Nitronal *(Glyceroltrinitrat)* 47
Nitroprussidnatrium
- Kardiologie 448
- Toxikologie 837, 842
Nitrosoharnstoffe 154
Nitroxolin 237
- Urologie 759
Nitroxolin forte *(Notroxolin)* 237
Nivadil *(Nilvadipin)* 32
Nivestim *(Filgrastim)* 150
Nivolumab 184
- Hämatologie 600
- Onkologie 611, 616, 631
Nizoral *(Ketoconazol)* 379
NOAK 60, 62
Nocardiose 235
Noctamid *(Lormetazepam)* 360
Nocturin *(Desmopressin)* 141

Noc–Nys

Nocutil *(Desmopressin)* 141
Nolvadex *(Tamoxifen)* 421
Nomegestrolacetat 423
Non-Dihydropyridine 30
Non-Hodgkin-Lymphom 152, 153, 156, 159–165, 191, 213, 592, 596
Non-nukleosidische Reverse-Transkriptase-Inhibitoren 254
Non-steroidale Antirheumatika 196
Nootrop *(Piracetam)* 329
Noradrenalin 55
- Anästhesie 662, 666
- Kardiologie 666, 667, 668
- Pneumologie 498, 508
- Toxikologie 829, 832, 836, 842, 844
Noradrenalin-Reuptake-Inhibitoren 343
Norelgestromin 426
- Gynäkologie 776
Norepinephrin 55
Norethisteron 418, 424
- Endokrinologie 580
- Gynäkologie 776
Norethisteronacetat
- Gynäkologie 778
Norethisteronenantat 422
Norflex *(Orphenadrin)* 325
NorfloHEXAL *(Norfloxacin)* 232
Norflosal *(Norfloxacin)* 232
Norfloxacin 232
- Urologie 759, 760
Norfloxacin Stada *(Norfloxacin)* 232
Norfluxx *(Norfloxacin)* 232
Norgestimat 424
- Gynäkologie 776
Norgestrel
- Gynäkologie 778
Noristerat *(Norethisteronenantat)* 422
Normalinsulin
- Endokrinologie 561
- Pädiatrie 784
Normoc *(Bromazepam)* 358
Normofundin G5 *(Zweidrittelelektrolytlösung)* 299

Normofundin OP *(Halbelektrolytlösung)* 299
Normoglaucon *(Pilocarpin + Metipranolol)* 392
Normoglaucon Mite *(Pilocarpin + Metipranolol)* 392
Normosang *(Hemin)* 138
Norprolac *(Quinagolid)* 428
Norspan *(Buprenorphin)* 286
Nortestosteron
- Gynäkologie 771
Nortrilen *(Nortriptylin)* 337
Nortriptylin 337
- Psychiatrie 692
Norvasc *(Amlodipin)* 31
Norvir *(Ritonavir)* 256
Noscapin 84
- Pädiatrie 793
Notfälle, pädiatrische 779
Notfallkontrazeption 425
Notfallmedikamente 17
Nova T *(Intrauterinpessar mit Kupfer)* 426
Novalgin *(Metamizol)* 19, 201
Novaminsulfon-ratioph. *(Metamizol)* 201
Novanox *(Nitrazepam)* 360
Novantron *(Mitoxantron)* 165
Novastep *(Ethinylestradiol + Levonorgestrel)* 424
Novesine *(Oxybuprocain)* 386
Novial *(Ethinylestradiol + Desogestrel)* 424
Novirell B1 *(Thiamin)* 146
Novirell B12 *(Cyanocobalamin)* 147
Novodigal *(Beta-Acetyldigoxin)* 53
NovoEight *(Faktor VIII)* 70
Novofem *(Estradiol + Norethisteron)* 418
Novomix 30 *(Insulinaspart + Verzögerungsinsulin)* 119
Novonorm *(Repaglinid)* 113
Novopulmon *(Budesonid)* 78
NovoRapid *(Insulinaspart)* 118
NovoSeven *(Faktor VIIa)* 69
Novothyral *(Levothyroxin + Liothyronin)* 127

Noxafil *(Posaconazol)* 264
NPA-Insulin 119
NPH-Insulin 118
- Endikrinologie 561
- Endokrinologie 556
Nplate *(Romiplostim)* 72
NPL-Insulin 119
NS5A-Inhibitoren 257
NS5B-Inhibitoren, nicht-nukleosidisch 258
NS5B-Inhibitoren, nukleos(t)idisch 257
NSAR 196
- Geriatrie 437
NSCLC 172, 173, 175, 183
NSMRI 335
NSTEMI (Nicht-ST-Streckenhebungsinfarkt) 449
Nubral *(Harnstoff)* 382
Nucala *(Mepolizumab)* 88
Nukleosidische Reverse-Transkriptase-Inhibitoren 251
Nukleotidische Reverse-Transkriptase-Inhibitoren 251
Nulojix *(Belatacept)* 272
Nurofen *(Ibuprofen)* 197
Nusinersen 15, 334
Nutriflex combi *(Aminosäurelösung)* 299
Nuvaring *(Ethinylestradiol + Etonogestrel)* 426
Nuwiq *(Faktor VIII)* 70
Nyda *(Dimeticon)* 381
Nyda Express *(Dimeticon)* 381
NYHA-Stadium Herzinsuffizienz 465
Nykturie 141
Nystaderm *(Nystatin)* 380
Nystatin 267, 380
- Dermatologie 719
- HNO 754
- Infektiologie 647, 651
- Nephrologie 549
- Pädiatrie 821
Nystatin Stada *(Nystatin)* 267
Nystatin-Zinkoxid-Paste
- Pädiatrie 821

Handelsnamen = fett   Wirkstoffe = kursiv

O

Oberflächenanästhetika, Auge 386
Obeticholsäure 14, 102
- Gastroenterologie 530
Obidoximchlorid 436
- Toxikologie 843
Obinutuzumab 184
- Hämatologie 595
Obizur *(Faktor VIII)* 70
Obsidan *(Propranolol)* 29
Obstinol M *(Paraffin)* 99
Obstipation 97, 98, 99
- bei Kindern 796
Obstruktive Bronchitis bei Kindern 793
Ocaliva *(Obeticholsäure)* 14, 102
Ocrelizumab 16, 332
Ocrevus *(Ocrelizumab)* 16, 332
Ocriplasmin 397
Octagam *(Immunglobuline)* 275
Octanine *(Faktor IX)* 70
Octaplex *(Prothrombinkomplex)* 70
Octenidin
- Dermatologie 702, 706
- Pädiatrie 820
Octostim *(Desmopressin)* 141
Octreotid 109
- Endokrinologie 582, 583, 584
- Gastroenterologie 530
- Onkologie 621
Octreotid Depot
- Onkologie 621
Octreotid HEXAL *(Octreotid)* 109
Ocuflur O.K. *(Flurbiprofen)* 389
Odansetron
- Gynäkologie 775
Odefsey *(Emtricitabin + Tenofovir + Rilpivirin)* 252
Ödemausschwemmung 552
Ödeme 42, 43, 44, 45, 46
Odomzo *(Sonidegib)* 16, 194
OeKolp *(Estriol)* 414
Ofatumumab 184
- Hämatologie 595
Ofev *(Nintedanib)* 88

Offenwinkelglaukom, primäres 743
OfloHEXAL *(Ofloxacin)* 233
Oflox Basics *(Ofloxacin)* 233
Ofloxacin 233, 387
- Ophthalmologie 733, 735
- Urologie 759, 760
Ofloxacin Stada *(Ofloxacin)* 233
Ofloxacin Stulln *(Ofloxacin)* 387
Ofloxacin-Ophtal *(Ofloxacin)* 387
Ofloxacin-ratioph. *(Ofloxacin)* 233, 387
Oftaquix *(Levofloxacin)* 387
Ogostal *(Capreomycin)* 247
Ohrenentzündung 400, 401
Olanzapin 355
- Psychiatrie 693–696
Olanzapin HEXAL *(Olanzapin)* 355
Olaparib 194
- Onkologie 633
Olaratumab 184
Oligomenorrhoe 416
Olingurie 42, 550
Olmeamlo *(Olmesartan + Amlodipin)* 38
Olmecor *(Olmesartan)* 26
Olmedipin *(Olmesartan + Amlodipin)* 38
Olmesartan 26, 37, 38
- Kardiologie 447
Olmesartan AbZ *(Olmesartan)* 26
Olmetec *(Olmesartan)* 26
Olmetec plus *(Olmesartan + Hydrochlorothiazid)* 37
Olodaterol 74, 77
- Pneumologie 493
Olopatadin 394
- Ophthalmologie 734
Olsalazin 103
Olumiant *(Baricitinib)* 15, 211
Olynth *(Xylometazolin)* 398
Olysio *(Simeprevir)* 256
Omacor *(Omega-3-Säureethylester)* 125

Omalizumab 88
- Dermatologie 725
- Pädiatrie 792, 809
- Pneumologie 487
Ombitasvir *(OMW)* 257, 259
Ome Tad *(Omeprazol)* 94
Omebeta *(Omeprazol)* 94
Omega-3-Fettsäuren 125
Omega-3-Säureethylester 125
Omep *(Omeprazol)* 94
Omep plus *(Omeprazol + Amoxicillin + Clarithromycin)* 95
Omeprazol 94, 95
- Endokrinologie 584
- Gastroenterologie 517–520
- Pädiatrie 797, 798
Omeprazol Dexcel *(Omeprazol)* 94
Omeprazol-ratioph. NT *(Omeprazol)* 94
Omnic Ocas *(Tamsulosin)* 405
Omsula *(Tamsulosin)* 405
Onbrez Breezhaler *(Indacaterol)* 74
Oncaspar *(Asparaginase)* 191
Oncofolic *(Folinsäure)* 191
Ondansetron 106
- Anästhesie 664
- Onkologie 604
- Pädiatrie 787, 796, 817
Ondansetron HEXAL *(Ondansetron)* 106
Ondansetron-ratioph. *(Ondansetron)* 106
One-Alpha *(Alfacalcidol)* 147
Ongentys *(Opicapon)* 317
Onglyza *(Saxagliptin)* 116
Onivyde *(Irinotecan liposomal)* 166
Onkologie, supportive Therapie 604
Onkotrone *(Mitoxantron)* 165
Opatanol *(Olopatadin)* 394
Opdivo *(Nivolumab)* 184
Ophel *(Opipramol)* 346
Ophthalmin N *(Tetryzolin)* 395
Opiat-Intoxikation 843
- Pädiatrie 787

924 Opi–Oxa

Opicapon 317
Opioide 281
- Abhängigkeit 284, 286, 287
- Agonist mit Noradrenalin-Reuptake-Hemmung 281, 289
- Agonisten 282
- Agonisten-Antagonisten 286
- Antagonisten 287
- Entzug 287
- Intoxikation 19, 287
- Intoxikation bei Kindern 787
- Überhang 19
- Umstellung 281
Opipram *(Opipramol)* 346
Opipramol 346
- Psychiatrie 697
Opipramol-neuraxpharm *(Opipramol)* 346
Opipramol-ratioph. *(Opipramol)* 346
Opitkusneuropathie 397
Oprymea *(Pramipexol)* 315
Opsumit *(Macitentan)* 90
Optidorm *(Zopiclon)* 363
Optikusneuropathie,
  ischämische 740
Optruma *(Raloxifen)* 419
Oral rehydration formula (WHO) 649
Orap *(Pimozid)* 352
Oraycea *(Doxycyclin)* 377
Orbitalphlegmone 731
Orbitopathie, endokrine 745
Orciprenalin
- Kardiologie 475, 476
Orelox *(Cefpodoxim-Proxetil)* 226
Orencia *(Abatacept)* 210
Orfadin *(Nitisinon)* 139
Orfiril *(Valproinsäure)* 308
Organophosphat-Intoxikation 436, 843
Organschädigung 443
Organtransplantation 152, 272, 273
Organ *(Danaparoid)* 61
Orkambi *(Ivacaftor + Lumacaftor)* 138
Orlistat 134

Orlistat HEXAL *(Orlistat)* 134
Orlistat-ratioph. *(Orlistat)* 134
Ornithinaspartat 101
Orphacol *(Cholsäure)* 137
Orphan Drugs 134
Orphenadrin 325
orticollis 325
Ortoton *(Methocarbamol)* 325
Oseltamivir 250
Osimertinib 175
- Onkologie 612
Osmofundin *(Mannitol)* 45
Osmosteril *(Mannitol)* 45
Osmotische Diuretika 45
Osnervan *(Procyclidin)* 318
Ösophagitis 517
Ösophagitis, eosinophile 104
Ösophaguskarzinom 155, 161, 165, 632
Ösophagusvarizenblutung 141, 530
Ospemifen 419
Ospolot *(Sultiam)* 310
Ossofortin D *(Colecalciferol + Calciumcarbonat)* 148
Ossofortin forte *(Colecalciferol + Calciumcarbonat)* 148
Ostac *(Clodronsäure)* 132
Osteodystrophie, renale 147, 148
Osteolyse 132
Osteomalazie 148, 569
Osteomyelitis 217, 649
- bei Kindern 803
Osteopetrose 274
Osteoporose 128, 131–133, 147, 148, 297, 567
- Prophylaxe 549
- Prophylaxe, Postmenopause 413, 414, 417–419
Osteoporoseprophylaxe, Postmenopause 414, 417–419
Osteosarkom 155, 156, 164, 165, 193
Osteotriol *(Calcitriol)* 148
Ostiofolliculitis 702
Ostitis deformans Paget 570
Östradiolvalerat
- Gynäkologie 778
Östrogene 413, 417

Östrogene, konjugierte 414, 419
- Endokrinologie 568
- Gynäkologie 778
Östrogen-Gestagen-Kombination 422, 424
Östrogenmangel 413, 414, 417–419
Östrogenrezeptor-Modulatoren 419
Östronara *(Estradiol + Levonorgestrel)* 418
OsvaRen *(Calciumdiacetat + Mg2+)* 111
Osyrol *(Spironolacton)* 45
Osyrol-Lasix *(Spironolacton + Furosemid)* 46
Otalgan *(Phenazon + Procain)* 400
OTC-Ausnahmeliste 850
Oteracil 160
Otezla *(Apremilast)* 211
Otitex *(Docusat + Ethanol)* 400
Otitis
- externa 400, 401, 753
- externa diffusa 753
- externa maligna 754
- media 400, 401, 755
- media, bei Kindern 823
Otobacid N *(Dexamethason + Cinchocain)* 400
Otologika 400
Otowaxol *(Docusat + Ethanol)* 400
Otri Allergie Fluticason *(Fluticason)* 398
Otriven *(Xylometazolin)* 398
Ovarialkarzinom 152–155, 160, 162–164, 166, 182, 194, 632
Ovastat *(Treosulfan)* 154
Ovestin *(Estriol)* 414
Ovulationshemmer 422–426
Ovulationsinduktion 421
Ovulationsstimulation 421, 422
Oxaliplatin 155
- Onkologie 614, 617–619, 622, 623, 634, 635
Oxaliplatin HEXAL *(Oxaliplatin)* 155

Handelsnamen = fett   Wirkstoffe = kursiv

Oxazepam 360
- Geriatrie 440
Oxazepam-ratioph. *(Oxazepam)* 360
Oxazolidinone 240
Oxcarbazepin 305
- Neurologie 670, 672, 676
- Pädiatrie 814
Oxcarbazepin Dura *(Oxcarbazepin)* 305
Oxedrin
- Ophthalmologie 733
Oxicame 199
Oxiconazol 380
- Dermatologie 718
Oxis (Formoterol) 74
Oxybuprocain 386
Oxybutinin
- Pädiatrie 825
Oxybutynin 403
- Geriatrie 440
- Neurologie 680
- Urologie 769, 770
Oxybutynin-ratioph. *(Oxybutynin)* 403
Oxycodon 281, 284, 285
- Geriatrie 437
Oxycodon Beta *(Oxycodon)* 284
Oxycodon HEXAL *(Oxycodon)* 284
Oxycodon Stada *(Oxycodon)* 284
Oxycodon-ratioph. *(Oxycodon)* 284
Oxygesic *(Oxycodon)* 284
Oxymetazolin 398
Oxytetracyclin 387
- Ophthalmologie 734
Oxytetracyclin (Oxytetracyclin) 387
Oxytocin 20, 141, 427
- Gynäkologie 775
Oxytocin HEXAL *(Oxytocin)* 19, 427
Oxytocin Rotexmedica *(Oxytocin)* 427
Oxyuriasis 650
- bei Kindern 797
Ozurdex (Dexamethason) 388
Ozym (Pankreatin) 102

P

Paclitaxel 163
- Onkologie 605–610, 613, 624, 627–629, 632, 634
Paclitaxel HEXAL *(Paclitaxel)* 163
Pädiatrische Infektiologie
- bei Kindern 801
Pädiatrische Notfälle 779
Paediamuc *(Ambroxol)* 82
Paediathrocin *(Erythromycin)* 230
Painbreak *(Morphin)* 284
Palbociclib 175
- Onkologie 630
Palexia retard *(Tapentadol)* 289
Paliperidon 355
- Psychiatrie 696
Palivizumab
- Pädiatrie 805
Palladon *(Hydromorphon)* 283
Palliativtherapie 207
Palmidronsäure
- Hämatologie 600
Palonosetron 106
- Onkologie 604
Palonosetron HEXAL *(Palonosetron)* 106
Palonosetron Riboseph. *(Palonosetron)* 106
Pamba *(Aminomethylbenzoësäure)* 66
Pamidron HEXAL (Pamidronsäure) 132
Pamidronsäure 132
- Endokrinologie 554
Pamifos *(Pamidronsäure)* 132
Pamorelin LA *(Triptorelin)* 410
Pan Ophtal *(Dexpanthenol)* 395
Panarteriitis nodosa 206, 272, 644
Pancuronium 293
Pancuronium Hikma *(Pancuronium)* 293
Pancuronium Inresa *(Pancuronium)* 293
Pancuronium Rotexmedica *(Pancuronium)* 293

Pangrol *(Pankreatin)* 102
Panikstörung 337, 340, 341, 343, 358, 697
Panitumumab 184
- Onkologie 618, 619
Pankreasfistel 109
Pankreasinsuffizienz
- bei Mukoviszidose 102
- exokrine 102, 103
Pankreaskarzinom 159, 160, 165, 166, 173, 634
Pankreatin 102, 103
- Gastroenterologie 525
- Pneumologie 515
Pankreatin Mikro-ratioph. *(Pankreatin)* 102
Pankreatitis 525
Panobinostat 194
- Hämatologie 603
Panoral *(Cefaclor)* 225
Panotile Cipro *(Ciprofloxacin)* 401
Panretin *(Alitretinoin)* 191
Pantoprazol 94
- Gastroenterologie 517, 519, 520
- Nephrologie 549
Pantoprazol HEXAL *(Pantoprazol)* 94
Pantoprazol NYC *(Pantoprazol)* 94
Pantoprazol Stada *(Pantoprazol)* 94
Pantorc *(Pantoprazol)* 94
Pantostin *(Alfatradiol)* 382
Pantozol *(Pantoprazol)* 94
Pantozol control *(Pantoprazol)* 94
Panzytrat *(Pankreatin)* 102
Papillomvirus-Immunisierung 279
Papillomvirusimpfstoff 279
Paracacitol
- Nephrologie 536
Paracefan *(Clonidin)* 365
Paracetamol 202, 203, 290
- Anästhesie 665
- Dermatologie 727
- Gastroenterologie 525

- Geriatrie 437
- HNO 749, 751, 755, 758
- Neurologie 674–676
- Pädiatrie 809, 810, 817, 823
- Pneumologie 498

Paracetamol comp. Stada *(Paracetamol + Codein)* 202
Paracetamol HEXAL *(Paracetamol)* 290
Paracetamol-Intoxikation 82, 843
Paracetamolintoxikation 432
Paracetamol-Intoxikation
- Pädiatrie 787

Paracetamol-ratioph. *(Paracetamol)* 290
Paracodin *(Dihydrocodein)* 84
Paraffin 99
Paranoia 696
Parasympatholytika 56, 96, 98, 403
Parasympathomimetika, Auge 391
Parathormon 129
Parathyroidhormon 14, 128, 580
Parecoxib 201
Parenterale Ernährung 298
- Stufenschema 298
- Tagesbedarf 298
Paricalcitol 148
Paricalcitol HEXAL *(Paricalcitol)* 148
Pariet *(Rabeprazol)* 94
Paritaprevir 256, 259
Parkinsan *(Budipin)* 320
Parkinson-Syndrom 313, 318, 686
Parkopan *(Trihexphenidyl)* 318
Paromomycin 242
- Gastroenterologie 530
- Infektiologie 646
- Pädiatrie 796
Paroxat *(Paroxetin)* 341
Paroxetin 341
- Psychiatrie 692, 697, 698
Paroxetin Stada *(Paroxetin)* 341
Paroxetin-ratioph. *(Paroxetin)* 341
Paroxysmale nächtliche Hämoglobinurie 588
Parsabiv *(Etelcalcetid)* 14, 129

Partielle Histaminagonisten 105
Partusisten *(Fenoterol)* 18, 429
Partusisten intrapartal *(Fenoterol)* 429
Pasconeural Injectopas *(Procain)* 295
Pascorbin *(Ascorbinsäure)* 147
PAS-Fatol N *(4-Aminosalicylsäure)* 248
Pasireotid 140
- Endokrinologie 575, 582
Pasonican *(Paricalcitol)* 148
Paspertin *(Metoclopramid)* 19, 97
Patientenklassifikation, PESI 507
Patiromer 16, 411
Pazopanib 175
- Onkologie 631
PCI 68, 452
PCIS (post-cardiac injury syndrome) 478
PCSK9-Inhibitor 564
PecFent *(Fentanyl oral/nasal)* 283
Pedea *(Ibuprofen)* 197
Pediculosis
- capitis 716
- capitis, bei Kindern 822
- pubis 716
Peeling-Creme
- Dermatologie 708
Pegaptanib 397
Pegasys *(Peginterferon alfa-2a)* 274
PEG-Epoetin beta 145
Pegfilgrastim
- Hämatologie 589, 592, 596
Pegfilgrastim (G-CSF) 150
PEG-IFN-alpha-2a
- Gastroenterologie 526, 528
PEG-IFN-alpha-2b
- Gastroenterologie 526, 528
Peginterferon alfa-2a 274
Peginterferon alfa-2b 274
Pegintron *(Peginterferon alfa-2b)* 274
Pegvisomant 142
- Endokrinologie 582
Pelvic inflammatory disease 773

Pembrolizumab 184
- Onkologie 611
Pemetrexed 156
- Onkologie 610, 611, 614
Pemolin
- Neurologie 680
Pemphigoid, bullöses 272
Pemphigus vulgaris 272, 720
Pen Mega *(Penicillin V)* 216
Penbutolol 39
Penciclovir 378
Pencivir *(Penciclovir)* 378
Pendysin *(Benzylpenicillin-Benzathin)* 215
PenHEXAL *(Penicillin V)* 216
Penicillamin 205
- Endokrinologie 570
Penicillin G 214, 215
- Dermatologie 704, 705
- HNO 750, 752
- Infektiologie 656
- Nephrologie 538
- Neurologie 684
- Ophthalmologie 734
- Pneumologie 504
- Toxikologie 830
Penicillin G infectoph. *(Penicillin G)* 215
Penicillin V 214, 216
- Dermatologie 705
- HNO 750, 751, 752
- Infektiologie 656
- Pädiatrie 800, 824, 825
Penicillin V-CT *(Penicillin V)* 216
Penicillin V-ratioph. *(Penicillin V)* 216
Penicilline 215, 219
- mit erweitertem Spektrum 217
- mit Pseudomonaswirkung 218
Penicillin-Intoxikation 843
Pentacarinat *(Pentamidin)* 243
Pentaerythrityltetranitrat 47
- Kardiologie 458
Pentalong *(Pentaerythrityl-tetranitrat)* 47
Pentamidin 243
Pentamol *(Salbutamol)* 73
Pentasa *(Mesalazin)* 103

Handelsnamen = fett   Wirkstoffe = kursiv

Pentatop *(Cromoglicinsäure)* 87
PentoHEXAL *(Pentoxifyllin)* 69
Pentosanpolysulfat-Natrium 15, 412
Pentostatin 194
Pentoxifyllin 69
– Geriatrie 437
– HNO 757
– Ophthalmologie 741, 742
Pentoxyverin 84
– Pädiatrie 793
Pcpdul *(Famotidin)* 92
Peptide, regulatorische 108
Perazin 349
– Psychiatrie 695
Perazin-neuraxpharm *(Perazin)* 349
Perchlorat
– Endokrinologie 573
Perchlorat-Discharge-Test 128
Perenterol *(Saccharomyces boulardii)* 101
Perfalgan *(Paracetamol)* 290, 675
Perfan *(Enoximon)* 57
Perfluorhexyloctan
– Ophthalmologie 733
Perfluorohexyloctan 395
Pergolid 315
– Neurologie 683
Pergolid HEXAL *(Pergolid)* 315
Pergolid-neuraxpharm *(Pergolid)* 315
Perichondritis 753
Periduralanästhesie 295
Perifollikulitis 702
Perikarditis 478
Perimenopause 777
Perindo In 1A *(Perindopril + Indapamid)* 35
Perindopril 35, 41, 124
– Kardiologie 446, 469
Perindopril-Arginin 23, 41
Periorale Dermatitis 710
Periorbitale Schwellung 745
Peripher oder zentral antiadrenerge Substanzen 447
Periphere arterielle Verschlusskrankheit 445

Peritonealkarzinom 182, 194
Peritonealkarzinose 194
Peritonitis 218, 239
 bei Kindern 797
Perjeta *(Pertuzumab)* 185
Permethrin 381
– Dermatologie 716
– Pädiatrie 822
Permethrin Biomo *(Permethrin)* 381
Perniziöse Anämie 587
Perniziöse Katatonie 689
Perocur forte *(Saccharomyces boulardii)* 101
Peroxidasehemmer 127
Perphenazin 349
– Geriatrie 439
Perphenazin-neuraxpharm *(Perphenazin)* 349
Pertussis bei Kindern 804
Pertussis-Immunisierung 277, 279
Pertuzumab 185
– Onkologie 629
PESI 507
Peteha *(Protionamid)* 246
Pethidin 281, 285
– Anästhesie 665
– Endokrinologie 566
– Gastroenterologie 525, 531
– Geriatrie 437
– Kardiologie 479
– Ophthalmologie 744
Pethidin Hameln *(Pethidin)* 285
Petibelle *(Ethinylestradiol + Drospirenon)* 423
Petinutin *(Mesuximid)* 311
Petnidan *(Ethosuximid)* 311
Peyona *(Coffeincitrat)* 294
Pfortaderhochdruck 530
Phäochromozytom 33, 448, 578
Phardol Ketoprofen *(Ketoprofen)* 197
Pharmakologie, Grundbegriffe 847
Pharyngitis 751
Pheburane *(Natriumphenylbutyrat)* 138
Phenazon 202, 400

Phenhydan *(Phenytoin)* 20, 305
Phenobarbital 306
– Geriatrie 438
– Neurologie 670
– Pädiatrie 785, 813, 815
– Toxikologie 830, 831, 840
Phenobarbital-neuraxpharm *(Phenobarbital)* 306
Phenolsulfonsäure 368
Phenolsulfonsäure-Phenol-Harnstoff-Methanal-Kondensat
– Dermatologie 719
Phenoxybenzamin 33
– Endokrinologie 578
– Neurologie 680
Phenoxymethylpenicillin 216
– Dermatologie 706
Phenprocoumon 63
– Kardiologie 472, 480, 481
– Neurologie 687
– Pneumologie 508, 512
Phenprocoumon Acis *(Phenprocoumon)* 63
Phenprogamma *(Phenprocoumon)* 63
Phenpro-ratioph. *(Phenprocoumon)* 63
Phentolamin
– Endokrinologie 578
– Kardiologie 448
Phenylbutazon 202
Phenylephrin 393, 394
Phenylketonurie 139
Phenytoin 20, 305
– Neurologie 670, 676
– Pädiatrie 785, 814
– Toxikologie 829, 830
Phenytoin AWD *(Phenytoin)* 305
Phobie 337, 339, 341
– soziale 697
Phosphatbinder 111, 411
Phosphodiesterase-4-Inhibitor 81
Phosphodiesterase-5-Inhibitor 89
Phosphodiesterasehemmer 406
Phosphonorm *(Aluminiumchloridhydroxid-Komplex)* 111

Photoallergische Dermatitis 715
Photosensitizer 383
Phototoxizität, Prophylaxe 384
Physiotens *(Moxonidin)* 33
Physostigmin 436
- Anästhesie 663
- Pädiatrie 786
- Toxikologie 830–833, 835, 842
Phytomenadion 149
- Toxikologie 837
Phytosterol 405
Pibrentasvir 15, 257, 259
Picato *(Ingenolmebutat)* 385
Picoprep *(Citronensäure + Magnesiumoxid + Natriumpicosulfat)* 100
Pidana *(Levonorgestrel)* 425
Pigmentstörungen 149
Pilocarpin 391–393
- Ophthalmologie 743, 744
- Rheumatologie 645
Pilomann *(Pilocarpin)* 391
Pimafucin *(Natamycin)* 267
Pimecrolimus 371
- Dermatologie 712, 714, 717
Pimozid 352
- Psychiatrie 695
Pindolol 29
Pioglitazon 116
- Endokrinologie 559, 560
Pioglitazon Aurobindo *(Pioglitazon)* 116
Pipamperon 348
- Geriatrie 439, 440
- Pädiatrie 819
- Psychiatrie 690
Pipamperon HEXAL *(Pipamperon)* 348
Pipamperon-neuraxpharm *(Pipamperon)* 348
Piperacillin 214, 218, 220
- Gastroenterologie 525, 531
- Gynäkologie 775
- Pädiatrie 797
- Pneumologie 496, 501, 502, 505, 513, 515
- Urologie 762, 764
Piperacillin Eberth *(Piperacillin)* 218

Piperacillin Fresenius *(Piperacillin)* 218
Piperacillin Hikma *(Piperacillin)* 218
Piperacillin Ibisqus *(Piperacillin)* 218
Piperacillin/Tazobactam Aurobindo *(Piperacillin + Tazobactam)* 220
Piperacillin/Tazobactam HEXAL *(Piperacillin + Tazobactam)* 220
Piperacillin/Tazobactam Kabi *(Piperacillin + Tazobactam)* 220
Piperaquintetraphosphat 270
Piperonylbutoxid 381
Piracetam 329
- Geriatrie 437
- Neurologie 681
Piracetam Stada *(Piracetam)* 329
Piracetam-neuraxpharm *(Piracetam)* 329
Piracetam-ratioph. *(Piracetam)* 329
Pirenzepin 96
Piretanid 36, 42
Piretanid 1A *(Piretanid)* 42
Piretanid HEXAL *(Piretanid)* 42
Piretanid Stada *(Piretanid)* 42
Pirfenidon 88
- Pneumologie 497
Piribedil 315
- Neurologie 682
Piritramid 281, 285
Piritramid Hameln *(Piritramid)* 285
Piroxicam 200
Piroxicam AL *(Piroxicam)* 200
Piroxicam HEXAL *(Piroxicam)* 200
Piroxicam-ratioph. *(Piroxicam)* 200
Pitolisant 309
Pityriasis 372, 373, 379, 380
Pityriasis versicolor 720
Pivmecillinam 218
- Urologie 759

Pixantron 165
Pix-lithanthracis-Paste
- Dermatologie 717
Pixuvri *(Pixantron)* 165
PK-Merz *(Amantadin)* 319
Pladizol *(Cilostazol)* 67
Plantago ovata 99
Planum *(Temazepam)* 361
Plaquenil *(Hydroxychloroquinsulfat)* 204
Plaque-Psoriasis 211
Plasmaersatzmittel 301
Plasmapherese 543, 544, 741, 742
Plasmaproteinbindung 847
Plastulen Duo
(Folsäure + Eisen) 149
Platinhaltige Verbindungen 154
Plattenepithelhyperplasie 772
Plavix *(Clopidogrel)* 67
Plazentaschranke 849
Plegridy *(Interferon beta-1a)* 332
Plenvu *(Macrogol + Na2SO4 + NaCl + KCl + Ascorbinsäure + Natriumascorbat)* 100
Pleon RA *(Sulfasalazin)* 205
Plerixafor 150
Pletal *(Cilostazol)* 67
Pleuraempyem 504
Pleuraergüsse, maligne 165
Pleuramesotheliom 614
- malignes 156
Pleuritis exsudativa 658
Plexusblockade 295
Pneumocystis-jirovecii-Pneumonie 235, 243
Pneumokokken
- Immunisierung 276
Pneumokokkenpolysaccharid 276
Pneumonie 206, 218–220, 223, 224, 229–234, 237, 240, 241, 498
- akuter Notfall 499
- ambulant erworbene 224, 230, 239, 498
- ambulant erworbene, bei Kindern 794

- Aspiration und Retention 503
  - bei Kindern 794
  - Candida- 648
  - Legionellen 506
  - medikamentöse Therapie 499
  - nosokomiale 220, 224, 239, 502
- **Pneumovax 23** *(Pneumokokkenpolysaccharid)* 276
- **Podomexef** *(Cefpodoxim-Proxetil)* 226
- Podophyllotoxin 385
  - Infektiologie 652
- Podophyllotoxin-Derivate 162
- Polidocanol
  - Dermatologie 726
- Polihexanid
  - Dermatologie 702, 706
- Poliomyelitis-Immunisierung 279
- Poliomyelitis-Impfstoff 279
- Polividon
  - Ophthalmologie 733
- Polivinylalkohol
  - Ophthalmologie 733
- Pollakisurie 404
- Poloniumintoxikation 436
- Polyangiitis 213
- Polyarthritis 199–206, 210–213, 272
- Polyartikuläre juvenile idiopathische Arthritis 213
- Polycythaemia vera 154, 175, 192
- Polyene 265
- Polymenorrhoe 416
- Polymixin
  - Ophthalmologie 734
- Polymorphe Lichtdermatose 715
- Polymyalgia rheumatica 644
- *Polymyxin B* 387, 389, 401
  - Ophthalmologie 735, 736
- Polymyxin B-Sulfat
  - HNO 753
- Polyneuropathie 304, 333, 342
- **Polyspectran** *(Polymyxin B + Neomycin + Gramicidin)* 387, 502

- *Polysulfonsäure* 411
  - Endokrinologie 552
- Polyvidon-Jod
  - Dermatologie 705, 706
- Polyzythaemia vera 590
- Pomalidomid 194
  - Hämatologie 602
- Ponatinib 175
  - Hämatologie 591
- **Ponveridol** *(Droperidol)* 107
- Porphyria cutanea tarda 566
- Porphyrie 138, 149, 566
  - akut hepatische 566
  - akut intermittierende 566
  - chronisch hepatische 566
- **Portrazza** *(Necitumumab)* 183
- *Posaconazol* 264
  - Gastroenterologie 517
  - Infektiologie 517
- Posifenicol C *(Chloramphenicol)* 386
- Posiformin *(Bibrocathol)* 387
- Post cardiac injury syndrome 478
- Postanoxisches Myoklonus-Syndrom 329
- **Postericort** *(Hydrocortison)* 110
- **Posterisan Akut** *(Lidocain)* 110
- Postherpetische Neuralgie, Prophylaxe 279
- **Postinor** *(Levonorgestrel)* 425
- Postkoitalpille 425, 777
- Postkommotionelles Syndrom 329
- Postmenopause 413, 414, 417–419, 777
- Postpartale Blutung 20, 427
- Postpartale Infektion 238
- Post-Transplantations-Hyperlipidämie 122
- **Potactsol** *(Topotecan)* 166
- Potenzen, analgetische 281
- Povidon-Iod
  - Dermatologie 702
- Povidon-Jod
  - Dermatologie 702
  - HNO 748
- PPSV23 bei Kindern 789

- Präcoma 242
- **Pradaxa** *(Dabigatran)* 62
- Prajmaliumbitartrat 49
- Präkanzerosen, aktinische 727
- **Praluent** *(Alirocumab)* 126
- Prämedikation 56, 283, 359, 360, 661
- Prämenstruelles Syndrom 771
- **Pramidopa** *(L-Dopa + Carbidopa + Pramipexol)* 313
- *Pramipexol* 313, 315
  - Neurologie 682, 684
- **Pramipexol HEXAL** *(Pramipexol)* 315
- *Pramipexol retard*
  - Neurologie 682
- **Prandin** *(Repaglinid)* 113
- Prasugrel 68
  - Geriatrie 439
  - Kardiologie 450, 453
- **Prava Basics** *(Pravastatin)* 122
- **Pravafenix** *(Fenofibrat + Pravastatin)* 124
- **Pravalich** *(Pravastatin)* 122
- **Pravasin protect** *(Pravastatin)* 122
- *Pravastatin* 122, 124
  - Endokrinologie 563
  - Kardiologie 458
  - Pädiatrie 799
- **Pravastatin HEXAL** *(Pravastatin)* 122
- **Pravastatin-CT** *(Pravastatin)* 122
- **Pravidel** *(Bromocriptin)* 314, 428
- **Praxbind** *(Idarucizumab)* 63
- **Praxiten** *(Oxazepam)* 360
- Prazepam 360
- *Praziquantel* 268
  - Infektiologie 657
  - Pädiatrie 797
- **Predni POS** *(Prednisolon)* 388
- Prednicarbat 369
  - Dermatologie 712–715, 720–722
- **Prednicarbat Acis** *(Prednicarbat)* 369
- **PredniHEXAL** *(Prednisolon)* 208

Prednisolon 20, 110, 208, 368, 388
- Anästhesie 663
- Dermatologie 711, 713–715, 717, 720, 724, 725, 727
- Endokrinologie 574–577, 581
- Gastroenterologie 522, 523, 528
- Hämatologie 600, 601
- HNO 748, 752, 754, 757, 758
- Kardiologie 666
- Nephrologie 539–544
- Ophthalmologie 733, 735, 737–742, 746
- Pädiatrie 782, 784, 787, 792, 794, 800, 804, 807, 809
- Pneumologie 487–489, 494, 495, 513, 516
- Rheumatologie 638, 640, 642–645

Prednisolon Jenapharm *(Prednisolon)* 208
Prednisolon LAW *(Prednisolon)* 368
Prednisolon+ Sulfacetamid
- Ophthalmologie 731

Prednisolon-ratioph. *(Prednisolon)* 208
Prednisolut *(Prednisolon)* 208
Prednison 208
- Endokrinologie 554, 579
- Hämatologie 588, 589, 592, 593, 596, 599, 600, 602
- HNO 752
- Infektiologie 658, 659
- Kardiologie 455, 478
- Nephrologie 539, 543–548
- Onkologie 635, 636
- Pädiatrie 792, 809, 814
- Pneumologie 487, 494, 495, 496, 516
- Rheumatologie 645

Prednison HEXAL *(Prednison)* 208
Prednitop *(Prednicarbat)* 369
Pregaba HEXAL *(Pregabalin)* 309
Pregabador *(Pregabalin)* 309

Pregabalin 309
- Anästhesie 665
- Dermatologie 727
- Neurologie 680, 684
- Psychiatrie 697
- Rheumatologie 637

Pregabalin Glenmark *(Pregabalin)* 309
Pregnancy Risk Categories 849
Prellungen 197
Prepidil *(Dinoproston)* 427
Presinol *(Alpha-Methyldopa)* 32
Presomen 28 *(Konjugierte Östrogene)* 414
Presomen 28 compositum *(konjugierte Östrogene + Medrogeston)* 419
Presomen conti *(konjugierte Östrogene + Medrogeston)* 419
Preterax N *(Perindopril + Indapamid)* 35
Prevenar-13 *(Pneumokokken-polysaccharid)* 276
Prevymis *(Letermovir)* 16, 249
Prezista *(Darunavir)* 255
Prialt *(Ziconotid)* 289
Pridax *(Alprostadil)* 69
Pridinol 325
Priligy *(Dapoxetin)* 412
Prilocain 295
Primaquin 270
- Pädiatrie 803

Primaquine *(Primaquin)* 270
Primäre Myelofibrose 591
Primäres Offenwinkelglaukom 743
Primidon 311
- Neurologie 670, 686
- Pädiatrie 815

Primidon Holsten *(Primidon)* 311
PRIND 68
Prinzmetal-Angina 459
Priorix MMR *(Masern-Mumps-Röteln-Impfstoff)* 278
Priorix Tetra *(Masern-Mumps-Röteln-Varizellen-Impfstoff)* 279
Privigen *(Immunglobuline)* 275

Privin *(Naphazolin)* 398
Proarrhythmische Wirkung, Antiarrhythmika 476
Probenecid 129
- Ophthalmologie 734

Probenecid *(Probenecid)* 129
Procain 295, 400
Procain Actavis *(Procain)* 295
Procarbazin 156
- Hämatologie 599, 600
- Onkologie 635, 636

Procoralan *(Ivabradin)* 48
Proculin *(Naphazolin)* 394
Procyclidin 318
Prodrom *(Propiverin)* 404
Profact Depot 2 *(Buserelin)* 410
Profact Depot 3 *(Buserelin)* 410
Profact nasal *(Buserelin)* 410
Profact pro injectione *(Buserelin)* 410
Proges *(Propiverin)* 404
Progestan *(Progesteron)* 416
Progesteron 416
- Endokrinologie 568
- Gynäkologie 771

Proglicem *(Diazoxid)* 119
Prograf *(Tacrolimus)* 273
Progressive Muskelentspannung nach Jacobson 676
Proguanil 270
- Pädiatrie 802

Progynova 21 (mite) *(Estradiol)* 413
Prokinetika 105
Proktitis 110
- Herpes simplex 653

Proktosigmoiditis 104
Prolaktinhemmer 428
Prolaktinom 582
Prolastin *(Alpha-1-Proteinase-Inhibitor)* 71
Proleukin S *(Aldesleukin)* 191
Prolia *(Denosumab)* 133
Promethazin 20, 348
- Gynäkologie 775
- Pädiatrie 812
- Psychiatrie 688, 694

Promethazin-neuraxpharm *(Promethazin)* 348

Handelsnamen = fett   Wirkstoffe = kursiv

Promixin
(Colistimethatnatrium) 242
Promyelozytenleukämie 195
Pronenz (Propiverin) 404
Proneurin (Promethazin) 348
Pronoran (Piribedil) 315
Propafenon 50
- Kardiologie 473, 474
Propafenon-ratioph.
(Propafenon) 50
Proparakain-POS
(Proxymetacain) 386
Propecia (Finasterid) 382
Propess (Dinoproston) 427
Propionsäurederivate 196
Propiverin 404
- Neurologie 680
- Pädiatrie 825
- Urologie 769
Propiverin AL (Propiverin) 404
Propiverin HEXAL (Propiverin) 404
Propofol 20, 292
- Anästhesie 662, 664
- Gastroenterologie 532
Propofol lipuro (Propofol) 20, 292
Propofol-ratioph. (Propofol) 292
Propra comp.-ratioph.
(Propranolol + Triamteren + Hydrochlorothiazid) 40
Propranolol 29, 40
- Endokrinologie 566, 572, 573, 578
- Gastroenterologie 530
- Neurologie 675, 686
- Pädiatrie 799, 817, 820
- Toxikologie 836, 840, 845
Propranolol Stada
(Propranolol) 29
Propra-ratioph. (Propranolol) 29
Propycil (Propylthiouracil) 127
Propylthiouracil 127
- Endokrinologie 572, 573
Propyphenazon 202
ProQuad (Masern-Mumps-Röteln-Varizellen-Impfstoff) 279

Proscar (Finasterid) 405
Prosmin (Finasterid) 405
Prostacyclin
- Rheumatologie 637
Prostadil (Tamsulosin) 405
Prostaglandin-Derivate 391
Prostaglandinsynthesehemmer 196, 198-201, 290
Prostatahyperplasie 405
- benigne noduläre 768
Prostatakarzinom 155, 162, 165, 192, 408-410, 635
Prostatamittel 404
Prostatitis 232, 233, 764
- akut bakterielle 764
- chronisch bakterielle 764
- chronische 765
Prostavasin (Alprostadil) 69, 637
Prostazid (Tamsulosin) 405
Protagent (Filmbildner) 395
Protamin
- Toxikologie 839
Protamin Me (Protamin-HCl) 63
Protamin-HCl 63
Protaminsulfat Leo (Protamin-HCl) 63
Protaphane
(Verzögerungsinsulin) 118
Protease-Inhibitor
- Pneumologie 496
Protease-Inhibitoren 255
Proteasen 385
Protein C 65
Protein-C-Mangel 65
Proteine, knochenmorphogene 134
Proteinkinase-Inhibitoren 167
Proteus mirabilis 214
Proteus vulgaris 214
Prothazin (Promethazin) 348
Prothipendyl 348
Prothrombinkomplex 70
Prothyrid (Levothyroxin + Liothyronin) 127
Protionamid 246
- Infektiologie 660
Protirelin 142
Protonenpumpenblocker 93

Protopic (Tacrolimus) 371
Protoporphyrie, erythropoetische 384
Provas (Valsartan) 26
Provas comp. (Valsartan + Hydrochlorothiazid) 37
Provas maxx (Valsartan + Hydrochlorothiazid) 37
Proxymetacain 386
- Ophthalmologie 736
Prucaloprid 98
Pruritus 109, 110, 124
Pseudoephedrin 400
Pseudokrupp 20, 208
- bei Kindern 804
Pseudo-Lennox-Syndrom 816
Pseudomonas aeruginosa 214, 232
Pseudomonas-aeruginosa-Pneumonie, chronische 227, 242
Pseudomonaspenicilline 218
Pseudomonilsäure
- Dermatologie 701
Pseudotumor cerebri bei Kindern 816
Psoradexan (Dithranol + Harnstoff) 372
Psoriasis 211-213, 272, 368-375, 721
- arthropathica 723
- pustulosa generalisata 722
- vulgaris 721
Psoriasis-Arthritis 212
Psoriasisarthritis 205, 211-213, 375, 641
Psychoanaleptika 363
Psychose 18, 347-354
Pubertas tarda 407
Puerperalfieber 775
Pulmelia (Formoterol + Budesonid) 79
Pulmicort (Budesonid) 78
Pulmicort Topinasal (Budesonid) 399
Pulmonale Hypertonie 90, 91, 510
- Therapeutika 89
Pulmonary embolism severity index 507

Puregon *(Follitropin beta)* 422
Purin-Analoga 157
Puri-Nethol *(Mercaptopurin)* 157
Purpura 589
- anaphylaktoide, bei Kindern 809
- fulminans 65
- idiopathische thrombozytopenische 275, 589
- immunthrombozytopenische 72
Pustulosis palmoplantaris 370, 373
PVP-Jod
- Pädiatrie 820
Pyelonephritis 224, 763
- bei Kindern 825
- unkomplizierte 761
Pylera *(Bismut-III-Oxid-Citrat + Metronidazol + Tetracyclin)* 95
Pyodermien 377, 702
Pyrafat *(Pyrazinamid)* 246
Pyrantel 269
- Infektiologie 650
- Pädiatrie 795
Pyrantelembonat
- Pädiatrie 797
Pyrazinamid 246
- Dermatologie 707
- Infektiologie 658–660
- Neurologie 678
- Ophthalmologie 732
- Pädiatrie 806
Pyrazinamid *(Pyrazinamid)* 246
Pyrazolonderivate 201
Pyrazolonverbindungen, Intoxikation 843
Pyrcon *(Pyrvinium)* 269
Pyrethrine 381
Pyrethrum-Extrakt
- Dermatologie 716
- Pädiatrie 822
Pyridostigmin 327
- Neurologie 681
Pyridostigminintoxikation 56, 433
Pyridoxal-5-phosphat
- Pädiatrie 813

Pyridoxin 147, 247
- Endokrinologie 570
- Gynäkologie 775
- Toxikologie 838
- Urologie 767
Pyridoxin-HCl
- Pädiatrie 813
Pyrilax *(Bisacodyl)* 99
Pyrimethamin 243
- Ophthalmologie 739
Pyrimidin-Analoga 158
Pyrvinium 269
Pyrviniumembonat
- Pädiatrie 797

Q

Qlaira *(Estradiol + Dienogest)* 424
Qo-Wert 848, 851
Quadrupeltherapie 520
Quallenerytheme 384
Quantalan *(Colestyramin)* 124
Quecksilber-Intoxikation 433, 436, 844
Quensyl *(Hydroxychloroquinsulfat)* 204
Quentiax *(Quetiapin)* 355
Querto *(Carvedilol)* 28
Questran *(Colestyramin)* 124
Quetiapin 355
- Geriatrie 439
- Psychiatrie 693–695
Quetiapin HEXAL *(Quetiapin)* 355
Quetiapin-neuraxpharm *(Quetiapin)* 355
Quilonorm *(Lithiumcarbonat)* 345
Quilonum retard *(Lithiumcarbonat)* 345
Quinagolid 428
Quinaplus Stada *(Quinapril + Hydrochlorothiazid)* 35
Quinapril 24, 35
- Kardiologie 446, 469
Quinapril HEXAL comp. *(Quinapril + Hydrochlorothiazid)* 35

Quincke-Ödem 724
Quinsair *(Levofloxacin)* 233
Qutenza *(Capsaicin)* 296
Q-Wert 849, 851

R

Rabeprazol 94
- Gastroenterologie 517, 519
Rabeprazol Puren *(Rabeprazol)* 94
Rabeprazol-ratioph. *(Rabeprazol)* 94
Rabipur *(Tollwutimpfstoff)* 279
Racecadotril 101
- Pädiatrie 795
Rachitis 148
- Prophylaxe 148
Rachitis-Prophylaxe 148
Radiojod
- Endokrinologie 572
Radium 223
- Onkologie 636
Ralenova *(Mitoxantron)* 165
Ralnea *(Ropinirol)* 315
Raloxifen 419
- Endokrinologie 568
- Gynäkologie 778
Raloxifen HEXAL *(Raloxifen)* 419
Raloxifen Stada *(Raloxifen)* 419
Raltegravir 262
Ramidipin *(Amlodipin + Ramipril)* 41
Ramilich *(Ramipril)* 24
Ramiplus AL *(Ramipril + Hydrochlorothiazid)* 36
Ramipril 14, 24, 36, 41, 124
- Kardiologie 451, 452, 456, 459, 469
- Nephrologie 537
Ramipril comp.-CT *(Ramipril + Hydrochlorothiazid)* 36
Ramipril HEXAL *(Ramipril)* 24
Ramipril HEXAL plus Amlodipin *(Amlodipin + Ramipril)* 41
Ramipril Piretanid Actavis *(Ramipril + Piretanid)* 36

Handelsnamen = fett   Wirkstoffe = kursiv

Ramipril-CT *(Ramipril)* 24
Ramipril-ratioph. *(Ramipril)* 24
Ramipril-ratioph. comp.
(Ramipril +
Hydrochlorothiazid) 36
Ramitanid AL *(Ramipril +*
Piretanid) 36
Ramucirumab 185
– Onkologie 613, 620
Ranexa *(Ranolazin)* 48
Ranibeta *(Ranitidin)* 92
Ranibizumab 397
– Ophthalmologie 739, 742, 745, 746
Ranitic *(Ranitidin)* 92
Ranitidin 92
– Gastroenterologie 518, 525
– HNO 757, 758
– Pädiatrie 797
Ranitidin-ratioph. *(Ranitidin)* 92
RANKL-Inhibitoren 133
Ranolazin 48
– Kardiologie 458
Rantudil *(Acemetacin)* 199
Rapamune *(Sirolimus)* 273
Rapibloc *(Landiolol)* 14, 28
Rapifen *(Alfentanil)* 282
Rasagilin 316
– Neurologie 683
Rasagilin-ratioph. *(Rasagilin)* 316
Rasburicase 130
Rasilez *(Aliskiren)* 30
Rasilez HCT *(Aliskiren +*
Hydrochlorothiazid) 40
Ratiograstim *(Filgrastim)* 150
Rauchentwöhnungsmittel 367
Raucherentwöhnung 367
Rauchgasinhalation 78
Raxone *(Idebenon)* 397
Raynaud-Syndrom 31, 637
Reactine *(Cetirizin)* 85
Reactine Duo *(Pseudoephedrin*
+ Cetirizin) 400
Reagila *(Cariprazin)* 16, 354
Reaktive Arthritis 640
Reanimation 17, 55
Reanimation bei Kindern 779

Rebetol *(Ribavirin)* 262
Rebif *(Interferon beta-1a)* 332
Reboxetin 343
Recombinate *(Faktor VIII)* 70
Rectodelt *(Prednison)* 208
Rectogesic *(Glyceroltrinitrat)* 110
Refixia *(Faktor IX)* 14, 70
Refluxkrankheit 517
– bei Kindern 797
Refluxösophagitis 92–94, 96, 517
Refobacin *(Gentamicin)* 231, 378, 386
Refraktionsbestimmung 393
Regaine Frauen *(Minoxidil)* 382
Regaine Männer *(Minoxidil)* 382
Regenon *(Amfepramon)* 134
Regorafenib
– Onkologie 618
Regulatorische Peptide 108
Regulax picosulfat
(Natriumpicosulfat) 99
Reisediarrhoe-Prophylaxe 101
Reisegold *(Dimenhydrinat)* 105
Reisekrankheit 105, 107
Reisetabletten-ratioph.
(Dimenhydrinat) 105
Reiter, Morbus 640
Reizdarm 97, 98
Reizgas-Intoxikation 844
Reizhusten 83, 84
Reizkonjunktivitis 733
Reizsyndrom, zentrales
vestibuläres 15
Rekawan *(Kalium)* 296
Rekovelle *(Follitropin delta)* 15, 422
Rektumkarzinom 145, 159, 160, 165, 166, 182–184, 190, 192
Relefact LHRH *(Gonadorelin)* 142
Relenza *(Zanamivir)* 250
Relestat *(Epinastin)* 394
Relistor *(Methylnaltrexon)* 97
Relpax *(Eletriptan)* 321
Relvar Ellipta *(Vilanterol +*
Fluticasonfuroat) 80

Remergil *(Mirtazapin)* 338
Remeron *(Mirtazapin)* 338
Remestan *(Temazepam)* 361
Remicade *(Infliximab)* 213
Remifentanil 281, 285
– Anästhesie 664
Remifentanyl B. Braun
(Remifentanil) 285
Remifentanyl Hameln
(Remifentanil) 285
Remifentanyl Kabi
(Remifentanil) 285
Reminyl *(Galantamin)* 328
Remodulin *(Treprostinil)* 103
Removab *(Catumaxomab)* 182
Remsima *(Infliximab)* 213
Renacet *(Calciumacetat)* 111
Renacor *(Enalapril +*
Hydrochlorothiazid) 35
Renagel *(Sevelamer)* 111
RenaMag *(Calciumdiacetat +*
Mg2+) 111
Renatriol *(Calcitriol)* 148
Rennininhibitoren, direkte 30, 40, 447
Rentibloc *(Sotalol)* 29
Rentylin *(Pentoxifyllin)* 69
Renvela *(Sevelamer)* 111
ReoPro *(Abciximab)* 67
Repaglinid 113
– Endokrinologie 559
Repaglinid HEXAL *(Repaglinid)* 113
Repaglinid Stada *(Repaglinid)* 113
Repatha *(Evolocumab)* 126
Replagal *(Agalsidase alfa)* 136
ReQuip *(Ropinirol)* 315
Reproterol 75, 87
– Anästhesie 663
– Pädiatrie 784
– Pneumologie 488, 489
Reserpin
– Geriatrie 438
Reserpin-Intoxikation 844
Reslizumab 14, 88
– Pneumologie 487
Resochin *(Chloroquinphosphat)* 204, 270

Res–Ris

Resolor *(Prucaloprid)* 98
Resonium
- Nephrologie 533
Resonium A *(Polysulfonsäure)* 411
Resorption 847
Respiratorische
- Alkalose 555
- Azidose 555
Respiratorische Infektionen, gezielte Therapie 504
Resprecza *(Alpha-1-Proteinase-Inhibitor)* 71
Restex *(L-Dopa + Benserazid)* 313
Restless-Legs-Syndrom 313, 315, 684
Retacrit *(Epoetin zeta)* 145
Retapamulin 378
- Dermatologie 701–703, 706
Retentio testis 826
Retinitis 249, 250, 388
Retinochorioiditis 739
- Clindamycin-3f-Therapie 739
- Pyrimethamin-3f-Therapie 739
- Toxoplasmose 739
Retinolpalmitat
- Ophthalmologie 735
Retrovir *(Zidovudin)* 253
Revatio *(Sildenafil)* 91
Reverse-Transkriptase-Inhibitoren
- non-nukleosidisch 254
- nukleosidisch 251
- nukleotidisch 252
Revestive *(Teduglutid)* 109
Reviparin 59
- Kardiologie 480
Revlimid *(Lenalidomid)* 193
Revolade *(Eltrombopag)* 72
Reyataz *(Atazanavir)* 255
Rezidivprophylaxe bei Rhythmusstörungen 474
Rhabdomyosarkom 152
Rheologische Therapie 742
Rheuma-Basistherapeutika 203
Rheumatische Erkrankungen 197–201, 206, 207

Rheumatisches Fieber 206, 215, 216
Rheumatoide Arthritis 185, 638
Rheumatologie 196
Rhinex Nasenspray *(Naphazolin)* 398
Rhinisan *(Triamcinolon)* 399
Rhinitis 747
- allergische 85, 86, 398–400
- vasomotorische 400
Rhinitis, allergische 85, 86, 398–400
- bei Kindern 808
Rhinivict *(Beclometason)* 399
Rhinokonjunktivitis, allergische
- bei Kindern 808
Rhinologie 398
Rhinopront *(Pseudoephedrin + Triprolidin)* 400
Rhinosinusitis
- akute bei Kindern 823
Rhinospray *(Tramazolin)* 398
rHu-Epo
- Nephrologie 536
Rhythmusstörungen 471
- bradykarde 476
- Rezidivprophylaxe 474
- tachykarde ventrikuläre 455
Riamet *(Artemether + Lumefantrin)* 269
Ribavirin 262
- Gastroenterologie 528
Ribavirin-CT *(Ribavirin)* 262
Ribavirin-ratioph. *(Ribavirin)* 262
Ribobandron *(Ibandronsäure)* 132
Ribocarbo-L *(Carboplatin)* 154
Ribociclib 15, 175
- Onkologie 630
Ribodocel *(Docetaxel)* 162
Ribodoxo *(Doxorubicin)* 164
Ribodronat *(Pamidronsäure)* 132
Riboepi *(Epirubicin)* 164
Riboflavin 146
Ribofluor *(Fluorouracil)* 159
Riboirino *(Irinotecan)* 166
Ribometa *(Zoledronsäure)* 133
Riboposid *(Etoposid)* 162

Ribotax *(Paclitaxel)* 163
Riboxatin *(Oxaliplatin)* 155
Rickettsien 214
Ridaura *(Auranofin)* 204
Riedel-Thyreoiditis 574
Rifabutin 248
Rifampicin 246, 247
- Dermatologie 701, 706, 707, 709
- Infektiologie 658–660
- Kardiologie 476
- Neurologie 677, 678
- Ophthalmologie 732
- Pädiatrie 803, 806, 807
Rifapentin
- Pädiatrie 806
Rifaxan *(Rifaximin)* 242
Rifaximin 242
Rifun *(Pantoprazol)* 94
Rilpivirin 252, 254
Rimexolon 388
- Ophthalmologie 738
Rinderbandwurm 657
Ringer-Acetat
- Pädiatrie 786
Ringer-Lactat *(Vollelektrolytlösung)* 299
Ringer-Lösung
- Endokrinologie 550, 551, 573
- Gastroenterologie 525
- Kardiologie 606, 667
- Pädiatrie 782
Ringer-Lösung *(Vollelektrolytlösung)* 299
Riociguat 91
- Pneumologie 512
- Rheumatologie 643
Riopan *(Magaldrat)* 95
Risedron HEXAL *(Risedronsäure)* 132
Risedronat Heumann *(Risedronsäure)* 132
Risedronsäure 132
- Endokrinologie 567, 570
Risedronsäure-CT *(Risedronsäure)* 132
Risperdal *(Risperidon)* 356
Risperdal Consta *(Risperidon)* 356

Handelsnamen = fett   Wirkstoffe = kursiv

Risperidon 356
- Geriatrie 439
- Pädiatrie 818
- Psychiatrie 690, 693–696
Risperidon AL *(Risperidon)* 356
Rispolept Consta *(Risperidon)* 356
Ritalin *(Methylphenidat)* 365
Ritalin Adult *(Methylphenidat)* 365
Ritonavir 256, 259
Rituximab 15, 185, 213
- Hämatologie 588–597
- Nephrologie 539, 540, 545, 548
- Rheumatologie 639, 645
Rivanol-Lösung
- Ophthalmologie 731
Rivaroxaban 61
- Kardiologie 472, 480, 482
- Pneumologie 508
Rivastigmin 329
- Geriatrie 437
- Psychiatrie 690
Rivastigmin HEXAL *(Rivastigmin)* 329
Rivastigmin Neuraxpharm. *(Rivastigmin)* 329
Rivotril *(Clonazepam)* 307
Rixathon *(Rituximab)* 213
Rixubis *(Faktor IX)* 70
Rizatriptan 322
- Neurologie 675
Rizatriptan HEXAL *(Rizatriptan)* 322
Rizatriptan-neuraxpharm *(Rizatriptan)* 322
RoActemra *(Tocilizumab)* 213
Robinul *(Glycopyrroniumbromid)* 296
Rocaltrol *(Calcitriol)* 148
Rocephin *(Ceftriaxon)* 222
Rocornal *(Trapidil)* 47
Rocuronium 293
- Antagonisierung 294
Rocuroniumbromid Inresa *(Rocuronium)* 293
Rocuroniumbromid Kabi *(Rocuronium)* 293

Rodavan S *(Dimenhydrinat)* 105
Roferon A *(Interferon alfa-2a)* 274
Roflumilast 81
- Pneumologie 494
Rohypnol *(Flunitrazepam)* 359
Rolando-Epilepsie 310
Rolapitant 14, 108
Rolenium *(Salmeterol + Fluticasonpropionat)* 80
Rolufta Ellipta *(Umeclidiniumbromid)* 77
Romiplostim 72
- Hämatologie 590
Ropinirol 315
- Neurologie 682, 684
Ropinirol dura *(Ropinirol)* 315
Ropinirol HEXAL *(Ropinirol)* 315
Ropinirol retard
- Neurologie 682
Ropivacain 295
Ropivacain Kabi *(Ropivacain)* 295
Rosacea 227, 376, 377, 709
Rosuhexal *(Rosuvastatin)* 122
Rosuvador *(Rosuvastatin)* 122
Rosuvastatin 122
- Endokrinologie 563
- Kardiologie 458
Rosuvastatin Heumann *(Rosuvastatin)* 122
Rotarix *(Rotavirusimpfstoff)* 279
RotaTeq *(Rotavirusimpfstoff)* 279
Rotaviren-Immunisierung 279
Rotavirusimpfstoff 279
Röteln-Immunisierung 278, 279
Rotigotin 315
- Neurologie 682, 684
Rotop Adenosin *(Adenosin)* 52
Roxi Aristo *(Roxithromycin)* 230
Roxi HEXAL *(Roxithromycin)* 230
Roxithromycin 230
- Dermatologie 699, 705
- Gynäkologie 773
Roxithromycin Heumann *(Roxithromycin)* 230

RSV-Prophylaxe bei Kindern 805
rt-PA 64
- Kardiologie 454, 481
- lokal 686
- Ophthalmologie 741
- Pneumologie 509
- systemisch 686
Rubiefol *(Folsäure)* 149
Rubiemen *(Dimenhydrinat)* 105
Rubiemol *(Paracetamol)* 289
Ruconest *(Conestat alfa)* 71
Rudotel *(Medazepam)* 360
Rufinamid 305
Rulid *(Roxithromycin)* 230
Rupafin *(Rupatadin)* 86
Rupatadin 86
- Dermatologie 724, 725
Rupatadin AL *(Rupatadin)* 86
Ruriocotocog alpha (Faktor VIII) 16
Ruxolitinib 175
- Hämatologie 590, 591
Rydapt *(Midostaurin)* 14, 174
Rytmonorm *(Propafenon)* 50
Rytmonorm SR *(Propafenon)* 50

S

sab simplex *(Simeticon)* 100, 436
Sabril *(Vigabatrin)* 306
Saccharomyces boulardii 101
Sacubitril 39
- Kardiologie 470
Safinamid 316
Sägezahnpalmextrakt
- Urologie 768
Salazopyrin *(Sulfasalazin)* 104
Salazopyrine RA *(Sulfasalazin)* 205
Salbubronch Elixier *(Salbutamol)* 75
Salbubronch Forte *(Salbutamol)* 75
SalbuHEXAL *(Salbutamol)* 73
SalbuHEXAL plus Ipratropiumbromid *(Ipratropiumbromid + Salbutamol)* 77

Salbulair N *(Salbutamol)* 73
Salbutamol 73, 75, 77
- Endokrinologie 553
- Pädiatrie 782–784, 791, 793
- Pneumologie 484–489, 492, 514
Salbutamol-ratioph. *(Salbutamol)* 73
Salicylsäure 382
Salicylsäurederivate 196
Salicylvaseline *(Salicylsäure)* 382
Salizylate 196
Salizylsäure
- Dermatologie 714
Salizylsäure
- Dermatologie 716, 720, 721, 726
Salmeterol 74, 80
- Pädiatrie 792
- Pneumologie 485–487, 493
Salmeterol HEXAL *(Salmeterol)* 74
Salmonella 214
- enteritidis 521
- paratyphi 521
- typhi 521
- typhi, bei Kindern 795
- typhimurium 521
Salmonella-typhi-Polysaccharid 276
Salmonellen 521
Salmonellose 235, 521
- bei Kindern 795
Salofalk *(Mesalazin)* 103
Salpingitis 765, 772
Salvacyl *(Triptorelin)* 410
Salzsäure 302
- Endokrinologie 555
Salzsäure 7.25% *(Salzsäure)* 302
Salzverlustsyndrom 207
SAMA (short acting muscarinergic-agonist) 76
Samsca *(Tolvaptan)* 141
Sanasthmax *(Beclometason)* 78
Sancuso *(Granisetron)* 106
Sandimmun *(Ciclosporin)* 272, 373

Sandocal-D *(Colecalciferol + Calciumcarbonat)* 148
Sandostatin *(Octreotid)* 109
Sandostatin LAR Monatsdepot *(Octreotid)* 109
Sapropterin 139
Saquinavir 35
Sarilumab 15, 213
Sarkoidose 516
Sarkom 152–156, 161–165, 175, 191, 193, 195
Saroten *(Amitriptylin)* 336
Sartane 25
Sativex *(Tetrahydrocannabinol + Cannabidiol)* 330
Sauerstoff
- Kardiologie 448, 449, 452, 456, 457, 668
- Pädiatrie 793
- Pneumologie 488, 489, 497, 508, 511, 514
Sauerstofflangzeittherapie
- Pneumologie 494
Säureamide 294
Säuren-Intoxikation 845
Saxagliptin 116
- Endokrinologie 560
Saxenda *(Liraglutid)* 115
Scabies 381, 716
Scabioral *(Ivermectin)* 268
Scandicain *(Mepivacain)* 19, 295
Scenesse *(Afamelanotid)* 384
Scharlach 216, 650
Schaumbildner-Intoxikation 845
- bei Kindern 787
Schilddrüsenblockade 128
Schilddrüsenhormone 126
- Intoxikation 845
Schilddrüsenkarzinom 172, 174, 176, 630
Schilddrüsenmalignom 126, 127, 164
Schilddrüsensuppressionstest 126
Schistosomiasis 268
Schizophrenie 347, 351, 354, 355, 356, 695
Schlafsterne *(Doxylamin)* 362

Schlafstörungen 348, 358–363
Schlaftabletten N *(Diphenhydramin)* 362
SchlafTabs-ratioph. *(Doxylamin)* 362
Schlaganfall 326, 445
- Prophylaxe 61, 62
Schleifendiuretika 42
Schleimhautanästhesie 295
Schleimhautläsionen, Auge 395
Schleimhautprotektiva 96, 203
Schleimhautschwellung, Nase 398
Schmerz 17–19, 84, 196–203, 283–291, 295, 320, 336, 337, 347
- neuropathischer 279, 295, 296, 304, 309
- Therapie bei Kindern 810
Schmerz, neuropathischer 309
Schock 18, 45, 55, 207
- anaphylaktischer 17, 20, 55, 85, 207, 208
- kardiogener 456
- septischer 55
Schönlein-Henoch-Purpura, bei Kindern 809
Schwangerschaft 445, 849
- Beratungsstellen für Arzneimittel 429
- Hypertonus 32
- Risikoklassen (FDA) 429
Schwarze Salbe Lichtenstein *(Ammoniumbituminosulfonat)* 368
Schweinebandwurm 657
Schwellung 197–200
- periorbitale 745
Schwermetallintoxikation 435
Schwindel 105, 108, 333, 348, 362, 684
Scopoderm TTS *(Scopolamin)* 107
Scopolamin 107
- Neurologie 685
Sebelipase alfa 139
Sebiprox *(Ciclopirox)* 379
Sebivo *(Telbivudin)* 253
Seborrhoe oleosa 372

Handelsnamen = fett   Wirkstoffe = kursiv

Secale-Alkaloide 320
Secukinumab 374
- Dermatologie 722, 723
- Rheumatologie 640, 642
Sedalam *(Lormetazepam)* 360
Sedaplus *(Doxylamin)* 362
Sedativa 356
Sedierung 20, 292, 360, 532
- bei Kindern 812
Sedotussin *(Pentoxyverin)* 84
Seebri Breezhaler *(Glycopyrroniumbromid)* 76
Sehnen(scheiden)entzündung 200
Sekretionshemmung 296
Sekretolyse 82
Sekretolytika 82
Selegilin 316
- Neurologie 683
Selegilin-neuraxpharm *(Selegilin)* 316
Selegilin-ratioph. *(Selegilin)* 316
Selenase *(Selen)* 298
Selenmangel 298
Selergo *(Ciclopirox)* 379
Selexipag 91
- Pneumologie 511
- Rheumatologie 643
Selincro *(Nalmefen)* 366
Sempera *(Itraconazol)* 264
Sennoside 99
Senshio *(Ospemifen)* 419
Sepsis 218–223, 231–233, 236, 238, 240, 244
Septischer Schock 55
Sequidot *(Estradiol + Norethisteron)* 418
Serdolect *(Sertindol)* 356
Seretide *(Salmeterol + Fluticasonpropionat)* 80
Serevent *(Salmeterol)* 74
Seroplex *(Escitalopram)* 341
Seroquel *(Quetiapin)* 355
Serotoninantagonisten 106
Serotonin-Noradrenalin-Reuptake-Inhibitoren 342
Serotonin-Reuptake-Inhibitoren, selektive 339

Serotoninsyntheseinhibitoren 109
Seroxat *(Paroxetin)* 341
Serratia 214
Serroflo *(Salmeterol + Fluticasonpropionat)* 80
Sertaconazol 380
- Dermatologie 718
Sertindol 356
Sertralin 341
- Psychiatrie 692, 697, 698
Sertralin Aristo *(Sertralin)* 341
Sertralin HEXAL *(Sertralin)* 341
Sertralin-neuraxpharm *(Sertralin)* 341
Sevelamer 111
Sevelamer HEXAL *(Sevelamer)* 111
Sevelamerhydrochlorid
- Endokrinologie 569
Sevikar *(Olmesartan + Amlodipin)* 38
Sevikar HCT *(Olmesartan + Amlodipin + Hydrochlorothiazid)* 38
Sevofluran 293
- Anästhesie 663
Sevofluran Piramal *(Sevofluran)* 293
Sevoflurane Baxter *(Sevofluran)* 293
Sevorane *(Sevofluran)* 293
Sevredol *(Morphin)* 284
Sexualhormone 407, 409
Sexuell übertragbare Krankheiten 650
Sexuelle Abnormität bei Männern 410
SGLT-2-Inhibitoren 117
SGLT-2-Inhibitor-Kombinationen 117
Shigellose 235, 657
Shingrix *(Varicella-Zoster-Impfstoff)* 16, 279
Short acting beta-agonist (SABA) 73
Short acting muscarinergic-agonist (SAMA) 76
SIADH 141

Sialadenitis 758
Sibilla *(Ethinylestradiol + Dienogest)* 423
Siccaprotect *(Filmbildner)* 395
Sifrol *(Pramipexol)* 315
Signifor *(Pasireotid)* 140
Siklos *(Hydroxycarbamid)* 192
Silapo *(Epoetin zeta)* 145
Silber-2-aminoethyl-hydrogenphosphat
- Dermatologie 702
Sildegra *(Sildenafil)* 406
SildeHEXAL *(Sildenafil)* 406
SildeHEXAL PAH *(Sildenafil)* 91
Sildenafil 91, 406
- Neurologie 680
- Pneumologie 512
- Rheumatologie 643
- Urologie 770
Sildenafil-ratioph. *(Sildenafil)* 406
Silibinin
- Toxikologie 830
Silodosin 405
Silomat Pentoxyverin *(Pentoxyverin)* 84
Siltuximab 185
Simagel *(Almasilat)* 95
Simbrinza *(Brinzolamid + Brimonidin)* 392
Simdax *(Levosimendan)* 57
Simeprevir 256
Simethicon-ratioph. *(Simeticon)* 100
Simeticon 100, 103, 436
- Gastroenterologie 524
- Pädiatrie 787
Simonette *(Desogestrel)* 425
Simplified PESI 507
Simponi *(Golimumab)* 212
Simulect *(Basiliximab)* 272
Simva Aristo *(Simvastatin)* 122
Simvabeta *(Simvastatin)* 122
SimvaHEXAL *(Simvastatin)* 122
Simvastatin 122, 125
- Endokrinologie 563
- Kardiologie 451, 453, 458
- Nephrologie 538
- Neurologie 687

Sim–Sta

Simvastatin-ratioph. *(Simvastatin)* 122
Sinemet *(L-Dopa + Carbidopa)* 313
Singulair *(Montelukast)* 81
Sinora *(Norepinephrin)* 55
Sinupret extract 823
Sinusitis 230, 233, 234, 749
Sinustachykardie 471
Siofor *(Metformin)* 113
Sipuleucel-T
– Onkologie 636
Sirdalud *(Tizanidin)* 325
Sirolimus 273
Siros *(Itraconazol)* 264
Sirturo *(Bedaquilin)* 245
Sitagliptin 16, 116, 117
– Endokrinologie 560
Sitosterin 405
Sitosterin Prostata *(Sitosterin)* 405
Sitosterinämie 125
Sivextro *(Tedizolid)* 241
Sixantone *(Leuprorelin)* 410
Sjögren-Syndrom 645
Skabies 268
– bei Kindern 822
S-Ketamin
– Anästhesie 663
Skid *(Minocyclin)* 228, 377
Skinoren *(Azelainsäure)* 376
Skleritis 388, 737
Sklerodermie 643
Sklerose, multiple 678
SLE 204, 206, 212
Smektit 101
SNRI 342
Snup *(Xylometazolin)* 398
Sobelin *(Clindamycin)* 231
Sodbrennen 92
Sodormwell *(Diphenhydramin)* 362
Sofosbuvir 15, 257, 259, 260
– Gastroenterologie 527
Solaraze *(Diclofenac)* 385
Solian *(Amisulprid)* 354
Solifenacin 404
– Neurologie 680
Soliris *(Eculizumab)* 183

Solosin *(Theophyllin)* 81
Solu-Decortin H *(Prednisolon)* 20, 208
Solupen sine *(Dexamethason)* 399
Solutio pyoactanini
– Dermatologie 712–720
Solvex *(Reboxetin)* 343
Somatoforme Störung 346, 697
Somatorelin 142
Somatostatin 109
Somatostatin HEXAL *(Somatostatin)* 109
Somatostatin Inresa *(Somatostatin)* 109
Somatostatin-Analogon 140
Somatotropin
– Endokrinologie 580
Somatuline Autogel *(Lanreotid)* 109
Somavert *(Pegvisomant)* 142
Somnosan *(Zopiclon)* 363
Somsanit *(4-Hydroxy-buttersäure)* 291
Sonidegib 16, 194
Sonnenbrand 384, 715
Soolantra *(Ivermectin)* 376
Soorprophylaxe 549
Sorafenib 176
– Onkologie 620, 630
Sorbitol
– Pädiatrie 796
Sormodren *(Bornaprin)* 318
Sortis *(Atorvastatin)* 121
SotaHEXAL *(Sotalol)* 29
Sotalex *(Sotalol)* 29
Sotalol 29, 51
– Geriatrie 437
– Kardiologie 474, 475, 476
Sotalol-ratioph. *(Sotalol)* 29
Sovaldi *(Sofosbuvir)* 257
Soventol *(Bamipin)* 384
Spannungskopfschmerz 676
Spannungszustände 358–360
Spasmen 324, 325
– glatte Muskulatur 404
– Harnwege 98
– infantile 306
– Magen-Darm-Trakt 98

Spasmex *(Trospiumchlorid)* 404
Spasmolyt *(Trospiumchlorid)* 404
Spasmolytika 98
Spasmo-Urgenin TC *(Trospiumchlorid)* 404
Spastik 324–326, 330, 685
Spasuret *(Flavoxat)* 403
Spasyt *(Oxybutynin)* 403
Spedra *(Avanafil)* 406
Spermatogenese, Stimulation 421, 422
Spersacarpin *(Pilocarpin)* 391
Spersadex *(Dexamethason)* 388
sPESI 507
Spice-Intoxikation 845
Spinalanästhesie 295
Spinraza *(Nusinersen)* 15, 334
Spiolto Respimat *(Tiotropiumbromid + Olodaterol)* 77
Spiriva HandiHaler *(Tiotropiumbromid)* 77
Spiriva Respimat *(Tiotropiumbromid)* 77
Spiro comp. *(Spironolacton + Furosemid)* 46
Spiro D *(Spironolacton + Furosemid)* 46
Spiro-CT *(Spironolacton)* 45
Spironolacton 45, 46
– Endokrinologie 552, 576
– Gastroenterologie 529
– Kardiologie 451, 453, 469
– Pädiatrie 789
– Pneumologie 517
Spironolacton-ratioph. *(Spironolacton)* 45
Spiropent *(Clenbuterol)* 75
Sprycel *(Dasatinib)* 173
Spüllösung, antimikrobielle 244
Spülmittelintoxikation 100, 436
Spulwürmer, bei Kindern 795
SSRI 339
Stabile Angina pectoris 458
Stalevo *(L-Dopa + Carbidopa + Entacapon)* 313
Stamaril *(Gelbfieber-Impfstoff)* 278

Handelsnamen = fett   Wirkstoffe = kursiv

Stammzellenmobilisierung 150
Stammzellenspende 150
Stammzelltransplantation 154, 195
Stangyl *(Trimipramin)* 337
Staphylex *(Flucloxacillin)* 216
Staphylococcus aureus
- methicillinresistent 214, 216, 221, 238, 400
- methicillinsensitiv 214, 216
Staphylococcus aureus, methicillinresistent 214, 228
Staphylokokkeninfektionen 216, 240, 400
Stärkederivate 301
Starletta *(Ethinylestradiol + Dienogest)* 423
Starlix *(Nateglinid)* 113
Statin-Kombinationen 123
Status
- asthmaticus 20, 75, 208, 291
- asthmaticus, Ersttherapie 783
- asthmaticus, Pädiatrie 783
- epilepticus 17, 20, 305, 307, 359
- epilepticus, bei Kindern 785
Staurodorm Neu *(Flurazepam)* 359
Stavudin 253
Stedril 30 *(Ethinylestradiol + Levonorgestrel)* 423
Steglujan *(Ertugliflozin + Sitagliptin)* 16, 117
Steinkohlenteer 372
- Dermatologie 712
Stelara *(Ustekinumab)* 375
Stella *(Ethinylestradiol + Dienogest)* 423
STEMI (ST-Streckenhebungsinfarkt) 452
Stenotrophomonas 214
Steozol *(Zoledronsäure)* 133
Sterofundin *(Vollelektrolytlösung)* 299
Steroide, synthetische 417
Steroidgenesehemmer 139
Stesolid *(Diazepam)* 17, 359

Stickstofflost-Analoga 152
Stieprox *(Ciclopirox)* 379
Still-Syndrom 212
Stillzeit 849
Stilnox *(Zolpidem)* 363
Stimmungsstabilisierer 345
Stiripentol 310
Stocrin *(Efavirenz)* 254
Strahlenkolitis 104
Strattera *(Atomoxetin)* 364
Strensiq *(Asfotase alfa)* 136
Streptase *(Streptokinase)* 65
Streptococcus pneumoniae 214
Streptococcus viridans 214
Strepto-Fatol *(Streptomycin)* 247
Streptokinase 65
- Kardiologie 454, 479, 481
- Ophthalmologie 741
- Pneumologie 509
Streptokokken 214
- Scharlach 650
Streptomycin 247
Streptozocin
- Onkologie 620, 621
Stressinkontinenz 769
Stressulkusprophylaxe 92
Stribild *(Cobicistat + Elvitegravir + Emtricitabin + Tenofovir)* 261
Strimvelis *(CD34+ Zellsuspension)* 276
Striverdi Respimat *(Olodaterol)* 74
Strongyloidiasis 268
Strontiumranelat
- Endokrinologie 567
StroVac 761
Struma 126, 127, 571
- blande 571
- euthyreot 571
ST-Streckenhebungsinfarkt (STEMI) 452
Stupor
- depressiver 689
- katatoner 689
Subarachnoidalblutung 328
Suboxone *(Buprenorphin + Naloxon)* 286

Substitol *(Morphin)* 284
Subutex *(Buprenorphin)* 286
Succinylcholin (Suxamethonium) 294
Succinylcholin Inresa (Suxamethonium) 294
Sucrabest *(Sucralfat)* 96
Sucralfat 96
- Gastroenterologie 518
Sucroferric Oxyhydroxide 111
Sufentanil 281, 285
- Anästhesie 664
Sufentanil Hameln *(Sufentanil)* 285
Sufentanil Hikma *(Sufentanil)* 285
Sugammadex 294
- Anästhesie 665
Suizidalität, akute 688
Sulbactam 218, 219, 220
- Dermatologie 699
- Gastroenterologie 525, 531
- Gynäkologie 773, 775
- Kardiologie 476
- Pneumologie 495, 500, 502, 503, 504, 505, 506
Sulbactam Eberth *(Sulbactam)* 218
Sulfacetamid
- Ophthalmologie 731
Sulfadiazin 234
- Ophthalmologie 739
Sulfadiazin-Heyl *(Sulfadiazin)* 234
Sulfamethoxazol 235
- Dermatologie 700
- Nephrologie 548
Sulfasalazin 104, 205
- Rheumatologie 639, 640
Sulfasalazin HEXAL *(Sulfasalazin)* 104, 205
Sulfasalazin Heyl *(Sulfasalazin)* 104
Sulfonamide 234, 235
Sulfonamid-Intoxikation 845
Sulfonylharnstoffe 112
Sulpirid 348
Sulpirid-CT *(Sulpirid)* 348
Sulpirid-ratioph. *(Sulpirid)* 348

Sul–Tam

Sulpivert *(Sulpirid)* 348
Sulproston 427
Sultamicillin 220
 – Pneumologie 495
Sultamicillin-ratioph. *(Sultamicillin)* 220
Sultanol *(Salbutamol)* 73
Sultiam 310
 – Pädiatrie 815, 816
Sumatriptan 322
 – Geriatrie 439
 – Neurologie 674, 675
 – Pädiatrie 817
Sumatriptan 1A *(Sumatriptan)* 322
Sumatriptan HEXAL *(Sumatriptan)* 322
Sumatriptan-CT *(Sumatriptan)* 322
Sumatriptan-ratioph. *(Sumatriptan)* 322
Sunitinib 176
 – Onkologie 621, 630
Superpep *(Dimenhydrinat)* 105
Supportive Therapie
 – bei Immunsuppression 548
 – Onkologie 604
Suprane *(Desfluran)* 292
Suprarenin *(Adrenalin)* 17, 55
Supraventrikuläre Tachykardie 471
 – bei Kindern 788
 – bei WPW-Syndrom 474
Suprefact Depot *(Buserelin)* 410
Surfont *(Mebendazol)* 268
Surgam *(Tiaprofensäure)* 198
Sustiva *(Efavirenz)* 254
Sutent *(Sunitinib)* 176
Suxamethonium 294
Suxilep *(Ethosuximid)* 319
Sycrest *(Asenapin)* 354
Sylvant *(Siltuximab)* 185
Symbicort *(Formoterol + Budesonid)* 67
Sympal *(Dexketoprofen)* 197
Sympathomimetika 54, 73–76
 – Auge 391
 – Nase 398

Symtuza *(Cobicistat + Darunavir + Emtricitabin + Tenofovir)* 15, 261
Synacthen *(Tetracosactid)* 142
Syndets
 – Dermatologie 705, 708
Syndrom
 – Bing-Horten 674
 – Chylomikronämie 565
 – Conn 576
 – Cushing 575
 – Karzinoid-, bei GEP-NET 584
 – prämenstruelles 771
 – Restless Legs 684
 – von Willebrand-Jürgens 586
 – Werner-Morrison 584
 – Zollinger-Ellison 584
Synechien 393
Syneudon *(Amitriptylin)* 336
Synflorix *(Pneumokokkenpolysaccharid)* 276
Synphase *(Ethinylestradiol + Norethisteron)* 424
Syntaris *(Flunisolid)* 399
Syntestan *(Cloprednol)* 206
Syphilis 656
Syrea *(Hydroxycarbamid)* 192
Systane *(Filmbildner)* 395
Systemische Beta-2-Sympathomimetika 74
Systemmykose 264
Systral *(Chlorphenoxamin)* 384

T

T3 126, 127
T4 126, 127
Tacalcitol
 – Dermatologie 721
Tacholiquin *(Tyloxapol)* 83
Tachyarrhythmie 18
Tachykardie 53
 – AV-Knoten, Reentry 474
 – paroxysmale 17, 52
 – paroxysmale, bei Kindern 788
 – Sinus- 471
 – supraventrikuläre 17, 18, 20, 28, 30, 49, 50, 474

 – supraventrikuläre, bei Kindern 788
 – ventrikuläre 17, 49, 50, 475
 – ventrikuläre, bei Kindern 788
Tacni *(Tacrolimus)* 273
Tacpan *(Tacrolimus)* 273
Tacrolimus 273, 371
 – Dermatologie 712, 714, 717
 – Nephrologie 540, 541
Tacrolimus HEXAL *(Tacrolimus)* 273
Tadagis *(Tadalafil)* 407
Tadalafil 91, 407
 – Pneumologie 512
 – Rheumatologie 518
 – Urologie 769, 770
Tadalafil Mylan *(Tadalafil)* 407
Tadin *(Tamsulosin)* 405
Taenia 657
 – saginata 657
 – solium 657
Taeniasis 268, 657
 – bei Kindern 797
Tafamidis 139
Tafil *(Alprazolam)* 358
Tafinlar *(Dabrafenib)* 173
Taflotan *(Tafluprost)* 392
Tafluprost 392
Tagamet *(Cimetidin)* 92
Tagesbedarf
 – Aminosäuren 298
 – Elektrolyte 298
 – Energie 298
 – Fett 298
 – Kohlenhydrate 298
 – Wasser 298
Tagrisso *(Osimertinib)* 175
Takipril *(Prilocain)* 295
Talcid *(Hydrotalcit)* 95
Talidat *(Hydrotalcit)* 95
Talimogen laherparepvec 194
T-ALL 157
Taloxa *(Felbamat)* 311
Taltz *(Ixekizumab)* 15, 374
Talvosilen *(Paracetamol + Codein)* 202
Tambocor *(Flecainid)* 50
Tamiflu *(Oseltamivir)* 250
Tamox 1A *(Tamoxifen)* 421

Handelsnamen = fett   Wirkstoffe = kursiv

Tamoxifen 421
- Endokrinologie 574, 584
- Onkologie 625
Tamoxifen HEXAL *(Tamoxifen)* 421
Tamoxifen-ratioph. *(Tamoxifen)* 421
Tamsu-Astellas *(Tamsulosin)* 405
Tamsulosin 405
- Urologie 766, 768
Tamsulosin Beta *(Tamsulosin)* 405
Tamsulosin HEXAL *(Tamsulosin)* 405
Tannin
- Dermatologie 713, 726
Tannolact *(Phenolsulfonsäure)* 368
Tannosynt *(Phenolsulfonsäure)* 368
Tantum Verde *(Benzydamin)* 402
Tapentadol 281, 289
Tarceva *(Erlotinib)* 173
Tardocillin *(Benzylpenicillin-Benzathin)* 215
Tardyferon *(Eisen-II-Ion)* 143
Tardyferon–FOL *(Folsäure + Eisen)* 149
Targin *(Oxycodon + Naloxon)* 285
Targocid *(Teicoplanin)* 239
Targretin *(Bexaroten)* 191
Tarivid *(Ofloxacin)* 233
Tarka *(Verapamil + Trandolapril)* 41
Tarmed *(Steinkohlenteer)* 372
Tasigna *(Nilotinib)* 174
Tasimelteon 344
Tasmar *(Tolcapon)* 317
Tauxib *(Etoricoxib)* 201
Tavanic *(Levofloxacin)* 233
Tavegil *(Clemastin)* 17, 85
Tavor *(Lorazepam)* 359
Taxane 162
Taxceus *(Docetaxel)* 162
Taxilan *(Perazin)* 349
Taxomedac *(Paclitaxel)* 163

Taxotere *(Docetaxel)* 162
Tazaroten 372
Tazobactam 214, 218, 220, 224
- Gastroenterologie 531
- Pädiatrie 797
- Pneumologie 496, 501, 502, 505, 513, 515
- Urologie 762, 764
TD Rix *(Tetanus- + Diphtherie-Toxoid)* 277
Td-Impfstoff Mérieux *(Tetanus- + Diphtherie-Toxoid)* 277
Td-pur *(Tetanus- + Diphtherie-Toxoid)* 277
Tecentriq *(Atezolizumab)* 14, 181
Tecfidera *(Dimethylfumarat)* 331
Tedizolid 241
Teduglutid 109
Teer Linola Fett *(Steinkohlenteer)* 372
Tegafur 160
Tegretal *(Carbamazepin)* 304
Teicoplanin 239
- Dermatologie 701
Telavancin 239
Telbivudin 253
- Gastroenterologie 527
Televis Stulln *(Naphazolin)* 394
Telfast *(Fexofenadin)* 86
Telithromycin 237
Telmisartan 26, 37, 38
- Kardiologie 447
Telmisartan HEXAL *(Telmisartan)* 26
Telotristat
- Onkologie 621
Telotristatethyl 14, 109
Telzir *(Fosamprenavir)* 256
Temagin Pac *(ASS + Paracetamol + Coffein)* 202
Temazepam 361
- Geriatrie 440
Temazep-CT *(Temazepam)* 361
Temgesic *(Buprenorphin)* 286
Temodal *(Temozolomid)* 156
Temozo Cell *(Temozolomid)* 156

Temozolomid 156
- Dermatologie 730
- Onkologie 620, 636
Temozolomid HEXAL *(Temozolomid)* 156
Temsirolimus 177
- Hämatologie 597
- Onkologie 630
Tenecteplase 65
- Kardiologie 454
Teneretic *(Atenolol + Chlortalidon)* 33
Tenofovir-Alafenamid 15, 252, 253, 526
- Gastroenterologie 526
Tenofovir-Disoproxil 15, 252–254, 261
- Gastroenterologie 526
Tenormin *(Atenolol)* 33
Tensoflux *(Amilorid + Bendroflumethiazid)* 45
Tenuate *(Amfepramon)* 134
Tera Tad *(Terazosin)* 405
Terablock *(Terazosin)* 405
Teranar *(Terazosin)* 405
Terazosin 33, 405
- Geriatrie 438
- Urologie 768
Terazosin HEXAL *(Terazosin)* 405
Terazosin Stada *(Terazosin)* 33
Terbinafin 267, 380
- Dermatologie 718, 719
- Pädiatrie 822
Terbinafin HEXAL *(Terbinafin)* 267
Terbinafin Sandoz *(Terbinafin)* 267
Terbinafin-CT *(Terbinafin)* 380
Terbinafinhydrochlorid AL *(Terbinafin)* 380
Terbinafinhydrochlorid Stada *(Terbinafin)* 380
Terbutalin 20, 73, 75
- Anästhesie 663
- Dermatologie 724
- Pneumologie 484–486, 489, 492
Terbutalin AL *(Terbutalin)* 75

Terfenadin 86
- Dermatologie 725
Terfenadin AL *(Terfenadin)* 86
Teriflunomid 332
Teriparatid 141
- Endokrinologie 567
Terlipressin 141
Terzolin *(Ketoconazol)* 379
Testim *(Testosteron)* 407
Testogel *(Testosteron)* 407
Testopatch *(Testosteron)* 407
Testosteron 407
- Endokrinologie 581
Testosteron-Depot *(Testosteron)* 407
Testosteronundecanoat 407
Testoviron-Depot *(Testosteron)* 407
Tetanus- + Diphtherie- + Pertussis-Toxoid 277
Tetanus- + Diphtherie-Toxoid 277
Tetanus-Immunisierung 277, 279
Tetmodis *(Tetrabenazin)* 333
Tetrabenazin 333
- Neurologie 670
Tetrabenazin neuraxph. *(Tetrabenazin)* 333
Tetracosactid 142
Tetracyclin 95, 227, 228, 375
- Gastroenterologie 520
- Infektiologie 552
Tetracyclin Wolff *(Tetracyclin)* 228
Tetrahydrobiopterin (BH4)-Mangel 139
Tetrahydrocannabinol 330
Tetrazepam
- Neurologie 676, 685
Tetrazyklische Antidepressiva 338
Tetryzolin 395
- Ophthalmologie 733
Tevabone *(Alendronsäure + Alfacalcidol)* 131
Tevanate *(Alendronsäure)* 131
Tevanette *(Desogestrel)* 425
Teveten Mono *(Eprosartan)* 25

Teveten plus *(Eprosartan + Hydrochlorothiazid)* 36
Teysuno *(Tegafur + Gimeracil + Oteracil)* 160
Thalassämie 146, 587
Thalidomid 195
- Hämatologie 601, 602
Thalidomide Celgene *(Thalidomid)* 195
Thallium-Intoxikation 845
Tham Koehler 3M *(Trometamol)* 302
Thealoz *(Trehalose)* 395
Thealoz Duo *(Trehalose + Hyaluronsäure)* 395
Theodrenalin 56
Theophyllin 20, 81
- Anästhesie 663
- Dermatologie 724
- HNO 748
- Pädiatrie 784, 792
- Pneumologie 493
Theophyllin-Intoxikation 845
Theophyllin-ratioph. *(Theophyllin)* 81
Therapeutische Breite 848
Thevier *(Levothyroxin)* 126
Thiamazol 128
- Endokrinologie 572, 573
- Pädiatrie 799
Thiamazol Henning *(Thiamazol)* 128
Thiamazol HEXAL *(Thiamazol)* 128
Thiamin 146, 147
- Psychiatrie 689, 691
- Toxikologie 839
Thiaziddiuretika, Geriatrie 438, 439
Thilo-Tears *(Filmbildner)* 395
Thiobitum *(Ammoniumbituminosulfonat)* 368
Thioctacid *(Alpha-Liponsäure)* 333
Thioguanin
- Hämatologie 598
Thioguanin Aspen *(Tioguanin)* 158

Thioguanin Wellcome *(Tioguanin)* 158
Thiopental 290
- Anästhesie 662
Thiopental Inresa *(Thiopental)* 290
Thiopental Rotexmedica *(Thiopental)* 290
Thioridazin 348
- Geriatrie 439
Thioridazin-neuraxpharm *(Thioridazin)* 348
Thomapyrin Classic Schmerz *(ASS + Paracetamol + Coffein)* 202
Thomapyrin Intensiv *(ASS + Paracetamol + Coffein)* 202
Thombolyse 686
Thrombangitis obliterans 69, 479
Thrombininhibitoren 62, 70
Thrombocid *(Natrium-Pentosanpolysulfat)* 385
Thromboembolie 58, 59, 61, 65
Thromboembolische Risiken 64
Thrombopenie 72
Thrombophlebitis 385, 479
Thrombose 58, 59, 61, 65
- Akuttherapie 480
Thromboseprophylaxe 58, 59, 61
Thrombozytenaggregationshemmer 66
Thrombozytendysfunktion 141
Thrombozytenkonzentrat
- Anästhesie 667
- Pädiatrie 800
Thrombozythämie, essentielle 191, 192, 591
Thrombozytopenische Purpura 272
Thybon *(Liothyronin)* 126
Thyreoiditis 574
- de Quervain 575
- Hashimoto 574
- Riedel 574
- subakute 575
Thyreostatika 127
Thyreotoxische Krise 128

Handelsnamen = fett   Wirkstoffe = kursiv

Thyronajod *(Levothyroxin + Kaliumiodid)* 127
Thyrotardin-inject *(Liothyronin)* 126
Thyrozol *(Thiamazol)* 128
TIA 67, 68
Tiamon *(Dihydrocodein)* 84
Tianeptin 345
– Psychiatrie 692
Tianeurax *(Tianeptin)* 345
Tiaprid 334
– Neurologie 670
Tiaprid HEXAL *(Tiaprid)* 334
Tiapridal *(Tiaprid)* 334
Tiapridex *(Tiaprid)* 334
Tiaprid-neuraxpharm *(Tiaprid)* 334
Tiaprofensäure 198
Tibiafraktur 134
Tibolon 419
– Gynäkologie 778
– Neurologie 680
Tibolon Aristo *(Tibolon)* 419
Ticagrelor 68
– Kardiologie 450, 453
Tic-ErkrankungenTics 351
Ticlopidi Neuraxph. *(Ticlopidin)* 68
Ticlopidin 68
– Geriatrie 439
Ticlopidin AL *(Ticlopidin)* 68
Tigecyclin 228
– Dermatologie 701
Tigreat *(Frovatriptan)* 321
Tiklyd *(Ticlopidin)* 68
Tilicomp Beta *(Tilidin + Naloxon)* 288
Tilidin 281, 288
– Geriatrie 437
– Neurologie 684
– Ophthalmologie 744
Tilidin HEXAL comp. *(Tilidin + Naloxon)* 288
Timo Vision *(Timolol)* 390
Timo-Comod *(Timolol)* 390
TimoHEXAL *(Timolol)* 390
Timolol 390, 392, 393
– Ophthalmologie 738, 742–744

Timolol 1A Pharma *(Timolol)* 390
Timonil *(Carbamazepin)* 304
Tim-Ophtal *(Timolol)* 390
Timo-Stulln *(Timolol)* 390
Timox extent *(Oxcarbazepin)* 305
Tinatox *(Tolnaftat)* 380
Tinea capitis 718
Tinea corporis 718
Tinidazol
– Infektiologie 650
Tinnitus aurium 757
Tinzaparin 59
– Kardiologie 480
– Pneumologie 508
Tioblis *(Ezetimib + Atorvastatin)* 125
Tioguanin 158
Tiopronin 436
– Urologie 768
Tiorfan *(Racecadotril)* 101
Tiotropium
– Pneumologie 493
Tiotropium (Softhaler)
– Pneumologie 487, 493
Tiotropiumbromid 77
Tipiracil 160
Tipranavir 256
Tirgon *(Bisacodyl)* 99
Tirofiban 68
– Kardiologie 450, 454
Tirofiban HEXAL *(Tirofiban)* 68
Tirofiban Hikma *(Tirofiban)* 68
Titralgan *(ASS + Paracetamol + Coffein)* 202
Titretta *(Paracetamol + Codein)* 202
Tivicay *(Dolutegravir)* 262
Tivozanib 15, 176
Tixteller *(Rifaximin)* 242
Tizanidin 325
– Neurologie 680, 685
Tizanidin Teva *(Tizanidin)* 325
TNF-alpha 186, 209
Tobi *(Tobramycin)* 232
Tobi Podhaler *(Tobramycin)* 232
Tobramaxin *(Tobramycin)* 386

Tobramycin 232, 386
– Pneumologie 503, 513, 515
– Urologie 764
Tobramycin B. Braun *(Tobramycin)* 232
Tobrazid *(Tobramycin)* 232
Tocilizumab 213
– Rheumatologie 639
Toctino *(Alitretinoin)* 371
Tofacitinib 15, 213
Tokolyse 18, 429
Tolcapon 317
Tolcapon-neuraxpharm *(Tolcapon)* 317
Tolid *(Lorazepam)* 359
Tollwut-Immunisierung 279
Tollwutimpfstoff 279
Tollwutimpfstoff (HDC) inaktiviert *(Tollwutimpfstoff)* 279
Tolnaftat 380
– Dermatologie 718
Toloniumchlorid 436
– Toxikologie 841, 845
Tolperison 326
– Geriatrie 439
Tolperison HEXAL *(Tolperison)* 326
Tolperison Stada *(Tolperison)* 326
Tolterodin 404
– Geriatrie 440
– Neurologie 680
– Urologie 769, 770
Tolterodin HEXAL *(Tolterodin)* 404
Tolterodin Puren *(Tolterodin)* 404
Tolucombi *(Telmisartan + Hydrochlorothiazid)* 37
Toluidinblau *(Toloniumchlorid)* 436
Tolura *(Telmisartan)* 26
Tolvaptan 141
– Endokrinologie 551
Tonometrie 386
Tonotec *(Amlodipin + Ramipril)* 41
Tonsillitis 750

Tonsillopharyngitis
- Streptokokken bei Kindern 824
Topamax *(Topiramat)* 308, 323
Topiramat 308, 323
- Neurologie 670, 672–675, 686
- Pädiatrie 814, 815
Topiramat Heumann *(Topiramat)* 308
Topiramat Migräne Stada *(Topiramat)* 323
Topiramat-neuraxpharm *(Topiramat)* 308
Topisolon *(Desoximetason)* 369
Topoisomerase-I-Hemmer 166
Topotecan 166
- Onkologie 633
Topotecan Medac *(Topotecan)* 166
Topsym *(Fluocinonid)* 370
Toragamma *(Torasemid)* 42
Torasemid 42
- Endokrinologie 551–553
- Gastroenterologie 529
- Kardiologie 448, 456, 469
- Nephrologie 536, 538
Torasemid HEXAL *(Torasemid)* 42
Torem *(Torasemid)* 42
Torisel *Temsirolimus* 177
Torsade de pointes 297, 475
Tostran 2% *(Testosteron)* 407
Toujeo *(Insulin glargin)* 118, 119
Tourette-Syndrom 351
Tovanor 76
Tovedeso *(Desfesoterodin)* 16, 403
Toviaz *(Fesoterodin)* 403
Toxogonin *(Obidoximchlorid)* 436
Toxoplasmose 234, 243
- Retinochorioiditis 739
TP-Ophtal *(Pilocarpin + Timolol)* 393
Trabectedin 195
Tracleer *(Bosentan)* 90

Tramadol 203, 281, 288
- Anästhesie 665
- Dermatologie 727
- Endokrinologie 568
- Gastroenterologie 525
- Neurologie 684
- Pädiatrie 811
- Rheumatologie 638
Tramadolor *(Tramadol)* 288
Tramadol-ratioph. *(Tramadol)* 288
Tramal *(Tramadol)* 288
Tramal long *(Tramadol)* 288
Tramazolin 395, 398
Trametinib 176
Trandolapril 24, 41
Tränenersatzmittel 733
Tränenkanalinfektion 386
Tranexamsäure 66
- Anästhesie 668
- Pädiatrie 800
Tranexamsäure HEXAL *(Tranexamsäure)* 66
Transbronchin *(Carbocistein)* 83
Translarna *(Ataluren)* 137
Transtec PRO *(Buprenorphin)* 286
Transthyretin-Amyloidose 139
Tranxilium *(Dikaliumclorazepat)* 359
Tranylcypromin 339
- Geriatrie 437
- Psychiatrie 692
Tranylcypromin Aristo *(Tranylcypromin)* 339
Tranylcypromin-neuraxpharm *(Tranylcypromin)* 339
Trapidil 47
Trastuzumab 185
- Onkologie 624, 629
Trastuzumab Emtansin 186
- Onkologie 630
Trasylol *(Aprotinin)* 66
Travatan *(Travoprost)* 392
Travex One *(Tramadol)* 288
Travoprost 392, 393
- Ophthalmologie 743
Trazodon 345

Trazodon HEXAL *(Trazodon)* 345
Trazodon-neuraxpharm *(Trazodon)* 345
Tregor *(Amantadin)* 319
Trehalose 395
- Ophthalmologie 733
Trelegy Ellipta *(Vilanterol + Fluticasonfuroat + Umeclidinium)* 14, 80
Tremfya *(Guselkumab)* 15, 374
Tremor, essentieller 29
- bei Kindern 817
Trenantone *(Leuprorelin)* 410, 421
Trental *(Pentoxifyllin)* 69
Treosulfan 154
- Onkologie 633
Treponema 214
Treprostinil 91
- Pneumologie 511
Tretinoin 195, 376
- Dermatologie 708, 728
Trevicta *(Paliperidon)* 355
Trevilor *(Venlafaxin)* 343
Trexject Fertigspr. *(Methotrexat)* 205
TRH 142
TRH Ferring *(Protirelin)* 142
Tri Thiazid *(Triamteren + Hydrochlorthiazid)* 45
Triamcinolon 208, 399
- Dermatologie 712, 714, 715, 717
- Ophthalmologie 746
Triamcinolonacetonid 369, 380
- Dermatologie 711
- HNO 754
- Rheumatologie 637, 638
Triamgalen *(Triamcinolonacetonid)* 369
TriamHEXAL *(Triamcinolon)* 208
Triampur comp. *(Triamteren + Hydrochlorothiazid)* 45
Triamteren 40, 44–46
- Kardiologie 445
- Neurologie 685

Handelsnamen = fett   Wirkstoffe = kursiv

Triamteren comp.-ratioph. *(Triamteren + Hydrochlorothiazid)* 45
Triapten *(Foscarnet)* 378
Triarese *(Triamteren + Hydrochlorothiazid)* 45
Triazolam 361
- Geriatrie 440
Trichinose 268
Trichomoniasis 236
Trichuriasis 268
Triclosan 370
- Dermatologie 712, 720
Triebdämpfung 409
Trientine
- Endokrinologie 570
Trifluridin 160
- Ophthalmologie 735
Trifluridin/Tipiracil
- Onkologie 620
Trigeminusneuralgie 304, 676
Trigoa *(Ethinylestradiol + Levonorgestrel)* 424
Trihexphenidyl 318
Trileptal *(Oxcarbazepin)* 305
Trimbow *(Formoterol + Beclometason + Glycopyrronium)* 14, 80
Trimethoprim 235
- Dermatologie 700
- Geriatrie 437
- Nephrologie 548
- Pädiatrie 826
Trimineurin *(Trimipramin)* 337
Trimipramin 337
- Geriatrie 437
- Psychiatrie 692
Trimipramin-neuraxpharm *(Trimipramin)* 337
Trinordiol *(Ethinylestradiol + Levonorgestrel)* 424
Tripelennamin 384
Tripletherapie
- französische 519
- italienische 520
Triprolidin 400
- Geriatrie 438
Triptane 320
Triptorelin 410

Triquilar *(Ethinylestradiol + Levonorgestrel)* 424
Trisequens *(Estradiol + Norethisteron)* 418
Trisiston *(Ethinylestradiol + Levonorgestrel)* 424
Triumeq *(Dolutegravir + Abacavir + Lamivudin)* 262
Trivastal *(Piribedil)* 315
Triveram *(Atorvastatin + Perindopril + Amlodipin)* 41, 124
Trizivir *(Lamivudin + Zidovudin + Abacavir)* 253
Trizyklische Antidepressiva 335
Trofosfamid 153
Tromcardin Kalium + Magnesium *(Kalium + Magnesium)* 297
Trometamol 302
Tropicamid 393
- Ophthalmologie 737
Tropisetron 107
- Anästhesie 664
Trospi *(Trospiumchlorid)* 404
Trospiumchlorid 404
- Geriatrie 440
- Neurologie 680
- Urologie 769
TRPV1-Rezeptoragonisten 296
Trulicity *(Dulaglutid)* 115
Trumenba *(Meningokokken-B-Adsorbat)* 16, 276
Trusopt *(Dorzolamid)* 391
Truvada *(Emtricitabin + Tenofovir-Disoproxil)* 252
Truxal *(Chlorprothixen)* 347
Truxima *(Rituximab)* 15, 185, 213
Tryasol Codein *(Codein)* 83
Trypanosomiasis 243
Tryptophan 362
Tuberkulose 245–248, 658
- bei Kindern 806
- Halslymphknoten 659
- Haut 660
- Meningitis 659
- Pleuritis exsudativa 658
- urogenital 660

Tuberkulostatika 244
- Kombinationen 247
- Reservemittel 247
Tuboovarialabszess 765, 772
Tularämie 247
Tumenol
- Dermatologie 714
Tumor, hormonaktiv 109
Tumorlyse 130
Tumornekrosefaktor-alpha 186, 209
Tumorschmerz 201, 283, 284
Turfa Gamma *(Triamteren + Hydrochlorothiazid)* 45
Turixin *(Mupirocin)* 400
Tutofusin *(Vollelektrolytlösung)* 299
Tutofusin G5 *(Vollelektrolytlösung)* 299
Tutofusin H G5 *(Halbelektrolytlösung)* 299
Tutofusin OPG *(Zweidrittel-elektrolytlösung)* 299
Tuttozem N *(Dexamethason)* 368
Twinrix Erwachsene *(Hepatitis-A- + -B-Impfstoff)* 278
Twinrix Kinder *(Hepatitis-A- + -B-Impfstoff)* 278
Twynsta *(Telmisartan + Amlodipin)* 38
Tygacil *(Tigecyclin)* 228
Tyloxapol 83
Typhim Vi *(Salmonella-typhi-Polysaccharid)* 276
Typhus 217
- Immunisierung 276
Tyrocidin
- Dermatologie 701
Tyrosinämie 139
Tyrothricin 402
- Dermatologie 701
Tysabri *(Natalizumab)* 332
Tyverb *(Lapatinib)* 174
T-Zellen, genetisch modifiziert 16, 195
T-Zell-Lymphom, kutanes 191

U

Übelkeit 19, 97, 105–108, 207, 362
- bei Kindern 796
- chemotherapieinduzierte 97
- postoperative 97, 351
- strahlentherapieinduzierte 97

Überaktive Blase 324
Übergangszellkarzinom 161
Ubretid *(Distigmin)* 326
UDC *(Ursodeoxycholsäure)* 102
Udima *(Minocyclin)* 228, 377
Udrik *(Trandolapril)* 24
Ulcus duodeni 96
Ulcus molle 657
Ulcus ventrikuli 96
Ulipristalacetat 425
- Gynäkologie 777

Ulkus
- gastroduodenales 92–94, 96
- Haut 377, 378, 385
- Hornhaut 387

Ulkuskrankheit 519
- bei Kindern 798

Ulkusprophylaxe 92, 93, 94, 96
Ulkustherapeutika 92
Ultibro Breezhaler *(Glycopyrroniumbromid + Indacaterol)* 77
Ultiva *(Remifentanil)* 285
Ultracarbon *(Kohle, medizinische)* 101, 435
Ultracortenol *(Prednisolon)* 388
Ultreon *(Azithromycin)* 229
Ulunar 77
Umeclidinium
- Pneumologie 493, 494

Umeclidiniumbromid 14, 77, 80
Unacid PD *(Sultamicillin)* 220
Unasyn PD oral *(Sultamicillin)* 220
Unat *(Torasemid)* 42
Unerwünschte Wirkungen 849
Uniphyllin *(Theophyllin)* 81
Unizink *Zink* 298
Unofem *(Levonorgestrel)* 425
Unruhe 20, 347–349, 362

Unruhezustände 690
- bei Kindern 818

Uptravi *(Selexipag)* 91
Uralyt-U *(Kalium-Natrium-Hydrogencitrat)* 411
Urapidil 20, 34
- Kardiologie 447, 448
- Toxikologie 831

Urapidil Carino *(Urapidil)* 34
Urapidil Stragen *(Urapidil)* 34
Urat-Nephropathie 130
Uratsteine 768
Urbason *(Methylprednisolon)* 208
Urea 40%
- Dermatologie 719

Urea 5–10%
- Dermatologie 712–714, 716

Ureotop *(Harnstoff)* 382
Urethritis 230, 764
- Chlamydien 651
- Herpes simplex 653
- Mykoplasmen 656, 764

Urgeinkontinenz 769
Urikostatikum 130
Urikosurika 129
Urivesc *(Trospiumchlorid)* 404
Uro Methin *(Methionin)* 411
Urogenitalinfektionen 228–233
Urogenitalsystem 533, 759
Urogenitaltuberkulose 660
Urokinase 65
- Kardiologie 481
- Ophthalmologie 741
- Pneumologie 509

Urokinase medac *(Urokinase)* 65
UROKIT Doxo-cell *(Doxorubicin)* 164
Urolithiasismittel 411
Uromitexan *(Mesna)* 195
Urorec *(Silodosin)* 405
Urosepsis 762
Urospasmolytika 403
Uro-Tablinen *(Nitrofurantoin)* 237
Urothelkarzinom 161, 181
UroVaxom *(E.-coli-Lysat)* 761

Uroxatral *(Alfuzosin)* 405
Urso *(Ursodeoxycholsäure)* 102
Ursochol *(Ursodeoxycholsäure)* 102
Ursodeoxycholsäure 102
- Gastroenterologie 529, 531

Ursofalk *(Ursodeoxycholsäure)* 102
Urtikaria 85, 86, 384, 724
- akute 724
- bei Kindern 809
- chronische 85, 725
- Luftnot 724
- Quincke-Ödem 724
- Schock 724

Urtimed *(Rupatadin)* 86
Ustekinumab 375
- Dermatologie 722, 723
- Rheumatologie 642

Uterus myomatosus 421
Utrogest *(Progesteron)* 416
Utrogestan *(Progesteron)* 416
Uveitis 211, 388, 737
- anterior 737
- hintere 738
- intermediäre 738

UV-Protektiva 383

V

Vagimid *(Metronidazol)* 236
Vaginitis, Candida 264
Vaginose, bakterielle 231, 650
Valaciclovir 249
- Dermatologie 726, 727
- Infektiologie 653, 654

Valaciclovir 1A Pharma *(Valaciclovir)* 249
Valaciclovir HEXAL *(Valaciclovir)* 249
Valcyte *(Valganciclovir)* 250
Valdoxan *(Agomelatin)* 344
Valette *(Ethinylestradiol + Dienogest)* 423
Valganciclovir 250
Valganciclovir HEXAL *(Valganciclovir)* 250
Valganciclovir Mylan *(Valganciclovir)* 250

Handelsnamen = fett Wirkstoffe = kursiv

Valium *(Diazepam)* 17
Valocordin Diazepam
   (Diazepam) 359
Valoron N *(Tilidin + Naloxon)*
   288
Valproainsäure
- Neurologie 670
Valproat
Valproat HEXAL
   (Valproinsäure) 308
Valproinsäure 308
- Geriatrie 438
- Hämatologie 592
- Neurologie 671, 672, 675,
   681
- Pädiatrie 785, 814, 815
- Psychiatrie 694
Valsacor *(Valsartan)* 26
Valsacor comp. *(Valsartan +
   Hydrochlorothiazid)* 37
Valsartan 39
Valsartan 26, 37, 38, 39
- Kardiologie 447, 451, 452,
   459, 470
- Pädiatrie 790, 809
Valsartan HEXAL *(Valsartan)* 26
Valsartan Puren *(Valsartan)* 26
Valsartan Stada *(Valsartan)* 26
Valsartan-ratioph. comp.
   *(Valsartan +
   Hydrochlorothiazid)* 37
Valtrex *(Valaciclovir)* 249
Vanco Cell *(Vancomycin)* 240
Vancomycin 214, 239
- Dermatologie 701
- HNO 756
- Infektiologie 649
- Kardiologie 476
- Neurologie 677
- Ophthalmologie 740
- Pneumologie 503, 505
- Urologie 762
Vancomycin Enterocaps
   (Vancomycin) 240
Vancomycin Hikma
   (Vancomycin) 240
Vancomycin-ratioph.
   (Vancomycin) 240

Vancomycinresistente
   Enterokokken 214, 228
Vandetanib 176
- Onkologie 630
Vaniqa *(Eflornithin)* 385
Vantobra *(Tobramycin)* 232
Vaprino *(Racecadotril)* 101
Vaqta *(Hepatitis-A-Impfstoff)*
   278
Vardenafil 407
- Urologie 770
Vareniclin 367
- Pneumologie 491
Vargatef *(Nintedanib)* 175
Varicella-Zoster-Immunisierung
   279
Varicella-Zoster-Impfstoff 16,
   279
Varilrix *(Varizellen-Impfstoff)*
   279
Variquel *(Terlipressin)* 141
Varivax *(Varizellen-Impfstoff)*
   279
Varizellen 726
- bei Kindern 807
- Immunisierung 279
Varizellen-Impfstoff 279
Varuby *(Rolapitant)* 14, 108
Vascal uno *(Isradipin)* 31
Vasodilatatoren
- direkte 34
- periphere 448
Vasokonstriktiva 394
Vasomotal *(Betahistin)* 105
Vasopos N *(Tetryzolin)* 395
Vasopressin
- Anästhesie 667
Vasopressinantagonisten 141
Vasosan *(Colestyramin)* 124
Vasospasmen 328
Vectibix *(Panitumomab)* 184
Vecuronium 293
Vecuronium Hikma
   (Vecuronium) 293
Vecuronium Inresa
   (Vecuronium) 293
Vecuronium-Antagonisierung 294
Vedolizumab 370
- Gastroenterologie 523, 524

Velafee *(Ethinylestradiol +
   Dienogest)* 423
Velaglucerase alfa 139
Velcade *(Bortezomib)* 191
Velmetia *(Sitagliptin +
   Metformin)* 116
Velpatasvir 15, 259, 260
- Gastroenterologie 527
Velphoro *(Sucroferric-
   Oxyhydroxid)* 111
Veltassa *(Patiromer)* 16, 411
Vemlidy *(Tenofovir-Alafenamid)*
   15, 253
Vemurafenib 176
- Dermatologie 729
Venclyxto *(Venetoclax)* 15, 195
Venenthrombosen 60–62
Venetoclax 15, 195
- Hämatologie 595
Venlafaxin 343
- Psychiatrie 692, 696, 697
Venlafaxin-CT *(Venlafaxin)* 343
Venlafaxin-ratioph.
   (Venlafaxin) 343
Venofer *(Eisen-III-Ion)* 143
Venofundin 6% *(Stärkederivat)*
   301
Venookklusive Erkrankung,
   hepatische 685
Ventavis *(Iloprost)* 90
Ventilastin Novolizer
   (Salbutamol) 73
Ventolair *(Beclometason)* 78
Ventrikuläre Tachykardie 475
- Kinder 788
Vepesid *(Etoposid)* 162
VeraHEXAL *(Verapamil)* 20, 30
Veramex *(Verapamil)* 30
Verapamil 20, 30, 40, 41, 49
- Geriatrie 439
- Kardiologie 446, 456, 471,
   473
- Neurologie 674
- Pädiatrie 788
Verapamil-ratioph.
   (Verapamil) 30
Veratide *(Verapamil +
   Hydrochlorothiazid +
   Triamteren)* 40

Ver–Vit

Verätzung am Auge 736
Verätzungen bei Kindern 787
Verbrennung am Auge 736
Verbrennungen 231, 377, 384
Verdauungsenzyme 102
Verdauungsstörung 103
Veregen
 (Grünteeblätterextrakt) 385
Vergentan (Alizaprid) 105
Vergiftungen 101, 431
– Pädiatrie 786
Verhaltensstörung 356
Vermox (Mebendazol) 268
Vernakalant
– Kardiologie 473
Vernakalanthydrochlorid 52
Verner-Morrison-Syndrom 584
Verrucae vulgares 726
Verrucid (Salicylsäure) 382
Verrumal (Salicylsäure +
 Fluorouracil +
 Dimethylsulfoxid) 382
Verschreibungspflicht 850
Verstauchungen 197
Verteilung 847
Verteporfin 397
Vertigo Meresa (Sulpirid) 348
Vertigo Neogama (Sulpirid) 348
Vertigo-Vomex
 (Dimenhydrinat) 105
Verwirrtheit 348, 349, 362
Verwirrtheitssyndrome 690
Verzögerungsinsulin 118
Verzögerungsinsulin 118, 119
Vesanoid (Tretinoin) 195
Vesicare (Solifenacin) 404
Vesikur (Solifenacin) 404
Vexol (Rimexolon) 388
VFEND (Voriconazol) 265
Viacoram (Amlodipin +
 Perindopril-Arginin) 41
Viagra (Sildenafil) 406
Viani (Salmeterol +
 Fluticasonpropionat) 80
Vibativ (Telavancin) 239
Vibrio cholerae 649
Victoza (Liraglutid) 115
Vidaza (Azacitidin) 159
Videx (Didanosin) 251

Viekirax (Ombitasvir +
 Paritaprevir + Ritonavir) 259
Vigabatrin 306
Vigantol (Colecalciferol) 148
Vigantoletten (Colecalciferol)
 148
Vigil (Modafinil) 365
Vilanterol 14, 77, 80
– Pneumologie 485, 486, 493,
 494
Vimizim (Elosulfase alfa) 137
Vimpat (Lacosamid) 304
Vinblastin 161
– Hämatologie 599
– Onkologie 605
Vinblastinsulfat Teva
 (Vinblastin) 161
Vinca-Alkaloide 160
Vincristin 161
– Hämatologie 590, 592, 593,
 596, 599, 600
– Onkologie 607, 635, 636
Vincristin Liquid L (Vincristin)
 161
Vincristinsulfat HEXAL
 (Vincristin) 161
Vincristinsulfat Teva
 (Vincristin) 161
Vindesin 161
Vinflunin 161
– Onkologie 606
Vinorelbin 161
– Onkologie 609, 610, 627, 632
Vinorelbin Actavis (Vinorelbin)
 161
Vinorelbin Nc (Vinorelbin) 161
VIPom 584
Viramune (Nevirapin) 254
Viread (Tenofovir-Disoproxil) 253
Virgan (Ganciclovir) 387
Viridal (Alprostadil) 406
Virupos (Aciclovir) 387
Vírushepatitis
– A, akute 526
– C, chronische 259
Virusinfektionen der Lider 732
Virustatika 248
– Auge 387
– Haut 378

Virzin (Aciclovir) 248
Visadron (Phenylephrin) 394
Visanne (Dienogest) 416
Visine Yxin (Tetryzolin) 395
Visken (Pindolol) 29
Vismodegib 195
– Dermatologie 730
Vistabel (Clostridium-
 botulinum-Toxin Typ A) 324
Vistagan Liquifilm
 (Levobunolol) 390
Visudyne (Verteporfin) 397
Vitaferro (Eisen-II-Ion) 143
Vitamin ADEK
– Gastroenterologie 525, 529
– Pneumologie 515
Vitamin B 111, 146
Vitamin B1 (Thiamin) 146, 147
Vitamin B1 + B6 + B12 +
 Folsäure
– Gastroenterologie 529
Vitamin B1 Hevert (Thiamin) 146
Vitamin B1-ratioph. (Thiamin)
 146
Vitamin B2 (Riboflavin) 146
Vitamin B2 Jenapharm
 (Riboflavin) 146
Vitamin B6
– Pädiatrie 785, 813
Vitamin B6 (Pyrdioxin) 678
Vitamin B6 (Pyridoxin) 147
Vitamin B6 Hevert (Pyridoxin)
 147
Vitamin B6-ratioph.
 (Pyridoxin) 147
Vitamin B12
– Onkologie 614
– Pädiatrie 800
Vitamin B12 (Cyanocobalamin)
 147
Vitamin B12-ratioph.
 (Cyanocobalamin) 147
Vitamin C 147
Vitamin C Loges
 (Ascorbinsäure) 147
Vitamin D 147
– Gastroenterologie 525
Vitamin D3
– Endokrinologie 567, 580

Handelsnamen = fett   Wirkstoffe = kursiv

Vitamin D3 Hevert
(Colecalciferol) 148
Vitamin E
- Gastroenterologie 525
Vitamin K 149
- Gastroenterologie 525
Vitamin K1 *(Phytomenadion)* 149
Vitamin-A-Säure
- Dermatologie 716, 726
Vitamin-B1-Mangel 146, 147
Vitamin-B2-Mangel 146
Vitamin-B6-Mangel 147
Vitamin-B12-Mangel 147, 587
- bei Kindern 800
Vitamin-C-Brause 736
Vitamin-C-Mangel 147
Vitamin-D-Mangel 148
Vitiligo 374
Vividrin *(Cromoglicinsäure)* 394, 398
Vividrin akut Azela *(Azelastin)* 394
Vivinox Sleep *(Diphenhydramin)* 362
VMAT2-Inhibitoren 333
Vobaderm *(Miconazol + Flupredniden)* 381
Vobamyk *(Miconazol)* 379
Vocado *(Olmesartan + Amlodipin)* 38
Vocado HCT *(Olmesartan + Amlodipin + Hydrochlorothiazid)* 38
Volibris *(Ambrisentan)* 90
Volmac *(Salbutamol)* 75
Volon *(Triamcinolon)* 208
Volon A *(Triamcinolon)* 208
Volon A *(Triamcinolonacetonid)* 369
Volonimat *(Triamcinolonacetonid)* 369
Voltaren *(Diclofenac)* 199
Voltaren ophtha *(Diclofenac)* 389
Voltaren plus *(Diclofenac + Codein)* 202
Voluven 10% *(Stärkederivat)* 301

Voluven 6% *(Stärkederivat)* 301
Vomacur *(Dimenhydrinat)* 105
Vomex *(Dimenhydrinat)* 675
Vomex A *(Dimenhydrinat)* 105
Von-Willebrand-Faktor
- Hämatologie 585
Von-Willebrand-Jürgens-Syndrom 586
Vorhofflattern/-flimmern 445, 456, 471
- Therapie 472
Vorhofflimmern 18, 29, 49, 50, 52, 53, 61, 62
Voriconazol 265
- Gastroenterologie 517
- Infektiologie 651
Voriconazol Aristo *(Voriconazol)* 265
Voriconazol HEXAL *(Voriconazol)* 265
Voriconazol Mylan *(Voriconazol)* 265
Voriconazol Stada *(Voriconazol)* 265
Vorina *(Folinsäure)* 192
Vosevi *(Sofosbuvir + Velpatasvir + Voxilaprevir)* 15, 260
Votrient *(Pazopanib)* 175
Votum *(Olmesartan)* 26
Votum plus *(Olmesartan + Hydrochlorothiazid)* 38
Voxilaprevir 15, 256, 260
Vpriv *(Velaglucerase alfa)* 139
VRE 214, 228
Vulvadysplasie 279
Vulvadystrophie 772
Vulvovaginale Atrophie 419
Vulvovaginitis 651, 772
- Candida 772
- Herpes simplex 653
vWF 585
Vyndaqel *(Tafamidis)* 139
Vytorin *(Ezetimib + Simvastatin)* 125
VZV-Expositionsprophylaxe bei Kindern 808

W

Wachstumsfaktoren 149
Wachstumshormonrezeptor-antagonisten 142
Wachstumsunterdrückung 407
WADA 857
Wadenkrämpfe 323
Wahnerkrankung 696
Wakix *(Pitolisant)* 309
Warfarin 64
Wärmeautoantikörper 272, 588
Wartec *(Podophyllotoxin)* 385
Warzen 382
Wechselwirkungen 849
Wegener-Granulomatose 204, 644
Wehen, vorzeitige 18, 297, 429
Wehenhemmer 428
Weheninduktion 426
Weichteilinfektionen 217–234, 238–241, 244
Weichteilsarkom 153, 155, 164, 175, 184, 195
Wellnara *(Estradiol + Levonorgestrel)* 418
Wellvone *(Atovaquon)* 243
Werlhof, Morbus 589
Wick Husten *(Dextromethorphan)* 84
Wick Sinex *(Oxymetazolin)* 398
Wilms-Tumor 161, 164
Wilson, Morbus 570
Winkelblockglaukom, akut 744
Wirkmechanismen 847
Wirkung 847
World Anti-Doping Agency 857
WPW-Syndrom 17, 474
Nonacog beta pegol (Faktor IX) 14
Wundinfektion 377

X

Xadago *(Safinamid)* 316
Xagrid *(Anagrelid)* 191
Xalacom *(Latanoprost + Timolol)* 392
Xalatan *(Latanoprost)* 392

Xalkori *(Crizotinib)* 173
Xaluprine *(Mercaptopurin)* 157
Xamiol *(Calcipotriol + Betamethason)* 372
Xanef *(Enalapril)* 23
Xanthinderivate 294
Xanthin-Oxidase-Inhibitoren 130
Xarelto *(Rivaroxaban)* 61
Xelevia *(Sitagliptin)* 116
Xeljanz *(Tofacitinib)* 15, 213
Xeloda *(Capecitabin)* 159
Xenazine *(Tetrabenazin)* 333
Xenical *(Orlistat)* 134
Xenon
– Anästhesie 663
Xeomin *(Clostridium-botulinum-Toxin Typ A)* 324
Xeplion *(Paliperidon)* 355
Xeristar *(Duloxetin)* 342
Xermelo *(Telotristatethyl)* 14, 109
Xgeva *(Denosumab)* 133
Xidan Edo *(Hyaluronsäure)* 395
Xifaxan *(Rifaximin)* 242
Xigduo *(Dapagliflozin + Metformin)* 117
Ximovan *(Zopiclon)* 363
Xipamid 44, 46
– Kardiologie 469
– Nephrologie 506, 538
Xipamid AL *(Xipamid)* 44
Xipamid HEXAL *(Xipamid)* 44
Xipamid Stada *(Xipamid)* 44
Xolair *(Omalizumab)* 88
Xomolix *(Droperidol)* 107
Xoterna 77
X-Systo *(Pivmecillinam)* 218
Xtandi *(Enzalutamid)* 409
Xusal *(Levocetirizin)* 86
Xydalba 239
Xydalba *(Dalbavancin)* 239
Xylocain *(Lidocain)* 49, 295
Xylocitin Cor *(Lidocain)* 49
Xylocitin Loc *(Lidocain)* 295
Xylometazolin 398
– HNO 747, 749, 755
Xylonest *(Prilocain)* 295
Xyrem *(4-Hydroxybuttersäure)* 311
Xyzall *(Levocetirizin)* 86

Y

Yantil retard *(Tapentadol)* 289
Yasmin *(Ethinylestradiol + Drospirenon)* 423
Yasminelle *(Ethinylestradiol + Drospirenon)* 423
Yasnal *(Donepezil)* 328
Yaz *(Ethinylestradiol + Drospirenon)* 423
Yentreve *(Duloxetin)* 412
Yervoy *(Ipilimumab)* 183
Y-Ibritumomab-Tiuxetan
– Hämatologie 594
Yocon-Glenwood *(Yohimbin)* 407
Yohimbin 407
Yomesan *(Niclosamid)* 268
Yomogi *(Saccharomyces boulardii)* 101
Yondelis *(Trabectedin)* 195
Yvette-ratioph. *(Desogestrel)* 425

Z

ZacPac *(Pantoprazol + Amoxicillin + Clarithromycin)* 94
Zaditen ophtha *(Ketotifen)* 394
Zahninfektionen 216, 231, 236
Zalain *(Sertaconazol)* 380
Zalasta *(Olanzapin)* 355
Zaldiar *(Paracetamol + Tramadol)* 203
Zalerg ophtha *(Ketotifen)* 394
Zalmoxis *(T-Zellen, genet. mod.)* 16, 195
Zaltrap *(Aflibercept)* 190
Zanamivir 250
Zanipress *(Lercanidipin + Enalapril)* 41
Zantic *(Ranitidin)* 91
Zarzio *(Filgrastim)* 150
Zavedos *(Idarubicin)* 165
Zavedos Oral *(Idarubicin)* 165
Zavesca *(Miglustat)* 138
Zavicefta *(Ceftazidim + Avibactam)* 15, 224

Zebinix *(Eslicarbazepinacetat)* 304
Zeffix *(Lamivudin)* 252
Zejula *(Niraparib)* 15, 194
Zelboraf *(Vemurafenib)* 176
Zeldox *(Ziprasidon)* 356
Zemplar *(Paricalcitol)* 148
Zentral wirksame Abmagerungsmittel 134
Zentralarterienembolie 741
– Lysetherapie 741
Zentrales anticholinerges Syndrom 832
Zentrales vestibuläres Reizsyndrom 105
Zentralvenenthrombose 742
– rheologische Therapie 742
Zentropil *(Phenytoin)* 305
Zepatier *(Elbasvir + Grazoprevir)* 259
Zerbaxa *(Ceftolozan + Tazobactam)* 224
Zerebrale Ischämie 686
Zerit *(Stavudin)* 253
Zerlinda *(Zoledronsäure)* 133
Zerrungen 197
Zervikale Dystonie 324
Zervixdysplasie 279
Zervixkarzinom 153–155, 165, 279
Zervizitis 772
– Chlamydien 772
Zetia *(Ezetimib)* 125
Zevtera *(Ceftobiprol)* 224
Ziagen *(Abacavir)* 251
Ziconotid 289
Zidovudin 253
Zidovudin Aurobindo *(Zidovudin)* 253
Ziel-INR 64
Zienam *(Imipenem + Cilastatin)* 238
Ziloxicum *(Acemetacin)* 199
Zinacef *(Cefuroxim)* 221
Zindaclin *(Clindamycin)* 375
Zinforo *(Ceftarolinfosamil)* 223
Zink-Intoxikation 436, 845
Zink 298
– Endokrinologie 570

Handelsnamen = fett *Wirkstoffe = kursiv*

Zinkit *(Zink)* 298
Zinkmangel 298
Zinkoxid 110
Zinplava *(Bezlotoxumab)* 16, 275
Ziprasidon 356
- Psychiatrie 694, 695
Ziprasidon Actavis *(Ziprasidon)* 356
Ziprasidon HEXAL *(Ziprasidon)* 356
Zirrhose, primär biliäre 529
Zithromax *(Azithromycin)* 229
Zitrat
- Endokrinologie 555
ZNS-Malignome 636
ZNS-Tumoren 154, 156
Zocor *(Simvastatin)* 122
Zodin *(Omega-3-Säurenethylester)* 125
Zoely *(Estradiol + Nomegestrolacetat)* 423
Zofenil *(Zofenopril)* 24
Zofenopril 24
Zofran *(Ondansetron)* 106
Zoladex *(Goserelin)* 410, 421
Zoledonsäure
- Endokrinologie 570
Zoledron HEXAL *(Zoledronsäure)* 133
Zoledronsäure 133
- Endokrinologie 554, 567
- Hämatologie 600
Zoledronsäure Actavis *(Zoledronsäure)* 133
Zoledronzentiva *(Zoledronsäure)* 133
Zolim *(Mizolastin)* 86
Zollinger-Ellison-Syndrom 92, 93, 94, 584
Zolmitriptan 322
- Neurologie 675
Zolmitriptan HEXAL *(Zolmitriptan)* 322
Zolmitriptan Stada *(Zolmitriptan)* 322
Zoloft *(Sertralin)* 341
Zolpidem 363
- Geriatrie 439, 440

Zolpidem Stada *(Zolpidem)* 363
Zolpidem-ratioph. *(Zolpidem)* 363
Zometa *(Zoledronsäure)* 133
Zomig *(Zolmitriptan)* 322
Zonegran *(Zonisamid)* 305
Zonisamid 305
- Neurologie 670, 671
Zonisamid-ratioph. *(Zonisamid)* 305
Zopiclon 363
- Geriatrie 439, 440
Zopiclon HEXAL *(Zopiclon)* 363
Zopiclon-ratioph. *(Zopiclon)* 363
Zorac *(Tazaroten)* 372
Zostavax *(Varicella-Zoster-Impfstoff)* 16, 279
Zoster 727
- bei Kindern 807
- ophthalmicus 249
- oticus 278
- oticus, bei Kindern 807
Zostex *(Brivudin)* 248
Zovirax *(Aciclovir)* 248, 378, 387
Zuclopenthixol 349
- Psychiatrie 688
Zwangserkrankung 698
Zwangsstörung 337, 341
Zweidrittelelektrolytlösungen 299
Zweiphasenpräparate 776
Zwergbandwurm 268
Zyban *(Bupropion)* 367
Zyclara *(Imiquimod)* 385
Zydelig *(Idelalisib)* 193
Zydlig *(Idelalisib)* 193
Zykadia *(Ceritinib)* 172
Zyklitis 388, 393
Zyklolat *(Cyclopentolat)* 393
Zykloplegie 393
Zykloplegika 393
Zyklusstörungen 416, 428
Zyloric *(Allopurinol)* 130
Zymafluor D *(Colecalciferol + Fluorid)* 148
Zypadhera *(Olanzapin)* 355
Zyprexa *(Olanzapin)* 355
Zyrtec *(Cetirizin)* 85

Zystennieren 763
Zystin
- Dermatologie 711
Zystinsteine 411, 768
Zystische Fibrose 102, 514
Zystitis 218, 233, 759
- Dauerkatheterträger 763
- rezidivierende bakterielle 760
Zytiga *(Abirateronacetat)* 408
Zytochrom-P450-System 852
- CYP1A2 852
- CYP2C19 853
- CYP2C9 852
- CYP2D6 853
- CYP2E1 853
- CYP3A 852
Zytomegalie-Ösophagitis 518
Zytotoxische Antibiotika 163
Zytrim *(Azathioprin)* 272
Zyvoxid *(Linezolid)* 241

Die **interaktive Version** des Arzneimittel pocket mit **Arzneimitteln, Therapie, Notfallmedikamenten, Dosierungsanpassungen** bei Niereninsuffizienz, **Leitlinien**, vielen **interaktiven Inhalten zu einzelnen Fachgebieten** finden sich in...

Arzneimittel pocket app

Laden Sie sich das neue
Arzneimittel pocket
auf Ihr Smartphone!

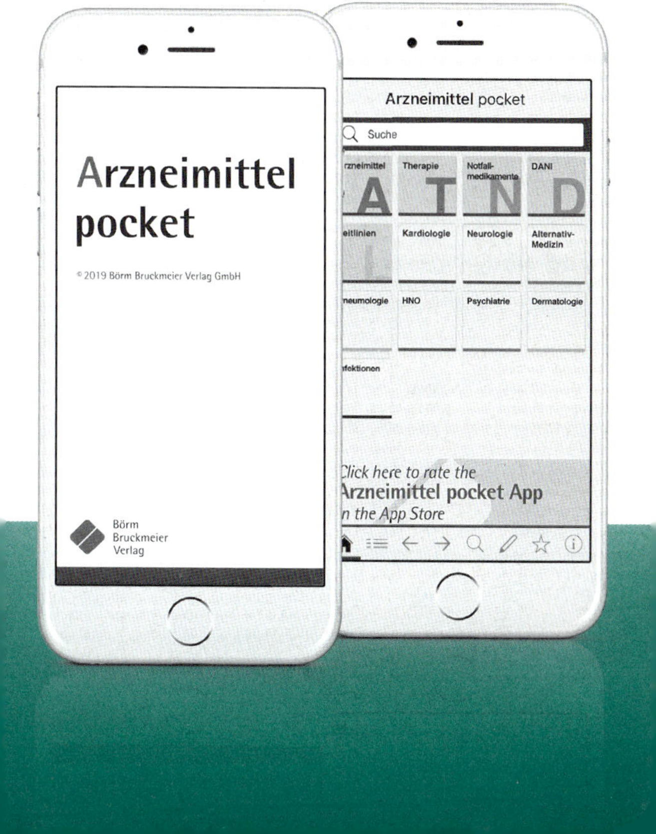

Arzneimittel
pocket
© 2019 Börm Bruckmeier Verlag GmbH
Börm
Bruckmeier
Verlag
Arzneimittel pocket
Suche
rzneimittel
Therapie
Notfall-
medikamente
DANI
A
T
N
D
eitlinien
Kardiologie
Neurologie
Alternativ-
Medizin
neumologie
HNO
Psychiatrie
Dermatologie
fektionen
Click here to rate the
Arzneimittel pocket App
n the App Store

Programmübersicht

pockets

Akupunktur pocket	978-3-89862-291-2
Anästhesie pocket	978-3-89862-787-0
Arzneimittel pocket 2019	978-3-89862-795-5
Arzneimittel pocket plus 2019	978-3-89862-796-2
Arzneimittel Therapie pocket 2016	978-3-89862-773-3
Austria Arzneimittel pocket	978-3-89862-765-8
Bergmedizin Expeditionsmedizin p.	978-3-89862-743-6
Diabetes mellitus pocket	978-3-89862-794-8
Differenzialdiagnose pocket	978-3-89862-754-2
EKG pocket	978-3-89862-785-6
Heilpraktiker Kompaktwissen p.	978-3-89862-734-4
HNO pocket	978-3-89862-745-0
Homöopathie für Kinder pocket	978-3-89862-727-6
Homöopathie pocket	978-3-89862-747-4
Kardiologie pocket	978-3-89862-562-3
Kontrazeption pocket	978-3-89862-767-2
Labormedizin pocket	978-3-89862-777-1
Medizinisches Englisch pocket	978-3-89862-239-4
Mensch Körper pocket	978-3-89862-712-2
Neuro Imaging pocket	978-3-89862-749-8
Neurologie pocket	978-3-89862-746-7
Notfallmedikamente pocket	978-3-89862-776-4
Notfallmedizin pocket	978-3-89862-793-1
Phytotherapie pocket	978-3-89862-764-1
Schmerztherapie pocket	978-3-89862-774-0
Traumatologie pocket	978-3-89862-769-6
Wörterbuch Medizin pocket	978-3-89862-775-7
Wörterbuch Pflege pocket	978-3-89862-792-4

fasts

Anatomie fast – Crashkurs	978-3-89862-276-9
Chirurgie fast – 20h Crashkurs	978-3-89862-261-5
Psychiatrie fast – 6h Crashkurs	978-3-89862-557-9

XXL pockets

Mensch Körper pocket XXL, Band 3	978-3-89862-723-8

XXS pockets

Arzneimitteldosierungen bei Niereninsuffizienz XXS pocket	978-3-89862-756-6
Impfungen XXS pocket	978-3-89862-566-1
Stroke XXS pocket	978-3-89862-565-4

pocketcards

Anästhesie/Intensivmeds pc Set (2)	978-3-89862-193-9
Anästhesie pocketcard Set (3)	978-3-89862-175-5
Antibiotika pocketcard Set 2018 (2)	978-3-89862-195-3
Assessment i. d. Geriatrie pc Set (4)	978-3-89862-168-7
Beatmung pocketcard Set (5)	978-3-89862-190-8
Diabetes mellitus pc Set (3)	978-3-89862-197-7
Echokardiografie pc Set (2)	978-3-89862-177-9
EKG Lineal pocketcard	978-3-89862-011-6
EKG pocketcard	978-3-89862-172-4
EKG pocketcard Set (4)	978-3-89862-152-6
Elektrolyte/Säure-Basen pc Set (3)	978-3-89862-069-7
Gestationsdiabetes pc Set (3)	978-3-89862-157-1
Gicht pocketcard Set (2)	978-3-89862-156-4
Husten pocketcard Set (2)	978-3-89862-147-2
Kinderanästhesie pc Set (2)	978-3-89862-120-5
Lungenfunktion pocketcard Set (3)	978-3-89862-188-5
Malignes Melanom pc Set (4)	978-3-89862-159-5
Med. Englisch pocketcard Set (2)	978-3-89862-142-7
Med. Sprachtafeln pc Set (3)	978-3-89862-095-6
Neurologie pocketcard Set (4)	978-3-89862-180-9
Normalwerte pocketcard	978-3-89862-114-4
Notarzt pocketcard Set (3)	978-3-89862-196-0
Pädiatrie pocketcard Set (4)	978-3-89862-194-6
Palliativmedizin pocketcard Set (5)	978-3-89862-187-8
Periodensystem pocketcard	978-3-89862-153-3
Pflegeprozess pocketcard Set (3)	978-3-89862-173-1
Psoriasis pocketcard Set (3)	978-3-89862-161-8
Röntgen Thorax pocketcard Set (2)	978-3-89862-182-3
Sono Abdomen pocketcard Set (4)	978-3-89862-185-4

pockettools

EKG pockettool	978-3-89862-314-8

Programmübersicht

Pocket-Leitlinien der DDG

Typ-1-Diabetes (Pocket Guideline 1/6)	978-3-89862-952-2
Typ-2-Diabetes (Pocket Guideline 2/6)	978-3-89862-953-9
Folgeerkrankungen bei Diabetes mellitus (Pocket Guideline 3/6)	978-3-89862-954-6
Diabetes mellitus bei Frauen (Pocket Guideline 4/6)	978-3-89862-955-3
Diabetes mellitus im Kindes- und Jugendalter (Pocket Guideline 5/6)	978-3-89862-956-0
Diabetes mellitus im Alter (Pocket Guideline 6/6)	978-3-89862-957-7

Pocket-Leitlinien der DGK

3. Allgemeine Definition des Myokardinfarktes	978-3-89862-945-4
Akutes Koronarsyndrom ohne ST-Hebung (NSTE-ACS)	978-3-89862-968-3
Aortenerkrankungen	978-3-89862-959-1
Device-Therapie b. Herzinsuffizienz	978-3-89862-924-9
Diabetes	978-3-89862-949-2
Diagnose und Behandlung der hypertrophen Kardiomyopathie	978-3-89862-963-8
Diagnose und Therapie der peripheren arteriellen Erkrankungen	978-3-89862-981-2
Diagnostik und Therapie der Dyslipidämien	978-3-89862-976-8
Diagnostik und Therapie der pulmonalen Hypertonie	978-3-89862-969-0
Diagnostik und Therapie von Synkopen	978-3-89862-923-2
Duale antithrombozytäre Therapie bei koronarer Herzkrankheit	978-3-89862-982-9
Fahreignung bei kardiovaskulären Erkrankungen	978-3-89862-984-3
Gendiagnostik bei kardiovaskulären Erkrankungen	978-3-89862-962-1
Herzinsuffizienz	978-3-89862-974-4
Implantation von Defibrillatoren	978-3-89862-926-3
Infektiöse Endokarditis	978-3-89862-970-6
Kardiopulmonale Reanimation	978-3-89862-966-9
Kardiovaskuläre Erkrankungen während der Schwangerschaft	978-3-89862-911-9
Kardiovaskuläre Komplikationen onkologischer Therapien	978-3-89862-975-1
Konsensusempfehlungen z. Einsatz der Herzbildgebung mit CT u. MRT	978-3-89862-944-7
Leitlinien für das Management der arteriellen Hypertonie	978-3-89862-948-5
Management der akuten Lungenembolie	978-3-89862-961-4
Management der stabilen koronaren Herzkrankheit	978-3-89862-951-5
Management von Herzklappenerkrankungen	978-3-89862-980-5
Management von Vorhofflimmern	978-3-89862-977-5
Myokardrevaskularisation	978-3-89862-964-5
Nichtkardiale chirurgische Eingriffe	978-3-89862-960-7
Perikarderkrankungen	978-3-89862-971-3
Prävention von Herz-Kreislauf-Erkrankungen	978-3-89862-972-0
Schrittmacher- und kardiale Resynchronisationstherapie	978-3-89862-950-8
Therapie d. akuten Herzinfarktes m. persistierender ST-Streckenhebung	978-3-89862-979-9
Ventrikuläre Arrhythmien und Prävention des plötzlichen Herztodes	978-3-89862-967-6

Publikationen der DGVS

Kodierleitfaden Gastroenterologie, Version 2018	978-3-89862-983-6

Publikationen des RKI

STIKO Impfempfehlungen 2018/19	978-3-89862-985-0

Stand: Juli 2018

Notizen

Notizen

Notizen

Abkürzungen

5-HT	5 Hydroxytryptamin = Serotonin	FI	Fachinformation
		G-6-PDH	Glucose-6-Phosphat-Dehydrogenase
ACS	Akutes Koronarsyndrom		
ACT	Activated clotting time	G-CSF	Granulozyten-Kolonien stimulierender Faktor
ADHS	Aufmerksamkeitsdefizit-/Hyperaktivitätsstörung	GFR	Glomeruläre Filtrationsrate
AGS	Adrenogenitales Syndrom	GI	Gastrointestinal
akt.	aktualisiert	Glu	Glukose
Amp.	Ampulle	glu-Pot	Glukokortikoide Potenz
Anw.	Anwendung	Glyc.	Glycerol
Anw.Beschr.	Anwendungsbeschränkung	GM-CSF	Granulozyten-Makrophagen-Kolonienstimulierender Faktor
aP	Alkalische Phosphatase		
AP	Aktionspotential	Gran.	Granulat
Appl.	Applikation	Gtt.	Tropfen
AS	Augensalbe	HD	Hämodialyse
AT	Augentropfen	HES	Hydroxyethylstärke
BE	Base excess/Broteinheit	HF	Herzfrequenz
Bed.	Bedarf	Hkt	Hämatokrit
bek.	bekannt	HWI	Hinterwandinfarkt
Btl.	Beutel	HWZ	Halbwertszeit
Btm	Betäubungsmittelrezept erforderlich	HZV	Herzzeitvolumen
		IE	Internationale Einheit(en)
BZ	Blutzucker	Impl.	Implantat
CED	Chronisch entzündlich Darmerkrankung	Ind. Stell.	Indikationsstellung
		Inf.Lsg.	Infusionslösung
CPR	Kardiopulmonale Reanimation	Inh.Kps.	Inhalationskapseln
CSE	Cholesterol-Synthese-Enzym	Inh.Lsg.	Inhalationslösung
d	Tag(e)	ini	Initial
DA	Dosieraerosol	Inj.Lsg.	Injektionslösung
DALI	Dosisanpassung bei Leberinsuffizienz	INR	International normalized ratio
		i.o.	intraossär
DANI	Dosisanpassung bei Niereninsuffizienz	ISA	Intrinsische sympathomimetische Aktivität
Dep.	Depot-Lösung	J	Jahr(e)
D.m.	Diabetes mellitus	Jug.	Jugendliche(r)
DTI	Dauertropfinfusion	KG	Körpergewicht
ED	Einzeldosis	KHK	Koronare Herzerkrankung
ELF	epithelial lining fluid	KI	Kontraindikation
empf.	Empfohlen/empfindlich	Ki.	Kinder
Emul.	Emulsion	KM	Knochenmark
enth.	Enthalten	KOF	Körperoberfläche
Erh. Dos.	Erhaltungsdosis	Kps.	Kapseln
Erw.	Erwachsene	Krea	Kreatinin
FDA	Food and Drug Administration	KS	Kristallsuspension
FG	Frühgeborene	Ktr.	Kontrolle

Lact	Laktation, Stillzeit	PDT	Photodynamische Therapie
LCT	Langkettige Triglyzeride	Perf.	Perfusor (50 ml)
LI	Leberinsuffizienz	Pfl.	Pflaster
Ling.Tbl.	Lingualtablette	Pholip.	Phospholipide
LL	Leitlinie	PPB	Plasmaproteinbindung
Lsg.	Lösung	PRC	Pregnancy Risk Category
M	Monat(e)	Pro.	Prophylaxe
MAC	Mycobacterium avium intracellulare	PTT	Partielle Thromboplastinzeit
		RAA	Renin-Angiotensin-Aldosteron
MAO	Monoaminoxidase	ret.	Retard
MCT	Mittelkettige Triglyzeride	RF	Risikofaktor(en)
MDS	Myelodysplastisches Syndrom	Rp	Rezeptpflichtig
		Rp-L	Lifestylepräparat
mgl.	Möglich	rt-PA	Recombinant tissuetype Plasminogen Activator
MI	Myokard-/Herzinfarkt		
min-Pot	Mineralokortikoide Potenz	SCLC	Kleinzelliges Bronchial-CA
MRSI	Methicillin-resistente Staphylokokkeninfektion	s.l.	Sublingual
		Sgl.	Säuglinge
MTD	Maximale Tagesdosis	SR	Sinusrhythmus
MTX	Methotrexat	SS(W)	Schwangerschaft(-swoche)
mU	Milliunits	Strg.	Störung
mval	Millival	Supp.	Suppositorium
MW	Molekulargewicht	Susp.	Suspension
NG	Neugeborene	SZ	Stillzeit
NI	Niereninsuffizienz	Ther.	Therapie
NOAK	Neue orale Antikoagulanzien	Trim.	Trimenon
NPA	Neutral Protamin Aspart	TTS	Transdermales ther. System
NPL	Neutral Protamin Lispro	Tx	Transplantation
NSCLC	Nichtkleinzelliges Bronchial-Ca	ULN	Upper limit of normal
		UW	Unerwünschte Wirkungen
NT	Nasentropfen	W	Woche(n)
NYHA	New York Heart Association	Wdh.	Wiederholung
OAK	Orale Antikoagulation	Wi	Wirkung
OP	Originalpackung	Wm	Wirkmechanismus
Osmo	Osmolarität	WW	Wechselwirkungen
OT	Ohrentropfen	Xyl.	Xylit
OTC	„Over the Counter", apothekenpflichtig	z.N.	Zur Nacht
		Zul.	Zulassung
PAH	Pulmonal arterielle Hypertonie	↑	Zunahme/steigern/erhöht
Pat.	Patienten	↓	Abnahme/reduzieren/ erniedrigt
Pck.Beil.	Packungsbeilage		
Ph	Philadelphia-Chromosom	💊	Doping-relevant
p.i.	per inhalationem	⚠	für ältere Pat. potenziell inadäquates Medikament
PIM	für ältere Patienten potenziell inadäquate Medikamente		
PCR	Polymerase chain reaction		